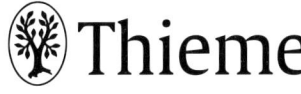

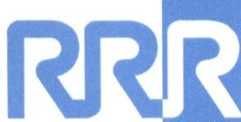

Referenz-Reihe Radiologie

Herausgegeben von Ulrich Mödder

Weitere in der Reihe erschienene Titel:

Benz-Bohm: Kinderradiologie, 2. Aufl.
Heywang-Köbrunner/Schreer: Bildgebende Mammadiagnostik, 2. Aufl.
Hosten/Liebig: CT von Kopf und Wirbelsäule, 2. Aufl.
Krug: Thoraxdiagnostik
Rummeny/Reimer/Heindel: Ganzkörper-MR-Tomographie, 2. Aufl.
Sartor: Neuroradiologie, 3. Aufl.
Schild: Angiographie, 2. Aufl.
Steinbrich/Regazzoni: Frakturen und Luxationen
Uhlenbrock/Forsting: MRT und MRA des Kopfes, 2. Aufl.

Themen in Vorbereitung:

PET-CT
Radiologische Notfall- und Intensivmedizin
MRT der Wirbelsäule und des Spinalkanals

Ganzkörper-Computertomographie

Spiral- und Multislice-CT

Mathias Prokop
Michael Galanski
Cornelia Schaefer-Prokop
Aart J. van der Molen

Unter Mitarbeit von

C. Engelke
M. Jörgensen
M. Keberle
K.-J. Lehmann
A. Leppert
G. Stamm

2. vollständig überarbeitete und erweiterte Auflage

1942 Abbildungen
 328 Tabellen

Georg Thieme Verlag
Stuttgart · New York

*Bibliografische Information
der Deutschen Nationalbibliothek*

Die Deutsche Nationalbibliothek verzeichnet diese
Publikation in der Deutschen Nationalbibliografie;
detailliertere bibliografische Daten sind im Internet
über http://dnb.d-nb.de abrufbar.

1. Auflage 1998
1. engl. Auflage 2003

© 2007 Georg Thieme Verlag KG
Rüdigerstraße 14
70469 Stuttgart
Deutschland
Telefon: +49/(0)711/89 31-0
Unsere Homepage: www.thieme.de

Printed in Germany

Zeichnungen: Barbara Gay, Stuttgart
Umschlaggestaltung: Thieme Verlagsgruppe
Satz: Druckhaus Götz GmbH,
      71636 Ludwigsburg, gesetzt in 3B2
Druck: aprinta, Wemding

ISBN 978-3-13-174972-7   2 3 4 5 6
Auch erhältlich als E-Book:
eISBN 978-3-13-163562-4

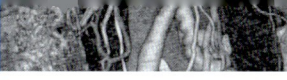

Geleitwort

Die technischen Innovationen der letzten Jahre mit Einführung der Mehrschicht-Spiral-Computertomographie haben die Indikationen erweitert und für die Untersuchungstechniken erhebliche Veränderungen bewirkt. Die enorme Leistungssteigerung zeigt sich in deutlich verkürzter Scandauer, dünneren Schichten und längeren Untersuchungsabschnitten. Sowohl morphologisch wie funktionell hat die Bandbreite der zu erhebenden Befunde deutlich zugenommen. Eine anatomiegerechte Aufarbeitung der Bilddaten und die weit fortgeschrittene Integration einer 3D-Sichtweise sind heute schon vielen Radiologen geläufig und sind Bestandteil der Auswertung und Darstellung pathologischer Krankheitsbilder. Umso wichtiger ist die fundierte Kenntnis für die zugrunde liegende Technik der Datenakquisition und das Verständnis für die Prinzipien der Bildrekonstruktionen. Auch die darauf aufbauende optimale Nutzung der zahlreichen Untersuchungsparameter – Schichtkollimation, Tischvorschub, Pitch, Scanlänge etc. – müssen beherrscht und für jede neue Gerätegeneration angepasst und fortgeschrieben werden.

Die enorme Verbesserung der zeitlichen und räumlichen Auflösung moderner Computertomographen kann exemplarisch am Herz erläutert werden. Myokard- und Perikarderkrankungen, Herztumoren, Folgen von Herzklappenerkrankungen, Traumafolgen und postoperative Veränderungen, vor allem aber auch die koronare Herzerkrankung sind in bisher nicht gekannter Qualität und Präzision abbildbar und einer nicht invasiven CT-Diagnostik zugänglich geworden.

Analoge Aussagen lassen sich für die Erfassbarkeit von Traumafolgen formulieren. Polytraumata werden heute primär computertomographisch untersucht und die Fortschritte für die Prozessoptimierung in der Diagnostik von mehrfach Verletzten, die erhöhte Genauigkeit, der Gewinn an Zeit und die geringere Invasivität der Diagnosemaßnahmen sind unübersehbar.

Aber auch für onkologische Fragestellungen der verschiedensten Organe und Organsysteme, z.B. der virtuellen Koloskopie sowie bei bildgesteuerten, minimalinvasiven interventionellen Eingriffen, hat die Computertomographie in den letzten Jahren erheblich an Bedeutung gewonnen.

Korrespondierend dazu ist das Anforderungsprofil für Radiologen gewachsen und die an die Fragestellungen und Pathophysiologie adaptierten Untersuchungsstrategien werden immer komplexer. Nicht zuletzt deshalb haben Umfang und Bildmaterial der 2. Auflage des Bandes „Ganzkörper-Computertomographie" enorm zugenommen. Auch der vermehrte Zeitbedarf zur Erstellung der 2. Auflage ist in der umfangreichen Überarbeitung und Vermehrung des Inhaltes begründet. Umso erfreulicher ist es, dass jetzt ein hoch aktueller, alle neueren Entwicklungen berücksichtigender, detailreicher und von größter klinischer Erfahrung und Expertise geprägter Band vorliegt. Den Autoren gilt mein besonderer Dank für den großen Einsatz in den letzten Jahren. Aber auch der Thieme Verlag hat alle Anstrengungen unternommen, den hohen Standard, der mit der 1. Auflage schon erreicht war, noch einmal zu verbessern.

Düsseldorf, im Herbst 2006   Ulrich Mödder

Vorwort

Die CT hat sich in den letzten 15 Jahren durch Einführung der Spiral- und Multidetektor-CT rapide weiterentwickelt und eine wachsende Anzahl von Anwendungen erfahren. Die neuen Technologien machten es möglich, dass die CT ihre Position als Schnittbildverfahren der Wahl für viele Indikationen behaupten konnte. Insbesondere der Multidetektor-CT ist es zu verdanken, dass sich die CT von einer transaxialen Bildgebungstechnik zu einem dreidimensionalen Verfahren wandeln konnte.

Die technischen Fortschritte haben eine erhebliche Verbesserung der diagnostischen Möglichkeiten mit höherer Genauigkeit und diagnostischer Sicherheit bewirkt. Viele Anwendungen, die bisher eine Domäne der konventionellen Radiologie gewesen waren, werden nun von der CT abgedeckt, darunter gastrointestinale und urogenitale Untersuchungen, die Skelett-Tomographie und die meisten arteriellen Angiographien. Verbesserte dreidimensionale Möglichkeiten erlauben eine bessere Vorbereitung von therapeutischen Interventionen und chirurgischen Eingriffen und haben unsere Art, Krankheitsbilder zu beurteilen, revolutioniert.

Gleichzeitig sind Untersuchungen komplexer und anspruchsvoller geworden: Die Anzahl der Untersuchungsparameter ist gestiegen und für jedes Organsystem muss die Untersuchung sorgfältig an die klinische Fragestellung angepasst werden, um optimale Ergebnisse zu erzielen. Neue Artefakte treten auf. Die Strahlenexposition wird wichtiger, da in Abhängigkeit von der Parameterwahl sowohl Dosisreduktion, als auch ein Dosisanstieg möglich werden. Darum ist eine gute Kenntnis der zugrunde liegenden Prinzipien wichtig, um für den individuellen Patienten die richtigen Untersuchungsparameter wählen zu können.

Vor diesem Hintergrund wurde ein aktuelles Buch zur Ganzkörper-CT nötig, welches die neuen Techniken und diagnostischen Möglichkeiten darlegt, den aktuellen Stand der Spiral- und Multidetektor-Technologie umfasst, dabei aber die jahrzehntelange Erfahrung in der Bildanalyse nicht vernachlässigt. Dieses Buch spiegelt den aktuellen Kenntnisstand zum Zeitpunkt der Drucklegung wider, einschließlich der Untersuchungstechnik mit 64-Zeilen- und Dual-Source-Scannern. Technische Prinzipien und Bildinterpretation machen einen großen Teil dieses Buches aus: Sie sind die Grundvoraussetzung, um die Vorteile der Technik voll ausschöpfen zu können und Fehler vermeiden zu helfen. Die vorgeschlagenen Aufnahmeparameter sind ein sinnvoller Kompromiss zwischen Bildqualität, diagnostischer Information und Strahlenexposition.

Die Organkapitel sind nach pathologischen Entitäten unterteilt und behandeln die Anwendungen der CT im Kontext anderer bildgebenden Verfahren. Die CT-Anatomie beschränkt sich auf die wichtigsten Merkmale, die für eine korrekte diagnostische Beurteilung der Bilder notwendig sind. Besonderer Wert wurde auf die organ- und indikationsspezifische Auswahl der Untersuchungstechnik, der Interpretationskriterien und der organspezifischen Pathologie gelegt. Neue oder verbesserte Anwendungen wie z.B. die CT-Kolonographie, Herz-CT und die CT-Angiographie werden vorgestellt. Wir entschieden uns, nicht tiefer auf das CT-Screening einzugehen, da besonders bezüglich des Ganzkörper-Screenings die Datenlage nicht ausreichend ist, um eine solche Praxis zu rechtfertigen.

Um den Umfang dieses Buches nicht weiter zu erhöhen, und die Möglichkeit zu kontinuierlichen Updates zu geben, wurde die weiterführende Literatur auf der Internetseite des Verlages zusammengefasst (*www.thieme.de/go/prokop-galanski/literatur.html*). Die Zitate berücksichtigen nicht die gesamte Historie zur CT, sondern konzentrieren sich auf die neuere Literatur zur Spiral- und Multidetektor-Technik.

Seit ihrer Einführung ist die CT ein Eckpfeiler in der Radiologie geworden. Wir glauben, dass das Konzept dieses Buches mit seiner Betonung der technischen und der diagnostischen Aspekte auch den zukünftigen Herausforderungen unserer Disziplin Rechnung trägt. Wir hoffen, zum tieferen Verständnis dieser noch stets intellektuell anregenden und sich dynamisch weiterentwickelnden Technik beigetragen zu haben und würden uns freuen, wenn dieses Buch zu einem ständigen Begleiter im Alltag der Radiologen würde.

Utrecht/	Mathias Prokop
Hannover/	Michael Galanski
Amsterdam/	Cornelia Schaefer-Prokop
Leiden, im Herbst 2006	Aart J. van der Molen

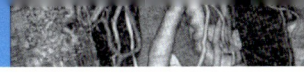

Anschriften

Herausgeber

Prof. Dr. med. Mathias Prokop
  University Medical Center Utrecht
  Department of Radiology
  PO Box 85500
  3508 GA Utrecht
  NIEDERLANDE

Prof. Dr. med. Cornelia Schaefer-Prokop
  AMC
  Department of Radiology
  PO Box 22660
  1100 DD Amsterdam
  NIEDERLANDE

Prof. Dr. med. Michael Galanski
  Medizinische Hochschule Hannover
  Radiologisches Institut
  Carl-Neuberg-Straße 1
  30625 Hannover

Dr. med. Aart J. van der Molen
  Leiden University Medical Center
  Department of Radiology - C2-S
  PO Box 9600
  2300 RC Leiden
  NIEDERLANDE

Reihenherausgeber

Prof. Dr. med. Ulrich Mödder
  Heinrich-Heine-Universität
  Institut für Diagnostische Radiologie
  Moorenstraße 5
  40225 Düsseldorf

Mitarbeiter

PD Dr. med. Christoph Engelke
  Klinikum rechts der Isar der TU München
  Institut für Röntgendiagnostik
  Ismaninger Straße 22
  81675 München

PD Dr. med. Marc Keberle
  Medizinische Hochschule Hannover
  Radiologisches Institut
  Carl-Neuberg-Straße 1
  30625 Hannover

Dr. med. Andreas Leppert
  Radiologische Gemeinschaftspraxis
  am Stiftsplatz
  Karl-Marx-Straße 1-3
  67655 Kaiserslautern

Dr. med. Maik Jörgensen
  Radiologie Pinneberg
  Gemeinschaftspraxis
  Fahltskamp 74
  25421 Pinneberg

Prof. Dr. med. Karl-Jürgen Lehmann
  St. Vincentius-Klinikum
  Klinik für Diagnostische und
  Interventionelle Radiologie
  Südendstraße 32
  76137 Karlsruhe

Dr. med. Georg Stamm
  Medizinische Hochschule Hannover
  Radiologisches Institut
  AB Exp. Radiologie
  Carl-Neuberg-Straße 1
  30625 Hannover

Abkürzungen

A., Aa.	Arteria, Arteriae
AAO-HNS	American Academy of Otolaryngology-Head Neck Surgery
AAST	American Association for the Surgery of Trauma
ABPA	Allergische bronchopulmonale Aspergillose
ACS	Anteriorer Zervikalraum
ACTH	Adrenokortikotropes Hormon
ACVB	Aortokoronarer venöser Bypass
AFP	α-Fetoprotein
AGS	Adrenogenitales Syndrom
AHA	American Heart Association
AJCC	American Joint Committee on Cancer
ALL	Akute lymphatische Leukämie
AML	Akute myeloische Leukämie
a.-p.	anterior-posterior
APUD	Amine Precursor Uptake and Dekarboxylation
ARDS	Adult Respiratory Distress Syndrome (Atemnotsyndrom)
ASD	Vorhofseptumdefekt
ASNR	American Society of Neuroradiology
ASSR	American Society of Spine Radiology
ATS	American Thoracic Society
AUA	American Urological Association
AVM	Arteriovenöse Malformation
BAA	Bauchaortananeurysma
BAL	Bronchoalveoläre Lavage
BALT	Bronchusassoziiertes lymphoides Gewebe
BIP	Bronchiolitis obliterans mit interstitieller Pneumonie
BOOP	Bronchiolitis obliterans mit organisierender Pneumonie
BS	Bukkalraum
BWK	Brustwirbelkörper
BWS	Brustwirbelsäule
CBV	Cerebrales Blutvolumen
CCC	Cholangiozelluläres Karzinom
CLL	Chronisch lymphatische Leukämie
CML	Chronisch myeloische Leukämie
CMV	Cytomegalievirus
COLD	Chronisch obstruktive Lungenerkrankung
COP	Cryptogene organisierende Pneumonie
COPD	Chronisch obstruktive Lungenerkrankung
CRP	C-reaktives Protein
CS	Spatium caroticum
CT	Computertomographie
CTA	CT-Angiographie
CTAP	CT mit arterieller Portographie
CTC	CT-Cholegraphie
CTDI	CT-Dosisindex
CTEPH	Chronische thrombembolische pulmonale Hypertonie
CTHA	Hepatoarterielle CT
CTP	CT-Perfusionsmessung
CVS	Calcium-Volumenscore
CWP	Coal Workers Pneumoconiosis
DEQCT	Dual-Energy QCT
DES	Diethylstilbestrol
DIP	Desquamative interstitielle Pneumonie
DLP	Dosis-Längen-Produkt
DORV	Double-Outlet des rechten Ventrikels
DPB	Diffuse Panbronchiolitis
DSA	Digitale Subtraktionsangiographie
EAA	Extrinsische allergische Alveolitis
EBCT	Elektronenstrahl-CT
EBT	Elektronenstrahltomographie
ECST	European Carotid Surgery Trial
EHE	Epitheloides Hämangioendotheliom
EKG	Elektrokardiogramm
ELCAP	Early Lung Cancer Action Project
ERC	Endoskopische retrograde Cholangiographie
FDG	Fluorodeoxyglucose
FIGO	Fédération Internationale de Gynécologie et d'Obstétrique
FLC	Fibrolamelläres Karzinom
FNAP	Feinnadelaspiration
FNH	Fokale noduläre Hyperplasie
FOV	Field of View
FSH	Follikelstimulierendes Hormon
FWHM	Full Width at half Maximum
FWTA	Full Width at tenth Area
Gd-MRA	Gadolinium-verstärkte MRA
GIST	Gastrointestinaler Stromatumor
GSD	Glykogenspeicherkrankheit

HAE	Hepatische alveoläre Echinokokkose
HBV	Hepatitis-B-Virus
HCA	Hepatozelluläres Adenom
HCC	Hepatozelluläres Karzinom
HCG	Humanes Choriongonadotropin
HDL	High-Density-Lipoprotein
HIV	Human Immundeficiency Virus
HMG-CoA	Hydroxymethylglutaryl-Koenzym-A
Ho:YAG	Holmium:YAG-Laser
HRCT	Hochauflösende CT
HSV	Herpes-simplex-Virus
HWK	Halswirbelkörper
HWS	Halswirbelsäule
IGCCCG	International Germ Cell Cancer Collaborative Group
IHE	Infantiles Hämangioendotheliom
IHSS	Idiopathische hypertrophe subaortale Stenose
ILP	Interstitielle Laserphotokoagulation
IPF	Idiopathische Lungenfibrose
i.v.	intravenös
IVP	intravenöses Pyelogramm
KHK	Koronare Herzkrankheit
KM	Kontrastmittel
LA	linker Vorhof
LAD	Ramus interventricularis anterior
LAM	Lymphangioleiomyomatose
LAO	Links anterior schräg
LCA	A. coronaria sinistra
LCX	Ramus circumflexus
LDH	Laktatdehydrogenase
LDL	Low-Density-Lipoprotein
LI	Lineare Interpolation
Lig., Ligg.	Ligamentum, Ligamenta
LIP	Lymphozytische interstitielle Pneumonie
LITT	Laserinduzierte Thermotherapie
LK	Lymphknoten
LV	Linker Ventrikel
LWK	Lendenwirbelkörper
LWS	Lendenwirbelsäule
M., Mm.	Musculus, Musculi
MAV	Mykobakterium-avium-Komplex
MALT	Mukosaassoziiertes lymphatisches Gewebe
MEN	Multiple endokrine Neoplasien
MFH	Malignes fibröses Histiozytom
MIBG	Meta-Iodobenzylguanidin
MinIP	Minimum Intensity Projection
MIP	Maximum Intensity Projection

MLI	Multislice lineare Interpolation
mLV	Morphologischer linker Ventrikel
Mn-DPDP	Mangafodipir-Trisodium
MPNST	Maligner peripherer Nervenscheidentumor
MPR	Multiplanare Reformation
MRA	Magnetresonanzangiographie
MRCP	Magnetresonanzcholangio-pankreatikographie
MRT	Magnetresonanztomographie
mRV	Morphologischer rechter Ventrikel
MS	Multiple Sklerose
MTF	Modulations-Transferfunktion
MTT	Transitzeit
NASCET	North American Symptomatic Endarteriectomy Trial
NASS	North American Spine Society
NBKS	Nierenbeckenkelchsystem
Nd:YAG	Neodym:YAG-Laser
NHL	Non-Hodgkin-Lymphom
NNH	Nasennebenhöhlen
NSCLC	Nicht kleinzelliges Bronchialkarzinom
OP	Organisierende Pneumonie
p.-a.	posteror-anterior
PACS	Picture Archiving and Communication System
PAI-1	Plasminogen Aktivatorinhibitor -1
PAP	Pulmonale alveoläre Proteinose
PAPVR	Partieller anormaler pumonalvenöser Rückstrom
PCP	Pneumocystis-carinii-Pneumonie
PCS	Hinterer Zervikalraum
PDA	Ramus interventricularis posterior
PEEP	Positiver endexspiratorischer Druck
PET	Positronenemissionstomographie
p.i.	post injectionem
PLC	Pulmonale Lymphangiosis carcinomatosa
PLDD	Perkutane Laser-Diskusdekompression
PMMA	Polymethylmethacrylat
PMS	Pharyngealer Mukosaraum
PNH	Paroxysmale nächtliche Hämoglobinurie
PPS	Parapharyngealraum
PS	Parotisloge
PSA	Prostataspezifisches Antigen
PSC	Primär sklerosierende Cholangitis
Pta	Perkutane transluminale Angioplastie

PTC	Perkutane transhepatische Cholangiographie		**SPIO**	Supermagnetische Eisenpartikel
PTCA	Perkutane transluminale Koronarangioplastie		**SSD**	Oberflächenschattierte Rekonstruktion
PTLD	Lymphoproliferative Erkrankung nach Transplantation		**STT**	Scaphoid-Trapezium-Trapezoideum
PTT	partielle Thromboplastinzeit		**SVS**	Step-Volume-Scanning (EBCT)
PVS	Prävertebralraum		**TACE**	Transarterielle Chemoembolisation
			T-ALL	Akute lymphoblastische Leukämie, T-Zell-Typ
QCT	Quantitative CT		**TBC**	Tuberkulose
			TF	Tischvorschub
RA	Rechter Vorhof		**TGA**	Transposition der großen Arterien
RAO	Rechts anterior schräg		**TIA**	Transitorische ischämische Attacke
RBV	Regionales Blutvolumen		**TIPS**	Transjugularer intrahepatischer portosystemischer Shunt
RCA	A. coronaria dextra		**TNM**	TNM-Klassifikation
RCC	Renalzellkarzinom		**TNMS**	Tumor, Lymphknoten, Metastasen, Serum (Klassifikation)
REAL	Revised European-American Lymphom (Klassifikation)		**TSH**	Schilddrüsenstimulierendes Hormon
RF	Radiofrequenz		**TTP**	Time to Peak
RIMA	A. mammaria interna rechts		**TUR**	Transurethrale (Tumor-)Resektion
ROI	Region of Interest		**TVT**	Tiefe Venenthrombose
RPS	Retropharyngealraum			
RSV	Respiratory Syncytial Virus		**UFCT**	Ultrafast-CT
RV	Rechter Ventrikel		**UICC**	Union Internatinale Contre le Cancer
RVAB	Rechtsventrikuläre Ausstrombahn		**UIP**	Einfache interstitielle Pneumonie
			US	Ultraschall
SAPHO	Synovitis-Akne-Pustulosis-Hyperostosis-Osteitis-Syndrom		**V., Vv.**	Vena, Venae
SC	Schichtkollimation		**VCI**	Vena cava inferior
SD	Schichtdicke		**VCS**	Vena cava superior
SEQCT	Single-Energy QCT		**VOI**	Volume of Interest
SFOV	Scan Field of View		**VRT**	Volumenrekonstruktionstechnik
SIG	Sakroiliakalgelenk		**VS**	Viszeralraum
SHT	Schädel-Hirn-Trauma		**VSD**	Ventrikelseptumdefekt
SLAP	Superiorer anteroposteriorer Labrumriss			
SLE	Systemischer Lupus erythematodes		**WHO**	World Health Organization
SLS	Sublingualraum			
SMS	Submandibularraum		**ZEEP**	Zero endexspiratorischer Druck
SPECT	Single-Photonen-Emissions-Computertomographie			

9   Lunge und Tracheobronchialsystem 301

C. Schaefer-Prokop, M. Prokop

11 Leber 431

M. Prokop, A. J. van der Molen

12 Gallensystem

M. Prokop

13 Milz

C. Schaefer-Prokop, M. Prokop

24   Gefäße

M. Prokop, C. Engelke

Literatur

Eine Auflistung der weiterführenden Literatur zu diesem Werk finden Sie im Internet unter
www.thieme.de/go/prokop-galanski/literatur.html

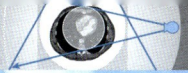

1 Grundlagen

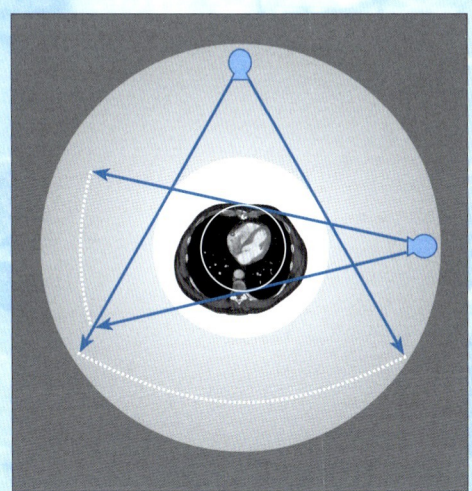

M. Prokop

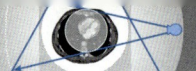

Die Computertomographie (CT) ist eine der wichtigsten und sich am schnellsten weiterentwickelnden Techniken in der radiologischen Diagnostik. Der erste Computertomograph wurde von Godfrey Newbold Hounsfield für Schädeluntersuchungen entwickelt und 1971 erstmalig im Atkinson-Morley Hospital in Wimbledon eingesetzt. Im Jahr 1974 wurde der erste Ganzkörper-Computertomograph installiert, und bereits Ende der 70er Jahre schien die grundlegende technische Entwicklung der CT abgeschlossen (Tab. 1.1). In den 80er Jahren stagnierte die CT-Technologie – abgesehen von der Verbesserung technischer Details – bis die Einführung der Spiraltechnik Beginn der 90er Jahre zu einem Entwicklungsschub führte, der neue diagnostische Ansätze wie dreidimensionale Bildgebung und CT-Angiographie ermöglichte.

Die jüngste Neuerung in der CT ist die seit 1998 verfügbare Multidetektortechnik. Die neue Technologie erweitert die diagnostischen Möglichkeiten enorm und wandelt die CT von einem primär zweidimensionalen transaxialen Schnittbildverfahren zu einem wahrhaft dreidimensionalen Abbildungsverfahren mit isotroper Auflösung. Dies erlaubt nicht nur die völlige Integration dreidimensionaler Darstellungsverfahren wie Maximum-Intensitätsprojektionen oder der virtuellen Endoskopie in die klinische Praxis, sondern macht es möglich, den Körper interaktiv in beliebigen Schnittrichtungen zu untersuchen. Die nichtinvasive Diagnostik des Herzens und der Koronararterien wird durch die Multidetektor-CT revolutioniert. Mit zukünftigen Scannergenerationen wird darüber hinaus eine effiziente Perfusionbildgebung möglich werden, sofern sich die Strahlungsdosis beschränken lässt.

Tab. 1.1 ⋯⋗ *Geschichte der Computertomographie*

1929	Radon: grundlegende mathematische Prinzipien
1963	Cormack: Bildrekonstruktion
1971	Hounsfield (EMI-Laboratorien): Technologie
1971	Kopfscanner (EMI Mark I)
1974	Ganzkörperscanner (ACTA)
1974	Scanner der 3. Generation (Artronix)
1977	Scanner der 4. Generation (AS & E Scanner)
1979	Nobelpreis für Houndsfield und Cormack
1983	Dynamic Spatial Reconstructor
1983	Elektronenstrahl-CT (Imatron)
1987	Scanner mit kontinuierlich rotierender Röhre
1989	Spiral-CT
1991	2-Zeilen-CT (Elscint)
1991	CT-Angiographie
1995	Echtzeitrekonstruktion (CT-Fluoroskopie)
1998	Multidetektor-CT (4-Zeilen-CT)
1999	Herzdiagnostik mit Multidetektor-CT
2002	16-Zeilen-CT
2004	64-Zeilen-CT, z-Springfokus-Technologie
2006	Dual-Source-Scanner
2007	256-Zeilen-CT

Computertomographie (CT)

Abtastprinzip

Die CT basiert auf einer tomographischen Röntgentechnik, bei der ein Röntgenstrahl den Patienten aus verschiedenen Richtungen abtastet (Abb. 1.1). Durch parallele Kollimation wird der Röntgenstrahl zu einem dünnen Fächer geformt, der die Schichtdicke definiert. Nach dem Durchtritt durch den untersuchten Körperabschnitt wird die geschwächte Röntgenstrahlung von Detektoren erfasst. Mittels einer mathematischen Bildrekonstruktion (inverse Radon-Transformation) wird die lokale Röntgenschwächung an jedem Punkt in der Untersuchungsschicht rekonstruiert. Diese örtlichen Röntgenschwächungswerte werden in sog. „CT- Werte" umgerechnet, in Graustufen kodiert und schließlich als Bild dargestellt. Bei konventionellen CT-Geräten er-

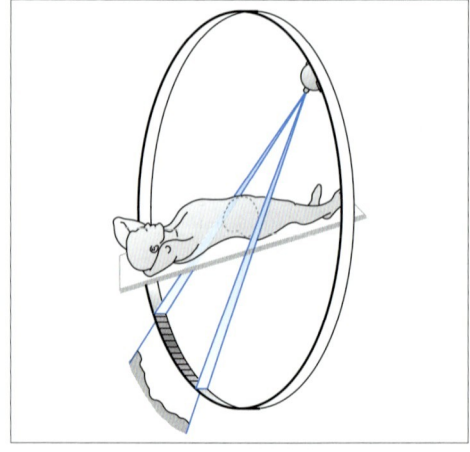

Abb. 1.1 **Prinzip der CT-Abtastung.**

Tab. 1.2 ···⟶ *Vergleich von Generationen und Typen der CT-Scanner*

Typ	Erste Generation	Zweite Generation	Dritte Generation	Vierte Generation	Elektronenstrahl-CT
Prinzip	Translation – Rotation		Rotation	Rotation	Ablenkung eines Elektronenstrahls
Detektor	einzel	Serien	Bogen (30–60°)	Ring (360°)	Halbkreis (210°)
Aktive Detektorreihen	2	1–2	1–128	1	4
Detektorelemente pro Zeile	1	3–52	256–1000	600–4000	432/864
Abtastzeit	135–300 s	5–150 s	0,33–10 s	1–5 s	≥ 50 ms

folgt die Abtastung eines Untersuchungsvolumens konsekutiv, üblicherweise Schicht an Schicht.

Die ersten beiden Generationen von CT-Geräten wurden bereits in den 70er Jahren von Scannern der 3. und 4. Generation abgelöst, die bis heute in Gebrauch sind (Tab. 1.**2**.). Bei Scannern der 3. Generation laufen Röntgenröhre und Detektor synchron um den Patienten, wobei der Detektor die gesamte Breite des Röntgenfächers abdeckt. Geräte der 4. Generation besitzen einen stationären Detektorkranz, der den gesamten Durchmesser der Scanneröffnung ausfüllt, lediglich die Röhre rotiert um den Patienten (Abb. 1.2). Scanner der 3. Generation besitzen eine bessere Streustrahlenunterdrückung und benötigen weniger Detektorelemente. Deshalb wird diese Technologie bei allen derzeitigen Multidetektorsystemen eingesetzt und hat Scannergeometrien der 4. Generation vollständig verdrängt.

Versuche, die Bildgebung zu beschleunigen, führten Anfang der 80er Jahre zur Entwicklung eines Prototyps mit 28 Röhren. Dieser „dynamic spatial reconstructor" (das „Mayo-Monster") konnte bis zu 240 aneinander grenzende 0,9 mm breite Schichten in einer Umdrehung erfassen, wurde aber nicht weiterentwickelt. Auch die Elektronenstrahl-CT (EBT) konnte sich trotz der Möglichkeit, Bilder mit

einer zeitlichen Auflösung von 30 ms zu erstellen, in der Praxis nicht durchsetzen. Erfolgreich waren bisher nur die Spiral-CT und zuletzt die Multidetektor-CT, bei deren technischer Weiterentwicklung sich der Rückgriff auf ältere Techniken wie der Einsatz multipler Röhren abzeichnet.

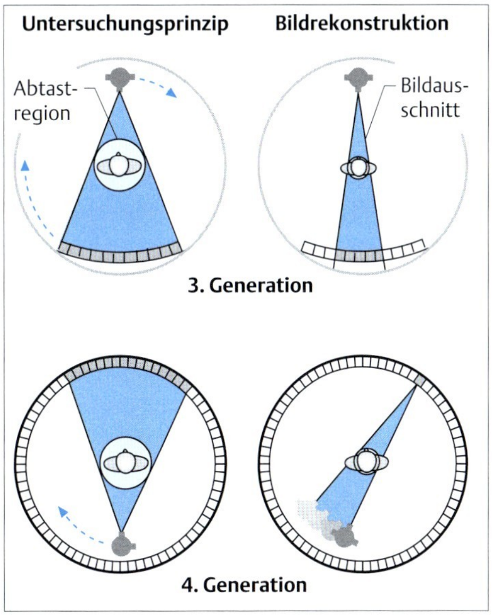

Untersuchungsprinzip **Bildrekonstruktion**

Abtast-region

Bildaus-schnitt

3. Generation

4. Generation

Abb. 1.2 **Scanner der 3. Generation und 4. Generation.** Vergleich des Abtastprinzips und der Bildrekonstruktion bei Scannern der 3. Generation (**a, b**) und 4. Generation (**c, d**). Bei der 4. Generation (stationärer Detektorring) werden die von einem Detektor erfassten Messwerte bei verschiedenen Röhrenpositionen zu einer Projektion zusammengefasst.

Bildrekonstruktion

Die bei der Untersuchung aufgezeichneten Messdaten werden vorverarbeitet, um Schwankungen des Detektorsystems auszugleichen und Aufhärtungseffekte der Röntgenstrahlung im Patienten zu korrigieren. Nach zahlreichen Korrekturen und Um-

wandlung von Signalintensitäten in Röntgen-Schwächungswerte erhält man die eigentlichen *CT-Rohdaten* (Abb. 1.**3**). Für jede Position der Röhre und jede Detektorzeile erfasst ein Scanner 500–1500 einzelne Schwächungswerte, ein sog. Schwächungs-

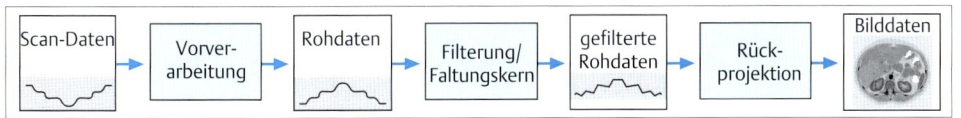

Abb. 1.3 **Arbeitsschritte einer CT-Bildrekonstruktion.**

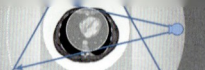

Abb. 1.4 **Einfluss des Faltungskerns auf die Ortsauflösung und Bildrauschen.** Im Lungenparenchym (Hochkontrast) nimmt die Bildschärfe zu, wenn statt eines Standardfaltungskerns (**a**) ein hochauflösender Faltungskern (**b**) eingesetzt wird. In der Leber (Niedrigkontrast) ist ein glättender Faltungskern (**c**) sinnvoller als ein hochauflösender (**d**), da Strukturen mit geringem Kontrast durch das Bildrauschen dem Nachweis entgehen können.

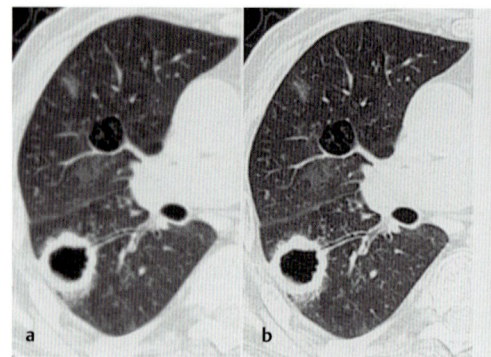

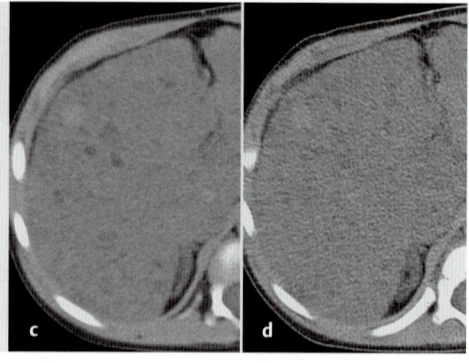

profil. Die Rohdaten für Scanner der 3. und 4. Generation bestehen jeweils aus den Schwächungsprofilen von 500–1500 Projektionen einer 360°-Röhrenrotation und sind somit oft aus über einer Million Einzeldaten zusammengesetzt. Für Multidetektorscanner nimmt diese Zahl proportional mit der Anzahl der aktiven Detektorreihen zu. Die Bildrekonstruktion aus den Rohdaten ergibt schließlich den Bilddatensatz.

Die *Bildrekonstruktion* beginnt mit der Definition des interessierenden Bildausschnittes („field of view" oder FOV). Dazu wird jeder Strahl, der von Röhre zu Detektor durch den Bildausschnitt verläuft, für die Rekonstruktion herangezogen. Projiziert man für jeden einzelnen Punkt alle durch diesen Punkt hindurchlaufenden Strahlen übereinander *(Rückprojektion)*, so erhält man ein Bild des ursprünglich durchstrahlen Objekts, das jedoch sehr unscharf und verwaschen ist. Daher werden mehrere Strahlen zu einer Projektion zusammenge-

fasst und das entstehende Schwächungsprofil einer kantenbetonenden mathematischen Filterung („Faltung") unterworfen. Die Art dieser Filterung wird durch den sog. *„Faltungskern"* bestimmt. Aus der Rückprojektion der gefilterten Schwächungsprofile entsteht ein scharfes Bild. Der Faltungskern (Rekonstruktionsalgorithmus) für die *„gefilterte Rückprojektion"* definiert Ortsauflösung und Bildrauschen der rekonstruierten CT-Schichten und variiert zwischen weich und hochauflösend (Abb. 1.**4**).

Scanner der 3. und 4. Generation unterscheiden sich darin, wie sie die Schwächungswerte zu einer fächerförmigen Projektion zusammenfassen. Bei der 3. Generation wird der Fächer von einer Röhrenposition zum Detektor genutzt. Bei der 4. Generation werden umgekehrt die von einem Detektor erfassten Messwerte bei verschiedenen Röhrenpositionen zu einer Projektion zusammengefasst (Abb. 1.**2**).

Bilddarstellung und Dokumentation

Bildmatrix und Bildausschnitt

Ein CT-Bild besteht aus einer quadratischen Bildmatrix, die zwischen 256×256 und 1024×1024 Bildpunkte (Pixel) enthält. Da jede CT-Schicht eine definierte Dicke besitzt, entspricht jeder Bildpunkt einem kleinen Volumenelement (Voxel). Die Größe dieses Voxels ergibt sich aus der Matrixgröße, dem gewählten Bildausschnitt (field of view) und der Schichtdicke (Abb. 1.**5**). Für die Mehrzahl der CT-Untersuchungen besitzen die Voxel eine Balkenform, d.h. die Pixelgröße in ihrer Abmessung in der Schichtebene (xy-Ebene) ist um den Faktor 5–10 kleiner als die Schichtdicke (z-Richtung). Diese Ani-

sotropie (ungleichmäßige Gestalt) der Voxel lässt sich nur durch starke Reduktion der Schichtdicke mindern. Annähernd isotrope (würfelförmige) Voxel werden mit der Multidetektor-CT erreicht. (Dieses Problem wird auf S. 55 ausführlicher diskutiert.)

Die eigentliche *Bildmatrix*, die bei der Rekonstruktion aus den Rohdaten erzeugt wird, und die *Wiedergabematrix*, die auf dem Betrachtungsmonitor oder dem ausgedruckten Film dargestellt ist, können differieren. Die Wiedergabematrix ist meist identisch mit der Bildmatrix, wird aber gelegentlich größer gewählt (z.B. 1024×1024 statt 512×512), um die Abbildungsqualität zu verbessern. Bei Mo-

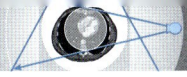

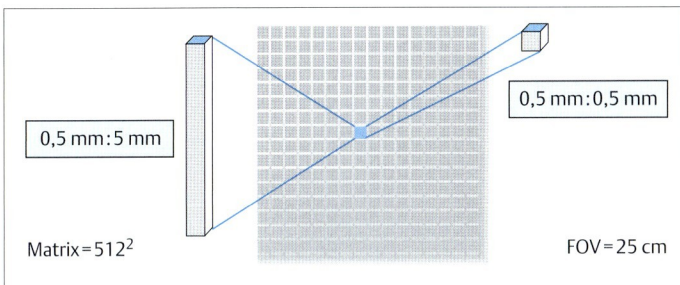

0,5 mm : 5 mm

0,5 mm : 0,5 mm

Matrix = 512²

FOV = 25 cm

Abb. 1.5 **Pixel und Voxel.** Die Pixel einer CT-Matrix stellen Volumenelemente (Voxels) in der abgetasteten Körperregion dar. Bei einer Standardschichtdicke von 5 mm hat das Voxel die Form eines Streichholzes. Erst bei 0,5-mm-Schichten wird das Voxel isotrop (würfelförmig).

nitorbefundung ist die Wiedergabematrix meist abhängig von der verfügbaren Monitorauflösung (z. B. 1200 × 1600 Bildpunkte) und der Darstellungsform (Einer- oder Mehrfachunterteilung). Hierfür wird die Bildmatrix geeignet interpoliert.

Zur Bildrekonstruktion müssen nicht immer alle Daten des gesamten Körperquerschnitts herangezogen werden, vielmehr wird primär ein Bildausschnitt definierter Größe (field of view, FOV) aus den Rohdaten rekonstruiert. Die Größe dieses Bildausschnitts wird je nach Scanner entweder als absoluter Wert in Millimetern angegeben oder, vornehmlich bei älteren Geräten, durch seinen relativen *Vergrößerungsfaktor* im Verhältnis zum größtmöglichen FOV des Scanners. Abhängig vom Hersteller ist der Bildausschnitt rund oder quadratisch.

Einige Hersteller unterscheiden zusätzlich zwischen einem *Reconstruction Field of View* (RFOW) und einem *Display Field of View* (DFOV). Das RFOV stellt dabei den aus den Rohdaten rekonstruierten Bildausschnitt dar, der später durch Wahl eines Zoomfaktors auf einen kleineren herausvergrößerten Bereich, das DFOV, beschränkt werden kann. Gewöhnlich ist das vergrößerte Bild unschärfer als ein gleich großes, direkt aus den Rohdaten rekonstruiertes Bild, da nicht die gesamte Information des Rohdatensatzes genutzt wird, sondern nur ein Ausschnitt aus den Bilddaten erzeugt wird. Dieser Effekt tritt jedoch nur ein, solange die rekonstruierte Pixelgröße größer ist als die durch den gewählten Faltungskern bestimmte Ortsauflösung. Für jede Matrixgröße gibt es also ein „optimales" FOV, bei dem die Pixelgröße und die maximal mögliche Ortsauflösung übereinstimmen. Wählt man kleinere FOV, so verbessert sich die Bildqualität nicht weiter und es ist gleichgültig, ob dieses kleinere FOV direkt aus den Rohdaten oder als Ausschnitt (DFOV) aus den Bilddaten mit optimalen FOV berechnet wird.

Einige Geräte unterscheiden neben dem RFOV und DFOV noch ein sog. *Scan Field of View* (SFOV).

Das SFOV umfasst normalerweise die gesamte zirkuläre Öffnung des CT-Scanners (die *Gantry-Öffnung*). Es kann jedoch auf einen kleineren kreisförmigen Ausschnitt beschränkt werden, um so die Abtastrate und damit die Zahl der verfügbaren Projektionen zu erhöhen. Das Resultat ist eine Verbesserung der Ortsauflösung, aber Körperregionen außerhalb des SFOV können nicht mehr artefaktfrei dargestellt werden. Dieses Vorgehen wurde bisher meist für die Extremitäten (Calcaneus), die Wirbelsäule oder den Kopf-Hals-Bereich eingesetzt. Da ein verkleinertes SFOV auch mit einem verschmälerten Strahlenfächer arbeitet, wird gleichzeitig die Strahlenbelastung der außerhalb des SFOV gelegenen Körperabschnitte reduziert. Aus diesem Grund wird diese Technik in zunehmendem Maße zur Strahlenreduktion der Brustwand bei der kardialen Multidetektor-CT eingesetzt.

CT-Wert

Jedem Voxel wird bei der Bildrekonstruktion ein Zahlenwert (CT-Wert) zugeordnet, der ein Maß für die Röntgenschwächung μ in diesem Voxel ist. Um die Abhängigkeit der Röntgenschwächung von der Strahlungsenergie zu verringern und Zahlenwerte in einer handlichen Größenordnung zu erhalten, wurde der CT-Wert wie folgt definiert:

$$CT = 1000 \times (\mu - \mu_{Wasser}) / \mu_{Wasser}$$

CT-Werte werden in Hounsfield-Einheiten (HE) angegeben. Die Hounsfield-Skala beginnt bei -1000 für Luft, besitzt den Wert 0 für Wasser und ist nach oben unbegrenzt. Der verfügbare CT-Wertebereich ist gerätespezifisch je nach Bittiefe (bits pro Pixel) verschieden (z. B. von -1024 bis 3071 HE bei 12 bit oder bis zu 64.500 Werte bei 16 bit).

Die CT-Skala ist in Abb. 1.6 graphisch dargestellt. Mit der Ausnahme von Fett, eiweißarmer Flüssig-

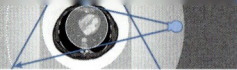

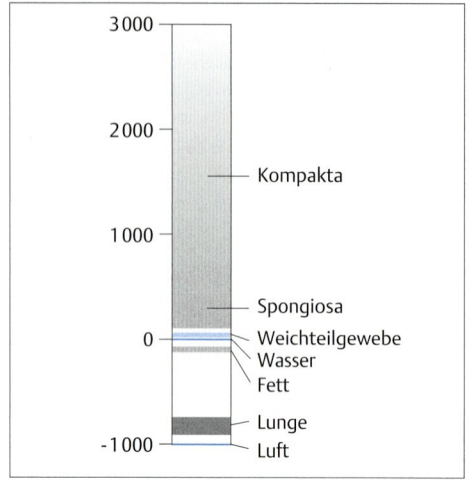

Abb. 1.6 **CT-Werte.**
Die Skala der CT-Werte wird
durch die Werte für Luft (-1000
HE) und Wasser (0 HE) definiert. Weichteilgewebe liegen
im Bereich von 50 HE.

Tab. 1.3 ⤏ *Fenstereinstellung*

	Weite	Center
Lunge	1500	– 650
Emphysem	800	– 800
Weichteile ohne Kontrast	400	40
Leber ohne Kontrast	200	40
Weichteile mit KM	400	70
Leber mit KM	300	60 – 100
Hals mit KM	300	50
CT-Angiographie	500	100 – 200
Knochen	2000	500
Osteoporose	1000 – 1500	300
Felsenbein	4000	700

KM = Kontrastmittel

keit und frischem Blut existieren keine typischen CT-Werte für Weichteile, die zu einer Charakterisierung herangezogen werden könnten.

Fenstereinstellung

Das menschliche Auge kann je nach Betrachtungsbedingungen lediglich eine begrenzte Anzahl von ca. 40 – 100 Graustufen unterscheiden. Aus diesem Grund wird nicht der gesamte Umfang der CT-Skala (etwa 4000 HE für die meisten Scanner) einer Grauskala von weiß bis schwarz zugeordnet, da sonst Strukturen mit geringem Dichteunterschied nicht mehr voneinander differenziert werden können. Vielmehr wird nur ein Teil der CT-Skala dargestellt. Dieses sog. „Fenster" definiert sich durch seine Weite und seine Lage (auch Level oder Center genannt): Erstere bestimmt den Bildkontrast, Letztere die Helligkeit.

Ein engeres Fenster (geringere Fensterweite) führt zu einer Kontrastanhebung und verbesserten Darstellung kontrastarmer Strukturen, ein weiteres Fenster zu einer Kontrastreduktion und verbesserten Darstellung von Strukturen mit stark verschiedenen CT-Werten, wie z.B. Knochen oder Lungenparenchym. Durch Wahl eines niedrigeren Levels wird das Bild heller und Strukturen mit geringerer Dichte wie z.B. das Lungenparenchym werden besser sichtbar, während durch Wahl eines höheren Fensterlevels das Bild dunkler wird und sich Strukturen mit hoher Dichte, wie kontrastierte Gefäße oder Knochen, besser darstellen lassen (Abb. 1.7). Beispiele für typische Fenstereinstellungen sind in Tab. 1.3 angegeben.

Bildauswertung und Bildverarbeitung

Die Software moderner CT-Geräte erlaubt vielfältige Möglichkeiten einer Bearbeitung und Veränderung von CT-Schichten. Die für die Praxis wichtigsten

Abb. 1.7 **Fensterung.**
Zur Kontrastoptimierung werden die auf dem Monitor oder Film verfügbaren Grauwerte einem Ausschnitt aus der CT-Skala zugeordnet. Das Fenster definiert sich durch seine Weite (Kontrast) und seine Lage bzw. Center (Helligkeit).

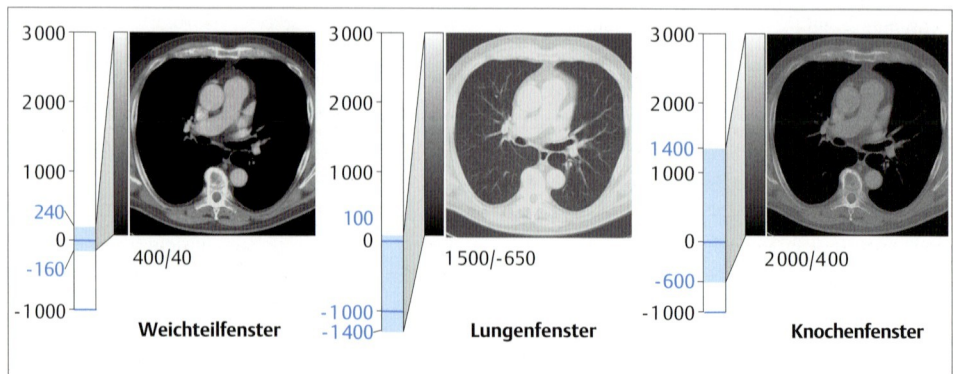

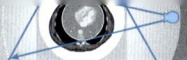

Verfahren sind die Messung von Winkeln und Längen sowie die Untersuchung der CT-Werte innerhalb einer Auswerteregion (ROI = „region of interest"). Diese ROI kann interaktiv gewählt werden, wobei zwischen vorgegebenen Formen (Kreis, Ellipse, Rechteck) und beliebig gezeichneten Formen gewählt werden kann. Innerhalb der ROI können dann Mittelwert, Standardabweichung und Histogramm der CT-Werte berechnet werden.

Darüber hinaus lassen sich aufeinander folgende CT-Schichten im Rechner virtuell zu einem Scanvolumen übereinander stapeln, so dass Schichten in jeder beliebigen sekundären Schnittebene berechnet („multiplanare Reformationen", MPR) und die Daten auf verschiedenste Weise dreidimensional dargestellt werden können (s. Kapitel 2, „Bildverarbeitung").

Dokumentation

CT-Bilder können entweder digital direkt an einem Monitor betrachtet oder zur Befundung auf Film ausgedruckt werden. In beiden Fällen sollten alle für die untersuchte Organregion relevanten Fenstereinstellungen eingesetzt werden. Für Thoraxuntersuchungen bedeutet dies z. B., dass die Bilder sowohl im „Lungenfenster" als auch im „Weichteilfenster" betrachtet werden müssen. Ein zusätzliches „Knochenfenster" kann bei der Frage nach Skelettmetastasen nötig werden.

Die Bildarchivierung erfolgt entweder auf Film, in digitalen Archiven (PACS) oder auf Speichermedien wie CD-ROM oder DVD.

Untersuchungsparameter

Gantrykippung

Die Scannereinheit (Gantry) lässt sich für schräge Schnitte um die x-Achse kippen. Je nach Hersteller sind Kippwinkel bis $\pm 30°$ möglich. Die Gantrykippung wird vorwiegend im Kopf- und Halsbereich sowie für die spinale Diagnostik eingesetzt. Für die meisten anderen Anwendungen wird sie nicht benötigt. Mit der Einführung der Multidetektor-Scanner lassen sich angulierte Schichten auch retrospektiv aus einem 3D-Datenvolumen berechnen.

Schichtdicke

Schichtprofil

Die Kollimation der Röntgenstrahlung bestimmt die Dicke der untersuchten Schicht. Wie in der konventionellen Röntgendiagnostik gibt die Röntgenröhre konisch divergierende Strahlung ab. Um eine möglichst gleichmäßige Schicht abzutasten, muss die Strahlung hinter der Röhre durch geeignete Blenden kollimiert werden. Einige Scanner benutzen zur weiteren Optimierung des Schichtprofils zusätzliche Blenden hinter dem Patienten direkt vor den Detektoren. Ungeachtet dessen wird eine exakt planparallele Schicht nie erreicht. Darüber hinaus produziert die Röntgenröhre neben dem Primärstrahl einen Halbschatten, die sog. *Penumbra*, die auf die endliche Ausdehnung des Röhrenfokus zurückzuführen ist (Abb. 1.8 a).

Idealerweise sollten ausschließlich Objektpunkte innerhalb einer gewählten CT-Schicht zum CT-Wert beitragen, während Punkte außerhalb der Untersuchungsschicht keinerlei Einfluss haben sollten. In der Realität ist dies anders, da eine planparallele Schicht unmöglich ist. Wie viel ein Objektpunkt realistischerweise in Abhängigkeit von seinem Abstand zur Mitte der CT-Schicht zum Bild beiträgt, wird durch das sog. *Schichtempfindlichkeitsprofil (SSP)* oder *Schichtprofil* beschrieben (Abb. 1.8). Während das ideale Schichtprofil ein Rechteck ist, dessen Breite der gewünschten Schichtdicke entspricht, besitzen reale Schichtprofile eine abgerundete Form, was bedeutet, dass angrenzende Regionen in geringerem Maße zum Bild beitragen. Während das Schichtprofil für dicke Schichten (7 – 10 mm) dem Ideal nahe kommt, nähert sich das Schichtprofil für dünne Schichten einer Glockenform (Abb. 1.8 b).

In der klinischen Praxis beeinflusst die Abrundung des Schichtprofils bei dünnen Schichten die

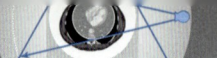

Abb. 1.8 **Schichtdicke.**

a Aufgrund der Strahlengeometrie werden auch außerhalb der gewählten Schichtdicke gelegene Regionen mit erfasst.

b Es resultiert ein abgerundetes „Schichtempfindlichkeitsprofil", das einem idealen Rechteckprofil nur für große Schichtkollimationen nahe kommt.

c Als Maß für die „effektive Schichtdicke" (= „Schichtweite") wird die Breite des Schichtprofils in halber Höhe (FWHM) eingesetzt. Die Breite an der Stelle, die 90 % der Fläche unter der Kurve erfasst (FWTA), ist ein Maß zur Beschreibung des Schichtprofils, das derzeit kaum noch gebraucht wird.

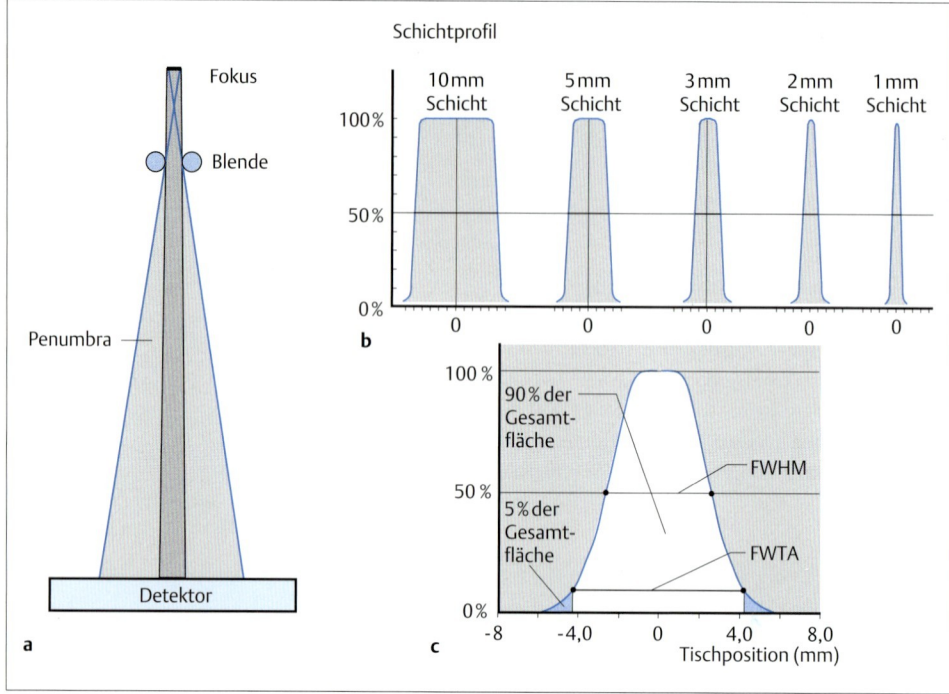

Bildqualität nicht signifikant, da die verminderte Breite des Profils zu einer verbesserten Auflösung in z-Richtung führt.

Effektive Schichtdicke

Als Maß für die Weite des Schichtempfindlichkeitsprofils wird üblicherweise die Breite des Profils auf halber Höhe („*full width at half maximum*", FWHM) angegeben (Abb. 1.8 c). Dieser Wert wird als effektive Schichtdicke oder *Schichtweite (SW)* bezeichnet. Er entspricht definitionsgemäß der *Schichtkollimation (SC)* oder nominellen Schichtdicke bei der konventionellen CT. Zu beachten ist jedoch, dass bei der Spiral- und Multidetektor-CT effektive Schichtdicke und Schichtkollimation nicht mehr übereinstimmen müssen. Die effektive Schichtdicke ist ein Maß für die Ortsauflösung entlang der Patientenachse (z-Richtung).

Ein strengeres Maß für die Breite des Schichtempfindlichkeitsprofils stellt die Breite in dem Bereich des Profils dar, der 90 % der Fläche unter der Kurve erfasst („*full width at tenth area*", FWTA). Die FWTA gibt die Breite an, bei der außerhalb der Schicht gelegene Objektanteile lediglich noch 10 % zum CT-Wert beitragen. In der konventionellen CT unterscheiden sich FWHM und FWTA bei dickeren

Schichten wenig. In der Spiral-CT und bei dünneren Schichten in der konventionellen CT ergeben sich jedoch deutliche Differenzen.

Der *Schichtprofil-Qualitäts-Index* (SPQI) ist ein weiterer Wert zur Charakterisierung des Schichtprofils. Der SPQI gibt an, wie viel Prozent der Fläche unter dem Schichtprofil innerhalb eines idealen Rechteckprofils mit der Breite SW liegt.

In der Praxis wird derzeit zur Charakterisierung des Schichtprofils fast ausschließlich FWHM gebraucht; FWTA und SPQI spielen eine untergeordnete Rolle.

Partialvolumeneffekt

Der CT-Wert eines Bildpunktes wird durch die Röntgenschwächung im zugehörigen Voxel bestimmt. Enthält dieses Voxel unterschiedliche Gewebetypen, wie z. B. Blut, Gefäße und Lungengewebe, so stellt der resultierende CT-Wert die Summe der verschiedenen Schwächungswerte dar, gewichtet mit ihrem Volumenanteil im Voxel („*Teilvolumeneffekt*" oder „*Partialvolumeneffekt*"):

$$CT = v_1 \times CT_1 + v_2 \times CT_2 + \dots,$$

wobei sich die Volumenanteile v_i zu 1 summieren.

Aufgrund der meist größeren Ausdehnung eines Voxels in z-Richtung als in der xy-Ebene trägt die Schichtkollimation deutlich mehr zu diesem Partialvolumeneffekt bei als der Bildausschnitt oder die Pixelgröße (Abb. 1.9).

Schichtkollimation

Eine Vielzahl von anatomischen Strukturen (Aorta, Thoraxwand, lange Röhrenknochen) verlaufen parallel zur Körperlängsachse. Die in der CT übliche axiale Schnittführung bedeutet, dass die entsprechenden Gewebsgrenzen senkrecht geschnitten werden und Partialvolumeneffekte gering bleiben. Aus diesem Grund wird in der konventionellen CT des Körperstamms meist mit einer Schichtkollimation von etwa 5 mm gearbeitet. Partialvolumeneffekte sind besonders dann störend, wenn man schräg oder parallel zur Scanebene verlaufende Gewebsgrenzen (Diaphragma, Lungenapex, Nierenpole) oder kleine Strukturen (kleine Gefäße, Bronchien, Nebennieren) beurteilen soll. Die Kollimation kann für parallel zur Schichtebene verlaufende Strukturen wie das Pan-

kreas oder kleine Organe wie die Nebennieren auf etwa 3 mm verringert werden. Dünne Kollimationen von 1–2 mm Schichtdicke werden bevorzugt bei der Diagnostik interstitieller Lungenerkrankungen eingesetzt, die eine Darstellung feinster Strukturen benötigt. Mit der Multidetektortechnik sind dünne Kollimationen zum Standard geworden (s. unten). Für die Bildbeurteilung werden aber weiterhin Bilder mit größeren Schichtweiten herangezogen, wobei die Schichtweiten in etwa den Schichtkollimationen der konventionellen CT entsprechen.

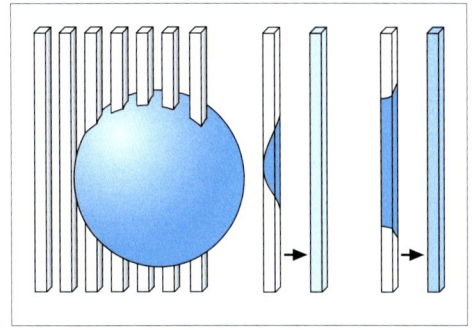

Abb. 1.9 **Partialvolumeneffekt.** Aufgrund der „Streichholz-Konfiguration" der Voxel tragen nicht nur die interessierenden Objekte (z. B. Rundherd) zum CT-Wert im Voxel bei, sondern entsprechend ihrem Volumenanteil auch die Umgebung (z. B. Lungenparenchym). Der resultierende CT-Wert des Voxels ist demgemäß verfälscht.

Tischvorschub

Die Abtastung eines Untersuchungsvolumens erfolgt bei der konventionellen CT Schicht für Schicht. Dies geschieht dadurch, dass die Untersuchungsliege um einen definierten Betrag (*Tischvorschub*) verschoben wird. In der Regel wird eine unmittelbar aneinander grenzende Schichtfolge gewählt, d. h. Schichtdicke und Tischvorschub sind identisch.

Bei Verringerung des Tischvorschubs entstehen überlappende Schichten, was zu einer Erhöhung der Strahlendosis führt und daher obsolet ist.

Wird der Tischvorschub erhöht, so entstehen Abtastlücken, was jedoch in Abhängigkeit von der Fragestellung dann vertretbar ist, wenn lediglich pathologische Befunde gesucht werden, die sich über mehrere Schichten erstrecken (z. B. bei der hochauflösenden CT des Thorax im Rahmen interstitieller Lungenerkrankungen).

Atemabhängige Abtastlücken

Respiratorische Abtastlücken entstehen in der CT, wenn atembewegliche Strukturen aufgrund unterschiedlicher Inspirationstiefen des Patienten nicht

zur Abbildung kommen. Auch bei intensivem Bemühen, während der Untersuchung über 5–20 Atemphasen dieselbe Atemlage exakt zu reproduzieren, werden in der z-Achse immer kleine Abtastlücken entstehen. Die Gefahr des Übersehens von pathologischen Befunden ist umso größer, je dünner die gewählte Schichtdicke und je kleiner der gesuchte Befund ist (Abb. 1.10). Am stärksten macht sich der Effekt bei der Suche nach Lungenmetastasen bemerkbar, weniger dramatisch ist er für die Detektion von Leberherden oder die Beurteilung der Nieren und Nebennieren. Konventionelle CT-Geräte bereiten dabei Probleme, da eine Minimierung von Partialvolumeneffekten und eine kontinuierliche Abtastung atemverschieblicher Organe *nicht* gleichzeitig erreicht werden kann.

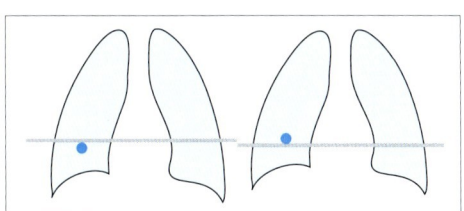

Abb. 1.10 **Effekt ungleichmäßiger Atmungstiefe.** Bei sequenzieller Abtastung können kleine Herde (z. B. Lungenrundherde) übersehen werden.

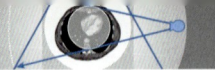

Rekonstruktionsalgorithmus (Faltungskern)

Bei der Bildrekonstruktion aus den Rohdaten bestimmt der Faltungskern das Verhältnis von Ortsauflösung zu Bildrauschen. Das Bildrauschen limitiert die Kontrastauflösung, d. h. die Fähigkeit, Befunde mit geringem Kontrast zu ihrer Umgebung abzugrenzen. Eine hohe *Kontrastauflösung* ist wichtig für die Detektion von Läsionen in parenchymatösen Organen, wie Leber oder Pankreas. Eine hohe *Ortsauflösung* ist dagegen für die Darstellung feinster morphologischer Veränderungen in Lunge oder Knochen sinnvoll.

Hochauflösende („high-resolution", HR) Faltungskerne verbessern zwar die Ortsauflösung, erhöhen aber gleichzeitig stark das Bildrauschen. Umgekehrt verringern glättende Faltungskerne nicht nur das Rauschen, sondern auch die Ortsauflösung (Abb. 1.11). Standardkerne gelten daher für die meisten Anwendungen als Kompromiss zwischen guter Ortsauflösung und mäßigem Bildrauschen.

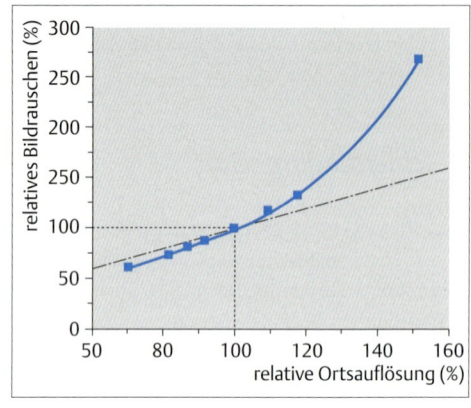

Abb. 1.11 **Faltungskern.**
Durch höher auflösende Faltungskerne lässt sich die Ortsauflösung verbessern. Das Bildrauschen steigt jedoch überproportional an (blau gestrichelte Linie: relatives Bildrauschen = relative Ortsauflösung).

Einzeilen-Spiral-CT

Abtastprinzip

Die Spiral-CT (englisch auch Helical-CT genannt) ist seit Mitte der 90er Jahre zur Standardtechnologie für die CT-Diagnostik avanciert.

Voraussetzung für die Spiral-CT sind Scanner mit kontinuierlich rotierender Röntgenröhre. Die Röhre muss eine hohe Belastbarkeit besitzen, um über einen ausreichenden Zeitraum Strahlung abgeben zu können. Im Gegensatz zur Standard-CT wird der Patient bei der Spiral-CT nicht schichtweise abgetastet. Die Rohdatenerfassung erfolgt vielmehr bei gleichmäßigem Tischvorschub durch die Untersuchungsebene (Abb. 1.12). Es resultiert eine spiralförmige bzw. helikale Abtastbewegung, die zu den synonymen Bezeichnungen Spiral-CT bzw. Helical-CT geführt hat.

Innerhalb des erfassten Volumens kann an jeder beliebigen Position ein CT-Bild berechnet werden.

Aus diesem Grund sind die Schichtdicke und der Schichtabstand voneinander unabhängig. Dies bedeutet, dass sich auch überlappende Schichten ohne Erhöhung der Strahlenexposition rekonstruieren lassen. Der Abstand zwischen den rekonstruierten Schichten wird als *Rekonstruktionsintervall*, *Inkrement* oder *Index* bezeichnet.

Der *Tischvorschub* pro Rotation lässt sich innerhalb bestimmter Grenzen unabhängig von der *Schichtkollimation* („nominelle Schichtdicke") wählen. Das Verhältnis von Tischvorschub pro Rotation zur *Gesamtkollimation* (Anzahl der Detektorzeilen×Schichtkollimation) wird als *Pitch* bezeichnet (vgl. Abb. 1.15). Je höher der Pitch, desto geringer die Strahlenbelastung des Patienten und desto länger der verfügbare Scanbereich bei der Einzeilen-Spiral-CT.

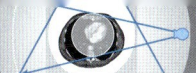

Vorteile

Die Vorteile der Spiral-CT beruhen einerseits auf der kontinuierlichen Volumenerfassung und andererseits auf der kurzen Gesamtscanzeit.

In der konventionellen CT können kleine Läsionen in atemverschieblichen Organen übersehen werden, da sich die Atemlage in konsekutiven Schichten nie vollständig reproduzieren lässt. Die Gefahr des Übersehens von pathologischen Befunden ist umso größer, je dünner die gewählte Schichtdicke und je kleiner der gesuchte Befund ist (vgl. Abb. 1.10). Am stärksten macht sich der Effekt bei der Suche nach Lungenmetastasen bemerkbar; weniger dramatisch ist er für die Detektion von Leberherden oder die Beurteilung der Nieren und Nebennieren. Eine gleichzeitige Minimierung von Partialvolumeneffekten und eine lückenlose Abtastung atemverschieblicher Organe sind daher nicht möglich.

In der Spiral-CT ist dagegen eine kontinuierliche Erfassung der Untersuchungsregion innerhalb einer Atemphase möglich, was Atembewegungsartefakte und Abtastlücken eliminiert. Durch überlappende Bildrekonstruktion lassen sich der Einfluss von Partialvolumeneffekten reduzieren und kleine Läsionen optimal erfassen. Eine dünnere Schichtführung ermöglicht 2D-Reformationen in beliebigen Schnittebenen oder 3D-Rekonstruktionen hoher Bildqualität.

Aufgrund der kurzen Scanzeit lässt sich die Mehrzahl der Untersuchungen innerhalb einer Atemanhaltephase realisieren. Intravasal appliziertes Kontrastmittel ist effektiver nutzbar, sei es für einen höheren Bildkontrast oder eine Reduktion des Kontrastmittelvolumens. Die Erkennung von Leber- und Pankreasläsionen lässt sich so bei optimierter Technik deutlich gegenüber der konventionellen CT verbessern.

Ein hoher Gefäßkontrast ist die Voraussetzung für die CT-Angiographie (CTA), ein durch Einführung der Spiral-CT vollständig neues Anwendungsgebiet. Bei diesem Verfahren werden Volumenerfassung und kurze Scanzeit dazu genutzt, angiographieähnliche Gefäßdarstellungen zu erzeugen (Kapitel 24).

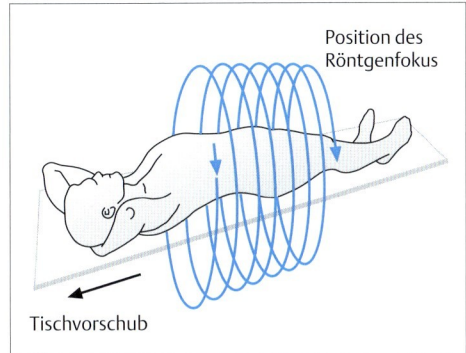

Position des Röntgenfokus

Tischvorschub

Abb. 1.12
Prinzip der Spiral-CT.

Nachteile

Nachteile der Spiral-CT sind bei modernen Geräten kaum gegeben. Bei älteren Scannern mit unzureichender Röhrentechnologie kann die Dauerbelastung der Röhre eine Dosisreduktion pro Rotation erfordern und dadurch ein zu hohes Bildrauschen verursachen. Gegenüber der konventionellen CT werden in der Regel überlappende Schichten berechnet, was die Zahl der zu berechnenden, zu beurteilenden und zu dokumentierenden Bilder erhöht. Nur bei Scannern mit langsamer Bildrekonstruktion und unzureichenden digitalen Bildbetrachtungsmöglichkeiten ergeben sich hierdurch logistische Probleme.

Bei Einzeilenscannern liegt die hauptsächliche Beschränkung der Spiral-CT-Technik in der Abwägung zwischen langem Scanbereich und hoher Ortsauflösung in z-Richtung. Kurze Scanabschnitte, wie z. B. der Calcaneus, können mit dünnen Kollimationen untersucht werden, während längere Körperabschnitte, wie z. B. die gleichzeitige Darstellung von Thorax und Abdomen, dickere Schichten erfordern. Diese Beschränkung wurde erst mit Einführung der Multidetektor-CT aufgehoben.

Die kurzen Scanzeiten können bei intravenöser Kontrastmittelapplikation zu inhomogener Kontrastierung von Gefäßen und Organen führen und Artefakte erzeugen. Eine falsche Kontrastmitteltechnik führt zu suboptimalen Untersuchungen oder Fehlbefunden (vgl. Abb. 7.39–7.41).

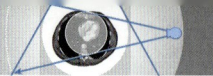

Bildrekonstruktion

Interpolation und Schichtprofil

Werden die bei einer 360°-Umdrehung aufgenommenen Rohdaten einer Spiral-CT-Untersuchung direkt für die Rekonstruktion von CT-Bildern herangezogen, so kommt es durch den kontinuierlichen Tischvorschub zu Bewegungsartefakten. Dies liegt daran, dass die erste und letzte Projektion der 360°-Umdrehung aufgrund der Tischverschiebung unterschiedliche Daten liefern. Um diese Artefakte zu vermeiden, ist vor der Bildrekonstruktion eine Interpolation der Rohdaten erforderlich. Ziel dieser Interpolation ist es, für die gewünschte Tischposition (z-Position) einen kompletten 360°-Satz an Projektionen zu erhalten, die in derselben Ebene liegen.

Die einfachste *lineare Interpolation* der Projektionsdaten heißt *360°LI* (Abb. 1.13 a). Für jeden Winkel (insgesamt 360°) interpoliert sie zwischen den zwei Projektionen im Datensatz der Spirale, die der gewünschten z-Position am nächsten liegen. Hierfür werden zwei Spiralrotationen (720°) benötigt. Eine derartige 360°LI unterdrückt Bewegungsartefakte weitestgehend, verbreitert aber das Schichtprofil erheblich (Abb. 1.13 b).

Fortgeschrittene Interpolationsalgorithmen nutzen die Tatsache, dass die Röntgenschwächung richtungsunabhängig ist, d.h. gleiche Werte von der Röhre zum Detektor wie umgekehrt ergibt. So kann eine virtuelle zweite Spirale (konjugierte Daten) berechnet werden mit Schwächungswerten entlang eines Strahls vom Detektor zur Röhre; die Interpolation erfolgt an korrespondierenden Winkeln der realen und virtuellen Spirale. Dieser Algorithmus wird als *180°LI* bezeichnet (Abb. 1.13 a) und benötigt Daten aus einem Spiralsegment der Größe 360°+α, wobei α den Fächerwinkel des Röntgenstahls bezeichnet. Resultat ist ein deutlich günstigeres Schichtprofil (Abb. 1.13 b), da der Abstand zwischen den korrespondierenden Projektionen der realen und virtuellen Spirale geringer ist als der zwischen den korrespondierenden Projektionen der realen Spirale allein. Die Unterschiede zwischen 360°- und 180°-Algorithmen sind am besten an multiplanaren Reformationen zu erkennen und sind bei einem Pitch-Faktor >1 am stärksten ausgeprägt (Abb. 1.14). Ein 180°LI-Algorithmus bedingt andererseits ein stärkeres *Bildrauschen*, da im Vergleich zur 360°-Interpolation nur die Hälfte der Daten genutzt wird. Das Rauschen mit 180°LI ist genauso hoch wie mit 360°LI und halber Strahlungsdosis.

Höhergradige Interpolationsalgorithmen nutzen nicht nur zwei Punkte einer benachbarten (virtuellen oder realen) Spirale, sondern weit komplexere Wichtungen der Rohdaten einer Spiralprojektion (*z-Filterung*). Diese z-Filter-Funktion definiert, wie hoch der Anteil einer Projektion am fertigen Schnittbild in Abhängigkeit von ihrem Abstand zur Schichtebene ist. Diese Algorithmen lassen sich auf Kosten des Bildrauschens zur Verbesserung des Schichtprofils nutzen (z. B. 180°HI) oder dienen umgekehrt der Verminderung des Bildrauschens (und der Strahlendosis) auf Kosten eines verbreiterten Schichtprofils (z. B. HRLF-10, *Smart-Helical*, GE). Ähnliche Prinzipien werden auch bei 4- bis 8-Zeilen-CTs zur Rohdateninterpolation eingesetzt.

Effektive Schichtdicke

Während bei der herkömmlichen CT die Breite des Schichtprofils der gewählten Schichtkollimation („*nominelle Schichtdicke*") entspricht, wird dem glockenförmigen Schichtprofil der Spiral-CT eine *effektive Schichtdicke* oder *Schichtweite SW* zugeordnet. Die Schichtweite hängt von der Schichtkollimation und zahlreichen anderen Faktoren ab, wie Tischvorschub und Interpolationsalgorithmen. Üblich ist es, als Schichtweite die Breite des Profils auf halber Höhe (FWHM = Full Width at Half Maximum), d.h. die Dicke des Profils auf der Hälfte seines Maximalwertes, anzugeben.

Für einen Pitch von 1 ist die Schichtweite (FWHM) mit der Schichtkollimation identisch, vorausgesetzt es wurde eine 180°LI-Interpolation verwendet (vgl. Abb. 1.13 b). Bei Einsatz der 360°LI-Interpolation ist die Schichtweite um 28% größer. Die gleiche Verbreiterung um 28% erhält man bei einer 180°LI-Interpolation und einem Pitch von 2.

Bildrauschen

Die Bildinterpolation enthält stets eine Projektion, die genau der Position der Schichtmitte entspricht (Abb. 1.13 a). Diese Projektion wird bei den beschriebenen Algorithmen nicht interpoliert, während die genau 180° gegenüber liegende Projektion maximal interpoliert werden muss. Dies führt zu einer positionsabhängigen Differenz von Ortsauflösung und Bildrauschen in der Scanebene. Röhrennahe Bildanteile zeigen aufgrund der fehlenden Interpolation eine etwas bessere Bildschärfe, während die gegen-

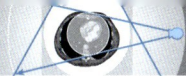

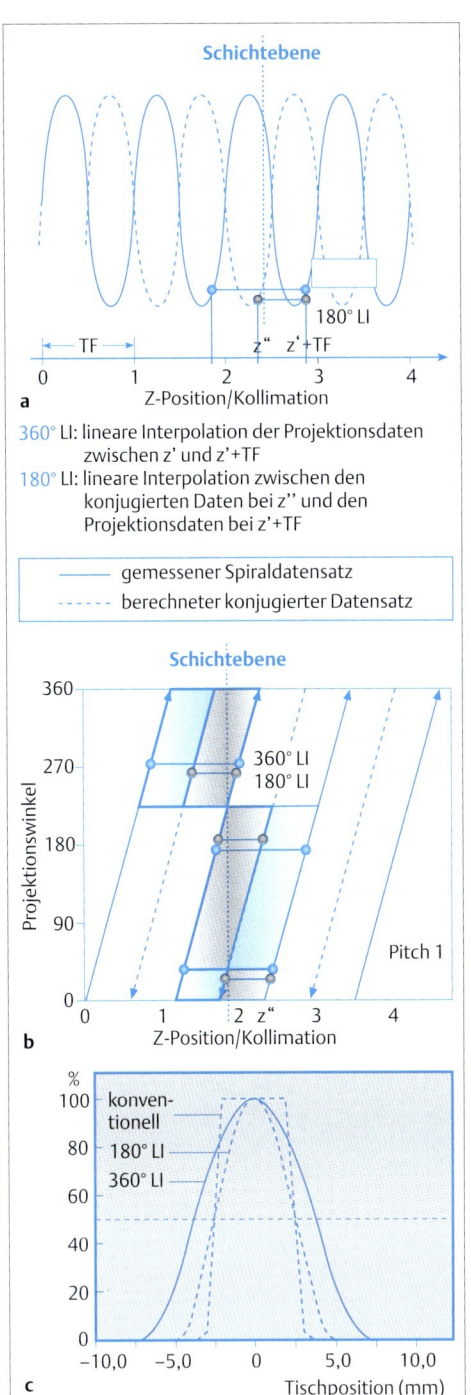

Schichtebene

180° LI

z'' z'+TF

TF

0   1   2   3   4

a   Z-Position/Kollimation

360° LI: lineare Interpolation der Projektionsdaten
zwischen z' und z'+TF
180° LI: lineare Interpolation zwischen den
konjugierten Daten bei z'' und den
Projektionsdaten bei z'+TF

——— gemessener Spiraldatensatz
- - - - berechneter konjugierter Datensatz

Schichtebene

Projektionswinkel

360   360° LI
270   180° LI
180
90
0   Pitch 1

0   1   2   z''   3   4

b   Z-Position/Kollimation

%
100   konven-
tionell
80   180° LI
60   360° LI
40
20
0

−10,0   −5,0   0   5,0   10,0

c   Tischposition (mm)

Abb. 1.13   Prinzip der Rohdateninterpolation.
Axiale Schnittbilder können an jeder beliebigen Position
des Untersuchungsvolumens rekonstruiert werden.
a Konventionelles Diagramm.
b Winkeldiagramm.
c Vergleich des Schichtprofils einer 360°- und
180°-Interpolation (LI).

über liegende Bildanteile ein verringertes Bildrauschen aufweisen (vgl. Abb. 7.**48**). Neue Interpolationsalgorithmen (z. B. 180° adaptive Interpolation)
sind in der Lage, diese Unterschiede zu korrigieren.

Wie oben angeführt, bedingt eine 360°LI-Inter-
polation im Vergleich zur 180°LI-Interpolation eine
um 28% verbreiterte Schichtweite (geringere Ortsauflösung in der z-Achse) und ein um ca. 30% verringertes Bildrauschen. Andere Interpolationen, wie
Smart-Helical (GE) führen zu einer 10%igen Steigerung der Schichtweite jedoch nur zu einem um
8–16% geringeren Bildrauschen (in Abhängigkeit
vom Pitch).

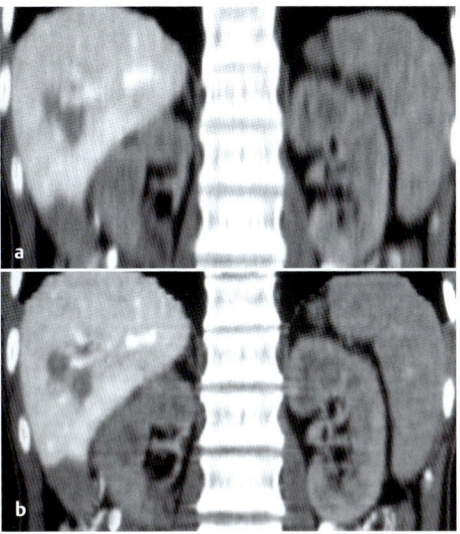

Abb. 1.14   360°LI und 180°LI.
Vergleich der Bildqualität einer
coronalen Rekonstruktion aus
Bildern, die mittels 360°LI (**a**)
und 180°LI (**b**) Algorithmus rekonstruiert wurden. Die Untersuchung erfolgte mit einer
3-mm-Kollimation, 6 mm Tischvorschub und einem Rekonstruktionsinkrement von 2.

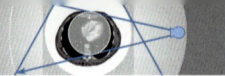

Untersuchungsparameter

Tab.1.**4** gibt einen Überblick über die bei der (Einzeilen-)Spiral-CT variierbaren Parameter. Der Anwender wählt in der Regel 3 Parameter: bei den meisten Geräten sind dies die Schichtkollimation (SC), der Tischvorschub (TF) und das Rekonstruktionsinkrement (RI). Manche Scanner verwenden statt des Tischvorschubes TF den Pitch-Faktor P. Alle anderen Werte werden nur in Ausnahmefällen variiert. Die Scanparameter eines Enzeilen-Spiral-CTs werden daher in diesem Buch stets mit dem Trio (SC/TF/RI) beschrieben („*Basisparameter*"). Hierbei stellen *Schichtkollimation, Tischvorschub* und *Pitch* die wichtigsten Akquisitionsparameter dar, während für die Bildrekonstruktion das *Rekonstruktionsinkrement* bestimmend ist.

Akquisitionsparameter

Schichtkollimation

Die Schichtkollimation SC bestimmt die Ortsauflösung in der z-Achse (der Richtung der Tischbewegung). In Abhängigkeit vom Scanner kann sie in festen Stufen variiert werden. Diese Stufen sind in der Regel vom Hersteller vorgegeben, können jedoch bei manchen Geräten bei der Installation variiert werden. Folgende Einstellungen sind ein guter Kompromiss zwischen den klinischen Erfordernissen und der Zahl der Voreinstellungen:

SC = 0,5 mm, 1 mm, 2 mm, 3 mm, 5 mm, 7 mm oder 10 mm.

Tischvorschub und Pitch-Faktor

Der Tischvorschub pro Röhrenumdrehung (TF) kann unabhängig von der Schichtkollimation gewählt werden. Dabei wird das Verhältnis von Tischvorschub pro Rotation zu Schichtkollimation als *Pitch-Faktor* (P) bezeichnet (Abb.1.**15**). Folgende Regeln sind jedoch bei der Einzeilen-CT zu beachten:

Ein Pitch unter 1 führt zu einer überlappenden Abtastung des Patienten und zu einer erhöhten Strahlenexposition. Geringe Vorteile ergeben sich bei der 3D-Darstellung von annähernd parallel zur Schichtebene verlaufenden Konturen (Schädeldach), jedoch rechtfertigt die minimale Verbesserung der Bildqualität in der Regel keine Dosiserhöhung. Darüber hinaus ändert sich das Bildrauschen kaum, so dass die applizierte Dosis ohne Nutzen bleibt. Nur bei Geräten mit zwei oder mehr

Tab.1.4 ⋯⇒ *Scanparameter bei Spiral- und Multidetektor-CT*

Akquisitionsparameter		
SC	= Schichtkollimation (mm)	= nominale Schichtdicke
TF	= Tischvorschub pro Röhrenrotation (mm)	= N × P × SC = P* × SC
P	= Pitch	= TF / [N × SC]
P*	= Volumenpitch	= TF / SC = N × P
L	= Scanlänge (cm)	= TI × TS = TI × N × P × SC / RT
Rekonstruktionsparameter		
SW	= Schichtweite (mm)	= effektive Schichtdicke
RI	= Rekonstruktionsinkrement (mm)	= Rekonstruktionsintervall
Abgeleitete Parameter		
TS	= Tischgeschwindigkeit (mm/s)	= TF / RT
T	= Scandauer (s)	= L / TS = (L × RT) / (P × N × SC)
Ausstattungsparameter		
RT	= Rotationszeit (s)	= Dauer einer Röhrenumdrehung
N	= Zahl der Detektorzeilen	Einzeilen-CT: N = 1; 2-Zeilen-CT: N = 2; Multidetektor-CT: N = 4 – 256

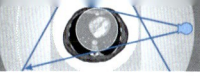

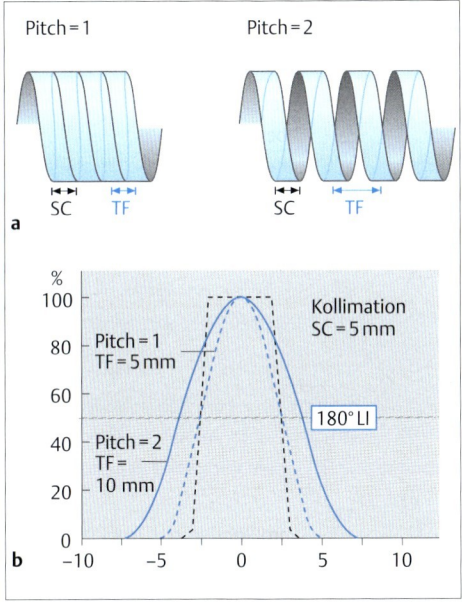

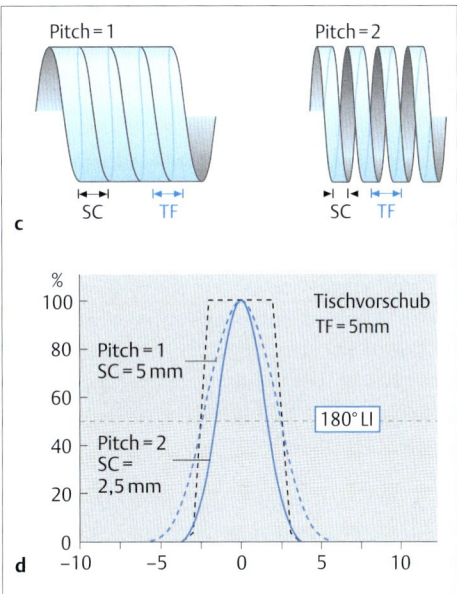

Abb. 1.15   **Pitch-Faktor.**
Bei Erhöhung des Pitch-Faktors wird die Spirale „auseinander-gezogen" (**a**). Bei konstanter Kollimation verbreitert sich dadurch das Schichtprofil (**b**). Das Schichtprofil bei 180°LI und einem Pitch von 2 entspricht dem Schichtprofil bei 360°LI und einem Pitch von 1 (vgl. Abb. 1.**13c**). Die Erhöhung des Pitch von 1 auf 2 verbreitert somit das Schichtprofil um nur 30%, verdoppelt dafür aber die Scanlänge. Die Erhöhung des Pitch bei gleichzeitiger Verringerung der Kollimation SC verändert die Scanlänge nicht (**c**), resultiert aber bei 180°LI in einem um 35% schmaleren Schichtprofil (**d**).

Detektorzeilen (s. unten, S. 21), die spezielle Algorithmen zur Filterung in z-Richtung besitzen, lässt sich die höhere applizierte Dosis auch zu einer Verbesserung der Bildqualität nutzen (sinnvoll z. B. bei der Bandscheibendiagnostik).

Bei einem Pitch-Faktor über 2 tritt eine Unterabtastung des Untersuchungsvolumens auf, was unvermeidlich zu Artefakten führt. Für bestimmte Fragestellungen können derartige Artefakte toleriert werden, so z. B. für Traumafragestellungen, bei denen der Schwerpunkt auf der raschen Erfassung eines großen Untersuchungsvolumens, nicht aber auf einer hohen Bildqualität liegt. Generell sollte jedoch auf einen Pitch > 2 verzichtet werden. Eine Ausnahme bilden lediglich sehr geringe Schichtkollimationen, bei denen auch konventionelle Schichten ein glockenförmiges Profil zeigen. Die Verbreiterung des Schichtprofils erlaubt es, für eine Kollimation von = 1 mm den Pitch auf bis zu 3 zu erhöhen, ohne mit stärkeren Artefakten rechnen zu müssen (Abb. 1.**16**).

Effektive Schichtdicke und Pitch-Faktor

Der am weitesten verbreitete Interpolationsalgorithmus (180°LI) führt bei einem Pitch von 1 zu keiner Verbreiterung der Schichtweite gegenüber der Schichtkollimation (Abb. 1.**15b**). Wird der Pitch

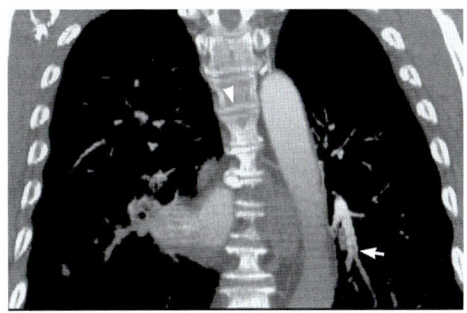

Abb. 1.16   **Pitch-Faktor.**
Für dünne Kollimationen kann der Pitch-Faktor ohne wesentliche Beeinträchtigung der Bildqualität auf 3 heraufgesetzt werden. Die Abbildung demonstriert eine exzellente Bildqualität mit SC/TF/RI = 1/3/1 mit Visualisierung einer subsegmentalen Lungenembolie (Pfeil). Die Endplatten der Wirbelkörper lassen sich ausreichend definieren, zeigen allerdings gewisse Artefakte der horizontalen Interpolation (Pfeilspitze).

auf 2 erhöht, halbiert sich die Dosis und verdoppelt sich die Scanlänge, die Schichtweite vergrößert sich jedoch nur um ca. 30%. Das Schichtprofil bei 180°LI und Pitch = 2 entspricht dabei dem Profil bei 360°LI und Pitch = 1 (Abb. 1.**15b**).

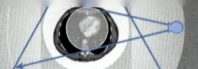
Ein höherer Pitch-Faktor kann die Schichtweite sowohl erhöhen wie vermindern. Hält man die Schichtkollimation konstant und vergrößert den Tischvorschub, so steigt die Schichtweite (Abb. 1.**15a** u. **b**); umgekehrt sinkt die Schichtweite, wenn man den Tischvorschub konstant hält und die Schichtkollimation verringert (Abb. 1.**15c** u. **d**).

In der klinischen Praxis bestimmen die Länge L des Untersuchungsvolumens und die verfügbare Scandauer TI (max. 30 s bei Untersuchungen in Atemstillstand) den einzusetzenden Tischvorschub. (vgl. Formel in Tab. 1.**4**). Hierfür sollte der Pitch-Faktor in der Regel größer als 1 gewählt werden, um für einen gegebenen Scanbereich die maximale Ortsauflösung in z-Richtung zu erhalten (Tab. 1.**5**.). So wird einerseits Dosis gespart, andererseits die effektive Schichtdicke möglichst gering gehalten. Theoretisch wäre ein Pitch von 2 am vorteilhaftesten, allerdings ist diese Parameterwahl sehr empfindlich gegenüber Bewegungs- und Spiralartefakten.

Für die meisten klinischen Fragestellungen ist ein Pitch-Faktor von 1,5 – 2 sinnvoll.

Rotationszeit

Die Rotationszeit (RT) der Röntgenröhre (Dauer einer Umdrehung) liegt bei den meisten Scannern bei einer Sekunde, kann aber zwischen 0,5 s und 2 s variieren. Die Tischgeschwindigkeit (TS), oder Scanlänge pro Sekunde, kann durch die Division des Tischvorschubes TF durch die Rotationszeit errechnet werden (vgl. Formel in Tab. 1.**4**). Im Vergleich zu 1-Sekunden-Scannern ist die TS bei einer 0,75-s-Rotation um ein Drittel höher und bei einer 1,5-s-Rotationszeit um ein Drittel geringer.

Alle Scanprotokolle für die (Einzeilen-)Spiral-CT in diesem Buch basieren auf Scannern mit einer Rotationszeit von 1 Sekunde.

Um dieselbe Scanlänge mit langsameren Scannern zu erfassen, muss man die Scanzeit um den Faktor RT erhöhen oder die Schichtkollimation verbreitern. Eine Verlängerung der Scanzeit ist in der Regel nur dann möglich, wenn kein Atemstillstand nötig ist (z.B. Skelettdiagnostik), sodass sich bei langsameren Scannern aufgrund der dann erforderlichen hö-

Tab. 1.5 ⋯⋗ *Effekt des Pitch-Faktors auf die Auflösung in der z-Achse (effektive Schichtdicke) bei konstantem Tischvorschub*

Scanparameter			Schichtbreite (FWHM)	
SC	**TF**	**Pitch**	**180 °LI**	**360 °LI**
3 mm	6 mm	2,0	3,9 mm	6,9 mm
4 mm	6 mm	1,5	4,6 mm	7,2 mm
5 mm	6 mm	1,2	5,3 mm	7,5 mm
6 mm	6 mm	1,0	6,0 mm	7,8 mm

SC = Schichtkollimation, TF = Tischvorschub, FWHM = Breite des Schichtprofils bei halbem Maximum (Full Width at Half Maximum)

heren Kollimation eine geringere z-Auflösung ergibt. Umgekehrt erreicht man mit schnelleren Scannern dünnere Schichten und dadurch bessere z-Auflösung.

Manche Geräte müssen bei Einsatz der kürzesten Rotationszeit die Zahl der für die Bildrekonstruktion verfügbaren Projektionen herabsetzen. Dies führt zu einer leichten Reduktion der Bildschärfe (vgl. Tab. 1.**7**). Es ist daher bei derartigen Scannern für Untersuchungen, die eine hohe Ortsauflösung benötigen (z.B. Skelett oder hochauflösende Lungendarstellung), vorteilhafter, eine längere Scanzeit anzuwählen.

Scandauer

Die maximal verfügbare Scandauer bei einer Spiral-CT-Untersuchung ist abhängig von der Röhrenleistung des Scanners, beträgt jedoch seit Mitte der 90er Jahre bis zu 100 s. Diese Scandauer wird in der Regel nicht bei einer Einzeluntersuchung erreicht, spielt aber eine limitierende Rolle bei mehrphasischen CT-Untersuchungen, wie sie z.B. für die Leberdiagnostik eingesetzt werden.

In der Praxis sind Scanzeiten über 30 s nur für diejenigen Körperregionen sinnvoll, bei denen kein Atemanhaltemanöver erforderlich ist. Dies gilt für den Hals, für den Bewegungsapparat und eingeschränkt auch für das Becken. Für Thorax und Abdomen wird in der Regel ein Atemstillstand benötigt, um eine optimale Bildqualität zu gewährleisten. In einigen Körperabschnitten (z.B. unteres Abdomen) sind Untersuchungen auch möglich, wenn der Patient nach der Atemanhaltephase langsam aus- und flach weiteratmet. Dadurch entstehen in der Regel kaum Qualitätsverluste und die Scanzeit lässt sich über 30 s hinaus verlängern.

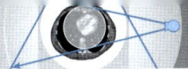

Rekonstruktionsparameter

Rohdateninterpolation

Die meisten modernen Scanner nutzen den 180°LI-Rohdateninterpolations-Algorithmus, jedoch sind geräteabhängige Varianten möglich (z.B. SmartHelical bei GE-Geräten, slim2 bei Siemens). Scanner der 4. Generation (Picker/Philips) verwenden eine Interpolation, bei der die effektive Schichtdicke weitgehend unabhängig vom Pitch-Faktor ist (bei konstanter Kollimation, sog. z-Filterung), während das Bildrauschen parallel mit dem Pitch-Faktor zunimmt. Bei den Standardverfahren (360°LI, 180°LI) ist das Bildrauschen dagegen bei konstanter Kollimation unabhängig vom Pitch-Faktor.

Rekonstruktionsalgorithmus (Faltungskern)

Die Faltungskerne der Spiralscanner sind denen der konventionellen CT identisch (vgl. dort).

Rekonstruktionsinkrement

Einer der wesentlichsten Vorteile der Spiral-CT ist die kontinuierliche Volumenerfassung, die es erlaubt, in jeder beliebigen Position im Untersuchungsvolumen axiale CT-Schnitte zu berechnen.

Das Rekonstruktionsinkrement (RI) definiert den Abstand zwischen den rekonstruierten Schichten.

> Das Rekonstruktionsinkrement hat nichts mit Schichtkollimation oder Schichtweite zu tun. Es bestimmt vielmehr den Grad der *Überlappung* zwischen axialen Schichten.

Zur Detektion kleiner Strukturen (z.B. Lungenrundherde) sollte das Inkrement RI so gewählt werden, dass eine Schichtüberlappung von 30% gewährleistet wird. Für optimale multiplanare oder 3D-Rekonstruktionen sollte das Rekonstruktionsinkrement nicht mehr als die halbe Schichtweite betragen. Dies erfordert eine 50%ige Überlappung und entsprechend die doppelte Anzahl an CT-Bildern im Vergleich zum konventionellen CT. Um die diagnostischen Möglichkeiten der Spiral-CT vollständig zu nutzen, müssen überlappende Schichten rekonstruiert werden, da sonst Läsionen an der Grenze zwischen zwei Schichten durch Partialvolumeneffekte dem Nachweis entgehen könnten.

Das theoretische Optimum des Rekonstruktionsinkrements ist sogar kleiner als die Hälfte der Schichtdicke (vgl. Kapitel 4, S. 134), in der klinischen Praxis ist dies jedoch von untergeordneter Bedeutung.

Bilddarstellung und Dokumentation

Axiale CT-Schichten

Der Bildeindruck von Spiral-CT-Bildern unterscheidet sich bei gleicher Scandosis, gleichem Faltungskern und gleicher Anzahl von Projektionen kaum vom Bildeindruck konventioneller CT-Schichten. Dies liegt daran, dass durch die Rohdateninterpolation Bewegungsartefakte unterdrückt werden und die Ortsauflösung in der axialen Scanebene der Ortsauflösung konventioneller CT-Bilder entspricht. Im Vergleich zur konventionellen CT ist bei identischer Scandosis jedoch das Bildrauschen in Abhängigkeit vom Interpolationsalgorithmus entweder um 18% geringer (360°LI) oder um 16% höher (180°LI).

Bei kleinem Rekonstruktionsintervall fällt bei einer Spiral-CT-Untersuchung eine hohe Anzahl von Bildern an. Eine Spiral-CT des Abdomens (40 cm Scanlänge) mit einer Bildrekonstruktion in 2-mm-Intervallen (wie bei der CT-Angiographie) produziert (400 mm/2 mm =) 200 Bilder. Diese hohe Bildanzahl kann nicht mehr auf herkömmliche Weise dokumentiert und analysiert werden.

Cine-Mode und Bilddokumentation

Bei Dokumentation der Untersuchung auf *Film* ergibt sich das Problem, dass die Anzahl der Bilder zu hoch ist, um alles auszudrucken. Als Lösung bietet sich an, je nach Fragestellung nur jedes 2. bis 4. Bild zu drucken. Eine ausreichende Darstellung der Pathologie muss jedoch gewährleistet sein, und ein

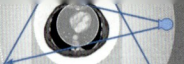

unauffälliger Befund muss nachvollziehbar bleiben. Aus diesem Grund sind ggf. ergänzende Schnitte oder multiplanare Reformationen (MPR) zusätzlich zu dokumentieren.

In den letzten Jahren wird die Filmdokumentation zunehmend dadurch ersetzt, dass die Bilddaten auf CD-ROM oder DVD geschrieben und den Patienten mitgegeben werden oder in einem digitalen Bildarchiv gespeichert werden.

Die Bildqualität (Rauschen) der Dokumentation kann durch moderates Erhöhen der Schichtweite (etwa 5–8 mm) besser sein als bei Verwenden der Originalschichten. Dickere Schichten reduzieren das Bildrauschen, was vor allem bei Scans mit geringer Scandosis oder dünner Schichtkollimation von Vorteil ist. Manche Scanner erlauben es, mittels z-Filterung dickere Schichten zu rekonstruieren (ähnlich der Multidetektor-CT). Meist aber wird man dickere Schichten nur an einer Workstation mithilfe dicker axialer multiplanarer Reformationen (MPR) erzeugen können. Für den Routineeinsatz ist das in der Regel zu zeitaufwändig, kann jedoch in Einzelfällen bei störendem Rauschen genutzt werden. Letztlich stellen dicke MPR die gebräuchlichste Technik der Bilddokumentation bei der Multidetektor-CT dar.

Zur Befundung müssen alle Bilder betrachtet werden, was in der Regel an einer Workstation in einem interaktiven „Cine-Mode" geschieht. Dieser Betrachtungsmodus erlaubt es, auf dem Monitor die Einzelbilder des Untersuchungsvolumens in einer filmartigen Sequenz darzustellen und auf diese Weise einen räumlichen Eindruck auch von komplexen, die Schnittebene mehrfach kreuzenden Strukturen zu erhalten. Die Geschwindigkeit und Bildrichtung des Bildablaufs lässt sich dabei interaktiv mit Hilfe einer Computermaus oder eines Trackballs kontrollieren.

Bildverarbeitung

Ein Datensatz aus überlappend rekonstruierten axialen Bildern einer Spiral-CT ist hervorragend geeignet, multiplanare Reformationen (MPR) in allen beliebigen Ebenen des Untersuchungsvolumens zu erstellen (vgl. S. 55). Derartige MPR ermöglichen es, bei unklaren Befunden Informationen aus zusätzlichen Betrachtungsebenen zu erhalten. Bei Wahl einer dünnen Kollimation kann eine gute Qualität reformierter Bilder erreicht werden.

3D-Darstellungen des Skeletts oder des Gefäßsystems (vgl. S. 67) verbessern die anatomische Orientierung und Präsentation für die zuweisenden Kollegen.

Multidetektor-CT

Die Multidetektor-CT ist ein weiter Meilenstein in der CT-Technologie. Die entscheidenden Vorteile der Multidetektorsysteme liegen darin, dass mehrere parallele Detektorzeilen gleichzeitig ausgelesen werden können, was eine Verringerung der Schichtdicke, Erhöhung der Scanlänge und oft auch Reduktion der Scandauer erlaubt. Durch die Multidetektor-CT wird eine dreidimensionale Datenerfassung mit beinah identischer (isotroper) Auflösung in allen Raumachsen möglich.

Trotz der extrem raschen Verbreitung dieses Verfahrens ist die Bezeichnung noch nicht standardisiert: neben Multidetektor-CT wird im deutschen Sprachraum noch von Multislice-CT, Mehrschicht-CT, Mehrzeilen-CT oder Volumen-CT gesprochen. Dieses Buch verwendet darüber hinaus für spezifische Detektorkonfigurationen die Ausdrücke Einzeilen-CT, 4-Zeilen-CT, ..., 256-Zeilen-CT.

Abtastprinzip

Im Gegensatz zu Systemen mit einem einzigen Detektorkranz (Einzeilen-CT) verfügen Multidetektor-CTs über zwei oder mehr parallele Detektorzeilen, die gleichzeitig Rohdaten erfassen können. Alle derzeitigen Multidetektorsysteme nutzen eine Scannergeometrie der 3. Generation mit simultan rotierender Röntgenröhre und Detektoreinheit (Abb. 1.**17**). Bereits die ersten Scanner in den 70er

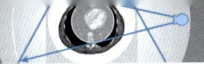

Jahren besaßen zweigeteilte Detektoren, jedoch wurde diese Technik wieder verlassen und erst in den frühen 90er Jahren bei 2-Zeilen-Spiral-CT-Scannern wieder aufgegriffen. Systeme mit 4 parallelen aktiven Detektorzeilen wurden 1998 eingeführt; derzeit sind Geräte mit 6, 8, 10, 16, 20, 32, 40, 64, 128 und 256 Zeilen gebräuchlich.

Die Leistung dieser Systeme wurde zusätzlich durch eine höhere Rotationsgeschwindigkeit verbessert. Als Resultat dessen hat ein 4-Zeilen-Scanner mit einer Rotationszeit von 0,5 s eine 8-mal höhere Leistung als ein herkömmlicher Einzeilenscanner mit einer Rotationszeit von 1 s.

Multidetektor-CT heißt nicht immer *spiralförmige Datenakquisition*, auch wenn in diesem Buch – sofern nicht anders vermerkt – immer von Spiralakquisition ausgegangen wird. Ein *sequenzieller Modus* (Schicht für Schicht) wie bei der konventionellen CT ist auch bei der Multidetektor-CT möglich, wird allerdings nur bei einigen wenigen Untersuchungen, wie z.B. der HR-CT der Lunge, Untersuchungen des Neurokraniums oder bei Interventionen genutzt.

Vorteile

Die Leistungsfähigkeit von Multidetektorscannern hat sich im Laufe der letzten Jahre exponenziell gesteigert, wobei eine Verdopplung der Leistung etwa alle zwei Jahre erreicht wurde (vgl. Abb. 1.**25**). Unter Leistung wird in diesem Zusammenhang die maximale Scangeschwindigkeit geteilt durch die dünnste damit kompatible Schichtweite verstanden. Für moderne 64-Zeilen-Scanner ergibt sich eine gegenüber Einzeilenscannern mehr als 100-mal höhere Leistung.

Diese enorme Leistungssteigerung ermöglicht eine kürzere Scandauer, längere Untersuchungsabschnitte oder dünnere Schichten (Tab. 1.**6**). Generell ist es das Ziel, alle drei genannte Optionen zu verwenden, so dass die Multidetektor-CT eine der wesentlichen Beschränkungen der Spiral-CT, nämlich die inverse Relation zwischen Schichtdicke und Untersuchungslänge, überwinden konnte.

Kürzere Scanzeiten reduzieren die Gefahr von Bewegungsartefakten, speziell bei Kindern und Schwerkranken. Wesentliche Verbesserungen zeigen sich auch bei der Untersuchung von Unfallpatienten, bei dyspnoischen Patienten oder bei der Abklärung von Lungenembolien. Gleichzeitig ermöglicht die kürzere Scanzeit die Untersuchung der Leber oder anderer parenchymatöser Organe in

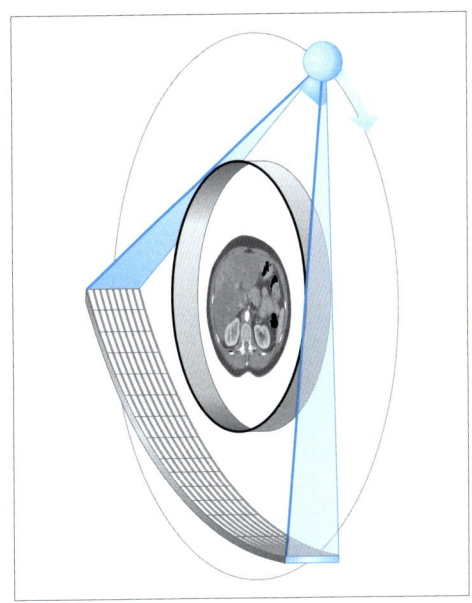

Abb. 1.17 **Prinzip der Multidetektor-CT.**
Mehr als zwei Detektorzeilen werden gleichzeitig exponiert.

verschiedenen definierten Kontrastphasen, was die Detektion und Differenzierung von Läsionen erleichtert. Gleichzeitig kann der Bedarf an Kontrastmittel verringert werden, solange nur eine arterielle Perfusionsphase gewünscht oder erforderlich ist.

Längere Scanabschnitte sind speziell bei der CT-Angiographie (CTA) von Bedeutung. Die Multidetektor-CTA erlaubt eine Diagnostik der gesamten Aorta mit hoher Auflösung, wobei der Scanbereich mit der neuesten Scannergeneration auf den gesamten

Tab. 1.6 ⋯ ⋯ *Vorteile der Multidetektor-CT*

Kürzere Abtastdauer
Reduzierte Bewegungsartefakte: • Kinder • Unfallpatienten • schwerkranke Patienten
Verbesserte Untersuchung parenchymatöser Organe: • definierte Phase der Organkontrastierung
Verminderung des benötigten Kontrastmittelvolumens
Perfusionsbildgebung
Längere Untersuchungsabschnitte
Trauma: • thorakolumbale Wirbelsäule, stumpfe Bauchtraumen
CT-Angiographie: • Aorta und periphere Gefäße • thorakoabdominelle Aorta • Karotiden vom Aortenbogen bis intrakraniell
Dünnere Schichten
Nahezu isotrope Bildgebung: • Felsenbeindarstellung • Bewegungsapparat • beliebige Schichtebenen / multiplanare Rekonstruktion • 3D-Bildgebung

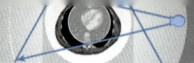

Körper (Scanlängen über 160 cm) ausgedehnt werden kann. Trotzdem erreicht man auch bei kleinen Gefäßen wie den intrakraniellen oder kruralen Arterien eine sehr hohe Auflösung.

Nicht zuletzt bestechen die Geräte durch den Einsatz *dünner Schichten* mit einer isotropen Auflösung in allen gewünschten Ebenen, die nicht selten die Auflösung der MRT übertrifft.

Nachteile

Die erhöhte *Datenflut* stellt die größte Herausforderung der Multidetektor-CT dar, insbesondere wenn annähernd isotrope multiplanare Schnitte gefordert sind. Eine Untersuchung des Abdomens (40 cm) ergibt je nach Rekonstruktionsintervall 400–600 Schichten von um die 1 mm Schichtweite. Eine CTA der Aorta und peripheren Gefäße besteht oft aus über 1500 Bildern. Hierbei ist allerdings zu berücksichtigen, dass diese Datenflut unabhängig davon ist, ob ein 4-Zeilen-Scanner oder ein 64-Zeilen-Scanner eingesetzt wird, solange das Rekonstruktionsintervall identisch ist. Da aber die Rekonstruktion großer Datenmengen mit einem 64-Zeilen-Scanner rascher erfolgen kann, werden von diesen Scannern in der Regel größere Datenmengen generiert. Dies ist besonders für die kardiale CT der Fall, wo oft multiple Phasen innerhalb eines Herzzyklus rekonstruiert werden, was die Anzahl der Bilder vervielfacht.

Der Weg, diese Datenflut zu reduzieren, ist die Rekonstruktion dickerer Schichten und der Verzicht auf Rekonstruktion dünner Schichten. Hierdurch werden jedoch zahlreiche Vorteile des Multidetektorsystems verschenkt. Besonders für 4-Zeilen-Scanner stellen die *Scanprotokolle* häufig eine Modifikation der Protokolle von Einzeilenscannern dar, bei denen lediglich die Schichtkollimation etwas verringert wurde. Die meisten älteren Multidetektorscanner und Workstations können die Daten-

mengen derartiger Protokolle problemlos verarbeiten. Wenn allerdings nahezu isotrope Schichten gefordert sind, werden Rekonstruktionsgeschwindigkeit und Datenverarbeitung zum limitierenden Faktor für ältere Systeme und Workstations. Die rasche Entwicklung auf dem Gebiet der Scanner und Workstations hat hier jedoch deutliche Verbesserungen gebracht, so dass die (nahezu) isotrope Bildgebung ab 16-Zeilen-Scannern auch bei Routineanwendungen möglich ist. Dieses Buch bietet sowohl optimierte Protokolle für die klinische Routine als auch spezialisierte Protokolle für anspruchsvolle Untersuchungen und multiplanare Bildgebung an.

Wird die volle Auflösung des Scans gefordert, so addiert sich die *Bildverarbeitung* zum höheren Zeitbedarf der Datenanalyse. Standardisierung ist daher erforderlich. Dieses Buch bietet Vorschläge für standardisierte Protokolle, die multiplanare Reformationen (MPR) und 3D-Rekonstruktionen in den Arbeitsfluss der täglichen Routine einbauen.

Ab 16-Zeilen-Scannern muss darauf geachtet werden, dass die *Scangeschwindigkeit* für manche Indikationen (Aneurysmen, periphere CTA) nicht zu hoch wird und man das injizierte Kontrastmittel „überholt".

Das *Bildrauschen* wächst mit der Verringerung der rekonstruierten Schichtweite. Daher ist es wichtig, dickere Schichten zu rekonstruieren (MPR oder axiale Schnitte), um das Rauschen zu minimieren. Die geometrische Effizienz der Detektoren verschlechtert sich bei sehr dünnen Schichten an 4-Zeilen-Scannern (vgl. Abb. 5.**5**). Bereits 16-Zeilen-Scanner erreichen jedoch wieder die geometrische Effizienz konventioneller Einzeilenscanner.

Eine *Erhöhung der Strahlendosis* für den Patienten ist lediglich dann notwendig, wenn dünne Schichten mit hoher Ortsauflösung gefordert sind. In allen anderen Fällen benötigen Multidetektorscanner weniger Strahlung als die konventionelle CT.

Scannertechnologie

Detektortechnologie

Einzeilenscanner besitzen einen breiten Detektorkranz, dessen Detektorelemente parallel zur z-Achse ausgerichtet sind. Die verschiedenen Schichtkollimationen werden durch Einblendung des Röntgenstrahls nahe der Röhre erzeugt. Durch Längsteilung der Detektoren erhält man Zweizeilen-Scanner, wobei verschiedene Kollimationen ähnlich wie bei Einzeilensystemen durch röhrennahe Kollimati-

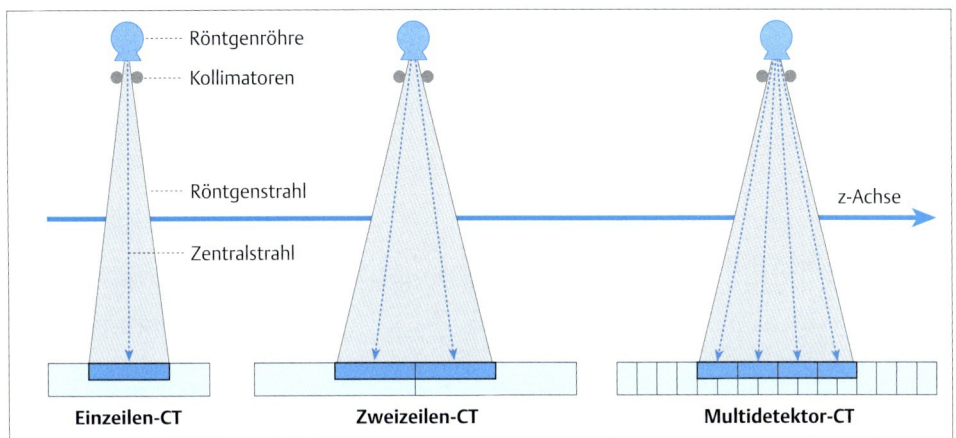

Abb. 1.18 **Vergleich der Detektorkonfiguration.** Einzeilen-CT, Zweizeilen-CT („Split-Detektor"-System) und Multidetektor-CT.

Röntgenröhre
Kollimatoren
Röntgenstrahl
Zentralstrahl
z-Achse

Einzeilen-CT **Zweizeilen-CT** **Multidetektor-CT**

on erzeugt werden (Abb. 1.18). Dagegen besitzen Multidetektorsysteme mit mehr als 2 Zeilen eine Vielzahl Detektorreihen, die durch dünne lichtundurchlässige Stege voneinander getrennt sind. Die Zahl der aktiven Detektorzeilen ist in der Regel kleiner als die Gesamtzahl der Detektorreihen, da mehrere Detektorreihen in einem *Datenakquisitionssystem* (DAS) zusammengefasst werden müssen, um verschiedene Kollimationen realisieren zu können. Entsprechend besitzt ein 4-Zeilen-Scanner 4 DAS, ein 16-Zeilen-Scanner 16 DAS etc. Die Grundformen der gebräuchlichen Detektoren werden im Folgenden beschrieben (Abb. 1.19– 1.21). Tab. 1.7 gibt einen Überblick über die gegenwärtig eingesetzten Systeme und die dabei verfügbaren Kollimationen.

0,625 mm Breite) und der Toshiba-Detektor für 256-Zeilen-Scanner (0,5 mm Breite).

Es ist anzumerken, dass die hier (wie auch in anderen Publikationen) angegebene Breite einer Detektorzeile nicht der realen Breite der Detektorelemente entspricht, sondern der Breite (FWHM) des zugehörigen Schichtprofils des Röntgenstrahls, gemessen im Zentrum des Scanfeldes. Die reelle Größe der Elemente eines Detektors beträgt in Abhängigkeit von der Gerätegeometrie und der Entfernung vom Zentrum des Scanfeldes etwa das Doppelte.

Werden bei einem GE 4-Zeilen-Scanner nur die inneren 4 Detektorringe exponiert, erhält man eine 4×1,25-mm-Kollimation. Für breitere Kollimationen werden zwei oder mehrere Gruppen benach-

Zweizeilensysteme

Duale oder geteilte Detektorsysteme basieren auf einem Detektoraufbau, der doppelt so breit ist wie der eines Einzeilengerätes und sich in zwei Hälften teilt (Abb. 1.18). Als erste Firma nutzte Elscint dieses Konzept für einen Spiralscanner (Elscint Twin). Derzeit bieten die meisten Hersteller solche Systeme an.

Matrixdetektoren

Matrixdetektoren bestehen aus mehreren Detektorreihen einheitlicher Breite (Abb. 1.19 a). Typische Beispiele sind der Matrixdetektor von GE für 4- und 8-Zeilen-Scanner (jeweils 1,25 mm Breite einer Detektorreihe), die Detektoren von GE, Philips und Toshiba für 64-Zeilen-Scanner (0,5 mm und

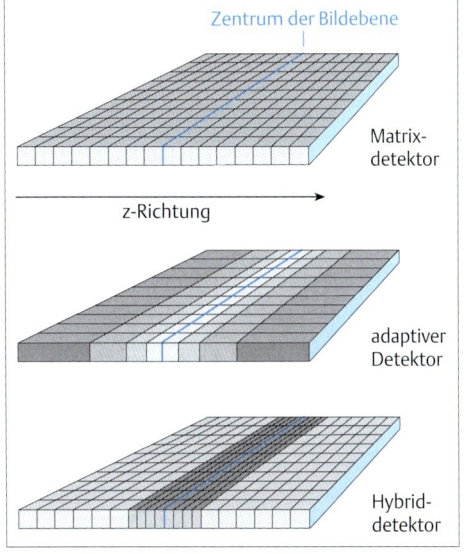

Zentrum der Bildebene
z-Richtung
Matrixdetektor
adaptiver Detektor
Hybriddetektor

Abb. 1.19 **Vergleich von Detektoren.**
a Matrixdetektoren.
b Adaptive Detektoren.
c Hybriddetektoren.
Bei Matrixdetektoren sind alle Detektorelemente gleich breit, bei adaptiven Detektoren nimmt die Breite der Detektorelemente nach außen hin zu, während bei Hybriddetektoren die innersten Detektorelemente halb so breit sind wie die äußersten.

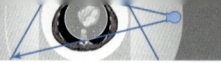

barter Detektorreihen zugeschaltet, um Kollimationen von $4\times2,5$ mm, $4\times3,75$ mm und 4×5 mm zu erzielen (Abb. 1.**20a**). Bei nur partieller Nutzung der inneren zwei Detektorreihen kann sogar eine $2\times0,625$-mm-Kollimation erzeugt werden.

Das gleiche Prinzip findet sich bei GE 8-Zeilen-Scannern, was eine Kollimation von $8\times1,25$ mm und $8\times2,5$ mm erlaubt. Die totale Abtastbreite (z.B. $8\times1,25$ mm = 10 mm oder $8\times2,5$ mm = 20 mm) wird durch die Gesamtbreite der Detektorfläche limitiert.

Bei 64-Zeilen-Scannern sind alle Detektorreihen aktivierbar ($64\times0,625$ bei GE und Philips oder $64\times0,5$ mm bei Toshiba) (Abb. 1.**21**). Will man dickere Kollimationen einsetzen, so muss die Zahl der aktiven Detektorreihen reduziert werden (z.B. auf 32×1 mm oder 16×2 mm bei Toshiba-Scannern und $32\times1,25$ mm bei GE- und Philips-Scannern).

Adaptive Detektoren

Adaptive Detektoren bestehen aus Detektorreihen, deren Größe vom Zentrum zur Peripherie hin zunimmt (Abb. 1.**19b**). Dieses Konzept wurde von Philips und Siemens für ihre 4-Zeilen-Scanner entwickelt und von Siemens auch bei ihrem 6-Zeilen-Scanner eingesetzt. Der Vorteil adaptiver Detektoren ist, dass durch Reduktion der Trennstege in den peripheren Detektorreihen die geometrische Dosiseffizienz leicht gesteigert wird.

Werden beim 4-Zeilen-Detektor jeweils die Hälfte der zwei innersten 1 mm breiten Detektoren von der Röntgenstrahlung exponiert, kann eine Schichtkollimation von $2\times0,5$ mm erreicht werden. Bei Ex-

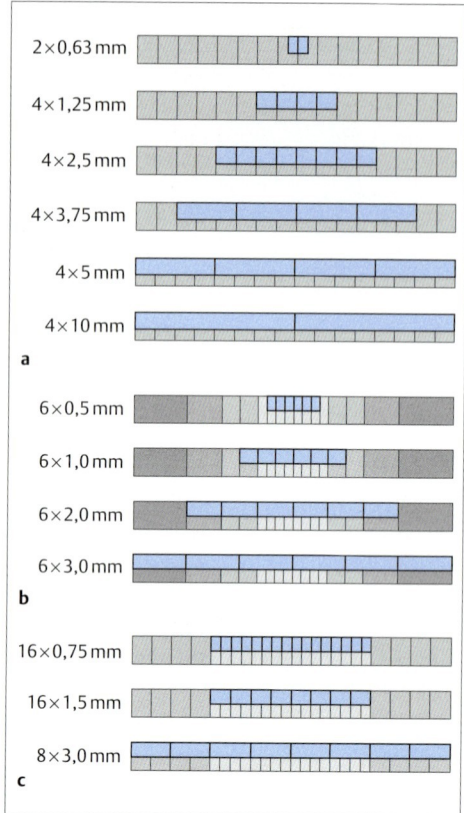

Abb. 1.20 Schichtkollimationen.
Verschiedene Schichtkollimationen können dadurch erzeugt werden, dass die Strahlung passend kollimiert und Detektorreihen geeignet kombiniert werden.
a 4-Zeilen-Scanner mit Matrixdetektor.
b 6-Zeilen-Scanner mit adaptivem Detektor.
c 16-Zeilen-Scanner mit Hybriddetektor.

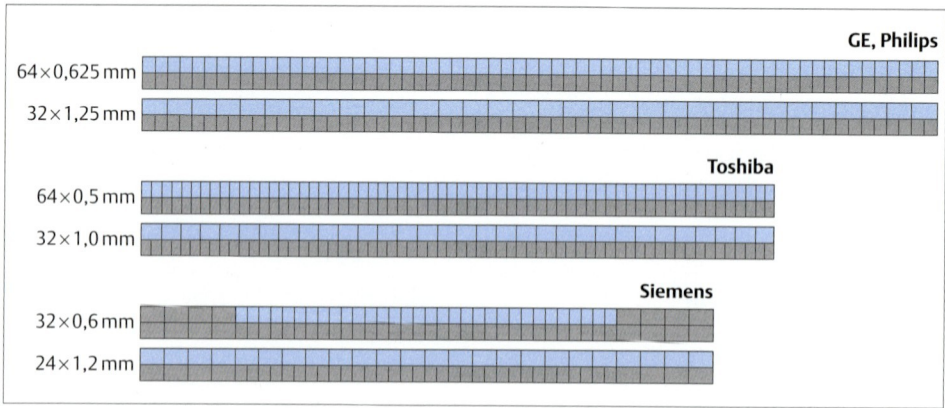

Abb. 1.21 Vergleich der verschiedenen 64-Schicht-Scanner.
a GE und Philips verwenden dieselbe Detektorkonfiguration mit Kollimationen von $64\times0,625$ mm und $32\times1,25$ mm.
b Toshiba gebraucht eine $64\times0,5$-mm- und 32×1-mm-Konfiguration.
c Der Siemens-Scanner verfügt über Kollimationen von $32\times0,6$ mm und $24\times1,2$ mm, wird aber aufgrund der z-Springfokustechnik (Abb. 1.**22**) als 64-Schicht-Scanner bezeichnet.

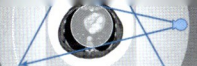
position der innersten 4 Detektorreihen erhält man eine 4×1-mm-Kollimation. Für eine Kollimation von 4×2,5 mm und 4×5 mm werden graduell mehr der innersten Detektorzeilen zusammengeschaltet.

Beim 6-Zeilen-Detektor sind Kollimation von 6×0,5 mm, 6×1 mm, 6×2 mm und 6×3 mm verfügbar (Abb. 1.20 b). Bei Scannern mit mehr als 6 Detektorzeilen werden adaptive Detektoren nicht mehr eingesetzt.

Hybriddetektoren

Hybriddetektoren ähneln den Matrixdetektoren mit Ausnahme der inneren Detektorzeilen, die halb so breit sind wie die äußeren Zeilen (Abb. 1.19 c). Dieses Konzept findet man bei Toshiba 4- bis 32-Zeilen-Scannern und bei den 10- bis 32-Zeilen-Scannern der anderen Hersteller sowie beim Siemens 64-Schicht-Scanner.

Hybriddetektoren nutzen Trennstege zwischen den verschiedenen Detektorreihen, die für das Szintillationslicht der einzelnen Detektorelemente undurchlässig (wodurch gekreuzte Signale vermieden werden), für Röntgenstrahlung aber transparent sind. Dieser Effekt verbessert die Dosiseffizienz, macht den Detektor aber etwas anfälliger gegen Streustrahlung.

Die Hybriddetektoren von Toshiba besitzen je nach Scannertyp 4, 8, 16 oder 32 innere Detektorreihen von 0,5 mm Breite und äußere Detektorreihen von 1 mm Breite (Abb. 1.20 c, Tab. 1.7). Die Gesamtbreite ist stets 32 mm. Bei GE 16-Zeilen-Scannern und Philips 40-Zeilen-Scannern sind die

Tab. 1.7 ⇢ *Vergleich der Detektorkonfigurationen verschiedener auf dem Markt befindlicher Multidetektorscanner (RT = Rotationszeit)*

Scanner	Zeilen	Röhren	z-Foki	Minimale RT (s)	Detektorkonfigurationen (mm)				
GE									
LightSpeed	4	1	1	0,5	2×0,625	4×1,25	4×2,5	4×3,75	4×5
LightSpeed Plus	8	1	1	0,5	2×0,625	8×1,25	8×2,5		4×5
LightSpeed Ultra	16	1	1	0,4	16×0,625	16×1,25	8×2,5		
VCT	64	1	1	0,35	64×0,625	32×1,25			
Philips									
MX 8000	4	1	1	0,5	2×0,5	4×1,25	4×2,5	4×5	
Brilliance 6	6	1	1	0,5	2×0,6	6×0,75	6×1,5	6×3	
Brilliance 10	10	1	1	0,42	2×0,6	10×0,75	10×1,5	8×3	
Brilliance 16 / MX 8000 IDT	16	1	1	0,42	2×0,6	16×0,75	16×1,5	8×3	
Brilliance 40	40	1	1	0,42	40×0,625	32×1,25			
Brilliance 64	64	1	1	0,42	64×0,625	32×1,25			
Siemens									
Sensation 4 / Volume Zoom	4	1	1	0,5	2×0,5	4×1,25	4×2,5	4×5	
Emotion 6	6	1	1	0,8	6×0,5	6×1	6×2	6×3	3×5
Emotion 16	16	1	1	0,6		16×0,6	16×1,2		
Sensation 16	16	1	1	0,37	2×0,6	16×0,75	16×1,5		
Sensation 40	20	1	2	0,33		20×0,6	24×1,2		
Sensation 64	32	1	2	0,33	12×0,3*	32×0,6	24×1,2		
Definiton	32	2	2	0,33	12×0,3*	32×0,6	24×1,2		
Toshiba									
Asteion 4**	4	1	1	0,75	4×0,5	4×1	4×2	4×3	4×5
Aquilion Multi	4	1	1	0,5	4×0,5	4×1	4×2	4×3	4×5
Aquilion 8	8	1	1	0,5	8×0,5	8×1	8×2	8×3	8×4
Aquilion 16	16	1	1	0,4	16×0,5	16×1	16×2		
Aquilion 32	32	1	1	0,4	32×0,5	32×1	16×2		
Aquilion 64	64	1	1	0,4	64×0,5	32×1	16×2		

* spezieller Modus mit zugeschaltetem Kamm, der die Detektorgröße halbiert (advanced UHR spiral mode)
** Asteion-Scanner sind auch als 8- und 16-Zeilen-CT erhältlich, jedoch ist die RT gegenüber Aquilion-Scannern länger

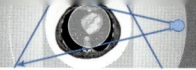

inneren Elemente 0,625 mm, die äußeren 1,25 mm breit (Tab. 1.7). Bei Philips und Siemens 16-Zeilen-Scannern betragen die entsprechenden Breiten 0,75 mm und 1,5 mm (Tab. 1.7).

Der Siemens 64-Schicht-Scanner besitzt 32 innere Detektorreihen mit einer Breite von 0,6 mm und äußere Detektorreihen von 1,2 mm, die eine Kolli-

mation von 24 × 1,2 mm ermöglichen (Abb. 1.21). Dieser 32-Zeilen-Scanner wird vom Hersteller als 64-Schicht-Scanner bezeichnet, da mittels eines Springfokus in z-Richtung (z-flying focal spot) die Anzahl der Projektionen in z-Richtung verdoppelt werden kann (vgl. Abb. 1.22).

Springfokustechnologie (flying focal spot)

Die Springfokustechnologie (flying focal spot, FFS) bezieht sich darauf, dass die Position des Fokus der Röntgenröhre rasch zwischen mehreren Punkten auf der Anode wechselt, was leicht verschiedene Projektionen des untersuchten Objekts bei nahezu gleicher Position des Detektors ergibt. Die Technik kann dazu verwendet werden, um die Anzahl der Projektionen zur Bildrekonstruktion zu erhöhen. Dies erlaubt es, die Ortsauflösung eines Scanners zu erhöhen ohne Aliasing-Artefakte (Streifenartefakte durch zu geringe Abtastrate) zu erhalten. Die Technik ist nicht neu und wird seit Jahren dazu

verwendet, die Anzahl der Projektionen innerhalb der Bildebene (xy-Ebene) zu erhöhen.

Kürzlich wurde eine zusätzliche Bewegung in z-Richtung eingeführt, die es erlaubt, die Anzahl der Projektionen in dieser Richtung zu erhöhen („Z-Sharp", Siemens). Die grundlegende Idee ist die folgende: Für die Bildrekonstruktion ist es irrelevant, ob Projektionen von der Röhre zum Detektor oder in gegensätzlicher Richtung, vom Detektor zur Röhre berücksichtigt werden. Dieses Wissen wird seit langem in der Spiral-CT beim 180°-Rekonstruktionsalgorithmus eingesetzt, bei dem konjugierte

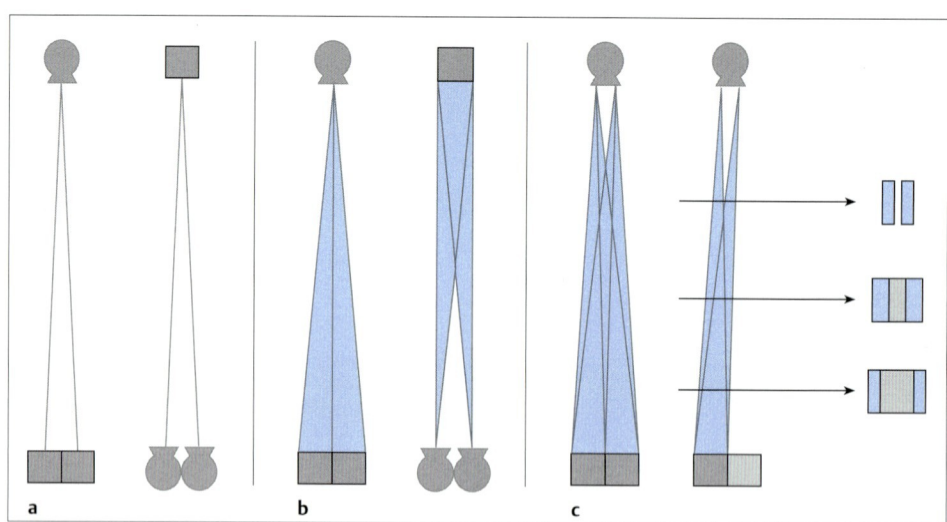

Abb. 1.22 Z-Springfokustechnologie (z-flying focal spot).
Die Anzahl der Röntgenprojektionen kann entweder durch multiple Detektorzeilen oder multiple Fokuspunkte erhöht werden: Betrachtet man lediglich den Zentralstrahl, so sind die Projektionen von der Röhre zu mehreren Detektorzeilen identisch zu den Projektionen von verschiedenen Röhrenpositionen (oder Fokuspunkten) zu einer einzelnen Detektorzeile (**a**). Betrachtet man nicht allein den Zentralstrahl, sondern die gesamte Breite der Röntgenstrahlung, so wird deutlich, dass das erfasste Datenvolumen nicht identisch ist. Während die Strahlung im Falle multipler Detektorzeilen nicht überlappt, kommt es zu einer variablen Überlappung im Fall multipler Fokuspunkte (**b**). Im Zentrum des Scanfeldes kann eine 50%-Überlappung der Strahlung erzeugt werden, wenn zwei Fokuspunkte eingesetzt werden (**c**). In der Peripherie des Scanfeldes entstehen Lücken in der Nähe der Röhre und eine stärkere Überlappung in der Nähe des Detektors.

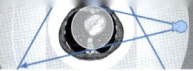

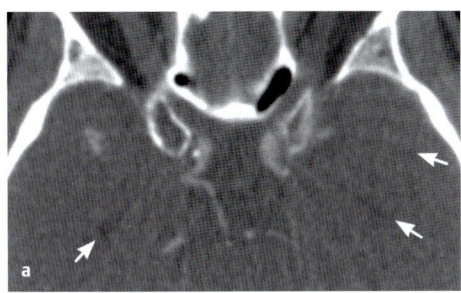

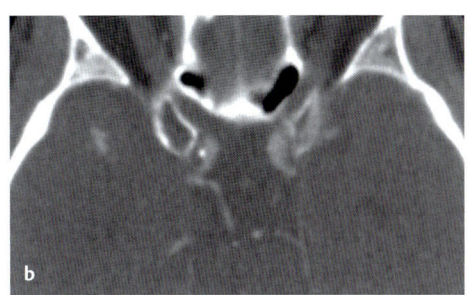

Abb. 1.23 **Aliasing-Artefakte.**

a Aliasing-Artefakte entstehen vornehmlich in Regionen mit raschen Veränderungen der Röntgenabsorption entlang der z-Achse, wie z. B. im Bereich der hinteren Schädelgrube. Diese „Windmühlenartefakte" sind am stärksten, wenn die dünnstmögliche Schichtweite eingesetzt wird (hier: 0,67 mm dicke Schichten, rekonstruiert aus einer 64×0,625-mm-Akquisition).

b Die Artefakte verschwinden beinahe vollständig, wenn eine mindestens 30 % breitere Schicht (hier: 0,9 mm, rekonstruiert aus demselben Rohdatensatz) für die Rekonstruktion gewählt wird. Mithilfe eines z-Springfokus gelingt es bereits für 0,6 mm dicke Schichten die Artefakte zu unterdrücken (vergleichbar **b**).

Projektionen (vom Detektor zur Röhre) für die Bildinterpolation eingesetzt werden (s. S. 13). Ein ähnliches Prinzip gilt für den Springfokus in z-Richtung (z-FFS): Die Strahlen von der Röhre zu den Zentren zweier angrenzender Detektorelemente sind identisch mit den Strahlen von einem einzelnen Detektorelement zu zwei Fokuspunkten auf der Anode (Abb. 1.**22 a**). Allerdings ergibt sich ein deutlicher Unterschied für die Bereiche innerhalb des gescannten Objekts, die entlang eines jeden Strahls erfasst werden. Im Fall von zwei Detektorelementen überlappen diese Bereiche nicht, während im Fall von zwei Fokuspunkten Abtastlücken in der Nähe der Röntgenröhre entstehen und Überlappungen nahe dem Detektor (Abb. 1.**22 b**).

Derzeit ist die z-FFS-Technik so implementiert, dass die von den beiden Fokuspunkten ausgehenden Strahlenbündel sich genau 50 % im Scanzentrum überlappen (Abb. 1.**22 c**). Die Schichten konvergieren nahe dem Detektor und separieren sich in Röhrennähe. Die Breite der Schichten entspricht dabei weiterhin der eingestellten Kollimation (z. B. 0,6 mm).

Da die z-FFS-Technik zweimal so viele Datenpunkte in z-Richtung erzeugt wie eine gewöhnliche Technik, werden Aliasing-Artefakte in z-Richtung deutlich reduziert, selbst für höhere Pitch-Faktoren. Dies ist besonders wichtig in Regionen mit starken Absorptionsunterschieden, wie der Schädelbasis.

Falls jedoch die Anzahl der Projektionen mit konventioneller Technik auch erhöht wird, lässt sich eine ähnliche Artefaktunterdrückung erreichen. Hierfür werden niedrige Pitch-Faktoren oder eine erhöhte Schichtweite (mindestens 30 % mehr als die gewählte Kollimation) benötigt (Abb. 1.23). Aus diesem Grund bringt die z-FFS-Technik besonders dann Vorteile, wenn sehr dünne Schichten rekonstruiert werden oder hohe Pitch-Faktoren gebraucht werden.

Es muss darauf hingewiesen werden, dass die Anzahl der Fokuspunkte keine Rolle spielt für die Berechnung des Pitch-Faktors oder anderer wesentlicher Scannercharakteristiken. Ein Scanner mit 32 Detektorzeilen und zwei Fokuspunkten wird sich daher wie ein 32-Zeilen-Scanner und nicht wie ein 64-Zeilen-Scanner verhalten, wenn man Pitch, Scangeschwindigkeit oder Detektorbreite berücksichtigt. Derartige Scanner werden zwar inzwischen als 64-Schicht-Scanner bezeichnet, was aber insofern unzutreffend ist, dass sie auch im Einzelschicht-Mode nur 32 Schichten erzeugen. Eine korrekte Bezeichnung wäre wahrscheinlich 32-Zeilen-Scanner mit doppeltem Springfokus. Da die Technik jedoch viele Vorteile für die Bildqualität birgt, kann man erwarten, dass in Zukunft mehr Hersteller eine derartige Technik einsetzen und möglicherweise sogar Scanner mit mehreren Fokuspunkten entwickeln.

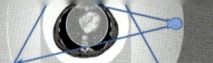

Zwei-Röhren-Technologie (Dual-Source)

Der neueste Schritt zur Verbesserung der zeitlichen Auflösung ist der Einsatz von zwei Röntgenröhren und zwei Detektorkränzen (Dual-Source-Technologie). Diese Technik wurde für die kardiale CT entwickelt und erstmals von Siemens für einen 64-Schicht-Dual-Source-Scanner (Somatom Definition) eingesetzt. Die Dual-Source-Technologie hat den Vorteil, dass die Zeit, die man benötigt, um Daten für ein Bild zu erfassen, durch den Einsatz von zwei Akquisitionssystemen halbiert wird. Ein anderer potenzieller Vorteil ist die Verfügbarkeit der Zwei-Spektren-Technik. Die beiden Röhren werden dabei mit unterschiedlichen Spannungen (kV) angesteuert. Unterschiede in der Röntgenabsorption bei identischen Projektionswinkeln können dazu genutzt werden, Materialien mit verschiedener Ordnungszahl getrennt darzustellen (Calcium, Jod, Weichteile). Ob das Ziel erreicht wird, den negativen Einfluss von Verkalkungen in der Wand von Koronararterien zu reduzieren, bleibt zweifelhaft.

Bei den derzeitigen Dual-Source-Scannern besitzt einer der beiden Detektorkränze eine normale Größe, um Standard-CT-Untersuchungen durchführen zu können. Der zweite Detektorkranz ist schmaler, reicht aber für den Einsatz bei Herzuntersuchungen aus (Abb. 1.**24**). Die Detektorkonfiguration entspricht dabei dem 64-Schicht-Scanner (32 Detekorzeilen mit z-FFS). Die effektive Rotationszeit wird von 330 ms für einen Scanner mit einzelner Röntgenröhre auf 165 ms für einen Dual-Source-Scanner reduziert. Die zeitliche Auflösung mit diesen Scannern liegt unter 85 ms.

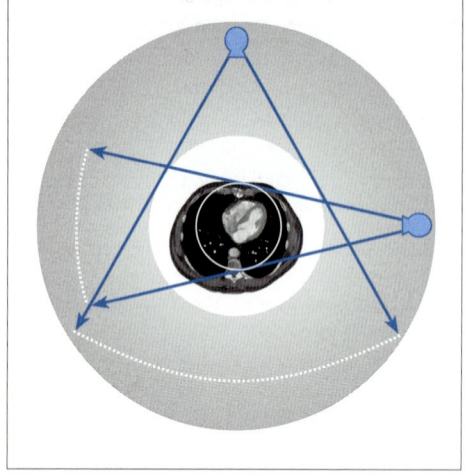

Abb. 1.24 **Zwei-Röhren-Technologie (Dual-Scource-Scanner).**
Zwei Röhren-Detektor-Einheiten rotieren gleichzeitig um den Körper und halbieren damit die effektive Rotationszeit, die benötigt wird, um einen vollständigen Projektionsdatensatz zu erhalten. Einer der beiden Detektoren ist aus geometrischen Gründen kleiner und wird primär für die Herzbildgebung benutzt.

Künftige CT-Systeme

Derzeit werden mehrere zukünftige Entwicklungen der CT diskutiert, die einerseits eine dramatische Verbesserung der zeitlichen Auflösung für Herzuntersuchungen zum Ziel haben, andererseits darauf beruhen, die Detektoren so zu verbreitern, dass ganze Organsysteme in einer Rotation erfasst werden können.

Cone-Beam- oder Kegelstrahlsysteme sollen es ermöglichen, große Bereiche in z-Richtung abzudecken. Bereits 64-Zeilen-Scanner besitzen eine derartige Geometrie, aber eine noch beschränkte Gesamtbreite der Detektoren (maximal 40 mm). Toshiba kündigt bereits einen 256-Zeilen-Scanner mit 128 mm Breite und Philips einen 256-Zeilen-Scanner mit 16 cm Breite an.

Die logische Weiterentwicklung des Dual-Source-Scanners wäre ein Scanner mit mehreren Röntgenröhren, der zeitliche Auflösungen von unter 30 ms erreichen und damit stets scharfe Bilder des Koronarsystems erzeugen könnte. Idealerweise wäre ein derartiger Scanner mit einem Detektor ausgestattet, der breit genug ist, um das Herz innerhalb einer Rotation abzubilden. Solche Scanner wären zu einem „Snapshot Imaging" in der Lage, bei dem das Herz unabhängig von der Kontraktionsphase optimal abgebildet werden könnte.

Versuche mit Flachbilddetektoren mit 1024^2 Elementen haben sich zwar für tierexperimentelle und Basisuntersuchungen bewährt, leiden aber an zu vielen technischen Beschränkungen (Streustrahlung, schlechte Dosiseffizienz und langsames Ansprechen des Detektormaterials), um vollwertig klinisch einsetzbar zu sein. Derzeit bereits auf dem Markt befindliche Flachdetektorsysteme sind der

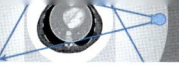

Rotationsangiographie vorbehalten. Diese nutzen Bildverstärker oder Flachbilddetektoren als Empfänger und benötigen einige Sekunden, um einen Datensatz aus einer Rotation zu akquirieren. Die derzeitigen Systeme sind in der Lage, Bilder z.B. von Gefäßen während der intraarteriellen Injektion zu erstellen. Problem ist die hohe Streustrahlung, die nur teilweise unterdrückt werden kann und so die Niedrigkontrastauflösung beschränkt. Im Gegensatz dazu wird bei der Multidetektor-CT ein relativ enges Strahlenbündel eingesetzt und durch vorgeschaltete Streustrahlenraster die Streustrahlung adäquat unterdrückt.

Problematisch ist auch, dass bei sehr breiten Detektoren neue Wege zur Dosisbeschränkung gefunden werden müssen, da dann vielfach das gesamte Untersuchungsgebiet in einer Umdrehung erfasst werden wird und nur eine eingeschränkte Dosismodulation (s. S. 151) möglich wird. Eine starke Dosiserhöhung kann dadurch auftreten, dass es nötig ist, etwa eine Rotation vor und eine Rotation nach Beginn des rekonstruierten Scanbereichs zusätzlich zu erfassen, um ausreichend Daten für eine Rohdateninterpolation zu erhalten. Diese Bereiche tragen zur Strahlenbelastung der Patienten bei und nehmen mit zusätzlicher Detektorbreite zu. Geeignete Kollimator-Steuerungsmechanismen müssen entwickelt werden, um diese Effekte zu reduzieren.

Ein weiteres grundlegendes Problem aller neuen Systeme besteht in der Bandbreite der Signaltransmission für die Übertragung der Detektorsignale von der Gantry zum Bildrechner. Das Datenvolumen dieser Systeme beträgt bei einem 256-Zeilen-Scanner das 4fache eines 64-Zeilen-Scanners. Bei Erhöhung der Rotationsgeschwindigkeit oder Einsatz mehrerer Röhren-Detektor-Einheiten nimmt die Datentransmissionsrate schnell zu.

Das Hauptproblem besteht im extrem rasch ansteigenden Bildrauschen bei zunehmender Ortsauflösung. Theoretisch ist das Bildrauschen bei einer isotropen Auflösung von x^3 proportional zu $1/x^4$. Daraus folgt, dass das Rauschen um den Faktor $2^4 = 16$ zunimmt, wenn die Ortsauflösung isotrop von $(1\,mm)^3$ auf $(0{,}5\,mm)^3$ verbessert wird, und um $10^4 = 10.000$ bei Übergang auf $(0{,}1\,mm)^3$. Daher ist für brauchbare Schnittbilder der Einsatz einer adäquaten Rauschunterdrückung bei der Bilderfassung und Bildrekonstruktion notwendig. Die maximale isotrope Auflösung außerhalb wenig absorbierender Regionen wie dem peripheren Skelett wird darum beschränkt bleiben.

Relative Systemleistung

Der wichtigste Faktor, der die Leistungsfähigkeit eines CT-Scanners beschreibt, ist das Verhältnis zwischen Scangeschwindigkeit und z-Auflösung. Dieser Leistungsparameter (relative Scangeschwindigkeit) kann definiert werden als der maximale Quotient aus Tischvorschub und der bei diesem Tischvorschub rekonstruierbaren dünnsten Schichtweite. Die auf diese Weise definierte Scannerleistung stieg exponentiell und hat sich seit Mitte der 80er-Jahre in guter Näherung alle zwei Jahre verdoppelt (Abb. 1.25). Mit der Einführung der Dual-Source-Technologie geht dieser Trend weiter. Verglichen mit 4-Zeilen-Scannern hat die Leistung von 64-Zeilen-Scannern aufgrund der höheren Anzahl der Detektorreihen und der kürzeren Rotationszeit mehr als 20-mal zugenommen.

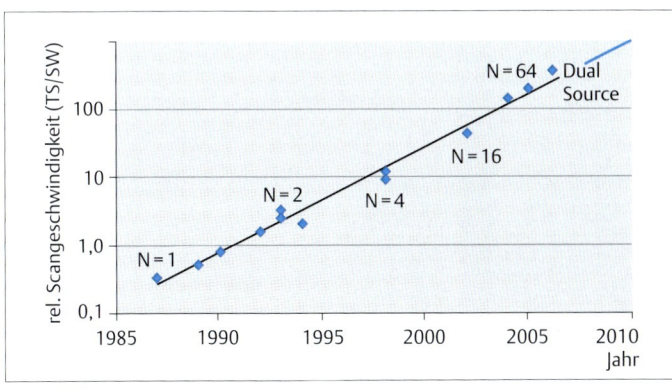

Abb. 1.25 Leistungsfähigkeit von CT-Scannern. Die Leistungsfähigkeit (relative Scangeschwindigkeit = Tischgeschwindigkeit TS/dünnste dabei rekonstruierbare Schichtweite SW) der CT-Scanner verdoppelt sich in etwa alle 2 Jahre.

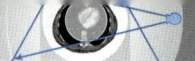

Diese Leistungssteigerung machte es möglich, isotrope Datensätze zu erfassen und die Scandauer dramatisch zu verkürzen. Während eine thorakale CT-Untersuchung mit Einzeilenscannern bei einem Scanprotokoll von SC/TF/RI = 5/8/4 trotz eines verkürzten Scanbereichs von 24 cm noch 30 s benötigte, so ließ sich eine Länge von 30 cm mit einem 4-Zeilen-Scanner bei einer Kollimation von 4×1 mm innerhalb von 25 s abtasten. Bereits mit einem 16-Zeilen-Scanner kann dieselbe Region in ca. 10 s mit Submillimeter-Auflösung erfasst werden. Mit einem 64-Zeilen-Scanner ist dies in weniger als 5 s möglich, obgleich eine Kollimation von ≤ 0,625 mm eingesetzt wird. Die Ortsauflösung mit einem 64-Zeilen-Scanner ist dabei isotrop, d.h. in allen Raumrichtungen identisch.

Für die klinische Praxis bedeutet dies, dass bereits 16-Zeilen-Scanner für die Mehrzahl der Indikationen in Thorax und Abdomen eine ausgezeichnete Bildqualität liefern, und dies für Scandauern zwischen 8 und 15 s. Mit 32- bis 256-Zeilen-Scannern kann die Scandauer immer deutlich unter 10 s gehalten werden. Allerdings sind so schnelle Scans nicht immer vorteilhaft: Besonders bei der CT-Angiographie kann es länger dauern, um das untersuchte Gefäßbett mit Kontrastmittel aufzufüllen, so dass zu schnelle Scans zu einer unzureichenden Kontrastierung der Gefäße führen.

Eine weitere Steigerung der Leistungsfähigkeit der Scanner ist vor allem für das Herz oder andere Anwendungen sinnvoll, bei denen eine EKG-Synchronisation erforderlich ist. In diesem Bereich liegen die größten Vorteile der 32- bis 256-Zeilen-Scanner. Eine weitere Verbesserung der effektiven Rotationszeit und damit der zeitlichen Auflösung ist besonders für die CTA der Koronargefäße sinnvoll. Für die Herz-CT, aber auch für CT-Perfusionsuntersuchungen sind breitere Detektoren sinnvoll, da dann ganze Organsysteme innerhalb einer Rotation erfasst werden können.

Bildrekonstruktion

Für einen Schicht-an-Schicht-Modus ist bei 2- und 4-Schicht-Systemen dieselbe Bildrekonstruktionstechnik wie bei der konventionellen Einzeilen-CT ausreichend. Allerdings ist gerade diese Technik aufgrund der kegelförmigen Strahlengeometrie anfällig für Artefakte in Regionen außerhalb des Zentrums des Scanbereichs. Bei 6 oder mehr Schichten wird eine Kegelstrahlkorrektur notwendig. Bei Einsatz der Spiraltechnik wird das Problem komplexer, da die Projektionen für die verschiedenen Detektoren überlappen können und somit in Relation zum gewählten Pitch ein „redundanter" Datensatz entsteht. Aus diesem Grund ist eine stärkere Interpolation und Bearbeitung des Rohdatensatzes notwendig.

Kegelstrahlung

Die Geometrie eines Röntgenstrahls ist auch für die CT kegelförmig. Der Strahl entsteht an einem kleinen Fokuspunkt und breitet sich dann in alle Raumrichtungen aus. Durch geeignete Kollimation wird der Strahl auf die gewünschte Breite eingeschränkt. Bereits bei Einschichtsystemen ist dieser Effekt erkennbar, verstärkt sich jedoch bei den Multidetektorgeräten, da dieselbe Struktur während einer Rotation der Röntgenröhre auf verschiedenen Detektoren erfasst werden kann (Abb. 1.26a). Lediglich im Zentrum der Rotation werden alle Strukturen von identischen Detektorzeilen erfasst. Dieser Effekt verstärkt sich umso mehr, je weiter sich ein Areal vom Isozentrum (der Rotationsachse) entfernt und je mehr Detektorzeilen im Einsatz sind (Abb. 1.26c).

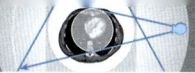

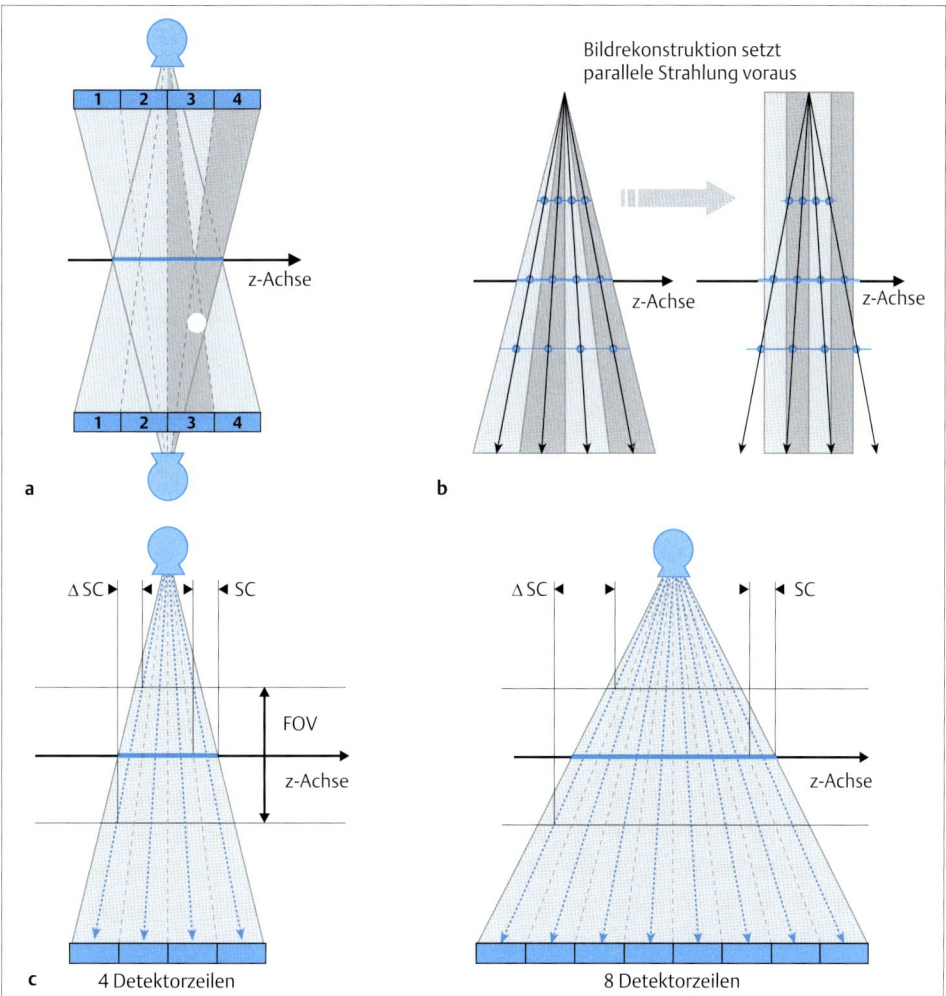

a

b

c   4 Detektorzeilen   8 Detektorzeilen

Bildrekonstruktion setzt
parallele Strahlung voraus

Abb. 1.26

Kegelstrahlgeometrie.

a Periphere Strukturen werden während einer Umdrehung der Röntgenröhre von verschiedenen Detektorzeilen erfasst.

b Die einfachen Rohdateninterpolationsalgorithmen gehen von einer Parallelität der Röntgenstrahlen wie in der konventionellen CT aus.

c Diese Algorithmen versagen bei Systemen mit mehr als 4 Detektorzeilen, da die Kegelstrahlartefakte mit der Zahl der Detektorzeilen zunehmen. Die durch die äußeren Strahlenbündel erreichte Distanz ΔSC innerhalb des rekonstruierten Bildausschnitts (FOV) wird größer als die Schichtkollimation SC und führt in der Standardrekonstruktion zu Artefakten.

Einfache Rohdateninterpolationsalgorithmen setzen eine Parallelität aller Strahlen voraus (Abb. 1.26 b), was bei bis zu 4 Detektorzeilen funktioniert, bei einer höheren Anzahl von Zeilen aber versagt. Bei 8-Zeilern ist eine adäquate Rekonstruktion dünner Schichten noch möglich, 16-Zeilen-Systeme benötigen bereits ausgefeiltere Rekonstruktionsalgorithmen für die Bilderstellung.

Lineare Rohdateninterpolation (4 Zeilen)

Analog zu den 180°LI- und 360°LI-Algorithmen konventioneller Spiralscanner gibt es bei 4-Schicht-Systemen 180°MLI (multislice linear interpolation) und 360°MLI (Abb. 1.27). Für jeden Projektionswinkel nutzen diese Algorithmen die Projektionsdaten der beiden Detektoren, die der gewählten Schicht am nächsten liegen. Bei der 360°MLI-Interpolation werden dabei nur reale Projektionen genutzt; die 180°MLI-Interpolation verwendet zusätzlich virtuelle („konjugierte") Projektionen vom Detektor zur Röntgenröhre. Die erhaltenen Schichtprofile besitzen zwar eine ähnliche Form wie die Schichtprofile konventioneller 180°LI- und 360°LI-Spiralinterpolationen, allerdings ist ihre Breite abhängig vom Pitch-Faktor. Diese Abhängigkeit ist aufgrund variabler Überlappung zwischen den Projektionen komplexer als bei der Einzeilen-Spiral-CT (s. unten).

Für die Darstellung der Interpolation eignet sich besonders ein Winkeldiagramm, das den Rotationswinkel der Röntgenröhre gegen die z-Position jedes DAS-Kanals (aktiver Detektorkanal) aufträgt (Abb. 1.27 b, vgl. auch Abb. 1.13 a).

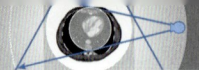

Abb. 1.27 **Lineare Mehrschichtinterpolation bei einem 4-Zeilen-CT mit einem Pitch von 1,5 (Volumenpitch P* = 6).**
Die konventionelle Darstellung (**a**) und das Winkeldiagramm (**b**) sind prinzipiell äquivalent. Hervorzuheben ist die Überlappung der Projektionen der 4. Detektorreihe und der konjugierten Daten der 1. Detektorreihe (Projektion vom Detektor zur Strahlenquelle).

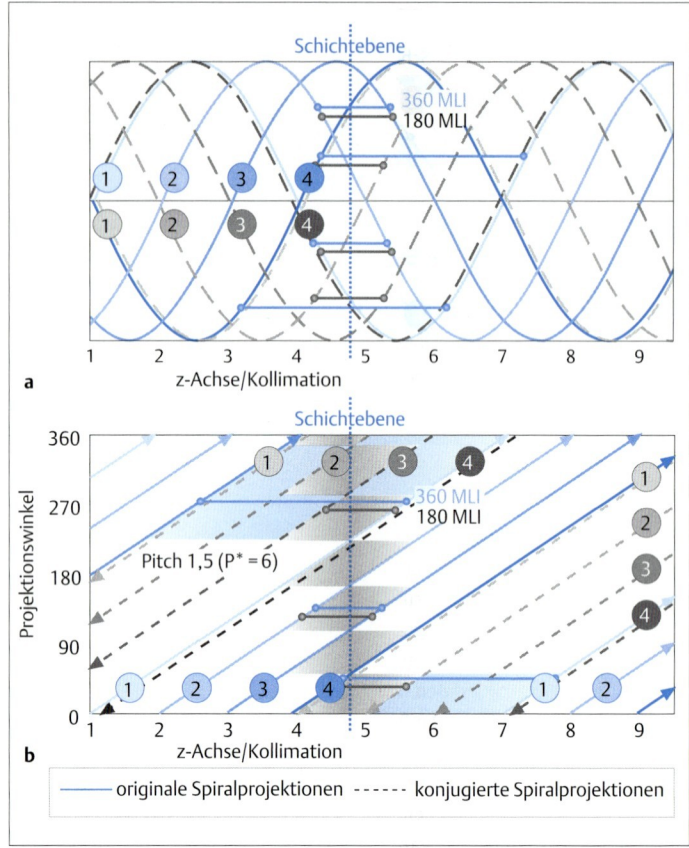

Das Abtastproblem

Bei einem Pitch-Faktor von 0,25 (P* = 1), 0,5 (P* = 2) und 0,75 (P* = 3) überlappt die Spiralprojektion der ersten Detektorreihe eines 4-Zeilen-Systems mit der zweiten, dritten bzw. vierten Reihe (Abb. 1.**28**). Bei einem Pitch von 0,5 (P* = 2) überlappen sogar die konjugierten Daten der virtuellen Spirale die der realen Spirale (Abb. 1.**28 b**). Dies bedeutet, dass die konjugierten Daten keine Zusatzinformation liefern und nur Projektionsdaten interpoliert werden, die eine Schichtkollimation voneinander entfernt liegen. Im Ergebnis wird die Schichtweite ähnlich wie bei einer 360°LI-Interpolation verbreitert. Da mit Änderung des Pitch auch das Maß der Überlappung variiert, verändert sich die Abtastdichte und die damit verbundene Schichtweite.

Prinzipiell existiert dieses Problem auch bei 8- und 16-Zeilern, allerdings sind die Projektionsstrahlen auf den überlappenden Detektorreihen aufgrund des Kegelstrahleffektes außerhalb des Isozentrums nicht vollständig redundant.

Es gibt Konstellationen, bei denen die Abtastung als besonders vorteilhaft hinsichtlich Schichtprofil und Bildrauschen angesehen wird. GE und Toshiba bieten bevorzugte Pitch-Faktoren an, um eine besonders vorteilhafte Abtastung an ihren 4-, 8-, 16- und 64-Zeilen-Scannern zu erhalten. Siemens und Philips verwenden einen vom Pitch unabhängigen Interpolationsalgorithmus (adaptive z-Filterung, s. unten), bei dem Schichtweite, Bildrauschen und Expositionsdosis unabhängig vom Pitch-Faktor sind (Abb. 1.**29 c** und 1.**32 c**).

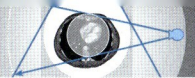

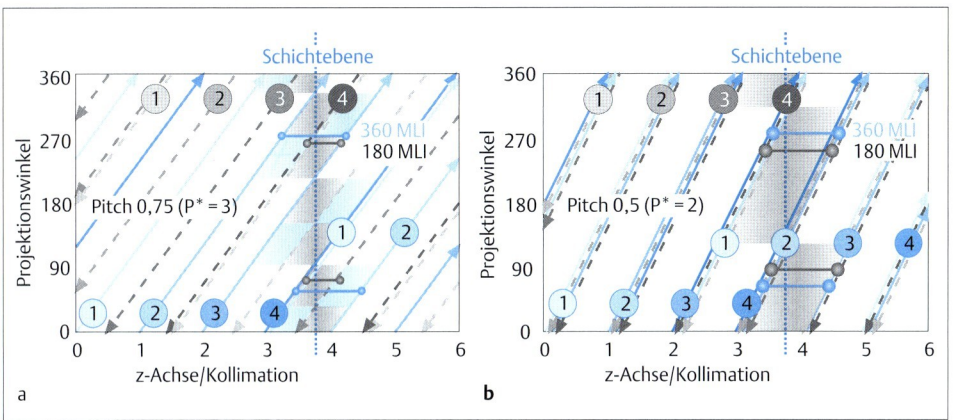

a

b

Abb. 1.28 **Überlappungen.**
a Überschneiden sich die Projektionen zweier Detektorreihen, z. B. bei einem Pitch von 0,75 (P* = 3), kommt es zu einer überlappenden Abtastung.
b Bei einem Pitch von 0,5 (P* = 2) überlappen im Isozentrum der Rotation die Projektionen sowohl der realen als auch der konjugierten Spirale. Die Kegelstrahlgeometrie schwächt diesen Effekt jedoch für Bildpunkte außerhalb des Isozentrums ab.

Z-Filter-Interpolation

Die z-Filter-Interpolation ist den 4- und 8-Schicht-Scannern vorbehalten und beruht auf einem ähnlichen Konzept wie die höhergradigen Rekonstruktionsalgorithmen konventioneller Spiralscanner. Für die Interpolation werden nicht nur die der Schicht am nächsten liegenden Projektionen herangezogen (Mehrpunktinterpolation), sondern es erfolgt eine zusätzliche Wichtung im Verhältnis zur Entfernung von der Schichtebene (Abb. 1.30). Diese Filterfunktion kann sogar negative Anteile enthalten, die zu einer „Kantenansteilung" entlang der z-Achse führen und eine der Kollimation identische Schichtweite sichern, auch bei unvorteilhaftem Pitch. Nachteil derartig dünner Schichtweiten ist ein erhöhtes Bildrauschen. Durch Einsatz eines breiteren Filters kann die Schichtweite erhöht und das Bildrauschen verringert werden.

Die z-Filterung bestimmt die Weite des Schichtprofils (Schichtweite SW) des rekonstruierten Bildes. Die meisten Hersteller (Siemens, Toshiba, Philips) geben auf der Bedienungsoberfläche ihrer Scanner die korrekte Schichtdicke SW an (was allerdings zu wenig intuitiven Zahlen führen kann); GE gebraucht dagegen Abstufungen für die verfügbaren Schichtweiten, die Vielfachen der Schichtkollimation SC entsprechen (für P > 1 und die kleinste Schichtweite gibt dieser Wert die reale Schichtweite nicht korrekt wieder, vgl. Tab. 1.8).

Je nach Hersteller sind variable Kombinationen zwischen der gewählten Schichtkollimation und der rekonstruierten Schichtdicke wählbar (Tab. 1.8– 1.10). Naturgemäß kann die Schichtdicke nur gleich oder größer der gewählten Kollimation sein.

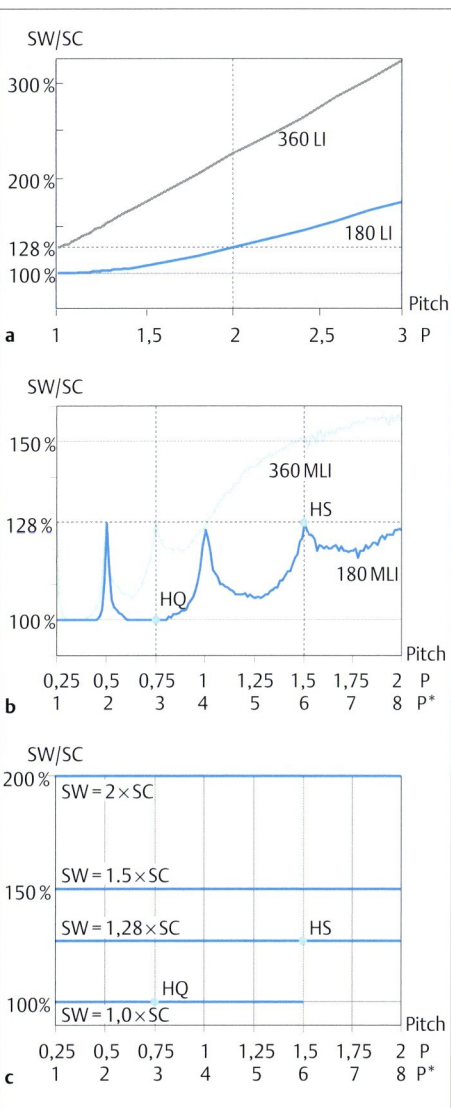

a

b

c

Abb. 1.29
Interpolationsverfahren.
Schichtweite (effektive Schichtdicke) als Funktion des Pitch bei 180°LI- bzw. 360°LI-Interpolation am Einzeilenscanner (**a**) im Vergleich zur 180°MLI- und 360°MLI-Interpolation am 4-Zeilen-Scanner (**b**). Bei Einsatz adaptiver Interpolationsverfahren wird die Schichtdicke unabhängig vom Pitch (**c**).
HQ = „high quality mode",
HS = „high speed mode" am GE 4-Zeilen-Scanner.

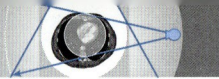

Abb. 1.30 **Z-Filterung.**
Die Technik der z-Filterung wichtet die Projektionsdaten in Abhängigkeit von der Entfernung zur rekonstruierten Schichtebene. Auf diese Weise können unterschiedlich breite Schichten erzeugt werden.

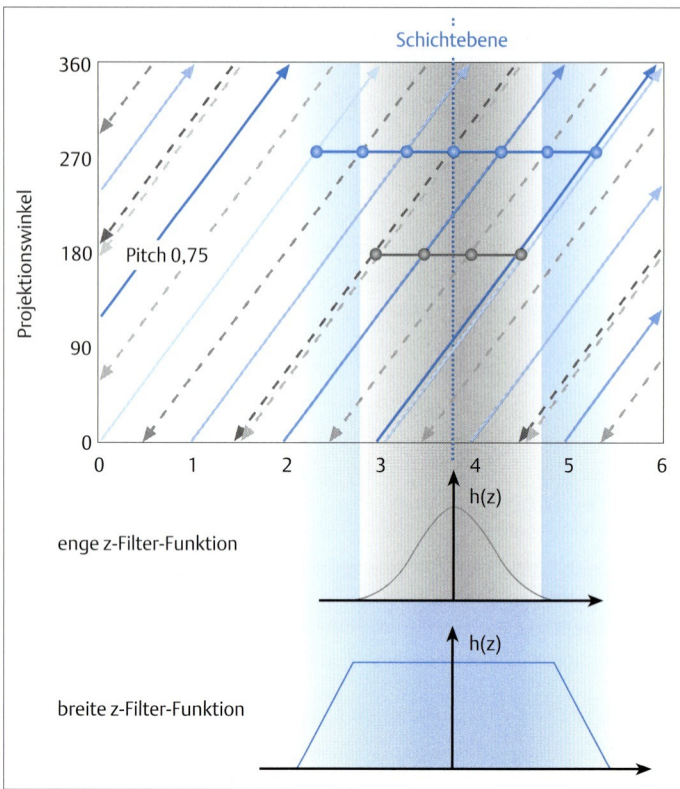

Hauptsächliches Unterscheidungsmerkmal der verschiedenen Hersteller ist die Art der Behandlung der kleinstmöglichen Schichtdicke. Unter Nutzung der standardisierten 180°MLI- oder 360°MLI-Algorithmen (oder derer Varianten) schwankt die Schichtdicke je nach gewähltem Pitch zwischen 100 und 128 % der Schichtkollimation (Abb. 1.**29 b**).

Bei *GE* ist beim 4-Zeilen-Scanner die minimale Schichtweite SW („rekonstruierte Schichtdicke") bei Pitch > 1 größer als die (auf der Bedienkonsole als SW angegebene) Schichtkollimation SC. Im HS-Modus („high speed", P = 1,5) ihres 4-Zeilen-Scanners ist SW etwa 30 % breiter als SC (vgl. Tab. 1.**8**). Auch bei ihren 8-Zeilen-Scannern ist die auf der Bedienungsplattform angezeigte, kleinstmögliche „rekonstruierte Schichtdicke" SW für Pitch > 1 nicht mit der realen Schichtweite identisch. Sobald jedoch eine rekonstruierte Schichtdicke SW gewählt wird, die größer als SC ist oder ein Pitch < 1 gebraucht wird, stimmen angezeigter und realer Wert für SW überein.

Philips bietet die reale Schichtweite auf der Nutzeroberfläche an. Das verfügbare Minimum variiert bei ihrem 4-Zeilen-Scanner in Abhängigkeit vom Pitch (zwischen SC und SC + 30 %). Für ihre 6- bis

64-Zeilen-Scanner wird eine Kegelstrahlrekonstruktion eingesetzt, bei der die verfügbaren Schichtweiten unabhängig vom Pitch sind.

Siemens setzt beim 4-Zeilen-Scanner eine adaptive Dateninterpolation ein. Hierunter verbirgt sich ein z-Filter, der so an den gewählten Pitch angepasst wird, dass Schichtdicke, Bildrauschen und Dosisbedarf unabhängig vom Pitch konstant bleiben (Abb. 1.**29 c**). Auch bei ihren 6- bis 64-Schicht-Scannern bleibt dieses Verhalten bestehen, wenngleich eine andere Dateninterpolation gebraucht wird. Standardmäßig wird eine Schichtweite eingestellt, die um 30 % höher ist als die Schichtkollimation. Ein z-Filter mit Kantenanhebung sorgt dafür, dass sich auch für die 4×1-mm-Detektorkonfiguration 1-mm-Schichten unabhängig vom Pitch erstellen lassen. Die resultierenden Bilder leiden allerdings unter einem substanziell höheren Bildrauschen, ähnlich der Differenz zwischen der 180°LI und 360°LI bei der konventionellen Spiral-CT.

Toshiba nutzt ein z-Filter variabler Breite (MUS-COT-Algorithmus), der eine definierte Schichtweite unabhängig vom Pitch ergibt. Die minimale Schichtweite ist der Kollimation identisch und kann in Schritten von 0,5 mm eingestellt werden. Wird

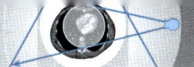

SW identisch zu SC eingestellt, ist das Bildrauschen – wie bei allen anderen Herstellern – signifikant erhöht.

Kegelstrahlinterpolation

Die z-Filter-Interpolation geht immer von der Voraussetzung aus, dass alle Röntgenstrahlen parallel sind (vgl. Abb. 1.**26c**). Eine echte Korrektur des kegelförmigen Strahls erfordert weit komplexere Rechenoperationen. Derartige Algorithmen sind für 16 und mehr Detektoren zwingend erforderlich, da Artefakte des Kegelstrahls deutlich mit der Gesamtbreite des Detektors zunehmen (vgl. Abb. 7.**47**). Die meisten dieser Algorithmen werden derzeit immer noch verfeinert und nutzen verschiedene Möglichkeiten der Kompensation der Kegelstrahlgeometrie.

Varianten der 3D-Rückprojektion (z.B. COBRA bei Philips und ConeView bei Toshiba) sind theoretisch am besten hierzu geeignet, erfordern aber erhöhten Rechenaufwand. Sie basieren auf einer Rückprojektion der Projektionsdaten entlang des korrekten Kegelwinkels. Für jedes Voxel werden die Projektionsstrahlen, die ihm am nächsten liegen, unmittelbar für die Rückprojektion genutzt.

Die Adaptive Multiple Plane Rekonstruktion (AMPR, Siemens) verändert die Ebene der Interpolation von einer axialen Orientierung in eine schräge Position, deren maximale Angulation durch den Kegelwinkel bestimmt wird (Abb. 1.**31**). Daraus entsteht ein Satz angulierter Schichten (als Zwischenschritt), der entlang der z-Achse rotiert. Die Interpolation zwischen diesen schrägen Schichten schließlich produziert axiale, coronale oder beliebig orientierte Schnitte in jeder gewünschten Schichtweite. Dieses Vorgehen erlaubt es, beliebig orientierte Schnitte aus den Rohdaten zu berechnen, ohne erst einen dreidimensionalen Datensatz aus dünnen Schichten rekonstruieren zu müssen und aus diesem die gewünschten Schnittebenen über multiplanare Rekonstruktionen zu berechnen.

GE nutzt eine Kombination von Verfahren (Crossbeam-Correction, Hyperplane und Conjugate Ray Reconstruction) zur Bearbeitung der verschiedenen Probleme der Kegelstrahlabtastung, z.B. Reduktion der Kegelstrahlartefakte bei dünnen Schichten oder Untersuchungen mit hohem Pitch. Gegenwärtig ist der Effekt dieser verschiedenen Algorithmen auf die Artefaktbildung noch nicht ausreichend untersucht.

Die Kegelstrahlinterpolation der 16- und 64-Schicht-Systeme von Philips, Siemens und Toshiba erlaubt eine beliebige Wahl des Pitch-Faktors bis hin zu 1,5 oder 2 (je nach Hersteller und Scanner). Toshiba schlägt präferenzielle Pitch-Faktoren vor (z.B. $P^* = 9$, 15 und 23, $P = 0{,}6875$, $0{,}9375$ und $1{,}4375$ beim 16-Zeilen-Scanner), bei denen eine besonders günstige Bildqualität zu erwarten ist. GE unterstützt fest eingestellte Pitch-Faktoren, die für den Kegelstrahlalgorithmus speziell optimiert sind (z.B. $P^* = 9$, 15, 22 und 28, $P = 0{,}5625$, $0{,}9375$, $1{,}375$ und $1{,}75$ beim 16-Zeilen-Scanner).

Bildrauschen

Bei der Einzeilen-Spiral-CT ist das Rauschen unabhängig vom gewählten Pitch und verändert sich mit dem gewählten Interpolationsalgorithmus. Es ist wesentlich geringer bei der 360°LI- im Vergleich zur 180°LI-Interpolation: Für gleiche Bildqualität müsste die Dosis bei der 180°LI-Interpolation verdoppelt werden. Eine 180°LI-Interpolation ergibt bei einem Pitch von 2 und einer Verdoppelung der mAs-Einstellung das gleiche Schichtprofil, das gleiche Rauschen und eine identische Dosis wie eine 360°LI-Interpolation bei einem Pitch von 1 (allerdings kann bei 180°LI der doppelte Bereich abgetastet werden und die Interpolationsartefakte sind etwas höher). Aufgrund dieser Eigenschaften war der 360°LI-Algorithmus bei kleinem Pitch-Faktor günstiger (geringeres Rauschen), während die 180°LI bei hohem Pitch bessere Ergebnisse liefert (geringere Schichtweite). Der Effekt wird augen-

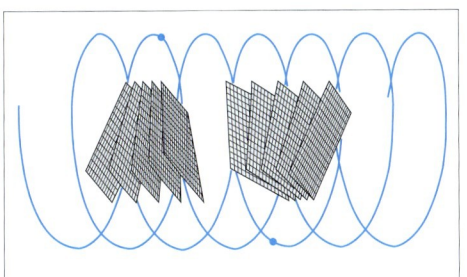

Abb. 1.31 **Kegelstrahlinterpolation.**
Einige Kegelstrahlinterpolationsverfahren berechnen zunächst aus den Rohdaten multiple angulierte Schnitte, aus denen dann ein 3D-Volumen interpoliert wird.

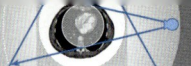

Abb. 1.32 Relativer Dosisbedarf für ein konstantes Bildrauschen als Funktion des Pitch-Faktors.
Vergleich einer 180°LI- mit einer 360°LI-Interpolation am Einzeilen-CT (**a**) und einer 180°MLI- mit einer 360°MLI-Interpolation am 4-Zeilen-CT (**b**). Das Bildrauschen ist bei einer adaptiven Interpolation nahezu unabhängig vom Pitch (**c**).

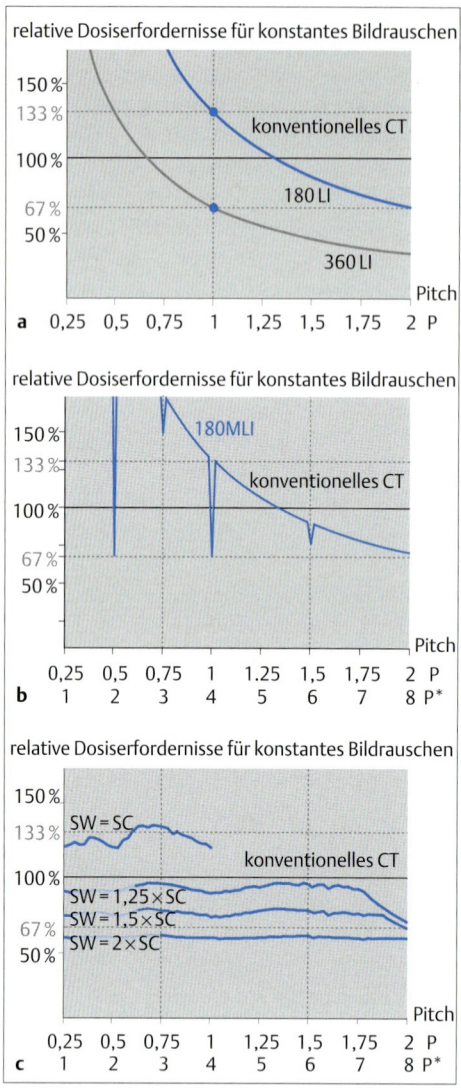

die gleichen Vorteile gegenüber der 180°MLI wie die entsprechenden Algorithmen bei Einzeilen-Scannern. Berücksichtigt man den Einfluss des Pitch auf die Schichtdicke und die Rauschunterdrückung bei gleicher Exposition des Patienten (Abb. 1.32 b), so ist die Bevorzugung des 360°MLI-Algorithmus für einen Pitch bis 1 ($P^* < 4$) und des 180°MLI-Algorithmus für einen Pitch zwischen 1 und 2 ($P^* = 4 – 8$) einleuchtend. Da GE-Scanner einen modifizierten 180°MLI sowohl im HQ- ($P^* = 3$) als auch HS- ($P^* = 6$) Modus verwenden, ist das Rauschen pro Dosis im HQ-Verfahren höher als bei HS.

Komplexere z-Filterungen können das Verhältnis zwischen Bildrauschen und Schichtdicke verbessern (z. B. SmartHelical) und reduzieren gleichzeitig das Rauschen in Relation zum 180°LI-Algorithmus (GE). Siemens nutzt eine adaptive z-Filterung, um Bildrauschen und Schichtprofil bei gleich bleibender Patientenexposition vom Pitch unabhängig zu machen (Abb. 1.29 c und 1.32 c). Das Rauschen ist bei diesen Verfahren um 12 – 16 % geringer als bei der konventionellen CT, allerdings verbreitert sich das Schichtprofil im Verhältnis zur Kollimation um etwa 30 % (wie mit einer 360°LI-Interpolation). Da 4-Zeilen-Scanner ohnehin sehr dünne Schichtkollimationen nutzen (4×1 mm), ist diese Begrenzung (1,3 mm) nur von untergeordneter Bedeutung. Bei Toshiba wählt der Anwender eine beliebige Schichtdicke (in 0,5-mm-Schritten) und das System stellt selbst die adäquate Weite des z-Filters ein. Das Bildrauschen erhöht sich signifikant bei Wahl der geringsten Schichtdicke (identisch zur Kollimation), verringert sich aber bei der nächst höheren Schichtbreite.

Wird von vornherein eine dickere Schicht gewählt, so erhält die Rekonstruktion mehr Daten und das Rauschen verringert sich weiter.

Die Probleme des Bildrauschens sind bei 16- und 64-Zeilen-Scannern noch nicht ausreichend analysiert, generell kann man jedoch ein ähnliches Verhalten wie bei den 4-Zeilen-Scannern voraussetzen. Wird die Schichtweite SW identisch zur Schichtkollimation SC eingestellt, so dürfte das Bildrauschen deutlich steigen, verringert sich andererseits merklich bei der Wahl einer um 30 % dickeren Schicht.

scheinlich, wenn man bei gleich bleibender Expositionsdosis das Rauschen für die beiden Algorithmen in Abhängigkeit vom Pitch betrachtet (Abb. 1.32 a). Hierfür muss das mAs-Produkt proportional zum Pitch-Faktor abgesenkt werden, damit das effektive mAs-Produkt (= mAs / Pitch) konstant bleibt.

Bezüglich des Bildrauschens und der Dosis hat der 360°MLI-Algorithmus bei 4-Zeilen-Scannern

Untersuchungsparameter

Ähnlich wie bei der konventionellen Spiral-CT sind auch beim Multidetektor-CT die wichtigsten *Akquisitionsparameter* Schichtkollimation (SC), Tischvorschub pro Rotation (TF) und Pitch (P). Zusätzlich zum Rekonstruktionsinkrement (RI) bildet die effektive Schichtdicke oder Schichtweite (SW) einen

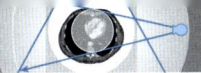

weiteren wichtigen *Rekonstruktionsparameter*. Alle anderen Parameter werden nur in Ausnahmefällen verändert (vgl. Tab. 1.**4**). Für eine übersichtliche Darstellung werden die Akquisitionsparameter am besten als $(N \times SC/P)$ und die Rekonstruktions-parameter als SW / RI angegeben. Für die Multi-detektor-CT ist es sinnvoll, Akquisitions- und Rekonstruktionsparameter zu trennen, da mehr als ein Satz an Rekonstruktionen erstellt werden kann.

Akquisitionsparameter

Schichtkollimation

Die an einem Multidetektor-CT verfügbaren Schichtkollimationen werden durch die Detektor-konfiguration vorgegeben. Die Schichtkollimation SC bestimmt auch in der Multidetektor-CT die Orts-auflösung in z-Richtung. Wird eine Schichtkollima-tion von ca. 1 mm gewählt, so kann eine nahezu isotrope Ortsauflösung für Anwendungen im Be-reich des Körperstamms erreicht werden, d.h. Orts-auflösung in der Scanebene und entlang der z-Ach-se sind nahezu identisch. Dies gilt allerdings nur, sofern ein Standard- oder ein glättender Filterkern zur Bildrekonstruktion genutzt werden. Für hoch-auflösende Filter, wie sie z.B. für Skelett- und Lun-gendiagnostik eingesetzt werden, sind Kollimatio-nen unter 1 mm (0,5–0,625 mm) erforderlich.

Ob eine derartige Auflösung letztendlich erreicht wird, hängt wiederum von der Dicke der rekonstru-ierten Schichten (Schichtweite SW) ab. Es ist zu beachten, dass die kleinste rekonstruierbare Schichtweite identisch der Kollimation ist. Dies be-deutet, dass die Möglichkeit zur Rekonstruktion isotroper Daten verloren geht, sofern für den Scan dicke Schichtkollimationen eingesetzt werden.

Rotationsgeschwindigkeit

Die Rotationszeit RT beschreibt die Dauer einer vollständigen Rotation der Röntgenröhre um den Patienten. Alle Multidetektorsysteme mit mehr als 2 Detektorzeilen verfügen über eine Rotations-geschwindigkeit von 0,8 s und weniger. Die neueste Generation von Scannern ermöglicht Rotationszei-ten zwischen 0,33 und 0,42 s.

Derartig schnelle Rotationsgeschwindigkeiten führen zu erheblichen mechanischen Kräften (ein Vielfaches der Erdbeschleunigung) auf die Röhren und insbesondere auf die rotierenden Anoden. Den-noch können in der nahen Zukunft noch schneller rotierende Systeme erwartet werden, wobei Fort-schritte in der Röhrentechnologie (z.B. Straton-Röh-re von Siemens) eine Grundvoraussetzung für die Weiterentwicklung der Scanner sind. Als Alternati-ve zeichnen sich Scanner mit mehreren Röhren ab. Die ersten dieser neuen Geräte (mit zunächst zwei Röhren) wurden 2006 eingeführt. Für Geräte mit m Röhren ergibt sich folgende effektive Rotationszeit:

$$RT_{eff} = RT / m$$

Auf diese Weise lassen sich bei limitierter mecha-nischer Röhrenbelastung höhere effektive Rotati-onszeiten und somit schnellere Scanner erzeugen. Besonders für die Herzbildgebung sind derartige Systeme hervorragend geeignet.

Pitch

Der Pitch-Faktor bei Multidetektorsystemen ist de-finiert durch das Verhältnis von Tischvorschub TF pro Rotation zur Gesamtkollimation $(N \times SC)$:

$$P = TF / (N \times SC)$$

Somit kann der Pitch zwischen 0 und 2 variieren, ohne dass Abtastlücken auftreten. Diese Pitch-Defi-nition ist unabhängig von der Anzahl der Detektor-zeilen und konform mit der internationalen IEC Norm.

Bei den ersten Multidetektorscannern (und der-zeit noch bei Toshiba-Systemen) wird noch eine andere Pitch-Definition eingesetzt, der sog. Volu-men-Pitch P^*, der den Tischvorschub in Verhältnis zur Einzelschichtkollimation setzt:

$$P^* = TF / SC$$

Bei dieser Pitch-Definition steigt der Wert von P^* mit der Anzahl der Detektorzeilen: So entspricht ein Pitch $P = 1,5$ einem Volumen-Pitch P^* von 6 bei einem 4-Zeilen-Scanner, 18 bei einem 16-Zeilen-Scanner und 96 bei einem 64-Zeilen-Scanner. Dies

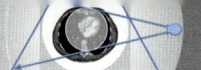

erschwert die Vergleichbarkeit von Protokollen und wird daher in diesem Buch nicht weiter gebraucht.

Unverändert bestehen verschiedene Auffassungen, wann *hohe oder niedrige Pitch-Faktoren* einzusetzen sind. Ein geringerer Pitch (z. B. HQ-Modus beim 4-Zeilen-Scanner von GE) erzielt axiale Schichten mit reduzierten Kegelstrahlartefakten. Andererseits bedingt ein geringer Pitch-Faktor eine höhere Strahlendosis für den Patienten bei gleichem Rauschverhältnis. Werden eine dünne Schichtkollimation und ein hoher Pitch-Faktor eingesetzt, so bietet sich zusätzlich der Vorteil, eine zweite Rekonstruktion mit geringerer Schichtdicke aus den Rohdaten zu erstellen. Aus solch einem Datensatz lassen sich qualitativ hochwertige multiplanare Rekonstruktionen gewinnen (vgl. Abb. 2.**8**). Dies wird insbesondere dann interessant, wenn sich Befunde auf der axialen Schicht nicht eindeutig zuordnen lassen und eine andere Schnittebene benötigt wird.

Mit 16- und 64-Zeilen-Scannern sind diese Unterschiede weniger relevant, da ohnehin mit dünnen Schichten gearbeitet wird. So können bei diesen Scannern problemlos auch niedrigere Pitchfaktoren eingesetzt werden.

Scandauer

Die Scandauer T berechnet sich aus Scanlänge L und Tischgeschwindigkeit TS: $T = L / TS$. Die Tischgeschwindigkeit ergibt sich wiederum aus dem Tischvorschub pro Rotation TF und der Rotationszeit RT: $TS = TF / RT$. Aufgrund der oben beschriebenen Relation zwischen Pitch P und TF [$P = TF / (N \times SC)$] lässt sich die Scandauer wie folgt aus gewählter Detektorkonfiguration, Pitch, Rotationszeit und Scanlänge berechnen:

$$T = L \times RT / (P \times N \times SC)$$

Dies bedeutet, dass die Scandauer proportional mit der Rotationszeit und umgekehrt proportional mit Pitch und Gesamtdetektorweite ($N \times SC$) abnimmt.

Bei Scannern mit einer niedrigeren Anzahl an Detektorzeilen (4–8) dauert die Akquisition eines Datensatzes bei Einsatz dünner Kollimation zwar weniger lang als bei einem Einzeilenscanner, bleibt jedoch meist über 10–15 s, dem Zeitraum, während dessen auch mäßig kooperative Patienten in der Mehrzahl den Atem anhalten können. Aus diesem Grund wird bei 4- bis 8-Zeilen-Scannern vielfach nicht die dünnste Kollimation eingesetzt (4×1 bis $4 \times 1,25$ mm oder 8×1 bis $8 \times 1,25$ mm), die eine *isotrope Volumenakquisition* erlaubt, sondern die nächst dickere Kollimation (4×2 bis $4 \times 2,5$ mm oder 8×2 bis $8 \times 2,5$ mm), die die Scandauer halbiert. Ein derartiger *schneller Spiralscan* ergibt noch stets bessere Resultate als die Einzeilen-CT und reduziert die Scandauer und (aufgrund der dickeren rekonstruierten Schichten) auch die erzeugte Datenmenge erheblich.

Rekonstruktionsparameter

Schichtweite SW

Die *Schichtweite* SW (effektive Schichtdicke) kann nur gleich oder größer als die Schichtkollimation sein. Mit Ausnahme dieser Einschränkung erlauben die meisten Multidetektorsysteme, SW unabhängig von SC zu wählen. Die verfügbaren Schichtweiten sind herstellerabhängig und durch die Art der z-Filterung oder den Kegelstrahlalgorithmus bestimmt (vgl. Tab. 1.**8**– 1.**10** für 4-Zeilen-Scanner). Zu beachten ist, dass eine identisch zur Kollimation gewählte Schichtdicke immer auch ein höheres Bildrauschen bedingt und daher nur für solche Untersuchungen eingesetzt werden sollte, die eine höchstmögliche Auflösung in der z-Achse verlangen (z. B. Lungen- oder Skelettdiagnostik).

Für die meisten Routineapplikationen ist in Hinblick auf das Bildrauschen eine Schichtdicke von ca. 5 mm ausreichend. Nur für spezielle Indikationen werden dünnere Schichten notwendig (z. B. hochauflösende CT, Skelettdiagnostik, Pankreas- und Nebennierendarstellung, präoperative Diagnostik von Lebertumoren).

Allerdings werden häufig zusätzliche multiplanare Reformationen (coronale, sagittale oder problemangepasste MPR) eingesetzt, um kleine tubuläre Strukturen oder Grenzflächen, die parallel zur Scanebene liegen, besser beurteilen zu können. Die Dicke dieser MPR variiert mit der Indikation. Für diese MPR sind die beschriebenen dünnen Schichten notwendig (s. unten, „sekundärer Rohdatensatz").

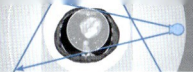

Rekonstruktionsinkrement RI

Das *Rekonstruktionsinkrement* RI kann ähnlich der konventionellen Spiral-CT eingestellt werden. Für die Routinebefundung ist eine moderate Überlappung von 20% der Schichtdicke ausreichend (z. B. SW = 5 mm / RI = 4 mm).

Eine optimale Qualität von MPR oder 3D-Bildern erfordert ein Überlappen von etwa 50%, es sei denn, das Rekonstruktionsinkrement ist bereits so klein wie die Pixelgröße. Dies ist wiederum abhängig vom eingestellten Ausschnitt (field of view, FOV) (vgl. Tab. 4.**4**). Bei den meisten Körperuntersuchungen beträgt die Pixelgröße bei einem FOV von 30–40 cm zwischen 0,6 und 0,8 mm. Ein Rekonstruktionsinkrement von exakt der gleichen Größe produziert somit ein isotropes Gitter von Bildpunkten (vgl. auch S. 52 ff). Für Anwendungen im Bereich des Körperstamms schlagen wir daher ein Rekonstruktionsintervall von 0,7 mm vor, das einen nahezu isotropen Datensatz erzeugt.

Besonders bei 64-Zeilen-Scannern mit 0,5- bis 0,625-mm-Kollimation und Rekonstruktion der dünnstmöglichen Schichtweite (0,6–0,67 mm) wird von den Herstellern vielfach ein Inkrement von 0,3–0,4 mm empfohlen. Dies trägt für die meisten Anwendungen nicht zur Erhöhung der Bildqualität, sondern nur zur Erhöhung der Datenflut bei.

Kapitel 4 gibt einen Überblick über die empfohlenen Abtast- und Rekonstruktionsparameter bei verschiedenen klinischen Fragestellungen und unterschiedlichen Herstellern.

Sekundärer Rohdatensatz

Wann immer möglich sollte eine dünne Kollimation eingestellt werden, um einen nahezu isotropen dreidimensionalen Datensatz zu erhalten. Wir bezeichnen einen solchen Satz überlappender axialer Bilder als *sekundären Rohdatensatz*, der die Basis für Bildrekonstruktionen in allen beliebigen Ebenen und Schichtdicken mittels multiplanarer Bildreformation (MPR) bildet.

Solch ein sekundärer Rohdatensatz besteht aus 0,5–1,5 mm dicken Schichtbildern, die alle 0,4–1 mm rekonstruiert wurden. Idealerweise sollte die Strahlungsdosis so gewählt werden, dass diese dünnen Schichten ein hohes (und für die unmittelbare Interpretation meist sogar zu hohes) Bildrauschen aufweisen. Dieses Bildrauschen wird dann durch Rekonstruktion von axialen, coronalen oder sagittalen Schichten geeigneter Dichte wieder auf ein diagnostisch ausreichendes Maß reduziert (Abb. 1.**33**). Auf diese Weise kann man die Vorteile einer isotropen Datenakquisition nutzen, ohne eine überhöhte Strahlenbelastung des Patienten in Kauf nehmen zu müssen (s. Kapitel 5).

Zur Rekonstruktion von Schnitten mit beliebiger Dicke, Richtung und Rekonstruktionsinkrement dient die MPR-Funktion des Scanners bzw. der Arbeitsplattform (Workstation). Dieses Verfahren kann auch bei Scannern genutzt werden, die keine unmittelbare Rekonstruktion dickerer axialer Schichten aus den Rohdaten anbieten (z. B. GE 4-Zeilen-Scanner). Darüber hinaus lassen sich diese Schnitte an die individuelle Anatomie des Patienten anpassen, so dass optimale Schnittrichtungen auch

Abb. 1.33
Sekundärer Rohdatensatz.

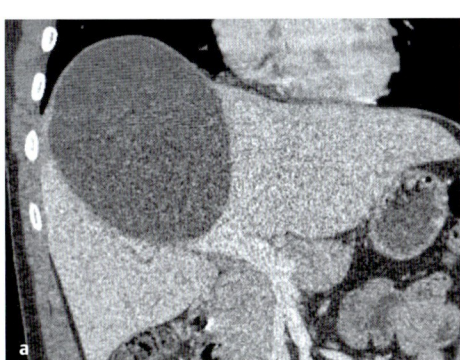

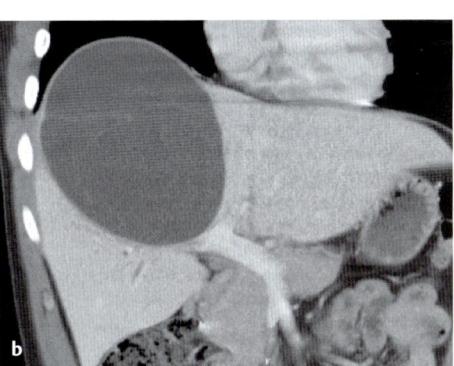

a Dünne Schichten (ein Pixel dick) zeichnen sich durch ein starkes Bildrauschen aus.

b Erst durch Rekonstruktion dickerer Schichten kann das Bildrauschen auf ein diagnostisch zufriedenstellendes Maß reduziert werden. Die Septen innerhalb der zystischen Metastase bei Teratokarzinom sind lediglich auf den dicken koronaren Schichten sichtbar.

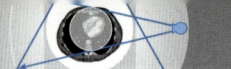
dann erhalten werden, wenn der Patient nicht adäquat gelagert wurde. Solche Techniken sind besonders bei der Darstellung symmetrischer Strukturen, wie dem Innenohr oder der Halswirbelsäule, hilfreich.

Herstellerspezifische Verfahren

Bei der Multidetektor-CT sind die Rekonstruktionsalgorithmen stark herstellerabhängig. Alle Hersteller benutzen für ihre 4-Schicht-Systeme einen z-Filterungs-Algorithmus des Fächerstrahls, der den Kegelstrahleffekt vernachlässigt. Die Art der z-Filterung bestimmt, welche Parameter der Anwender wie einstellen kann.

In den folgenden Abschnitten werden die verschiedenen Verfahren bei 4-Schicht-Systemen diskutiert. Die Verfahren bei 8-, 16- und 64-Zeilen-Scannern werden im Kapitel 4 „Optimierung der Scantechnik" (S. 131, Tab. 4.6) behandelt.

General Electric

General Electric geht davon aus, dass nur bestimmte Pitch-Faktoren eine homogene und adäquate Volumenabtastung ermöglichen. Daraus wurde das Konzept des prädefinierten Helical-Pitch entwickelt, das nur zwei definierte Pitch-Faktoren anbietet. Untersuchungen mit einem Pitch von 0,75 ($P^* = 3$) heißen *HQ(high quality)-Modus*, mit einem Pitch von 1,5 ($P^* = 6$) *HS(high speed)-Modus*. Im HQ-Modus erhält man eine gute Ortsauflösung und geringe (Kegelstrahl-)Artefakte ähnlich der Qualität eines Pitch von 1 bei Einzelenscannern. Der HS-Modus dient der Abtastung großer Volumina mit dünnen Schichten, ähnlich einem Pitch von 2 bei Einzelschichtgeräten. In beiden Verfahren wird die 180°MLI-Rekonstruktion eingesetzt.

Der Anwender wählt am GE-Scanner genau wie am Einzeilengerät zunächst die rekonstruierte Schichtdicke (Schichtweite, SW) in Abhängigkeit von der klinischen Fragestellung aus. Es ist jeweils nur ein Vielfaches der Breite einer Detektorzeile (1,25 mm) einstellbar (Tab. 1.8). Der Anwender kann dann entscheiden, ob er eine Kollimation von 4×1,25 mm oder eine dickere Kollimation einstellt. Die Bilder können wie beim konventionellen Spiral-CT in beliebigen Intervallen rekonstruiert werden. Wurde z. B. 5 mm als rekonstruierte Schichtdicke SW gewählt und hierfür eine 4×2,5-mm-Kollimation gebraucht, so können retrospektiv auch dünnere Schichten (SW = 2,5 mm oder 3,75 mm) rekonstruiert werden. Wurde dagegen eine 4×5-mm-Kollimation eingesetzt, so können nachträglich keinerlei dünnere Schichten rekonstruiert werden. Die verfügbaren Kombinationen der Schichtkollimation mit der Schichtdicke sind bei manchen (älteren) Scannern eingeschränkt, z. B. ist die höchste erreichbare Schichtdicke mit einer Kollimation von 4×1,25 nur 2,5 mm (Tab. 1.8). Sind bei einer Kollimation von 4×1,25 mm größere Schichtdicken ge-

Tab. 1.8 ⤳ *Einstellbare Optionen beim GE-System LightSpeed (HU, 2000)*

Detektor-konfiguration	Verfügbarer Tischvorschub TF		Verfügbare Schichtdicke SW (CT-Konsole)	Gemessene Schichtdicke (FWHM[1])	
	HQ-Modus[2]	HS-Modus[2]		HQ-Modus[2]	HS-Modus[2]
4×1,25 mm	3,75	7,5	1,25 mm	1,3 mm	1,6 mm
			2,5 mm	2,5 mm	2,5 mm
4×2,50 mm	7,5 mm	15 mm	2,5 mm	2,6 mm	3,2 mm
			3,75 mm	3,8 mm	3,8 mm
			5,0 mm	5,0 mm	5,0 mm
4×3,75 mm	11,25 mm	22,5 mm	3,75 mm	3,9 mm	NA
			5,0 mm	5,0 mm	5,0 mm
			7,5 mm	7,5 mm	7,5 mm
4×5,00 mm	15 mm	30 mm	5,0 mm	5,2 mm	6,4 mm
			7,5 mm*	7,5 mm	7,5 mm
			10,0 mm*	10,0 mm	10,0 mm

[1] FWHM = Full Width at Half Maximum; Die Schichtdicke SW wird an der CT-Konsole als „rekonstruierte Schichtdicke" bezeichnet
[2] HQ = High Quality, HS = High Speed
* nur als 2×7,5 oder 2×10 einstellbar; mit spezieller Technik ist auch 2×0,625 mm möglich

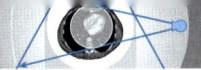

wünscht, als der Scanner es zulässt, so müssen diese (z. B. 5 mm axialen) Schichten mithilfe der MPR-Funktion der Workstation berechnet werden.

Für sequenzielle axiale Schichten können die Rohdaten der verschiedenen Detektoren vor der Bildrekonstruktion gemittelt werden (1 i-, 2 i- und 4 i-Modus), um Partialvolumeneffekte, z. B. in der hinteren Schädelgrube, auszugleichen.

Sofern multiplanare Rekonstruktionen notwendig sind, ist darauf zu achten, dass primär eine ausreichend dünne Kollimation gewählt wurde. Bei Einsatz von 4×1,25-mm-Kollimation bedeutet dies allerdings, dass routinemäßige axiale Schichten von mehr als 2,5 mm Breite nicht mehr direkt aus den Rohdaten rekonstruiert werden können, sondern als MPR aus dem sekundären Rohdatensatz (den dünnen überlappenden Schichten) berechnet werden müssen.

Aufgrund des geringeren Pitch-Faktors ist die Expositionsdosis für den Patienten (CTDI$_{vol}$, vgl. Kapitel 5) im HQ-Modus doppelt so hoch wie im HS-Modus, wenn die mAs-Einstellung gleich bleibt. Wird die mAs-Einstellung so angepasst, dass die Bildqualität konstant bleibt, so benötigt der HQ-Modus nur noch etwa 50 % mehr Dosis als der HS-Modus. Mit dem sog. SmartHelical-Protokoll kann das Bildrauschen – ähnlich wie beim konventionellen Spiral-CT – in beiden Modi reduziert werden. Die Strahlendosis für den Patienten steigt dramatisch vom GE Einzeilenscanner zum 4-Zeilen-Scanner, sofern die mAs-Einstellungen konstant gehalten werden. Gründe dafür sind die kürzere Scannergeometrie, die zu einer höheren Dosis pro mAs führt, und Probleme mit der Brennpunkteinstellung, die jedoch schnell nach der ersten Installation der LightSpeed-Scanner gelöst wurden. Aus diesem Grund sollte der Nutzer, der von einem Einzeilen- zum 4-Zeilen-Scanner wechselt, die gewohnten mAs-Einstellungen reduzieren, um ein gleich bleibendes CTDI$_{vol}$ zu erhalten.

Siemens

Siemens nutzt einen adaptiven Detektor und hat einen optimierten Interpolationsalgorithmus entwickelt, die sog. Adaptive Array Interpolation (AAI oder SureView). Dieser Algorithmus garantiert, dass die gewählte Schichtweite SW unabhängig vom Pitch-Faktor konstant bleibt (Abb. 1.**29 c**). Für die Routineanwendung ist ein Pitch P zwischen 0,5 und 2 (P* = 2 – 8) einstellbar, für die Herz-CT auch kleiner. Verfügbare Kombinationen von Schichtkollimation und Schichtdicke sind in Tab. 1.**9** zusammengestellt. In der Praxis hat sich ein Pitch zwischen 1,25 und 2 bewährt. Siemens-Geräte erlauben die Voreinstellungen verschiedener Rekonstruktionsprotokolle aus einem Datensatz, was den Arbeitsfluss deutlich verbessert, da sowohl dicke Schichten für die Bildanalyse als auch dünne Schnitte für MPR- und 3D-Rekonstruktionen erstellt werden.

Um Bildrauschen und Strahlenexposition unabhängig vom Pitch konstant zu halten (Abb. 1.**28 c**), verändert das System die mAs automatisch proportional zum Pitch-Faktor. Die resultierenden *effektiven mAs* sind dadurch unabhängig vom Pitch und direkt proportional zur Dosis, was dem Anwender das Arbeiten erheblich vereinfacht:

$$mAs_{eff} = mAs\,/\,P = mAs \times N\,/\,P^*$$

Die CT-Konsole zeigt somit nicht die realen mAs-Werte, sondern die *effektiven mAs*. Diese Definition einer mAs$_{eff}$ kann sogar auf die Einzeilen-Spiral-CT übertragen werden. Wird dies bei Übergang von einem Einzeilensystem zu einem Multidetektorsystem nicht berücksichtigt, so birgt der Einsatz der effektiven mAs-Werte die Gefahr in sich, dass ein Anwender, der die gewohnten mAs-Werte seines alten Einzeilenscanners beibehält, die veränderte mAs-Definition nicht registriert und damit eine signifikant höhere Dosis verabreicht. So entspricht z. B. die Einstellung von 200 mAs bei einem Pitch von 2 an einem Einzeilenscanner einer Einstellung von 100 mAs$_{eff}$ am Multidetektor-CT. Würden die 200 mAs beibehalten, erhielte der Patient die doppelte Dosis.

Tab. 1.9 ⤳ *Einstellbare Optionen beim Siemens Sensation-4; vergleichbar mit Philips MX 8000*

Detektorkonfiguration	Verfügbarer Tischvorschub TF	Verfügbare Schichtdicke SW (FWHM)
2×0,5 mm	0,5 – 2 mm	0,5; 0,75; 1,0; 1,25; 1,5; 2,0 mm
4×1,0 mm	1,25 – 8 mm	1,0; 1,25; 1,5; 2,0; 3,0; 4,0; 5,0; 6,0; 7,0; 8,0; 10,0 mm
4×2,5 mm	2,5 – 20 mm	3,0; 4,0; 5,0; 6,0; 7,0; 8,0; 10,0 mm
4×5 mm	5 – 40 mm	6,0; 7,0; 8,0; 10,0 mm
2×8 mm	8 – 64 mm	8,0; 10,0 mm

FWHM = Full Width at Half Maximum

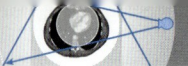

Tab. 1.10 ⤳ *Einstellbare Optionen beim Toshiba Aquilion Multi*

Detektorkonfiguration	Verfügbarer Tischvorschub TF	Verfügbare Schichtdicke SW (FWHM)
4 × 0,5 mm	1,25 – 3 mm	0,5 – 2,5 mm in 0,5-mm-Schritten
4 × 1,0 mm	2,5 – 6 mm	1,0 – 5 mm in 0,5-mm-Schritten
4 × 2,0 mm	5 – 12 mm	2 – 10 mm in 0,5-mm-Schritten
4 × 3,0 mm	7,5 – 18 mm	3 – 15 mm in 0,5-mm-Schritten
4 × 4,0 mm	10 – 24 mm	4 – 20 mm in 0,5-mm-Schritten
4 × 5,0 mm	12,5 – 30 mm	5 – 20 mm in 0,5-mm-Schritten
4 × 8,0 mm	20 – 48 mm	8 – 20 mm in 0,5-mm-Schritten

FWHM = Full Width at Half Maximum

Philips

Philips nutzt beim 4-Zeilen-Scanner dieselben Detektoren wie Siemens. Der Bildrekonstruktionsalgorithmus heißt hier Multislice Interpolation (MSI/MSSI). Die minimal rekonstruierbare Schichtweite variiert mit dem Pitch; die auf der Scannerkonsole angegebene Schichtweite entspricht jedoch stets dem realen Wert. Die anwenderspezifischen Optionen des 4-Zeilen-Scanners sind denen bei Siemens sehr ähnlich, mit Schichtkollimationen zwischen 0,5 und 10 mm, der Schichtdicke von 0,5 – 10 mm und einem Pitch von bis zu 2 (vgl. Tab. 1.9). Philips nutzt ebenfalls das Konzept der effektiven mAs.

Toshiba

Toshiba hat einen speziellen z-Filterungs-Algorithmus für den Fächerstrahl entwickelt, die sog. *Multislice Cone Beam Tomography Reconstruction* (MUSCOT). Beim 4-Zeilen-Scanner werden präferentielle Pitch-Faktoren P* von 2,5, 3,0, 3,5, 4,5, 5,0, 6,0 und 6,5 von Toshiba vorgeschlagen, um die Sampling-Dichte und die Position der konjugierten Daten zu optimieren. Die beste Bildqualität wird mit einem P* von 3,0 und 5,5 erreicht. Die z-Filterung nutzt eine Multipoint-Interpolation mit verschiedenen Filterweiten, die vom System in Abhängigkeit von der gewählten Schichtweite (SW) automatisch eingestellt werden. Die Schichtweite kann in 0,5-mm-Schriten von einem Minimum identisch zur Kollimation bis zu einem Maximum von 5 × SC verändert werden (Tab. 1.10). Wie bei allen anderen Herstellern ist bei der Einstellung SW = SC das Bildrauschen deutlich erhöht. Die Schichtdicke ist weitgehend unabhängig vom Pitch.

In der Praxis wird für die meisten Applikationen ein Pitch von 5,5 (6,5 für CTA) eingestellt, der eine gute Scangeschwindigkeit mit akzeptablen Multislice-Artefakten garantiert. Mit Erhöhung des Pitch-Faktors bei konstanten mAs sinkt die Patientendosis, jedoch steigt das Bildrauschen. Aus diesem Grund müssen die mAs proportional zum Pitch heraufgesetzt werden (konstante effektive mAs oder $CTDI_{vol}$). Unter Bedingungen einer konstanten Expositionsdosis ist das Bildrauschen vom Pitch weitgehend unabhängig.

Arbeitsablauf, Bildverarbeitung, Bilddarstellung und Dokumentation

Die Multidetektor-CT wird sowohl für schnelle Spiralscans („fast spiral scanning") als auch für eine (nahezu) isotrope Volumenakquisition („volume imaging") genutzt (s. auch Kapitel 4). Für schnelle Spiralscans werden ähnlich wie beim konventionellen Spiral-CT dickere Schichten rekonstruiert und beurteilt. Isotrope Volumenakquisitionen erfordern zunächst einen sekundären Rohdatensatz dünner überlappender Schichten, der dann anatomiegerecht in dickere axiale Schichten, multiplanare Rekonstruktionen oder verschiedene Arten von 3D-Bildern umgesetzt wird.

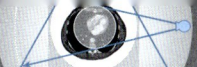

Schneller Spiralscan

Schnelle Spiraltechniken eignen sich exzellent für die klinische Routine. Sie führen zu etwas besseren Resultaten als die konventionelle Einzeilen-Spiral-CT hinsichtlich Artefakten, Scandauer und Kontrastinjektion. Der Arbeitsablauf ist hierbei dem eines Einzeilen-Spiral-CT ähnlich, was einen problemlosen Übergang von der alten auf die neue Technik erleichtert. Bilddarstellung und -dokumentation sind der Spiral-CT ähnlich (vgl. S. 17), zur Diagnostik werden dickere Schichten (bevorzugt im Cine-Modus) betrachtet und auf Film dokumentiert. Befunde können mit älteren Spiral-CTs verglichen und dem überweisenden Arzt präsentiert werden.

Bei persistierenden diagnostischen Problemen werden dünnere überlappende Schichten rekonstruiert und wie bei der isotropen Volumenakquisition weiterverarbeitet (s. unten).

Isotrope Volumenakquisition

Isotrope Volumenakquisitionen nutzen die Vorteile der dreidimensionalen Bildgebung eines Multidetektor-CT. Durch die Rekonstruktion eines sekundären Rohdatensatzes dünner überlappender Schichten hat der Anwender die vollständige Kontrolle über die verfügbaren Informationen im abgetasteten Datenvolumen. Solch ein sekundärer Rohdatensatz besteht, je nach gescanntem Volumen und eingestelltem Rekonstruktionsinkrement, gewöhnlich aus mehreren hundert Bildern. Dadurch werden Bildrekonstruktion, Bildverarbeitung, Datentransfer, Bildanalyse, Archivierung und Dokumentation relativ anspruchsvoll, so dass Arbeitsabläufe im Vergleich zu den herkömmlichen Systemen komplett umgestellt werden müssen. Bei 4- und einigen 8-Zeilen-Systemen sind diese Prozesse aufgrund von Hardware- und Software-Einschränkungen derzeit noch nicht vollständig optimiert. Bei diesen Systemen werden isotrope Volumenakquisitionen noch nicht so häufig eingesetzt, wie es eigentlich sinnvoll wäre. Tab. 1.**11** gibt einen Überblick über die Hardware- und Software-Erfordernisse für eine optimale Datenverarbeitung bei Multidetektorsystemen.

Die *Bildrekonstruktion* eines Rohdatensatzes kann auch mit Subsekunden-Rekonstruktionen längere Zeiträume beanspruchen, insbesondere wenn z. B. 300 – 400 Bilder einer Thorax- oder 400 – 500 Bilder einer Abdomenuntersuchung bearbeitet werden müssen. Daher sollten sehr schnelle Rekons-

truktionsmechanismen (mehrere Bilder pro Sekunde) verfügbar sein, um einen hohen Patientendurchsatz zu erreichen.

Die *standardisierte Bildanalyse* gelingt am besten an dickeren axialen oder multiplanaren Rekonstruktionen, die von MTAs nach einem auf die Fragestellung abgestimmtem Protokoll erstellt werden (s. Kapitel 4 und die verschiedenen Organkapitel). Nach speziellen Protokollen können MTAs zusätzlich verschiedene 3D-Techniken einsetzen, wie gekrümmte Rekonstruktionen entlang des Ductus pancreaticus, Volume-Rendering, MIP-Darstellungen von Gefäßen oder exartikulierte 3D-Darstellungen von Gelenkoberflächen (s. Kapitel 2). Dies ermöglicht eine deutliche Zeitersparnis bei der radiologischen Befundung.

Eine *interaktive Bildanalyse* erfordert eine separate Auswerte-Workstation oder eine Thin-Client-Applikation, bei der ein lokaler kleinerer Computer („thin client") auf einen zentralen Server zugreift, der dann die eigentliche Bildbearbeitung vornimmt. Inzwischen sind benutzerfreundliche und ausreichend schnelle Systeme auf dem Markt, die es erlauben, selbst große Datensätze interaktiv zu beurteilen.

Interaktive multiplanare Reformationen (MPR) mit frei wählbarer Schichtdicke stellen die Basis für die Beurteilung von Multidetektor-CT-Untersuchungen dar. Hierbei ist wichtig, dass man sich rasch durch den Datensatz bewegen kann und die Schichtebene rasch gewechselt und an die Anatomie angepasst werden kann. Der erste Schritt bei der Beurteilung ist stets die Anpassung der Schichtdicke: so dünn möglich, aber dick genug, um das Bildrauschen auf einem vertretbaren Niveau zu halten. Anschließend wird der Datensatz in axialer Richtung durchmustert (analog zum konventionellen Vorgehen). Die Evaluation coronaler Schnitte ist stets zu empfehlen, da sich manche pathologischen Veränderungen darauf leichter erkennen oder zuordnen lassen. Sagittale Schnitte sind z. B. für die abschließende Beurteilung der Wirbelsäule bei Untersuchungen des Körperstamms sinnvoll.

Die *interaktive Volumendarstellung* (Volume Rendering) stellt eine weitere Option für die Bildinterpretation dar, die sich besonders für Gefäßdarstellungen eignet. Eine zeiteffiziente Bildanalyse und Befundung erfordert einen schnellen Datenaufbau, einfache Handhabung und adäquate Voreinstellungen der Darstellungsfunktionen (s. Tab. 2.**4**).

Die *Bildverarbeitungsplätze (Workstations)* müssen mit ausreichender Rechnerleistung und Speicherkapazität ausgerüstet sein. Für Multidetektor-

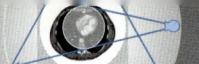

Tab. 1.11 ⤳ *Hardware- und Software-Erfordernisse für einen optimalen Arbeitsablauf am Multidetektor-CT*

	Fast Spiral Scanning	Volume Imaging	
		Minimum	Optimum
Typische Anzahl an Bildern	100 – 300	200 – 400	300 – 1200
Hardware			
CT-Scanner			
▪ Rekonstruktionsgeschwindigkeit	> 1 Bild/s	> 2 Bilder/s	> 10 Bilder/s
▪ Speicherkapazität für *Rohdaten*	> 10 Patienten[1]	> 5 Patienten	alle Untersuchungen einer Woche
▪ Speicherkapazität für *Bilder*[2]	> 6000	> 20.000	> 20.000
CT-Workstation			
▪ RAM	512 MB	2 GB	≥ 4 GB
▪ Festplatte[3]	> 40 GB	> 40 GB	> 250 GB
▪ Volumenbeschleunigerkarte	–	–	+
▪ Datentransferrate	100 Mbit/s	100 Mbit/s	≥ 1 Gbit/s
Software			
CT-Scanner			
▪ vordefinierte Scanprotokolle	+	+	+
▪ vordefinierte Verarbeitungs-protokolle	–	–	+
▪ (Dickschicht) MPR[3]	–	+	+
▪ MIP	–	–	+
▪ VRT	–	–	+
CT-Workstation			
▪ Echtzeit-Dickschicht-MPR	–	+	+
▪ halbautomatische Segmentation	–	–	+
▪ MIP	–	+	+
▪ Volumen-Rendering	–	–	+

[1] abhängig vom Arbeitsablauf. Die Rohdaten sollten so lange verfügbar sein, bis entschieden ist, welche zusätzlichen Schichtdicken notwendig werden
[2] abhängig vom Arbeitsablauf. Für weitere Bildbearbeitungsmodalitäten benötigt man signifikant höhere Speicherkapazitäten.
[3] abhängig vom Arbeitsablauf. Bildnachbearbeitungen (MPR, MIP, VRT) können von MTAs sowohl am Scanner als auch an separaten Arbeitsstationen vorgenommen werden

systeme mit mehreren hundert Bildern pro Untersuchung sollte der RAM-Speicher nicht unter 2 GB liegen (Herz-CT: 4 GB oder mehr). Beschleunigerkarten für interaktive Volumentechniken ermöglichen eine Echtzeitinteraktion (mehrere Bilder pro Sekunde).

Der *Datentransfer* stellt einen möglichen Engpass dar. Schnelle Netzwerke mit einem Durchsatz von bis zu 1 Gbit/s sind dringend anzuraten. Multidetektor-CT-Untersuchungen produzieren gegenwärtig die größten Datenmengen, die in Bildarchivierungssystemen (PACS) gespeichert werden müssen. Es ist dabei noch nicht klar, ob alle Daten (auch der sekundäre Rohdatensatz) auf lange Zeit archiviert werden müssen oder ob es ausreicht, nur die dicken (z.B. 5 mm) axialen Schichten zu archivieren und die dünnen Schichten nur einen begrenzten Zeitraum zwischenzuspeichern, um gegebenenfalls weitere Bearbeitungen machen zu können, falls

neue Aspekte für die Befundauswertung auftauchen. Unabhängig davon muss der Transfer *aller* notwendigen Daten (was oft deutlich mehr als 1000 Bilder bedeutet, besonders wenn die Daten über mehrere Arbeitsplätze verteilt werden) innerhalb der Zeit abgeschlossen sein, die für die Patientenuntersuchung eingeplant war. Eine angemessene Vorausplanung verhindert ein blockiertes Netzwerk und suboptimalen Arbeitsfluss.

Die *Bilddokumentation* geschieht nur noch selten über Ausdruck von dicken axialen Schichten und eventueller MPR auf Film; stattdessen haben sich CD-ROMs und DVDs als Dokumentations- und Transfermedien durchgesetzt. Da jeder (PACS) Hersteller seine eigene DICOM-Bildbetrachtungs-Software mit auf die CD oder DVD schreibt, können diese auf jedem PC gelesen werden. Dennoch ist das Einlesen derartiger Disks in ein PACS noch stets

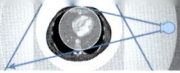

relativ zeitraubend. Eine zunehmende Standardisierung ist wünschenswert.

Die überweisenden Ärzte schätzen es im Allgemeinen, wenn wichtige axiale, multiplanare oder dreidimensionale Bilder auf Papier (farbig oder schwarz-weiß) ausgedruckt werden, da diese rascher betrachtet werden können und sich leicht der (analogen) Patientenakte beifügen lassen.

EKG-Synchronisation und kardiale CT

Für die Bildgebung des Herzens, aber auch zur Analyse von Pulsationseffekten, wird eine EKG-Synchronisation der Datenakquisition oder der Datenrekonstruktion notwendig. Zwei Techniken sind hierfür verfügbar: die *prospektive EKG-Triggerung*, bei der Daten innerhalb eines vordefinierten Intervalls des RR-Zyklus akquiriert werden, und das *retrospektive EKG-Gating*, bei dem die Daten während des gesamten Herzzyklus akquiriert werden und sich retrospektiv in verschiedenen Phasen rekonstruieren lassen (vgl. Abb. 1.**35**–1.**37**).

Um die Herzbewegung auszuschalten und Artefakte zu minimieren, ist eine hohe zeitliche Auflösung notwendig. Wie hoch die zeitliche Auflösung letztendlich sein muss, hängt von der abzubildenden Herzphase und der individuellen Kontraktilität der untersuchten Struktur ab. Die schnellsten Bewegungen innerhalb des Herzzyklus finden sich für die rechte Koronararterie, gefolgt vom Ramus circumflexus der linken Koronararterie; die geringsten Bewegungen verzeichnet der Ramus interventricularis anterius. Deutlich weniger Pulsation findet man für die Aorta oder periphere Gefäße. Auch zwischen Patienten bestehen erhebliche Unterschiede hinsichtlich der Herzbewegung und der dadurch verursachten Artefakte. Zwei Zeitpunkte innerhalb des Herzzyklus zeichnen sich durch eine relative Ruhephase aus: die Mitt-Diastole vor Beginn der atrialen Kontraktion bei niedrigen Herzfrequenzen und die End-Systole gegen Ende der Austreibungsphase bei hohen Herzfrequenzen (vgl. Abb. 23.**8**). Für eine scharfe Abbildung des Herzens ohne Bewegungsartefakte wird eine zeitliche Auflösung von 50–100 ms in der End-Systole und 100–200 ms in der Mitt-Diastole benötigt.

Mithilfe der Multidetektor-CT kann derzeit eine zeitliche Auflösung zwischen 50 und 300 ms erreicht werden, je nach verfügbarer Technik und Herzfrequenz. Damit erreicht die zeitliche Auflösung Größenordnungen, wie sie früher mithilfe der Elektronenstrahl-CT (EBCT) erreicht werden konnten. Die EBCT nutzt eine nichtmechanische Rotation des Röntgenstrahls für Akquisitionszeiten von 30–100 ms. Die EBCT war noch vor 10 Jahren vor allem in den USA für quantitative Calciummessungen an den Koronararterien sehr populär, wird aber gegenwärtig kaum noch eingesetzt. Aus diesem Grund wird sie hier nicht weiter diskutiert.

Teilscan-Rekonstruktion

Die Teilscan-Rekonstruktion ist eine Technik zur Erhöhung der zeitlichen Auflösung, die die Grundlage für die meisten kardialen Bildrekonstruktionsalgorithmen darstellt. Normalerweise werden Daten von einer oder mehreren 360°-Rotationen gebraucht, um ein CT-Bild zu rekonstruieren. Bei Teilscan-Rekonstruktionen beschränkt man die Anzahl der Projektionen auf ein Minimum. Für jedes Pixel im rekonstruierten Bild werden Projektionsstrahlen benötigt, die in etwa gleichem Winkelabstand einen 360°-Kreis ergeben. Für Pixel im Zentrum des Scanfeldes genügen dazu Projektionen einer 180°-Rotation. Außerhalb des Zentrums müssen mehr Daten gesammelt werden. Als Minimum werden Daten benötigt, die 180° plus einen Winkel abdecken, der gerade den rekonstruierten Bildausschnitt (field of view, FOV) erfasst (Abb. 1.**34**). Will man den maximalen Bildausschnitt (die Gantry-Öffnung) erfassen, so entspricht dieser zusätzliche Winkel dem Fächerwinkel des Röntgenstrahls.

In modernen Scannern mit kurzer Geometrie (d. h. kurzem Abstand zwischen Röhre und Gantry-

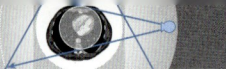

Abb. 1.34 **Teilscan-Rekonstruktion.**
Zur Bildrekonstruktion wird mindestens ein vollständiger Kreis von Projektionen für jeden Bildpunkt innerhalb des rekonstruierten Bildausschnitts (FOV) benötigt. Im Zentrum des Scanfeldes braucht man hierfür Daten von einer 180°-Rotation der Röntgenröhre (**a**). Außerhalb des Zentrums werden Daten gebraucht von 180° plus dem Winkel, den man benötigt, um das FOV zu erfassen (**b, c**). Darum müssen weniger Daten herangezogen werden, wenn ein kleineres FOV rekonstruiert wird, was eine Verbesserung der Zeitauflösung bedeutet.

Öffnung) beträgt der Fächerwinkel 60–90°. Dies bedeutet, dass die zeitliche Auflösung bei Teilscan-Rekonstruktion in der Größenordnung von 65–75% der Rotationszeit liegt. Einige Hersteller bieten jedoch eine optimierte Teilscan-Rekonstruktion an, bei der in Abhängigkeit von der Position eines Pixels innerhalb des Scanfelds nur jeweils die minimale Anzahl an Projektionen genutzt wird. Im Randbereich eines 20-cm-FOV beträgt der Fächerwinkel ca. 10°, was zu einer zeitlichen Auflösung von ca. 53% der Rotationszeit führt (Abb. 1.34). Auf diese Weise lässt sich für Herzuntersuchungen die zeitliche Auflösung deutlich verbessern: Bei einer Rotationszeit von 0,5 s ergibt sich dann eine zeitliche Auflösung von 265 ms gegenüber 330 ms bei Einsatz einer traditionellen Teilscan-Rekonstruktion.

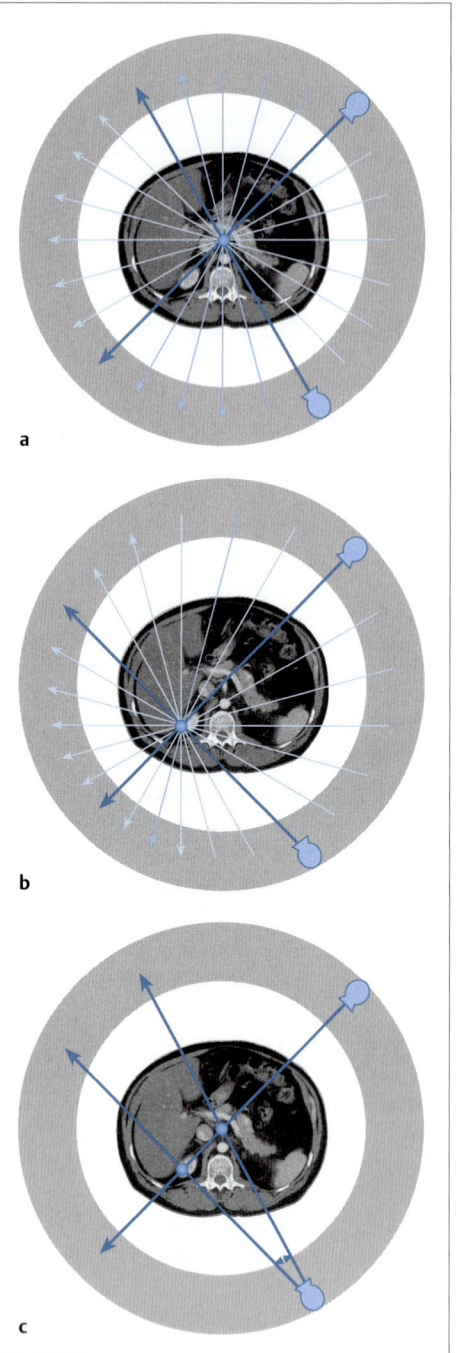

Prospektive EKG-Triggerung

Die prospektive EKG-Triggerung dient der sequenziellen Akquisitionen von mehreren simultanen Schichten während eines durch den Anwender vorgegebenen zeitlichen Akquisitionsfensters innerhalb des RR-Intervalls. Nur innerhalb dieses Akquisitionsfensters wird Strahlung angeschaltet (Abb. 1.35). Zur Optimierung der zeitlichen Auflösung wird eine Teilscan-Rekonstruktion einge-

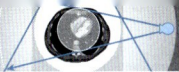

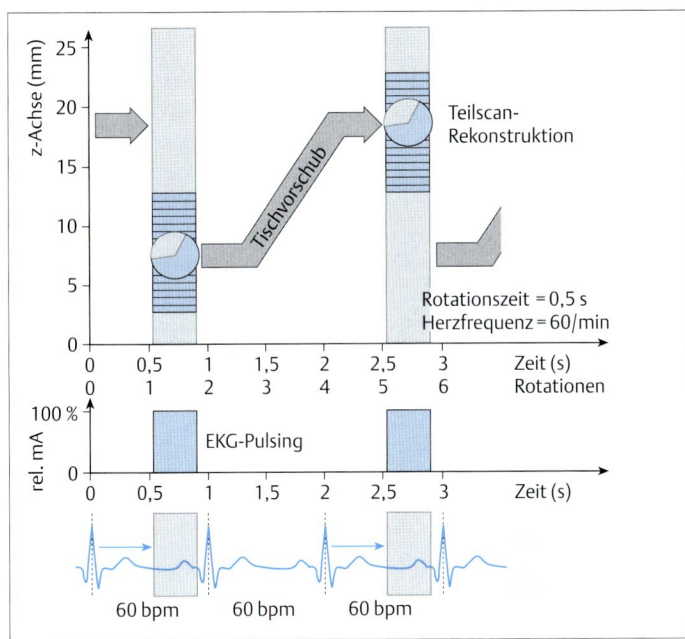

setzt. Der Tischvorschub zwischen aufeinander folgenden Akquisitionen wird so gewählt, dass keine oder eine minimale Überlappung entsteht. Für den Tischvorschub wird – je nach Hersteller – ca. 1 s benötigt, was bei höheren Herzfrequenzen bedeutet, dass jeder zweite Herzschlag zur Datenakquisition genutzt werden kann.

Anhand des EKG wird der Scan zu einem bestimmten Zeitpunkt innerhalb des RR-Intervalls gestartet. Der Anwender kann diesen Zeitpunkt auf verschiedene Weisen bestimmen: als fixes Delay nach der R-Zacke, als relatives Delay in Prozent des RR-Intervalls oder als fixes Delay vor der nachfolgenden R-Zacke (vgl. Abb. 23.**11**). Allerdings muss hierbei berücksichtigt werden, dass der Scanner die Länge des RR-Intervalls oder den Zeitpunkt der nächsten R-Zacke nur schätzen kann. Hierzu werden Algorithmen gebraucht, die das Verhalten des Herzschlags während der vorausgehenden RR-Intervalle nutzen, um eine möglichst gute Einschätzung machen zu können. Bei Arrhythmie oder plötzlichem Anstieg der Herzfrequenz versagen diese Algorithmen noch oft. Aus diesem Grund ist eine stabile Herzfrequenz notwendig, um gute Resultate erreichen zu können.

Bei der prospektiven EKG-Triggerung lässt sich gegenwärtig eine zeitliche Auflösung von etwas mehr als der Hälfte der Rotationszeit erreichen. Die zeitliche Auflösung (die Länge des „Akquisitionsfensters") variiert von ca. 180 ms bei RT = 0,33 s und modernen Algorithmen (s. oben) bis 330 ms bei

RT = 0,5 s und traditionellen Algorithmen. Eine scharfe Abbildung des Herzens gelingt mit einem derartig langen Akquisitionsfenster nur in der (Mitt-)Diastole (etwa 70 % des RR-Intervalls), was niedrige Herzfrequenzen unter 70 Schlägen pro Minute (bpm) für 180 ms und unter 55 bpm für 330 ms Auflösung voraussetzt. Aus diesem Grunde wird die prospektive Triggerung derzeit vorwiegend für die Quantifizierung des Koronarkalks (Calciumscoring) eingesetzt, da hierbei leichte Bewegungsartefakte in Kauf genommen werden können, sofern nur eine Abschätzung des koronaren Risikos abgeleitet werden soll. Für Verlaufsuntersuchungen ist jedoch eine genauere Bestimmung des Kalks notwendig, so dass Bewegungsartefakte minimiert werden müssen. Hierzu ist die Gabe von Betablockern sinnvoll, um die Diastole soweit möglich zu verlängern und die Herzfrequenz stabil zu halten.

Bei Dual-Source-Scannern ist mit der prospektiven Triggerung prinzipiell eine zeitliche Auflösung von 90 ms möglich, was eine Gabe von Betablockern nicht mehr zwingend notwendig macht. Allerdings bleibt die Herzfrequenz mit Betablockern stabiler und es treten weniger Stufenartefakte zwischen den Einzelakquisitionen auf.

Da alle Daten zur Bildrekonstruktion verwendet werden, muss die Expositionsdosis für den Patienten in Vergleich zum konventionellen CT nicht erhöht werden. Bei identischem Bildrauschen liegt die Dosis auf oder unterhalb des Niveaus einer EBCT.

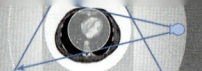

Retrospektives EKG-Gating

Retrospektives EKG-Gating basiert darauf, dass während eines Spiralscans mit niedrigem Pitch gleichzeitig ein EKG-Signal aufgenommen wird. Für die Bildrekonstruktion werden lediglich Daten innerhalb eines bestimmten Akquisitionsfensters innerhalb des RR-Intervalls eingesetzt. Um ausreichend viel Datenmaterial für die Bildrekonstruktion zur Verfügung zu haben, ist eine überlappende Datenakquisition mit einem niedrigen Pitch-Faktor von 0,15–0,4 erforderlich. Der Pitch wird an die Herzfrequenz angepasst, je höher die Frequenz, desto höher der Pitch.

Wie bei der prospektiven EKG-Triggerung kann der Anwender das Akquisitionsfenster über ein fixes Delay nach der R-Zacke, ein relatives Delay in Prozent des RR-Intervalls oder ein fixes Delay vor der nachfolgenden R-Zacke festlegen (vgl. Abb. 23.**11**). Zu bedenken ist jedoch, dass sich die Systole in etwa proportional mit zunehmender Herzfrequenz verkürzt, während die Diastole deutlich schneller abnimmt. Aus diesem Grund gebrauchen manche Hersteller (z.B. Philips) einen Algorithmus, der diesem Verhalten Rechnung trägt und dafür sorgt, dass ein Akquisitionsfenster von z.B. 70% stets derselben (mitt-diastolischen) Herzphase zugeordnet wird.

Neuere Algorithmen können darüber hinaus Arrhythmien erkennen und automatisch ungeeignete Intervalle verwerfen oder Daten aus dem geeigneten Akquisitionsfenster für die Bildrekonstruktion verwenden. Hierdurch wird die Sensibilität gegenüber Arrhythmien deutlich verringert.

Multiphasische Rekonstruktionen zu verschiedenen Zeiten des RR-Intervalls ermöglichen eine funktionelle kardiale Bildgebung während verschiedener Herzphasen.

Bildrekonstruktion

Die Breite des Akquisitionsfensters, und damit die Zeitauflösung, wird bestimmt durch die Rotationszeit und die Anzahl der für die Datenrekonstruktion gebrauchten Herzzyklen.

Bei der *Ein-Sektor-Rekonstruktion* wird nur ein einzelner Herzzyklus für die Datenrekonstruktion gebraucht (Abb. 1.**36**). Da eine Variante der Teilscan-Rekonstruktion eingesetzt wird (mit Interpolation zwischen angrenzenden Schichten, um die Tischbewegung zu kompensieren), ergeben Ein-Sektor-Rekonstruktionen eine Zeitauflösung von besten-

Abb. 1.36 Retrospektives EKG-Gating.
Hierfür wird ein Spiralscan mit niedrigem Pitch-Faktor eingesetzt, wobei retrospektiv bestimmte Bereiche des RR-Intervalls für die Bildrekonstruktion ausgewählt werden. Bei der Ein-Sektor-Rekonstruktion trägt lediglich ein Herzzyklus zum Bild bei, das mithilfe einer Teilscan-Rekonstruktion berechnet wird. Wird die Dosis während des Scans konstant gehalten (keine EKG-Modulation), so ergibt sich die zeitliche Dosisausbeute aus der Relation zwischen Akquisitionsfenster und Länge des RR-Intervalls. Die zeitliche Dosisausbeute sinkt dabei mit kürzerem Akquisitionsfenster (höhere Zeitauflösung) und langsamerer Herzfrequenz.

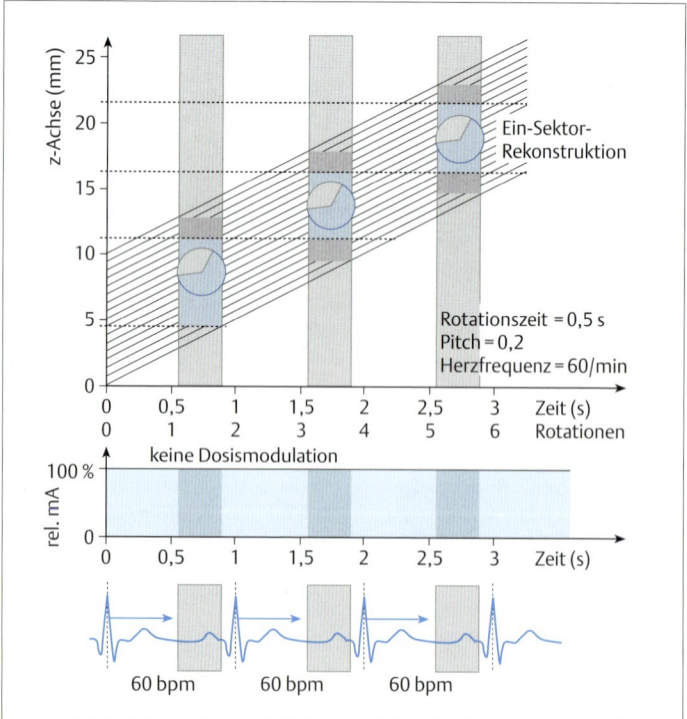

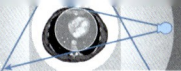

falls 50 % der Rotationszeit. Bei einer Rotationszeit von 0,5 s liegt die Zeitauflösung bei bestenfalls 250 ms, bei einer Rotationszeit von 0,33 s beträgt sie bestenfalls 165 ms. Um eine scharfe Abbildung zu gewährleisten, sollte die Herzfrequenz ausreichend niedrig sein und die Patienten sollten gegebenenfalls Betablocker erhalten.

Bei der *Multisektorrekonstruktion* werden Daten aus mehreren Herzzyklen für die Bildrekonstruktion herangezogen (Abb. 1.37). Unter den günstigsten Bedingungen trägt jeder Herzzyklus unterschiedliche Anteile der Rohdaten bei, die für die Teilscan-Rekonstruktion gebraucht werden. Auf diese Weise lässt sich die Zeitauflösung um einen Faktor verbessern, der identisch mit der Anzahl der für die Rekonstruktion eingesetzten Herzzyklen ist. Bei einer Rotationszeit von z. B. 0,4 s würde eine Ein-Sektor-Rekonstruktion eine Zeitauflösung von 200 ms ergeben, während eine 4-Sektor-Rekonstruktion im besten Fall eine Zeitauflösung von 50 ms ergibt. Die real erreichbare Zeitauflösung ist jedoch abhängig von Synchronisationseffekten zwischen Herzfrequenz und Rotationszeit der Röhre. Sind die Herzbewegung und der Röhrenumlauf derart synchronisiert, dass identische Projektionen mit derselben Position des Herzens übereintreffen, so ergibt sich keine für die Bildrekonstruktion relevante Informa-

tion aus zusätzlichen Herzzyklen. Im ungünstigsten Fall kann dadurch die Zeitauflösung gegenüber einer Ein-Sektor-Rekonstruktion nicht verbessert werden. Als Folge einer Multisektorrekonstruktion gibt es daher günstige und ungünstige Herzfrequenzen, so dass die Zeitauflösung zwischen den besten Werten (die sich aus der Anzahl der Sektoren ergeben) und den niedrigsten Werten (identisch der Ein-Sektor-Rekonstruktion) schwankt (Abb. 1.38).

Zeitauflösung

Die Zeitauflösung bei Ein-Sektor-Rekonstruktionen ist im Regelfall so gering, dass eine scharfe Abbildung lediglich während der Mitt-Diastole bei niedrigen Herzfrequenzen erreicht wird, da dann die bewegungsfreie Zeit am längsten ist. In der Regel ist hierfür der Einsatz von Betablockern erforderlich.

Will man auch bei höheren Herzfrequenzen scharfe Bilder rekonstruieren, so sind Multisektorrekonstruktionen erforderlich. Da bei dieser Technik jedoch die zeitliche Auflösung schwankt, kann es bei ungünstigen Herzfrequenzen zu erheblichen Bewegungsunschärfen kommen. Um auch bei ungüns-

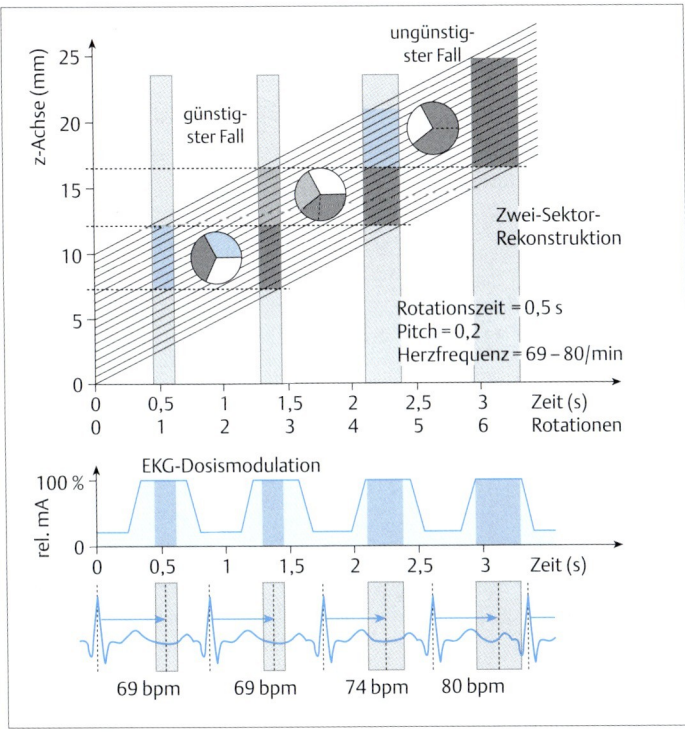

Abb. 1.37 Multisektorrekonstruktion.
Bei einer Multisektorrekonstruktion (hier: zwei Sektoren) werden die für die Teilscan-Rekonstruktion benötigten Daten aus zwei RR-Intervallen aufgefüllt. Im günstigsten Fall halbiert sich das Akquisitionsfenster (doppelte Zeitauflösung); bei Synchronisation zwischen Herzbewegung und Röhrenrotation kann es jedoch vorkommen, dass das Akquisitionsfenster so breit bleibt wie bei einer Ein-Sektor-Rekonstruktion. Durch EKG-Modulation lässt sich die Dosis während der nicht für die Bildrekonstruktion gebrauchten Teile des RR-Intervalls reduzieren.

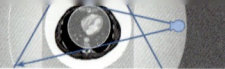

Abb. 1.38 **Zeitauflösung.**

a Bei einer Ein-Sektor-Rekonstruktion bleibt die Zeitauflösung unabhängig von der Herzfrequenz konstant. Um bewegungsfreie Bilder zu erzeugen, ist bei herkömmlichen Scannern mit einer Röntgenröhre die Gabe von Betablockern erforderlich. Durch Zwei-Sektor-Rekonstruktionen und adaptive Multisektorrekonstruktionen lässt sich die Zeitauflösung für viele Herzfrequenzen reduzieren. Allerdings geht die Zeitauflösung für bestimmte, ungünstige Herzfrequenzen wieder auf die einer Ein-Sektor-Rekonstruktion zurück.

b Durch Variation der Rotationszeit kann eine ausreichende Zeitauflösung bei allen Herzfrequenzen erreicht werden. Allerdings darf sich hierfür die Herzfrequenz während des Scans nicht zu stark verändern. Bei Einsatz eines Dual-Source-Scanners erreicht man trotz Ein-Sektor-Rekonstruktion eine Zeitauflösung von ca. 83 ms, unabhängig von der Herzfrequenz.

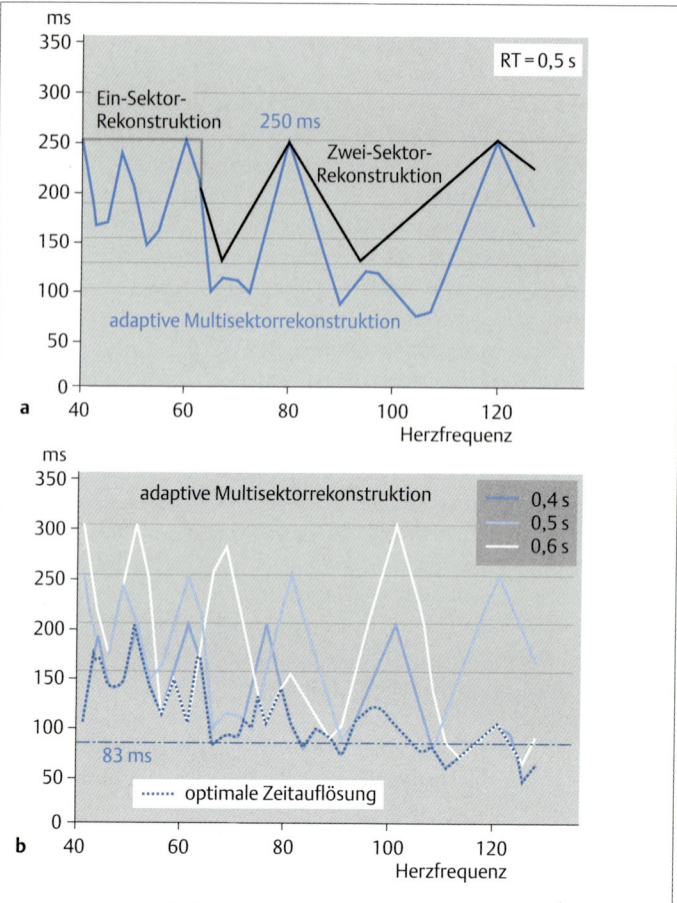

tigen Herzfrequenzen scharfe Abbildungen zu erhalten, kann es sinnvoll sein, die Rotationszeit der Röhre zu reduzieren, um so Synchronisationseffekte zu vermeiden (Abb. 1.38 b). Ein Hersteller (Toshiba) benutzt eine Test-Atemanhalteperiode, um die mittlere Herzfrequenz während des folgenden Scans vorhersagen zu können. Aus dieser Herzfrequenz wird die optimale Rotationszeit für den eigentlichen Scan bestimmt. Dies setzt voraus, dass die reale Herzfrequenz während des Scans wenig von der mittleren Herzfrequenz innerhalb der Testphase abweicht.

Bei Dual-Source-Systemen kann im Regelfall eine Ein-Sektor-Rekonstruktion benutzt werden, da hierbei die Zeitauflösung ca. 85 ms beträgt, die für die Mehrzahl der Herzfrequenzen ausreichend kurz ist (Abb. 1.38 b).

Zeitliche Dosisausbeute und Strahlenexposition

Mit höherer Zeitauflösung wird das Akquisitionsfenster schmaler. Damit nimmt auch das Verhältnis der Breite des Akquisitionsfensters zur Breite des RR-Intervalls ab, was bedeutet, dass ein kleinerer Teil der Daten zur Bildrekonstruktion herangezogen wird. So ist z.B. bei einer Herzfrequenz von 80 die Länge des RR-Intervalls 750 ms. Verbessert sich die Zeitauflösung von 150 ms nach 75 ms, so nimmt der Prozentsatz der Strahlungsdosis, der zum rekonstruierten Bild beiträgt, von 20 auf 10% ab (vgl. Abb. 1.37). Mit anderen Worten: Je höher die Zeitauflösung, desto geringer die *zeitliche Dosisausbeute* und desto mehr Dosis bleibt ungenutzt.

Aus diesem Grund ist es sinnvoll, eine sog. *EKG-Modulation* der Röntgenstrahlung einzusetzen, bei

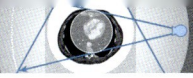

der die Strahlung in den Phasen des Herzzyklus reduziert wird, in denen keine diagnostische Bildqualität erreicht werden soll. Hierfür wählt der Anwender ein Zeitfenster, während dem der volle Röhrenstrom appliziert wird (vgl. Abb. 1.**37** und 23.**15**). Dieses Zeitfenster hängt von der Herzfrequenz des Patienten ab: Bei Herzfrequenzen unter 60 liegt es im Regelfall zwischen 60 und 70% des Herzzyklus (Mitt-Diastole), bei Herzfrequenzen über 80 liegt es im Bereich von 30–40% (End-Systole). Bei Herzfrequenzen zwischen 60 und 80 muss dieses Zeitfenster zwischen 30 und 80% gewählt werden. Während der übrigen Zeit wird der Röhrenstrom auf ca. 20% (je nach Hersteller) reduziert, so dass die resultierende Bildqualität noch für funktionelle Auswertungen in anderen Herzphasen ausreicht (Berechnung der Herzauswurfleistung).

Die Hersteller bieten weitere Dosis reduzierende Techniken an. Sofern das Herz mehr in die Mitte des Messfeldes gerückt wird (d.h. der Patient muss mehr auf der rechten Seite der Untersuchungsliege liegen), kann der Strahlungswinkel (Fächerwinkel) reduziert werden, so dass die mehr peripheren Anteile des Thoraxraumes nicht von der Strahlung erfasst werden. Solch eine Technik (reduziertes Scan Field of View) nimmt bewusst Artefakte am Rand des Abtastfeldes in Kauf (vgl. Abb. 7.**45 c**), die für das interessierende Messfeld unwesentlich sind und aus dem Abbildungsbereich herausgerechnet werden können. Durch die Wahl eines kleineren *Scan Field of View* (< 24 cm) und die Zentrierung auf das Herz sind solche Artefakte nicht mehr sichtbar, während gleichzeitig die Expositionsdosis für Haut und Brust deutlich reduziert ist. Ähnliche Effekte lassen sich durch spezielle Filter hinter der Röntgenröhre erzielen, die eine Bestrahlung der Körperperipherie außerhalb der Herzregion minimieren.

Eine Verbesserung der Bildqualität bei niedriger Dosis lässt sich durch spezielle *Bildfilter* erreichen, die das Bildrauschen unterdrücken, ohne Bildkanten zu verschmieren. Derartige Filter lassen sich auch dazu nutzen, die Dosis zu reduzieren, ohne einen Verlust an Bildqualität in Kauf nehmen zu müssen.

Durch Einsatz einer *niedrigeren Röhrenspannung* (80–100 kV) erhöht sich die Röntgenabsorption von Kontrastmitteln, was bei der CTA der Koronarien dazu genutzt werden kann, einen stark erhöhten Gefäßkontrast zu erreichen. Dies erlaubt es, ein höheres Bildrauschen in Kauf nehmen zu können, was bedeutet, dass man mit einer niedrigeren Strahlendosis auskommen kann. Allerdings ist dieses Verfahren bei adipösen Patienten nicht zu empfehlen.

CT-Fluoroskopie

Grundlagen und Bildrekonstruktion

Die CT-Fluoroskopie ermöglicht eine Echtzeitdatenrekonstruktion und damit eine CT-Durchleuchtung.

Grundlage für die CT-Fluoroskopie ist eine Teilscan-Rekonstruktion. Deren zeitliche Auflösung ist jedoch für eine Echtzeitbildgebung nicht ausreichend. Um dennoch den Effekt einer Durchleuchtung zu erzeugen, werden Rohdaten in zeitlich überlappender Form rekonstruiert. Hierfür wird jede 360°-Rotation in Sektoren aufgeteilt, die separat durch gefilterte Rückprojektion rekonstruiert werden. Sobald die Röhre einen neuen Sektor abgetastet hat, wird der alte aus dem Bild entfernt und stattdessen der neue gebraucht. Das fertige Bild besteht aus der Summe der Rekonstruktionen der einzelnen Sektoren. Schnelle Bildwiederholungsraten von bis zu 8 in der Sekunde sind mit einer solchen Technik möglich (Abb. 1.**39**).

Technik

Die Fluoroskopie dient der Echtzeitüberwachung interventioneller Anwendungen. Für solche Prozeduren sind ein Fußschalter oder ein tischnahes Bedienpult und ein Monitor im Untersuchungsraum notwendig. Durch Tischbewegungen lassen sich die interessierende Region und Nadellage interaktiv kontrollieren. Mitunter, insbesondere dann, wenn die Nadel die Schichtebene verlässt und die Richtung der Abweichung nicht schlüssig ist, kann es allerdings etwas mühselig werden, den Tisch richtig zu positionieren.

Die korrekte Repositionierung gelingt sehr viel einfacher, wenn an einem Multidetektor-CT ein

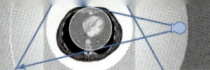

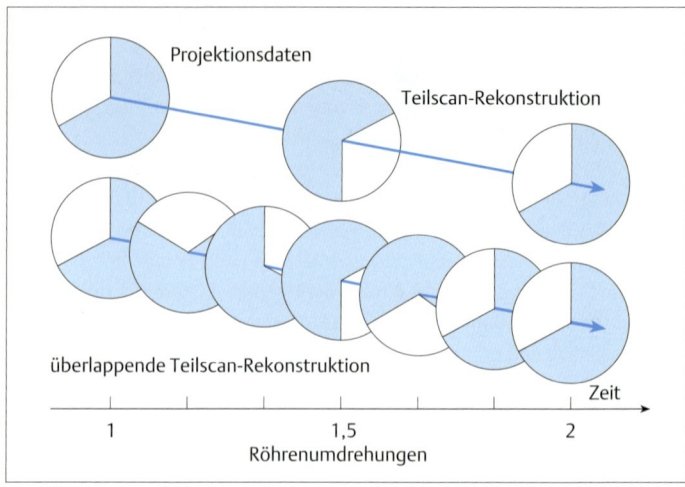

Abb. 1.39 **Prinzip der CT-Fluoroskopie.** Eine Teilscan-Rekonstruktion verbessert die zeitliche Auflösung. Die temporäre Überlappung der Bilder führt zu einem Durchleuchtungseffekt.

Projektionsdaten

Teilscan-Rekonstruktion

überlappende Teilscan-Rekonstruktion

Zeit

1   1,5   2

Röhrenumdrehungen

4-Schicht-Modus eingesetzt wird und auf dem Monitor 4 Bilder zugleich abgebildet werden. Dies erlaubt es, rasch die korrekte Richtung zu erfassen und die Nadel zu repositionieren. Einige Hersteller bieten die Möglichkeit, die beiden inneren Schichten (Zielschicht) zusammenzufassen und die Schichten ober- und unterhalb der Zielschicht simultan zu erneuern und abzubilden (vgl. Abb. 6.**3**).

Strahlenschutz

Werden die mAs-Werte von normalen CT-Untersuchungen auch für die CT-Fluoroskopie beibehalten, so steigt die Dosis der interessierenden Schicht sehr stark an. Im Vergleich zu einer in 1 s aufgenommenen konventionellen Schicht würden 10 s Fluoroskopie die Dosis um das 10fache erhöhen. Aus diesem Grund verwenden die Fluoroskopie-Voreinstellungen niedrige mAs-Werte und – so möglich – niedrige kV-Zahlen. Die Minderung der Exposition bringt zwangsläufig eine Minderung der Bildqualität mit sich, was die Detektion des Zielgebietes und die sichere Positionierung der Nadel behindern kann. Aus diesem Grund wird die Dosis an die Patientengröße (höhere kV bei adipösen Patienten) und die Organregion (höhere mAs bei Abdomen) angepasst. Durch Einsatz einer möglichst weiten Fenstereinstellung zur Bildwiedergabe kann störendes Bildrauschen gemildert werden. Trotzdem ist die Dosis bei einer CT-Fluoroskopie immer noch höher als bei der konventionellen CT-gestützten Biopsie.

Gewöhnlich kommt man mit konventionellen „Step-and-Shoot-Techniken" ebenso schnell voran wie mit Fluoroskopie-gestützten Anwendungen, vorausgesetzt, es befindet sich ein Fußschalter und Monitor im Untersuchungsraum. Die Fluoroskopie sollte schwierigeren Interventionen vorbehalten bleiben, bei denen die konventionelle Technik zu unsicher und langsam ist (z.B. Lungenherde nahe des Zwerchfells, schwierige Regionen im Abdomen).

Schutzhandschuhe und spezielle Instrumentarien (z.B. Nadelhalter) sollten den Untersucher vor Strahlung schützen.

2 Bildbearbeitung und Darstellungstechniken

M. Prokop

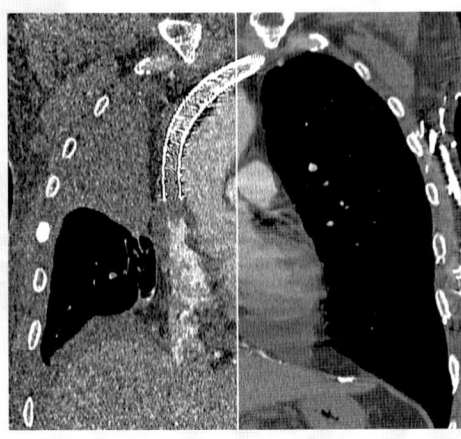

Die Computertomographie ist primär ein transaxial bildgebendes Verfahren. Die konventionellen Geräte erfassten zwar ein dreidimensionales Volumen, Informationen in der Patientenlängsachse (z-Richtung) waren aber nur eingeschränkt verfügbar. Erst mit Einführung der Spiral- und Multidetektorsysteme ist die CT zu einer echten dreidimensionalen bildgebenden Methode avanciert.

Alle zweidimensionalen (2D) und dreidimensionalen (3D) Bildbearbeitungstechniken bauen auf einer axialen Schnittbildserie auf. Diese Schnitte werden rechnerisch zu einem Volumen zusammengefasst, das weiter bearbeitet und verändert werden kann.

Die Spiral- und Multidetektortechnik haben die Datenakquisition revolutioniert. Mit adäquat eingestellten Scanparametern können – im Gegensatz zu den qualitativ unzureichenden Rekonstruktionen konventioneller CT-Geräte – 2D- und 3D-Bilder in hervorragender Qualität generiert werden. Mit den Datensätzen eines Multidetektor-CT wird eine nahezu isotrope Bildgebung Standard, allerdings erhöht sich das Bildrauschen. Daher wurden rauschunterdrückende Techniken entwickelt, um die Vorteile der besseren Ortsauflösung optimal nutzen zu können.

Die Vielzahl der 2D- und 3D-Bildbearbeitungstechniken ist in Tab. 2.1 zusammengefasst. Die multiplanare Rekonstruktion (MPR) stellt das wichtigste Instrument zur Bildbearbeitung dar und ermöglicht die Bildreformation in beliebiger Ebene und Achse im Volumen sowie gekrümmte Rekonstruktionen. Die Maximum-Intensitäts-Projektion (MIP) wird vorrangig für die CT-Angiographie eingesetzt. Mittels Oberflächendarstellungen (Shaded Surface Display, SSD) werden komplexe anatomische Struk-

turen der Gefäße oder des Skeletts visualisiert. Die Volumendarstellung (Volumen-Rendering-Technik, VRT) schließlich stellt das vielfältigste Bearbeitungsinstrument dar. Eine interaktive Manipulation der Datensätze wird immer wichtiger, je größer das Volumen der akquirierten Daten ist und je subtiler die diagnostische Fragestellung wird.

Tab. 2.1 ⋯→ *Übersicht über die 2D- und 3D-Bildbearbeitungsmethoden*

2D-Methoden	
Cine-Mode	
Multiplanare Reformation	MPR
Gekrümmte Reformation (curved planar reformation)	CPR
Gefäß-Tracking	
3D-Methoden	
Maximum-Intensitätsprojektion	MIP
Minimum-Intensitätsprojektion	MinIP
Oberflächenrekonstruktion (Shaded Surface Display)	SSD
Volumenrekonstruktion (Volume Rendering Technique)	VRT
Doppelkontrasteffekt (Tissue Transition Projektion)	TTP
Summenprojektion	
Segmentationsmethoden	
Schneidefunktionen	
Konnektivitätsfunktion (region growing)	
Dilatation/Erosion	
Füllfunktionen	
Entfernung fliegender Voxel	
Wasserscheiden-Algorithmus	
Automatische Volumenberechnung	
Automatische Knochenentfernung	
Automatische Herzsegmentation	

Datenvolumen

Voxelbasiertes versus gitterbasiertes Modell

Bei der konventionellen CT ist das Datenvolumen in Volumenelemente (Voxel) untergliedert. Die Schichtebene (xy-Ebene) des Voxels entspricht dem Pixel im axialen Schnittbild, die Voxelhöhe (z-Ebene) wird durch die Schichtkollimation bestimmt (Abb. 2.1 **a**). Mit der Spiral-CT und auch mit einigen konventionellen Scannern ist eine überlap-

pende Schichtführung möglich. Darüber hinaus ist das Schichtempfindlichkeitsprofil glockenförmig, so dass ein Voxel Bildinformationen seiner Nachbarvoxel besitzt. Dies führt zu einem etwas unhandlichen *voxelbasierten Modell* des 3D-Bilddatensatzes: Die Voxel haben aufgrund des Schichtprofils keine scharf definierten oberen und unteren Grenzen mehr und überlappen signifikant in der z-Achse. Hilfreicher ist ein gitterbasiertes Modell: Das Zentrum jedes einzelnen Voxels wird zur Bildung eines

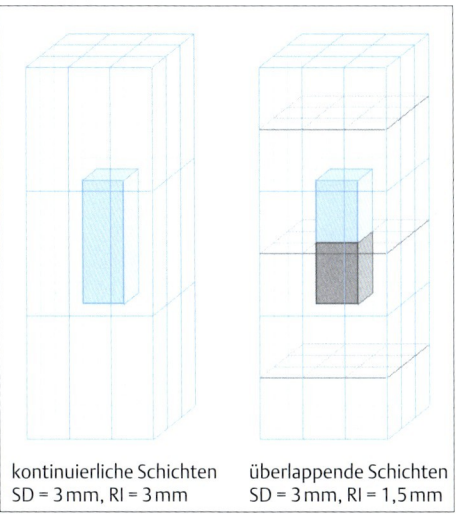

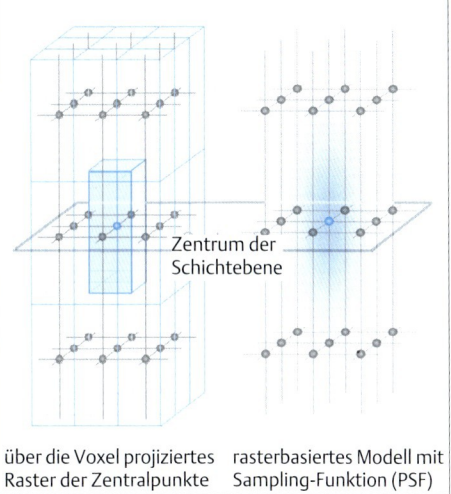

| kontinuierliche Schichten SD = 3 mm, RI = 3 mm | überlappende Schichten SD = 3 mm, RI = 1,5 mm | über die Voxel projiziertes Raster der Zentralpunkte | rasterbasiertes Modell mit Sampling-Funktion (PSF) |

Abb. 2.1 **Repräsentation des 3D-Datenvolumens.**

a Das voxelbasierte Modell, das kastenförmige Voxel voraussetzt, versagt letztlich bei der Beschreibung überlappender Schichten und bei nicht rechteckförmigen Schichtprofilen.

b Das Gittermodell definiert einen Punkt in der Mitte jedes Voxels. Jeder Punkt repräsentiert Daten entlang der z-Achse (entsprechend des Schichtempfindlichkeitsprofils) und innerhalb der Schichtebene (entsprechend der Verwischungsfunktion, „Point Spread Function").

3D-Gitters genutzt. Die Gitterabstände in der z-Achse entsprechen dann dem Rekonstruktionsinkrement, die in der xy-Ebene der Pixelgröße (Abb. 2.**1 b**). Jedes Gitterkreuz bestimmt die Dichte (CT-Wert) des korrespondierenden Pixels im axialen CT-Bild.

Auflösung ist mit einem solchen Protokoll isotrop. Da die Ortsauflösung in der xy-Ebene durch den Faltungskern, die Ortsauflösung in z-Richtung durch die Schichtweite bestimmt wird, müssen beide Werte für eine exakt isotrope Auflösung aneinander angepasst werden.

3D-Sampling-Funktion

Der CT-Wert an jedem Gitterkreuz enthält Information des umgebenden Volumens in Abhängigkeit vom Schichtprofil in der z-Richtung und des Faltungskerns in der xy-Ebene. Diese sog. Sampling-Funktion kann durch die Untersuchung einer winzigen Bleikugel anhand der resultierenden Bilder in der xy-, xz- und yz-Ebene sichtbar gemacht werden (Abb. 2.**2**). Die Sampling-Funktion hat nicht die Form eines Quaders, sondern ist ellipsoid. Die Ortsauflösung in der xy-Ebene bestimmt den kurzen Durchmesser der Ellipse, das Schichtprofil den langen. Abb. 2.**2** demonstriert die Kugelform der Sampling-Funktion bei einer 1-mm-Kollimation. Hierbei tritt keine Verzerrung in der z-Achse auf, d. h. die

Sekundärer Rohdatensatz

Je *isotroper* der Datensatz, desto besser die Qualität der 2D- und 3D-Rekonstruktionen. Die Multidetektor-CT nutzt dafür die Rekonstruktion eines sekundären Rohdatensatzes mit dünnen überlappenden Schichten. Bei sehr dünnen Schichten kann das Bildrauschen zum Problem werden und bei verschiedenen Bildverarbeitungstechniken Artefakte verursachen. Um diese zu minimieren, bedarf es neben einer adäquaten Dosiseinstellung eines glättenden Faltungskerns und rauschunterdrückender Filterungstechniken.

Abb. 2.2 Sampling-Funktion („Point Spread Function").

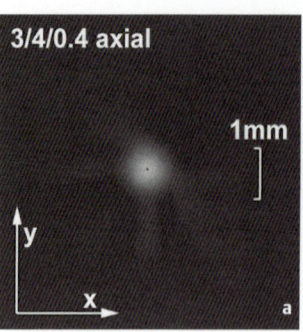
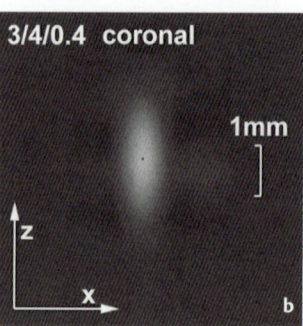
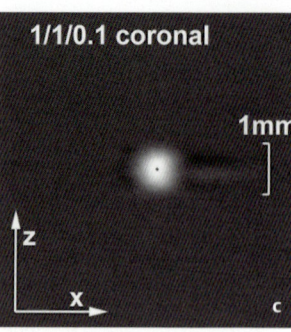

a Die in jedem Gitterpunkt des Datenvolumens enthaltene Information kann durch die Untersuchung eines Bleikügelchens sichtbar gemacht werden (dunkler Punkt in Bildmitte). Bereits in der xy-Ebene ist eine Verwischung gegeben.

b Eine Längsdistorsion entsteht in der z-Achse bei SC/TF = 3/4.

c Die Verwischung in z-Richtung wird bei SC/TF = 1/1 identisch zur Verwischung in der xy-Ebene (isotrope Auflösung).

Cine-Mode

Der Cine-Mode ist ein exzellentes Werkzeug zur Analyse größerer Mengen an Schnittbildern – egal ob axial oder multiplanar. Für den Untersucher ist es wichtig, Bildablauf und Geschwindigkeit interaktiv kontrollieren zu können. Mittels Computermaus oder Trackball sollte es möglich sein, die Geschwindigkeit interaktiv anzupassen, um sowohl eine große Anzahl von Schnittbildern rasch durchmustern als auch interessierende Schichten sorgfältig analysieren zu können.

Der Cine-Mode bietet eine Reihe von Vorteilen. Die Beurteilung größerer Bildmengen wird deutlich beschleunigt, komplexe Strukturen, die die Schnittebene mehrmals kreuzen, können genauer zugeordnet werden (z. B. Gefäße oder Darmschlingen), pathologische Befunde sind klarer zu lokalisieren (z. B. in der Lunge oder Leber) und die Produktivität der Bildarchivierungs- und Kommunikationssysteme (PACS) wird gesteigert. Aufgrund des hohen Bildaufkommens ist der Cine-Mode Betrachtungsmethode der Wahl bei Anwendern von Multidetektorsystemen.

Fehlermöglichkeiten

In der Initialphase nach Umstellung von der Filmbeurteilung auf die interaktive Cine-Betrachtung am Monitor besteht ein gewisses Risiko, Befunde zu übersehen. Grund dafür ist das gewohnte Bildmuster des Filmausdruckes: Jede Normabweichung auf dem Einzelbild wird vom erfahrenen Untersucher entdeckt, auch wenn sie ungewöhnlich lokalisiert ist (z. B. eine Hautmetastase). Bei der Cine-Betrachtung ist der Radiologe gehalten, jedes Organsystem für sich zu betrachten, so dass viele Anwender ihre Befundungsgewohnheiten ändern müssen.

Multiplanare Reformationen

Prinzip

Multiplanare Reformationen (MPR) sind zweidimensionale umformatierte Bilder, die aus einem Stapel axialer Bilddaten in beliebiger Ebene rekonstruiert worden sind (Abb. 2.3). Coronale oder sagittale Rekonstruktionen entstehen durch Auswahl und Darstellung jeweils übereinander liegender Voxel in der entsprechenden Ebene. Schräge oder gekrümmte Rekonstruktionen werden ähnlich erstellt, allerdings muss hier zwischen benachbarten Bilddaten interpoliert werden.

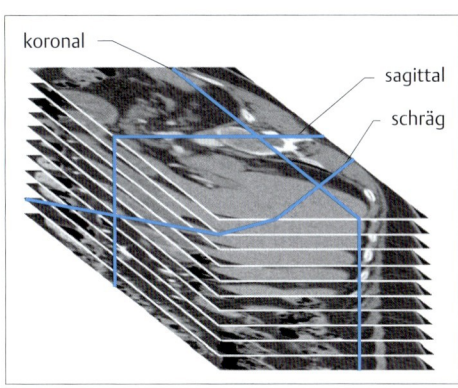

koronal
sagittal
schräg

Abb. 2.3 **Prinzip der multiplanaren Reformation (MPR).** Die Bilder werden aus einem „Stapel" axialer Schichten rekonstruiert.

Festlegen der Rekonstruktionsebene

Die Schnittrichtung einer MPR wird auf der Arbeitsplattform interaktiv an einem passenden Referenzbild definiert – es kann sich dabei sowohl um eine axiale Schicht, eine andere MPR oder ein 3D-Bild handeln, wie z.B. eine Maximum-Intensitäts-Projektion (MIP) oder eine Oberflächenrekonstruktion (Shaded Surface Display, SSD). Durch Einzeichnen der Schnittlinie wird die neue Schicht senkrecht zum Referenzbild festgelegt. Diese Linie kann in beliebiger Richtung definiert werden: orthogonal, schräg oder gekrümmt.

Gekrümmte Rekonstruktion (Curved Planar Reformation, CPR)

Gekrümmte Rekonstruktionen dienen der Darstellung von Strukturen, die multiple axiale Schichten eines Schnittvolumens kreuzen (z.B. Bronchus oder

Blutgefäß). Zu diesem Zweck bedarf es einer Arbeitsplattform, die eine Definition der Rekonstruktion an unterschiedlichen Schnitten gestattet, da derartige Strukturen in axialen Referenzschichten oft wiederholt angeschnitten sind. Für tubuläre Strukturen mit ausreichendem Kontrast zur Umgebung bietet moderne Software eine halbautomatische Detektion einer Zentrallinie an (Abb. 2.4). Für diese Zentrallinie müssen nur einige wenige Referenzpunkte innerhalb der tubulären Struktur gesetzt werden, worauf die Software automatisch den Weg durch das Zentrum der interessierenden Struktur findet (*Vessel Tracking*).

Dickschicht-MPR (Slab MPR)

Normalerweise hat eine MPR die Breite eines Voxels. Wird nicht ein einziges Voxel, sondern eine Reihe nebeneinander liegender Voxel berücksich-

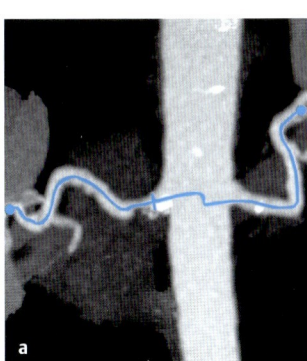
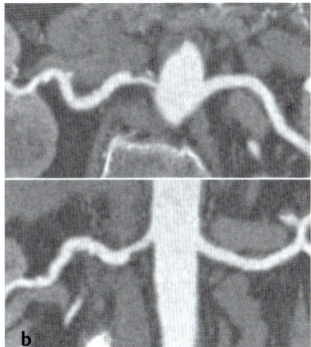

Abb. 2.4 **Gefäß-„Tracking".**
a Nach Wahl einzelner Referenzpunkte wird eine Linie durch das Zentrum der vaskulären Struktur gezogen (für MPR- oder MIP-Bilder) (a).
b Für Detailbeurteilungen der Gefäßwand lässt sich das erzielte Bild entlang einer zentralen Achse rotieren.

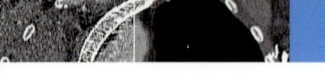

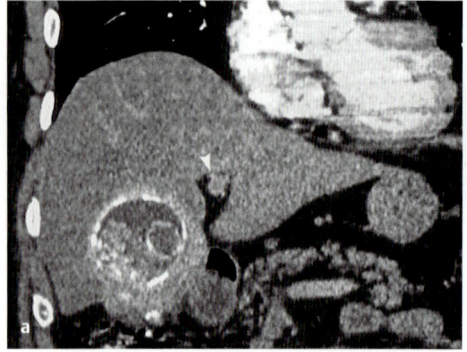 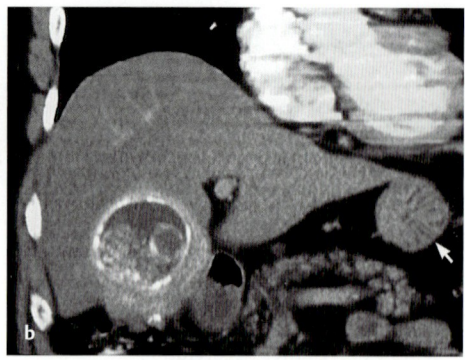

Abb. 2.5 **Verbreiterung der Schichtdicke.**
Bei hohem Bildrauschen, z.B. durch Einsatz von dünnen Kollimationen, lässt sich die Bildqualität durch Verbreiterung der Schichtdicke mittels MPR verbessern. Coronale MPR eines 4 × 1-mm-Multidetektor-CT-Datensatzes:

a Coronale Einzelschicht (0,6 mm = 1 Pixel breit).

b Slab aus 5 Schichten (3 mm). Die Niedrigkontrastauflösung verbessert sich, die Magenfalten sind detaillierter erkennbar (Pfeil), andererseits nehmen Partialvolumeneffekte zu und kleine Details werden überdeckt (Pfeilspitze in **a**).

tigt, so können Rekonstruktionen mit höherer Schichtdicke (Dickschicht-MPR) erstellt werden. Dies hat den Vorteil, dass das Bildrauschen verringert und die Bildqualität verbessert wird (Abb. 2.5). Diese Technik erlaubt eine effektive Rauschunterdrückung ohne nennenswerten Verlust von Ortsauflösung, speziell wenn Dünnschichtdaten einer Multidetektor-CT zugrunde liegen. Damit können qualitativ hochwertige Schnitte in beliebigen Ebenen erstellt werden mit Schichtdicken – abhängig von der klinischen Fragestellung – zwischen 1 und 7 mm.

Der Effekt der Rauschunterdrückung mittels Rekonstruktion dicker Schichten ist richtungsabhängig. Entlang der z-Achse ist das Bildrauschen stark korreliert: Selbst mit stark überlappenden Rekonstruktionen ändern sich die CT-Werte benachbarter Schichten nicht wesentlich; insofern ist die Rausch-

unterdrückung durch Einsatz einer dicken axialen MPR nur suboptimal (Abb. 2.6). In der axialen (xy-)Ebene ist das Rauschen zwischen benachbarten Pixeln kaum korreliert, sofern nicht ein sehr kleines Field of View verwendet wird. Die Bildqualität senkrecht zur axialen Schnittebene verbessert sich deutlich, wenn zahlreiche Pixel gemittelt werden bzw. eine breitere MPR rekonstruiert wird (Abb. 2.6 c). Mithilfe dünner Kollimationen wird der Unterschied zwischen sagittalen, coronalen und axialen Rekonstruktionen geringer, da das Bildrauschen in z-Richtung weniger stark korreliert.

Zusammengefasst lässt sich also die Bildqualität coronaler und sagittaler Rekonstruktionen (senkrecht zur axialen Schichtebene) durch Erhöhung der Schichtdicke auf einige Millimeter signifikant verbessern. Dickere axiale Rekonstruktionen (paral-

Abb. 2.6 **Axiale Dickschicht-MPR.**
Für eine effiziente Reduktion des Bildrauschens muss die axiale Schicht dicker gewählt werden als die coronale, da die Schichtweite (z-Achse) in der Regel höher ist als die Pixelgröße (xy-Ebene), es sei denn, es wurde eine dünne Kollimation eingestellt.

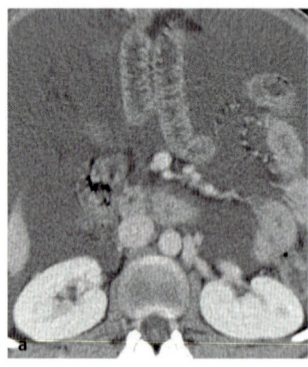 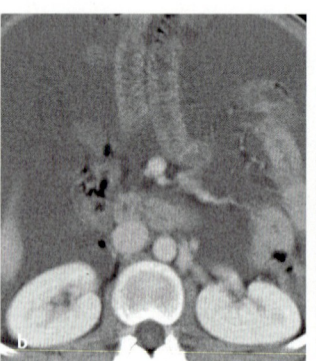 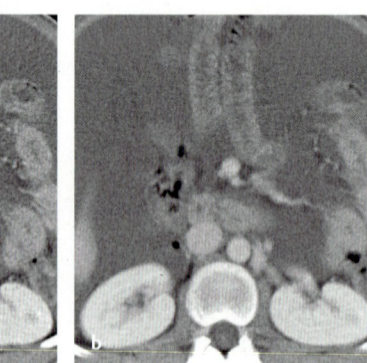

a Primäre 3 mm dicke axiale Schicht eines 4 × 2,5-mm-Multidetektor-CT-Datensatzes.

b, c Das Bildrauschen einer 7,5 mm breiten axialen MPR (**b**) ist dem einer 3 mm breiten coronalen MPR (**c**) identisch.

lel zur Scanebene) sind nur dann sinnvoll, wenn der CT-Datensatz primär aus einer dünnen Kollimation besteht. Diese Technik ist damit vor allem in der Multidetektor-CT von Bedeutung. Naturgemäß sind bei Wahl sehr breiter Schichten störende Partialvolumeneffekte zu erwarten.

Summenvoxelprojektion (Ray Sum Projection)

Für die Summenprojektion werden die CT-Werte in Projektionsrichtung summiert oder gemittelt. Eine einfache Summenprojektion entspricht somit einer sehr dicken MPR. Im Resultat entsteht ein Bild, das einer konventionellen Röntgenaufnahme des ausgewählten Volumens ähnelt (Abb. 2.7). Werden Schwellenwerte eingestellt, so werden nur CT-Werte mit entsprechenden Dichten gemittelt. Summen-

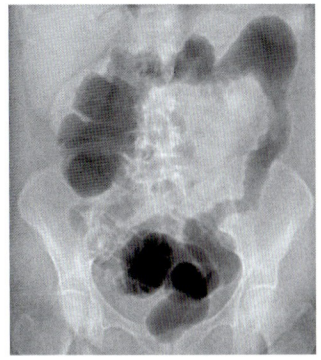

Abb. 2.7 **Summenprojektion** (80 mm dicke MPR) eines CO_2-gefüllten Kolons (Kolonographie) bei einem Patienten mit Morbus Crohn.

projektionen eines Bildvolumens, aus dem die knöchernen Strukturen herausgerechnet sind, ähneln einem DSA-Bild. Dieser Effekt verstärkt sich bei Wahl eines Schwellenwertes oberhalb von Weichteilgewebe (z. B. > 80–100 HE).

Artefakte

Die Qualität von MPR-Bildern verbessert sich, wenn die Schnittebene von der Scanebene etwas abweicht. Gleichzeitig beeinflusst die Auflösung in der z-Achse alle Schichten, die senkrecht zur Scanebene liegen. Je geringer die Schichtdicke und je kleiner das Rekonstruktionsintervall, desto besser ist die Bildqualität (Abb. 2.8).

Sequenzielle Untersuchungstechniken und breite Kollimationen bei der konventionellen CT führten zu Stufenartefakten bei Rekonstruktionen senkrecht zur Untersuchungsebene. Spiral- und Multidetektorsysteme sind weniger anfällig für derartige Artefakte, da sie überlappende Rekonstruktionen ermöglichen. Qualitativ hochwertige MPR erhält

man bei einer Überlappung von 30–50% der Schichtdicke. Die Wahl einer dünnen Kollimation und dünnen Schichtweite ermöglicht Rekonstruktionen hervorragender Qualität in jeder beliebigen Schnittrichtung. Dickere Kollimationen führen zu einem Schärfeverlust in z-Richtung (Abb. 2.8).

Bei größeren Pitch-Faktoren treten Stufenartefakte oder Zähnelungen an Strukturen auf, die außerhalb der Gantry-Mitte liegen oder die schräg durch die Schichtebene verlaufen (z. B. Schädelkalotte, Tibiaplateau, Handwurzelknochen) (Abb. 2.9). Diese Artefakte resultieren aus den Interpolationsverfahren und einer Unterabtastung der Daten in z-Richtung (Undersampling).

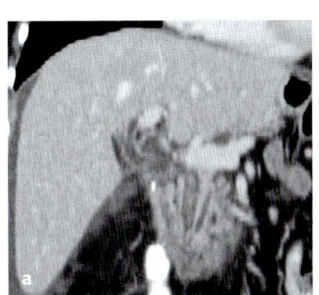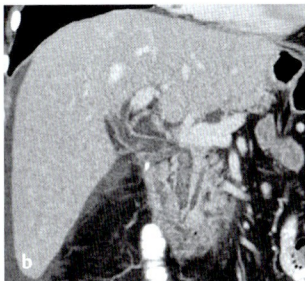

Abb. 2.8 **Dünnere Kollimation.** Durch den Einsatz einer dünneren Kollimation verbessert sich die Bildqualität reformierter Schichten (z. B. 4 × 1 mm statt 4 × 2,5 mm).
a SW/RI = 3/2,5.
b SW/RI = 1,25/0,7. Deutlich schärfere Konturierung des Ductus choledochus. Beachte allerdings auch das höhere Bildrauschen.

Abb. 2.9 **Treppen- oder Zähne- lungsartefakte** entstehen an hoch- kontrastigen Strukturen, die schräg zur Bildebene verlaufen, sofern ein hoher Pitch-Faktor bei der Multi- detektor-CT eingesetzt wurde. MPR eines Handgelenkes.

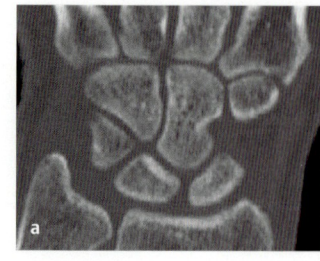

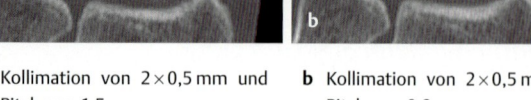

a Kollimation von 2×0,5 mm und Pitch von 1,5.

b Kollimation von 2×0,5 mm und Pitch von 0,8.

Anwendungen

Multiplanare Reformationen waren in der Ära der konventionellen CT von untergeordneter Bedeutung, da die Bildqualität für ergänzende Informationen meist nicht ausreichte. Mit der Spiral- und Multidetektor-CT eröffneten sich für die multiplanare Bildgebung neue Möglichkeiten. Ursache der fehlenden Akzeptanz der MPR in der Vergangenheit war in erster Linie die fehlende Bedienerfreundlichkeit der verfügbaren Software.

Anatomische Korrektur der Datensätze

MPR können *Lagerungsfehler* korrigieren und dadurch den direkten Seit-zu-Seit-Vergleich symmetrischer Strukturen wie des Innenohres, des Beckenskeletts oder der Schultergelenke erleichtern.

Insbesondere bei coronalen Rekonstruktionen sollte die Darstellungsebene parallel zu wichtigen anatomischen Strukturen ausgerichtet werden, um eine bessere anatomische Orientierung zu ermöglichen. Angulierte MPR bieten sich für den Thorax (parallel zur Trachea oder zum Sternum) und für das Abdomen (parallel zur Aorta) an. In geeigneter Weise angepasste Schnittebenen erlauben die longitudinale Darstellung wichtiger und interessierender anatomischer Strukturen ähnlich der in der MRT gebräuchlichen Technik.

Problembefunde

Für Situationen, in denen pathologische Strukturen über mehrere Schichten verfolgt werden müssen oder eine zweite Ebene zur Orientierung notwendig ist, ist die MPR ein unersetzliches Hilfsmittel. Regelmäßig wird diese Technik daher in der Skelettdiagnostik eingesetzt, häufig in der CT-Angiographie und gelegentlich auch für die Diagnostik von Tumoren von Leber, Nieren oder Unterbauchorganen (Abb. 2.**10a**). Die MPR spielt eine wesentliche Rolle zur Klärung von Problembefunden, wie z. B. die Klärung der Lagebeziehung fokaler Lungenläsionen zu den Pleurafissuren, zur Brustwand und den Mediastinalorganen, die Darstellung pathologischer Lymphknoten in 2 Ebenen, die Beurteilung der Tumorinfiltration in benachbarte Organe, die Untersuchung des Intestinums und des kleinen Beckens.

Gekrümmte Reformationen sind geeignet zur Darstellung weicher Plaques in der CTA (Abb. 2.**4b**), zur durchgehenden Darstellung des Pankreasganges in einer Ebene (Abb. 2.**10b**) und zur Abgrenzung von Harnleitersteinen gegen extraureterale Verkalkungen.

Rauschunterdrückung bei Standardschichten

Bei Einsatz dünner Schichtkollimationen ist die Dickschicht-MPR unverzichtbares Hilfsmittel zur *Reduktion des Bildrauschens* (vgl. Abb. 2.**5**). Dies gelingt etwas besser bei coronalen oder sagittalen MPR als bei axialen MPR (vgl. Abb. 2.**6**). Eine besondere Bedeutung erhält das Verfahren bei der Rauschunterdrückung von *Niedrigdosis*-(Low-Dose-)Untersuchungen (vgl. Abb. 5.**16** – 5.**18**).

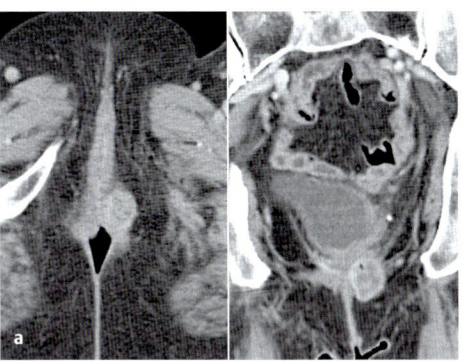

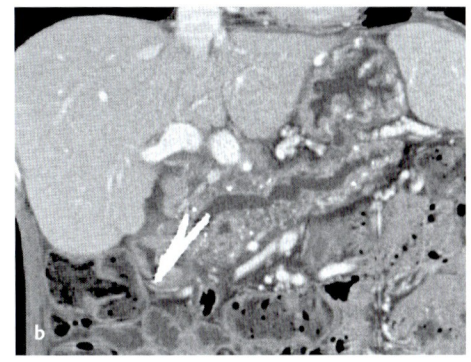

Abb. 2.10 **Beispiele für die Anwendung der MPR (a) und CPR (b).**

a Die Lagebeziehung eines Tumors zur Beckenboden-muskulatur ist in der coronalen MPR deutlicher.

b Hervorragender Überblick über den Pankreasgang bei einem Patienten mit chronischer Pankreatitis und einem Stent im Ductus choledochus und Wirsungianus.

Bildauswertung und Dokumentation

Wird die MPR gezielt zur Klärung von Fragen eingesetzt, die mittels der axialen Schichten allein nicht zu beantworten sind, so ist es zweckmäßig, die Sekundärrekonstruktion interaktiv an der Workstation vorzunehmen. Dabei sollte die Software einen „weichen" Übergang zwischen den reformatierten Schichten ermöglichen, da bei ruckartigen Sprüngen pathologische Prozesse übersehen werden können.

Für Fragestellungen, bei denen grundsätzlich eine oder mehrere Ebenen zusätzlich dokumentiert werden, so z.B. coronale und sagittale Rekonstruktionen des Kalkaneus, sollte die Berechnung und Dokumentation der Schnitte standardisiert werden und kann durch MTAs ausgeführt werden. In Hinblick auf die Abbildungsqualität ist die Dicke (SW) der MPR der Untersuchungsregion anzupassen (Tab. 2.**2**).

Tab. 2.2 ⋯⇒ *Empfohlene Schichtweite (SW) für axiale, coronale und sagittale Reformationen*

Region	Axial*	Coronal*	Sagittal*
Hals			
Routine	3	2	3
Larynx	2	1,5	2
Thorax			
Routine	5 – 7	–	–
HRCT	1 – 1,5	1 – 1,5	–
Bronchialsystem	1,5	1,5 oder 10	–
Peripherer Tumor	1,5	1,5	1,5
Thoraxwand	3 – 5	3	5
Mediastinum	3 – 5	3	5
Abdomen			
Routine	5 – 7	–	–
Leber (Tumor)	3 – 5	3 – 4	3 – 5
Pankreas (Tumor)	3 – 4	3	3 – 5
Nieren (Tumor)	3 – 5	3 – 4	3 – 5
Darm	3 – 5	3 – 4	3 – 5
Kleines Becken	3 – 5	3 – 4	3 – 5
Bewegungsapparat			
Halswirbelsäule	1	1	1
Brust- und Lendenwirbelsäule	2 – 3	2	3
Becken	2 – 3	2	3
Fuß	1	0,75	1
Hand	≤ 1	0,75	0,75

* Die Schichtweite wird in Abhängigkeit von Größe der Patienten und Bildrauschen variiert.

Maximum-Intensitäts-Projektion (MIP) und Minimum-Intensitäts-Projektion (MinIP)

Prinzip

Die Maximum-Intensitäts- und Minimum-Intensitäts-Projektionen (MIP und MinIP) sind Volumendarstellungsverfahren. Hierzu wird zunächst das Darstellungsvolumen („Volume of Interest" = VOI) durch Anwendung geeigneter Editierverfahren bestimmt. Entweder wird der gesamte CT-Bilddatensatz herangezogen oder das Volumen auf den interessierenden Bereich begrenzt. In besonderen Fällen wird nur ein bestimmtes Organ oder eine konkrete Zielregion in das VOI einbezogen oder ausgeblendet.

Die eigentlichen Bilder entstehen durch die Projektion des interessierenden Volumens auf die Betrachtungsebene, wobei eine MIP den maximalen, eine MinIP den minimalen CT-Wert entlang der Projektionsrichtung dargestellt (Abb. 2.11). Beide Techniken optimieren den Kontrast kleiner kontrastreicher Strukturen zu ihrer Umgebung.

MIP-Techniken werden in der CT-Angiographie und bei speziellen pulmonalen Fragestellungen eingesetzt. Die MinIP dient vorwiegend der Darstellung des Tracheobronchialsystems.

Die im Folgenden diskutierten Anwendungsverfahren der MIP in der CT-Angiographie lassen sich auf andere MIP- und MinIP-Anwendungen übertragen.

Dichteinformation

Die Dichteinformation der Strukturen mit maximalem CT-Wert bleiben bei der MIP erhalten, so dass in den meisten Körperregionen anteroposterior vorwiegend Skelett und weniger kontrastierte Gefäße dargestellt werden. Im Gegensatz zur MR-Angiographie müssen daher bei der CTA in Abhängigkeit von der Projektionsrichtung die knöchernen Strukturen extrahiert werden. Je nach verfügbarer Software geschieht das manuell, halbautomatisch oder automatisch (s. Abschnitt *Segmentation*).

Vorteile der MIP-Bilder liegen darin, dass kontrastierte Gefäße und Wandverkalkungen aufgrund unterschiedlicher CT-Werte differenziert werden können (Abb. 2.12 a). Auch kleinere Gefäße (bis zu 1 mm Durchmesser) bleiben sichtbar, solange sie einen höheren CT-Wert als ihre Umgebung innerhalb des VOI besitzen.

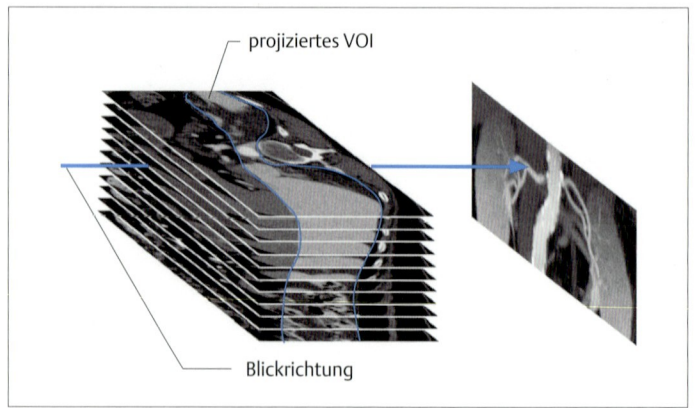

Abb. 2.11 **Prinzip der Maximum-Intensitäts-Projektion (MIP).**
Die Technik projiziert die maximalen CT-Werte senkrecht auf die Betrachtungsebene. Die Gefäßdarstellung erfordert ein zusätzliches Editieren des Datenvolumens, um knöcherne Strukturen zu eliminieren.

projiziertes VOI

Blickrichtung

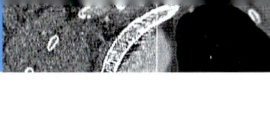

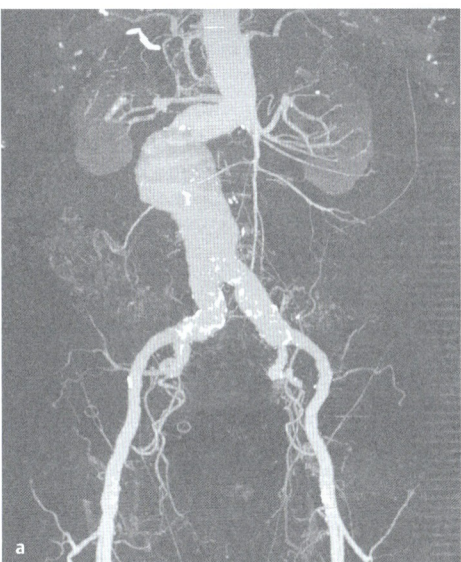

Abb. 2.12 **MIP der Bauch-aorta.**

a Erfasst das projizierte Volumen den gesamten Körper (exklusive Skelett), so projizieren sich die Gefäße über-einander. Verkalkungen sind gut abgrenzbar, Throm-ben jedoch nicht unmittelbar zu definieren. Streifen-artefakte in der Bildperipherie werden durch peri-odisch schwankendes Bildrauschen bei Spiralinterpola-tion verursacht.

b Nach Verringerung des Tiefendurchmessers des VOI (gekrümmte Dünnschicht-MIP) heben sich kleine Gefä-ße besser vom Hintergrund ab. Die Überlagerung der mesenterialen Gefäße ist entfernt und der Thrombus abgrenzbar. Als Nebenbefund kleines Nierenarterien-aneurysma beidseits.

Bildhintergrund

Die Voxel mit den höchsten CT-Werten in der Ge-fäßumgebung bestimmen den Bildhintergrund.

Bei homogener Umgebung stellt die MIP diejeni-gen Voxel dar, deren CT-Wert aufgrund statistischer Schwankungen (d.h. des Bildrauschens) am höchs-ten ist. Aus diesem Grund nimmt die Dichte des Hintergrunds mit dem Bildrauschen zu.

Die Umgebung arterieller Gefäße ist grundsätz-lich heterogen: Neben Fettgewebe finden sich un-kontrastierte Weichteile, kontrastierte Organe und venöse Gefäße. Mit zunehmendem CT-Wert der Umgebungsstrukturen steigt auch die Dichte des Bildhintergrundes. Insofern sollten so viele kon-trastreiche Hintergrundstrukturen wie möglich aus dem VOI herausgeschnitten werden, um den Gefäß-kontrast zu erhöhen.

Bildkontrast

Der Bildkontrast auf MIP-Darstellungen wird einer-seits durch den CT-Wert der interessierenden Gefä-ße, andererseits durch deren Dichtedifferenz zum Bildhintergrund bestimmt. Der Bildkontrast ist da-her optimal, je höher der intravasale Kontrast, je geringer die Partialvolumeneffekte (die Dichte klei-nerer durch die Bildebene verlaufende Gefäße ver-ringern) und je geringer die Dichte des Hintergrun-des.

Für die Untersuchung kleiner Gefäße, wie der Nierenarterien, sollte die Schichtkollimation so klein wie möglich gewählt, der intravasale Kontrast optimiert und die Dichte des Hintergrundes redu-ziert werden. Letzteres gelingt durch Wahl eines in Projektionsrichtung dünnen VOI und Elimination möglichst aller überlagernden Strukturen mit hoher Dichte, wie kontrastierte Organe oder venöse Gefä-ße, mittels geeigneter Segmentationsverfahren.

Optimale Bildqualität bei MIP- (oder MinIP-)Darstellun-gen erfordert ein möglichst schmales Darstellungsvolu-men (VOI) (Abb. 2.**12** u. 2.**13**).

Blickrichtung

Bei unterschiedlicher Ortsauflösung in der Scanebe-ne und in z-Richtung ist die Bildqualität für axiale Projektionsrichtungen (d.h. weitgehend parallel zur

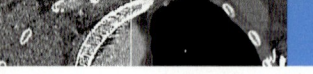

z-Achse) höher als für Blickrichtungen senkrecht dazu (z. B. anteroposterior oder lateral).

Soweit möglich, sollte in diesen Fällen eine Darstellung in kraniokaudaler bzw. leicht angulierter Ebene bevorzugt werden. Für die Darstellung der Nierenarterien reichen die wenigen Schichten, die die Gefäße erfassen, völlig aus. Bei geeigneter Kippung der Blickrichtung lassen sich Aorta und Wirbelsäule trennen, so dass keine Überlagerung auftritt und sich ein aufwändiges Segmentieren erübrigt (vgl. Abb. 24.**75 a**).

3D-Bildeindruck

Eine einzelne MIP vermittelt lediglich zweidimensionale Information: Die Tiefeninformation geht verloren, so dass zwischen Vorder- und Hintergrund nicht differenziert werden kann (Abb. 2.**12 a**). Bei Überlagerungen kann das weniger kontrastierte (meist kleinere) Gefäß nicht mehr erkannt werden.

Ein dreidimensionaler Bildeindruck entsteht, wenn mehrere Ansichten in konstanten Winkelabständen rekonstruiert und filmartig im Cine-Mode betrachtet werden.

Bildrauschen

Das Bildrauschen des axialen Datensatzes beeinflusst eine MIP wesentlich komplexer als eine Dickschicht-MPR. In einer homogenen Umgebung führt das Bildrauschen zu zufälligen Abweichungen des CT-Wertes von der realen Dichte dieser Region. Die MIP stellt die Pixel mit dem höchsten CT-Wert dar, d. h. diejenigen mit der höchsten Abweichung von der Umgebungsdichte. Durch das Rauschen wird der CT-Wert in einer homogenen Umgebung umso höher, je größer die eingestellte Region ist (und je mehr Pixel erfasst werden). Das glockenförmige Histogramm von CT-Werten einer homogenen Region erklärt, dass die Wahrscheinlichkeit des Antreffens eines höheren CT-Wertes mit seiner Differenz zur realen Dichte abfällt. Je breiter sich also eine homogene Region projiziert, desto geringer ist das Bildrauschen einer MIP. Bei einer nur kleinen homogenen Region (z. B. kleine Gefäße) bleibt das Bildrauschen in der MIP weitgehend gleich dem des Originalbilds.

- Bei der MIP ist das Hintergrundrauschen reduziert, während das Rauschen in kleinen Gefäßen unverändert bleibt (Abb. 2.**13 b**).
- Mit Verbreiterung des VOI einer MIP nimmt die Dichte des Hintergrunds zu, das Bildrauschen hingegen ab (Abb. 2.**13 c**).
- Durch die Verwendung schmaler Darstellungsvolumina (Thin-Slab-MIP) wird der Kontrast kleiner Gefäße gegenüber dem Hintergrund verbessert (Abb. 2.**12**).

Lediglich bei exzessivem Rauschen der Originalbilder, so z. B. bei Niedrigdosisapplikationen, bleibt auch das Rauschen einer MIP hoch und kann damit wichtige diagnostische Informationen überdecken. In solchen Fällen sollte zunächst ein stark überlappender Satz dickerer und damit rauschärmerer MPR

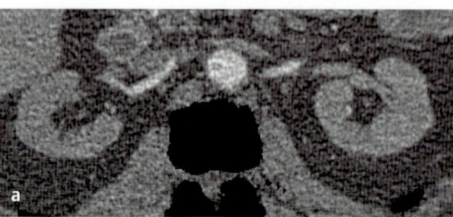

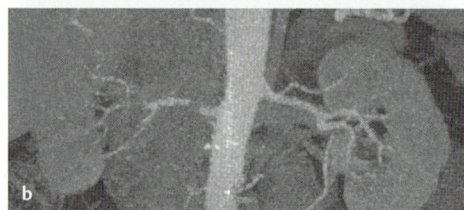

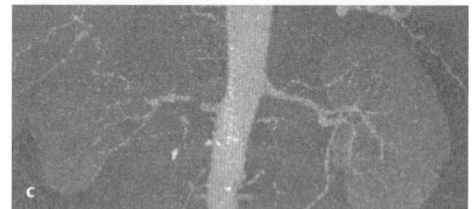

Abb. 2.13 **Bildrauschen einer MIP.**
a Axiale Schicht nach Eliminierung der Knochenstrukturen bei einem sehr adipösen Patienten.
b Unverändertes Bildrauschen im Bereich der kleinen Gefäße, aber bessere Darstellung der Aorta und des Hintergrundes beim MIP-Bild (1 cm Schichtbreite).
c Zunehmende Dichte und abnehmendes Rauschen des Bildhintergrundes einer MIP nach Verbreiterung der VOI (5 cm).

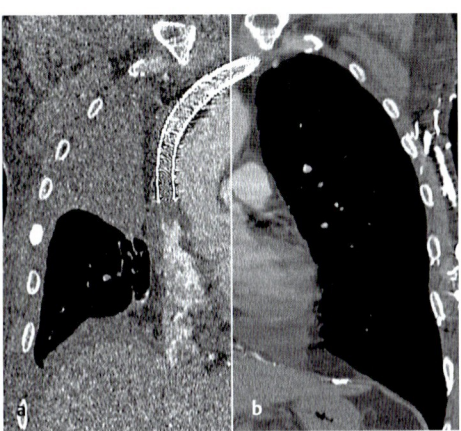 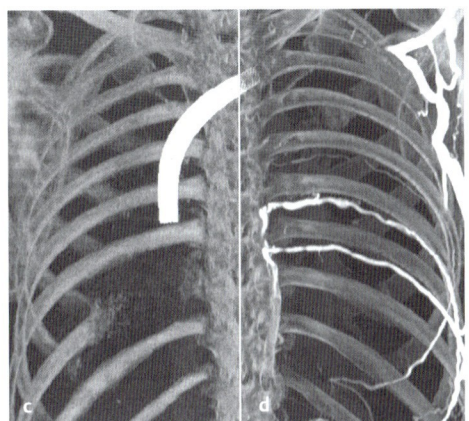

Abb. 2.14 **Rauschunter-drückte MIP.**

Das hohe Bildrauschen der MPR (**a**) (bedingt durch einen hochauflösenden Faltungskern) führt zu einer suboptimalen Bildqualität der MPR und verminderter Beurteil-barkeit von Knochendetails (**c**). Auf der Basis rekonstruierter 3 mm dicker coronaler Schichten (**b**) verbessert sich die Bildqualität der MPR signifikant (**d**).

in gleicher Ebene wie die gewünschte MIP (z. B. coronale MPR für anteroposteriore MIP) berechnet werden. Aus diesem Datensatz wird anschließend eine MIP berechnet. Diese Technik (Noise-reduced MIP) eignet sich exzellent für große Gefäße, verringert aber den Kontrast kleiner Strukturen (Abb. 2.**14**).

Dünnschicht-MIP (Thin-Slab-MIP)

Wie beschrieben, kann die Bildqualität von MIP durch ein schmales VOI verbessert werden. Wird hierfür das Bildvolumen in mehrere dünnere Sub-volumina, sog. „Slabs" mit definierter Dicke von wenigen Millimetern bis Zentimetern geteilt, so spricht man von einer *Dünnschicht-MIP* oder Thin-Slab-MIP. Die Maximum-Intensitäts-Projektion wird dann in jedem Slab ausgeführt. Aufgrund der besseren Ortsauflösung wählt man in der Spiral-CT eine axiale Blickrichtung, in der Multidektor-CT sind MIP in beliebiger Ebene einstellbar.

Die räumliche Orientierung im gesamten Untersuchungsfeld lässt sich durch Betrachtung überlappender Dünnschicht-MIP verbessern.

Vergleicht man die Dünnschicht-MIP einer definierten Dicke mit einer gleich dicken axialen Schicht oder MPR, so ist die Ortsauflösung identisch. Der Kontrast von kleinen Strukturen hoher Dichte (z. B. Pulmonalgefäße) nimmt aufgrund von Partialvolumeneffekten mit zunehmender Dicke einer MPR ab, während der Kontrast bei einer MIP unabhängig von der eingestellten Slab-Dicke weitgehend konstant bleibt (Abb. 2.**15**).

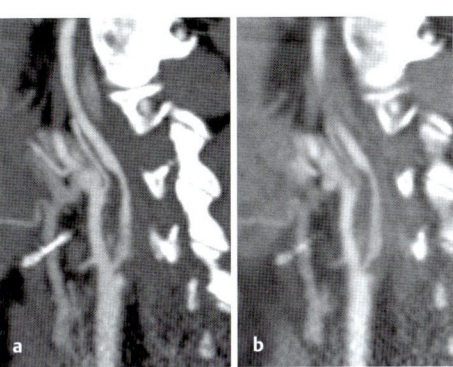

Abb. 2.15 **Vergleich einer jeweils 10 mm breiten MIP mit einer MPR.**
a Die MIP bietet den besseren Kontrast.
b Die MPR bietet ein geringeres Bildrauschen.

Minimum-Intensitäts-Projektion (MinIP)

Bildcharakteristika und Artefaktverhalten einer Minimum-Intensitäts-Projektion (MinIP) gleichen denen einer MIP. Sie werden hier am Beispiel des Tracheobronchialsystems diskutiert, wobei grundsätzlich nur die zentralen Anteile der Bronchusaufzweigung darstellbar sind.

Bildkontrast, Rauschen und VOI

Je größer die Dichtedifferenz zwischen luftgefüllten Bronchien und umgebendem Gewebe, desto besser ist ihre Darstellung. Bronchien, die von weichteildichten Strukturen umgeben sind (Mediastinum oder infiltrierte Lungenareale), sind mittels MinIP klar darstellbar. Im Gegensatz dazu sind Bronchien, die von lufthaltigem Lungenparenchym oder gar emphysematös veränderten Lungenarealen umgeben sind, nur in Ausnahmefällen erkennbar (Abb. 2.16 und 2.17).

Wird eine MinIP aus einem hochauflösenden Datensatz berechnet, so macht sich das erhöhte Bildrauschen störend in Form einer Reduktion der Hintergrunddichte (ähnlich der Erhöhung der Hintergrunddichte bei der MIP) bemerkbar, so dass Bronchien maskiert werden. Dieser Effekt nimmt mit der Dicke des VOI zu (Abb. 2.16).

Abb. 2.16 Minimum-Intensitäts-Projektion (MinIP).

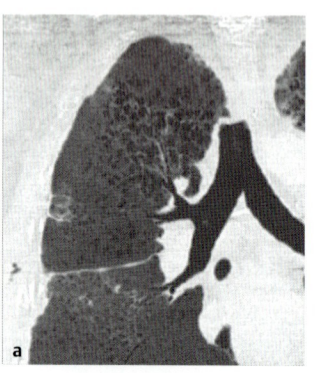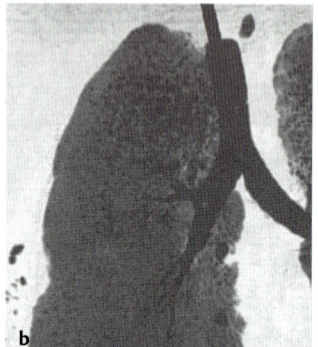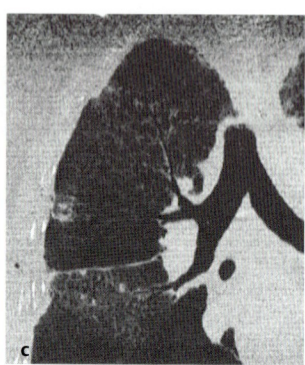

a Durch ein enges VOI (1 cm) gute Darstellung der zentralen Bronchien und der Verteilung der kleinen Bullae bei einem Patienten mit Lungenfibrose und zentrilobulärem Emphysem. Die fibrösen Veränderungen sind nicht ausreichend erkennbar.

b Die Verbreiterung des VOI auf 3 cm verschlechtert die Auflösung der Bullae und der Oberlappenbronchien.
c Wird eine MinIP aus einem hochauflösenden Datensatz mit hohem Rauschen rekonstruiert, ist die Beurteilung des Lungenparenchyms praktisch unmöglich.

Abb. 2.17 Vergleich einer MPR und einer MinIP.
Patient mit einem kleinen Tracheadivertikel (Pfeil), multiplen prominenten Bronchialknorpelspangen (Pfeilspitzen), Schleim in der Trachea (breiter Pfeil) und ausgeprägtem Emphysem.

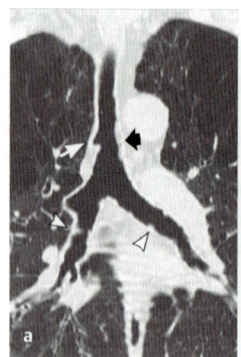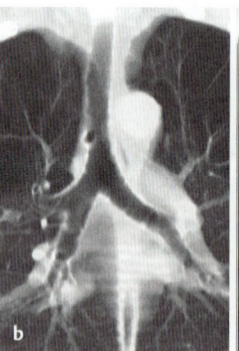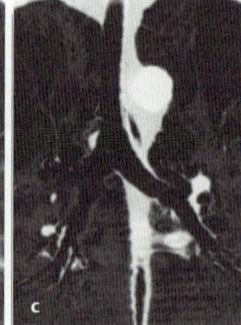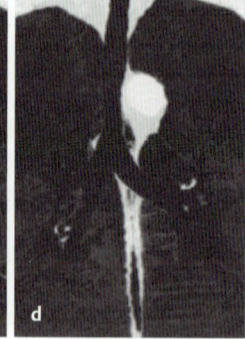

a MPR 1 Pixel breit.
b MPR 10 mm breit.

c MinIP 10 mm breit.
d MinIP 3 cm breit. Schleimablagerungen und Polypen sind auf der MinIP leicht zu übersehen, durch das Emphysem wird die Beurteilung der peripheren Bronchien praktisch unmöglich.

Intrapulmonal gelegene oder von Lungenparenchym überlagerte Bronchien sind in der Regel nur dann abgrenzbar, wenn sie CT-Werte um -1000 HE besitzen. Die CT-Werte kleinerer Bronchien sind aufgrund der Partialvolumeneffekte höher. Kleinere oder sogar mittelgroße Bronchien werden bei Schichtdicken von über 3 mm unsichtbar, insbesondere dann, wenn sie weitgehend parallel zur Scanebene verlaufen. Die Abbildungsqualität wird umso besser, je dünner die Schichtkollimation ist.

Darstellungsvolumen und Blickrichtung

Beim Segmentieren einer MinIP ist grundsätzlich darauf zu achten, dass extrakorporale Luft sowie Luft in Weichteilen oder in einem Pneumothorax aus dem Darstellungsvolumen herausgenommen wird, da die extrem geringe Dichte dieser Luft die Darstellung der Bronchien unterdrückt.

Bei anteroposteriorer Blickrichtung wird das Darstellungsvolumen so gewählt, dass die zentralen Abschnitte des Tracheobronchialsystems mit möglichst engem VOI erfasst sind (Abb. 2.**16** und 2.**17**). Dabei sollte so wenig paramediastinales Lungengewebe wie möglich im VOI liegen, da sonst der Bronchialkontrast nicht mehr ausreichend ist.

Bei kraniokaudaler (axialer) Blickrichtung kann das Darstellungsvolumen etwas breiter (2 – 5 cm) gewählt werden. Eine größere Dicke des VOI erzeugt jedoch in der Regel zu starke Überlagerungen der Bronchialstrukturen. Eine laterale Blickrichtung ist nur selten nützlich.

Artefakte und Fehlermöglichkeiten

CT-Angiographie

Bei zu großem VOI oder relativ dichten Umgebungsstrukturen sind kleinere Gefäße mit geringerer oder identischer Dichte relativ zu ihrer Umgebung nicht mehr darstellbar. Dies ist häufig Folge von Partialvolumeneffekten oder eines unzureichenden arteriellen Kontrastes.

Intravaskuläre Läsionen, wie wandständige Thromben oder weiche Plaques, sind mittels MIP häufig nicht direkt darstellbar. Mitunter führen Partialvolumeneffekte zwischen weichem Plaque und kontrastiertem Gefäß zu einer Dichteminderung des Lumens der betroffenen Region.

Dissektionsmembranen sind lediglich dann darstellbar, wenn sie exakt parallel zum Betrachtungswinkel der MIP verlaufen (Abb. 2.**18 a, b**). Bei differenter Kontrastierung innerhalb des wahren und falschen Lumens wird die Weite des höher kontrastierten Lumens in der Regel überschätzt, es sei denn, die Projektion ist parallel zur Dissektionsmembran.

Verkalkungen haben eine höhere Dichte und projizieren sich dadurch über die Gefäßstrukturen. Mittels MIP sind sie optimal erkennbar; gleichzeitig wird es allerdings unmöglich, den Stenosegrad durch einen harten Plaque richtig einzuschätzen (Abb. 2.**18 c, d**). Deshalb sollten in solchen Fällen gekrümmte MPR gebraucht werden.

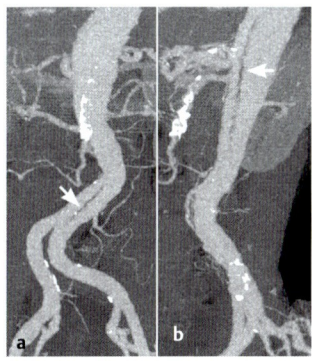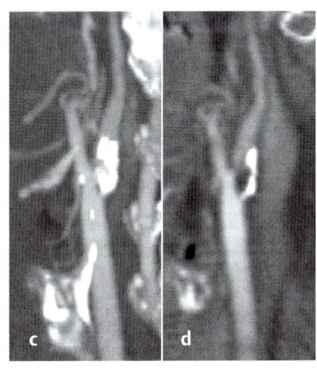

Abb. 2.18 **Artefakte einer CT-Angiographie.**
a, b Die Intimamembran einer Aortendissektion ist nur parallel zur Projektionsebene erkennbar.
c, d Verkalkungen projizieren sich über die Gefäßstruktur und machen die Beurteilung des Stenosegrades unmöglich. Vergleich der MIP (**c**) mit einer CPR (**d**).

Pulmonale MinIP und MIP

Konturunregelmäßigkeiten sind lediglich in einer Profilansicht darstellbar. Insofern werden besonders kleine *endobronchiale Läsionen* in der Minimum-Intensitäts-Projektion aufgrund der Überlagerung durch das lufthaltige Lumen tendenziell unterschätzt oder komplett übersehen (Abb. 2.**17**). Eine MinIP ist daher für die Diagnostik endobronchialer Tumoren ungeeignet.

Wird das Darstellungsvolumen zu breit gewählt, so lassen sich nur noch die zentralen Anteile des Tracheobronchialsystems darstellen (Abb. 2.**17 d**). Wird extrakorporale Luft nicht ausreichend aus dem Darstellungsvolumen eliminiert, so entstehen „schwarze Bilder", da die extrakorporale Luft dann die minimalen CT-Werte enthält.

Atemartefakte oder *Gefäßpulsationen* bedingen eine Dichteminderung an Gefäßbifurkationen der Lunge. Auf MinIP-Bildern entstehen so multiple fokale Dichteminderungen, insbesondere im Retrokardialraum (sog. Pseudoemphysem).

Eine artifizielle perlschnurartige Konfiguration retrokardialer Gefäße entsteht in der pulmonalen MIP durch Gefäßpulsation, insbesondere wenn der axiale Datensatz nicht ausreichend überlappend rekonstruiert wurde.

Beim Einsatz relativ *dicker Slabs* für die pulmonale MIP werden mitunter kleinere Strukturen (Rundherde) durch größere (Lungengefäße) überlagert und maskiert.

Anwendungsbereiche der MIP und MinIP

Hauptanwendungsgebiet der MIP ist die *CT-Angiographie*. Die MIP eignet sich vor allem zur Darstellung der abdominellen, Becken- und Beingefäße. Für die thorakale Diagnostik ist eine MIP nur bei relativ einfachen anatomischen Verhältnissen sinnvoll. Für die Diagnostik komplexer vaskulärer Malformationen, einer Aortendissektion, der zentralen Lungenembolie oder flottierender Thromben ist sie nicht zu empfehlen. Sie erleichtert jedoch das Auffinden okkludierender peripherer Embolien.

Werden zur Datenakquisition dünne Kollimationen gewählt, so kann eine Thin-Slab-MIP bei der Diagnostik *kleiner Lungenherde* sinnvoll sein und deren Nachweis erleichtern (Abb. 2.**19**). Diffuse Lungenerkrankungen sind mit dieser Methode leichter und in früheren Stadien erkennbar. Diese Bilder verbinden den hohen Kontrast dünner Schichten mit der besseren anatomischen Orientierung dicker Schichten.

Minimum-Intensitäts-Projektionen sind vor allem der Diagnostik des zentralen Tracheobronchialsystems vorbehalten. Sie verbessern die Darstellung extrabronchialer Luftansammlungen oder Bronchusmalformationen (Abb. 2.**17**) und visualisieren Strikturen, konzentrische Stenosen oder Dilatationen. In der Diagnostik tumorassoziierter Veränderungen ist die MinIP allerdings limitiert. In erster Linie dient die Minimum-Intensitäts-Projektion einer Beurteilung der *Parenchymdichte* bei obstruktiven Lungenerkrankungen oder beim Emphysem (Abb. 2.**16**).

Eine 3 – 8 mm dicke, gekrümmte MinIP wird gelegentlich zur Darstellung der *intrahepatischen Gallenwege* und des *Ductus Wirsungianus* eingesetzt.

Abb. 2.19 Gleitende Dünnschicht-MIP zur Detektion pulmonaler Rundherde.

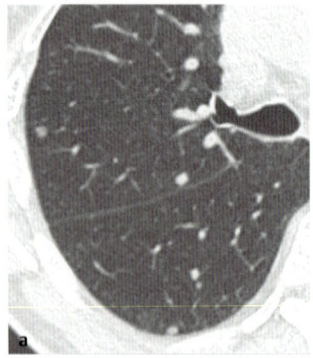 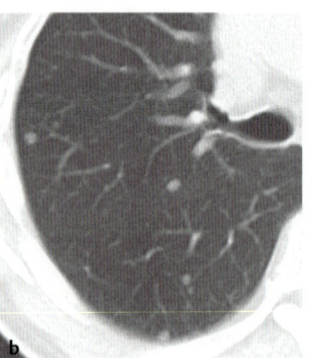 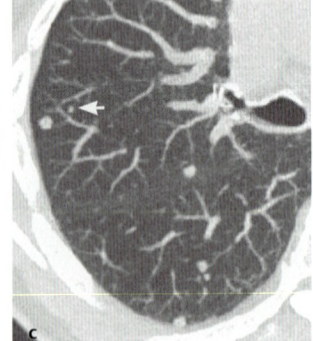

a 1,25 mm breite axiale Schicht.
b 5 mm breite axiale Schicht.

c 5 mm dicke MIP. Der hohe Kontrast der 1,25-mm-Schicht kehrt auf der dickeren MIP wieder, sodass diese die Differenzierung zwischen Gefäßen und Rundherden verbessert.

3D-Oberflächenrekonstruktion (Shaded Surface Display)

Prinzip

Die 3D-Oberflächenrekonstruktion („Shaded Surface Display", SSD) ist ein Verfahren, mit dessen Hilfe sich realitätsnahe dreidimensionale Bilder von Oberflächenstrukturen innerhalb des erfassten Datenvolumens erstellen lassen.

Zunächst muss das interessierende „3D-Objekt", wie z.B. das Beckenskelett oder die Bauchaorta, definiert werden. Mittels einer sog. *Segmentation* wird das Objekt von seinem Hintergrund getrennt, wobei dieses Verfahren je nach Objektkontrast einfach oder extrem schwierig sein kann. Einfachstes Segmentationsverfahren ist die Wahl eines geeigneten Schwellenwertes oder CT-Wert-Intervalls (z.B. alle Voxel mit CT-Werten oberhalb eines Schwellenwertes von 150 HE).

Das Objekt wird von einer oder mehreren virtuellen Lichtquellen beleuchtet; die Berechnung und Darstellung der Lichtreflexion auf die Betrachtungsebene erzeugt dabei den dreidimensionalen Bildeindruck (Abb. 2.**20**). An jedem Punkt der Betrachtungsebene tragen diejenigen Objektpunkte zum 3D-Bild bei, die in Blickrichtung als erste getroffen werden. Für einen realistischen Bildeindruck wird eine Oberflächenschattierung genutzt, die den relativen Abstand der Oberfläche zur Lichtquelle und den Oberflächengradient der CT-Werte zur Oberflächenschattierung berücksichtigt.

Die meisten Programme stellen nur eine Lichtquelle zur Verfügung. Durch Positionsänderung der Lichtquelle lassen sich unterschiedliche Bildeindrücke gewinnen. Manche Programme ermöglichen die simultane Darstellung mehrerer Objekte mit farblicher Kodierung.

Die Projektion des Objektes in die Betrachtungsebene erfolgt entweder in Form einer parallelen Projektion (orthogonale Rekonstruktion) oder durch die Projektion eines virtuellen Auges (perspektivische Rekonstruktion). Die orthogonale Rekonstruktion vermittelt einen exzellenten Überblick über die topographischen Beziehungen der interessierenden Struktur, die perspektivische Methode mit verschiedenen Blickwinkeln (i.d.R. 15–90°) bietet die Möglichkeit, durch das Datenvolumen zu „wandern"; sie ist Voraussetzung für erweiterte Techniken, wie die virtuelle Endoskopie.

Die Qualität der SSD ist – ähnlich wie bei der 2D-Reformation – abhängig von den Scanparametern, allerdings ist dieser Einfluss weniger offensichtlich, da durch die Schwellenwertwahl eine große Menge an Informationen verloren geht. Ausschlaggebend für die Qualität der SSD ist die Segmentation des Objektes, speziell die Wahl des Schwellenwertes.

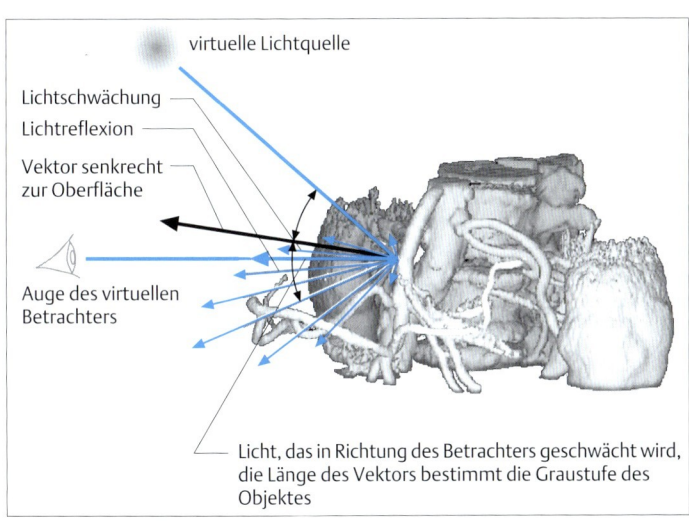

virtuelle Lichtquelle

Lichtschwächung
Lichtreflexion
Vektor senkrecht zur Oberfläche
Auge des virtuellen Betrachters

Licht, das in Richtung des Betrachters geschwächt wird, die Länge des Vektors bestimmt die Graustufe des Objektes

Abb. 2.20 **Oberflächenschattierung (Shaded Surface Display, SSD).** Das Objekt wird von einer virtuellen Lichtquelle angestrahlt; die Software berechnet die Reflexion der Lichtintensität zurück zum Betrachter.

Schwellenwertwahl und größengerechte Darstellung

Als optimaler Schwellenwert für die Segmentation ist derjenige Wert einzustellen, der die interessierende Struktur größengerecht darstellt. Theoretisch liegt dieser Wert in der Mitte zwischen den CT-Werten des Objektes (beispielsweise der Aorta) und seiner Umgebung (umliegendes Fett- und Bindegewebe). Die praktische Erfahrung zeigt, dass dieser Wert in Abhängigkeit von einer Vielzahl an Untersuchungsparametern um etwa 10 % niedriger eingestellt werden muss. Eine größengerechte Darstellung gelingt nur für die Objekte, die größer als die gewählte Schichtdicke sind. Mit zunehmender Schichtdicke werden immer mehr Strukturen inkorrekt abgebildet. Kleinere oder dünnere, parallel zur Schnittebene verlaufende Details verlieren aufgrund der Partialvolumeneffekte an Kontrast, dünnen daher zunächst aus und gehen mit abnehmendem Detaildurchmesser schließlich verloren. Die Wahl des Schwellenwertes ist daher immer ein Kompromiss (Tab. 2.**3**).

In der Skelettradiologie führt dieser Effekt zu Pseudodefekten im Knochen oder zur völligen Auslöschung dünner Knochenlamellen (z. B. Orbitaboden). In der CT-Angiographie werden kleine horizontal verlaufende Gefäße verschmälert, zeigen Pseudostenosen, Pseudookklusionen oder werden gar nicht abgebildet (Abb. 2.**21**).

Verringerung des Schwellenwertes

Durch Absenkung des Schwellenwertes werden mehr Voxel in die Objektdarstellung einbezogen, Objektdurchmesser und Volumen nehmen entspre-

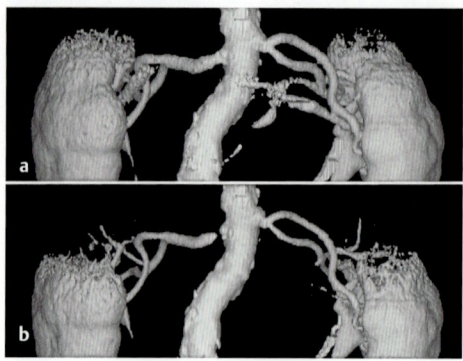

Abb. 2.21 **Der gewählte Schwellenwertbereich beeinflusst die Qualität der SSD substanziell.**
a Bei diesem Patienten mit einer hochgradigen Nierenarterienstenose ist bei einem Schwellenwert von 120 HE keinerlei Pathologie erkennbar.
b Bei 200 HE wird dagegen ein Verschluss simuliert.

chend zu. Der Einfluss von Partialvolumeneffekten kann dadurch teilweise kompensiert werden, so dass kleinere Strukturen realitätsnäher dargestellt werden. Gleichzeitig jedoch führt das Absenken des Schwellenwertes zu bandartigen Längsverzerrungen größerer kontrastreicher Strukturen. Wird der Schwellenwert noch weiter verringert, so treten „fliegende Pixel" auf, d. h. Bildelemente, die aufgrund des Bildrauschens oberhalb des Schwellenwertes liegen und die 3D-Darstellung störend überlagern (vgl. Abb. 7.**32**). Durch das Bildrauschen entstehen an Ober- und Unterfläche kontrastarmer Strukturen „Tropfstein-Effekte". Überlagerungen resultieren auch aus kontrastreichen Weichteilstrukturen (z. B. nach intravenöser KM-Gabe), deren

Tab. 2.3 ⋯⋙ *Schwellenwerteinstellung für Segmentation zur 3D-Oberflächenrekonstruktion*

Gewebe	Schwellenwert	Anwendung	Kommentar
Knochen	> 150	Skelettuntersuchung	niedrigerer Wert bei Osteoporose
Gefäße	> 150	CTA	niedrigerer Wert nach Glättung möglich
Weichteile	–	–	nur in Ausnahmefällen sinnvoll
Flüssigkeit	–	–	nur in Ausnahmefällen sinnvoll
Fett	–	–	nicht sinnvoll
Lunge	> – 600	Bronchialkarzinom	Beziehung des Tumors zu Gefäßen und zur Pleura
	< – 200	Lungenoberfläche	(sub)pleurale Veränderungen, Lungenvolumen
Luft	> – 500	Haut	Hautoberfläche
	< – 500	Kolon, Larynx	Ausgussdarstellung
	< – 500	zentrale Bronchien	Ausgussdarstellung
	< – 900	periphere Bronchien	Ausgussdarstellung

Dichte oberhalb des Schwellenwertes liegt. In diesem Fall muss entweder der Schwellenwert angehoben werden, oder es müssen aufwändigere Segmentationsverfahren eingesetzt werden, die das interessierende Objekt von anderen Strukturen trennen, die oberhalb des gleichen Schwellenwertes liegen (vgl. Abb. 2.**40**).

Erhöhung des Schwellenwertes

Bei Erhöhung des Schwellenwertes werden weniger Voxel am Objektaufbau beteiligt; Objektdurchmesser und Volumen nehmen ab. Überlagernde Strukturen geringerer Dichte und fliegende Pixel lassen sich reduzieren, jedoch treten vermehrt Artefakte, wie die o. g. Pseudodefekte, auf. Besonders beim osteoporotischen Knochen liegt der optimale Schwellenwert vielfach so niedrig, dass zur Reduktion von Überlagerungseffekten höhere Werte eingesetzt werden müssen und dadurch vermehrt „Lochdefekte" im Knochen auftreten.

Anwendungen

Die 3D-Oberflächendarstellung liefert eindrucksvolle Bilder definierter Oberflächenstrukturen in ihrer komplexen *dreidimensionalen Topographie*, z. B. zur Beurteilung der Lagebeziehung von Knochenfragmenten oder von Gefäßen zueinander (vgl. Abb. 24.**42** oder 25.**15**). Derart bearbeitete Objekte können gedreht und aus jedem interessierenden Winkel betrachtet werden, was beispielsweise dem Chirurgen präoperativ eine gute räumliche Vorstellung vom Operationssitus vermittelt.

SSD dienen in erster Linie der *Befundpräsentation*. Für die Diagnosefindung sind sie nur in Ausnahmefällen bei komplexen anatomischen oder pathologischen Verhältnissen (z. B. Azetabulumfrakturen, komplexe Gefäßsituationen) geeignet. Aus diesem Grund werden sie vorwiegend in der *Skelettdiagnostik* (vgl. Kap. 25) und der *CTA* (vgl. Kap. 24) eingesetzt. Für die Diagnostik des Bronchialsystems ergeben sich gelegentlich Indikationen (vgl. z. B. Abb. 9.**14**). Die Darstellung von Weichteilstrukturen ist extrem aufwändig und für die klinische Praxis nicht zu empfehlen.

Die SSD gewinnt durch die *virtuelle Endoskopie* derzeit wieder an Bedeutung (s. S. 84), da der Bearbeitungsprozess im Vergleich zu den Volumenrekonstruktionstechniken wesentlich schneller ist. Sie ist daher für die interaktive Navigation durch einen virtuellen endoskopischen Datensatz geeignet (vgl. Abb. 2.**50**).

Volumendarstellungstechniken

Prinzip

Die Maximum- und Minimum-Intensitäts-Projektionen als einfachste Vertreter des Volumendarstellungsverfahrens wurden bereits beschrieben. Das Bild entsteht dadurch, dass man entsprechend der Blickrichtung virtuelle Strahlen durch das Darstellungsvolumen schickt („Ray Casting"), die in der Betrachtungsebene enden. Entsprechend der Voreinstellung (z. B. maximaler CT-Wert bei der MIP) werden verschiedene Projektionsdaten geliefert.

Grundsätzlich stellen die Volumenrekonstruktionstechniken (VRT) aber sehr komplexe Verfahren dar, welche die Charakteristika von Oberflächenrekonstruktion und MIP miteinander vereinen. Bei der VRT wird den CT-Werten oder Wertebereichen eine Opazität zugeordnet, was zu einer besseren Konturierung von Objekten und zu einer semitransparenten Darstellung führt (Abb. 2.**22**). Diese Technik hat sich durch ihre Eleganz und Flexibilität rasch bei der Bearbeitung von Spiral-CT- und Multidetektor-CT-Daten etabliert; sie liefert qualitativ hochwertige Bilder und eröffnet dem Anwender eine breite Palette von Bearbeitungsmöglichkeiten.

Abb. 2.22 **Prinzip der Volumendarstellung (Volumen-Rendering-Technik, VRT).** Die Opazitätskurve definiert die Opazität verschiedener Gewebe in Abhängigkeit des CT-Werts jedes einzelnen Voxels.

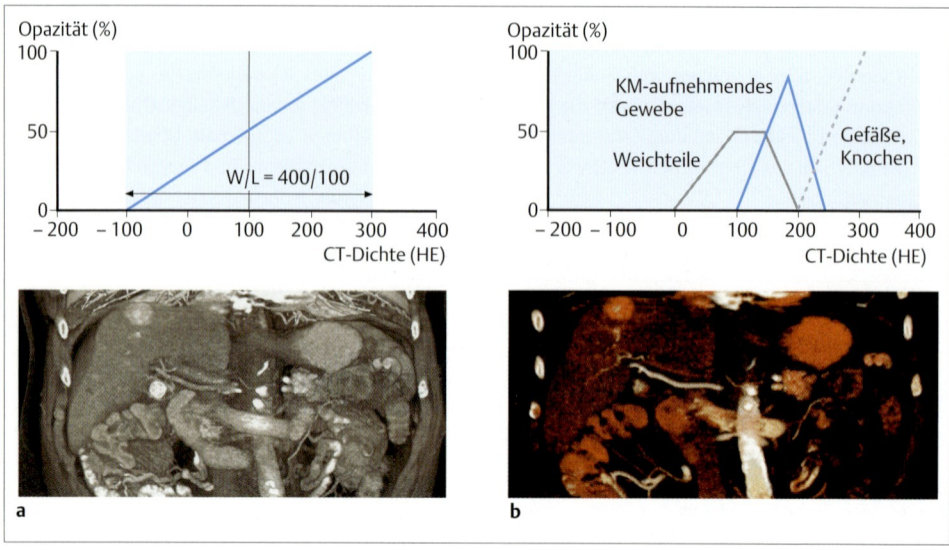

a In den meisten Fällen produziert eine einfache geradlinig aufsteigende Opazitätskurve von vollständig transparent bis undurchsichtig ausreichende Ergebnisse. Diese Kurve kann an die Fenster-Einstellung des normalen CT-Bildes adaptiert sein.

b Eine alternative Opazitätsfunktion ist die Wahl verschiedener Trapezoide mit unterschiedlicher Einfärbung der Gewebe entsprechend ihrer CT-Werte. Strukturen geringer Opazität (z. B. Fett) sind in beiden Techniken semitransparent. Ein Schattierungsgradient ist bei diesen Beispielen nicht eingestellt worden (Reflexivität = 0).

Abb. 2.23 **Opazitätskurve und Reflexivität** bestimmen das Erscheinungsbild eines VRT-Bildes.

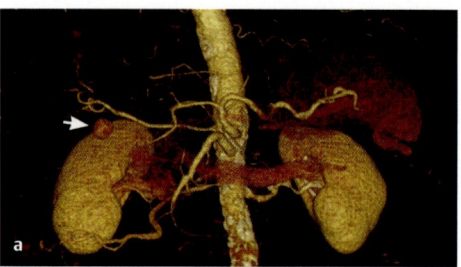
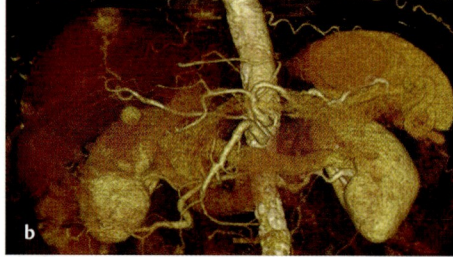

a Eine steile Opazitätskurve (W/L = 400/400) führt zu einer exzellenten Darstellung der abdominellen Gefäße. Verkalkter Gallenstein (Pfeil).

b Wird die Opazitätskurve auf geringere Dichtewerte abgeflacht, erscheinen Weichteile semitransparent (W/L = 400/200). Beide Bilder wurden mit zusätzlichem Schattierungsgradienten bearbeitet.

Die VRT ist am besten zu verstehen, wenn man sie mit der Oberflächenrekonstruktion (SSD) vergleicht. Die Oberflächenrekonstruktion stellt einen „binären" Prozess dar, bei dem alle CT-Werte des 3D-Objektes (innerhalb des Schwellenbereichs) eine maximale Opazität besitzen, während alle Werte außerhalb dieses Bereichs nicht zur Bilddarstellung beitragen. Da alle Voxel innerhalb des Bereiches undurchsichtig sind, stellt die SSD lediglich die Oberfläche des Objektes dar.

Bei der VRT sind die Opazitätswerte fließend und können zwischen 0 und 100 % variiert werden. Die Opazitätskurve kann einerseits manuell eingestellt werden (aufwändig und schlecht reproduzierbar), oder sie ist durch „Presets" definiert, die dann nur noch durch die Wahl eines geeigneten „Fensters" an die CT-Werte angepasst werden (komfortabel) (Abb. 2.**22**a und 2.**23**, Tab. 2.**4**). Alternativ lassen sich Opazitätskurven durch (partiell überlappende) Trapezoide erstellen, die auf der CT-Skala in Form, Höhe und Position veränderlich sind (Abb. 2.**22 b**). Diese Trapezoide sind auf die Schwächungswertbereiche verschiedener Gewebearten wie Fett, andere Weichteile, kontrastierte Blutgefäße oder Kno-

Tab. 2.4 ⋯⊱ *Opazitätseinstellung für die Volumenrekonstruktion*

Applikation	Opazität			Kommentar
	W/L	**Bereich**	**Kurve**	
Skelettdiagnostik	300/200	100 … 400	aufsteigend	niedrigere Werte bei Osteoporose
CT-Angiographie	400/300	100 … 500	aufsteigend	abhängig vom Gefäßkontrast
Diagnostik				
Weichteile	400/100	100 … 300	aufsteigend	MPR-ähnliches Verfahren
Lungen	1500/−300	− 1050 … 450	aufsteigend	
Kolon	1200/−300	− 900 … 300	aufsteigend	
Gewebsübergänge	500/−500	− 750 … − 250	dreieckig	Luft-Gewebe-Grenze
Ausgussdarstellung	500/−500	− 750 … − 250	absteigend	Luft-Gewebe-Grenze
Virtuelle Endoskopie				
Bronchoskopie	1200/− 300	− 900 … − 300	aufsteigend	
Laryngoskopie	1200/− 300	− 900 … − 300	aufsteigend	
Koloskopie	1200/− 300	− 900 … − 300	aufsteigend	
Angioskopie	200/150	100 … − 300	absteigend	Doppelspitze für Verkalkungen

Die *Opazitätseinstellungen* sind stark vom Kontrast der interessierenden Struktur und der Implementierung der Volumenrekonstruktion abhängig. Diese Tabelle beruht auf einer möglichst einfachen Opazitätsfunktion, die für die meisten Fragestellungen ausreichend ist.
Absteigend: volle Opazität für geringe CT-Werte und keine Opazität für hohe CT-Werte
Nadelförmig: dreieckige Opazitätsfunktion, maximale Opazität im Zentrum des Bereichs
Farbkodierung: ideal durch fixierte Farbschemata, benötigt an manchen Arbeitsplattformen multiple Trapezoide

chen abgestimmt. Jedem dieser Trapezoide lässt sich eine andere Farbe zuordnen, so dass sich die Gewebearten am fertigen Bild differenzieren lassen.

Die VRT kann in Abhängigkeit von der Gewichtung der Oberflächenschattierung sowohl ein Projektionsbild des dargestellten Volumens (ähnlich der Summenprojektion oder der MIP) als auch ein Oberflächenbild (ähnlich der SSD) produzieren. Dies kann durch die Presets vorgegeben oder numerisch eingestellt werden.

Farbkodierung

Die Farbkodierung erfolgt wie oben beschrieben auf der Basis voreingestellter Trapezoide. Idealerweise hat jedes Gewebe zur visuellen Differenzierung seine eigene Farbe. In der Praxis überlappen jedoch die verschiedenen Gewebearten, z. B. kontrastierte Organe und Blutgefäße oder kontrastierte Blutgefäße und Knochen, so dass keine sichere Differenzierung bzw. scharfe Trennung möglich ist (Abb. 2.**22 b**).

Alternativ kann eine Farbskala parallel zur CT-Skala definiert werden, welche den CT-Werten Farbwerte zuordnet. Entsprechend hat jeder Gewebetyp bzw. jeder Schwächungswert seine Referenzfarbe (Abb. 2.**24 a**). Diese Technik eignet sich zur verbesserten Darstellung von Nativuntersuchungen. Bei Kontrastuntersuchungen sollten die Farbwerte

durch geeignete Wahl eines Fensters flexibel an die Kontrastierung der CT-Untersuchung angepasst werden, da die KM-Aufnahme von Patient zu Patient differiert (Abb. 2.**24 b**).

Ortsauflösung und Matrixgröße

In Hinblick auf eine schnelle interaktive Bildbearbeitung muss die Matrix bei der VRT-Berechnung u. U. herabgesetzt werden. Eine 128er Matrix erlaubt lediglich einen groben Überblick; mit einer 256er Matrix ist bereits eine ausreichende Orientierung zur Einstellung der optimalen Bildebene für die interessierenden Strukturen möglich. Die 512er Matrix schließlich verbessert die Ortsauflösung und gestattet die Darstellung kleiner Gefäße und ossärer Strukturen (Abb. 2.**25**). Einige Systeme nutzen eine 1024er oder 2048er Matrix zumindest als Zwischenschritt in der Bildbearbeitung. Derart hohe Auflösungen eignen sich zur Vergrößerung des ursprünglichen Datensatzes (z. B. zur topographischen Darstellung eines zerebralen Aneurysmas) oder zur Darstellung größerer Untersuchungsabschnitte (z. B. Thorax und Abdomen oder Abdomen und untere Extremität).

Abb. 2.24 **Farbkodierung.**

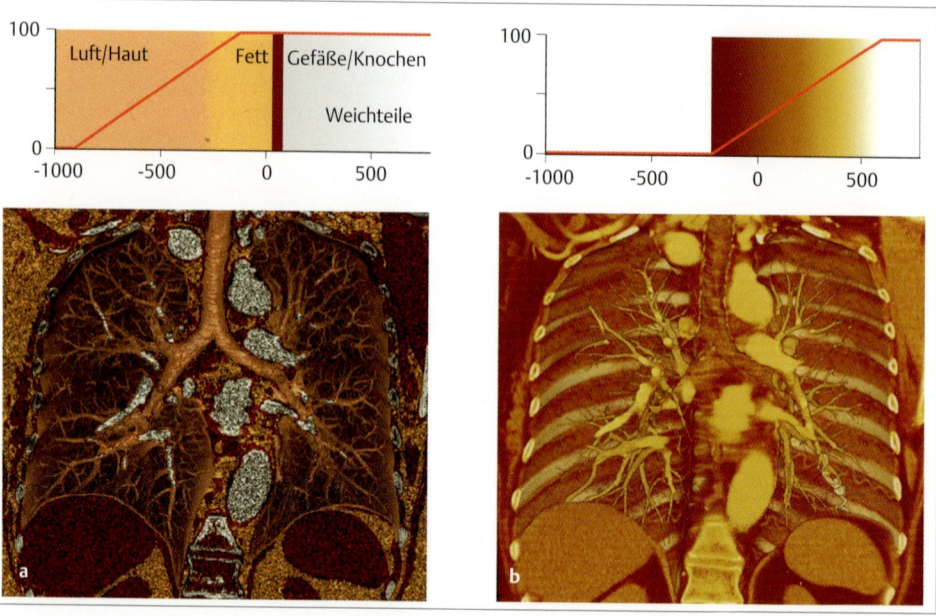

a Eine absolute Farbskala definiert Farben für verschiedene Gewebe in Abhängigkeit von den CT-Werten jedoch unabhängig von den Opazitätseinstellungen.

b Eine relative Farbskala passt die Farben an das Opazitätsfenster jedoch nicht an die CT-Werte an. Zusätzlicher Schattierungsgradient nur in (**a**).

Abb. 2.25 **Matrixgröße und Bildqualität.**

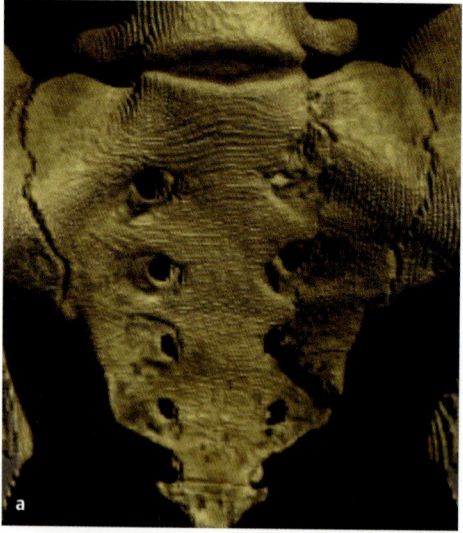

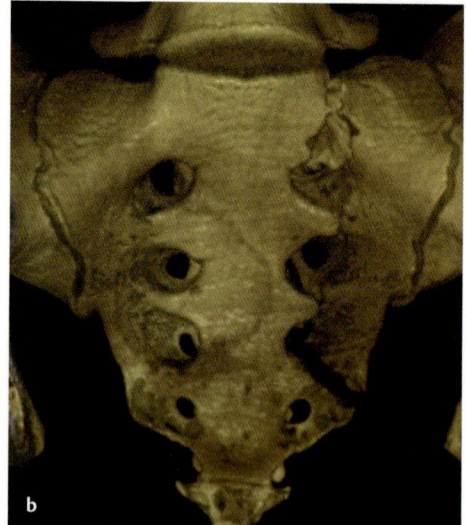

a VRT mit Auflösung 256².

b VRT mit Auflösung 512².

Interaktive Bildbearbeitung, Filmmodus

Die Darstellungsmodalität wird durch die Voreinstellungen (Presets) erleichtert, moderne Software-Lösungen gestatten daneben eine interaktive Parameterwahl mit zeitgleicher Bilddarstellung. Mit speziellen Volumenbearbeitungskarten in Standard-PCs wird die *zeitgleiche (real-time) Interaktion* mit mehr als 8 Bildern pro Sekunde möglich.

Die VRT-Bilder können in *filmartigen Sequenzen* zusammengesetzt werden, die in Standardformaten (z.B. AVI, MPEG) auch auf jedem anderen Rechner ohne spezielle VRT-Software lesbar sind. Alternativ ist das Kopieren der Bilder auf Videokassette möglich, was letztlich die Präsentation auf jedem normalen Videorekorder erlaubt. Diese Filmsequenzen erleichtern dem überweisenden Arzt die Übersicht bei komplexen anatomischen Verhältnissen; sie

werden bereits vor organerhaltenden Eingriffen beim Nierenzellkarzinom, zur Evaluation von Organspendern und zur Eingriffsplanung bei zerebralen Aneurysmen eingesetzt.

Spezielle Techniken

„Ausguss"-Darstellungen (Air Casts)

Mittels invertierter Opazitätskurven mit hoher Opazität für niedrige und geringer Opazität für hohe Dichten können gussformähnliche Darstellungen lufthaltiger Räume („Casts"), wie z.B. des Tracheobronchialsystems, des Larynx oder des Kolon erreicht werden (Abb. 2.**26 a**, vgl. auch Abb. 2.**36 a** und 2.**50 a**).

„Doppelkontrastdarstellung" (Tissue Transition Projection)

Zur Projektion von Gewebegrenzen ist speziell die Wand einer Struktur hervorzuheben. In der VRT wird auf den CT-Wert zwischen zwei interessierenden Strukturen eine nadelförmigen Opazitätskurve

zentriert (z.B. -500 HE für die Darstellung der Grenze zwischen Luft und Gewebe wie bei Kolon oder Trachea). Die entstehenden Bilder ähneln Doppelkontrastuntersuchungen im konventionellen Röntgen (Abb. 2.**26 b**, vgl. auch Abb. 2.**36** und 2.**50**).

MPR-ähnliche Bildbearbeitung

Eine MPR-ähnliche Bildbearbeitung kann die klassische MPR ersetzen. In der VRT wird eine der konventionellen Fenstereinstellung identische lineare Opazitätskurve eingestellt. Eine Reflexivität ist für die optimale Darstellung der Gewebeoberflächen nicht erforderlich. Durch interaktive Schnittführung durch das Datenvolumen erhält der Untersucher Bilder ähnlich einer konventionellen interaktiven MPR mit zusätzlicher Tiefeninformation (Abb. 2.**27**, vgl. auch Abb. 2.**22 a**).

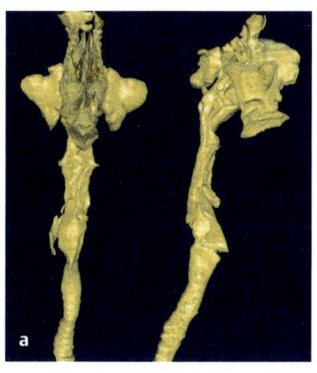 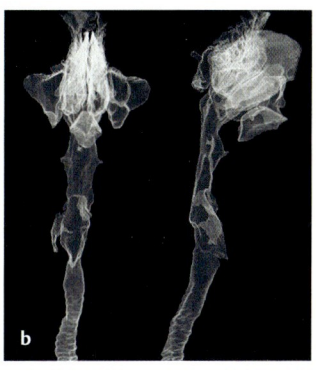 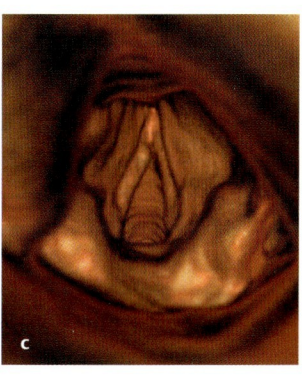

Abb. 2.26 **VRT lufthaltiger Strukturen der Nasennebenhöhlen, des Pharynx und Larynx.**

a Oberflächendarstellung (Ausguss, „Cast").
b Darstellung der Gewebsübergänge (Doppelkontrasteffekt).

c Virtuelle Endoskopie des Larynx.

Abb. 2.27 MPR-artige VRT.
Der Schnitt durch eine Volumendarstellung (Reflexivität = 0) erzeugt MPR-ähnliche Bilder, die zusätzlich Tiefeninformation als Vorteil der Volumenberechnung bieten.

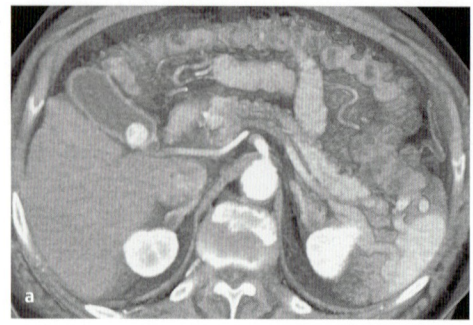

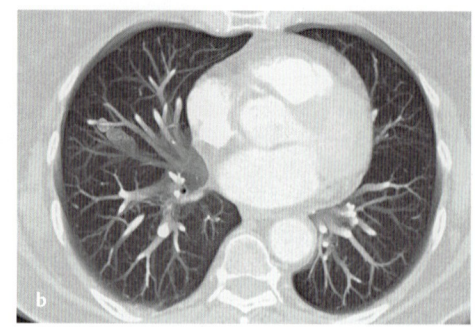

a Weichteileinstellung (W/L = 400/100).

b Lungeneinstellung (W/L = 1500/-300).

Artefakte und Fehlermöglichkeiten

Pseudostenosen oder Pseudookklusionen sind bei der VRT im Vergleich zur SSD ein geringeres Problem, suboptimale Opazitätseinstellungen können jedoch auch hier zu Bildartefakten führen (Abb. 2.**28**).

Streifenartefakte (sog. Jalousie-Artefakte) entstehen in Abhängigkeit vom Betrachtungswinkel und stören mitunter den Bildeindruck einer Volumenprojektion (Abb. 2.**29 a, b**).

Das *Bildrauschen* führt gelegentlich zu Unregelmäßigkeiten der Objektkontur (Abb. 2.**29 c**), was pathologische Strukturen überdeckt. Je nach Opazitätsfunktion bilden sich auch schleierartige Schattierungen von Strukturen in der Tiefe des dargestellten Volumens.

> Es wurde behauptet, dass durch die Volumenbearbeitung kein Informationsverlust entsteht, da das gesamte Datenvolumen projiziert wird. Die VRT stellt jedoch nicht alle Informationen des Datenvolumens unmittelbar dar, sondern bildet – wie alle anderen 3D-Bearbeitungstechniken auch – selektiv Teile des untersuchten Objektes in Abhängigkeit von seiner Dichte und der Position relativ zum Betrachter ab.

Abb. 2.28 Opazitätsfunktion bei der Volumenrekonstruktion.
Die Volumenrekonstruktion nutzt das gesamte Datenvolumen zur Bildbearbeitung. In Abhängigkeit von der Opazitätsfunktion werden jedoch nur Teile der Daten bildlich dargestellt.

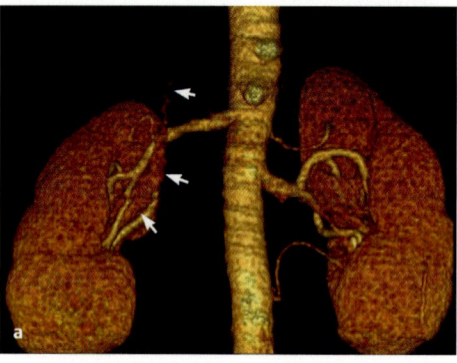

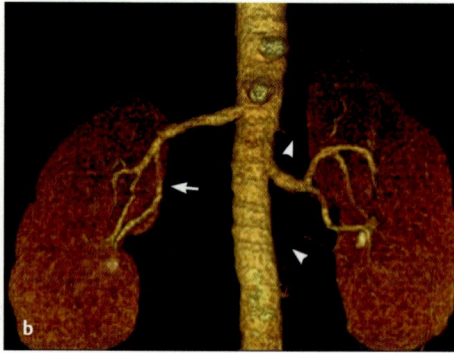

a Überprojektion der rechten Nierenvene (Pfeile) bei einem Opazitätsfenster von W/L = 400/250.

b Bei einer Opazitätseinstellung von 400/300 sind Teile der akzessorischen linken Nierenarterie verschwunden (Pfeilspitzen), dafür stellt sich eine Arterie am unteren Pol rechts vollständig dar (Pfeil).

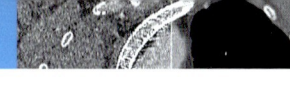

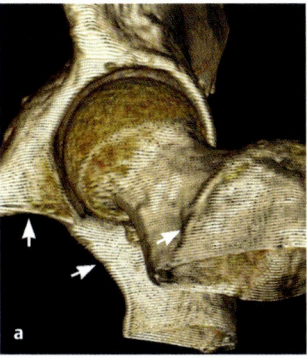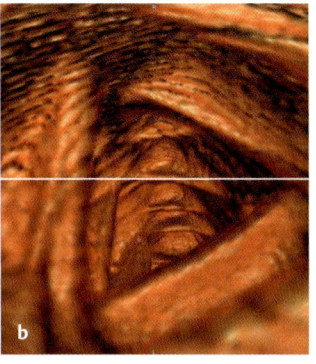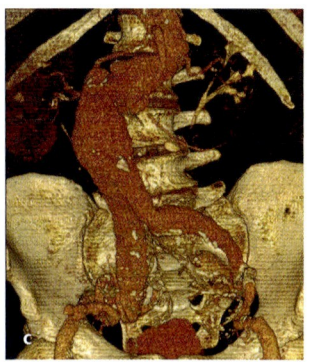

Abb. 2.29 **Artefakte.**

a Typische Streifen-(Jalousie-)Artefakte einiger Software-
einstellungen bei der Volumenrekonstruktion.
b Besonders störend bei einer virtuellen Endoskopie
(oberer Bildrand).

c Störendes Bildrauschen bei einer VRT mit Schattierungsgradient (Reflexivität) und einer 512^2-Auflösung.

Anwendungen

Volumenbearbeitungstechniken finden in der CTA,
in der Untersuchung des Skeletts, des Tracheobronchialsystems, Kolons und Abdomens Anwendung
und dienen durchaus auch der primären Bildanalyse.

CT-Angiographie

Die Volumenbearbeitung ist gegenwärtiger Standard der CTA pulmonaler und abdomineller Gefäße
inklusive der Aorta. Die farbkodierte VRT verbessert
die Differenzierung zwischen Gefäßlumen und Ver-

kalkungen, was die Lokalisation harter Plaques erleichtert (Abb. 2.**30**); sie kann zwischen arteriellen
und venösen Gefäßen sowie zwischen Organen mit
unterschiedlicher KM-Aufnahme unterscheiden
(Abb. 2.**31**). Durch rechnerische Elimination der
Aorta entstehen exzellente Bilder der zökalen und
mesenterialen Gefäße (Abb. 2.**32**). Mittels Segmentation werden überlagernde Gewebe entfernt, so
dass nicht nur das Gefäßlumen, sondern auch
thrombosierte Gefäßabschnitte darstellbar sind
(z.B. eines thrombosierten Aortenaneurysmas)
(Abb. 2.**33**).

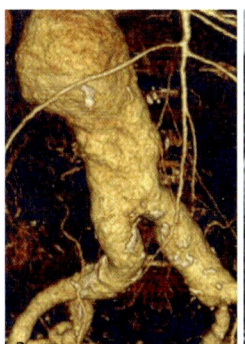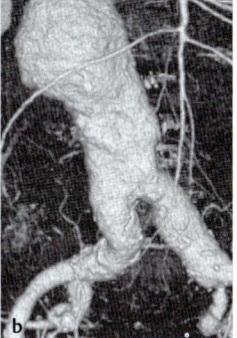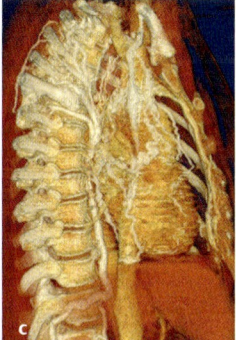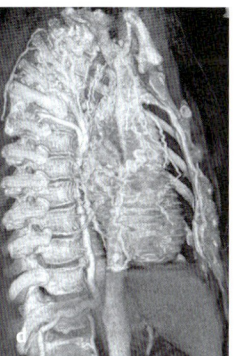

Abb. 2.30 **Farbliche Bilddarstellung.**

a Die farbliche Bilddarstellung erleichtert die Differenzierung von Verkalkungen gegen das Gefäßlumen.
b Schwarz-Weiß-Bild zum Vergleich.

c Bei diesem Patienten mit einem Verschluss der V. cava
superior verbessert die Farbgebung die Zeichnung der
mediastinalen Kollateralen.
d Schwarz-Weiß-Bild zum Vergleich.

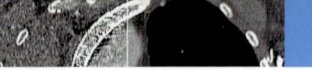
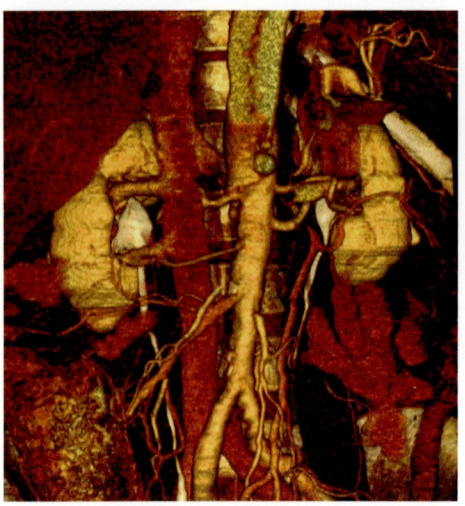

Abb. 2.31 Kontrastierung und VRT.
Bei unterschiedlicher Kontrastierung wird mittels einer VRT die Differenzierung zwischen Arterien, Venen und kontrastierten Organen möglich.

Skelettdiagnostik

Die VRT ist ein hervorragendes Hilfsmittel zur Klassifizierung komplexer Frakturen (z.B. des Azetabulum), zur Lokalisation freier Fragmente und zur Planung komplexer oder minimal invasiver Operationen. Bei orthopädischen Fragestellungen ist die VRT der SSD überlegen, da sie für Partialvolumeneffekte weniger anfällig ist und keine Pseudodefekte in dünnen oder osteoporotischen Knochen hervorruft. Am Extremitätenskelett können beispielsweise zur Planung plastischer Operationen Knochen, Muskeln und Sehnen, ggf. einschließlich der Hautkontur, simultan visualisiert werden (Abb. 2.**34**). Auch am Stammskelett ist die VRT durch die Darstellung von Wirbelkörpern und Bandscheiben ein ideales Werkzeug für die Diagnostik und Präsentation pathologischer Prozesse (Abb. 2.**35**).

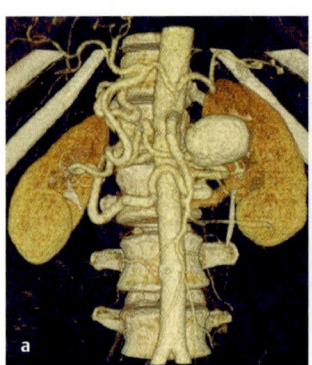
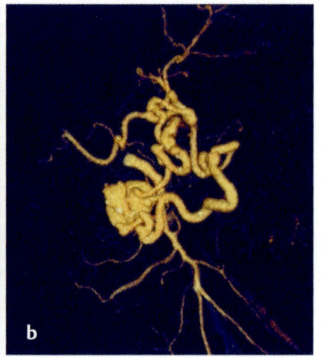

Abb. 2.32 Die Eliminierung der Aorta aus dem Bild gestattet eine exzellente Darstellung der Gefäße des Truncus coeliacus und der mesenterialen Gefäße. Bei diesem Patienten ist das Verhältnis des Aneurysmas zu den mesenterialen Seitenästen am besten im p. a. Bild erkennbar (**b**).

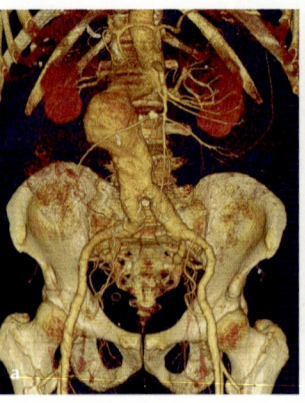
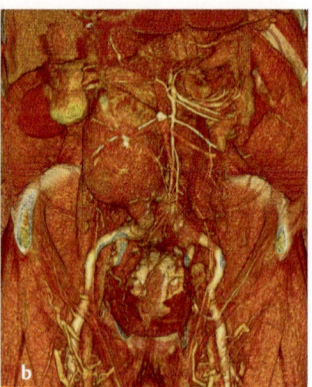

Abb. 2.33 Weichteileinstellung und Segmentation.
Mittels Weichteileinstellung für die VRT und Segmentation zur Eliminierung überlagernder Gewebe ist die unmittelbare Darstellung von Thromben möglich.

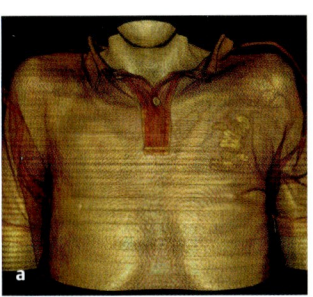 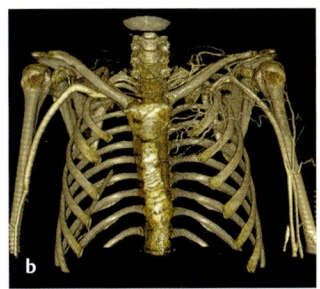 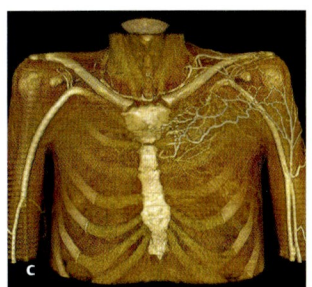

Abb. 2.34 Darstellungsvarianten.
Die VRT vermag nicht nur die selektive Darstellung der Hautoberfläche (**a**) oder der Knochen (**b**), sondern kann auch die Haut semitransparent erscheinen lassen (**c**). Bilaterale Obstruktion der V. brachiocephalica.

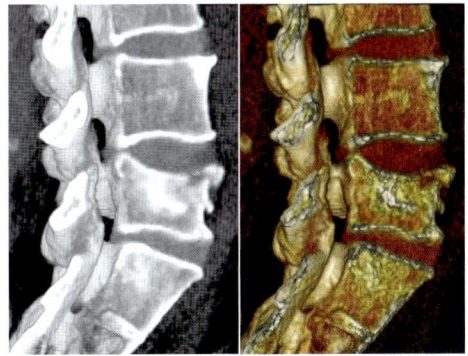

Abb. 2.35 Volumendarstellung der Wirbelsäule mit Abbildung sowohl der Wirbel wie der Bandscheiben.

Tracheobronchialsystem

Für die Untersuchung des Tracheobronchialsystems bietet die VRT die Möglichkeit sog. Abgüsse (Casts) oder semitransparenter Bilder ähnlich der Doppelkontrasttechnik (Abb. 2.36). Ein spezielles Einsatzgebiet ist die virtuelle Bronchoskopie (vgl. S. 84). Mittels Dünnschichtverfahren am Multidetektor-CT lassen sind derzeit sogar Segmentbronchien untersuchen.

Lungen

Für die pulmonale Diagnostik eignet sich die VRT insbesondere zur Darstellung der Lungenoberfläche (vgl. Abb. 2.47) und zur Klärung der Lagebeziehung pathologischer Prozesse zur Thoraxwand oder zum Mediastinum (Abb. 2.37). Lokale Überblähungen (Air Trapping) und Perfusionsstörungen lassen sich mittel farbkodierter Dichtewerte leichter lokalisieren und quantifizieren (Abb. 2.38).

Kolon

Die VRT ist ein exzellentes Werkzeug sowohl für die virtuelle Endoskopie als auch zur Durchsicht des Datenvolumens mittels gleitender Dünnschichten (s. unten), was die Vorteile der axialen, coronalen und sagittalen MPR mit der Tiefeninformation der VRT vereint. Des Weiteren sind Abguss- oder semitransparente Darstellungen möglich, letztere ähnlich der konventionellen Bariumdoppelkontrasttechnik (s. Abb. 2.50).

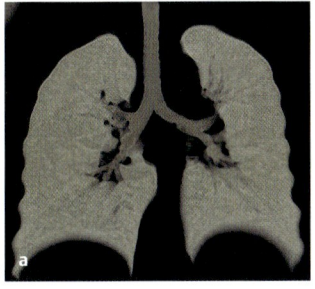 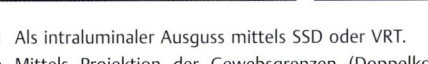 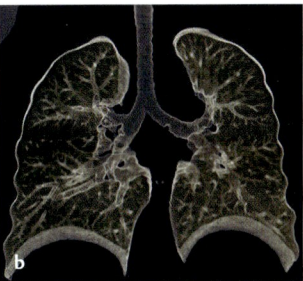

Abb. 2.36 Darstellung des Tracheobronchialsystems.

a Als intraluminaler Ausguss mittels SSD oder VRT.
b Mittels Projektion der Gewebsgrenzen (Doppelkontrasteffekt).

c Ähnliche Bilder liefert eine 20-mm-Dickschicht-MPR nach Entfernung des Mediastinums mittels Segmentation.

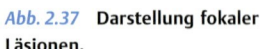

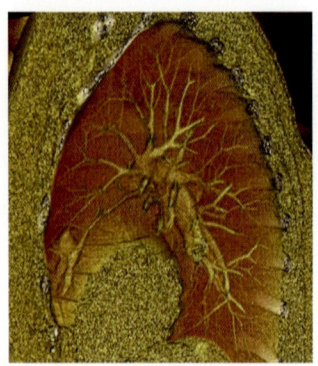

Abb. 2.37 Darstellung fokaler Läsionen.
Die Volumenrekonstruktion erlaubt die exzellente Darstellung fokaler Läsionen in ihrer Beziehung zur Brustwand und den Lungengefäßen. Arterieller Tumorthrombus einer Metastase mit konsekutiver Erweiterung des Gefäßes.

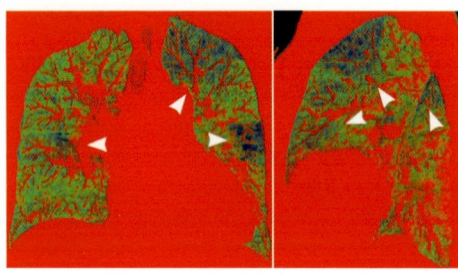

Abb. 2.38 Farbkodierte Dichteprojektion mittels Regenbogenspektrum und lungenzentrierter Opazitätskurve (W/L= 500/-750). Keilförmige Perfusionsdefekte (Pfeilspitzen) bei chronischer Lungenembolie, Mehrschicht-CTA.

Routineuntersuchung

In der thorakalen und abdominellen Diagnostik ermöglicht die VRT mit adäquater Opazitätseinstellung eine semitransparente oder farbkodierte Darstellung der Weichteile (vgl. Abb. 2.**27**). Abdominell wird zusätzlich die Untersuchung der Leber, des Portalvenensystems, der Darmstrukturen und der Nebennieren verbessert.

Möglicherweise wird eine VRT mit Einstellungen, die einen der konventionellen CT ähnlichen Bildeindruck vermitteln, zum *primären diagnostischen Werkzeug*. Durch Variation der Opazitätsfunktion können unterschiedlichen Gewebetypen verschiedene Transparenzen zugeordnet werden (vgl. Abb. 2.**27**). Da bei der Volumendarstellung durch unzureichende Transparenz vorn gelegener Gewebe die in der Tiefe dahinter gelegenen Strukturen verborgen bleiben können, ist eine interaktiv einstellbare Schnittebene erforderlich. Derzeit gibt es noch keine gesicherten Erkenntnisse, inwieweit diese Art der Befundung sicher genug ist und ob wichtige Befunde dabei übersehen werden können.

Segmentation

Prinzip

Sowohl die 3D-Volumenbearbeitung (MIP, VRT) als auch die Oberflächenrekonstruktionstechniken (SSD) bauen auf Segmentationsprozessen auf, die ein interessierendes Volumen von anderen Strukturen im dreidimensionalen Bild trennen. Dieser Prozess der Datenmanipulation zum Ein- oder Ausschluss von Strukturen im nachbearbeiteten Bild wird Editieren genannt. Positives Editieren bedeutet die Markierung von Strukturen, die im 3D-Bild dargestellt werden sollen, negatives Editieren das Markieren von Strukturen zur Elimination aus dem Datenvolumen. Dabei ist zwischen Funktionen des 2D-Editierens Schicht für Schicht und des 3D-Editierens im gesamten Datenvolumen zu unterscheiden.

Schnittfunktionen (Cutting)

Sog. Cutting-Funktionen können sowohl am Originaldatenvolumen vor der Bildbearbeitung als auch am fertigen 3D-Objekt eingesetzt werden.

Der Einsatz von Schnittfunktionen auf jedem einzelnen Bild des gesamten Datenvolumens ist sehr zeitaufwändig und daher nur für spezielle und komplexe Anwendungen innerhalb eines kleinen Datenvolumens zu empfehlen. Einfacher sind Schnittfunktion an dicken Schichten (MPR, MIP), die einige Millimeter bis mehrere Zentimeter breit sind. Dies verringert den Aufwand des Editierens signifikant, kann aber für größere Volumina, wie den gesamten Thorax oder das Abdomen, immer noch sehr zeitaufwändig sein.

Am effektivsten ist die Definition von Schnittlinien an einigen wenigen ausgewählten Referenzschichten. Das Programm interpoliert zwischen diesen Schnitten und definiert ein dreidimensionales Volumen von Strukturen, die zur weiteren Bildbear-

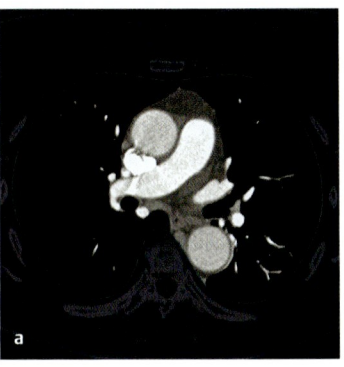
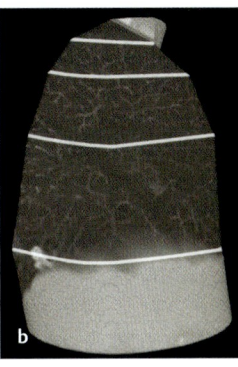
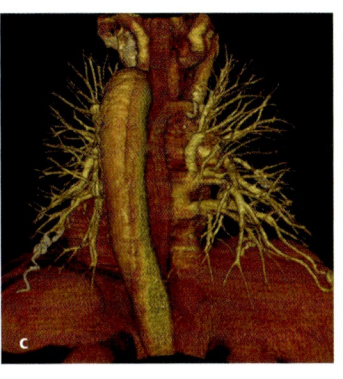

Abb. 2.39 **Schneidefunktionen** sind hocheffizient für komplexe Bildbearbeitungen, sofern nur einzelne Schichten bearbeitet werden müssen und der Computer den Rest interpoliert („Rubber Sheet-Algorithmus").

a Auf einigen Ebenen des Thorax werden beliebige interessierende Regionen markiert (ROI).

b Darstellung des verbliebenen Volumens mit den ROI-Ebenen.

c Die volumenrekonstruierte Gefäßdarstellung demonstriert zahlreiche a-v-Shunts in beiden Lungen (W/L = 600/200).

beitung ein- oder ausgeschlossen werden (Abb. 2.**39**). Mittels dieser Technik lassen sich Lungen- oder abdominelle Gefäße in wenigen Minuten editieren. Sogar komplexere Aufgaben, wie die Elimination von Organabschnitten zur besseren Darstellung von Nachbarstrukturen, lassen sich damit lösen (vgl. Abb. 2.**31** – 2.**33**).

Das Schneiden eines 3D-Objektes erfordert zunächst eine Bildebene, in der die Schnittlinie definiert werden kann. Diese Schnittebene liegt senkrecht zur Betrachtungsebene. Der Anwender muss daher sicherstellen, dass Strukturen, die herausgeschnitten werden sollen, nicht mit interessierenden Strukturen überlappen. Cutting-Funktionen sind sowohl geeignet, unerwünschte Objekte aus dem Bild herauszufiltern als auch Zielvolumina mit interessierenden Strukturen festzulegen.

Schwellenwerttechniken

Das Schwellenwertverfahren ist eine einfache Methode zur Auswahl eines CT-Wertebereiches für die Segmentation (vgl. Tab. 2.**3**). Es ist das Standardverfahren für die 3D-Oberflächendarstellung (SSD).

Wird diese Technik ausschließlich angewendet, stellen sich unterschiedliche anatomische Strukturen gleichzeitig auf dem Bild dar und müssen erforderlichenfalls voneinander separiert werden, beispielsweise die kontrastierten Gefäße von der Wirbelsäule oder der Femurkopf vom Azetabulum. Aus diesem Grund wird das Schwellenwertverfahren oft mit anderen Techniken kombiniert, um mehrere Objekte innerhalb des gewählten Bereiches voneinander zu trennen.

Konnektivität

Konnektivitätsalgorithmen („Region Growing") werden zur Identifizierung von Bildabschnitten genutzt, die ein Homogenitätskriterium erfüllen. Derartige Algorithmen beginnen an einem gewählten Startpunkt und erfassen alle Voxel, die die vorgegebenen Eigenschaften erfüllen und mit dem Startpunkt verbunden sind. Gewöhnlich wird ein definierter Dichtebereich als Homogenitätskriterium festgelegt.

Homogene Regionen lassen sich sowohl zweidimensional an der einzelnen axialen Schicht, oder dreidimensional an einem Schichtstapel oder im gesamten 3D-Volumen berechnen. Der Interaktionsaufwand wird mit zunehmendem Volumen geringer, zugleich steigt aber die Gefahr von Brückenbildungen und eines Überlaufens in andere, nicht gewünschte Regionen mit ähnlichen Eigenschaften wie die zu segmentierende Struktur. Zur Entfernung solcher Brücken gibt es verschiedene Techniken (Abb. 2.**40**). Oftmals kann das Überlaufen allein schon durch Änderung der Schwellenwerte vermieden werden. Aufwändiger ist die manuelle Trennung der Brücken. Zur halbautomatischen Eliminierung unerwünschter Verbindungen sind morphologische Operatoren oder der Wasserscheiden-Algorithmus geeignet. Bei Letzterem setzt der Anwender einen Startpunkt auf das zu separierende Objekt, einen zweiten auf die zu entfernende Struktur und lässt den „Wasserscheiden-Algorithmus" ablaufen. In vielen Fällen funktioniert dies gut; bei komplexeren Strukturen ist es manchmal notwendig, die Operation mit weiteren Startpunkten zu wiederholen.

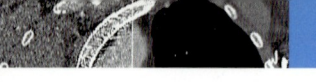

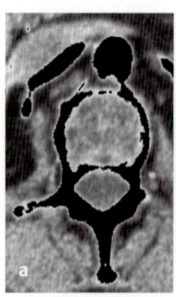 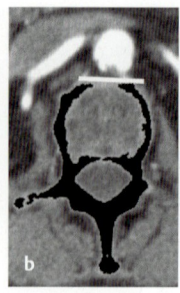 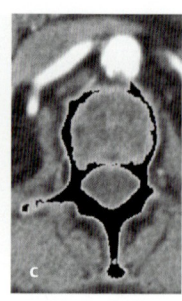 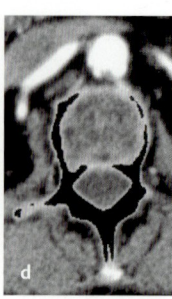 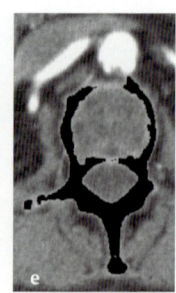

Abb. 2.40 **Segmentation.**
Konnektivitätsalgorithmen dienen der Markierung von Strukturen mit gemeinsamen Eigenschaften. „Brücken" zwischen zu separierenden Strukturen (**a**) können durch Schneidefunktionen (**b**), Erosion (**c**) oder durch Herauf-setzen des Schwellenwertes (**d**) eliminiert werden. Eine leichte Dilatation dient der Entfernung verbliebener dichterer Areale um die knöcherne Struktur (**e**).

Morphologische Operatoren

Morphologische Operatoren basieren mehr auf der Objektstruktur und -form als auf der Objektdichte. Die einfachsten, dabei sehr effizienten Operatoren sind solche, die Voxel entweder reihenweise von der Objektoberfläche entfernen (Erosion) oder an die Oberfläche anheften (Dilatation). Die Erosion trennt Brücken zwischen benachbarten Objekten, die Dilatation hilft bei der Wiederherstellung der Gesamtgröße des Objektes, wobei Oberflächende-tails verloren gehen (Abb. 2.**40**). Die Kombination einer Erosion mit nachgeschalteter Dilatation heißt „*Opening*", da Verbindungen zwischen Strukturen entfernt werden; die umgekehrte Reihenfolge (Dila-

tation mit nachgeschalteter Erosion) heißt „*Closing*", da entsprechend Löcher innerhalb der Objekte aus-gefüllt werden.

Um Strukturen, beispielsweise Knochen, mittels eines Konnektivitätsalgorithmus aus dem Daten-volumen auszuschließen, ist es vorteilhaft, nach dem Region Growing eine Dilatation anzuschließen. Dadurch werden Voxel des Randbereiches, die durch das Region Growing möglicherweise nicht erfasst wurden, in das zu eliminierende Objekt ein-geschlossen und störende Artefakte („Geisterbil-der") im fertigen 3D-Bild vermieden (Abb. 2.**41**).

Andere morphologische Operatoren erkennen kleine Ansammlungen von Voxeln und sind in der Lage, die „fliegenden Pixel" aus dem Bild zu entfer-nen (Abb. 2.**42**).

Abb. 2.41 **Eliminierung knöcherner Strukturen durch Konnektivität.**
a Bei einem Schwellenwert um 200 HE ist die Separierung der Gefäße vom Knochen möglich, es verblei-ben jedoch dichtere Areale um die knöchernen Strukturen, die zu sog. „Geisterbildern" führen. Da-durch können kleine Gefäße kom-plett überdeckt werden.
b Die Dilatation des Knochens und Entfernung von „Löchern" in den Wirbelkörpern mittels einer „Clo-sing-Funktion" ergibt eine qualita-tiv hochwertige MIP.

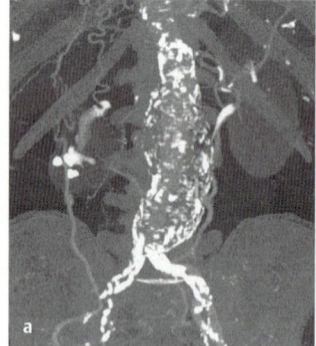 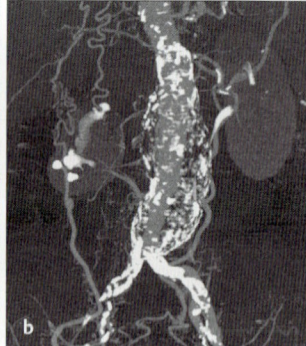

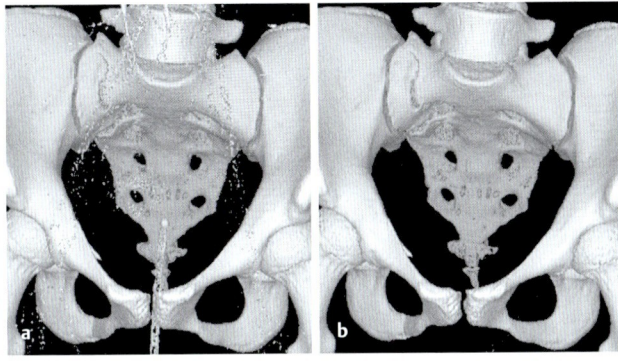

Abb. 2.42 „Fliegende Pixel".

a Durch Bildrauschen hervorgerufene „fliegende Pixel" stören den Bildeindruck einer Niedrigdosisuntersuchung.

b Durch größenabhängige Filterfunktionen oder Konnektivitätsalgorithmen sind diese eliminierbar.

Automatisierte Techniken, rechnergestützte Diagnostik

Die Zahl halb- oder vollautomatischer Techniken für komplexe Bildbearbeitungsverfahren nimmt stetig zu, wobei der Eingabebedarf zur Ausführung dieser Operationen immer geringer wird (z.B. die Positionierung einzelner Startpunkte). Dadurch wird es möglich, z.B. das *Lungenparenchym* automatisch zu extrahieren, *das Skelett bei der CTA auszublenden* (Abb. 2.**43**) oder *Gefäße automatisch zu segmentieren* (Abb. 2.**44**). Rechnergestützte Diagnosewerkzeuge erlauben die automatische Detektion, Extraktion und Volumetrie pulmonaler Herde beim Lungen-Screening; ähnliche Hilfsmittel werden für das Screening des Kolonkarzinoms entwickelt.

Einige Programme verfügen bereits über eine Art künstliche Intelligenz und erkennen anatomische Varianten. Die Marktreife derartiger Software hängt von ihrer Zulassung für die klinische Anwendung ab.

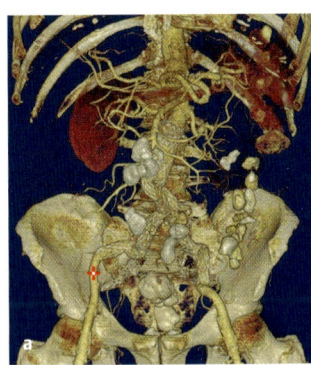
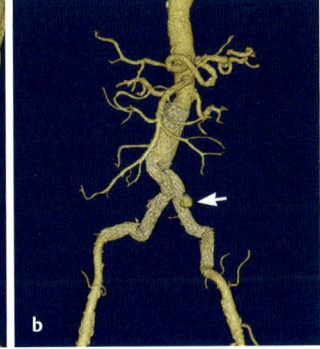

Abb. 2.43 **Automatische Eliminierung.**
Die automatische Eliminierung knöcherner Strukturen ist nicht an allen Systemen verfügbar. Durch Anklicken der Struktur, die entfernt oder erhalten werden soll (**a**) resultiert eine effektive Eliminierung (**b**). Typ-II-Endoleck nach Einlage eines Aortenstents (Pfeil).

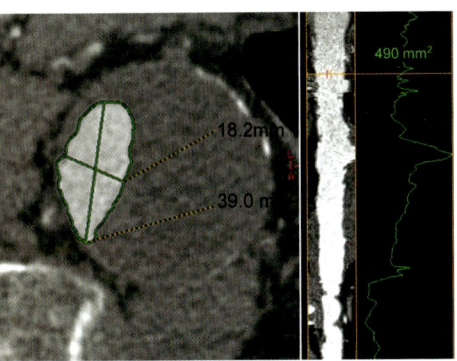

Abb. 2.44 **Die Automatische Gefäßanalyse** kombiniert das „Gefäß-Tracking" mit Messungen entlang des Gefäßverlaufes. In Abhängigkeit von der Software werden lokale axiale Schnittbilder mit Berechnung des minimalen und maximalen Gefäßdurchmessers und eine bandförmige Projektion des Gefäßes erstellt.

Anwendungen

Die Segmentation ist Voraussetzung für eine *CTA* mit MIP-Darstellung in der anteroposterioren Projektion. Für gezielte Fragestellungen reicht in der Regel ein positives Editieren aus. Bei der MIP-Darstellung einer Nierenarterienstenose beispielsweise empfiehlt sich ein ca. 1–2 cm breites, an die Lage der Nierenarterien angepasstes Volumen aus dem 3D-Datensatz auszuschneiden. Dies geschieht am besten anhand einer axialen Projektion, und zwar so, dass die Nierenvenen und Teile der anterioren und posterioren Nierenrinde ausgeschlossen werden (vgl. Abb. 2.**13b**). Negatives Editieren mit Ausschluss der Skelettstrukturen kommt bei Übersichtsdarstellungen der thorakalen, abdominellen oder peripheren Gefäße zur Anwendung (Tab. 2.**5**).

Die Segmentation verbessert die Darstellung komplexer Gefäßanatomie oder -pathologie mittels Oberflächen- oder Volumenrekonstruktionen (posteroanteriore Blickrichtung) (vgl. Abb. 2.**31**). Darüber hinaus werden selektive Gefäßuntersuchungen möglich, wie z.B. eine Mesenterikographie nach Entfernung der Aorta oder anderer Überlagerungen (vgl. Abb. 2.**32**). Die Darstellung der *Lungengefäße* mittels MIP, SSD oder VRT setzt eine vorherige Extraktion des Thoraxskeletts voraus (vgl. Abb. 2.**39**).

Eine 3D-Darstellung von Weichteilen ist nur mit der Volumendarstellung sinnvoll (vgl. Abb. 2.**33**). In

Tab. 2.5 ⋯⋗ *Segmentationstechniken für verschiedene klinische Fragestellungen*

Anwendung	Darstellungsziel	Technik
Knochenentfernung	CTA	▪ automatische Knochenentfernung, *oder*
Brustwand	Pulmonalgefäße	▪ Schneidefunktion („Rubber Sheet"), alles außer Thoraxwand inkludieren
Abdomen	Bauchgefäße	▪ Knochenmarkierung (RG/WS > 180 HE), Dilatation des Knochens (2–3 Pixel), Knochenentfernung Schneidefunktion („Rubber Sheet"), alles außer Abdominalwand inkludieren
Hals	A. carotis	▪ Gefäßmarkierung (RG/WS = 150–400 HE) mittels unterem und oberem Schwellenwert, Nutzung von zwei VOI, die grob die Schädelbasis und die HWS einbeziehen, Knochenmarkierung (RG/WS > 500 HE für Schädelbasis, RG/WS > 180 HE für Wirbelsäule, Dilatation des Knochens (2–4 Pixel), Knochenentfernung Mittellinie durch die A. carotis ziehen (manuell, halbautomatisch), 3–5 mm dicke gekrümmte MPR/MIP/VRT
Gelenkexartikulation	Knochenoberfläche	▪ Markieren des interessierenden Knochens (RG/WS > 180 HE), Dilatation 2–3 Pixel, Markieren des zu entfernenden Knochens (RG/WS), Dilatation 2–3 Pixel, Knochen eliminieren
Lungenextraktion	Volumenmessung Oberflächendarstellung	▪ Trachea und große Bronchien markieren (RG < −900 HE), Dilatation 2–4 Pixel, jede Lunge einzeln extrahieren (RG < −200 HE)
Kolonextraktion	selektive Darstellung	▪ falls nötig Ileozökalklappe blockieren (0 HE Linie), Kolon markieren (RG < −200 HE), falls nötig mehrere Startpunkte, Dilatation 3 Pixel für SSD oder VRT
Tracheobronchiale Extraktion	selektive Darstellung	▪ Trachealbaum markieren (RG/WS < −900 HE), Schwellenwert so lange erhöhen, wie kein Überfließen in die Lunge erkennbar ist, Dilatation 2–3 Pixel für SSD/VRT
Doppelkontrast	transparente Wand luftgefüllter Organe (Larynx, Trachea, Darm)	▪ luftgefülltes Organ markieren (RG < −200 HE), Dilatation 2–3 Pixel, Rest entfernen

RG = Region Growing; WS = Wasserscheidenalgorithmus; die vorgeschlagenen Einstellungen dienen als Orientierung und müssen individuell angepasst werden. Nach Dilatation von Knochenstrukturen kann es nötig sein, eine Füllfunktion zur Eliminierung von Löchern einzusetzen.

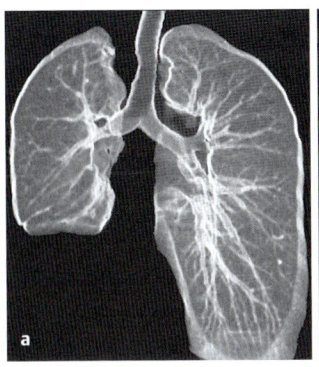
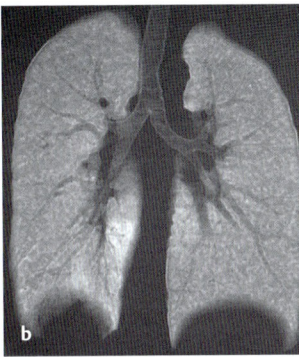

Abb. 2.45 **Doppelkontrasteffekt.**
Dieser lässt sich durch Entfernung der extrakorporalen Luft (> -200 HE) mit nachfolgender 2-Pixel-Dilatation und Dickschicht-MPR erstellen.
a Auch die pulmonalen Gefäße werden transparent.
b Wird die Dilatation weggelassen, stellt sich nur die luftgefüllte Lunge dar.

der Lungendiagnostik wird eine selektive Darstellung des Parenchyms für Dichtemessungen oder die Beurteilung der Lungenoberfläche möglich (vgl. Abb. 2.**47**). Durch Entfernung aller Weichteilstrukturen aus dem Thorax einschließlich des Mediastinums (Region Growing > – 200 HE mit zusätzlicher 2 – 3 Pixel Dilatation) erhält man ein Bild der belüfteten Lunge bzw. Lungenabschnitte. Die Dickschicht-MPR eines solchen Datensatzes liefert bronchographieähnliche Darstellungen (Abb. 2.**45**).

In der Skelettdiagnostik werden Segmentationen zur *isolierten Darstellung der Gelenkflächen bzw. der gelenkbildenden Skelettelemente* genutzt, wie z.B. für das Azetabulum, das Glenoid oder den Kalkaneus (Abb. 2.**46**, vgl. auch Abb. 25.**41**).

Die Volumetrie von Organen oder fokalen Läsionen bedarf zunächst einer Isolierung der interessierenden Struktur. Die Techniken laufen entweder automatisch ab (Detektion und Quantifizierung von Lungenherden, vgl. Abb. 9.**18**) oder bedürfen einer Interaktion durch den Anwender (z.B. Quantifizierung des Volumens von Leber oder Milz). Schnelle Ergebnisse liefert eine Kombination von Konnektivitäts- und manuellen Schnittfunktionen (Abb. 2.**47**).

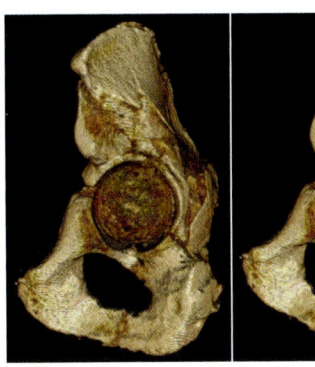

Abb. 2.46 **Exartikulation.**
Hierdurch entsteht ein freier Blick auf die Gelenkoberfläche (hier: komplexe Azetabulumfraktur).

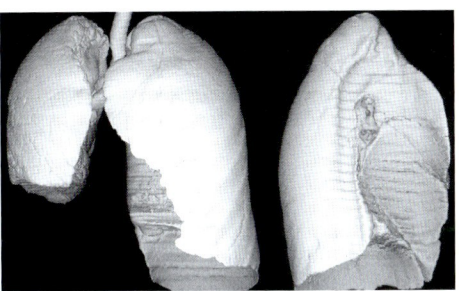

Abb. 2.47 **Quantifizierung des Lungenvolumens.**
Diese ist vor Lungentransplantationen (speziell beim Spender) sinnvoll oder zur Nachuntersuchung nach Transplantation. Das komplette Lungenvolumen einschließlich des Tracheobronchialbaumes ist am einfachsten mittels Konnektivitätsberechnung (Region Growing) darstellbar.

Virtuelle Endoskopie

Prinzip

Unter virtueller Endoskopie versteht man ein 3D-Rekonstruktionsverfahren, das einen endoskopischen Bildeindruck vermittelt. Dafür müssen zunächst adäquate Schwellenwerte (SSD) oder Opazitäten (VRT) festgelegt werden, die auf die innere Oberfläche des interessierenden Lumens (Bronchien, Nasennebenhöhlen, Gefäße, Magen-Darm-Trakt u. a.) abgestimmt sind (Tab. 2.**6**). Der endoskopische Effekt entsteht durch die perspektivische Bearbeitung eines Weges durch das Datenvolumen; intraluminale Veränderungen sind somit „endoskopisch" beurteilbar (Abb. 2.**48** und 2.**49**).

Navigation durch das Datenvolumen

Bei der Navigation verändert der Betrachter interaktiv Ort, Blickwinkel und Bildausschnitt seines virtuellen Endoskopes. Ideale Blickwinkel kommen dem realen endoskopischen Bild nahe und liegen bei 60 – 90°.

Die Orientierung erfolgt sowohl an der multiplanaren Rekonstruktion als auch am virtuellen endoskopischen Bild selbst. Manche Systeme ermöglichen neben der interaktiven Navigation die Voreinstellung eines „Fluges" durch das Organsystem. Die Position des virtuellen Endoskops orientiert sich dabei an der Mittellinie der untersuchten tubulären Struktur. Hierbei ist zu beachten, dass z. B. im Kolon auf diese Weise nicht die gesamte Lumenoberfläche erfasst wird und Strukturen hinter Falten verborgen bleiben können, selbst wenn die virtuelle Endoskopie in zwei Richtungen (vorwärts/rückwärts erfolgt.

Derzeit wird die Navigation durch das Datenvolumen stets weniger aufwändig und zeitraubend, sodass die virtuelle Endoskopie inzwischen regelmäßig bei der CT-Kolonographie eingesetzt wird und dort z. B. die Differenzierung einer Kolonfalte von einem Polypen verbessert.

Tab. 2.6 ⤑ *Schwellenwerte für virtuelle Endoskopie*

Anwendung	Gewebsgrenze	Schwelle[a]	Opazität[b]		
			W/L	Bereich	Kurve
Bronchoskopie	Mediastinum/Luft	> – 500	1200/300	– 900…– 300	aufsteigend
	Bronchialwand/Luft	> – 900	300/700	– 950…– 550	aufsteigend
Laryngoskopie	Weichteile/Luft	> – 500	1200/300	– 900…300	aufsteigend
Koloskopie	Weichteile/Luft	> – 500	1200/300	– 900…300	aufsteigend
Angioskopie	Weichteile/Kontrastmittel	< 150	200/150	50…250	absteigend

[a] Oberflächendarstellung (SSD), [b] Volumendarstellung (VRT)

Abb. 2.48 **Virtuelle Endoskopie** mit perspektivischer Darstellung mithilfe einer Zentralprojektion an Stelle einer Parallelprojektion. Die Schleimhautoberfläche ist mittel SSD (**a**) oder Volumenrekonstruktion (**b**) visualisierbar.

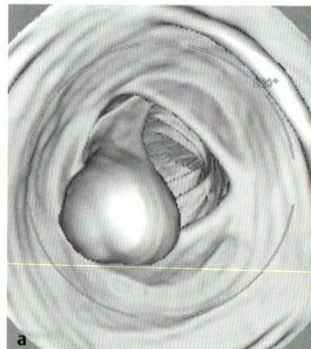
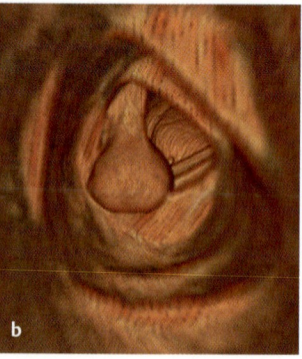

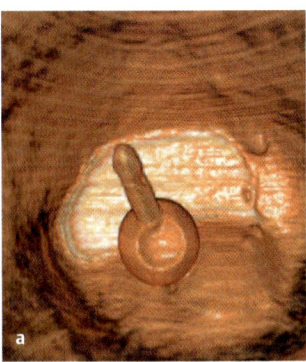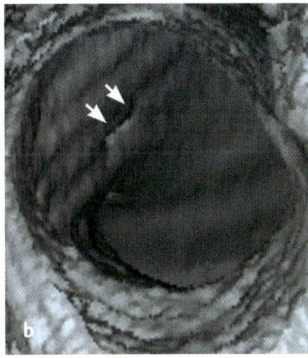

Alternative Darstellungstechniken

Dreidimensionale *Ausgüsse* (Casts) von Lumina sind die Standard-Darstellung für die CTA. Ähnliche Techniken eignen sich zur Untersuchung des Tracheobronchialsystems, wobei die Darstellung der peripheren Verzweigungen allerdings einer dünnen Kollimation mittels Multidetektor-CT bedarf. In der Kolondiagnostik ähneln die Bilder konventionellen Monokontrastuntersuchungen, allerdings bieten sie den Vorteil einer dreidimensionalen Darstellung der Schleimhautoberfläche (Abb. 2.50 a). Letztlich haben diese Darstellungsverfahren jedoch den Nachteil, dass kleine endoluminale Prozesse – wie Polypen oder wandadhärente Tumoren – übersehen werden können, da sie häufig nur eine kleine Einkerbung der Oberfläche darstellen.

Die Projektion von Gewebegrenzen ergibt eine semitransparente, doppelkontrastähnliche Darstellung des interessierenden Volumens. Diese Technik beruht entweder auf einer SSD oder VRT mit engem Dichtebereich, der der Übergangszone zwischen Lumeninhalt (Luft oder Kontrastmittel) und dem umliegenden Gewebe entspricht. Ergebnis ist eine z.B. der Kolondoppelkontrastuntersuchung ähnliche Abbildung (Abb. 2.50 b). Alternativ liefert eine MPR nach Elimination von Weichteilgewebe aus dem Datenvolumen (vgl. Abb. 2.36) ähnliche Ergebnisse (Abb. 2.50 c).

Mittels Dickschicht-MPR ist die Projektion kleiner Gefäße (Schichtdicke 3 – 5 mm) oder des Tracheobronchialsystems (Schichtdicke 7 – 20 mm) möglich. Anatomie und Pathologie werden übersichtlicher dargestellt (vgl. Abb. 2.36) und fokale Läsionen sind einfacher abzugrenzen.

Die *Dünnschicht-VRT* ähnelt der Dünnschicht-MIP, nutzt allerdings Volumendarstellungen anstatt einer Maximum-Intensitäts-Projektion. Diese Technik bietet sich für die CTA, die Kolonographie und die Darstellung des Tracheobronchialsystems an und kann selbst komplizierte anatomische Zusammenhänge übersichtlich darstellen und analysieren (Abb. 2.50 d).

Die *VRT von Subvolumina* (Coned-down VRT) bietet die Möglichkeit von Detailanalysen eines interessierenden Subvolumens. Sie ist nützlich für die Gefäß- sowie die Kolondiagnostik (Abb. 2.50 e).

Virtuelle Dissektionen (Virtual Gross Pathology) stellen eine neue Technik der CT-Kolonographie dar: Das Kolon wird virtuell längs aufgeschnitten, gestreckt und aufgespannt. Hierdurch entsteht ein planer Bildeindruck der inneren Kolonoberfläche (Abb. 2.50 f).

Panoramadarstellungen („Unfolded Cube", Abb. 2.50 g) erlauben endoskopische Projektionen in und gegen die Bewegungsrichtung sowie einen Überblick über die Wandkonturen. Dadurch lassen sich auch Polypen, die im endoskopischen Blick durch größere Falten verdeckt sind, identifizieren. Alternative Verfahren der virtuellen Koloskopie, wie die Mercator-Projektion, sind in Erprobung, klinisch derzeit jedoch nicht akzeptiert.

Schließlich dürfen die multiplanaren Reformationen (Abb. 2.50 h) nicht unerwähnt bleiben, da sie umfassende Informationen über die Dichte, die Kontrastaufnahme und die extramurale Ausbreitung von Läsionen liefern.

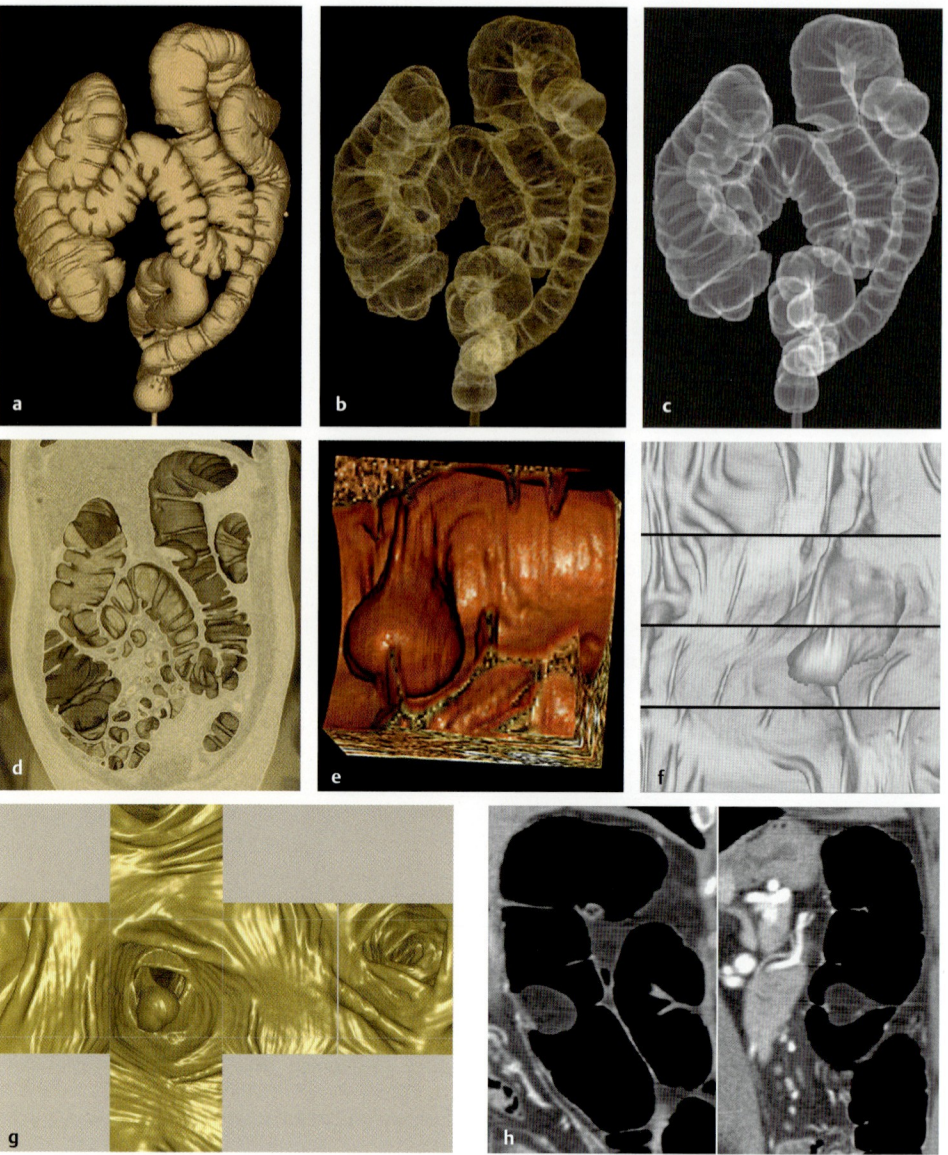

Abb. 2.50 **Alternative Darstellungstechniken** können die virtuelle Endoskopie hilfreich ergänzen, wie hier bei einem Patienten mit einem Lipom des Kolons und kleinen Polypen am Colon transversum.

a Lumenausguss.

b Doppelkontrastdarstellung mit VRT.

c Doppelkontrastdarstellung mit MPR (nach Elimination der Weichteilstrukturen).

d Dünnschicht-VRT.

e „Coned-Down"-VRT.

f Virtuelle Kolondissektion.

g Virtuelle Koloskopie mit Panoramablick („Unfolded Cube").

h MPR mit Demonstration der fettäquivalenten Dichte der Läsion als Beweis für das Lipom.

Artefakte und Fehlermöglichkeiten

Schwellenwertbasierte (SSD) Techniken sind naturgemäß anfälliger gegen Artefakte als Volumenrekonstruktionen.

Selbst bei optimaler Wahl der Schwellenwerte zeigen oberflächenrekonstruierte Bilder Pseudostenosen oder Pseudookklusionen kleiner Gefäße (virtuelle Angioskopie) bzw. Pseudoläsionen der Bronchus- oder Kolonwand (virtuelle Bronchoskopie bzw. Koloskopie). VR-Techniken sind bei adäquater Parametereinstellung weniger anfällig für derartige Effekte, so dass auch kleinere Gefäße und Bronchialäste untersucht werden können.

Ein gängiges Problem der virtuellen Koloskopie ist die Differenzierung zwischen echten Polypen und aufgelagerten Stuhlresten. Des Weiteren können Flüssigkeitsansammlungen im Magen-Darm-Trakt die Schleimhautoberfläche maskieren und damit eine Beurteilung unmöglich machen. Die optimale Vorbereitung des Patienten ist deswegen essenziell. Bei eng aneinander liegenden dünnwandigen Darmschlingen und bei dünnen Haustrenfalten besteht die Gefahr, dass Teile der Wand oder einzelner Haustren nicht abgebildet werden. In diesen Fällen ist eine Nachjustierung der Schwellenwerte bzw. der Opazität erforderlich.

Bei der virtuellen Bronchoskopie können Atmung und Gefäßpulsationen zu einer Verzerrung der Bronchialwand führen. Schleimauflagerungen können eine polypöse Raumforderung vortäuschen, sind aber aufgrund ihrer länglichen Konfiguration in der Regel gut gegen echte Läsionen abgrenzbar.

> Die Bestimmung von Lumenweiten und Stenosegraden ist stark von der Perspektive des Betrachters und insbesondere vom gewählten Schwellenwert abhängig.

Anwendungen

Die *virtuelle Koloskopie* ist derzeit die am weitesten verbreitete virtuelle Endoskopietechnik (vgl. auch Abb. 15.**16** – 15.**18**). Sie ist Teil der CT-Kolonographie und findet zunehmend Akzeptanz für den Ausschluss von Kolonerkrankungen bei unvollständiger Kolonoskopie und zum Nachweis von Zweitläsionen beim manifesten Kolonkarzinom. Die Methode beginnt sich als Screening-Untersuchung des gesamten Kolons durchzusetzen, nicht zuletzt da eine höhere Sensitivität beim Nachweis kleiner Polypen im Gegensatz zum einfachen transaxialen Schnittbildverfahren besteht.

Die *virtuelle Bronchoskopie* ist in der klinischen Praxis von untergeordneter Bedeutung, da sich die meisten Fragestellungen durch einfachere Darstellungsverfahren (z.B. Dickschicht-MPR) beantworten lassen. Im Zuge der Multidetektor-CT kann der Methode durch ihren Vergrößerungseffekt eine gewisse Bedeutung zukommen, da kleinere polypoide Protrusionen in das Lumen der Bronchien oder Lymphknoten, die die Bronchialwand an der Bifurkation pelottieren, besser nachweisbar sind – Zeichen, die bei der konventionellen Bronchoskopie als Indiz für Malignität gelten. Denkbar wäre der Einsatz als Führungshilfe für die fiberoptische Bronchoskopie beim Aufsuchen peripher gelegener Läsionen oder bei der Wahl des sichersten Biopsiezugangs bei zentral gelegenen Prozessen in unmittelbarer Nachbarschaft zu großen Gefäßen.

Die *virtuelle Zystoskopie* kann potenziell kleine polypoide Läsionen der Harnblasenwand identifizieren, vor allem in Regionen, die mit dem Zystoskop schlecht einsehbar sind. Voraussetzung dafür ist eine ausreichende Füllung der Harnblase mit Kontrastmittel oder Luft.

Die *virtuelle Angioskopie* bietet derzeit keinen relevanten Informationsgewinn im Vergleich zu den anderen Visualisierungstechniken. Einzige Indikation wäre die Darstellung der Lagebeziehung aortaler Stentstreben zum Ostium überstenteter Gefäßabgänge. Hauptnachteil der Methode ist das Überschätzen von Stenosegraden durch kalzifizierte Plaques (Blooming-Effekt).

Eine *virtuelle Cholangioskopie, virtuelle Gastroskopie, virtuelle Enteroskopie* oder Endoskopie anderer Organe ist zwar machbar, bietet letztlich jedoch keinen diagnostischen Gewinn im Vergleich zu weniger komplexen Bildbearbeitungsmethoden.

3 Patientenvorbereitung und Kontrastmittelapplikation

M. Prokop, A. J. van der Molen

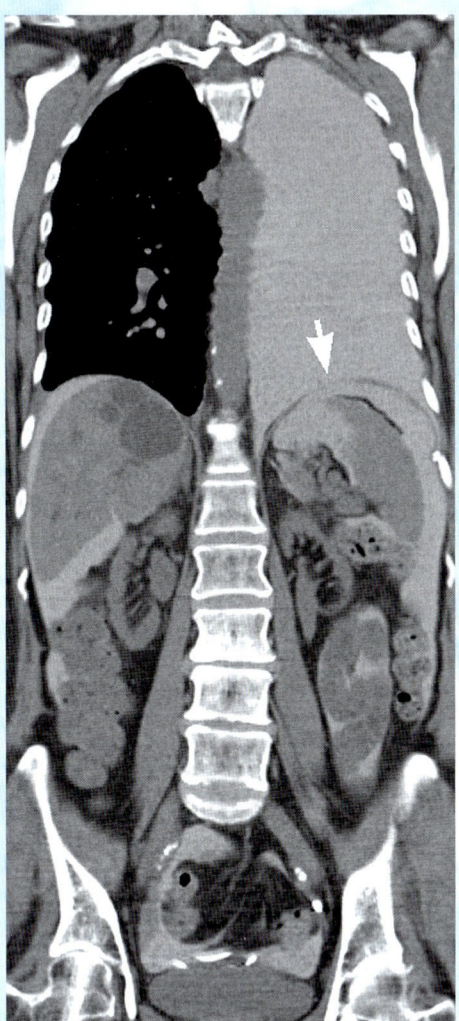

Klinische Fragestellung und technische Möglichkeiten bestimmen die Untersuchungsstrategie einer computertomographischen Untersuchung. Nativuntersuchungen dienen einerseits der Untersuchung von Hochkontraststrukturen (Skelett und Lungenparenchym), andererseits dem Hämatomnachweis. Die Untersuchung bzw. Diagnostik von parenchymatösen Organen und Weichteilgewebe profitiert praktisch immer von einer parenteralen Kontrastmittelapplikation. Neuere Techniken erlauben die dynamische Untersuchung mit Darstellung mehrerer Perfusionsphasen. Für die meisten abdominellen Fragestellungen ist eine Darmkontrastierung sinnvoll.

Tab. 3.1 ⋯⟶ *Patientenvorbereitung*

Bei Anmeldung zur Untersuchung klären
• Nierenfunktion (Serumkreatinin > 130 µmol/l)
• Plasmozytom oder Amyloidose?
• Kontrastmittelallergie?
• Hyperthyreose? papilläres oder follikuläres Schilddrüsenkarzinom?
• Darmvorbereitung (Sellink-CT, virtuelle Koloskopie)?
• nüchtern (Pankreas- oder Magenuntersuchung)?
• Abstimmung mit Anästhesie/Pädiatrie: Beatmung bei intensivmedizinischem Patient? Sedierung bei Kleinkindern?
• Festlegung des Untersuchungsprotokolls

Bei Ankunft des Patienten
• obige Punkte überprüfen
• Planung des Untersuchungsprotokolls (sofern noch nicht erfolgt)
• Aufklärung: Kontrastmittelgabe Hypotonie (Buscopan oder Glucagon) Intervention
• Darmkontrastierung
• Hydratation?
• venösen Zugang legen

Lagerung
• Gonadenschutz (Hodenkapsel, andere Schürzen)
• bequeme Rücken-, Bauch- oder Seitenlage
• Unterpolstern von Kopf, Knie, Unterschenkel
• ggf. weiderholte orale KM-Gabe
• Injektion von Glucagon/Buscopan?

Vorbereitung

Bereits bei der *Anmeldung* zur CT-Untersuchung sollte geklärt werden, welcher Vorbereitung der Patient bedarf (Tab. 3.**1**). Bei Patienten mit eingeschränkter Nierenfunktion oder anderen relativen Kontraindikationen zur intravenösen Kontrastmittelgabe sollten zunächst andere bildgebende Verfahren als Alternative geprüft werden (MRT, Ultraschall). Sofern eine orale Kontrastmittelgabe vorgesehen ist, muss der Patient ausreichend früh einbestellt werden – für Untersuchungen des Oberbauches minimal 30 min, für Untersuchungen des gesamten Abdomens 60–90 min vor Untersuchungsbeginn. Bei Ankunft des Patienten zum Untersuchungstermin sind erneut die Kontraindikationen zu überprüfen. Der Patient ist über die potenziellen Nebenwirkungen der Untersuchung (Kontrastmittelgabe, Spasmolytika, H_1- oder H_2-Blocker) bzw. die Risiken einer CT-gestützten Intervention aufzuklären. Sofern erforderlich wird das orale Kontrastmittel verabreicht. Der definitive Untersuchungsablauf sollte spätestens jetzt festgelegt werden.

Vorbereitung bei eingeschränkter Nierenfunktion

Jodhaltige Kontrastmittel sind potenziell nierenschädlich – zum einen unmittelbar tubulär toxisch, zum anderen durch Veränderung der Hämodynamik (initiale Vasodilatation mit nachfolgend prolongierter Vasokonstriktion). Bei Patienten mit entsprechenden Risikofaktoren ist bei einem Anstieg des *Serumkreatinins um 25% oder 0,25 mg/dl (45 µmol/l)* innerhalb von 48–72 h von einer Kontrastmittelnephropathie auszugehen. Risikofaktoren sind: vorbestehende Niereninsuffizienz, diabetische Nephropathie, große Kontrastmittelmengen und Dehydratation. Ein relatives Risiko besteht bei Herzinsuffizienz, bei wiederholter Kontrastmittelgabe und bei dehydrierten Patienten mit multiplem Myelom. Patienten mit ausreichender Nierenfunktion (Kreatinin < 1,5 mg/dl oder < 130 µmol/l) sind zumindest renal durch die intravenöse Kontrastmittelapplikation nicht gefährdet. Die glomeruläre Filtrationsrate (GFR) als Ausdruck der Nierenfunktion kann allerdings sehr viel besser über die Kreatinin-Cleorance (CCr) als über den bloßen Serumkreatininwert beschrieben werden. Die CCr lässt sich folgendermaßen nach der *Cockroft-Gault-Formel* berechnen:

$$CCr \ (ml/min) = (140 - Alter) \times Körpergewicht \ [kg] / (Serumkreatinin \ [\mu mol/l] \times 0{,}81).$$

Für Frauen wird gewöhnlich ein Korrekturfaktor von 0,85 statt 0,8 l angenommen. Auf der Basis dieser Formel sind Patienten bezüglich ihres renalen Risikos klassifizierbar (Tab. 3.**2**). Da große Kontrastmittelvolumina ebenfalls ein Risiko darstellen, sollten die KM-Mengen immer so niedrig wie möglich gehalten werden. Eine brauchbare Regel für das maximal verträgliche KM-Volumen ist die Formel nach Cigarroa (1 mg/dl = 88 µmol/l für 300 mg/ml KM-Konzentration):

$$5 \ ml \ KM \ pro \ kg \ Körpergewicht \ (max. \ 300 \ ml)/Serumkreatinin \ (mg/dl).$$

Zur Prophylaxe der KM-Nephropathie ist eine ausreichende Hydratation wichtig (Tab. 3.**3**). Für stationäre Patienten empfiehlt sich eine Vorbereitung mittels Infusion einer 0,9%igen Kochsalzlösung, 1–1,5 ml/kg/h, 4–12 h vor der Untersuchung. Bei ambulanten Patienten können 30–60 min vor der Untersuchung 1000 ml infundiert werden. Nach der Untersuchung sollte die Hydratation oral oder intravenös über 12–24 h fortgesetzt werden, wenn möglich unter Kontrolle der Ausscheidung. Der Nutzen einer zusätzlichen Gabe von Diuretika oder Mannitol ist nicht belegt. Nichtionische niedrigosmolare Kontrastmittel, die letztlich schon routinemäßig eingesetzt werden, sind bei Risikopatienten zu bevorzugen.

Tab. 3.2 ⋯⋗ *Graduierung kontrastmittelassoziierter Risiken bei Patienten mit eingeschränkter Nierenfunktion*

Hohes Risiko
▪ Patienten mit Kreatinin-Clearance < 25 ml/min
▪ Patienten mit Kreatinin-Clearance 25–50 ml/min und weiteren Risikofaktoren*
Moderates Risiko
▪ Patienten mit Kreatinin-Clearance 25–50 ml/min
▪ Patienten mit Kreatinin-Clearance 50–75 ml/min und weiteren Risikofaktoren*
*Risikofaktoren
▪ diabetische Nephropathie
▪ Herzinsuffizienz
▪ kürzlich vorausgegangene KM-Applikation
▪ hohes KM-Volumen

Andere potenziell nephrotoxische Begleitmedikationen, wie z. B. nichtsteroidale Antirheumatika, ACE-Hemmer, Diuretika oder Dipyridamol sollten, wenn möglich, 48 h vorher abgesetzt werden.

Orale Antidiabetika, namentlich die Metforminpräparate, können bei Absinken der GFR infolge der KM-Gabe nur unzureichend ausgeschrieben werden. Die resultierende Akkumulation birgt das Risiko einer Laktatazidose (pH < 7,25; Lactat > 5 mmol). Gegenwärtige Stellungnahmen (so z. B. der Europäischen Gesellschaft der Uroradiologie, ESUR) empfehlen folgendes Vorgehen: Bei elektiven Untersuchungen und normaler Nierenfunktion sollte das Metformin bis 48 h nach Untersuchung abgesetzt wer-

Tab. 3.3 ⋯⋗ *Empfehlungen zur Prävention der Kontrastmittelnephropathie (nach Waybill, 2001)*

Auswahl der Patienten mit hohem Risiko
▪ Bestimmung des Serumkreatinins bei Patienten mit (vermutet) eingeschränkter Nierenfunktion, Diabetes mellitus oder anderen Risikofaktoren für die i. v. KM-Applikation
▪ Abschätzung der Kreatinin-Clearance und Auswahl der Patienten mit moderatem oder hohen Risiko (Tab. 3.**2**)
Vorbereitung der Patienten mit moderatem oder hohen Risiko
▪ nach alternativen Untersuchungsmöglichkeiten suchen
▪ Absetzen nichtsteroidaler Antirheumatika und von Dipyridamol 48–72 h vor Untersuchung
▪ Absetzen von Diuretika oder ACE-Hemmern 24 h vor Untersuchung
▪ Hydratation bei moderatem Risiko: 0,9 % Kochsalzlösung, 1,0–1,5 ml/kg/h (abhängig vom Volumenstatus), Beginn 4 h vor Untersuchung, Fortsetzen 8–12 h nach Untersuchung
▪ Hydratation bei hohem Risiko: 0,9 % Kochsalzlösung, 1,0–1,5 ml/kg/h (abhängig vom Volumenstatus), Beginn 12 h vor Untersuchung, Fortsetzen 12–24 h nach Untersuchung
Untersuchung von Patienten mit moderatem oder hohem Risiko
▪ niedrig-osmolare Kontrastmittel
▪ Minimierung der Kontrastmittelvolumina
Nachkontrolle von Patienten mit moderatem oder hohem Risiko
▪ Absetzen von Metformin-Präparaten bis 48 h nach Untersuchung, Fortsetzen der Therapie erst bei normalem Kreatinin
▪ strenge Kontrolle der Harnausscheidung; Erhöhen der intravenösen Flüssigkeitsgabe, deren Volumen höher als die Ausscheidung sein sollte; Ziel ist eine positive Flüssigkeitsbalance mit hoher Harnausscheidung
▪ sofern der Patient einen Harnverhalt entwickelt oder das Kreatinin steigt, Nephrologen konsultieren
▪ Bestimmen von Harnstoff, Kreatinin und Nitrat 24 h nach Untersuchung: bei Erhöhung eines Wertes Patienten aufnehmen, Hydratation fortsetzen und überwachen, tägliche Kontrolle der Werte bis Serumkreatinin normalisiert (in ausgewählten Fällen auch ambulant durchführbar)

den. Sofern die Nierenfunktion (Serumkreatinin) normal bleibt, kann die Metformintherapie fortgesetzt werden. Bei eingeschränkter Nierenfunktion ($> 130 \, \mu mol/l$) sollten zunächst alternative Untersuchungsmöglichkeiten erwogen werden. Sofern die CT unumgänglich ist, muss das Metformin 48 h vorher abgesetzt werden. Wenn bis 48 h nach der Untersuchung die Nierenfunktion unverändert bleibt, kann die Metforminmedikation wieder aufgenommen werden. Im Notfall ist die Metformingabe unmittelbar zu stoppen, der Patient ausreichend zu hydrieren und die Nierenfunktion nach der Untersuchung zu überwachen. Dabei ist allerdings zu beachten, dass in Deutschland gemäß den Vorgaben der Arzneimittelkommission der Deutschen Ärzteschaft für alle Hersteller der Hinweis auf ein Absetzen der Metfor-minbehandlung 2 Tage vor geplanter Röntgenkontrastmittelgabe vorgeschrieben ist.

Patienten mit einer präterminalen Niereninsuffizienz bedürfen einer individuellen präventiven Hydratation zur Vermeidung eines akuten Nierenversagens. Einige Publikationen empfehlen zur Prophylaxe einer KM-induzierten Nephropathie bei Patienten mit eingeschränkter Nierenfunktion eine Hydratation über 2 Tage in Kombination mit Acetylcystein (ACC) 600 mg zweimal täglich – einen Tag vor und einen Tag nach der Untersuchung. Allerdings bleibt die Rolle von ACC, ebenso wie die von Theophyllin, Prostaglandin E_1, Dopamin und Endothelantagonisten zur Prävention der KM-Nephropathie noch unklar. Bei chronisch dialysepflichtigen Patienten ließ sich kein Vorteil für eine Dialyse nach KM-Gabe zeigen.

Vorbereitung von Patienten mit KM-Allergien

Für die intravasale Anwendung sind ausschließlich nichtionische Kontrastmittel zugelassen. Vorzugsweise sollten niedrigosmolare nichtionische Kontrastmittel (LOCM) zur Anwendung kommen. Ob sich das Risiko einer Kontrastmittelnebenwirkung medikamentös beeinflussen lässt, ist bei den nichtionischen KM umstritten, bei den ionischen jedoch bewiesen. Im Wesentlichen bestehen zwei Verfahrensmöglichkeiten:

- prophylaktische Kurzinfusion mit H_1- (und H_2-) Blockern
- prophylaktische Corticosteroidgabe.

Bei routinemäßigem Einsatz eines LOCM ist eine Prämedikation nur bei Patienten mit anamnestisch bekannter Kontrastmittelreaktion erforderlich, sofern keine alternativen Verfahren indiziert sind (MRT, US). Die Corticoide sind bei elektiven Untersuchungen 12 h vor der CT-Untersuchung zu geben. Der chemotoxische Effekt wird durch die Corticoide wahrscheinlich nicht ausreichend gedämpft, weshalb eine Kombination mit H_1-Blockern empfehlenswert ist. Ob eine Synergie bei zusätzlicher Gabe von H_2-Blockern besteht, ist derzeit noch umstritten, theoretisch zumindest wahrscheinlich.

Wird niedrigosmolares Kontrastmittel nur elektiv eingesetzt, so sollte es Patienten mit Allergieanamnese, Herzinsuffizienz oder Angina pectoris, gestörter Nierenfunktion und glaubhafter KM-Reaktion in der Anamnese gegeben werden. Bestand eine moderate bis schwere Reaktion, so ist wie oben beschrieben zu verfahren. Praktikable Protokolle sind in Tab. 3.4 zusammengestellt.

Tab. 3.4 ⋯→ *Vorbereitung Patienten mit erhöhtem Risiko für KM-Allergie (bei Kindern, asthenischen oder adipösen Patienten modifizieren)*

Medikation	Zeitpunkt der Applikation	Kategorie
40–50 mg (Methyl)Prednisolon[a] p.o. oder i.v.	12–24 h vor Untersuchung	Glucocorticosteroid
300 mg Cimetidin[b] in 20–50 ml Kochsalzlösung[c] i.v.	2 h vor Untersuchung	H_2-Antihistaminikum
50 mg Diphenhydramin[d] i.v.	unmittelbar vor Untersuchung	H_1-Antihistaminikum
18 G i.v. auffüllen	während der Untersuchung	

Immer nichtionisches niedrig-osmolares KM verwenden
[a] 50 mg Prednisolon entsprechen 250 mg Hydrokortison oder 10 mg Dexamethason
[b] alternativ: 50 mg Ranitidin (z.B. Zantic)
[c] Verdünnung nach Anforderung des Radiologen, entweder langsame Injektion oder Kurzinfusion
[d] alternativ: 2 mg Clemastin (z.B. Tavegil)

s.

Vorbereitung bei Patienten mit Hyperthyreose

Jodhaltige Kontrastmittel enthalten freies Jod in einer Konzentration von bis zu 20 µg/ml – je nach organischem Jodgehalt. Während einer normalen CT-Untersuchung werden 2–3 mg freies Jod verabreicht, eine Menge, die dem 10- bis 40fachen der normalen Tagesdosis entspricht.

In Jodmangelgebieten, speziell in Mitteleuropa, besteht eine höhere Inzidenz zu Knotenstrumen und autonomen Schilddrüsenerkrankungen, was vor allem bei älteren Personen eine (subklinische) Hyperthyreose verursacht. Wird ein solcher Patient einer exzessiven Jodgabe ausgesetzt, so kann eine jodinduzierte Hyperthyreose oder Thyreotoxikose ausgelöst werden. Es gibt nur wenige kontrollierte Studien über den Zusammenhang zwischen Thyreotoxikose und Gabe jodhaltigen Kontrastmittels. Eine Studie an zufällig ausgewählten Patienten beschreibt eine Inzidenz von 0,03–0,2 % für die Entwicklung einer Thyreotoxikose sowohl bei euthyreoten als auch hyperthyreoten Individuen.

Eine Prophylaxe wird kontrovers diskutiert, besonders bei Patienten aus Jodmangelregionen, da die Nebenwirkungsrate dieser Medikamente genauso hoch ist wie das Risiko einer Thyreotoxikose. Indikationen zur Prämedikation (Tab. 3.5) bestehen bei bekannter Hyperthyreose, beim Morbus Basedow, beim autonomen Adenom oder der Knotenstruma sowie beim papillären oder follikulären Schilddrüsenkarzinom. Vor einer diagnostischen Schilddrüsenszintigraphie oder einer Radiojodtherapie sollten Patienten keiner intravenösen Gabe jodhaltiger Kontrastmittel ausgesetzt werden, ohne vorher den behandelnden Arzt zu konsultieren.

Die Gabe von jodhaltigem KM kann die Radiojodtherapie follikulärer Schilddrüsenkarzinome für Monate blockieren und die Krankheitsprognose deutlich verschlechtern.

Darmvorbereitung

Darminhalt stört oder behindert die Diagnostik von Magen, Dünndarm und Kolon im CT. Sofern die klinische Fragestellung sich nicht explizit auf diese Organe bezieht, ist eine spezielle Vorbereitung nicht notwendig. Eine Nahrungskarenz von 3–4 h vor Untersuchung ist allerdings vorteilhaft.

Werden speziell *Magen* oder *Pankreas* untersucht, so sollte feste Nahrung zuletzt am Abend vor der Untersuchung eingenommen werden, Medikamente können jedoch normal oral verabreicht werden. Dadurch wird eine optimale Hypotonie von Magen und Duodenum nach Buscopan- (oder Glucagon-) Injektion möglich.

Tab. 3.5 ┄┄> *Mögliche prophylaktische Strategien bei Patienten mit erhöhtem Risiko für eine jodinduzierte Hyperthyreose (nach Hehrmann, 1996)*

Patienten mit erhöhtem Risiko		
Hyperthyreose, Morbus Basedow		
Latente Hyperthyreose bei Patienten mit autonomem Adenom		
Papilläres Schilddrüsenkarzinom		
Follikuläres Schilddrüsenkarzinom		
Elektive CT-Untersuchung		
Natriumperchlorat	3 × täglich 300 mg	Beginn 1 Tag vor CT und Fortsetzen über 8–14 Tage
Thiamazol	1 × täglich 30 mg	Beginn 1 Tag vor CT und Fortsetzen über 28 Tage
Notfall-Untersuchung		
Natriumperchlorat	1 × 800 mg	unmittelbar vor CT und Fortsetzen mit 3 × 300 mg für 8–14 Tage
Thiamazol	1 × 30 mg	unmittelbar vor CT und Fortsetzen 1 × 30 mg über 28 Tage
Therapiekontrolle mit Messung des freien T_3 und TSH im Serum		
Für Darmkontrastierung Bariumsuspension (2 %) verwenden		

Eine 24-stündige Nahrungskarenz empfiehlt sich bei speziellen Darmuntersuchungen, wie dem *CT-Enteroklysma*. Wichtig sind auch die Einhaltung einer schlackenarmen Diät, hohe Trinkmengen (3 l/Tag) und die über einen Tag verteilte Gabe von Laxanzien (Tab. 3.**6**).

Spezielle Kolonuntersuchungen (*CT-Kolonographie*) bedürfen einer ähnlichen Vorbereitung wie die konventionellen Kolondoppelkontrastuntersuchungen. Das o.g. Regime (schlackenarme Diät, große Trinkmengen und Laxanzien) kann auf 2 Tage prolongiert werden, alternativ sind die bekannten Vorbereitungspräparate verfügbar (z.B. Fleet) (Tab. 3.**6**). „Trockenpräparate", die üblicherweise für Kolonröntgenuntersuchungen gegeben werden, sind „Nasspräparaten" (z.B. Macrogol, Klean-Prep, Oralav), die zur Koloskopie Anwendung finden, vorzuziehen, da dadurch weniger Flüssigkeit im Darm verbleibt und Luft als negatives Kontrastmittel zum Einsatz kommen kann. Durch Gabe von ca. 30 ml oralem jodhaltigen KM am Abend vor und am Mor-

Tab. 3.6 ⟶ *Darmreinigung vor der CT*

Magen, Duodenum, Pankreas
▪ keine feste Nahrung für 12 h
▪ nüchtern für 6 h
Dünndarm (Enteroklysma)
▪ keine feste Nahrung für 24 h
▪ Schonkost
▪ viel Flüssigkeit (3 l/d)
▪ mildes Laxantium am Tag vor der Untersuchung
Kolon
▪ leicht verdauliche Nahrung für 2 Tage, evtl. flüssige Kost
▪ Laxantium 2 Tage vor Untersuchung (bevorzugt Trockenpräparat)
▪ Kurzeinlauf am Morgen vor der Untersuchung (optional)

gen der Untersuchung lassen sich Stuhlreste kontrastieren und besser von echten Polypen unterscheiden „fecal tagging").

Lagerung

Der Patient sollte in der Regel bequem mittig auf dem CT-Tisch gelagert werden, die entsprechenden Strahlenschutzmaßnahmen sind zu beachten. Zusätzliche Kissen unter dem Kopf, unter den Knien oder den unteren Extremitäten verbessern den Komfort und helfen Bewegungsartefakte zu vermeiden. Strahlensensible Körperregionen, wie Brust oder Gonaden, sollten – sofern nicht im Untersuchungsbereich – adäquat abgedeckt werden. Für die Gonaden empfiehlt sich eine zirkuläre Abschirmung. Bleiabschirmungen innerhalb des Scanbereichs führen zu starken Artefakten und sollten

daher vermieden werden, damit Untersuchungen nicht unnötig wiederholt werden müssen. Von einigen Herstellern werden halbdurchlässige Wismut-Schürzen (z.B. für der Brust) empfohlen, die im Untersuchungsbereich belassen werden können.

Zur Reduktion von Artefakten sollten möglichst beide Arme außerhalb des Scanbereichs liegen (i.d.R. über dem Kopf), Metallgegenstände (Reißverschlüsse, Geldbörsen, Elektroden oder metallene Ventilationsschläuche) sind, wenn möglich, zu entfernen bzw. außerhalb der Gantry abzulegen.

Gefäßzugang

Peripherer venöser Zugang

Der peripher-venöse Zugang erfolgt in der Regel über eine Kubitalvene mit einer ausreichend weiten (18–20 G) Kanüle. Um Injektionsraten von 3–6 ml/s zu ermöglichen, sollte das Gefäß entsprechend beschaffen sein. Höhere Flussraten erfordern dickere Kanülen (16–17 G).

Zentralvenöser Zugang

Zentralvenenkatheter mit einem 16-G-Lumen eignen sich nur für Kontrastmittelinjektionen mit relativ geringer Flussrate (1,5–2,5 ml/s, je nach Herstellerangaben). Bei höherem Flow können die Katheter – abhängig von Art und Länge – einreißen oder elongieren. Im Zweifel sollte vorab eine Testinjektion mit NaCl erfolgen und die Injektion mit einer Druckbegrenzung durchgeführt werden. Weitlumige zentrale Venenkatheter, wie Führungs- oder Dialysekatheter, erlauben – je nach Herstellerangaben – höhere Flussraten bis 4 ml/s.

Femoraler Zugang

Femorale Zugänge sind zur CT-Angiographie der thorakalen Aorta zwar sinnvoll, sollten aber wegen der schlechteren Kontrolle des Punktionsortes mit höherem Risiko, z. B. von Extravasaten, vermieden werden. Bei sehr adipösen Patienten, bei denen kubital kein sicherer Zugang gelegt werden kann, ist u. U. eine femorale Katheterisierung zu überlegen.

Der sehr hohe Kontrast der V. cava bei transfemoraler Kontrastmittelapplikation (oder nach Zugang über eine Fußvene bei Kindern) führt in der abdominellen Diagnostik zu störenden Artefakten, die noch bis 10 s nach Injektionsende nachweisbar sind. In solchen Situationen ist eine niedrigere Kontrastmittelkonzentration unter Einsatz eines größeren Volumens mit höherer Flussrate zu empfehlen.

Arterieller Zugang

Ausgewählte Untersuchungen, wie z. B. die arterielle Portographie (CTAP), erfordern die Platzierung eines intraarteriellen Katheters unter Durchleuchtungskontrolle, vorzugsweise am Angiographie-Arbeitsplatz. Die korrekte Katheterlage ist vor Untersuchungsbeginn mittels Scanogramm auf dem CT-Tisch zu dokumentieren.

Untersuchungsplanung

Die Untersuchungsplanung sollte so früh wie möglich erfolgen, um den Patienten adäquat vorbereiten und fehlende Informationen noch rechtzeitig einholen zu können. Das Untersuchungsprotokoll ist entsprechend den klinischen Erfordernissen und den Möglichkeiten des CT-Systems festzulegen und zu dokumentieren. In der Regel werden Standardprotokolle verwendet, die im Einzelfall individuell modifiziert werden (z. B. im Falle sehr adipöser Patienten, bei renaler Dysfunktion oder schlechtem venösem Zugang).

Derartige Standardprotokolle beinhalten die Patientenvorbereitung, die Datenakquisition und Bildrekonstruktion – einschließlich Bilddatennachverarbeitung und Filmdokumentation.

Es ist empfehlenswert, das individuelle Untersuchungsprotokoll nachvollziehbar schriftlich in einer angemessenen Kurzform – wie z. B. in Tab. 3.7 zusammengestellt – zu dokumentieren. Diese Informationen sollten auch in das Kommentarfeld der CT-Untersuchung übernommen werden, so dass der Untersuchungsablauf bei Komplikationen oder

Tab. 3.7 ⋯⋅⋗ *Empfohlene Dokumentation der Scanparameter*

Scanparameter		Beispiel	
Spiral-CT	SC/TF/RI ↑↓	5/8/4 ↑	
Multidetektor-CT			
Akquisition	NxSC/TF ↑↓	4×1/5,5 ↑	dünne Schichtkollimation
Rekonstruktion	SW/RI ax/cor/sag	5/4 ax, 1,5/3 cor	5 mm axial, 1,5 coronal reformiert
Kontrastparameter		**Beispiel**	
Standard	V/F/D	100/2/100	
Verdünnung	V:N/F/D	60:60/4/30	1 : 1-Verdünnung = 150 mg/ml
NaCl-Bolus	V+N/F/D	100+50/4/20	50 ml Kochsalzbolus
Bolus-Triggerung	V/F/DX	150/4/5A	Bolus-Triggerung in der Aorta, 5 s Delay
Biphasische Injektion	$V_1/F_1+V_2/F_2/D$	50/5 + 50/2/20	schnelle Injektion, gefolgt von langsamer
Biphasischer Scan	$V/F/D_1+D_2$	150/4/20 + 70	arterielle und portale Phase

SC = Schichtkollimation (mm), TF = Tischvorschub (mm/Rotation), RI = Rekonstruktionsinkrement (mm),
↑↓ = Scanrichtung, SW = effektive Schichtdicke (Schichtweite), ax/cor/sag = Schichtorientierung,
V = Kontrastmittelvolumen (ml), F = Flussrate (ml/s), D = Startdelay (s), N = Volumen 0,9 % NaCl (ml),
DX = Startdelay nach Erreichen des Schwellenwertes am Trigger-Punkt X, Kontrastmittelkonzentration 300 mg Jod/ml

unerwarteten Problemen jederzeit nachvollzogen werden kann.

Zur Optimierung der Bildqualität bei gleichzeitiger Minimierung der Patientenexposition kann bei vielen Scannern eine automatische Dosismodulation eingesetzt werden. Steht eine derartige Möglichkeit nicht zur Verfügung, müssen die erforderlichen mAs-Werte in Abhängigkeit von Patientendurchmesser und -gewicht abgeschätzt und eingestellt

werden (vgl. Kap. 5, S.159). Zur Dokumentation der Patientenexposition ist die Angabe von kVp, mAs, Scanmodus, Pitch und Schichtkollimation erforderlich. Alternativ kann der $CTDI_{vol}$ angegeben werden). Dieser Wert stellt einen Indikator der applizierten Ortsdosis dar und wird bei modernen CT-Systemen zusammen mit den gewählten Untersuchungsprotokollen angezeigt.

Gastrointestinale Kontrastmittel

Für eine ausreichende Untersuchung des Gastrointestinaltraktes und Abgrenzung gegen andere Weichteilstrukturen ist eine adäquate Darmkontrastierung nötig. Nach guter Auffüllung des Darmlumens sind pathologische Veränderungen im Lumen oder an der Darmwand darstellbar.

Kontrastmittelarten

In Abhängigkeit von ihrem CT-Wert werden grundsätzlich positive und negative Darmkontrastmittel unterschieden (Tab. 3.8).

Die Gabe von *Wasser, Mannitol oder Methylcellulose* als negatives Kontrastmittel erleichtert die Schleimhautbeurteilung nach intravenöser Kontrastmittelapplikation. Dieses Vorgehen gewinnt bei der Multidetektor-CT des Abdomen an Bedeutung, da so die mesenterialen Gefäße nicht überlagert werden. Das verabreichte Wasser oder die Säfte sollten kohlensäurefrei sein. Methylcellulose kann, mit entsprechenden Geschmacksstoffen versehen, ebenfalls oral verabreicht werden und hat den Vorteil einer höheren Viskosität, was sich für das Enteroklysma oder die Kolonographie anbietet.

Wasser als negatives KM hat allerdings bei unzureichender Darmentfaltung den Nachteil einer geringeren Detailerkennbarkeit und kann die Diagnostik zystischer Läsionen im weiblichen Becken behindern. Daher wird häufig entweder eine gleichzeitige Injektion von Spasmolytika (z.B. Buscopan) oder die Gabe per Sonde als Einlauf oder Pumpinjektion bevorzugt.

Ölige oder fetthaltige Kontrastmittel sind ungebräuchlich. Für die Darmkontrastierung sind sie aufgrund ihres Geschmacks nicht geeignet; fettreiche Milch wurde allerdings als geeignetes KM für das obere Abdomen beschrieben. Beim Kolon (Einlauf) oder Dünndarm (Enteroklysma) können ölige Kontrastmittelzubereitungen den Kontrast zwi-

Tab. 3.8 ⋯⊳ *Arten gastrointestinalen Kontrastmittels*

Kontrastmittel	Untersuchungsregion	Applikation
Negatives Kontrastmittel		
Mannitollösung	Magen + Darm	universell (verursacht leichte Diarrhö)
Wasser (kohlensäurefrei)	Magen, Pankreas	Tumordiagnostik
Methylcellulose	Dünndarm, Kolon	CT-Enteroklysma
Paraffinsuspension, Pflanzenöl	Dünndarm, Kolon	rektale Gabe, schlechte orale Compliance
Luft	Kolon, Magen	nur virtuelle Endoskopie
Positives Kontrastmittel		
$BaSO_4$-Suspension	Magen + Darm	universell (Kontraindikation bei Perforationsgefahr)
Jodlösungen	Magen + Darm	universell (kontraindiziert bei Hyperthyreose)

schen Darmwand und Lumen verbessern und die Abgrenzung extraenteraler Flüssigkeitsansammlungen erleichtern.

Ein hoher negativer Kontrast wird mittels Luft oder Kohlendioxid erreicht und eignet sich besonders zur virtuellen Endoskopie des Kolons (oder Magens). CO_2 hat den Vorteil, vom Körper resorbiert und über die Atmung wieder ausgeschieden zu werden. Es verursacht weniger Spasmen und wird vom Patienten besser toleriert. Darüber hinaus ist die Distension des Kolons mit CO_2 in der Regel besser als mit Luft. Eine zusätzliche Injektion von Spasmolytika (20–40 mg Buscopan) verbessert die Darmentfaltung und sollte bei Auftreten der ersten Symptome (Spasmen) gegeben werden.

Suspensionen von Bariumsulfat ($BaSO_4$) und jodhaltige Lösungen sind universell einsetzbare positive Kontrastmittel. Intestinale Strukturen sind auch bei schlechter Entfaltung identifizierbar. Ein Nachteil positiver Kontrastmittel besteht in der schlechteren Beurteilbarkeit der Darmschleimhaut nach i.v. Kontrastmittelapplikation. Bariumsuspensionen haben einen annehmbareren Geschmack und werden von vielen Anwendern zur Diagnostik des Oberbauches wegen einer besseren Kontrastierung bevorzugt. Kontraindikationen bestehen bei Patienten mit Darmperforation (klinischer Verdacht, unmittelbar postoperativ oder nach endoskopischer Darmbiopsie). Jodhaltige Kontrastmittel sollten bei hyperthyreoten Patienten, vor einer Schilddrüsenszintigraphie oder Radiojodtherapie vermieden werden.

Technik der Darmkontrastierung

Orales Kontrastmittel sollte, von wenigen Ausnahmen abgesehen, routinemäßig in der abdominellen Diagnostik eingesetzt werden. Jod- oder bariumhaltige Kontrastmittel sind gleichermaßen geeignet, wobei allerdings auf eine ausreichende Verdünnung geachtet werden muss (3–4% für Lösungen wie TelebrixGastro oder Gastrografin, 2% für Bariumsuspensionen). Eine zusätzliche Applikation von Spasmolytika ist nur dann erforderlich, wenn eine Hypotonie des Duodenums gefordert ist.

Bei Verwendung jodhaltiger Kontrastmittel empfiehlt es sich, in Hinblick auf eine gute Kontrastierung von Magen und Duodenum unmittelbar vor Untersuchungsbeginn einen zusätzlichen Becher mit höher konzentriertem Kontrastmittel (5% = 10 ml auf 200 ml Wasser) zu geben, der auf dem CT-Tisch getrunken werden sollte. Dadurch wird die häufig vermehrte Magensaftsekretion ausgeglichen.

Für eine Oberbauchuntersuchung genügt die Kontrastierung der oberen Dünndarmschlingen. Dafür trinkt der Patient 500 ml KM über 30 min. Die Untersuchung des gesamten Abdomens erfordert auch eine Kontrastierung von Ileum und Kolon (insbesondere bei Beckenuntersuchungen). Dem Patienten sollten hierfür 1–1,5 l KM verabreicht werden, die er möglichst fraktioniert über einen Zeitraum von 60–90 min vor Untersuchungsbeginn trinken sollte. Ein zu frühes Starten der CT kann eine insuffiziente Kontrastierung der distalen Darmabschnitte zur Folge haben, während bei einem zu späten Beginn die proximalen Segmente schon entleert sein können. Die optimale Darmkontrastierung erfordert somit ein gutes Timing und gute Mitarbeit des Patienten. Die Kontrastierung lässt sich optimieren, wenn der Patient bereits am Vorabend vor der CT mit dem Trinken beginnt. Er bekommt dazu eine 20-ml-Flasche KM mit nach Hause, die er auf 600 ml verdünnt und mit dem Abendessen in zwei Fraktionen zu sich nimmt. Die Dickdarmkontrastierung wird auf diese Weise exzellent.

Mit der *Multidetektortechnik* gewinnt die Darstellung der mesenterialen Gefäße an Bedeutung, weswegen der Einsatz eines *negativen KM* zweckmäßig ist. Durch die höhere Ortsauflösung der Multidetektor-CT ist die Differenzierung zwischen Darmschlingen und Lymphknoten oder einer Raumforderung weniger problematisch.

Zur Untersuchung von Magen und Pankreas ist in erster Linie eine Vorbereitung mit Methylcellulose oder Mannitol zu empfehlen. Die Kontrastmittelmenge (500–1000 ml) sollte über eine kurze Zeit gegeben werden, um eine möglichst gute Aufweitung von Magen und Duodenum zu erreichen. Wird das gesamte Abdomen untersucht, erhöht sich die KM-Menge entsprechend auf 1–1,5 l und sollte 30–60 min vor Untersuchungsbeginn verabreicht werden. Manche Autoren empfehlen für die Unterbauchdiagnostik eine Kombination von 500–1000 ml eines positiven Kontrastmittels über einen Zeitraum von 30–90 min vor Scanbeginn, ge-

Tab. 3.9 ⤍ *Gastrointestinale Kontrastmittelapplikation*

Region	Technik	Spasmolytika	Kommentar
Standardprotokoll			
Oberbauch	500 ml positives Kontrastmittel	–	oral fraktioniert über 30 min einnehmen
Abdomen	1–1,5 l positives Kontrastmittel	–	oral fraktioniert über 60–90 min einnehmen
Spezielle Protokolle			
Ösophagus	200 ml positives KM auf dem Untersuchungstisch oder dickflüssige Bariumpaste auf dem Untersuchungstisch einnehmen	–	gelegentlich zur Lumenmarkierung eingesetzt
Magen	500 ml Wasser vor Untersuchung 250 ml Wasser auf dem Untersuchungstisch	+	Tumorsuche und Staging Linksseitenlage wiederholen für KM-Serie
Dünndarm	1,5 l Methylzellulose oder 1,5 l hochverdünntes $BaSO_4$	–	CT-Enteroklysma via Duodenalsonde
Rektum	500 ml positives KM rektal	–	nur zur Rektummarkierung bei Untersuchung des kleinen Beckens
Kolon	1–1,5 l positives KM rektal oder 1–1,5 l negativer Kontrast	+ +	Enteritis/Kolitis Tumorstaging, Kolitis
Virtuelle Endoskopie			
Magen	3 Päckchen Gas bildendes Pulver	+	6 h nüchtern
Kolon	rektale Luft- oder CO_2-Insufflation	+	Kolonvorbereitung notwendig (Darmreinigung)

folgt von 500–1000 ml eines negativen Kontrastmittels, das während der letzten 15 min getrunken wird. Zwischen beiden KM-Gaben ist eine ausreichende Pause einzulegen, um eine Durchmischung zu vermeiden. Selbst dann besteht allerdings die Gefahr, dass durch die Verdünnung bzw. Vermischung für den Magen und Teile des Dünndarms eine ausreichende Differenzierung zwischen Lumen und Magen- bzw. Darmwand nicht mehr gegeben ist.

Spezielle Techniken zur optimalen Kontrastierung von Magen, Dünn- und Dickdarm sind in Tab. 3.9 zusammengefasst und werden in Kapitel 15 (Gastrointestinaltrakt) diskutiert.

Parenterale Kontrastmittel

Die intravasale Kontrastmittelgabe ist für die meisten CT-Untersuchungen der Gefäße und parenchymatösen Organe essenziell. Kontrastmittelvolumen sowie Art und Weise der Applikation hängen von der Untersuchungsart ab. Die geläufigsten Indikationen zur intravasalen KM-Applikation sind:

- CT-Angiographie (Gefäßdarstellung),
- Gefäßidentifizierung (zur Differenzierung von Lymphknoten),
- Parenchymkontrastierung (Detektion und Charakterisierung fokaler Läsionen),
- interstitielle KM-Aufnahme (Entzündungs- und Tumordiagnostik),
- urologische Fragestellung (Exkretion, Nierenbeckenkelchsystem),
- Perfusionsanalyse (Charakterisierung fokaler Läsionen, Gewebeperfusion).

Das gleiche Kontrastmittel findet auch in der Kontrastierung anatomischer oder pathologischer Räume Anwendung, so des Spinalkanals, des unteren Harntraktes, der Pleura, der Peritonealhöhle sowie von Abszessen bzw. Fisteln.

Kontrastmittelarten

Ionische hochosmolare Kontrastmittel

Ionische KM sind in Deutschland seit dem Jahr 2000 für intravasale Anwendungen nicht mehr zugelassen und kommen lediglich noch für intrakavitäre Anwendungen in Betracht. Ionische Kontrastmittel gehen häufiger mit Nebenwirkungen einher als nichtionische (Tab. 3.**10**).

Nichtionische niedrigosmolare Kontrastmittel

Nichtionische, insbesondere niedrigosmolare Kontrastmittel sind aufgrund ihrer geringeren Osmolarität und Nebenwirkungsrate für alle intravasalen Anwendungen, somit auch für die Computertomographie indiziert (Tab. 3.**10**). Sie sind mit einer geringeren Inzidenz an chemo- und osmotoxischen Reaktionen während der KM-Injektion behaftet als ionische Kontrastmittel und erlauben deswegen höhere Flussraten.

Die Mehrzahl der nichtionischen Kontrastmittel ist monomer. Monomere Moleküle werden in der Regel besser toleriert als dimere, Letztere haben dagegen den Vorteil, nahezu isoosmolar zu sein. Dimere KM besitzen eine signifikant höhere Viskosität und Hydrophilie und sollten daher vor der Injektion auf 38 – 39 °C vorgewärmt werden. Sie sind ausgezeichnet für die intrathekale und intraartikuläre (CT-Arthrographie) Applikation geeignet, werden aufgrund ihrer niedrigen Nephrotoxizität aber auch für den Einsatz bei Risikopatienten vorgeschlagen.

Tab. 3.10 ⋯⋗ *Risiken parenteralen Kontrastmittels (nach Katayama et al., 1990)*

Risikogruppe	Anzahl der Fälle (ionisch/nichtionisch)	Alle Unverträglichkeitsreaktionen		Schwere Unverträglichkeitsreaktionen[*]	
		ionisch	nichtionisch	ionisch	nichtionisch
Gesamtpopulation	169.284/168.363	12,7 %	3,1 %	0,22 %	0,04 %
Bekannte Allergie	12.193/15.058	23,4 %	6,9 %	0,53 %	0,10 %
Bekannte Kontrastmittelallergie	5785/9667	44,0 %	11,2 %	0,72 %	0,18 %

[*] schwere Reaktion: schwere Dyspnoe, Blutdruckabfall, Angina pectoris, Bewusstseinsverlust

Komplikationen einer Kontrastmittelinjektion

KM-Extravasate

Häufigste Komplikation einer KM-Injektion ist das Extravasat. In der Regel handelt es sich um kleine Volumina < 10 ml; größere Mengen können zu Schädigungen der Kutis und Subkutis führen.

Risikofaktoren sind: fehlende Patienten-Compliance (Kinder, Senioren), debile Patienten, mehrere Punktionen an derselben Vene und Zugänge am Hand- oder Fußrücken. Behandlungsrichtlinien sind in Tab. 3.**11** zusammengestellt.

Tab. 3.11 ⋯⋗ *Behandlung von Kontrastmittelextravasaten*

Initiale Therapie

- betroffenen Arm über die Herzebene heben
- Kühlpackung – 3-mal täglich 15 – 30 min kühlen (1.– 3.Tag)
- Beobachtung über 2 – 4 h
- Überweiser informieren

Chirurgie informieren, wenn

- Extravasat > 30 ml ionisches hochosmolares KM
- Extravasat > 100 ml nichtionisches niedrigosmolares KM
- Blasenbildung auf der Haut
- gestörte Gewebsperfusion (kapillärer Füllungsdefekt) oder sensible Störungen in der Hand

Unverträglichkeitsreaktionen gegen KM

Parenteral verabreichte KM können verschiedene Reaktionen auslösen, die sich früh (gewöhnlich < 20 min) oder spät manifestieren können (Tab. 3.**12**). Neben anaphylaktoiden Reaktionen spielen osmolare Effekte (z. B. unmittelbare Reizung der Venenwand) und chemische Reaktionen durch die carboxylierten oder hydroxylierten Seitenketten (Chemotoxizität) eine Rolle. Die Inzidenz der Unverträglichkeitsreaktionen ist molekül- und produktabhängig. Neben dem prinzipiellen Unterschied zwischen ionischen und nichtionischen KM sind auch die Konzentration, das Volumen, die Flussrate und individuelle Prädispositionen des Patienten als Einflussfaktoren zu beachten (Tab. 3.**13**). Die publizierten Daten hängen stark von der jeweiligen Definition einer Unverträglichkeitsreaktion ab. Eine mögliche Graduierung ist die folgende:

- leichte Reaktion: Übelkeit, Erbrechen, Hitzewallung, Flush, leichte Urtikaria, Niesen;
- moderate Reaktion: leichter Blutdruckabfall, generalisierte Urtikaria, geringer Bronchospasmus, diffuses Erythem, Angiödem, vasovagale Reaktion;
- schwere Reaktion: Blutdruckabfall (systolisch unter 70 mm Hg), Lungenödem, Glottisödem, schwerer Bronchospasmus, Arrhythmie, Herzstillstand.

Nichtionische Kontrastmittel werden in der Regel gut toleriert; die Inzidenz von Frühreaktionen liegt bei 2 – 4 %, die der Spätreaktion bei 4 – 30 % (je nach Definition). Nach der Katayama-Studie 1990 sind die meisten Frühreaktionen leicht bis moderat (3,1 %) und lediglich 0,4 % schwer (Tab. 3.**10**). Die Inzidenz kritischer oder tödlicher Reaktionen lag nach dieser Untersuchung bei 0,1 %. Spätreaktionen sind nicht ungewöhnlich und treten gehäuft bei Patienten unter einer Interleukin-2-Therapie (10 – 30 %) in Form von unspezifischen Symptomen, wie Hautrötung, Temperaturerhöhung, Schwindel, Kälteempfindung und Krämpfen auf. In den meisten Fällen ist keine oder nur eine supportive Therapie erforderlich.

Hautreaktionen

Die Urtikaria, eine anaphylaktoide Reaktion, äußert sich in Form von Quaddeln oder Rötungen, die bevorzugt im Gesicht, am Hals oder Thorax auftreten und häufig mit Juckreiz einhergehen. Die Betroffenen können auch ein generalisiertes Erythem oder ein subkutanes (Angio-)Ödem mit arterieller Hypotonie oder Glottisschwellung entwickeln, was eine sorgfältige Überwachung erfordert.

Tab. 3.12 ⋯❯ *Symptome von Unverträglichkeitsreaktionen auf Kontrastmittel*

Frühreaktionen (bis 60 Minuten nach Injektion)
Leicht oder moderat
• Übelkeit, Erbrechen
• Urtikaria
• diffuses Erythem, Angioödem
• Bronchospasmus
• vasovagale Reaktion
Schwer (behandlungsbedürftig)
• Glottisödem, Lungenödem
• Hypotonie
• anaphylaktischer Schock
• Atemnot
• pektanginöse Beschwerden
Spätreaktionen (60 min bis 3 Tage nach Injektion)
Hautreaktion
• Rötung, Quaddeln, Schwellung
Systemische Reaktion
• Kopfschmerz, Schwindel
• Übelkeit, Diarrhö
• Rigor, Zittern
• grippeähnliche Symptome
Anhaltender Atemschmerz
Andere Reaktionen

Tab. 3.13 ⋯❯ *Ausgewählte Risikofaktoren für Unverträglichkeitsreaktionen auf Kontrastmittel*

Allgemeine Risikofaktoren
• ionisches Kontrastmittel
• manifeste Hyperthyreose (Kontraindikation)
• weibliches Geschlecht (speziell für Spätreaktionen)
Anaphylaktische Reaktion
• schwere KM-Reaktion in der Anamnese
• therapiebedürftiges Asthma bronchiale
• multiple behandlungsbedürftige Allergien (hereditär)
Chemotoxische Reaktion
Die wichtigsten sind:
• kardiovaskuläre Instabilität
• Herzinsuffizienz Grad III–IV
• diabetische Nephropathie
• Autoimmunthyreoiditis bei Älteren
• Leber- und Nierenerkrankung

Reaktionen der Atemwege

Respiratorische Reaktionen gehen gewöhnlich mit einer Agitation des Patienten einher. Bei einem Larynxödem klagen die Patienten über Enge oder Erstickungsgefühl, die Stimme ändert sich, mitunter besteht ein inspiratorischer Stridor. Erste Anzeichen sind Schwellungen der Lippen oder der Zunge. Asthmatiker entwickeln einen Bronchospasmus mit Atemnot und erschwerter Exspiration. Bei Patienten mit vorbestehender Herzinsuffizienz kann dies zum Lungenödem führen. Die Symptome entwickeln sich in der Regel langsam. Leitsymptom ist die Dyspnoe. Angstreaktionen mit Hyperventilation und Thoraxschmerz sollten differenzialdiagnostisch ausgeschlossen werden.

Kardiovaskuläre Reaktionen

Kardiovaskuläre Reaktionen sind in der Regel schwerwiegend und dramatisch. Sie gehen mit Bewusstseinstrübungen bis hin zu kurzzeitiger Bewusstlosigkeit einher, insbesondere bei hypotonen Patienten. Die Situation ist meist durch Hochlagern der Beine und Flüssigkeitszufuhr beherrschbar. Vasovagale Reaktionen sind durch eine Bradykardie gekennzeichnet und finden sich häufiger bei jungen Männern. Tachykardien hingegen sprechen eher für eine anaphylaktoide Reaktion. Bei Patienten, die Betablocker einnehmen, kann die Differenzierung schwierig sein. Kommt es durch die oben beschriebenen Erstmaßnahmen zu keiner Besserung, ist eine Notfalltherapie einzuleiten.

Behandlung von Unverträglichkeitsreaktionen

Eine detaillierte Übersicht der wichtigsten Reaktionen und empfohlenen Therapien ist in Tab. 3.**14** zusammengestellt.

Eine *Sauerstoffgabe* sollte vorzugsweise über eine Gesichtsmaske und mit hohem Flow (10–12 l/min) erfolgen, unabhängig von einer vorbestehenden chronischen obstruktiven Lungenerkrankung. Erfahrungsgemäß reicht die Sauerstoffgabe über einen Nasenkatheter vielfach aus, wenngleich damit keine so hohen Flussraten zu erzielen sind.

H$_1$- und H$_2$-Blocker sind für die Therapie von Hautsymptomen (Urtikaria, diffuses Erythem) geeignet. Bei Atemwegsreaktionen können sie zusätzlich zur Epinephrinmedikation gegeben werden.

Epinephrin (Adrenalin) ist das wichtigste Notfallmedikament. Es wird langsam (!) über den venösen Zugang in einer Verdünnung von 1 : 10 000 verabreicht (1 Ampulle = 1 mg auf 10 ml verdünnt = 100 µg/ml). Vorsicht ist bei Patienten unter Betablockertherapie geboten, da die selektive α-adrenerge Stimulation und Vasokonstriktion eine hypertensive Krise auslösen kann. Alternativ ist Isoproterenol zu verwenden.

Corticosteroide spielen bei der Initialtherapie der akuten KM-Reaktion eine untergeordnete Rolle. Wirksam sind sie in der Prävention verzögerter Reaktionen, insbesondere bronchokonstriktorischer Reaktionen, in den ersten 48 h nach Kontrastmittelgabe. Zunächst sollte ein Bolus von 500–1000 mg Hydrocortison gegeben werden, gefolgt von einer Dauerinfusion von 500 mg in 250 ml Kochsalzlösung mit 60 ml/h. Eine Überdosierung ist in der Akutphase unproblematisch. 500–1000 mg Hydrocortison entsprechen in der therapeutischen Dosis 125–250 mg Prednisolon, 100–200 mg Methylprednisolon oder 20–40 mg Dexamethason.

Tab. 3.14 ···⟩ *Behandlungsempfehlungen für Unverträglichkeitsreaktionen auf Kontrastmittel (Protokolle müssen mit den örtlichen Gegebenheiten und verfügbaren Medikamenten abgestimmt werden)*

Kutane Reaktionen	
Übelkeit und Erbrechen:	• Antiemetikum nur falls schwere oder protrahierte Reaktion
Leichte oder asymptomatische Urtikaria:	• keine Therapie erforderlich
Generalisierte oder symptomatische Urtikaria:	• 50 mg Diphenhydramin p.o./i.m./i.v.[a] • 50 mg Ranitidin in 20 ml Kochsalz langsam i.v. infundiert[b] • Gabe von 0,1 – 0,3 ml Epinephrin 1 : 1000 i.m. erwägen
Angioödem oder diffuses Erythem:	• 50 mg Diphenhydramin i.v.[a] • 50 mg Ranitidin in 20 ml Kochsalz langsam i.v. infundiert[b]
Angioödem mit Zeichen eines Larynxödems:	• zusätzlich 0,5 ml Epinephrin 1 : 1000 i.m. • evtl. nach 5 min wiederholen
Angioödem mit Zeichen einer Hypotension:	• zusätzlich 0,5 ml Epinephrin 1 : 1000 i.m. • evtl. nach 5 min wiederholen • 0,9 % Kochsalz oder Ringer-Lösung rasch i.v.
Respiratorische Reaktionen	
Leichtes Glottisödem:	• Sauerstoff 10 l/min über Atemmaske • 0,5 ml Epinephrin 1 : 1000 i.m. • evtl. nach 5 min wiederholen
Schweres Glottisödem – zusätzlich:	• 50 mg Ranitidin in 20 ml Kochsalz langsam infundiert[b] • Anästhesie rufen, ggf. Intubation
Leichter Bronchospasmus:	• Sauerstoff 10 l/min über Atemmaske • Albuterol, Terbutalin oder Metaproterenol Dosierinhalat • 2 – 3 tiefe Hübe (oder Verneblung 5 mg in 2 ml Kochsalz)
Schwerer Bronchospasmus – zusätzlich:	• 0,5 ml Epinephrin 1 : 1000 i.m. • evtl. nach 5 min wiederholen • 500 – 1000 mg Hydrocortison i.v. oder Äquivalent (optional, s. Text) • Anästhesie rufen, ggf. Intubation
Kardiovaskuläre Reaktionen	
Blutdruckabfall mit Bradykardie (Vagusreaktion):	• Beine hoch lagern, abdominelle Engen lösen (Gürtel) • Sauerstoff 10 l/min über Atemmaske • 0,9 % Kochsalz oder Ringer-Lösung rasch i.v. • 0,5 – 1,0 mg Atropin langsam i.v. • ggf. alle 5 min wiederholen bis maximal 3 g
Leichte eingrenzbare Hypotension mit Tachykardie:	• Beine hoch lagern, abdominelle Engen lösen (Gürtel) • Sauerstoff 10 l/min über Atemmaske • 0,9 % Kochsalz oder Ringer-Lösung schnell i.v.
Schwere Hypotension mit Tachykardie (Schock) – zusätzlich:	• Anästhesie rufen • 0,5 ml Epinephrin 1 : 1000 i.m. • evtl. nach 5 min wiederholen • 400 mg Dopamin in 250 ml Glucose 5 % • 0,2 ml/min Pumpinfusion (oder 2 – 5 µg/kg/min) • Übernahme auf Intensivstation
Lungenödem:	• Kopf hoch lagern oder Patienten aufsitzen lassen • Sauerstoff 10 l/min über Atemmaske • 40 – 80 mg Furosemid langsam i.v. • 500 – 1000 mg Hydrokortison i.v. oder Äquivalent • Anästhesie rufen, falls Patient darauf nicht anspricht
Angina pectoris:	• 0,4 mg Nitroglycerin sublingual • Sauerstoff 10 l/min über Atemmaske • Anästhesie, Kardiologie rufen, EKG
Herzstillstand:	• sofort Wiederbelebung beginnen • sofort Anästhesie rufen lassen
Neurologische Reaktionen	
Angstreaktion:	• vitale Funktionen und Reaktion überwachen • Patient beruhigen • in Papiertüte atmen (falls Hyperventilation) • sofern persistent: 2,5 mg Midazolam oder 5 mg Diazepam langsam i.v.
Krämpfe:	• stabile Seitenlage (Aspiration vermeiden) • Sauerstoff 10 l/min über Atemmaske • 2,5 mg Midazolam oder 5 mg Diazepam langsam i.v.

[a] Alternative: 2 mg Clemastin
[b] Alternative: 300 mg Cimetidin in 20 ml Kochsalz
Alle Unverträglichkeitsreaktionen sind im radiologischen Befund zu dokumentieren: Art des verwendeten KM, Symptome des Patienten, Therapie, Therapieansprechen und Nachsorge.

Parameter der Kontrastmittelinjektion

Die wichtigsten Parameter der intravaskulären Kontrastmittelapplikation sind:

1. Kontrastmittelvolumen **V** (ml),
2. Flussrate **F** (ml/s),
3. Startdelay **D** (s),
4. Kochsalzbolus **N** (ml),
5. Position **X** (der Referenzregion für die Bolustriggerung),
6. Konzentration **C** (mg Jod/ml),
7. Osmolarität (osmol/l),
8. Viskosität (kP).

Die ersten drei sind die entscheidenden Injektionsparameter, während die Parameter 6 bis 8 durch das Produkt vorgegeben sind und in der Regel nicht durch den Untersucher modifiziert werden.

Die Gefäßkontrastierung und die Ausnutzung des KM lassen sich durch eine nachfolgende Bolusinjektion isotoner Kochsalzlösung verbessern (Parameter 4). Bei Einsatz der Bolustriggerung beschreibt X (Parameter 5) die Position der Trigger-Region (z. B. in der Aorta descendens) und das Startdelay dann die Zeit vom Erreichen einer vorgegebenen Ziel-Kontrastierung (Triggerschwelle) bis zur Scanauslösung.

Die Kontrastmittelparameter sollten für die Bildinterpretation als Kommentar auf den Bildern dokumentiert werden. Wir empfehlen die Vorgaben in Tab. 3.**7**.

Intravenöse Kontrastmittelapplikation

Grundprinzip

Das Kontrastmittel passiert auf seinem Weg zur Aorta die V. cava, den rechten Ventrikel und den Lungenkreislauf. Sowohl auf dem Weg zum rechten Vorhof als schließlich auch im rechten Ventrikel wird kontrastiertes mit nichtkontrastiertem Blut gemischt. Nachdem das KM die Aorta erreicht hat, kontrastiert es in der arteriellen Phase verschiedene Kapillargebiete und anschließend drainierende Venen, die wiederum in die V. cava oder die Portalvene münden. Via das Portalvenensystem kontrastiert sich das Leberparenchym und über die Lebervenen erreicht das KM den rechten Vorhof zum zweiten Mal. Aus diesem Rückfluss zum rechten Herzen resultieren verschiedene Rezirkulationseffekte. Typische Zeitintervalle für die maximale Organkontrastierung sind in Tab. 3.**15** zusammengefasst.

Idealerweise erreicht die aortale Kontrastierung eine Plateauphase, kurz nachdem das KM die Aorta erreicht hat. Die Kurve dieser initialen Kontrastierung ist ein Indikator für die Herzfraktion des Patienten und wird durch Obstruktionen entlang des venösen Einstroms entsprechend verlangsamt. Das „Aortenplateau" steigt durch kumulative Effekte, wenn mehr KM injiziert wird, bis zu einem Kulminationspunkt, der dem Einstrom des letzten Bolus in die Aorta entspricht. Insofern ist das Aortenpla-

teau nicht horizontal, sondern im Untersuchungsverlauf ansteigend (Abb. 3.**1**). Die maximale Aortenkontrastierung ist am Ende dieser Phase erreicht, stellt dabei weniger den Idealzeitpunkt für die Darstellung der Arterien als vielmehr für die Untersuchung arteriell perfundierter Organe dar.

Da der Fluss innerhalb der punktierten Vene in der Regel langsamer ist als die am Injektor eingestellte Flussrate, verlangsamt sich der KM-Einstrom am Injektionsende, was zu einem vorzeitigen Abfall der aortalen Kontrastierung führt. Dies lässt sich durch eine Nachinjektion von isotoner Kochsalzlösung in unmittelbarem Anschluss an die KM-Injektion mit gleicher Flussrate kompensieren. Die Zeit vom KM-Einstrom in die Aorta bis zum Aorten-Peak ist zumindest theoretisch identisch mit der Injektionszeit (= V/F); allerdings verkürzt sie sich oft bei Patienten mit hohem HZV (Herzzeitvolumen) und verlängert sich bei solchen mit niedrigem HZV.

Die meisten Organe haben eine singuläre (arterielle) Blutversorgung, lediglich Leber und Lungen verfügen über eine Doppelversorgung. In der Lunge existiert eine untergeordnete Versorgung durch die Bronchialarterien, die bei pulmonaler Hypertension zunimmt. Die Leber erhält ihre Hauptversorgung aus der Portalvene (75–90%), den Rest über die A. hepatica. Bei Obstruktionen des portalvenösen Sys-

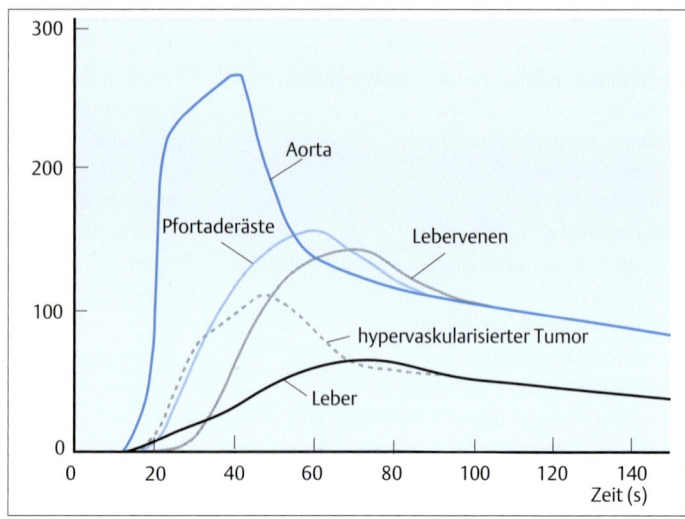

Abb. 3.1 **Kontrastmittel-aufnahme der Leber.** Beispiel einer Zeit-Dichte-Kurve bei Injektion von 150 ml mit einem Flow von 4 ml/s.

tems oder bei hypervaskularisierten Läsionen nimmt der arterielle Fluss entsprechend zu.

Organe mit rein arterieller Perfusion, wie Pankreas, Darm, Harnblase oder Nebennieren, werden am besten zum Zeitpunkt der maximalen Organkontrastierung untersucht, etwa 5–15 s nach dem Aorten-Peak. Eine Ausnahme von dieser Regel machen die Nieren, da ihre Perfusionscharakteristik auch durch die KM-Ausscheidung beeinflusst wird; eine homogene Kontrastierung wird erst in der nephrographischen Phase (80–100 s nach Injektionsbeginn) erreicht.

Die Leber ist stets zumindest in der „portalvenösen" Phase zu scannen, die die arterielle Kontrastierung mit der Kontrastierung über die Portalvenen kombiniert. Die Läsionsdetektion und -charakterisierung wird allerdings durch eine zusätzliche arterielle Scanphase verbessert. Diese Phase sollte so gewählt werden, dass die Kontrastierung der Tumorkapillaren (Läsion) optimal, die portalvenöse Kontrastierung hingegen noch minimal ist.

Tab. 3.15 ⇢ *Anflutungszeit von Kontrastmittel nach Injektion in die rechte Kubitalvene*

Rechter Vorhof	6–12 s
Truncus pulmonalis	9–15 s
Linker Vorhof	13–20 s
Aorta	15–22 s
A. carotis	16–24 s
A. renalis	18–27 s
A. femoralis	22–33 s
V. jugularis	22–30 s
V. renalis	22–30 s
V. cava inferior suprarenal	24–32 s
V. cava inferior infrarenal	120–250 s
V. lienalis	30–45 s
Mesenterialvenen	35–50 s
Lebervenen	50–80 s
Femoralvenen	120–250 s

Injektionsparameter und Organkontrastierung

Die *initiale Höhe des aortalen Kontrastplateaus* ist ausschlaggebend für die Darstellung der arteriellen Gefäße (CT-Angiographie). Die Kurve steigt mit der Menge injizierten Jods pro Sekunde an, also proportional zur Flussrate und KM-Konzentration (vgl. Abb. 3.5). Bei Injektion kleiner KM-Mengen (< 50 ml, bei den meisten Patienten mit normalen Kreislaufverhältnissen) zeigt die Kurve der Kontrastmittelaufnahme in der Aorta nur eine einzelne Spitze und bildet kein Plateau (vgl. Abb. 3.3b). Der Maximalbereich dieser Kurve ist eng mit dem injizierten Volumen verknüpft – wichtig für sehr kurze Scandauer, z.B. bei CT-Angiographie mit 16- oder 64-Zeilern. In diesen Fällen führt ein zu geringes KM-Volumen zu einer insuffizienten Kontrastierung.

Die *maximale Aortenkontrastierung (Aortenpeak)* ist wichtig für die Untersuchung arteriell perfundierter Organe und Tumoren. Die Aortenkontrastierung hängt primär ab vom Jod-Flux (g Jod/s), d.h. von Flussrate und KM-Konzentration. Aufgrund von Rezirkulationseffektion wächst der Aortenpeak allerdings auch mit dem Gesamtvolumen an KM (vgl. Abb. 3.3b). Der Zeitpunkt des Aortenpeaks (wichtig für CTA und optimalen Tumorkontrast) kann aus der Ankunftszeit in der Aorta (z.B. via Bolustriggerung) plus der Injektionsdauer (= V/F) abgeschätzt werden. Besonders bei schnellen Scans (16- oder 64-Zeiler) sollte dem Rechnung getragen und das Startdelay ausreichend lang gewählt werden.

Die *portalvenöse Kontrastierung* hängt im Wesentlichen von der Gesamtmenge des injizierten Jods ab. Bei biphasischen oder multiphasischen Leberuntersuchungen bestimmt die Flussrate (z.B. 4 ml/s) die arterielle Kontrastierung, die Jodkonzentration (z.B. 2 ml/kg Körpergewicht bei 300 mg Jod/ml) die portalvenöse Kontrastierung (vgl. Abb. 3.5).

Die *Parenchymkontrastierung* arteriell perfundierter Organe (z.B. Pankreas) hängt hauptsächlich vom Aortenpeak und der Gesamtmenge des injizierten Jods ab und ist ca. 5 – 10 s nach dem Aortenpeak am besten.

Die wichtigsten patientenabhängigen Einflussparameter sind das Körpergewicht, das Herzzeitvolumen (HZV) und die venösen (bzw. arteriellen) Ab-

Tab. 3.16 ⸱⸱⸱⸱❯ *Empfohlenes Startdelay für spezielle Kontrastphasen (25 s Injektionsdauer)*

Phase	Delay	Triggerung[*]
Arterielle Phase (CTA)	–	5A
Leberarterielle Phase	20 s	5A
Portalvenöse Phase	60 s	40A oder 5S
Lebervenöse Phase	80 s	60A oder 25S
Parenchymphase (Pankreas)	40 s	20A
Parenchymphase (Darm)	40 s	20A
Kortikomedulläre Phase	25 s	10A
Nephrographie-Phase	100 s	–
Ausscheidungsphase	5 – 15 min	–
Systemisch venöse Phase (VCI)	150 s	20V

[*] Trigger ROI: A = Aorta; S = Milz; V = V. cava inferior

stromverhältnisse. Je höher HZV, desto größer ist der Verdünnungseffekt und umso geringer ist die Gefäßkontrastierung. Bei Patienten mit niedrigem HZV kann die arterielle Kontrastierung extrem hoch sein (vgl. Abb. 3.6); allerdings ist dabei zu berücksichtigen, dass Gefäß- und Parenchymkontrastierung u.U. erheblich verzögert sind (das Aortenplateau baut sich manchmal erst 60 s nach Injektionsbeginn auf). Insofern ist auch hier ein optimales Timing unabdingbar (s. unten). Das Körpergewicht hat deutlichen Einfluss auf die Organkontrastierung (Pankreas und Leber).

Kontrastmittelinjektion

Die meisten kontrastverstärkten CT-Untersuchungen erfordern eine kontrollierte flussgesteuerte KM-Injektion. Vaskulärer Peak, Organkontrastierung und Plateaudauer sind so durch geeignete Wahl des Kontrastmittelvolumens und der Flussrate besser kontrollierbar.

Aufgrund der sehr kurzen Scandauer beim Spiral- und Multislice-CT ist der Scan auf spezifische Phasen der Kontrastmittelaufnahme abzustimmen (Tab. 3.16). Für mehrphasige Studien sollte das Regime der KM-Gabe zunächst auf die arterielle Phase eingestellt werden. Derartige Untersuchungen sind nur mit Injektoren durchführbar, die Flussraten von 3 – 5 ml/s erlauben.

Für die meisten klinischen Fragestellungen sind monophasische Studien mit konstantem Fluss ausreichend. Individuell abgestimmte biphasische KM-Injektionen ermöglichen ein konstanteres arterielles Plateau (vgl. S. 109), für den Routineeinsatz sind derartige Verfahren jedoch zu komplex.

Kochsalzbolus

Die Gabe eines Kochsalzbolus im Anschluss an die KM-Injektion ist vorwiegend in der arteriellen Kontrastierungsphase hilfreich. Für spätere Kontrastierungsphasen ist ein Kochsalzbolus nicht notwendig.

Bei geringen Kontrastmittelvolumina sollte immer ein Kochsalzbolus nachinjiziert werden.

Prinzip

Die Nachinjektion eines Kochsalzbolus im Anschluss an die KM-Injektion basiert auf folgender Überlegung: Der Blutfluss in einer peripheren Vene ist generell langsamer als der KM-Flow bei der Injektion. Nach Beendigung der KM-Injektion geht die Flussgeschwindigkeit in der Vene wieder auf den Normalwert zurück, was zu einer relativen Retention von KM in der Injektionsvene führt.

Durch die zusätzliche Injektion physiologischer Kochsalzlösung im Anschluss an die KM-Applikation mit gleicher Flussrate wie das KM wird das KM-Reservoir ausgespült und der KM-Abstrom nach zentral aufrechterhalten. Der zusätzliche Kochsalzbolus erhöht die Dauer der Kontrastierung, was einerseits eine Reduktion der KM-Menge, andererseits höhere Injektionsraten bei identischer Dauer der Kontrastierung erlaubt. Generell ist eine Menge von 40–60 ml Kochsalzlösung zu empfehlen, höhere Volumina bieten keinen Vorteil.

Einzelinjektorsysteme

Bei dem Einzelinjektorsystem sollte immer eine 200-ml-Kartusche zum Einsatz kommen. Kontrastmittel und Kochsalzlösung sind vorsichtig in die Kartusche einzufüllen; durch das höhere Gewicht des KM wird sich das NaCl darüber schichten. Für die Injektion muss die Pumprichtung streng vertikal nach unten ausgerichtet sein (dies ist nicht bei allen Systemen möglich und sollte beim Erwerb des Injektors geprüft werden). Zur Füllung der Injektorspritze gibt es folgende Alternativen:

- *Spitze des Injektors nach unten gerichtet:* Zunächst wird 0,9% NaCl aufgezogen mit einem Zusatzvolumen von ca. 10 ml zu Evakuierung der Spritze. Nach erfolgter Luftentfernung wird das KM so langsam und vorsichtig wie möglich aufgezogen. Ein gewisser Mischungseffekt an den Flüssigkeitsgrenzen lässt sich nicht vermeiden, ist jedoch für die Kontrastierung nicht von Bedeutung.
- *Spitze des Injektors nach oben gerichtet:* Zunächst wird das KM aufgezogen, danach die Kochsalzlösung mit möglichst geringer Geschwindigkeit (+ 10 ml zur Evakuierung). Zwischen den Flüssigkeiten entsteht ein schmaler Meniskus. Nach Evakuierung wird die Kartusche langsam um 180° nach unten gedreht, das Kochsalz bleibt dabei über dem Kontrastmittel. Diese Technik ermöglicht eine bessere Trennung der Injektionslösungen, ist allerdings schwieriger zu handhaben.

Doppelinjektorsysteme und Rollerpumpen

Durch Doppelinjektorsysteme und Rollerpumpen mit zwei oder mehreren Reservoirs wird die Technik der Bolusinjektion deutlich vereinfacht. Nach der KM-Injektion wechseln die Systeme automatisch auf die kochsalzgefüllte Kammer. Durch simultane Injektion ist auch eine individuelle Verdünnung des KM möglich.

Bei der Füllung ist das „Totraumvolumen" (durchschnittlich 5–30 ml) durch Injektorschläuche und Anschlussstücke zu beachten. Die Menge des Kochsalzbolus muss entsprechend erhöht werden. Ferner ist zu beachten, dass nach jeder Injektion mehr Kochsalz als KM im Schlauchsystem verbleibt. Bei Bolustriggerung bereitet dies kein Problem, anderenfalls ist das Startdelay entsprechend zu verlängern oder das Schlauchsystem vorher mit KM zu füllen.

Konzentration des Kontrastmittels

Die meisten Röntgeninstitute nutzen für die Mehrzahl ihrer Untersuchungen eine KM-Standardkonzentration. Alle Empfehlungen in diesem Buch beziehen sich, sofern nicht ausdrücklich anders bezeichnet, auf eine Konzentration von *300 mg Jod/ml*.

Die Jodkonzentration im Gefäß oder Gewebe bestimmt die Kontrastierung im CT. Die Gefäßkontrastierung ist das Resultat der Mischung von injiziertem Kontrastmittel und unkontrastiertem Blut. Sie hängt von der Injektionsrate ab (Jod in mg/s). Insofern ist es gleichgültig, ob eine KM-Konzentration von 400 mg/ml mit einer Geschwindigkeit von 3 ml/s oder eine Konzentration von 300 mg/ml mit 4 ml/s injiziert wird.

Niedrigere Konzentrationen des KM haben den Vorteil der geringeren Osmolarität, was die Toleranz verbessert und durch die verringerte Rückdiffusion interstitieller Flüssigkeit auch einen weniger starken Verdünnungseffekt nach sich zieht. Auch sind die Artefakte durch hochkontrastierte Gefäße geringer (z.B. beim Thorax-CT), so dass theoretisch niedrigere KM-Konzentrationen zu bevorzugen sind.

Letztlich ist die Gefäß- und Organkontrastierung bei gleicher Injektionsrate jedoch geringer als bei höheren Konzentrationen. Um eine vergleichbare Kontrastierung zu erzielen, müssten die Flussrate und das KM-Volumen entsprechend erhöht werden. Dies wird einerseits durch die Injektoren limitiert, andererseits kann es zu einer Volumenüberladung des Patienten kommen.

Wenige Hersteller unterstützen die Gabe niedriger Konzentrationen durch entsprechend voluminös ausgelegte Kartuschen. Der Anwender kann dabei das KM nach eigenen Vorstellungen verdünnen, wobei die Osmolarität durch 0,9 %ige Kochsalzlösung weniger beeinflusst wird als durch Verdünnung mit destilliertem Wasser.

> Eine exzessive Verdünnung des Kontrastmittels mit destilliertem Wasser kann zu hypotonen Lösungen führen und das Ödemrisiko verstärken

Höhere Konzentrationen des KM erlauben im Vergleich zu Standardkonzentrationen die Applikation einer identischen Jodmenge mit reduzierter Flussrate. Höhere KM-Konzentrationen bieten sich in erster Linie für eine kurze Scandauer beim Multidetektor-CT an (speziell 16-64-Zeiler), da die arterielle Kontrastierung im Vergleich zu niedrigeren Konzentrationen bei konstanter Flussrate verbessert werden kann.

> Hochkonzentrierte Kontrastmittel (≥ 350 mg Jod/ml) haben eine signifikant höhere Viskosität und müssen vor der Injektion vorgewärmt werden. Gleiches gilt für dimere nichtionische KM. Ohne nachgeschalteten Kochsalzbolus fällt die Kontrastierung schneller ab, da das höher visköse KM in der punktierten Vene liegen bleibt.

Startdelay

Die individuellen Unterschiede in der Zirkulationszeit sind schwer einzuschätzen, da sie vom Herzzeitvolumen des Patienten, dem Alter und eventuellen Vorerkrankungen abhängen. Insofern muss ein Startdelay individuell festgelegt werden, um eine optimale Kontrastierung während der Scanphase zu gewährleisten.

Dies wird umso wichtiger, je schneller das CT-System ist. Moderne Multidetektorgeräte benötigen weniger als 6 s für eine Leberuntersuchung. Dabei steigt zwangsläufig das Risiko eines fehlerhaften Timings, besonders der arteriellen Phase.

Die Parenchym- und portalvenöse Phase sind dagegen weniger kritisch; hier genügen für die meisten Fragestellungen Standard-Delays. Allerdings lassen sich auch hier durch individuelle Einstellungen die Resultate deutlich verbessern (Tab. 3.**17**).

Testbolus

Die Gabe eines Testbolus ist eine Methode zur Bestimmung der individuellen Zirkulationszeit und zur Festlegung des Startdelay. Dabei werden 10–20 ml KM mit der gleichen Flussrate wie für den diagnostischen Scan i. v. appliziert. An einem gewählten Referenzpunkt werden mehrere Probeschichten in Intervallen von 1–2 s mit möglichst

geringer Dosis gefahren, wobei für den ersten Scan ein Delay von 8–12 s nach Injektionsbeginn ausreicht (diese Zeit ist individuell kreislaufabhängig, liegt jedoch selten über 20 s, ausgenommen bei Patienten mit Herzinsuffizienz oder Klappenfehlern).

Der Probescan mit der maximalen Kontrastierung gibt das Startdelay (Time to Peak Δt) zwischen Injektionsbeginn und Bolusankunft in der Zielregion an. Erfahrungsgemäß empfiehlt es sich, 2–10 s zum errechneten Wert zu addieren (Tab. 3.**17**).

Bolustriggerung

Effizienter als der Testbolus ist die Bolustriggerung, bei der der definitive KM-Bolus den Scanstart automatisch auslöst. Die Mehrzahl der Hersteller bietet diese Technik an. Mit sog. „Monitorscans" wird nach Einstellung einer Zielregion (Trigger-ROI) in der gewählten Schicht bei maximal reduzierter Dosis eine Zeit-Dichte-Kurve aufgenommen (Abb. 3.**2**). Ist ein adäquater Dichteanstieg erreicht (visuell oder nach Erreichen eines voreingestellten Schwellenwertes), fährt der Untersuchungstisch automatisch zum vorgewählten Startpunkt und der definitive Scan beginnt.

Technisch bedingt liegen zwischen dem letzten Monitor-Scan und dem Start der Spirale 2–9 s. Für

Tab. 3.17 ⋯⋗ *Anpassen des Startdelay an die Zirkulationszeit des Patienten*

Testbolus		
Referenzregion	Aorta ascendens	(thorakale CTA)
	Start in der Scanregion	(CTA von Hals und Abdomen)
Kontrastmittelparameter	10/5/8 – 12	
Scanparameter	5 mm Schichtkollimation, minimale Dosis, Scans in 2- bis 4-s-Intervallen über 50 s. Unterbrechung der Scansequenz, nachdem KM im Zielgebiet angekommen ist	
Startdelay D	berechnet aus der Zeit zum Maximum Δt. D = Δt × 1,2	
Bolus-Triggerung		
Zielregion	Aorta ascendens (A)	(Thorax, CTA)
	Aorta abdominalis (A)	(arterielle Phase in Leber und Pankreas)
	V. portae oder V. lienalis (S)	(portalvenöse Phase)
Kontrastmittelparameter	abhängig vom Protokoll, keine Testinjektion	
Scanparameter	Schichtkollimation wie im Spiralscan, minimale Dosis, Scans in 1- bis 4-s-Intervallen	
Startdelay D	abhängig von der Zielregion: Delay startet, sobald Kontrastierung in Trigger-ROI über 50 HE	
Anmerkung	V/F/DX, z. B. 120 + 60/4/5 A = Scan beginnt 5 s nach Erscheinen des KM in der Aorta	

eine ausreichende Ateminstruktion werden meist etwa 5 s benötigt. Sofern längere Scandauern erforderlich sind (Einzeiler oder 4-Zeiler), sollten Patienten unmittelbar vor der Untersuchung etwas hyperventilieren, während der Monitor-Scans dann flach atmen, die Luft aber nicht anhalten.

Die Position der *Trigger-ROI* hängt von der klinischen Fragestellung und der untersuchten Organregion ab (Tab. 3.**17**). Die Positionierung der ROI in der Aorta auf Höhe des Zwerchfells ist zu vermei-

den, da hier Bewegungsartefakte die Triggerung erschweren. Für Untersuchungen des Thorax bietet sich eine ROI in der Aorta descendens an, für das Abdomen empfehlen wir eine ROI Höhe L1/2. Eine ROI in den Herzkammern ist problematisch, da das Scanogramm in der Regel in Inspiration gefahren wird, die Monitor-Scans aber bei flacher Atmung. Eine Tischposition etwa 4 – 5 cm unterhalb der Tracheabifurkation ergibt meist die besten Resultate.

Abb. 3.2 **Bolustriggerung.**

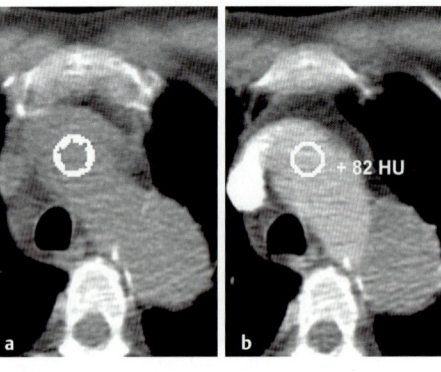

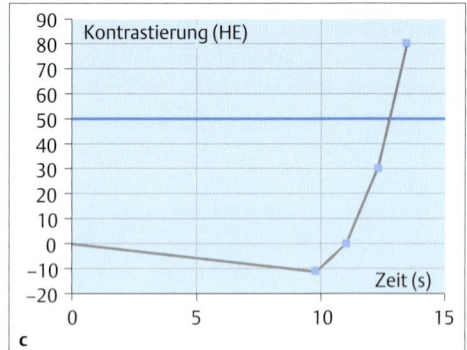

a Platzierung des Triggerareals.
b Letztes Bild der Serie von Monitorscans mit niedriger Dosis (80 kVp, 2 mGy).

c Zeit-Dichte-Kurve der Monitorscans; der erste Scan wurde 10 s nach Beginn der KM-Injektion gestartet, die folgenden Monitorscans in einem Abstand von 1,5 s. Sobald der Kontrast in der ROI den Schwellenwert von 50 HE überschreitet, wird der Spiralscan gestartet. Dabei ist eine zusätzliche Verzögerung von 2 – 8 s bis zum Beginn der Datenakquisition zu beachten. Dies ist technisch bedingt durch die automatische Parameterumstellung und die Tischverschiebung in die Ausgangsposition für den Scan.

Das *Startdelay* muss an die Organregion, die Scandauer und die Injektionsdauer angepasst werden. Bei schnellen Scans muss es länger, bei langen Scans kürzer (Cave: minimal 5 s für Atemkommandos) gewählt werden, um den optimalen Zeitpunkt relativ zur maximalen Aortenkontrastierung zu erhalten (vgl. Abb. 3.**3 b**). Für die CTA muss z. B. der Scan kurz nach Erreichen des Aortenpeaks abgeschlossen sein. Das Startdelay ergibt sich *für schnelle Scans* dann aus der Formel:

Startdelay ≈ Injektionsdauer – Scandauer.

Die Injektionsdauer lässt sich aus KM-Volumen V und Flussrate F berechnen (= V/F). Um den Beginn der Aortenkontrastierung zu erfassen, ist niedriger ein Schwellenwert (um 50 HE) zu empfehlen. Bei höheren Schwellenwerten muss das Delay verkürzt werden. Alternativ kann der Scan manuell gestartet werden, sobald die KM-Anflutung in der Zielregion sichtbar wird.

Um auch in kritischen Situationen (instabile Patienten, Unruhe im Untersuchungsraum) keine Fehler zu machen, ist es sinnvoll, die Bolustriggerung bei jeder CT-Untersuchung mit KM einzusetzen und somit zu garantieren, dass alle MTAs die Technik „im Schlaf" beherrschen.

Die Triggerung kann auch zur Untersuchung parenchymatöser Organe verwendet werden. Allerdings ist die Positionierung einer Trigger-ROI im Organparenchym immer riskant: Entweder der Schwellenwert wird nicht erreicht, so dass die Untersuchung misslingt oder ein „falsches Delay" gewählt wird, oder der Dichteanstieg ist überschießend und der Scan startet zu früh, ohne dass eine optimale Parenchymkontrastierung erreicht ist. Daher ist die Triggerung in der Aorta vorzuziehen und das Delay für parenchymatöse Organe dementsprechend abzuschätzen.

Individuelle Methoden der Kontrastmittelinjektion

Die Kontrastierung wird individuell durch die Kreislaufparameter des Patienten, speziell das Herzzeitvolumen, die Körpergröße und etwaige Gefäßobstruktionen beeinflusst. Mittels mathematischer Modelle oder Fourier-Analyse lässt sich die KM-Injektion patientenbezogen anpassen.

Die *Testbolustechnik* (Fourier-Analyse) nutzt die Injektion eines Testbolus, um den individuellen arteriellen Kontrast für die Kontrastmittelapplikation zu bestimmen. Ausgehend davon, dass ein linearer Zusammenhang zwischen KM-Menge und Kontrastverhalten besteht, lässt sich der Dichteanstieg für höhere Kontrastmittelmengen oder Flussraten patientenbezogen berechnen.

Derartige Berechnungen zeigen, dass der aortale Dichteanstieg nach Injektion geringerer KM-Volumina einen signifikant niedrigeren Gipfel im Vergleich zu höheren Volumina aufweist (vgl. Abb. 3.**3 b**). Daraus folgt, dass die Kontrastmittelvolumina mit Verkürzung der Scandauer bei 16- und 64-Zeilern nicht proportional herabgesetzt werden können. Bei höherem Volumen resultiert ein Knick in der Dichtekurve mit steilerem Anstieg in der Initialphase und einer geringeren Zunahme bei laufender KM-Injektion. Das Maximum des Dichteanstiegs ist am Ende dieses „Plateaus" erreicht.

Umgekehrt ist es möglich, die Höhe des Dichteanstiegs und die Dauer des Plateaus vorzuwählen und daraus die individuelle KM-Menge und Flussrate zu berechnen (Abb. 3.**3**). Hierfür ist eine biphasische Injektion mit initial geringer KM-Menge in hoher Flussgeschwindigkeit, gefolgt von einem größeren Volumen mit niedrigerem Fluss ausreichend und führt zu einer gleichmäßigeren Kontrastierung als eine monophasische Injektion. Bis heute ist es jedoch nicht in allen Fällen möglich, die vorgewählte Höhe der Kontrastierung stets zu reproduzieren.

Mathematische Modelle nutzen patientenspezifische Daten zur Bestimmung der individuellen Organkontrastierung auf der Basis eines vorgegebenen Injektionsprotokolls. Umgekehrt lassen sich auch für eine gewünschte Kontrastierung im Zielorgan Näherungswerte für Volumen und Flussrate berechnen. Dieses Verfahren zeigt, dass für ein konstantes Dichteplateau in der Aorta oder einem Organ ein exponentieller Abfall der Flussgeschwindigkeit ideal ist (Abb. 3.**4**).

Berechnungen mit diesem Modell zeigen eine steigende Aortenkontrastierung bei höheren Flussraten, während der Dichteanstieg in der Leber davon unabhängig ist (Abb. 3.**5**). Letzterer kann nur durch größere Kontrastmittelmengen erreicht werden.

Weiterhin berücksichtigt dieses Modell den Einfluss von Körpergewicht und Herzzeitvolumen. Der Dichteanstieg in der Leber ist proportional der injizierten Jodmenge pro kg Körpergewicht. Umgekehrt

Abb. 3.3 **Individuelle Anpassung der KM-Injektion** (modifiziert nach Fleischmann, 1999).

a, b Die Zeit-Dichte-Kurve eines Testbolus (**a**) kann zur Abschätzung der Auswirkung der individuellen Patientenparameter auf die Kontrastmittelaufnahme in Abhängigkeit von den Injektionsparametern genutzt werden (**b**). Das aortale „Kontrastierungsplateau" steigt mit der Zeit und dem injizierten Kontrastmittelvolumen an.

c – e Für jede gewünschte Plateauhöhe und -länge („ideale Kontrastierung") kann an Hand der Zeit-Dichte-Kurve des Testbolus die erforderliche „ideale" Injektionskurve berechnet werden (**c**). Durch ein biphasisches, der idealen Injektionskurve angepasstes KM-Injektionsprotokoll mit initial schneller und nachfolgend langsamer Injektionsgeschwindigkeit erzielt man ein annähernd ideales Kontrastierungsplateau (**d**).

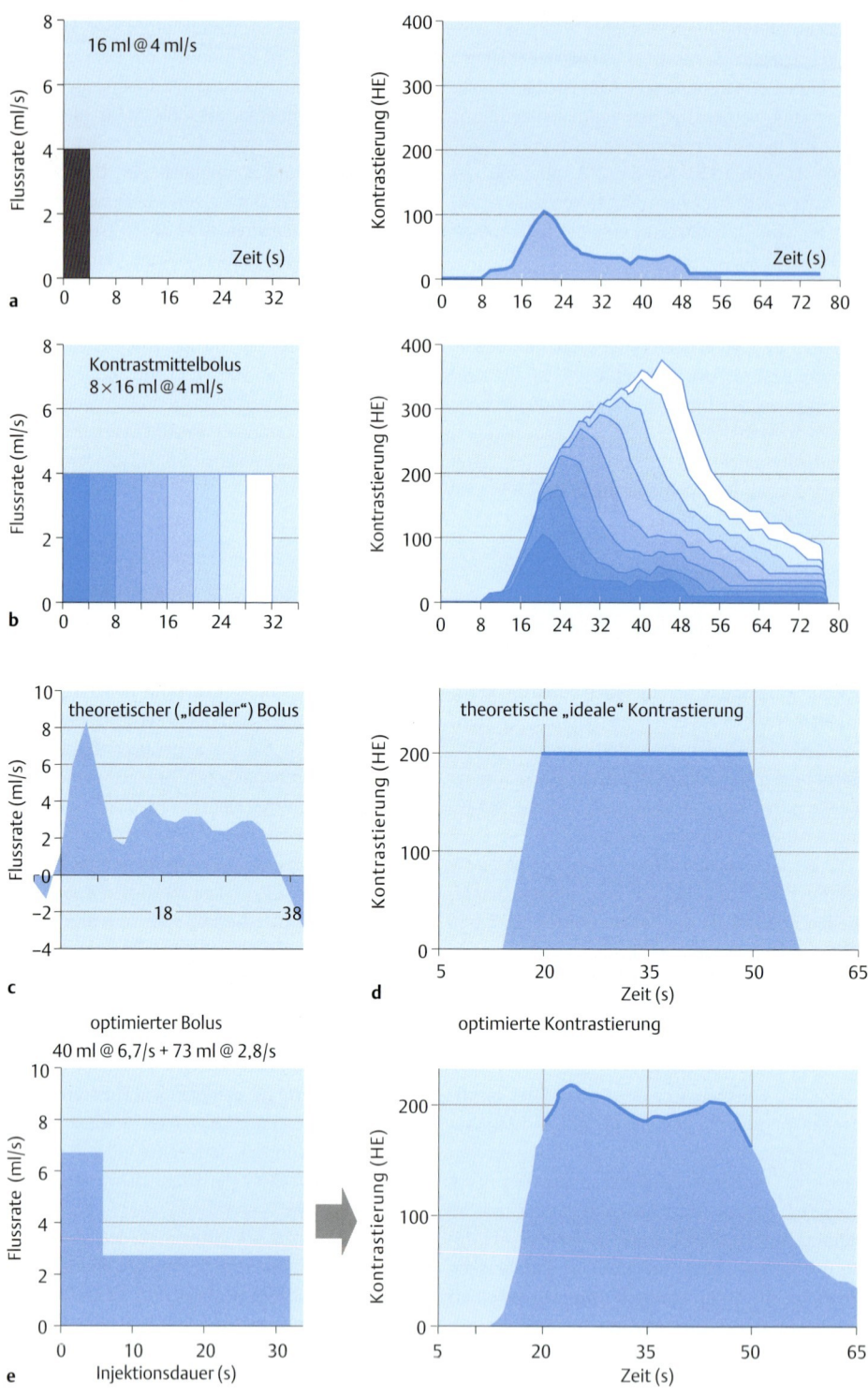

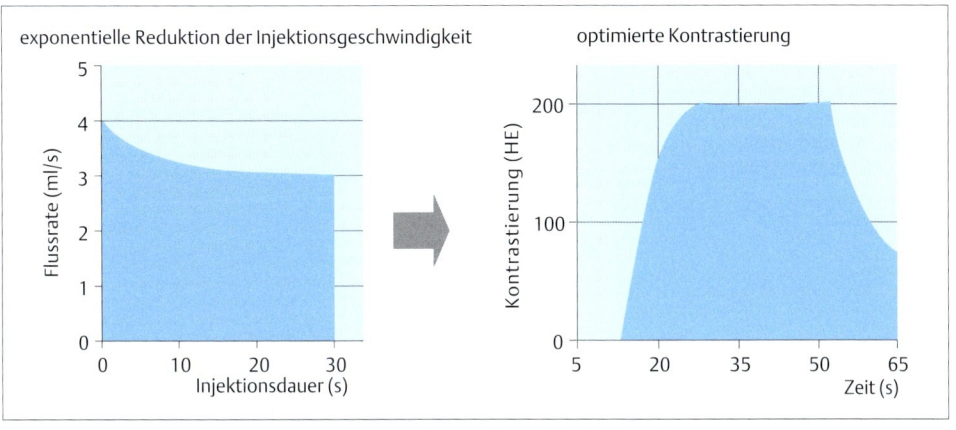

Abb. 3.4 **Exponentiell fallen-de Flussrate.**
Nach mathematischen Modell-berechnungen führt eine KM-Injektion mit exponentiell fal-lender Flussrate zu einem kon-stanten Kontrastierungsplateau (modifiziert nach Bae und Heiken).

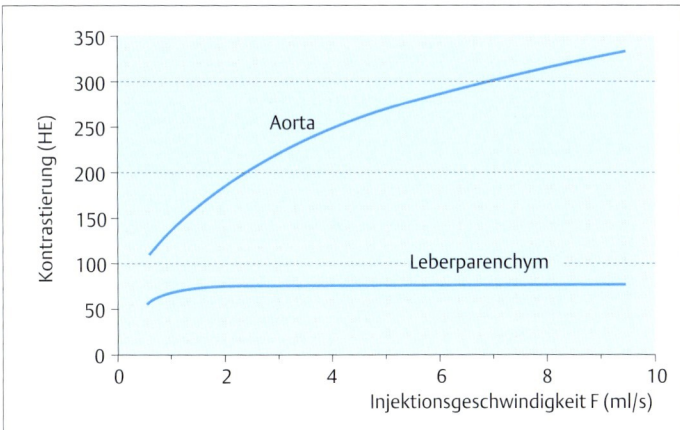

Abb. 3.5 **Aorten- und Leberkontrastierung.**
Das mathematische Modell erlaubt es, die Auswirkung einer höheren Injektions-geschwindigkeit auf die Aor-ten- und Leberkontrastierung vorherzusagen. Beachte: die maximale Aortenkontrastie-rung nimmt zu, während die maximale Kontrastierung der Leber von der Injektions-geschwindigkeit weitgehend unabhängig ist (modifiziert nach Bae, 1998).

hängt die Kontrastierung der Leber bei definierter Kontrastmittelmenge vom Körpergewicht ab. Die aortale Kontrastierung wird in erster Linie durch das Herzzeitvolumen bestimmt und ist weitgehend unabhängig vom Körpergewicht (Abb. 3.6a). Die maximale Leberkontrastierung ist unabhängig vom Herzzeitvolumen, verzögert sich allerdings bei ver-mindertem Auswurf (Abb. 3.6b).

Perfusionsstudien

Die Perfusionscharakteristik eines speziellen Organ-abschnitts (z.B. einer fokalen Leberläsion) kann durch die Applikation eines kurzen KM-Bolus (30–80 ml bei einem Flow von 4–10 ml/s) unter-sucht werden. Die Scans werden dabei ohne Tisch-verschiebung in einer definierten Ebene gefahren und die Kontrastmitteldynamik (z.B. Inflow, Peak und Clearance) analysiert. Die KM-Injektion muss mit einem Injektor und standardisierten Flussraten erfolgen.

Die Bildanalyse kann auf zweierlei Art vor-genommen werden: einmal durch Analyse des Dichteanstiegs, zum anderen mittels einer Dekon-volutionsmethode (vgl. Abb. 24.71). Beide Metho-den können die Parameter für jeden einzelnen Bild-punkt in der untersuchten Schicht berechnen. Die einfachere Kurvenanalyse ist relativ sicher, benötigt allerdings höhere Flussraten und erlaubt keine ab-soluten Flussmessungen. Die Dekonvolutions-methode kommt mit geringeren Flussraten aus und liefert kalibrierte Werte, ist jedoch anfälliger gegen Bildrauschen und Messwertschwankungen. Atembewegungen müssen in jedem Fall aus-geschlossen sein; insofern ist die Anwendung für die meisten Untersuchungen am Körperstamm problematisch.

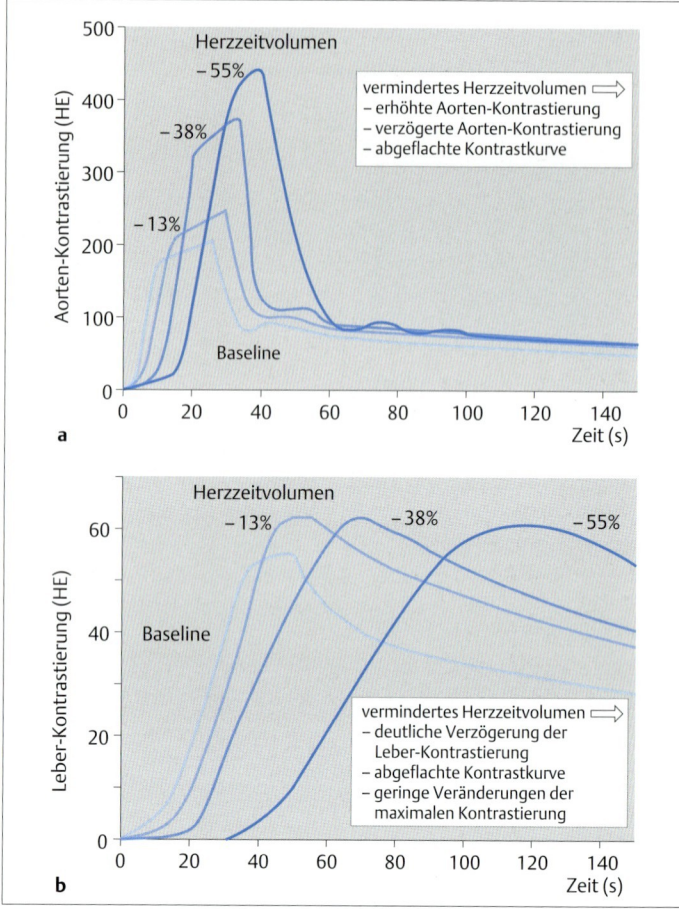

Abb. 3.6 **Auswirkungen einer abnehmenden Herzleistung** (Herzzeitvolumen HZV) auf die Kontrastierung der Aorta (**a**) und des Leberparenchyms (**b**) anhand eines experimentellen Schweinemodells (modifiziert nach Bae, 1998).

Direkte arterielle, portale und venöse Kontrastmittelapplikation

Arterielle Kontrastierung

Die direkte intraarterielle Kontrastmittelapplikation über einen angiographisch platzierten Katheter ist nur in Ausnahmefällen erforderlich. Eine geläufige Indikation war die Untersuchung hypervaskularisierter Leberläsionen. Dieses Verfahren ist zunehmend durch biphasische CT-Protokolle mit intravenöser KM-Applikation und die MRT abgelöst worden. Eine mögliche Indikation ist die Klärung von Versorgungsgebieten einzelner Gefäße.

Da die katheterisierte Arterie in der Regel im Untersuchungsbereich liegt, sind KM-Konzentrationen von maximal 150 mg/ml einzusetzen, um Artefakte zu vermeiden. Die Flussraten orientieren sich an der angiographischen Untersuchungstechnik dieser Gefäße.

Portale Kontrastierung

Die V. portae wird generell indirekt über die V. lienalis oder Mesenterialvenen kontrastiert. Für die sog. arterioportale Computertomographie (CTAP) wird ein Katheter in die A. mesenterica superior oder A. lienalis platziert. Strittig ist, welches Gefäß sich besser eignet. Einige Autoren empfehlen sogar die simultane Katheterisierung beider Gefäße für optimale Resultate. Die Katheterplatzierung erfolgt unter Angiographiebedingungen; dabei sollte zur Kontrolle der Katheterlage so wenig KM wie möglich verwendet werden, um eine vorzeitige Kontrastierung fokaler Leberläsionen zu vermeiden.

Der diagnostische CT-Scan wird während der intraarteriellen Injektion des KM gestartet. In der Literatur findet sich eine Vielzahl empfohlener Untersuchungsprotokolle (vgl. Kapitel 11).

Die direkte Portographie ist an einen direkt in die V. portae oder V. mesenterica superior eingelegten Katheter gebunden. Diese Konstellation findet sich praktisch nur im Rahmen der Anlage eines arteriellen Ports zur regionalen Chemotherapie der Leber. Da in diesen Fällen bereits meist ausgedehnte Tumormanifestationen vorliegen, ist dieses Verfahren sehr artefaktanfällig und – wenn überhaupt – nur bei kleinen Tumoren zu empfehlen.

Venöse Kontrastierung

Eine gleichmäßige und starke Kontrastierung des Venensystems wird bei CT-Untersuchungen nur in wenigen Situationen erreicht. Eine homogene Kontrastierung der Venen ist, abhängig von der Gefäßregion, erst nach 40–100 s nach peripher-venöser Kontrastmittelapplikation zu erwarten. Die Dichtezunahme ist generell eher moderat. Infolge der unterschiedlichen Perfusionszeiten der einzelnen Organe können durch die Vermischung von kontrastiertem und nichtkontrastiertem Blut im Bereich venöser Zusammenflüsse intravasale Füllungsdefekte simuliert werden (Pseudothrombus-Artefakt, vgl. Abb. 7.**39**).

Bei direkter KM-Injektion in das interessierende Venensystem muss das KM 1 : 3 bis 1 : 5 verdünnt werden, um Aufhärtungsartefakte zu vermeiden. Bei dieser Technik spielen Mischeffekte eine große Rolle. Durch die laminare Strömung in den Venen und das im Vergleich zum Blut höhere spezifische Gewicht des Kontrastmittels kommt es leicht zu Unterschichtungsphänomenen (z. B. in der V. cava inferior), die die Beurteilung erheblich beeinträchtigen können. Die KM-Injektion sollte deswegen, wenn möglich, bilateral vorgenommen werden (über beide Arme oder beide Beine), und die Darstellung insbesondere der V. cava inferior sollte erst nach einem angemessenen Zeitintervall erfolgen, wenn ein adäquater Fluss ausreichend mit Kontrastmittel durchmischten Blutes erwartet werden kann.

Intrathekale Kontrastmittelapplikation

Die intrathekale KM-Injektion dient der optimierten Diagnostik von spinalen und von Bandscheibenläsionen.

Für die Untersuchung wird zunächst eine lumbale Myelographie in typischer Weise mit dimerem nichtionischem KM durchgeführt. Der Patient sollte anschließend für 1–2 h eine strenge Rückenlage einhalten und wird dann untersucht. Dieses Zeitintervall dient der Verdünnung des KM, um Hochkontrastartefakte zu vermeiden.

Intrakavitäre Kontrastmittelapplikation

Parenterale (vorzugsweise nichtionische) Kontrastmittel können auch zur Kontrastierung anatomischer oder pathologischer Kavitäten eingesetzt werden. Am gebräuchlichsten ist dies im Bereich der ableitenden Harnwege (antegrad über ein liegendes Nephrostoma oder retrograd über einen Blasenkatheter). Die unmittelbare KM-Injektion kommt auch zur Darstellung von Fisteln und Abszessen zum Einsatz, was insbesondere im Beckenbereich von Bedeutung ist. Intraperitoneale oder pleurale Kontrastmittelapplikationen (Verdünnung 1 : 10) sind nur ausnahmsweise indiziert, beispiels-

weise zur Darstellung abgekapselter Herde, zur Klärung einer etwaigen Kommunikation zwischen verschiedenen Regionen (Abb. 3.**7**) oder zum Nachweis kleiner peritonealer Metastasen.

> Hochkontrastartefakte können durch eine ausreichende Verdünnung des Kontrastmittels vermieden werden (1 : 3 bis 1 : 5, d. h. < 100 mg Jod/ml). Falls erforderlich, können Artefakte durch Erhöhung der Röhrenspannung (bis 140 kV) reduziert werden.

Abb. 3.7 **Intraperitoneales Kontrastmittel** (verdünnt < 30 mg Jod/ml) zeigt die Kommunikation zwischen abdominellem Aszites und therapieresistentem Pleuraerguss links.

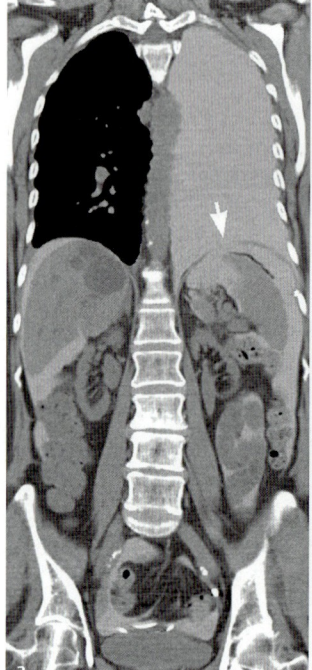
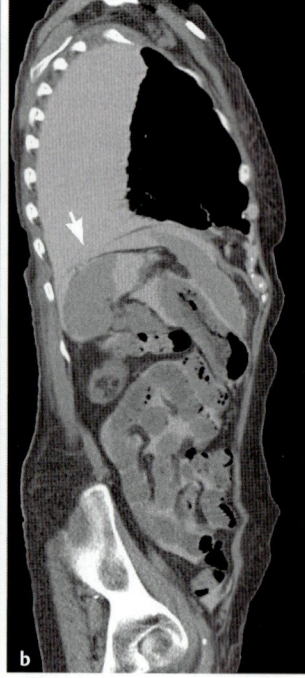

4 Optimierung der Untersuchungstechnik

M. Prokop

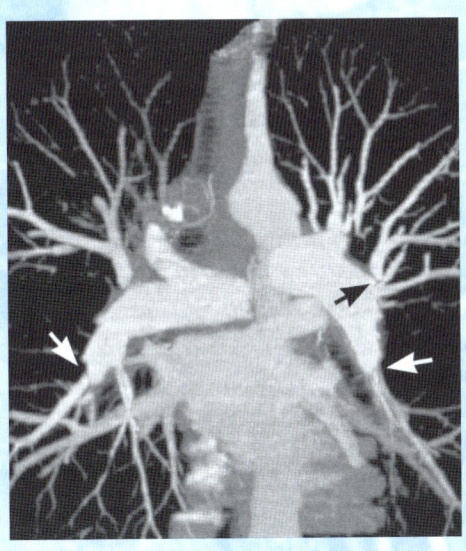

Untersuchungsstrategie

Scanogramm

Zur Planung und Lokalisierung der CT-Untersuchung wird zunächst ein sog. Scanogramm (syn. Übersichtsradiogramm, Topogramm, Scout, Pilot-Scan) erstellt. Der Untersuchungstisch läuft bei stationärer Röhre durch die Gantry, so dass ein Projektionsradiogramm ähnlich einem konventionellen Röntgenbild entsteht. Im Vergleich zum konventionellen Röntgen ist die Streustrahlung durch die Scanner-Geometrie allerdings deutlich reduziert, was zahlreiche Vorteile mit sich bringt, wie z.B.

eine bessere Abgrenzbarkeit abdomineller Organkonturen (wichtig für die Definition der Scanlänge). Andererseits ist – abhängig von der Schichtdicke (0,5–2 mm) – die Ortsauflösung relativ gering.

Speziell bei *Niedrigdosisuntersuchungen* kann das Scanogramm substanziell zur Gesamtdosis beitragen, weshalb in solchen Fällen die niedrigst mögliche kV- und mAs-Einstellung gewählt werden sollte (Abb. **4.1**).

Planung der Untersuchung

Folgende Richtlinien helfen bei der Wahl einer Untersuchungsstrategie zur CT:

- Die klinische Fragestellung bestimmt das Zielorgan sowie die sekundären Untersuchungsabschnitte. So ist z.B. beim thorakoabdominellen Staging des Pankreaskarzinoms das Pankreas selbst primäres Zielorgan, während Thorax, Leber und der Rest des Abdomens die sekundäre Zielregion bilden.
- Die (intravenöse) KM-Applikation ist auf das primäre Zielorgan ausgerichtet. Sofern hierfür kein spezielles Zeitregime erforderlich ist, wird die Kontrastmittelgabe auf das diesbezüglich empfindlichste sekundäre Organ abgestimmt. Entsprechend werden die Kontrastierungsphasen

für den Scan definiert (vgl. spezielle Organkapitel).
- Danach wird die Anzahl der erforderlichen Scans bestimmt zur Darstellung der primären und sekundären Zielregion.
- Die Wahl der Scanparameter hängt von der verfügbaren Technik ab. Steht ein Multidetektor-CT zur Verfügung, so kann zwischen einem volumetrischen Untersuchungsprotokoll mit nahezu isotroper Auflösung oder einem schnellen Spiralmodus zur raschen Datenakquisition gewählt werden. Beim Einzeilen-Spiral-CT bestimmen die individuelle Untersuchungsregion und das Zeitfenster die Wahl der Scanparameter.

Abb. 4.1 **Scanogramme.**
a Mit 120 kV und 100 mAs (Herstellerstandard).
b Mit 80 kV und 50 mAs (etwa ein Fünftel der Dosis).

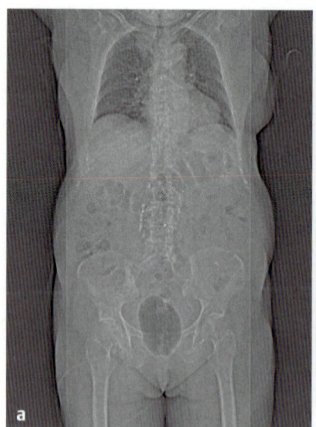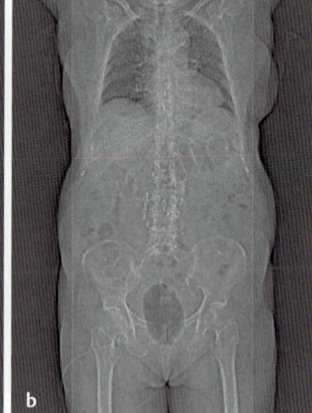

Besondere Aufmerksamkeit ist dem *Strahlenschutz* zu widmen. Die Strahlenexposition der CT entspricht einem Vielfachen konventioneller Untersuchungen, insofern sollten die Untersuchungsparameter sorgfältig gewählt werden, da selbst kleine Änderungen zu erheblichen Unterschieden in der Strahlenbelastung führen. Hierfür ist zwischen klinischer Fragestellung und dem vom Patientenvolumen abhängigen Dosisbedarf abzuwägen.

- Die Genauigkeit einer CT-Untersuchung steigt mit Präzisierung der klinischen Fragestellung und Eingrenzung des Untersuchungsareals.
- Indikationen zur nativen und nachfolgend kontrastmittelverstärkten Untersuchung bestehen bei Patienten mit Blutungsverdacht, Nierenerkrankungen oder bei vermuteten hypervaskularisierten Leberläsionen.
- Bei den meisten kontrastverstärkten Untersuchungen sollten zuerst die parenchymatösen Oberbauchorgane untersucht werden, da Organperfusion und Kontrastmittelaufnahme in dieser Region ausschlaggebend für die Qualität der Untersuchung sind.
- Für eine ausreichende Gefäßkontrastierung im Lungenhilus sollten thorakale Untersuchungen vor Darstellung des Unterbauches erfolgen.
- Der Hals ist bei kombinierten Untersuchungen zuletzt darzustellen (interstitielle Kontrastierung), dann vorzugsweise mit zusätzlicher KM-Gabe.

- Die Arme sollten bei gleichzeitiger Untersuchung von Thorax und Hals aus dem jeweiligen Scanfeld durch Umlagerung entfernt werden, da ansonsten mit einer deutlichen Verschlechterung der Bildqualität zu rechnen ist (Abb. 4.**2**).
- Können die Arme nicht aus dem Scanfeld entfernt werden, so muss eine höhere Dosis, am besten in Kombination mit einer Dosismodulation, gewählt werden. Bereits durch Umlagern eines Armes lassen sich Artefakte reduzieren.
- Unter Berücksichtigung der technischen Limitationen des verfügbaren Scanners sind die Scanparameter der Untersuchungsregion, insbesondere auch in Hinblick auf die erwartete Größe von Läsionen, anzupassen.
- Für CTA und virtuelle Endoskopie sollten ein möglichst kleines FOV (für bessere Auflösung) und ein weicher Faltungskern (für Minderung des Bildrauschens und Verbesserung der 3D-Rekonstruktion) gewählt werden. Beispielprotokolle verschiedener komplexer CT-Untersuchungen sind in Tab. 4.**1** zusammengefasst.

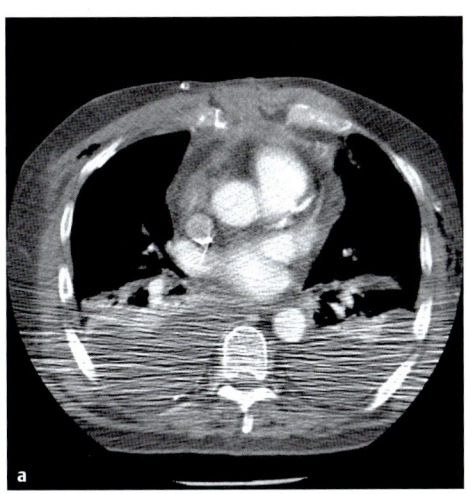 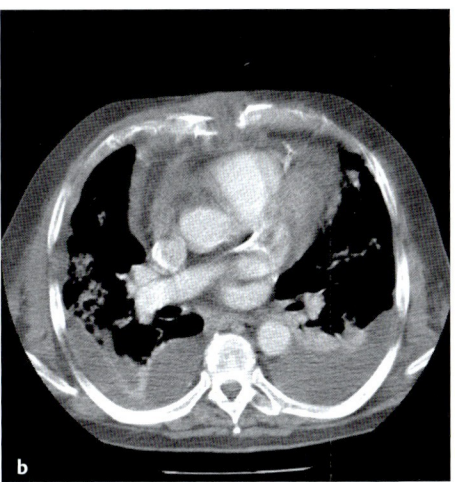

Abb. 4.2 Wann immer möglich, sollten die Arme für Untersuchungen des Thorax und Abdomens über den Kopf platziert werden.

a Signifikante Streifenartefakte entstehen, wenn die Arme am Körper liegen.

b Liegen die Arme über dem Kopf, verschwinden die Artefakte und eine geringere Dosis ist notwendig.

Tab. 4.1 ⟶ *Beispielprotokolle bei verschiedenen Fragestellungen, links Einzeilen-Spiral-CT, rechts Multidetektorsystem*

Einzeilen-CT			Multidetektor-CT				
	SC/TF/RI	V/F/DX		NxSC/TF	SW/RI[a]	MPR[b]	V+N/F/DX
Verdacht auf retroperitoneale Blutung							
1. Abdomen	7/12/6 ↓	nativ	1. Abdomen	4×2,5/15 ↓	8/8	–	nativ
Interstitielle Lungenerkrankung							
1. Thorax Inspiration	1/10 ↓[c]	HR	1. Thorax Inspiration	2×0,5/10 ↓[c]	1/10	–	HR
2. Thorax Exspiration	1/30 ↓[c]	HR	2. Thorax Exspiration	2×0,5/30 ↓[c]	1/30	–	HR
Staging Bronchialkarzinom							
1. Thorax und Nebennieren	5/10/5 ↑	nativ	1. Nebennieren	4×1/6 ↑	3/2	–	nativ
2. Tumor und Hili	2/4/2 ↑	90/3/30	2. Thorax	4×1/6 ↑	3/2 1,5/1,5	cor cor+sag[d]	90+5/3/30
Lymphknoten-Staging							
• Vorbereitung: 1 l KM über 1 h oral			• Vorbereitung: 1 l KM über 1 h oral				
			• ein Arm über dem Kopf				
1. Thorax und Leber	7/12/6 ↑	120/2/40	1. Leber bis Hals	4×2,5/15 ↑	3–5/2–4	–	120+50/2/50
2. Restliches Abdomen	7/12/6 ↓	10 s ISD	2. Restliches Abdomen	4×2,5/15 ↓	5/4	–	10 s ISD
• Arme am Körper							
3. Hals	3/5/3 ↓	50/2/20					
Malignes Insulinom, thorakoabdominelles Staging							
• Vorbereitung: 12 h fasten, 1 l Wasser oral über 30 min							
1. Leber	7/12/6 ↓	nativ	1. Leber	4×2,5/15 ↓	5/4	–	nativ
• 250 ml KM auf dem Tisch, 20 mg Buscopan i.v.							
2. Pankreas (AP)	2/4/2 ↓	150/4/25	2. Leber (AP)	4×1/6 ↓	3/2	CPR	150+50/5/5A[e]
3. Leber und Thorax (PVP)	5/10/5 ↑	10 s ISD	3. Leber und Thorax (PVP)	4×2,5/15 ↑	5/4	cor	10 s ISD
4. Restliches Abdomen	7/12/6 ↓	10 s ISD	4. Restliches Abdomen	4×2,5/15 ↓	5/4	–	10 s ISD

SC = Schichtkollimation (mm); TF = Tischvorschub (mm/Rotation), RI = Rekonstruktionsinkrement (mm), ↓↑ = Scanrichtung
SW = effektive Schichtdicke (mm), MPR = multiplanare Reformation, cor = coronal, sag = sagittal
KM = Kontrastmittel, Konzentration 300 mg Jod/ml; ISD = Interscandelay
V = Kontrastmittelvolumen (ml), N = Volumen des Kochsalzbolus (ml), F = Flussrate (ml/s), D = Startdelay, X = Triggerregion
[a] Axiale Schichten zur Befundung
[b] MPR aus einem sekundären Rohdatensatz mit SW/RI = 1 – 1,5/0,7
Pankreas: CPR entlang des Ductus Wirsungianus; CTA: MIP/VRT für Standarddarstellung, CPR für Stenosen
[c] Sequenzielle CT
[d] Rekonstruktion aus dem gleichen Rohdatensatz
[e] 5A = Startdelay 5 s nach Erreichen eines Enhancements von 50 HE in der infrarenalen Aorta

Untersuchungsparameter

Die einstellbaren Untersuchungsparameter sind so der klinischen Fragestellung anzupassen, dass eine optimale räumliche und Kontrastauflösung erreicht wird. Dabei ist zwischen der erforderlichen Expositionsdosis und einer ausreichenden Bildqualität abzuwägen. Die Auswahl der Untersuchungsparameter wird wesentlich von der verfügbaren Gerätetechnologie bestimmt. Zur Dokumentation der Parameter verweisen wir auf die Empfehlungen in Tab. 3.**7**.

Die folgenden Abschnitte beschreiben die verschiedenen Einstellungsmöglichkeiten für die Datenakquisition, Bildrekonstruktion und Bilddarstellung.

Allgemeine Untersuchungsparameter

Gantry-Neigung

Eine Gantry-Neigung ist nur in wenigen Fällen notwendig, in der Regel erfolgt die Datenakquisition senkrecht zur Tischebene. Zur Bandscheibendarstellung ist es sinnvoll, die Gantry-Kippung anhand des seitlichen Scanogrammes parallel zur Ebene des jeweils untersuchten Intervertebralraums anzupassen. Des Weiteren ist eine Angulation der Gantry bei Halsuntersuchungen zur Reduktion von Zahnmetallartefakten sinnvoll und sollte generell bei Kopfuntersuchungen eingesetzt werden, um die Augen aus dem Scanbereich herauszuhalten.

> Eine Gantry-Kippung ist bei dünner Schichtkollimation für Körperuntersuchungen nicht generell notwendig, da der akquirierte Datensatz Rekonstruktionen in jeder gewünschten Ebene erlaubt (vgl. Abb. 25.**45**). Bei einigen Einzeilenscannern führt die Kippung zu einer Verzerrung des Datensatzes oder ist für Spiraluntersuchungen generell nicht möglich.

Größe des Messfeldes (Scan Field of View, SFOV)

Einige Geräte erlauben die Reduktion des Untersuchungsausschnittes (Scan Field of View) zur Erhöhung der Abtastrate und Verbesserung der Ortsauflösung. Dies empfiehlt sich in erster Linie für kleine Objektdurchmesser (Hals, Extremitäten). Ist der Objektdurchmesser größer als das SFOV, entstehen Randartefakte (Out-of-Field-Artefact, vgl. Abb. 7.**45**). Insofern sollte das Zielobjekt möglichst mittig positioniert und bei Unsicherheit ein Probescan gefahren werden. Diese Randartefakte beeinflussen nur ein relativ schmales Band in der Peripherie des (runden) SFOV (vgl. Abb. 7.**45 b**), somit lässt sich für Indikationen, in denen nur ein Ausschnitt der transaxialen Schicht von Interesse ist (z.B. Multidetektor-Cardio-CT, vgl. Kapitel 23), das Messfeld

problemlos verkleinern. Daraus resultiert einerseits eine bessere Bildqualität, andererseits eine geringere Strahlenexposition der Körperperipherie (Haut, Mammae). Veränderungen außerhalb des SFOV sind naturgemäß nicht dargestellt. Derartige Untersuchungsmodalitäten werden mitunter auch als Zieluntersuchung (Target-Scan) bezeichnet.

Die Kegelstrahlartefakte bei der *Multidetektor-CT* werden zum Zentrum der Drehachse hin geringer, insofern sollte die Zielregion möglichst zentral in der Gantry positioniert werden (vgl. Abb. 1.**22**).

Abtastzeit und Rotationszeit

Kürzere Abtastzeiten pro Schicht verringern Bewegungsartefakte. Dies kann durch eine sog. *Partial-Scantechnik* erreicht werden, die nur 180° der Umdrehung plus Fächerstrahlwinkel ausliest. Eine weitere Möglichkeit der Reduktion von Bewegungsartefakten ist die Summation mehrerer Umdrehungen auf eine Schicht.

Kurze Rotationszeiten (RT) am Spiral- und Multidetektor-CT vergrößern die mögliche Scanlänge und verkürzen die Untersuchungszeit eines definierten Volumens. Gleichzeitig ist bei gleichbleibendem Volumen auch eine Reduktion der Schichtkollimation möglich. An einigen Systemen führen die sehr kurzen Rotationszeiten zu einer Verschlechterung der Ortsauflösung, da die Zahl der verfügbaren Projektionen abnimmt (z.B. Flying-Focal-Spot-Technologie bei Siemens). Insofern sollten an solchen Scannern kurze Rotationszeiten für hochauflösende CT vermieden werden (Abb. 4.3).

Die Anpassung der Rotationszeit an die Herzfrequenz verbessert die zeitliche Auflösung der kardialen CT. Dies ist von Relevanz, wenn statt einer Einsektorrekonstruktion eine Zwei- oder Dreisektorrekonstruktion zum Einsatz kommt (vgl. Kapitel 23, Herz).

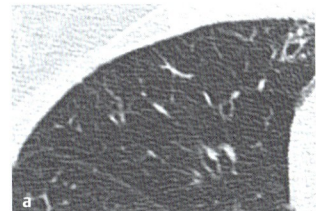 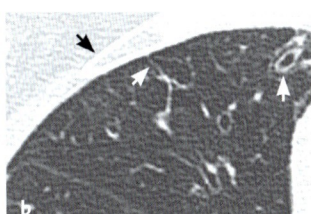

Abb. 4.3   Rotationszeiten und Ortsauflösung.
Die Bildqualität einer HRCT steigt mit der maximalen Zahl an Projektionen.
a Einige Geräte mit „Flying Focal Spot"-Technologie, benötigen längere Rotationszeiten (0,75 s) für optimale Ortsauflösung.
b Die Auflösung mit 0,5 s Rotationszeit und gleicher Exposition ist leicht vermindert.

Scandauer und Atemphase

Die Dauer eines Scans muss an die gewünschte Kontrastmittelphase und an die Fähigkeit des Patienten, die Luft anzuhalten, angepasst werden. Nach kurzzeitiger Hyperventilation vor der Untersuchung tolerieren die meisten Patienten eine inspiratorische Atemanhaltephase von 30 s. Die meisten Spiraluntersuchungen des Körpers (Ein- oder Multidetektor) werden in Inspiration gefahren, Untersuchungen in forcierter Exspiration sind lediglich bei speziellen Fragestellungen der Thorax-CT erforderlich („Air-Trapping" oder Emphysem). Eine exspiratorische Multidetektor-CT erlaubt die Quantifizierung des Air-Trapping in der gesamten Lunge.

In Ausnahmefällen, so bei dyspnoischen Patienten und sedierten Kindern, kann die Untersuchung in flacher Atmung erfolgen – die Spiral-CT kann die Atembewegungen in einem gewissen Ausmaß kompensieren. Es sollte auf das Atemanhaltemanöver verzichtet werden, da die Artefakte signifikant höher werden, wenn der Patient während des Scans wieder zu atmen beginnt (Abb. 4.**4**).

> Bei dyspnoischen Patienten sollte – außer bei sehr kurzen Scanzeiten – auf ein Atemanhaltemanöver verzichtet werden.

Für Untersuchungen des Kopfes, des Achsenskeletts und der Extremitäten ist das Anhalten der Atmung nicht notwendig.

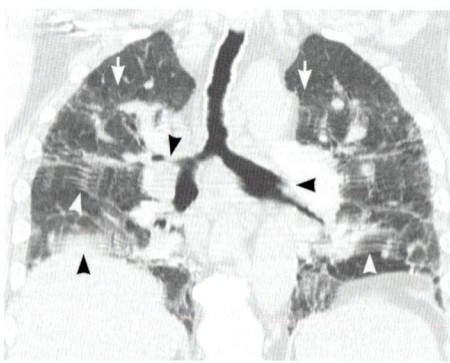

Abb. 4.4 **Atemartefakte.**
Dyspnoische Patienten sollten instruiert werden, flach zu atmen, da es sonst zu ausgeprägten Artefakten kommt, wenn sie den Atem nicht lange genug anhalten können, und während des Scans wieder anfangen zu atmen. Der abgebildete kraniokaudale Scan zeigt wenige Artefakte in den Lungenspitzen (Pfeile) und massive Artefakte und den Lungen und Bronchien weiter distal (Pfeilspitzen).

Scanlänge

Der Untersuchungsbereich lässt sich in den meisten Fällen anhand des Scanogramms festlegen. Nativschichten zur Präzisierung des Scanbereichs sollten aus Strahlenschutzgründen vermieden werden.

Die Strahlenbelastung des Patienten (Dosis-Längen-Produkt, DLP) steigt mit der Scanlänge, daher sollte diese so kurz wie möglich gehalten werden, natürlich unter Einschluss aller interessierenden Organe. Die „sicheren Grenzen" für die Untersuchung von Thorax und Abdomen, die eine komplette Darstellung der interessierenden Organe sicherstellen, können durch ausführliche Patienteninstruktion, Training der MTA und Nutzung von Standardprotokollen optimiert werden, selbst bei Patienten mit Atemproblemen.

Grundsätzlich benötigt die Extension der Scanlänge ein prolongiertes Atemanhaltemanöver und eine breitere Schichtkollimation. Dieses Problem schwindet mit der Nutzung von Multidetektorsystemen, bleibt aber relevant, wenn Kontrastmittelmenge oder Scandauer vom Patienten nur begrenzt toleriert werden.

Scanrichtung

Abhängig vom Kontrastprotokoll und den zu erwartenden Atemartefakten ist die Richtung der CT-Untersuchung ausschlaggebend für die Bildqualität.

Eine kaudokraniale Scanrichtung empfiehlt sich für Thoraxuntersuchungen, da die Bewegungsartefakte zur Lungenspitze hin abnehmen. Dem Patienten sollte ausreichend Zeit für eine tiefe Inspiration und das Atemanhaltemanöver vor der Untersuchung gegeben werden. Wenige Sekunden nach dem Atemkommando startet der Scan – idealerweise sollte ein Startdelay von 4–5 s zwischen Atemkommando und Start der Datenakquisition liegen (Abb. 4.**5**). Mittels kaudokranialer Scanrichtung lassen sich kontrastmittelinduzierte Streifenartefakte im oberen Mediastinum reduzieren, sofern der Kontrastmittelinjektion unmittelbar ein Kochsalzbolus mit gleicher Injektionsgeschwindigkeit folgt: In den brachiozephalen Venen ist das KM inzwischen ausgewaschen, das hoch konzentrierte KM liegt im rechten Vorhof.

Wird die Leber früh in der portalvenösen Phase untersucht, so kann mittels kaudokranialer Scanrichtung die Darstellung der Lebervenen verbessert werden, da sie zu einem späteren Zeitpunkt der Untersuchung erfasst und damit optimaler kontras-

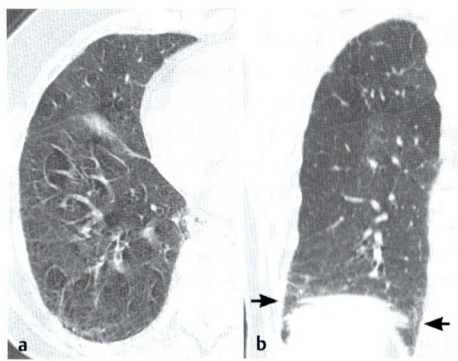

Abb. 4.5 **Atemartefakte.**
Ein zu früher Start des kaudokranialen Scans führt zu Atemartefakten (**a**), die vor allem in den sekundären coronalen Rekonstruktionen imponieren (**b**).

tiert sind. In der Multidetektor-CT ist dies aufgrund der kürzeren Scandauer weniger relevant.

Röhrenspannung (kVp)

Bei Reduktion der Röhrenspannung von 140 kV auf 80 kV wird ein großer Teil der Strahlung in den Vorfiltern und im subkutanen Fettgewebe des Patienten absorbiert. Daher sinkt der $CTDI_{vol}$ für identische mAs-Einstellungen um den Faktor 3 – 4. Die niedrigere Dosis führt zu deutlich vermehrtem Rauschen. Die Energieabhängigkeit der Röntgenschwächung führt andererseits zu einem höheren Röntgenkontrast bei Substanzen mit hoher Ordnungszahl wie Knochen, Kontrastmittel oder Metall. Die komplexen Zusammenhänge zwischen Bildqualität und kV-Einstellung werden mehr detailliert in Kapitel 5 diskutiert. Aus eigenen Erfahrungswerten empfehlen wir hohe kV-Einstellungen (140 kVp) für adipöse Patienten, niedrige (80 – 100 kVp) für Kin-

der und gering absorbierende Körperregionen, wie z.B. den Thorax, insbesondere wenn KM injiziert wird (Abb. 4.**6**, vgl. auch Abb. 5.**16**, 5.**19**, 24.**18**, 24.**64 a**, 24.**64**).

Röhrenstrom (mAs)

Bei konstanter Röhrenspannung und Strahlenfilterung ist der Röhrenstrom sowohl zur Patientendosis als auch Detektordosis proportional. Die mAs pro Röhrenrotation sind ein brauchbarer Maßstab für die Detektordosis (und damit das Bildrauschen), während die mAs pro Rotation geteilt durch den Pitch (*effektive mAs* = mAs pro Rotation/Pitch) die Patientendosis bestimmen.

Hohe mAs-Einstellungen vermindern das Bildrauschen und erlauben den Einsatz hochauflösender Faltungskerne für bessere Bildqualität (vgl. Kapitel 5), erhöhen gleichzeitig aber auch die Expositionsdosis für den Patienten.

Die meisten modernen CT-Systeme berechnen den Dosisindex ($CTDI_{vol}$) für den Patienten und stellen ihn als CTDI auf der Arbeitsplattform zur Verfügung. Dieser Wert erlaubt eine wesentlich bessere Abschätzung der Strahlendosis als die mAs-Einstellung und sollte daher von den Anwendern als Basiswert für die Beurteilung und den Vergleich der Untersuchungsprotokolle in Hinblick auf die Expositionsdosis betrachtet werden.

Röhrencharakteristik

Strahlenemission, Wärmekapazität und Wärmeableitung sind limitierende Röhrencharakteristika für die mAs-Einstellungen in Abhängigkeit von der Scandauer. Dies hat einen unmittelbaren Einfluss auf die Bildqualität: je länger die Scandauer und je

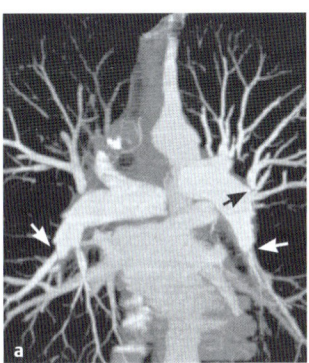

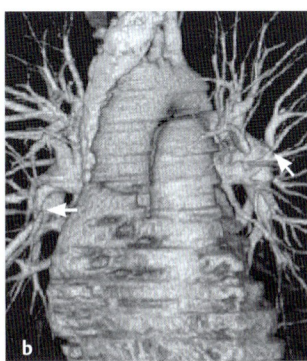

Abb. 4.6 **Niedrigdosis-CT (80 kVp und $CTDI_{vol}$ = 2,3 mGy).**
Patient mit pulmonaler Hypertonie auf der Basis einer chronischen Lungenembolie. Multiple Stenosen peripherer Lungenarterien (Pfeile).
a Hervorragender Kontrast (Fenster W/L = 1500/300) der Dünnschicht-MIP.
b Gute Qualität der Volumenrekonstruktion.

höher der Röhrenstrom (mA), desto geringer die verfügbaren mAs pro Rotation. Bei älteren CT-Systemen müssen daher Kompromisse zwischen Bildqualität und Anzahl der Scanphasen eingegangen werden.

Multidetektorsysteme können zwei, vier oder mehr Schichten simultan akquirieren. Um den gleichen Faktor ließen sich demnach die Anforderungen an die Röhrenleistung reduzieren. Die meisten Anwender nutzen dies jedoch für dünnere Schichtkollimationen, so dass die Scandauer nicht verringert wird und die Anforderungen an die Röhre hoch bleiben. Darüber hinaus müssen bei Subsekundenrotationen (0,5 s) und hohen Pitch-Faktoren die mA-Einstellungen zugunsten eines gleich bleibend guten Signal-zu-Rausch-Verhältnisses heraufgesetzt werden. Für eine identische Expositionsdosis und ein gleich bleibendes Signal-zu-Rausch-Verhältnis ist die mA-Einstellung bei einem Pitch von 2 und einer Rotation von 0,5 s um das 4fache im Vergleich zu Einzeilenscannern mit 1-s-Rotation zu erhöhen.

Um die Röhre nicht zu überlasten, können niedrigere *mAs-Einstellungen und kürzere Scanabschnitte* eingesetzt werden. Durch glättende Faltungskerne und Rekonstruktion höherer Schichtweiten lässt sich das erhöhte Bildrauschen wieder reduzieren. Da sich damit auch gleichzeitig die Strahlendosis für den Patienten reduziert, sollten derartige Überlegungen bei der Formulierung der Untersuchungsprotokolle berücksichtigt werden.

Zu Untersuchung *sehr adipöser Patienten* bedarf es einer Maximierung der Dosis pro Schicht. Dies wird durch Verlängern der Rotationszeit oder Erhöhung der Schichtkollimation und mAs-Einstellung erreicht. Die Bildqualität verbessert sich durch Rekonstruktion dickerer Schichten (7–10 mm) und den Einsatz weicherer Faltungskerne. Am Einzeilen-Spiral-CT sollte bei einem Pitch von 1 der *360°-LI-Interpolationsalgorithmus* verwendet werden (doppelte Dosiseffizienz im Vergleich zu 180° LI). An Multidetektorsystemen sind *niedrige Pitch-Faktoren* für hohe mAs-Einstellungen erforderlich.

Akquisitionsparameter am Einzeilen-CT

Die Spiral-CT ist derzeit Standard für die meisten Untersuchungen am Körperstamm. Die wichtigsten Überlegungen für die Wahl der Scanparameter werden nachfolgend diskutiert. Tab. 4.2 gibt einen Überblick über die empfohlenen Untersuchungsparameter in Abhängigkeit von der klinischen Fragestellung. Tab. 4.3 beschreibt die Effekte verschiedener Einstellungen.

Schichtkollimation

Eine dünnere Schichtkollimation (SC) hat den Vorteil reduzierter Partialvolumeneffekte, einer besseren Ortsauflösung entlang der z-Achse und einer deutlichen Verbesserung der Bildqualität von multiplanaren und 3D-Rekonstruktionen. Das konsekutiv erhöhte Bildrauschen kann durch Rekonstruktion dickerer axialer Reformationen kompensiert werden, was das Signal-zu-Rausch-Verhältnis ohne Verlust von Auflösung in der z-Achse verbessert.

Tab. 4.2 ⤳ *Empfohlene Parameter für Einzeilen-Spiral-CT*

Indikation	Einzeilen-Spiral-CT	
	SC/TF/RI[a]	SW
Hochauflösendes Lungen-CT	1–2/10–20[b]	1
Skelett (Gesichtsschädel, obere HWS, Hand, Fuß, Ellenbogen, Knie)	1/2/1	1,3
Tracheobronchialsystem, CTA (Nierenarterien)	2/3/1	2,3
Nebennieren, Skelett (WS, Becken, Schulter, Ellenbogen, Knie) CTA (Karotiden: 2/4/1)	2/4/2	2,6
Kopf, Hals, Pankreas, Nieren-CTA (Aorta: 3/6/2)	3/5/3	3,6
Thorax, Leber, Pankreas, Nieren, Unterbauch	5/4/8	5,9
Screening (Thorax, Leber), Abdomen	7/12/6	8,5

[a] Für optimale 3D-Bilder (MPR, MIP, SSD, VRT) wähle RI = SD/2
[b] Inkrementale Schichttechnik
SC = Schichtkollimation (mm); TF = Tischvorschub (mm/Rotation), RI = Rekonstruktionsinkrement (mm), SW = Schichtweite (mm)

Tab. 4.3 ⋯⋯▷ *Überlegungen zur Wahl der Scanparameter*

Akquisistionsparameter		Überlegungen
Schichtkollimation (SC)	groß →	Rauschunterdrückung, bessere Niedrigkontrastauflösung, mehr Partialvolumeneffekte
	klein →	weniger Partialvolumeneffekte, bessere Auflösung in der z-Achse, mehr Rauschen
Tischvorschub (TF)	groß →	schnellere Untersuchung, längerer Scanbereich bei fester Scandauer, weniger Bewegungsartefakte im MPR
	klein →	dünnere Schichtkollimation möglich
Pitch (P)	groß →	bessere z-Achsen-Auflösung oder schnellere Untersuchung, weniger Dosis
	klein →	weniger Spiralartefakte, höhere Strahlendosis
Röhrenrotationszeit (RT)	lang →	mehr Projektionen + bessere Auflösung in der Schichtebene (einige Scanner), geringere Untersuchungsgeschwindigkeit
	kurz →	weniger Bewegungsartefakte, schnellere Untersuchung, bessere z-Achsen-Auflösung möglich
Scandauer (TI)	groß →	langer Scanabschnitt, dünnere Kollimation möglich, mehr Bewegungsartefakte
	klein →	kürzerer Scanabschnitt, weniger Artefakte, weniger KM nötig
Scanlänge (L)	groß →	langer Scanabschnitt, bessere anatomische Übersicht, benötigt dickere Schichtkollimation oder längere Scandauer
	klein →	weniger Strahlendosis, dünnere Kollimation möglich, kürzere Scanzeit
mAs-Einstellung	hoch →	weniger Rauschen, bessere Kontrastauflösung, mehr Dosis
	niedrig →	weniger Dosis, mehr Rauschen, geringere Sensitivität für kleine, wenig kontrastreiche Läsionen
kVp-Einstellung	hoch →	bessere Durchdringung, weniger Dosis für definiertes Signal-zu-Rausch-Verhältnis bei adipösen Patienten im Abdomen
	niedrig →	höherer Kontrast (vor allem mit jodhaltigen Kontrastmitteln), geringere Minimaldosis, geringere Dosis bei definiertem Signal-zu-Rausch-Verhältnis bei Kindern, schlanken Patienten, Thorax und Hals
Rekonstruktionsparameter		
Schichtweite (SW)	groß →	weniger Rauschen, bessere Niedrigkontrastauflösung, mehr Partialvolumeneffekte
	klein →	weniger Partialvolumeneffekte, bessere Auflösung in der z-Achse, mehr Rauschen
Rekonstruktionsinkrement (RI)	groß →	weniger Bilder, Gefahr, Pathologie zu übersehen
	klein →	mehr Bilder, bessere 3D- und MPR-Rekonstruktion, höhere Sicherheit
z-Filter	weit →	weniger Rauschen und Dosisbedarf, geringere Auflösung in der z-Achse
	eng →	höheres Rauschen, höhere Auflösung in der z-Achse
Faltungskern	weich →	weniger Bildrauschen und Dosisbedarf, geringere Ortsauflösung, bessere 3D-Bilder
	hart →	signifikant erhöhtes Rauschen, höhere Ortsauflösung
Field of View (FOV)	groß →	bessere Übersicht, weiche Filter stören weniger
	klein →	höhere maximale Ortsauflösung (harter Faltungskern nötig)

Der Vorteil breiter Schichtkollimationen besteht darin, dass für ein konstantes Bildrauschen eine geringere mAs-Einstellung und damit Strahlenexposition erforderlich ist; wird die Dosis beibehalten, resultiert eine Verringerung des Rauschens mit besserem Kontrast. Breitere Schichtkollimationen erlauben die Abtastung eines gegebenen Volumens in kürzerer Zeit.

Die Wahl der Kollimation hängt von der klinischen Fragestellung und der Untersuchungsregion ab. Da die meisten anatomischen Strukturen entlang der Körperlängsachse ausgerichtet sind, können Schichtkollimationen von 5–8 mm eingesetzt werden, ohne unverhältnismäßig große Partialvolumeneffekte zu erhalten. Große Volumina können mit dickeren Kollimationen zugunsten einer Reduktion der Scandauer untersucht werden. Lediglich zur Darstellung kleiner anatomischer Details empfiehlt sich eine Herabsetzung der Schichtkollimation. Für Niedrigkontrastläsionen (z. B. Lebermetasta-

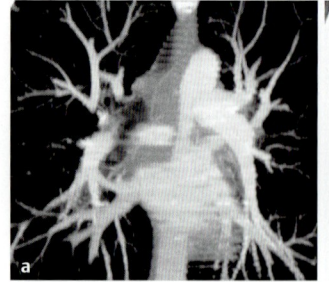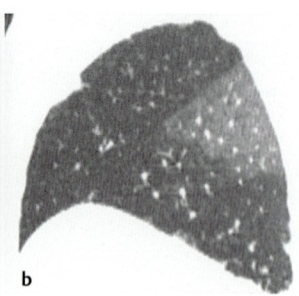

Abb. 4.7 **Pitch-Faktor.**
Ein Pitch von 3 ist sowohl für eine CTA der Pulmonalgefäße (**a**) mit dünner Kollimation (SC/TF/RI = 1/3/1) als auch für die Beurteilung des pulmonalen Parenchyms (**b**) ausreichend.

sen) fällt das Signal-zu-Rausch-Verhältnis und damit die Erkennbarkeit, sobald eine Läsion kleiner ist als die Schichtdicke.

Tischvorschub und Pitch-Faktor

In den meisten Fällen wird in der Spiral-CT ein Pitch von 1,5 – 2 eingesetzt. Dies vergrößert die Scanlänge innerhalb einer Atemanhaltephase oder erlaubt die Reduktion der Schichtkollimation zur Verbesserung der Ortsauflösung (vgl. Abb. 1.15). Für eine gegebene Scanlänge ist die Auflösung in der z-Achse mit derartigen Pitch-Faktoren optimal. Parallel resultiert im Vergleich mit konventionellen Schicht-für-Schicht-Untersuchungen eine Reduktion der Strahlendosis (vgl. Abb. 5.12). Bei sehr dünnen Kollimationen (SC = 1 mm) kann der Pitch sogar auf 3 heraufgesetzt werden, ohne nennenswerte zusätzliche Artefakte zu verursachen (Abb. 4.7).

Akquisitionsparameter am Multidetektor-CT

Für die Mehrzahl der Anwendungen stehen bei Multidetektorsystemen zwei Methoden zur Auswahl: die schnelle Spiraluntersuchung oder die Volumenbildgebung (Tab. 4.4).

Die schnelle Spirale (*Fast Spiral Scanning*) erlaubt eine schnelle Datenakquisition mit primär transaxialer Bildgebung. Im Vergleich zum Einzeilensystem können sowohl dünnere Schichtkollimationen gewählt als auch die Scandauer signifikant reduziert werden. Die rekonstruierte Schichtdicke ist gleich bis geringfügig dünner. Die Befundung erfolgt in der Regel an diesen Bildern, dünnere Nachrekonstruktionen sind lediglich bei dezidierten Fragestellungen erforderlich, können dann aber auch zur MPR genutzt werden.

Vorteile dieser Technik sind ein standardisierter Arbeitsablauf mit hohem Patientendurchsatz und eine überschaubare Menge an Bildern mit der Option weiterer multiplanarer Nachrekonstruktionen im Problemfall. Letztlich verschenkt die Methode jedoch die Möglichkeiten der Multidetektor-CT, und feine Details können dem Nachweis entgehen, sofern primär dickere Schichten zur Befundung herangezogen werden.

Die *Volumenbildgebung* nutzt die annähernd isotrope multiplanare Bildgebung eines Multidetektor-CT-Systems, die vielfach der Auflösung mit der MRT überlegen ist, generell wird die beste Bildqualität mit 16- und 64-Zeilen-Scannern erreicht. Die Volumendarstellung baut auf der Rekonstruktion dünner überlappender axialer Schichten (dem sog. *sekundären Rohdatensatz*) auf. Das daraus erhaltene dreidimensionale Volumen kann entsprechend der Fragestellung beliebig weiter bearbeitet werden. Die dünnen Schichten selbst leiden in der Regel unter vermehrtem Bildrauschen, sodass angepasste dickere Reformationen erstellt werden müssen.

Diese MPR können entsprechend der anatomischen Region standardisiert werden, so z. B. coronale MPR für den Tracheobronchialbaum, sagittale MPR für die Wirbelsäule oder gekrümmte Reformationen für den Pankreasgang. Andererseits ist aber auch eine interaktive Echtzeit-Bearbeitung der Bilder an der CD-Workstation möglich, die ähnlich einer Ultraschalluntersuchung die interaktive Wahl problemorientierter Schichten erlaubt. Für Zeit- und Kosteneffizienz sind schnelle Auswerte-Workstations und Netzwerke sowie be-

Tab. 4.4 ⋯⋯▷ *Vergleich der Untersuchungsprotokolle für schnelle Spiral- und Volumenuntersuchungen*

	Schneller Spiralscan		Volumetrische Untersuchung		
Protokoll	**4 Zeilen** **NxSC/P**	**16 Zeilen** **NxSC/P**	**4 Zeilen** **NxSC/P**	**16 Zeilen** **NxSC/P**	**64 Zeilen** **NxSC/P**
GE	$4\times2,5/1,5$	$16\times1,25/1,375$	$4\times1,25/1,5$	$16\times0,625/1,375$	$64\times0,625/0,9$
Philips	$4\times2,5/1,5$	$16\times1,5/1,25$	$4\times1/1,5$	$16\times0,75/1,25$	$64\times0,625/0,9$
Siemens	$4\times2,5/1,5$	$16\times1,5/1,25$	$4\times1/1,5$	$16\times0,75/1,25$	$2\times32\times0,6/1,1$
Toshiba	$4\times3/1,375$	$16\times1-2/1,4375$	$4\times1/1,375$	$16\times0,5/1,4375$	$64\times0,5/0,9$
Leistung[a]					
Untersuchungsvolumen	↑	↑↑	=	↑	↑↑
Geschwindigkeit	↑	↑↑	=	↑	↑↑
z-Auflösung	↑	↑↑	↑↑	↑↑↑	↑↑
Bildrauschen[b]	↑	↑↑	↑↑	↑↑↑	↑↑
Pulsationsartefakte	↓	↓↓	=	↓	↓↓
Atemartefakte	↓	↓↓	=	↓	↓↓
Anwendungen					
Hals	Standard-Lymphknoten-Staging		Tumorstaging		
Thorax	Metastasen Mediastinum		Tumorstaging interstitielle Erkrankungen		
Abdomen[c]	Standard-Abdomen Leber (nativ) Nieren		Pankreas Leber, biliäres System Darm präoperative Diagnostik		
CTA	Aorta dyspnoische Patienten Venen		Karotiden Lungengefäße Abdomen		
Skelett	Becken LWS lange Röhrenknochen		kleine Gelenke HWS und BWS kleine Knochen		

[a] Relativ zum 1-s-Einschicht-Protokoll 7/12/6
[b] bei identischer Patientendosis ($CTDI_{vol}$)
[c] für Volumenuntersuchung bei Adipösen $16\times1-1,5$

dienerfreundliche Software-Lösungen erforderlich. Möglicherweise wird in Zukunft primär mithilfe von Volumenrekonstruktionen befundet, da diese die Vorteile der MPR mit zusätzlicher Tiefeninformation vereinen.

Die Volumen-Bildgebung nutzt die Ressourcen eines Multidetektor-Systems voll aus, anderseits besteht ein aufwändigerer Arbeitsablauf und eine längere Nachbearbeitungszeit, was sich bei 4-Zeilen-Scannern in verringertem Patientendurchsatz bemerkbar macht. Es müssen größere Datenmengen rekonstruiert, bearbeitet, analysiert und archiviert werden, was sowohl ein entsprechendes Netzwerk und Archivierungssystem als auch intuitive Arbeitsplattformen und trainiertes Personal erfordert. Bei 16- und 64-Zeilen-Scannern stellt die Volumenbildgebung jedoch für die meisten Indikationen das Standardverfahren dar.

Schichtkollimation

Für eine *schnelle Spiralbildgebung* reicht an 4-Zeilen-Scannern eine $4\times2,5$-mm-(4×2- bis 3-mm-)Detektorkonfiguration aus. Mit einem Pitch um 1,5 wird eine Tischgeschwindigkeit von 15 mm pro Rotation erreicht entsprechend 18,75 mm/s (0,8 s Rotationszeit) bis 30 mm/s (0,5 s Rotationszeit). Dies bedeutet, dass sich Thorax oder Abdomen in etwa 10 – 20 s untersuchen lassen. Für die meisten Patienten ist ein Atemstillstand von 10 – 15 s ohne Vorbereitung gut möglich; bei längerem Atemstillstand muss das Atemanhalten vorher trainiert werden. Breitere Kollimationen eignen sich für sehr schnelle Bildgebung oder zur Untersuchung sehr adipöser Patienten in Hinblick auf die Reduktion des Bildrauschens.

An 16-Zeilen-Scannern wird für die schnelle Bildgebung eine Kollimation von $16\times1,25$ mm bis 16×2 mm eingesetzt. Ein Pitch um 1 liefert den besten Kompromiss zwischen Bildqualität (Kegelstrahlartefakte) und Scangeschwindigkeit. Dies erlaubt es, alle Körperregionen in deutlich weniger als 10 s zu untersuchen.

An 64-Zeilen-Scannern fallen schnelle und volumetrische Bildgebung zusammen und werden durch die gleichen Protokolle abgedeckt. Dickere Schichten sind nur bei adipösen Patienten zu empfehlen.

Die *Volumenbildgebung* ermöglicht eine höchstmögliche Ortsauflösung bei akzeptabler Expositionsdosis. Ein 4-Zeilen-Scanner erreicht dies mit einer 4 × 1-mm- oder 4 × 1,25-mm-Detektorkonfiguration. Hierbei ist die Dosiseffizienz jedoch um 20 – 30 % schlechter als bei dickeren Schichten (vgl. Abb. 5.**5**) und die Scandauer entspricht in etwa der eines Einzelenscannners.

Bei 16-Zeilen-Scannern wird eine Kollimation von 16 × 0,5 – 1 mm eingesetzt, was erlaubt, Thorax oder Abdomen in ca. 10 s zu untersuchen. Bei 64-Zeilen-Scannern wird eine Kollimation von 64 × 0,5 – 0,625 mm genutzt, was die Akquisitionszeit gegenüber 16 Zeilen halbiert. Im Bereich von Hals, Thorax und Extremtitäten und im Abdomen bei schlanken Patienten stellt die Volumenbildgebung das Standardverfahren dar. Auch bei dedizierten Fargestellungen im Abdomen, die einer höheren Auflösung bedürfen (CT des Pankreas, des biliären Systems oder CTA der Mesenterialgefäße), sind dünne Kollimationen sinnvoll.

Die meisten Multidetektorsysteme erlauben sehr dünne Kollimationen (0,5 – 0,625 mm). Bei Wahl einer 2 × 0,5- bis 0,625-mm-Detektorkonfiguration (verfügbar bei 4- bis 16-Zeilen-Scannern) ist dies jedoch mit einer erheblichen Steigerung der Expositionsdosis assoziiert (vgl. Abb. 5.**5**). Aufgrund der sehr dünnen Schichten steigt der relative Beitrag des elektronischen Rauschens und verschlechtert sich das Signal-zu-Rausch-Verhältnis. Derartige Protokolle sind daher speziellen Fragestellungen vorbehalten, die eine hohe Detailgenauigkeit erfordern, so z. B. der hochauflösenden Lungendarstellung oder der Untersuchung kleiner Knochen.

Abb. 4.8 **Schichtdicke und Pitch-Faktor.**

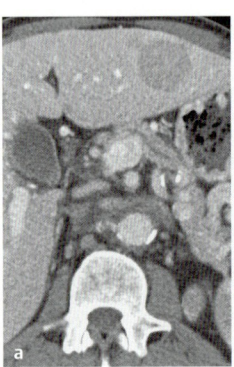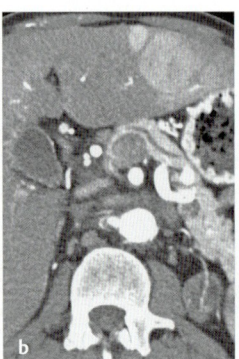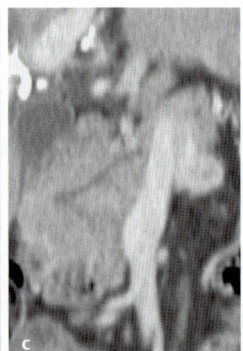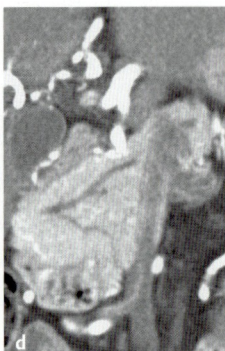

Die Qualität der MPR und dickerer axialer Schichten lässt sich bei identischem Untersuchungsvolumen und gleicher Expositionsdosis durch Herabsetzen der Schichtdicke und Erhöhen des Pitch verbessern.
Vergleich einer 4 × 2,5-mm-Kollimation mit einem Pitch P = 0,75 (P* = 3) (**a, c**) und einer 4 × 1,25-m-Kollimation mit P = 1,5 (P* = 6) (**b, d**). Identische Dosis mit CTDI$_{vol}$ = 12 mGy bei beiden Untersuchungen.
Die axialen Schichten (**a, b**) sind in der Qualität vergleichbar, coronal allerdings signifikant bessere Qualität mit der dünneren Kollimation (**c, d**).

Abb. 4.9 **Pitch-Faktor bei Skelettuntersuchungen.**
Bei Skelettuntersuchungen lassen sich Artefakte durch Herabsetzen des Pitch reduzieren. Vergleich coronaler MPR der HWS mit einem Pitch P = 1,5 (P* = 6) (**a**) und mit P = 0,75 (P* = 3) (**b**) bei einer 4 × 1-mm-Kollimation.

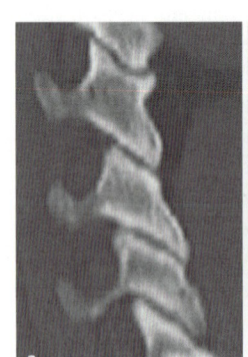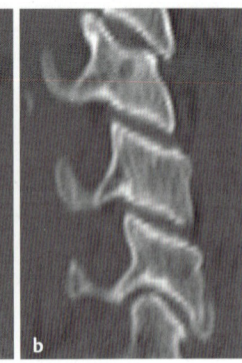

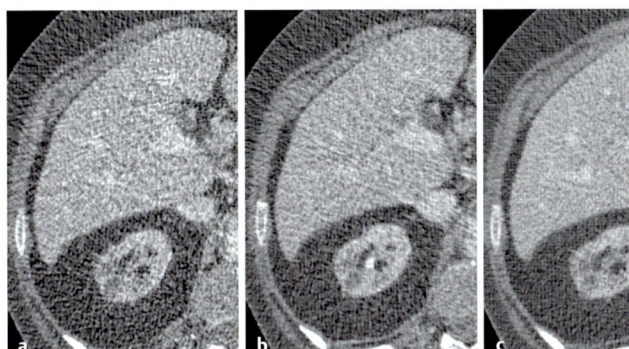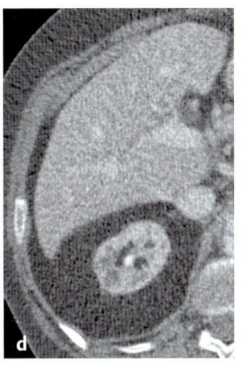

Abb. 4.10 **Bessere Bildqualität bei Niedrigdosis-Untersuchungen (geringeres Rauschen trotz identischer Dosis) durch Einsatz eines höheren Pitch.**

Bildvergleich bei einem Pitch P = 1,5 (P* = 6) (**a, c**) und P = 2 (P* = 8) (**b, d**) bei einer 4 × 1-mm-Kollimation, 80 kVp und 40 mAs (CTDI$_{vol}$ = 1,2 mGy).
Die Reduktion des Bildrauschens macht sich nicht nur beim 1,25 mm dicken sekundären Rohdatensatz (**a, b**) bemerkbar, sondern auch bei der Rekonstruktion von 5 mm-Schichten (**c, d**).

Pitch-Faktor

Ähnlich wie bei der Einzeilen-CT erlaubt ein *höherer Pitch* die Abdeckung eines definierten Scanvolumens mit geringerer Schichtdicke. Es hat sich als sinnvoller erwiesen, dünnere Schichten mit hohem Pitch zu kombinieren als primär eine dickere Schichtkollimation mit reduziertem Pitch zu wählen, da dann die Artefakte auf axialen Schichten identischer Schichtweite geringer sind und sich bessere MPR erzeugen lassen. Für die meisten Applikationen hat sich bei 4-Zeilen-Scannern ein Pitch um 1,5 mit dünner Schichtkollimation bewährt (Abb. 4.**8**). Bei 16-Zeilen-Scannern kann der Pitch auf 1 – 1,25 reduziert werden, was Kegelstrahlartefakte deutlich reduziert. Bei den noch schnelleren 64-Zeilen-Scannern wird meist ein Pitch um 1 gewählt.

Ausnahmen bilden Regionen, in denen eine optimale Bildqualität mit Minimierung der Kegelstrahlartefakte erforderlich ist (z. B. HWS, Extremitäten) (Abb. 4.**9**). Zur Artefaktreduktion wird der Pitch-Faktor auf unter 1 reduziert.

Bei manchen 4-Zeilen-Scannern kann der Pitch auf ein Maximum von 2 erhöht werden, was jedoch zu vermehrten Artefakten führt. Ein derartiges Vorgehen ist dann sinnvoll, wenn die Scandauer reduziert oder die Scanregion ausgedehnt werden muss. Die Artefakte lassen sich durch Reformatieren in dickere MPR-Schichten ausreichend reduzieren. Eine weitere Anwendung hoher Pitch-Faktoren sind Untersuchungen mit sehr niedriger Dosis: Bei konstanter Patientendosis (effektive mAs = mAs/Pitch) sorgt ein höherer Pitch dafür, dass die mAs proportional ansteigen, was bedeutet, dass das Detektorsignal

ebenfalls ansteigt und damit der Einfluss des elektronischen Rauschens reduziert wird (Abb. 4.**10**).

Herstellerspezifische Einstellungen (4-Zeilen-Scanner)

Tab. 4.**5** vergleicht die Einstellungsparameter verschiedener Hersteller für die Volumenbildgebung und schnelle Spiraluntersuchung.

Bei *General Electric* (GE) ist zunächst die rekonstruierte Schichtdicke (Schichtweite) als Vielfaches der Schichtkollimationen (1,25 mm, 2,5 mm, 3,75 mm, vgl. Tab. 1.**8**) einzustellen; danach erst wird eine passende Detektorkonfiguration gewählt. Dieses Verfahren favorisiert die schnelle Spiraltechnik und ist intuitiv und zeiteffizient. GE bietet lediglich zwei Volumen-Pitch-Faktoren an: der High-Quality-Mode (HQ, P* = 3) und der High-Speed-Mode (HS, P* = 6). Für optimale Ergebnisse ist, wie oben beschrieben, der High-Speed-Mode vorzuziehen (vgl. Tab. 1.**7**). Gleiche Bildqualität lässt sich im High-Quality-Mode nur mittels Dosiserhöhung um ca. 50 % erzielen. Die gegenwärtig verfügbare Software der 4-Zeilen-Scanner erlaubt nur begrenzte Kombinationen von Schichtkollimation und Schichtdicke (vgl. Tab. 1.**8**): So ist es z. B. nicht möglich, eine 7,5-mm-Schichtweite (rekonstruierte Schichtdicke) aus einer 4 × 2,5-mm-Kollimation zu erhalten oder eine 5-mm-Schicht aus einer 4 × 1,25-mm-Kollimation. Für die axiale Bildrekonstruktion ist daher jeweils die nächst höhere Kollimation einzustellen. Zu beachten ist ferner, dass die wahre Schichtweite bei 4 × 1,25-mm- und 4 × 2,5-mm-Kollimation und HS-Mode um 28 % größer ist als die auf der Scannerkonsole angegebenen Werte (vgl. Tab. 1.**8**).

Tab. 4.5 ⋯→ *Empfohlene Scanparameter für 4-Zeilen-Scanner*

Akquisition	Pitch-Faktor[a]		Bildrekonstruktion		Applikation
NxSC/TF	P	P*	SW/RI[b]	SW/RI[c]	
General Electric					
2×0,625/1,875	1,5	3	0,63/0,5	1/0,5	Volumen-Imaging (hohe Auflösung)
4×1,25/7,5	1,5	6	1,6/0,8 [d]	5/4[e]	Volumen-Imaging (Standard)
4×1,25/3,75	0,75	3	1,25/0,5	1,25–2,5/2	Volumen-Imaging (Skelett)
4×2,5/7,5	0,75	3	2,5/1,3	7,5/4[e]	Volumen-Imaging (adipöse Patienten)
4×2,5/15	1,5	6	3/1,5 [d]	5/5	schnelle Spirale (Standard)
4×3,75/22,5	1,5	6	5/2,5	7,5/4	schnelle Spirale (adipöse Patienten)
Philips/Siemens					
2×0,5/0,8–1,5	0,8–1,5	1,6–3	0,5/0,5	1/0,5	Volumen-Imaging (hohe Auflösung)
4×1/6–8	1,5–2	6–8	1,25/0,7	5/4	Volumen-Imaging (Standard)
4×1/3	0,75	3	1–1,5/0,5	1–2/2	Volumen-Imaging (Skelett)
4×1/8	2	8	2/1	6–8/4	Volumen-Imaging (adipöse Patienten)
4×2,5/15	1,5	6	3/1,5	5/4	schnelle Spirale (Standard)
4×2,5/20	2	8	4/2	8/4	schnelle Spirale (adipöse Patienten)
Toshiba					
4×0,5/1,5–2,75	0,75–1,375	3–5,5	0,5/0,5	1/0,5	Volumen-Imaging (hohe Auflösung)
4×1/5,5	1,375	5,5	1,5/0,7	5/4	Volumen-Imaging (Standard)
4×1/3	0,75	3	1–1,5/0,5	1–2/2	Volumen-Imaging (Skelett)
4×2/11	1,375–1,75	5,5–7	2,5/1,3	8/4	Volumen-Imaging (adipöse Patienten)
4×2/11	1,375	5,5	2,5/1,3	5/4	schnelle Spirale (Standard)
4×3/16,5	1,375	5,5	4/2	8/4	schnelle Spirale (adipöse Patienten)

N = Anzahl der aktiven Detektorreihen, SC = Schichtkollimation (mm), TF = Tischvorschub (mm), SW = Schichtweite (mm), RI = Rekonstruktionsinkrement (mm)

[a] Pitch-Faktor P = TF(N×SC); Volumen-Pitch P* = TF/SC
[b] Parameter zur Rekonstruktion eines 3D-Volumens (sekundärer Rohdatensatz) für MPR- und 3D-Rekonstruktuionen
[c] Parameter für Befundung auf axialen Schichten (kann in Abhängigkeit von der klinischen Fragestellung variieren)
[d] Anwenderoberfläche zeigt SW = 1,25 bzw. 2,5 mm
[e] muss über MPR-Funktion aus dem 3D-Volumen (sekundärer Rohdatensatz) erzeugt werden

Für die Rekonstruktion dicker axialer Schichten aus Scans mit dünner Schichtkollimation müssen die Daten mit geringer Schichtdicke und einer Überlappung von etwa 50% rekonstruiert werden (z.B. alle 0,7 mm bei einer 4×1-mm-Kollimation für 1,25 mm Schichtdicke). Nach Transfer der Daten auf eine CT-Workstation (z.B. Advantage Windows) werden die Dickschichten oder beliebig angulierten Bilder im MPR-Modus berechnet.

Bei *Philips* sind die Schichtweite (effektive Schichtdicke) und der Pitch-Faktor (nicht der Volumen-Pitch) auf der CT-Konsole voreinstellbar. Schnelle Spiraluntersuchung und Volumenbildgebung können wie oben beschrieben geplant werden. Optimale Resultate erhält man mit einem Pitch von 1,5 (P* = 6), breitere Schichten werden in ähnlicher Weise wie bei den anderen Herstellern rekonstruiert.

Siemens verfügt über eine adaptive Interpolation, bei der die Schichtweite vom gewählten Pitch-Faktor unabhängig ist. Das Bildrauschen wird durch eine mAs-Erhöhung kongruent zum Pitch konstant gehalten (konstante mAs_{eff} und damit Expositionsdosis). Artefakte sind bei geringerem Pitch etwas kleiner, der Vorteil eines größeren Untersuchungsvolumens und der besseren Ortsauflösung spricht dagegen für einen Volumen-Pitch von 6–8 außer bei Knochenuntersuchungen. Axiale Schichten beliebiger Dicke können aus jeder Detektorkonfiguration errechnet werden, solange die Schichtweite größer oder gleich der Schichtkollimation ist (vgl. Tab. 1.9). Mit einem speziellen z-Filter lassen sich aus der 4×1-mm-Kollimation 1 mm dicke Schichten rekonstruieren. Da sich das Bildrauschen dabei deutlich erhöht, ist diese Methode für Routineanwendungen nicht geeignet. Schnelle Spiral- und Volumenuntersuchungen sind in gleicher Weise wie oben beschrieben möglich.

Toshiba nutzt einen speziellen z-Filterungsalgorithmus (MUSCOT). Die gewählte Schichtdicke differiert dadurch nur minimal von der auf der Bedienoberfläche angegebenen Schichtweite. Axiale Schichten sind in beliebiger Dicke rekonstruierbar, solange die Schichtweite größer oder gleich der Kollimation ist. Signifikant erhöhtes Bildrauschen erhält man, wenn für $P > I$ die Schichtweite gleich der Kollimation gewählt wird (vgl. Tab. 5.**5**). In diesen Situationen ist es ratsam, etwas breitere (0,5 mm) axiale Schichten zu rekonstruieren.

Der Toshiba-Detektor erlaubt eine große Auswahl an Konfigurationen. Für schnelle Spiralscans sind Kollimationen von 4×2 und 4×3 mm einstellbar. In der Praxis hat sich die dickere Einstellung für adipöse Patienten bewährt und solche Fälle, in denen eine schnelle Datenakquisition vonnöten ist. Als einziger hat Toshibas Hybriddetektor 4 Reihen einer 0,5 mm breiten Kollimation, was hochaufgelöste Bilder bei geringerer Dosisintensität ermöglicht. Der Pitch ist frei wählbar, Toshiba empfiehlt jedoch bestimmte Einstellungen (vgl. Tab. 1.**10**) – vorzugsweise einen Volumen-Pitch von 5,5 oder 6. Im Übrigen sind schnelle Spiraluntersuchungen und Volumenbildgebung wie oben beschrieben möglich.

8- und 16-Zeilen-Scanner

Mit Zunahme der Detektorzeilen wird die Volumenbildgebung mit dünner Schichtkollimation bevorzugt. Derartige Scanner haben im Vergleich zu 4-Zeilen-Scannern eine bessere geometrische Dosiseffizienz; zusätzlich besitzen die meisten eine bessere Detektortechnologie, die elektronisches Rauschen reduziert.

Trotzdem leiden ultradünne (0,5 mm) Kollimationen immer noch unter vermehrtem Rauschen, sodass die Rekonstruktion dickerer axialer oder multiplanarer Schichten notwendig bleibt. Die Bildqualität ist in Bereichen geringerer Strahlenabsorption, wie der Lunge, des peripheren Skeletts und der HWS, exzellent, mitunter empfiehlt sich eine solche Einstellung auch bei adipösen Patienten zur abdominellen Untersuchung.

Der grundlegende Vorteil von 8- und 16-Zeilen-Scannern gegenüber 4-Zeilen-Scannern besteht in der deutlich höheren *Untersuchungsgeschwindigkeit* und einer entsprechend geringeren Anfälligkeit gegen Bewegungsartefakte. *Pulsationseffekte* werden über eine größere Distanz aufgespreizt, was die Darstellung der thorakalen Aorta und supraaortaler Gefäße wesentlich verbessert. Aufgrund der höheren Scangeschwindigkeit ist eine Optimie-

rung der *Kontrastmittelapplikation* wichtig. Die Untersuchungsphasen lassen sich besser trennen, allerdings ist das Timing komplizierter und erfordert längere Startdelays. Kontrastmittel kann nur bei wenigen Applikationen (CTA und Thoraxuntersuchung) eingespart werden. Speziell beim Abdomen sind die gleichen KM-Mengen wie bei langsameren Scannern erforderlich, da die Organkontrastierung weniger von der Injektionsgeschwindigkeit als vom Kontrastmittelvolumen abhängt.

Die Einschränkungen in der räumlichen und zeitlichen Auflösung gegenwärtiger 4-Zeilen-Scanner sind bei den 8- und 16-Zeilen-Scannern weitgehend überwunden. Damit wird eine bessere kardiale Bildgebung möglich, insbesondere wenn Rotationsgeschwindigkeiten von 0,42 s oder weniger eingesetzt werden. Zusätzlich verringern neue Techniken der Dosisreduktion, wie EKG-gesteuerte mA-Modulation und eine Reduzierung des Scan-Field-of-View die Strahlenexposition bei einer Herzuntersuchung.

Alle Hersteller nutzen Rekonstruktionsalgorithmen, die Kegelstrahlartefakte suffizient kompensieren und einen maximalen Pitch von $= 1,5$ erlauben. Meist jedoch kann selbst bei dünner Kollimation ein Pitch von $1 – 1,25$ eingesetzt werden, ohne eine zu lange Scandauer in Kauf nehmen zu müssen. Unabhängig von diesen Möglichkeiten gelten die gleichen Prinzipien der oben beschriebenen schnellen Spiral- und Volumenbildgebung; die Parameter sind lediglich an die verfügbaren Kollimationen der jeweiligen Geräte anzupassen (Tab. 4.**6**).

GE hat einen 8-Zeilen-Scanner mit 0,5 s Rotationszeit auf dem Markt. Identisch zum 4-Zeilen-Scanner ist jeweils ein Vielfaches von 1,25 mm für Schichtkollimation und rekonstruierte Schichtdicke einstellbar. Folgende Volumen-Pitch-Faktoren sind vorgegeben: 5 (UQ, $P = 0,625$), 7 (UM, $P = 0,875$), 10,8 (UF, $P = 1,35$) und 13,4 (US, $P = 1,675$). Für die meisten Applikationen ist der Volumen-Pitch von 10,8 vorgesehen, der den besten Kompromiss zwischen Volumenabdeckung, Dosisbedarf und Bildqualität bietet. Für Volumenuntersuchungen sind eine Detektorkonfiguration von $8 \times 1,25$ mm und ein Tischvorschub von 13,5 mm/Rotation sinnvoll, schnelle Spiralscans gelingen mit der Konfiguration $8 \times 2,5$ mm und 27 mm/Rotation. Für HRCT-Untersuchungen des Thorax gibt es einen speziellen Einzelschichtmodus.

Der 16-Zeilen-Scanner von GE verfügt über eine $16 \times 0,625$- und eine $16 \times 1,25$-mm-Kollimation. Der Pitch ist in 4 Schritten variabel: ein Volumen-Pitch $P^* = 9$ ($P = 0,5625$) und $P^* = 15$ ($P = 0,9375$) ermöglichen eine minimale Schichtdicke identisch zur Kollimation. Die Einstellungen $P^* = 22$ ($P = 1,375$) und

Tab. 4.6 ⋯▸ *Empfohlene Scanparameter für 16-Zeilen-Scanner*

Akquisition	Pitch-Faktor[a]		Bildrekonstruktion		Applikation
N×SC/TF	P	P*	SW/RI[b]	SW/RI[c]	
General Electric					
16×0,625/5,625	0,5625	9	0,625/0,4	0,625/0,5	Volumen-Imaging (hohe Auflösung)
16×0,625/13,75	1,375	22	1,25/0,7	5/4	Volumen-Imaging (Standard)
16×0,625/9,375	0,9375	15	1,25/0,5	1–2/2	Volumen-Imaging (Skelett)
16×1,25/27,5	1,375	22	1,25/0,7	5/4	Volumen-Imaging (Abdomen oder adipöse Patienten)
16×1,25/27,5	1,375	22	1,25/0,7	5/4	schnelle Spirale (Standard)
8×2,5/27	1,25	10,8	2,5/1,25	7,5/4	schnelle Spirale (adipöse Patienten)
Philips/Siemens[d]					
16×0,75/7,5	0,625	10	0,8/0,5	1/1	Volumen-Imaging (hohe Auflösung)
16×0,75/18	1,5	24	1/0,7	5/4	Volumen-Imaging (Standard)
16×0,75/11,25	0,9375	15	1/0,7	1–2/2	Volumen-Imaging (Skelett)
16×1,5/36	1,5	24	2/1	7/4	Volumen-Imaging (Abdomen oder adipöse Patienten)
16×1,5/36	1,5	24	2/1	5/4	schnelle Spirale (Standard)
16×1,5/36 [d]	1,5	24	3/1,5	7/4	schnelle Spirale (adipöse Patienten)
Toshiba					
16×0,5/5,5	0,6875	11	0,5/0,4	1/1	Volumen-Imaging (hohe Auflösung, peripheres Skelett)
16×0,5/11,5	1,4375	23	1/0,5	5/4	Volumen-Imaging (Standard)
16×0,5/7,5	0,9375	15	0,5/0,5	1/2	Volumen-Imaging (Skelett)
16×1/23	1,4375	23	2/1	7/4	Volumen-Imaging (Abdomen oder adipöse Patienten)
16×1/23	1,4375	23	1/1	5/4	schnelle Spirale (Standard)
16×2/46	1,4375	23	3/1,5	7/4	schnelle Spirale (adipöse Patienten)

N = Anzahl der aktiven Detektorreihen, SC = Schichtkollimation (mm), TF = Tischvorschub (mm), SW = Schichtdicke (mm), RI = Rekonstruktionsinkrement (mm)
[a] Pitch-Faktor P = TF/(N×SC); Volumen-Pitch P* = TF/SC
[b] Parameter zur Rekonstruktion eines 3D-Volumens (sekundärer Rohdatensatz) für MPR- und 3D-Rekonstruktuionen
[c] Parameter für Befundung auf axialen Schichten (kann in Abhängigkeit von der klinischen Fragestellung variieren)
[d] Optional: 8-Zeilen-Modus (8×3) bei sehr adipösen Patienten am Philips-Scanner.

P* = 28 (P = 1,75) sind dosiseffizienter, die minimale Schichtdicke ist allerdings 30% höher als die Kollimation (0,8 bzw. 1,6 mm). Abgesehen von hochauflösenden Untersuchungen ist ein Pitch P* = 22 (28 für CTA) der gebräuchlichste.

Philips und Siemens bieten ein 16-Zeilen-System mit Kollimationen von 16×0,75 mm und 16×1,5 mm an. Wie bei den anderen Scannern auch ist die Standardschichtdicke um 30% höher als die Schichtkollimation (SW = 1 mm für SC = 0,75 mm und SW = 2 mm für SC = 1,5 mm). Dies sichert ein konstantes Signal-zu-Rausch-Verhältnis. Zusätzlich sind dünnere Schichten (identisch zur Kollimation) nachrekonstruierbar, allerdings auf Kosten eines erhöhten Rauschens, so dass derartige Verfahren nur für Untersuchungen der Lunge und des peripheren Skeletts sinnvoll sind. Der Pitch-Faktor kann bei Siemens bis 1,5 (Volumen-Pitch P* = 24 und bei Philips

bis 2 (P* = 32) erhöht werden. Für die meisten Applikationen genügt der Standard-Pitch von 1,5 (P* = 24). Beide Hersteller erlauben eine lückenlose Selektion der Pitch-Faktoren. Volumenuntersuchungen des Thorax und des Abdomens bei schlanken Patienten gelingen am besten mit einer 16×0,75-mm-Konfiguration. Die 16×1,5-mm-Kollimation empfiehlt sich in der abdominellen Diagnostik adipöser Patienten und für den schnellen Spiralscan.

Toshiba bietet sowohl ein 8- als auch 16-Zeilen-System an. An Letzterem sind Kollimationen von 16×0,5 mm, 16×1 mm und 16×2 mm einstellbar. Voreingestellte Pitch-Faktoren sind P* = 11 (P = 0,6875), P* = 15 (P = 0,9375) und P* = 23 (P = 1,4375). Wird die Schichtdicke identisch zur Schichtkollimation rekonstruiert, erhöht sich das Rauschen signifikant. Daher empfiehlt sich dieses

Verfahren nur für hochauflösende Applikationen und nicht für eine Thorax- oder abdominelle Untersuchung. Es ist letztlich sinnvoller, die nächste kleinere Kollimation einzustellen und die Schichtdicke um 30% höher zu rekonstruieren. Das mit $16 \times 0,5$ mm ultrahochauflösende Untersuchungsprotokoll empfiehlt sich nur für das periphere Skelett, die HWS und die Lunge. Für die meisten Standardsituationen in der Diagnostik von Hals, Thorax und Abdomen ist die 16×1-mm-Kollimation ausreichend, das deutlich reduzierte Rauschen verbessert die Qualität der Volumenbildgebung. Die 16×2-mm-Kollimation findet bei adipösen Patienten und beim schnellen Spiralscan Anwendung. Schnelle Bildrekonstruktionen sind möglich, wenn das Rekonstruktionsinkrement auf 0,2-, 0,5-, 1,0- oder 2,0-mal die Schichtkollimation SC eingestellt ist.

32- und 64-Zeilen-Scanner

Bereits 16-Zeilen-Scanner sind für die Mehrzahl der klinischen Fragestellungen am Körperstamm absolut ausreichend. Die Generation der 32- bis 64-Zeilen-Scanner erhöht die Scangeschwindigkeit weiter, was gelegentlich zu unzureichender Kontrastierung führen kann, wenn der Scan das Kontrastmittel in den Gefäßen überholt. Die Ortsauflösung in z-Richtung steigt weiter, hat aber für die meisten klinischen Anwendungen keine positiven Auswirkungen, da das Bildrauschen limitierend wird. Der wirkliche Vorteil dieser Scanner ist die Möglichkeit zu verbesserter EKG-Synchronisation der Datenakquisition, was die Herzbildgebung und die EKG-gegatete Bildgebung der Aorta und großen Gefäße dramatisch verbessert.

Dadurch, dass kein Unterschied mehr gemacht werden muss zwischen schnellen Scans und Volumenakquisition, vereinfachen sich die Scanprotokolle und nimmt die Zahl der benötigten Scanprotokolle ab (Tab. 4.7).

Tab. 4.7 ⋯⋗ Empfohlene Scanparameter für 32- bis 64-Zeilen-Scanner

Akquisition	Pitch-Faktor[a]	Bildrekonstruktion		Applikation
N × SC	P	SW/RI[b]	SW/RI[c]	
General Electric/Philips				
64 × 0,625	0,5625	0,625/0,4	0,625/0,5	Volumen-Imaging (hohe Auflösung, Skelett)
64 × 0,625	0,9375	0,9/0,7	5/4	Volumen-Imaging (Standard)
32 × 1,25	0,9375	1,5/0,7	5–7/4	Volumen-Imaging (adipöse Patienten)
Siemens[d]				
(2×) 32 × 0,6	0,7	0,6/0,4	0,6/0,5	Volumen-Imaging (hohe Auflösung, Skelett)
(2×) 32 × 0,6	1,1	0,9/0,7	5/4	Volumen-Imaging (Standard)
24 × 1,2	0,9	1,5/0,7	5–7/4	Volumen-Imaging (adipöse Patienten)
Toshiba				
64 × 0,5	0,640625	0,5/0,4	1/0,5	Volumen-Imaging (hohe Auflösung, Skelett)
64 × 0,5	0,828125	0,75/0,7	5/4	Volumen-Imaging (Standard)
32 × 1	0,828125	1,5/0,7	7/4	Volumen-Imaging (adipöse Patienten)

N = Anzahl der aktiven Detektorreihen, SC = Schichtkollimation (mm), SW = Schichtdicke (mm), RI = Rekonstruktionsinkrement (mm)
[a] Pitch-Faktor $P = TF(N \times SC)$
[b] Parameter zur Rekonstruktion eines 3D-Volumens (sekundärer Rohdatensatz) für MPR- und 3D-Rekonstruktuionen
[c] Parameter für Befundung auf axialen Schichten (kann in Abhängigkeit von der klinischen Fragestellung variieren)

Die Scandauer mit 32- und 64-Zeilen-Scannern liegt für fast alle Körperregionen bei unter 10 s, oft selbst unter 4 s. Dies bedeutet eine homogene Parenchymkontrastierung, kann jedoch im Bereich des arteriellen Systems zu Problemen führen: Wird der Scan zu früh gestartet, kann der Scan die Kontrastmittelsäule in den Gefäßen überholen. Dies ist besonders bei Aneurysmata (Aorta oder periphere Gefäße) der Fall, die eine gewisse Zeit benötigen, um sich vollständig mit kontrastiertem Blut zu füllen. Darum kann es in solchen Fällen sinnvoll sein, den Scanner zu bremsen und die Scandauer zu erhöhen.

Aufgrund der hohen Geschwindigkeit wird eine Kombination mit EKG-Gating nicht allein für den Thorax, sondern für alle Anwendungen am Körperstamm möglich. Hierbei muss der Pitch auf 0,2 – 0,25 reduziert werden, was gerade für die CTA bei Aneurysmata oder Patienten mit geringem Herzzeitvolumen ein zu schnelles Scannen verhindert.

General Electric nutzt eine $64 \times 0,625$ mm Detektorkonfiguration, die der von Philips gleicht. Für Standard-Protokolle wird ein Pitch von 0,9375 empfohlen ($P^* = 60$), für hochauflösende Protokolle im Bereich der Lungen oder des peripheren Skeletts 0,6875 ($P^* = 44$). Die minimale Rotationszeit beträgt 0,35 s und kann für die Herzbildgebung mit einer adaptiven Multisektor-Rekonstruktion verbunden werden.

Philips nutzt dieselbe Detektorkonfiguration, erlaubt aber eine weitgehend freie Pitch-Wahl auf der Scannerkonsole. Intern wird jedoch mit ähnlichen vordefinierten Pitch-Werten gearbeitet, um Abtastung und Bildrekonstruktion zu optimieren. Die minimale Rotationszeit beträgt 0,42 s und wird für die Herzbildgebung mit einer adaptiven Multisektor-Rekonstruktion verbunden. Die Wahl des Akquisitionsfensters innerhalb des RR-Intervalls wird über einen Dualparameter-Algorithmus optimiert, der die unterschiedliche Verkürzung von Systole und Diastole bei höheren Herzfrequenzen berücksichtigt. Mitt-Diastole und End-Systole fallen so stets auf 70 – 80 % bzw. 30 – 40 % des RR-Intervalls. Zusätzlich erlaubt der Scanner, Bilder mit und ohne EKG-Synchronisation zu rekonstruieren. Dies macht z. B. die gleichzeitige Untersuchung von Thorax und Abdomen mittels EKG-Gating möglich, da dann der Thorax unter Berücksichtigung des EKGs rekonstruiert werden kann, um Bewegungsartefakte zu unterdrücken, während das Abdomen unter Vernach-

lässigung der EKG-Information rekonstruiert wird (100 % zeitliche Dosiseffizienz) und so ein geringeres Rauschen besitzt.

Siemens bietet einen 32-Zeilen-Scanner mit $32 \times 0,6$ mm Kollimation, der aufgrund der Springfokustechnologie in z-Richtung („z-sharp") doppelt so viele Projektionen wie ein herkömmlicher Scanner erzeugt und deshalb als 64-Slice-CT vermarktet wird. Die Technologie (vgl. S. 24) reduziert Aliasing-Artefakte und verbessert die Bildqualität vor allem bei sehr dünnen Schichten, hat aber keinen Einfluss auf die Zahl der im sequenziellen Modus erfassbaren Schichten (32) oder die Scangeschwindigkeit. Durch Einsatz eines Gitterkollimators am Detektor kann die Auflösung in z-Richtung auf $16 \times 0,3$ mm erhöht werden und erlaubt so eine extrem hohe Ortsauflösung im Ultrahigh-Resolution-Modus. Die minimale Rotationszeit beträgt 0,33 s und kann mit einer Dual-Sektor-Rekonstruktion für kardiale Anwendungen kombiniert werden.

Der Siemens-Dual-Source-Scanner besitzt zwei Röntgenröhren, ansonsten eine ähnliche Konfiguration wie der 64-Slice-Scanner. Hierdurch lässt sich die Rotationszeit effektiv halbieren und die zeitliche Auflösung bei Einsektor-Rekonstruktion auf 83 ms verbessern. Dies hat den großen Vorteil, dass selbst bei nicht stabiler Herzaktion Daten stets nur aus einem RR-Intervall zur Rekonstruktion herangezogen werden und die Bildqualität auch bei ungünstigen Verhältnissen stabil bleibt. Zusätzlich kann der Einsatz von Beta-Blockern oft vermieden werden. Allerdings ist eine Kombination mit EKG-Dosismodulation zwingend erforderlich, da sonst die erforderliche Dosis stark ansteigt. Da der Scanner den Pitch automatisch an die Herzfrequenz anpassen kann, schwankt die Dosis in Abhängigkeit von der Herzfrequenz.

Der Toshiba-64-Zeilen-Scanner besitzt eine $64 \times 0,5$ mm Konfiguration. Für Standard-Protokolle wird ein Pitch von 0,828125 empfohlen ($P^* = 53$), für hochauflösende Protokolle im Bereich der Lungen oder des peripheren Skeletts 0,640625 ($P^* = 41$). Ein Protokoll mit hohem Pitch ($P = 1,46875$; $P^* = 94$) ist verfügbar, wird aber aufgrund der hohen Scangeschwindigkeit bei den anderen Protokollen kaum benötigt. Toshiba bietet das ausgefeilteste Multisektor-Rekonstruktionsprogramm für kardiale Scans an, das aus einer Test-Inspiration die für diese Herzfrequenz optimale Rotationsdauer berechnet und so die zeitliche Auflösung optimiert (vgl. Abb. 1.**38**).

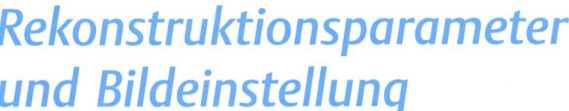

Rekonstruktionsparameter und Bildeinstellung

Schichtdicke und Rohdateninterpolation

Am Einzeilen-Spiral-CT bestimmen Kollimation, Pitch und der Rohdateninterpolations-Algorithmus die Schichtdicke (vgl. Abb. 1.**13**, 1.**15**). Wird der Pitch bei einem 180°LI-Algorithmus von 1 auf 2 heraufgesetzt, steigt die Schichtweite SW simultan von 100 auf 130% der Schichtkollimation an. Ein 360°LI-Algorithmus ist nur auf einigen Geräten verfügbar und erfordert einen Pitch von 1 (SW = 1,3 × SC). Hauptvorteil ist die bessere Ausnutzung der Strahlendosis, faktisch reduziert sich damit das Bildrauschen in dem gleichen Maße wie mittels einer Verdoppelung der mAs. Da die Volumenabdeckung mit diesem Algorithmus relativ gering ist, findet er vorzugsweise bei Zweischichtsystemen Anwendung, die diesen Nachteil mit der simultanen Datenauslese aus zwei Detektorreihen kompensieren.

Die Rekonstruktion größerer Schichtdicken ist sowohl bei den Ein- als auch Multidetektorsystemen verfügbar, bei Ersteren allerdings mit gewissen Einschränkungen. Die Rekonstruktion dicker Schichten am Einzeilensystem ist für die hintere Schädelgrube konzipiert, bei anderen Anwendungen weniger gebräuchlich. Letztlich ist diese Nachbearbeitung jedoch in gleicher Weise möglich wie am Multidetektorsystem und kann als nützliches Instrument zur Rauschunterdrückung bei dünnen Schichtkollimationen Anwendung finden.

Bei der Multidetektortechnik bestimmen Kollimation, Pitch und Rekonstruktionsalgorithmus die minimal verfügbare Schichtdicke SW (vgl. Abb. 1.**29**). Unter Voraussetzung einer 180°MLI Interpolation verändert sich SW in komplexer Form zwischen 100% bis 130% der Schichtkollimation, wenn der Pitch von 1 auf 2 heraufgesetzt wird. Ähnliche Verhältnisse sind bei einer 360°MLI Interpolation mit Pitch-Faktoren > 1 gegeben. Unabhängig vom Pitch fixieren adaptive Interpolations-Algorithmen die Schichtdicke bei 130% der Kollimation (vgl. Abb. 1.**35**).

Im Zuge *schneller Spiralscans* werden primär zunächst dicke Schichten rekonstruiert, auch wenn die Schichtkollimation eng eingestellt war. Die Schichtdicke ist dabei abhängig vom Umfang des Patienten und der klinischen Fragestellung (Tab. 4.**5**, vgl. auch Tab. 2.**2**). Dünne Rekonstruktionen und MPR werden in der Regel nur in Problemfällen erstellt, sofern die initiale Schichtfolge die klinische Frage nicht ausreichend beantwortet.

Eine *Volumenuntersuchung* beruht auf dünnen überlappenden Schichten von 0,5–1,5 mm Schichtweite, die alle 0,4–1 mm rekonstruiert wurden. Dieser „sekundäre Rohdatensatz" ist die Grundlage der weiteren MPR. Derartige Verfahren bieten sich als Standarduntersuchung z.B. beim Staging des Bronchialkarzinoms und der CT-Kolonographie an (s. Kapitel 9 und 15), oder als Ergänzung bei unklaren Befunden (vgl. Abb. 7.**29**). Sofern zur Befundinterpretation axiale, coronale und sagittale Schichten standardisiert erforderlich sind, empfiehlt es sich, die axialen Rekonstruktionen – ebenso wie die anderen Ebenen – orthogonal zur Patientenachse und nicht zur Tischachse zu berechnen: Hierdurch lassen sich mittels Bildbearbeitung auch Lagerungsprobleme korrigieren.

Rekonstruktionsintervall

Das Rekonstruktionsintervall RI (syn. Rekonstruktionsinkrement, Rekonstruktionsindex, Spacing) der Ein- oder Multidetektor-Spiral-CT ist unabhängig von Schichtweite und Kollimation einstellbar. Größere Rekonstruktionsintervalle reduzieren die Zahl der erstellten und zu beurteilenden Schichten.

Nachteil nicht überlappender Schichten ist eine suboptimale Darstellung fokaler Läsionen, sodass kleinere Herde dem Nachweis entgehen können (bis zu 30% in Lunge oder Leber).

Überlappende Rekonstruktionen produzieren entsprechend mehr Bilder, die interpretiert, bearbeitet und archiviert werden müssen, verbessern aber gleichzeitig die Qualität von multiplanaren oder 3D-Reformationen. Eine Verbesserung der Bildqualität wird durch Reduktion des Rekonstruktionsintervalls auf bis zu 30% der Schichtweite erfahren. Diese Verbesserung ist gegenüber 50% der Schichtweite nur inkrementell. Praktisch ist es bei Multidetektor-CT wenig sinnvoll, ein Rekonstruktionsinkrement zu wählen, das kleiner ist als die Pixelgröße in der axialen Schicht. Bei dünner Kollimation sind daher Inkremente in Höhe der halben Schichtweite für die meisten Indikationen ausreichend. Die meisten Anwender von Einzeilen- und Multidetektorsystemen verwenden Überlappungen von lediglich 30%, was sich in der Praxis für Routineapplikationen als geeignet erwiesen hat (Tab. 4.2 und 4.5).

Faltungskern (Rekonstruktionsalgorithmus)

Die Wahl des Faltungskerns stellt immer einen Kompromiss zwischen Orts- und Kontrastauflösung dar (vgl. Abb. 5.11). Hochauflösende Faltungskerne ergeben in der Regel ein stark erhöhtes Bildrauschen und gelegentlich auch Kantenartefakte. Sie sind daher nur in Körperregionen mit hohem Bildkontrast, wie der Lunge oder am Skelett, von Vorteil. Weiche Kerne eignen sich in den Fällen, die eine hohe Kontrastauflösung erfordern, oder wenn das Bildrauschen durch geringes Detektorsignal zu hoch ist. Haupteinsatzgebiete sind die abdominelle Diagnostik adipöser Patienten und Niedrigdosisuntersuchungen bei Kindern und Schwangeren. Je weicher der Kern, desto verschwommener erscheint das Bild, was jedoch die Beurteilbarkeit selten einschränkt. Getrennte Rekonstruktionen mit hartem und mit weichem Faltungskern werden nur für HRCT-Untersuchungen der Lunge oder des Skeletts eingesetzt (vgl. Abb. 1.4). Die Pixelgröße ist bei adipösen Patienten recht groß (0,8–1 mm), was naturgemäß die Ortsauflösung einschränkt. In derartigen Fällen reduziert ein weicherer Faltungskern das Bildrauschen, ohne die Ortsauflösung wesentlich zu beeinflussen. Die Strahlungsdosis kann verringert werden, wenn eine geringere mAs-Einstellung gewählt und das Rauschen durch einen glättenderen Faltungskern kompensiert wird.

Field of View

Die Einstellung eines Bildausschnittes (Field of View, FOV) beschränkt die Bildrekonstruktion auf eine bestimmte interessierende Körperregion. Das FOV bestimmt die maximal mögliche Ortsauflösung (Tab. 4.8). Auf diese Weise werden beispielsweise Teile des subkutanen Fettgewebes aus dem Untersuchungsbereich eliminiert. Für multiplanare oder 3D-Reformationen ist ein konstantes FOV über den gesamten Untersuchungsabschnitt erforderlich. Das FOV sollte daher vor Beginn des Scans an den breitesten Körperabschnitt adaptiert werden.

Einige Autoren empfehlen zur hochauflösenden Lungendarstellung die separate seitengetrennte Rekonstruktion der Lungen für ein kleinstmögliches FOV. Dies lässt sich meist auch durch ein eng an das Lungenvolumen adaptiertes FOV erreichen. Zudem bieten moderne Geräte die Rekonstruktion einer 768^2 oder 1024^2-Matrix an, um die Ortsauflösung zu optimieren.

Ein eingeschränkter Bildausschnitt (FOV um 25 cm) ist manchmal für die Diagnostik der Nebennieren und des Pankreas hilfreich. In solchen Fällen sollten zusätzliche Rekonstruktionen des gesamten Körperquerschnitts erfolgen, um pathologische Prozesse außerhalb des FOV nicht zu übersehen (z. B. bei der Diagnostik des Pankreaskarzinoms).

Die CT-Angiographie benötigt generell keine „Ganzkörperdarstellung". Ein FOV von 20–25 cm verbessert die Darstellung kleiner Gefäße und ihres Lumens (Pixelgröße 0,4–0,5 mm). Allerdings sollte auch hier die zusätzliche Rekonstruktion mit großem FOV erwogen werden.

1. Eine exzessive Vergrößerung (FOV zu klein) erhöht lediglich das Bildrauschen ohne Verbesserung der Ortsauflösung (ein FOV < 15 cm ist selten sinnvoll).
2. Hochauflösende Faltungskerne sind bei großem FOV nicht zu empfehlen, es sei denn, es wird eine größere Bildmatrix (768^2 oder 1024^2) eingesetzt (Tab. 4.7).

Tab. 4.8a ┈⟩ *Einfluss des Faltungskerns auf die Ortsauflösung (am Beispiel eines Einzeilen-Scanners)*

Faltungskern	Auflösung bei 20 % MTF[a]	Ortsauflösung[b]
Sehr weich	3,2 Lp/cm	5 Lp/cm
Weich	4,0 Lp/cm	6,2 Lp/cm
Standard	4,8 Lp/cm	7,8 Lp/cm
Hochauflösend	8,5 Lp/cm	12,6 Lp/cm

Die exakten Daten sind herstellerabhängig, die Auflösung der neuesten Scanner kann deutlich höher sein.
[a] Kleine Objekte, deren Größe mit 20 % des Originalkontrastes dargestellt ist
[b] Ortsauflösung bei 4 % MTF

Tab. 4.8b ┈⟩ *Einfluss des FOV auf die maximal mögliche Ortsauflösung*

FOV	Pixelgröße	Ortsauflösung
512 mm	1 mm	5 Lp/cm
258 mm	0,5 mm	10 Lp/cm
200 mm	0,39 mm	12,0 Lp/cm
150 mm	0,29 mm	17,6 Lp/cm

Die Pixelgröße limitiert die Ortsauflösung bei hohem FOV. Ein härterer Faltungskern erfordert ein kleineres FOV.

Fenstereinstellung

Die Fensterlage (oder Center) ist der Dichte einer interessierenden Struktur anzupassen (z.B. 50–70 HE für die meisten Weichteildarstellungen). Das Fenster sollte breit genug sein, alle relevanten Dichtewerte zu erfassen (Fett sollte nicht komplett schwarz und ein kontrastiertes Gefäß nicht komplett weiß sein), auf der anderen Seite eng genug, um geringe Dichtevarianzen zu erkennen (z.B. Leberuntersuchung). Generell sollte keine Struktur im Untersuchungsbereich nur schwarz oder weiß sein, sofern nur eine Fenstereinstellung verwendet wird (mehrere Fensterungen z.B. bei der Thoraxdiagnostik).

Die Fensterbreite ist bei kontrastreichen Strukturen zu erhöhen. Dies ist speziell für die Lungendarstellung wichtig: Ein zu enges Fenster (800–1000 HE) kann pleuraständige Läsionen maskieren und die Größe kleiner pulmonaler Läsionen oder die Dicke der Bronchialwand übertreiben. Eine enge Fensterwahl empfiehlt sich lediglich zur Diagnostik emphysematischer Veränderungen. Eine breite Fensterung lässt das Bildrauschen weniger störend sein, was sich vor allem bei Niedrigdosisuntersuchungen empfiehlt, die keine hohe Kontrastauflösung erfordern. Untersuchungen kontrastreicher Strukturen (z.B. Skelett) kommen mit geringeren Strahlendosen aus, wenn die Fensterbreite entsprechend angepasst wird.

Einige Hersteller (z.B. Philips) nutzten innerhalb des gewählten CT-Fensters eine nichtlineare Grauwertabstufung, die den Untersucher bei der Wahl optimaler Grauwerte unterstützt. Dies verbesserte den lokalen Kontrast für breite Fenstereinstellungen, erschwerte jedoch den Vergleich mit anderen Geräten. An Multidetektoscannern wird das Verfahren nicht mehr eingesetzt.

Bildbearbeitung

Datensätze, die mit einer dünnen Schichtkollimation erhalten wurden, sind für eine optimale Bildbearbeitung am geeignetsten. Die Basis für optimale multiplanare und 3D-Reformationen an Einzeilen- und Multidetektor-Systemen bilden dünne Schichtkollimationen mit 50% überlappender Rekonstruktion (sog. „sekundärer Rohdatensatz"). In den meisten Fällen sollte die Schichtweite 20–30% breiter als die Schichtkollimation gewählt werden, um bei gegebener Strahlendosis das Bildrauschen gering zu halten (s. oben).

Die Bildbearbeitung ist für weiterführende Auswertungen volumetrischer Datensätze immer essenziell. Tab. 4.9. gibt einen Überblick über die empfohlenen Modalitäten bei verschiedenen klinischen Fragestellungen.

Tab. 4.9 ⤏ *Empfohlene Bildbearbeitungstechniken in Abhängigkeit von der klinischen Indikation*

Bearbeitungsmodalität	Applikation
Axiale dicke Schichten	Standardbefundung, Rauschunterdrückung
Korrektur von Lagerungsfehlern	Felsenbein, Schulter, Becken, Bandscheiben
Coronale oder sagittale Reformationen	Tumorstaging, Bronchien, Gallenwege, Magen, Darm, Harnblase, Nieren
Interaktive Reformation	komplexe Pathologie, Pathologie nahe von Gewebsgrenzen
Gekrümmte planare Reformation	Gefäße, Ductus choledochus und Wirsungianus, Sacrum, Wirbelsäule, Ureter
Oberflächenschattierung	komplexe Anatomie der Aorta, Skelett
Maximum-Intensity-Projektion	CT-Angiographie (Standard), Lungenherde, interstitielle Lungenerkrankungen
Minimum-Intensity-Projektion	Bronchien, Gallenwege, Ductus pancreaticus
Volumenrekonstruktionen	CT-Angiographie (Standard), Skelett, komplexe Pathologie, präoperative Diagnostik
Perspektivische Darstellung	präoperative Diagnostik
Virtuelle Endoskopie	Kolon, selten Bronchien und Arterien

2D-Rekonstruktion

Sofern der Scanner keine direkte Umsetzung des sekundären Rohdatensatzes in dickere axiale Schichten anbietet, sind diese nachträglich zu reformatieren. Diese Technik ist sowohl an Einzeilen- als auch an den Multidetektorsystemen verfügbar und umso effektiver, je dünner die primäre Schichtdicke und je höher die Überlappung.

Im Rahmen dieser Reformation lassen sich auch Lagerungsprobleme korrigieren, so z.B. an der Schädelbasis, am Hals, der Schulter oder am Becken. Generell sollten die axialen, coronalen und sagittalen Reformationen immer an die Patientenachse und nicht an die Tischachse adaptiert werden, die meisten Workstations verfügen diesbezüglich über einfache Werkzeuge.

Die verbreitetste Nachbearbeitungstechnik sind *sagittale und coronale multiplanare Reformationen.* Für alle Untersuchungen, die zur Beurteilung einer zweiten Bildebene bedürfen, sind diese routinemäßig indiziert (Bewegungsapparat, Wirbelsäule). Für den Frakturausschluss an Gelenken (Schulter, Ellenbogen, Hand, Hüfte, Knie, Fuß) ist eine biplanare Darstellung essenziell. Für die Diagnostik des Thorax und Abdomens sind die transaxialen Schichten in der Regel ausreichend, zusätzliche coronale und gelegentlich auch sagittale Reformationen sind für die Operationsplanung hilfreich – so z.B. beim Staging des Bronchialkarzinoms oder des Umgebungsbezugs komplexer Leberläsionen. Weitere Indikationen ergeben sich in der Diagnostik von Tumoren des Pankreas, der Nieren oder des Gastrointestinaltraktes: Generell ist die Darmdiagnostik mit ergänzenden coronalen Reformationen einfacher.

Interaktive Reformationen bieten sich bei komplexen Fragestellungen an, die nicht allein mit den axialen Schichten beantwortet werden können. Ein derartiges Vorgehen ist ein ideales primärdiagnostisches Instrument, hängt jedoch von den technischen Gegebenheiten der Befundungsworkstation ab. Grundvoraussetzung einer effizienten Arbeit sind Echtzeit-Interaktionen auch mit großen Datensätzen, die Vollbilddarstellung der reformatierten Bilder und intuitive Werkzeuge zur Bildbearbeitung. Besonders wichtig ist bei dünnen Datensätzen einer Multidetektor-CT die interaktive Wahl der Breite einer reformatierten Schicht, um Bildqualität und Bildrauschen optimal abzugleichen. Für die bessere anatomische Orientierung sind Referenzbilder in drei Ebenen sinnvoll (Tab. 4.**10**). Komplexe Prozesse sind mittels adaptierter Reformationen eindrucksvoller darstellbar, trotzdem sollte nicht auf die dickeren axialen Schichten verzichtet werden. Bei den derzeitig verfügbaren Workstations ist die Interaktionsgeschwindigkeit für reformatierte (angulierte) dickere Schichten inzwischen ausreichend, allerdings wird das Laden der Datensätze zum zeitlimitierenden Faktor.

Die *gekrümmten planaren Reformationen* (CPR) werden überwiegend in der Gefäßdarstellung mittels CT-Angiographie eingesetzt, erlauben eine optimale Beurteilbarkeit von Wandveränderungen und exzentrischen Plaques und sind daher Voraussetzung einer optimalen Beurteilung gekrümmter Gefäßsegmente (z.B. vor Interventionen). Die CPR ist für die Darstellung des Lumens z.B. peripherer Gefäße bezüglich Intimaverkalkungen wesentlich. Für zeiteffiziente Bildbearbeitung sind jedoch semiautomatisierte Techniken erforderlich. Eine coronale CPR hat sich zur Längsdarstellung des Sternums, der Wirbelsäule, der Trachea und des Larynx bewährt, findet des Weiteren Anwendung bei der CT-Choledochographie und CT-Pankreatikographie. Eine coronale CPR im Ureterverlauf erleichtert die Lokalisation von Konkrementen und deren Abgrenzung gegen Phlebolithen. Derartige Untersuchungen sind in der Regel aufwändig und zeitraubend, eine gewisse Erleichterung besteht dann, wenn sich die Kurve interaktiv korrigieren lässt.

Tab. 4.10 ⋯➔ *Workstation für CT: Voraussetzungen für optimale Nutzung der Multidetektor-CT*

- Rasches Laden großer Datenmengen
- Rasche Bearbeitung auch großer Datenmengen
- Interaktive Auswahl der Schichtdicke (Rauschunterdrückung)
- Interaktive Wahl der Schnittrichtung (mit dicken Schichten)
- Vollbilddarstellung reformierter Schichten
- Einfache und intuitive Arbeitswerkzeuge
- Gute interaktive Kontrolle der Darstellungsgeschwindigkeit
- Werkzeuge zur Projektion der aktuellen Anatomie auf alle 3 orthogonale Ebenen

3D-Rekonstruktion

Die *oberflächenschattierten Darstellungen* (Shaded-Surface-Display, SSD) sind inzwischen fast vollständig durch die qualitativ hochwertigen (= 512²-Matrix) Volumenrekonstruktionen verdrängt worden. Hauptanwendungsgebiet sind Frakturdiagnostik (speziell Azetabulum und Schulter) und komplexe CT-Angiographien (thorakale Aorta).

Die *Maximum-Intensity-Projektion* (MIP) ist ein hervorragendes Verfahren zur Darstellung selbst kleinerer Gefäße. Für große Gefäße und die Darstellung ihrer Nachbarschaftsbeziehungen sind Volumenrekonstruktionen sinnvoller. Mit (semi-)automatisierten Techniken der Knocheneliminierung wird Bildverarbeitung mittels MIP zeiteffizienter. Weiterhin lässt sich Zeit sparen, wenn die Bilder durch MTAs vorbereitet werden. Gleitende MIP-Rekonstruktionen mit einer Breite von 5 – 15 mm sind nach wie vor ein exzellentes Werkzeug zur Untersuchung der komplexen Anatomie kleiner Gefäße und für die verbesserte Detektion kleiner Lungenrundherde.

Die *Minimum-Intensity-Projektion* (MinIP) wird gelegentlich in der pulmonalen Diagnostik für die Darstellung lufthaltiger Räume des Tracheobronchialsystems oder Air Trapping eingesetzt. Für die bessere Abgrenzung des Pankreasganges sind 3 – 5 mm dicke MinIP sinnvoll.

Volumenrekonstruktionen (Volume-Rendering-Technique, VRT) haben die meisten anderen 3D-Bildbearbeitungsmodalitäten zurückgedrängt. Die VRT ist derzeit Standard für die schnelle Darstellung und Beurteilung von Gefäßerkrankungen mittels CTA. Häufig ist nur ein Minimum an Editieren für gute Ergebnisse notwendig. Die SSD wird von der VRT in der Frakturdiagnostik ersetzt. Die VRT wird hierbei mehr und mehr zum Standard. Zukünftig wird diese Technik möglicherweise auch die konventionelle axiale und multiplanare Bildgebung ersetzen, speziell wenn Dünnschichttechniken und Dichteeinstellungen ähnlich der konventionellen CT-Fensterung zum Einsatz kommen.

Spezielle Untersuchungstechniken

Quantitative CT (QCT)

Die quantitative CT dient primär der Bestimmung des Knochenmineralsalzgehaltes. Gewöhnlich erfolgt die Messung an den ersten 3 Lendenwirbeln, prinzipiell ist die Bestimmung der Knochendichte auch an anderen Wirbeln, an der HWS und am Femur möglich. Voraussetzung sind ein speziell kalibriertes Phantom und eine Auswerte-Software. Eine ausführliche Beschreibung findet sich in Kapitel 25 (Bewegungsapparat).

Dual-Energy-CT

Die Dual-Energy-CT (2-Spektren-Methode) macht sich die unterschiedlichen Massenschwächungskoeffizienten von Materialien hoher Ordnungszahl, wie Calcium, Jod oder Eisen, zunutze. Das Prinzip beruht darauf, dass die Energieabhängigkeit der Röntgenschwächung dieser Materialien unterschiedlich ist und zu verschiedenen CT-Werten in Abhängigkeit von der Röhrenspannung führt. Durch zwei (oder mehr) Datensätze, die mit unterschiedlicher effektiver Röntgenenergie gewonnen wurden, lässt sich die Energieabhängigkeit der Schwächung in jedem Voxel approximieren. Hieraus wiederum lässt sich der Anteil verschiedener Materialien berechnen (Basismaterialzerlegung).

Klinisch fand diese Methode in der Knochendichtemessung (DEQCT) und der Quantifizierung von Eisendepots in der Leber bei Hämosiderose- und Hämochromatose-Patienten Anwendung. Messfehler durch den Fettgehalt der Knochen oder der Leber ließen sich mit dieser Technik reduzieren. Gegenwärtig wird die Dual-Energy-CT wieder bei 64-Zeilen-Scannern und Dual-Source-Scannern diskutiert, insbesondere, um Verkalkungen in Gefäßwänden bei der CTA zu unterdrücken.

Die „*Nachbearbeitungstechnik*" ist nach wie vor an allen Scannern verfügbar. Sie basiert auf der Erstellung zweier aufeinander folgender CT-Schichten über einem interessierenden Gebiet mit jeweils unterschiedlicher Röhrenspannung (z.B. 80 kV und 140 kV). Weniger genau im Vergleich zur Basismaterialzerlegung erlaubt auch dieses Verfahren die Abschätzung des Lebereisens oder Kalksalzgehaltes mittels Messung der durchschnittlichen CT-Werte in einer ROI mit unterschiedlicher Röhrenspannung. Sofern eine ausreichend große ROI gewählt wird ($> 1\,\text{cm}^2$), benötigt diese Untersuchung eine nur geringe Dosis.

Die Messwertdifferenz ΔCT ist annähernd proportional zum Kalksalz- oder Eisengehalt. Für die Abschätzung des Lebereisens reicht dieses Verfahren in der Regel aus.

Zur Korrektur des Fettfehlers bei Bestimmung des Kalksalzgehalts im Knochen ist eine Eichung mittels eines Eichphantoms erforderlich. Hierfür existieren Calciumhydroxyapatit-haltige Feststoffeichkörper oder entsprechende Eichlösungen. Für die Fettkorrektur ist die Absorptionsdifferenz im Fettgewebe zu bestimmen, was entweder durch direkte Messung an identischer Stelle im subkutanen oder peritonealen Fettgewebe oder anhand einer standardisierten Ethanollösung erfolgt. Die Korrektur anhand der Alkohollösung ist dabei weniger genau, da deren atomare Zusammensetzung nicht mit dem Fett übereinstimmt. Die Mineralkonzentration C_m in der Auswerteregion errechnet sich aus der Konzentration c des Eichmaterials und den CT-Wert-Differenzen ΔCT für die Auswerteregion, ΔCT_M für das Eichmaterial und ΔCT_F für das Fettgewebe nach folgender Formel:

$$C_m = c \times (\Delta CT - \Delta CT_F)/(\Delta CT_M - \Delta CT_F)$$

Bei dieser Auswertung ist die exakte Bestimmung von ΔCT_F wichtig, da sonst Messfehler auftreten, die das Verfahren wertlos machen. Generell ist die Reproduzierbarkeit der Messwerte deutlich geringer als bei konventionellen (Single-Energie-)CT-Messungen, da aufgrund der Differenzbildung statistische Messwertschwankungen stark ins Gewicht fallen. Der hohe Aufwand der Methode rechtfertigt sich daher nur in Ausnahmefällen.

5 Strahlendosis und Bildqualität

M. Prokop, G. Stamm

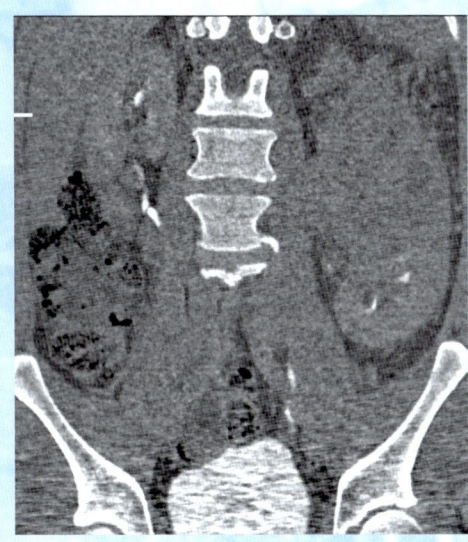

Die Absolutwerte der Strahlenexposition einer CT-Untersuchung werden entscheidend beeinflusst von den Scanparametern, der Charakteristik des CT-Systems und dem Patienten selbst. Die Dosis ist im Vergleich mit konventionellen Röntgenuntersuchungen einer identischen anatomischen Region um das 5- bis 100fache höher. Dies verdeutlicht die Notwendigkeit einer patientenbezogenen Anpassung von Untersuchungsparametern. Von den zahlreichen Größen zur Beschreibung der Strahlenexposition haben sich international 3 grundlegende Werte durchgesetzt: der volumenbezogene CT-Dosisindex (CTDI$_{vol}$) als Maß für die lokale Exposition, das Dosislängenprodukt (DLP) als Maß für die integrale Strahlenexposition und die effektive Dosis (E) als Maß für das Strahlenrisiko.

Wichtige Dosisparameter

Volumenbezogener CT-Dosisindex (CTDI$_{vol}$)

Der volumenbezogene CT-Dosisindex (CTDI$_{vol}$) beschreibt die *durchschnittliche lokale Dosis* für den Patienten innerhalb des Untersuchungsvolumens in mGy (Milli-Gray). Die Daten sind für Untersuchungen am Körperstamm (gemessen an einem 32-cm-PMMA-Phantom) und Untersuchungen im Kopf-Hals-Bereich (16-cm-PMMA-Phantom) unterschiedlich. Der CTDI$_{vol}$ ist ein Maß für die durchschnittliche lokale Dosis einer CT-Untersuchung innerhalb einer axialen Schicht in diesem Phantom (konventionell Schicht für Schicht, Spirale oder Multidetektor-CT).

> Der CTDI$_{vol}$ ist ein einfach zu handhabender Dosisindikator, da er auf der Bedienoberfläche moderner CT-Systeme *direkt angezeigt* wird und damit eine unmittelbare Abschätzung der Patientendosis gestattet. Innerhalb der EU ist diese Angabe gefordert, außerhalb der EU bieten einige Hersteller die Anzeige des CTDI$_{vol}$ nur auf Anfrage an. Anhand des CTDI$_{vol}$ ist ein direkter Vergleich der Strahlenexposition sowohl herstellerabhängig als auch in Bezug auf die einstellbaren Scanparameter möglich. Der Einfluss von Pitch, mAs, kVp, Filterung und anderer gerätespezifischer Parameter wird unmittelbar wiedergegeben. Allerdings stellt dieser Wert kein Maß für die individuelle Strahlenexposition des Patienten dar, sondern ist vielmehr ein Dosisindikator für die jeweilige Untersuchung an einem bestimmten CT-Gerät.

Der CTDI$_{vol}$ leitet sich aus der direkten Messgröße am CT, dem CT-Dosisindex (CTDI), ab. Dieser ist definiert als Integral unter dem Dosisprofil D(z) einer CT-Schicht:

$$CTDI = \frac{1}{N \times SC} \times \int D(z)dz$$

Die CTDI-Messung erfolgt an unterschiedlichen Positionen in einem Körper- (32 cm Durchmesser) oder Kopfphantom (16 cm Durchmesser) aus Plexiglas. Dabei wird die Streuung im Patienten durch das Phantom angenähert. Das Dosisprofil ist durch die Strahlendivergenz und Streuung deutlich breiter als die Schichtkollimation (Abb. 5.1 a). Bei der Untersuchung einer ganzen Körperregion erhöhen die Streustrahlungsanteile benachbarter Schichten damit die lokale Dosis einer bestimmten Schicht (Abb. 5.1 b). Theoretisch müsste die CTDI-Messung den gesamten Verlauf des Dosisprofils erfassen, was in der Regel jedoch nicht praktikabel ist. Deshalb wird die Messung auf eine definierte Länge eingegrenzt: Der Index 100 in der Messgröße CTDI$_{100}$ beschreibt die Messung über eine Messstrecke von 100 mm. Der CTDI$_W$ (gewichteter CTDI) repräsentiert eine durchschnittliche Strahlendosis entlang des Phantomdurchmessers (bei Körperuntersuchungen können die Messungen im Zentrum und in der Peripherie um den Faktor 2 differieren) und wird mit 100 mm langen Ionisationskammern gemessen, die in verschiedene Bohrungen des jeweiligen Phantoms platziert werden (Abb. 5.2 a). Anschließend wird der CTDI$_W$ aus der Messung im Zentrum (CTDI$_c$) und den 4 Messungen in der Peripherie (CTDI$_p$), jeweils 1 cm unter der Phantomoberfläche, berechnet:

$$CTDI_W = \frac{1}{3} CTDI_c + \frac{2}{3} CTDI_p$$

Innerhalb des Volumens eines kontinuierlichen Scans ist der CTDI$_W$ ein repräsentativer Wert der durchschnittlichen Strahlenexposition. Um dies auf diskontinuierliche Scans oder Spiralen mit einem Pitch ungleich 1 zu übertragen, muss der CTDI$_W$

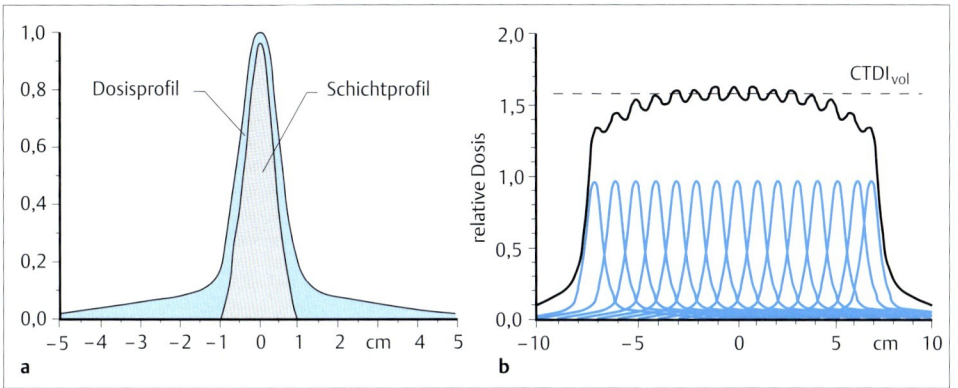

Abb. 5.1 **Dosisprofil eines Einzeilensystems.**

a Die Fläche unter der Kurve beschreibt den CT-Dosis-index (CTDI).

b Die Akquisition mehrerer aufeinander folgender Schichten erhöht die lokale Dosis auf Grund der Streustrahlungsanteile aus den Nachbarschichten. Die maximale Dosis im Zentrum des Scanvolumens entspricht dem volumenbezogenen CT-Dosisindex ($CTDI_{vol}$), sofern das abgetastete Volumen groß genug und ein relatives Plateau erreicht ist.

durch den Pitch-Faktor P [$=TF/(N \times SC)$] korrigiert werden und heißt dann Volumen-CTDI ($CTDI_{vol}$):

$$CTDI_{vol} = CTDI_W/P$$

Der $CTDI_{vol}$ ist damit ein Mittelwert in der Schichtebene (x- und y-Achse) und entlang der Scanlänge (z-Achse). Da die Schwächungsverhältnisse im Patienten naturgemäß nicht mit den idealisierten Pa-

rametern der Phantome übereinstimmen, unterscheidet sich die reale lokale Dosis unter Umständen vom $CTDI_{vol}$ (Abb. 5.**2 b**). Beim kräftigen Patienten wird mehr Strahlung in der Peripherie absorbiert, so dass die Dosis im Zentrum geringer ist als beim schlanken Patienten (vorausgesetzt, die Scanparameter sind identisch). Da die Strahlung in einem dickeren Patienten auch eine höhere Schwächung erfährt, wird als Konsequenz die mittlere Do-

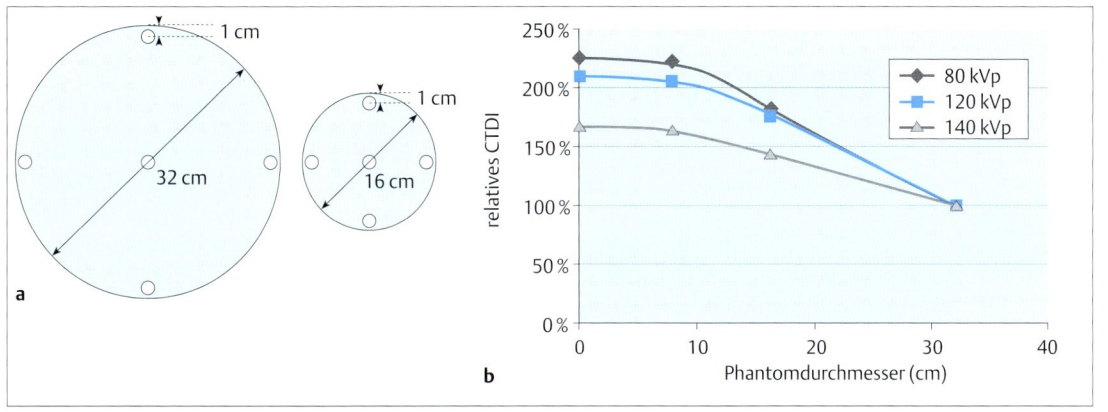

Abb. 5.2 **CTDI und CTDI$_w$.**

a Die Messung des CT-Dosisindex (CTDI) erfolgt im Zentrum ($CTDI_c$) und 1 cm unter der Oberfläche ($CTDI_p$) eines zylindrischen Plexiglasphantoms, Durchmesser für Körpersimulation 32 cm, für Kopf 16 cm.

b Der $CTDI_w$ nimmt mit zunehmendem Phantomdurchmesser ab, d. h. die reale Durchschnittsdosis für Kinder und schlanke Patienten wird unterschätzt.

sis innerhalb des Untersuchungsvolumens bei gleichen Scanparametern bei sehr adipösen Patienten geringer sein als vom CTDI$_{vol}$ angezeigt, während für schlanke Patienten oder Organe mit geringer Schwächung (Hals, Thorax) das Gegenteil gilt.

> Auch wenn der CTDI$_{vol}$ zum Vergleich der Untersuchungsprotokolle sehr gut geeignet ist, so unterschätzt er bei Kindern und schlanken Patienten die Dosis innerhalb des Scanvolumens und überschätzt sie bei adipösen Patienten. Einige Hersteller korrigieren deshalb bei Kindern den CTDI$_{vol}$ in Abhängigkeit vom Untersuchungsprotokoll oder FOV, was den Vergleich mit anderen Herstellern erschwert.

Dosislängenprodukt (DLP)

Das Dosislängenprodukt DLP misst die *kumulative oder integrale Dosis* (totale Energie), der ein Patient ausgesetzt wird, in mGy×cm. Dabei wird nicht nur die mittlere Dosis (CTDI$_{vol}$) im Untersuchungsvolumen berücksichtigt, sondern auch dessen Scanlänge L:

$$DLP = CTDI_{vol} \times L$$

> Die DLP trägt der Überlegung Rechnung, dass die Dosis einer auf den Oberbauch begrenzten Untersuchung geringer sein muss als die einer Untersuchung des gesamten Abdomens einschließlich Becken, selbst bei konstantem CTDI$_{vol}$.

In der konventionellen sequenziellen CT ist die Scanlänge L die Summe aller Schichtkollimationen (z.B. 25×1 mm für HRCT = 25 mm). In der Spiraltechnik lässt sich die Scanlänge L aus der Differenz der Tischposition des ersten und letzten Scans berechnen, allerdings gibt es beim Spiral- und Multidetektor-CT ein „Overranging" der Daten für die Interpolation der ersten und letzten Schicht des Untersuchungsabschnittes. Dies ist herstellerabhängig etwas unterschiedlich, generell sollte eine halbe Umdrehung am Beginn und eine weitere halbe Umdrehung am Ende der Untersuchung der Strahlenexposition zugerechnet werden, so dass die zu für die Strahlenexposition des Patienten zu berücksichtigende Scanlänge *einen Tischvorschub mehr* beträgt.

> - Bei schnellen Spiralakquisitionen ist die Dosis durch das Overranging am Beginn und am Ende des Scans erhöht.
> - Diese Dosissteigerung ist bei N ≥ 16 und kurzen Scanabschnitten besonders hoch (Kinder).

Effektive Dosis (E)

Das *Strahlenrisiko* des Patienten lässt sich durch die effektive Dosis E (Einheit mSv = Milli-Sievert) abschätzen. Anhand eines mathematischen Modells, das organ- und regionsabhängige Faktoren entlang der z-Achse berechnet, wird die effektive Dosis für einen standardisierten männlichen oder weiblichen Patienten definiert. Derzeit existiert eine Reihe von Programmen, die eine Vielzahl unterschiedlicher CT-Geräte und Organsysteme in diese Berechnung einbeziehen. Bei adäquater Wichtung anhand des Konversionsfaktors nach ICRP-60 ist die jeweilige Berechnung der Organdosis und damit der effektiven Dosis E möglich.

Grundlage der Berechnungen von Konversionsfaktoren auf der Basis von „E" bilden standardisierte „mathematische" Phantome, welche die anatomischen Daten für Männer und Frauen altersabhängig vom Säuglings- bis Erwachsenenalter individuell festlegen. In der Praxis werden in der Regel die Werte des „70-kg-Standard-Erwachsenen" genutzt, was naturgemäß das Strahlenrisiko für Kinder und asthenische Patienten unter- und das von adipösen Patienten überschätzt.

> Zusätzlich zum Größenfaktor besitzen Kinder eine altersabhängig doppelt bis dreifach erhöhte Strahlensensitivität im Vergleich zum Erwachsenen.

Tab. 5.1 ⋯⟶ *Die effektive Dosis E lässt sich als Perzentile des CTDI$_{Vol}$ oder unter Berücksichtigung eines Umrechnungsfaktors für das DLP$_w$ für jeden Scanabschnitt abschätzen. Die angegebenen Werte leiten sich aus Daten einer deutschen Studie von über 800 Instituten (Galanski und Stamm) und aus den Daten für den Standardpatienten nach EU-Report 16262 EN ab. Die Werte beziehen sich explizit nur auf den Standardpatienten. Zur Abschätzung der effektiven Dosis ist bei Veränderung der Scanlänge die DLP, bei differentem Gewicht der CTDI$_{Vol}$ besser geeignet*

Region		Umrechnungsfaktor zur Abschätzung der effektiven Dosis E		
	Scanlänge	E/CTDI$_{Vol}$	E/DLP	E/DLP (EU)
Hals	20 cm	20 %	0,0090	0,0054
Thorax	30 cm	42 %	0,015	0,017
Leber	20 cm	32 %	0,018	0,012
Becken	20 cm	41 %	0,017	0,019
Abdomen + Becken	40 cm	73 %	0,017	0,015
Thorax + Abdomen	60 cm	96 %	0,016	0,016

L = Scanlänge; E = effektive Dosis (mSv); CTDI$_{Vol}$ = volumenbezogener CT-Dosisindex (mGy); DLP = Dosislängenprodukt (mGy × cm); EU = Daten der EU-Studie 16262; alle anderen Daten von Stamm, 2001

Eine weniger rechenintensive, aber immer noch robuste Methode der Abschätzung von „E" basiert auf dem DLP. Dabei werden nicht die jeweiligen Organdosen berechnet, sondern der Untersuchungsregion (Kopf, Thorax etc.) wird ein mittlerer Umrechnungsfaktor von DLP zu E zugeordnet. Da auch diese Berechnungen auf der standardisierten Patientengröße beruhen, kommt es für adipöse oder asthenische Patienten ebenfalls zu einer Fehleinschätzung von „E" anhand des DLP (unter Voraussetzung eines identischen CTDI$_{vol}$). In diesen Fällen wäre es sinnvoll, die Umrechnungsfaktoren mit Hilfe des CTDI$_{vol}$ anzugleichen (Tab. 5.1).

Jede Methode der Kalkulation einer effektiven Dosis stellt nur eine Schätzung dar. Auch unter Einschluss verschiedener Korrekturfaktoren ist die detaillierte Berechnung für den individuellen Patienten noch nicht möglich. Die mittels CTDI$_{vol}$ abgeschätzte effektive Dosis ist deshalb eher als Risikoindex einer bestimmten Untersuchung am jeweiligen CT-Gerät zu betrachten denn als individuelles Strahlenrisiko des jeweiligen Patienten.

Das letale Risiko eines strahleninduzierten Karzinoms wurde durch Extrapolation von Daten beruflich strahlenexponierter Personen, aus Strahlenunfällen und den Überlebenden aus Hiroshima und Nagasaki anhand der BEIR-V- und ICRP-60-Daten berechnet. Viele dieser Daten beruhen auf hohen Dosen bzw. Dosisleistungen, weshalb die Risiken diagnostischer Strahlenanwendungen (mit vergleichsweise geringen Expositionsraten) extrapoliert werden müssen. Es ist extrem schwierig, ein zusätzliches Risiko diagnostischer Dosen zu definieren, da hereditäre und Umwelteinflüsse einen wesentlich stärkeren Einfluss ausüben. Derzeit gilt: Das strahleninduzierte Risiko pro mSv beträgt ca. 0,5 pro 10.000 Personen, während das allgemeine Risiko einer tödlichen Krebserkrankung bei etwa 3.000 pro 10.000 Personen oder 30% liegt.

Da die Sensitivität für ionisierende Strahlung altersabhängig ist (Tab. 5.2), sind die Risiken für Uterus und Embryo bei Schwangeren gesondert zu berücksichtigen (ausführlich diskutiert in Kapitel 20, „Weibliches Becken").

Tab. 5.2 ⋯⟶ *Rechnerisch ermitteltes letales Risiko eines strahleninduzierten Karzinoms (IRCP 60); letztlich ist eine statistische Signifikanz bei effektiven Dosen unter 20 mSv nicht gegeben*

Alter	Letales Risiko pro mSv
Kind (0–10 Jahre)	14/100000
Jugendlicher (10–20 Jahre)	18/100000
Erwachsener (20–30 Jahre)	7,5/100000
Erwachsener (30–40 Jahre)	3,5/100000
Erwachsener (60 Jahre)	2,0/100000
Erwachsener (80 Jahre)	1,0/100000
Durchschnitt	5,0/100000

Andere Dosismessungen

Neben den drei beschriebenen etablierten, praktischen Dosismessmethoden gibt es noch eine Reihe weiterer Verfahren.

Der *CTDI_{FDA}* war die erste einheitlich verfügbare Messgröße der Strahlenexposition in der CT und wird derzeit noch von einigen Herstellern verwendet. Die Definition entspricht dem $CTDI_{100}$ (s. oben), basiert jedoch auf einer Messstrecke von 14 aufeinander folgenden Schichten statt auf der festen Länge von 100 mm. Der Unterschied zwischen dem $CTDI_{FDA}$ und dem $CTDI_{100}$ ist für größere Kollimationen (= 7 mm) zu vernachlässigen, bei engeren Kollimationen (= 5 mm) am Einzeilen- oder Multidetektor-CT unterschätzt der $CTDI_{FDA}$ die Dosis jedoch signifikant. Sofern der Hersteller sowohl den $CTDI_{FDA}$ als auch den $CTDI_{100}$ angibt, sollten die Werte an einer dünnen und dicken Schichtkollimation verglichen werden: Mit reduzierter Schichtdicke verringert sich der $CTDI_{FDA}$, der $CTDI_{100}$ bleibt konstant oder erhöht sich geringfügig.

Die *mittlere Multidetektordosis (MSAD = multiple slice average dose)* beschreibt die mittlere Dosis innerhalb einer Untersuchungsregion bei mehreren aufeinander folgenden Schichten (vgl. Abb. 5.**1 b**). Vom Ansatz her ist der $CTDI_{100}$ identisch zur MSAD, sofern die 100 mm große Ionisationskammer das gesamte Dosisprofil inklusive der Beiträge durch die Ausläufer erfasst.

Der *CTDI_{air}* (Dosis der freien Luft) beschreibt die Dosis im Zentrum der Gantry ohne jegliche Absorption. Da für die Messung kein Phantom gebraucht wird, ist die Bestimmung einfacher als beim gewichteten CTDI. In einigen europäischen Ländern (darunter Deutschland) wurden Richtwerte auf Basis dieser Messgröße vorgeschrieben. Da dabei jedoch der Einfluss der Strahlenqualität (Energiespektrum des Röntgenstrahls, Vorfilterung) und der Gerätegeometrie (Abstand vom Strahlenfokus zur Gantry-Mitte) auf die Schwächung im durchstrahlten Körper außer Acht gelassen wird, ist das Verhältnis zwischen $CTDI_{air}$ und dem CTDI in einem realen Körper stark von der Gerätekonfiguration und vom Hersteller abhängig und damit für die klinische Praxis unbrauchbar. Eine gewisse Bedeutung kommt diesem Wert allerdings als Basisparameter für mathematische Modelle zur Berechnung der Organ- oder effektiven Dosis zu.

Die *Organdosis* beschreibt die mittlere Dosis für ein definiertes Organ in mSv. In Abhängigkeit von der Dicke der axialen Schicht und der Lokalisation des Organs relativ zur Körperoberfläche kann diese nach einer Korrektur der Einflüsse durch den Pitch-Faktor anhand der $CTDI_c$-, $CTDI_p$- und $CTDI_w$-Werte abgeschätzt werden. Für genauere Dosisberechnungen am „Standard"-Patienten (männlich, weiblich, Kind unterschiedlichen Alters) gibt es entsprechende Rechenprogramme.

Die *Hauteintrittsdosis* (ESE) misst die Dosis an der Hautoberfläche, ist jedoch kein guter Parameter zur Abschätzung der Körperdosis, da sie stark von der Gerätegeometrie und dem Energiespektrum des Röntgenstrahls abhängt. Identische ESE-Werte können zu deutlich unterschiedlichen $CTDI_{vol}$ führen (Faktor 2 und mehr).

Die *Energieabsorption* ist die physikalisch korrekte Messung der Strahlenexposition. Sie beschreibt die Energie der Strahlung, die im Körper oder Organ verbleibt. Die Bestimmung ist wesentlich komplexer als die Abschätzung des CTDI und für den praktischen Gebrauch nicht geeignet.

Andere Messungen, wie das *Luft-Kerma* (K) sind für die Dosimetrie von Bedeutung. Um das Luft-Kerma in eine absorbierte Dosis (in mGy) in einem speziellen Material umzurechnen, bedarf es einer entsprechenden Kalibrierung, die an einigen Messgeräten automatisch verfügbar ist.

Richtlinien

Unabhängig von lokalen Bestimmungen haben sich sowohl in den USA als auch im europäischen Raum spezielle Richtlinien durchgesetzt.

Die europäischen Richtlinien für die Qualitätssicherung in der Computertomographie EUR 16 262 definieren Maximalwerte für den $CTDI_{vol}$ und das DLP, die nur im klinisch begründeten Fall überschritten werden sollten (Tab. 5.**3**). Diese Dosisgrenzen wurden von einer britischen Arbeitsgruppe in den späten 80er Jahren festgelegt und repräsentieren die 75-Perzentile der Werte aller teilnehmenden Institute. In den späten 90er Jahren wurden ähnliche Studien in Deutschland, der Schweiz und in Österreich erstellt, die aufgrund der modernen Spiralscanner wesentlich geringere Werte ermittelten (Tab. 5.**3**). Die derzeitigen Richtwerte werden in

Tab. 5.3 ⇢ *Durchschnittliche Expositionsdosen aus Datenübersichten verschiedener Länder im Vergleich mit EU-Richtlinien*

	CTDI$_W$ (mGy)			DLP (mGy × cm)				E (mSv)		
	D	A	EU	D	A	S	EU	D	A	S
Larynx	38	33	–	603	638	390	–	2,4	2,4	3,4
Thorax	18	15	30	415	326	590	650	6,4	4,7	9
Thorax (HR)	–	30	35	–	96	–	280	–	1,5	–
Leber	21	16	–	327	321	780	–	5,9	5,9	13
Nieren	21	17	–	327	383	277	–	5,9	6,2	4,8
Abdomen	21	15	45	748	469	580	780	12,9	8,6	10

D = Übersicht aus 800 Instituten in Deutschland (Galanski 2001)
A = Übersicht aus 15 österreichischen Einrichtungen (Novotny 2002, persönliche Mitteilung)
S = Schweizer Studie aus 6 Einrichtungen (Aroua 2000)
EU = EU-Richtlinie 16262

Zukunft weiter angepasst und überarbeitet werden (in Deutschland vom Bundesamt für Strahlenschutz), ähnliche Projekte starten derzeit auch in den USA.

Die empfohlenen Dosisrichtlinien (CTDI$_{vol}$) in diesem Buch (vgl. Tab. 5.7) sind das Resultat zahlreicher persönlicher Erfahrungen, müssen jedoch an die lokalen Gegebenheiten (für Dosis und Bildqualität) und an die Patienten individuell angepasst werden. Der empfohlene CTDI$_{vol}$ bezieht sich auf den standardisierten 1,70 m großen und 70 kg schweren schlanken Patienten. Bei adipösen Patienten muss der CTDI mitunter um den Faktor 3 oder mehr erhöht werden, da die Schwächung des Röntgenstrahls sich alle 4–6 cm an zusätzlichem Gewebe-/Körperdurchmesser verdoppelt (s. unten). Richtlinien für eine (unbeabsichtigte) Strahlenexposition schwangerer Patientinnen werden in Kapitel 20 (Weibliches Becken) diskutiert.

Gerätetechnologie

Die Gerätetechnologie beeinflusst das Bildrauschen und die Bildqualität bei gegebener Strahlenexposition maßgeblich. Die folgenden Abschnitte behandeln die wichtigsten Einflussfaktoren auf die Patientenexposition ebenso wie Techniken zur Dosisreduktion.

Scanner-Geometrie

Die Scanner-Geometrie bestimmt die Patientenexposition (CTDI) bei vorgegebener mAs-Einstellung. Mit schnellerer Röhrenrotation nehmen die Zentrifugalkräfte an der Röhre proportional mit dem Abstand der Röhre vom Isozentrum der Rotation zu. Aus diesem Grund ist bei den modernen Geräten die Röhre näher an der Rotationsachse (Abb. 5.3). Bei vorgegebener fester mAs-Einstellung wird damit die Patientenexposition, speziell die Hauteintrittsdosis, signifikant erhöht.

Dieses Phänomen führt zu einer potenziellen Fehleinschätzung: Bei identischer mAs-Einstellung ist die Patientenexposition aufgrund der veränderten Gerätegeometrie an modernen Geräten – auch bei identischem Hersteller – ungleich höher, verglichen mit deren Vorgängern (z.B. beim Vergleich zwischen einem GE LightSpeed mit einem GE HiSpeed). Aus diesem Grund empfehlen die Hersteller, die mAs-Einstellung anhand des CTDI$_{vol}$ abzugleichen.

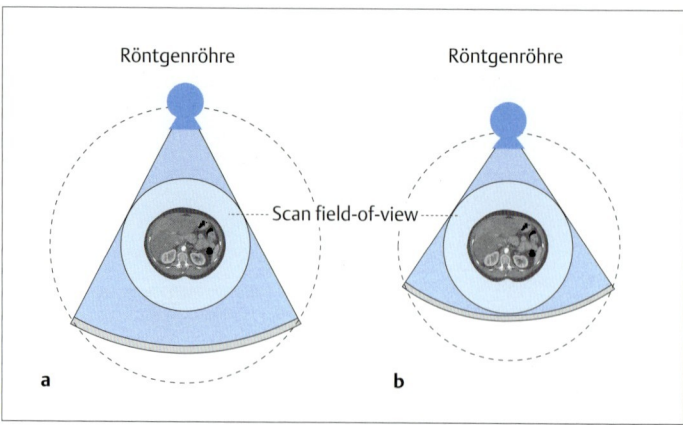

Abb. 5.3 **Scanner-Geometrie.**

a Mit größerem Abstand zwischen dem Isozentrum der Rotation und der Strahlenquelle steigen die Zentrifugalkräfte an der Röntgenröhre.

b Ein kurzer Abstand erhöht die Patientendosis und das Detektorsignal bei gleich bleibender mAs-Einstellung. Die Oberflächendosis steigt dabei am deutlichsten.

Fokal Spot Tracking

Bei schneller Röhrenrotation verursachen die Zentrifugalkräfte während des Scans leichte Veränderungen in der Position des Röhrenfokus. Dies kann durch eine moderate Verbreiterung der Kollimation vor dem Patienten („Overbeaming") ausgeglichen werden. Derartige Techniken wurden in den ersten Multidetektorsystemen eingesetzt, führten jedoch im Vergleich zu den Einzeilengeräten zu einer signifikanten Dosiserhöhung, insbesondere beim Einsatz dünner Schichtkollimationen. Die Korrektur der Fokusabweichung durch gezielte Anpassung der Kollimatoreinstellungen (Fokal Spot Tracking) hält die Dosis am Detektor konstant ohne die Patientenexposition zu erhöhen. Dies ist derzeit Stand der Technik bei Multidetektorsystemen.

Geometrische Effizienz

Die geometrische Effizienz eines Detektors entspricht der Menge der Strahlung, die vom Detektor registriert wird, im Verhältnis zur Strahlung, die aus dem Patienten austritt.

Diese geometrische Effizienz hängt zum einen von der Breite, der räumlichen Orientierung und der Absorption der Grenzschichten zwischen den Detektorelementen ab. Diese Septen sind notwendig, um eine gegenseitige Beeinflussung der Signale („cross-talking" = Übersprechen) zwischen benachbarten Detektorelementen zu verhindern und Streustrahlung zu absorbieren. Die Scanner der 3. Generation haben gegenüber denen der 4. Generation den Vorteil, dass deren Kollimatoren auf den Strahlenfokus und nicht auf das Zentrum der Schicht zentriert sind. Bei Multidetektorsystemen verringert die größere Anzahl strahlenundurchlässiger Septen die geometrische Effizienz geringfügig, insbesondere wenn Matrixdetektoren mit breiter Schichtkollimation zum Einsatz kommen. Strahlendurchlässige Septen wahren die geometrische Effizienz, sind jedoch anfälliger gegen Streustrahlung.

Zum zweiten hängt die geometrische Effizienz von der Weite des Dosisprofils (in z-Richtung) relativ zur gesamten Breite der Detektorelemente ab. Bei Einzeilen- und Zweizeilensystemen gibt es in der Regel keine dem Patienten nachgeschaltete Kollimation („post patient collimation"), d.h. dass die gesamte Strahlung, die den Patienten verlässt, auch vom Detektor erfasst wird (Abb. 5.4a). Beim Multidetektor-CT ist der Detektor in 4 oder mehr aktive Detektorreihen unterteilt. Damit das Dosisprofil über alle aktiven Detektorkanäle näherungsweise konstant bleibt und auch die in z-Richtung äußeren Reihen die gleiche Strahlenmenge „sehen" wie die inneren, muss das Dosisprofil insgesamt aufgeweitet werden. Die dazu notwendige breitere röhrenseitige Kollimation (Abb. 5.4b) verringert entsprechend die Dosiseffizienz, da der Kurvenabschnitt des Dosisprofils, der der Penumbra entspricht, nicht

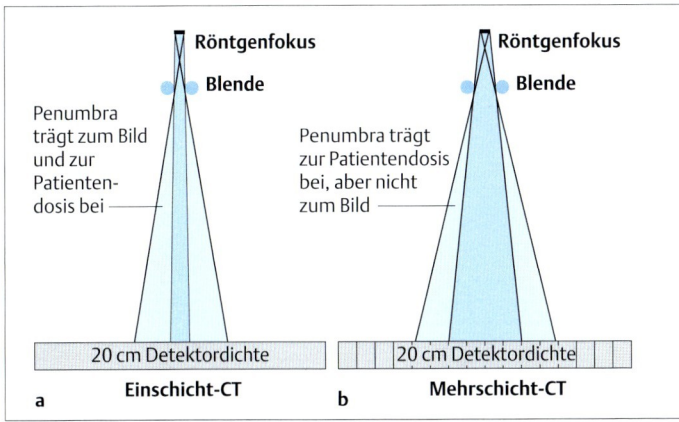

Abb. 5.4 **Penumbra bei Einzeilen- und Multidetektorsystemen.**

a Die Penumbra (Halbschatten) des Röntgenstrahls wird durch die endliche Größe des Röntgenfokus bestimmt. An Einzeilen- und Zweizeilensystemen wird sie vollständig ausgenutzt.

b An Multidetektorsystemen wird die Penumbra für die Bildgebung nicht genutzt.

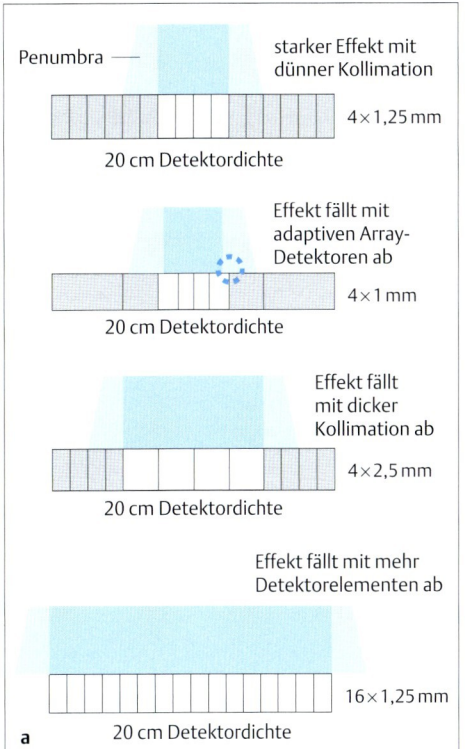

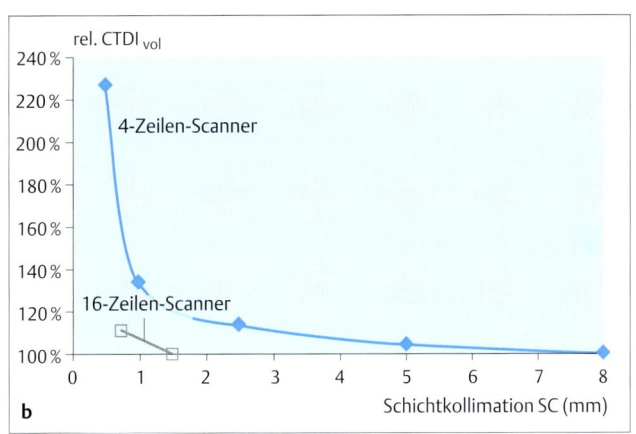

Abb. 5.5 **Geometrische Effizienz eines Detektors.**

a Die geometrische Effizienz eines Detektorsystems wird bestimmt durch das Verhältnis der ausgeblendeten Strahlung (Penumbra) zu der Strahlung, die vom Detektor erfasst wird.

b Die geometrische Effizienz nimmt mit dünneren Schichten ab und steigt mit zunehmender Zahl an Detektorreihen an. Deshalb ist der CTDI für dünne Kollimationen eines 4-Zeilers signifikant erhöht, während für $N \geq 16$ dieser Effekt weniger relevant ist.

für die Bildgebung genutzt wird. Die absolute Breite der Penumbra und damit deren zusätzliche Strahlenexposition ist unabhängig von der Kollimation, so dass der relative Anteil der Penumbra am gesamten Dosisprofil umso größer wird, je dünner die Kollimation ($N \times SC$) gewählt wurde. Damit reduziert sich die geometrische Effizienz dramatisch und der CTDI steigt an (Abb. 5.**5b**). Wie aus Abb. 5.**5b** ersichtlich, ist der Effekt bei einer Detektorkonfiguration von $2 \times 0{,}5$ mm am ausgeprägtesten und verringert sich leicht mit einer $4 \times 0{,}5$-mm-Kollimation. Bei einer Schichtanzahl $N \geq 16$ ist dieser Effekt zu vernachlässigen.

Detektoreffizienz

Szintillationsdetektoren (Festkörperdetektoren) haben im Vergleich zu Xenon-Detektoren (Gasdetektoren) eine 20- bis 30%ig höhere Empfindlichkeit und benötigen daher für die gleiche Bildqualität entsprechend weniger Dosis. Da die Quantenausbeute außerdem von den Vorfiltern, dem Detektordesign, der Detektorelektronik und der Scanner-Geometrie abhängig ist, werden diese Unterschiede zwischen den Detektortypen tendenziell wieder aufgehoben.

Elektronisches Rauschen

Die Elektronik des Detektorsystems (Signalverstärkers) erzeugt ein konstantes Rauschen, das von der einfallenden Strahlendosis unabhängig ist (Abb. 5.**6**, vgl. auch Abb. 7.**44**). Das Quantenrauschen wiederum nimmt mit der Detektordosis zu. Diese Zunahme ist jedoch generell geringer als die gleichzeitige Zunahme des Detektorsignals (quadratische Abhängigkeit). Bei einem hohen Detektorsignal ist das elektronische Rauschen im Vergleich zum Quantenrauschen verschwindend gering, bei abnehmendem Detektorsignal kommt es allerdings in die gleiche Größenordnung und trägt erheblich zum Rauscheindruck im resultierenden CT-Bild bei. Je geringer das Detektorsignal, desto entscheidender wird also die Rolle der Elektronik. Dieser Effekt ist insbesondere bei adipösen Patienten, bei Niedrigdosis- und Dünnschichtuntersuchungen von Bedeutung. An Multidetektorsystemen, die routinemäßig mit einer Dünnschichtkollimation arbeiten, ist es daher besonders wichtig, die Dosisanforderungen individuell an adipöse Patienten anzupassen (vgl. Abb. 7.**33**).

Neuere elektronische Bausteine der Multidetektorsysteme verursachen ein signifikant geringeres Rauschen, verglichen mit den älteren Ein- und Vierschichtsystemen (Abb. 5.**6**), und erlauben damit Dünnschichtprotokolle mit geringeren Dosiseinstellungen.

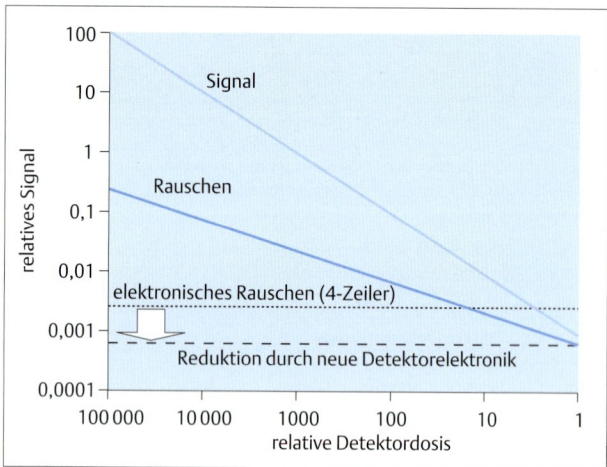

Abb. 5.6 **Elektronisches Rauschen.** Das elektronische Rauschen limitiert Niedrigdosisanwendungen und Darstellungen in Dünnschichttechnik. Wird es höher als das Quantenrauschen, so dominiert es das CT-Bild. Neuere Detektorelektronik – speziell an 16-Zeilern – reduziert das elektronische Rauschen merklich, so dass Dünnschichtanwendungen auch bei geringer Dosis möglich werden.

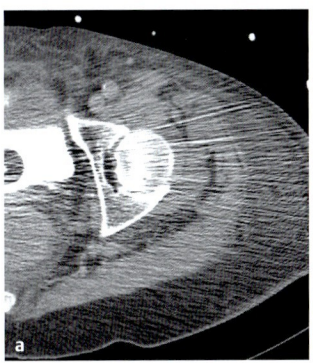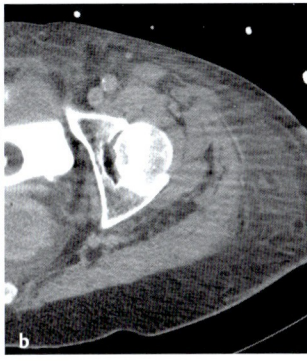

Abb. 5.7 **Rauschfilter.**
Rauschfilter mitteln selektiv die Rohdaten aus Projektionen mit niedrigem Detektorsignal und entsprechend hohem Rauschpegel.
a Bild ohne Rauschfilterung.
b Im Vergleich dazu zeigt ein gefiltertes Bild weniger Rauschen und Streifenartefakte.

Rauschfilter

Die meisten Hersteller nutzen derzeit Filtersysteme an ihren CT-Scannern, die die Einflüsse von geringen Signalen an den einzelnen Detektorelementen (und damit das erhöhte Bildrauschen) minimieren. Das Prinzip beruht auf einer Mittelung der Rohdaten des Signals von benachbarten Detektoren, sofern am aktuellen Detektor das Signal zu schwach ist. Die Mittelung über n Detektorelemente hat den gleichen Effekt wie eine „lokale" Erhöhung der Detektordosis um den Faktor n. Da meistens nur wenige Detektorelemente pro Projektionswinkel ein geringes Signal empfangen (z. B. die zentralen Elemente, die die Wirbelsäule abdecken), beeinflusst diese Mittelung nur einen kleinen Teil aller Projektionsdaten, so dass die Ortsauflösung in der Schichtebene nur minimal beeinträchtigt wird.

Modernere dreidimensionale Rohdatenfilter nutzen eine dreidimensionale Wichtungsfunktion, die bei geringem Signaleinfall eine lokale Mittelung der Daten von Nachbarelementen, der Daten aus gleichen Projektionswinkeln und auch entlang der z-Achse durchführt. Derartige Techniken führen zu einer signifikanten Minderung von rauschabhängigen Streifenartefakten, so z. B. im Schulter- oder Beckenbereich (Abb. 5.**7**).

Röhrenstrommodulation

Die Röhrenstrommodulation basiert auf der Überlegung, dass die Schwächung des Röntgenstrahls im Körper in der anterior-posterioren und der lateralen Achse unterschiedlich ist. Da diese Schwächung einer Exponentialfunktion folgt, verursachen geringe Veränderungen im Körperdurchmesser eine signifikante Schwächungsdifferenz und damit eine deutliche Änderung des Detektorsignals. Bei einem ovalen Körperdurchmesser findet eine hohe Schwächung daher nur bei wenigen Projektionen statt, während beim Hauptteil der Projektionswinkel eine relativ geringe Schwächung auftritt (Abb. 5.**8**).

Betrachtet man den Einfluss einzelner verrauschter Projektionen auf das resultierende CT-Bild, so tragen Projektionen mit maximaler Rauschintensität überproportional zum gesamten Rauscheindruck des Bildes bei. Daraus ergeben sich Möglichkeiten zur Rauschunterdrückung und gleichzeitiger Verbesserung der Bildqualität. Durch selektive Dosiserhöhung für die besonders verrauschten Projektionen (üblicherweise die seitlichen) und gleichzeitige Dosisreduktion für die Projektionen mit geringem Rauschen lässt sich sowohl im Mittel das Bildrauschen als auch die Expositionsdosis für den Patienten reduzieren.

Auf dem Markt sind derzeit verschiedene Systeme im Einsatz wie die sinusförmige Dosismodulation (z. B. SmartScan bei GE) oder die Online-adaptive Dosismodulation (C.A.R.E. Dose bei Siemens). Andere Hersteller bieten ähnliche Produkte an, es bleibt dem Anwender vorbehalten, sich die spezifischen Algorithmen der mA-Modulation vorstellen zu lassen.

Die Technik der *sinusförmigen Dosismodulation* verändert die mA-Einstellung in Form einer Sinuskurve entsprechend dem maximalen und minimalen Patientendurchmesser innerhalb des Untersuchungsbereiches, der vorab durch ein anterior-

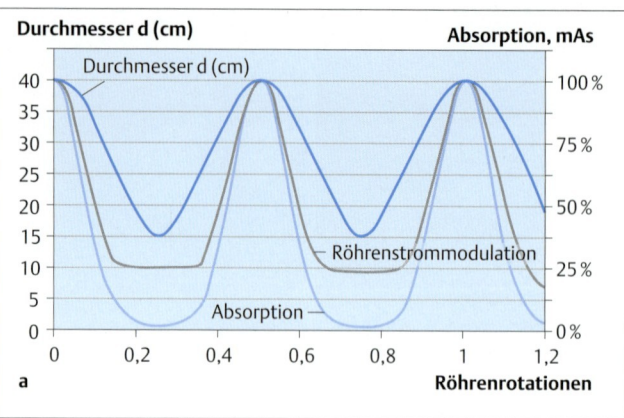

Abb. 5.8 **Adaptive Dosis-modulation.**

a Die adaptive Dosismodulation beruht auf einer mAs-Reduktion für Projektionen mit geringerer Schwächung (üblicherweise die a.-p. Projektion).

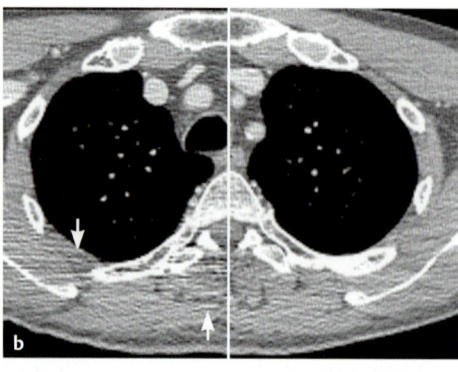

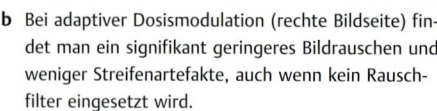

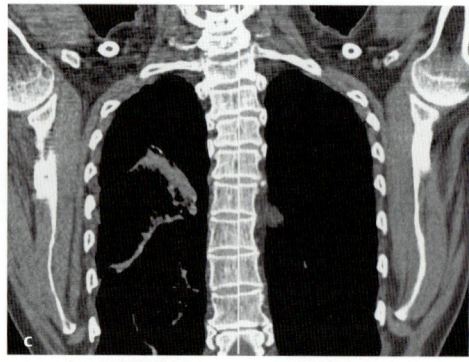

b Bei adaptiver Dosismodulation (rechte Bildseite) findet man ein signifikant geringeres Bildrauschen und weniger Streifenartefakte, auch wenn kein Rausch-filter eingesetzt wird.

c Die Qualität einer coronaren Reformation wird deutlich verbessert.

posteriores und laterales Scanogramm (Scout) erfasst wird. Einige Hersteller verwenden sogar nur eine Übersichtsaufnahme. Da sich dieser minimale und maximale Durchmesser entlang der z-Achse verändert, muss die Amplitude der Sinuskurve entsprechend der Veränderungen im Patientenumfang korrigiert werden. Sind auf dem jeweiligen Gerät solche Algorithmen verfügbar, sollten diese auch eingesetzt werden. Da die tatsächliche Schwächung jedoch deutlich mehr schwankt als der Körperdurchmesser selbst (Abb. 5.8), wird durch die sinusförmige Modulation das Potenzial einer Dosiseinsparung mittels mA-Adaptation nicht voll ausschöpft.

Die *direkte adaptive Dosismodulation* misst die Schwächungsinformationen über jeweils eine 180°-Spiral-Rotation, um für die anschließende Rotation die mA-Einstellung entsprechend anzupassen (Abb. 5.8). Diese Technik schöpft die Möglichkeiten einer Dosismodulation voll aus. Nachteilig ist

allerdings die in der Startphase zunächst konstant hoch gehaltene mA-Einstellung. Im Bereich von Hals und Schulter führt dies z.B. zu einer deutlich höheren Exposition der Halsweichteile, da die Modulation auf die asymmetrische Schulterregion abgestimmt wird. Werden am Multidetektor-CT breite Gesamtkollimationen (N × SC) und ein schneller Tischvorschub eingesetzt, gibt es Probleme in Bereichen in denen sich der Durchmesser schnell entlang der z-Achse ändert (z.B. wiederum Hals-Schulter-Übergang).

Abhängig von der Form der Untersuchungsregion erlaubt die adaptive Dosismodulation eine Dosisreduktion um 10–30% ohne Beeinträchtigung der Bildqualität. Streifenartefakte lassen sich signifikant reduzieren, bei Niedrigdosisuntersuchungen ist die Unterdrückung des elektronischen Bildrauschens allerdings weniger effektiv als mit den oben beschriebenen Rauschfiltern. Auch hier sind in Zukunft neue technische Entwicklungen zu erwarten.

Röhrenstrommodulation in der z-Achse

Wie oben beschrieben, passt die *longitudinale Dosismodulation* (z-Modulation) die Dosis in Richtung der z-Achse an die durch die Körperform vorgegebenen lokalen Gegebenheiten an (Abb. 5.**9**). Derartige Techniken (z.B. Smart-mA bei GE) verringern die mA-Werte für Hals und Thorax und setzen sie im Bereich von Schulter und Abdomen herauf. Diese Weiterentwicklung der adaptiven Dosismodulation wertet sowohl die Schwächungsinformationen des anterior-posterioren oder lateralen Scanogramms, der entsprechenden Projektionsdaten während des Spiralscans als auch die kontinuierliche Messung der Schwächung der Röntgenstrahlung während der Spiralrotation für die Berechnung der mA-Anforderungen einer bestimmten Rotation aus. Damit ist ein erster Schritt zur „Belichtungsautomatik" in der CT getan.

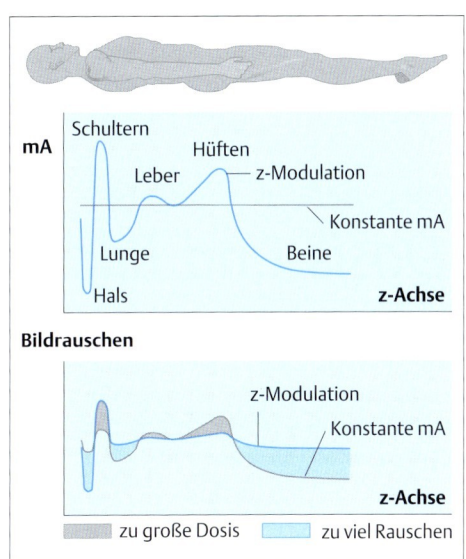

Abb. 5.9 **Longitudinale Dosismodulation (z-Modulation).**
Diese beruht auf einer mAs-Reduktion für Bereiche entlang der z-Achse, die eine geringere Strahlenschwächung aufweisen (Hals, Lungen) und einer mAs-Anhebung für relativ dichte Regionen (Schulter, Becken). Dadurch variiert die lokale Dosis, während die Bildqualität gleich bleibt.

Dosisfallen beim Multidetektor-CT

Werden am Multidetektor-CT die gleichen mA-Einstellungen wie am Einzeilen-CT verwendet, kann es – selbst bei identischem Gerätehersteller – zu signifikanten Fehleinschätzungen und entsprechend erhöhter Patientenexposition kommen.

Derartige „Dosisfallen" resultieren z.B. aus der *Scanner-Geometrie*: Die kürzere Entfernung von der Röntgenröhre zum Isozentrum führt bei gleicher mAs-Einstellung zu einem deutlich erhöhten CTDI (z.B. GE LightSpeed versus GE HiSpeed).

Die geometrische Effizienz nimmt mit *dünnerer Schichtkollimation* (z.B. 4×1,25 mm) ab, entsprechend steigt der CTDI (vgl. Abb. 5.**5 b**). Diese Erhöhung liegt zwischen 30 und 60% bei 4×1- oder 4×1,25-mm-Kollimationen (30% wäre in Hinblick auf die lageabhängigen Dosisvarianzen noch zu akzeptieren), erreicht bei 2×0,5- oder 2×0,625-mm-Kollimationen jedoch schon einen Wert von 150%. Deshalb sollte der routinemäßige Einsatz einer

2×0,625-mm-Kollimation vermieden werden. Bei Multidetektorsystemen mit $N \geq 16$ ist dieses Problem nicht mehr relevant (vgl. Abb. 5.**5**).

Die Bezeichnung *effektive mAs* an Siemens-Systemen entspricht dem tatsächlich eingestellten mAs-Wert dividiert durch den Pitch-Faktor. Für einige Anwender ist dieser Terminus durchaus hilfreich bei der Wahl eines Rauschniveaus, da der Pitch bereits in die Berechnung einfließt. Jedoch ist eine Verwechslung der effektiven mAs mit der wahren (*elektrischen*) mAs vorprogrammiert und kann zu einer signifikant höheren Exposition führen. Dies ist insbesondere dann zu beachten, wenn der Anwender von einem Einzeilengerät auf ein Multidetektorsystem des gleichen Herstellers umsteigt und die mAs-Einstellungen in den Untersuchungsprotokollen beibehält. So entspricht z.B. die Einstellung von 200 mAs und Pitch 2 bei einem Einzeilengerät einer effektiven mAs_{eff} von 100 an einem Multidetektorsystem. Oder anders ausgedrückt: Übernimmt der Anwender die ihm vertrauten 200 „mAs" auch am Multidetektorsystem, so ist dies gleichbedeutend mit 200 mAs$_{eff}$ und damit für den Patienten die doppelte Strahlenexposition (vorausgesetzt alle anderen Parameter für die Dosisberechnung einschließlich des Gantry-Durchmessers sind gleich geblieben).

Folgerichtig sollte der Anwender nicht primär die mAs-Anzeige beachten, sondern vielmehr die mA-Einstellung anhand des CTDI$_{vol}$ abgleichen (vgl. Tab. 5.**7**).

Dosis und Bildqualität

Die minimalen Dosisanforderungen einer CT-Untersuchung werden durch die notwendige Ortsauflösung bei einem akzeptablen Signal-zu-Rausch-Verhältnis bestimmt. Der tolerierbare Rauschpegel wiederum hängt von der erforderlichen Kontrastauflösung, der Weite des Betrachtungsfensters, der Schwächungscharakteristik der Untersuchungsregion und vom Patientendurchmesser ab.

Bildrauschen

Das Bildrauschen (auch Pixel-Rauschen genannt) ist ein Maß für die statistische Fluktuation der CT-Werte und wird als Standardabweichung in einer homogenen ROI gemessen. Theoretisch hängt das Bildrauschen σ gemäß folgender Formel von den Parametern Schichtkollimation SC (in mm), Röhrenstrom I (in mA) und Akquisitionszeit der Schicht t (in s) ab

$$\sigma = k \times \frac{C_F \times C_{SP}}{\sqrt{SC \times I \times t}}$$

Die Akquisitionszeit t pro Schicht kann beim konventionellen CT mehrere Rotationszeiten RT betragen, ist beim Spiral-CT aber immer gleich RT. Die Konstante C$_F$ hängt vom Faltungskern ab, k ist ein Korrekturfaktor. Der Wert C$_{SP}$ hängt beim Spiral-CT vom Algorithmus der Rohdateninterpolation ab, beim Multidetektor-CT von der z-Filterung. Er ist beim Einzeilensystem in der Regel konstant, beim Multidetektorsystem streng Pitch-abhängig (vgl. Abb. 1.**28 b**). Daraus folgt:

- Für eine Halbierung des Bildrauschens muss die Dosis vervierfacht werden.
- Das Bildrauschen verdoppelt sich bei einer Verringerung der Kollimation von 8 auf 2 mm.
- Wichtigster Einflussfaktor auf das Bildrauschen ist der Faltungskern (Tab. 5.**4**).

Theoretisch bestimmen weitere Faktoren das Bildrauschen über ihren Einfluss auf den Korrekturfaktor k:

$$k = C \times \sqrt{\frac{M}{w^3}}$$

M ist die Schwächung des Röntgenstrahls im Objekt, w der Sampling-Abstand. C bezeichnet ein geräteabhängiges Maß für die Dosiseffizienz (kleines C = hohe Effizienz), das durch die Scanner-Geometrie und die Sensitivität bzw. Quantenausbeute des Detektorsystems bestimmt wird. Der Sampling-Abstand w resultiert aus der Breite eines Detektorelementes in der xy-Ebene und aus der Zahl der pro Rotation aufgenommenen Daten. Aus der Gleichung wird ersichtlich, dass eine höhere Ortsauflösung (geringerer Sampling-Abstand w) immer auch ein deutlich höheres Rauschen zur Folge hat.

mAs-Einstellung

Strahlenexposition des Patienten und die Detektordosis sind proportional der mAs-Einstellung. Bei vorgegebener mAs-Einstellung und Rotationsgeschwindigkeit kommt pro Rotation immer die gleiche Dosis am Detektor an – unabhängig vom Pitch. Nur bei den Interpolationsalgorithmen der Multidetektor-CT verändert sich das Rauschen bei konstanter mAs-Einstellung in Abhängigkeit vom Pitch. Die Expositionsdosis des Patienten ist daher immer proportional zur *effektiven mAs* (mAs pro Röhrenrotation geteilt durch den Pitch), so dass eine Verringerung der Strahlenexposition für den Patienten immer mit einer Reduktion der effektiven mAs verbunden ist.

Bei einer Verringerung der mAs-Einstellung pro Rotation nimmt das Bildrauschen zu. Dies hat in erster Linie Einfluss auf die Kontrastauflösung und weniger auf die Ortsauflösung, sofern der Kontrast kleiner Strukturen um das 2- bis 3fache über dem Rauschpegel liegt. Bei einer sehr starken Reduktion der mAs-Einstellung – und speziell bei adipösen Patienten und dünnen Schichtkollimationen – nimmt die Detektordosis so weit ab, dass das elektronische Rauschen dominant wird. In diesem Fall ist die Bildqualität auch durch weichere Faltungskerne oder die Rekonstruktion dickerer Schichten nicht mehr zu retten (vgl. Abb. 7.**33**), derart extreme Dosisreduktionen sind daher zu vermeiden.

Röhrenspannung

Bei *konstanter mAs-Einstellung* nimmt die *Strahlungsintensität der Röntgenröhre mit höherer Röhrenspannung zu*. Der CTDI steigt um etwa das 1,4fache bei einer Spannungserhöhung von 120 kVp auf 140 kVp und sinkt um das 2,2fache bei einer Reduktion auf 80 kVp (Abb. 5.**10**). Dieser Effekt lässt sich gezielt zur Dosisreduktion bei der Untersuchung von Säuglingen und Kleinkindern nutzen, wenn die minimal mögliche mAs-Einstellung am Gerät für diese Untersuchungen immer noch zu hoch wäre.

Umgekehrt nimmt die *Schwächung der Strahlung im Patienten bei höherer Strahlungsenergie ab.* Deshalb ist mit einer höheren kVp-Einstellung gleichzeitig eine höhere Dosiseffizienz verbunden, was vor allem für die Untersuchung adipöser Patienten oder Abschnitten mit höherer Strahlenschwächung (Schulter, Abdomen, Becken) von Bedeutung ist. In

derartigen Fällen sollte die höchstmögliche kVp-Einstellung (140 kVp) gewählt werden.

Schließlich *erhöht* sich bei *geringerer Strahlungsenenergie* die relative Differenz der Schwächung von Röntgenstrahlen (*Kontrast*) verschiedener Strukturen. So ist der CT-Wert von Metall, Jod oder Calcium bei geringeren kVp-Werten wesentlich größer, bei Fett entsprechend kleiner. Dieser Effekt gewinnt vor allem bei Strukturen, die (jodhaltige) Kontrastmittel aufnehmen, an Bedeutung: Im Vergleich zu einer 140-kVp-Einstellung ist der Kontrast bei 80 kVp etwa doppelt so hoch (vgl. Tab. 7.**2**). Damit lässt sich einerseits das Signal-zu-Rausch-Verhältnis bei gegebener Strahlenexposition optimieren, andererseits die Dosis bei konstantem Rauschverhältnis verringern. Jedoch muss dieser Effekt gegen die oben beschriebene höhere Schwächungsrate abgewogen werden. Wird ein für die jeweilige Unter-

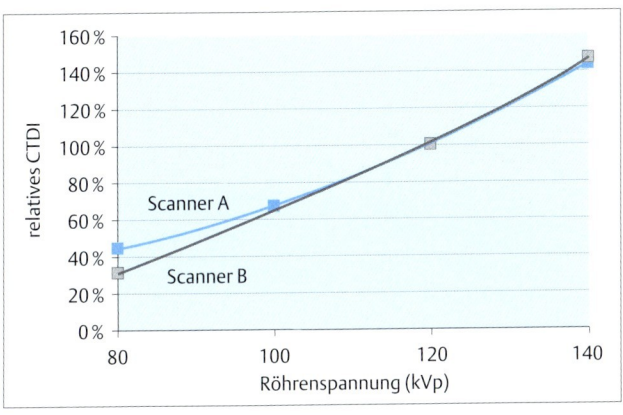

Abb. 5.10 **Röhrenspannung.** Bei konstanter mAs-Einstellung verändert sich der CTDI mit der Röhrenspannung kVp. Zwischen den verschiedenen CT-Systemen gibt es aufgrund der Vorfilterung des Röntgenstrahls gravierende Unterschiede.

suchung typischer kVp-Wert reduziert, muss gleichzeitig eine Anhebung der mAs erfolgen, um die Strahlungsmenge und damit das Bildrauschen auf einem konstanten Niveau zu halten.

Sofern die Umstände es nicht anders erfordern, gelten folgende Empfehlungen:

- Für Säuglinge und Kleinkinder sollten niedrigere kVp- und mAs-Werte gewählt werden.
- Kontrastmittelverstärkte Untersuchungen der Halsweichteile oder des Thorax bzw. bei schlanken Patien-

ten sollten mit geringeren kVp-Werten und adäquat erhöhtem mAs gefahren werden (z. B. 80 kVp und 150 mAs statt 120 kVp und 100 mAs). Dies vermindert die Strahlenexposition (CTDI) und verbessert den Kontrast.
- Zur Untersuchung adipöser Patienten, speziell der Schultern, des Abdomens oder Beckens, sollten hohe kVp-Werte eingestellt werden (z. B. 140 kVp).
- Für alle anderen Untersuchungen ist eine Standardeinstellung von 120 kVp ausreichend.

Faltungskern

Der für die Bildrekonstruktion aus den Rohdaten genutzte Faltungskern hat einen signifikanten Einfluss auf das Bildrauschen (Tab. 5.**4**). Ein weicherer Faltungskern führt zu einer gewissen Verschlechterung der Ortsauflösung, benötigt bei identischem Rauschpegel aber signifikant weniger Dosis. Wird umgekehrt zur Verbesserung der Ortsauflösung ein harter Faltungskern verwendet, steigt das Bildrauschen in einem Maße an, das sich mitunter nicht mehr durch Dosiskorrekturen kompensieren lässt (Abb. 5.**11**).

- Eine höhere Ortsauflösung geht zu Lasten eines höheren Bildrauschens.

Tab. 5.4 ⋯⋙ *Einfluss des Faltungskerns auf Bildrauschen und Dosisbedarf bei konstantem Rauschpegel (gemessen am CT Somatom Plus 4 von Siemens, Prokop 1998)*

Faltungs-kern	Relatives Bildrau-schen (%)	Relativer Dosisbedarf (%)[a]	Orts-auflösung (lp/cm)[b]
AB10	56	32	4,1
AB20	71	50	4,7
AB30	78	60	5,0
AB40	85	72	5,2
AB50	100	100	5,8
AB60	117	137	6,2
AB70	136	184	6,6
AB82	281	789	7,6
AB91	280	786	7,7

[a] gemessen im Zentrum eines 30-cm-Wasserphantoms
[b] Ortsauflösung bei 20 % MTF (kommt der klinischen Realität näher als 4 % MTF)

Abb. 5.11 **Bildrauschen.**
Das Bildrauschen hängt eng mit dem gewählten Faltungskern für die Rekonstruktion der Bilder aus dem CT-Rohdatensatz zusammen. Mit höherer Ortsauflösung steigt der Rauschpegel signifikant, während eine moderate Reduktion der Ortsauflösung (weicher Faltungskern) eine deutliche Herabsetzung der Dosis erlaubt.

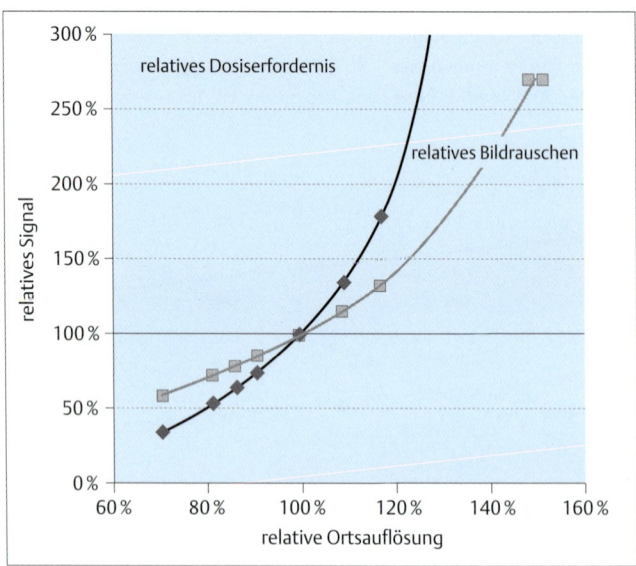

z-Filter

Im Vergleich zum konventionellen CT reduziert ein 360°-LI-Algorithmus beim Spiral-CT das Bildrauschen um 18 %, während es mit dem 180°-LI-Algorithmus um 15 % zunimmt (Tab. 5.**5**). Am Multidetektor-CT ist das Rauschverhältnis eng mit dem Pitch verbunden (vgl. Abb. 1.**28 b**). Derzeit findet man bei einigen Herstellern (z. B. Siemens) eine Gerätekonfiguration, die das Rauschniveau bei konstanter Strahlenexposition für den Patienten unabhängig vom Pitch hält (dieses Konzept der effektiven mAs wurde bereits angesprochen). Bei einer solchen Einstellung entspricht die Rauschintensität der des 360°-LI-Algorithmus am konventionellen Spiral-CT, allerdings ist die Schichtdicke um etwa 30 % erhöht. Da die Multidetektor-CT ohnehin mit dünnen Kollimationen arbeitet, lässt sich eine derartige Verbreiterung des Schichtprofils in Hinblick auf die geringeren Dosisanforderungen bei gleicher Rauschintensität tolerieren.

- Die Verwendung des 180°-LI-Algorithmus erhöht das Rauschen, bei einem 360°-LI-Algorithmus nimmt es ab.
- Wenn die mAs-Einstellungen bei sehr adipösen Patienten nicht mehr weiter erhöht werden können, sollte die 360°-LI eingesetzt werden.
- Für Applikationen mit hohem Bildrauschen (z. B. Abdomen und Becken) an Zweischichtsystemen kann standardisiert eine 360°-LI mit dünner Schichtkollimation und einem Pitch = 1 verwendet werden.
- Der Einsatz einer adaptiven z-Filter-Interpolation verringert das Rauschen.

Tab. 5.5 ⋯→ *Relativer Dosisbedarf in Abhängigkeit von der Rohdateninterpolation und z-Filterung*

z-Filter-Algorithmus	Pitch P	Relative Schichtdicke (SW)	Relativer Dosisbedarf
Konventionelles CT	–	100 %	100 %
Spiral-CT			
180°-LI	1	100 %	133 %
	2	66 %	128 %
360°-LI	1	128 %	66 %
SmartHelical[a]	1	110 %	93 %
Multidetektor-CT			
z-Filterung	0 – 2	100 %	133 %
	0 – 2	128 %	66 %
HQ-Modus[a]	0,75	100 %	133 %
HS-Modus[a]	1,5	128 %	66 %

[a] GE 4-Zeiler

Schichtkollimation

Je dünner die Schichtkollimation SC, desto höher das Rauschen. Dieses Verhalten entspricht dem der mAs-Einstellung: Wird die Schichtkollimation um ein Viertel reduziert, muss die mAs-Einstellung um den gleichen Faktor erhöht werden, da sich ansonsten das Rauschen verdoppelt.

Der Effekt der Schichtkollimation auf die Strahlenexposition (CTDI) ist herstellerabhängig recht verschieden. An den meisten Einzelensystemen ist für SC ≥ 3 der CTDI konstant und steigt nur geringfügig bei dünneren Kollimationen (vgl. Abb. 5.**5**) an. Der einzelne Detektor nutzt nicht nur die Strahlung des idealen Schichtprofils, sondern auch die Penumbra (vgl. Abb. 5.**4**) der gestreuten und extrafokalen Strahlung. Die Dosis steigt, sofern die Hersteller eine dem Patienten nachgeschaltete Kollimation („post-patient collimation") zur Verbesserung des Schichtempfindlichkeitsprofils nutzen und zur Kompensation der Verluste an Detektordosis den Strahlenfächer insgesamt aufweiten. An einigen Einzeilenscannern, die dieses Verfahren benutzen, verdoppelt sich der CTDI$_{vol}$ beim Umschalten von 2 auf 1 mm Schichtdicke.

Bei den Multidetektorsystemen versuchen die meisten Hersteller sicherzustellen, dass an jedem aktiven Detektorkanal (Detektorreihe) eine konstante Strahlenmenge ankommt. Dies erfordert eine Aufweitung des Dosisprofils durch Verbreiterung der Primärkollimation (vgl. Abb. 5.**4**) und damit eine Verringerung der Dosiseffizienz. Die der Penumbra entsprechenden Anteile des Dosisprofils werden für die Bildgebung nicht genutzt. Da die absolute Breite der Penumbra und damit deren zusätzliche Strahlenexposition unabhängig von der

Kollimation ist, wird der relative Anteil der Penumbra am Dosisprofil umso größer, je dünner die Kollimation (N×SC) eingestellt ist. Damit reduziert sich die geometrische Effizienz drastisch und der CTDI steigt (vgl. Abb. 5.**4** u. 5.**5**). Wie den Diagrammen zu entnehmen ist, ist der Effekt bei einer Detektorkonfiguration von 2×0,5 mm sehr ausgeprägt und verringert sich leicht bei einer 4×0,5-mm-Kollimation. Bei Geräten mit N ≥ 16 ist dieser Effekt zu vernachlässigen.

- Hohe Auflösung in der z-Achse ist gleichbedeutend mit einem hohen Bildrauschen.
- Das Rauschen verdoppelt sich, wenn statt einer 8-mm-Kollimation eine 2-mm-Kollimation verwendet wird.
- Die Verkleinerung der Kollimation um den Faktor 4 kann durch die Erhöhung der mAs-Einstellung um den gleichen Faktor kompensiert werden, ist in der klinischen Praxis jedoch zu vermeiden.
- Beim Einzeilen-Spiral-CT ist die Patientendosis nahezu unabhängig von der Schichtkollimation.
- Beim Multidetektor-CT (4-Zeiler) steigt die Patientendosis um 30% für eine 4×1-mm-Kollimation, bis 60% für eine 4×1,25-mm-Kollimation und bis zu 250% für eine 2×0,5-mm-Kollimation.
- Beim Multidetektor-CT mit N ≥ 16 ist die Dosiszunahme bei Dünnschichtkollimationen gering.

Schichtdicke und Pitch

Die Schichtdicke bestimmt das Bildrauschen in ähnlicher Weise wie die Schichtkollimation. Die Schichtdicke ergibt sich am Einzeilen-Spiral-CT praktisch unmittelbar aus der Schichtkollimation (und dem Pitch), am Multidetektorsystem ist sie ein unabhängiger Parameter.

Bei einem Pitch von 1 (180°-LI) ist die Schichtdicke am *Einzeilen-Spiral-CT* identisch der Schichtkollimation und erhöht sich leicht um 28% bei einem Pitch von 2 (180°-LI). Die gleiche Verbreiterung des Schichtprofils ergibt sich bei einer 360°-LI und einem Pitch von 1. Mit weiterer Erhöhung des Pitch-Faktors wird die Spirale gestreckt und die Expositionsdosis fällt proportional. Dies führt zur Definition der effektiven mAs ($mAs_{eff} = mAs/P$) und dem $CTDI_{vol}$ ($= CTDI_w/P$), die beide den Einfluss des Pitch auf die Dosis ausgleichen. Folgerichtig führt eine moderate Verbreiterung der Schichtdicke durch einen größeren Pitch-Faktor zu einer signifikanten Dosisreduktion. Ein Pitch von 1 mit einer 180°-LI ist hochgradig dosisineffizient und sollte daher vermieden werden. Dies ist die häufigste „Dosisfalle" beim Einzeilen-CT, bevorzugt werden hier in der Regel Pitch-Faktoren um einen Wert von 2 (Abb. 5.**12**). Bislang ist Philips der einzige Hersteller, der nicht die Schichtkollimation, sondern die Schichtdicke am Monitor anzeigt.

Werden die Scanparameter an eine optimale Auflösung in der z-Achse angepasst (z.B. reduzierte Kollimation bei konstantem Tischvorschub), so steigt das Bildrauschen umgekehrt proportional zur Schichtkollimation. Höhere mAs-Einstellungen können das kompensieren: Beispielsweise sind Dosis und Bildrauschen bei SC/TF = 5/10 und 200 mAs identisch zur Dosis und Rauschen bei SC/TF = 10/10 und 100 mAs, die Schichtdicke beträgt dann 6,4 statt 10 mm.

- Ein Pitch-Faktor von 1 sollte bei der Spiral-CT mit 180°-LI aufgrund der erhöhten Expositionsdosis bei gleicher Schichtdicke und identischem Rauschen vermieden werden.
- Die Expositionsdosis bleibt konstant, wenn die mAs-Einstellungen proportional zum Pitch erhöht werden.
- Die Auflösung in der z-Achse lässt sich bei identischer Exposition ($CTDI_{vol}$) durch Verkleinern der Schichtkollimation bei konstanter mAs verbessern. Das Rauschniveau bleibt weitgehend unverändert.
- Um „Dosisfallen" zu vermeiden, sollten die Dosiseinstellungen anhand der $CTDI_{vol}$ und nicht anhand der mAs erfolgen.

Die Schichtdicke am *Multidetektor-CT* ergibt sich aus einer etwas komplexeren Sachlage durch die Veränderung des Pitch-Faktors und liegt in der Regel zwischen 100 und 128% der Schichtkollimation. Das Bildrauschen verhält sich ähnlich komplex: Bei identischer Patientenexposition ist es deutlich höher, wenn die Schichtdicke der Kollimation entspricht, und reduziert sich signifikant bei Erhöhen der Schichtdicke um 18%.

Am Multidetektorsystem von *GE* sind die Dosisanforderungen bei gleichem Bildrauschen mit dem HQ-Modus (High-Quality) um 50% höher im Vergleich zum HS-Modus (High-Speed) – der HQ-

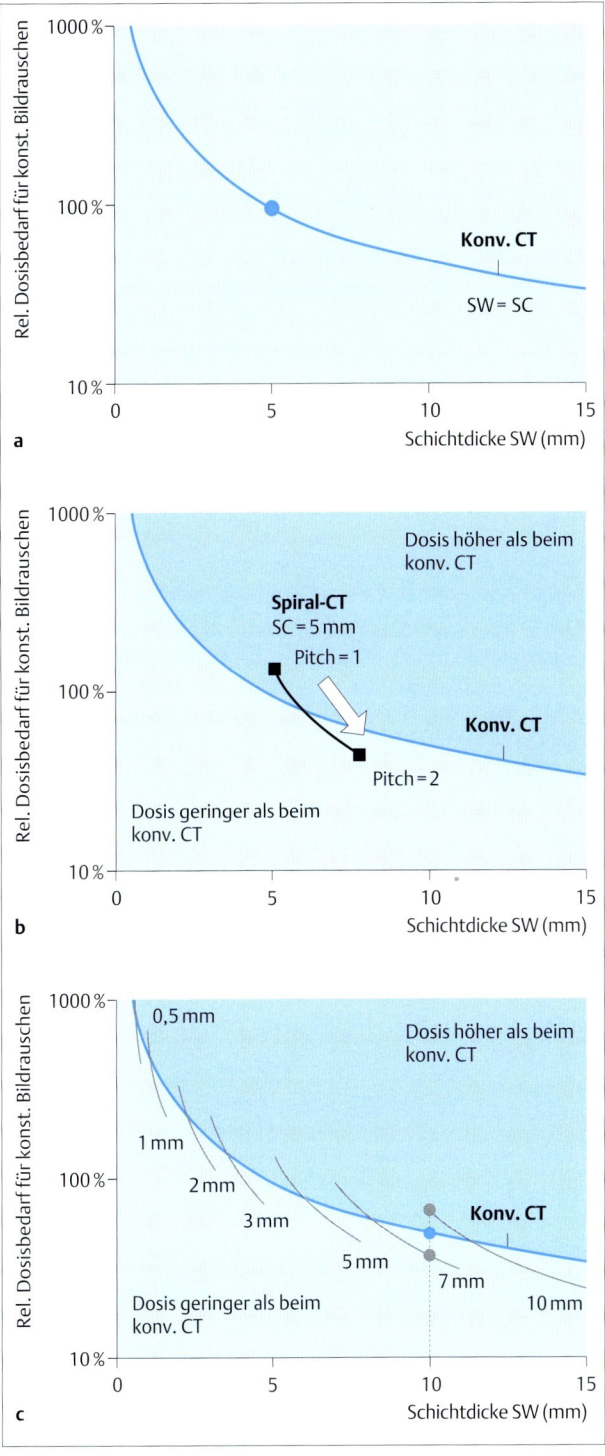

Abb. 5.12 **Dosisanforderungen.**
Relative Dosisanforderungen bei konstantem Bildrauschen am konventionellen und am Einzeilen-Spiral-CT in Abhängigkeit von der Schichtdicke.

a Der Rauschpegel einer 5 mm dicken Schicht eines konventionellen CT ist mit 100 % angegeben.

b Die Dosisanforderungen beim konventionellen CT nehmen mit der Verringerung der Schichtdicke signifikant zu. Schichtkollimation und Schichtdicke sind in diesem Fall identisch. Die Dosisanforderungen beim Einzeilen-Spiral-CT halbieren sich, wenn der Pitch von 1 auf 2 erhöht wird, die resultierende Schichtdicke erhöht sich um 30 %.

c Bei definiertem Rauschen und Schichtdicke sind die Dosisanforderungen beim Spiral-CT mit einem kleinen Pitch immer höher als bei einem konventionellen System. Für jede gewählte Schichtdicke ist die Expositionsdosis des Patienten bei dünnerer Kollimation und höherem Pitch am geringsten. Die Dosisanforderungen bei einer Schichtdicke von 10 mm sind bei SC = 10 mm und P = 1 höher als beim konventionellen CT (SC = 10 mm) oder als beim Spiral-CT mit SC = 7 mm und P = 1,7.

Modus erlaubt eine Schichtdicke identisch zur Kollimation, im HS-Modus ist die Schichtdicke immer um 30% höher. Zu beachten ist, dass die auf der Bedieneroberfläche angezeigte Schichtdicke nur einer groben Näherung der realen Verhältnisse entspricht (vgl. Tab. 1.8). Für die 8- und 16-Zeiler gilt die Regel, dass höhere Pitch-Faktoren weniger Dosis bei gleichem Bildrauschen erfordern.

Siemens nutzt z-Filterungs- (an 4-Zeilen-Scannern) und Kegelstrahl-Rekonstruktions-Algorithmen ($N \geq 16$) in der Weise, dass die Rauschintensität unabhängig vom Pitch bleibt. In den Voreinstellungen ist die Schichtdicke entsprechend erhöht (z.B. SW = 1,25 mm bei einer 4×1-mm-Kollimation, 3 mm bei einer 4×2,5-mm-Kollimation), was unabhängig vom Pitch ein reduziertes Rauschen garantiert (im Vergleich zum Standard-CT). Bei einer 4×1-mm-Kollimation ist zusätzlich eine Schichtdicke von 1 mm möglich, unabhängig vom Pitch. Da sich das Bildrauschen in diesem Fall jedoch merklich erhöht, sollte das Verfahren nur für solche Indikationen Anwendung finden, die einer maximalen Auflösung in der z-Achse bedürfen.

Toshiba nutzt ein ähnliches Verfahren. Stellt der Anwender die Schichtdicke höher als die Kollimation ein, verändert sich das z-Filter und das Rauschen nimmt ab. Die minimale Schichtdicke ist der Kollimation identisch, leidet dann aber ebenfalls unter einem signifikant erhöhten Rauschen im Vergleich zur nächst größeren Schichtdicke (z.B. 1,5 mm statt 1 mm).

Philips verwendet an den 4-Zeilen-Systemen die 360°-MLI bei kleinen Pitch-Faktoren ≤ 1 und die 180°-MLI bei einem $P > 1$, an den Systemen mit $N \geq 16$ komplexere Kegelstrahlalgorithmen (COBRA). Diese ermöglichen beliebige Pitch-Einstellungen $P \leq 2$ mit vergleichsweise geringer Rauschintensität.

Die Rekonstruktion dickerer Schichten aus einem Dünnschichtdatensatz eines Multidetektor-CTs verringert das Bildrauschen ähnlich wie eine primär dicker eingestellte Kollimation. Der Grad der Rauschunterdrückung hängt in hohem Maße von der z-Filterung ab. Aufgrund der schlechteren geometrischen Effizienz dünner Kollimationen und des höheren Anteils an elektronischem Rauschen bei einem 4-Zeiler (vgl. Abb. 5.5b und 5.6) kann das Bildrauschen dickerer Schichten, die aus einer dünnen (1–2 mm) Kollimation rekonstruiert wurden, höher sein als in Bildern der gleichen Schichtdicke, die aus einer breiteren Kollimation rekonstruiert wurden. Dies ist besonders bei adipösen Patienten von Bedeutung.

Werden breitere Schichten aus dem *sekundären Rohdatensatz* durch multiplanare Reformation rekonstruiert, so hängt die Rauschunterdrückung von der Schichtüberlappung und dem Rechenalgorithmus ab. Die Rauschreduktion ist effizienter, wenn die MPR senkrecht zur Schichtebene rekonstruiert wird, da das Bildrauschen aufeinander folgender axialer Schichten korreliert (abhängig von der rekonstruierten Dicke des sekundären Rohdatensatzes für die MPR- oder 3D-Rekonstruktionen), von benachbarten Pixeln innerhalb der Schichtebene jedoch weitgehend unabhängig ist (je nach Faltungskern und FOV). Aufgrund der höheren Schwächung in lateralen Projektionsrichtungen ist das Rauschen einer sagittalen MPR immer höher als das einer coronaren, speziell in stark elliptischen Körperregionen, wie der Schulter oder dem Becken (Abb. 5.13). Empfehlungen für die Dicken einer MPR sind in Tab. 4.3 zusammengefasst.

- Bei den 8- und 16-Zeilen-Systemen von GE führen der HS- und UF-Modus (High-Speed, Ultra-Fast) bei gleicher Exposition (CTDI$_{vol}$) zu geringerem Rauschen.
- Der HQ- und UQ-Modus sollten nur bei artefaktanfälligen Untersuchungen (HWS, Hand) eingesetzt werden.
- Bei Siemens- und Toshiba-Systemen sollte man im Hinblick auf ein deutlich erhöhtes Rauschen vermeiden, Schichtdicken identisch zur Kollimation zu rekonstruieren.
- Bei 4-Schicht-Geräten sollte standardisiert ein hoher Pitch eingestellt werden (P* = 5,5 bei Toshiba, 6–8 bei Philips und Siemens), ein geringer Pitch (P* = 3) nur für artefaktanfällige Untersuchungen (HWS, Hand).
- Um Dosisfallen zu vermeiden, sollte die Dosis anhand der CTDI$_{vol}$ und nicht anhand der mAs-Einstellungen abgeschätzt werden.

- Die Multidetektortechnik bietet die einzigartige Möglichkeit, eine hohe Auflösung in z-Richtung zu erhalten und über das Bildrauschen (MPR-Dicke) die Auflösung in der Schichtebene zu variieren.
- Die Rekonstruktion dickerer Schichten aus einem dünnen sekundären Rohdatensatz ist am effektivsten, wenn die axialen Schichten dieses sekundären Datensatzes ausreichend überlappen (etwa 50% der Schichtdicke).
- Das Bildrauschen wird am effektivsten bei coronaren Rekonstruktionen unterdrückt. Solche MPR lassen sich dünner rekonstruieren als axiale oder sagittale (vgl. Abb. 2.6).

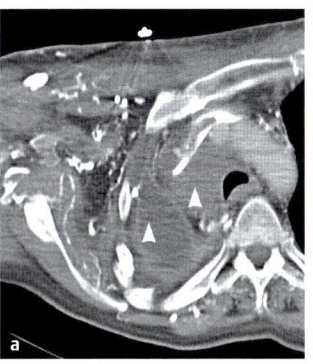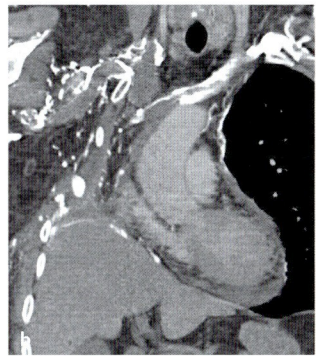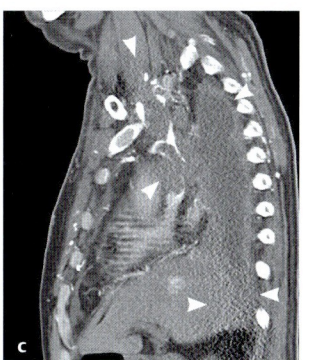

Abb. 5.13   Bildrauschen.
Vergleich des Bildrauschens an 3 mm dicken axialen (**a**), coronaren (**b**) und sagittalen (**c**) Schichten aus dem Volumendatensatz einer 4 × 1-mm-Kollimation. Der Patient konnte die Arme nicht über den Kopf heben. Der Rauschpegel ist im coronaren Bild am geringsten, am höchsten im sagittalen Bild im Bereich der Schultern und des posterioren Thorax (Pfeilspitzen).

Körperdurchmesser und Körperregion

In Abhängigkeit von der kVp-Einstellung, der Filterung der Röntgenstrahlung, der Strahlengeometrie und der verwendeten Rauschfilter verdoppelt sich das Bildrauschen im Zentrum eines zylindrischen Wasserphantoms mit jeder Erhöhung des Phantomdurchmessers d um 4–6 cm (Halbwertschichtdicke). Beim Menschen sind die axialen Schnitte eher elliptisch geformt. Minimaler Durchmesser (d_1) und maximaler Durchmesser (d_2) einer axialen Schicht bilden einen effektiven Durchmesser (d'), der das gleiche Rauschverhältnis eines äquivalenten zylindrischen Körpers aufweist. Idealerweise ist d' gleich der Quadratwurzel aus $d_1 \times d_2$, bei den meisten Geräten vermindert das Rauschfilter jedoch den Einfluss der lateralen Projektion, so dass ein linearer Zusammenhang $d' = c_1 \times d_1 + c_2 \times d_2$ der Realität näher kommt. Der Rauschanstieg im realen menschlichen Körper ist daher in der Regel geringer als im Wasserphantom, speziell unter Einsatz von Rauschfiltern. Zusätzlich stört das Rauschen bei adipösen Patienten den subjektiven Bildeindruck weniger, da das vermehrte Körperfett die „intrinsischen" kontrastreichen Strukturen besser hervorhebt und ein höheres FOV (s. unten) eingestellt werden muss.

- Die Schwächung des Röntgenstrahls im Patienten steigt exponentiell mit dem Körperdurchmesser, so dass Adipositas zu einer nicht proportionalen Zunahme des Bildrauschens führt.
- Als Faustregel gilt: der Rauschpegel verdoppelt sich bei Zunahme des Körperdurchmessers alle 4–8 cm (Ausnahme: Thorax), abhängig von kVp und Rauschfilterung.

Die Schwächung im Thoraxbereich ist durch den hohen Luftanteil in den Lungen naturgemäß geringer, deshalb steigt das Rauschen bei Erhöhung des Patientendurchmessers nicht in dem Maße an wie im Abdomen. Aus diesem Grund sind die Dosisanforderungen im Bereich des Thorax signifikant geringer als für andere Körperregionen.

Field of View

Das FOV verändert nicht nur die Pixelgröße, sondern auch den Charakter des Bildrauschens. Wird das FOV kleiner, so erscheint das Rauschen gröber und störender. Je nach Faltungskern und anderen Einflussfaktoren auf das Rauschen darf das FOV für den Körperstamm 25 cm nicht unterschreiten, in den übrigen Regionen muss es mindestens 15 cm betragen. Unterhalb dieser Schwelle werden die Bilder verrauschter und körniger ohne Verbesserung der Ortsauflösung (vgl. Tab. 4.**4**).

- Ein großes FOV produziert ein feinkörnigeres Rauschen, jedoch mit Einbußen bei der Ortsauflösung.
- Ein kleines FOV bei Kindern führt zu grobkörnigem Rauschen und verschwommenen Bildern, insbesondere bei Einsatz weicher Faltungskerne.

Fenstereinstellung und subjektives Bildrauschen

Das *subjektiv empfundene Bildrauschen* σ* beschreibt den Rauschpegel, der am Monitor oder Film wahrgenommen wird. Ausschlaggebend ist hierfür die Weite des eingestellten Fensters W:

$$\sigma^* = f \times \sigma / W$$

wobei f einen Korrekturfaktor darstellt, der von der Gradation des Darstellungsmediums und der Sensitivität des betrachtenden Auges abhängt.

Die *Fensterweite* hat einen wesentlich höheren Einfluss auf das subjektive Bildempfinden als Dosis und Kollimation, wie an folgendem Beispiel deutlich wird: Verringert man die Weite von 400 (Standardweichteilfenster) auf 200 (für Nativuntersuchung der Leber), verdoppelt sich das subjektiv empfundene Rauschen (Abb. 5.**14**). Aus diesem Grund sollten hoch auflösende Faltungskerne nur in Zusammenhang mit einer Fensterweite > 1000

verwendet werden (z.B. Lunge, Skelett). Umgekehrt ist die Wahl weicher Filterkerne in den Fällen angebracht, in denen eine enge Fenstereinstellung notwendig ist (z.B. Leber); ansonsten ist eine Verminderung des Rauschens nur durch eine entsprechende Dosiserhöhung möglich.

- Eine Vergrößerung der Fensterweite reduziert das subjektive Rauschempfinden deutlich.
- Eine Verdoppelung der Fensterweite reduziert das Rauschempfinden um die Hälfte.
- Eine Verdoppelung der Fensterweite reduziert den Bildkontrast ebenfalls um die Hälfte.
- Folgerichtig benötigen Strukturen mit hohem Kontrast signifikant geringere Strahlendosen (eine Verdoppelung der Fensterweite reduziert die Dosisanforderungen um 75%).

Abb. 5.14 Fenstereinstellung. Das wahrnehmbare Bildrauschen hängt stark von der Fenstereinstellung ab.

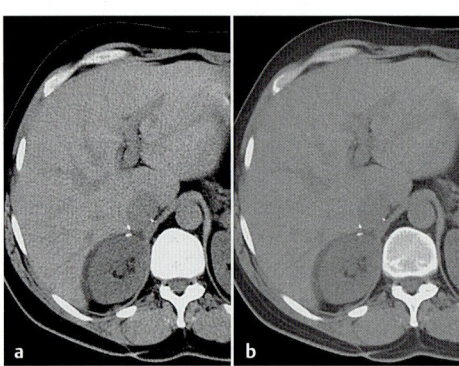
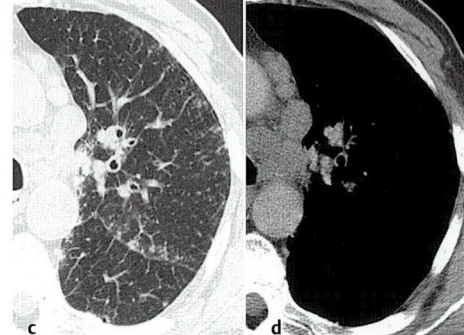

a u. b Ein Nativbild der Leber erfordert ein enges Fenster (**a**, 200 HE), um den Kontrast zwischen Leberparenchym und fokaler Läsion zu erhöhen. Dies verdoppelt auch das wahrgenommene Bildrauschen im Vergleich zu einer normalen Fenstereinstellung (**b**, 400 HE).

c Die Wahl eines hoch auflösenden (HR) Faltungskerns ermöglicht eine exzellente Beurteilung des Lungenparenchyms (Fensterbreite 1500 HE).

d Die mediastinale Darstellung leidet unter erheblichem Bildrauschen (400 HE).

Dosisreduktion

Alle Dosisreduktionen beruhen auf der Verringerung des CTDI$_{vol}$ oder der Scanlänge.

Vernachlässigbare Einbußen in der Bildqualität

Die *adaptive Dosismodulation* eignet sich besonders für Körperregionen mit deutlich unterschiedlichen anterio-posterioren und lateralen Durchmessern, speziell für den Bereich Schulter, aber bei schlanken Patienten auch für den Thorax, das Abdomen und das Becken. In Abhängigkeit von der Form der untersuchten Region sind Dosiseinsparungen von 10–30% möglich. Die Bildqualität ist gleich bis leicht verbessert, Letzteres insbesondere für die Schulter oder das Becken. Die gegenwärtig verfügbaren Techniken sind allerdings noch etwas problembehaftet (s. oben).

Die *longitudinale Dosismodulation* passt die Dosis an die lokalen Anforderungen an (z.B. weniger für Hals und Thorax, mehr für Abdomen). Diese Technik ist inzwischen bei allen Herstellern verfügbar (Smart-mA, GE; DoseRight, Philips; AEC, Siemens; Real-EC, Toshiba) und stellt einen weiteren Schritt zur konstanten Bildqualität im CT dar.

Neuere dreidimensionale Interpolationsalgorithmen an Multidetektorsystemen (*Rauschfilterung*) verringern den Rauschpegel ohne signifikante Verwischung der Bilddaten. Diese Techniken sind derzeit noch nicht auf dem Markt.

Kompromisse in der Bildqualität

Der bekannteste Kompromiss ist die Erhöhung des Bildrauschens bei Reduktion der mAs-Einstellung unter Beibehaltung der übrigen Scanparameter.

Der Rauschpegel lässt sich zwar durch den Einsatz weicherer Faltungskerne reduzieren (z.B. „weich" statt „Standard" oder „Standard" statt „hoch auflösend" oder „Knochen"), jedoch müssen dann Abstriche in der Ortsauflösung der axialen Schicht gemacht werden, besonders wenn ein weicher Faltungskern mit einer signifikant reduzierten mAs-Einstellung kombiniert wird (Abb. 5.**15**). Der Einsatz weicher Kerne für Weichteile und harter Faltungskerne für Lungen und Knochen führt immer noch zu den besten Bildergebnissen und erlaubt nicht unerhebliche Dosiseinsparungen (Abb. 5.**16**).

Weiterhin lässt sich das Bildrauschen reduzieren, wenn breitere Kollimationen gewählt werden oder dickere Schichten (effektive Schichtdicke, SW) aus den dünnen axialen Daten rekonstruiert werden. Dies führt zwar zu einer geringeren *Auflösung in z-Richtung*, kann aber zur Dosisreduktion eingesetzt werden.

Die Möglichkeiten der Multidetektorsysteme zur multiplanaren Darstellung sind naturgemäß mit dünneren Kollimationen besser auszuschöpfen, allerdings nehmen bei derartigen Einstellungen die

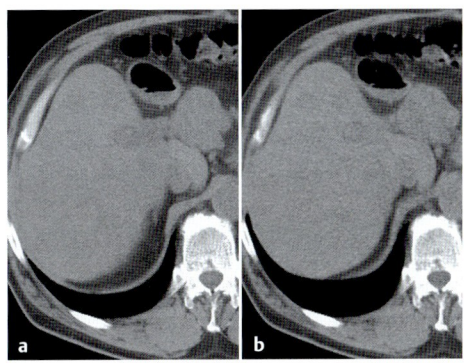

Abb. 5.15 **Variation des Faltungskerns.**
Die vom Hersteller empfohlene Einstellung (**a**, 300 mAs, Standardkern) kann durch Wahl eines weichen Kerns signifikant verringert werden (**b**, 100 mAs). Die Dosis ist geringer, der Rauschpegel identisch, das Rauschen wirkt aber insgesamt gröber.

Patientendosis (CTDI$_{vol}$) und auch der Rauschpegel zu. Niedrigdosisuntersuchungen sind jedoch unter folgenden Voraussetzungen möglich: Zunächst wird ein überlappender Datensatz dünner Schichten rekonstruiert (sekundärer Rohdatensatz). Diese Bilder sind deutlich verrauscht, haben jedoch eine hohe Ortsauflösung in allen 3 Ebenen (Abb. 2.**5**, 2.**14**, 5.**18** u. 5.**19**). Anschließend werden aus diesen Daten dickere multiplanare Reformationen in beliebiger Richtung (axial, sagittal, coronar, schräg) erstellt, die eine gute Ortsauflösung in der jeweiligen Ebene und ein ausreichendes Signal-Rausch-Verhältnis aufweisen (vgl. auch Abb. 5.**13**). Einzige Einschränkung ist eine verminderte *Auflösung in Richtungen senkrecht zur Schichtebene* aufgrund der größeren Schichtdicken. Dies ist der multiplanaren Bildgebung der MRT sehr ähnlich, bei der die Auflösung in der Schichtebene sehr hoch ist, die Schichtdicken jedoch zwischen 3 und 8 mm liegen.

Die Bildqualität, die bei dieser Vorgehensweise erzielt wird, ist sehr gut, allerdings ist die Strahlenexposition für den Patienten – insbesondere bei 4-Schicht-Geräten – auf Grund des *hohen CTDI der dünnen Kollimation* etwas höher, als wenn direkt

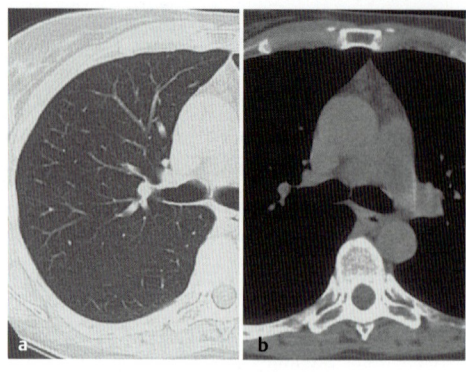

Abb. 5.16 **Faltungskern und Expositionsdosis.** Durch den Einsatz verschiedener Faltungskerne (HR und weich) zur Darstellung der Lunge (**a**) und des Mediastinums (**b**) lässt sich die Expositionsdosis einer Thoraxuntersuchung signifikant verringern (hier: I = 40 mA, RT = 1,0 s, Pitch = 1,6 → 25 mAs$_{eff}$, CTDI$_{vol}$ = 2,3 mGy).

mit dickeren Kollimationen gearbeitet würde (Abb. 5.**5 a**). Bei Geräten mit N ≥ 16 ist die geometrische Effizienz deutlich besser, so dass diese Überlegungen keine Rolle mehr spielen.

Niedrigdosisuntersuchungen

Voraussetzungen

Niedrigdosisuntersuchungen sind unter den im Folgenden dargestellten Voraussetzungen durchführbar.

Geringere Anforderungen an die Bildqualität

Die Bildqualität ist ein kritischer Punkt radiologischer Untersuchungen. Einschränkungen in der Bildqualität sind daher nur akzeptabel, wenn bereits ausreichende Informationen über die Krankheit bestehen (z. B. Kontrolluntersuchung), wenn nur ein spezieller Befund in einem Untersuchungsbereich von Relevanz ist (z. B. polypoide Läsion im Darmlumen beim Darmkrebs-Screening) oder wenn nur ein Organsystem mit hohem Kontrast untersucht werden muss (z. B. Lungen-Screening).

In der Vergangenheit sind standardisiert dickere Schichten gewählt worden. Sofern dies ausreicht

(z. B. zur Suche eines abdominellen Hämatoms oder Abszesses), kann die Dosis im Vergleich zu einem ähnlichen Protokoll mit dünner Kollimation und gleichem Signal-Rausch-Verhältnis reduziert werden (z. B. um den Faktor 2, wenn statt 5 mm eine Schichtdicke von 10 mm gewählt wird). Am Multidetektor-CT können diese Schichten nachträglich zur Verbesserung der Ortsauflösung in der Schichtebene rekonstruiert werden.

Dünne Schichten reduzieren den Partialvolumeneffekt und verbessern damit besonders die Darstellung kleiner Strukturen. Daher ist ein erhöhter Rauschpegel der dünnen Schichten zur Befundung tolerabel. Die Dosis muss dabei im Vergleich zu dickeren Schichten *nicht* proportional erhöht werden.

Diskontinuierliche Untersuchung eines Zielorgans

Sofern ein interessierendes Organ in diskontinuierlicher Weise untersucht werden kann, z.B. HRCT bei interstitiellen Lungenerkrankungen, reduziert sich die Strahlendosis um einen Faktor, der näherungsweise identisch zur Relation zwischen Schichtdicke und Tischvorschub ist (z.B. Faktor 10 bei einer 1-mm-Kollimation und 10 mm Tischvorschub beim HRCT mit Einzeilen-Spiral-CT).

Beim Multidetektor-CT werden N = 4 oder mehr Schichten gleichzeitig akquiriert. Insofern ist der Vorteil der diskontinuierlichen Untersuchung bei solchen Systemen um den entsprechenden Faktor N geringer, sofern kein Einzeilenmodus einstellbar ist. Die Expositionsdosis einer HRCT mit dem Multidetektorsystem ist also im Vergleich zu einem normalen Spiralscan geringer, aber signifikant höher verglichen mit einem HRCT bei Einzeilensystemen. Darüber hinaus erhöhen die dünnen Schichten den CTDI und das Bildrauschen etwas, was nur durch Erhöhen der mAs-Einstellung und damit höherer Patientenexposition zu kompensieren ist.

Hoher Kontrast zwischen den interessierenden Strukturen und ihrer Umgebung

Hohe Kontraste ermöglichen die Wahl breiter Fenstereinstellungen, die den Rauschpegel effizient senken (dies wird unmittelbar deutlich beim Vergleich der Fenstereinstellungen von Weichteil und Lungen beim HRCT des Thorax, vgl. Abb. 5.**14 c, d**). Merkliche Dosiseinsparungen sind also nur bei breiten Fenstereinstellungen möglich. Anwendungen hierfür sind Untersuchungen der Lungen und des Skeletts. Die Kontrastanhebung einer CTA (durch adäquate Kontrastmittelinjektion und Scanprotokolle) kann ebenfalls dazu genutzt werden, die Patientendosis zu reduzieren bei gleichzeitig ausreichendem Signal-Rausch-Verhältnis zwischen kontrastiertem Gefäß und Umgebung.

Untersuchungen von Körperabschnitten mit geringer Strahlenschwächung

Schlanke Patienten oder Kinder schwächen die Röntgenstrahlung naturgemäß geringer als adipöse Patienten, daher sind auch die Dosisanforderungen geringer. Dasselbe gilt für Organe mit geringer intrinsischer Schwächung wie Lungen, Hals und Extremitäten.

Bei Phantomexperimenten findet man jeweils eine Verdopplung der Dosis mit jeder Zunahme des Durchmessers um 4 cm, wenn das Signal-Rausch-Verhältnis gleich bleiben soll. In der klinischen Praxis ist dies etwas geringer ausgeprägt (etwa alle 8 cm muss die Dosis verdoppelt werden), da durch das Fettgewebe adipöser Patienten ein höherer intrinsischer Kontrast besteht und der Rauscheindruck entsprechend geringer ausfällt. Andererseits erfordert die Bildrekonstruktion von Untersuchungen an Kindern häufig härtere Faltungskerne und damit höhere Dosen, als durch obige Überlegungen berechnet. Als praktikable Regel gilt: Nimmt der Körperdurchmesser 4 – 8 cm zu, ist die Dosis zu verdoppeln, bei entsprechender Abnahme um den gleichen Wert zu halbieren.

HRCT

Die hoch auflösende CT (HRCT) der Lungen wird in der Regel diskontinuierlich erstellt: Alle 10 – 20 mm wird eine 1 – 2 mm breite Schicht akquiriert. Dies erfordert signifikant geringere Dosen als bei der üblichen Spiraluntersuchung. Am „Standardpatienten" liegt die DLP durchaus im Bereich von 50 mGy × cm, die effektive Dosis unter 1 mSv. Verlaufskontrollen oder zusätzliche Exspirationsscans können mit noch geringerer Dosis gefahren werden.

Abb. 5.17 **Niedrigdosisuntersuchung beim Kolon-Scree-
ning.**

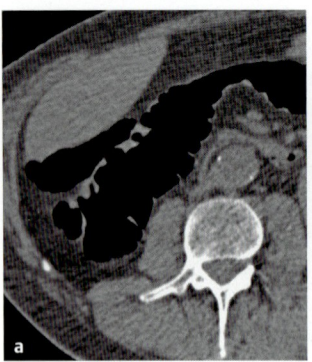 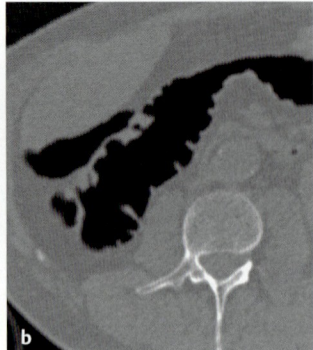 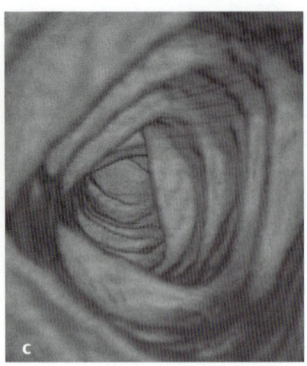

Aufnahmeparameter: 4 × 1/8 bei 80 kVp und CTDI$_{vol}$ = 1,88 mGy, resultierende effektive Dosis 1,3 mSv. Das Bildrauschen ist bei Weichteilfensterung ausgeprägt (**a**), bei einem Fenster von WW/WL = 2000/0 akzeptabel (**b**) und für die virtuelle Koloskopie ausreichend (**c**). Ein adipöserer Patient erfordert eine höhere kVp-Einstellung, die Dosis ist für gleiche Bildqualität entsprechend zu erhöhen.

CT-Screening

Zum Screening des Bronchialkarzinoms ist die Multidetektor-CT hervorragend geeignet, da die primäre Dünnschichtkollimation sekundäre Rekonstruktionen suspekter Herde mit hoher Ortsauflösung erlaubt, ohne dass eine erneute Untersuchung notwendig wird. Darüber hinaus sind Folgeuntersuchungen von Patienten mit multiplen Herden einfacher, insbesondere wenn Programme zur automatischen Herdlokalisation verwendet werden (Computer Aided Diagnosis, CAD). Die mAs-Einstellungen müssen der Größe des Patienten angepasst werden, der CTDI$_{vol}$ schwankt zwischen 0,6 und 2 mGy. Zu beachten ist allerdings, dass bei adipösen Patienten bzw. zu geringen mAs-Einstellungen die Bildqualität mangelhaft werden kann (vgl. Abb. 7.**32**, elektronisches Rauschen).

Am Einzeilen-CT wird für das Screening des Bronchialkarzinoms eine Kollimation von 5 mm mit einem Pitch von 2 verwendet. Da der Rauschpegel dieser dicken Schichten deutlich geringer ist als bei den Dünnschichtkollimationen einer Multidetektor-CT, ist auch die Patientenexposition (CTDI$_{vol}$ von 0,3 – 1 mGy) entsprechend geringer. Allerdings sind bei suspekten kleinen Herden zusätzliche Scans mit Dünnschichttechnik notwendig.

Zum Screening des Kolonkarzinoms wird der hohe Kontrast zwischen dem luftgefüllten Darmlumen und der weichteildichten Darmwand bzw. ihrer Umgebung genutzt. Abhängig vom Patientendurchmesser liegt der CTDI$_{vol}$ bei 2 – 5 mGy (Abb. 5.**17**). Weiche Faltungskerne sind notwendig, Schichtdicken um 2 mm sind auch für einen sekundären Rohdatensatz mit überlappenden axialen Schichten ausreichend (und zeigen zudem einen geringen Rauschanteil).

CT-Urographie und Urolithiasis

Die i.v. Injektion von KM bewirkt einen hohen intrinsischen Kontrast für eine CT-Urographie. Die Dosisanforderungen sind deshalb geringer, die mAs-Einstellungen müssen allerdings an die Patientengröße angepasst werden (CTDI$_{vol}$ = 2 – 5 mGy). Die Bilder werden in der Regel in Form einer Dünnschicht-MIP (10 – 20 mm) oder als gekrümmte Reformationen entlang der Ureteren erstellt (Abb. 5.**18**).

Die Steinsuche ist eine klassische Niedrigdosisanwendung. Mittels Dünnschicht-MIP fanden wir alle therapierelevanten Konkremente > 2,5 mm in einem 20 × 30 cm großen Wasserphantom bei einer Dosis von lediglich CTDI$_{vol}$ = 2 mGy. Allerdings steigt der Rauschpegel bei adipösen Patienten schnell an, so dass hier mitunter Dosen bis 5 mGy erforderlich sind.

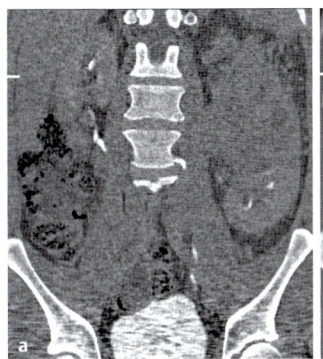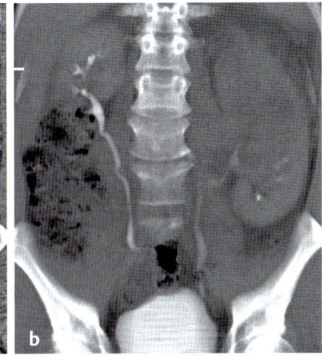

Abb. 5.18 **CT-Urographie mit reduzierter Dosis.**
Akquisitionsparameter: 4 × 1/8 bei 120 kVp und $CTDI_{vol}$ = 1,88 mGy, resultierende effektive Dosis 1,6 mSv. Das ausgeprägte Bildrauschen der Dünnschichten des sekundären Rohdatensatzes (SW/RI = 1,25/0,7) (**a**) reduziert sich deutlich nach Rekonstruktion von 20 mm dicken gekrümmten Reformationen zur Darstellung des Nierenbeckens und der Ureter (**b**). Geringere KM-Ausscheidung durch einen Tumor in der linken Niere.

Kinder

Für Säuglinge und Kleinkinder empfiehlt sich eine niedrigere Röhrenspannung von 80–100 kVp mit entsprechend niedrigem CTDI. Dies erlaubt u.U. weitere Dosisreduktionen, da die minimal einstellbaren mAs-Werte bei niedrigen kV-Zahlen deutlich geringer sind als bei der Standardeinstellung von 120 kVp. Für den $CTDI_{vol}$ reicht häufig ein Wert von 0,3–1,5 mGy bei 80 kVp vollkommen aus (Abb. 5.**19**). Thoraxuntersuchungen erfordern weniger Dosis als Untersuchungen des Abdomens. Die Kontrastmittelapplikation verbessert die Gewebedifferenzierung und das Signal-Rausch-Verhältnis und ist daher für die Untersuchung der Halsweich-teile, des Mediastinums und des Abdomens zu empfehlen.

Für Kinder zwischen 4 und 10 Jahre empfiehlt sich eine Einstellung von 120 kVp mit einem $CTDI_{vol}$ von 2–5 mGy (Tab. 5.**6**).

Ein dünner sekundärer Rohdatensatz sollte bei allen Indikationen erstellt werden, um dickere MPR in allen gewünschten Ebenen rekonstruieren zu können. Die Dicke der MPR sollte so gering wie möglich sein – natürlich unter Beibehaltung eines ausreichenden Signal-Rausch-Verhältnisses (Thorax 2–5 mm, Abdomen 3–8 mm).

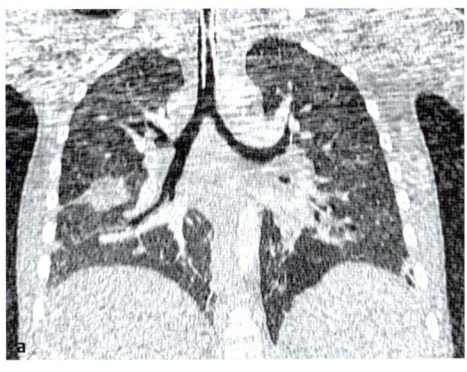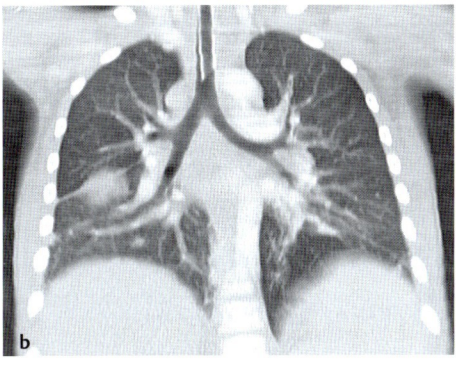

Abb. 5.19 **Niedrigdosisuntersuchungen bei Kindern.**
Niedrigdosisuntersuchung eines 5 Jahre alten Jungens mit einer Raumforderung im rechten Thorax. Aufnahmeparameter: 4 × 1/8 bei 80 kVp und $CTDI_{vol}$ = 0,88 mGy, resultierende effektive Dosis 0,35 mSv.

a Ausgeprägtes Bildrauschen einer coronaren Reformation (Dicke 1 Pixel) aus dem sekundären Rohdatensatz mit hoch auflösendem Faltungskern.

b Eine 5 mm dicke coronare Schicht aus dem gleichen Datensatz führt zu einer guten Bildqualität und demonstriert den rechtsseitigen Interlobärerguss.

Strahlenschutz

Die CT-Diagnostik trägt zu einem nicht unerheblichen Prozentsatz (> 30%, regional unterschiedlich) zur gesamten diagnostischen Strahlenexposition der Bevölkerung bei. Die Patientenauswahl, sorgfältige Planung der Scanparameter und adäquate Abschirmungen dienen der Reduktion der Gesamtexposition.

Indikationsstellung

Der wichtigste Schritt ist die Indikationsstellung nach strengen Kriterien. Die klinische Fragestellung für die CT sollte so klar als möglich sein, die bildgebende Modalität muss diese auch beantworten können. Gleichzeitig sind alternative Untersuchungsmethoden, wie MRT oder Ultraschall, durch den Untersucher abzuwägen. Die MRT stellt in erster Linie bei jungen Patienten und bei nicht-neoplastischen Erkrankungen mit häufigen Verlaufskontrollen das primäre diagnostische Mittel der Wahl dar.

Dosiseinstellung bei Kindern

Das strahleninduzierte Risiko ist bei Kindern höher als bei Erwachsenen. Insofern sollte der Radiologe die Indikation besser zweimal abwägen und die Strahlenexposition sorgfältig an den Körperquerschnitt anpassen. Die longitudinale und adaptive Dosismodulation stellen ideale Techniken zur Dosisreduktion dar, derzeit gib es allerdings nur grobe Richtlinien in Hinblick auf die Adaptation an das Körpergewicht (Tab. 5.**6**). Zu berücksichtigen ist weiterhin, dass die Dosisanforderungen anhand des Körpergewichtes bei adipösen Patienten durchaus unterschätzt werden können, da deren Körperquerschnitt größer ist als der schlanker Kinder mit gleichem Gewicht.

Tab. 5.6 ⋯⋗ *Empfohlene Expositionseinstellungen in Abhängigkeit vom Patientenumfang (CTDI$_{vol}$ nach Daten von Donnely 2001, am GE-CT/i). Der Pitch Faktor ist immer 1,5 oder höher (120 kVp)*

Gewicht (kg)	Thorax	Abdomen/ Becken
4,5 – 8,9	1,7 mGy	2,5 mGy
9,0 – 17,8	2,1 mGy	2,9 mGy
18 – 26,9	2,5 mGy	3,3 mGy
27 – 35,9	2,9 mGy	4,1 mGy
36 – 44,9	3,3 mGy	5,0 mGy
45 – 70	4,1 – 5 mGy	5,8 – 6,2 mGy
> 70	≥ 5,8 mGy	≥ 7,0 mGy

Auswahl der Untersuchungsparameter

In Tab. 5.**7** sind Empfehlungen zur Auswahl der Schichtkollimation, des Faltungskerns, der kVp- und CTDI$_{vol}$-Einstellungen für verschiedene klinische Fragestellungen zusammengestellt. Die Werte basieren auf dem 1,70 m großen, 70 kg schweren „Standardpatienten" (Durchmesser des Körperquerschnitts 20 – 30 cm) und müssen bei adipösen Patienten entsprechend adaptiert werden.

Die folgenden Überlegungen sollten bei der Wahl der Untersuchungsparameter berücksichtigt werden:

Bei Objekten mit hohem intrinsischem Kontrast (Lungenparenchym, Knochen) ist die Ortsauflösung praktisch unabhängig vom Bildrauschen. Für die *Untersuchung des Skeletts und das HRCT der Lungen* können auf Grund der weiten Fenstereinstellung

Tab. 5.7 ⋯⟩ *Expositionsparameter für verschiedene klinische Indikationen bezogen auf den „Standardpatienten" (70 kg, 170 cm). Diese Expositionseinstellungen sollten den individuellen Umständen angepasst werden, da die Dosiseffizienz und die Faltungskerne bei verschiedenen Scanner-Typen und Herstellern variieren*

Indikation	Faltungskern	Schichtdicke (SW)	kVp	CTDI$_{vol}$
Standardpatient (70 kg, 170 cm)				
Hals (gutartige Erkrankung)	weich	5	120	5 mGy
Hals (Tumorstaging)	Standard	3	120	10 mGy
Thorax (HRCT)	hoch auflösend	1,5	120	1 – 2 mGy
Thorax (benigne Erkrankung)	weich + HR[a]	7	120	5 mGy
Thorax (Emboliediagnostik)	Standard	1,5 – 3	100	3 mGy
Thorax (Tumorstaging)	Standard + HR[a]	5 + 1,5[b]	120	10 mGy
Leber (nativ)	weich	7	120	12 mGy
Leber (nach KM)	weich	3 – 5[c]	120	8 – 15 mGy[c]
Pankreas (Tumorstaging)	Standard	3	120	16 mGy
Urolithiasis	weich	5	120	6 mGy
Abdomen (benigne Erkrankung)	weich	5 – 7	120	6 – 8 mGy
CTA (Thorax)	weich	1,5 – 3	120	6 mGy
CTA (Abdomen)	weich	1,5 – 5	120	10 mGy
Adipöser Patient (100 kg, 170 cm)				
Hals (gutartige Erkrankung)	weich	5	120	6 mGy
Hals (Tumorstaging)	Standard	3	120	12 mGy
Thorax (HRCT)	hoch auflösend	1,5	140	3 – 5 mGy
Thorax (benigne Erkrankung)	weich + HR[a]	7	140	8 mGy
Thorax (Emboliediagnostik)	Standard	1,5 – 3	100	5 mGy
Thorax (Tumorstaging)	Standard + HR[a]	5 + 1,5[b]	120	20 mGy
Leber (nativ)	weich	7	140	30 mGy
Leber (nach KM)	weich	5	140	16 – 40 mGy[c]
Pankreas (Tumorstaging)	Standard	4	140	40 mGy
Urolithiasis	weich	6	120	12 mGy
Abdomen (benigne Erkrankung)	weich	7	140	12 – 16 mGy
CTA (Thorax)	weich	1,5 – 3	120	10 – 15 mGy
CTA (Abdomen)	weich	2 – 5	140	20 – 30 mGy

[a] Weicher Kern für das Mediastinum, hoch auflösender Kern (oder Filterung) für die Lungen
[b] 5-mm-Schichten für Mediastinum und Lungen; zusätzlich 1,5-mm-Schichten bei peripheren Tumoren (Multidetektor-CT)
[c] Dünnere Schichten und höhere Dosen zur präoperativen Untersuchung von Tumorpatienten

enge Kollimationen, hoch auflösende Faltungskerne und niedrige mAs-Einstellungen gewählt werden (Abb. 5.**16**). Die Dichteunterschiede bei der *CT-Angiographie* sind geringer, so dass zur Kompensation der benötigten engen Kollimation weiche Faltungskerne zum Einsatz kommen (Tab. 5.**7**).

Bei *Strukturen mit geringem intrinsischem Kontrast* hängt der Nachweis kleiner Läsionen (wie durch eine Kontrastdetailkurve beschrieben) vom Bildrauschen ab, das kleine Strukturen komplett überdecken kann. Generell ist ein Faltungskern zu wählen, der den besten Kompromiss zwischen Rauschunterdrückung (weicherer Bildeindruck) und adäquater Ortsauflösung (akzeptable Unschärfe) darstellt. Da dieser Bildeindruck letztlich subjektiv ist, können die Dosiseinstellungen häufig nied-

riger gewählt werden, als vom Hersteller empfohlen.

Bei *Leberuntersuchungen* ist die Kontrastauflösung kritisch zu betrachten, da fokale Läsionen häufig eine sehr geringe Dichtedifferenz zu ihrer Umgebung aufweisen. Läsionen kleiner als 3 mm sind in der Regel nicht sichtbar. Für Nativdarstellungen mit enger Fenstereinstellung sind weiche Faltungskerne erforderlich, um die Dosis nicht überproportional anheben zu müssen (Abb. 5.**15**). Nach i.v. Kontrastmittelapplikation erhöhen sich die Dichteunterschiede in der Regel, so dass die Dosisanforderungen bei weichem Kern geringer werden (Tab. 5.**7**). Für die Darstellung des übrigen Abdomens gilt Ähnliches wie für die Leberuntersuchungen.

Relativ geringe Schwächungen sind bei der Untersuchung von *Thorax und Hals* zu erwarten. Da die Darstellung der Halsweichteile häufig eine hohe Detailgenauigkeit erfordert, werden etwas härtere Faltungskerne als beispielsweise zur Untersuchung des Mediastinums eingesetzt. Die Verwendung unterschiedlicher Kerne für die Darstellung von Lungenparenchym und Mediastinum kann bei der Thoraxdiagnostik zu einer weiteren Dosisreduktion genutzt werden (Abb. 5.**16**).

Die Untersuchung der *Intervertebralräume* stellt die höchsten Dosisanforderungen: Die Dichtedifferenz zwischen den Bandscheiben und ihrer Umgebung ist gering, es werden dünne Kollimationen benötigt, und die Schwächung der Strahlung ist bereits durch das Abdomen relativ hoch. Auch hier lässt sich die Dosis durch weichere Faltungskerne etwas reduzieren.

Folgende Parameter sollten besonders beachtet werden (Tab. 5.**8** und 5.**9**):

- Anzahl der Scans: Sind Nativschichten, biphasische Untersuchungen oder Spätaufnahmen wirklich notwendig?
- Scanlänge (sollte auf die Fragestellung beschränkt werden),
- CTDI$_{vol}$ (sorgfältige Wahl der mAs-Einstellung, Reduktion bei schlanken Patienten und Kindern),
- Pitch (sollte einen Faktor von 1,5 oder mehr betragen),
- Schichtdicke (dickere Rekonstruktionen, axial oder multiplanar, verringern das Rauschen, Reduktion des CTDI möglich),
- Faltungskerne (weiche Kerne reduzieren das Rauschen, Reduktion des CTDI möglich).

Tab. 5.8 ⋯⋗ *Dosis und Bildqualität*

Untersuchungsparameter	Effekt	Bemerkungen
mAs-Einstellung ↓	Strahlenexposition ↓; Bildrauschen ↑	so gering wie möglich
Röhrenspannung ↑	Strahlenexposition ↑; Bildrauschen ↓↓	koppeln mit mAs ↓
Schichtkollimation ↑	Bildrauschen ↓; z-Auflösung ↓	nur bei adipösen Patienten ↑
Pitch-Faktor ↑	Strahlenexposition ↓; z-Auflösung (↓)	vorzugsweise zwischen 1,5 und 2
Rekonstruktionsparameter		
Schichtdicke ↑	Bildrauschen ↓; z-Auflösung ↓	an die Indikation anpassen (vgl. Tab. 2.**2**)
360°-Interpolation	Bildrauschen ↓; z-Auflösung ↓	für P = 1
180°-Interpolation	Bildrauschen ↑; z-Auflösung ↑	für P > 1
z-Filterung SD = SC	Bildrauschen ↑; z-Auflösung =	erhöhter Dosisbedarf
z-Filterung SD > SC	Bildrauschen ↓; z-Auflösung (↓)	verminderter Dosisbedarf
MPR-Dicke ↑	Bildrauschen ↓; Auflösung in der Schicht =	Standard beim Multidetektor-CT
Weicher Faltungskern	Bildrauschen ↓↓; xy-Auflösung ↓	für Mediastinum/Abdomen
Hoch auflösender Faltungskern	Bildrauschen ↑↑; xy-Auflösung ↑	für Lunge/Knochen
Fensterweite ↑	Rauschempfinden ↓↓; Kontrast ↓	für Lunge/Knochen/CTA
Patientenparameter		
Körperdurchmesser ↓	Bildrauschen ↓; Dosisbedarf ↓	mAs reduzieren
Lungenvolumen ↑	Bildrauschen ↓	nur Thorax, anhand des Scanogramm vorhersehbar

↑ = erhöhen; ↓ = vermindern; = = konstant

Tab. 5.9 ⤑ *Relation der mAs-Einstellung zum CTDI$_{vol}$ bei 120 kV (Daten für Einzeilen-CT von Nagel 2000 berechnet, Daten für Multidetektor-CT aus www.impactscan.org). Die Multidetektordaten gelten nur für eine Schichtkollimation von 5 mm, bei geringeren Schichtdicken steigt der CTDI (vgl. Abb. 5.11)*

	CTDI$_{Vol}$ bei 100 mAs		mAs bei CTDI$_{Vol}$ = 10 mGy	
Einzeilen-CT	**Pitch = 1**	**Pitch = 2**	**Pitch = 1**	**Pitch = 2**
GE 9800/HiLight/HiSpeed Serie	5,4	2,7	185	370
Philips SR Serie/ AV Serie/Secura	8,0	4,0	125	250
Philips/Picker PQ Serie	11,2	5,6	89	178
Philips/Elscint/Picker Twin Flash	4,3	2,15	233	466
Siemens AR Serie/Emotion/Balance	14,4	7,2	69	138
Siemens Plus 4 Serie	8,3	4,15	120	240
Toshiba Xpeed/Xpress/Xvision	8,8	4,4	114	228
Shimadzu 7000 T	11,2	5,6	89	178
Multidetektor-CT	**Pitch = 1**	**Pitch = 2**	**Pitch = 1**	**Pitch = 2**
GE LightSpeed Serie (SC = 5 mm)	10,1	5,1	99	198
Philips/Picker MX 8000	7,0	7,0*	143	143*
Siemens Volume Zoom	7,3	7,3*	137	137*
Toshiba Aquilion Multi	11,2	5,6	89	178

Werte für 120 kV. Bei 140 kV erhöht sich der CTDI um den Faktor 1,36. Um den CTDI konstant zu halten, muss die mAs-Einstellung um 26 % reduziert werden.
* Die Multidetektor-CT von Siemens und Philips zeigen die effektive mAs an. Insofern keine Änderung abhängig vom Pitch.

Strahlenschutzmaßnahmen

Außerhalb des Untersuchungsvolumens können Bleiabdeckungen zur Reduktion der Exposition durch Streustrahlung verwendet werden. Studien haben gezeigt, dass der Hauptanteil der Streustrahlung im Patienten selbst entsteht und somit nicht absorbiert werden kann. Zu beachten ist, dass die Bleiabdeckungen nicht in den Scanbereich gelangen, da es sonst zu erheblichen Artefakten kommt, die eine Wiederholung der Untersuchung erfordern.

Die Abschirmung im Strahlengang ist derzeit noch in Entwicklung. *Wismuthaltige Abschirmungen* sind radiotransparent und verringern die Oberflächenexposition, eignen sich daher besonders für oberflächlich gelegene Organe, wie die Mammae, die Testes oder die Augenlinse.

Je näher ein Organ an der Körperoberfläche liegt, desto höher ist die Expositionsdosis. Dies gilt so-wohl für die unmittelbar im Scanbereich liegenden Organe als auch für jene, die lediglich von Streustrahlung getroffen werden. Sofern keine Abschirmung erfolgt, kann die Exposition für die Testes in der Größenordnung von 20 mGy und höher liegen.

Für die Mammae treten innerhalb des Scanfeldes besonders hohe Organdosen (bis zu 25 mSv) auf, die einem Vielfachen der konventionellen Mammographie entsprechen. Deshalb sollte die Indikation zur CT bei jungen Frauen besonders streng gestellt werden. Untersuchungen der Leber können bei großen Mammae durchaus auch die Brustdrüse erfassen – bei biphasischen Untersuchungen kann die Organdosis mehr als 50 mSv betragen. Aus diesem Grund muss darauf geachtet werden, die Brüste wenn möglich außerhalb des Scanfeldes zu positionieren.

Strahlenexposition des Untersuchers

Da der CT-Raum durch entsprechende Maßnahmen ausreichend abgeschirmt werden kann, besteht nur für Personen, die sich während der Untersuchung mit im Raum aufhalten, eine Möglichkeit zur Strahlenexposition während der CT (z. B. bei Interventionen, Intensivpatienten, Begleitpersonen). Für jedes Gerät existieren sog. Isodosiskurven, die die räumliche Verteilung der Streustrahlung beschreiben (Abb. 5.20). Die Streustrahlung hängt naturgemäß von den eingestellten mAs-Werten, der Röhrenspannung und vom Patienten selbst ab. Die Dosis für Personen im Untersuchungsraum lässt sich durch entsprechende Strahlenschutzmaßnahmen (Bleischürze), die Verweildauer (Zeitbegrenzung) und den Abstand (so weit wie möglich entfernt vom Patienten und der Schichtebene) reduzieren. Auf Grund der keulenförmigen Verteilung der Streustrahlung um die Gantry-Öffnung ist die sicherste Position direkt neben der Gantry bzw. an der Schmalseite des Gerätes.

Während interventioneller Maßnahmen sollte der Untersucher beim Scan die Hand aus der Schichtebene herausziehen (speziell bei der CT-Fluoroskopie). Für kompliziertere Fälle stehen entsprechende Führungsinstrumente zur Verfügung.

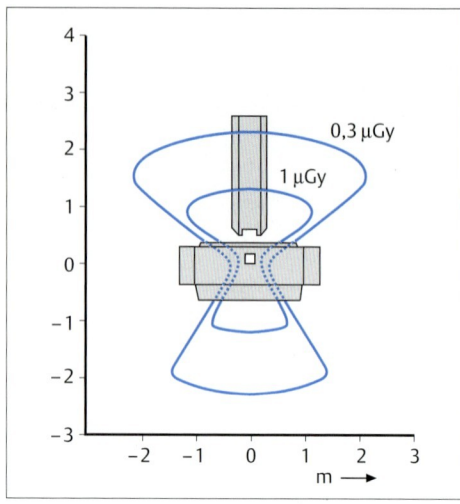

Abb. 5.20 Typische Isodosiskurven eines modernen CT-Systems.
Die Dosen gelten für 100 mAs und 120 kVp bei einer Schichtdicke von 10 mm (CTDI$_w$ = 8 mGy).

6 CT-gesteuerte Interventionen

M. Prokop, A. J. van der Molen, M. Keberle

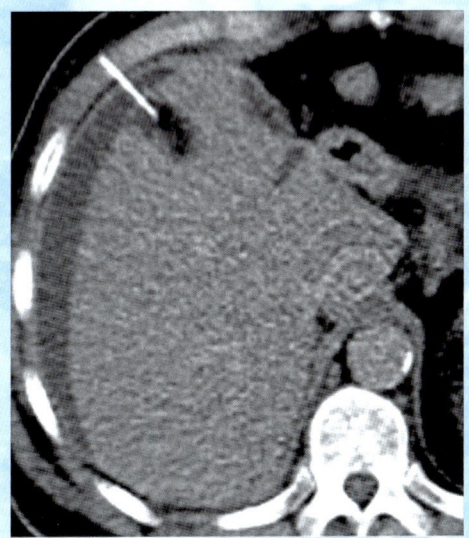

CT-gesteuerte Interventionen sind etablierte Verfahren und dienen sowohl der Diagnostik (Biopsien, Injektionen im Nervenverlauf) als auch der minimal invasiven Therapie (Abszessdrainage, Ablation fokaler Leberläsionen, Nervenblockaden bei lokalen Schmerzzuständen, Therapie von Knochenläsio-nen). Die Biopsien und Abszessdrainagen machen derzeit noch die Mehrzahl der Anwendungen aus. Die CT ist ein wichtiges Instrumentarium für die Steuerung der Eingriffe, wird aber zunehmend durch Ultraschall und – bei bestimmten Interventionen – durch Fluoroskopie ergänzt.

CT-gesteuerte Biopsien

Die CT ist ein etabliertes Verfahren zur Materialgewinnung für Zytologie, Histologie oder Bakteriologie. Sie eignet sich besonders für schwierige Zugangswege, bei denen ein sonographisches oder durchleuchtungsgezieltes Vorgehen zu unsicher ist. Treffsicherheit und Komplikationsrate sind abhängig von Größe und Lokalisation des Herdes sowie von der Stärke der verwendeten Kanüle.

> Negative Ergebnisse sind mit Zurückhaltung zu betrachten und müssen im Zusammenhang mit der CT-Morphologie bewertet werden.

Grundprinzip

Indikationen und Kontraindikationen

Bei der Indikationsstellung ist abzuwägen, inwieweit nicht andere Modalitäten einfacher oder sicherer zur Materialgewinnung eingesetzt werden können. Vorteile der CT ergeben sich bei schwierigen Zugangswegen, kleinen Herden, ossären oder lufthaltigen Strukturen.

Absolute Kontraindikationen einer CT-gestützten Biopsie existieren nicht. Sie ist relativ kontraindiziert bei Patienten mit Blutgerinnungsstörungen (Erkrankungen der Blutgerinnung oder medikamentöse Antikoagulation), unsicherem Zugangsweg, unklarer vaskulärer Natur des Fokus oder anderen Faktoren, die weiter unten auf S. 178 ff erläutert werden.

> Kennzeichen einer guten Intervention sind generell ein ausreichend informierter Patient, suffiziente Vorbereitung, postinterventionelle Kontrolle und Nachsorge. Dies ist Voraussetzung sowohl für ein erfolgreiches Ergebnis und repräsentative Biopsieresultate als auch für entsprechende Akzeptanz und Kooperation seitens des Patienten.

Risiken

CT-gesteuerte Interventionen haben eine geringe Komplikationsrate. Allgemeine Risiken umfassen Nerven- oder Gefäßverletzungen mit Blutung oder Paralyse, Infektionen oder Verschleppung von Tumorzellen (Tab. 6.1).

Tab. 6.1 ┈┈> *Risiken CT-gesteuerter Punktionen*

Risiken
Blutung (bis 2 %)
Hämoptysen (2 – 5 % nach Lungenbiopsie)
Pneumothorax (10 – 60 %, 10 – 30 % therapiebedürftig)
Pankreatitis (bis zu 2 % nach Pankreasbiopsie)
Abszess, Empyem, Peritonitis (sehr selten)
Nierenverletzung (sehr selten)
Streuung von Tumorzellen (sehr selten)
Luftembolie (sehr selten)
Die Risiken hängen ab von:
Zugangsweg
Zahl der Biopsien
Nadeldurchmesser und Punktionstechnik
Vaskularisierung der Läsion
Gerinnungsstatus (speziell Thrombozyten)
Kooperation des Patienten

Das Blutungsrisiko ist bei Patienten mit gestörter Gerinnung signifikant erhöht (z. B. Thrombozytopenie, Antikoagulation) ebenso für transabdominelle Zugänge bei Patienten mit Aszites.

Andere Risiken resultieren aus der spezifischen Lokalisation der Biopsieregion und müssen individuell betrachtet werden. Das Risiko einer Streuung von Tumorzellen ist relativ gering ($<0,5\%$), hängt von der Punktionstechnik ab und erhöht sich entsprechend bei hypervaskularisierten Tumoren (z. B. hepatozelluläres oder Nierenzellkarzinom) (Abb. 6.**1**).

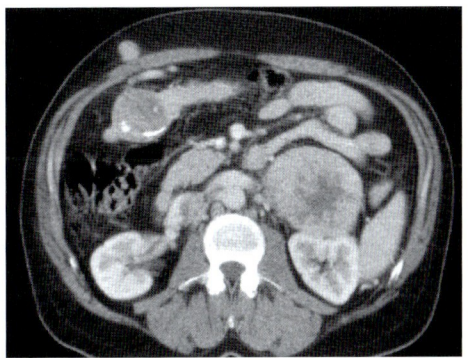

Abb. 6.1 **Metastatische Streuung nach FNP.**
Metastatische Streuung entlang des Nadelweges nach Feinnadelbiopsie eines hepotozellulären Karzinoms (HCC) im linken Leberlappen. Zusätzlich linksseitige Nebennierenmetastase.

Vorbereitung

Bereits bei der Anmeldung zur Punktion sollten mögliche Zugangswege anhand der Voruntersuchungen abgeklärt werden, um Aufwand und Risiko der Punktion einschätzen zu können. Ein aktueller Gerinnungsstatus inklusive der Thrombozytenzahl muss zu Beginn der Maßnahme vorliegen.

Referenzwerte für die Biopsie sind: Thrombozyten $>70.000/mm^3$, PTT <50 s, Quick $>50\%$.

Diese Referenzwerte sollte der Untersucher mit den Normwerten seines Labors abgleichen. Falls möglich sollte eine Antikoagulanzientherapie rechtzeitig vor einer Biopsie ausgesetzt werden, um ein sicheres Intervall für den Eingriff zu haben. Statt Marcumar sollte Heparin i. v. verabreicht werden. Patienten mit gestörten Gerinnungsparametern können mit Gerinnungsfaktoren substituiert werden (z. B. Frischplasma). Sofern die Antikoagulation aufgrund einer Lungenembolie nach tiefer Beinvenenthrombose durchgeführt wird, wäre die Implantation eines Cava-Schirmfilters vor Aussetzen der Antikoagulation zu überlegen. Besteht der Verdacht auf eine Koagulopathie, so sind bereits vorab Gerinnungstests oder in speziellen Fällen eine Abklärung durch hämatologische Einrichtungen vorzunehmen.

Lagerung

Je nach Zugangsweg ist eine Rücken-, Bauch-, Seiten- oder Schräglage erforderlich. In allen Fällen ist auf eine stabile und möglichst bequeme Lagerung des Patienten zu achten, die Arme sollten über dem Kopf liegen, um Streifenartefakte zu vermeiden. Eine Unterpolsterung ist immer hilfreich. Die Tisch-

höhe sollte so tief wie möglich eingestellt werden, um auch bei Insertion der Punktionsnadel ausreichend Platz in der Gantry-Öffnung zu haben.

Planung des Zugangsweges

Die Planung der Biopsie erfordert eine ausreichende Vordiagnostik mit axialen oder anderen Bildern. Eine aktuelle, möglichst kontrastverstärkte Untersuchung der Biopsieregion sollte vorliegen. Alternativ kann der Biopsie eine diagnostische Bildgebung vorangestellt werden. Letztlich ist in vielen Fällen eine orientierende Nativuntersuchung unmittelbar vor der Biopsie hilfreich, um die Sicherheit des Zugangsweges zu prüfen. Zusätzlich dient diese Untersuchung als Test für die ausreichend bequeme Lagerung des Patienten. Bei abdominellen Läsionen ist eine orale oder rektale Kontrastierung des Darms von Vorteil, um eine Darmperforation zu vermeiden. In unsicheren Fällen ist eine zusätzliche Sonographie zur Beurteilung der Darmperistaltik durchaus angezeigt.

Bei der Wahl des repräsentativen Bereiches für die Materialentnahme ist zu berücksichtigen, dass sich im Zentrum der Läsion häufig Nekrosen ohne aktive Tumorzellen finden. Pulmonale Läsionen können mit einer entzündlichen Begleitreaktion in der Peripherie (pleuranah) einhergehen, so dass möglichst hilusnah punktiert werden sollte.

Der Zugangsweg ist so sicher wie möglich zu wählen (und der Patient vorzuwarnen, falls sich eine Komplikation anbahnt). Nach Möglichkeit sind Gefäße, Nerven, Pleura oder unbeteiligte Organe zu schonen. In einigen Fällen lässt sich der Zugang

Abb. 6.2 Nadelbiopsie einer kleinen Läsion bei einem lungentransplantierten Patienten.

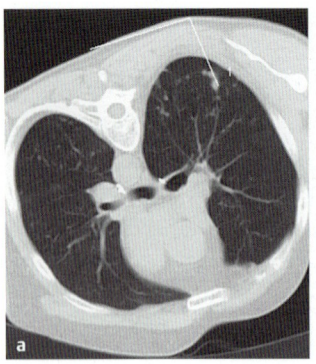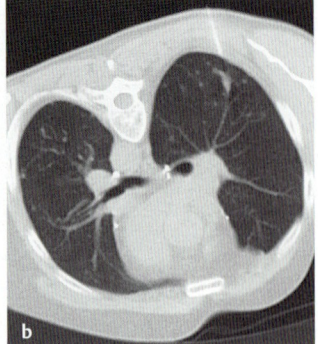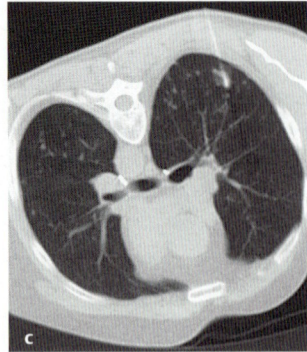

a Planung.
b Lokalanästhesie.

c Feinnadelbiopsie mit einer 20-G-Nadel.

durch Veränderung der Atemlage, der Patientenposition oder durch Anheben der Arme erleichtern. Transparenchymatöse Zugänge durch Lunge, Leber oder Dünndarm sind bei ausreichend dünner Nadel (18 G oder kleiner) zu tolerieren, sofern keine signifikanten Mengen pleuraler oder peritonealer Flüssigkeit vorhanden sind.

Grundsätzlich wird man den einfachsten Zugang wählen, wobei die Komplexität zunimmt, wenn man von der vertikalen oder horizontalen auf eine angulierte Punktionsebene übergeht oder gar eine Kippung der Gantry erforderlich wird, um den Punktionsweg darzustellen. Nur geübten Untersuchern sollten Zugangswege vorbehalten bleiben, die sich nicht mehr in einer Schicht darstellen lassen. Die Planung derartiger Manöver erfolgt vorteilhafter anhand multiplanarer Reformationen eines Einzelschicht- oder Multidetektor-CT-Datensatzes.

Anhand eines geeigneten Referenzbildes werden die vorgesehene Infiltrationstiefe der Anästhesie, der minimale Abstand zwischen Punktionsstelle und Herd sowie die maximale Eindringtiefe der Nadel an der CT-Konsole elektronisch ermittelt. Die kutane Punktionsstelle wird in Patientenlängsachse durch das Lichtvisier (Tischposition des Referenzbildes), in der Scanebene durch anatomische Marker (z.B. Dornfortsatz eines Wirbels) oder auf der Haut fixierte strahlendichte Markierungen festgelegt (Abb. 6.**2**).

Lokalisationsscan

Für die Kontrolle der Nadelposition reicht in der Regel die niedrigstmögliche Dosiseinstellung (geringste mAs-Einstellung, und – wenn möglich – kV-

Reduktion) aus. Fußschalter und Kontrollmonitor im CT-Raum beschleunigen die Prozedur, die Nadelposition lässt sich schnell korrigieren, ohne dass der Radiologe sich vom Untersuchungstisch entfernt. Einzelscans reichen für die Lokalisation der Nadel in der Regel aus, in komplexeren Fällen kann eine kurze Spirale hilfreich sein. An Multidetektorsystemen können mehrere Schichten simultan erzeugt werden, die Hersteller bieten verschiedene Lösungen an, diese Vorteile sinnvoll einzusetzen. Eine gute Einstellung ist die Fusion der inneren Schichten zu einer dickeren Kontrollschicht in der Zielebene. Die Schichten ober- und unterhalb der Zielebene dienen der Kontrolle und können so die Abweichung der Nadelspitze in kranialer oder kaudaler Richtung demonstrieren (Abb. 6.**3**).

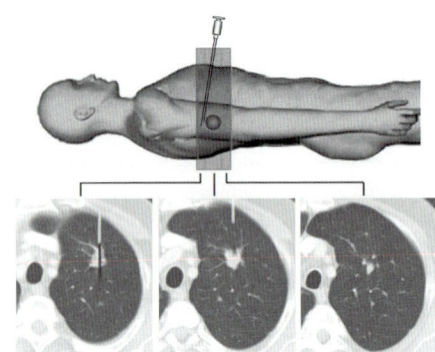

Abb. 6.3 Die Multidetektor-CT ermöglicht bei der Intervention mehrere simultane Schichten.
Die inneren können als Zielschicht dienen. Die Nadelspitze ist im kranialen Bild dargestellt, was deren Abweichung deutlich macht.

Führungssysteme

Für die Wahl eines schnelleren, sicheren und reproduzierbaren Zugangsweges stehen verschiedene Führungssysteme zur Verfügung. Da dadurch auch weniger Kontrollscans erforderlich werden, reduziert sich die Expositionsdosis für den Patienten. Je unerfahrener der Untersucher und je komplexer der Zugangsweg, desto mehr kann man von solch einem Führungssystem profitieren.

Einfache Führungssysteme helfen bei der korrekten Angulation der Nadel durch Winkelmessung und können direkt an die Nadel oder den Patienten angeschlossen werden.

Lichtvisiere können bereits Teil des CT-Systems sein, werden von verschiedenen Herstellern aber auch als Zusatzmodule für existierende Einheiten bereitgehalten. Nach Planung des Zuganges wird die genaue Winkelung an das Lichtvisier innerhalb oder außerhalb der Gantry übertragen. Liegen diese Systeme außerhalb der Gantry, so ist keine unmittelbare Kontrolle der Nadelposition bei Vorschub der Nadelspitze möglich. Dies ist besonders bei atemverschieblichen Organen zu berücksichtigen.

Ausgefeiltere Führungssysteme basieren auf einer elektromagnetischen Führung der Nadelspitze und Angulation der Nadel. Die Informationen werden mit dem Datensatz des vorab erstellten Referenz-CT (so nötig kontrastmittelverstärkt) abgeglichen. Derartige Systeme ermöglichen eine komplexe Winkelung der Nadel und vermindern die Strahlendosis ohne die Biopsiesicherheit zu verringern. Vitale Organstrukturen lassen sich leichter schonen, speziell wenn solche Systeme auch Atemverschiebungen kompensieren (z.B. UltraGuide-System).

CT-Fluoroskopie

Die CT-Fluoroskopie erlaubt eine Echtzeitkontrolle des Nadelvorschubes durch das Gewebe (vgl. Abb. 1.**33**). Diese Technik wurde für komplexe Anwendungen und Regionen mit starker Atemverschiebung entwickelt (z.B. Lungenbasis), bei denen die CT-gestützte Biopsie mit konventionellen Systemen problematisch ist.

Die CT-Fluoroskopie sollte mit Niedrigdosiseinstellungen auskommen, da die Dosis mit längerer Durchleuchtung schnell kumuliert. Letztlich leiden solche Bilder unter einer reduzierten Bildqualität, was schwierige Zugangswege mitunter behindert. Praktisch sollte die Fluoroskopie nur intermediär während der kritischen Phase der Prozedur eingesetzt werden. Verändert der Patient während der Fluoroskopie die Atemtiefe, so hilft die Fluoroskopie beim Wiederauffinden der Zielregion. Die Nadel ist so unter ständiger fluoroskopischer Kontrolle.

Bei Multidetektorsystemen ermöglicht die Fluoroskopie, die Abweichung der Nadel aus der gewählten Schichtebene zu visualisieren, was die Korrektur vereinfacht. Bislang konnte nicht festgestellt werden, dass die Dosis mit 4 simultanen Schichten signifikant höher ist als mit einer.

Spezielle Nadelhalter ermöglichen es, dass die Hand des Radiologen beim Vorschub der Nadel außerhalb der Scanebene bleibt.

Biopsienadeln

Je nach Nadelkaliber und Art der Materialgewinnung unterscheidet man Feinnadeln (20–22 G), Feinstanz- (16–18 G) oder Grobstanz-Biopsienadeln (14 G und dicker). Die Wahl des Nadeltyps hängt vom Risiko des Zuganges, der erwarteten Pathologie und der Erfahrung des beurteilenden Pathologen zusammen. Je kleiner die Läsion und je riskanter der Zugang, desto dünner sollte die Nadel sein. Generell werden ein erfahrener Zytologe und eine zeitnahe Analyse des gewonnenen Materials helfen, die Zahl der Biopsievorgänge sowie den Durchmesser der Biopsie- bzw. der Punktionsnadel zu reduzieren. In vielen Fällen lässt sich die Biopsie durch die Aspiration einer Zytologie ersetzen, was das Risiko einer Blutung oder eines Pneumothorax vermeidet. Dies ist vor allem dann von Bedeutung, wenn die Wahl des Nadeltyps (Abb. 6.**4**) oder Biopsie-Mechanismus weniger Einfluss auf die diagnostische Ausbeute zu haben scheint als die Erfahrung des Untersuchers oder Zytologen.

Bei Aspirationsnadeln unterscheidet man verschiedene Typen: Chiba-Nadeln (flache schräge Spitze), Fransen-Nadeln (gezähnelte Spitze) oder Westcott-Nadeln (mit speziellen Seitenkammern). Stanzbiopsienadeln verwenden generell das „Tru-Cut"-Prinzip. Gegenwärtig besteht der Trend zu halb- oder vollautomatischen Hochgeschwindigkeitsbiopsien, bei denen Trokar und Hohlnadel einzeln oder sukzessive mittels Federmechanismus vorgeschoben werden (Biopty, Temno, Gallini etc.).

Einige koaxiale Biopsiesysteme erlauben es, multiple Biopsien über eine liegende Außenkanüle zu entnehmen; skalierte Nadeln oder aufsteckbare „Reiter" für die Nadeltiefe vereinfachen den Biopsievorgang.

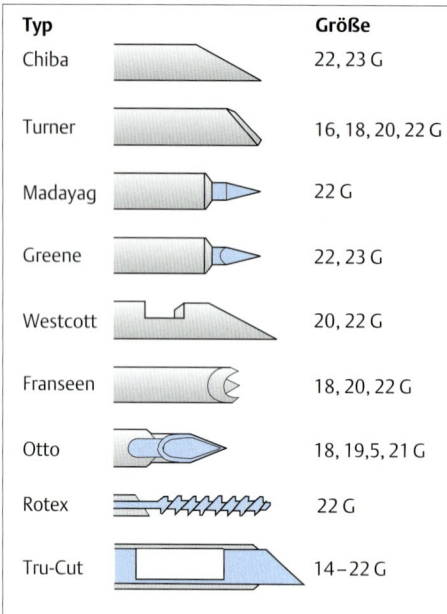

Typ	Größe
Chiba	22, 23 G
Turner	16, 18, 20, 22 G
Madayag	22 G
Greene	22, 23 G
Westcott	20, 22 G
Franseen	18, 20, 22 G
Otto	18, 19,5, 21 G
Rotex	22 G
Tru-Cut	14–22 G

Abb. 6.4 Verschiedene Arten und Größen von Feinnadeln und Stanzbiopsienadeln.

Mitunter sind nicht alle Fragestellungen nach Aspiration einer Feinnadelzytologie oder -biopsie zu beantworten, so dass eine Stanze zur weiteren histologischen Aufarbeitung notwendig wird (Tab. 6.2).

Lokalanästhesie

Typischerweise werden 5–20 ml eines Lokalanästhetikums (z.B. Lidocain, Mepivacain) injiziert, wobei auf eine ausreichende Infiltration von Pleura, Peritoneum und Periost geachtet werden muss. Bei Lungenpunktionen sollte die Pleura zwar anästhe-

Tab. 6.2 ⤏ Empfohlene Techniken für typische Biopsieindikationen

Feinnadelaspiration:
Pulmonale Läsionen: Bronchialkarzinom, Metastasen
Leberläsionen: HCC, Metastasen
Verdacht auf Pankreaskarzinom
Verdacht auf Lymphknotenmetastase
Stanzbiopsie
Leberläsionen: Ausschluss benigner Läsionen
Mediastinaltumoren
Retroperitoneale Läsionen
Pleuraläsionen

siert, nicht aber durchstochen werden. Wird ein Nerv getroffen, so treten scharfe, einschießende Schmerzen auf und die Nadellage muss korrigiert werden. Die Richtung des Zugangsweges lässt sich ggf. durch Kontrolle der eingeführten Anästhesienadel erneut überprüfen. Injektionen bei Kindern gestalten sich einfacher, wenn vorab eine äußerlich anwendbare Anästhesiesalbe (z.B. EMLA) eine Stunde vor der Prozedur aufgetragen wird.

Medikation für Analgesie und Sedierung

Bei ausgewählten Biopsien oder bei komplexen Interventionen ist eine ausreichende Sedierung für ein optimales Resultat erforderlich. In diesen Fällen müssen Pulsoxymetrie, EKG, Herzfrequenz und Blutdruck adäquat überwacht werden. Vielfältige Medikamente werden – häufig auch in Kombination – eingesetzt.

Benzodiazepine führen zu einer Anxiolyse und Sedierung ohne Analgesie. Bei älteren Patienten oder Personen mit kardiovaskulären Problemen muss mit Hypotonie und Atemdepression gerechnet werden. Die durch diese Medikamente ausgelöste Kurzzeitamnesie wird von den Patienten als durchaus angenehm empfunden. Kontraindikationen bestehen bei Allergien, Muskelerkrankungen und in der Schwangerschaft. Diazepam ist der bekannteste Vertreter mit guten anxiolytischen Eigenschaften, hat allerdings eine relativ lange Eliminationszeit. Aus diesem Grund empfiehlt sich häufiger der Einsatz von Midazolam. Antagonist der Benzodiazepine ist *Flumazenil*.

Propofol in ausgewählter Dosierung ist ein effektives Sedativum und erhält die Spontanatmung. Die Wirkung ist kurz und die Elimination rasch, es hat außerdem analgetische Effekte. Die Dosierung muss vorsichtig erfolgen, da eine Überdosierung zur Atemdepression führt und ein Antidot nicht verfügbar ist. Die Patienten sollten außerdem adäquat überwacht werden.

Für Kurzzeitsedierungen von Kindern bietet sich *Ketamin* an. Es hat sowohl sedierende als auch analgetische Effekte und wird in der Regel mit Atropinsulfat kombiniert, das die Hypersalivation und die damit verbundene Verschleimung der Atemwege abpuffert. Schwere Reaktionen lassen dieses Medikament für Erwachsene ungeeignet erscheinen, bei Kindern sind solche allerdings selten. Bei längeren Prozeduren ist eine Kombination mit Benzodiazepinen, wie z.B. Midazolam, möglich.

Opiate finden vorwiegend als Analgetikum Anwendung, sind in höherer Dosierung aber auch sedierend. Bekannte Nebenwirkungen sind Übelkeit, Erbrechen, Depression und Hypotension.

Häufig werden die Reinopiate Piritramid oder die kurzwirksamen Alfentanil und Remifentanil verwendet. Eine Kombination dieser Opiate mit Benzodiazepinen oder Propofol (Dosisadaptation!) ist möglich, als Antagonist steht *Naloxon* zur Verfügung.

Nichtsteroidale Antiphlogistika sind für die Analgesie ebenfalls gebräuchlich und haben einen zusätzlichen antipyretischen und antiphlogistischen Effekt. Sie dienen als Supplement der Opiate zur Schmerzunterdrückung. Vorsicht ist bei Patienten mit Ulkuserkrankungen, Asthma und reduzierter Nierenfunktion geboten. Parenteral können Diclofenac oder Metamizol gegeben werden, Letzteres kann allerdings schwere Nebenwirkungen hervorrufen.

Es ist eigentlich überflüssig zu erwähnen, dass Radiologe und Mitarbeiter mit derartigen Medikamenten ausreichend Erfahrung haben sollten. Praktisch wird die Sedierung häufig durch den überweisenden Kliniker oder einen Anästhesisten überwacht.

Punktionstechnik

Nach einer kleinen kutanen Stichinzision wird die Biopsienadel in der vorbestimmten Richtung vorgeschoben. Die Ausrichtung ist besser vorzunehmen, wenn ein Helfer am Kopf- oder Fußende des Patientenbettes steht. Zur besseren Orientierung können die Lasermarkierung des Scanners oder externe Biopsiehilfen eingesetzt werden.

Je nach Risiko des Zugangsweges kann die Punktion in einem Schritt bis zum Herd oder in mehreren Schritten, die jeweils durch einen Scan kontrolliert werden, erfolgen. Die Nadelspitze ist dabei an einem hypodensen Streifen (Aufhärtung!) in Verlängerung der Nadel zu erkennen.

Bei atemverschieblichen Organen sollte die Nadel nicht fixiert werden, damit sie sich der Atmung anpassen kann. Eine starre Fixation kann dazu führen, dass Leber, Lunge oder andere Organe bei der Atmung längs einreißen. Die Nadel sollte daher in einer Atemanhaltephase vorgeführt werden. Plötzlich einschießende Schmerzen deuten auf einen Nervenkontakt und eine erforderliche Korrektur der Nadellage hin.

Für eine *Feinnadelpunktion* (FNP) mittels Aspirationstechnik wird die Nadel bis knapp an oder knapp in die Läsion vorgeschoben. Dann wird der Innenmandrin entfernt und die Läsion mit aufgesetzter Spritze (20 ml, LuerLock) unter Aspiration mehrmals fächerförmig durchbohrt (Needeling). Vor Entfernen der Biopsienadel muss der Sog weggenommen werden, um ein Verschleppen von Tumorzellen zu vermeiden.

Bei der *Stanzbiopsie* nach der Tru-Cut-Technik (und ihren diversen halbautomatischen und automatischen Varianten) wird die Punktionskanüle ebenfalls knapp an die Oberfläche oder knapp in die Läsion eingeführt. Hierbei ist zu beachten, dass die Spitze des Trokars etwa 5 mm vorsteht, ohne dass aus diesem Bereich Material gefördert wird. Bei Vorführen des Trokars in die Läsion wird das 1–2 cm lange Biopsiebett mit Material gefüllt und durch Vorschieben der scharf geschliffenen Außenhülle über den Trokar ein Stanzzylinder entnommen. Einer oder beide Schritte der Biopsieentnahme können bei Hochgeschwindigkeitstechniken durch einen Federmechanismus übernommen werden. Die Biopsien sind bei dieser Technik in der Regel weniger blutig und besser beurteilbar.

Mit größerem Stanzbiopsie-Equipment sind simultane Zytologieabstriche möglich. Wird eine koaxiale Technik eingesetzt, so kann die Stanze durch eine Feinnadelaspiration zur Zytologie ergänzt werden.

Abschlusskontrolle

Nach Biopsieentnahme sollte ein Kontroll-CT zum Ausschluss einer Blutung oder eines Pneumothorax erfolgen. Wird ein kleiner Pneumothorax festgestellt, ist 1–4 h nach Biopsie ein konventionelles Röntgenübersichtsbild zu veranlassen und der Kliniker zu informieren.

Abhängig von der Nadelstärke und dem Zugangsweg sollte zur Prophylaxe einer Nachblutung eine gewisse Zeit Bettruhe eingehalten werden.

Biopsien im Thorax

Lunge

Die Lokalisation einer Läsion ist entscheidend für die Auswahl des Zugangsweges: transbronchiale Biopsie bei zentraler bronchialer Läsion, positivem „Bronchuszeichen" oder wenn der Herd im CT direkt den Bronchus involviert, perkutane transthorakale Feinnadelaspiration (FNP) zur Zytologie oder zur Gewinnung einer kleinen Stanzbiopsie bei peripheren Läsionen ohne Kontakt zum Bronchus. Transthorakale Biopsien sind bei Patienten nach unilateraler Pneumektomie, pulmonaler Hypertension, pulmonalen arteriovenösen Malformationen und schwerer chronisch obstruktiver Lungenerkrankung (COPD) kontraindiziert.

Die FNP der Lunge wird häufig zur Karzinomdiagnostik eingesetzt, während die Stanzbiopsie ihre Bedeutung mehr bei benignen bzw. sklerotischen Läsionen, Lymphomen oder anderen Malignomen hat. Zur Einordnung der Malignität hat die transthorakale Biopsie eine Sensitivität von 70 – 100% und eine hohe Spezifität. Bei gutartigen Läsionen liegt die Sensitivität bei 85 – 95%, die Spezifität ist allerdings deutlich geringer und schwankt je nach Literatur zwischen 15 und 65%. Voraussetzung für eine größere Genauigkeit sind wiederholte Entnahmen von verschiedenen Abschnitten der Läsion und – soweit erforderlich – die zeitnahe Begutachtung und histologische Burteilung eines erfahrenen Zytopathologen.

Pulmonale Läsionen sollten, sofern der Zugang kurz genug ist, in Bauchlage des Patienten bei flacher Atmung und bei Atemanhaltemanöver während des Nadelvorschubes punktiert werden. Speziell bei kleinen Läsionen erwies es sich als vorteilhaft, die Nadel bis in den Herd vorzuschieben, bevor der Innenmandrin entfernt wird. Ausgedehnte Läsionen sind nicht in ihrem nekrotischen Zentrum, sondern bevorzugt im hilusnahen Anteil zu punktieren.

Das Risiko eines Pneumothorax bei Lungenbiopsien liegt bei ca. 40%, die Patienten sollten daher über eine ausreichende Lungenfunktion verfügen (Sauerstoffpartialdruck > 60 mmHg) und kein schweres Emphysem oder eine fortgeschrittene pulmonale Hypertension aufweisen. Bei Patienten mit obstruktiven Lungenerkrankungen oder Emphysem, bei mehreren Punktionsversuchen und bei tief gelegenen kleinen Läsionen steigt das Risiko eines Pneumothorax. Nach Literaturangaben bedürfen 10 – 30% der so gesetzten Pneumothoraces einer Drainage. Das Risiko von Leckagen lässt sich durch Ausfüllen des Nadelweges mit Gelfoam oder Thrombin nach der Prozedur reduzieren.

Eine in der Literatur diskutierte Methode der Pneumothoraxprophylaxe ist der Einsatz einer Koaxialtechnik mit Führungskanüle und einem scharfen sowie einem stumpfen Trokar. Der scharfe Trokar wird nur bis nahe an die Pleura eingesetzt, diese wird dann langsam mit dem stumpfen Trokar penetriert. Eine scharfe Biopsienadel wird nur unmittelbar in Nähe der Zielläsion benutzt. In der Praxis hat sich diese Methode allerdings wenig bewährt.

> Das Risiko eines späteren Pneumothorax kann durch Lagerung des Patienten auf die punktierte Seite reduziert werden.

Kleine intrapulmonale Blutungen entlang des Punktionsweges (vgl. Abb. 9.30 a) sind häufig. Letztlich treten nur in 2 – 5% der Fälle Hämoptysen auf, naturgemäß häufiger bei gut vaskularisierten Läsionen. Die Blutungen stehen in der Regel spontan. Seltener sind Komplikationen wie Luftembolien oder Tumoraussaat entlang des Nadelweges (0,1%), fatale Komplikationen finden sich in der Literatur in 0,2%.

Mediastinum

Indikationen zur perkutanen Biopsie stellen Läsionen dar, die transbronchial oder durch Mediastinoskopie nicht erreicht werden konnten, oder deren Biopsieversuch frustran verlief.

> Hiläre Prozesse sollten möglichst zentral punktiert werden, um falsch negative Ergebnisse aus poststenotischen Pneumonien oder Atelektasen zu vermeiden.

Die sichere Punktion des Mediastinums setzt eine exakte Definition der Gefäßstrukturen voraus (Kontrastmittel!).

> Das Risiko eines Pneumothorax lässt sich reduzieren, wenn die Punktion in Exspiration durchgeführt wird (breitere Kontaktfläche an der vorderen Brustwand) und 20 – 50 ml physiologischer Kochsalzlösung injiziert werden, um die Lungen zu lateralisieren (Abb. 6.**5**).

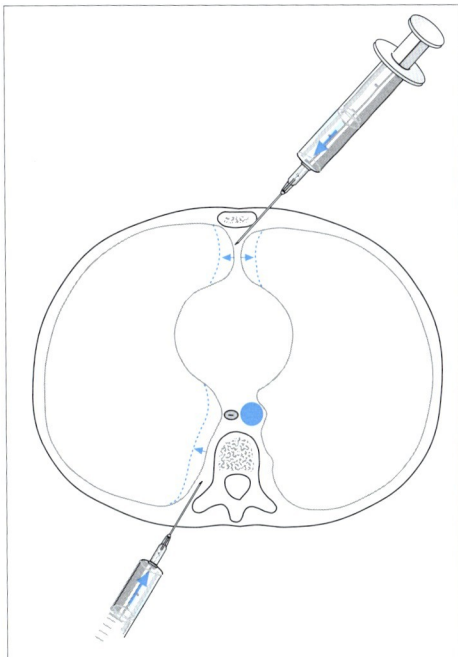

Abb. 6.5 **Optimierung des Zugangs.**
Der Zugangsweg lässt sich durch Injektion von Kochsalz-lösung verbreitern.

Der Zugang hängt von der Lokalisation der Läsion ab und kann anterior parasternal oder posterior paravertebral erfolgen. Der direkte mediastinale Weg ist dem transpulmonalen vorzuziehen, um das Pneumothoraxrisiko zu minimieren. Sofern sich ein transpulmonaler Zugang nicht vermeiden lässt, ist die FNP Methode der Wahl. Eine weitere Möglichkeit ist der transsternale Weg (Abb. 6.**6**), bei dem eine Hohlnadel (z.B. 2-mm-Osticut-Nadel für 18-G-Schneidbiopsie) gerade durch das Sternum geführt wird, um eine Feinnadelaspiration oder Stanzbiopsie zu ermöglichen.

Während die FNP eine hohe Sensitivität und Spezifität für metastasierende Karzinome besitzt, wird die Stanzbiopsie für nichtkarzinomatöse Malignome, Lymphome oder benigne Läsionen benötigt. Zur Diagnostik eines Thymoms wird generell eine chirurgische Technik mit unmittelbarer Resektion empfohlen. Die Erfolgsrate einer mediastinalen Biopsie ist signifikant höher mittels Stanzbiopsie (ca. 90%) als mit FNP. Ein Pneumothorax wird als Komplikation in 10%, eine Blutung in 3% beschrieben.

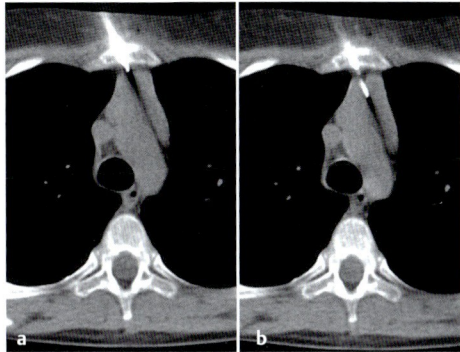

Abb. 6.6 **Transsternaler Zugang bei Verdacht auf Rezidiv eines Non-Hodgkin-Lymphoms vom T-Zell-Typ.**
a Mit 2-mm-Osticut-Nadel.
b Danach 18-G-Stanzbiopsie.

Pleura

Die CT eignet sich gut zum Nachweis und zur Steuerung einer Aspiration lokaler pleuraler Flüssigkeitsansammlungen oder Verdickungen. Ein suprakostaler Zugang ist zur Schonung des interkostalen neurovaskulären Bündels vorgeschrieben. In den meisten Fällen verläuft der Biopsieweg tangential zur Thoraxwand.

Pleurale Raumforderungen werden vorzugsweise mit einer 18- bis 20-G-Biopsienadel punktiert, da die Läsionen häufig inhomogen sind und zur Differenzierung immunhistochemische Methoden erforderlich werden. Zum Nachweis von Malignomen bestehen nach Literaturangaben eine Sensitivität > 80% und eine Spezifität nahe 100%. Im Falle benigner Veränderungen besteht die Hauptindikation im Nachweis der tuberkulösen Pleuritis, sofern der CT-Befund uneindeutig ist. Wie in den meisten Fällen sind mehrere Biopsieentnahmen für eine ausreichende diagnostische Sicherheit notwendig. Die Komplikationsrate liegt bei erfahrenen Untersuchern unter 1%, hauptsächliche Komplikationen sind Pneumothorax und Hämatothorax. Speziell bei Mesotheliomen besteht die Gefahr einer Tumoraussaat.

Referenzmethode bei Lymphomen und Mesotheliomen ist die thorakoskopische Biopsie (VATS).

Biopsien im Abdomen

Leber

Bei der Indikationsstellung zur Biopsie ist abzuwägen, inwieweit eine ausreichend sichere Diagnose nicht auch mittels bildgebender Verfahren erreicht werden kann (typische Befunde in 2 unabhängigen Verfahren). Bei Verdacht auf ein HCC ist die Gefahr der peritonealen Aussaat gegeben, so dass auf eine Biopsie verzichtet werden sollte, wenn unabhängig von der Biopsie ohnehin operiert werden soll. In vielen Fällen wird der sonographischen Punktion der Vorzug gegeben, da der Zugangsweg in Echtzeit kontrolliert werden kann und der Eingriff in einer Inspirationsphase abgeschlossen wird. Vorsicht ist bei Patienten mit freier intraperitonealer Flüssigkeit geboten, da eine Leberbiopsie in diesen Fällen zu schweren Blutungen führen kann. Insofern empfiehlt sich bei diffusen Leberparenchymschäden eine transjugulare Biopsie via Lebervene. Bei Patienten mit fokalen Leberläsionen ist eine präinterventionelle Entlastung des Aszites hilfreich, das Risiko einer Blutung zu vermindern.

Wegen der besseren Differenzierung vor allem benigner Leberläsionen ist eine Stanzbiopsie der FNP vorzuziehen. Die Trefferquote der Stanzbiopsie liegt bei 90%, die Komplikationsrate (Blutungen, Pneumothorax, Punktion anderer Organe) ist gering.

Der Zugang zu einer Leberläsion richtet sich nach deren Lokalisation, der kürzeste transhepatische Weg ist in der Regel am besten. Ausnahmen bilden Hämangiome, für die aufgrund der Blutungsgefahr ein längerer selbsttamponierender Zugang durch normales Lebergewebe gewählt werden sollte. Wenn selbst bei tiefer Inspiration zur Punktion eines subphrenischen Herdes kein extrapleuraler Zugang möglich ist, sollte die Punktion in Exspiration oder Rechtsseitenlage erfolgen, da dann möglichst wenig Lungengewebe im Lungenrezessus liegt. Eine Kippung der Gantry kann mitunter hilfreich sein, in ausgewählten Fällen ist selbst ein transpleuraler Zugang mit niedriger Komplikationsrate erfolgreich.

Gallenblase, Milz

Indikationen ergeben sich selten, da ein organüberschreitendes Wachstum eines von der Gallenblase ausgehenden Prozesses in der Regel eindeutig ist und Raumforderungen der Milz meist mit systemischen Lymphomerkrankungen zusammenhängen, die an anderen Stellen leichter einer Biopsie zugänglich sind. Sowohl die Gallenblase als auch die Milz sollten wegen erhöhter Komplikationsraten (gallige Peritonitis, Blutung) möglichst nicht biopsiert werden. Nur in Ausnahmefällen ist eine Feinnadelbiopsie indiziert.

Pankreas

CT (Fluoroskopie) und sonographische Punktionen des Pankreas sind in der Regel zu favorisieren, da sie in Echtzeit überprüfbar sind. Bei kleinen Läsionen ist es mit der (nicht fluoroskopischen) CT problematisch, repräsentatives Material zu gewinnen, ein negatives zytologisches Ergebnis ist daher von geringer Relevanz. Die Sensitivität einer FNP schwankt stark (70–100%), ist jedoch ähnlich hoch wie die Treffsicherheit einer intraoperativen Biopsie. Die Komplikationsrate ist bei Verwendung dünnkalibriger Nadeln gering.

Viele Pankreasläsionen sind ohne Kontrastmittel nur schlecht abgrenzbar, so dass ein Planungsscan mit Kontrastmittel notwendig wird. Der Zugang kann von dorsal oder ventral erfolgen. Ein transgastrischer oder transintestinaler Weg erfordert wegen der Kontaminationsgefahr eine 6-stündige Nahrungskarenz. Wegen des erhöhten Risikos wird in der Regel eine FNP durchgeführt. Aufgrund der Atemverschieblichkeit der intraperitonealen Organe und der Leber gegenüber dem retroperitonealen Pankreas sollte die Punktion in mittlerer Atemlage erfolgen (bei tiefer Bauchatmung wird eine von ventral vorgeführte unfixierte Nadel aus dem Organ herausgezogen).

Niere

Die Indikation zur Nierenbiopsie ergibt sich in der Regel *nicht* beim Nierenzellkarzinom, da eine bioptische Differenzierung zwischen Nierenzellkarzinom und Adenom oft unzureichend ist. Aufgrund der Hypervaskularisation ist eine vermehrte Blutungsgefahr und Gefahr der Tumoraussaat (Punktionskanal, Lunge) gegeben. Im Zweifel erfolgt die Enukleation, ggf. mit intraoperativem Schnellschnitt. Indikationen zur Nierenbiopsie ergeben sich nur bei Verdacht auf ein isoliertes Organlymphom oder eine Nierenmetastase. Ausnahmen bilden Patienten mit tuberöser Sklerose und unklare

Befunde in der Schnittbilddiagnostik, wenn wiederholte Laparotomien nicht möglich sind.

Häufigere Indikationen stellen die Stanzbiopsien der nativen Niere zum Ausschluss diffuser Erkrankungen oder eines Nierentransplantates zum Ausschluss einer Abstoßungsreaktion dar. Am geeignetsten ist eine 14-G-Stanzbiopsie vom unteren Pol der Nierenrinde. Sofern nicht eine ultraschallgestützte Punktion bevorzugt wird, erfolgt die Punktion im CT von dorsal. Eine FNP ergibt in der Regel ausreichend zuverlässiges Material. Komplikationen in Form von retroperitonealen und intraperitonealen Blutungen oder einer Makrohämaturie sind selten.

Nebenniere

Die Indikation zur Punktion der Nebennieren ergibt sich bei Metastasenverdacht oder unklarem Nebennierentumor nur dann, wenn mit CT, MRT oder anderen bildgebenden Verfahren keine ausreichende Diagnosesicherung möglich ist. Bei bekanntem Primärtumor reicht eine FNP zum Metastasennachweis aus. Besteht der Verdacht auf einen primären Nebennierentumor muss eine Histologie angestrebt werden. Sensitivität und Spezifität der Stanzbiopsie liegen nahe 100%, die der FNP bei 90–100%.

Wenn ein Phäochromozytom nicht ausgeschlossen werden kann, muss wegen der Gefahr einer hypertensiven Krise eine ausreichende medikamentöse Vorbereitung mittels α_1- und α_2-Blockern erfolgen. Die Konsultation der örtlichen endokrinologischen Abteilung bietet sich naturgemäß an.

Die Punktion erfolgt am besten von dorsal in Bauch- bzw. ipsilateraler Seitenlage des Patienten. Auch ein lateraler, ggf. auch transhepatischer oder ventraler Zugangsweg ist möglich, transrenale oder translienale Zugänge sollten vermieden werden.

Ein extrapleuraler Zugang von dorsal kann durch Erweiterung des dorsalen Paravertebralraumes nach Kochsalzinjektion erleichtert werden (vgl. Abb. 6.**5**).

Retroperitoneale und mesenteriale Raumforderungen

Für die Punktion retroperitonealer Lymphknoten oder unklarer retroperitonealer Raumforderungen ist meist ein dorsaler paravertebraler Zugang am geeignetsten. Stanzbiopsien sind zu bevorzugen, allerdings kann die Verletzung der Lumbalarterien größere retroperitoneale Hämatome verursachen. Bei Läsionen zwischen V. cava und Aorta wird eine FNP mittels ventralem (transintestinalem) Zugang nötig, um das Kolon zu schonen.

Mesenteriale noduläre Raumforderungen erfordern bei unbekanntem Primärtumor eine Stanzbiopsie mit anteriorem Zugang. Sobald das Peritoneum penetriert wurde, sollte die Nadel beim Vorwärtsschieben in den stumpfen Trokar zurückgeschoben werden, um den Darm zu schonen.

Beckenregion

Die vielleicht typischste Indikation zur Biopsie in dieser Region ist die Differenzierung zwischen Narbe und Tumorrezidiv, vor allem nach Rektumkarzinom. Eine FNP reicht normalerweise aus, zumal die Stanzbiopsie sehr schmerzhaft sein kann und bei narbigen Veränderungen oft kein aussagekräftiges Material erbringt. Die Komplikationsrate ist sehr gering, die Treffsicherheit der FNP liegt bei > 90%.

Strukturen kranial der Linea terminalis müssen transperitoneal mittels FNP angegangen werden. Strukturen kaudal der Linea terminalis sind durch die Bauchdecke oder das Foramen ischiadicum zugänglich. In ausgewählten Fällen werden mitunter spezielle Zugangswege gewählt (vgl. auch Kapitel „CT-gestützte Drainagen").

Biopsien im Bereich des Bewegungsapparates

Knochenbiopsien

In der jüngsten Zeit ist die perkutane Biopsie von Knochenläsionen zu einer Routineanwendung in entsprechenden Zentren geworden. Zur Führungshilfe lassen sich sowohl CT, Fluoroskopie als auch Ultraschall einsetzen. Die CT bietet sich vor allem bei tiefer gelegenen Läsionen an oder bei Tumoren in der Nachbarschaft vitaler Strukturen.

Die Biopsie sollte in enger Zusammenarbeit mit dem überweisenden Spezialisten geplant werden (speziell bei Malignomen). Anhand der Knochenszintigraphie wird die geeignetste Stelle herausgefiltert. Osteolytische Läsionen eignen sich für die Biopsie am besten. Eine vorherige Dünnschicht-CT zur Planung des Zugangsweges ist unumgänglich, insbesondere lassen sich damit auch Sklerosen innerhalb der Osteolyse eingrenzen. Außerdem lässt sich so auch die geeignete Nadel bestimmen. Eine zusätzliche MRT hilft bei der Differenzierung vitaler Tumorregionen gegen Zysten und Nekrosen und zeigt die gut vaskularisierten Tumorabschnitte. Jede Knochenbiopsie muss aufgrund der hohen Infektionsgefahr unter streng aseptischen Kautelen erfolgen. Das Periost ist ausreichend zu anästhesieren; sofern in der Nähe nervaler Strukturen punktiert wird, ist eine Sedierung oder gar Narkose zu empfehlen.

Knochenbiopsien erfolgen entweder in Form einer Aspiration oder Bohr-(Stanz-)Biopsie. Generell ist die Bohrbiopsie effizienter, beide Methoden eignen sich bei der Differenzierung von Neoplasien und Entzündungen, speziell bei der Tuberkulose. Mitunter ist die Aspiration bei einer Osteolyse zu bevorzugen.

Für die Knochenbiopsie steht eine Vielzahl von Nadeln zur Verfügung. Kurze Bohrnadeln (Yamshidi, Tanzer) besitzen ein großes Kaliber von 8–11 G und eignen sich besonders für oberflächliche Läsionen oder die Penetration der Kortikalisgrenzen. Der Nachteil ist, dass sie bei mehreren Biopsien neu angesetzt werden müssen. Lange Trokarsysteme (z. B. Ackermann, Craig, Laredo-Bard) werden koaxial eingeführt und erlauben multiple Entnahmen in tiefen Schichten. Ein weiteres Koaxialsystem ist die Bonopty-Nadel, die eine exzentrische Bohrung besitzt und insbesondere zur Penetration von intakter Kortikalis am peripheren Skelett eingesetzt wird. Bei Osteolysen kann das System mit Weichteilnadeln kombiniert werden. Pneumatische motorisierte Bohrsysteme (z. B. Ostycut) sind bei sehr dicker Kortikalis oder sklerotischen Läsionen hilfreich. Die empfohlenen Nadeltypen sind in Tab. 6.**3** zusammengestellt.

Läsionen der BWS und LWS werden über einen posterolateralen Zugang bei Seit- oder Bauchlage des Patienten punktiert (Abb. 6.**7**). Läsionen des posterolateralen Wirbelkörpers oder der Pedikel werden am besten über einen transpedikularen Zugang erreicht, während weiter anterior gelegene Herde einen mehr lateromedialen Winkel (40–60°) zum Körper erforderlich machen. Eine Korrektur der Nadellage kann mitunter wichtig sein, um eine Verletzung austretender Nerven zu vermeiden – dabei ist mitunter auch eine Veränderung der Gantry-Position hilfreich. Im Bereich der HWS wird ein anteriorer oder anterolateraler Zugang für Herde im Wirbelkörper bevorzugt. Die Punktion der Wirbelbögen erfolgt von posterior tangential.

Der Zugang zum peripheren Skelett ist naturgemäß variabel, allerdings sollte beim Verdacht auf einen Primärtumor der überweisende Chirurg konsultiert werden, da der Zugangsweg mit reseziert werden muss. In der Regel erfolgt die Punktion senkrecht zum Kortex (Abb. 6.**8**), simultan wird eine Knochenmarksprobe aspiriert. Die Penetration des Marks ist mitunter schmerzhaft und erfordert eine Narkose. In Fällen bestimmter maligner Läsionen, wie z. B. bei Osteosarkomen, ist eine offene chirurgische Biopsie zu bevorzugen, um Blutungskomplikationen besser kontrollieren zu können. Flache Knochen sollten zum Gewinn maximaler Materialmengen tangential punktiert werden, gleichzeitig wird die Verletzung der darunter liegenden Strukturen vermieden.

Es ist sinnvoll, verschiedene Abschnitte einer Läsion zu punktieren. Sowohl das Knochengewebe als auch das aspirierte Blut sollten dem Pathologen zur

Tab. 6.3 ⇢ *Empfohlene Punktionsnadeln für Knochentumoren (nach Laredo 1999)*

Oberflächliche Tumoren	Yamshidi, Tanzer
Tief gelegene Tumoren	Ackermann, Craig, Laredo-Bard
Sklerotische Läsionen	Ostycut, Bonopty
Lytische Läsionen	Tru-Cut-Stanzbiopsie
Lytisch mit knöchernen Anteilen	Yamshidi + Tru-Cut

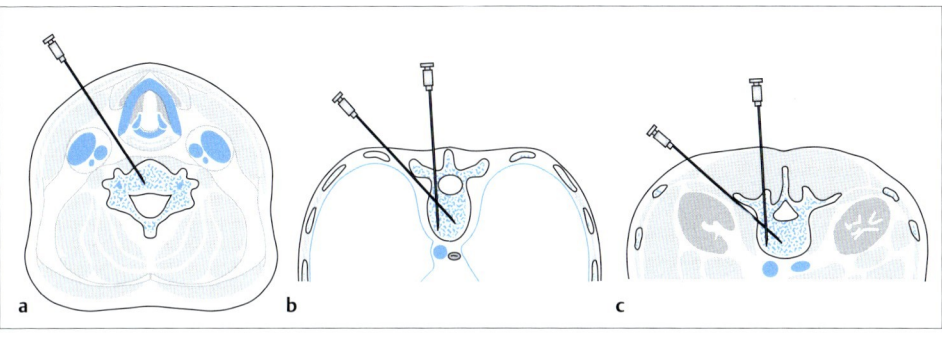

Abb. 6.7 **Beispielhafte Zugangswege für Biopsien an der Wirbelsäule.**

a Im Bereich der HWS.
b Im Bereich der BWS.

c Im Bereich der LWS.

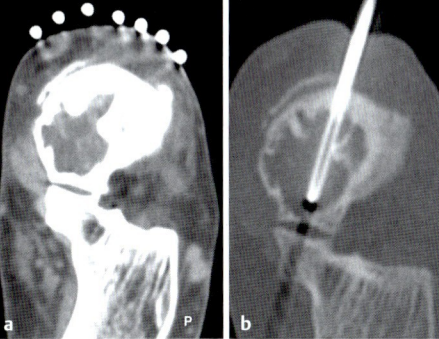

Abb. 6.8 **Perkutane Biopsie einer osteolytischen Läsion des Talus.**
Histologisch handelt es sich um einen Riesenzelltumor.

Verfügung stehen. Eine enge Kooperation mit dem Pathologen ist zur Fixierung des Materials von Vorteil, insbesondere wenn elektronenmikroskopische Methoden zum Einsatz kommen sollen. Besteht der Verdacht auf einen entzündlichen Prozess, so sollte das Material auch zur mikrobiologischen Untersuchung vorbereitet werden.

In geübter Hand sind Komplikationen gering und liegen unter 1 %. Komplikationen können das chirurgische Vorgehen negativ beeinflussen, insbesondere bei malignen Läsionen, was eine nicht unwesentliche Zahl der Patienten betrifft. Insofern ist eine sichere Technik anzuraten, die Biopsien sollten nur in spezialisierten Zentren erfolgen.

Generell sind perkutane Biopsien weniger invasiv, belastend und kostenträchtig als chirurgische Biopsien. Die diagnostische Sicherheit hängt von vielen Faktoren ab, so der Natur der Läsion, der Qualität der präoperativen Vorbereitung, der Wahl des Zugangsweges, dem Biopsiematerial und von Technik und Erfahrung des Pathologen. Die Genau-igkeit wird in der Literatur mit zwischen 80 und 95 % für Metastasen und Rundzelltumoren (Ewing-Sarkom, Lymphom) und mit 60–80 % für primäre Knochentumoren angegeben. In der Infektionsdiagnostik wird eine Erfolgsrate von 90 % bei der Knochentuberkulose und 60 % für pyogene Infektionen beschrieben.

Biopsie maligner Weichteiltumoren

Viele Jahre lang war die Biopsie maligner Weichteiltumoren das Gebiet der onkologisch tätigen Chirurgen, da das Risiko der örtlichen Kontamination und die histopathologische Heterogenität der Läsionen zu groß waren. Derzeit werden perkutane Biopsien zunehmend erfolgreich durchgeführt. Eine enge Zusammenarbeit mit dem Chirurgen ist allerdings nach wie vor essenziell, weshalb derartige Biopsien nur in entsprechend eingerichteten Zentren erfolgen sollten. Für tief liegende Läsionen ist die CT Methode der Wahl, die Sonographie eignet sich mehr für große und oberflächlich gelegene Herde. Die CT hat überdies den Vorteil, dass der Verlauf des Punktionsweges exakt dokumentierbar ist.

Vor der Biopsie sollte eine Rücksprache mit dem Operateur erfolgen, da der bioptische Zugangsweg mit reseziert werden muss. Im Übrigen gelten die o. g. Richtlinien einschließlich der Notwendigkeit einer kontrastverstärkten MRT-Untersuchung vor der Intervention zur Lokalisation der vitalen Tumoranteile.

Die Biopsie kann sowohl in Form einer Feinnadelpunktion (FNP) als auch als Stanzbiopsie erfolgen. Eine Stanzbiopsie ist bei größeren Tumoren zu bevorzugen und hat den Vorteil, dass sich Sarkome subtypisieren lassen. Die FNP ist bei mesenchymalen Tumoren etwas problematisch und sollte kleinen Tumoren vorbehalten bleiben. Die persönlichen Voraussetzungen des Radiologen oder Chirurgen sind für die individuelle Wahl der Biopsieart ebenso ausschlaggebend wie die Erfahrung des Pathologen.

Die Stanzbiopsien erfolgen in der Regel mit 14–18 G dicken, seitlich schneidenden (z.B. Tru-Cut, Quick-Core, Gallini) oder Bohrkanülen (Surecut, IBI). Um eine Streuung entlang des Biopsieweges zu vermeiden, empfiehlt sich eine koaxiale Führungshülse oder Yamshidi-Nadel, die bis knapp an die Tumoroberfläche vorgeschoben wird. Die seitlich schneidenden Biopsienadeln werden zur Vereinfachung des Verfahrens häufig mit einem Schussgerät kombiniert. Für Feinnadelbiopsien empfehlen sich 20–23 G dicke, seitlich schneidende (Westcott, Burney) oder Bohrnadeln (Chiba) mit Trokar. Zur unmittelbaren Aufarbeitung des zytologischen Materials sollte sich ein Zytotechniker „stand by" bereit halten. Die in der Literatur genannten Empfehlungen sind in Tab. 6.4 zusammengestellt.

Die Komplikationen der perkutanen Biopsien ähneln denen anderer CT-gestützter Biopsien. Die Rate liegt bei 1–4 % und ist geringer als bei offenen chirurgischen Biopsien. Dies ist immer im Auge zu behalten, da jede Komplikation den zeitlichen Ablauf

Tab. 6.4 ⋯> *Empfohlene Biopsiealgorithmen (Logan et al. 1996)*

Weichteiltumoren	
< 3 cm	20- bis 22-G-FNP
≥ 3 cm	18-G-Stanzbiopsie
Knochentumoren	
Lytisch mit Weichteilanteil < 3 cm	20- bis 22-G-FNP
Ltisch mit Weichteilanteil ≥ 3 cm	18-G-Stanzbiopsie
Lytisch mit Knochenanteil	kombinierte Technik
Sklerosierend	14-G-Knochenbiopsie

und die Art der chirurgischen Intervention beeinflusst und die Prognose des Patienten mitunter verschlechtert. Bekanntermaßen ist die Komplikationsrate in spezialisierten Zentren signifikant geringer.

Die Genauigkeit dieser Technik ist in einigen Studien erforscht. Sie liegt bei Stanzbiopsien um 84–90 %, bei Feinnadelaspirationen bei 90–96 %. Hauptursache schlechter Resultate ist die fehlende Gewinnung diagnostisch auswertbaren Materials oder die Punktion von Tumoranteilen, die nicht repräsentativ für die gesamte Läsion sind. Letzteres ist insbesondere bei niedrigmalignen Läsionen und bei Malignomen mit zystischen und nekrotischen Anteilen von Bedeutung.

CT-gesteuerte Drainagen

Die Indikation zu CT-gesteuerten Drainagen ergibt sich bei drainagebedürftigen pathologischen Flüssigkeitsansammlungen (Abszess, Biliom, Hämatom etc.), die nicht auf einfachere Weise sonographisch punktiert werden können. Unter der Voraussetzung eines ausreichend sicheren Zugangswegs ist die CT-gesteuerte Drainage einer operativen Revision vorzuziehen, da Komplikationen und stationäre Verweildauer erheblich geringer sind.

Das technische Vorgehen bei CT-gesteuerten Drainagen unterscheidet sich nicht wesentlich von dem bei CT-gesteuerten Punktionen (vgl. dort).

Grundprinzip

Vorbereitung

In der Regel wird eine kurzzeitige stationäre Aufnahme erforderlich. Bei dringendem Abszessverdacht sollte unmittelbar vor der Maßnahme eine Antibiotikaprophylaxe erfolgen, um septischen Komplikationen vorzubeugen.

Zugangsweg

Der Zugangsweg sollte so sicher und effektiv wie möglich gewählt werden. Unbeteiligte Organe sind nach Möglichkeit zu schonen.

Im Bereich des *Oberbauches* ist in den meisten Fällen ein transhepatischer Zugang sicher genug, mitunter wird ein transperitonealer oder transgastrischer Weg gewählt, speziell bei Patienten mit Pankreatitis. Der Pleurarezessus ist aufgrund der Gefahr einer Pleuritis oder eines Pleuraempyems zu meiden. Eine Verletzung der Milz oder von Darmstrukturen ist jedoch unbedingt zu vermeiden.

Beckenabszesse werden generell via Foramen ischiadicum transgluteal erreicht. Zur Schonung der sakralen Plexus und Gefäße sollte der Zugang eng entlang des Sakrums, vorzugsweise oberhalb des Lig. sacrospinosum, erfolgen.

Spezielle Zugangswege

In jüngster Zeit wurde eine Reihe neuer Entwicklungen und Zugangswege für Drainagen vorgestellt.

Entgegen alter Konventionen *kann* man subphrenische Areale auch transpleural drainieren, wenn kein sicherer transabdomineller Weg verfügbar ist. Letztlich ist die Komplikationsrate dieser Technik, die in der Regel mit Hilfe eines Trokars erfolgt, allerdings höher.

Tief liegende Ansammlungen im Becken sind mitunter transgluteal oder transabdominell schwer erreichbar. Einige Studien beschreiben einen relativ sicheren Zugang zu diesen Läsionen transvaginal, transrektal oder transperineal. Transrektale Drainagen eignen sich besonders für präsakrale Läsionen. Der transperineale Zugang erfolgt gewöhnlich CT-gestützt, während transvaginal oder transrektal mit Ultraschallunterstützung vorgegangen wird.

In vielen Fällen lassen sich *Abszesse* mit einer Kombination aus einer systemischen Antibiose und wiederholter (bildgebend unterstützter) Aspiration und Lavage beherrschen. Sogar ohne Einlage eines Verweilkatheters können bei Beckenabszessen ähnlich gute Resultate wie bei Leberabszessen erzielt werden.

Diagnostische Aspiration

Eine großzügige Lokalanästhesie (10–20 ml) ist voranzustellen, da die Drainagekatheter oft große Durchmesser besitzen und die Platzierung schmerzhaft sein kann.

In der Regel empfiehlt sich vor der Drainageanlage eine diagnostische FNP der suspekten Flüssigkeit zur Materialgewinnung für die makroskopische Beurteilung, Bakteriologie und Zytologie. Purulente oder trübe Flüssigkeit spricht für Infektion, grünlich-braun für Biliom, hell-gelblich für Aszites oder Serom.

Katheter

Zur perkutanen Drainage werden Pigtail-Katheter eingesetzt, deren Durchmesser (in French gemessen) an die Viskosität der Flüssigkeit angepasst wird: Seröse Flüssigkeiten (Biliom, Serom, dünnflüssige Abszesse) können bereits mit 6- bis 8-F-Kathetern drainiert werden, dickflüssige Abszesse benötigen 9- bis 12-F-Katheter. Zusätzliche Saug-Spül-Systeme erfordern Katheter bis 16 F. Für Hämatome werden meist Katheter >9 F eingesetzt. Die Drainage einer suppurativen oder nekrotisierenden Pankreatitis erfolgt oft mit mehreren dicken Kathetern bis 28 F.

Auf ausreichend große Seitenlöcher der Katheter ist zu achten. Wichtig ist, dass durch außerhalb eines Abszesses liegende Seitenlöcher keine Verschleppung von galligem oder infektiösem Material erfolgt, insbesondere bei transperitonealem Zugang.

Direktpunktion (Trokartechnik)

Bei der Direktpunktion werden Kathetersysteme eingesetzt, die auf eine lange Führungskanüle mit starrem Trokar montiert sind. Nach Stichinzision der Haut wird mit dem System der zu drainierende Bezirk direkt anpunktiert. Der Trokar wird über einen Führungsdraht (z.B. Amplatz Super Stiff) entfernt und der Drain weiter in den Prozess geschoben, wobei Führungskanüle und Hülse in einer stabilen Position gehalten werden. Alternativ kann die Kathetereinlage auch ohne Führungssystem durch direkten Vorschub über Führungskanüle und Trokar erfolgen. Ist der Katheter in einer sicheren Position, wird die Kanüle entfernt und Material aspiriert. Der Katheter wird verankert und in seiner Position gesichert (Abb. 6.**9**). Gelingt keine Aspiration, muss das System repositioniert werden.

Die Trokartechnik eignet sich für leicht zugängliche Läsionen. Sie gelingt schnell und hat ein niedriges Risiko, (infektiöses) Material zu verschleppen, da der Kathetervorschub der Punktion in die Flüssigkeitsansammlung unmittelbar folgt. Sie wird daher bevorzugt zur Drainage von pleuraler Flüssigkeit oder Aszites eingesetzt oder bei Abszessen, bei denen ein Aussickern von Material entlang des Punktionsweges vermieden werden soll.

185

Abb. 6.9 **Abszessdrainage mittels Direktpunktion.**

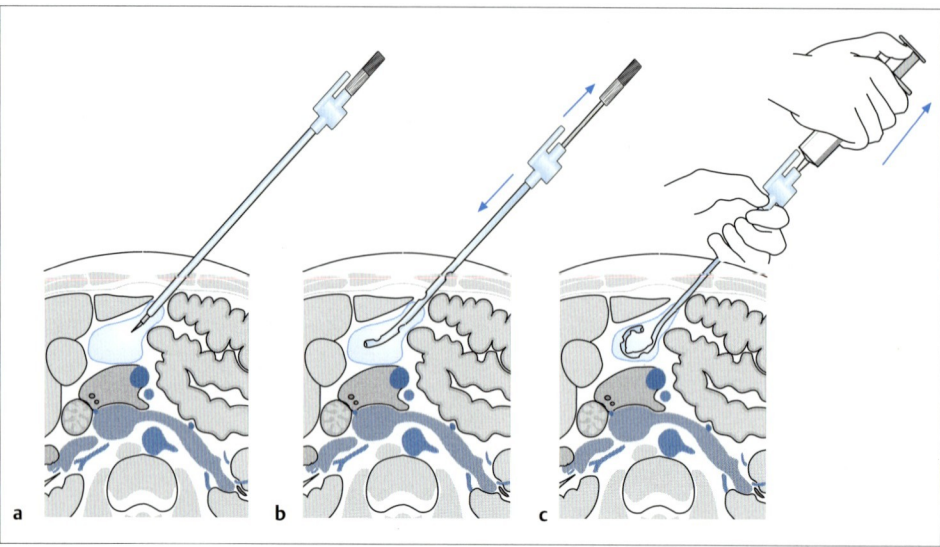

a Das Punktions-Set (Drainagekatheter mit Hohlnadel und Trokar) wird in den Abszess vorgeschoben.

b Die Punktionsnadel wird zurückgezogen, der Drainagekatheter weiter vorgeschoben.

c Sobald sich der Katheter in seine endgültige Form rollt, kann der Abszess aspiriert werden.

Koaxialtechnik (Seldinger-Technik)

Die Koaxialtechnik wird bei anatomisch schwierigen Situationen oder der erhöhten Gefahr von Punktionskomplikationen eingesetzt. Hierfür erfolgt zunächst eine diagnostische Punktion der Läsion mittels Feinnadel, über die ein dünner Führungsdraht in der Läsion platziert wird. Häufig wird danach eine Trokar-Dilatator-Kombination (z. B. Acustix) eingelegt, die einen Austausch des Führungssystems auf eine Standardgröße (0,035 inch) erlaubt. Der Gang wird sukzessive dilatiert, bis der endgültige Katheter eingelegt werden kann (Abb. 6.**10**).

Bei den mehrfachen Draht- und Katheterwechseln ist darauf zu achten, dass es zu keiner Dislokation kommt, da dann erneut punktiert werden muss.

Abszessdrainage

Bei der Abszessdrainage ist darauf zu achten, dass es durch den Zugangsweg zu keiner Kontamination noch nicht beteiligter Organe oder Körperhöhlen kommt. Nach erfolgreicher Einlage eines Drainage-katheters sollte versucht werden, den Abszess möglichst vollständig zu entleeren.

Die Spülung der Abszesshöhle kann eine Sepsis auslösen und sollte daher nur unter antibiotischer Abschirmung erfolgen. Eine Spülung ist sinnvoll, um z. B. dickflüssiges Substrat zu verdünnen und zelluläre Abschilferungen oder solides Material zu entfernen, insbesondere auch zur Rekanalisierung eines verstopften Katheters. Ein irreversibel verstopfter Katheter sollte gegen einen weitlumigeren ausgetauscht oder entfernt werden. Eine kontinuierliche Spülung ist mittels Saug-Spül-Kathetern (z. B. van Sonnenberg-System) möglich, letztlich jedoch effektiver über einen Doppelkatheter.

Zur Sekretverflüssigung werden verschiedene Spülzusätze eingesetzt, wie z. B. N-Acetylcystein (ACC) oder Urokinase. Die Dosierung der Urokinase richtet sich nach der Abszessgröße und lässt sich mithilfe eines einfachen Protokolls herleiten (Haaga 2000):

- Abszess < 3 cm: 12.500 IU,
- Abszess 3–5 cm: 25.000 IU
- Abszess 5–10 cm: 50.000 IU
- Abszess > 10 cm: 100.000 IU

Die Urokinase wird mit 10 ml Kochsalz verabreicht, bei 3-maliger Anwendung pro Tag beträgt die Kontaktzeit 15 min.

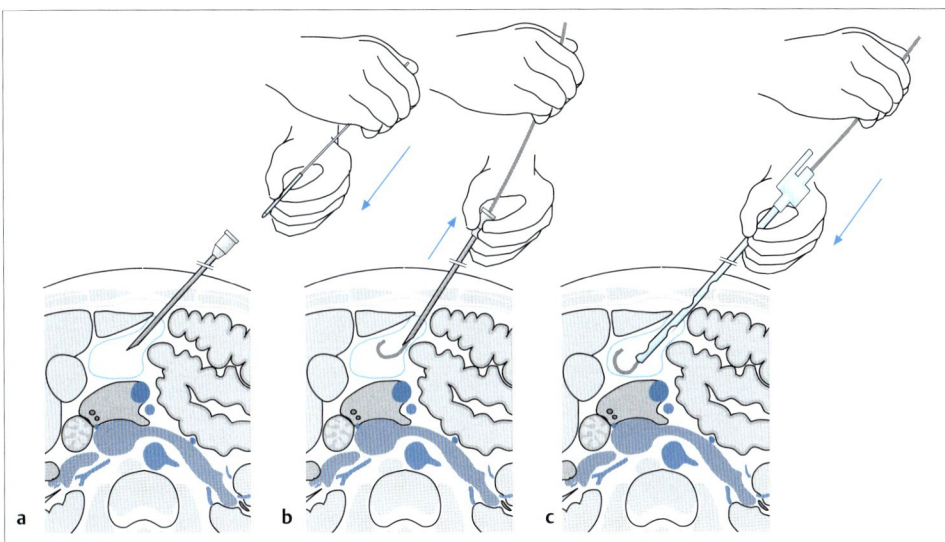

Abb. 6.10 **Abszessdrainage mittels Koaxialtechnik.**

a Der Abszess wird mit einer Hohlnadel punktiert.
b In die Hohlnadel wird ein Führungsdraht geschoben, und die Nadel wird entfernt.
c Über den Führungsdraht wird der Katheter in den Abszess vorgeschoben. Abhängig vom Kaliber der Punktionsnadel und der Dicke des Drainagekatheters ist mitunter ein Zwischenschritt mit Dilatation notwendig: Ein Dilatator wird über den Führungsdraht geschoben, um den Nadelweg zu verbreitern, es folgt ein dickerer Führungsdraht und schließlich der Katheter.

Pflege der Drainagekatheter

Die Katheter sollten mit ausreichendem Spielraum an der Haut fixiert werden, um Atemverschiebungen in transabdomineller oder transpleuraler Position zu kompensieren. Eine feste Verankerung an der Haut ist dann vorzunehmen, wenn keine Atemverschiebung zu erwarten ist. Weitlumige Drainagekatheter sollten mittels Naht fixiert werden. Verschiedene Techniken, z. B. eine multifilare Mersilen-Naht durch ein am Katheter fixiertes Klebeband, stehen zur Auswahl. Um Verklumpungen vorzubeugen und die Drainage möglichst effektiv zu gestalten, ist eine Spülung des Katheters mit steriler Kochsalzlösung 3- bis 4-mal täglich essenziell. Ein Kontroll-CT nach Injektion eines wasserlöslichen Kontrastmittels ist zur Dokumentation der regelrechten Katheterlage zu empfehlen.

Wenn die Drainage weniger als 10 ml/Tag fördert, kann sie entfernt werden. Gewöhnlich ist die Drainage nach 7–10 Tagen abgeschlossen, lediglich bei einer Pankreatitis und Abszessen, die mit Dünn- oder Dickdarmschlingen kommunizieren, ist eine prolongierte (2–6 Wochen) Drainage erforderlich. Katheter mit speziellen Fixationsmechanismen sollten unter bildgebender Kontrolle entfernt werden.

Erfolgsrate

Das Resultat einer perkutanen Drainage hängt von der Natur und Lokalisation der Läsion sowie von der eingesetzten Technik ab. Die Erfolgsrate liegt bei weniger als 30% in Fällen zentraler Pankreasabszesse und bei über 90% im Thoraxbereich.

Spezielle Techniken am Thorax und am Abdomen

Drainage komplizierter Pleuraergüsse und eines Pleuraempyems

Die CT-gesteuerte Einlage von Thorakostomie-Kathetern bei Empyemen, infizierten Hämatomen und anderen komplizierten Flüssigkeitsansammlungen ist den Fällen vorbehalten, bei denen die sonographische Steuerung versagt. Dies ist häufig bei fibrinopurulenten oder teilweise organisierten Flüssigkeitsansammlungen der Fall. Mehrere Herde bedürfen entsprechend mehrerer Zugänge, die CT dient in diesem Fall als sicheres Hilfsmittel zur Planung jedes einzelnen Zugangsweges. Wiederum bestimmt die Viskosität der Flüssigkeit die Katheterwahl. Gewöhnlich werden 8- bis 16-F-Katheter in einer suprakostalen Seldinger-Technik oder mittels Direktpunktion platziert. Der Zugang sollte an der am tiefsten gelegenen Stelle der Flüssigkeitsansammlung erfolgen. Sofern möglich, sind ein posteriorer Weg oder Zugänge medial der Skapula zu vermeiden, da sich die Katheter hier verschieben können. Lungenatelektasen sollten zur Prophylaxe eines Lungenödems möglichst graduell wieder belüftet werden.

Die Katheter mit Führungssystem sind in der Regel dünner als andere Kathetersysteme. In vielen Fällen muss damit eine längere Verweildauer des Katheters und ein höheres Okklusionsrisiko in Kauf genommen werden. Auf der anderen Seite erhöht sich die Erfolgsrate durch die Führungssysteme von 50% auf etwa 60–75%. Eine zusätzliche intrakavitäre Fibrinolyse (ICFT) mit Urokinase verbessert die Erfolgsaussichten (65–95%). Die ICFT (Technik vgl. S. 186) sollte so früh wie möglich in der fibrinopurulenten Phase eingesetzt werden, ist aber bei Ergüssen, die älter sind als 6 Wochen, wenig sinnvoll.

Drainage maligner Pleuraergüsse

Über 75% der malignen Pleuraergüsse sind Folge von Karzinomen der Lunge, der Mammae und Ovarien oder von Lymphomen. Die bildgebend gesteuerte Insertion schmallumiger Katheter und nachfolgende Sklerotherapie ist ähnlich erfolgreich wie das ungesteuerte Einbringen eines weitlumigen Zugangs. Steuerungsmodalität der Wahl ist der Ultraschall, die CT kommt nur in komplizierten Fällen zum Einsatz. Die Platzierung des Katheters (14–16 F) erfolgt im 6. oder 7. Interkostalraum, danach werden ca. 1000 ml aspiriert. Der Drainagekatheter sollte mit einer Saugkraft von ca. 20–30 mm Wassersäule ausgestattet sein und zweimal täglich mit Kochsalz gespült werden. Durch das Vakuumphänomen finden sich in Kontrolluntersuchungen in bis zu 30% Pneumothoraces, die sich spontan zurückbilden.

Nach kompletter Drainage erfolgt eine palliative Sklerotherapie mit Talkum, Antibiotika oder Chemotherapeutika. Eine Taschenbildung sollte zunächst mit ICFT (z.B. 250.000 IU Urokinase in 100 ml Kochsalz) behandelt werden. Mit dieser Technik wird eine ambulante Palliativtherapie möglich.

Drainage der Pankreatitis

Die schweren Formen der Pankreatitis gehen mit lebensbedrohlichen Komplikationen wie dem Pankreasabszess oder einer (superinfizierten) Pankreasnekrose einher. Insbesondere die infizierte nekrotisierende Pankreatitis hat eine hohe Morbiditätsrate und Mortalität bis zu 80%.

Parenchymnekrosen können zu jedem Zeitpunkt der entzündlichen Erkrankung auftreten und erscheinen im CT als Areale mit fehlender Kontrastmittelaufnahme. Zentrale Organnekrosen führen zu einer Affektion des Ausführungsganges, in deren Folge sich Flüssigkeitsansammlungen oder Pseudozysten bilden, die sich der Feinnadelaspiration entziehen. Mit einer Häufigkeit von 5% entstehen bei einer akuten Pankreatitis nach 4–6 Wochen Abszesse. Ausgelöst wird die Entzündung in der Regel durch Translokation von Bakterien aus dem Kolon. Leider kann die CT nicht sicher zwischen infizierten Nekrosen und Abszessen unterscheiden. Letztere imponieren als mehr oder weniger umschriebene Strukturvermehrungen im Bereich des Pankreasbettes, im Mesenterium oder auch im Bereich des Psoas, Gaseinschlüsse zeigen sich in 30–40%.

Die Abszessdrainage bedarf eines weitlumigen Katheters mit 12–28 F, häufig müssen die Katheter mehrfach gewechselt werden, da die durchschnittliche Verweildauer bei 4–8 Wochen liegt. Infizierte Nekrosen werden in der Regel chirurgisch therapiert, in ausgewählten Fällen bzw. bei Inoperabilität ist eine perkutane Drainage mit sehr dicken Kathetern über einen langen Zeitraum möglich, wobei ein regelmäßiger Katheterwechsel nötig ist. Voraussetzung für das interventionelle Vorgehen in derart komplexen Fällen ist eine enge Zusammenarbeit zwischen Radiologen, Chirurgen und Anästhesisten.

Die Einlage der Katheter folgt den oben genanten Prinzipien, mitunter ist die Positionierung mehrerer Katheter in einer Struktur notwendig. Die Nachsorgeprotokolle sind streng zu beachten.

Mittels dieser Technik liegt die Erfolgsrate der Drainage von Pankreasabszessen oder infizierten Nekrosen bei 30–50%. Zentral im Pankreas gelegene Abszesse sind allerdings weniger erfolgreich drainierbar und bedürfen einer chirurgischen Intervention.

Spezielle Interventionen

Mithilfe der CT-Steuerung werden in zunehmendem Maße organspezifische Interventionen möglich. Die betrifft nicht nur Maßnahmen im Bereich von Leber, Milz oder am peripheren Bewegungsapparat, sondern auch bildgesteuerte Injektionstechniken und Blockaden für die Schmerztherapie.

Dieses Kapitel gibt einen kurzen Überblick über ausgewählte Verfahren. Für detailliertere Informationen verweisen wir auf die Literaturangaben zur Interventionellen Radiologie im Literaturverzeichnis am Ende dieses Buches.

Tumorablation in der Leber

Nur eine relativ geringe Zahl von Patienten (10–15%) mit primären oder sekundären Lebertumoren eignet sich zur Resektion. In jüngster Zeit haben sich eine Reihe minimal invasiver Therapieverfahren entwickelt, die das insgesamt schlechte Ansprechen von Radio- und Chemotherapie in der Zukunft vielleicht verbessern.

Radiofrequenzablation (RF)

Die Radiofrequenzablation ist eines der schnellsten unblutigen interventionellen Therapieverfahren maligner Leberherde und wird durch viele Arbeitsgruppen in den USA und Europa erforscht. Sie ist sowohl allein als auch in Kombination mit anderen ablativen oder Katheterverfahren einsetzbar, wie auch in Verbindung mit der Resektion.

Die Patienten sollten weniger als 5 Leberläsionen unter 5 cm aufweisen, Voraussetzung ist weiterhin die fehlende Operabilität bzw. eine inoperable Erkrankung. Für primäre Malignome, wie das hepatozelluläre Karzinom (HCC), sind des Weiteren die Child-Pugh-Klassifikation und andere funktionelle Daten zu beachten.

Zur Erhitzung der Tumorzellen bis zu einer Koagulationsnekrose werden elektrische Ströme im Radiofrequenzbereich (460–480 kHz) über eine abgeschirmte Nadelelektrode eingeleitet. Für eine adäquate und komplette Gewebsablation sollte ein Rand gesunden Lebergewebes um die Läsion in den zytotoxischen Temperaturbereich von >50°C einbezogen werden. Angrenzende Gefäße können zu einer schnellen Abkühlung führen und damit die Koagulation behindern (sog. „heat sink effect").

Überlappende Therapieregionen verbessern nach einschlägigen Erkenntnissen den Effekt der Thermoablation bei größeren Läsionen. Idealerweise sollten 6–14 überlappende Ablationen von jeweils 3 cm bei einer Läsion von 2–3 cm Größe eingesetzt werden, in der klinischen Praktikabilität ist die Zahl der überlappenden Regionen in der Regel allerdings auf 6 begrenzt. Stets sollte die Ablation eines Ringes von 5–10 mm gesunden Lebergewebes erreicht werden. Derzeit sind Ablationsnadeln mit unterschiedlichen Eigenschaften verfügbar: Dazu zählen retraktible Zinken und kühlbare Spitzen. Neuere Techniken optimieren die koagulierte Gewebemenge pro Sitzung. Simultane intratumorale Kochsalz- oder Doxorubicin-Injektionen sowie die Okklusion der regionalen Blutversorgung (Pringle-Manöver) verbessern den Effekt der Thermoablation bei Läsionen > 3 – 5 cm.

Das Prozedere ist sowohl intraoperativ als auch unter CT- oder Ultraschallkontrolle (oder beiden simultan) perkutan durchführbar.

Vor der Therapie sollten aktuelle CT- oder MRT-Bilder vorliegen, ggf. sind neue zu erstellen. Es ist zunächst ein weitlumiger venöser Zugang erforderlich, unterstützend werden i. v. Flüssigkeit und eine Antibiotikaprophylaxe verabreicht. Rücken und/oder Oberschenkel des Patienten werden mit einem Erdungspolster versehen, eine ausreichende Anästhesie ist Voraussetzung (Vollnarkose oder Lokalanästhesie unter Einschluss der Leberkapsel unter entsprechender Sedierung). Zu jedem Zeitpunkt des Eingriffes sind die vitalen Funktionen zu kontrollieren.

Danach wird die Nadel in das Zielgebiet vorgeschoben und mit einem 200-W-RF-Generator verbunden. Nach Zurückziehen der Abschirmungen erfolgt die Ablation der Läsion mit kontinuierlichen oder gepulsten Sequenzen bei eingestellter Temperatur über 8 – 25 min – je nach Equipment und Größe der Läsion. Temperatursensoren in der Elektrodenspitze kontrollieren die erreichte Gewebstemperatur. Abhängig von ihrer Beschaffenheit erzeugen die Elektroden einen Koagulationsring von 3 – 7 cm Durchmessern (Abb. 6.11). Werden mehrere überlappende Ablationen gewünscht, so wird die Nadel repositioniert und der Vorgang wiederholt.

In komplexen Situationen mit subkapsulären Tumoren und bei zentralen gefäßnahen Läsionen werden individuelle Strategien notwendig. Mitunter sind mehrere Ablationen mit nur partiell entfernter Abschirmung oder der Einsatz verschieden gestalteter Elektroden notwendig, um sich dem Therapieerfolg langsam zu nähern.

Nach dem Eingriff klagen die meisten Patienten über Schmerzen und Übelkeit, die bis zu einer Woche persistieren. Insofern beinhaltet eine optimal durchgeführte Thermoablation auch ein optimales Schmerzregime einschließlich des Einsatzes der Epiduralanalgesie mit Morphinderivaten (sofern erforderlich). Hauptsächliche Komplikationen sind Nekrosen der Kapsel, intraperitoneale Blutungen, (hämorrhagische) Pleuraergüsse, Perforation von Darm oder Gallengängen sowie eine Cholangitis.

Als Basisuntersuchung für den Therapieerfolg wird eine CT eine Woche nach Therapie durchgeführt. Multiphasische Untersuchungen sind dabei essenziell: bei hypovaskularisierten Läsionen (Metastasen) mit portalvenöser und früher Spätphase, bei hypervaskularisierten Herden (HCC) mit arterieller und portalvenöser Phase. Danach sollten alle 3 – 4 Monate Kontrolluntersuchungen mit CT, MRT oder kontrastverstärktem Ultraschall erfolgen, idealerweise mit zusätzlichem standardisiertem Messprotokoll.

Derzeit liegen noch keine Langzeitergebnisse im Vergleich mit chirurgischen Therapieverfahren vor, da die Thermoablation ein noch recht junges und in der Entwicklung befindliches Verfahren ist. Erste Studien berichten beim HCC über Nekroseraten von 48 – 95 % und einem tumorfreien Intervall von 12 – 24 Monaten bei 64 – 71 % der Patienten. Bei kleineren Tumoren wird eine 3-Jahres-Überlebenswahrscheinlichkeit von etwa 60 % und von einem Drittel nach 5 Jahren erwartet. Bei Metastasen wurde eine komplette Nekrose bei 52 – 93 % der Herde erreicht, das tumorfreie Intervall lag zwischen 9

Abb. 6.11 Radiofrequenz-(RF-)Ablation einer Lebermetastase bei Kolonkarzinom.

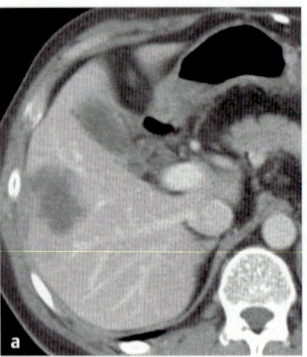 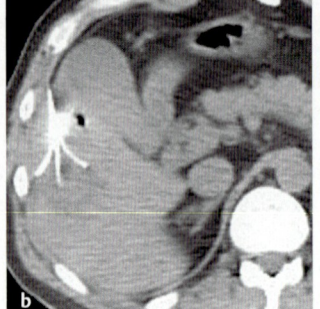 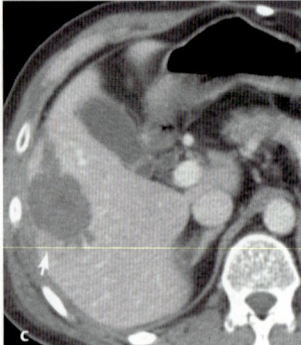

a Zu der hypervaskularisierten Läsion wird über einen anterioren Zugang eine Nadel vorgeschoben.
b Die Spitze der Nadel fächert sich auf, sobald sie den Tumor erreicht.

c Nach Ablation erscheint die Koagulationsnekrose als Region fehlender Kontrastmittelaufnahme, in der Peripherie der Läsion ist allerdings ein schmaler Tumorrest verblieben (Pfeil).

und 18 Monaten bei 11–52%. Langzeitstudien beschreiben eine 3-Jahres-Überlebenswahrscheinlichkeit von 46%. Die lokale Tumorausbreitung war bei kleinen Metastasen signifikant besser kontrollierbar: Entsprechend liegt die Überlebenswahrscheinlichkeit von Patienten mit Läsionen < 2,5 cm bei 78%, für Patienten mit Herden > 4,0 cm bei 32%.

Laserablation

Eine zweite Energiequelle zur Gewebskoagulation der Leber ist der Laser. Die Laserablation erfolgt gewöhnlich in Form einer interstitiellen Laserphotokoagulation (ILP) oder laserinduzierten Thermotherapie (LITT) und wird in erster Linie zur Metastasenbehandlung eingesetzt.

Die Thermoablation mittels Laser nutzt das Neodymium: Yttrium-Aluminium-Garnet-(YAG-) oder Feststoff-Laser leiten ihre Energie durch 400 μm dicke Fasern. Verschiedene geometrische Anordnungen der Fasern führen zu entsprechend unterschiedlichen Nekrosearealen. Frei endende Fasern verursachen rundliche Läsionen, während spitzengekühlte Diffusorfasern elliptische Läsionen < 2 cm erzeugen. Um größere Areale konfluierender Nekrosen herzustellen, bedarf es mehrerer Fasern. Derzeit sind Koagulationsnekrosen mit einem Durchmesser von 6–7 cm möglich.

Der Eingriff erfolgt perkutan unter Narkose oder tiefer Sedierung. CT und Ultraschall dienen gewöhnlich als Führungsmodalität, allerdings hat auch die MRT einen hohen Stellenwert (LITT), da sich mittels thermometrischer Sequenzen der Koagulationsprozess kontrollieren lässt.

Mehrere (2–8) 18–19 G breite Kanülen werden in den Tumor vorgeschoben und durch sterile Glasfasern ersetzt. Dann wird die Läsion für 50 s mit 2 W erhitzt und die Faser schrittweise weiter proximal in die Läsion platziert, um den Vorgang zu wiederholen. Die komplette Therapie dauert zwischen 60 und 90 min.

In der Regel wird der Eingriff gut vertragen, schwere Komplikationen wurden nicht beschrieben. Leichtere Komplikationen finden sich in Form von lokalen Schmerzzuständen, Pleuraergüssen oder Hämatomen.

Zur Nachkontrolle ist der Ultraschall ausreichend, multiphasische kontrastverstärkte CT- oder MRT-Untersuchungen sind allerdings zu bevorzugen.

Bei Metastasen wird eine komplette Nekrose in 50% der Fälle beschrieben. Die 2-Jahres-Überlebensrate liegt bei 75%, die 5-Jahres-Rate bei 25–30%.

Mikrowellenablation

Als Alternative zur Gewebskoagulation bei Leberherden hat sich die Mikrowellenenergie durchgesetzt. Diese wird häufig zur Therapie inoperabler HCC eingesetzt. Die meisten Erfahrungen stammen aus Zentren in Japan.

Die Mikrowelle erzeugt eine elliptische thermale Koagulationszone um die Spitze der Elektrode (Maximaldurchmesser 2 cm). Die Technik erwies sich als effektiv bei fibrösen Tumoren, die resistent gegen eine Chemoembolisation waren.

Insofern profitieren inoperable Patienten, die sich nicht zur Chemoembolisation eignen, von dieser Therapie. Es sollten 4 oder weniger HCC-Herde möglichst unter 3 cm vorliegen.

Der Eingriff erfolgt gewöhnlich perkutan unter Lokalanästhesie oder adäquater Sedierung. Eine 14-G-Nadel wird unter CT-Kontrolle in der Peripherie des Tumors platziert, daraufhin wird eine 18-G-Mikrowellennadel über die Führungskanüle in den Tumor vorgeschoben und an einen 2450-MHz-Mikrowellengenerator angeschlossen. Eine Einzelablation dauert etwa 60–120 s bei 60 W, mehrere (bis zu 12) Wiederholungen sind bis zur vollständigen Tumorablation möglich.

Die Komplikationen sind relativ gering und bestehen aus Schmerzen, Fieber, Pleuraerguss oder Hämatom. Der Therapieerfolg wird anhand multiphasischer CT- oder MRT-Kontrolluntersuchungen gemessen.

Eine komplette Tumornekrose gelingt nach Literaturangaben bei 70% der Fälle, die 2-Jahres-Überlebensrate liegt bei 70–80%.

Perkutane Ethanolinjektionen (PEI)

Eine der am häufigsten eingesetzten Techniken zur Ablation maligner Herde bei Patienten mit Leberzirrhose stellt die perkutane Ethanolinjektion (PEI) dar.

Die Injektion einer 95%igen Ethanollösung führt zu einer Zelldehydratation und Eiweißdenaturierung und induziert eine Koagulationsnekrose mit nachfolgender Fibrose (Abb. 6.**12**). Die Größe der Nekrose richtet sich nach der injizierten Alkoholmenge. Mittels mehrerer Sitzungen lassen sich Nekrosen bis 8 cm Durchmesser erzeugen.

Die PEI wird bei Patienten mit Leberzirrhose und HCC eingesetzt, bei denen das Tumorgewebe unter 30% des Lebervolumens liegt. Am effektivsten ist die Therapie bei Herden, die kleiner als 3 cm sind.

Abb. 6.12 **Perkutane Ethanolinjektion (PEI).**

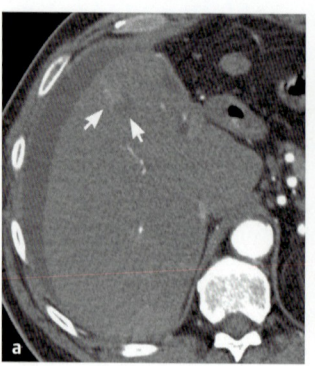 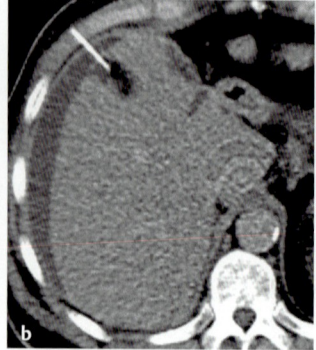 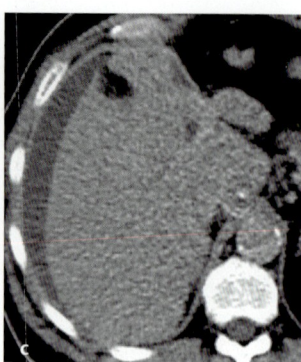

a Inhomogenes hypervaskularisiertes hepatozelluläres Karzinom (Pfeile).
b Die Nadel wird unter Injektion kleiner Mengen Ethanol vorgeschoben.

c Die Tumornekrose entspricht der hypodensen Region nach Therapie.

Der Eingriff kann sowohl ambulant unter Lokalanästhesie mit mehreren (4–12) Sitzungen oder auch stationär unter Narkose in einer Einzelsitzung („Single-Shot") erfolgen. In beiden Fällen wird eine 20-bis 22-G-Nadel unter Ultraschall- oder CT-Sicht im Tumor platziert. Wenige Milliliter Ethanol werden in kleinen Dosen bei jeder Sitzung in den Tumor injiziert, und die Nekrose wird mit Ultraschall oder CT kontrolliert. Gewöhnlich wird die Nadel dann weiter in den Tumor vorgeschoben und eine erneute Ethanolinjektion unter Bildkontrolle vorgenommen. Die Koagulationsnekrose zeichnet sich im Ultraschall als heller echoreicher Reflex ab und macht die Beurteilung der darunter liegenden Schichten unmöglich. Der Patient berichtet über Schmerzen, sobald der Alkohol entlang des Nadelweges zurückfließt und die Leberkapsel oder das Peritoneum erreicht. Dieser Schmerz limitiert die Ethanolmenge pro Sitzung bei wachen Patienten. Als nur mit CT durchführbare technische Variante eignet sich die Einlage der Nadelspitze in die proximalen Tumoranteile mit nachfolgendem Vorschub in das Tumorzentrum unter kontinuierlicher Injektion kleiner Ethanolmengen. Damit lassen sich größere Alkoholmengen injizieren, da der proximale Nadelweg durch die Nekrosen verschlossen und damit der Rückfluss zur Leberkapsel verzögert wird.

Die PEI ist in geübten Händen eine relativ sichere Methode. Kleinere Komplikationen in Form von Schmerz und Fieber während und nach dem Eingriff lassen sich jedoch gewöhnlich nicht vermeiden. Größere Komplikationen, wie Abszedierung, Pleuraerguss, Aszites oder Blutung, stellen sich häufiger bei der „Single-Shot"-Therapie ein, als beim mehrzeitigen Vorgehen. Bei allen Patienten sollte als Nachkontrolle eine kontrastverstärkte CT oder MRT erfolgen.

Eine komplette Tumorablation kann in 70–75% der Fälle erreicht werden. In Abhängigkeit vom Patienten (Child-Plugh-Klassifizierung), der Größe und Zahl der Läsionen liegt die 3-Jahres-Überlebensrate beim HCC bei 60–80%, die 5-Jahres-Überlebensrate bei 30–60%. Die Ergebnisse der Metastasentherapie sind generell schlechter: komplette Nekrose bei 50–55% der Läsionen, 3-Jahres-Überleben um 35–40%.

Behandlung des Osteoidosteoms

Das Osteoidosteom ist ein benigner osteoblastischer Knochentumor ohne Tendenz zur malignen Transformation. Er findet sich gewöhnlich im tragenden Skelett bei Patienten unter 25 Jahren mit männlicher Prädominanz. Klinisches Leitsymptom ist ein lokaler, sich nachts intensivierender Schmerz, der auf Aspirin anspricht. Konventionell wird der Tumor chirurgisch resiziert, was naturgemäß einen großen Eingriff bedeutet. In letzter Zeit wurden eine Reihe minimal invasiver Techniken entwickelt, die vielversprechende Resultate in der Therapie des Osteoidosteoms erbrachten. Die Zerstörung des zentralen Tumornidus ist Grundvoraussetzung der erfolgreichen Therapie. Dazu werden verschiedene Ablationsmethoden, wie Radiofrequenz (RF) (Thermokoagulation), interstitielle Laserphotokoagulation (ILP) oder mechanische Bohrmethoden eingesetzt.

Radiofrequenzablation

Zur RF-Ablation eignen sich alle Patienten mit einem Osteoidosteom.

Vor der Therapie sollten Röntgenbilder, CT und MRT zur exakten Tumorlokalisation vorliegen. Die Intervention erfolgt generell unter Narkose oder Epiduralanästhesie, da die Penetration und Aufbohrung des Tumors extrem schmerzhaft ist. Die Läsion wird mittels CT lokalisiert und der Zugang sorgfältig unter Schonung vitaler Strukturen geplant. Zuerst wird eine Biopsie des Nidus mit einer 18- bis 20-G-Knochenbiopsienadel mit oder ohne Gewinde (z. B. Ackermann, Bonopty) durchgeführt, für die Platzierung der Elektrode wird dann ein Loch von mindestens 1 mm Durchmesser gebohrt. All dies erfolgt unter CT-Sicht (Abb. 6.**13**). In ausgewählten Fällen kann es hilfreich sein, den Knochen von der gegenüberliegenden Seite anzugehen.

Die Elektrode wird an den RF-Generator angeschlossen, das Erdungspolster liegt dabei nahe der Eintrittsstelle der Nadel. Die Nadel wird über 1–2 min auf eine Temperatur von 90 °C aufgeheizt und in Abhängigkeit von der Tumorgröße für 4–6 min dort belassen. Dies erzeugt eine Gewebskoagulation von 5 mm um die Elektrodenspitze. Bei Läsionen > 10 mm müssen für ausreichende Ergebnisse mehrere Elektroden platziert werden. Der postprozessuale Schmerz sollte mittels Injektion eines Langzeitlokalanästhetikums in das Operationsgebiet vor Ausleiten der Narkose abgepuffert werden. Der Eingriff ist sicher, schwerere Komplikationen sind bei Einhaltung aseptischer Kautelen nicht zu erwarten.

Die Literatur berichtet über erfolgreiche RF-Ablationen von Osteoidosteomen in 90–95 % der Fälle (Langzeitnachkontrolle). Eine schnelle Rückbildung der Schmerzsymptomatik ist in den ersten 24–72 h zu beobachten. Rezidive könne in gleicher Weise therapiert werden, Spätrezidive nach erfolgreicher Therapie sind selten.

Interstitielle Laserphotokoagulation (ILP)

Ebenso wie für die RF-Ablation sind alle Patienten mit Osteoidosteomen auch für die ILP geeignet.

Nach Anästhesie des Patienten wird die Läsion mittels CT lokalisiert und der Zugangsweg geplant. Subperiostale Läsionen werden mit einer 18-G-Spinalkanüle erreicht, kortikale Läsionen bedürfen dagegen einer 14-G-Knochenbiopsienadel mit oder ohne Gewinde (z. B. Bonopty, Osticut). Sobald die Nadelspitze im Zentrum des Nidus liegt, wird die 400-µm-Laserfaser inseriert.

Die ILP erfolgt mit einem Diodenlaser bei 805 nm. Unter kontinuierlichem Sinusrhythmus werden für 200–500 s 2 W angelegt – je nach Größe des Nidus. Der Eingriff ist sicher und ohne größere Komplikationen durchführbar und lässt sich mit einer Biopsie kombinieren, allerdings werden sympathische Reflexdystrophien nach der Prozedur beschrieben.

2-Jahres-Studien berichten über eine Erfolgsrate von 95 % mit schneller Schmerzreduktion innerhalb von 24–72 h. Rezidive sind in gleicher Weise behandelbar.

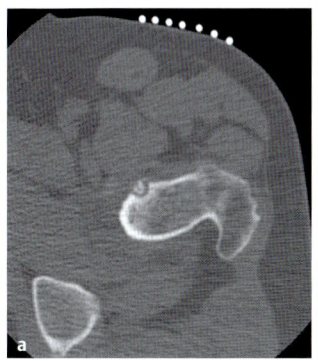 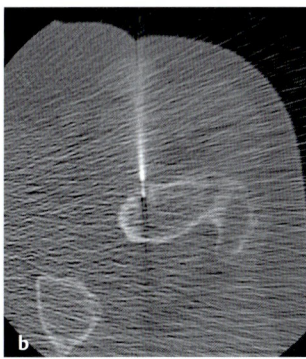

Abb. 6.13 **Radiofrequenzablation eines Osteoidosteoms am Femur.**
a Der subperiostale Nidus wird lokalisiert.
b Nun wird die Nadel unter Niedrigdosis-CT-Fluoroskopie in die Läsion vorgeschoben und die RF-Ablation vorgenommen. Zu beachten ist die verminderte Bildqualität der Niedrigdosisuntersuchung während der Intervention.

Perkutane Bohrung

Neben Hitzeablationen lassen sich auch perkutane Bohrungen als Therapie einsetzen. Da motorbetriebenes Equipment zur Standardausrüstung der orthopädischen Chirurgen gehört, lässt sich der Eingriff am besten in einem interdisziplinären Team organisieren.

In der Regel erfolgt der Eingriff in Narkose oder Epiduralanästhesie unter CT-Kontrolle. Nach entsprechender Lagerung erfolgt die Lokalisation mittels CT zur Auswahl des optimalen Zugangsweges und Materials. Zur Bohrung werden motorgetriebene Systeme, wie Kohler-Bohrer oder Auger-Systeme, eingesetzt. Letztere sind mit verschiedenen Bohrdurchmessern erhältlich, ein Bohrer von 3–7 mm ist in der Regel adäquat. Darüber hinaus werden jede Menge anderer Methoden beschrieben.

Mit dem Kohler-System wird zunächst ein Trokar an den Kortex angesetzt und ein Kirschner-Draht durch den Trokar in das Zentrum des Nidus gedreht. Danach wird eine gezähnte Hülse in den Kortex geschlagen und der Trokar entfernt. Der Knochen wird dann bis zum Rand der Läsion aufgebohrt und der Herd mit einer 7-mm-Stanze entfernt. Mit dem Auger-Set gestaltet sich das Verfahren einfacher: Nach Anlage des Trokars an den Kortex wird der gesamte Herd einschließlich Nidus mit dem Lochbohrer entfernt. Werden kleinere Bohrer einge-

setzt ohne den Nidus komplett zu entfernen, so sollte das Bohrloch mit einer 95%igen Ethanollösung sklerosiert werden.

Das gesamte gewonnene Gewebe sollte dem Pathologen zur Verfügung gestellt werden, um den Nidus zu sichern – dies hat gegenüber den oben genannten Methoden gewisse Vorteile.

Mitunter berichten die Patienten über anhaltende Schmerzen, die mit Analgetika gut zu beherrschen sind. Sofern lange Bohrungen durch tragende Knochen notwendig waren, steigt naturgemäß das Frakturrisiko. Insofern sind RF- oder Lasertherapie in diesen Regionen der Bohrung vorzuziehen. Weitere Komplikationen sind selten, immer besteht jedoch die Gefahr einer Osteomyelitis. Nach dem Eingriff können die Patienten mobilisiert werden, sollten jedoch für 6 Wochen Gewichtsbelastungen und für 3 Monate sportliche Betätigungen meiden.

Kleine Studien mit 1–4 Jahren Nachkontrolle berichten über eine Erfolgsrate von 84–100% mit schneller Rückbildung der Schmerzen innerhalb von 24–72 h. Rezidive lassen sich in gleicher Weise behandeln.

> Ähnliche CT-gestützte Techniken lassen sich auch zur Vereinfachung perkutaner Schraubenosteosynthesen oder bei Beckenfrakturen einsetzen.

Spinale Interventionen

Die Zahl der bildgebend unterstützten spinalen diagnostischen und therapeutischen Interventionen hat in der jüngsten Vergangenheit deutlich zugenommen. War zunächst die Durchleuchtung am C-Bogen Methode der Wahl, so hat sich die CT mehr und mehr für komplexe Interventionen durchgesetzt, viele Einrichtungen haben inzwischen kombinierte CT-fluoroskopische Abteilungen installiert.

Grundsätzlich sollten für derartige Eingriffe spezielle Erfahrungen seitens des Anwenders vorliegen und die Interventionen entsprechend ausgebildeten Radiologen oder Neuroradiologen nach entsprechendem Training vorbehalten bleiben.

Injektionstherapie bei vertebragenen Schmerzzuständen

Lokale Schmerzen im Bereich der Wirbelsäule und Radikulopathien sind ausgesprochen verbreitet und befallen viele Patienten. Lange Zeit wurden perkutane Injektionen, insbesondere durch spezialisierte Anästhesisten, ohne bildgebende Unterstützung als Therapie vorgenommen. Gegenwärtig nimmt die Akzeptanz der Fluoroskopie oder CT zur Injektionsführung zu und verbessert die Sicherheit. In Abhängigkeit von der Symptomatik sind verschiedene Injektionsformen etabliert. Die Indikation ergibt sich insbesondere bei lokalen Schmerzen, die unter konservativer Therapie persistieren: Facettensyndrome, radikuläre Symptome auf der Basis eines Bandscheibenvorfalls oder einer Spinalkanalstenose, entzündliche Sakroileitiden und Spondylose. In der Regel erfolgt die Therapie ambulant. Relative Kontraindikationen sind hämorrhagische Diathese und Hautinfektionen. Mitunter werden Schmerz auslösende neurologische Syndrome durch derartige Therapien maskiert.

Die Technik der *Facetteninjektion* ist praktisch dieselbe wie für selektive Nervenblockaden, epidurale oder sakroiliakale Injektionen oder für die Spondylose.

In der Regel erfolgt die Injektion unter Lokalanästhesie oder Sedierung. Nach der lokalen Betäubung wird unter bildgebender Kontrolle eine 20- bis 22-G-Spinalkanüle platziert. Die Art der Bildgebung ist untersucherabhängig, in der Regel werden Durchleuchtung, CT oder CT-Fluoroskopie eingesetzt. Die Lokalisation der Nadel hängt vom Prozedere ab: innerhalb des Facettengelenkes oder anderen Gelenken, nahe eines Spinalganglions oder entlang des medialen Astes einer spinalen Nervenwurzel (Abb. 6.**14**).

Nach korrekter Nadellage wird eine Kombination eines Langzeitlokalanästhetikums (z.B. Bupivacain) mit einem Corticosteroid (z.B. Triamcinolon) als kleines Depot gespritzt. Nach der Injektion sollte der Patient für 2 h überwacht werden.

Ziel der Injektion ist eine lang anhaltende Schmerzfreiheit (für mindestens 3 Monate). Die publizierten Erfolgsraten sind sehr unterschiedlich und auch von der Patientenpopulation selbst, der verfügbaren Technik und der Erfolgsdefinition abhängig. Derzeit wird die Langzeitwirkung der interventionellen spinalen Schmerztherapie noch kontrovers diskutiert.

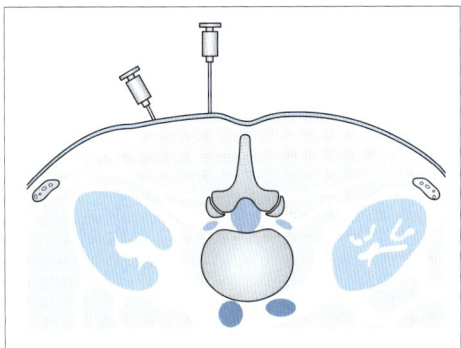

Abb. 6.14 Injektionstherapie bei vertebragenen Schmerzzuständen.
Die CT erlaubt eine exakte Positionierung der Nadelspitze entweder in oder nahe des Facettengelenks, in Nähe der Spinalwurzel oder entlang des medialen Astes der hinteren Spinalwurzel.

Nervenblockaden (Neurolysen) zur Schmerztherapie bei Karzinom

Tumorpatienten leiden mitunter durch Tumorinfiltrationen oder Kompression von Nervenwurzeln oder Plexus unter extremen Schmerzzuständen. Bei vielen Patienten entwickeln sich Kausalgiesymptome (brennender Schmerz, Hyperalgesie, Hyperästhesie, Hyperpathie) mit vasomotorischen Veränderungen. Diese Kranken profitieren häufig von einer Blockade des sympathischen Grenzstranges – die wichtigsten Lokalisationen sind in Tab. 6.**5** zusammengefasst.

Beispielhaft wird hier nur die Blockade des Plexus coeliacus vorgestellt, die Infiltration der anderen Regionen erfolgt ähnlich.

Vor Intervention sollte eine kontrastverstärkte CT durchgeführt werden, um den Truncus coeliacus und die Mesenterialarterien zu lokalisieren. Der Plexus coeliacus liegt unmittelbar lateral des Truncus coeliacus ventral der Aortenvorderwand. Wenn der Truncus durch einen Tumor eingeschlossen wird, ist die Intervention nicht möglich.

Die Coeliacus-Blockade erfolgt über einen anterioren oder posterioren Zugang. Beim anterioren Zugang liegt der Patient auf dem Rücken und eine lange 22-G-Nadel wird transhepatisch zum Plexus vorgeschoben. Beim posterioren Zugang liegt der Patient auf dem Bauch und der Zugang erfolgt paravertebral (Abb. 6.**15**). In diesem Fall sind gewöhnlich Injektionen von beiden Seiten notwendig, die Gantry ist ggf. zu kippen, um den posterioren pleuralen Sinus zu schonen.

Sobald die Nadel in der richtigen Position liegt, wird eine kleine Menge verdünnten jodhaltigen Kontrastmittels gespritzt, um die extravaskuläre La-

Tab. 6.5 ···> *Sympathische Grenzstrangblockaden und ihre Indikation in der Onkologie (Gangi 1996)*

Blockadeart	Indikationen
Zervikothorakaler sympathischer Grenzstrang (Ganglion stellatum)	Tumoren der Lungenspitze (Pancoast)
Thorakaler Grenzstrang	Tumoren des hinteren Mediastinums, Ösophagus
Lumbaler/ sakraler Grenzstrang	Tumoren des Corpus uteri und der Zervix
Plexus coeliacus	Tumoren des Pankreas, der Nebennieren, des Magens, der Leber und Gallenblase
N. splanchnicus	Tumoren des unteren Mediastinums und Oberbauches

Abb. 6.15 **Blockade des sympathischen Grenzstranges.**
Nach Positionierung der Nadelspitze
in Nähe des sympathischen Plexus
wird KM injiziert, um die korrekte
Lage zu dokumentieren. Schließlich
wird eine Mischung aus Ethanol und
KM zur Ablation injiziert. Der Eingriff
erfolgt an der BWS (**a**) oder LWS (**b**).

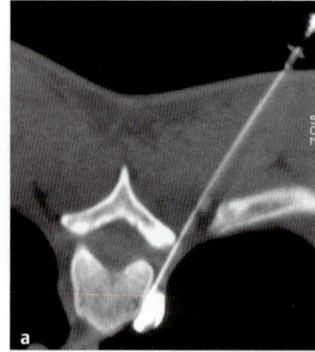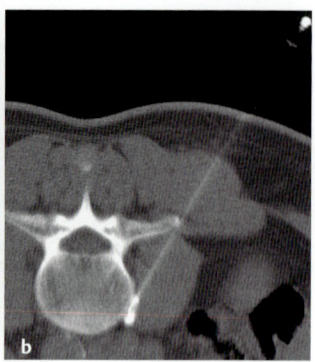

ge der Nadelspitze zu dokumentieren und die Diffusion des zu injizierenden Ethanols abschätzen zu
können. Nach Vorinjektion von 10 ml eines Lokalanästhetikums (z. B. Lidocain) erfolgt die Neurolyse
mit 20–25 ml einer 96%igen Ethanollösung mit
5 ml KM-Beimischung. Letztere dient der Dokumentation des Ethanoldepots.

Der Eingriff wird in der Regel gut toleriert,
schwerere Komplikationen sind nicht zu befürch-
ten. Mitunter kommt es zu einer Orthostase, intravaskuläre Fehlinjektionen oder ein Pneumothorax
werden ebenfalls beschrieben. Bei einem hohen
Prozentsatz der Patienten wird eine unmittelbare
Schmerzlinderung erreicht. Studien berichten über
eine Erfolgsrate zwischen 40 und 90%, die Langzeitergebnisse liegen bei 15–70%.

Perkutane Diskusdekompression mittels Laser

Die suboptimalen Resultate der Chirurgie degenerativer Diskuserkrankungen haben zu einer Vielzahl
minimal invasiver Alternativen geführt, wie der
Chemonukleolyse, der perkutanen Diskektomie
oder der perkutanen Laser-Diskus-Dekompression
(PLDD). Ziel der PLDD ist die Reduktion des Binnen-
druckes der Bandscheibe durch Zerstörung von
Bandscheibenmaterial mittels Nd:YAG- oder
Ho:YAG-Laser.

Die Auswahl der Patienten ist etwas kompliziert,
Indikationen ergeben sich bei:
* breitbasigen Diskushernien im CT oder MRT,
* Diskusprotrusionen oder Extrusionen mit neurologischen Symptomen,
* 6 Wochen konservative Therapie ohne messbaren Erfolg.

Kontraindikationen liegen bei hämorrhagischer
Diathese, vorausgegangener chirurgischer Intervention am betreffenden Segment, bei Spondylolisthe-
sis und spinaler Stenose vor.

Die PLDD wird ambulant mittels unterstützender
Bildgebung aus einer Kombination von CT und lateraler Durchleuchtung durchgeführt. Der Patient
liegt auf dem Bauch, wobei zur Erweiterung des
Intervertebralraumes der Bauch unterpolstert werden sollte. Mittels CT wird der Zugangsweg unter
Schonung der Nervenwurzeln festgelegt (Abb. 6.**16**).
Unter Bildkontrolle werden Haut, Subkutis und Gelenkfortsätze mit einem Lokalanästhetikum infilt-

Abb. 6.16 **Perkutane Diskusde-
kompression mittels Laser (PLDD).**
a Platzierung der Nadel.
b Kontrolluntersuchung während
der Lyse.

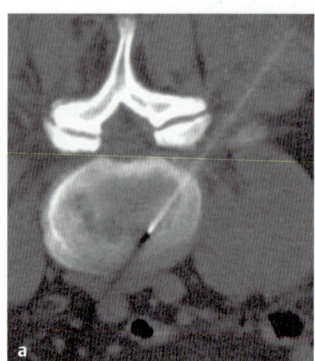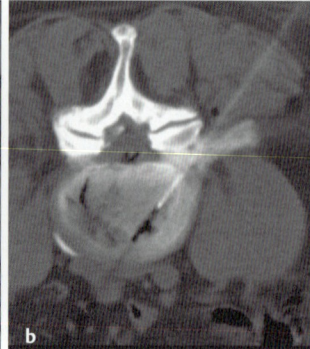

riert, wobei eine Infiltration der austretenden Nervenwurzel zu vermeiden ist. Unter (CT-)Fluoroskopie wird eine 18-G-Nadel über einen posterolateralen Zugang in den Diskus vorgeschoben und die Lage mittels Diskographie kontrolliert. Dies dient zusätzlich der Kontrolle der Patienten-Compliance. Liegt die Nadel korrekt, wird der Mandrin entfernt und die optische Faser bis 5 mm proximal der Nadelspitze vorgeschoben.

Die Laserkoagulation erfolgt mit 15-W-Pulsen in 0,5- bis 1-Sekunden-Intervallen über 4–10 s. Im Bereich der LWS wird in der Regel eine Energie von 1200–1500 J eingestrahlt. Ausnahme bildet das Segment LWK 4/5, wo zwischen 1500 und 2000 J gegeben werden sollten. Nach 200–250 J wird jeweils mittels CT der Therapieerfolg kontrolliert. Der Patient sollte zu jeder Zeit wach und kooperativ sein und über etwaige Schmerzen während der Prozedur berichten.

Seltene Komplikationen entwickeln sich in Form einer septischen Spondylodiszitis. In der Literatur wird über hervorragende Ergebnisse mit einer Heilungsquote von 70–76 % berichtet, das durchschnittliche Kontrollintervall betrug 2–3 Jahre. Bislang fehlen allerdings aussagefähige Langzeitstudien.

Perkutane Vertebroplastie (PVP)

Die Osteoporose nimmt mehr und mehr an Bedeutung zu, allein in den USA werden jährlich 1,5 Millionen Frakturen, speziell bei weißen Frauen, angenommen. Die häufigsten Lokalisationen an der Wirbelsäule sind BWK 8, BWK 12, LWK 1 und LWK 4. Die Technik der Vertebroplastie (PVP) wurde Mitte der 80er Jahre durch Galibert und Deramond in Frankreich entwickelt und Ende der 90er in Europa und den USA popularisiert.

Hauptindikation sind persisitierende, schmerzhafte und instabile Wirbelsinterungen, die auf keine konservative Therapie ansprechen. Die Therapie soll die Schmerzen lindern und die Stabilität und damit Beweglichkeit des Patienten verbessern. Außer bei osteoporotischen Frakturen lässt sich diese Technik auch bei destruierenden Wirbelhämangiomen, hämatologischen Erkrankungen (multiples Myelom) oder osteolytischen Metastasen (nur begrenzte Erfahrungen) einsetzen. Relative Kontraindikationen bestehen bei einer signifikanten Alteration des Spinalkanals, fortgeschrittener Destruktion der hinteren Wirbelkortikalis, bei Sinterung von mehr als 90 % des Wirbels (Vertebra plana) und bei lang an-

haltenden Schmerzzuständen mit Anamnese über 1 Jahr. Die Patienten sind in enger Zusammenarbeit mit dem Überweiser auszuwählen, sowohl aktuelle als auch alle verfügbaren Voruntersuchungen sollten vorliegen.

Neuerdings wird die Therapie mehr und mehr ambulant durchgeführt und erfolgt unter Narkose oder Sedierung unter kontinuierlicher Kontrolle vitaler Funktionen durch einen Anästhesisten oder eine Anästhesieschwester.

In Bauchlage wird die Nadel unter CT- oder (biplaner) Durchleuchtungskontrolle über einen lateromedialen transpedikularen Zugang in den Wirbel platziert. Derzeit wird die konventionelle Durchleuchtung noch mehr genutzt, die CT-Fluoroskopie ermöglicht allerdings eine bessere Kontrolle der Nadelposition. Die Nadelspitze sollte vorzugsweise nahe der Mittellinie im vorderen Drittel des Wirbelkörpers liegen. Bei CT-gestützter Punktion kann die Nadel zunächst auch unter Lokalanästhesie platziert werden, bevor die eigentliche Intervention beginnt.

Für die PVP stehen verschiedene Nadeln zur Verfügung: Hauptsächlich werden Knochenbiopsienadeln mit 11–14 G genutzt, derzeit gibt es schon speziellere Nadeln, wie Osteosite oder Accuthread. Liegt die Nadel in der gewünschten Position, wird eine Vertebrographie mit einer kleinen Menge verdünnten jodhaltigen Kontrastmittels durchgeführt, um eine Lage in den basivertebralen venösen Plexus auszuschließen.

Die eigentliche Vertebroplastie erfolgt mit Polymethylmethacrylat-(PMMA-)Knochenzement (z.B. Codman Cranioplastic, Simplex P oder Osteobond), der wegen der Röntgendichte mit Mangan oder Tantal vermischt wird. Hiervon werden 6–7 ml in 0,5-ml-Dosen unter fluoroskopischer Kontrolle injiziert, wobei entweder kleine Spritzen oder die kommerziell verfügbaren Druckinjektoren genutzt werden. Während der Zementinjektion wird die Nadel langsam zurückgezogen, erreicht die Kanülenspitze das hintere Viertel des Wirbels, so wird die Injektion beendet. Sofern sich der Zement nur auf einer Seite verteilt, ist eine zweite Nadeleinlage von kontralateral notwendig.

Nach der Intervention ist der Patient über 2 h in aufrechter und sitzender Position zu überwachen, vor Entlassung sollte noch einmal eine klinische Untersuchung erfolgen. Die Komplikationsrate ist gering und schwankt zwischen 1 und 10 %. Beschrieben werden Verletzungen der Nervenwurzeln oder des Spinalkanals, epidurale Abszesse oder Lungenembolie durch Abschwemmung von PMMA-Partikeln durch die epiduralen venösen Plexus. Mit zunehmender Akzeptanz der Methode wird sich die Komplikationsrate möglicherweise erhöhen, da vielerorts erst erste Erfahrungen damit gesammelt werden.

Bezugnehmend auf die umfangreichsten Studien in der Literatur ist die Erfolgsquote der PVP sehr hoch mit prolongierter Analgesie bei 90% der Patienten. Die PVP der Wirbelhämangiome hat eine Erfolgsquote von über 90%. Diese Rate lässt sich durch Kombination mit Alkohol- oder Ethibloc-Embolisation der Restläsion erhöhen. Bei metastati-

schen Läsionen sind die Erfahrungen derzeit noch begrenzt. Die PVP hat einen stabilisierenden und analgetischen Effekt und sollte der Bestrahlungstherapie unterstützend vorausgehen. Eine Verbesserung der Lebensqualität und Analgesie der Patienten konnte bei ca. 80% erreicht werden.

Neben der Standard-Vertebroplastie gibt es nun noch die neuere Technik der *Ballon-Kyphoplastie*, bei der ein Ballon in den Wirbelkörper eingesetzt wird, um die Höhe wieder herzustellen und damit die Kyphosierung auszugleichen.

7 Bildanalyse

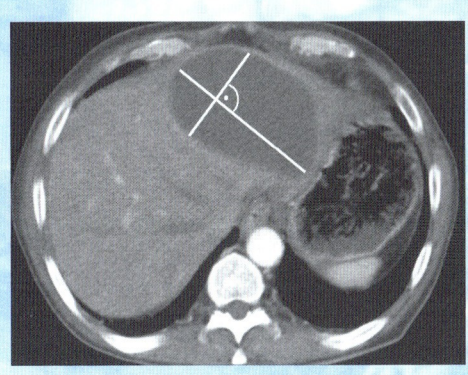

M. Prokop

Ziel der Bildanalyse ist die Detektion und Einordnung pathologischer Strukturen. Da die CT-Morphologie selten eindeutig ist, helfen Anamnese und klinische Parameter bei der weiteren differenzialdiagnostischen Eingrenzung. Dabei müssen Fehlermöglichkeiten und Artefakte, die pathologische Veränderungen simulieren oder maskieren können, erkannt und ausgeklammert werden.

Grundregeln

Grundregel der CT-Bildanalyse ist es, die Schichten nicht isoliert, sondern im Gesamtzusammenhang zu betrachten und die einzelnen Strukturen so lange zu verfolgen, bis sie sicher zuzuordnen sind. Die Erkennung suspekter Befunde erfordert die genaue Kenntnis der Schnittbildanatomie. Alle Strukturen, die nicht eindeutig der normalen Anatomie zugeordnet werden können, müssen weiter überprüft werden. Zunächst sollte der CT-Wert des verdächtigen Bezirks analysiert werden. Anschließend erfolgt die Beurteilung der Morphologie und ggf. des Kontrastmittelverhaltens. Zu jedem Zeitpunkt der Analyse sind typische Fehlermöglichkeiten oder Artefakte zu beachten (Abb. 7.**1**).

Bildanalyse und Untersuchungsstrategie

Unklare Befunde erfordern unter Umständen zusätzliche Scans. Aus diesem Grunde ist es sinnvoll, in unmittelbarem Anschluss an die Untersuchung eine grobe Bildanalyse durchzuführen, um die Untersuchung gegebenenfalls zu ergänzen, solange der Patient noch für eine Zusatzuntersuchung verfügbar ist. Mit der zunehmenden Zahl an Untersuchungen an modernen Scannern lässt sich dies jedoch immer schwerer realisieren.

Faktisch profitieren nur wenige Untersuchungen von zusätzlichen Spätscans, da die meisten CT-Untersuchungen ein Kontrastmittelregime verwenden, welches optimal auf die Fragestellung bzw. Untersuchungsregion abgestimmt ist. Spätscans nach KM-Gabe können in Einzelfällen zur genaueren Charakterisierung fokaler Leberläsionen hilfreich sein. Sie vereinfachen die Abgrenzung von Zysten gegenüber soliden hypovaskularisierten Läsionen. Des Weiteren können die ableitenden Harnwege besser beurteilt werden; dies ist jedoch nur bei Verdacht auf ein Urinom, beispielsweise nach einem Trauma, nach Interventionen oder rekonstruktiven Eingriffen von Bedeutung (Abb. 7.**2**). Häufig gelingt die sichere Abgrenzung einer schlecht kontrastierten Darmschlinge von einem Weichteilprozess erst auf Spätscans (ggf. ist eine erneute orale Darmkontrastierung vonnöten).

Viele Läsionen und anatomische Strukturen sind jedoch nur in einem kurzen Zeitfenster optimal beurteilbar. Spätaufnahmen bringen deswegen – von

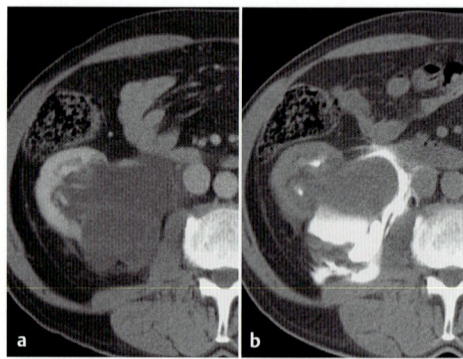

Abb. 7.2 **Nierentrauma.**
a Der Scan während der Parenchymphase zeigt eine perirenale Raumforderung.
b Diese lässt sich in Spätaufnahmen als Urinom einordnen. Zusätzlich parapelvine Zyste ohne KM-Aufnahme.

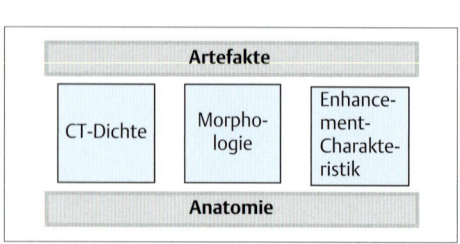

Abb. 7.1 **Grundlagen der Bildanalyse im CT.**

Ausnahmen abgesehen – kaum einen Gewinn und werden daher auch kaum noch eingesetzt. Umso wichtiger ist es, vor der Untersuchung die Strategie und Technik festzulegen. Bei der Multidetektor-CT bietet es sich an, einen sekundären Rohdatensatz aus dünnen überlappenden Schichten zu generie-ren, aus dem für die primäre Bildanalyse standard-mäßig dickere Schichten rekonstruiert werden. Für problemadaptierte multiplanare Rekonstruktionen kann dann erforderlichenfalls immer auf den se-kundären Rohdatensatz zurückgegriffen werden.

Interpretationsstrategie

Die Bildanalyse beginnt mit der Nativuntersuchung, sofern diese durchgeführt wurde; anschließend werden die kontrastverstärkten Scans ausgewertet und mit den nativen verglichen

Besondere Aufmerksamkeit ist „Zufallsbefunden" zu widmen. Wenngleich sie meist keinen Krank-heitswert besitzen und keine unmittelbaren Kon-sequenzen nach sich ziehen, können sie in Einzel-fällen durchaus pathologischen Läsionen entspre-chen, die zum Zeitpunkt der Untersuchung nicht unbedingt Symptome hervorrufen. Typische Bei-spiele sind Thromben in den Femoral- oder Becken-venen oder asymptomatische Lungenembolien. Bei immunsupprimierten Patienten sollte auf Infekthin-weise geachtet werden. Asymptomatische Blutun-gen sind selten.

Finden sich bei der Bildanalyse verdächtige Strukturen, sollte man nach Begleitbefunden su-chen, die ggf. eine ätiologische Klärung ermögli-chen. Generell ist besonders darauf zu achten, auch scheinbar unbeteiligte Schichten sorgfältig durch-zumustern, da man bei der Konzentration auf den Hauptbefund Gefahr läuft, weitere Befunde zu über-sehen.

Mit der Spiral- und speziell Multidetektor-CT kann eine interaktive Auswertung der axialen Schichten am Monitor mittels Cine-Mode oder mul-tiplanarer Reformationen erfolgen. Dies verbessert die Beurteilung von Grenzflächen, gekrümmten Strukturen, welche die Bildebene mehrfach kreu-zen, und kleinen Strukturen, die auf Einzelschichten nur schwer zu verfolgen sind. Für manche Frage-stellungen bzw. Indikationen (Leberdiagnostik, Darmuntersuchung, CTA) ist die interaktive Moni-torbetrachtung routinemäßig zu empfehlen. Inter-aktive Dünnschicht-MIP sind bei der Suche nach Lungenmetastasen und in der CT-Angiographie (CTA) sinnvoll.

Eine weiterführende Bildverarbeitung mit 3D-Rekonstruktionen wird bei komplexen Befun-den in der Orthopädie und Traumatologie sowie bei der CT-Angiographie eingesetzt. Mit den Fort-schritten der Multidetektor-CT und schneller arbei-tenden Arbeitsplattformen werden interaktive mul-tiplanare Untersuchungen mit Volumenrekonstruk-tionstechniken zum primären diagnostischen In-strument (vgl. Abb. 2.**27**).

Anatomie

Im Rahmen dieses Buches kann die Schnittbildana-tomie nur in ihren Grundzügen behandelt werden. Die für die verschiedenen Organsysteme relevante CT-Anatomie wird in den entsprechenden Kapiteln abgehandelt. Hinsichtlich umfassenderer und de-taillierterer anatomischer Darstellungen sei auf die einschlägigen Anatomieatlanten verwiesen. Für manche Körperregionen ist ein direkter Seitenver-gleich möglich (Hals, Rumpf- und Beckenmuskula-tur, Extremitäten). Asymmetrien können dabei auf eine Pathologie hinweisen: Dies gilt insbesondere für die Halsweichteile.

Partialvolumeneffekte treten insbesondere an schichtparallelen Grenzflächen von bzw. zwischen Organen, Geweben oder Strukturen auf (Abb. 7.**3**). Am ausgeprägtesten sind sie im Bereich der oberen Thoraxapertur, des Zwerchfells und der angrenzen-den Organe, am oberen und unteren Nierenpol so-wie am Darm. Diese Teilvolumeneffekte entstehen auch dann, wenn die anatomische Struktur einen geringeren Durchmesser hat als die gewählte

Abb. 7.3 **Partialvolumeneffekte.** Durch dünnere Schichtkollimation verringert sich der Effekt von Nachbarstrukturen auf den CT-Wert einer Läsion.

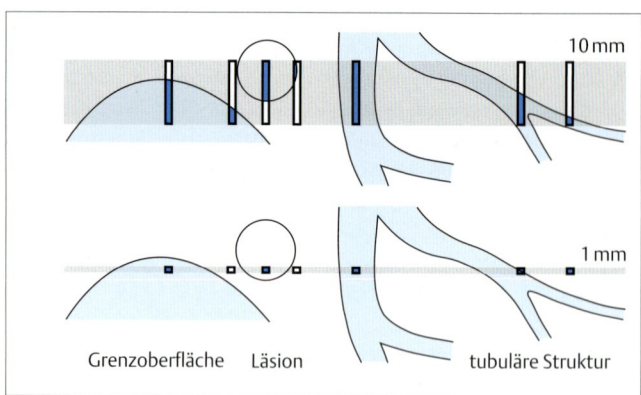

Schichtdicke. Dies gilt für die Bronchien, die pulmonalen Gefäße, die Nebennieren und viele abdominelle Gefäße. Als Folge der Teilvolumeneffekte kann eine Dichteänderung der Struktur (z.B. Thrombus im Gefäß) vorgetäuscht werden (Abb. 7.**4**).

Tubuläre Strukturen können – je nach Lage zur Schnittebene – im Anschnitt rund, oval oder länglich imponieren. Besonders deutlich wird dies bei einer elongierten und vermehrt geschlängelten Aorta.

Wann immer eine unklare Struktur vorliegt, die nicht unmittelbar einem anatomischen Substrat zugeordnet werden kann, müssen die angrenzenden Schichten so lange analysiert werden, bis eine anatomische Zuordnung möglich ist. Befunde ohne anatomisches Korrelat sind primär als pathologisch anzusehen, wobei allerdings immer auch an die Möglichkeit anatomischer Varianten und von Artefakten gedacht werden muss (s. Artefakte und Fehlermöglichkeiten, S. 223).

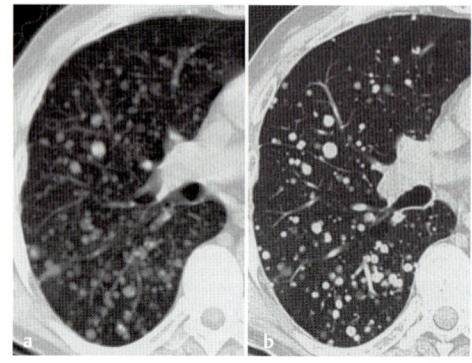

Abb. 7.4 **Einfluss der Schichtdicke auf das Erscheinungsbild einer kleinen Läsion.**

a Bei einer Schichtdicke von 8 mm nimmt die Dichte der Läsion vom Zentrum zur Peripherie ab. Zusätzlich ist der maximale CT-Wert kleiner Herde reduziert. Lediglich die großen Läsionen zeigen im Zentrum weichteildichten Charakter.

b Bei einer Schichtdicke von 2 mm zeigen alle Herde gleiche Dichte und definierte Grenzen.

CT-Werte

Die Möglichkeiten einer Gewebedifferenzierung mit Hilfe der CT-Werte sind beschränkt. Typische Werte finden sich lediglich für Luft, Fett, eiweißarme Flüssigkeiten und frische Blutungen (Abb. 7.**5**). Verkalkte Strukturen sind von nichtverkalkten Weichteilen eindeutig zu unterscheiden; Strukturen und Areale mit intensiver Kontrastierung nach jodhaltiger Kontrastmittelgabe können jedoch ähnliche CT-Werte aufweisen. Metallhaltige Fremdkörper oder Implantate besitzen extrem hohe CT-Werte, welche die darstellbaren Maxima (ca. 3000 HE) z.T. stark über-

schreiten. Bei kleinen Strukturen (z.B. Clips), die Partialvolumeneffekten unterworfen sind, sind weniger hohe CT-Werte möglich.

Zwischen CT-Wert und physikalischer Dichte ϱ besteht ein direkter Zusammenhang:

$$\varrho = CT + 1000 \ (\varrho \text{ in mg/cm}^3, \ CT \text{ in HE})$$

Diese Gleichung setzt voraus, dass die effektive Ordnungszahl (atomare Zusammensetzung) im betrachteten Voxel der von Wasser entspricht. Dies gilt in guter Näherung für Flüssigkeiten, Weichgewebe und Fett, nicht jedoch für jodhaltige Kontrastmittel oder kalkhaltige Strukturen. Aus diesem Grund wird der CT-Wert einer Weichteilstruktur oft mit der „Dichte" gleichgesetzt.

Bei der Beschreibung der Dichte eines pathologischen Prozesses spricht man von hyperdens, isodens oder hypodens, je nachdem, ob die CT-Werte des Prozesses relativ zu seiner Umgebung höher, identisch oder geringer sind. Entsprechend imponiert eine hyperdense Läsion „heller" als ihre Umgebung, eine isodense Läsion ist nicht identifizierbar und eine hypodense erscheint „dunkler". Diese Bezeichnungen beziehen sich stets auf die Umgebungsstrukturen: So kann ein Prozess mit einem CT-Wert von 30 HE gegenüber dem flüssigkeitsgefüllten Nierenbecken hyperdens, gegenüber dem Nierenparenchym aber hypodens sein.

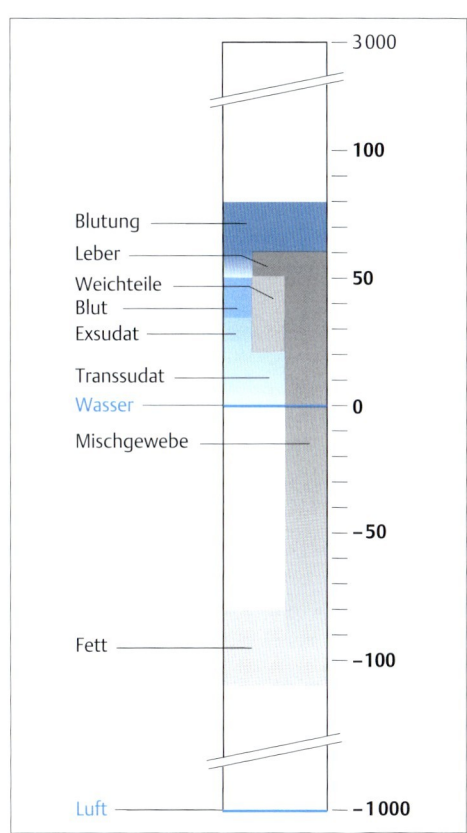

Abb. 7.5 Skala der Dichtewerte im CT.
Physiologische Medien mit weitgehend einheitlicher Dichte sind Luft, Fett, eiweißarme Flüssigkeit, frisches Blut und Kalk.

Messung der CT-Werte

Eine Messung der CT-Werte ist nur in Zweifelsfällen erforderlich. Luft, Fett, Blutungen und Verkalkungen lassen sich in der Regel bereits auf den CT-Bildern durch ihre charakteristische Dichte eindeutig zuordnen. Für diese visuelle Auswertung kann der Vergleich mit „internen" Standards, wie der extrakorporalen Luft, dem subkutanen Fett oder dem Knochen vorgenommen werden (Abb. 7.**6**). Für Flüssigkeiten eignen sich Gallenblase, Harnblase oder Liquor als „interner Standard". Hierbei ist jedoch auf mögliche Fehlerquellen zu achten (Sludge oder Kontrastmittel in der Gallenblase, Kontrastmittel in der Harnblase, Myelon im Spinalkanal). Bei wenig dichten Blutungen oder bei Verdacht auf einen liquiden Prozess ist vielfach eine direkte Messung der CT-Werte am Monitor erforderlich.

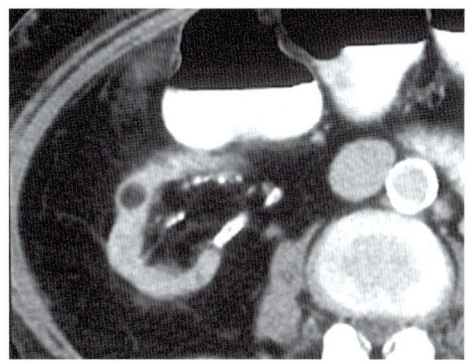

Abb. 7.6 Hypodense Läsion der rechten Niere.
Die Dichte entspricht der des umliegenden Fettgewebes, so dass der Herd als Angiomyolipom und nicht als Zyste einzuordnen ist.

Abb. 7.7 **Vergleich der CT-Werte in verschiedenen Kontrastierungsphasen.**

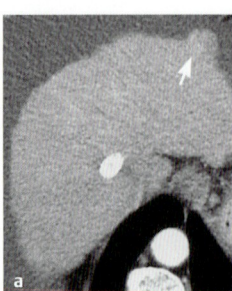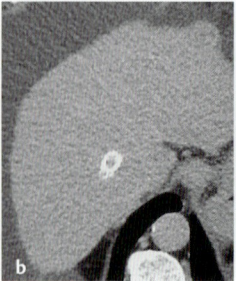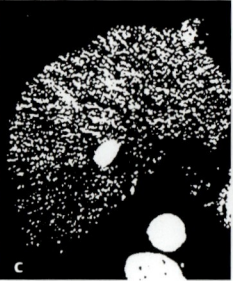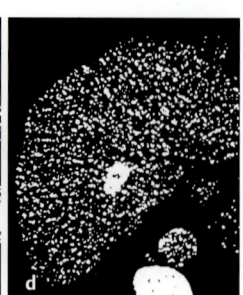

a, b Im Standardfenster (300/60) findet sich keine Differenz der Läsionskontrastierung in der arteriellen (**a**) und Spätphase (**b**).

c, d Wird ein binäres Fenster (0/85) – adaptiert an die Dichte des Herdes in der arteriellen Phase – eingestellt (**c**), findet sich ein deutliches „Auswaschen" der Läsion mit mehr „schwarzen" Pixeln in der Spätaufnahme (**d**).

Bei der Messung von CT-Werten in einer Läsion ist zu beachten, dass durch das Bildrauschen lokale Variationen der CT-Werte entstehen. Daher sollte immer in einem ausreichend großen Bereich (Auswerteregion, „Region of Interest", ROI) gemessen (möglichst $> 5\,mm^2$) und im Zweifel die Messung an angrenzenden Schichten oder anderen Stellen der Läsion wiederholt werden. Für Dichtemessungen eignen sich nicht Areale, die durch Bewegungs-, Atem- oder Aufhärtungsartefakte beeinträchtigt sind.

Wird die Dichte in nativen und kontrastverstärkten Scans verglichen, so ist darauf zu achten, dass identische kV-Einstellungen, Faltungskerne und Schichtdicken gewählt wurden. Sofern sich eine signifikante Kontrastaufnahme in der unmittelbaren Umgebung einer interessierenden Struktur findet (z.B. Nierenparenchym um eine verdächtige Läsion), sollte eine geringe Schichtdicke gewählt werden, um eine Verfälschung der Messwerte durch Partialvolumeneffekte zwischen Läsion und Umgebung („Pseudo-Kontrastaufnahme") zu vermeiden (vgl. Abb. 7.**24** und 18.**16**).

Eine einfache Technik für den Vergleich der Kontrastaufnahme in CT-Schichten verschiedener Phasen ist die Reduktion der Fensterbreite auf einen minimal möglichen Wert (W = 1), der nur noch ein binäres (schwarz-weiß) Bild liefert. Danach wird die Fensterlage (Center) so eingestellt, dass in der ersten Phase etwa die gleichen Menge an schwarzen und weißen Pixel in der Läsion erscheinen. Nimmt die Zahl der schwarzen Pixel im korrespondierenden Bild der nächsten Phase zu, hat die Kontrastierung abgenommen, eine höhere Zahl weißer Pixel deutet auf eine Kontrastmittelaufnahme hin (Abb. 7.**7**).

Bestimmung der CT-Werte in kleinen Strukturen

Für kleine Strukturen von unter 10 mm ändert sich aufgrund der glättenden bis kantenanhebenden Wirkung der Faltungskerne auch der maximale in dieser Struktur messbare CT-Wert. Insbesondere hochauflösende Faltungskerne können das Vorliegen von Verkalkungen in kleinen Herden vortäuschen. Aus diesem Grund muss für kleine Läsionen möglichst ein „Standardfaltungskern" bei der Messung des CT-Wertes eingesetzt werden.

Aufgrund von Teilvolumeneffekten kann es zu einer Verfälschung der gemessenen Dichtewerte kommen, da sich der CT-Wert in einem Pixel immer aus CT-Werten aller im zugehörigen Voxel enthaltenen Strukturen zusammensetzt. Die einzelnen Strukturen tragen entsprechend ihres Volumenanteils im Voxel zum CT-Wert bei. Bei der Wahl der ROI ist daher zu berücksichtigen, dass im Randbereich des verdächtigen Bezirkes, insbesondere in den kaudalen und kranialen Abschnitten, ein fehlerhafter Messwert auftritt (Abb. 7.**8**). Spiral- und Multidetektor-CT mit Rekonstruktion überlappender Schichten decken die interessierende Region lückenlos ab. Aufgrund des breiteren Schichtprofils sind die in der Spirale gemessenen CT-Werte theoretisch jedoch nur korrekt, wenn die Struktur größer ist als die Summe aus Tischvorschub (TF) und Schichtkollimation (SC). Als Faustregel für eine exakte Dichtemessung auch in Schichtmitte sollte gelten, dass die interessierende Struktur anderthalbmal so groß ist wie die Schichtdicke.

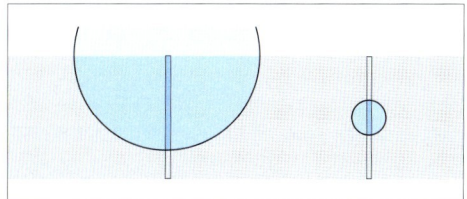

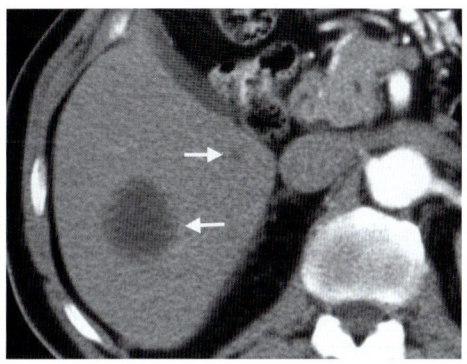

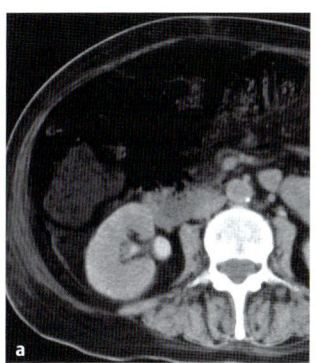

Abb. 7.8 **Partialvolumeneffekte.**
Hierdurch können Dichten verfälscht werden, die am kranialen und kaudalen Pol einer Läsion gemessen werden oder in Läsionen, die kleiner als die eingestellte Schichtdicke sind.

Luft- und Gasansammlungen

Luft- und Gasansammlungen sind am besten im Lungenfenster zu erkennen. Dieses Fenster sollte in Zweifelsfällen bei interaktiver Betrachtung am Monitor auch in anderen Körperregionen als dem Thorax eingesetzt werden (z.B. zum Ausschluss freier Luft im Abdomen). Fenstereinstellungen, bei denen das Fett zu dunkel erscheint, sind zum Gasnachweis ungeeignet (Abb. 7.**9**). Aus diesem Grund ist besonders beim „Leber"- oder „Weichteilfenster" Vorsicht geboten, da Gasansammlungen innerhalb stark hypodenser Areale übersehen (Fett mit geringen Bindegewebsanteilen) oder als Luft fehlinterpretiert werden können.

Außerhalb der Lunge ist Luft (bzw. Gas) trotz Partialvolumeneffekten in der Regel eindeutig zu identifizieren: CT-Werte, die deutlich unter denen von Fett liegen, bedeuten, dass im zugehörigen Voxel Luft vorhanden ist. Erst wenn im Voxel weniger als 10% Luft enthalten ist, könnte eine Verwechslung mit Fett entstehen. Immer wenn in Weichteil-

gewebe CT-Werte < 150 HE gemessen werden, ist Gas vorhanden.

Nach Traumen (Hautemphysem, Lungenlazeration), bei Verdacht auf Perforation im Magen-Darm-Trakt und bei entzündlichen Prozessen (Gas-bildende Bakterien) sollte nach pathologischen Luft- bzw. Gasansammlungen gefahndet werden. Da freie Luft in einem abgeschlossenen Hohlraum (Pleuraraum, Peritonealraum) nach oben steigt, ist bei Rückenlage vor allem ventral nach entsprechenden Befunden (Pneumothorax, freie abdominelle Luft) zu suchen. In einem flüssigkeitsgefüllten Hohlraumsystem (Dünndarm, Pleuraraum, Zysten nach Punktion etc.) findet sich stets eine horizontale Meniskusbildung (Abb. 7.**10 a**).

Luftansammlungen nahe des Zentrums einer flüssigkeitsähnlichen Struktur deuten auf Septierungen. Dieser Befund ist bei entsprechender Symptomatik hochverdächtig auf einen Abszess (Abb. 7.**10 b** und **c**).

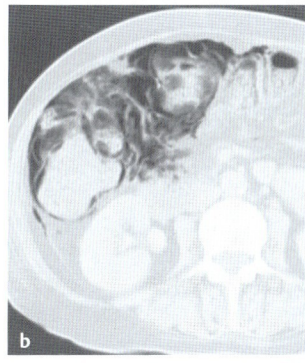

Abb. 7.9 **Fenstereinstellung.**
a Eine enge Fenstereinstellung erschwert den Nachweis freier Luft.
b Diese ist bei breitem Fenster klar abgrenzbar.

Der Koloninhalt besitzt aufgrund Gas bildender Bakterien innerhalb des Stuhls eine charakteristische CT-Morphologie, die es erlaubt, Kolon von Dünndarm zu unterschieden. Bei Diarrhöen oder nach Einläufen können allerdings auch am Kolon flüssigkeitsgefüllte Darmschlingen mit Schichtungsphänomenen erscheinen.

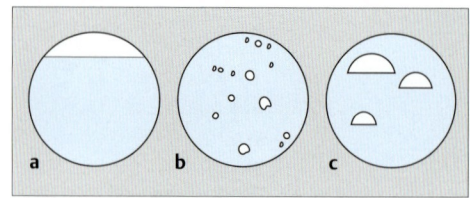

Abb. 7.10 **Erscheinungsformen von Gas und freier Luft.**

a Freie Luft innerhalb eines flüssigkeitsgefüllten Raumes (z.B. postoperatives Serom, Dünndarminhalt) bildet einen Spiegel.

b Bei viskösem oder solidem Inhalt (z.B. Abszess, Stuhl im Dickdarm) zeigen sich Gaseinschlüsse innerhalb dieses Raumes bzw. dieser Raumforderung.

c In gekammerten oder septierten Prozessen (z.B. Abszess, fibrinöser Seropneumothorax) können mehrere Flüssigkeitsspiegel beobachtet werden.

Fett

Fett ist durch seine charakteristische Dichte von ca. – 100 HE (± 20 HE, je nach kV) eindeutig zu identifizieren. Im gesamten Körper dient es als natürliches Kontrastgewebe, welches erlaubt, die verschiedenen Organe und anatomischen Strukturen gegeneinander abzugrenzen. Dort wo es fehlt oder nur spärlich vorhanden ist, wie im Bereich der Halsweichteile, des Mediastinums oder auch im Abdomen bei sehr schlanken oder kachektischen Patienten, ist eine hinreichend sichere Beurteilung der anatomischen Verhältnisse bzw. der Pathologie ohne i.v. Kontrastmittelgabe kaum möglich.

Selbst bei deutlichen Partialvolumeneffekten ist Fett in der Regel identifizierbar: Immer wenn CT-Werte zwischen 0 und – 100 HE gemessen werden, ist vom Vorhandensein von Fett in der Messregion auszugehen.

Liegt das Fett in Fettgewebszellen vor, so finden sich – dünne Schichten vorausgesetzt – zumindest in kleinen Bezirken Regionen mit CT-Werten unter – 50 HE. Bei einer Verfettung von anderen Zellen (Leber, Pankreas, Muskulatur) sind dagegen nur selten CT-Werte < 0 HE zu finden. Als Hinweis auf eine Steatose gilt, wenn die Dichte des Organs gegenüber der Norm um mindestens 10 HE abgenommen hat. Der Abfall der Dichte ist dabei proportional zum Fettgehalt im Gewebe: Für Leber mit einer normalen Dichte von etwa 60 HE und Fettgewebe mit einer Dichte von – 100 HE errechnet sich ein Dichteabfall von 16 HE pro 10% Fettanteil ([CT_{Leber} – CT_{Fett}] × 10%).

Der Nachweis von Fettgewebe in einer Raumforderung ist ein wichtiges differenzialdiagnostisches Kriterium. Besteht die gesamte Raumforderung aus Fettgewebe, so ist dies pathognomonisch für ein *Lipom*. Sind dagegen in einer vorwiegend fetthaltigen Läsion auch streifige oder solide, weichteildichte Anteile vorhanden, so spricht dies für ein *Liposarkom*. Vorwiegend solide Tumoren mit Fettanteilen können unterschiedlicher Ätiologie sein und werden in den Organkapiteln genauer besprochen. Hervorzuheben sind hier die thorakal wie abdominell auftretenden *Teratome*, die *Myelolipome* der Nebennieren und die *Angiomyolipome* der Niere.

Mischgewebe

Mischgewebe findet sich ubiquitär am Körper. Die hier gemessenen CT-Werte definieren sich als Mittelwert der Einzelkomponenten, was gelegentlich zu Fehlinterpretationen führt.

CT-Werte von 0 HE deuten in der Regel auf Wasser (Flüssigkeit), können sich allerdings auch aus einer Summation von Fett und anderen Weichteilgeweben ergeben *(z.B. Nebennierenadenom)*.

Ein weiteres typisches Mischgewebe ist spongiöser Knochen: Hier liegen Kalksalze, Knochenmatrix, Bindegewebe, blutbildendes Mark und Fettmark nebeneinander vor. So werden bei konstantem Kalksalzgehalt unterschiedliche CT-Werte gemessen, je nach Fettanteil in der Spongiosa. Dies ist eines der Grundprobleme der Osteodensitometrie mittels *quantitativer Computertomographie*, die eine Standard-Weichteilkomponente annimmt (üblicherweise wasseräquivalente CT-Werte von 0) und einen variablen Anteil von Knochenmineral. Insofern können Änderungen im Fettgehalt des Markraumes die CT-Messung verfälschen. Da bei zunehmender Osteoporose einerseits der Kalksalzgehalt sinkt, ande- rerseits der Fettgehalt steigt, verstärken sich diese Effekte gegenseitig, so dass geringere Änderungen im Mineralgehalt erfasst werden können.

Auch das *Lungenparenchym* ist ein Mischgewebe, das aus lufthaltigen Alveolen, Kapillargefäßen und interstitiellem Bindegewebe aufgebaut ist. Eine Dichteanhebung ist immer auf eine Verringerung der Luftkomponente zurückzuführen. Ursache kann zum einen eine unzureichende Entfaltung der Alveolen sein, oder es liegt eine Infiltration der Alveolen oder des Interstitiums (Flüssigkeit, Protein, Zellmaterial) vor. Insofern können sowohl Änderungen des Alveolarraums wie des Interstitiums zu milchglasartigen Dichteanhebungen führen.

Flüssigkeiten

Wasser hat per definitionem einen CT-Wert von 0 HE. Aufgrund der oben beschriebenen Korrelation zwischen CT-Wert und physikalischer Dichte können Flüssigkeiten theoretisch anhand ihrer CT-Dichte eingeordnet werden. Insbesondere ist eine Differenzierung zwischen Exsudat (> 1018 mg/ml) und Transsudat (< 1018 mg/ml) denkbar. Die theoretische Grenze liegt bei 18 HE. Eine suboptimale Kalibrierung, Aufhärtungseffekte und Bewegungsartefakte führen jedoch zu Messungenauigkeiten, die je nach Scanner um ± 5 HE bis ± 10 HE schwanken. Als Faustregel kann bei einem gut kalibrierten Scanner gelten: CT-Werte von unter 10 HE sprechen für ein Transsudat, Werte von über 25 HE für ein Exsudat oder eine hämorrhagische Flüssigkeit. Im dazwischen liegenden Grenzbereich ist keine sichere Differenzierung möglich. Eiweißreiche oder hämorrhagische Flüssigkeiten zeigen mitunter CT-Werte von über 35 HE oder sind relativ hyperdens zu parenchymatösen Organen (Schokoladenzysten, frische Blutung).

Findet sich eine unklare Läsion mit Dichtewerten, die unter denen üblicher Weichteilgewebe liegen, so ist eine liquide Läsion umso wahrscheinlicher, je mehr sich der CT-Wert 0 HE nähert. CT-Werte um 0 HE sind hochverdächtig auf eiweißarme Flüssigkeiten. Letztendlich ist dies jedoch nicht beweisend, da auch Weichteile mit einem Fettanteil von ca. $^1/_3$ ähnliche Dichten besitzen. So beinhalten Nebennierenadenome typischerweise wechselnde Fettanteile und weisen dadurch Dichtewerte um 0 HE auf. CT-Werte um 20–40 HE sind unspezifisch und können eiweißreicher oder hämorrhagischer Flüssigkeit, Arealen mit fettiger Infiltration oder soliden Tumoren entsprechen.

In manchen Fällen ist die Differenzierung zwischen einer zystischen Struktur und einem soliden Tumor (Nieren, Nebennieren) nur nach i. v. Kontrastmittelgabe möglich: Bei Zysten darf sich der CT-Wert nach Kontrastmittelgabe um nicht mehr als 10 HE ändern (s. auch Pseudo-Kontrastaufnahme, Abb. 7.**24** und 18.**16**).

Bei pleuralen Exsudaten kann es nach Kontrastmittelgabe zu einem Dichteanstieg in der interstiellen Phase kommen, da Kontrastmittel durch die geschädigte Pleura in den Pleuraspalt übertritt.

Blut

Blutplasma besitzt eine Dichte um 28 HE. Der CT-Wert des Blutes steigt mit zunehmendem Anteil an korpuskulären Bestandteilen und an Hämoglobin (Eisen) und ist damit proportional zum Hämatokrit (Abb. 7.**11 a**). Bei normalem Hämatokrit entspricht der CT-Wert des Blutes dem der Muskulatur und der Gefäßwand.

Ein einfaches Zeichen der Anämie ist die Hypodensität der Herzkammern relativ zum Herzseptum (Abb. 7.**11 b**). Bei einer schweren Anämie ist die

Abb. 7.11 CT-Wert von Blut.

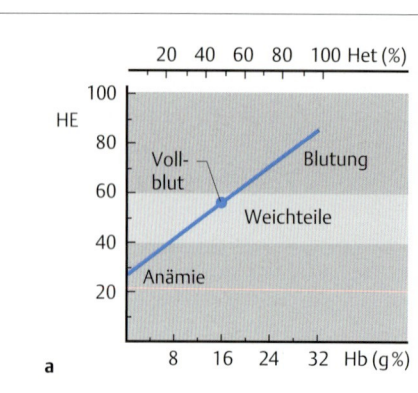
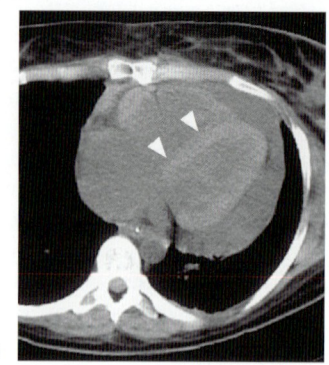

a Die Dichte von Blut im CT ist proportional zum Hämatokrit, wird aber auch von der kV-Einstellung beeinflusst.

b Im Falle einer Anämie werden die Herzkammern im Vergleich zum Septum hypodens dargestellt. Zu beachten ist die Dichte des hämorrhagischen Perikardergusses.

Wand der Aorta oder anderer großer Gefäße dichter als ihr Lumen. Innerhalb einer nicht verfetteten Leber erhöht die Anämie die Dichtedifferenz zwischen Gefäßen und Parenchym. Hämangiome erscheinen hypodenser als sonst gewohnt. Dieses Verhalten kann einen Dichteanstieg der Leber wie bei einer Hämochromatose vortäuschen.

Blutungen

Der CT-Wert extravasalen Blutes hängt stark vom Alter der Blutung, der Lokalisation und dem Vorliegen von Koageln ab (Abb. 7.12). Typischerweise kommt es bei einer frischen Blutung zur Bildung von Blutkoageln und zu einer raschen Resorption von Serumanteilen. Beides erhöht den Hämatokrit im Hämatom und damit die Dichte auf bis zu 80 HE. Frische Blutungen sind daher hyperdens oder beinhalten pathognomonische hyperdense Koagel.

Das Alter einer intrakraniellen Blutung kann mit relativer Sicherheit abgeschätzt werden. Extrakranielle Blutungen sind diesbezüglich schwieriger

Abb. 7.12 Erscheinungsbild einer Blutung im CT.

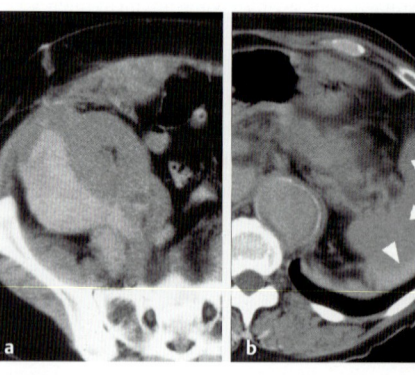
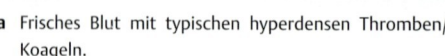
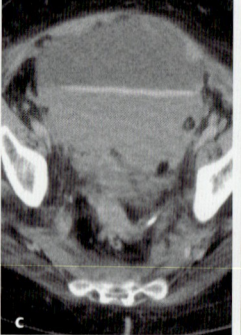
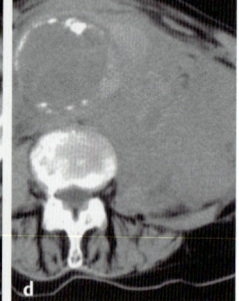

a Frisches Blut mit typischen hyperdensen Thromben/Koageln.
b Hyperdense perilienale Blutung nach Resorption der serösen Elemente.

c Sedimentationseffekt einer frischen aktiven Blutung mit typischer linearer Kontrastmittelakkumulation an der Schichtgrenze.
d Akute Blutung mit frischem Extravasat isodensen Blutes.

einzuordnen. Altert ein Hämatom, so wird es durch die Zersetzung der Blutbestandteile und die Resorption des Hämoglobins hypodens. Die Abbaurate der Blutbestandteile hängt von verschiedenen Faktoren ab, insbesondere der Lokalisation: Bei Blutungen in das Leberparenchym persistieren hyperdense Areale über Wochen. Ein altes verflüssigtes Hämatom ist von einer Zyste nicht zu unterscheiden.

Sehr frische Blutungen, bei denen es noch nicht zu einer Resorption des Serums gekommen ist, sind isodens zum intravaskulären Blut (Abb. 7.12 d).

Nach intravenöser Kontrastmittelgabe zeigen Hämatome keine Kontrastierung, es sei denn, dass aktuell noch Blut aus den Gefäßen austritt (Abb. 7.12 c). Im Randbereich älterer Hämatome kann eine Kontrastaufnahme in Granulationsgewebe gefunden werden, was die Differenzierung gegenüber Abszessen erschwert.

Abszess

Abszesse haben unspezifische Dichtewerte zwischen 0 HE (infizierte Zyste, Serom, Biliom) und 80 HE (infiziertes Hämatom). Reiner Eiter wird im CT mit etwa 30 HE gemessen. Abszesse können ältere Hämatome vortäuschen (Abb. 7.13 a, vgl. mit Abb. 16.20 b, c), da beide ähnliche Dichtewerte zeigen und eine KM-aufnehmende Membran um die Flüssigkeitsansammlung besitzen (Abszessmembran bzw. resorptives Granulationsgewebe um das Hämatom). Lufteinschlüsse deuten auf Gas bildende Bakterien hin, müssen aber gegen residuale Luft nach chirurgischen Eingriffen abgegrenzt werden (Abb. 7.13 b).

Verkalkungen

Dichtewerte über 100 HE in den Weichteilen deuten auf kalziumhaltige Strukturen, Fremdkörper oder Kontrastmittel hin. Reine Kalkplaques haben bei ausreichend dünner Schicht eine Dichte über 1000 HE. Geringere Dichten resultieren aus Partialvolumeneffekten oder diffusen Kalzifizierungen.

Verkalkungen können Folge von Hämatomen, Abszessen, Fettgewebsnekrosen sein. Sie finden sich darüber hinaus in Granulomen (Tuberkulose, Histoplasmose), Echinokokkuszysten und seltener in unspezifischen Zysten. Im Rahmen der Tumorthera-pie kommt es mitunter zu regressiven Verkalkungen (z. B. Metastasen eines Schilddrüsenkarzinoms nach Radiojodtherapie, kolorektale Lebermetastasen, malignes Lymphom). Kalk findet sich auch primär in verschiedenen Tumoren und ist mitunter ein wichtiges differenzialdiagnostisches Kriterium.

Der Nachweis von Kalk in einer pulmonalen Läsion deutet in der Regel auf einen gutartigen Prozess hin. Bei Läsionen > 5 mm muss die Morphologie der Verkalkung beachtet werden (vgl. Kapitel 9). Der Dichtewert von kleinen Herden hängt von ver-

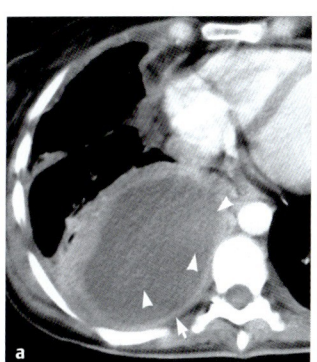
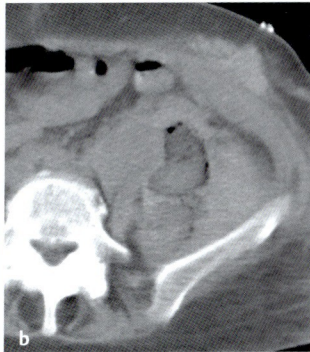

Abb. 7.13 **Empyem.**

a Lokalisiertes verkapseltes Pleuraempyem mit Rand-Enhancement und schwacher Hyperdensität im Zentrum der Struktur ähnlich der eines alten Hämatoms (Pfeil). Mittels CT-gestützter Drainage wurden etwa 500 ml Pus entleert.

b Die Gaseinschlüsse bei diesem Patienten mit rezidivierenden Blutungen nach chirurgischer Entfernung eines Psoashämatoms entsprechen intraoperativ eingebrachten Fibrinschwämmen.

Abb. 7.14 Verkalktes Granulom.

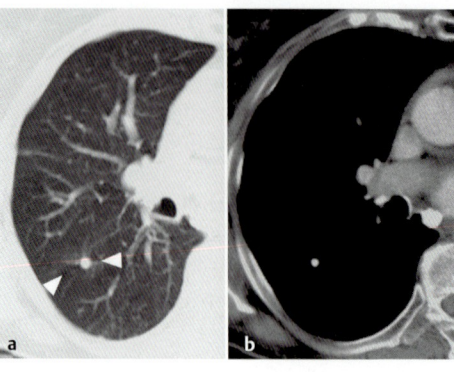
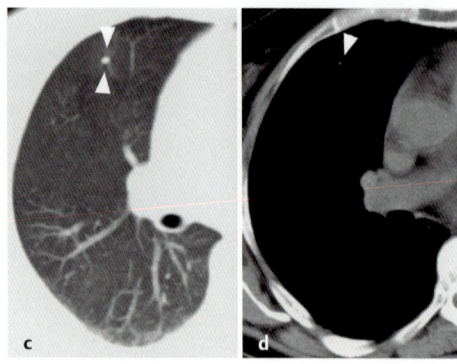

Im Lungenfenster zeigen sich typische lokale Aufhärtungsartefakte (**a**), die sich selbst bei sehr kleinen Herden finden (**c**). Im Weichteilfenster zeigt sich Kalk erst bei größeren Läsionen (**b**), während kleine Herde weichteildicht imponieren (**d**).

schiedenen Faktoren, insbesondere der Schichtdicke und dem Faltungskern ab. Ein hochauflösender Faltungskern übertreibt tendenziell die Dichte einer Läsion durch den kantenanhebenden Effekt.

Als Faustregel kann gelten, dass nichtverkalkte Herde etwa die gleiche Dichte besitzen wie *trans-*versale Gefäßanschnitte gleichen Durchmessers. Im Lungenfenster werden kleine Kalkherde meist von einem hypodensen Saum umgeben, der u.a. auf eine lokale Strahlungsaufhärtung zurückzuführen ist (Abb. 7.**14**).

Hämosiderin

Ein vermehrter Eisengehalt der Leber führt zu einem proportionalen Dichteanstieg. Zum Nachweis einer vermehrten Eisenspeicherung ist die MRT allerdings besser geeignet als die CT, da bei gleichzeitiger Leberverfettung die Dichte normal oder sogar verringert sein kann, obwohl der Eisengehalt pathologisch erhöht ist.

Um den Einfluss von Fett in der CT zu verringern und die Messwerte zuverlässiger zu machen, ist eine Zweispektrenmessung (Dual Energy) sinnvoll (s. Kapitel 4). Für Aufnahmespannungen von 80 und 140 kV sollte die Differenz der CT-Werte der Leber 5 HE nicht überschreiten. Dichtedifferenzen über 10 HE sprechen für eine vermehrte Eisenspeicherung.

Fremdkörper

Die CT-Werte von Fremdkörpern werden von deren physikalischer Dichte und effektiver Ordnungszahl bestimmt (Tab. 7.**1**). Bei höherer Ordnungszahl (Bleiglas, Metalle) ist die starke Abhängigkeit von der Strahlungsenergie (kV, Filterung) zu beachten.

Metalle besitzen CT-Werte, die außerhalb des mit 12 Bit darstellbaren Bereichs liegen (>3000 HE). Sie bedingen darüber hinaus eine starke Strahlungsaufhärtung und eine fast vollständige Strahlenabsorption. Die daraus resultierenden Streifenartefakte („photon starvation") führen regelmäßig zu Problemen bei der Rohdatenrekonstruktion.

Tab. 7.1 ⋯⟩ *Eigenschaften verschiedener Fremdkörper in der CT*

Sicherheitsglas	hyperdens
Einfaches Glas	sehr gering hyperdens
Polyurethan	weichteildicht
Teflon	stark hyperdens
Polyethylen	fettähnlich
Metall	extrem hyperdens, Sternartefakte
Holz	Gaseinschlüsse

Neuere iterative Techniken können die Metallartefakte zumindest teilweise korrigieren (vgl. Abb. 25.**68**).

Einige Systeme verfügen über eine 16-Bit-Kodierung (maximaler CT-Wert > 65.000 HE) oder erlauben die Spreizung der CT-Skala um den Faktor 10, so dass sich metallische Strukturen besser beurteilen lassen (z.B. defekte Implantate).

Kontrastmittel

Für die Applikation jodhaltigen Kontrastmittels gilt als Faustregel, dass der CT-Wert pro mg Jod/cm³ um etwa 23 HE bei 120 kV ansteigt. Der genaue Wert hängt von der lokalen Strahlenenergie ab, die von einer Vielzahl von Faktoren wie der Röhrenspannung, der Vorfilterung und der Strahlenaufhärtung im Patienten bestimmt wird: Aufgrund der Abnahme der Absorptionsunterschiede zwischen Jod und Weichteilen fällt der Dichteanstieg hei hohen kV-Werten geringer aus. Bei 140 kV beträgt er z.B. nur noch ca. 19 HE pro mg Jod/cm³. Mit niedrigen kV-Einstellungen lässt sich dagegen die Dichte kontrastmittelaufnehmender Strukturen erhöhen, was zugleich das Signal-zu-Rausch-Verhältnis verbessert und Dosis spart (Abb. 7.15 und Tab. 7.**2**).

Aus den CT-Werten nach Kontrastmittelapplikation kann man nur ausnahmsweise Rückschlüsse auf die zugrunde liegende Pathologie ziehen. Beispielsweise sind aortenäquivalente Dichtewerte in der arteriellen Perfusionsphase typisch für Aneurysmen, Pseudoaneurysmen oder eine aktive Blutung (vgl. Abb. 11.**33** und 14.**17**).

Tab. 7.2 ⋯⟩ *Kontrastierung pro mg Jod / cm³*

Röhrenspannung	Kontrastanstieg*
140 kV	19 HE
120 kV	23 HE
100 kV	30 HE
80 kV	40 HE

* geräteabhängige Schwankungen

In der Spätphase nach i.v. Kontrastmittelgabe wird das Kontrastmittel im Urin konzentriert. Findet sich zu diesem Zeitpunkt hochkonzentriertes Kontrastmittel im Abdomen außerhalb der ableitenden Harnwege, so spricht dies für eine Perforation oder Ruptur im Bereich derselben (Nierenbecken, Ureter oder Harnblase) (vgl. Abb. 7.**2**). Kavernöse Hämangiome sollten aufgrund des Blutpool-Effekts in der Spätphase isodens zu den Gefäßen sein (vgl. Abb. 11.9 und 11.**15**).

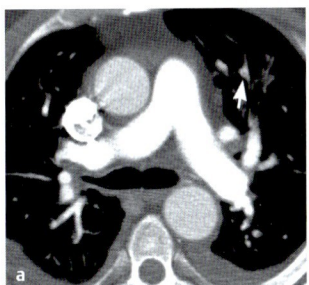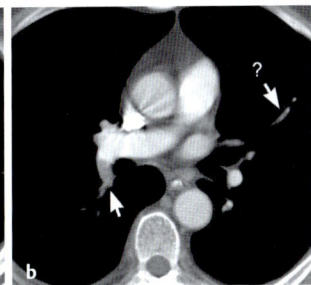

Abb. 7.15 Die Gefäßkontrastierung verbessert sich mit Verringerung der kV-Einstellung.
Bei gleichen Untersuchungs- und Injektionsparametern ist der durchschnittliche CT-Wert bei 100 kV (**a**) um 90 HE höher als bei 140 kV (**b**). Die effektive Patientendosis kann mit 100 kV signifikant gesenkt werden (< 2,5 mSv). Embolien (Pfeile) sind bei 140 kV schlechter von Partialvolumeneffekten zu unterscheiden.

CT-Morphologie

Morphologische Kriterien helfen bei der Differenzierung, Organzuordnung und Ausbreitungsdiagnostik pathologischer Prozesse. Sie beruhen jedoch vielfach auf subjektiven Einschätzungen und sind entsprechend ungenau. In manchen Fällen kann eine sichere morphologische Beurteilung unmöglich sein.

Größenmessung

Die Messgenauigkeit in der CT wird von vielen Faktoren beeinflusst. In der Bildebene wird sie durch die Abbildungsschärfe, d.h. die Pixelgröße (Bildmatrix und Field of View), und den Faltungskern bestimmt und variiert zwischen 0,6 und 1,5 mm. In z-Richtung sind die Scanparameter maßgebend, darunter insbesondere die Schichtweite. In der Spiral-CT kann in z-Richtung eine Messgenauigkeit von 1–2 mm erreicht werden; Submillimeterauflösungen sind bei Einsatz isotroper Scanparameter in der Multidetektor-CT möglich.

Bezüglich der Bilddarstellung ist auf eine ausreichende Fensterweite zu achten. Die zu messende Struktur und ihre unmittelbare Umgebung sind dabei in Grauwerten darzustellen und sollten *keine weißen oder schwarzen Areale enthalten*. Bei digitaler Messung wird nicht an der äußeren Grenze der Läsion, sondern in der Mitte des abfallenden Randbereichs der Läsion gemessen (Abb. 7.16). Ziel ist die Messung an der „vollen Breite bei halbem Maximum" (Full With at Half Maximum, FWHM)

des Linienprofils der Läsion. Die FWHM beschreibt den exakten Durchmesser des Herdes, sofern dieser groß genug ist (d.h. $> 1,5 \times$ Schichtweite SW in z-Richtung oder $1,5 \times$ Ortsauflösung in der Scanebene).

Alternativ lassen sich mit relativ enger Fensterweite und einem Center, das der interessierenden Struktur angepasst ist, hinreichend genaue Messergebnisse erzielen. Bei kleineren Läsionen ist gleichzeitig die Form und Orientierung relativ zur Schichtebene zu berücksichtigen. Praktisch wird dieses Vorgehen jedoch wenig eingesetzt.

Für optimale Ergebnisse ist eine digitale Messung am Monitor vorzuziehen, in den meisten Fällen genügt jedoch eine Messung auf dem ausgedruckten Film, wobei die Messwerte anhand der eingeblendeten Linienskala geeicht werden. Bei sehr kleinen Strukturen (z.B. kleinen Lungenrundherden) kann die Größe häufig nur geschätzt werden, es sei denn, man vergrößert den interessierenden Bereich durch Wahl eines kleineren FOV.

Abb. 7.16 **Größenbestimmung.**

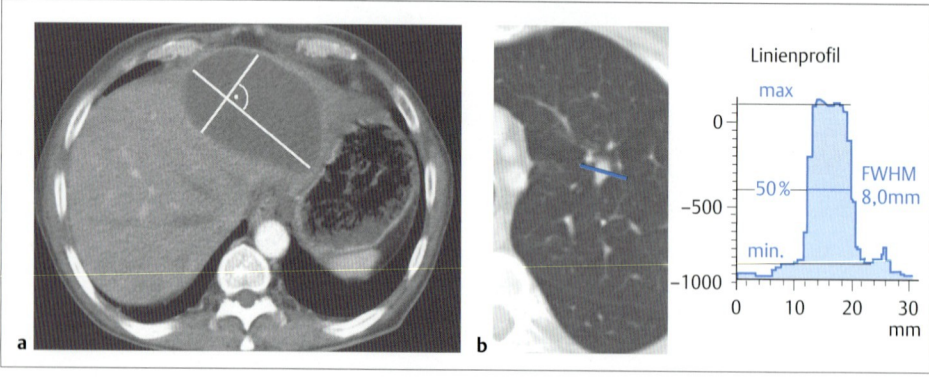

a Die Größe einer fokalen Läsion lässt sich mittels Messung der senkrecht aufeinander stehenden größten Achsen im Zentrum des Herdes bestimmen.

b Das Messen der Durchmesser kleiner Herde ist am genauesten möglich durch Bestimmung der „vollen Breite bei halbem Maximum" (FWHM) des Linienprofils durch das Zentrum des Herds.

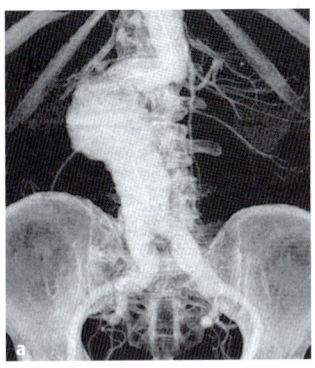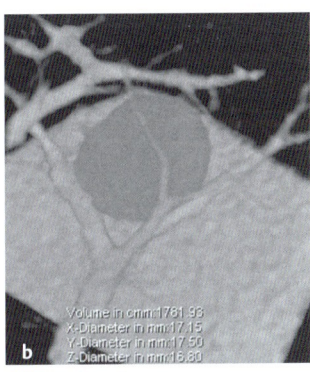

Volume in cmm:1761.93
X-Diameter in mm:17.15
Y-Diameter in mm:17.50
Z-Diameter in mm:16.80

Abb. 7.17 **Automatische Mess-methoden.**
Diese gibt es für Gefäße (**a**) und die Volumetrie pulmonaler Herde (**b**).

Fokale Läsionen, insbesondere Tumoren, werden mittels zweier senkrecht aufeinander stehender Linien gemessen, die den Maximaldurchmesser des Herdes markieren (Abb. 7.**16**). Die Ausdehnung in Längsrichtung kann bei großen Läsionen dadurch abgeschätzt werden, dass man die Tischpositionen der ersten und der letzten Schicht bestimmt, auf welcher der Herd noch sichtbar ist: Die Differenz ergibt einen Schätzwert für die Längenausdehnung. Eine höhere Genauigkeit wird naturgemäß bei der Messung an reformatierten Schichten eines Spiralscans erreicht.

In vielen neueren onkologischen Studien geht man jedoch wieder zur Messung eines einzigen Durchmessers, des größten Durchmessers in der Scanebene zurück (RECIST-Kriterien), was die Vergleichbarkeit zwischen Studien und Scannern vereinfachen soll, aber im Prinzip nur ein Zeichen des fehlenden Vertrauens in die radiologische Technik ist.

Das Volumen „V" einer annähernd elliptischen Läsion lässt sich aus den drei größten senkrecht aufeinander stehenden Durchmessern a, b und c wie folgt abschätzen:

$$V = (a \times b \times c)/2$$

In parenchymatösen Organen ist der Kontrast der Läsion zur Umgebung ein limitierender Faktor. Bei ungünstiger Wahl der Kontrastmittelparameter kann es zu erheblichen Fehleinschätzungen der Herdgröße kommen. Dies trifft insbesondere für Le-ber und Pankreas zu. Ein hypervaskularisierter Rand kann in der portalvenösen Phase durchaus isodens zum normalen Leberparenchym sein, so dass die Tumorgröße unterschätzt wird. Aus diesem Grund kann die Größenbestimmung in der nativen oder arteriellen Phase genauer sein. Bei der arterioportalen Computertomographie (CTAP) der Leber wird die Läsion dagegen in ihrer vollen Ausdehnung dargestellt. Ein tumorbedingter Verschluss von Portalvenenästen kann die exakte und vollständige Abgrenzung der Läsion allerdings erschweren und zu einer Überschätzung der Tumorgröße führen, da es zu einem Ausfall der regulären Parenchymkontrastierung distal des Verschlusses kommt. Derartige Pseudoläsionen sind anhand ihrer typischen Konfiguration (meist keilförmig), die dem portalvenösen Versorgungsgebiet entspricht, in der Regel leicht zu erkennen.

Mehr und mehr wird die exakte Volumetrie, z.B. von Tumoren, eines Organs oder von Organabschnitten vor und nach Therapie bzw. nach Transplantation, gefordert. Werden solche Messungen manuell durchgeführt, ist eine Segmentation des interessierenden Volumens aus dem gesamten Volumendatensatz erforderlich (vgl. Kapitel 2, S. 52). Bei Lungenrundherden, aber beginnend auch für Lymphknoten oder Leberläsionen, werden automatische Volumetrieprogramme angeboten, die eine genauere Volumenbestimmung auch bei irregulären Herden ermöglichen sollen (Abb. 7.**17**). Die Genauigkeit dieser CAD-Systeme unterliegt jedoch noch erheblichen Schwankungen.

Grenzflächen

Die Mehrzahl der diagnostisch relevanten Grenzflächen zwischen den Organen und Strukturen am Körperstamm (Hals und Rumpf) verlaufen parallel zur Körperlängsachse und sind deswegen auch bei größeren Schichtdicken (7–10 mm) ausreichend definierbar. Probleme mit der axialen Schnittführung treten an Grenzflächen auf, die mehr oder weniger parallel zur Schichtebene verlaufen (z. B. Zwerchfellkuppeln, Oberrand von Leber oder Milz). Partialvolumeneffekte an diesen Strukturen bzw. in diesen Bereichen führen zu Unschärfen der Gewebegrenzen, so dass im Randbereich kein scharfer, sondern ein gradueller Dichteübergang zur Umgebung besteht.

Durch dünnere Schichten und multiplanare Reformationen senkrecht zur Grenzfläche lässt sich dieses Problem in der Regel beherrschen. Die Multidetektor-CT mit dünner Schichtkollimation und hoher Ortsauflösung in z-Richtung bietet dabei deutliche Vorteile gegenüber der Einzeilen-Spiral-CT (Abb. 7.**18**).

Ist der Kontrast zwischen Struktur und Umgebung gering (z. B. bei einem rechtsseitigen Nierentumor, der das Leberparenchym pelottiert), so kann auch mittels dünner Schichten oft nicht sicher entschieden werden, ob die Begrenzung scharf (keine Tumorinfiltration) oder unscharf (Tumorinvasion) ist.

Feine Knochenfissuren, dünne Faszienblätter oder pulmonale Lappenspalten sind nur mittels Dünnschichttechnik und multiplanarer Reformation ausreichend evaluierbar.

Organzuordnung

Die Organzuordnung einer raumfordernden Läsion ist oft der Schlüssel zur Diagnose. Ist die Läsion von Fettgewebe umgeben oder besteht ein breitbasiger Kontakt zu nur einem Organ, so ist diese Frage einfach zu beantworten.

Schwierigkeiten ergeben sich immer dann, wenn ein Herd Kontakt zu zwei oder mehr Organen hat. Typische Beispiele dafür sind die Differenzierung zwischen einem Empyem und einem subpleuralen Lungenabszess, einer subkapsulären Leberläsion und einer peritonealen Läsion sowie die Unterscheidung zwischen großen Nebennieren- und Nierentumoren. Ein stumpfer Winkel oder eine Vorwölbung am Übergang von Läsion zu Organ legt nahe, dass die Läsion von diesem Organ ausgeht, während ein spitzer Winkel oder eine Einziehung im Übergangsbereich eher dagegen spricht (Abb. 7.**19**).

Typische Ausbreitungswege finden sich häufig entlang präformierter Faszienräume. Infiltriert ein Tumor ein benachbartes Organ, so ist mittels intravenöser Kontrastmittelgabe die Dichtedifferenz zwischen Läsion und angrenzendem Organ meist zu verbessern (Abb. 7.**20**).

Abb. 7.18 Grenzflächen.
a Die Infiltration dieses Bronchialkarzinoms über die Lappengrenze hinaus ist in der 5 mm breiten axialen Schicht nur unzureichend erkennbar.
b Auf der sagittalen Rekonstruktion des Multidetektordatensatzes ist sie jedoch eindeutig erkennbar.

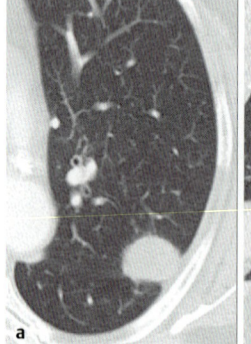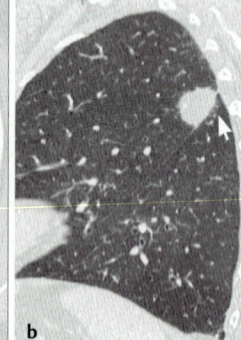

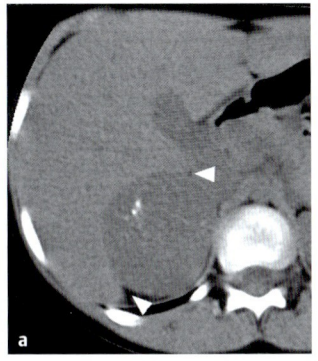
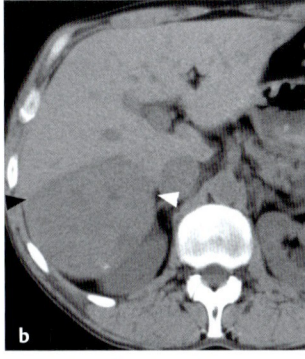

Abb. 7.19 Organzugehörigkeit.
a Ein spitzer Winkel zwischen einer Läsion und einem angrenzenden Organ weist auf eine Impression von außen und damit einen extrinsischen Herd hin (hier: Nebennierentumor).
b Ein stumpfer Winkel deutet dagegen auf eine Läsion des Organs selbst hin (hier: Lebermetastase).

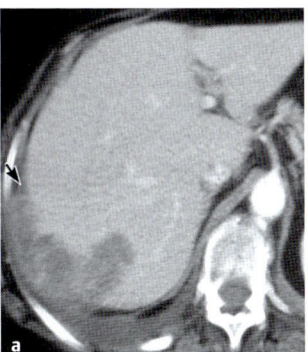
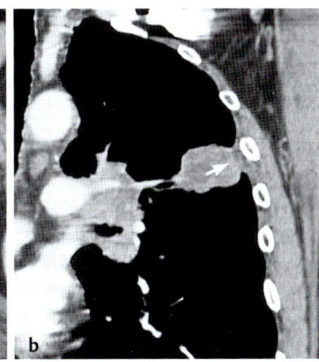

Abb. 7.20 Organzugehörigkeit.
a Peritoneale Metastase eines Ovarialkarzinoms mit Infiltration der Leber, die einen Leberherd vortäuscht. Der stumpfe Winkel zwischen Läsion und Leberoberfläche ist lediglich im kontrastverstärkten Scan erkennbar (Pfeil).
b Bronchialkarzinom mit Retraktion und Verdickung der Pleura (Pfeil). Im Scan nach Kontrastinjektion ist noch keine Infiltration der Thoraxwand erkennbar.

Tubuläre oder runde Struktur

Die Unterscheidung zwischen einer runden oder ovalen (Tumor, Lymphknoten) und einer tubulären Struktur (Gefäße, Bronchien, Ösophagus, Darm) erfordert in der Regel die kontinuierliche Betrachtung und Beurteilung benachbarter Schichten. Tubuläre Strukturen lassen sich über mehrere Schichten verfolgen, während runde oder ovale Strukturen nur in wenigen Schichten zur Darstellung kommen. Als besonders hilfreich hat sich der Cine-Mode erwiesen, der die Beurteilung anliegender oder überlappender Schichten in einer filmähnlichen Sequenz erlaubt.

Ein weiteres nützliches Kriterium – besonders für die Identifikation von pulmonalen Herden und Lymphknoten – ist der Dichteübergang am Rand einer Struktur. Senkrecht zur Schichtebene verlaufende tubuläre Strukturen zeigen eine scharfe Randabgrenzung (steiler Kontrastabfall). Bei rundlichen Läsionen trifft dies dagegen nur bei entsprechender Größe und auch dann nur für die zentral getroffenen Anteile zu. Der Rand erscheint in Schichten nahe dem kranialen oder kaudalen Pol der Struktur – bedingt durch Partialvolumeneffekte – unscharf (gradueller Kontrastabfall). Dies gilt auch für Herde, die kleiner als die Schichtdicke sind.

Aus diesem Grund ist z.B. ein Lungenrundherd auf dicken Schichten leichter von Gefäßen zu differenzieren als bei dünnen Schichten (Abb. 7.**21**).

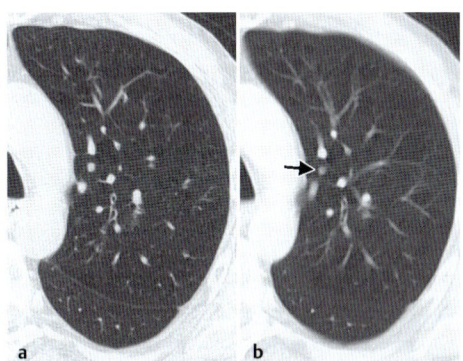

Abb. 7.21 Tubuläre und runde Strukturen.
Die abnehmende Dichte in der Peripherie eines kleinen Lungenherdes durch die Partialvolumeneffekte unterscheidet diesen von anatomischen tubulären Strukturen.
a Der kleine Rundherd ist auf der 2 mm dicken Schicht nicht eindeutig zu erkennen.
b Auf der 8 mm dicken Schicht ist er klar von den umgebenden Gefäßen differenzierbar.

Verdrängung oder Infiltration

Expansive Prozesse neigen zur Verdrängung oder Kompression benachbarter Strukturen (Gefäße, Parenchym, Bronchien oder Darm). Typisch ist der spitze Winkel zwischen dem raumfordernden Prozess und dem verlagerten Organ am Rand der Kontaktzone. Bei intakter Organkapsel bildet sich eine linsenförmige Pelottierung. Die Gewebegrenzen sollten durch senkrechte Anschnitte exakt definierbar sein (axial oder MPR).

Bei *infiltrierenden Prozessen* bilden sich durch Partialvolumeneffekte entlang der Infiltrationszone Konturunschärfen zwischen Tumor und infiltriertem Organ. Für die exakte Beurteilung ist auch hier der senkrechte Anschnitt der Gewebegrenze erforderlich und es sollte ein ausreichender Kontrast zwischen der Pathologie und ihrer Umgebung bestehen. In der Regel bedarf dies einer suffizienten KM-Applikation. Die Fettgewebsinfiltration eines organüberschreitenden Tumors ist allerdings bereits im Nativscan erkennbar.

Die Mehrzahl der Organstrukturen ist durch *Fettgewebslamellen* voneinander getrennt. Expansive Prozesse dünnen diese Fettlamellen aus, zerstören sie jedoch nicht. Eine Obliteration der trennenden Fettschicht spricht für ein organüberschreitendes Tumorwachstum oder einen entzündlichen Prozess. Dieses Zeichen ist sehr sensitiv, allerdings wenig spezifisch. Die MRT-Diagnostik mit sog. Out-of-Phase-Sequenzen ist zur Darstellung feiner Fettgewebslamellen sensitiver.

Wichtiges prognostisches Kriterium bei einer Vielzahl von Tumoren ist die *Gefäßinfiltration*. Arterien besitzen aufgrund des hohen intraluminalen Druckes einen runden Querschnitt (Ausnahme: atheromatöse Plaques). *Sichere* Infiltrationszeichen sind lediglich die Konturdeformierung, die tumorbedingte Stenose oder Okklusion. Der alleinige Kontakt zwischen Tumor und Gefäß stellt kein ausreichendes Kriterium der Arterieninfiltration dar, jedoch nimmt deren Wahrscheinlichkeit mit der Breite der Kontaktfläche zu. Eine Infiltration ist wahrscheinlich, wenn der Tumor mehr als 25 % der Zirkumferenz einer Arterie erfasst; bei mehr als 50 % ist die Infiltration fast immer gegeben.

Venenquerschnitte sind vom Füllungsgrad, vom Gefäßkaliber und vom Kontakt zu Umgebungsstrukturen abhängig. Da die Wand der Venen deutlich dünner als die von Arterien ist, ist eine Infiltration bei Kontakt zu einer Raumforderung wahrscheinlicher. Lebervenen müssen bereits bei kurzstreckigem Tumorkontakt als infiltriert angesehen werden. Stenosen oder Verschlüsse sind sichere Infiltrationskriterien.

Während der Tumoreinbruch in Arterien eine Rarität darstellt (er tritt häufiger bei hochmalignen Tumoren, wie Sarkomen oder Angiosarkomen auf), ist eine Tumorinvasion in Venen sehr viel häufiger. Häufig kommt es dabei zur Ausbildung von Appositionsthromben, die vom eigentlichen Tumorthrombus durch die fehlende Kontrastmittelaufnahme (keine Durchblutung) differenzierbar sind. Veneninfiltrationen und Tumorthromben finden sich bevorzugt bei Nierenzellkarzinomen, Leberzellkarzinomen und Sarkomen.

Sofern venöse Gefäße unbeteiligt, d. h. ohne Verdrängung oder Kompression, durch eine suspekte Raumforderung ziehen, so ist in erster Linie ein nicht-tumoröses Geschehen anzunehmen. Typisches Beispiel ist die Steatose der Leber, die zu keiner Distorsion der Organarchitektur führt.

Entzündung oder Tumor

In Grenzfällen ist die Differenzierung zwischen Entzündung und Tumor nur unter Berücksichtigung klinischer Parameter möglich (beachte: bei immunsupprimierten Patienten können die Infektionszeichen fehlen). Probleme bereitet die Differenzierung zwischen:

- Alveolarzellkarzinom und Pneumonie (vgl. Abb. 9.**31** mit 9.**39** und 9.**40**),
- Tumorrezidiv und chronischem Infekt (vgl. Abb. 15.**19**),
- chronischer Pankreatitis und entzündlichem Pankreaskopfkarzinom,
- entzündlicher Darmerkrankung und Darmlymphom,
- Magenkarzinom (T1) oder frühem Magenlymphom und Gastritis,
- Divertikulitis und Kolonkarzinom (vgl. Abb. 15.**21** mit 15.**15 c**)

Obgleich keine allgemein gültigen Regeln existieren, sprechen die folgenden klinischen und radiologischen Parameter für einen Tumor:
- fokale Läsion,
- rundliche Konfiguration,
- raumfordernder Charakter,
- Lymphknoten über 2 cm Durchmesser,

- fehlende klinische Infektzeichen (CRP, Leukozytose),
- unzureichender Rückgang unter Antibiose.

Einschmelzungen finden sich sowohl bei Tumoren als auch bei Infektionen. In der Regel ist bei Tumoren der Weichteilanteil größer, die Wand dicker und die Kontur unregelmäßiger. In Zweifelsfällen ist eine histologische Sicherung mittels Feinnadelpunktion oder Stanzbiopsie anzustreben.

Infiltration oder Retraktion

Die Randbegrenzung einer Läsion kann auf ihre Ätiologie hinweisen. Eine glatte Randkontur ist typisch für expansive Prozesse und die meisten Metastasen. Randausziehungen sprechen für infiltrative oder narbige Prozesse mit Retraktion (Abb. 7.22).

Eine Infiltration kann sowohl tumorös als auch nicht-tumorös sein. Tumorassoziierte Infiltrationen finden sich häufig bei primären Organtumoren (Bronchialkarzinom, Leberzellkarzinom, Pankreaskarzinom), können jedoch auch bei bestimmten hypervaskularisierten Metastasen auftreten (Kaposi-Sarkom, Angiosarkom). Nicht-tumoröse Infiltrate sind z.B. bei Infektionen mit phlegmonöser Komponente gegeben.

Retraktionsphänomene sind typisch für Narben nach einem Trauma, einer Operation, Radiatio, Infektion oder einer erfolgreichen Tumortherapie. Die Differenzierung der verschiedenen Entitäten kann im Einzelfall schwierig sein, die folgenden Kriterien geben Anhaltspunkte.

Narbenstränge sind im Vergleich zu Infiltrationen in der Regel schärfer begrenzt und wirken weniger gebündelt und voluminös. Häufig findet sich eine Distorsion des Parenchyms, was bei infiltrativen Prozessen untypisch ist.

Innerhalb von Weichteilen (Hals, Mediastinum, Abdomen) spricht eine unscharfe, streifige Begrenzung für infiltrative Prozesse (Entzündungen, hochmaligne Tumoren, insbesondere NHL). Scharf begrenzte Ausläufer wiederum weisen auf narbige Retraktionen hin. Ein Begleitödem kann die Fettgewebssepten ebenso maskieren wie eine Infiltration, so dass die Unterscheidung nicht immer möglich ist. Letztlich deutet ein Ödem immer auf einen aktiven Prozess hin (Tumor, Infektion, vorausgegangene Intervention, Lymphstau, venöser Stau).

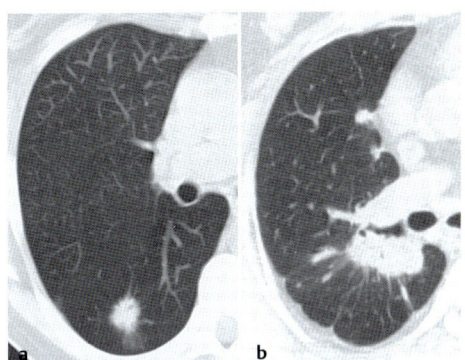

Abb. 7.22 Infiltration oder Narbe.
Streifige Ausläufer einer Läsion können Ausdruck der Infiltration oder einer Narbe sein.
a Bronchialkarzinom.
b Narbengewebe bei Silikose.

Kontrastmittelverhalten

Normales Kontrastmittelverhalten

Pulmonalgefäße

Kontrastiertes und unkontrastiertes Blut sind bereits im rechten Ventrikel ausreichend vermischt. Der maximale Kontrast in den Pulmonalgefäßen ist daher identisch mit dem maximal erreichbaren aortalen Kontrast und hängt stark vom Herzzeitvolumen (Verdünnungseffekt) und den Injektionsparametern (Kontrastmittelkonzentration, Flussrate) ab. Die Kontrastierung in den Pulmonalarterien ist zeitlich etwa 5 s früher als die in den Pulmonalvenen.

Findet sich temporär eine Kontrastierung in der Aorta, bevor das Kontrastmittel (KM) die Pulmonalgefäße erreicht, so liegt vermutlich ein offenes Foramen ovale vor. Dieses Foramen kann sich auch temporär durch den erhöhten Druck im rechten Ventrikel nach Kontrastmittelgabe öffnen, so dass kontrastiertes Blut zuerst den Körperkreislauf erreicht.

Gefäße des großen Kreislaufs

In der arteriellen Kontrastmittelphase sind *Aorta und Körperarterien* hervorragend abgrenzbar. Die Kontrastierung der Aorta und ihrer Äste steigt zunächst rasch an („first pass effect"), nachdem das KM die entsprechende Gefäßregion erreicht hat. Danach kommt es zu einem langsameren weiteren Anstieg (Rezirkulationsphase). Die maximale Kontrastierung wird nach einem Zeitintervall nach Kontrastankunft erreicht, das in etwa der Dauer der KM-Injektion entspricht (vgl. Abb. 3.**3**), sofern ein NaCl-Bolus nachinjiziert wurde, um die Injektionsvenen auszuspülen und das darin befindliche KM optimal zu nutzen (vgl. Abb. 24.**3**). Danach kommt es zu einem exponenziellen Kontrastabfall, wobei sich die Kontrastierung auf einem Wert einpendelt, der der Mischung des gesamten Blutvolumens mit dem injizierten KM entspricht. Dieser Werte fällt langsam ab, da KM in das Interstitium diffundiert.

Etwa 20–30 s nach Beginn der arteriellen Kontrastmittelanflutung kommt es zu einer Kontrastierung des Portalvenensystems, wobei zunächst Kontrastblut über die V. lienalis, später auch über die Mesenterialvenen einströmt. Diese Zeitverzögerung kann zu Artefakten in der Pfortaderkontrastie-

rung führen, die eine Thrombose durch nichtkontrastiertes Blut vortäuschen (vgl. Abb. 11.**53** und 15.**34**).

Der Zeitpunkt der Kontrastierung von Körpervenen hängt von ihrer Lokalisation ab. Die Nierenvenen werden aufgrund des hohen renalen Blutflusses sehr rasch kontrastiert und mit ihnen das intrahepatische Cavasegment. Ähnliches gilt für die Jugularvenen. Dagegen ist der Abstrom aus der unteren Extremität und dem Azygos-Venensystem deutlich langsamer, so dass nichtkontrastiertes Blut im Bereich des Zusammenflusses Thrombosen vortäuschen kann.

Wird dagegen das Kontrastmittel sehr langsam injiziert, so ist die Kontrastierung von Arterien und Venen annähernd äquivalent; sie wird in erster Linie vom Kontrastmittelvolumen und dem Blutvolumen bestimmt. Verschiedene Kontrastierungsphasen lassen sich am besten separieren, wenn das Kontrastmittel als kurzer Bolus injiziert wird (begrenztes Volumen, hohe Flussgeschwindigkeit).

Arterielle Phase

Die Kontrastmittelanflutung in der Aorta ist stark von der Kreislaufzeit abhängig und kann zwischen weniger als 10 s und über 60 s variieren. Eine Korrelation mit der Herzfrequenz besteht lediglich bei kreislaufgesunden Patienten. Aus diesem Grund ist eine individuelle Anpassung der Untersuchung mittels Bolustriggerung oder Testbolusinjektion sinnvoll.

Die arterielle Phase entspricht dem Zeitraum, in dem die Organkontrastierung überwiegend aus der *arteriellen Perfusion* erfolgt. Diese Phase wird so lange unterhalten, wie Kontrastmittel in hoher Konzentration über die Aorta anflutet. Die rein arterielle Perfusion ist allerdings nur kurz (15–30 s). Danach überlagern andere Effekte die arterielle Perfusion, wie die Diffusion des Kontrastmittels ins Interstitium, die Kontrastmittelanflutung über die Portalvenen oder die Rezirkulation.

Ein typisches arterielles Kontrastmittelverhalten zeigen Milz (serpentinöse hypo- und hyperdense Regionen durch die unterschiedliche Perfusion von roter und weißer Pulpa), Niere (kortikomedulläre Phase mit starker Kontrastierung der Rinde bei geringer Kontrastmittelaufnahme des Markes), Leber (nur geringe Parenchymkontrastierung, da 75% der Perfusion über die Pfortader erfolgt), Pankreas (stärkste Organkontrastierung gegen Ende der arteriellen Phase) und Schilddrüse (starke Kontrastmittelaufnahme des gesamten Organs). Die Schleimhautkontrastierung des Darmes ist gegen Ende der arteriellen und zu Beginn der Parenchymphase am stärksten.

Tab. 7.3 ⋯⋅> *Phasen der Organkontrastierung*

Organ	Arterielle Phase	Parenchymphase
Leber	minimale Kontrastierung	homogen 50–150 s p.i.
Milz	fleckig-streifig	homogen 60 s p.i.
Pankreas	langsam zunehmende Kontrastierung	Maximum 40–60 s p.i.
Nieren	kortikomedulläre Differenzierung	homogen 80–100 s p.i.
Darm	zunehmende Schleimhautkontrastierung	abnehmende Schleimhautkontrastierung

Parenchymphase

Die Parenchymphase ist als die Periode maximaler Kontrastmittelaufnahme des Organparenchyms definiert. Je nach Organ wird die Parenchymphase zu unterschiedlichen Zeitpunkten erreicht (Tab. 7.**3**) und überlappt sich in unterschiedlichem Ausmaß mit der arteriellen oder interstitiellen Phase.

So wird der maximale Kontrast im Pankreas durch die arterielle Perfusion erzeugt und somit bereits etwa 40–60 s nach Injektionsbeginn (ca. 15–40 s nach Kontrastanflutung in der Aorta) erreicht. In der Leber dominiert die portalvenöse Kontrastmittelanflutung, der maximale Kontrast wird daher erst in der portalen Phase, etwa 60–90 s nach Injektionsbeginn (ca. 45–75 s nach Kontrastanflutung in der Aorta) erreicht. In der Niere kommt es zunächst zu einer starken Kontrastmittelanflutung in die Rinde und erst später zu einer Konzentrierung des Kontrastmittels im Sammelsystem des Nierenmarks, so dass der maximale Kontrast in der Rinde höher ist und früher erreicht wird als im Mark. Die eigentliche Parenchymphase beginnt, wenn sich die Kontrastierungen von Rinde und Mark hinreichend angeglichen haben (ca. 60–90 s nach Injektionsbeginn). Die normale Darmschleimhaut zeigt die stärkste Kontrastierung zu Beginn der Parenchymphase. Die Muskulatur nimmt weder arteriell noch in der Parenchymphase wesentlich Kontrastmittel auf.

Interstitielle Phase

Die interstitielle Phase wird allein durch die Kontrastmitteldiffusion ins Interstitium und die Rückdiffusion aus dem Interstitium bestimmt. Perfusionseffekte spielen eine untergeordnete Rolle. Die verbliebene Organkontrastierung in dieser Phase ist gering, die Gefäße erscheinen in den meisten Organen isodens zum Parenchym.

Kontrastmittelausscheidung

Die Kontrastmittelausscheidung erfolgt normalerweise fast ausschließlich über die Nieren. Nach 3–5 min lässt sich hochkonzentriertes Kontrastmittel im harnableitenden System nachweisen. Da Kontrastmittel ein höheres spezifisches Gewicht als Urin besitzt, kommt es zur Unterschichtung des Kontrastmittels in der Harnblase. Eine komplette Kontrastmittelfüllung der Blase ist über eine i.v. Gabe nur sehr selten zu erreichen; in der Regel ist hierfür eine retrograde Auffüllung erforderlich.

Etwa 2% des Kontrastmittels wird über die Leber in die Galle ausgeschieden. Dieser Anteil kann bei schlechter Nierenfunktion erheblich höher liegen, wodurch es zu einer Kontrastierung der Gallenblase etwa 6–24 h nach i.v. Kontrastmittelinjektion kommen kann (heterotope KM-Ausscheidung).

Fokale Läsionen

Die Dichte fokaler Läsionen in parenchymatösen Organen unterscheidet sich nur gering von ihrer Umgebung, dagegen kann allerdings die Gefäßversorgung und damit Durchblutung stark vom umliegenden Parenchym abweichen. Der Einsatz von Kontrastmitteln erlaubt daher sowohl eine verbesserte Detektion als auch die ätiologische Eingrenzung einer Läsion. Für die Detektion ist diejenige Phase der Organperfusion am besten geeignet, in welcher der Kontrast zwischen Läsion und Umgebung am größten ist. Für die Charakterisierung wird das Verhalten der Kontrastanflutung und des Kontrastabstroms relativ zum umliegenden Parenchym genutzt.

Hypervaskularisierte Tumoren

Hypervaskularisierte Tumoren zeigen in der Phase des arteriellen Kontrastmitteleinstroms eine stärkere Kontrastmittelaufnahme als das umliegende Parenchym und erscheinen so kurzzeitig als hyperdense Herde. Wird der Scan zu spät gestartet, sind hypervaskularisierte Tumoren oft nicht mehr erkennbar. Kleine Läsionen lassen sich daher häufig nur mit der (biphasischen) Spiral- oder Multidetektor-CT erfassen.

Beispiele für hypervaskularisierte Tumoren sind das Nierenzellkarzinom (Abb. 7.23 a), das Leberzellkarzinom, Sarkome und die Mehrzahl der endokrin aktiven malignen Tumoren. Zu den benignen hypervaskularisierten Tumoren gehören Nierenadenome, Leberzelladenome, die fokale noduläre Hyperplasie, das Phäochromozytom und die benignen endokrinen Pankreastumoren.

Peripher hypervaskularisierte Tumoren

Peripher hypervaskularisierte Tumoren treten typischerweise in der Leber auf. Meist handelt es sich um Metastasen (in der Mehrzahl Adenokarzinome), aber auch ein cholangiozelluläres Karzinom kann ähnlich imponieren (Abb. 7.23 b). Ein Ring-Enhancement findet sich in der arteriellen Phase und kann auch über längere Zeit persistieren. In einigen Herden zeigt die portalvenöse Phase nur den zentralen hypodensen Kern, wodurch die Tumorgröße deutlich unterschätzt werden kann.

Ein ähnliches KM-Verhalten wird auch bei Halstumoren beobachtet, hat hier allerdings keine diagnostische Bedeutung.

Hypovaskularisierte Tumoren

Hypovaskularisierte Tumoren haben eine geringere Perfusion als ihre Umgebung und sind daher in der Phase der maximalen Parenchymkontrastierung am besten erkennbar. In dieser Phase sind allerdings auch einige hypervaskularisierte Herde hypodens zu ihrer Umgebung (z.B. alle Nierentumoren), da der Dichteanstieg durch arterielle Perfusion unter dem der Parenchymkontrastierung liegt.

Viele Tumoren sind hypovaskularisiert; ein hoher Prozentsatz von Lebermetastasen zählt dazu. Typisch ist die Hypovaskularisation auch für das Pankreaskarzinom (Abb. 7.23 c).

Die maximale Parenchymkontrastierung eines Organs hängt eng mit den Injektionsparametern zusammen. Im Pankreas tritt sie 20–30 s früher als in der Leber auf. Die maximale Kontrastierung der Niere in der nephrographischen Phase ist etwa 20–30 s nach der maximalen Kontrastierung der Leber gegeben. Insofern variiert das Zeitregime für den optimalen Nachweis fokaler Läsionen von Organ zu Organ; stets muss die Kontrastmitteladministration gegen die klinische Fragestellung abgewogen werden.

Abb. 7.23 **Vaskularisierung und Läsionskontrastierung.** In Abhängigkeit von der Vaskularisation eines Tumors oder Organs ist der Zeitpunkt der optimalen Darstellung unterschiedlich.

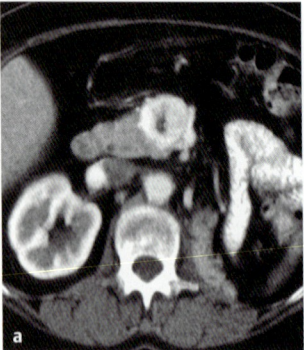 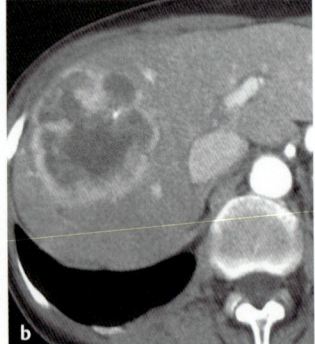 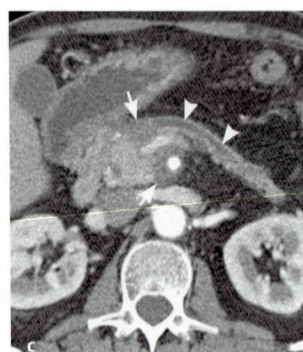

a Metastase eines Nierenzellkarzinoms im Pankreas in der arteriellen Phase.
b Cholangiokarzinom in einer frühen portalvenösen Phase.

c Pankreaskarzinom in der Parenchymphase. Gut erkennbar sind der primäre Tumor und die periarterielle Infiltration (Pfeile), sowie der atrophe Pankreasschwanz mit erweitertem Ductus (Pfeilspitzen).

Tumoren außerhalb parenchymatöser Organe

Tumoren außerhalb parenchymatöser Organe, wie Weichteiltumoren und Tumoren im Kopf-Hals-Bereich, müssen gegen die Muskulatur abgegrenzt werden. Mit Ausnahme der Sarkome sind diese Tumoren in der Regel hypo- oder gering hypervaskularisiert. Die Tumorkontrastierung resultiert aus der arteriellen Perfusion und einer erhöhten Kontrastmitteldiffusion ins Interstitium infolge einer gestörten Gefäßpermeabilität. In Abhängigkeit von seiner Vaskularisation kann ein Tumor am besten am Ende der arteriellen Phase oder später bis hin zur interstitiellen Phase (Diffusionseffekte) visualisiert werden. Der optimale Nachweis derartiger Herde bedarf häufig eines langen Startdelays (bis 60 s) und enger Fenstereinstellungen.

Zysten

Zysten zeigen keine KM-Aufnahme. Diagnostisches Kriterium ist das Fehlen eines signifikanten Dichteanstieges (> 10 HE) in jeglicher Kontrastmittelphase. Dichteänderungen im Bereich bis 10 HE sind noch im Rahmen von Messfehlern und statistischen Schwankungen zu erklären. Schichten in der späten Leberphase oder während der Ausscheidungsphase der Nieren verbessern mitunter die Differenzierung zwischen Zyste und Tumor, da kleine Tumoren tendenziell erst in dieser Phase Kontrastmittel aufnehmen, während Zysten hypodens bleiben.

Die *Pseudo-Kontrastaufnahme* bildet ein Problem in Regionen mit starker KM-Aufnahme in der Umgebung eines Herdes, beispielsweise im Bereich der Nieren. Der Effekt ist umso ausgeprägter, je kleiner die Zyste ist und entspricht einem Partialvolumeneffekt, der proportional ist zur Kontrastmittelaufnahme des umgebenden Parenchyms (Abb. 7.**24**).

Für kleinere Läsionen findet daher oft ein weniger stringentes Kriterium von > 15 HE Anwendung. Es ist allerdings besser, die Schichtdicke bei derartigen Untersuchungen zu reduzieren, um die Partialvolumeneffekte zu minimieren. Eine korrekte Dichtemessung gelingt an Zysten, die doppelt so groß sind wie die eingestellte Schichtdicke.

In einer echten Zyste finden sich keine KM-aufnehmenden (soliden) Areale. Die Anwesenheit selbst kleiner Weichteilanteile ist immer suspekt auf einen zystischen Tumor oder – sofern membranartig – auf eine Infektion.

Entzündungen und Abszesse

Entzündliche Erkrankungen der *Schleimhaut* (z. B. im Magen-Darm-Trakt) sind durch eine kräftige Schleimhautkontrastierung in der arteriellen und frühen Parenchymphase charakterisiert. Bei entzündlicher Beteiligung tieferer Wandschichten kommt es zu einer Kontrastmittelaufnahme der gesamten Wand, mitunter einschließlich des angrenzenden Fettgewebes.

Bei einer fokalen Entzündung sind *innerhalb parenchymatöser Organe* oft keine Auffälligkeiten gegeben, gelegentlich findet sich im Nativbild ein hypodenses Areal (Ödem) und nach Kontrastmittelgabe eine leicht hyperdense Zone (arterielle Hyperperfusion bzw. gestörte interstitielle Rückdiffusion). Im Fettgewebe steht die diffuse oder streifige Dichteanhebung durch Ödem und Entzündungsreaktion im Vordergrund.

Abszesse entwickeln sich aus einer fokalen Entzündung oder durch Infektion einer bestehenden Flüssigkeitsansammlung oder eines Hämatoms.

Einschmelzungen und Abszesse manifestieren sich als Ringstrukturen mit einem KM-aufnehmendem, relativ gleichförmigem Randsaum und zentraler zystenähnlicher Hypodensität ohne Kontrast-

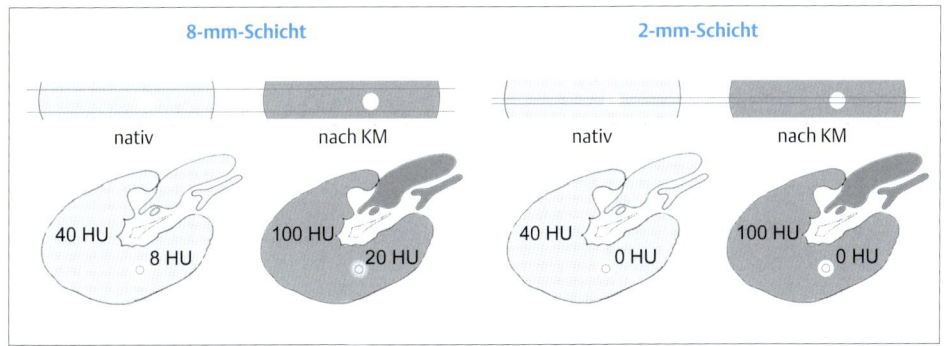

Abb. 7.24 Pseudokontrastierung einer kleinen Zyste.

Abb. 7.25 **Abszesse.**

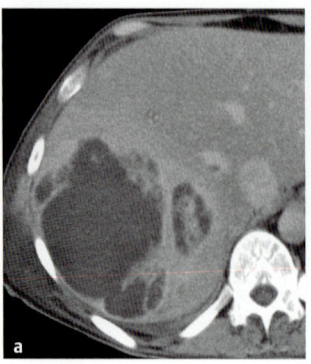 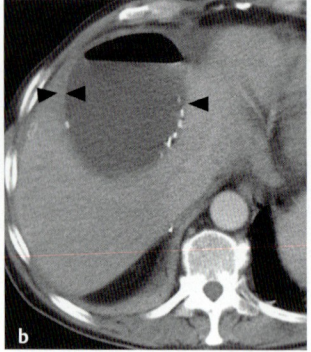 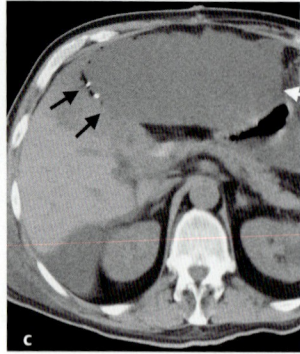

a Gekammerter Leberabszess mit Rand-Enhancement.
b Leberabszess mit hypodensem Rand und Gaseinschlüssen.

c Superinfiziertes Biliom.

mittelaufnahme mit CT-Werten um 30 HE (Pus)
(Abb. 7.25a). In der Regel ist der granulomatöse
Randsaum in der interstitiellen Phase am besten
abgrenzbar. In der Leber kann es aufgrund der starken Kontrastmittelaufnahme des Parenchyms dazu
kommen, dass Abszesse entweder keinen oder nur
einen diskreten hypodensen Randsaum aufweisen
(Abb. 7.25b). Leberabszesse sind aufgrund des
schlecht sichtbaren Granulationswalls häufig unscharf begrenzt.

Superinfizierte Flüssigkeiten (Serom, Biliom, Hämatom) weisen unspezifische CT-Werte auf, die
zwischen 0 und 80 HE variieren. Es besteht keine
zentrale Kontrastmittelaufnahme, in der Peripherie
bildet sich der typische Granulationswall erst nach
einigen Tagen aus (Abb. 7.25c). Generell ist dieser
Saum schmal und am besten in der interstitiellen
Phase erkennbar.

Im Frühstadium ist eine superinfizierte Flüssigkeitsansammlung von einem blanden Flüssigkeits-
areal nicht zu unterscheiden. Bei entsprechenden
Laborparametern muss frühzeitig eine diagnostische Punktion erwogen werden. Zu beachten ist ferner, dass ein kontrastmittelaufnehmender Randsaum zwar sehr suggestiv, aber nicht beweisend
für eine Infektion ist, da er auch bei resorptiven
Vorgängen, beispielsweise beim Abbau eines Hämatoms auftreten kann.

Hämangiome

Kavernöse Hämangiome der Leber sind blutgefüllte,
gekammerte Hohlräume mit verzögertem zentripe-
talem Einstrom und sehr dünnen Wänden. Hieraus
leitet sich ihr typisches Kontrastmittelverhalten ab:
Nativ sind Hämangiome isodens zum Blut (dies gilt
auch bei Anämie). Nach Kontrastmittelgabe stellen
sich die kontrastierten Areale ähnlich wie die Aorta
dar, wobei jedoch eine gewisse Zeitverzögerung
auftritt. Kontrastmittelgefüllte lakunäre Areale erscheinen zuerst in der Peripherie der Läsion und
dehnen sich dann sukzessive zum Zentrum hin aus.
Schließlich sind in der portalvenösen Phase alle Lakunen isodens zu den Blutgefäßen (Blutpool-Effekt). Es findet sich eine charakteristische zentripetale Kontrastierung (Irisblendenphänomen). Die
Zeit bis zur vollständigen Kontrastierung eines
Hämangioms kann Sekunden oder auch bis zu 30
Minuten dauern. Sind auf den Spätsequenzen Blut
und Leber isodens, ist auch die Läsion nicht mehr
erkennbar.

Eine geringe Zahl der Hämangiome verhält sich
atypisch und erscheint wie ein hypervaskularisierter Tumor (kleine Herde bis 2 cm), als heterogener
Tumor (große Läsionen > 3 cm) oder als hypovaskularisierter Herd (thrombosiertes Hämangiom).

Artefakte und Fehlermöglichkeiten

Anatomie

Anatomische Varianten oder ungewöhnliche Anschnitte normaler Strukturen dürfen nicht als Raumforderung fehlgedeutet werden (Abb. 7.**26**). Die Differenzierung gelingt durch den Vergleich benachbarter Schichten und durch Berücksichtigung des Kontrastmittelverhaltens (Abb. 7.**27**). Tab. 7.**4** führt anatomische Strukturen auf, die im CT häufig fehlinterpretiert werden.

Tab. 7.4 ⋯⟩ *Anatomische Strukturen, die im CT fehlinterpretiert werden können*

Struktur	Fehlinterpretiert als
M. genohyoideus	Lymphknoten
Mm. scaleni	Lymphknoten
M. sartorius	Lymphknoten
Supraaortale Arterien	Lymphknoten
Linke V. cava superior	Lymphknoten
Aberrierende Lungenvene	Lymphknoten
Perikardialer Rezessus	Lymphknoten
Rechtes Herzohr	Lymphknoten, Tumor
Atypische Nierenvene	Lymphknoten
Paravertebrale Venen	Lymphknoten
Venöser Plexus im Becken	infiltratives Tumorwachstum
Fettige Infiltration eines Lymphknotens	thrombosierte Vene
Cisterna chyli	Lymphknoten, V. azygos
Crus diaphragmatis	Lymphknoten, Ösophagus
Nebenmilz	Lymphknoten, Nieren- oder Nebennierentumor, peritonealer Tumor/Metastase
Darm	Lymphknoten, intraabdomineller Tumor, Varize
Variköse Splanchnikusgefäße	Darmschlingen

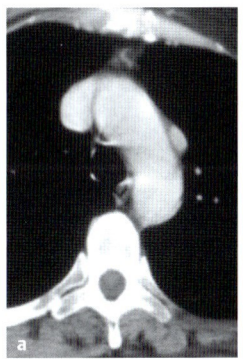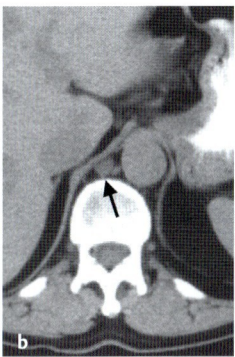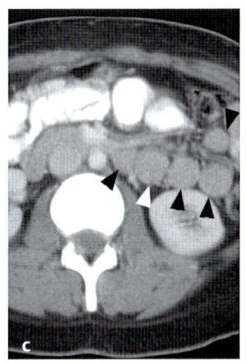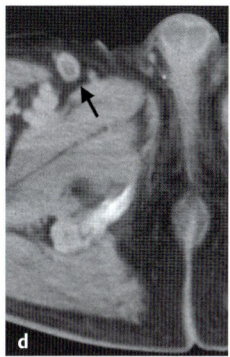

Abb. 7.26 **Fehlermöglichkeiten.**

a Eine akzessorische linke V. cava superior simuliert einen mediastinalen Lymphknoten.
b Die Cisterna chyli ähnelt einem retrokruralen Lymphknoten.
c Darmschlingen simulieren Lymphknoten.
d Die fettige Infiltration eines Lymphknotens täuscht eine Thrombose der V. femoralis vor.

Abb. 7.27 Fehlermöglichkeiten.

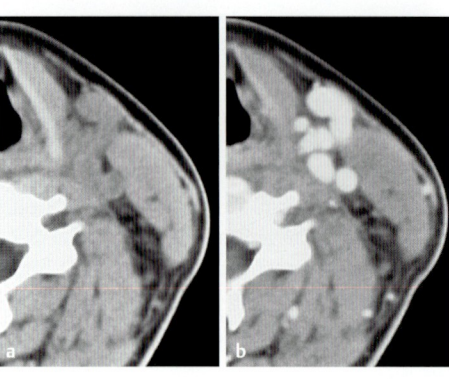
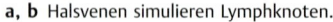
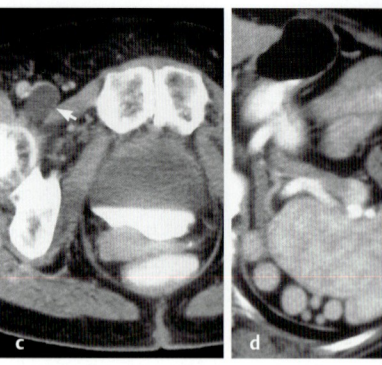

a, b Halsvenen simulieren Lymphknoten.

c Die Kompression durch eine Synovialzyste imponiert
wie eine Thrombose in der V. femoralis.
d Perilienale Varizen ähneln Darmschlingen.

Postoperative Zustände

Narbengewebe kann in manchen Fällen schlecht
von einem Tumorrezidiv differenziert werden, insbesondere dann, wenn es raumfordernd wirkt. Dies
gilt vor allem für narbige Residuen nach einer Rek-
tumexstirpation. Lungenmetastasen wiederum können nach Therapie wie ein Bronchialkarzinom imponieren. Gelegentlich gelingt die Differenzierung
durch eine dynamische Kontrastmitteluntersuchung, da Tumoren in der arteriellen oder Parenchymphase Kontrastmittel aufnehmen, Narben hingegen erst in der interstitiellen Phase.

Nach rekonstruktiver Chirurgie des Gallenweg-
systems können Darmschlingen mitunter kollabieren und eine Raumforderung vortäuschen. Mittels
oraler gallengängiger Kontrastmittel lassen sich solche Darmschlingen kontrastieren und gegen eine
Tumorbildung abgrenzen (s. Kapitel 12 und 15).

Nach transurethraler Resektion (TUR) können
das Ödem und die Inflammation der Blasenwand
einen Resttumor vortäuschen (vgl. Abb. 19.7). Nach
TUR der Prostata kann es zu divertikelartigen Aus-
sackungen des Blasenbodens kommen.

Partialvolumeneffekte

Der Einfluss von Partialvolumeneffekten hängt von
der Größe einer Struktur relativ zur Schichtdicke
und von ihrer Position relativ zur Schichtebene ab.
Dadurch sind Strukturen, die parallel zur Schichtebene ausgerichtet sind, anfälliger für Partialvolumeneffekte als solche, die in Längsrichtung (parallel
zur z-Achse) verlaufen.

Bei Verwendung dicker und nicht überlappend
rekonstruierter Schichten können aufgrund von Partialvolumeneffekten kleine pulmonale oder hepatische Läsionen bei ungünstiger Lage zwischen zwei
benachbarten Schichten übersehen werden.

Wird in einer Schicht nur ein Teil einer angrenzenden Struktur angeschnitten, kann dies Pathologie vortäuschen. So simuliert beispielsweise ein Anschnitt eines sich gegen die Lunge vorwölbenden

sternalen Endes der 1. Rippe einen pulmonalen
Rundherd (Abb. 7.28 a, b). Ähnlich kann der Eindruck eines Leberherdes entstehen durch einen
Anschnitt des rechten oberen Nierenpols, der Gallenblase oder luftgefüllter Darmsegmente
(Abb. 7.28 c, d). Der Unterrand des Lobus caudatus
wird mitunter mit einem Lymphknoten in der Leberpforte verwechselt, der portale venöse Konfluens kann einen Pankreastumor simulieren. Der Eindruck einer Raumforderung entsteht auch bei dicken Schichten durch eine schräg verlaufende Nebenniere (Abb. 7.29).

Stellen sich Tumorgrenzen in schrägen Anschnitten unscharf dar, entsteht der Verdacht auf eine
Infiltration.

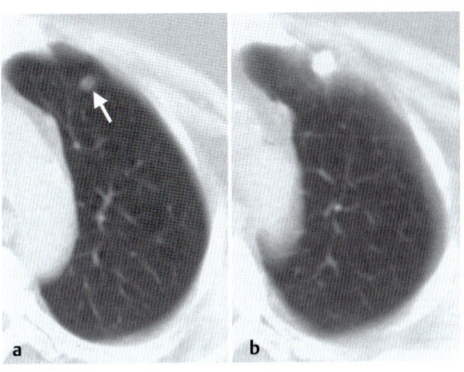

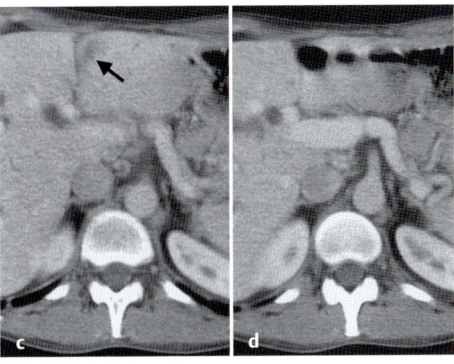

Abb. 7.28 **Partialvolumen-effekt.**

a, b Die sternale Insertion der 1. Rippe täuscht einen intrapulmonalen Rundherd vor.

c, d Das luftgefüllte Kolon simuliert eine Leberläsion.

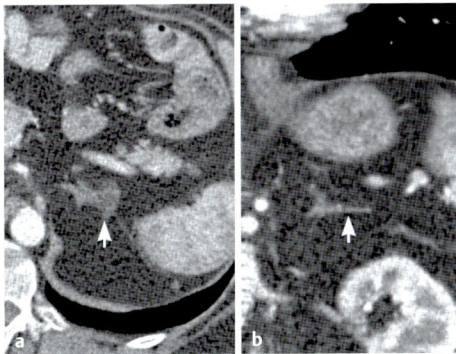

Abb. 7.29 **Partialvolumeneffekt.**

a Auf einer 5 mm dicken Schicht stellt sich zunächst eine unklare hypodense Raumforderung in der linken Nebenniere dar.

b Diese gibt sich in der coronalen MPR (aus einem überlappenden sekundären Rohdatensatz rekonstruiert) als Partialvolumeneffekt einer normal großen Nebenniere zu erkennen, die nur tangential geschnitten wurde.

Fenstereinstellung

Die Fenstereinstellung beeinflusst Bildkontrast und -rauschen. Eine zu große Fensterweite reduziert den Kontrast, so dass kontrastarme Läsionen, z. B. in Leber oder Pankreas, übersehen werden oder die Kontrastaufnahme einer Abszessmembran nicht wahrgenommen wird. Umgekehrt führt ein zu enges Fenster zu einem starken Anstieg des Bildrauschens und zu einer fehlenden Grauwertdifferenzierung im Fettgewebe, wodurch die Beurteilung feiner Strukturdetails beeinträchtigt wird und pathologische Veränderungen im Fettgewebe wie ein Ödem, eine Infiltration oder Lufteinschlüsse dem Nachweis entgehen können (vgl. Abb. 7.**9**).

Die korrekte Bestimmung von Längen und Durchmessern auf CT-Schnitten erfordert eine ausreichend große Fensterweite. Sowohl die interessierende Struktur als auch die Umgebung müssen noch Grauwerte enthalten und dürfen nicht vollständig schwarz oder weiß imponieren. Ein typisches Beispiel ist die Beurteilung der Dicke von Bronchialwänden. Hierfür sollte die Weite > 1000 HE (besser: 1500 HE) betragen. Andere Fenstereinstellungen überschätzen die Dicke der Bronchialwand (Abb. 7.**30 a, b**). Eine CTA verkalkter Stenosen erfordert zur korrekten Abschätzung des Stenosegrades eine breite Fensterereinstellung (Abb. 7.**30 c, d**).

Abb. 7.30 Messungen im CT sind von der Fensterweite abhängig.

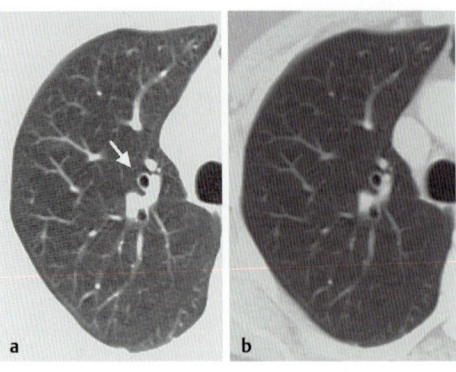

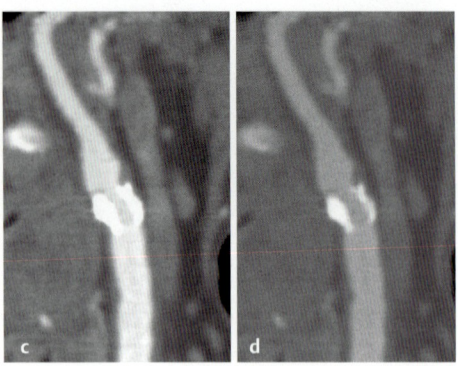

a, b Bei enger Fenstereinstellung (**a**) wird die Bronchialwand im Vergleich zur weiten Fenstereinstellung (**b**) überschätzt.

c, d Der Grad einer verkalkten Stenose der A. carotis in einer CTA variiert mit der Fensterung. Eine Einstellung von W/L = 500/150 überschätzt die Stenose (**c**), eine Einstellung von 1500/300 stellt das Lumen korrekt dar (**d**).

Aufhärtungsartefakte

Die von der Röntgenröhre abgegebene Strahlung beinhaltet ein Spektrum mit hohen und niedrigen Energien. Mit zunehmender Dicke des durchstrahlten Objekts werden die niederenergetischen Anteile stärker absorbiert als die höherenergetischen ("Strahlungsaufhärtung"). Für die Zuordnung der CT-Werte muss die Absorption für Wasser bei einer bestimmten "mittleren" Energie angenommen werden. Da bei höheren Energien die Absorption zurückgeht, würden die CT-Werte mit zunehmender Aufhärtung absinken. Technisch wird dieses Problem dadurch gelöst, dass man aus der Strahlungsabsorption für jede Einzelprojektion auf die Dicke des durchstrahlten Objekts rückschließt und die entstehende Strahlungsaufhärtung rechnerisch korrigiert. Diese rechnerische Korrektur setzt voraus, dass das gesamte Objekt aus nur einer Substanz (üblicherweise Wasser) besteht. Weicht die atomare Zusammensetzung lokal deutlich von Wasser ab (Knochen, Metalle, jodhaltiges Kontrastmittel), so treten weiterhin Aufhärtungsartefakte auf.

Neuere Verfahren erlauben eine zunehmende Reduktion der Aufhärtungsartefakte. Dies gelingt entweder durch aufwändige Rechenalgorithmen, die aus der Dichteverteilung im CT-Bild auf die lokale Aufhärtung rückschließen (z. B. RASP bei Toshiba), oder durch den Einsatz dünnerer Schichten, die zu größeren Schichtdicken zusammengesetzt werden (auf diese Weise lässt sich die Aufhärtung von schräg durch die Schicht verlaufenden Strukturen herabsetzen).

Rippen

Unter den Rippen können aufhärtungsbedingte Hypodensitäten auftreten, die eine fokale Leberläsion simulieren. Aufgrund ihrer typischen subkostalen Lage bereiten diese Herde jedoch keine Probleme (Abb. 7.31 a).

Extremitäten

Werden die Arme nicht aus dem Scanbereich entfernt, sondern liegen dem Körper an, so treten infolge von Aufhärtungseffekten und der hohen Strahlenabsorption horizontal verlaufende Streifenartefakte zwischen den knöchernen Strukturen auf, welche die Bildqualität stark beeinträchtigen. Aus diesem Grund sollte mindestens ein Arm aus dem Scanbereich entfernt und über dem Kopf gelagert werden (vgl. Abb. 4.2). Ähnliche Artefakte lassen sich auch im Schulter- und Oberschenkelbereich beobachten (Abb. 7.31 b). Sie sind umso ausgeprägter, je dichter die Skelettstrukturen sind.

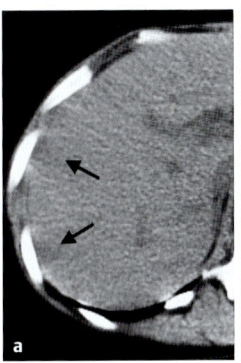 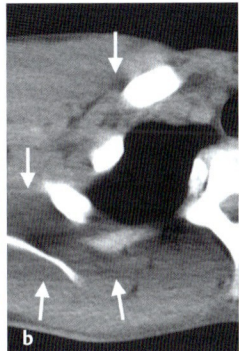 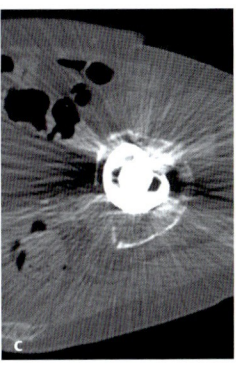 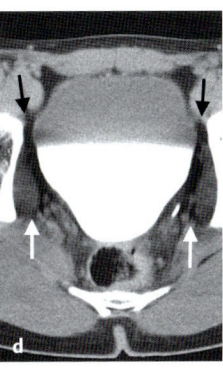

Abb. 7.31 **Aufhärtungs-artefakte.**

a Hinter Rippen.
b Durch den Schultergürtel.

c An Metallimplantaten.
d Durch konzentriertes Kontrastmittel in der Harnblase.

Metallimplantate

Metallische Objekte bewirken eine starke Strahlungsaufhärtung und mitunter eine fast vollständige Strahlenabsorption („photon starvation" am Detektor), die sich in hyper- und hypodensen Streifenartefakten äußert (Abb. 7.**31 c**). Lediglich bei kleinen Metallfremdkörpern (Klammernähte, Gefäßclips) sind Artefakte wegen der Partialvolumeneffekte kaum zu beobachten. Titanimplantate absorbieren weniger Strahlung als andere Metalle und verursachen daher ebenfalls weniger Artefakte. Aufhärtungsartefakte durch bilaterale Hüftgelenkendoprothesen führen zu Dichteabsenkungen im kleinen Becken, welche die Beurteilbarkeit dieser Region stark einschränken.

Eine Beurteilung metallischer Objekte (z. B. Implantatbruch) ist in der Regel nicht möglich, es sei denn, der CT-Wertebereich wird (> 3000 HE) erweitert. Dies ist bei einigen Scannern möglich, die über eine Speichertiefe von 16 Bits pro Pixel verfügen (maximaler CT-Wert > 65.000) oder welche die CT-Skala softwaremäßig erweitern.

Einige Hersteller bieten Algorithmen zur *Unterdrückung von Metallartefakten* an. Diese Algorithmen nehmen wiederholte Korrekturen vor: Im ersten Schritt wird das dichte Objekt auf dem rekonstruierten Bild lokalisiert. Danach wird diese Information genutzt, um Aufhärtungsartefakte und Photonenverluste zu korrigieren. Dieser Vorgang wird mehrfach wiederholt, bis die Bildqualität signifikant verbessert ist (vgl. Abb. 25.**68**). Derartige Verfahren benötigen allerdings deutlich längere Rekonstruktionszeiten.

Kontrastmittel in der Harnblase

Eine kontrastmittelgefüllte Harnblase führt typischerweise zu ausgeprägten Hypodensitäten zwischen lateraler Blasenwand und knöchernem Becken (Abb. 7.**31 d**).

Enterales Kontrastmittel

Bariumreste im Magen-Darm-Trakt können zu starken lokalen Streifenartefakten und aufhärtungsbedingten Hypodensitäten führen. Bei unverdünntem, jodhaltigem enteralem Kontrastmittel ist der Effekt ähnlich. Aus diesem Grund sollte eine Abdomenuntersuchung verschoben werden, wenn auf dem Übersichtsradiogramm Kontrastmittelreste erkennbar sind. Kontrastmittelreste in Divertikeln, die über Tage oder Wochen persistieren können, verursachen erfahrungsgemäß nur geringe Artefakte und können außer Acht gelassen werden.

Bildrauschen

Das Bildrauschen ist ein normaler Befund auf CT-Bildern. Es stellt die zufälligen Schwankungen der CT-Werte dar und resultiert hauptsächlich aus dem Energierauschen (vgl. auch Kapitel 5). Durch das Rauschen wird die Niedrigkontrastauflösung reduziert. Ein gewisser Ausgleich ist durch Erhöhung der Schichtdicke (axiale Bilder oder MPR) oder mit weichen Faltungskernen zu erreichen (vgl. Abb. 1.**33**).

Besonders störend ist das Bildrauschen bei 3D-oberflächenschattierten Bildern durch die sog. „fliegenden Pixel" und Unregelmäßigkeiten an der Objektkontur (Abb. 7.**32**). Ähnliche Effekte finden sich an volumenrekonstruierten Bildern.

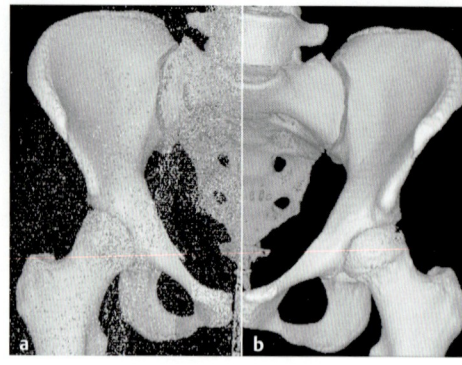

Abb. 7.32   **„Fliegende Pixel".**
a Das Bildrauschen führt zu sog. „fliegenden Pixeln" (flying pixels) im 3D-Bild.
b Durch einen glättenden Filterkern kann dieser Effekt reduziert werden.

Elektronisches Rauschen

Wird die Strahlendosis signifikant reduziert, so gewinnt das elektronische Rauschen des Detektorsystems (Verstärkerrauschen) an Bedeutung. Das *elektronische Rauschen* addiert zufällige Schwankungen des Detektorsignals und ist bei den üblichen Expositionsdosen zu vernachlässigen. Der Absolutwert dieses Rauschpegels ist von der Strahlendosis unabhängig. Wenn das Detektorsignal sinkt, wird der relative Effekt des elektronischen Rauschens deutlicher. Eine solche Abnahme des Detektorsignals kann Folge einer erhöhten Absorption (z. B. adipöse Patienten, großer Körperdurchmesser – wie z. B. an der Schulter, metallische Fremdkörper) oder auch Folge einer niedrigen Strahlungsdosis sein. Da der Trend zu mehr Niedrigdosisuntersuchungen geht, wird dieser Effekt an Bedeutung gewinnen.

Ist die Zahl der Photonen, die auf den Detektor treffen, zu gering (Photon Starvation), so wird das elektronische Rauschen dominant (Abb. 7.**33**). Dieser plötzlich steigende Rauschpegel kann mittels Rekonstruktion dickerer Schichten oder durch den Einsatz weicher Faltungskerne nicht kompensiert werden. Aus diesem Grund sollte ein solcher Effekt in jedem Fall vermieden werden.

Abb. 7.33
„Photon Starvation".

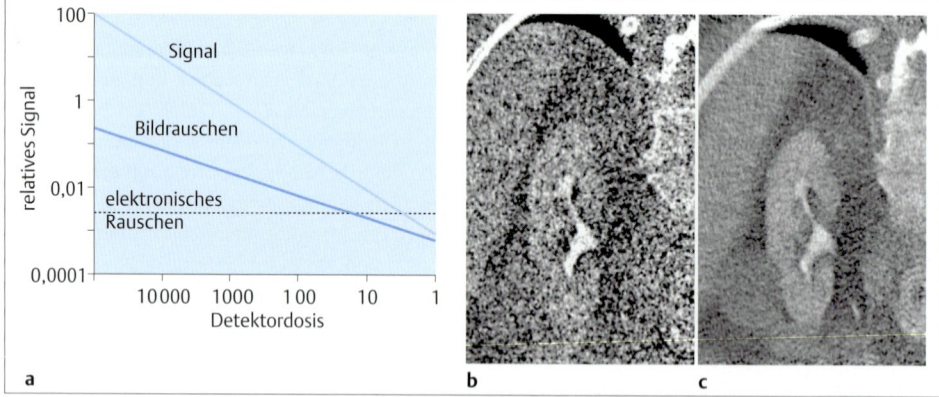

a Wird die Expositionsdosis herabgesetzt, erhöht sich durch den zunehmenden Einfluss des elektronischen Rauschens das Bildrauschen über das Energierauschen hinaus. Das elektronische Rauschen wird zum dominanten Faktor, wenn das Detektorsignal unter einen Schwellenwert fällt und die sog. „Photon Starvation" eintritt.

b, c Die Rekonstruktion dickerer Schichten aus dem Rohdatensatz kann die Bildqualität in diesem Fall nicht mehr retten.

Bewegungsartefakte

Bewegt sich der untersuchte Bereich während des Abtastvorgangs, so erfassen die Einzelprojektionen wechselnde Anschnitte der untersuchten Objekte. Bei der Bildrekonstruktion kommt es infolge dessen zu unterschiedlich stark ausgeprägten Bewegungsartefakten, die sich zwar im gesamten Bild auswirken, im Bereich der bewegten Struktur jedoch am stärksten ausgeprägt sind.

Pulsation

Pulsationen des Herzens, der Aorta und – weniger ausgeprägt – auch der Pulmonalarterie führen zu Doppel- und Mehrfachkonturen der Gefäß- und Organgrenzen. In der aszendierenden Aorta können Dissektionsmembranen vorgetäuscht werden (vgl. Abb. 23.**13**). Pulsationen des Herzens führen im Bereich der angrenzenden Organe zu Streifenartefakten, die in der Aorta descendens eine Dissektionsmembran simulieren können (Abb. 7.**34a**). Gefäßpulsationen können zu einer Verschiebung des Gefäßes im Ganzen führen und Doppelkonturen (Abb. 7.**34b**) oder Zähnelungen der Gefäßwand verursachen (vgl. Abb. 23.**13**). Bei multiplanaren Reformationen führen die Pulsationen zu Zähnelungsartefakten in der z-Achse (kymographischer Effekt, Abb. 7.**34c**). Mit zunehmender Scangeschwindigkeit nehmen die Pulsationsartefakte ab (z. B. Multidetektor-CT mit 16 × 1,25 mm), da innerhalb eines Herzzyklus eine längere Distanz auf der z-Achse zurückgelegt wird.

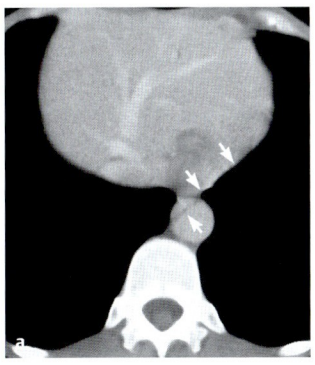
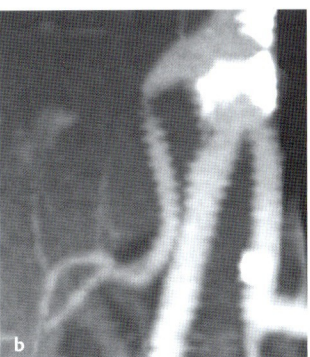
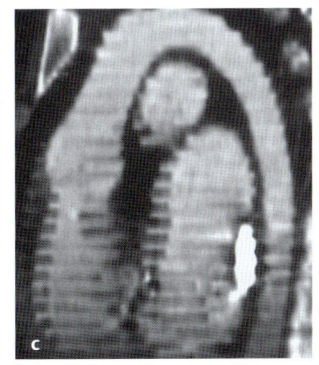

Abb. 7.34 Pulsationsartefakte.

a Pulsationen des Herzens verursachen Streifenartefakte an der Aorta descendens, die eine Dissektion vortäuschen.

b Die Nierenarterien wirken durch die Pulsation verzogen und gezähnelt (Patient nach Nierentransplantation).

c Kymographische Effekte an MPR durch Pulsation.

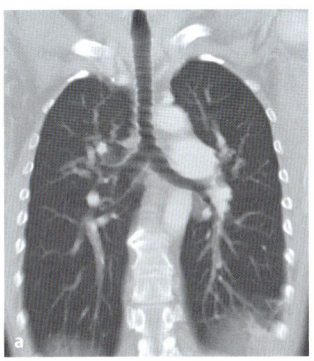
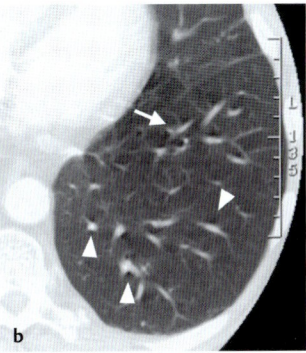
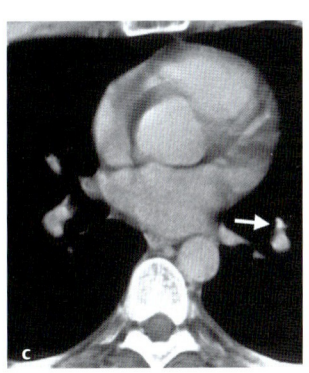
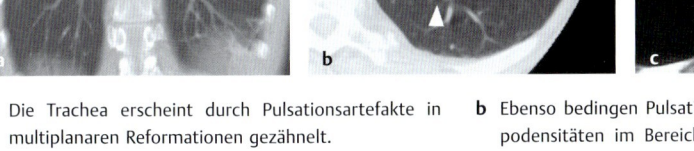

Abb. 7.35 Pulsationsartefakte.

a Die Trachea erscheint durch Pulsationsartefakte in multiplanaren Reformationen gezähnelt.

b Ebenso bedingen Pulsationen emphysemähnliche Hypodensitäten im Bereich von pulmonalen Gefäßaufzweigungen.

c Sie können auch hiläre Verkalkungen simulieren.

Bei 3D-Rekonstruktionen verursachen die Herz- und Gefäßpulsationen Stufenartefakte (Abb. 7.**35a**). Pulsationsartefakte der Lungengefäße sind gewöhnlich dorsal des Herzens im linken Unterlappen am deutlichsten wahrnehmbar. Sie äußern sich dort in Form einer fischwirbelartigen Distorsion der Gefäßaufzweigungen, die von umschriebenen Hypodensitäten begleitet werden. Diese können fokale Überblähungen vortäuschen (Abb. 7.**35b**).

Anderseits können Pulsationen auch lokale Dichteanhebungen im Sinne von „Pseudoverkalkungen" im Bereich der Lungenhili, des Herzens oder der Leber verursachen (Abb. 7.**35c**).

Durch ein schnelles EKG-Gating oder eine prospektive EKG-Triggerung sind diese Pulsationseffekte in Aorta und Lungengefäßen fast vollständig zu kompensieren. Letztlich sind die Pulsationen aber nicht uniform (zeitsynchron), so dass das optimale Zeitregime für die Darstellung der Aorta und der Lungengefäße unterschiedlich ist.

Atemartefakte

Ein unzureichender Atemstillstand während des Scans führt zu Doppelkonturen an atemverschieblichen Organen. Die dadurch entstehenden Artefakte können zwar eine Pathologie maskieren, sie sind jedoch nur selten mit pathologischen Befunden zu verwechseln. Lediglich im Bereich der Lungen können Doppelkonturen Bronchiektasen oder pleurale Erkrankungen vortäuschen (Abb. 7.**36a**). Derartige Effekte setzen starke Atembewegungen voraus, wie z.B. eine plötzliche starke Inspiration oder Hustenattacken (Abb. 7.**36b**).

Sofern der Patient während des Scans atmet, finden sich Spiralartefakte am oberen und unteren Pol großer ovalärer Strukturen, wie z.B. der Nieren (Abb. 7.**36b**). Naturgemäß treten solche Artefakte nicht auf, wenn der Patient gut mitarbeitet und den Atem anhält.

Mittels Spiral- und Multidetektor-CT können diagnostisch ausreichende Untersuchungen auch dann erzielt werden, wenn der Patient flach atmet. Dies gilt jedoch nur für die axialen Schnittbilder. Multiplanare Reformationen sind sehr viel empfindlicher gegenüber Bewegungen aller Art, so dass selbst geringe Atemverschiebungen Undulationen der Oberflächenkonturen bedingen (Abb. 7.**37a**). Organe, Gefäße oder Tumoren wirken dadurch elongiert oder komprimiert, je nachdem, ob der Patient während des Scans ein- oder ausatmet (Abb. 7.**37b**). Bei stärkerer Atmung kommt es zu Diskontinuitäten der bewegten Strukturen (Abb. 7.**37c**). Sofern 3D-Berechnungen oder 3D-Reformationen vorgesehen sind, ist daher eine eingehende Instruktion des Patienten essenziell.

Sonstige Bewegungseffekte

Grobe Bewegungen, z.B. bei Patienten mit frischen Frakturen und schmerzbedingter Unruhe, führen ebenfalls zu Bewegungsartefakten (Abb. 7.**38a**). Mit Einführung der Spiral-CT konnten Artefakte auf axialen Bildern deutlich reduziert werden, jedoch sind sie auf multiplanaren Reformationen oder 3D-Oberflächenrekonstruktionen noch deutlich erkennbar (Abb. 7.**38b**).

Abb. 7.36 **Atemartefakte.**
a Tiefe Atemexkursionen während des Scans (z.B. durch Husten) simulieren Bronchiektasen.
b Ebenso können sie Doppelkonturen an Organgrenzen verursachen. Am oberen und unteren Nierenpol entstehen durch Atemverschiebung Spiralartefakte.

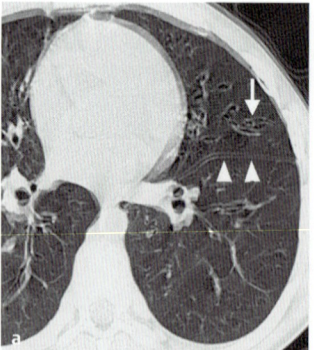
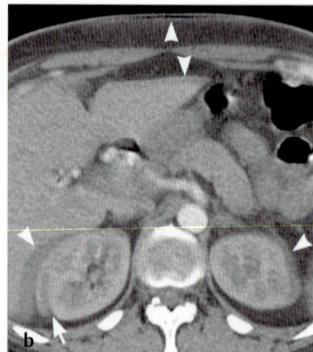

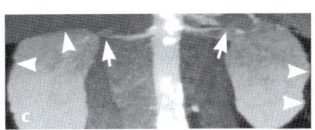

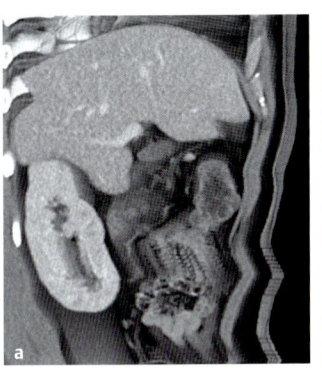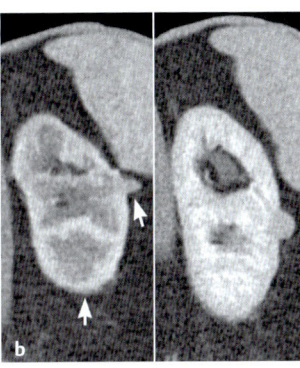

Abb. 7.37 **Bewegungs-artefakte.**

a An multiplanaren Reformationen oder volumenrekons-truierten Bildern zeigen sich Bewegungsartefakte in Form von Wellen der Körperkontur.
b Sie können auch den Eindruck der Verkürzung bzw. Elongation eines Organs oder einer Herdsetzung her-vorrufen.

c Ausgeprägte Veratmung kann mitunter zu diskontinu-ierlicher Darstellung der Gefäße führen.

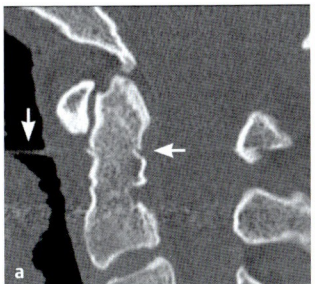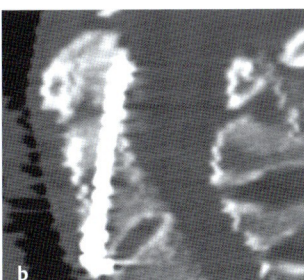

Abb. 7.38 **Bewegungsartefakte.**
a Bewegungen (hier durch Schlu-cken) führen zu Diskontinuitäten in Strukturen, die mitunter Frak-turen vortäuschen.
b Die sagittale Rekonstruktion des Dens axis eines Parkinson-Patien-ten zeigt ausgeprägte Bewe-gungsartefakte, die im axialen Bild nicht erkennbar waren.

Kontrastmitteleffekte

Mit den schnellen Scanzeiten bei der Spiral- und Multidetektor-CT verstärken sich Artefakte durch die unterschiedliche Kontrastierung verschiedener Gefäßgebiete. Betroffen sind in erster Linie venöse Stromgebiete.

Pseudothrombus-Artefakte

Ein Pseudothrombus-Artefakt entsteht in der Regel im Konfluensbereich von Venen, welche Blut aus Regionen mit unterschiedlicher Zirkulationszeit transportieren, so z. B. im Bereich der infrarenalen V. cava (langsamer venöser Rückstrom aus den un-teren Extremitäten und aus dem Becken) und der Nierenvenen (schneller Rückstrom aus den Nieren). Der Artefakt tritt dann auf, wenn die Untersuchung zu einem frühen Zeitpunkt erfolgt, zu dem noch keine komplette Kontrastierung des venösen Sys-tems gegeben ist. Der daraus resultierende Misch-effekt kontrastierten und nichtkontrastierten Blutes verschiedener Gefäßterritorien simuliert einen tem-porären intraluminalen Füllungsdefekt, speziell bei laminarem Fluss.

Pseudothrombus-Artefakte finden sich in ver-schiedenen Regionen venöser Zusammenflüsse (Tab. 7.**5**). In der Regel wird das Phänomen kaum fehlgedeutet (Abb. 7.**39**, vgl. auch Abb. 11.**53** c und 15.**34** c). In Zweifelsfällen sollte der Scan im Bereich des fraglichen Befundes 30 – 60 s nach KM-Injektion wiederholt werden; bei einem Pseudothrombus fin-det sich dann eine gleichmäßige und durchgehende Kontrastierung des Gefäßabschnittes.

Abb. 7.39 Pseudothrombus-Artefakte durch zeitlich differente Venenkontrastierung.

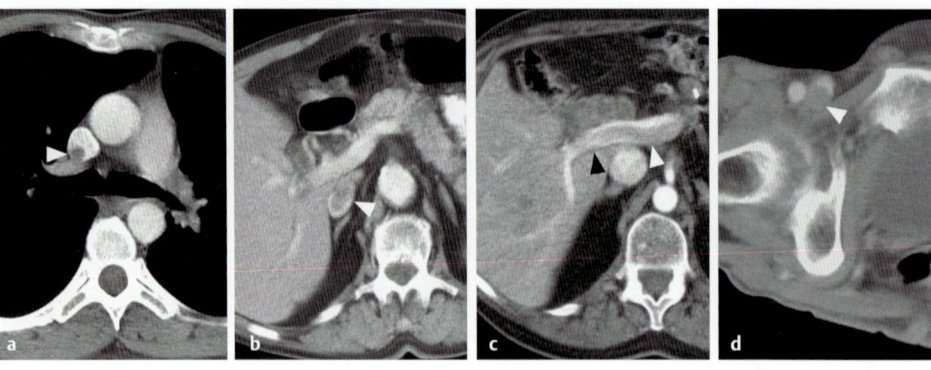

a V. azygos,
b V. cava inferior,

c V. portae,
d V. femoralis communis.

Tab. 7.5 ⤳ *Regionen venöser Zusammenflüsse, in denen Pseudothrombus-Artefakte gehäuft auftreten (in der Reihenfolge abnehmender Häufigkeit)*

Betroffene Vene	Zuführende Vene	Mechanismus
V. cava inferior	Nierenvenen	Einstrom kontrastierten Blutes
V. portae	V. mesenterica superior	Einstrom nichtkontrastierten Blutes
V. mesenterica superior	V. lienalis	Reflux kontrastierten Blutes
Mesenterialvenen	Mesenterialvenen	Einstrom nichtkontrastierten Blutes
V. cava superior	V. azygos	Einstrom nichtkontrastierten Blutes
V. iliaca communis	V. iliaca interna	Einstrom nichtkontrastierten Blutes
V. femoralis communis	V. femoralis profunda	Einstrom kontrastierten Blutes
V. cava superior	V. brachiocephalica	Einstrom nichtkontrastierten Blutes

Pseudothromben in Lungengefäßen

Durch einen zu frühen Start des Scans, speziell bei Multidetektorgeräten, können sich die Pulmonalarterien abschnittsweise unterschiedlich kontrastiert darstellen, was in seltenen Fällen eine Thrombosierung vortäuscht (Abb. 7.**40 a**).

Häufiger ist die unterschiedliche Kontrastierung von Lungenarterien und -venen in der Frühphase der Untersuchung, so dass eine nichtkontrastierte Vene durchaus auch einmal als arterieller Embolus fehlgedeutet werden kann (Abb. 7.**40 b**). An Multidetektorsystemen ist dieser Effekt durch die kürzere Scandauer häufiger zu beobachten. Die Differenzierung von Arterien und Venen gelingt am besten

Abb. 7.40 Pseudothromben und Pseudoläsionen.

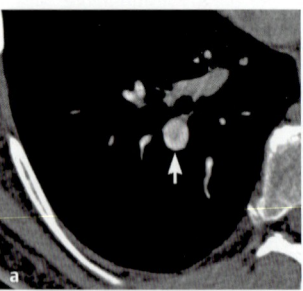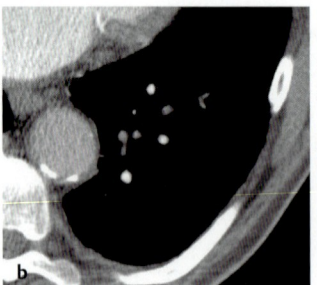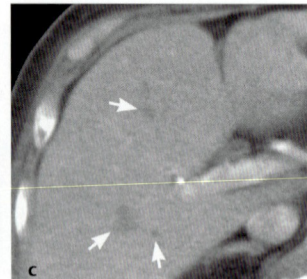

a Ein Pseudothrombus in einer Pulmonalarterie resultiert aus einer zeitlich differenten Kontrastierung verschiedener Gefäßäste, ist jedoch ein seltener Befund.
b Nichtkontrastierte Lungenvenen können Thrombosen vortäuschen, was allerdings durch die anatomische Zuordnung relativ einfach zu klären ist.

c Unkontrastierte Lebervenen können eine hypovaskularisierte Läsion vortäuschen, speziell in der frühen portalvenösen Phase.

im Cine-Mode und unter Berücksichtigung der Tatsache, dass die Arterie, nicht jedoch die Vene von einem Bronchus begleitet wird.

Pseudoläsionen durch Lebervenen

Nichtkontrastierte Lebervenen erscheinen gegenüber dem kontrastierten Parenchym hypodens und können Läsionen vortäuschen (Abb. 7.**40 c**). Dies gilt besonders für die frühe portalvenöse Phase (ca. 50 – 60 s p. i.), wenn der Kontrast in der Pfortader bereits hoch ist, die Lebervenen jedoch noch nicht ausreichend kontrastiert sind. Aus diesem Grund ist es besser, den Scan zu verzögern oder eine kaudokraniale Scanrichtung vorzuziehen, da dann die Lebervenen zu einem späteren Zeitpunkt, in dem sie besser kontrastiert sind, gescannt werden. In der Regel lassen sich Pseudoläsionen durch eine sorgfältige Analyse der Schnittbildserie (Schicht für Schicht) und durch den Vergleich mit Nativ- oder Spätscans eindeutig als solche identifizieren.

Ein identischer Effekt tritt bei der arterioportalen CT (CTAP) auf, bei der das Kontrastmittel nach arterieller Injektion in die A. mesenterica superior über die V. portae in der Leber anflutet und zu einer rein portalen Kontrastierung des Leberparenchyms führt. Auch hier sind die Lebervenen in einer frühen Phase (ca. 20 – 40 s nach KM-Injektion) noch nicht kontrastiert und imponieren als Pseudoläsionen.

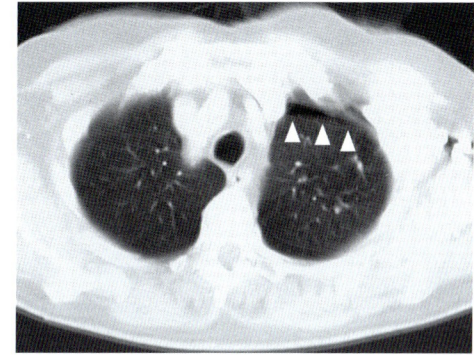

Abb. 7.41 **Hochkontrastartefakt.**
Ein Hochkontrastartefakt durch Kontrastmittel in der V. subclavia simuliert einen Pneumothorax.

Hochkontrastartefakte

Ist die Kontrastmittelkonzentration zu hoch, so kann das Signal am Detektor so gering werden, dass es zu Streifenartefakten durch „Photon Starvation" kommt. Die Strahlungsaufhärtung verstärkt die Artefakte zusätzlich. Typischerweise ist dies bei peripher-venöser Kontrastmittelapplikation über die Kubitalvenen im Bereich der V. brachiocephalica und V. cava superior zu beobachten. Es kann zur nahezu vollständigen Signalauslöschung und zur Vortäuschung einer Gefäßdissektion oder eines Pneumothorax kommen (Abb. 7.**41**; vgl. auch Abb. 24.**5**). Durch Reduktion der Kontrastmittelkonzentration oder durch Nachinjektion eines isotonen Kochsalzbolus, der die Injektionsvene „auswäscht", lässt sich dies vermeiden (vgl. Kapitel 3, S. 106).

Scanner-Artefakte

Die CT-Scanner können vielfältige Artefakte hervorrufen, die jedoch meist auf Fehler bei der Anwendung, Einstellungsprobleme oder Scanner-Defekte zurückzuführen sind.

Falsche CT-Werte

Eine schlechte Kalibrierung des CT-Systems führt zu Verfälschungen der CT-Werte (Abb. 7.**42 a**). Am Multidetektor-CT finden sich bei unzulänglicher Kalibrierung des Detektors undulierende Streifen in der MPR (sog. „Zebrastreifen-Artefakte") (Abb. 7.**42 b**).

Je nach Herstellerangaben sollte der Scanner mindestens einmal täglich kalibriert werden. Bei auffälligen Werten muss erneut kalibriert oder der Service verständigt werden.

Bei einigen Systemen verursachen eine reduzierte Dosis oder bestimmte *Filterkerne* inkorrekte CT-Werte. Hochauflösende Filterkerne sollten für eine Dichtemessung generell nicht genutzt werden (Abb. 7.**43**).

Zu beachten ist auch der Effekt *der Röhrenspannung*. Je mehr die atomare Dichte der untersuchten Region von Wasser abweicht, desto höher ist die kV-Abhängigkeit der Messwerte. Mit sinkendem kV-Wert steigt der CT-Wert von Strukturen mit ho-

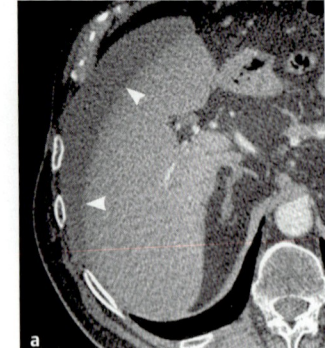
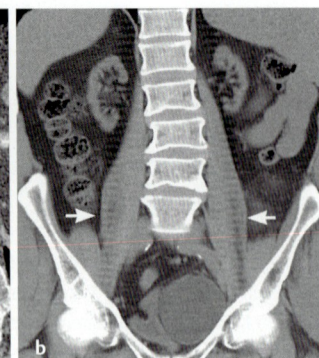

Abb. 7.42 Unzureichende Kalibrierung des Scanners.
a Die Kalibrierung wurde abgebrochen, was zu zirkulären hypodensen Bändern führte, die perihepatische Flüssigkeit vortäuschten.
b Am Multidetektor-CT entstehen alternierende hypo- und hyperdense Bänder in der MPR (sog. „Zebrastreifen-Artefakte").

her atomarer Ordnungszahl, wie z.B. Kalzium oder Jod (vgl. auch Abb. 7.**15**), während die Dichtewerte von Fett abnehmen.

Röhrendefekt

Der Zusammenbruch des Röntgenstrahls während der Spiralakquisition verursacht spezifische Artefakte (Abb. 7.**44**) aufgrund eines kompletten Datenverlustes aus einigen Projektionswinkeln. Im Bereich dieser Projektionswinkel trägt nur das elektronische Rauschen zum Bild bei. An einigen Systemen sind solche Rohdaten überhaupt nicht rekonstruierbar, andere erlauben eine Bildrekonstruktion, so dass sich eine erneute Strahlenexposition des Patienten möglicherweise vermeiden lässt.

Detektorausfall

Bei Ausfall eines Detektors in einer einzigen Projektion wird bei der gefilterten Rückprojektion in diesem Strahlengang eine einzige schwarze Linie erzeugt (Abb. 7.**45 a**). Fallen mehrere Detektoren in einer Projektion aus, so entstehen mehrere, auf die entsprechende Röhrenposition zentrierte Linien.

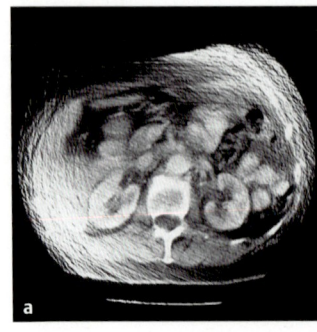
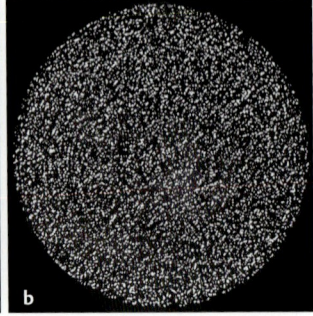

Abb. 7.43 Einfluss von Filterkernen.
a Ein kantenbetonender/hochauflösender Filterkern zur Bildrekonstruktion simuliert eine Verkalkung in einem kleinen pulmonalen Herd.
b Die korrekte Wiedergabe erfordert einen Standardfilterkern.

Derartige Artefakte treten sporadisch auf und zeigen Probleme in der Detektorelektronik an.

Fällt ein einzelner Detektor für alle Projektionen einer Röhrenrotation aus, so werden sämtliche CT-Werte unterschätzt, und es entsteht ein hypodenser Ring, dessen Position mit der Winkelposition des Detektors übereinstimmt. Ein derartiger Artefakt kann sporadisch auftreten, aber auch einen dauerhaften Detektordefekt anzeigen.

Abb. 7.44 Röhrendefekt.
Der Röhrenausfall mit kompletter Unterbrechung des Röntgenstrahls führt zu einem rein elektronischen Rauschen am Detektor.
a Artefakte bei partiellem Detektorsignalausfall.
b Kompletter Detektorsignalausfall (nur elektronisches Rauschen).

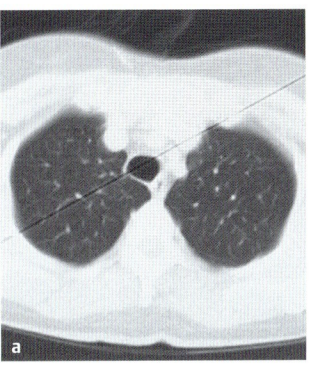 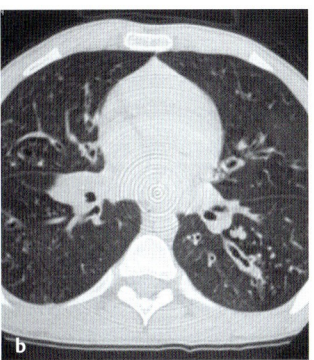 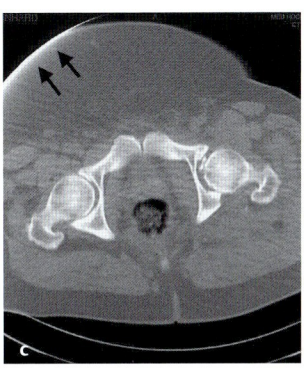

Abb. 7.45 **Detektorausfall.**

a Ausfall eines einzelnen Detektors während einer Projektion.

b Ringartefakte entstehen durch unterschiedliche Kalibrierung benachbarter Detektoren.

c Messfeldartefakt bei einem adipösen Patienten durch Gewebe, das außerhalb des eingestellten Field of View liegt.

Ringartefakte

Multiple Ringartefakte entstehen bei Fehlfunktion mehrerer Detektoren in einer Röhrenrotation oder – häufiger – wenn die Sensitivität eines Detektors relativ zu einem anderen schlecht kalibriert ist (Abb. 7.45 b, vgl. auch Abb. 7.41 b). Letzteres Problem lässt sich durch erneutes Kalibrieren des Scanners beheben.

Überschreitung des Abtastbereichs

Messfeldartefakte entstehen bei sehr adipösen Patienten oder, wenn das gewählte Scan Field of View zu klein ist. Körperbereiche außerhalb des Scan Field of View erscheinen hyperdens (Abb. 7.45 c, vgl. auch 25.14 c).

Spiral- und Multidetektorartefakte

Spiralartefakte

Spiralartefakte entstehen bei Spiral- und Multidetektorsystemen an Gewebegrenzen, die zur Schichtebene leicht anguliert verlaufen. Zurückzuführen ist dies auf Dateninhomogenitäten während einer Rotation, die durch die Interpolation nicht ausgeglichen werden können. Mit steigendem Pitch-Faktor nehmen diese Artefakte zu und verursachen Objekt- bzw. Strukturdeformierungen (Abb. 7.46) oder – bei 3D-Rekonstruktionen – spiralförmige Konturunregelmäßigkeiten an der Objektoberfläche. Die Artefakte werden auch mit Objektbewegungen stärker.

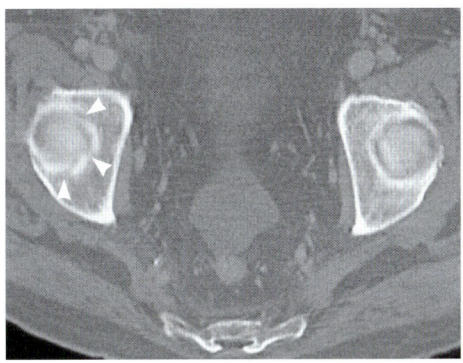

Abb. 7.46 **Spiralartefakt** am Azetabulumdach aus einem Multidetektor-CT (4 × 2,5/15) mit 3 mm Schichtdicke.

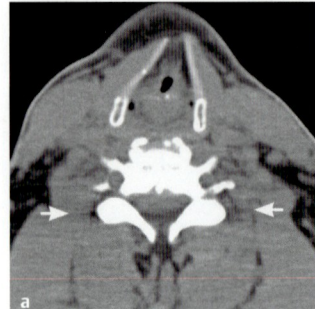
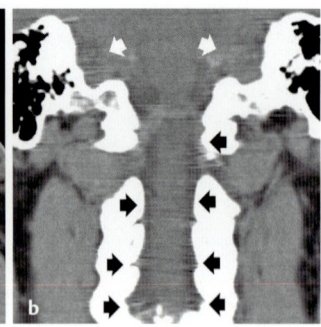

Abb. 7.47 **Kegelstrahlartefakte an kontrastreichen Grenzflächen im Bereich der HWS (Pfeile).**

a Diese sind im axialen Bild kaum erkennbar.

b In der coronalen Rekonstruktion sind sie dagegen deutlich erkennbar. Multidetektordatensatz $N \times SC/TF = 4 \times 1/5$, rekonstruiert mit $SW/RI = 1{,}25/0{,}7$.

Kegelstrahlartefakte

Kegelstrahlartefakte werden durch die Kegelstrahlgeometrie des Röntgenstrahls verursacht und sind umso störender, je mehr Detektorreihen eingesetzt werden. Nur die Objekte in der Rotationsachse (Zentrum des Scanfeldes) werden von ein und derselben Detektorreihe „gesehen". Objekte in der Peripherie werden während einer Rotation von mehreren Detektorreihen erfasst (vgl. Abb. 1.**26**). Der Effekt führt zu „Windmühlenartefakten" an horizontal verlaufenden Strukturen mit starkem Kontrast (vgl. Abb. 1.**23**), die sich mit zunehmender z-Position drehen. Dies hat Undulationen und Zähnelungen in der MPR (vgl. Abb. 2.**9**) zur Folge, da die exakte Position des Objektes nicht präzise lokalisiert werden kann. Neue Techniken der Kegelstrahlinterpolation an Multidetektorsystemen reduzieren diesen Effekt.

Die Artefakte finden sich vorwiegend in hochkontrastigen Strukturen wie Knochen, Gefäßen und Darmluft. Mit höherem Pitch-Faktor nimmt deren Intensität zu, mitunter finden sich sogar Streifenartefakte an Gewebegrenzen (Abb. 7.**47**). Vergleicht man die Bildqualität dünner Schichten mit hohem Pitch mit der von dickeren Schichten mit niedrigem Pitch, so sind die Kegelstrahlartefakte bei niedrigem Pitch deutlich geringer. Werden allerdings Schichten mit identischer Breite aus dünnen Schichten rekonstruiert, so reduziert sich der Effekt ebenfalls. Insofern bietet der Einsatz einer dünnen Schichtkollimation immer noch die besten Bildergebnisse, solange das Bildrauschen nicht zum limitierenden Faktor wird.

Rauschen und Ortsauflösung

Rauschen und Ortsauflösung sind auf einem Satz von Spiral-CT-Bildern nicht gleichförmig. Jede Tischposition entlang der z-Achse entspricht einer bestimmten Winkelposition der Röntgenröhre. Bildpunkte, die nahe dieser Röhrenposition liegen (Peripherie des Scanfeldes) benötigen weniger Interpolation der Rohdaten, was lokal zu einer Verbesserung der Ortsauflösung führt. Auf der gegenüber liegenden Bildseite ist eine maximale Interpolation nötig, was einerseits den Rauschpegel vermindert, andererseits jedoch auch leichte Einbußen in der Ortsauflösung mit sich bringt (Abb. 7.**48**).

Das Bildrauschen ist auf dünnen Schichten eines Multidetektor-CT erhöht aufgrund der engeren Kollimation und der reduzierten Detektordosis. Das macht diese Technik empfindlicher gegen elektronisches Rauschen.

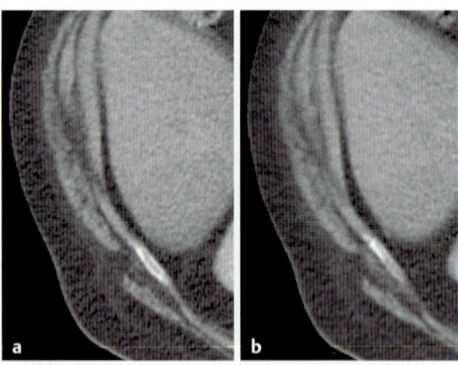

Abb. 7.48 **Bildrauschen und Ortsauflösung** rotieren in Abhängigkeit von der Winkelposition der Röntgenröhre. Nahe der Röhrenposition ist das Bildrauschen am höchsten und die Ortsauflösung am besten während an der Gegenseite Ortsauflösung und Bildrauschen reduziert sind.

a Bild aus einem 5/10/5-Datensatz.

b Bild 5 mm weiter distal. Zu beachten ist, dass die Regionen mit hohem und geringem Rauschen sich um 180° verschoben haben.

8 Hals

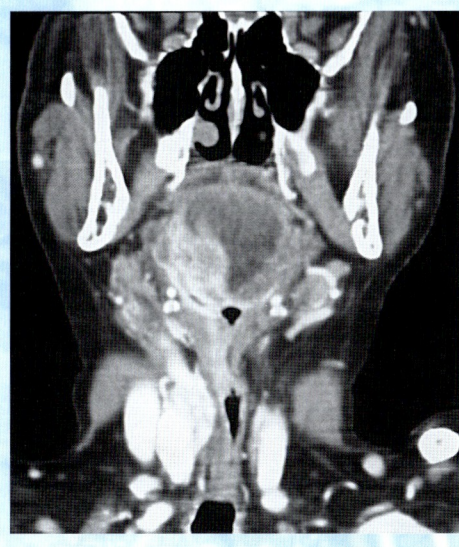

A. J. van der Molen, M. Prokop

Die Computertomographie ist eine etablierte Methode zur Untersuchung der Kopf-Hals-Region (Tab. 8.1), wird aber zunehmend, insbesondere bei kooperativen Patienten, von der Magnetresonanztomographie verdrängt. Als Faustregel gilt, dass die Computertomographie bei entzündlichen Prozessen, die MRT zur Tumordarstellung zu bevorzugen ist. Die MRT ist gegenwärtig vor allem im oberen Halsbereich etabliert, während die Spiral-CT im unteren Hals aufgrund der beweglichen Strukturen noch bevorzugt wird. Diese Verteilung kann sich natürlich mit neuen Technologien ändern, hängt von Kosten und Verfügbarkeit und nicht zuletzt von der Erfahrung des Untersuchers ab.

Die Entwicklung von kurzen Magneten, schnellen Sequenzen, Phased-Array-Halsspulen und dezidierten Untersuchungsprotokollen führte zu einer Verlagerung der Indikationen zur MRT. Mit Einführung der Multidetektor-Spiral-CT hat die Computertomographie jedoch einige Indikationen zurückgewonnen.

Die Vorteile der Computertomographie sollten unter folgenden Umständen als primäre Modalität genutzt werden:

- Intensivpatienten: kürzere Untersuchungszeit, besseres Monitoring;
- debile Patienten: kürzere Untersuchungszeit, weniger Bewegungsartefakte;
- Patienten mit Verdacht auf destruierende Knochenerkrankungen oder Knochenerosionen.

Tab. 8.1 ⋯⋙ *Hauptindikationen zur CT-Untersuchung des Halses*

Tumordiagnostik	Tumornachweis, Charakterisierung, TNM-Staging, Knochenerosion
Infektion	Ausdehnung der Entzündung, Abszessformation, Differenzierung zwischen Entzündung und Tumor
Angeborene Erkrankungen	Bestimmung des Ausmaßes, Charakterisierung
Trauma	laryngotracheale Verletzungen, Gefäßverletzungen

Alles in allem sind CT und MRT weniger konkurrierende als vielmehr komplementäre Untersuchungsverfahren, wobei die MRT als primäre Modalität zur Tumordiagnostik im oberen Halsbereich anzusehen ist.

Die Sonographie spielt ebenfalls eine wichtige Rolle in der Diagnostik der Halsweichteile. Sie ist primär zur Darstellung der oberflächlichen Speicheldrüsen und der Schilddrüse geeignet. In Kombination mit ultraschallgestützten Punktionen ist sie die zuverlässigste Methode zum Lymphknoten-Staging, allerdings sind die retropharyngealen Lymphknoten sonographisch schlecht zu erfassen.

Anatomie

Die Mehrzahl der zervikalen Strukturen ist symmetrisch angelegt. Ein Seitenvergleich erleichtert daher die Beurteilung, zumal eine asymmetrische Darstellung der Weichteile der einzige Hinweis auf einen Tumor sein kann.

Mundhöhle

Die Mundhöhle ist der vorderste Teil des oralen Aerodigestivtraktes und wird vom Oropharynx durch einen Ring getrennt, der sich aus hartem und weichem Gaumen, den Papillae circumvallatae und den vorderen Stützpfeilern der Tonsillen zusammensetzt. Die Mundhöhle enthält die vorderen zwei Drittel der Zunge, die Lippen, den harten Gaumen, Wangenschleimhaut, Gingiva, Mandibula, Maxilla und den Mundboden. Die hauptsächlichen Weichteilstrukturen sind Muskulatur, Fett und lymphatisches Gewebe. Die vordere Zunge besteht aus drei intrinsischen Muskeln (M. genioglossus, M. styloglossus, M. hypoglossus), die am Mundboden angeheftet sind. Letzterer ist U-förmig, mit Mukosa ausgekleidet und wird durch den M. mylohyoideus und den vorderen Bauch des M. digastricus begrenzt.

Oropharynx

Der lufthaltige Pharynx wird traditionell in drei Etagen gegliedert, die routinemäßig für die Beschreibung von Plattenepithelkarzinomen und anderen Tumoren genutzt werden (Abb. 8.**1**).

Epipharynx

Der Epipharynx (oder Nasopharynx) ist der obere Teil des Pharynx. Er wird kranial vom Siebbein, kaudal durch eine horizontale Linie durch den weichen Gaumen (vgl. Abb. 8.**4 c**), anterior durch die Nasenchoanen und posterior durch die hintere Pharynxwand begrenzt. Eine wichtige Struktur an der Lateralwand ist die Öffnung der Tuba Eustacchii (Torus tubarius). Der Recessus pharyngeus (Rosenmüller-Grube) liegt posterosuperior des Torus, ist klinisch schwer zu untersuchen und kann Malignome maskieren (vgl. Abb. 8.**3 a**). Die Adenoide liegen am Dach des Epipharynx und stellen den obersten Teil des Waldeyer-Rachenringes dar.

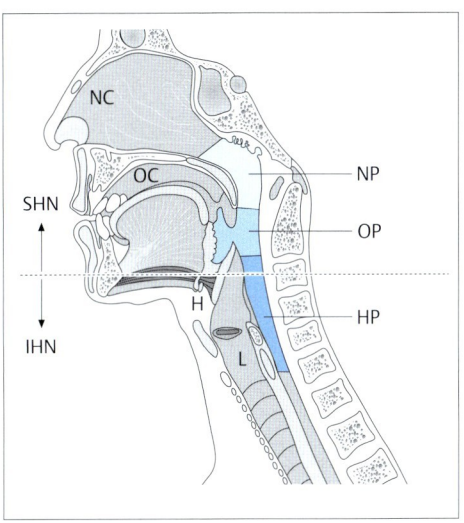

Abb. 8.1 **Pharynxanatomie.**
Der Hals wird in einen suprahyoidalen (SHN) und einen infrahyoidalen (IHN) Abschnitt unterteilt. NC = Nasenhaupthöhle, NP = Nasopharynx, OC = Mundhöhle, OP = Oropharynx, H = Os hyoideum, HP = Hypopharynx, L = Larynx.

Oropharynx

Der Oropharynx erstreckt sich vom Palatum kranial bis zu den Valleculae kaudal. Anterior wird er vom Oropharynx durch einen Ring, der sich aus hartem und weichem Gaumen, den Papillae circumvallatae und den vorderen Stützpfeilern der Tonsillen zusammensetzt, begrenzt, posterior durch den M. constrictor pharyngis superior und medius. Der Oropharynx enthält den Zungengrund, die Tonsillae linguales anterior und die Tonsilla palatina lateral, die Teil des Waldeyer-Rachenrings sind (vgl. Abb. 8.**3 b, c**; Abb. 8.**4 a, b**).

Hypopharynx

Der Hypopharynx erstreckt sich von den Valleculae kranial bis zum Unterrand des M. cricopharyngicus kaudal. Drei wichtige Strukturen des Hypopharynx sind:

Sinus piriformis. Dieser stellt eine Invagination zwischen aryepiglottischer Falte medial und dem Larynxknorpel lateral und anterior (vgl. Abb. 8.**4 d**) dar. Kaudal reicht er bis in Höhe der Articulatio cricoarytenoidea (Lig. vocale).

Area postcricoidea oder pharyngoösophagealer Übergang. Dies entspricht der Vorderwand des Hypopharynx in Höhe des Krikoids. Mit axialer Bildgebung ist diese Region schwer zu untersuchen.

Hintere Hypopharynxwand. Diese wird aus Schleimhaut und den Konstriktoren gebildet.

Larynx

Die Weichteilstrukturen des Larynx sind um das Knorpelskelett aus Thyroid, Krikoid und Arytenoid angeordnet. Die Epiglottis dient als „Deckel" für den Larynxraum (Abb. 8.2 b).

Der Schildknorpel (Cartilago thyroidea) besteht aus zwei schräg gestellten Platten, die sich ventral in einem Winkel treffen (Abb. 8.3 e). Am Hinterrand der Schildknorpelplatten verläuft das Cornu inferius nach kaudal und artikuliert mit dem Krikoid. Das Cornu superius erstreckt sich bis zum Zungenbein und bildet den Ansatz für die thyreohyoidalen Bänder. Der Ringknorpel (Cartilago cricoidea) bildet einen kompletten Ring, dessen Unterrand die Verbindung zur Trachea darstellt. Der breiteste Teil liegt dorsal, der Oberrand im Niveau der Stimmbänder. Die pyramidenförmigen Aryknorpel befinden sich an der Spitze der Lamina cricoidea (Abb. 8.3 e) und unterstützen die Bewegung der Stimmbänder während der Phonation. Schild-, Ring- und Aryknorpel bestehen aus hyalinem Knorpel und beginnen mit dem 20. Lebensjahr zu verkalken.

Die Stimmbänder (Plicae vocales) spannen sich im Cavum laryngis in anteroposteriorer Richtung aus und bilden den unteren Teil des Stimmband-Ventrikel-Komplexes. Anterior bilden sie die Kommissur. Die Taschenbänder (Pilcae vestibulares) liegen etwas weiter kranial und bilden die untere Fortsetzung der aryepiglottischen Falte. Die Morgagni-Ventrikel (Ventriculus laryngis) sind ebenfalls anteroposterior orientierte Spalten, die nach kaudal bis über die Ligg. vestibularia ziehen (Abb. 8.2, Abb. 8.4 b).

Die schuhlöffelähnliche Epiglottis ist der flexible anterosuperiore Teil des Larynx und wird durch die aryepiglottische Falte vom Sinus piriformis des Hypopharynx getrennt (Abb. 8.3 d). Sie dient dem Verschluss der Luftwege beim Schlucken. Die Epiglottis besteht aus elastischem Faserknorpel und verkalkt selten. Durch die anterosuperioren pharyngoepiglottischen Falten ist sie mit dem Oropharynx verbunden, des Weiteren besteht über die glossoepiglottische Falte in der Mittellinie eine Anheftung an die Zunge. Vor dem Kehldeckel und dorsal der Membrana thyrohyoidea liegt das präepiglottische Fett.

Der Larynx wird in 3 Etagen gegliedert, den supraglottischen Raum, die Glottis und den subglottischen Raum:

- Der supraglottische Raum (Spatium supraglotticum, Vestibulum laryngis) erstreckt sich von der Spitze der Epiglottis bis zu den laryngealen Ventrikeln. Er enthält die Epiglottis, das präepiglottische Fett, die aryepiglottischen Falten, die Plicae vestibulares, Aryknorpel und Ventrikel.
- Die Glottis (Spatium glotticum) enthält die Stimmbänder und die Kommissuren.
- Der subglottische Raum (Spatium subglotticum, Cavitas infraglottica) erstreckt sich vom Unterrand der Stimmbänder bis zum Unterrand des Krikoids. Er enthält nur die den Knorpel umkleidende Schleimhaut.

Abb. 8.2 **Larynxanatomie.**
a Coronal.
b Sagittal.

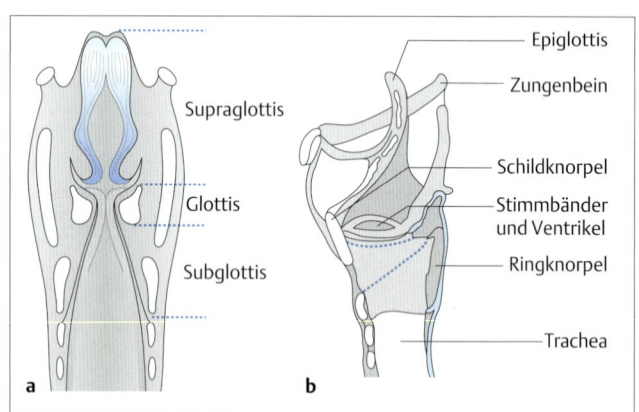

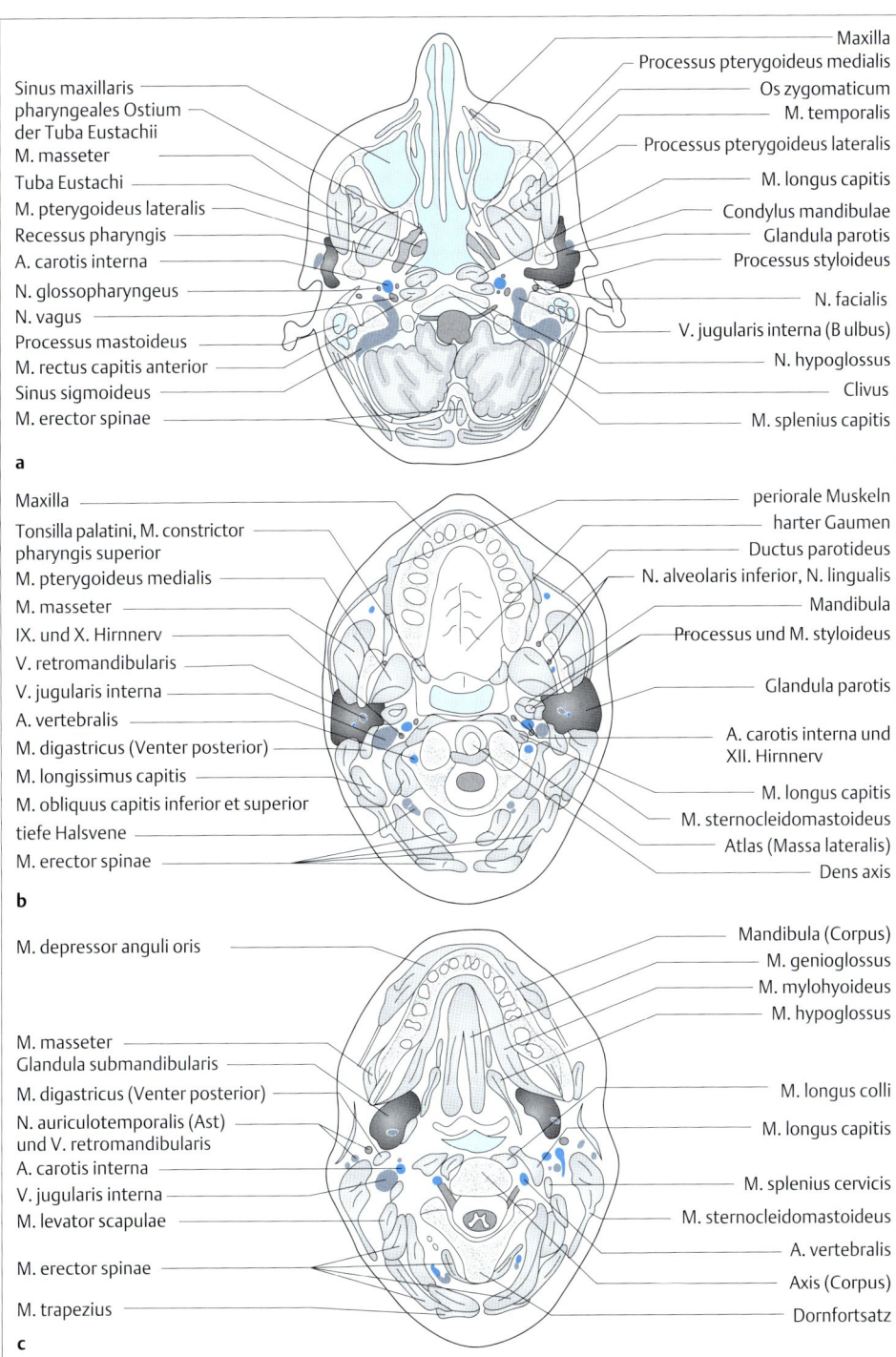

Sinus maxillaris
pharyngeales Ostium
der Tuba Eustachii
M. masseter
Tuba Eustachi
M. pterygoideus lateralis
Recessus pharyngis
A. carotis interna
N. glossopharyngeus
N. vagus
Processus mastoideus
M. rectus capitis anterior
Sinus sigmoideus
M. erector spinae

Maxilla
Processus pterygoideus medialis
Os zygomaticum
M. temporalis
Processus pterygoideus lateralis
M. longus capitis
Condylus mandibulae
Glandula parotis
Processus styloideus
N. facialis
V. jugularis interna (B ulbus)
N. hypoglossus
Clivus
M. splenius capitis

a

Maxilla
Tonsilla palatini, M. constrictor
pharyngis superior
M. pterygoideus medialis
M. masseter
IX. und X. Hirnnerv
V. retromandibularis
V. jugularis interna
A. vertebralis
M. digastricus (Venter posterior)
M. longissimus capitis
M. obliquus capitis inferior et superior
tiefe Halsvene
M. erector spinae

periorale Muskeln
harter Gaumen
Ductus parotideus
N. alveolaris inferior, N. lingualis
Mandibula
Processus und M. styloideus
Glandula parotis
A. carotis interna und
XII. Hirnnerv
M. longus capitis
M. sternocleidomastoideus
Atlas (Massa lateralis)
Dens axis

b

M. depressor anguli oris

M. masseter
Glandula submandibularis
M. digastricus (Venter posterior)
N. auriculotemporalis (Ast)
und V. retromandibularis
A. carotis interna
V. jugularis interna
M. levator scapulae

M. erector spinae

M. trapezius

Mandibula (Corpus)
M. genioglossus
M. mylohyoideus
M. hypoglossus

M. longus colli
M. longus capitis

M. splenius cervicis
M. sternocleidomastoideus
A. vertebralis
Axis (Corpus)
Dornfortsatz

c

Abb. 8.3 **Axiale Schnittbildanatomie des Halses.**
a Epipharynx.
b Oropharynx.
c Mundboden.

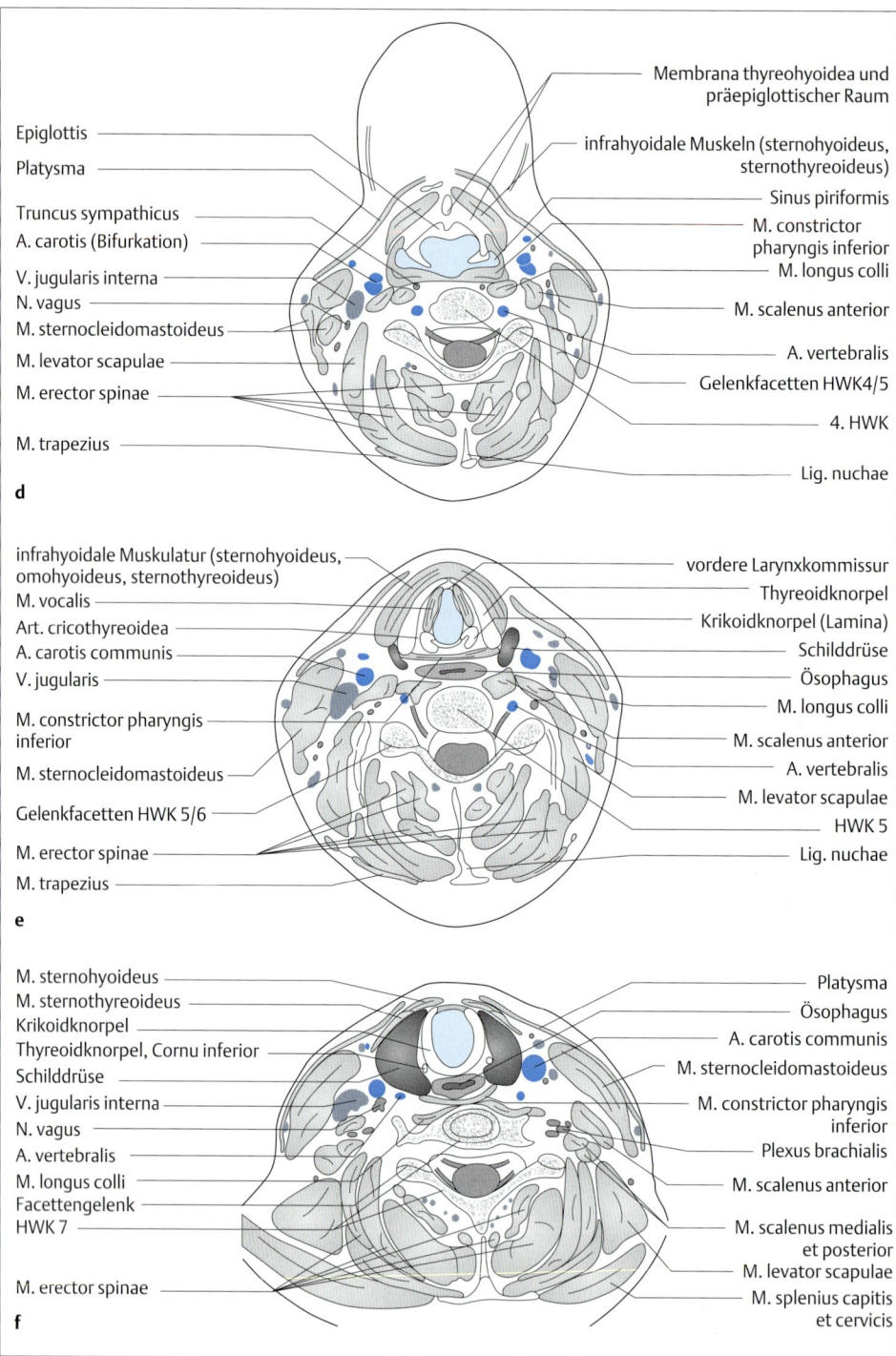

Membrana thyreohyoidea und präepiglottischer Raum

Epiglottis

Platysma

infrahyoidale Muskeln (sternohyoideus, sternothyreoideus)

Sinus piriformis

Truncus sympathicus

A. carotis (Bifurkation)

M. constrictor pharyngis inferior

M. longus colli

V. jugularis interna

N. vagus

M. sternocleidomastoideus

M. scalenus anterior

M. levator scapulae

A. vertebralis

Gelenkfacetten HWK4/5

M. erector spinae

4. HWK

M. trapezius

Lig. nuchae

d

infrahyoidale Muskulatur (sternohyoideus, omohyoideus, sternothyreoideus)

vordere Larynxkommissur

Thyreoidknorpel

M. vocalis

Krikoidknorpel (Lamina)

Art. cricothyreoidea

Schilddrüse

A. carotis communis

Ösophagus

V. jugularis

M. longus colli

M. constrictor pharyngis inferior

M. scalenus anterior

A. vertebralis

M. sternocleidomastoideus

M. levator scapulae

Gelenkfacetten HWK 5/6

HWK 5

M. erector spinae

Lig. nuchae

M. trapezius

e

M. sternohyoideus

Platysma

M. sternothyreoideus

Ösophagus

Krikoidknorpel

A. carotis communis

Thyreoidknorpel, Cornu inferior

M. sternocleidomastoideus

Schilddrüse

M. constrictor pharyngis inferior

V. jugularis interna

N. vagus

Plexus brachialis

A. vertebralis

M. longus colli

M. scalenus anterior

Facettengelenk

HWK 7

M. scalenus medialis et posterior

M. levator scapulae

M. erector spinae

M. splenius capitis et cervicis

f

Abb. 8.3 (Fortsetzung)

d Hypopharynx, Sinus piriformis.

e Larynx, Stimmbänder.

f Larynx, Schilddrüse.

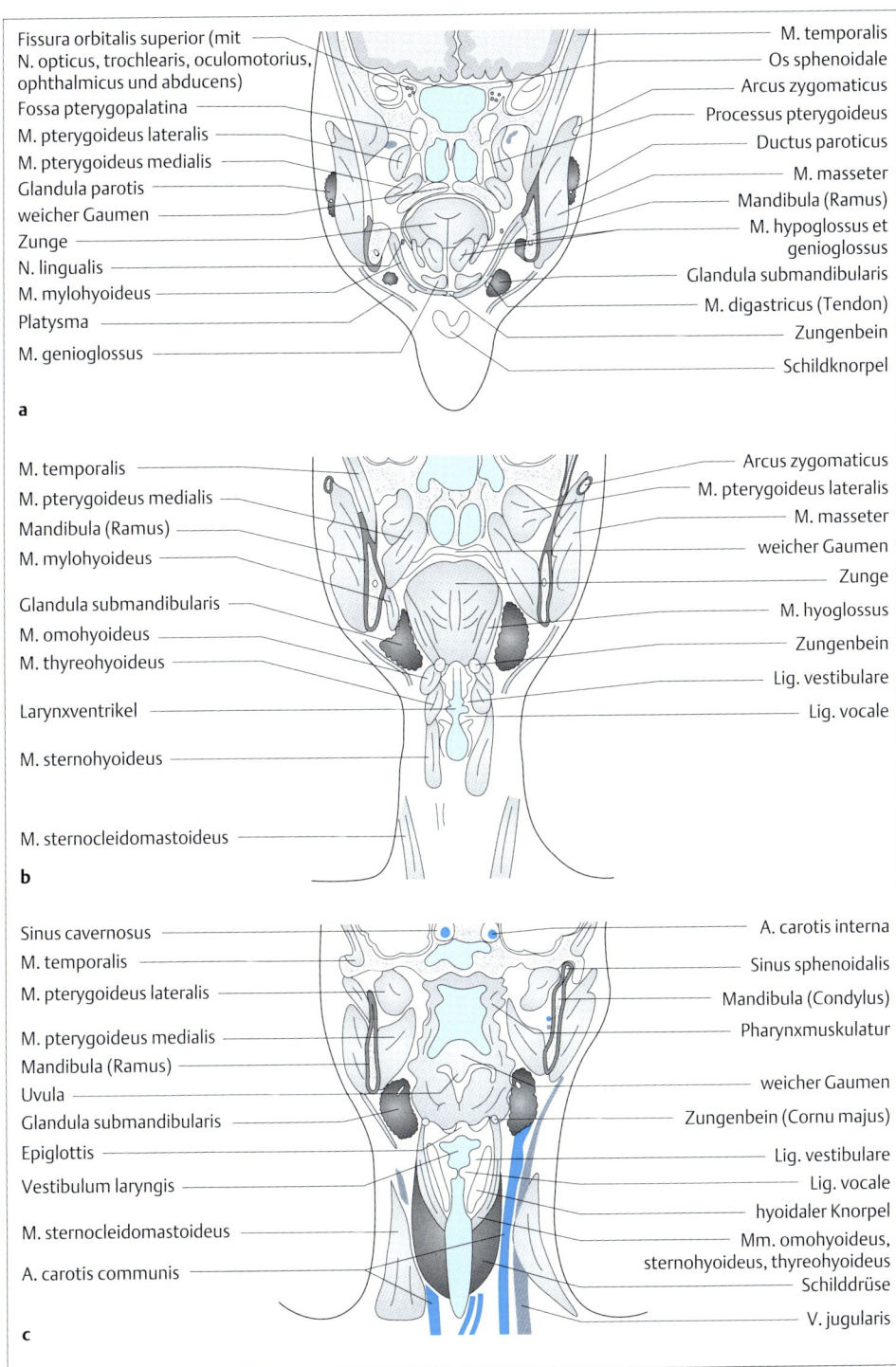

Fissura orbitalis superior (mit
N. opticus, trochlearis, oculomotorius,
ophthalmicus und abducens)
Fossa pterygopalatina
M. pterygoideus lateralis
M. pterygoideus medialis
Glandula parotis
weicher Gaumen
Zunge
N. lingualis
M. mylohyoideus
Platysma
M. genioglossus

M. temporalis
Os sphenoidale
Arcus zygomaticus
Processus pterygoideus
Ductus paroticus
M. masseter
Mandibula (Ramus)
M. hypoglossus et
genioglossus
Glandula submandibularis
M. digastricus (Tendon)
Zungenbein
Schildknorpel

a

M. temporalis
M. pterygoideus medialis
Mandibula (Ramus)
M. mylohyoideus
Glandula submandibularis
M. omohyoideus
M. thyreohyoideus
Larynxventrikel
M. sternohyoideus
M. sternocleidomastoideus

Arcus zygomaticus
M. pterygoideus lateralis
M. masseter
weicher Gaumen
Zunge
M. hyoglossus
Zungenbein
Lig. vestibulare
Lig. vocale

b

Sinus cavernosus
M. temporalis
M. pterygoideus lateralis
M. pterygoideus medialis
Mandibula (Ramus)
Uvula
Glandula submandibularis
Epiglottis
Vestibulum laryngis
M. sternocleidomastoideus
A. carotis communis

A. carotis interna
Sinus sphenoidalis
Mandibula (Condylus)
Pharynxmuskulatur
weicher Gaumen
Zungenbein (Cornu majus)
Lig. vestibulare
Lig. vocale
hyoidaler Knorpel
Mm. omohyoideus,
sternohyoideus, thyreohyoideus
Schilddrüse
V. jugularis

c

Abb. 8.4 **Coronale Schnittbildanatomie des Halses.**
a Zungenmitte.
b Zungengrund.
c Pharynx.

Lymphknoten

Im Halsbereich finden sich 300–800 Lymphknoten. Es gibt eine Vielzahl von Klassifikationen, die gebräuchlichste ist die der Union Internationale Contre Cancer/American Joint Committee on Cancer (UICC/AJCC) und der American Academy of Otolaryngeology, Head and Neck Surgery. In jüngster Zeit wurde eine darauf aufbauende bildadaptierte Variante eingeführt (vgl. Kapitel 18).

In diesem Kapitel wird die Klassifikation der American Academy of Otolaryngeology, Head and Neck Surgery (1991) verwendet. Einige Lymphknotengruppen, wie die fazialen, okzipitalen, retropharyngealen und Parotislymphknoten, sind darin nicht enthalten und müssen einzeln betrachtet werden.

Die wichtigsten Lymphknotenstationen werden in 6 Regionen (Level) eingeteilt:

Level I: submentale und submandibulare Gruppe,
Level II: obere Jugularis-interna-Gruppe – Schädelbasis bis Hyoid,
Level III: mittlere Jugularis-interna-Gruppe – Hyoid bis M. omohyoideus,
Level IV: untere Jugularis-interna-Gruppe – M. omohyoideus bis Klavikula,
Level V: posteriore trianguläre Gruppe (hinteres Halsdreieck, supraklavikulär, akzessorisch),
Level VI: paratracheale, paralaryngeale, parapharyngeale Gruppe.

Lymphgewebe

Lymphgewebe findet sich primär im Bereich des Waldeyer-Rachenringes, der aus den Gaumen-, Rachen- und Zungentonsillen sowie den Adenoiden gebildet wird. Die *Adenoide* liegen weit oben im Nasopharynx und können sich lateral bis in die Rosenmüller-Grube ausbreiten. Normalerweise atrophieren sie mit dem Alter; nach dem 30. Lebensjahr wird in der Regel kein Gewebe mehr gefunden. Eine unvollständige Involution kann durch die Asymmetrie einen oberflächlichen Tumor vortäuschen. Die Tonsillen sind gewöhnlich symmetrische, bei Kindern und Jugendlichen oft prominente Weichteilstrukturen. Im Alter unterliegen sie ebenfalls einer Involution. Asymmetrien, insbesondere im Zu-

sammenhang mit einer Lymphadenopathie, sind suspekt auf eine Raumforderung. Nach Infektionen finden sich – insbesondere an der Rachenmandel – gelegentlich Verkalkungen.

Nach Kontrastmittelinjektion zeigt lymphatisches Gewebe eine stärkere KM-Aufnahme als die umliegende Muskulatur, ist von anderen Geweben aber schlecht zu differenzieren.

Bildgebendes Verfahren der Wahl zur Darstellung von Lymphgewebe ist die kontrastverstärkte MRT mit fettgesättigten Sequenzen; damit lassen sich lymphatische Hyperplasien von Tumoren differenzieren.

Speicheldrüsen

Die *Glandula parotis* ist die größte Speicheldrüse (Abb. 8.3 a, b). Ihr oberflächlicher Lappen macht bis zu 80% des Drüsengewebes aus und liegt dem Ramus mandibulae und dem M. masseter auf. Die restlichen 20% der Drüse bilden den tiefen Lappen, der sich durch die stylomandibuläre Lücke bis an den Parapharyngealraum erstrecken kann. (vgl. Abb. 8.7). Die Drüse setzt sich zu etwa gleichen Teilen aus Fett und Drüsengewebe zusammen, so dass sie im Nativ-CT hypodens erscheint. Mit zunehmendem Alter findet sich eine Fettinvolution.

Die hintere faziale (retromandibuläre) Vene ist eine Leitstruktur für den N. facialis, der lateral dieser

Vene verläuft. Sie markiert zugleich die Grenze zwischen oberflächlichem und tiefem Parotislappen.

Der Ausführungsgang (Stensen-Gang) (Abb. 8.3 b) geht vom Vorderrand der Drüse ab, verläuft als schmales weichteildichtes Band über den Masseter und das Wangenfett, durchdringt den M. buccinator und mündet in Höhe des 2. oberen Molaren in die Mundhöhle. In der Drüse liegen 20–30 intrinsische Lymphknoten, die durch die Jugularis-interna-Gruppe drainiert werden.

Die *Glandula submandibularis* liegt am Mundboden und legt sich um den freien Rand des M. mylohyoideus (Abb. 8.3 c, 8.4 b). Sie enthält im Vergleich zur Parotis weniger Fett und zeigt deshalb im Nativ-CT eine höhere Dichte. Der Ausführungsgang (Wharton-Gang) entspringt aus der Tiefe der Drüse, verläuft schräg durch die tiefen Zungenanteile und endet in der sublingualen Papille in Höhe der Plica sublingualis. Computertomographisch ist der Gang in der Regel nicht abgrenzbar.

Die *Glandula sublingualis* ist die kleinste Speicheldrüse und liegt im Sublingualraum über dem M. mylohyoideus am Rand des Unterkiefers. Mitunter verbinden sich die intraglandulären Gänge zum sublingualen (Bartholin-)Gang, der sich unmittelbar proximal der sublingualen Papille mit dem Ausführungsgang der Gl. submandibularis vereinigt.

Eine Vielzahl *kleiner Speicheldrüsen* (> 750) findet sich in der Mundschleimhaut und im oberen Verdauungstrakt, speziell in der Wangen-, Gaumen- und Zungenregion. Ihre Morphologie entspricht derjenigen der großen Speicheldrüsen. Sie können auch ähnliche pathologische Veränderungen aufweisen wie die großen Speicheldrüsen. Im axialen und kontrastverstärkten Computertomogramm sind diese Drüsen in der Regel nicht vom umliegenden Weichteilgewebe differenzierbar.

Schilddrüse und Nebenschilddrüsen

Die hufeisenförmige *Schilddrüse* liegt anterolateral der Trachea und des Larynx (Abb. 8.3f). Ihre Größe ist variabel, im Mittel misst jeder Lappen 6×4×2 cm. Der zentrale Isthmus fehlt selten. Der akzessorische Lobus pyramidalis zieht vom Isthmus in der Mittellinie ventral des Schildknorpels nach kranial. Aufgrund des hohen Jodgehaltes ist die Schilddrüse im Nativbild relativ hyperdens (60–80 HE) zum umliegenden Gewebe.

Die *Nebenschilddrüsen* liegen beidseits am oberen und unteren Pol des hinteren Schilddrüsenran-des. Gewöhnlich gibt es vier Epithelkörperchen, in wenigen Fällen sind mehr vorhanden. In der Regel sind die Nebenschilddrüsen im Computertomogramm nicht darstellbar, mitunter können sie aber als kleine, im Vergleich zur Schilddrüse relativ hypodense Strukturen abgrenzbar sein. Hinter den Drüsen verlaufen die superioren bzw. inferioren Schilddrüsengefäße, die im Computertomogramm als Leitstrukturen dienen.

Spezielle topographische Anatomie und Pathologie

Mit zunehmender Akzeptanz der Schnittbildverfahren setzte sich in den späten 80er und frühen 90er Jahren eine spezielle topographische Anatomie der supra- und infrahyoidalen Halsweichteile durch, die auch heute noch für die Einteilung und Ausbreitungsdiagnostik von Raumforderungen genutzt wird.

Faszien

Zur Beschreibung der Faszienräume sind spezielle Kenntnisse über die Halsfaszien erforderlich. Die beiden wichtigsten Faszienblätter sind die oberflächliche und die tiefe Halsfaszie.

Die *oberflächliche Halsfaszie* (SCF) ist eine fettreiche Bindegewebsschicht, welche die Halsweichteile umschließt und das Platysma, die oberflächlichen Lymphknoten, Nerven und Gefäße enthält. Die *tiefe Halsfaszie* (DCF) besteht aus drei Blättern: dem oberflächlichen, mittleren und tiefen Blatt (Abb. 8.5).

Das oberflächliche Blatt der tiefen Halsfaszie (SLDCF) umschließt die Halsweichteile ebenfalls komplett und erstreckt sich von der Schädelbasis

Abb. 8.5 **Blätter der tiefen Halsfaszie und topographische Anatomie.**

a Axial: suprahyoidaler Hals, Oropharynx.

b Axial: infrahyoidaler Hals, Schilddrüse.

c Coronal: Zungenmitte.

ACS	= vorderer Zervikalraum
BS	= Bukkalraum
CS	= Spatium caroticum
MS	= Mastikatorraum
PS	= Spatium paroticum
PPS	= Parapharyngealraum
PMS	= parapharyngealer Mukosaraum
PCS	= hinterer Zervikalraum
PVS	= Prävertebralraum
AC	= anteriores Kompartiment
PS	= posteriores Kompartiment
RPS	= Retropharyngealraum
SZMS	= suprazygomatischer Teil des Mastikatorraumes
SLS	= Sublingualraum
SMS	= Submandibularraum
VS	= Viszeralraum

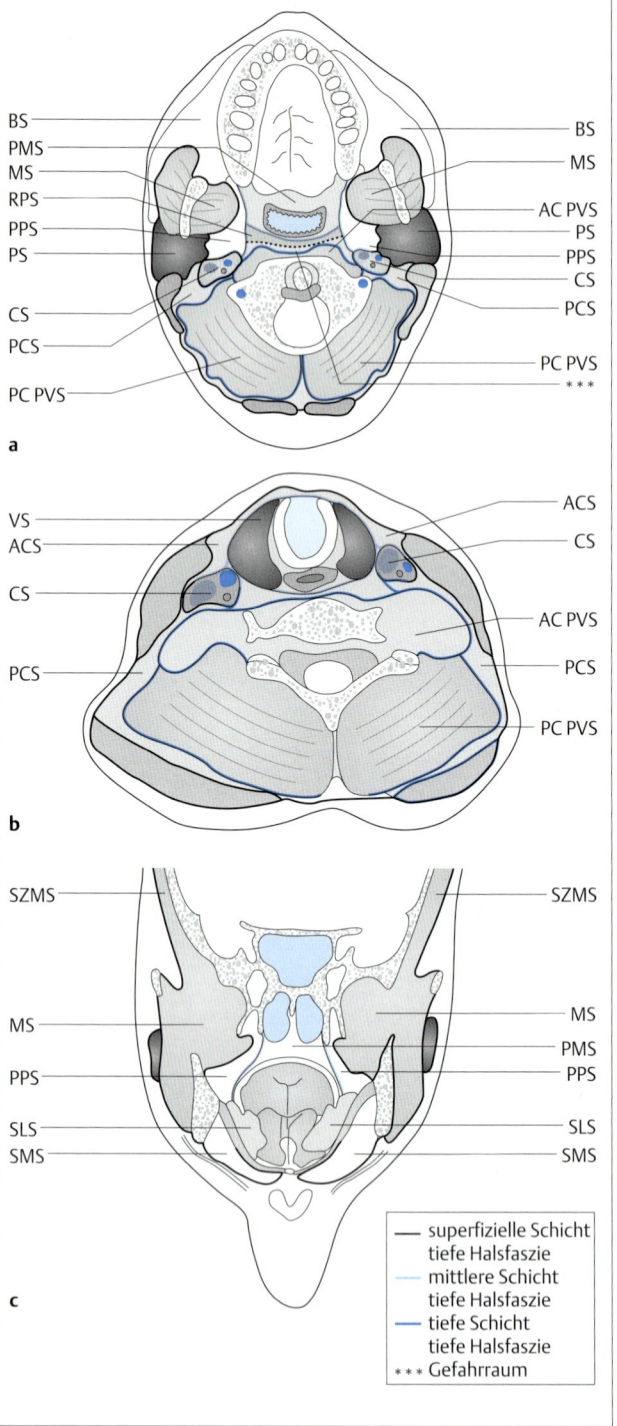

bis zum Oberrand von Sternum, Claviculae und Scapulae. Es schließt den M. trapezius und den M. sternocleidomastoideus ein, umschließt den Parotisraum, bildet eine Faszienschlinge um den unteren Bauch des M. omohyoideus und ist anterolateral an der Ausbildung der Karotisscheide beteiligt. Das mittlere bukkopharyngeale (viszerale) Blatt der tiefen Halsfaszie (MLDCF) ist variabler. Es beginnt ebenfalls an der Schädelbasis und geht kaudal in das Perikard über. Der muskuläre Teil des Faszienblattes umhüllt die infrahyoidale Muskulatur, der viszerale Teil enthält Schilddrüse und Nebenschilddrüsen, Larynx und Trachea und definiert so den eigentlichen Viszeralraum des Halses. Gleichzeitig bildet dieses Blatt die Vorderwand des Retropharyngealraumes und den lateralen Anteil der Karotisscheide.

Das tiefe oder prävertebrale Blatt der tiefen Halsfaszie (DLDCF) verläuft von der Schädelbasis nach inferior, wo es sich mit dem mittleren Blatt verbindet und das Mediastinum erreicht. Es umschließt die prävertebralen und paraspinalen Muskeln, die Äste des Plexus brachialis, den N. phrenicus und die vertebralen Gefäße. Durch Anheftung an die Querfortsätze der Wirbel formt es die Vorderwand des Prävertebralraumes. Lateral bildet es zugleich den Rand des Retropharyngealraumes und der Karotisscheide.

Auf der Grundlage der Faszienanatomie lassen sich supra- und infrahyoidal jeweils folgende Faszienlogen abgrenzen: Spatium caroticum (Karotisscheide), Retropharyngealraum, Prävertebralraum und hinterer Zervikalraum (Abb. 8.5).

Vorgehen bei der radiologischen Beschreibung von Raumforderungen

Wird eine Raumforderung am Hals identifiziert, empfehlen sich ein schrittweises Vorgehen und die Beantwortung folgender Fragen:

1. Handelt es sich um eine echte Raumforderung oder einen Pseudotumor?
2. Wo liegt der Ursprung bzw. das Zentrum der Raumforderung?
   – Von welchem Kompartiment geht sie aus?
   – In welche Richtung sind die angrenzenden Strukturen oder Räume verlagert?
3. Wie ist das radiographische Erscheinungsbild?
   – Ausdehnung der Raumforderung,
   – Beteiligung angrenzender knöcherner oder knorpeliger Strukturen,
   – perineurale Ausbreitung.
4. Korrelation der klinischen und computertomographischen Befunde und Einordnung in eine kompartimentspezifische Differenzialdiagnose.
5. Nennung der wahrscheinlichsten Differenzialdiagnosen (maximal 3).

Suprahyoidale Faszienräume

Parapharyngealraum (PPS)

Der Parapharyngealraum hat die Form einer umgekehrten Pyramide und erstreckt sich von der Schädelbasis bis zum Zungenbein ventral des Processus styloideus. Anteroinferior geht er in den Submandibularraum über. Obwohl er vorwiegend Fettgewebe enthält, spielt er eine Schlüsselrolle bei der Diagnostik suprahyoidaler Raumforderungen, da die Richtung seiner Verlagerung auf den Ursprungsort einer Läsion hinweist.

Im PPS liegen folgende Strukturen:
- Fett,
- A. pharyngea ascendens (Ast der A. carotis externa),
- Äste des N. mandibularis (Ast des Trigeminus – V3),
- pharyngeale (pterygoidale) venöse Plexus,
- A. maxillaris interna (Ast der A. carotis externa),
- kleine Speicheldrüsen,
- M. salpingopharyngeus.

Der Parapharyngealraum ist vielen anderen Räumen benachbart: medial dem pharyngealen Mukosaraum, lateral dem Mastikatorraum und Spatium paroticum und dorsal der Karotisscheide. Intrinsische Raumforderungen, z.B. des N. mandibularis oder der kleinen Speicheldrüsen, sind selten, wesentlich bedeutsamer ist dieser Raum als Leitschiene für die Ausbreitung von Tumoren oder Infektionen sowohl in den Submandibularraum als auch zur Schädelbasis. Am häufigsten finden sich hier Raumforderungen aus den benachbarten Faszienlogen (Abb. 8.6, 8.7 und Tab. 8.2).

Abb. 8.6 **Ausbreitungswege supra-hyoidaler Raumforderungen.**
Links: Tumor im Mastikatorraum, rechts: Tumor im Retropharyngeal-raum, Abkürzungen s. Abb. 8.**5**.

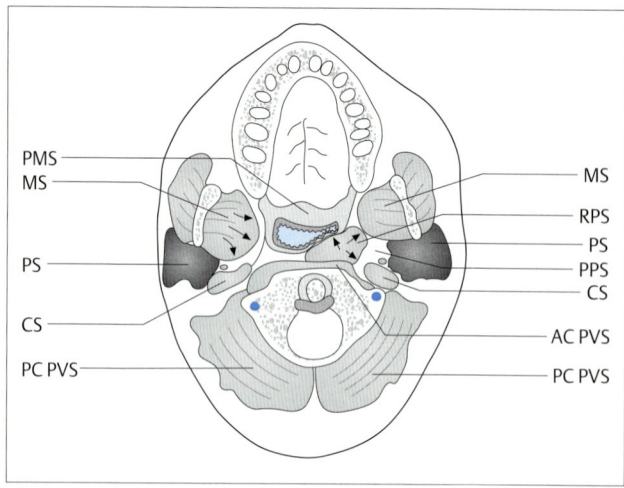

Abb. 8.7 **Ausbreitungswege supra-hyoidaler Raumforderungen.**
Links: Tumor im Spatium paroticum, rechts: Tumor im parapharyngealen Mukosaraum, Abkürzungen s. Abb. 8.**5**.

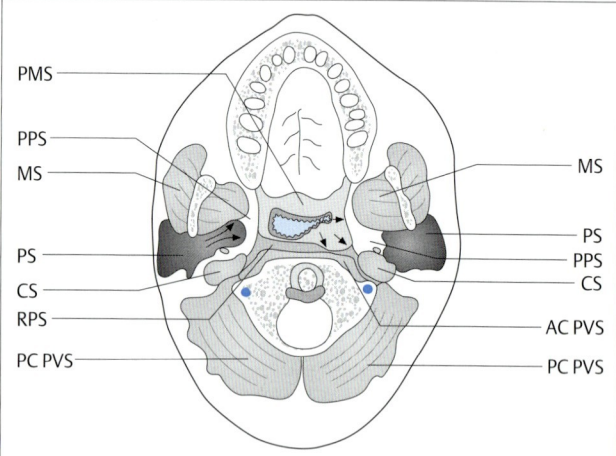

Tab. 8.2 ⟶ *Differenzialdiagnose der Erkrankungen des Parapharyngealraumes*

Pseudotumor	Asymmetrie des pterygoiden Venenplexus
Zyste	atypische Zyste des zweiten Kiemenganges
Entzündung	Abszess aus benachbarten tiefen Halslogen: Adenoide/Tonsillen (PMS), odontogen (MS), Parotis (PS)
Benigne Tumoren	Lipom pleomorphes Adenom der Speicheldrüsen
Maligne Tumoren	mukoepidermoides und adenoidzystisches Karzinom der Speicheldrüsen; direkte Tumorinfiltration aus Nachbarkompartimenten: • Plattenepithelkarzinom, Non-Hodgkin-Lymphom (PMS) • Sarkom (MS) • mukoepidermoides oder adenoid-zystisches Karzinom (PMS, PS)

Pharyngealer Mukosaraum (PMS)

Der pharyngeale Mukosaraum enthält Mukosa und Submukosa des Naso-, Oro-, Hypopharynx und der Mundhöhle. Diese Mukosa besteht aus Pseudo-schichten von zylindrischem Epithel oder geschich-tetem Plattenepithel, welches Ausgangspunkt von Plattenepithelkarzinomen sein kann. Der PMS wird posterolateral vom mittleren Blatt der tiefen Hals-faszie umgeben, die kranial auch den hinteren Anteil der pharyngobasilären Faszie (PBF) einschließt. Diese Faszie befestigt Pharynx und M. constrictor pharyngis superior an der Schädelbasis. Der M. levator palatini und die Tuba Eustachii verlaufen durch die PBF via Sinus Morgagni nach kraniolateral. Dies ist zugleich der Ausbreitungsweg von nasopharyngealen Tumoren zur Schädelbasis. Der PMS enthält folgende Strukturen:

- Pharynxschleimhaut,
- lymphatisches Gewebe: Tonsillen, Adenoide,
- kleine Speicheldrüsen,
- Torus tubarius,
- M. constrictor pharyngis superior und medius,
- M. palatoglossus,
- M. palatopharyngeus,
- M. levator palatini,
- M. salpingopharyngeus,
- pharyngobasiläre Faszie.

Tab. 8.3 ⋯⋗ *Differenzialdiagnose der Erkrankungen des pharyngealen Mukosaraumes*

Pseudotumor	Asymmetrie der Rosenmüller-Grube infektiöse oder postradiogene Pharyngitis
Zyste	Thornwaldt-Zyste
Entzündung	Tonsillitis oder Tonsillarabszess postentzündliche Retentionszyste
Benigne Tumoren	pleomorphes Adenom der kleinen Speicheldrüsen
Maligne Tumoren	Plattenepithelkarzinom der Pharynxschleimhaut Non-Hodgkin-Lymphom mukoepidermoides oder adenoid-zystisches Karzinom

Die wichtigsten intrinsischen Raumforderungen sind Plattenepithelkarzinome der Schleimhaut von Naso-, Oro- und Hypopharynx (Abb. 8.**7**, Tab. 8.**3**).

Spatium paroticum (PS)

Das Spatium paroticum liegt dorsal des M. masseter und der Mandibula und lateral des PPS. Es wird komplett von einer Auffächerung des oberflächlichen Blattes der tiefen Halsfaszie umschlossen. Der hintere Bauch des M. digastricus kann die Gl. parotis von posteromedial pelottieren und damit die Differenzierung von Läsionen des oberflächlichen und tiefen Lappens erleichtern.

Das PS enthält folgende Strukturen:
- Glandula parotis,
- N. facialis (lateral der retromandibulären Vene),
- V. retromandibularis,
- intrinsische Lymphknoten der Parotis (20–30),
- A. carotis externa (medial),
- Ductus parotideus (Stensen-Gang).

Wichtigste Pathologie sind Tumoren der Speicheldrüse, die als intrinsisch gelten, sofern über 50% der Läsion von normalem Speicheldrüsengewebe umgeben sind. Diese Tumoren breiten sich oft durch die stylomandibuläre Enge aus, die dadurch aufgeweitet werden kann (Abb. 8.**7**, Tab. 8.**4**).

Tab. 8.4 ⋯⋗ *Differenzialdiagnose der Erkrankungen des Spatium paroticum*

Multifokale Läsionen	
Zysten	benigne lymphoepitheliale Zyste (AIDS)
Entzündungen	Sjögren-Syndrom
Benigne solide Tumoren	Warthin-Tumor (Kystadenolymphom)
Maligne solide Tumoren	Non-Hodgkin-Lymphom – metastatisch Lymphknotenmetastasen von Plattenepithelkarzinomen und Karzinomen der Mammae, Haut und Lunge

Unifokale Läsion	
Pseudotumor	Masseterhypertrophie akzessorische Gl. parotis
Zyste	Zyste des 1. Kiemenganges benigne lymphoepitheliale Zyste (AIDS) Lymphangiom (Kinder)
Entzündung	Parotitis oder Parotisabszess reaktive Adenopathie Sjögren-Syndrom
Benigne Tumoren	Hämangiom (Kinder) pleomorphes Adenom Warthin-Tumor (Kystadenolymphom) Neurinom des N. facialis
Maligne Tumoren	mukoepidermoides Karzinom adenoidzystisches Karzinom Adenokarzinom Non-Hodgkin-Lymphom – primär oder metastatisch Lymphknotenmetastasen von Plattenepithelkarzinomen und Karzinomen der Mammae, Haut und Lunge perineurale Tumorausbreitung entlang des N. facialis

Spatium caroticum (CS)

Die beiden Karotislogen verlaufen vom Foramen jugulare an der Schädelbasis bis zum Aortenbogen und liegen somit sowohl supra- als auch infrahyoidal, posteromedial des Parapharyngealraumes und lateral des Retropharyngealraumes. Alle drei Blätter der tiefen Halsfaszie sind an der Ausbildung der kräftigen Karotisscheide beteiligt, welche eine entsprechende Barriere für die Ausbreitung von Erkrankungen darstellt. Das Spatium caroticum enthält folgende Strukturen:

- A. carotis communis und interna,
- V. jugularis interna,
- Hirnnerven IX, XI und XII (proximale Anteile),
- Hirnnerv X (proximale und distale Anteile),
- Plexus sympathicus,
- tiefe Halslymphknoten.

Läsionen des CS liegen typischerweise der A. carotis oder V. jugularis an und sind tubulär oder spindelförmig. Wichtigste Pathologien sind beim Erwachsenen Lymphknotenmetastasen der tiefen Halslymphknoten (Level II–IV), bei Kindern neurogene Tumoren (Tab. 8.**5**). Die Halslymphknoten werden in Kapitel 22 ausführlicher behandelt.

Tab. 8.5 ⋯⋗ *Differenzialdiagnose der Erkrankungen des Spatium caroticum (supra- und infrahyoidal)*

Pseudotumor	asymmetrischer Bulbus caroticus oder Karotisektasie asymmetrische V. jugularis
Zyste	atypische Zyste des 2. Kiemenganges
Vaskulär	Thrombose der A. carotis, Dissektion, Pseudoaneurysma Thrombose oder Thrombophlebitis der V. jugularis interna
Entzündung	Entzündung oder Abszess reaktive oder suppurative Lymphadenopathie tuberkulöse Adenitis
Benigne Tumoren	Paragangliom: Bulbus caroticus, Glomus vagale oder Glomus jugulare Schwannom der kranialen oder sympathischen Nerven, Neurofibrome Neuroblastome Meningeome (via Foramen jugulare)
Maligne Tumoren	direkte Invasion von Plattenepithelkarzinomen Lymphknotenmetastasen von Plattenepithelkarzinomen, Schilddrüsentumoren und Melanom Hodgkin- und Non-Hodgkin-Lymphom Lymphknotenmetastasen thorakaler und abdomineller Karzinome

Mastikatorraum (MS)

Der Mastikatorraum liegt ventral des Spatium paroticum, anterolateral des Parapharyngealraumes und dorsal des Bukkalraumes (BS). Er ist im vertikalen Durchmesser am größten und reicht vom Oberrand des M. temporalis bis zum Unterrand der Mandibula. Der Mastikatorraum kann in einen suprazygomatischen und einen nasooropharyngealen Abschnitt gegliedert werden. Dies ist insofern von Bedeutung, als die Darstellung dieser Region immer auch den Bereich oberhalb des Jochbogens beinhalten muss (s. Abb. 8.**9**). Der MS wird von zwei Ausläufern des oberflächlichen Blattes der tiefen Halsfaszie umfasst, die sich kranial medial des Foramen ovale anheften. Über diesen Weg können Erkrankungen nach intrakraniell fortgeleitet werden (Sinus cavernosus). Des Weiteren besteht über die pterygomaxilläre Fissur eine Verbindung zur Fossa pterygopalatina. Der MS enthält folgende Strukturen:

Tab. 8.6 ⋯⋗ *Differenzialdiagnose der Erkrankungen des Mastikatorraumes*

Pseudotumor	akzessorische Gl. parotis Masseterhypertrophie Atrophie der Kaumuskeln durch Parese des N. V3
Entzündung	odontogener Abszess Osteomyelitis der Mandibula
Benigne Tumoren	Hämangiom Lymphangiom Leiomyom Myositis ossificans Schwannom, Neurofibrom
Maligne Tumoren	malignes fibröses Histiozytom, Rhabdomyosarkom, Leiomyosarkom Chondrosarkom, Osteosarkom malignes Schwannom perineurale Tumorausbreitung entlang N. V3 Non-Hodgkin-Lymphom Plattenepithelkarzinom des Oropharynx (retromolares Dreieck)

- Ramus und Corpus mandibulae
  (hinterer Abschnitt),
- M. masseter,
- Mm. pterygoideus medialis und lateralis,
- M. temporalis,
- A. und V. alveolaris inferior,

- N. masticatorius (V3),
- N. alveolaris inferior (V3).

Wichtige Läsionen sind Sarkome (Weichteil-, Chondro- und Osteosarkome), die sich perineural über den N. mandibularis (V3) zur Schädelbasis ausbreiten können (Tab. 8.**6**).

Bukkalraum (BS)

Der Bukkalraum ist ein horizontaler länglicher Raum entlang des vorderen Abschnittes des Ductus paroticus (streng genommen kein durch Faszien definierter Raum). Er liegt zwischen dem M. buccinator medial und den oberflächlichen mimischen Muskeln lateral (s. Abb. 8.**5 a**). Der komplett mit Fettgewebe ausgefüllte Raum hat fingerähnliche Ausläufer: lateral entlang der Gl. parotis, medial entlang der Innenseite der Mandibula und superior entlang beider Seiten des M. temporalis. Der BS enthält folgende Strukturen:

- bukkaler Fettkörper,
- kleine Speicheldrüsen,
- Ductus parotideus (Stensen-Gang),
- A. und N. facialis,
- bukkale Äste des N. facialis und N. mandibularis,
- bukkale Lymphknoten.

Die häufigsten Läsionen sind Plattenepithelkarzinome aus dem Mastikator- oder Submandibularraum

Tab. 8.7 ⋯⃗ *Differenzialdiagnose der Erkrankungen des Bukkalraumes*

Pseudotumor	akzessorische Gl. parotis
Zyste	Talgdrüsenzyste
Entzündung	Infiltration aus Nachbarkompartimenten (MS) reaktive Lymphadenopathie
Benigne Tumoren	Hämangiom Lipom Fibromatose
Maligne Tumoren	Plattenepithelkarzinom – direkte Invasion oder Lymphknotenmetastase Non-Hodgkin-Lymphom mukoepidermoides oder adenoidzystisches Karzinom der kleinen Speicheldrüsen Weichteilsarkome

bzw. Metastasen in den bukkalen Lymphknoten (Tab. 8.**7**). Selten finden sich Tumoren der kleinen Speicheldrüsen.

Retropharyngealraum (RPS)

Der Retropharyngealraum ist ein mittig gelegener Faszienraum hinter den Luftwegen. Er erstreckt sich von der Schädelbasis bis zum oberen Mediastinum, wird vom pharyngealen Mukosaraum und Prävertebralraum umschlossen und durch das mittlere Blatt der tiefen Halsfaszie anterior und das tiefe Blatt posterior begrenzt. Die Seitenwände bestehen aus Ausläufern der tiefen Halsfaszie, den sog. Fasciae alarae. Der vordere Ausläufer der Faszie teilt diesen Raum in zwei parallele Unterabteilungen, von denen die hintere als Locus minoris resistentiae gilt (s. Abb. 8.**4 c**) und sich weit nach kaudal bis zum Diaphragma erstreckt. Beide Logen stellen natürliche Ausbreitungswege für entzündliche oder tumoröse Erkrankungen aus der Halsregion in das (obere) Mediastinum einerseits und bis zur Schädelbasis

Tab. 8.8 ⋯⃗ *Differenzialdiagnose der Erkrankungen des Retropharyngealraumes (supra- und infrahyoidal)*

Pseudotumor	Karotisektasie Ödem nach Radiatio oder Venenverschluss (V. jugularis interna)
Entzündung	Phlegmone oder Abszess (ausgehend von Tonsillen oder Adenoiden) reaktive oder suppurative Adenopathie
Benigne Tumoren	Hämangiom Lipom
Maligne Tumoren	direkte Invasion von Plattenepithelkarzinomen aus Nachbarkompartimenten (PMS) Lymphknotenmetastasen von (nasopharyngealen) Karzinomen Lymphknotenmetastasen von Melanomen, Schilddrüsenkarzinomen, Lymphom oder Leukämie
Posttraumatisch	Luft Ödem, Hämatom

andererseits dar. Der RPS enthält folgende Strukturen:

- Lymphknoten (nur suprahyoidal),
- Fett.

Die retropharyngealen Lymphknoten sind für das Staging des Plattenepithelkarzinoms von Bedeutung. Die laterale Kette (Nasopharynx und oberer Oropharynx) ist in der Bildgebung darstellbar und enthält den Rouvière-Lymphknoten. Die mediale Kette hingegen (Nasopharynx und Zungenbein) ist normalerweise nicht abgrenzbar. Neben Lymphknotenmetastasen spielen postradiogene und posttraumatische Ödeme sowie die direkte Tumorinvasion des RPS durch Nasopharynxkarzinome eine Rolle (Abb. 8.**6** und Tab. 8.**8**).

Prävertebralraum (PVS)

Der Prävertebralraum liegt supra- und infrahyoidal hinter dem Retropharyngealraum und erstreckt sich von der Schädelbasis bis zum Steißbein. Anterior und posterior wird er vom tiefen Blatt der tiefen Halsfaszie begrenzt, die sich an die Quer- und Dornfortsätze der Halswirbel anheftet und dadurch zwei Kompartimente bildet: ein anteriores Kompartiment, den eigentlichen Prävertebralraum, und ein posteriores Kompartiment, den paraspinalen Prävertebralraum. Wirbelkörper, Bogenwurzeln und Bandscheiben sind Bestandteil des anterioren Kompartiments, Dornfortsätze und Laminae Bestandteile des posterioren. Der PVS enthält folgende Strukturen:

- prävertebrale Muskeln,
- Aa. und Vv. vertebrales,
- Mm. scaleni,
- proximaler Plexus brachialis,
- Halswirbel und Bandscheiben (posterior),
- paraspinale Muskeln (posterior),
- N. phrenicus (posterior),
- motorische Nervenfasern (posterior).

Läsionen des anterioren Kompartiments verdrängen typischerweise die Muskeln nach ventral. Im posterioren Kompartiment wird das Fett des hinteren Zervikalraumes nach dorsolateral verschoben (Tab. 8.**9**). Klinisch am bedeutsamsten sind die Knochenläsionen in diesem Bereich.

Tab. 8.9 ⤍ *Differenzialdiagnose der Erkrankungen des Prävertebralraumes (supra- und infrahyoidal)*

Pseudotumor	degenerative Wirbelsäulenveränderungen zervikaler Bandscheibenvorfall
Entzündung	Spondylitis oder Spondylodiszitis (pyogen, tuberkulös) Tendinitis des M. longus colli
Benigne Tumoren	Chordom Osteoblastom, Osteochondrom, aneurysmatische Knochenzyste, Riesenzelltumor Schwannom/Neurofibrom des Plexus brachialis
Maligne Tumoren	maligne Knochentumoren der HWS Wirbel- oder epidurale Metastasen: Lunge, Mammae, Prostata, Schilddrüse, Niere direkte Invasion eines Plattenepithelkarzinoms Non-Hodgkin-Lymphom (sekundär) Rhabdomyosarkom (Pädiatrie)
Posttraumatisch	Ödem, Hämatom

Sublingualraum (SLS)

Der tassenförmige Sublingualraum liegt am Mundboden oberhalb und medial des M. mylohyoideus und lateral der Mm. genioglossus und geniohyoideus. Der Raum wird nicht durch Faszien begrenzt und geht dorsokaudal in den oberen Abschnitt des Submandibularraumes über, so dass sich Erkrankungen direkt nach submandibulär ausbreiten können. Der SLS enthält folgende Strukturen:

- vorderer Abschnitt des M. hypoglossus,
- A. und V. lingualis,
- Hirnnerven IX und XII,
- N. lingualis (V3),
- tiefer Lappen der Gl. submandibularis,
- Ausführungsgang der Gl. submandibularis (Wharton-Gang),
- Glandula und Ductus sublingualis,
- sublinguale Lymphknoten.

Der Raum ist für die Ausbreitung von Plattenepithelkarzinomen der Zunge wichtig. Tumoren des vorderen Zungenabschnittes infiltrieren den SLS in vertikaler Richtung von superior nach inferior, die der Zungenbasis mehr in horizontaler Richtung von posterior nach anterior (Tab. 8.10). Odontogene Infektionen breiten sich häufig in diesen Raum aus.

Tab. 8.10 ⋯⋗ *Differenzialdiagnose der Erkrankungen des Sublingualraumes*

Pseudotumor	Zungenatrophie bei Hypoglossusläsion Zungenstruma
Zyste	Lymphangiom – zystisches Hygrom Ranula oder abtauchende = komplizierte Ranula („diving ranula") Dermoid – Epidermoid
Entzündung	Phlegmone oder Abszess (odontogen) Angina Ludovici (Mundbodenphlegmone) dilatierter Ausführungsgang der Gl. submandibularis bei Konkrement
Benigne Tumoren	Hämangiom pleomorphes Adenom (Gl. sublingualis)
Maligne Tumoren	Einbruch eines Plattenepithelkarzinoms der Zunge mukoepidermoides oder adenoidzystisches Karzinom (Gl. sublingualis)

Submandibularraum (SMS)

Der hufeisenförmige Submandibularraum liegt oberhalb des Os. hyoideum und inferolateral des M. mylohyoideus. Der vordere Abschnitt wird durch einen Ausläufer des oberflächlichen Blattes der tiefen Halsfaszie begrenzt. Dorsal gibt es keine Fasziengrenze; hier steht der SMS mit dem SLS und mehr superior mit dem PPS in Verbindung. Dies stellt einen möglichen Ausbreitungsweg zur Schädelbasis dar. In Höhe des Hyoids schließt sich der vordere Zervikalraum an. Im SMS liegen folgende Strukturen:

- vorderer Bauch des M. digastricus,
- A. und V. facialis,
- inferiore Schleife des N. hypoglossus,
- oberflächlicher Lappen der Gl. submandibularis,
- submandibuläre und submentale Lymphknoten,
- Fettgewebe.

Die häufigsten Läsionen in diesem Raum sind in Abhängigkeit vom Alter Zysten, Erkrankungen der Gl. submandibularis und Lymphknotenmetastasen (Tab. 8.11). Selten breiten sich Erkrankungen des SMS in den SLS aus.

Tab. 8.11 ⋯⋗ *Differenzialdiagnose der Erkrankungen des Submandibularraumes*

Pseudotumor	Atrophie von M. digastricus oder mylohyoideus (Läsion des motorischen N. V3)
Zyste	Zyste des zweiten Kiemenganges suprahyoidale Ductusthyreoglossus-Zyste Lymphangiom – zystisches Hygrom komplizierte Ranula („diving ranula" – abtauchende Ranula) Dermoid – Epidermoid
Entzündung	Phlegmone oder Abszess reaktive Adenopathie Sialadenitis der Gl. submandibularis bei Konkrement
Benigne Tumoren	Hämangiom Lipom pleomorphes Adenom (Gl. submandibularis, Parotisschwanz)
Maligne Tumoren	Lymphknotenmetastasen von Plattenepithelkarzinomen des Gesichts oder der Mundhöhle Lymphom mukoepidermoides oder adenoidzystisches Karzinom (Gl. submandibularis)

Infrahyoidale Faszienräume

Viszeralraum (VS)

Der in der Mittellinie gelegene Viszeralraum ist der einzige nur infrahyoidal gelegene zervikale Faszienraum. Er liegt ventral des Retropharyngeal- und Prävertebralraumes und superomedial der Karotisscheiden und wird vom mittleren Blatt der tiefen Halsfaszie vollständig umschlossen. In der Praxis wird der Raum in vier Unterabteilungen gegliedert: in den laryngealen, den thyroidalen, den parathyroidalen und den ösophagealen Raum. Im VS liegen folgende Strukturen:

- Schilddrüse und Nebenschilddrüsen,
- paratracheale Lymphknoten,
- N. recurrens,
- Hypopharynx,
- Larynx,
- zervikaler Ösophagus,
- Trachea.

Klinisch am bedeutsamsten sind Erkrankungen der Schilddrüse und Nebenschilddrüsen sowie Plattenepithelkarzinome des Larynx und Hypopharynx mit deren Lymphabflusswegen (Abb. 8.**8** und Tab. 8.**12**).

Tab. 8.12 ⤑ *Differenzialdiagnose der Erkrankungen des Viszeralraumes*

Pseudotumor	Lobus pyramidalis der Schilddrüse prominenter Schilddrüsenisthmus proximal (oberhalb der mittleren Enge) weit gestellter Ösophagus
Entzündung	Phlegmone oder Abszess reaktive Adenopathie
Larynx	Laryngozele Plattenepithelkarzinom Chondrosarkom
Schilddrüse	infrahyoidale Ductus-thyreoglossus-Zyste Kolloidzyste Struma akute/chronische Thyreoiditis Schilddrüsenadenom Schilddrüsenkarzinom extranodales Non-Hodgkin-Lymphom – primär oder metastatisch
Nebenschilddrüse	Nebenschilddrüsenzyste Adenom
Ösophagus	Zenker-Divertikel Ösophaguskarzinom
Andere Malignome	Lymphknotenmetastasen eines Plattenepithelkarzinoms Schilddrüse nodales Lymphom

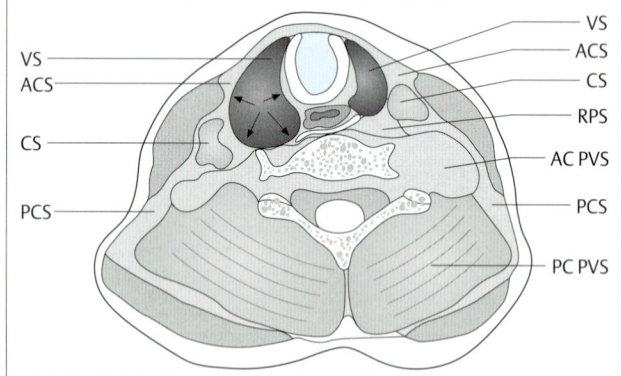

Abb. 8.8 Ausbreitungswege von Raumforderungen im infrahyoidalen Viszeralraum.
Abkürzungen s. Abb. 8.**5**.

Vorderer Zervikalraum (ACS)

Dieser kleine paarige Raum gehört zur vorderen infrahyoidalen Halsregion, liegt lateral des zentralen Viszeralraumes, medial des M. sternocleidomastoideus und ventral der Karotisscheide. An der Faszienbegrenzung sind alle drei Blätter der tiefen Halsfaszie beteiligt. Nach kranial besteht ohne Fasziengrenze Verbindung zum Submandibularraum; insofern können sich Läsionen des SMS in den ACS ausbreiten. Der ACS enthält ausschließlich Fettgewebe.

Pathologien des ACS sind in der Regel fortgeleitete entzündliche oder tumoröse Prozesse aus den Nachbarkompartimenten (Tab. 8.**13**).

Tab. 8.13 ┈┈> *Differenzialdiagnose der Erkrankungen des vorderen Zervikalraumes*

Pseudotumor	weite V. jugularis
Zyste	Zyste des 2. Kiemenganges zystisches Hygrom – Lymphangiom
Entzündung	Phlegmone oder Abszess
Benigne Tumoren	Lipom
Maligne Tumoren	Einbruch eines Schilddrüsenkarzinoms oder Lymphoms aus benachbarten Kompartimenten

Hinterer Zervikalraum (PCS)

Der hintere Zervikalraum ist ebenfalls paarig angelegt, liegt dorsal in den supra- und infrahyoidalen Halsweichteilen und umschließt komplett die paraspinale Muskulatur im paraspinalen Kompartiment des PVS. Der PCS hat eine nach dorsal gerichtete dreieckige Form entsprechend dem hinteren und lateralen Halsdreieck (dorsal des M. sternocleidomastoideus). Seine Fasziengrenzen sind komplex: Das tiefe Blatt der tiefen Halsfaszie trennt den PCS vom Perivertebralraum, das oberflächliche Blatt bildet eine Grenze zur Subkutis und zum M. sternocleidomastoideus.

Im PCS liegen folgende Strukturen:

- Fettgewebe,
- präaxillärer Plexus brachialis,
- spinaler Ast des N. accessorius (N. XI),
- N. scapularis posterior,
- spinale akzessorische Lymphknoten.

Läsionen des PCS liegen zentral im Fettgewebe und sollten durch einen feinen Fettstreifen von der Karotisscheide (CS) getrennt sein. Dies ist suprahyo-

Tab. 8.14 ┈┈> *Differenzialdiagnose der Erkrankungen des hinteren Zervikalraumes*

Pseudotumor	Hypertrophie des M. levator scapulae
Zyste	zystisches Hygrom – Lymphangiom Zyste des 3. Kiemenganges
Entzündung	Phlegmone oder Abszess reaktive oder eitrige Adenopathie tuberkulöse Adenitis
Benigne Tumoren	Lipom Hämangiom Schwannom, Neurofibrom
Maligne Tumoren	Lymphknotenmetastasen eines Plattenepithelkarzinoms (Nasopharynx) Hodgkin-, Non-Hodgkin-Lymphom Liposarkom (selten)

idal, wo der PCS sehr schmal ist, mitunter schwer zu beurteilen. Wichtigste Pathologien dieser Region sind Lymphome oder Lymphknotenmetastasen von Plattenepithelkarzinomen und anderen Tumoren (spinale akzessorische Lymphknoten) (Tab. 8.**14**).

Raumforderungen,
die mehrere Faszienlogen erfassen

Nur wenige Erkrankungen respektieren die anatomisch vorgegebenen Räume nicht und erfassen – kontinuierlich oder diskontinuierlich – mehrere Faszienräume (Tab. 8.15).

Tab. 8.15 ⟶ Differenzialdiagnose von Erkrankungen mit Beteiligung mehrerer Kompartimente (kompartimentüberschreitend oder multifokal)

Transspatiale Erkrankungen (benachbarte Kompartimente)	
Zysten	zystisches Hygrom, Lymphangiom Kiemengangszyste Ductus-thyreoglossus-Zyste
Entzündungen	transspatiale Phlegmone oder Abszess komplizierte Ranula („diving ranula")
Benigne Tumoren	kongenitales Hämangiom Lipom juveniles Angiofibrom Schwannom, Neurofibrom
Maligne Tumoren	Plattenepithelkarzinom – primär oder metastatisch Non-Hodgkin-Lymphom Rhabdomyosarkom, Schilddrüsenkarzinom, Malignome der kleinen Speicheldrüsen, Melanom
Multispatiale Läsionen (nicht benachbarte Kompartimente)	
Entzündlich nodulär	reaktive Lymphadenopathie bei Infektionen der oberen Atemwege, bei Mononukleose, Katzenkratzkrankheit, Tbc, Sarkoidose
Maligne nodulär	Plattenepithelkarzinom Non-Hodgkin-Lymphom andere Metastasen
Nicht nodulär	Neurofibromatose hämatogene Metastasen

Untersuchungstechnik

Die Computertomographie erfordert eine Dünnschichttechnik (Spiral- oder Multidetektor-CT) und eine Kontrastmittelapplikation. Besondere Sorgfalt ist auf das Kontrastmittelprotokoll zu verwenden, da ein zu früher Scanbeginn zu einer unzureichenden Kontrastierung maligner Läsionen führt.

Untersuchungsvorbereitung
und Patienteninstruktion

Die Untersuchung erfolgt in Rückenlage mit leicht rekliniertem Kopf und möglichst weit nach unten gezogenen Schultern. Eine exakte Ausrichtung des Kopfes in kraniokaudaler Richtung ist essenziell, um asymmetrische Anschnitte zu vermeiden. Die Patienten sollten nicht schlucken und flach atmen, um die Stimmritze offen zu halten. Ein Inspirationsscan ist möglich, kann aber zu einer artifiziellen Enge der Luftwege führen.

Die *Unterdrückung des Schluckvorgangs* ist zur Vermeidung von Artefakten, welche die Beurteilung erheblich beeinträchtigen können, besonders wichtig. Dies lässt sich auf zwei Wegen erreichen: entweder man vermeidet das Wort „Schlucken" ganz und bittet den Patienten normal mit offenem Mund zu atmen, oder man lässt den Patienten unmittelbar vor der Untersuchung mehrmals Schlucken, um den Reflex zu unterdrücken.

Zur Planung der Untersuchung wird ein *lateraler Scout* erstellt. Wichtig ist eine geeignete Angulation der Gantry: für die Hals- und Larynxregion parallel zu den Stimmbändern (Ventriculus laryngis), für den Gesichtsschädel parallel zum harten Gaumen. Sofern sich die Stimmbänder im Topogramm nicht abgrenzen lassen, kann auch parallel zum Zungenbein oder den Bandscheiben der mittleren HWS anguliert werden.

Metallische Zahnfüllungen (Amalgam) erfordern mitunter mehrere Angulationen, um Aufhärtungsartefakte zu vermeiden. Häufig werden zwei überlappende Akquisitionen mit unterschiedlicher Kippung für Gesicht und Hals geplant (Abb. 8.**9**).

Eine weitere Ursache für Bildartefakte sind die Schultern. In dieser Region kann der Spiralscan durch eine inkrementelle Technik mit höheren mAs- und kV-Werten oder langsamerer Röhrenrotation ersetzt werden. An modernen Geräten bietet sich die adaptive Dosismodulation an, welche für die seitlichen Projektionen eine höhere Dosis und für die anteroposterioren Projektionen eine geringere Dosis zur Verfügung stellt. Für optimale Ergebnisse ist dabei eine mAs-Erhöhung um das Zwei-

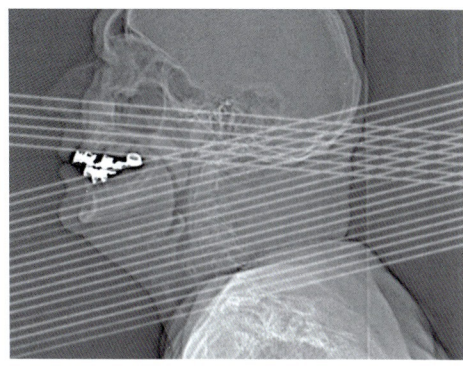

Abb. 8.9 Überlappende Datenakquisition mit unterschiedlicher Angulation für Gesichtsschädel und Hals. Vorgehen zur Reduktion der Metallartefakte bei Zahnfüllungen.

bis Dreifache im Vergleich zur Standardhalsuntersuchung erforderlich. Die Exposition (effektive mAs) ist trotzdem häufig niedriger als beim konventionellen Spiral-CT, da die Dosis in der a.p. Projektion automatisch drastisch reduziert wird.

Scantechnik

Die *Spiral-CT* wird in der Regel mit einer Schichtkollimation von 2–3 mm, einem Pitch von = 1,5 und einem Rekonstruktionsintervall von 1–3 mm durchgeführt (Tab. 8.**16**). Zur Verbesserung der Ortsauflösung empfiehlt sich ein FOV von 14–18 cm und eine 512×512er Matrix. Bei Fragestellungen, die speziell den Nasopharynx, die Zunge, den Gaumen oder die Schädelbasis betreffen, kann die Untersuchung durch einen direkten coronalen Scan in Bauchlage ergänzt werden. Im Zeitalter der Spiralcomputertomographie in Dünnschichttechnik ist dies jedoch obsolet, da sich qualitativ hochwertige sagittale und coronale Rekonstruktionen aus dem axialen Datensatz erstellen lassen. Für eine optimale Bildqualität empfiehlt sich die überlappende Bildrekonstruktion.

Der Larynx sollte parallel zu den Stimmbändern mit einer Kollimation von 0,5–2 mm untersucht werden. Eine optimale stimmbandparallele Darstellung ist mittels axialer MPR möglich. Die CT-Untersuchung kann auch in einen auf den Larynx fokussierten, hochauflösenden Scan (für eine maximale Ortsauflösung ist eine Kollimation von = 1 mm erforderlich) und eine Übersichtsdarstellung der Halsweichteile gesplittet werden. Scans bei *E-Phonation*, modifiziertem *Valsalva-Manöver* oder mit „aufgeblasenen Wangen" sind zur Beurteilung der Stimmbänder, der Sinus piriformes und der Mundhöhle hilfreich. Derartige Manöver setzen eine sorgfältige Instruktion des Patienten vor der Untersuchung voraus.

Die *Multidetektor-CT* kann mit einem Protokoll ähnlich wie bei der Einzeilen-CT durchgeführt werden (z.B. 4×2,5 mm Kollimation). Für eine nahezu isotrope Bildgebung empfehlen sich allerdings dünnere Schichtkollimationen (0,5–1,25 mm an 4- bis 64-Zeilern), die eine hervorragende Bildqualität in jeder beliebigen Ebene gewährleisten. Hochauflösende Scanprotokolle sind für ein optimales Tumor-Staging essenziell, das geringer auflösende Protokoll bleibt weniger kritischen Indikationen wie dem Lymphknoten-Staging vorbehalten.

Zur Beurteilung werden 2–3 mm dicke Schichten aus dem Multidetektordatensatz rekonstruiert – entweder aus den Rohdaten selbst oder aus einem überlappenden „sekundären Rohdatensatz". Aus diesen sekundären Rohdaten lassen sich die axialen 2–3 mm dicken Schichten zusätzlich anatomiege-

Tab. 8.16 ⋯⋗ *CT – Empfohlene Untersuchungsparameter*

Allgemein						
Orales KM	nein					
Vorbereitung	Zahnersatz entfernen, Patient sollte vor dem Scan mehrfach schlucken					
Lagerung	axiale Schichtung: Rückenlage, axial symmetrisch, Schultern herunter gezogen (Zuggurt) coronale Schichtung: Bauchlage, Kopf rekliniert					
Scanbereich	laterales Scanogramm: Schädelbasis bis Fossa jugularis Nebenschilddrüsentumoren, Abszesse etc. erfordern u.U. eine Erweiterung des Scans bis zur Tracheabifurkation					
Atemphase	ruhige flache Atmung u.U. zusätzlich-E-Phonation oder Valsalva-Manöver					
Fenstereinstellung	Nativ-CT		W/L=300/40			
	KM-CT		W/L=300/60			

Scannertyp (Schichten pro Rotation)						
Scanparameter	**1** SC/TF/RI	**4** SC [a]	**16** SC [a]	**64** SC [a]	**axial** SW/RI	**MPR**[b]**SW/RI**
Standard	3/5/3 ↓	2–2,5 ↓	1–1,5 ↓	1–1,25 ↓	3/2	–
Tumorstaging	2/4/2 ↓	1–1,25 ↓	0,5–0,75 ↓	0,5–0,625 ↓	3/2	3/3 cor, 4/3sag
Larynx (fokussiert)	1/2/1 ↓	0,5–1 ↓	0,5–0,75 ↓	0,5–0,625 ↓	2/2	2/2 cor
Kontrastinjektion[c]	V/F/D	V+N/F/D	V+N/F/D	V+N/F/D	**Bemerkungen**	
Standard	70/2/20	70+30/2/20	70+30/2/10A	70+30/3/15A	Trigger: Aortenbogen	
Tumorstaging	100/2/60	100+30/2/60	100+30/2/70	100+30/2/75		
Biphasische Injektion[d]	70/3+50/1/80	70/3+50/1/80	70/3+50/1/90	70/3+50/1/95		

SC = Schichtkollimation (mm), TF = Tischvorschub (mm/Rotation), RI = Rekonstruktionsinkrement (mm), ↑↓ = Scanrichtung
SW = effektive Schichtdicke (mm), MPR = multiplanare Reformation, axial = axiale Schichtung, cor = coronal,
V = KM-Volumen (ml), N = NaCl-Volumen (ml), F = Flussrate (ml/s), D = Startdelay (s). KM-Konzentration = 300 mg Jod/ml
[a] Pitch P = TF/(N × SC): ca. 1,5 (4 Schichten); 1,2–1,5 (16 Schichten); 0,9–1,2 (64 Schichten);
[b] MPR aus dem sekundären Rohdatensatz mit SW/RI = 1–1,5/0,7 oder 0,5–0,8/0,5; schräg coronale MPR durch das Pankreas,
     sagittale MPR zwischen Ductus choledochus und V. mesenterica inferior; CPR parallel zum Pankreasgang
[c] Bolustriggerung für MDCT, Startdelay nach Erreichen eines Kontrastanstiegs von 100 HE in der Triggerregion (A = Aorta)
[d] 70 ml KM mit 3 ml/s, gefolgt von 50 ml KM mit 1 ml/s; Startdelay 80–95 s

recht (z.B. parallel zu den Stimmbändern) angulieren und 1,5–2 mm dicke coronale bzw. 2–3 mm dicke sagittale Bilder reformatieren.

In Abhängigkeit von der klinischen Fragestellung wurden in der Vergangenheit unter Berücksichtigung der oben genannten Parameter spezielle, teilweise auch sehr komplexe und aufwändige Protokolle vorgeschlagen. Mit Einführung der Multidetektortechnik und der adaptiven Dosismodulation sind viele dieser Protokolle obsolet.

Die Schichtrekonstruktion erfolgt im Standardfaltungskern, die Darstellung bzw. Betrachtung im Weichteil- und Knochenfenster. Für die Weichteildarstellung empfiehlt sich ein relativ enges Fenster (250–300 HE). Zur Darstellung pathologischer Prozesse am Knochen oder Knorpel ist ein entsprechend hochauflösender Faltungskern zu verwenden.

Kontrastmittelapplikation

Eine intravenöse Kontrastmittelgabe ist von Ausnahmen abgesehen (z.B. Aryknorpelluxation) für alle Indikationen essenziell. Die Applikation nichtionischen KM erfolgt mono- oder biphasisch mittels Injektor. Bestehen Kontraindikationen für eine Kontrastmittelgabe, sollte auf andere Modalitäten (MRT) ausgewichen werden.

Für eine adäquate *Gefäßkontrastierung* und Differenzierung von Lymphknoten sollte der Scan 20–25 s nach Injektionsbeginn starten; 80–100 ml KM sind in der Regel ausreichend. An Multidetektor-Scannern kann für Fragestellungen, die sich auf das Gefäßsystem beschränken, die KM-Menge weiter reduziert werden.

Eine ausreichende *Tumorkontrastierung* erfordert ein längeres Delay von ca. 60 s, da hier sowohl die Hypervaskularisierung des Tumors als auch der KM-Übertritt ins Interstitium eine Rolle spielen. Um sowohl einen ausreichenden Tumor- wie Gefäßkontrast zu erhalten, wählen die meisten Institutionen eine monophasische Injektion mit 100 – 150 ml KM bei einem Flow von 2 – 3 ml/s und einem Startdelay von 60 – 75 s. Ausgefeiltere Injektionsprotokolle verwenden eine biphasische KM-Applikation, was eine gute Kontrastierung der gesamten Halsregion trotz einer relativ späten Untersuchungsphase erlaubt (z. B. initial 50 – 70 ml mit einem Flow von 2 – 3 ml/s und nachfolgend 50 – 70 ml mit einem Flow von 1 ml/s bei einem Startdelay von 80 – 100 s). Eine Alternative ist der biphasische Scan mit hoher KM-Menge (z. B. 150 ml KM + 50 ml NaCl-Bolus) und hoher Flussrate (4 – 5 ml/s) mit einem Startdelay von 30 s für die erste und 120 s für die zweite Scanserie. Damit lassen sich die Effekte der Tumorvaskularisierung und der interstitiellen KM-Aufnahme separieren.

Bildbearbeitung

Für komplexe klinische Fragestellungen und die Tumordiagnostik sollte eine isotrope Datenakquisition erfolgen. Zur weiteren Bildbearbeitung empfiehlt sich die Erstellung eines „sekundären Rohdatensatzes" mit 0,5 – 1,5 mm Schichtdicke und einem Rekonstruktionsintervall von 0,4 – 0,6 mm.

Routinemäßig sind zunächst optimal *angulierte axiale Schichten* zu erstellen (z. B. MPR parallel zu den Stimmbändern oder zum harten Gaumen). Dabei lassen sich zugleich lagerungsbedingte Asymmetrien ausgleichen. Weitere *sagittale und coronale Rekonstruktionen* sind für die Beurteilung der Gesamtausdehnung eines Tumors und seiner Nachbarschaftsbeziehung von Vorteil. Die coronale Ebene ist dabei parallel zur interessierenden anatomischen Struktur einzustellen (z. B. Larynx, Trachea). Ein akzeptables Signal-zu-Rausch-Verhältnis mit minimalen Partialvolumeneffekten erhält man mit einer reformierten Schichtdicke von 1,5 – 2 mm.

Dünnschicht-Maximum-Intensity-Projektionen von 5 – 10 mm Dicke optimieren die Beurteilung vaskulärer Strukturen, speziell von Veränderungen der A. carotis oder von Gefäßbeteiligungen bei Tumorerkrankungen.

Oberflächendarstellungen der luftführenden Räume des Halses geben einen guten Überblick über Asymmetrien und grobe Deformierungen (vgl. Abb. 2.**26 a**). Die „Tissue-transition-Projektion" (spezielles Volumendarstellungsverfahren, bei dem Gewebsübergänge doppelkontrastartig hervorgehoben werden) erleichtert die Beurteilung von Wandunregelmäßigkeiten (vgl. Abb. 2.**26 b**). Partiell kollabierte Pharynxabschnitte können eine Tumorbildung vortäuschen; bei der Beurteilung der lufthaltigen Räume ist deswegen immer Vorsicht geboten. In unklaren Fällen empfiehlt sich ein ergänzender Scan mit modifiziertem Valsalva-Manöver.

Die *virtuelle Laryngoskopie* kann die Beurteilung von Konturunregelmäßigkeiten und Asymmetrien von Larynx und Hypopharynx verbessern. Sie dient darüber hinaus der Darstellung konventionell-laryngoskopisch schwer zugänglicher Abschnitte (vgl. Abb. 2.**41 d** und 8.**21 b**).

Zystische Läsionen

Die Bandbreite zystischer Läsionen am Hals ist groß. Die Charakterisierung erfolgt am besten an Hand ihrer Lokalisation im jeweiligen Kompartiment (Tab. 8.17).

Tab. 8.17 ⇢ *Differenzialdiagnose zystischer Halsläsionen (seltene Läsionen in Klammern)*

Region	Raumforderung
Parotisloge	zystisches Hygrom, (Warthin-Tumor = Kystadenolymphom), (mukoepidermoides Karzinom), (neurogener Tumor)
Kieferwinkel	Kiemengangszyste, zystisches Hygrom, Dermoidzyste, externe Laryngozele, Ranula, Abszess (malignes Lymphom)
Sublingualraum	Epidermoidzyste, Ranula, Mukozele der Gl. submandibularis
Mittlere Halsregion	Ductus-thyreoglossus-Zyste, submentale Dermoidzyste, Lymphangiom, nekrotisierende Metastase, Lymphom, (Lymphadenitis und Kolliquation), (Zysten in ektopem Schilddrüsengewebe)
Karotisscheide	Aneurysma der A. carotis, (malignes Lymphom)

Ductus-thyreoglossus-Zyste („mediane Halszyste")

Die Schilddrüsenanlage deszendiert in den ersten 7 Schwangerschaftswochen von der Zungenbasis zu ihrer endgültigen Position. Während dieser Migration ist sie durch den Ductus thyreoglossus mit der Zunge verbunden. In der 8.–10. Woche verkümmert dieser Gang normalerweise. Sofern Teile persistieren, können sich mediane (75%) oder paramediane (weniger als 2 cm von der Mittellinie) Zysten ausbilden, die entweder suprahyoidal (20%), in Höhe des Zungenbeins (15%) oder vor der Skalenusmuskulatur infrahyoidal (65%) liegen. Die Ductus-thyreoglossus-Zyste ist die häufigste kongenitale und zweithäufigste benigne Raumforderung. Sie manifestiert sich in der Regel vor dem 20. Lebensjahr mit weiblicher Prädominanz (4–5 : 1) und misst zwischen 1,5 und 3 cm. Beim Herausstrecken der Zunge wandert sie typischerweise aufwärts. Ductus-thyreoglossus-Anomalien sind in seltenen Fällen mit einem Schilddrüsenkarzinom (papillärer Typ) assoziiert.

CT-Morphologie

Die mediane Halszyste stellt sich typischerweise als unilokuläre, scharf begrenzte, zystische Läsion im Verlauf des Ductus thyreoglossus dar. Die Wand ist dünn, mitunter finden sich Septierungen. Normalerweise ist die Dichte flüssigkeitsäquivalent mit zartem Kontrastmittel aufnehmendem Randsaum. Nach Infektionen kann sich die Dichte erhöhen, es finden sich Septierungen und ein breiterer, unregelmäßiger Randsaum. Ausführungsgänge oder Fisteln werden in der Subkutis als irreguläre tubuläre Flüssigkeitsansammlungen sichtbar. Noduläre und solide Zystenanteile sprechen für Malignität.

Kiemengangzysten („laterale Halszysten")

Die Kiemengangzysten entwickeln sich aus epithelialen Zellresten und können als Zyste, Sinus oder Fistel imponieren. Sie sind in der Regel unilateral und treten bei älteren Kindern oder jüngeren Erwachsenen in Erscheinung. Nach Infektionen der oberen Luftwege kann es zu einer Größenzunahme kommen.

Branchiogene Zysten des 1. Kiemenganges finden sich in Form rezidivierender Abszesse um das Ohr oder den Kieferwinkel. Typisch ist ein rezidivierender therapieresistenter Parotisabszess. Die Zyste kann oberflächlich, innerhalb der Parotis oder in der Tiefe liegen. Ausführungsgänge finden sich in Richtung Ohr oder Hautgrenze.

Branchiogene Zysten des 2. Kiemenganges sind die weitaus häufigsten Kiemengangsanomalien mit vielen Subtypen. Typisch ist die Lokalisation lateral der Karotisscheide und dorsal der Gl. submandibularis (Typ II), oder die Ausdehnung nach medial in den Bereich der Karotisbifurkation (Typ III). Die Raumforderung ist indolent, wächst langsam und misst zwischen 1 und 10 cm. Bei Infektion kann die Läsion auch schmerzhaft sein. Atypische Formen finden sich im Parapharyngealraum und projizieren sich oberhalb der Tonsillen an die Schädelbasis.

Branchiogene Zysten des 3. und 4. Kiemenganges sind selten. Die Zysten des 3. Kiemenganges entwickeln sich an der Spitze des Sinus piriformis und breiten sich nach posterior entlang des M. sternocleidomastoideus und des Spatium caroticum bis in den hinteren Zervikalraum aus. Zysten des 4. Kiemenganges sind in der Regel buchten- oder gangartig und liegen zwischen Sinus piriformis und Aortenbogen oder rechter A. subclavia. Die meisten Gänge sind kurz; manchmal besteht eine Hautfistel an der Halsbasis.

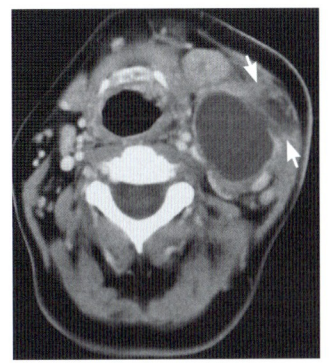

Abb. 8.10 **Superinfizierte laterale Halszyste (2. Kiemengang).**
Zystenperforation in die angrenzenden Weichteile (Pfeile).

CT-Morphologie

Die Zysten sind glatt begrenzt und homogen hypodens. Die Zystenwand ist dünn, kann nach Infektion dicker werden und Kontrastmittel aufnehmen (Abb. 8.10). Große Läsionen verdrängen die angrenzenden Strukturen aus ihrer typischen Lage.

Thymuszyste

Die seltene Thymuszyste entwickelt sich aus Residuen des Ductus thymopharyngicus. Sie liegt ubiquitär zwischen Unterkiefer und Mediastinum unmittelbar an der Karotisscheide. In der Hälfte der Fälle besteht eine Verbindung mit dem mediastinalen Thymusgewebe. Klinisch zeigt sich eine langsam wachsende schmerzlose Raumforderung an der lateralen Halsseite nahe des oberen Mediastinums in enger Nachbarschaft zum M. sternocleidomastoideus.

In 65 % der Fälle tritt die Thymuszyste in der ersten Lebensdekade auf, links häufiger als rechts. Männer sind bevorzugt betroffen. Bei großen Zysten klagen die Patienten über Heiserkeit, Dysphagie oder Stridor.

CT-Morphologie

Computertomographisch findet sich eine glatt begrenzte uni- oder multilokuläre flüssigkeitsäquivalente Struktur zwischen 1 und 20 cm Größe. Häufig ist die Zyste länglich, liegt dem Spatium caroticum an und kann sich bis in das obere Mediastinum ausbreiten. Unter Valsalva-Manöver kann sich die Zyste vergrößern.

Zystisches Hygrom/Lymphangiom

Das zystische Hygrom ist die häufigste Form eines Lymphangioms im Neugeborenen- und Kindesalters. Es wird gewöhnlich im 2. Lebensjahr diagnostiziert und liegt im unteren Gesichts- und Halsbereich, meist im hinteren Zervikalraum oder der Mundhöhle. Die Läsion überschreitet die Fasziengrenzen und kann sich nach kaudal bis zur Axilla oder ins Mediastinum, nach ventral bis zum Mundboden oder zur Zunge ausbreiten. Die meisten zystischen Hygrome sind asymptomatisch und imponieren als schmerzlose Raumforderung variabler Größe. Sie wachsen langsam, können sich nach einem Trauma oder bei Infektion jedoch schnell vergrößern. Die Resektion ist schwierig, die Rezidivrate hoch. Die kleineren kavernösen (Zunge, Speicheldrüsen) und kapillären (Haut-)Lymphome stellen eine Sonderform des zystischen Hygroms dar.

CT-Morphologie

Zystische Hygrome imponieren als multilokuläre, unscharf begrenzte zystische Raumforderung mit homogener Flüssigkeitsdichte. Infizierte Zysten sind dichter. Die Größe schwankt zwischen wenigen Millimetern bis zu 8 cm. Gewöhnlich liegen zystische Hygrome im hinteren Zervikal- oder Submandibularraum und können die Fasziengrenzen überschreiten.

Dermoid- und Epidermoidzyste

Diese Zysten stellen benigne Teratome dar und sind mit Plattenepithel ausgekleidet. Im Gegensatz zu Dermoiden enthalten Epidermoide keine Hautanhangsgebilde. Epidermoide werden in der Kindheit diagnostiziert, Dermoide in der zweiten oder dritten Lebensdekade. Am Hals sind Dermoide häufiger als Epidermoide.

Beide Zysten präsentieren sich als weiche, verschiebliche, langsam wachsende Raumforderung suprahyoidal in der Mittellinie mit variabler Größe. Häufigste Lokalisation im Kopf-Hals-Bereich ist die Mundhöhle.

CT-Morphologie

Es findet sich eine dünnwandige, unilokuläre, flüssigkeitsäquivalente Raumforderung im Submandibular- oder Sublingualraum. Die Dermoidzysten können eine gewisse Körnelung oder Marmorierung aufweisen, die auf Fetteinschlüsse in der Matrix zurückzuführen ist. Die Lokalisation der Läsion in Bezug auf den M. mylohyoideus ist entscheidend für die Therapieplanung und erfordert coronale Schnittbilder.

Laryngozele

Die Laryngozele entsteht durch Aufweitung des normalerweise kleinen Sacculus laryngis in der Vorderwand des Ventriculus laryngis. Innere Laryngozelen (40%) sind auf den Larynx begrenzt, äußere (25%) überschreiten die thyrohyoidale Membran und imponieren raumfordernd. Gemischte Laryngozelen (35%) sind sowohl im Larynx als auch extralaryngeal lokalisiert. Die Laryngozele entwickelt sich aus einem anlagebedingt verlängerten Sacculus laryngis unter (über einen langen Zeitraum) erhöhtem supraglottischem Druck (Schreien, Husten, Glasbläser, Blasinstrumente). Laryngozelen sind in der Regel erworben und manifestieren sich erst im Erwachsenenalter. Klinisch stehen Dysphagie, Heiserkeit und Stridor im Vordergrund; in 1% der Fälle entwickelt sich ein Larynxkarzinom.

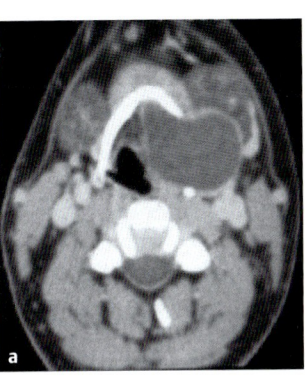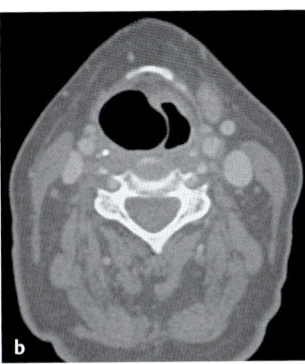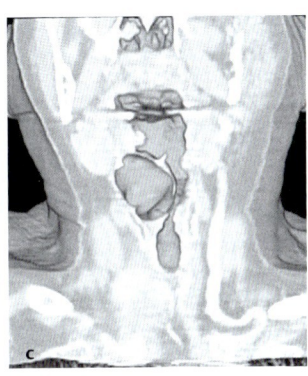

Abb. 8.11 **Laryngozelen.**

a Gemischte Laryngozele mit intra- und extralaryngealen Komponenten (Scan in Zungenbeinhöhe). Raumfordernder Effekt mit Verschiebung und Einengung des Hypopharynx.

b Luftgefüllte rechtsseitige Laryngozele in typischer supraglottischer Lokalisation.

c Volumenrekonstruktion in coronaler Projektion durch den Larynx desselben Patienten wie in **b**.

CT-Morphologie

Es findet sich eine glatt begrenzte Raumforderung im Parapharyngealraum, welche die thyrohyoidale Membran in Höhe des oberen laryngealen neuro-vaskulären Bündels überschreiten kann. Die Dichte kann in Abhängigkeit von ihrem Inhalt variieren (Luft, Flüssigkeit, mukoide Sekrete), gelegentlich finden sich Luft-Flüssigkeits-Spiegel (Abb. 8.11).

Thornwaldt-Zyste

Die Zyste entwickelt sich aus dem embryologischen Rest der Chorda und findet sich bei 4% der Normalpopulation. Sie misst zwischen wenigen Millimetern und einigen Zentimetern (3 – 4 cm) und findet sich charakteristischerweise in der Mittellinie am Dach des Epipharynx zwischen rechtem und linkem M. longus capitis. Infektionen können zu Rachenausfluss, prävertebralen Muskelspasmen und Abszessen führen.

CT-Morphologie

Die Zyste ist in der Regel glatt begrenzt und flüssigkeitsäquivalent, mitunter finden sich muskelähnliche Dichten durch einen höheren Proteingehalt.

Benigne Tumoren

Pseudotumoren und tumorähnliche Läsionen

Zungenstruma

Diese häufigste Form ektopen Schilddrüsengewebes findet sich vorwiegend bei Frauen mit Erstmanifestation während der Pubertät. Die Zungenstruma liegt zwischen den Papillae circumvallatae und der Epiglottis und versteht sich als inkompletter Deszensus von Schilddrüsengewebe. Bei 70–80% der Patienten findet sich kein Schilddrüsengewebe in den unteren Halsweichteilen.

CT-Morphologie

Die Zungenstruma stellt sich als hyperdense Raumforderung im hinteren Abschnitt der Zunge mit kräftiger KM-Aufnahme dar (Abb. 8.**12**). Häufig findet sich kein Schilddrüsengewebe in typischer Lokalisation.

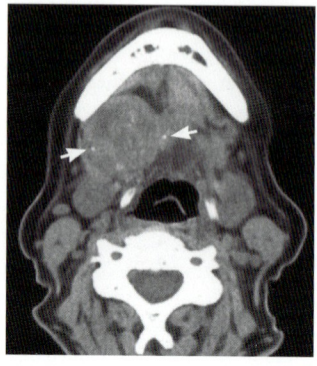

Abb. 8.12 **Zungenstruma (Nativbild).** Das dystope Schilddrüsengewebe ist inhomogen. Regressive punktuelle Verkalkungen (Pfeile) weisen auf die Ätiologie hin, die CT-Morphologie ähnelt einem Zungengrundkarzinom.

Vaskulärer Pseudotumor

Normvarianten können eine vaskuläre Raumforderung simulieren. Häufig findet sich eine deutliche Asymmetrie der V. jugularis zugunsten der rechten Seite. Bei älteren Patienten verlaufen die Karotiden mitunter elongiert und weiter median. Des Weiteren finden sich Asymmetrien des Plexus pterygoideus, der eine Kontrastmittel aufnehmende Formation am Medialrand des lateralen Pterygoids bildet.

Neurogene Tumoren

Schwannome und Neurofibrome

Schwannome sind kleine umkapselte Tumoren der Nervenscheide, die von den Schwann-Zellen ausgehen und exzentrisch zum Nervenverlauf wachsen. Sie treten in der Regel zwischen dem 20. und 50. Lebensjahr auf und bilden eine langsam wachsende schmerzlose Raumforderung anterolateral am Hals. Am häufigsten sind die zervikalen Nervenwurzeln, der N. vagus und der sympathische Grenzstrang betroffen. Gewöhnlich ist der Tumor solitär, lediglich bei der Neurofibromatose (Typ II) finden sich in 5% der Fälle multiple Schwannome. Eine maligne Entartung ist selten (maligner peripherer Nervenscheidentumor = MPNST oder Neurosarkom).

Neurofibrome sind nicht kapselartig begrenzt und wachsen konzentrisch, so dass der befallene Nerv verdickt wirkt. Die Erstmanifestation liegt zwischen dem 20. und 40. Lebensjahr. Die Lokalisation ist sehr variabel. In 10 % der Fälle sind sie Bestandteil einer Neurofibromatose und dann multipel. Plexiforme Neurofibrome können infiltrativ wachsen.

Paragangliom

Paragangliome (Chemodektome oder Glomustumoren) sind seltene langsam wachsende, gefäßreiche Tumoren des Neuroektoderms. Sie werden nach ihrer Lokalisation klassifiziert. Häufigste Formen sind der *Glomus-caroticum-Tumor* im Bereich der Karotisbifurkation, der *Glomus-jugulare-Tumor* aus den Nervengeflechten im Bulbus jugularis, der *Glomus-vagale-Tumor* im Bereich des Ganglion nodosum des N. vagus zwischen Karotisbifurkation und Bulbus v. jugularis, und der *Glomus-tympanicum-Tumor* am Plexus des Promontorium cochleae. Entsprechend der Lokalisation finden sich folgende Symptome: pulsatiler Tinnitus, Hörverlust und Symptome der betroffenen Hirnnerven bei Glomustympanicum- und -jugulare-Tumoren; Glomus-caroticum- und -vagale-Tumoren sind abgesehen vom langsam zunehmenden raumfordernden Effekt symptomlos.

In 30 % der Fälle liegt eine familiäre Prädisposition vor. Die Inzidenz ist bei Frauen und Bergbewohnern höher. Multiple Paragangliome finden sich bei 30 % der familiären Form, bei den übrigen nur in 5 % der Fälle. Die Kombination mit Paragangliomen in anderen Körperregionen ist selten. Paragangliome der Kopf-Hals-Region sind fast immer hormoninaktiv (nur 1 % hormonaktiv); in 10 % ist eine maligne Entartung zu beobachten.

Die Glomus-caroticum- und Glomus-vagale-Tumoren werden chirurgisch reseziert, bei den übrigen rechtfertigt sich eine abwartende Haltung. Die präoperative Vorbereitung erfordert in der Regel eine zusätzliche Angiographie zur exakten Abgrenzung von Tumorgefäßen und Zuflüssen. Die Angiographie wird häufig mit einer Embolisation kombiniert.

CT-Morphologie

Das Computertomogramm zeigt einen spindelförmigen, glatt begrenzten hypodensen Tumor, vorwiegend in der Karotisscheide. Paraspinale Tumoren können eine typische Hantelform aufweisen. Die auffallend geringe Dichte ist Folge der lipidreichen Schwann-Zellen. Neurofibrome imponieren mehr lipomatös, während Schwannome auch zystische oder nekrotische Areale aufweisen können (in 20 %). Nach KM-Administration findet sich eine moderate homogene Kontrastierung.

CT-Morphologie

Die Glomustumoren sind in der Regel scharf begrenzt und zeigen eine intensive homogene arterielle Kontrastierung, welche rasch abfällt (Abb. 8.13). Der Tumor kann die angrenzenden Gefäße verdrängen; große Tumoren zeigen hypodense nekrotische Areale. Im Bereich der Schädelbasis finden sich mitunter Knochenarrosionen (Glomus jugulare). Beste Ergebnisse liefert die CT-Angiographie mit Dünnschichtkollimation (vorzugsweise Multidetektor-CT).

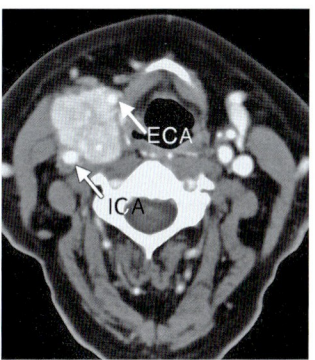

Abb. 8.13 **Glomus-caroticum-Tumor (Paragangliom).** Intensiv KM aufnehmende Raumforderung mit Aufspreizung der A. carotis interna (ICA) und externa (ECA).

Mesenchymale Tumoren

Lipom

Lipome sind häufige Halstumoren insbesondere bei älteren Patienten. Sie präsentieren sich als weiche, schmerzlose und verschiebliche Schwellung. Ihr Vorkommen ist ubiquitär, bevorzugt allerdings im hinteren Zervikalraum. Retropharyngeale Lipome können zum Zeitpunkt der Diagnose bereits beträchtliche Größen aufweisen. Hibernome sind eine Lipomvariante mit braunem Fettgewebe.

CT-Morphologie

Lipome stellen sich als scharf begrenzte Raumforderung mit homogener fettäquivalenter Dichte und dünnen Septen dar. Selten findet sich eine klar definierte dünne Kapsel ohne signifikante KM-Aufnahme.

Hämangiom

Hämangiome sind die häufigsten benignen Raumforderungen am Hals bei Kindern. Mädchen sind häufiger betroffen als Jungen. Man unterscheidet grundsätzlich kapilläre und kavernöse Hämangiome.

Kapilläre Hämangiome sind in der Regel schon zum Zeitpunkt der Geburt nachweisbar und wachsen in den ersten 12 Monaten rasch. Sie finden sich in fast allen Kompartimenten, bevorzugt allerdings im Mastikatorraum und im Spatium paroticum. Häufig liegt die Läsion oberflächlich und verursacht ein bläuliches Hautkolorit. Mit zunehmendem Alter kommt es zu einer Degeneration und Fettinvolution.

Kavernöse Hämangiome treten wie andere vaskuläre Malformationen im Adoleszentenalter auf und zeigen keine Altersinvolution. Häufig liegen sie in der Tiefe und können beträchtliche Ausmaße unter Einschluss mehrerer Faszienräume annehmen. Die zu- und abführenden Gefäße sind bei großen arteriovenösen Malformationen u.U. hypertrophiert.

CT-Morphologie

Hämangiome können scharf begrenzt sein oder auch infiltrativ imponieren. Die meisten Läsionen sind isodens zur Muskulatur und zeigen eine kräftige Kontrastierung nach KM-Injektion. In kavernösen Hämangiomen finden sich mitunter Phlebolithen.

Rhabdomyom

Rhabdomyome sind seltene Tumoren der quergestreiften Muskulatur mit Prädilektion an Kopf und Hals. Gewöhnlich findet man sie im Bereich des Oropharynx, in der Submandibularregion oder am Larynx. Im Computertomogramm stellen sie sich als glatt begrenzte, weichteiläquivalente Raumforderung mit muskelähnlicher KM-Aufnahme dar.

Aggressive Fibromatose (Desmoid)

Desmoide sind differenzierte fibröse Tumoren mit lokal infiltrativem Wachstum. Sie gehen von den Muskelaponeurosen aus, treten meist in der Gesichts- oder Supraklavikularregion junger Erwachsener auf, wachsen langsam und sind schmerzlos. Die CT-Befunde sind unspezifisch und mitunter malignomverdächtig. Aufgrund des hohen Bindegewebsanteils findet sich eine prolongierte interstitielle Kontrastierung, die auf Spätscans nach ca. 3 min sichtbar wird.

Benignes fibröses Histiozytom

Das benigne fibröse Histiozytom ist ein seltener Tumor, der sich aus Fibroblasten zusammensetzt und meist oberflächlich (subkutan), seltener in der Tiefe gelegen ist. In der Regel sind junge Erwachsene betroffen. Die CT-Befunde sind unspezifisch und können wie ein malignes fibröses Histiozytom imponieren.

Juveniles Angiofibrom

Juvenile Angiofibrome finden sich gehäuft bei männlichen Jugendlichen. Bevorzugte Lokalisationen sind der Nasenraum und der Epipharynx. Die Tumoren sind stark vaskularisiert und wachsen – obwohl benigne – lokal infiltrierend. Die Ausbreitung erfolgt nach lateral in die Fossa pterygopalatina, nach kranial ins Siebbein oder in die Orbita, manchmal sogar bis in die mittlere Schädelgrube. Häufig finden sich lokale Knochendestruktionen.

CT-Morphologie

Juvenile Angiofibrome stellen sich als weichteildichte Raumforderung mit infiltrativer Komponente und Knochendestruktionen dar. Unter KM-Injektion zeigen sie eine kräftige Kontrastierung.

Benigne Tumoren des Larynx und Hypopharynx

Nur 10% aller Larynxtumoren sind gutartig. Bei den benignen Larynx- und Hypopharynxtumoren handelt es sich um Fibrome, Angiofibrome und Fibromyxome (sessile oder gestielte „Larynxpolypen"), die in der Regel die vorderen Abschnitte der Stimmbänder betreffen. Adenome sind selten und liegen im Bereich der aryepiglottischen Falte, der Taschenbänder oder der Subglottis. Myogene Tumoren, Lipome, Hämangiome, Chondrome (des Krikoids) und Fibroneurome sind ebenfalls sehr selten. Sie werden in der Regel laryngoskopisch diagnostiziert und be-

dürfen keiner CT-Diagnostik; mitunter stellen sie Zufallsbefunde im CT dar.

Larynxpapillome nach Papilloma-Virus-Infektion finden sich vorzugsweise bei jungen Männern und liegen am vorderen Stimmband. Multiple Papillome (Papillomatose) sind eine Erkrankung junger Patienten (< 10 Jahre), während die solitären Herde beim Erwachsenen auftreten. Gelegentlich gibt es maligne Transformationen. Ein Computertomogramm ist nur bei Verdacht auf Malignität indiziert (Stadium > T1).

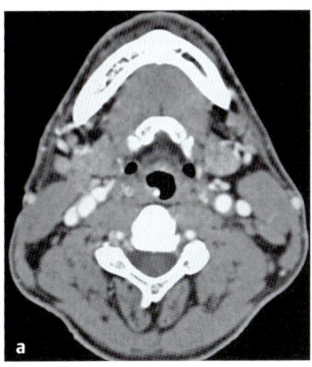 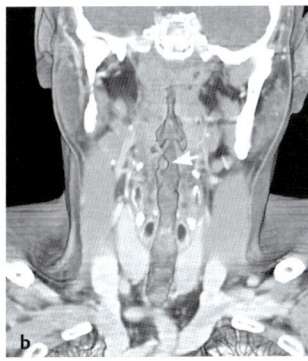

Abb. 8.14 **Fibrom.**
a Kleines verkalktes Fibrom der Hypopharynxhinterwand.
b Die Beziehung zu den Nachbarstrukturen ist am besten im volumenrekonstruierten Bild erkennbar.

CT-Morphologie

Benigne Tumoren sind generell glatt begrenzt. Larynx- und Hypopharynxpolypen stellen sich als kleine knotige Protrusionen im Bereich der vorderen Stimmbandkommissur dar, größere als glatt begrenzte Raumforderungen im Larynx oder Hypopharynx (Abb. 8.**14**). Der Stiel des Polypen ist computertomographisch nicht immer darstellbar. Diagnostisch führend ist immer die fehlende Invasivität.

Papillome zeigen bei extensivem Wachstum eine blumenkohlartige Oberfläche. *Chondrome* sind hypodens im Vergleich zu anderen Weichteiltumoren, typischerweise zwischen 20 und 30 HE (Abb. 8.**15**). Sie verdrängen häufig die kleineren Knorpel.

Die CT-Morphologie allein erlaubt letztlich keine sichere Einschätzung der Dignität, infiltrative Prozesse sind immer verdächtig auf ein Malignom.

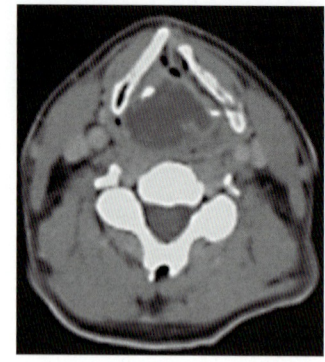

Abb. 8.15 **Larynxchondrom mit subtotaler Obstruktion des Kehlkopfes.**
Der Nativscan zeigt eine deutlich hypodense Raumforderung mit Aufspreizung der Aryknorpel.

Maligne Tumoren

Lymphknoten-Staging

Der Nachweis von Lymphknotenmetastasen ist ein wichtiges prognostisches Kriterium bei Karzinomen im Kopf-Hals-Bereich. Ein einzelner befallener Lymphknoten reduziert die Prognose um 50%, ein kontralateral gelegener um weitere 50%. Die Prognose verschlechtert sich weiter, wenn eine extranodale Ausbreitung erkennbar ist. Auch bei normalem Tastbefund am Hals liegt das Risiko okkulter Metastasen in Abhängigkeit vom Primärtumor bei 20–50%.

Bei der Beurteilung der Halslymphknoten sind zwei klinische Szenarien zu unterscheiden: Patienten ohne palpable Lymphknoten (N0) und Patienten mit positivem Tastbefund (Nx). Patienten im Stadium N0 werden häufig elektiv mittels Neck-Dissektion behandelt, sofern das dem Primärtumor zugeordnete Risiko okkulter Metastasen > 20% ist. Bei geringerem Risiko ist eine abwartende Haltung unter klinischer und bildgebender Kontrolle gerechtfertigt. Eine negative Bildgebung reduziert die Operationsfrequenz, positive Befunde (Upstaging) beeinflussen das weitere therapeutische Vorgehen entscheidend.

Bei positivem Tastbefund (Nx) dient die Bildgebung der Therapieplanung (Operation und adjuvante Therapie) unter Berücksichtigung der befallenen Lymphknotengruppen. Das Lymphknoten-Staging kann mittels CT erfolgen, und orientiert sich an den Kriterien der UICC (TNM) für Kopf- und Halstumoren (Tab. 8.**18**). Bewertungskriterien sind Größe, Form und Gruppierung der Lymphknoten sowie Nekrosen und extrakapsuläre Ausbreitung.

Häufig benutzte Kriterien sind: ein axialer Durchmesser im Level II von 11 mm, in den anderen Lymphknotenstationen von 10 mm; eine Gruppierung von 3 oder mehr grenzwertig großen Lymphknoten (8–10 mm); eine unregelmäßige KM-Aufnahme. Diese Kriterien wurden aus Studien nach Neck-Dissektion abgeleitet, die Sensitivität für klinische Stadien N0 ist jedoch unsicher.

Tab. 8.18 ⋯⟩ *Lymphknoten-Staging von Halstumoren (außer Schilddrüse und proximaler Ösophagus)*

N0	keine regionalen Lymphknotenmetastasen
N1	Metastase in einem einzelnen ipsilateralen Lymphknoten, maximal 3 cm groß
N2a	Metastase in einem einzelnen ipsilateralen Lymphknoten, größer als 3 cm, aber kleiner als 6 cm
N2b	Metastase in einem einzelnen ipsilateralen Lymphknoten größer als 6 cm
N2c	Metastasen in bilateralen oder kontralateralen Lymphknoten kleiner als 6 cm
N3	multiple Lymphknotenmetastasen größer als 6 cm

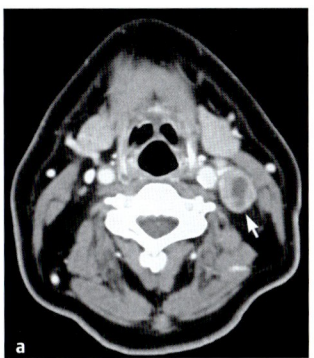
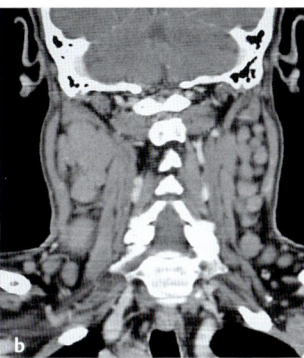

Abb. 8.16 **Lymphknoten-Staging.**
a Lymphknotenmetastase eines Plattenepithelkarzinoms des Oropharynx, zentral nekrotisierend (Pfeil).
b Coronale MPR eines Non-Hodgkin-Patienten: Abrundung auch der kleinen befallenen Lymphknoten (Verhältnis Längs- zu Querdurchmesser < 2).

Da die Computertomographie in der präoperativen Diagnostik nicht hinreichend zuverlässig ist, wird die Sonographie in Verbindung mit Feinnadelpunktion in der Regel als primäres diagnostisches Verfahren eingesetzt. Modalitäten wie PET/CT, Thallium-SPECT oder USPIO-kontrastverstärkte MRT sind derzeit noch in der Entwicklung, werden aber in Zukunft das präoperative Lymphknoten-Staging deutlich verbessern. Eine detaillierte Übersicht über die Lymphknotenregionen und die Malignitätskriterien findet sich in Kapitel 22.

Neben den Plattenepithelkarzinomen der Halsregion können auch andere Tumoren in die zervikalen Lymphknoten metastasieren (Abb. 8.**16**), wie Schilddrüsen-, Speicheldrüsen-, Nieren-, Mamma- und Bronchialkarzinome sowie Melanome.

Epipharynxkarzinome

Mehr als 80% der Malignome des Epipharynx sind Plattenepithelkarzinome. Bekannte prädisponierende Faktoren sind die Epstein-Barr-Virus-Infektion, eine genetisch-ethnische Disposition (China), schlechte Lebensbedingungen und eine chronische Rhinosinusitis. Männer sind 2,5-mal häufiger betroffen als Frauen.

CT-Morphologie

Die häufigsten Tumorlokalisationen sind die posterosuperiore, anteroinferiore und laterale Wand des Epipharynx. Die Tumorbasis liegt meist im Bereich der Rosenmüller-Grube (Lateralwand). Die Ausbreitung erfolgt submukös entlang der Faszien in alle Richtungen. Frühzeitig wird die Gaumenmuskulatur infiltriert (Abb. 8.**17**). Die pharyngobasiläre Faszie stellt eine relative Barriere dar, so dass eine Ausbreitung nach dorsal nur selten zu beobachten ist. Die Ausbreitung in die Tiefe erfolgt in der Regel in den PPS und MS. Fortgeschrittene Tumoren führen zu Knochenarrosionen, breiten sich perineural aus und erreichen die Schädelbasis oder den Sinus cavernosus über das Foramen lacerum (intrakraniell in 30%). Lymphknotenmetastasen sind die Regel: 80–90% entwickeln Metastasen lateral retropharyngeal in Level II, III und V. In 35–50% sind diese Lymphknoten bilateral (in Abhängigkeit vom Tumorstadium). Häufig ist auch eine Fernmetastasierung in den Knochen und in die Leber. Die T-Stadien sind in Tab. 8.**19** zusammengefasst.

Wichtige Kriterien der bildgebenden Diagnostik von *Epipharynxkarzinomen* sind:
- der Nachweis der Tumorausbreitung in die tiefen Räume (PPS, MS, CS),
- Schädelbasisarrosionen (erfordern coronale Dünnschicht-CT),
- perineurale Ausbreitung via N. mandibularis,
- intrakranielle Ausbreitung (Sinus cavernosus).

Tab. 8.19 ⇢ *T-Staging der Epipharynxkarzinome (UICC, 1997)*

Tis	Carcinoma in situ
T1	Tumor auf den Nasopharynx beschränkt
T2	Tumorausbreitung in Oropharynx und/oder Nasenraum
T2a	ohne parapharyngeale Ausbreitung
T2b	mit parapharyngealer Ausbreitung
T3	Infiltration von Knochenstrukturen und/oder Nasennebenhöhlen
T4	intrakranielle Tumorausbreitung oder Invasion der Fossa infratemporalis

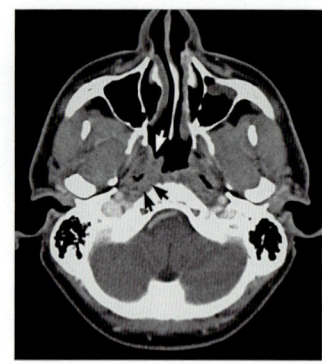

Abb. 8.17 **Nasopharynxkarzinom am rechten Torus tubarius in Form einer asymmetrischen polypoiden Protrusion.** Nur geringe KM-Aufnahme des Tumors (100 s Startdelay).

Oropharynxkarzinome

90–95 % aller Malignome des Oropharynx sind Plattenepithelkarzinome. Die Tumoren des Oropharynx sind tendenziell aggressiver und weniger differenziert als die der Mundhöhle. Wichtigste Risikofaktoren sind der Alkohol- und Nikotinabusus; ein erhöhtes Risiko besteht auch beim Plummer-Vinson-Syndrom und bei der Lues. Männer sind doppelt so häufig betroffen wie Frauen.

Aufgrund ihrer Aggressivität und schleichenden Symptomatik werden diese Tumoren häufig erst in fortgeschrittenen Stadien diagnostiziert. Die Patienten klagen über Halsschmerzen, Mundgeruch, Dysphagie oder Ohrenschmerzen. Die Tumoren breiten sich submukös entlang der Faszien aus. Vier Tumorlokalisationen werden wegen ihrer spezifischen Ausbreitungsrichtung und Lymphdrainage unterschieden: der Zungengrund, die Tonsillen, die Rachenhinterwand und der weiche Gaumen, wobei die beiden erstgenannten Lokalisationen am häufigsten sind.

CT-Morphologie

Die T-Stadien des Oropharynxkarzinoms sind in Tab. 8.**20** zusammengestellt.

Zungengrund: Der Tumor bleibt außer bei extensiver Ausbreitung unilateral. Er kann sich nach anterior in die Zunge, nach inferior in das präepiglottische Fett oder die Valleculae und nach superior in die Fossa tonsillaris ausbreiten (Abb. 8.**18**). Erstes Symptom ist oft ist eine zervikale Lymphknoten-

metastase. 50–80 % der Patienten weisen zum Zeitpunkt der Diagnose zervikale Lymphknotenmetastasen auf, in 20–30 % der Fälle bilateral; gewöhnlich sind die Level II, III und I betroffen. Das chirurgische Vorgehen hängt von der Infiltration des neurovaskulären Bündels, der submukösen Ausbreitung in die anliegenden Regionen und von der Überschreitung der Mittellinie ab.

> Wichtige Kriterien der bildgebenden Diagnostik von *Zungengrundkarzinomen* sind:
> - Ausbreitung zum Mundboden und den Umgebungsstrukturen,
> - Beziehung zum ipsilateralen neurovaskulären Bündel,
> - Ausbreitung über die Mittellinie und Beziehung zum kontralateralen neurovaskulären Bündel.

Tonsillen: Der Tumor breitet sich nach inferior in Richtung Zungenbasis aus oder infiltriert die Nachbarstrukturen, wie Zunge oder Pterygoidmuskulatur. Kleine Tumoren sind schwer zu diagnostizieren,

Tab. 8.20 ⇢ *T-Staging der Oropharynxkarzinome (UICC, 1997)*

Tis	Carcinoma in situ
T1	Tumor kleiner als 2 cm im größten Durchmesser
T2	Tumor zwischen 2 und 4 cm im größten Durchmesser
T3	Tumor größer als 4 cm im größten Durchmesser
T4	Infiltration von Nachbarstrukturen: M. pterygoideus, Mandibula, harter Gaumen, tiefe Zungenmuskeln, Larynx

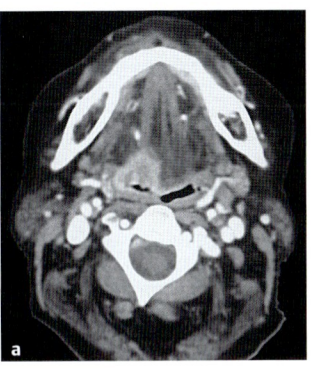 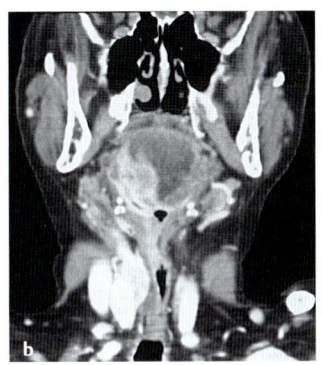 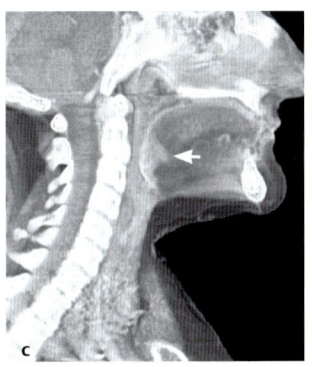

Abb. 8.18 **Zungengrund-karzinom.**

a Axiales Schnittbild.
b Coronales Schnittbild.

c In sagittaler Volumenrekonstruktion (Dünnschicht-Multislice-Datensatz).

da die Tonsillen schon normalerweise asymmetrisch sein können. Tumoren der Fossa tonsillaris metastasieren früh in die Lymphknoten: bei 60–75 % der Patienten zum Zeitpunkt der Erstdiagnose, häufig bilateral. Bei Tumoren der vorderen Tonsillenpfeiler ist die Frequenz mit 40–55 % etwas geringer. Betroffen sind in erster Linie die Lymphknoten der Level II und I, weniger häufig auch III und IV.

Weicher Gaumen: Diese Tumoren sind in der Regel differenziert und haben die beste Prognose. Sie liegen an der oropharyngealen Wand des Gaumens und breiten sich in alle Richtungen aus, am häufigsten zum harten Gaumen, den Tonsillenpfeilern und in den PPS. Zum Zeitpunkt der Diagnose finden sich bei 40–60 % der Patienten Lymphknotenmetastasen, meist bilateral und gewöhnlich im Level I, II und III oder retropharyngeal.

Rachenhinterwand: Die Tumoren führen zu einer Verdickung der Pharynxwand und breiten sich entlang des M. constrictor pharyngis nach kranial zur Schädelbasis oder nach kaudal zum Hypopharynx aus. Bei tiefer Infiltration können der Zungengrund, der Retropharyngeal- oder Prävertebralraum beteiligt sein.

Zervikale Lymphknotenmetastasen sind bei 50–70 % der Patienten zum Zeitpunkt der Diagnose vorhanden. Die retropharyngealen Lymphknoten sind zuerst betroffen, danach die Level I, III und V.

Wichtige Kriterien der bildgebenden Diagnostik der anderen *Oropharynxkarzinome* sind:

- submuköse Extension in die umliegenden Halsweichteile (PPS, CS, Nasopharynx),
- Invasion des Zungengrundes,
- Knochenerosion (für die Schädelbasis sind coronale Dünnschichten erforderlich),
- Ummauerung der A. carotis,
- Infiltration der prävertebralen Muskeln.

Mundhöhlenkarzinome

Wie beim Oropharynx handelt es sich in der Mehrzahl um Plattenepithelkarzinome. Dorsal gelegene Tumoren sind histologisch und klinisch aggressiver. Die meisten Tumoren entstehen im Bereich des Mundbodens. Hauptrisikofaktoren sind (Kau-)Tabak- und Alkoholabusus. Pfeifenrauchen und eine übermäßige UV-Exposition sind spezifische Risiken für Lippenkarzinome. Oberflächliche Tumoren sind in der Regel asymptomatisch, größere führen zu

Ohrenschmerzen, Mundgeruch und Zahnproblemen. Es werden 5 spezifische Lokalisationen unterschieden: Lippe, Mundboden, Zunge, Wangenschleimhaut und Gingiva bzw. harter Gaumen. Lippe und Mundboden sind am häufigsten betroffen. Jede Lokalisation hat ihr spezielles Muster, was die Tumorausbreitung und Lymphdrainage angeht. Lippenkarzinome finden sich häufiger bei jungen Frauen.

CT-Morphologie

Die T-Stadien der Mundhöhlenkarzinome sind in Tab. 8.21 zusammengestellt.

Lippen: Eine Bildgebung ist nur bei ausgedehnten Tumoren erforderlich. Häufig entstehen die Lippenkarzinome am Rand der Unterlippe und breiten sich in den M. orbicularis oris, die Haut und die Mandibula aus. Eine perineurale Ausbreitung entlang des N. mentalis ist selten. Lymphknotenmetastasen finden sich bei 10–20% der Patienten (abhängig vom Tumorstadium) und betreffen Level I und II.

> Wichtige Kriterien der bildgebenden Diagnostik der *Lippenkarzinome* sind:
> - Infiltration der Weichteile,
> - Knochenerosionen
>   (bukkale Oberfläche der Mandibula).

Mundboden: Der Tumor entsteht meist in den vorderen Abschnitten des Mundbodens, mittelliniennah (bis zu 2 cm paramedian) und breitet sich in die extrinsische Zungenmuskulatur, den Sublingual- oder Submandibularraum aus. Eine Einbeziehung des ipsilateralen neurovaskulären Bündels mit entsprechender Atrophie des Versorgungsgebietes ist häufig. Ein Überschreiten der Mittellinie mit Beteiligung des kontralateralen neurovaskulären Bündels ist therapeutisch relevant, da es die totale Glossektomie erfordert. Früh findet sich eine Periostbeteiligung, eine Destruktion der Mandibula selbst ist aber erst in Spätstadien zu beobachten (Abb. 8.19). Zum Zeitpunkt der Diagnose finden sich bei 30–50% der Patienten Lymphknotenmetastasen (abhängig vom Stadium des Primärtumors) im Level I und II.

Tab. 8.21 ┈⟫ *T-Staging der Mundhöhlenkarzinome (UICC, 1997)*

Tis	Carcinoma in situ
T1	Tumor maximal 2 cm im größten Durchmesser
T2	Tumor zwischen 2 und 4 cm im größten Durchmesser
T3	Tumor über 4 cm im größten Durchmesser
T4 Lippe	Infiltration von Nachbarstrukturen: Gesichtshaut, N. alveolaris inferior, Mundboden, kortikaler Knochen
T4 andere	Infiltration von Nachbarstrukturen: extrinsische Zungenmuskeln, kortikaler Knochen, Sinus maxillaris, Haut

> Wichtige Kriterien der bildgebenden Diagnostik des *Mundbodenkarzinoms* sind:
> - Ausbreitung in die Tiefe entlang des M. mylohyoideus und M. hypoglossus,
> - Beziehung zum ipsilateralen neurovaskulären Bündel,
> - Extension über die Mittellinie mit Einbeziehung des kontralateralen lingualen neurovaskulären Bündels,
> - Infiltration des Zungengrundes,
> - Weichteilinfiltration am Hals,
> - Knochenerosionen.

Zunge: Die meisten Tumoren gehen von der Unterfläche oder vom Seitenrand der Zunge aus. Sie infiltrieren die tiefe intrinsische und extrinsische Muskulatur und breiten sich submukös zum Mundboden, den Tonsillen und zur Mandibula aus. Das Überschreiten der Mittellinie ist therapeutisch relevant. Knochenerosionen an der Mandibula finden sich erst in weit fortgeschrittenen Stadien. Die Tumoren metastasieren früh in die Lymphknoten der Level I, II und III, 35–65% der Patienten (abhängig vom Stadium des Primärtumors) zeigen einen bilateralen Lymphknotenbefall.

Abb. 8.19 **Mundbodenkarzinome.**
a Kleines Plattenepithelkarzinom des rechten Mundbodens. Die Luft markiert die Mundhöhle.
b Großes Mundbodenkarzinom mit Umscheidung der Mandibula und zentraler Nekrose. Vergleichbare Kontrastmittelaufnahme der ipsilateralen Lymphknotenmetastase ventral des M. sternocleidomastoideus (Pfeil).

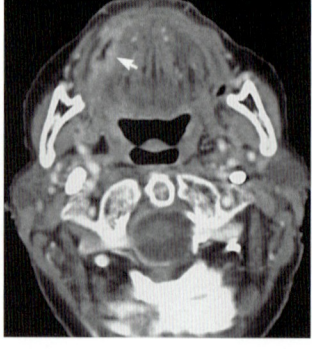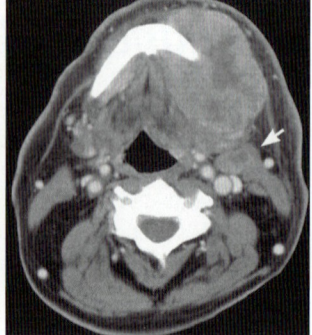

Wichtige Kriterien der bildgebenden Diagnostik des *Zungenkarzinoms* sind:
- Beziehung zum ipsilateralen neurovaskulären Bündel,
- Ausbreitung über die Mittellinie und zum kontralateralen lingualen neurovaskulären Bündel,
- Invasion des Mundbodens und assoziierte Knochenerosionen.

Wangenschleimhaut: Diese Tumoren entstehen in der Regel an der Seitenwand der Mundschleimhaut und breiten sich nach lateral entlang des M. buccinator in den Mastikatorraum oder die pterygomandibuläre Rinne aus und können die anliegenden Knochen von Mandibula oder Maxilla arrodieren. Sie sind häufig aggressiv und metastasieren früh in die Lymphknoten der Level I und II bzw. in die Parotislymphknoten.

Wichtige Kriterien der bildgebenden Diagnostik des *Wangenkarzinoms* sind:
- submuköse Extension,
- Knochenerosion.

Gingiva und harter Gaumen: Die Ausdehnung dieser Tumoren wird in der Schnittbilddiagnostik häufig unterschätzt. Ein primäres Plattenepithelkarzinom des harten Gaumens ist selten. Häufiger ist die Be-

teiligung im Rahmen eines Gingivatumors. Der Tumor kann durch den harten Gaumen in den Nasenraum einbrechen. Tiefer gelegene Gingivatumoren breiten sich in den Mundboden aus oder arrodieren die Mandibula. Der Umfang der Knochenbeteiligung ist für die chirurgische Therapie von Bedeutung. Bis zu 50 % der Patienten zeigen Lymphknotenmetastasen im Level I (Gingiva) oder retropharyngeal und im Level II (Palatum).

Karzinome des retromolaren Dreiecks sind eine spezielle Form der Gingivatumoren mit komplexem Ausbreitungsmuster. Sie können sich nach anterior in die bukkale Region, nach posterior in die Fossa tonsillaris, nach superior entlang der pterygomandibulären Rinne zum Epipharynx und zur Schädelbasis und nach inferior zum Mundboden ausbreiten. Knochenarrosionen finden sich früh und können mittels Dünnschicht-CT nachgewiesen werden. Der Tumor liegt typischerweise an der Vorderfläche des Ramus mandibulae.

Wichtige Kriterien der bildgebenden Diagnostik der *Gingiva- und Gaumenkarzinome* sind:
- Knochenerosion,
- submuköse Ausbreitung,
- perineurale Ausbreitung (z.B. Canalis incisivus, Foramen palatinum major et minor).

Hypopharynxkarzinome

Die Mehrzahl der Hypopharynxkarzinome sind Plattenepithelkarzinome. Risikofaktoren sind wiederum der Alkohol- und Nikotinabusus; für postkrikoidale Tumoren besteht ein Zusammenhang mit dem Plummer-Vinson-Syndrom.

Hypopharynxkarzinome sind klinisch häufig stumm und werden daher erst in fortgeschrittenen Stadien diagnostiziert (T3 –T4). Sofern symptomatisch klagen die Patienten über Halsschmerzen, Ohrenschmerzen oder Dysphagie.

Alle Tumoren neigen zum submukösen Wachstum, so dass sie in ihrer Ausdehnung häufig unterschätzt werden. Die Messung des Tumorvolumens ist wichtig, da kleinere Tumoren (< 6,5 cm³) ohne Apexbeteiligung bestrahlt werden können.

Frühformen des Hypopharynxkarzinoms sind endoskopisch aufgrund ihres Sitzes und der submukösen Ausbreitung schwer zu diagnostizieren. Der Nachweis einer zervikalen Lymphknotenmetastase, die bei unauffälligem endoskopischem Befund ei-

nem unbekannten Primärtumor zugeordnet wird, ist eine typische Situation. Computertomographisch können Tumorfrühstadien bei adäquater Untersuchungstechnik (aufgedehnte Sinus piriformes) erkannt werden.

CT-Morphologie

Die T-Stadien der Hypopharynxkarzinome sind in Tab. 8.**22** aufgelistet.

Vermutete bzw. verdächtige Frühläsionen sollten im Kontext mit den endoskopischen und radiographischen Befunde interpretiert werden. Durch einen sorgfältigen Seitenvergleich werden Asymmetrien erfasst, welche Zeichen eines Frühkarzinoms sein können. Ein einseitig kollabierter Sinus oder eine Schleimretention kann allerdings einen Tumor vortäuschen. Im Zweifelsfall sind ergänzende Schichten mit Valsalva-Manöver oder i-Phonation zur optimalen Aufweitung der Sinus piriformes erforderlich. Fortgeschrittene Tumoren zeigen ein asymmetrisches, intraluminales und raumforderndes Wachstum (Verdrängung, Kompression oder Deformierung angrenzender Strukturen), u. U. auch Zeichen einer Knorpeldestruktion oder Fettinfiltration. Die V. jugularis kann komprimiert oder bei Infiltration der Venenwand thrombosiert sein. Eine Invasion der A. carotis äußert sich in einer asymmetrischen Lumeneinengung oder einem Verschluss des Gefäßes. Von einer Gefäßwandinfiltration ist auch dann auszugehen, wenn der Tumor 90% der Gefäßwand erfasst und das Lumen konzentrisch eingeengt wird.

Es werden drei wichtige Lokalisationen unterschieden: Sinus piriformis, Postkrikoidregion und Hinterwand. Jede Lokalisation hat ihre spezifische Ausbreitungsrichtung und Lymphdrainage.

Sinus piriformis: Kleine Tumoren können auf nur eine Wandung der Sinus beschränkt sein und endoskopisch leicht übersehen werden. Häufiger jedoch sind die Tumoren ausgedehnter und betreffen alle Wandabschnitte (Abb. 8.**20**, 8.**21**). Die Ausbreitung kann nach endolaryngeal in das paraglottische Fett, entlang der Hinterwand oder Area postcricoidea zum Ösophagusmund oder in die Spitze der Sinus

Tab. 8.22 ⤳ *T-Staging der Hypopharynxkarzinome (UICC, 1997)*

Tis	Carcinoma in situ
T1	Tumor maximal 2 cm im größten Durchmesser und auf eine Unterabteilung begrenzt
T2	Tumor zwischen 2 und 4 cm im größten Durchmesser, befällt mehr als eine Unterabteilung, keine Fixation des Hemilarynx (Stimmband)
T3	Tumor größer als 4 cm im größten Durchmesser mit Fixation des Hemilarynx
T4	Infiltration von Nachbarstrukturen: Schild- und Ringknorpel, A. carotis, Bindegewebe des Halses, prävertebrale Muskeln, Schilddrüse, Ösophagus

erfolgen. Knorpelinfiltrationen sind nicht selten und zeigen die extralaryngeale Ausbreitung an. Zum Zeitpunkt der Erstdiagnose zeigen 55–75% der Patienten Lymphknotenmetastasen, vorzugsweise im Level II und III, weniger im Level V.

Hinterwand: Die Tumoren breiten sich in den Oropharynx, nach kaudal in den Sinus piriformis oder Ösophagus und – ausnahmsweise – auch nach dorsal in die prävertebrale Muskulatur aus. Eine Knorpelinfiltration ist für Tumoren dieser Lokalisation ungewöhnlich. Lymphknotenmetastasen sind

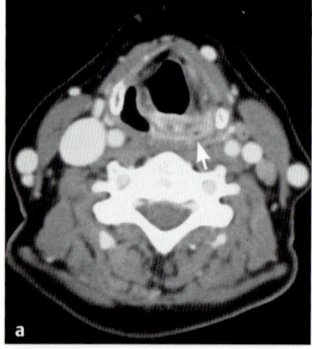
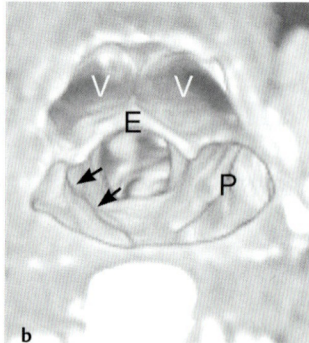

Abb. 8.20 **Hypopharynxkarzinom.**
a Das CT nach Kontrastmittelgabe zeigt den verlegten Sinus piriformis mit verdickter KM aufnehmender Wand.
b Die virtuelle Endoskopie zeigt lediglich die Asymmetrie des Sinus piriformis. P = Sinus piriformis, V = Valleculae, E = Epiglottis.

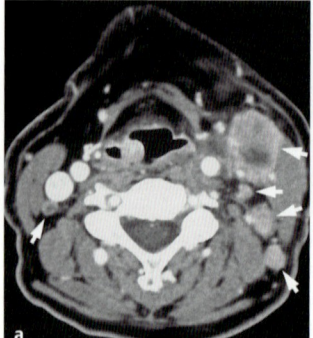
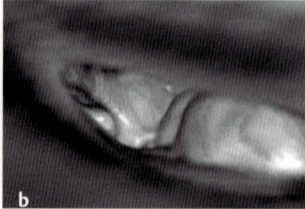

Abb. 8.21 **Karzinom des Sinus piriformis.**
a Weit ins Pharynxlumen reichende polypöse Raumforderung mit mäßiger KM-Aufnahme. Multiple kräftig enhancende bilaterale Lymphknotenmetastasen (Pfeile), einige mit zentraler Nekrose.
b Die virtuelle Endoskopie zeigt eine Raumforderung im Sinus piriformis. Die Orientierung in derartigen endoluminalen Projektionen kann schwierig sein.

dagegen früh im Level II und III und retropharyngeal gegeben.

Area postcricoidea: Primärtumoren in dieser Region sind selten. Sie wachsen in allen Richtungen in der Mukosa und engen dadurch das Lumen des Hypopharynx ein. Die Ausbreitung erfolgt auch in den Ösophagus oder den hinteren Larynx mit Infiltration des Ring- und Aryknorpels. Lymphknotenmetastasen finden sich primär im Level III und seltener im Level II oder IV.

> Wichtige Kriterien der bildgebenden Diagnostik der *Hypopharynxtumoren* sind:
> - Tumorvolumen,
> - Überschreiten der Mittellinie,
> - Einbeziehung des Apex der Sinus piriformes,
> - Knorpelinfiltration,
> - Ausbreitung zum Ösophagusmund oder in den paraglottischen Raum,
> - extralaryngeale Ausbreitung,
> - Infiltration der prävertebralen Muskulatur.

Larynxkarzinome

Fast alle Larynxtumoren sind Plattenepithelkarzinome mit ätiologischem Bezug zum Alkohol- und Nikotinabusus. Da sich die Larynxkarzinome oft submukös ausbreiten, sind Endoskopie und Bildgebung komplementäre diagnostische Verfahren beim lokalen Tumor-Staging. Aufgrund der häufigen entzündlichen Begleitreaktion wird das Tumorvolumen leicht überschätzt.

Die Tumoren werden traditionell in supraglottische, glottische und subglottische Läsionen unterteilt, jede mit ihrer eigenen TNM-Klassifikation, Ausbreitungscharakteristik und Lymphdrainage. Die Formen der konservativen Larynxchirurgie und deren (Kontra-)Indikationen sind im Abschnitt „Postoperative Veränderungen" zusammengefasst.

Supraglottische Tumoren

Onkologisch wird die Supraglottis in fünf Unterabschnitte gegliedert: suprahyoidale Epiglottis, aryepiglottische Falten (laryngeale Fläche), Arytenoid, infrahyoidale Epiglottis und Plicae vestibulares.

CT-Morphologie

Die T-Stadien der supraglottischen Larynxkarzinome sind in Tab. 8.23 aufgelistet.

Tumoren der Vorderwand breiten sich gewöhnlich in das präepiglottische Fettgewebe aus. Tief und lateral gelegene Tumoren der Plicae vestibulares, der Ventrikel oder der aryepiglottischen Falten infiltrieren primär das paraglottische Fettgewebe. Aufgrund ihres submukösen Wachstums werden sie erst in fortgeschrittenen Stadien diagnostiziert. Tumoren der dorsal gelegenen (Inter-)Arytenoidregion infiltrieren den postkrikoidalen Hypopharynx. Die Tumorausbreitung nach kaudal entscheidet darüber, ob eine supraglottische Laryngektomie

möglich ist oder nicht; die Beurteilung diesbezüglich erfordert qualitativ hochwertige coronale Schnittbilder in Dünnschichttechnik.

Auch das Tumorvolumen hat Einfluss auf die Therapieentscheidung: kleine Läsionen (unter 6 cm³) können mittels Strahlentherapie effektiv behandelt werden. Eine Knorpelinfiltration ist ver-

Tab. 8.23 ⋯▶ *T-Staging der supraglottischen Larynxkarzinome (UICC, 1997)*

Tis	Carcinoma in situ
T1	Tumor auf eine Unterabteilung begrenzt mit normaler Stimmbandmobilität
T2	Tumor befällt mehr als eine Unterabteilung oder Supraglottis, Glottis, Regionen außerhalb der Supraglottis (Zungenschleimhaut, Valleculae, medialer Sinus piriformis)
T3	Tumor auf Larynx begrenzt mit Fixation des Stimmbandes und/oder Infiltration der postkrikoidalen Region oder des präepiglottischen Raumes
T4	Tumor breitet sich über den Schildknorpel hinaus aus und/oder bricht in die Weichteile des Halses, in Schilddrüse und/oder Ösophagus ein

gleichsweise selten, führt zum Upgrading und verschlechtert die Therapieaussichten. Tumoren der
aryepiglottischen Falten und der Epiglottis weisen
in 30–50% der Fälle bereits zum Zeitpunkt der Erstdiagnose Lymphknotenmetastasen auf (in der Regel
in Level II–IV, abhängig vom Tumorstadium).

> Wichtige Kriterien der bildgebenden Diagnostik des
> *supraglottischen Larynxkarzinoms* sind:
> • Tumorvolumen,
> • Abstand des unteren Tumorrandes von der vorderen
>   Kommissur,
> • transglottische Ausbreitung,
> • Infiltration der Sinus piriformes oder des präepiglotti-
>   schen Fettgewebes,
> • extralaryngeale Ausbreitung,
> • Knorpelinfiltration.

Glottistumoren

Unterabschnitte der Glottis sind die Stimmbänder
und die vordere und hintere Kommissur.

CT-Morphologie

Die T-Stadien der Glottiskarzinome sind in Tab. 8.**24**
aufgelistet.

Eine Stimmbandparese kann im Computertomogramm bei leichter Atmung festgestellt werden. Das
betroffene Stimmband zeigt keine Abduktion und
führt zu einer partiellen Einengung des Lumens.

Glottistumoren entstehen typischerweise am vorderen Abschnitt des Stimmbandes und breiten sich
zur vorderen Kommissur hin aus (Abb. 8.**22**, 8.**23**).
Von dort setzen sie sich in den supraglottischen,
subglottischen und prälaryngealen Raum fort. Eine
Ausbreitung nach lateral in die thyroarytenoide
Muskulatur führt zur Stimmbandfixation, Knorpeldestruktion und einem weiteren extralaryngealen
Wachstum (Abb. 8.**24**). Die Ausbreitung nach kaudal
in die Subglottis ist ebenfalls nicht ungewöhnlich
und endoskopisch schwer auszumachen. Die Ausbreitungswege bestimmen das operative Vorgehen.

Kleine Tumoren (< 3,5 cm³) ohne Knorpelinfiltration können der Strahlentherapie zugeführt werden. Lymphknotenmetastasen sind selten, solange
der Tumor auf den Larynx beschränkt bleibt; ihre
Häufigkeit nimmt bei extralaryngealer Ausbreitung
aber deutlich zu.

> Wichtige Kriterien der bildgebenden Diagnostik des
> *Glottiskarzinoms* sind:
> • Tumorvolumen,
> • kraniokaudale Ausbreitung (transglottisch oder sub-
>   glottisch),
> • Infiltration der vorderen Kommissur,
> • Infiltration des tiefen paraglottischen Fettgewebes,
> • Beziehung zu den krikoarytenoiden Gelenken,
> • Ausbreitung in die hintere Kommissur,
> • Knorpelinfiltration.

Tab. 8.24 ⋯⇢ *T-Staging der Glottiskarzinome (UICC, 1997)*

Tis	Carcinoma in situ
T1	Tumor auf Stimmbänder begrenzt (und vordere Kommissur) mit normaler Motilität
T1a	Tumor auf ein Stimmband begrenzt
T1b	Tumor auf beide Stimmbänder begrenzt
T2	Tumor infiltriert die Supraglottis und/oder Subglottis mit oder ohne gestörte Stimmbandmobilität
T3	Tumor auf Larynx begrenzt mit Stimmbandfixation
T4	Tumor bricht durch den Schildknorpel und/oder in andere Nachbargewebe ein: Trachea, Halsweichteile, Schilddrüse, Pharynx

Abb. 8.22 **Kleines Glottiskarzinom (T1).**
Noduläre Kontrastdarstellung des Tumors auf dem Stimmband.
a Axiale Schicht.
b Coronales volumenrekonstruiertes Bild.

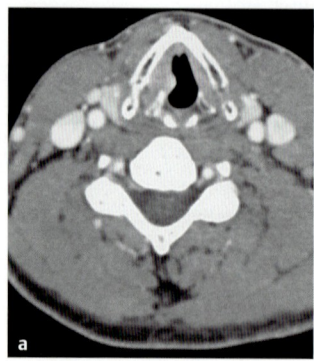
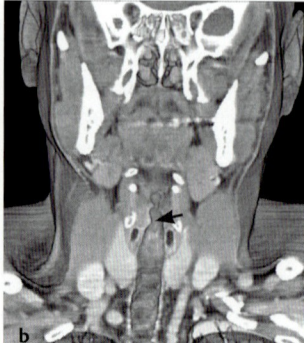

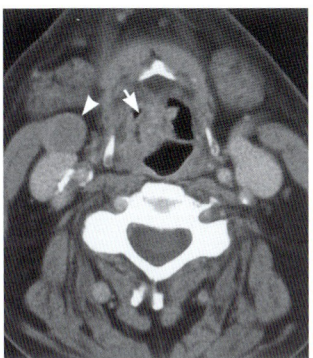

Abb. 8.23 **Epiglottiskarzinom.**
Der Tumor hat die Mittellinie überschritten, die Epiglottis infiltriert und die ipsilaterale Vallecula weitgehend verlegt (Pfeil).

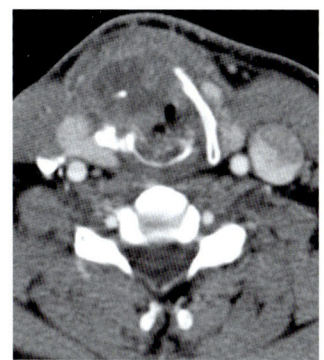

Abb. 8.24 **Fortgeschrittenes transglottisches Larynxkarzinom.**
Hochgradige Obstruktion des Kehlkopfes und ausgedehnte Destruktion des Schildknorpels auf der rechten Seite.

Subglottische Tumoren

Primär subglottische Tumoren sind selten; die meisten subglottischen Tumoren gehen von Glottiskarzinomen aus, die nach kaudal den subglottischen Raum infiltrieren.

CT-Morphologie

Die T-Stadien der subglottischen Larynxkarzinome sind in Tab. 8.**25** aufgelistet.

Echte subglottische Tumoren breiten sich nach kaudal in die Trachea und die Schilddrüse oder nach dorsal in den zervikalen Ösophagus aus. Ein Durchbruch durch die Membrana cricothyroidea ist nur in fortgeschrittenen Stadien zu sehen. Knorpelinfiltrationen sind seltener als bei anderen Larynxtumoren und betreffen in erster Linie Krikoid und Thyroid. Lymphknotenmetastasen finden sich im Level VI (Delphi-Lymphknoten unmittelbar vor der Membrana cricothyroidea), IV und im oberen Mediastinum.

Wichtige Kriterien der bildgebenden Diagnostik des *subglottischen Larynxkarzinoms* sind:
- Ausdehnung nach kaudal,
- Knorpelinfiltration.

Tab. 8.25 ···⟫ *T-Staging der subglottischen Larynxkarzinome (UICC, 1997)*

Tis	Carcinoma in situ
T1	Tumor auf die Subglottis begrenzt
T2	Tumor erreicht das Stimmband, Motilität normal oder gestört
T3	Tumor auf Larynx begrenzt mit Fixation der Stimmbänder
T4	Tumor penetriert den Schild-/Ringknorpel und/ oder bricht in andere Nachbargewebe ein: Trachea, Halsweichteile, Schilddrüse, Pharynx

Knorpelinfiltration

Eine Knorpelinfiltration erfolgt am ehesten an den Stellen, wo das Perichondrium durch die Anheftung kollagener Fasern unterbrochen wird. Dies ist z. B. im Bereich der anterioren Kommissur, am Krikoarytenoidgelenk, an der Membrana cricothyroidea und entlang der Schildknorpelplatten der Fall.

Nichtossifizierter Knorpel ist im Vergleich zu verknöchertem Knorpel relativ resistent gegenüber einer Tumorinfiltration. Die Ossifikation begünstigt die Tumorinfiltration via Osteoklastenaktivität.

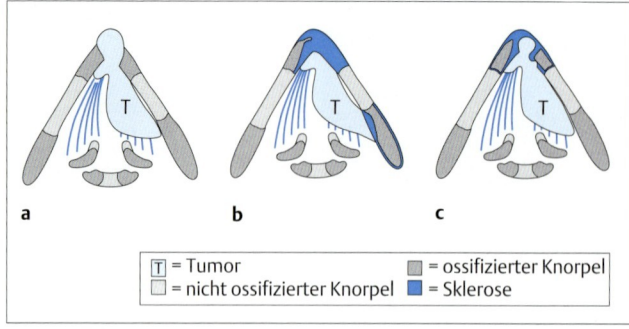

Abb. 8.25 **Kriterien der neoplas-tischen Knorpelinfiltration im CT (Becker 1997).**
a Extralaryngeale Tumorausbreitung.
b Sklerose.
c Lyse (an der Spitze) und Erosion.

Der Nachweis einer Knorpelinfiltration durch den Tumor ist im Computertomogramm relativ schwierig, da das Ossifikationsmuster des Kehlkopfskeletts variabel ist und Tumor zum nichtossifizierten Knorpel isodens imponiert. Becker (1998) gibt vier diagnostische Kriterien als Zeichen der Tumorinfiltration an (Abb. 8.**25**):

- extralaryngeale Tumorausbreitung,
- Sklerose des Knorpels,
- Erosion des Knorpels,
- Lyse des Knorpels.

Die Sklerose ist ein sensitives aber wenig spezifisches Zeichen der Tumorinfiltration, speziell am Schildknorpel. Die Zeichen Erosion und Lyse des Knorpels an der Tumorkontaktfläche haben eine Spezifität von über 90%, sind aber wenig sensitiv. Dies gilt auch für extralaryngeale Tumoren.

Bei Kombination der verschiedenen Zeichen können eine Sensitivität und eine Spezifität von etwa 80% erreicht werden. Die MRT ist aufgrund ihrer höheren Spezifität und des besseren negativen Voraussagewertes der Computertomographie überlegen.

Lymphom

Lymphome (Morbus Hodgkin und Non-Hodgkin-Lymphom) sind die zweithäufigsten Malignome am Hals. Bei Kindern spielt der Morbus Hodgkin (HD) die größere Rolle; insgesamt gesehen sind jedoch 75% aller Fälle Non-Hodgkin-Lymphome (NHL). Der Morbus Hodgkin befällt in der Regel die Lymphknoten während das NHL häufig auch extranodales Lymphgewebe, wie den Waldeyer-Rachenring, die Speicheldrüsen oder die Schilddrüse beteiligt.

Nodales Lymphom

Die meisten Patienten zeigen vergrößerte Lymphknoten im Level III–V, es können aber auch andere Lymphknotenstationen befallen sein. Das Lymphom kann sich sowohl uni- als auch bilateral manifestieren. Das Hodgkin-Lymphom zeigt typischerweise eine kontinuierliche Ausbreitung über die Lymphknotenstationen, während der Befall beim NHL diskontinuierlich saltierend erfolgt. Nekrosen sind bei der Primärerkrankung ungewöhnlich, unter Therapie aber möglich. Eine extrakapsuläre Ausbreitung findet sich häufiger beim NHL. Die Lymphknoten verkalken selten – außer nach vorausgegangener Chemotherapie oder Radiatio – am ehesten bei der sklerosierenden Form des Morbus Hodgkin. Nodale Lymphome im Zusammenhang mit nasopharyngealen lymphoiden Hyperplasien und lymphoepithelialen Zysten in der Parotis weisen auf eine HIV-Infektion hin. In diesen Fällen findet sich häufig ein extranodales NHL.

CT-Morphologie

Der typische Befund sind uni- oder bilateral vergrößerte Lymphknoten homogener Dichte. Die Lymphome sind oft rund und gruppiert. Nach KM-Injektion kommt es zu einer langsamen, homogenen KM-Aufnahme. Nekrosen oder Verkalkungen finden sich nach Radiatio oder Chemotherapie. Eine Differenzierung gegen Lymphknotenmetastasen ist häufig nicht möglich.

Extranodales lymphatisches Lymphom

Im Halsbereich manifestiert sich das NHL häufig extranodal im lymphatischen Gewebe der Adenoide und Tonsillen und führt zu einer asymmetrischen Raumforderung ohne Infiltration angrenzender Strukturen oder des Knochens. Oft ist zugleich auch ein Lymphknotenbefall (nodale Manifestation) nachweisbar. Die KM-Aufnahme ist mäßig, Nekrosen finden sich nicht. Die Differenzierung zwischen einem Lymphom und einem Karzinom ist in der Regel nicht möglich. Allerdings können Lymphknotenschwellungen und Tumorformationen, die in ihrer Lokalisation und Ausdehnung für ein Plattenepithelkarzinom ungewöhnlich sind, auf ein primäres Lymphom hindeuten. Bei jungen Patienten ist differenzialdiagnostisch auch an die infektiöse Mononukleose zu denken. Im Nasopharynx fehlen beim NHL Septen, die bei der lymphoiden Hyperplasie üblicherweise erkennbar sind (am besten im kontrastverstärkten MRT unter Fettsuppression).

Extranodales extralymphatisches Lymphom

Primäre Lymphome der *Parotis* sind selten; häufiger ist eine Beteiligung im Rahmen eines Hodgkin- oder Non-Hodgkin-Lymphoms. Verbindungen bestehen auch zum Sjögren-Syndrom, zur HIV-Infektion und zum Morbus Waldenström. Computertomographisch stellt sich das Lymphom als umschriebene, homogene intraglanduläre Raumforderung mit moderater KM-Aufnahme dar. Eine echte extranodale Erkrankung ist extrem selten und präsentiert sich in Form einer definierten Infiltration von Teilen der Drüse. Begleitende Lymphknoten sind die Regel.

Schilddrüsenlymphome machen etwa 3% aller NHL und 5% der Schilddrüsenneoplasien aus. Am häufigsten sind ältere Frauen betroffen (jenseits des 55. Lebensjahres). Über 80% der Schilddrüsenlymphome entwickeln sich auf dem Boden einer Hashimoto-Thyreoiditis, letztlich sind beide Veränderungen in der Bildgebung nicht voneinander zu unterscheiden. Häufig findet sich eine regionale Lymphadenopathie.

Andere Lokalisationen des NHL sind der Nasenraum, die Nasennebenhöhlen, Orbita und Haut. Der Nachweis mehrerer extralymphatischer Raumforderungen ist pathognomonisch für ein NHL.

Lymphoproliferation nach Transplantation (PTLD)

Lymphoproliferative Störungen sind eine gravierende Komplikation nach Organtransplantation. Das Erscheinungsbild variiert und reicht von einer lymphoiden Hyperplasie bis hin zum (Non-Hodgkin-)Lymphom. Ursache ist eine Dysregulation der B-Zell-Proliferation in Verbindung mit einer EBV-Infektion. Die Erkrankung betrifft etwa 10% der Organempfänger und hängt einerseits vom transplantierten Organ, andererseits von der Art der immunsuppressiven Therapie ab. Am häufigsten sind Lungen und Magen-Darm-Trakt betroffen. Der Hals ist eine ungewöhnliche Lokalisation; die PTLD kann sich aber auch hier manifestieren, als Tumorbildung des Waldeyer-Rachenringes oder als Lymphadenopathie.

CT-Morphologie

Im Computertomogramm zeigen sich weichteildichte Raumforderungen im lymphatischen Gewebe des Epi- und Oropharynx, die bis in den parapharyngealen Raum und die Submukosa reichen können. Zentrale Nekrosen sind häufig, die KM-Auf-

nahme ist variabel. Die Lymphadenopathie manifestiert sich als große Raumforderung oder in Form exzessiv vermehrter (gruppierter) Lymphknoten von annähernd normaler Größe. Die Computertomographie eignet sich für die Diagnostik und Verlaufskontrolle.

Maligne mesenchymale und neurogene Tumoren

Sarkom

Sarkome im Kopf-Hals-Bereich sind selten und werden in der Regel bioptisch gesichert.

Liposarkom

Liposarkome der Halsregion sind selten, kommen aber bei 40- bis 60-jährigen Patienten im vorderen und hinteren Zervikalraum vor. Die Tumoren sind oft heterogen mit variablen Anteilen von Fett und weichteildichtem Gewebe und wachsen infiltrativ. Computertomographisch ist die Dichte des Tumorfetts oft höher als die der Subkutis. Eine KM-Aufnahme von Tumoranteilen ist möglich.

Fibrosarkom

Der Hals ist eine häufige Lokalisation für Fibrosarkome. Sie manifestieren sich beim Erwachsenen als langsam wachsende, schmerzlose Raumforderung, die zum Zeitpunkt klinischer Symptome meist bereits eine beachtliche Größe hat. Metastasen sind häufig (> 60%). Die infantile Form ist weitaus weniger aggressiv und neigt auch weniger zur Metastasierung. Im Computertomogramm stellen sich die Fibrosarkome als homogen weichteildichte Tumoren dar, mitunter mit begleitenden Knochenarrosionen. Verkalkungen, Nekrosen und Einblutungen kommen vor.

Chondrosarkom

Chondrosarkome der Halsregion gehen meist vom Kehlkopfskelett aus (Schild- und Ringknorpel). Weitere Lokalisationen sind die Schädelbasis und der Mastikatorraum. Das Chondrosarkom ist gewöhnlich gut begrenzt, wächst submukös und zeigt im CT unregelmäßige ringförmige Verkalkungen. Chondrosarkome des Larynx können die Luftwege verlegen.

Rhabdomyosarkom

Das Rhabdomyosarkom ist das häufigste Sarkom des Kindesalters und tritt gewöhnlich vor dem 10. Lebensjahr auf. Der Epipharynx, der Parapharyngealraum oder die Fossa infratemporalis ist in 30% der Fälle betroffen. Der Tumor bricht häufig über die Schädelbasis in den Sinus cavernosus ein. Lymphknoten-, Knochen- und Lungenmetastasen sind in über 50% der Fälle nachweisbar. Rhabdomyosarkome stellen sich im Computertomogramm als homogen weichteildichte, infiltrative und expansive Raumforderung mit variabler KM-Aufnahme dar. Knochenarrosionen und Remodellierungen der Schädelbasis oder der Kieferhöhlen sind häufig.

Synovialom

Von den Extremitäten abgesehen, ist der Hals die häufigste Lokalisation für Synovialsarkome. Der Tumor liegt meist retropharyngeal, wächst langsam und infiltrativ und metastasiert vorwiegend in die Lungen. Die Patienten klagen über Heiserkeit und Dysphagie. Computertomographisch stellt sich der Tumor als umschriebene, homogene oder heterogene Läsion dar. Flüssigkeitsspiegel, Einblutungen und Verkalkungen sind häufig.

Maligner peripherer Nervenscheidentumor (MPNST, Neurosarkom)

Der Terminus MPNST ist ein Sammelbegriff für maligne neurogene Tumoren und beschreibt ein hochmalignes Sarkom, welches sowohl de novo als auch durch maligne Transformation aus einem präexistenten Neurinom bzw. Schwannom entstehen kann (meist auf dem Boden eines plexiformen Neurofibroms). 65% der Tumoren zeigen Fernmetastasen. Neurosarkome kommen am häufigsten bei Patienten mit Neurofibromatose Typ 1 und nach Radiatio vor (Latenzzeit 10–20 Jahre); im Kopf-Hals-Bereich sind sie allerdings selten. Das computertomographische Bild ist unspezifisch und zeigt große fusiforme, invasive Tumoren mit Nekrosen und Einblutungen. Die Kontrastierung ist inhomogen.

Malignes fibröses Histiozytom

Im Halsbereich ist dieser Tumor selten. Das Computertomogramm zeigt eine umschriebene, homogen weichteildichte Raumforderung innerhalb der Muskulatur oder entlang der Faszien. Kleinfleckige Verkalkungen, Nekrosen oder Einblutungen kommen vor.

Erkrankungen der Speicheldrüsen

Zysten

Retentionszysten entstehen sekundär nach inkompletter oder intermittierender Obstruktion der Speicheldrüsenausführungsgänge auf der Basis entzündlicher Strikturen, von Konkrementen, nach Operation oder Trauma. Sie besitzen eine epitheliale Auskleidung und finden sich vor allem in der Gl. submandibularis.

Unter einer *Ranula* versteht man eine mukoide Retentionszyste der Gl. sublingualis. Im einfachen Fall findet sich eine typische Zyste im Sublingualraum. Eine „abtauchende" komplizierte Ranula (diving ranula) entsteht durch Ruptur der einfachen Ranula und ist faktisch eine Mukozele oder Pseudozyste ohne epitheliale Auskleidung. Sie erstreckt sich über den Rand des M. mylohyoideus hinaus in den Submandibularraum.

Lymphoepitheliale Zysten finden sich bei AIDS, sind oft multizentrisch und bilateral, gewöhnlich in der Gl. parotis gelegen und in der Regel mit einer zervikalen Lymphadenopathie vergesellschaftet.

Benigne Tumoren

70–80% der Parotis-, 40–60% der Submandibularis-, 15–30% der Sublingualistumoren und 20–40% der Tumoren der kleinen Speicheldrüsen sind benigne. Die Bildgebung ist für die definitive Diagnose zwar nicht geeignet, dient aber der Therapieplanung. Tab. 8.**26** gibt einen Überblick über die soliden Läsionen der Gl. parotis.

Pleomorphes Adenom

Das pleomorphe Adenom, ein gutartiger Mischtumor, ist mit 70–80% der häufigste benigne solide Speicheldrüsentumor. Die Mehrzahl der Tumoren findet sich in der Parotis, gewöhnlich lateral des N. facialis im oberflächlichen Lappen. Der Tumor ist gewöhnlich solitär, ovoid und glatt begrenzt. Größere Tumoren können lobuliert sein und Nekrosen, Einblutungen oder Verkalkungen aufweisen. Unbehandelt entarten etwa 25% der Tumoren zu einem Adenokarzinom. Inkomplett resezierte pleomorphe Adenome rezidivieren in etwa 50% der Fälle innerhalb von 10 Jahren. Die MRT ist bildgebende Methode der Wahl.

CT-Morphologie

Einfache Zysten weisen eine flüssigkeitsäquivalente Dichte auf und sind glatt und scharfrandig begrenzt. Die Wandungen sind dünn und zeigen keine Verkalkungen. Die komplizierte abtauchende Ranula kann unschärfer begrenzt sein und zeigt oft eine charakteristische zipfel- oder kometenschweifartige Ausziehung in den Sublingualraum.

Tab. 8.26 ⋯⋙ *Differenzialdiagnose der Parotistumoren*

Benigne Tumoren	pleomorphes Adenom Warthin-Tumor (Kystadenolymphom) Onkozytom Lipom Fazialisneurinom
Maligne Tumoren	mukoepidermoides Karzinom adenoidzystisches Karzinom Non-Hodgkin-Lymphom Azinuszellkarzinom maligner Mischtumor Plattenepithelkarzinom
Metastasen	Melanom* Plattenepithelkarzinom der Haut*
Entzündungen	Abszess lymphoepitheliale Zyste bei AIDS* intraglanduläre Lymphknoten-schwellung Sarkoidose*

* auch multifokal

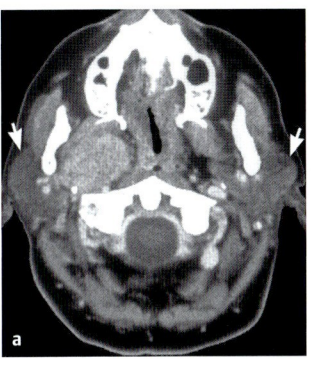 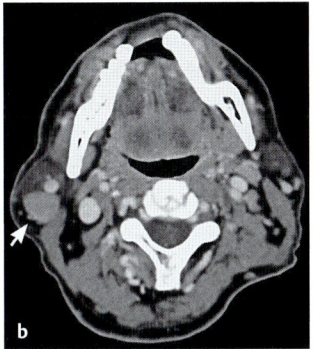 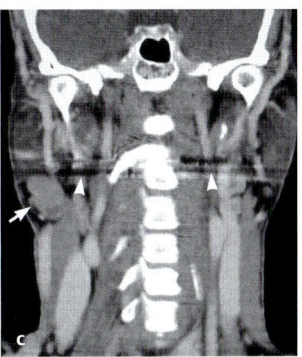

Abb. 8.26 **Pleomorphes Adenom.**

a Pleomorphes Adenom des tiefen Parotislappens („Eisbergtumor"). Hypervaskularisierte Raumforderung medial der rechten Mandibula mit Verdrängung des M. pterygoideus und des weichen Gaumens. Bilaterale Fettinfiltration der Parotis (Pfeile, nicht ungewöhnlich).

b Pleomorphes Adenom am unteren Pol der Parotis, ähnlich einem Lymphknoten. Im Ultraschallbild typisch echofreier Aspekt mit dorsaler Schallverstärkung.

c Zahnartefakte im coronalen Bild (Pfeilspitzen).

CT-Morphologie

Kleine Tumoren stellen sich im Nativbild als glatt begrenzte, homogen hypodense Läsionen dar. Mit zunehmender Größe wird der Tumor durch regressive Veränderungen inhomogen; Einblutungen oder Verkalkungen führen zu hyperdensen Anteilen, Nekrosen zu hypodensen Arealen oder zystischen Veränderungen. Nach KM-Applikation nimmt die Kontrastierung mit der Zeit zu (Abb. 8.**26**) und wird zunehmend homogener, so dass sich der Tumor am besten auf Spätaufnahmen abgrenzt.

Warthin-Tumor

Der Warthin-Tumor oder das Zystadenolymphom macht 2–10 % der benignen Parotisumoren aus. Es ist der häufigste multifokal und bilateral auftretende Tumor (10 % der Fälle).

CT-Morphologie

Das Zystadenolymphom findet sich meist am Rand des oberflächlichen Lappens; es kann multifokal und bilateral auftreten. Kleine Läsionen sind ovoid, glatt begrenzt und homogen. In größeren Tumoren sind Zystenbildungen häufig, mitunter mit Tumorknoten in der Zystenwand. Die Kontrastierung ist inhomogen.

> Differenzialdiagnose nichtzystischer Läsionen: Lymphom, Lymphadenopathie, granulomatöse Erkrankung. Differenzialdiagnose zystischer Läsionen: nekrotisierende Metastasen, lymphoepitheliale Zysten.

Onkozytom

Onkozytome sind seltene, langsam wachsende und glatt begrenzte Tumoren, die bevorzugt in der Parotis bei Patienten jenseits des 55. Lebensjahres auftreten.

CT-Morphologie

Das CT-morphologische Erscheinungsbild ist uncharakteristisch und kann dem eines pleomorphen Adenoms oder Warthin-Tumors ähneln.

Maligne Tumoren

Maligne Tumoren finden sich häufiger in den kleinen Speicheldrüsen. Sie treten insbesondere bei Eskimos und bei Kindern auf. Schmerzen, Lymphknotenmetastasen und eine Fazialisparese sind prognostisch ungünstige Zeichen. Das Staging erfolgt nach der TNM-Klassifikation (Tab. 8.27).

Tab. 8.27 ┄┄➔ *T-Staging der Speicheldrüsentumoren (UICC, 1997)*

T1	Tumor ≤ 2 cm im größten Durchmesser ohne extraparenchymale Ausbreitung
T2	Tumor zwischen 2 und 4 cm ohne extraparenchymale Ausbreitung
T3	Tumor größer als 4 jedoch kleiner als 6 cm, oder mit extraparenchymaler Ausbreitung ohne Beteiligung des N. facialis
T4	Tumor größer 6 cm mit Infiltration des N. facialis oder der Schädelbasis

Mukoepidermoides Karzinom

Das Mukoepidermoidkarzinom ist der häufigste maligne Speicheldrüsentumor bei Erwachsenen und Kindern. Es macht 30 % der Parotismalignome aus und geht in der Regel von der Parotis oder den kleinen Speicheldrüsen aus. Man unterscheidet Low-, Intermediate und High-Grade-Tumoren.

CT-Morphologie

Low-Grade-Tumoren sind meist glatt begrenzt, High-Grade-Läsionen wachsen infiltrativ. In niedrig malignen Tumoren sind Zysten relativ häufig; Nekrosen und Einblutungen kommen ebenfalls vor. Das Erscheinungsbild variiert mit der Histomorphologie und kann einem pleomorphen Adenom ebenso ähneln wie einem Plattenepithelkarzinom.

Adenoidzystisches Karzinom

Das adenoidzystische Karzinom ist ein Tumor der 5. und 6. Lebensdekade. Er kann sich in der Ohrspeicheldrüse, den kleinen Speicheldrüsen des Gaumens oder der Gl. submandibularis entwickeln (häufigster maligner Tumor der Gl. submandibularis). Er wächst langsam und neigt zur perineuralen Infiltration mit Ausbreitung entlang des N. facialis oder mandibularis, was zu Schmerzen führen kann. Die kontrastverstärkte MRT ist für das lokale Staging und zum Nachweis der perineuralen Ausbreitung besser geeignet als die Computertomographie.

CT-Morphologie

Der Tumor zeigt in den kleinen Speicheldrüsen ein aggressiveres Wachstum als in den großen, wo er in Abhängigkeit vom Zelltyp mehr benigne imponiert. Die Tumoren der kleinen Speicheldrüsen entstehen in der Mukosa und können daher von Pharynxkarzinomen nicht differenziert werden.

Karzinom des pleomorphen Adenoms

Dieses Karzinom entsteht durch maligne Entartung aus einem (teilresezierten) pleomorphen Adenom.

CT-Morphologie

Kleine Tumoren ähneln dem pleomorphen Adenom, größere Tumoren sind mehr heterogen, unscharf begrenzt (infiltrierend) und zeigen Nekrosen. Die CT-Morphologie spiegelt das biologische Verhalten wider.

Azinuszellkarzinom

Azinuszellkarzinome entstehen fast ausnahmslos in der Gl. parotis und sind in 5% der Fälle bilateral. Sie treten gewöhnlich nach dem 40. Lebensjahr auf, sind aber zugleich das zweithäufigste Speicheldrüsenmalignom im Kindesalter.

CT-Morphologie

Der Tumor kann sowohl zystisch als auch solide imponieren. Die Bildgebung ist unspezifisch, das Erscheinungsbild eher benigne.

Metastasen

Metastasen finden sich fast ausschließlich in den intraglandulären Lymphknoten der Parotis. Häufigster Primärtumor ist das Melanom der Kopfhaut (Schläfe) oder der Halsregion. Seltener sind Metastasen von Tumoren der Kopf-Hals-Region, des Nieren-, Bronchial- oder Mammakarzinoms oder von Karzinomen des Gastrointestinaltraktes.

CT-Morphologie

Im Computertomogramm finden sich unilateral oder bilateral noduläre Läsionen (vergrößerte intraglanduläre Lymphknoten) mit homogener Dichte. Nach Kontrastmittelinjektion zeigen sie eine homogene Kontrastierung. Nekrosen sind möglich und immer malignomverdächtig. Die Differenzierung zum Lymphom ist häufig unmöglich.

Entzündliche und Autoimmunerkrankungen

Sialadenitis

Akute bakterielle oder virale Sialadenitiden sind die häufigste Erkrankung der Speicheldrüsen. Bakterielle Infektionen steigen in der Regel aus der Mundhöhle auf, sofern der Speichelfluss sinkt. Typische Erreger sind: Staphylococcus aureus, Streptococcus pyogenes, Streptococcus pneumoniae und Haemophilus influenzae. Virale Infektionen (Mumps-, Coxsackie- oder (Para)Influenza-Virus) betreffen in erster Linie die Parotis. Die intra- und periglandulären Lymphknoten können beteiligt sein. Hauptaufgabe der Bildgebung ist die Differenzierung zwischen Entzündung und Abszess; Letzterer entwickelt sich aus einer unbehandelten Sialadenitis oder bei inadäquater Therapie. Ein Abszess kann sich schnell in den Parapharyngealraum und in die Faszienlogen des Halses ausbreiten.

CT-Morphologie

Die entzündlich veränderte Drüse ist leicht geschwollen, dichter und zeigt eine mäßige KM-Aufnahme. Abszesse demarkieren sich als hypodense Areale.

Sialolithiasis

Konkremente können sich sowohl in den intra- als auch extraglandulären Gängen finden. Die Steine sind in der Regel solitär und liegen bevorzugt im extraglandulären Ausführungsgang. Zu 80–90% ist die Gl. submandibularis, zu 10–20% die Gl. parotis und zu < 5% die Gl. sublingualis betroffen. Komplette Obstruktionen führen zur Organatrophie, inkomplette Obstruktionen zu rezidivierenden Ent-

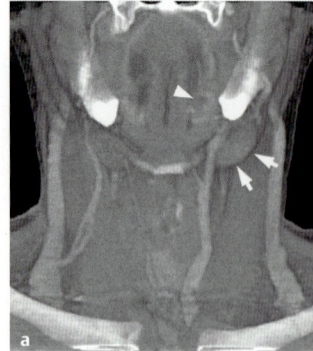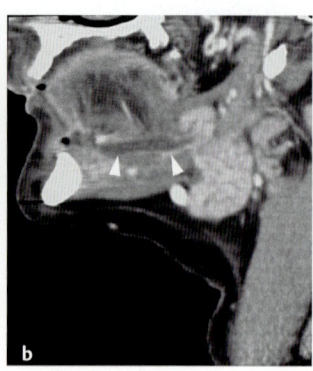

Abb. 8.27 **Entzündlich veränderte Gl. submandibularis mit verstärkter Vaskularisation (Pfeile).**
a Die coronale Volumenrekonstruktion zeigt den erweiterten Ausführungsgang (Pfeilspitze).
b Die gekrümmte Reformation zeigt den erweiterten Gang in seiner gesamten Länge. Ein Konkrement ist nicht erkennbar, so dass wahrscheinlich eine Striktur, z. B. nach spontanem Steinabgang, vorliegt.

zündungen und Schwellungen. Hauptaufgabe der Computertomographie ist die Differenzierung zwischen einem obstruktiven und einem nichtobstruktiven Prozess, da dies unmittelbar therapeutische Konsequenzen hat.

CT-Morphologie

Speichelsteine lassen sich im Computertomogramm einfach nachweisen. 80% der Submandibularis- und 60% der Parotissteine sind kalzifiziert; selbst unverkalkte Konkremente sind erkennbar. Die Speicheldrüse ist häufig geschwollen und unscharf begrenzt. Nach KM-Applikation ist die Kontrastierung der betroffenen Seite verstärkt. Bei Obliteration kommen die erweiterten Gangstrukturen zur Darstellung (Abb. 8.**27**).

Sialadenose

Die Sialadenose ist eine nichtentzündliche schmerzlose Vergrößerung der Gl. parotis, die zur Xerostomie führt. Ursächlich diskutiert werden degenerative Veränderungen des autonomen Nervensystems in Verbindung mit Endokrinopathien und Stoffwechselstörungen, insbesondere dem Diabetes mellitus. Bei einer medikamentenbedingten Sialadenose ist auch die Gl. submandibularis betroffen.

CT-Morphologie

Das computertomographische Erscheinungsbild ist unspezifisch Die Speicheldrüsen sind vergrößert und können sowohl dichter als auch fettinfiltriert erscheinen.

Sjögren-Syndrom

Diese systemische Autoimmunerkrankung kann auch in Verbindung mit Bindegewebserkrankungen wie der rheumatoiden Arthritis auftreten. Klassische Symptome sind die Keratoconjunctivitis sicca, die Xerostomie und die Drüsenvergrößerung. Die adulte Form ist häufiger und meist auch ausgeprägter als die juvenile. Hauptsächlich sind Frauen im Alter von 40 – 60 Jahren betroffen. Die peripheren Ductuli und Azini sind primär betroffen. Eine Superinfektion kann zur Destruktion der Drüse und zu multiplen Abszessen führen.

Das Risiko einer Lymphomentwicklung in der Drüse ist auf das 40fache erhöht.

CT-Morphologie

Im Frühstadium der Erkrankung erscheint die Drüse normal. Bei fortschreitender Erkrankung vergrößert sich die Drüse und wird dichter. Später kann sich ein honigwabenartiges Muster ausbilden, wie es auch bei granulomatösen Erkrankungen und der chronischen Sialadenitis zu beobachten ist. Kontrastmittel kann in kleinen punktuellen oder rundlichen Ansammlungen retiniert sein. Makrozystische Veränderungen wie bei HIV-assoziierten lymphoepithelialen Zysten sind selten.

Granulomatöse Erkrankungen

Systemische Granulomatosen können auch die intra- und periglandulären Lymphknoten befallen.

Das Computertomogramm zeigt gewöhnlich multiple, gutartig imponierende Raumforderungen in der Drüse, die Lymphomen ähnlich sehen. Eine Lymphadenopathie ist die Regel.

Bei der *Sarkoidose* ist die Parotis zu 10–30% betroffen, meist in Form einer chronischen bilateralen schmerzlosen multinodulären Schwellung mit begleitender Lymphadenopathie. Die Kombination mit einer Iridozyklitis und Hirnnervenausfällen (N. oculomotorius, N. facialis) wird als *Heerfordt-Syndrom* bezeichnet.

Eine *Tuberkulose* und andere atypische Mykobakteriosen sind selten und entwickeln sich in der Regel aus einem tonsillären Fokus. Die Gl. parotis und submandibularis können betroffen sein. Klinik und CT-Befunde sind unspezifisch und können eine Sialadenitis oder einen Tumor vortäuschen.

Weitere mögliche Ursachen granulomatöser Veränderungen sind die *Katzenkratzkrankheit*, die *Toxoplasmose* und die *Aktinomykose*. Die beiden Letztgenannten sind häufig mit einer mehr disseminierten Lymphadenopathie assoziiert. Die Aktinomykose geht mit einer zusätzlichen Weichteilbeteiligung (Mastikatorraum) und Fistelbildungen einher.

Erkrankungen der Schilddrüse und Nebenschilddrüsen

Die Diagnostik von Schilddrüsenerkrankungen basiert in erster Linie auf klinisch-laborchemischen Verfahren, dem Ultraschall und der Szintigraphie. Die Computertomographie ist kein primärdiagnostisches Verfahren; allerdings werden Schilddrüsenveränderungen nicht selten als Zufallsbefund bei CT-Untersuchungen aus anderer Indikation angetroffen. Bei großen malignomverdächtigen Schilddrüsentumoren ist die Computertomographie zum lokalen Tumor-Staging indiziert. Jodhaltiges Kontrastmittel sollte erst nach Bestimmung des TSH-Spiegels gegeben werden, da (subklinisch) hyperthyreote Patienten eine prolongierte jodinduzierte Hyperthyreose entwickeln können. Die Gabe jodhaltigen Kontrastmittels ist auch vor geplanter Radiojodtherapie kontraindiziert (vgl. Kapitel 3). In diesen Fällen ist die MRT Methode der Wahl.

Struma

Die Struma ist eine benigne, oft asymmetrische Vergrößerung der Schilddrüse. Sie kann diffus in Verbindung mit Jodmangel oder multinodulär in Zusammenhang mit Autoimmunerkrankungen oder Stoffwechselstörungen imponieren. Hinter den Knoten verbergen sich Kolloidknoten oder echte follikuläre Adenome variabler Größe. Die Patienten sind hypo-, eu- oder hyperthyreot. Multinoduläre Strumen können erhebliche Ausmaße annehmen und bis in das obere Mediastinum reichen. Ein Karzinom entwickelt sich in 4–7% der Fälle.

CT-Morphologie

Das Computertomogramm zeigt solide und zystische Anteile in der insgesamt vergrößerten Schilddrüse. Einblutungen und Verkalkungen können vorliegen (Abb. 8.**28**). Die KM-Aufnahme ist fleckig inhomogen. Trachea, Ösophagus und Halsgefäße werden in unterschiedlichem Ausmaß verlagert und/oder komprimiert.

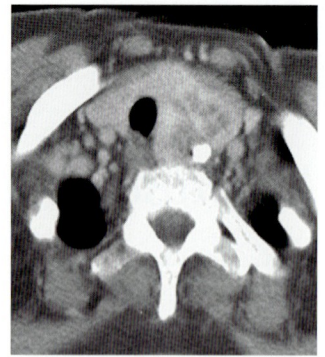

Abb. 8.28 **Unilaterale Struma mit Vergrößerung des linken Lappens und Verlagerung der Trachea nach rechts.**
Die hypodensen Areale und kleinen Verkalkungen im vergrößerten linken Schilddrüsenlappen sind Ausdruck regressiver Veränderungen.

Schilddrüsenzyste

Schilddrüsenzysten sind Folge regressiv veränderter Adenome.

CT-Morphologie

Die Zysten stellen sich als scharf und glatt begrenzte Läsionen mit typischerweise flüssigkeitsäquivalenten CT-Werten dar. Die Dichte hängt allerdings vom Zysteninhalt ab und kann von hypo- bis isodens variieren. Hyperdens imponieren Zysteninhalte bei erhöhtem Proteingehalt, nach Einblutung oder Infektion. Die Wandung ist in der Regel dünn und weist keine Verkalkungen auf. Große Zysten sind mitunter nicht ohne weiteres der Schilddrüse zuzuordnen; hyperdenses (komprimiertes) Schilddrüsengewebe am Rand der Läsion ist jedoch suggestiv (Abb. 8.**29**).

Abb. 8.29 **Große Schilddrüsenzyste.**
Verlagerung und Kompression des Larynx (vgl. Abb. 8.**11 a**). Die Zugehörigkeit zur Schilddrüse ergibt sich aus der kräftigen, schilddrüsenäquivalenten Kontrastmittelaufnahme und dem direkten breiten Kontakt zur Schilddrüse.

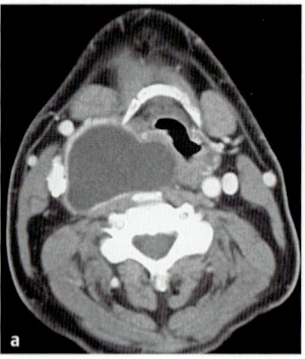
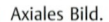
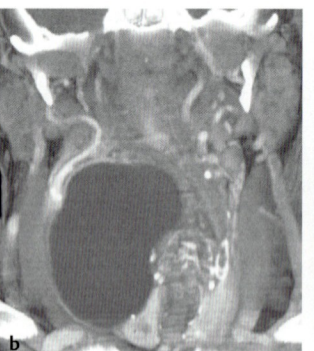

a Axiales Bild.
b Coronales Bild.

c Sagittales volumenrekonstruiertes Bild eines Dünnschichtdatensatzes.

Benigne Schilddrüsentumoren

Schilddrüsenknoten finden sich bei 4–7% der erwachsenen Population. *Kolloidale (adenomatöse) Knoten* entsprechen hyperplastischem Schilddrüsenepithel, sind in der Regel funktionslos und zystisch (Kolloidzyste) und stellen keine echten Neoplasien dar. *Follikuläre Adenome* sind langsam wachsende, gut umschriebene und kapselartig begrenzte Knoten, die funktionell aktiv oder inaktiv sein können. Sie sind gewöhnlich solitär, bis zu 3 cm groß und können zystisch degenerieren, einbluten oder verkalken. Obwohl benigne Adenome nicht maligne entarten, sind 10–15% aller solitären (funktionslosen) Adenome primär maligne. Der *Hürthle-Zell-Subtypus* (onkozytäres Adenom) ist in Größe und Form variabler und weniger scharf begrenzt.

CT-Morphologie

Follikuläre Adenome sind im Nativscan gewöhnlich scharf begrenzte hypodense solide Läsionen. Zystenbildungen und Verkalkungen finden sich häufig. Mitunter zeigt sich eine starke Kontrastierung nach Kontrastmittelinjektion. Die Differenzierung zwischen benignen Tumorknoten und einer Knotenstruma ist definitiv nicht möglich.

Maligne Schilddrüsentumoren

Schilddrüsenmalignome sind bis auf wenige Ausnahmen hochdifferenziert. Risikofaktoren sind eine Strahlenexposition in der Kindheit und ein prolongiert erhöhtes TSH.

Papilläre Schilddrüsenkarzinome sind mit 55–75% am häufigsten. Sie betreffen insbesondere Frauen im jüngeren und mittleren Lebensalter, können multifokal oder bilateral sein und zystische, hämorrhagische oder kalzifizierte Anteile enthalten. Obwohl die Tumoren langsam wachsen, sind zum Zeitpunkt der Diagnose bereits in 50% der Fälle lokoregionäre Lymphknotenmetastasen nachweisbar (Tab. 8.**28**).

Follikuläre Schilddrüsenkarzinome finden sich am häufigsten bei jungen Frauen. Sie können sowohl umkapselt oder infiltrierend wachsen. Eine Gefäßinfiltration ist häufig, eine zystische Degeneration selten. Lymphknotenmetastasen sind mit < 10% eher selten, hämatogene Metastasen hingegen treten frühzeitig auf (Lunge, Skelett).

Anaplastische Karzinome entstehen häufiger im Alter, speziell bei Patienten mit lang dauernder Strumaanamnese. Diese Tumoren sind oft dicht verkalkt und zeigen Nekrosen. Sie sind aggressiv, infiltrieren die Nachbarstrukturen und metastasieren frühzeitig: 70–80% der Patienten weisen Lymphknotenmetastasen auf (oft partiell nekrotisch).

Medulläre Schilddrüsenkarzinome sind selten, zeigen eine familiäre Prädisposition und können Bestandteil des MEN-Syndroms sein: beim MEN-Syndrom Typ IIa liegt die Kombination mit einem Phäochromozytom und Nebenschilddrüsenadenom, beim MEN IIb die Kombination mit oralen und intestinalen Schleimhautneurinomen und marfanoidem Habitus vor. Etwa 50% der Patienten haben lokoregionäre Lymphknoten- und Fernmetastasen.

Metastasen in der Schilddrüse sind selten und klinisch oft okkult. Häufigste Primärtumoren sind Bronchial- und Nierenkarzinome. Die meist multiplen Metastasen können hämorrhagisch sein.

Tab. 8.28 ⋯→ *Schilddrüsenkarzinome*

	PTC	FTC	ATC	MTC
Inzidenz	55–75%	15–20%	8–15%	2–8%
Jodspeicherung	++	–		
Metastasen	regionale Lymphknoten Lungen	Lungen Skelett	regional	regionale Lymphknoten Lunge Leber Skelett

PTC = papilläres Schilddrüsenkarzinom, FTC = follikuläres Schilddrüsenkarzinom, ATC = anaplastisches Schilddrüsenkarzinom, MTC = medulläres Schilddrüsenkarzinom

CT-Morphologie

Die T-Stadien der Schilddrüsenkarzinome sind in Tab. 8.**29** zusammengestellt, das Metastasierungsmuster der verschiedenen Entitäten in Tab. 8.**28**.

Die CT-Morphologie ist relativ unspezifisch. Die Erscheinungsbilder von malignen und benignen Tumoren überlappen sich bis zu einem gewissen Grade. Schilddrüsenkarzinome können scharf oder unscharf begrenzt sein und zeigen oft eine inhomogene KM-Aufnahme. Häufig finden sich Hämorrhagien, Nekrosen, Verkalkungen und zystische Degenerationen. Aggressive Karzinome infiltrieren die angrenzenden Gefäße und umliegenden Weichteile.

Tab. 8.29 ⤳ *TN-Staging des Schilddrüsenkarzinoms (UICC, 1997)*

T1	Tumor ≤ 1 cm im größten Durchmesser, auf die Schilddrüse begrenzt
T2	Tumor zwischen 1 und 4 cm im größten Durchmesser, auf die Schilddrüse begrenzt
T3	Tumor über 4 cm im größten Durchmesser, auf die Schilddrüse begrenzt
T4	Tumor jeder Größe mit Kapselüberschreitung
N0	keine regionalen Lymphknotenmetastasen
N1a	regionale Metastasen in den ipsilateralen zervikalen Lymphknoten
N1b	regionale Metastasen in bilateralen, mittigen oder kontralateralen zervikalen oder mediastinalen Lymphknoten

Nebenschilddrüsentumoren

Adenome der Nebenschilddrüse liegen meist dorsal am oberen und unteren Schilddrüsenpol; sie können aber ubiquitär entlang der tracheoösophagealen Rinne vom oberen Hals bis in das Mediastinum lokalisiert sein. In den meisten Fällen besteht klinisch ein Hyperparathyreoidismus. Multiple Adenome kommen beim MEN-I- und MEN-IIa-Syndrom vor.

Karzinome sind sehr selten und verursachen in der Regel ebenfalls einen Hyperparathyreoidismus. Sie ähneln Adenomen und wachsen langsam, allerdings lokal invasiv. In 30% der Fälle ist eine lymphatische oder hämatogene Metastasierung gegeben.

CT-Morphologie

Die Adenome sind glatt begrenzte, weichteildichte Läsionen, die sich hypodens gegen die Schilddrüse abgrenzen (Abb. 8.**30**). Etwa 25% der Adenome zeigen eine KM-Aufnahme. Die Sensitivität der Computertomographie liegt bei 60 – 70%. Sensitiver ist die spezifische Szintigraphie (^{99m}Tc-Sesta-MIBI). Karzinome können von einem Adenom nur dann differenziert werden, wenn ein lokal invasives Wachstum oder eine Metastasierung nachweisbar ist.

Abb. 8.30 **Nebenschilddrüsenadenome.**
a Nebenschilddrüsenadenome imponieren als hypodense Raumforderung am posterolateralen Rand der Schilddrüse mit deutlicher Dichtedifferenz zur Schilddrüse nach Kontrastmittelapplikation.
b Ektopes Nebenschilddrüsenadenom lateral des Aortenbogens.

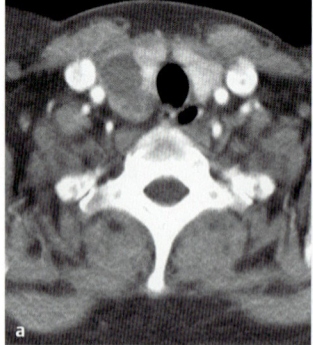 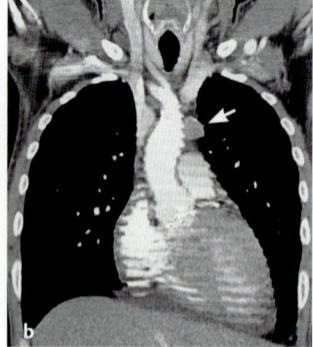

Entzündliche Schilddrüsenerkrankungen

Die *akute infektiöse (eitrige) Thyreoiditis* ist ein seltenes Krankheitsbild mit schmerzhafter Schwellung, Fieber und Dysphagie. Häufigste Erreger sind Streptococcus haemolyticus, Staphylococcus aureus und Streptococcus pneumoniae. Die akute eitrige Thyreoiditis kann mit einer Kiemengangsanomalie (4. Kiemengang) assoziiert sein und durch eine Fistelung aus dem Sinus piriformis oder Ductus thyreoglossus verursacht und unterhalten sein.

Die *lymphozytäre Thyreoiditis Hashimoto* ist eine chronisch entzündliche Autoimmunerkrankung, die zu einer symmetrischen knotigen Vergrößerung der Schilddrüse führt. Sie tritt besonders bei Frauen mittleren Alters auf, geht mit Zeichen der Hypothyreose einher und ist mit dem Morbus Basedow oder anderen Autoimmunerkrankungen assoziiert. Es besteht eine Prädisposition für Non-Hodgkin-Lymphome.

Die *Riedel-Thyreoiditis* ist eine Variante der chronischen Entzündung mit ausgeprägter Fibrose, die zum computertomographischen Bild einer vergrößerten hypodensen Schilddrüse führt. Eine geringe KM-Aufnahme ist möglich. Der Ösophagus kann komprimiert sein; eine mediastinale bzw. retroperitoneale Fibrose kann assoziiert sein.

Die *granulomatöse Thyreoiditis de Quervain* ist eine relativ seltene Erkrankung. Sie tritt bei Frauen mittleren Alters auf, häufig nach einer Virusinfektion der oberen Luftwege. Der Krankheitsverlauf ist akut bis subakut; im Verlauf von 1–2 Monaten kommt es zunächst zu einer Hyper-, dann zu einer Hypo- und schließlich zu einer Euthyreose. Im Computertomogramm stellt sich die Schilddrüse symmetrisch vergrößert dar.

Infektiöse Erkrankungen

Phlegmone und Abszess

Die meisten lokalisierten Entzündungen werden antibiotisch behandelt. Die Computertomographie ist nur bei therapieresistenten Fällen zur Differenzierung zwischen einer unkomplizierten Entzündung und einer eitrigen Adenitis mit Ödem und Abszessformation indiziert.

Zahninfektionen: Dentogene Infektionen sind relativ häufig. Sie können sich in den Sublingual-, Submandibular-, Parapharyngeal- oder Mastikatorraum ausdehnen. Abszedierungen sind häufig; Knochenarrosionen möglich.

Schleimhautentzündungen: Infektionen des Epipharynx, Oropharynx, der Tonsillen und des Mittelohres können über retropharyngeale Lymphknoten in den Retropharyngealraum einbrechen. Dies kann schließlich in eine Halsphlegmone mit Schwellung der Pharynxwand und eitriger Lymphadenitis münden. Abszesse können lokal (peri-)tonsillar oder als Komplikation einer abszedierenden Lymphadenitis retropharyngeal auftreten. Im Zeitalter der Breitspektrumantibiotika sind retropharyngeale Abszessformationen meist Folge penetrierender Verletzungen, einer Diszitis oder eines operativen Eingriffs. Die akute Supraglottitis des Larynx kann sich in die Glottis, Subglottis und in den Hypopharynx ausbreiten und zu einer lebensbedrohlichen Verlegung der Atemwege führen.

Die *Ludwig-Angina* (Angina Ludovici) ist eine ausgedehnte akute Entzündung des Mundbodens. Sie findet sich meist bei Männern mittleren Alters mit infizierten Molaren. Die Infektion erfasst beidseits den Submandibular- und Sublingualraum, führt häufig zu Abszessen und kann sich bei unzureichender Behandlung bis in das suprahyoidale Gewebe ausbreiten. Erreger sind Staphylokokken und Streptokokken.

Entzündungen breiten sich relativ ungehindert in benachbarte Faszienräume oder entlang der Faszien nach kranial und/oder kaudal u. U. bis ins Mediastinum aus. Abszesse können überall in der Halsregion entstehen; sie respektieren zunächst die vorgegebenen Faszienräume. Ihre Lokalisation weist auf den Entstehungsort hin. Schwere Entzündungen können durch Thrombosen, eine Osteomyelitis und die Einengung der Luftwege kompliziert werden.

Abb. 8.31 **Phlegmone und Abszess.**

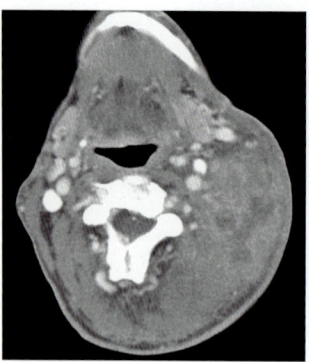 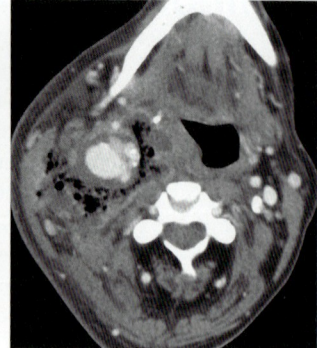 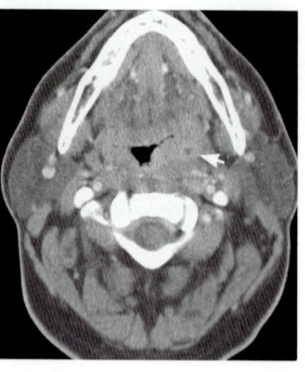

a Halsphlegmone in Form eines entzündlichen Pseudotumors mit Maskierung des M. sternocleidomastoideus und der intrinsischen Nackenmuskulatur.
b Gas bildende Phlegmone der rechtsseitigen Halsweichteile mit signifikanter Weichteilschwellung und mykotischem Aneurysma der A. carotis communis bei Salmonellensepsis; periphere KM-Aufnahme des entzündlichen Areals.
c Umschriebener Parapharyngealabszess mit kleiner zentraler Kolliquation und partiell KM aufnehmendem Entzündungswall. Begleitende Weichteilschwellung mit Verlagerung und Einengung des Pharynxlumens.

CT-Morphologie

Unkomplizierte Entzündungen zeigen das Bild einer Weichteilschwellung mit deutlicher KM-Aufnahme, Infiltration oder Ödem der Hautgrenzen, Obliteration der Fettsepten und unregelmäßiger Verdickung der Faszien (Abb. 8.31 a). Gaseinschlüsse deuten auf Gas bildende Erreger hin (Abb. 8.31 b). Eine Myositis führt zur Volumenzunahme des betroffenen Muskels.

Die eitrige Lymphadenitis ist durch vergrößerte Lymphknoten mit hypodensem Zentrum charakterisiert, welches die Kolliquationsnekrose anzeigt. Das umgebende Ödem führt zu einer Volumenzunahme der Strukturen innerhalb des Faszienraumes mit konsekutiver Verlagerung der Pharynxwand. *Abszesse* stellen sich als zentral hypodense Raumforderung mit Kontrastierung der Abszessmembran dar (Abb. 8.31 c); Gaseinschlüsse kommen vor, ein Umgebungsödem ist die Regel.

Schwerwiegende Komplikationen von Infektionen im Halsbereich sind die septische Thrombose der V. jugularis mit fakultativer Abschwemmung von Emboli und Mediastinitis (s. Abb. 8.32) sowie die Arrosion arterieller Gefäße (gewöhnlich A. carotis interna), die oft mit Sickerblutungen beginnt, ehe es zur Ruptur kommt.

Tuberkulöse Adenitis (Skrofulose)

5 % der zervikalen Lymphadenopathien werden durch das *Mycobacterium tuberculosis* oder atypische Mykobakterien hervorgerufen. Betroffen sind vor allem junge Erwachsene. Die Lymphome sind gewöhnlich schmerzlos. Die Lymphknotentuberkulose kann ein eigenständiger Befund oder Ausdruck einer tuberkulösen Allgemeininfektion sein. Bei AIDS-Patienten kann die tuberkulöse Adenitis mit einem Kaposi-Syndrom kombiniert sein.

CT-Morphologie

Tuberkulöse Lymphknoten zeigen oft Nekrosen mit Rand-Enhancement oder Verkalkungen; sie können sich aber auch homogen darstellen. Typisch ist ein polyzyklisches Lymphknotenkonglomerat; eine entzündliche Begleitreaktion fehlt zumeist. Häufig sind die Lymphknoten des hinteren Halsdreiecks oder die jugulären Lymphknoten betroffen.

Infektionen mit atypischen Mykobakterien werden häufiger bei Kindern angetroffen und manifestieren sich mehr in Form einer lokalisierten unilateralen Lymphadenopathie, meist im oberen Zervikalbereich.

Nekrotisierende Fasziitis

Die nekrotisierende Fasziitis ist durch eine sich rasch ausbreitende Infektion der Subkutis und der tiefen Faszien gekennzeichnet, welche speziell bei immunkompromittierten Patienten zu ausgedehnten flächenhaften Nekrosen führt. Häufigste Erreger sind Anaerobier und Streptokokken.

CT-Morphologie

Das Computertomogramm zeigt unspezifische Zeichen eines schweren entzündlichen Geschehens. Mitunter finden sich Gaseinschlüsse.

Andere Erkrankungen mit Lymphadenopathie

Infektiöse Mononukleose: Die durch das Epstein-Barr-Virus ausgelöste Erkrankung führt zu einer Lymphadenopathie vor allem der dorsalen Halslymphknoten. Eine begleitende Hyperplasie des Waldeyer-Rachenringes ist häufig.

Castleman-Syndrom (angiofollikuläre lymphonoduläre Hyperplasie): Die Erkrankung beginnt im Mediastinum und ist in 10% multizentrisch. Am häufigsten sind Männer in der 5. und 6. Lebensdekade betroffen. Die Lymphknoten zeigen eine frühe kräftige Kontrastierung nach KM-Injektion.

Sarkoidose: Die Sarkoidose geht meist mit einer generalisierten Lymphadenopathie einher. Die Lymphknoten stellen sich im Gegensatz zur Tuberkulose homogen dar und zeigen keine Nekrosen. Der Waldeyer-Rachenring und die Speicheldrüsen sind häufig involviert.

Katzenkratzkrankheit: Bei der „Cat-scratch disease" handelt es sich um eine durch *Bartonella henselae* hervorgerufene granulomatöse Infektion, die mit einer schmerzhaften zervikalen Lymphadenopathie einhergeht und meist junge Patienten betrifft. Gewöhnlich ist nur eine Lymphknotengruppe befallen. In 5–10% der Fälle handelt es sich um einen disseminierten Befall mit Beteiligung mehrerer Lymphknotenregionen. Einschmelzungen kommen vor.

Kimura- und *Kikuchi-Disease:* Diese Erkrankungen sind seltene Ursachen einer zervikalen Lymphadenopathie bei Asiaten. Die Kimura-Krankheit (eosinophiles Lymphogranulom) betrifft jüngere Männer und zeigt KM-aufnehmende Lymphknoten und einen Befall der Speicheldrüsen. Die Ursache ist ungeklärt; eine immunologische Reaktion wird angenommen. Die Kikuchi-Krankheit (nekrotisierende histiozytäre Lymphadenoitis) ist häufiger bei jungen Frauen und zeigt eine nekrotisierende Lymphadenopathie. Ursächlich wird eine Virusinfektion angenommen.

Pilzinfektionen

Die in den USA endemische *Histoplasmose* verursacht in seltenen Fällen granulomatöse Veränderungen in Larynx, Oropharynx oder Trachea. Die *Kryptokokkose* findet sich vor allem bei immunkompromittierten Patienten; sie kann ausnahmsweise eine suppurative Adenitis mit Halsschwellung hervorrufen. Die *südamerikanische Blastomykose* (akute oder chronische *Parakokzidioidomykose*) geht mit Mundschleimhautgeschwüren und begleitender Lymphadenopathie einher.

Gefäßerkrankungen

Jugularvenenthrombose

Eine Jugularvenenthrombose kann Folge einer Infektion, einer Obstruktion, eines fortgeschrittenen Tumorleidens, eines Drogenabusus (i.v. Injektion), einer Sinusthrombose, operativer Eingriffe oder zentraler Venenkatheter sein.

CT-Morphologie

Frische Thromben stellen sich hypodens ohne Kontrastaufnahme dar. Die akute thrombophlebitische Phase zeigt eine erweiterte, durch den Thrombus verlegte Vene mit unscharfer Randbegrenzung durch das umgebende Begleitödem und kräftiger Kontrastierung der Venenwand über die Vasa vasorum (Abb. 8.32). Häufig findet sich Flüssigkeit (Exsudat) im Retropharyngealraum. In späteren Stadien bzw. der chronischen Phase der Thrombose sind die perivaskulären Reaktionen zurückgebildet, und es zeigen sich erweiterte Kollateralvenen.

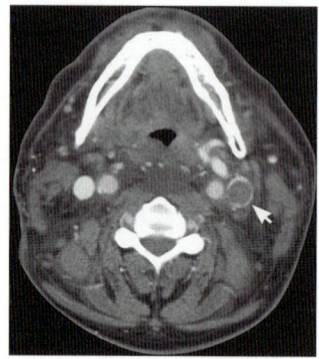

Abb. 8.32 **Frischer Thrombus der V. jugularis interna (Pfeil).**
Beachte die Entzündung des vorderen Parapharyngealraumes.

Arterielle Thrombose und Dissektion

Arterielle Thrombosen zeigen oft eine Pseudoaneurysmabildung und führen zu Ischämien oder zum Horner-Syndrom.

Dissektionen großer Halsarterien können posttraumatischer Genese, Folge einer Aortendissektion oder Spontanereignisse sein. Sie sind selten, dennoch eine relevante Ursache für zerebrale Ischämien bei jungen Patienten.

CT-Morphologie

Thrombose: Das Bild entspricht dem der Venenthrombose.

Dissektion: Die CT-Angiographie zeigt die intraluminale Dissektionsmembran, welche das (oft schmale) wahre Lumen vom (häufiger weiteren) falschen Lumen trennt. Sofern ein Lumen thrombosiert ist, findet sich nur ein langstreckig eingeengtes Lumen und die Dissektion kann übersehen werden (Abb. 8.33).

Abb. 8.33 **Traumatische Dissektion der A. carotis bei einem jungen Mann nach Motorradunfall.**
a Das falsche Lumen ist komplett thrombosiert, was die Diagnose im axialen Bild nahezu unmöglich macht.
b Allerdings findet sich ein Verschluss der rechten A. cerebri media in der coronalen Dünnschicht-MIP eines Multislice-Datensatzes. Die distalen Abschnitte der A. carotis (Pfeil) und das A1-Segment der A. cerebri anterior sind stenosiert. Beachte die gute Kollateralversorgung des rechtsseitigen Kortex.

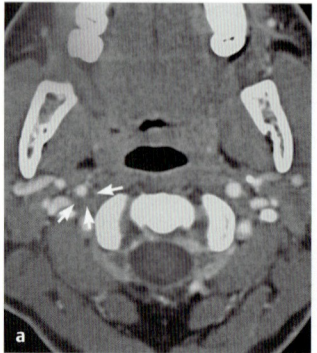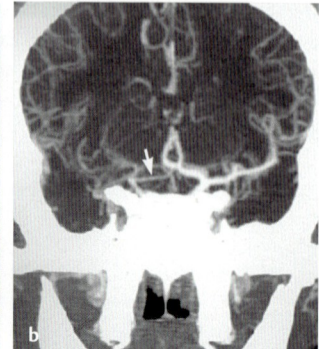

Trauma

Die Computertomographie ist neben der Sonographie primäres Verfahren zur Abklärung relevanter Verletzungen in der Halsregion (Weichteile, Gefäße, Pharynx und Larynx).

Ödem und Hämatom

Verletzungen der Halswirbelsäule oder ihres Bandapparates können zu einem prävertebralen Ödem oder Hämatom führen, welches sich nach kranial oder kaudal ausbreiten kann. Retropharyngeale Hämatome sind seltener, können allerdings die Atemwege deutlich beeinträchtigen. Retropharyngeale Emphyseme können durch ein Larynxtrauma oder ein Barotrauma (z. B. nach assistierter Beatmung) verursacht sein.

Gefäßverletzungen

Gefäßverletzungen sind meist Folge *penetrierender Traumen* (Stich- oder Schussverletzungen) und werden idealerweise mittels CT-Angiographie diagnostiziert. Die Schnittbilder können zugleich den Stich- oder Schusskanal in den Weichteilen darstellen. Penetrierende Traumen führen am häufigsten zu Karotisverschlüssen (35 %) und Pseudoaneurysmabildungen (35 %), weitaus seltener zu Dissektionen. Läsionen der Vertebralarterie sind meist Begleitverletzungen von HWS-Traumen.

Stumpfe Traumen führen zu einer Dehnung der Gefäße und gehen häufiger mit Okklusionen (35 %) und Dissektionen (35 %) als mit Pseudoaneurysmabildungen einher. Da Wirbelsäulenverletzungen weitaus häufiger als reine Weichteilverletzungen am Hals sind, sind die Vertebralarterien auch häufiger involviert als die Karotiden, vor allem in den Segmenten C1/C2 und C6/C7. Klinisch sind diese Läsionen oft stumm.

CT-Morphologie

Direkte Zeichen einer Gefäßverletzung sind Wandkonturunregelmäßigkeiten, Kontrastmittelextravasate, Kaliberschwankungen oder eine fehlende KM-Aufnahme. Indirekte Zeichen sind Hämatome (Karotisscheide) und Knochenfragmente oder Fremdkörper in Gefäßnähe. Bei stumpfen Traumen ist immer auf Begleitverletzungen der Halswirbelsäule zu achten.

Verletzungen von Larynx und Trachea

Diese Verletzungen sind meist Folge penetrierender Traumen. Die Mortalität ist insbesondere bei stärkeren Dislokationen hoch. Im Computertomogramm lässt sich das Ausmaß der Fraktur, des Hämatoms und der Dislokation ausreichend beurteilen.

CT-Morphologie

Frakturen: Ringknorpelfrakturen sind oft multipel. Das vordere Fragment ist meist nach dorsal disloziert. Durch die Scherkräfte kann es zu Einrissen am Epiglottisstiel kommen. Frei liegende Fragmente sind infektionsgefährdet und müssen entfernt werden. Frakturen des Schildknorpels können horizontal (beim Erwachsenen) oder vertikal verlaufen (eher bei Kindern) oder komplex sein. Querfrakturen sind im Computertomogramm mitunter schwer zu erkennen. Begleitende Weichteilschwellungen und Hämatome führen zu einer Beeinträchtigung der Atemwege.

Luxationen: Eine Aryknorpelluxation kann schon bei relativ geringem Trauma auftreten, beispielsweise im Zuge einer Intubation. Gewöhnlich erfolgt die Luxation nach ventral. Stimmbandparalysen und ein Hämatom der aryepiglottischen Falte sind Hinweise. Krikothyroide Luxationen sind Folge einer stärkeren Gewalteinwirkung und in der Regel mit Frakturen des Schild- oder Ringknorpels kombiniert. Der Abstand zwischen beiden Knorpeln ist vergrößert, mitunter kann der Ringknorpel gegen den Schildknorpel verdreht sein. Gleichzeitig besteht die Gefahr einer Verletzung des N. recurrens.

Hämatome: Weichteilhämatome kommen auch unabhängig von einer Fraktur vor. Hauptsächlich betroffen sind die paraglottische und die subglottische Region.

Therapiefolgen

Operative und strahlentherapeutische Eingriffe führen zu Änderungen der Anatomie, welche die Diagnostik in unterschiedlichem Ausmaß erschweren oder beeinträchtigen. Eine genaue Kenntnis insbesondere der chirurgischen Eingriffe und ihrer morphologischen Auswirkungen ist essenziell, um die posttherapeutischen Befunde korrekt einordnen und interpretieren zu können. Aber auch dann stellt die Diagnostik noch eine große Herausforderung dar und ist mit Limitationen bei der Differenzierung zwischen Therapiefolgen und lokalem Tumorrezidiv behaftet.

Larynxchirurgie

Ziel der onkologischen Larynx- und Pharynxchirurgie ist die komplette Tumorresektion mit Erhalt der Stimm- und Schluckfunktion. Die häufigsten Operationstechniken und ihre postoperative Morphologie sind nachfolgend aufgeführt (Abb. 8.**34**, Tab. 8.**30**).

Abb. 8.34 **Resektionslinien bei larynxerhaltender Chirurgie.**

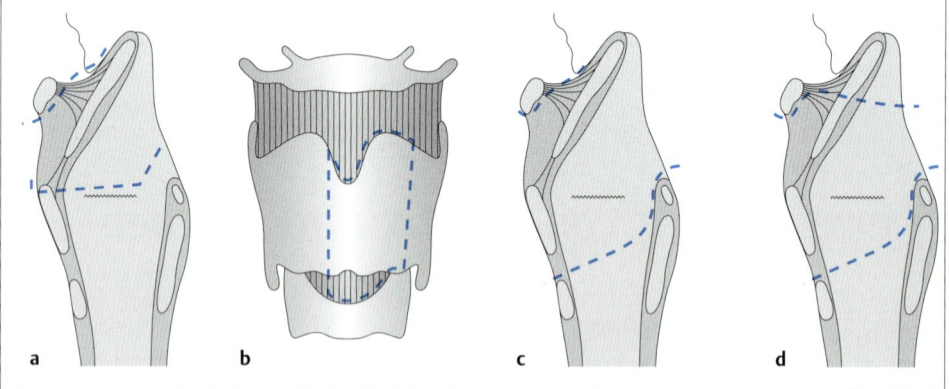

a Horizontale supraglottische Laryngektomie (HSL).
b Vertikale Hemilaryngektomie (Vorderhorn).
c Suprakrikoidale Laryngektomie mit Krikohyoidopexie (SL + CHP).
d Suprakrikoidale Laryngektomie mit Krikohyoidoepiglottopexie (SL + CHEP).

Tab. 8.30 ⋯▸ *Organerhaltende Larynxchirurgie (Maroldi, 1997)*

	Zungenbein	Epiglottis	Thyreoid	Krikoid	Arytenoid[a]	Arytenoid[b]
Horizontale supraglottische Laryngektomie	vorhanden (reseziert)	reseziert	oberes Drittel reseziert	nicht verändert	vorhanden (reseziert)	vorhanden
Vertikale Hemilaryngektomie	vorhanden	vorhanden	ipsilaterale Ala reseziert	nicht verändert	reseziert	vorhanden
Suprakrikoidale Laryngektomie mit CHP	vorhanden	reseziert	reseziert	zum Hyoid verschoben	reseziert (vorhanden)	vorhanden
Suprakrikoidale Laryngektomie mit CHEP	vorhanden suprahyoid	vorhanden	reseziert	zum Hyoid verschoben	reseziert (vorhanden)	vorhanden

[a] ipsilateral, [b] kontralateral, CHP = Krikohyoidopexie, CHEP = Krikohyoidoepiglottopexie

Vertikale Hemilaryngektomie

Bei der vertikalen Hemilaryngektomie wird das betroffene ipsilaterale Stimmband mit dem paraglottischen Raum und Teilen des Schildknorpels reseziert. Varianten sind die zusätzliche Resektion eines Aryknorpels bei dorsaler Tumorausbreitung oder die Entfernung der vorderen Abschnitte des kontralateralen Stimmbandes bei ventraler Tumorausbreitung. Die vertikale Hemilaryngektomie ist lokal begrenzten Glottiskarzinomen mit normaler Stimmbandmobilität ohne supra- oder subglottische Ausdehnung vorbehalten. Kontraindikationen sind die Infiltration des Taschenbandes oder der Subglottis sowie die paraglottische Infiltration und die Knorpeldestruktion.

CT-Morphologie

Die Larynxachse ist gekippt und der Schildknorpel auf der Seite der Resektion verkürzt. Die angrenzenden Knorpel sind unregelmäßig und sklerosiert. Die Symmetrie der Glottis ist durch Narbengewebe zwischen Schild- und Stellknorpel in der Regel aufgehoben; häufig findet sich eine Laryngozele.

Suprakrikoidale Laryngektomie

Die suprakrikoidale Laryngektomie mit Krikohyoidoepiglottopexie beinhaltet die Resektion des Schildknorpels (mit Ausnahme des Cornu inferius), eines Aryknorpels, des paraepiglottischen Gewebes, beider Stimm- und Taschenbänder und der unteren Teile der Epiglottis einschließlich des präepiglottischen Raumes. Die Spitze der Epiglottis und das Hyoid werden an den vorderen Krikoidbogen fixiert. Dieses Verfahren wird bei fortgeschrittenen Larynxtumoren angewendet. Kontraindikationen sind die Fixation des Aryknorpels, die Invasion des präepiglottischen Fettgewebes und ein ausgedehntes extralaryngeales Tumorwachstum.

Die suprakrikoidale Laryngektomie mit Krikohyoidopexie unterscheidet sich dadurch, dass die gesamte Epiglottis und das präepiglottische Fett mit entfernt werden. Das Zungenbein wird dann an den Vorderrand des Krikoids fixiert. Indikationen sind fortgeschrittene supraglottische Karzinome mit Ausbreitung in die Ventrikel und transglottische Karzinome mit limitierter Knorpelinfiltration. Kontraindikationen sind die Fixation des Arytenoids, die Infiltration des Krikoids oder die Ausbreitung über den Larynx hinaus (Zungenbasis, Valleculae).

CT-Morphologie

Schildknorpel und (Teile der) Epiglottis fehlen. Zungenbein und Ringknorpel stehen benachbart in der Mittellinie. Die verbliebene Schleimhaut um den Apex des erhaltenen Arytenoids ist normal, es findet sich allerdings ein weichteildichtes Pseudoband, welches herab bis zur Subglottis zieht. Die Achse des asymmetrischen Larynx liegt häufig in der transversalen Schichtebene, die Pharynxausläufer mit Luft oder Flüssigkeit projizieren sich lateral des erhaltenen Arytenoids.

Horizontale supraglottische Laryngektomie

Bei diesem Eingriff werden Taschenbänder, Epiglottis, präepiglottischer Raum und die oberen Anteile des Schildknorpels reseziert; bei modifizierten Techniken werden Teile der Zungenbasis, der Sinus piriformes oder ein Aryknorpel mit entfernt. Indikationen sind ausgewählte supraglottische Karzinome mit erhaltener Stimmbandmotilität und ohne Ausbreitung in den Ventriculus laryngis. Kontraindikationen sind Läsionen, die beide Aryknorpel, den postkrikoidalen Raum, den Zungengrund, Knorpel oder die Glottisregion einbeziehen.

CT-Morphologie

Die vordere Glottis ist bis unter die Zungenbasis angehoben mit eng beieinander liegenden, oft unregelmäßigen Resten von Hyoid und Schildknorpel. Die verbliebene Schleimhaut um die erhaltenen Aryknorpel wird für die Rekonstruktion verwendet, ist häufig verdickt und verkürzt, so dass ein asymmetrisches Neovestibulum resultiert.

Totale Laryngektomie

Die totale Laryngektomie ist dann erforderlich, wenn die subglottische Ausbreitung oder eine ausgedehnte Knorpelinfiltration des Tumors eine organerhaltende Operation unmöglich machen. Sie ist auch indiziert bei Lokalrezidiven, nach erfolgloser Radiotherapie oder bei einer Radionekrose. Alle laryngealen Strukturen einschließlich des Zungenbeins, der Sinus piriformes und der Schlundmuskeln werden entfernt, der Defekt wird in einen schlauchartigen Neopharynx umgewandelt, der den Zungengrund mit dem Ösophagus verbindet. Kontraindikationen sind hämatogene Fernmetastasen.

CT-Morphologie

Die resezierten Strukturen fehlen. Der Neopharynx stellt sich als tubuläre Struktur mit gleichmäßig dicker Wand und glatter Außenkontur dar. Auch die Wand des Tracheostomas ist dünn und regelmäßig.

Neck Dissection

Die Tumorchirurgie im Kopf-Hals-Bereich wird häufig durch eine modifizierte Neck Dissection komplettiert, um (potenziell) befallene Lymphknoten zu entfernen. Folgende Eingriffe werden durchgeführt:

Radikale Neck Dissection: Bei diesem klassischen Verfahren werden alle Lymphknoten der Level I–V, der spinale Anteil des N. accessorius, der M. sternocleidomastoideus und die V. jugularis interna entfernt. Manchmal wird auch der obere Bauch des M. omohyoideus mit reseziert.

Modifizierte radikale Neck Dissection: Es werden die gleichen Lymphknoten entfernt wie beim radikalen Vorgehen, eine oder mehrere wichtige nichtlymphatische Strukturen werden aber erhalten.

Selektive Neck Dissection: Neben dem Erhalt nichtlymphatischer Strukturen werden auch ausgewählte Lymphknoten belassen. Man unterscheidet vier Subtypen:

- *supraomohyoidal*: Resektion aller Lymphknoten in Level I–III, die oberhalb des oberen Bauches des M. omohyoideus und ventral des M. sternocleidomastoideus liegen,
- *posterolateral*: Resektion aller Lymphknoten in Level II–V sowie der subokzipitalen und retroaurikulären Lymphknoten (wird speziell bei Melanomen der Kopfhaut angewendet),
- *lateral*: Entfernung aller Lymphknoten in Level II–V entlang der V. jugularis,
- *anteriores Kompartiment*: Resektion aller Lymphknoten im Level VI vom Zungenbein bis suprasternal.

Erweiterte radikale Neck Dissection: Es werden über die radikale Neck Dissection hinausgehend eine oder mehrere zusätzliche Lymphknotengruppen und/oder eine oder mehrere nichtlymphatische Strukturen entfernt, z.B.: Entfernung der Level-VI-Lymphknoten, der subokzipitalen oder paraparotischen Lymphknoten, der A. carotis, des N. vagus oder hypoglossus, oder paraspinaler Muskeln.

Der Einsatz der Computertomographie in der Rezidivdiagnostik wird unterschiedlich gehandhabt, da sowohl klinische als auch endoskopische Befunde eine wesentliche Rolle spielen. In jedem Fall sollte die Computertomographie bei hohem Rezidivrisiko (aufgrund des präoperativen Ausgangsbefundes) und zur Diagnostik von Spätkomplikationen eingesetzt werden. Die Tiefenausdehnung ist damit besser beurteilbar, zusätzlich dient die Computertomographie der Biopsieplanung. Für diese Risikogruppe empfiehlt sich immer eine frühe postoperative Kontrolle als Basisuntersuchung. Irreguläre,

Kontrastmittel aufnehmende Weichteilbefunde über 1 cm, eine verdickte Kommissur oder lytische Veränderungen an den verbliebenen Knorpelstrukturen sind auf ein Rezidiv verdächtig.

CT-Morphologie

Nach radikaler Neck Dissection stellen sich die Halsweichteile asymmetrisch dar; auf der betroffenen Seite fehlen die Lymphknoten und die charakteristischen nichtlymphatischen Leitstrukturen. Der M. trapezius ist atrophiert, der M. levator scapulae kompensatorisch hypertrophiert. Nach selektiven Dissektionen sind mitunter nur geringe Abweichungen festzustellen, speziell in Bezug auf die Lymphknoten und das umliegende Fettgewebe.

Radiotherapie

Bei T1- und T2-Tumoren und in ausgewählten Fällen von T3-Tumoren ist die Strahlentherapie prinzipiell möglich. Primäres Therapieverfahren ist sie in der Regel bei nasopharyngealen Karzinomen und kleinen Glottistumoren. Die Indikation zur Strahlentherapie anderer Tumoren ist oft von lokalen Gegebenheiten abhängig. Große Tumorvolumina und eine ausgedehnte Infiltration des präepiglottischen Fettgewebes gelten allgemein als Kontraindikationen. Bei T3- und T4-Tumoren wird im Anschluss an eine organerhaltende oder radikale Tumorchirurgie vielfach eine adjuvante Radiotherapie zur lokalen Tumorkontrolle eingesetzt.

Eine erfolgreiche Strahlentherapie führt innerhalb der ersten Monate nach Radiatio zu einer signifikanten Schrumpfung des Tumors. Ein unzureichender Therapieerfolg muss dann angenommen werden, wenn 4 Monate nach der Radiatio noch mehr als 50% des Tumorvolumens nachweisbar sind.

Die erforderlichen hohen Dosen (> 60 Gy) können zu deutlichen Veränderungen an den Halsweichteilen führen, die hauptsächlich das Resultat ödematös-entzündlicher Reaktionen, einer Fettinfiltration und Fibrosierung sind. Mögliche Komplikationen sind Weichteilnekrosen mit Ulzeration und Fistelbildung sowie Osteochondronekrosen.

Temporäre Begleitreaktionen sind eine Mukositis mit Ödem, deren Ausprägung vom individuellen Therapieverfahren abhängt. Die Veränderungen sind 2–4 Wochen nach Radiatio meist am stärksten und betreffen in erster Linie Pharynx und Larynx. Die Schwellung der retropharyngealen Weichteile kann zu einer Einengung der Luftwege führen. Bei Dosen ab 45 Gy ist auch die Speicheldrüse betroffen, was zu chronischen Sialadenitiden, Atrophie und Xerostomie führt.

Die klinische und endoskopische Befundbeurteilung nach Therapie ist oft schwierig, weshalb die Bildgebung herangezogen wird. Kosten-Nutzen-Überlegungen limitieren allerdings den routinemäßigen Einsatz bildgebender Verfahren zur Verlaufskontrolle von Patienten mit hohem Rezidivrisiko (prätherapeutisch großes Tumorvolumen, cTNM-Staging, Knorpelinfiltration). Bei Hochrisikopatienten empfiehlt sich eine Basisuntersuchung nach 4 Monaten. Bei Patienten mit geringerem Risiko oder bei klinischem Verdacht auf Komplikationen wird die Schnittbilddiagnostik nach Bedarf eingesetzt.

Die Resultate der FDG-PET und speziell der [201]Thallium-SPECT sind vielversprechend und lassen eine bessere Differenzierung zwischen Rezidiv und Strahlenreaktion erwarten.

CT-Morphologie

Die strahleninduzierten Veränderungen sind mannigfaltig und hängen von der Bestrahlungstechnik ab. Sie sind meist symmetrisch, beginnen nach einigen Wochen und bilden sich binnen 12–24 Monaten ganz oder teilweise wieder zurück.

Gewöhnlich sind Haut und Platysma verdickt mit netzartiger Zeichnungsvermehrung des subkutanen und des tiefen Fettgewebes. Schleimhaut und Pharynxwand sind ödematös verdickt und weisen eine verstärkte KM-Aufnahme auf. Die Speicheldrüsen zeigen den Befund einer chronischen Sialadenitis mit Atrophie und verstärkter KM-Aufnahme. Normale Lymphknoten atrophieren ebenfalls. Typische Reaktionen am Larynx sind die Infiltrate des prä-epiglottischen und des paraglottischen Fettgewebes, die Verdickung der Stimmbänder und der Epiglottis, Schleimhautschwellungen an der Glottiskommissur und in der subglottischen Region. Der Knorpel wird durch die Bestrahlung in der Regel nicht verändert.

Danksagung

Wir danken an dieser Stelle Jonas A. Casteljins, MD PhD und Suresh K Mukherji, MD, die bei der Ausarbeitung dieses Kapitels maßgebend mitwirkten und uns die Erlaubnis gaben, ihr Material zu verwenden.

9 Lunge und Tracheobronchialsystem

C. Schaefer-Prokop, M. Prokop

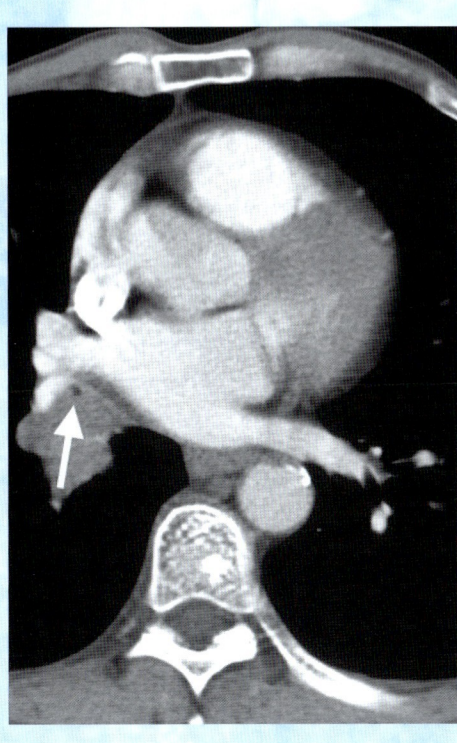

Konventionelle Röntgenübersichtsaufnahmen sind nach wie vor ein unverzichtbarer Bestandteil der Thoraxdiagnostik. Projektionseffekte und die verminderte Auflösung geringer Dichtevarianzen limitieren jedoch ihre diagnostische Aussage. Die Computertomographie ist aufgrund ihrer exzellenten Kontrastauflösung und überlagerungsfreien Bildgebung daher das sensitivste Instrument zur Diagnostik von Lungenerkrankungen.

Die CT ist Methode der Wahl beim Tumorstaging, bei der Diagnostik und Nachsorge pulmonaler und mediastinaler Läsionen und für die Detektion konventionell-röntgenologisch nicht erkennbarer Herde (Tab. 9.1).

Zur Beurteilung feiner Strukturdetails des pulmonalen Parenchyms hat sich die hochauflösende Dünnschicht-CT (HRCT) etabliert. Die HRCT dient sowohl der Lokalisierung und Charakterisierung als auch der Quantifizierung fokaler und diffuser Lungenerkrankungen. Da die pathomorphologischen Veränderungen verschiedener Erkrankungen mitunter uniform sind, ist die Kenntnis entsprechender klinischer Parameter für die Bildinterpretation essenziell.

Des Weiteren stellt die CT eine wichtige Ergänzung zur Bronchoskopie dar. Durch die präzise Lo-

Tab. 9.1 ⇢ *Indikationen zur CT*

Spiral- und Multidetektor-CT
Tumordiagnostik
▪ Lungen- und Mediastinaltumoren
▪ Metastasen
▪ Tumorcharakteristik (solitärer Rundherd)
▪ Tumorstaging
Detektion und Quantifizierung von
▪ (okkulten) infektiösen Prozessen
▪ Einschmelzungen
▪ Asbestose, Silikose
▪ Emphysem
▪ Bronchiektasen
Befundlokalisation vor
▪ Biopsie, Bronchoskopie, bronchoalveolärer Lavage
▪ Differenzierung pulmonaler von pleuralen Läsionen
Hochauflösendes CT (HRCT)
Diffuse Lungenerkrankungen
▪ Detektion subtiler Parenchymveränderungen
▪ morphologische Charakterisierung
▪ Quantifizierung der Parenchymveränderungen
▪ Lokalisation für offene Lungenbiopsien oder BAL

kalisierung der Pathologie dient sie bei der bronchoalveolären Lavage (BAL) oder der bronchoskopischen Biopsie als Führungsinstrumentarium und stellt die Umgebungsstrukturen des Bronchialsegmentes dar, die endoskopisch nicht erreicht werden können.

Anatomie

Trachea

Die Trachea ist zwischen 9 und 12 cm lang und beginnt am Unterrand des Ringknorpels. Bei 50 % der Patienten bildet die membranöse Hinterwand eine konvexe Vorwölbung, die sich in das Lumen projiziert. Der durchschnittliche transversale Durchmesser liegt bei Frauen um 15 mm, bei Männern um 18 mm. Die Obergrenze für den coronalen und sagittalen Durchmesser liegt für Frauen bei 22 und für Männer bei 26 mm, die Untergrenze bei 10 bzw. 13 mm.

Der extrathorakale Durchmesser der Trachea kann bei forcierter Inspiration und Exspiration deutlich variieren (bis 35 %), was nicht als Tracheomalazie fehlgedeutet werden sollte. Der intrathorakale Anteil ist während der Respiration weitgehend konstant.

Zentrales Bronchialsystem

Der rechte Hauptbronchus ist kürzer als der linke und erscheint im transaxialen Bild in Nachbarschaft des Oberlappenbronchus (Abb. 9.1 und 9.2). Der Bronchus intermedius verläuft 3 – 4 cm weiter nach distal und erscheint im axialen Bild ovoid. Apikaler Unterlappenbronchus (B6) und Mittellappenbronchus erscheinen auf etwa der gleichen Ebene, Letzterer teilt sich in das mediale und laterale Segment.

Der linke Oberlappenbronchus teilt sich in nur zwei Segmente (apikoposteriores Segment B1/2 und anteriores Segment B3). Weiter distal erscheinen die Bronchialäste der Lingula ventral des unteren Abschnitts des Oberlappenbronchus. Die Aufteilung in den superior- (B4) und inferiorlingualen (B5) Ast ist im axialen CT-Schnitt aufgrund ihres gekrümmten Verlaufs nur schwer auszumachen. Der Ursprung liegt etwa 1 – 2 cm kranial des rechten Mittellappenbronchus.

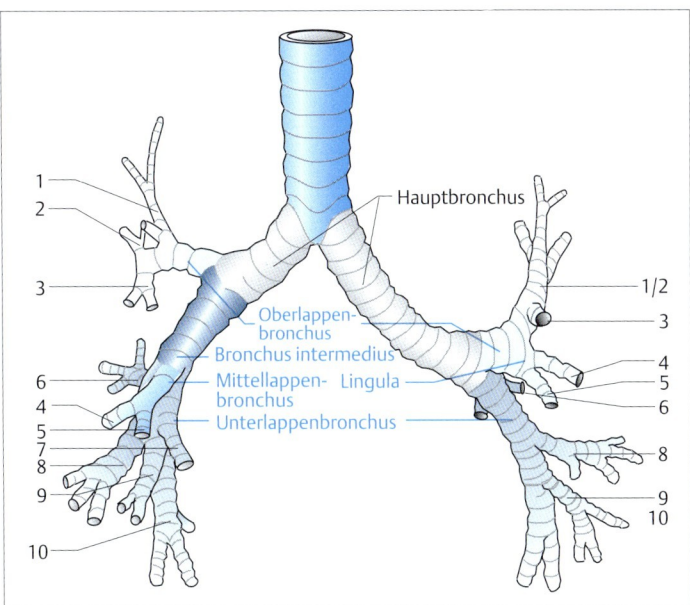

Abb. 9.1 **Frontalansicht des zentralen Tracheobronchialsystems.**

Oberlappen
1   apikal (r)
1/2 apikoposterior (l)
2   posterior (r)
3   anterior (r/l)

Mittellappen
4   lateral (r)
5   medial (r)

Lingula
4   superior (l)
5   inferior (l)

Unterlappen
6   superior (r/l)
7   mediobasal (r)
8   anterobasal (r)
8   anteromediobasal (l)
9   laterobasal (r/l)
10 posterobasal (r/l)

Nach Abgang der Segmentbronchus B6 teilt sich der rechte Unterlappenbronchus in 4, der linke gewöhnlich nur in 3 Segmentäste (es fehlt B7). Das Aufzweigungsmuster ist bei einer Vielzahl von Normvarianten recht unterschiedlich.

Die Verdickung der direkt dem Lungenparenchym anliegenden Hinterwand des Bronchus intermedius ist ein sensibles Zeichen für eine Raumforderung (außer bei Patienten mit einer aberrierenden superioren Pulmonalvene – ca. 2%).

Pulmonale Gefäße

Der Truncus pulmonalis teilt sich in die kurze linke und längere rechte A. pulmonalis. Die rechte A. pulmonalis verläuft zwischen V. cava superior und rechtem Hauptbronchus und teilt sich in die Oberlappenarterie (Truncus anterior) und den deszendierenden Intermediärast.

Die linke A. pulmonalis überbrückt den linken Hauptbronchus, in einigen Fällen entspringt die linke Oberlappenarterie direkt aus dem Truncus. Häufiger setzt sich der linke Hauptast in einer vertikalen interlobären oder deszendierenden Pulmonalarterie fort, die nach posterior in Richtung Unterlappen verläuft und sich dort in die Segmentäste des Ober- und Unterlappens teilt. Die Obergrenzen des Gefäßdurchmessers liegen beim Truncus um

29 mm, 28 mm für die linke und 24 mm für die rechte A. pulmonalis.

Die rechte Unterlappenarterie ist im Winkel zwischen Mittellappenbronchus und Abgang des B6 auf dem axialen Schnittbild kreisrund angeschnitten (Abb. 9.**2d**). Weichteilmehrungen oder unregelmäßige Begrenzungen in dieser Region sind ein Zeichen der Lymphadenopathie.

Rechts finden sich 3 Lungenvenen: die deszendierende obere Lungenvene und die Mittellappenvene, die beide in die obere venöse Konfluenz hinter dem linken Vorhof einmünden, und die untere Lungenvene, die horizontal in die untere venöse Konfluenz mündet. Links finden sich nur 2 Venen: die obere Vene drainiert Oberlappen und Lingula, die untere Vene den Unterlappen. Sie münden in die obere bzw. untere Konfluenz.

Lungensegmente

In der rechten Lunge unterscheidet man 10, in der linken nur 8 Segmente. Der große Lappenspalt ist beidseits in seinem Verlauf von dorsokranial nach ventrokaudal in den axialen Schichten gut zu verfolgen (Abb. 9.**2**). Der kleine Lappenspalt zwischen Ober- und Mittellappen liegt annähernd parallel zur Scanebene und ist je nach Verlauf auf einer oder drei axialen Schichten anhand einer gefäßfreien Zo-

Abb. 9.2 **a – f Axiale Schnitt-bildanatomie der Lungen-segmente und des Tracheobronchialsystems.** Großer und kleiner Lappenspalt sind klar identifizierbar (als feine Linien oder gefäßfreie Zonen). Die interlobären Segmentgrenzen (gestrichelte Linien) können nur durch den Verlauf der Venen und Segmentbronchien abgeschätzt werden.

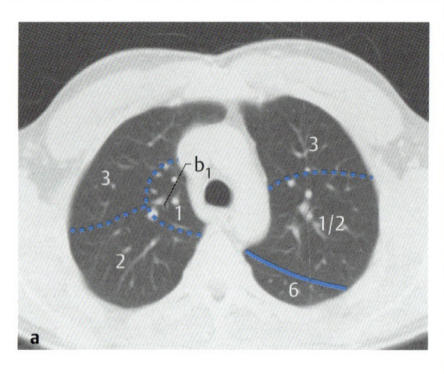
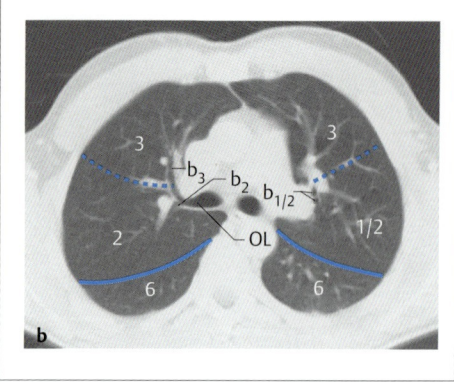
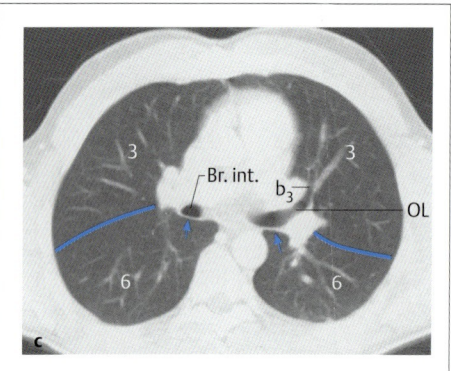
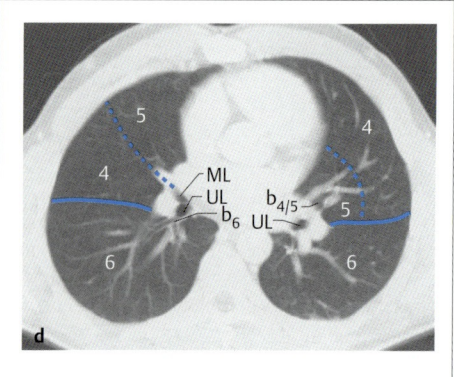
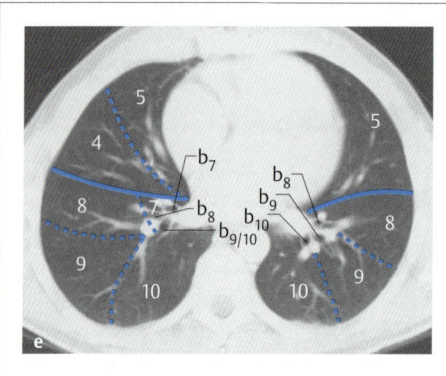
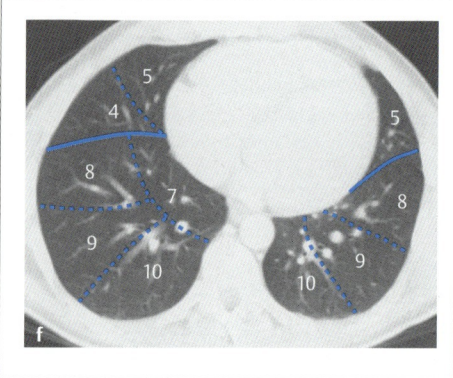

ne zu erkennen. Zur Differenzierung des Mittellappens vom Oberlappen sind die anatomischen Beziehungen zwischen den Segmentbronchien und begleitenden Arterien hilfreich: Im Oberlappen verläuft die Arterie medial des Segmentbronchus, im Mittellappen lateral.

Dünne Schichten und multiplanare Reformationen auf der Basis von Multidetektordaten sind für die Beurteilung des Fissurenverlaufs besser geeignet als die axialen Schichten allein. Akzessorische Fissuren, wie die Azygosfissur, die inferiore und su-

periore akzessorische Fissur und der kleine linke Lappenspalt, können damit sicherer identifiziert werden (Tab. 9.2). Inkomplette Lungenfissuren sind ein häufiges Phänomen und Leitschienen für kollaterale Luftansammlungen oder Erkrankungen.

Die bilateralen Ligg. pulmonalia inferiores entsprechen parietalen Pleuraausläufern, die vom unteren Teil der Hili zum hinteren Diaphragma ziehen. Im CT erscheinen sie als breite Bänder zwischen dem hinteren Mediastinum (Ösophagusregion) und dem Zwerchfell.

Die Segmentgrenzen sind in einer normal belüfteten Lunge im CT nicht darstellbar, die Zuordnung erfolgt indirekt über die Segmentbronchien und Interlobärvenen. Die Segmentanatomie der Lungen hat eine erhebliche Variationsbreite. Für eine sichere Identifizierung der Segmentbronchien sind Schichtkollimationen = 5 mm erforderlich.

Tab. 9.2 ⸱⸱⸱❯ *Akzessorische Fissuren*

Lobus v. azygos	durch kaudale Invagination der V. azygos
Inferiore akzessorische Fissur	zwischen medialem Unterlappensegment (7) und dem übrigen Unterlappen
Superiore akzessorische Fissur	zwischen apikalem Unterlappensegment (6) und den basalen Unterlappensegmenten
Linker kleiner Lappenspalt	zwischen Lingula und linkem Unterlappen

Periphere Bronchien

Zwischen Trachea und Bronchioli respiratorii liegen etwa 23 Aufzweigungen (Abb. 9.**3**). In Standard-CT-Schnitten können Bronchien bis zur 4. Ordnung (3 mm), in HRCT-Schnitten bis zur 8. Ordnung (1–2 mm) identifiziert werden. Die computertomographische Abgrenzbarkeit normaler Bronchien ist an die Darstellung der Bronchialwand gebunden. Die Dicke der Bronchialwand entspricht etwa einem Zehntel des Bronchusdurchmessers. Die intralobulären Bronchiolen sind normalerweise nicht sicht-

bar, da ihre Wanddicke kleiner als 0,15 mm ist. Werden bronchiale Strukturen in der Lungenperiphere (< 2–3 cm subpleural) erkennbar, so spricht dies für pathologische Bronchialwandverdickungen oder Ektasien der kleinen Luftwege.

Die kleinen Luftwege der Lunge (< 2 mm im Durchmesser) haben im Vergleich zu den großen einen signifikant größeren Gesamtquerschnitt und sind für 25 % des Luftwiderstandes verantwortlich. Erst bei schweren Destruktionen der kleinen Luftwege kommt es zu messbaren Veränderungen der Lungenfunktion.

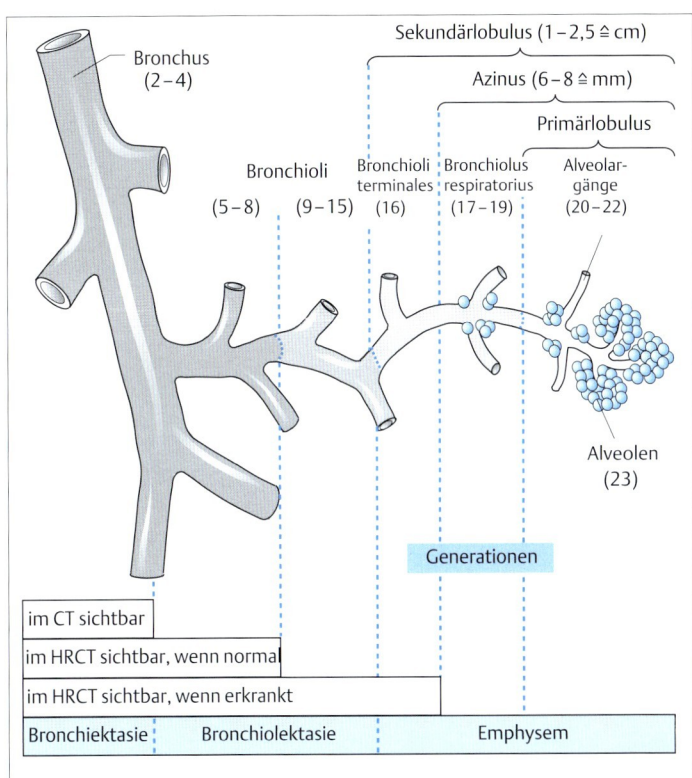

Abb. 9.3 **Bronchialaufzweigungen.** Schematische Darstellung der Bronchialaufzweigung mit den Grenzen der räumlichen Auflösung im CT.

Abb. 9.4 **Sekundärlobuli.**
Schematische Darstellung
zweier benachbarter Sekundärlobuli mit afferenten Arterien
und Bronchiolen, drainierenden
Venen und Interstitium.

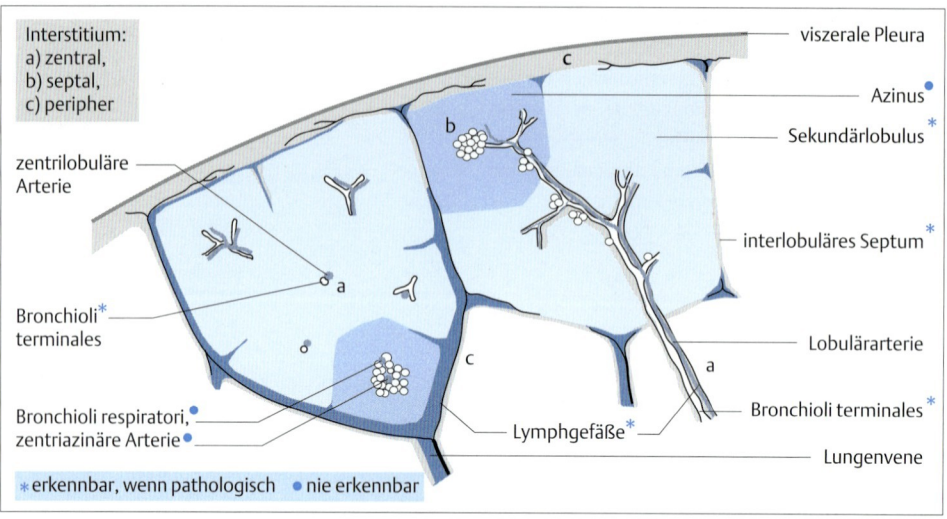

Interstitium:
a) zentral,
b) septal,
c) peripher

zentrilobuläre
Arterie

Bronchioli*
terminales

Bronchioli respiratori,*
zentriazinäre Arterie•

viszerale Pleura

Azinus•

Sekundärlobulus*

interlobuläres Septum*

Lobulärarterie

Bronchioli terminales*

Lungenvene

Lymphgefäße*

*erkennbar, wenn pathologisch   • nie erkennbar

Feinbau des Lungenparenchyms

Die kleinste in der CT fassbare Baueinheit ist der
Azinus mit einer Dimension von 6–8 mm, der sich
aus ca. 400 Alveolen distal des Bronchiolus terminalis zusammensetzt (Abb. 9.**3** u. 9.**4**). Der Sekundärlobulus ist die kleinste von Bindegewebe um-
mantelte sichtbare Formation, die im HRCT klar definiert werden kann und stellt die diagnostische
Leitstruktur bei interstitiellen Veränderungen dar.
Er besteht aus maximal 12 Azini und besitzt eine
charakteristische polygonale Form mit einer Kan-
tenlänge von 1–2,5 cm, eine septale Begrenzung
und eine zentrale Kernstruktur aus Bronchiolus
und Arteriole (Abb. 9.**4**).

Die Arteriolen liegen bis 5–10 mm subpleural.
Die Venen verlaufen interlobulär und sind 1–2 cm
subpleural erkennbar. Bronchiolen sind normalerweise nicht darstellbar. Dies bedeutet, dass in einer
5–10 mm breiten, unmittelbar subpleural gelegenen Zone normalerweise weder vaskuläre noch
bronchiale Strukturen nachweisbar sind.

Das Interstitium ist das bindegewebige Stützge-
rüst der Lunge, an dessen Faserzügen die Membranen für den alveolären Gastaustausch sowie die
Leitstrukturen für die Bronchien und Gefäße aufgespannt sind. Man unterscheidet das *zentrale* oder
axiale Interstitium um die zentralen Luftwege und
Gefäße, das *septale Interstitium*, das die Alveolarwände umspannt, und das *periphere Interstitium*,
welches das Grundgerüst der lobären und tubulären Septen bildet. Interlobulärsepten kommen normalerweise nicht oder allenfalls in den basalen
zwerchfellnahen Abschnitten als zarte lineare
Strukturen zur Darstellung. Bei verdickten Lymphgefäßen oder interstitiellen Erkrankungen hingegen
können sie stark hervortreten und die Architektur
des Lungenparenchyms aufzeigen.

Die Dichte des Lungenparenchyms weist normalerweise einen anteroposterioren und einen in-/ex-
spiratorischen Gradienten auf. Der anteroposteriore
Dichtegradient beträgt in Inspiration 20 ± 10 HE, in
Exspiration 150 ± 20 HE. In Inspiration liegt die
mittlere Lungendichte zwischen -900 und -850 HE.

Untersuchungstechnik

Die Wahl der Untersuchungstechnik hängt davon
ab, ob die gesamte Lunge darzustellen ist (gewöhnlich bei fokalen Lungenerkrankungen) oder ob eine
disseminierte Erkrankung mit einzelnen hochauflösenden diskontinuierlichen Schichten dargestellt

werden kann (HRCT). Multidetektorsysteme erlauben die Kombination beider Anforderungen und die
Untersuchung des gesamten Thorax mit HRCT-Qua-
lität.

Orales Kontrastmittel ist – außer bei fraglicher Ösophagusinfiltration eines Tumors – nicht indiziert (vgl. Kapitel 15, S. 579). Die intravenöse KM-Applikation sollte immer bei mediastinalen oder pleuralen Fragestellungen erfolgen. Für die Beurteilung fokaler intrapulmonaler Läsionen ist die Kontrastmittelgabe nicht zwingend vorgeschrieben (Ausnahme: Tumor, Rundatelektase). Gefäßuntersuchungen (Lungenembolie, Aortendarstellung) und das Tumorstaging erfordern dagegen immer eine KM-Injektion.

Routine-CT des Thorax

Standard für die Lungenuntersuchung ist eine Spiral-Akquisition (Tab. 9.**3**). Die meisten Untersuchungen erfolgen in Inspiration. Kann ein Patient die Luft nicht lange genug anhalten, so sollte er flach atmen. Wird in einem solchen Fall in tiefer Inspiration begonnen und atmet der Patient während des Scans, so kommt es zu ausgeprägten Artefakten. Bei kaudokranialem Scan nehmen die Atemartefakte zu. Wichtig ist eine adäquate Pause (von 2–4 s) zwischen dem Atemkommando und dem Untersuchungsbeginn, ansonsten kommt es durch die Endinspiration des Patienten zu Artefakten an der Lungenbasis. Die Mitarbeit des Patienten lässt sich verbessern, wenn er unmittelbar vor dem Scan aufgefordert wird, kurzzeitig zu hyperventilieren (2–5 Atemzüge).

Bei der Spiral-CT bieten eine Schichtkollimation von 5 mm und ein Tischvorschub von 10 mm (Pitch = 2) einen guten Kompromiss zwischen Ortsauflösung in der z-Achse, Scandauer (um 30 s) und Strahlenexposition. Die Reduktion des Pich auf 1,5–1,8 verbessert die Bildqualität geringfügig an der Lungenbasis, da Pulsationsartefakte besser kompensiert werden.

An Multidetektorsystemen ist z. B. am 4-Zeiler eine Routineeinstellung mit einer Kollimation von 4×2,5 mm (4×2 bis 4×3 mm) ausreichend, sofern nicht coronale und sagittale Reformationen gewünscht sind. Unter letzterer Voraussetzung ist ein Volumenscan mit 4×1–1,25 mm nötig. An 16- bis 64-Zeilen-Scannern ist die 0,5- bis 1,25-mm-Kollimation routinemäßig verwendbar. Zur Standardbefundung reichen axial rekonstruierte Schichten mit einer Dicke von 5 mm. Werden multiplanare Reformationen erstellt oder sind für spezielle Fragestellungen definierte axiale Schichten erfor-

derlich, so ist die Berechnung eines sekundären Rohdatensatzes mit überlappenden Schichten sinnvoll (SW/RI = 3/1,5 bei der 4×2,5-mm-Kollimation; SW/RI = 0,1–1,5/0,7 bei der 0,5–1,25-mm-Kollimation an 16- bis 64-Zeilen-Sannern).

Das *Mediastinum* sollte für optimale Bildqualität in einem weichen Kern rekonstruiert werden, die Lungendarstellung erfordert einen hochauflösenden Faltungskern. Statt zwei verschiedene Bildsätze zu rekonstruieren (höhere Bilderflut zur Bearbeitung und Archivierung), können auch Displayfilter eingesetzt werden, um einen initial hochauflösenden Bilddatensatz weicher darzustellen.

Zur *Kontrastierung der mediastinalen Gefäße* werden am Spiral- und Multidetektor-CT relativ geringe KM-Mengen benötigt: In der Regel reichen 50–70 ml KM, gefolgt von einem Kochsalzbolus von 50 ml aus (2 ml/s).

Da die Lungen eine sehr geringe Strahlenabsorption aufweisen, kann die Strahlendosis (mAs-Einstellung) bei der Thoraxuntersuchung im Vergleich zum Abdomen halbiert werden. In der Regel reicht ein $CTDI_{vol}$ von 5 mGy (weniger für schlanke, mehr für adipöse Patienten). Zu berücksichtigen ist allerdings, dass das Bildrauschen am oberen Leberrand und im Schulterbereich signifikant höher sein kann. Die diagnostische Sicherheit wird dadurch nicht berührt, da Leberuntersuchungen ohnehin nicht mit dem Lungenprotokoll gefahren werden (sondern separat erfolgen sollten) und das Spektrum der pathologischen Prozesse am Hals bei Thoraxuntersuchungen limitiert ist (Lymphknoten, Raumforderungen mit Ausbreitung nach kranial). Die Bildqualität in diesen Regionen lässt sich bei reduzierter Dosis mit den Techniken der adaptiven longitudinalen Dosismodulation verbessern.

Tab. 9.3 ···> *Empfohlene Untersuchungsparameter*

Allgemein	
Vorbereitung	keine
Lagerung	Rückenlage mit Elevation der Arme (Standard) Bauchlage mit Elevation der Arme: ■ Differenzierung zwischen Hypostase und subpleuraler Fibrose ■ Differenzierung zwischen Ödem und Infiltrat
Scanbereich	obere Thoraxapertur bis hinterer Pleurarezessus (Standard) obere Thoraxapertur bis unterhalb der Leber (Verdacht auf Bronchialkarzinom)
Atemphase	End-Inspiration (Standard) End-Exspiration: ■ Air-Trapping: Früherkennung peripherer Atemwegsobstruktionen ■ Differenzierung zwischen Air-Trapping und Milchglastrübungen ■ Compliance-Prüfung (Fibrose versus Ödem) ■ Bronchialkarzinom: Thoraxwandfixation
Fensterung	Lunge (Standard) W/L = 1500/–650 Emphysem W/L = 800/–800 Mediastinum (nativ) W/L = 400/40 Mediastinum (mit KM) W/L = 400/60

Scanparameter	Scannertyp (Schichten pro Rotation)					
	1 SC/TF/RI	**4** SC [a]	**16** SC [a]	**64** SC [a]	**axial** SW/RI	**MPR** [b] SW/RI
Thorax (Standard)	5/10/5 ↑	2–2,5 ↑	1–1,5 ↑	1–1,25 ↑	5/4	–
Thorax + Oberbauch[c]	5/10/5 ↓	2–2,5 ↓	1–1,5 ↓	1–1,25 ↓	5/4	–
Thorax (volumetrisch)	3/5/2 ↑	1–1,25 ↑	0,5–0,75 ↓	0,5–0,625 ↓	5/4	3/3 cor, 4/4 sag
HRCT (diskontinuierlich)[d]	1–1,5/ 10–20 ↓	2×0,5– 0,625↓	2×0,5– 0,625↓	2×0,5– 0,625↓	1–1,25/ 10–20	–
(volumetrisch)	–	1–1,25 ↑	0,5–0,75 ↓	0,5–0,625 ↓	1,5/10 und 5/4	1,5/10 cor, 1,5/10 sag

Kontrastinjektion[e]	V/F/D	V+N/F/D	V+N/F/D	V+N/F/D	Bemerkungen
Standard	70/2/20	70+50/2/20	70+50/3/10A	70+50/4/10A	Trigger: Aorta descendens
Tumorstaging (nur Thorax)	90/3/30	90+50/3/30	90+50/3/10A	90+50/4/10A	Trigger: Aorta descendens
(Thorax + Oberbauch)[c]	150/4/45	150+50/5/25	150+50/5/30A	150+50/4/35A	Trigger: Aorta descendens
Pulmonalis-CTA[f]	120+50/3/20	90+50/4/5P	60+40/4/5P	60+50/5/5P	Trigger: A. pulmonalis

SC = Schichtkollimation (mm), TF = Tischvorschub (mm/Rotation), RI = Rekonstruktionsinkrement (mm), ↑↓ = Scanrichtung,
SW = effektive Schichtdicke (mm), MPR = multiplanare Reformation, axial = axiale Schichtung, cor = coronal,
V = KM-Volumen (ml), N = NaCl-Volumen (ml), F = Flussrate (ml/s), D = Startdelay (s). KM-Konzentration = 300 mg Jod/ml
[a] Pitch P = TF/(N×SC): ca. 1,5 (4 Schichten); 1,2–1,5 (16 Schichten); 0,9–1,2 (64 Schichten);
[b] MPR aus dem sekundären Rohdatensatz mit SW/RI = 1–1,5/0,7 oder 0,5–0,8/0,5; schräg coronale MPR durch das Pankreas,
sagittale MPR zwischen Ductus choledochus und V. mesenterica inferior; CPR parallel zum Pankreasgang
[c] Gemeinsame Untersuchung möglich; bessere Resultate (portale Leberkontrastierung) durch (leicht überlappende)
Aufspaltung des Scanbereichs in Thorax und Leber
[d] Einzelschichtmodus: HRCT mit 1–1,5 mm Kollimation (Einzeilen-CT) oder 2×0,5–0,625 mm Kollimation (MDCT)
und 10–20 mm Schichtabstand
[e] Bolustriggerung für MDCT, Startdelay nach Erreichen eines Kontrastanstiegs von 100 HE in der Triggerregion (A = Aorta,
P = A. pulmonalis)
[f] wähle niedrigere Röhrenspannung (80–100 kV, abhängig von Patientendurchmesser und Scanner)

Tumordiagnostik

In der primären Tumordiagnostik oder vor Operationen sollte die höchstmögliche Bildqualität angestrebt werden. Da hohe Ortsauflösungen mit dem Einzeilen-CT nur kurzstreckig möglich sind, wäre eine kombinierte Technik mit dünnen und dickeren Schichten zu erwägen. Dies könnte so aussehen, dass zunächst eine fokussierte Spirale im Bereich des Tumors und der Hili gefahren wird, daraufhin der Scan über den Rest der Lunge ausgedehnt bzw. ein zweiter Scan über die gesamte Lunge mit dem Routineprotokoll erfolgt.

Für den initialen *hochauflösenden Scan* ist ein (SW/TF/RI =) 2/4/2-Protokoll zu empfehlen, sofern sich der Scan in einer Atemphase erstellen lässt. Im Zweifelsfall sollte die Atemkapazität des Patienten vorher getestet werden, um störende Artefakte zu vermeiden. Für größere Abschnitte empfiehlt sich ein 3/5/2-Protokoll. Soll lediglich der Primärtumor (peripherer Knoten) untersucht werden (z. B. für eine Detailanalyse oder Volumetrie), so ist ein 1/2/1-Protokoll am besten geeignet; mit geringem Verlust an Bildqualität kann auch auf ein 1/3/1-Protokoll zurückgegriffen werden, da sich die Scandauer damit um 50 % erhöht (sofern der Scanner einen Pitch von 3 unterstützt). Die mAs-Einstellung muss für die 1-mm-Schichten entsprechend heraufgesetzt werden. Aus diesem Dünnschichtdatensatz lassen sich multiplanare Reformationen ähnlich dem Multidetektorscan rekonstruieren (s. unten).

Die Volumenbildgebung der *Multidetektor-CT* erlaubt an den 4- bis 16-Zeilen-Scannern eine exzellente Bildqualität. In der Regel werden Kollimationen von 0,5 – 1,25 mm verwendet, nur bei sehr adipösen oder dyspnoischen Patienten sind dickere Schichten akzeptabel. Die erhaltenen Daten werden in einen „sekundären Rohdatensatz" mit SW/RI = 0,7 – 1,5/0,7 umgerechnet, aus dem 4 – 5 mm dicke axiale und 1,5 mm dicke coronale oder sagittale Schichten über die intrapulmonale Pathologie erstellt werden. Besteht der Verdacht auf eine mediastinale oder Brustwandinfiltration bzw. vergrößerte Lymphknoten, so sind zusätzliche 3 – 4 mm dicke coronale und 4 – 5 mm dicke sagittale Reformationen über das zentrale Mediastinum (einschließlich der Hili) oder über die betroffenen Brustwandabschnitte erforderlich.

Ergänzende *Exspirationsaufnahmen* stellen ggf. die Fixation des Tumors an die parietale Pleura dar (keine Lageänderung nach Exspiration). Für die gleiche Fragestellung wurden auch Scans nach iatrogen angelegtem Pneumothorax empfohlen, dies ist allerdings deutlich invasiver und kann auch nicht zwischen alleiniger Adhäsion und zusätzlicher Brustwandinfiltration unterscheiden.

Für die Bildbeurteilung sollte die Lunge im *hochauflösenden*, das Mediastinum und die Brustwand im *weichen* Faltungskern berechnet werden. Dadurch erhält man allerdings mehr als 1000 Bilder pro Patient (2 sekundäre Rohdatensätze). Alternativ kann nur ein hochauflösender Datensatz erstellt werden, die daraus rekonstruierten multiplanaren Reformationen können dann mit weichen Bildfiltern nachbearbeitet werden.

Für die Tumordiagnostik empfiehlt sich eine *KM-Menge* von 70 – 100 ml (2 – 3 ml/s) mit nachfolgendem Kochsalzbolus von 50 ml bei gleicher Geschwindigkeit. Bei den meisten Patienten führt ein Startdelay von 30 s zu guten Ergebnissen. Höhere Volumina und schnellere Flussraten verbessern den Gefäßkontrast, den diagnostischen Wert der Untersuchung allerdings weniger.

Die *Strahlenbelastung* bildet beim Tumorstaging keinen limitierenden Faktor, die Einstellungen sollten so gewählt sein, dass die Bildqualität optimal ist. Für gute axiale (und coronale oder sagittale) Dickschichten ist ein $CTDI_{vol}$ von 5 – 10 mGy ausreichend, Dünnschichten erfordern dagegen 10 – 25 mGy – je nach Umfang des Patienten.

Hochauflösendes CT (HRCT)

Hauptindikation der hochauflösenden CT sind diffuse Lungenerkrankungen. Werden fokale Läsionen vermutet, so ist eine einzelne HRCT-Untersuchung nicht geeignet, in diesen Fällen wird ein (zweites) Spiral-CT angeschlossen. Die Volumenbildgebung der Multidetektorsysteme erlaubt jedoch die Kombination dickerer konventioneller Schichten mit dünnen hochauflösenden aus einem Datensatz.

Die HRCT der Lunge erfolgt in der Regel mit einer Schichtdicke von 1 – 2 mm mit hochauflösendem Faltungskern und einem Schichtabstand von 10 – 20 mm. Im Allgemeinen sollte der Patient in Rückenlage bei tiefer Inspiration untersucht werden.

Exspirationsscans sind für die Diagnostik des sog. „Air-Trapping" erforderlich, um frühe (periphere) Obstruktionen der Luftwege zu erfassen und von „Milchglastrübungen" zu differenzieren. Sie empfehlen sich auch zur Untersuchung der Lungen-Compliance (Fibrose versus Ödem) oder von Bronchomalazien. Für diese Fälle ist ein Schichtabstand > 20 mm erlaubt.

Scans in *Bauchlage* helfen bei der Unterscheidung subpleuraler Fibrosen von hypostatischem Ödem, und bei der Differenzierung von Ödem von Infiltration. Dabei brauchen nur die suspekten Areale (gewöhnlich die Lungenbasis) noch einmal untersucht werden. Eine primäre Untersuchung in Bauchlage empfiehlt sich manchmal bei der Asbestose (HRCT-Screening), da die krankheitsrelevanten Befunde zuerst die dorsalen Lungenabschnitte betreffen. Für Screeningzwecke kann die Anzahl der Schichten auf ein Minimum reduziert werden.

Die HRCT benötigt *mAs-Einstellungen*, die im Vergleich zur Routineuntersuchung um 50–100% höher sind, da die dünnen Schichten naturgemäß einen höheren Rauschpegel haben. Trotz des relativ hohen $CTDI_W$ (Dosis pro Schicht, am inkrementalen CT auf der Bedieneroberfläche angezeigt) von 10–20 mGy ist die Expositionsdosis des Patienten durch den hohen Schichtabstand relativ gering ($CTDI_{vol} = 1–4$ mGy).

Multidetektorsysteme sollten in einem Einzeilenmodus gefahren werden. Sofern einstellbar, ist in jeder Tischposition nur eine Schicht zu akquirieren, da die benachbarten Schichten wenig zur Bildinformation, dafür umso mehr zur Expositionsdosis beitragen. Diese Technik ist an den meisten 4-Zeilen-Scannern derzeit noch nicht verfügbar, bei der überwiegenden Zahl der 16- und 64-Zeilen-Scanner jedoch verfügbar. Sofern kein Einschichtmodus einstellbar ist, sollten HRCT bevorzugt am Einzeilen-Spiral-CT erstellt werden. Steht nur ein 4-Zeilen-Scanner zur Verfügung, so empfehlen sich diskontinuierliche Schichten mit 2×1- oder 2×1,25-mm-Kollimation (oder 4×0,5 mm am Toshiba-System) alle 10–15 mm, besser noch alle 20 mm. Um die Information der zusätzlichen Schichten zu nutzen, sollten nicht nur axiale Bilder, sondern auch Dünn-schicht-MIP und MinIP entlang der (vier) simultan erstellten Schichten erstellt werden. Bei vielen Patienten verbessert dies die diagnostische Aussage.

Die Multidetektor-CT der gesamten Lunge wird als Volumenscan mit 1- bis 1,25-mm-Kollimation an 4- und 8-Zeilen-Scannern oder 0,5- bis 0,75-mm-Kollimation an 16- und 64-Zeilen-Scannern gefahren. Je nach Scanner ist ein Pitch von 1,5 (4-Zeiler) bis 0,9 (64-Zeiler) zu empfehlen. Adäquate Bildergebnisse erfordern eine ausreichende Dosis ($CTDI_{vol} \geq 10$ mGy). Das Bildrauschen ist nach Rekonstruktion von 1,5 mm dicken axialen, coronalen oder sagittalen Schichten aus dem sekundären Rohdatensatz signifikant reduziert. Mittels der HRCT der gesamten Lunge lassen sich Befunde darstellen, die im konventionellen diskontinuierlichen HRCT nicht erkennbar waren. Da solche Befunde jedoch in seltenen Fällen therapeutische Konsequenzen haben, empfiehlt sich dieses Vorgehen nicht für den Routineeinsatz (die Strahlenexposition ist um das 5- bis 10fache erhöht). Da die Darstellung der gesamten Lunge den Seitenvergleich verbessert, ergeben sich Indikationen bei Patienten, bei denen geringe Veränderungen in Folgeuntersuchungen signifikante therapeutische Konsequenzen haben. Diese CT sollten dann aber in Niedrigdosistechnik erfolgen.

Niedrigdosis-CT

Aufgrund der geringen Strahlenabsorption sind rein auf die Lunge fokussierte CT-Untersuchungen auch mit signifikant reduzierten Strahlendosen möglich.

Bei der *Spiral-CT* sollte bei gegebener (niedriger) Dosiseinstellung ein Pitch von 2 gewählt werden (vgl. Abb. 5.**11**). Für die *Multidetektor-CT* gilt dasselbe: hohe Pitch-Faktoren führen zu einer besseren Bildqualität (in Bezug auf das Rauschen) bei gegebener Niedrigdosis, speziell bei Dünnschichtuntersuchungen (geringerer Effekt des elektronischen Rauschens, vgl. S. 127, 148 und 228; vgl. auch Abb. 4.**10**). Der $CTDI_{vol}$ kann bei den meisten Patienten auf 2 mGy reduziert werden.

Ein weniger kantenanhebender Standardfaltungskern verbessert die Bildqualität speziell bei extrem niedriger Dosis, so z. B. beim Lungenscreening (s. unten).

Verlaufskontrollen mittels HRCT können in Abhängigkeit vom Therapieverlauf und den darzustellenden Feinheiten der Erkrankung in Niedrigdosistechnik ($CTDI_{vol} = 2–6$ mGy) erfolgen. Eine weitere Dosisreduktion lässt sich auch durch eine Erhöhung des Schichtabstandes auf 2 cm und mehr erreichen, dies ist allerdings nur bei relativ gleichmäßig verteilten Veränderungen indiziert. Im Zweifel sind Zusatzschichten innerhalb des Schichtabstandes erforderlich.

An *Multidetektorsystemen* ist die niedrigdosierte Dünnschichtuntersuchung etwas problematisch, da das Bildrauschen an den originalen axialen Schichten – speziell im Mediastinum – inakzeptabel hoch ist. Die Rekonstruktion dickerer Schichten – entweder aus den Originaldaten oder einem sekundären Rohdatensatz – löst dieses Problem (vgl. Abb. 5.**18**).

Da die Niedrigdosistechnik bereits am unteren Limit der Bildqualität arbeitet, kann jede weitere Reduktion der Qualität den diagnostischen Wert zerstören. Bei *adipösen Patienten* ist eine höhere Dosis erforderlich, ansonsten sind die Bilder – speziell am Lungenapex – unverwertbar (Schulterregion). Des Weiteren sollte eine höhere kVp-Einstellung (140 kVp) gewählt werden. Im Zweifelsfall empfiehlt sich ein einzelner Testscan (der häufig ohnehin zur Festlegung des Field of View gefahren wird) mit identischen mAs- und kVp-Einstellungen (nicht $CTDI_{vol}$) zur nachfolgenden Untersuchung, um die Bildqualität zu beurteilen. Für diesen Testscan wird der $CTDI_{vol}$ auf der Bedieneroberfläche um das 1,5- bis 2fache (= Pitch) höher angezeigt als der $CTDI_{vol}$ des aktuellen Scans, da – per definitionem – eine Einzelschicht einen Pitch von 1 hat. Sofern vorhanden, sollten adaptive Rauschfilter (vgl. Abb. 5.7) eingesetzt werden, um die Bildqualität in kritischen Regionen (Lungenspitze) zu verbessern.

Für *Kinder* ist die Dosis an die Körpergröße anzupassen (vgl. Tab. 5.**6**). Bei Kleinkindern sind 80 kVp mit minimaler mAs-Einstellung ausreichend. Anhand des Testscans zur Festlegung des Field of View lassen sich Bildqualität und Dosisbedarf abwägen.

Niedrigdosisuntersuchungen sind auch für die Untersuchung der Lungengefäße zu empfehlen (vgl. auch S. 883).

Niedrigdosis-Screening des Bronchialkarzinoms

Das Lungenscreening zur Krebsfrüherkennung kann mit sehr geringen Dosen erfolgen. Am konventionellen Spiral-CT ist ein 5/10/5-Protokoll bei 120 kVp und einem $CTDI_{vol} < 0,8$ mGy für normalgewichtige Patienten ausreichend (in Abhängigkeit von der minimalen mAs-Einstellung des Scanners). Dies entspricht einer effektiven Dosis von 0,4 mSv für Frauen und 0,3 mSv für Männer. Zum Vergleich: Eine konventionelle Röntgenuntersuchung p.a. entspricht 0,05 – 0,1 mSv, in zwei Ebenen 0,12 – 0,2 mSv. Selbstredend muss die Dosis bei adipösen Patienten erhöht werden.

Wird ein *suspekter Herd* entdeckt, so sollte eine erneute Untersuchung mittels Dünnschicht-CT und moderat erhöhter Dosis erfolgen ($CTDI_{vol} = 2 – 4$ mGy; 1/2/0,5-Protokoll; FOV auf Zielregion eingeblendet). Diese Untersuchung ermöglicht eine detailliertere morphologische Analyse und Volumetrie des Herdes (Verkalkungen etc.). In Abhängigkeit von der Größe des Herdes (gewöhnlich < 1 cm) und den Screening-Algorithmen sollte der Scan nach 6 Wochen oder spätestens 6 Monaten wiederholt werden. Änderungen des Volumens um 20 – 100% zeigen ein signifikantes Wachstum und damit malignes Potenzial an.

Am *Multidetektor-CT* kann die Untersuchung primär in Dünnschichttechnik erfolgen (0,5- bis 1,25-mm-Kollimation an 4- bis 64-Zeilen-Scannern). Sofern keine automatische Bildberechnung verfügbar ist, sollten 5 mm dicke Schichten zur Beurteilung rekonstruiert werden. Wird ein Herd entdeckt, so werden noch einmal dünnere Schichten mit eingeengtem FOV zur morphologischen Analyse und Volumetrie rekonstruiert. Automatische Programme vereinfachen die Herdanalyse: Lokale multiplanare Reformationen um die Läsion, volumenrekonstruierte Bilder und Volumenmessungen sind derzeit bereits verfügbar (vgl. Abb. 9.**18**). Ein zweiter Scan ist nicht erforderlich, der Nachweis eines Größenwachstums sollte zu einem anderen Zeitpunkt erfolgen (Kontrolle in 6 – 12 Wochen).

Virtuelle Bronchoskopie und CT-Bronchographie

Die *virtuelle Bronchoskopie* ist eine dreidimensionale bildgebende Technik mit perspektivischer Bildbearbeitung und verschiedenen interaktiven Werkzeugen, die den optischen Effekt einer Bewegung durch das Datenvolumen hervorrufen. Die Technik eignet sich zur Darstellung von Anomalien des zentralen Tracheobronchialsystems, kann die konventionelle Fiberendoskopie allerdings nicht ersetzen, insbesondere bei Patienten, die einer Biopsie bedürfen. Hauptindikation ist die Planung komplizierter Biopsien (periphere Bronchien oder Biopsien nahe großer Gefäße). Potenziell ist die Technik sehr sensibel bei Konturunregelmäßigkeiten der Wand, allerdings kann sie solche nicht von Schleimretentionen (z.B. bei Rauchern) unterscheiden.

Andere bildbearbeitende Techniken (vgl. Abb. 2.16, 2.18 und 2.36) sind der virtuellen Bronchoskopie in der Darstellung des Tracheobronchialsystems häufig überlegen (CT-Bronchographie). Solche Techniken erstellen einen „Lumenausguss" (mittels SSD oder VRT, vgl. Abb. 2.36 a) oder stellen die tracheobronchiale Anatomie dreidimensional mit semitransparenten Wänden dar (Doppelkontrasteffekt, vgl. Abb. 2.36 b).

Virtuelle Bronchoskopie und CT-Bronchographie bedürfen eines Datensatzes mit hoher Auflösung. Insofern ist ein Untersuchungsprotokoll ähnlich der oben beschriebenen Tumordiagnostik erforder-

lich. Die Multidetektor-CT hat den Vorteil, dass Pulsations- und Atemartefakte durch die schnellere Datenakquisition weniger zum Tragen kommen. Zusätzlich lassen sich so nicht nur die zentralen, sondern auch mehr peripher gelegene Abschnitte des Tracheobronchialsystems untersuchen.

> Größenmessungen sollten aufgrund der perspektivischen Verschiebungen nicht in endoskopischen Bildern, sondern am axialen Schnittbild erfolgen.

Kongenitale Fehlbildungen

Die kongenitalen Veränderungen der Lunge und des Tracheobronchialsystems sind sehr selten und können Ursache rezidivierender Infektionen sein. Die

CT ist bei unklaren, konventionell radiologischen oder bronchoskopischen Befunden indiziert.

Trachealbronchus, kardialer Bronchus

Ein Trachealbronchus entspricht einem atypischen trachealen Bronchusabgang (zum Oberlappen, apikalen Oberlappensegment oder Mittellappen) oder einem überzähligen Bronchus, der direkt aus der Trachea entspringt, in der Regel aus der rechtslateralen Wand des distalen Tracheadrittels.

Der meist nur rudimentär angelegte kardiale Bronchus geht typischerweise aus der medialen

Wand des Bronchus intermedius ab und verläuft mediokaudal in Richtung Herz (Abb. 9.5).

Klinisch sind diese atypischen Bronchusanlagen prädisponierend für rezidivierende Infekte und Bildung von Bronchiektasen, die auf das Versorgungsgebiet des Bronchus beschränkt sind. Bei der Intubation kann der Ballon des Tubus den atypischen Bronchus verschließen, was eine Atelektase des rechten Oberlappens zur Folge hat.

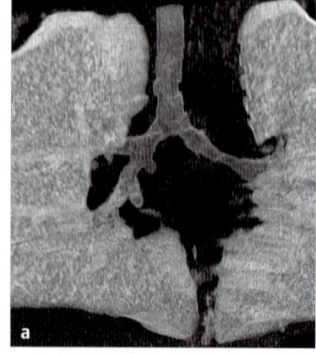 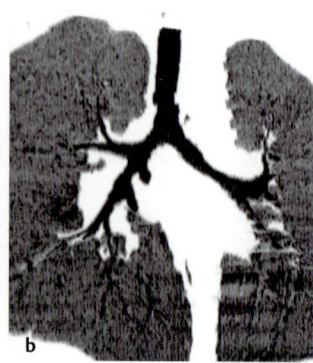

Abb. 9.5 Kardialer Bronchus.
VRT (**a**) und MinIP (**b**) des zentralen Tracheobronchialsystems eines Neugeborenen: Vom Bronchus intermedius zweigen zwei Bronchialbündel ab. Die Bilder wurden mit reduzierter Dosis erstellt ($4 \times 1/6$, $CTDI_{vol}$ = 1,8 mGy). Beachte das geringe Lumen des Bronchialsystems, Tracheadurchmesser 4 mm.

Bronchialatresie

Das linke apikoposteriore Oberlappensegment ist bevorzugt betroffen. Der Befund kann mit einer bronchogenen Zyste vergesellschaftet sein.

CT-Morphologie

Durch die Atresie des Lobär- oder Segmentbronchus sind die distal davon gelegenen Abschnitte betroffen. Muköses Sekret kann den obliterierten Bronchus nicht passieren und sammelt sich in Form einer Mukozele. Kollaterale Luftwege ventilieren das betroffene Segment, wobei durch exspiratorisches „Air-Trapping" eine gewisse Überblähung bestehen kann. Im CT finden sich die perihiläre Mukozele und eine Überblähung des betroffenen Segments.

Tracheobronchomegalie

Eine Tracheomegalie hat vielfältige Ursachen (Tab. 9.**4**), die häufigste ist die Zerstörung des Ringknorpels.

CT-Morphologie

Eine Tracheobronchomegalie ist bei einem Tracheadurchmesser > 3 cm und einem Durchmesser des Hauptbronchus > 2,0 bzw. > 2,3 cm manifest. Fehlende oder hypotrophe elastische Fasern und eine Muskelhypotrophie führen zu pathologischen Bewegungen der Luftwege mit Dilatation in der Inspiration und Kollaps in der Exspiration. Häufig finden sich assoziierte intrapulmonale Bronchiektasen.

Tab. 9.4 ⋯⋯⋗ *Ätiologie der Tracheobronchomegalie*

Traumatisch
- Langzeitintubation

Kongenital
- Morbus Ehlers-Danlos (Knorpeldefekt)
- Morbus Mounier-Kuhn (tracheobronchiale Divertikulose)

Chronische Entzündung
- rezidivierende Infektionen in der Kindheit
- Immundefekt
- zystische Fibrose

Traktion
- oberlappenbetonte oder diffuse Lungenfibrose (z. B. Sarkoidose, idiopathische Lungenfibrose)

Bronchogene Zyste

Die bronchogene Zyste ist die häufigste bronchopulmonale Fehlbildung und resultiert aus einer gestörten Bronchussprossung in der Embryonalperiode. Je nach Lokalisation unterscheidet man intrapulmonale (70 %) und mediastinale Zysten (30 %).

CT-Morphologie

Die *intrapulmonale Zyste* ist meist im Unterlappen gelegen, kann einen Durchmesser bis zu einigen Zentimetern haben (zentraler Typ) oder multilokulär aus mehreren kleinen Zysten bestehen (peripherer Typ).

Zysten mit sehr proteinreichem Inhalt erscheinen im CT mit Densitäten um 50 HE und wirken dadurch weichteildicht. Sofern keine Infektion vorliegt, zeigt sich keine KM-Aufnahme. Charakteristischerweise findet sich keine Verbindung zum Tracheobronchialbaum. Erst bei einer Infektion – die in 75 % der Fälle auftritt – kommuniziert der Prozess mit einem Bronchus, was dann typische Flüssigkeitsspiegel innerhalb eines luftgefüllten Hohlraums zur Folge hat. Der sonst scharfe Rand der Zyste ist unregelmäßig verdickt und zeigt eine KM-Aufnahme mit Begleitinfiltration des angrenzenden Lungenparenchyms, so dass die Morphologie einem Lungenabszess ähnelt. Die Differenzierung einer bronchogenen von einer erworbenen Zyste (z. B. nach ARDS oder Abszess) kann Probleme bereiten.

Die *mediastinale Zyste* liegt meist rechts subkarinal, manchmal aber auch paratracheal oder paraösophageal. Eine Kommunikation mit dem Tracheo-bronchialsystem und Infektionen sind extrem selten. Die mediastinalen bronchogenen Zysten sind gewöhnlich größer als die pulmonalen (> 20 cm).

Lungensequestration

Ein Lungensequester ist ein funktionsloser Lungenanteil mit systemarterieller Gefäßversorgung ohne reguläre Verbindung mit dem Bronchialsystem. In ca. 65 % liegt der Sequester im linken, in den übrigen Fällen im rechten posterioren Unterlappensegment.

Je nach Lage zur Pleura unterscheidet man zwei Formen:
- Die *intralobäre Sequestration* (75 – 85 %) liegt innerhalb des normalen pleuralen Überzugs und drainiert in die Lungenvenen. Diese Form findet sich typischerweise bei Erwachsenen.
- Die *extralobäre Form* (15 – 25 %) grenzt sich mit eigener Pleura gegen das gesunde Lungengewebe ab und drainiert in die V. cava oder V. azygos. Die Diagnose erfolgt bereits beim Neugeborenen oder Kleinkind. Bei persistierender oder rezidivierender Pneumonie sollte immer an eine Lungensequestration gedacht bzw. diese ausgeschlossen werden.

CT-Morphologie

Die *intralobäre Sequestration* kann belüftet sein (Kollateralbelüftung über Kohn-Poren) und zeigt häufig Überblähungen durch „Air-Trapping". Sie ist dann nur anhand der atypischen arteriellen Versorgung zu erkennen. Schleimpfröpfe in den rudimentären Bronchien sind typisch. Bei Infektion der Zyste oder Perforation in das Bronchialsystem finden sich ein- oder mehrkammerige Zysten, die variable Anteile von Flüssigkeit und Luft enthalten.

Bei der *extralobären Form* besteht in der Regel kein Bronchusanschluss, sie imponiert komplett weichteildicht (Abb. 9.**6**). Pathognomonisch ist ein aortensynchroner, homogener Dichteanstieg nach Kontrastmittelgabe. Einige Patienten zeigen emphysematische Veränderungen im angrenzenden Lungenparenchym und Zysten innerhalb der Sequestration.

Diese Anomalie ist häufig mit weiteren kongenitalen Fehlbildungen kombiniert. In seltenen Fällen fistelt das sequestrierte Segment in Ösophagus oder Magen.

Abb. 9.6 **Extralobäre Sequestration beim Neugeborenen.**
Links Unterlappenatelektase (**a**) mit systemarterieller Blutversorgung aus einem infradiaphragmalen Ast der Aorta (Pfeile) in einer 3 mm dicken MIP (**b**). Die Pfeilspitzen in **b** zeigen einen drainierten Pneumothorax (Drainage = weiße Pfeilspitze in **a**). Die schwarzen Pfeilspitzen in **a** zeigen auf einen Magenkatheter. Ultraniedrigdosis-CT mit 0,6 mGy CTDI$_{vol}$ nach intravenöser Injektion von 2 ml KM (4 × 1/6).

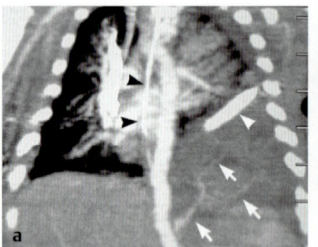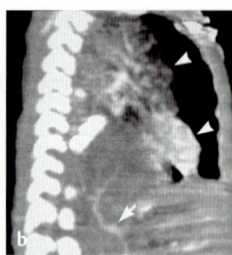

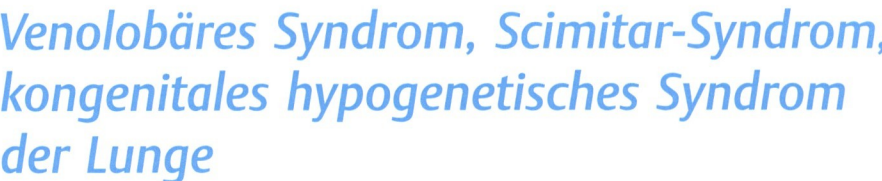

Venolobäres Syndrom, Scimitar-Syndrom, kongenitales hypogenetisches Syndrom der Lunge

Unter dem Begriff des venolobären Syndroms werden verschiedene kongenitale Anomalien des Thorax zusammengefasst, die häufig miteinander kombiniert sind (Tab. 9.**5**).

Tab. 9.5 ⋯⋗ *Venolobuläres Syndrom*

Hypoplastische rechte Lunge, Lobäragenesie, Aplasie oder Hypoplasie	69 %
Partielle oder komplette pulmonale Venen-anomalie	31 %
Fehlen oder Hypoplasie der rechten A. pulmonalis	14 %
Pulmonale Sequestration	24 %
Partielle oder komplette systemarterielle Versorgung ohne Sequestration	10 %
Fehlende oder unterbrochene V. cava inferior	7 %
Zwerchfellduplikation mit Teilung des rechten Hemithorax	7 %

CT-Morphologie

Im CT finden sich eine kleine hypoplastische Lunge mit Anomalien in Verlauf und Verzweigung der Atemwege. Bronchusdivertikel und Bronchiektasen sind häufige Begleitbefunde. Auf Fehlmündungen der Lungenvenen in V. cava, rechten Vorhof oder das Herzohr ist zu achten. Meist findet sich eine einzelne Vene, welche die gesamte rechte Lunge drainiert und nach kaudal parallel zum rechten Herzrand die V. cava unterhalb des Diaphragmas erreicht (Im p.a. Übersichtsbild erscheint diese Vene wie ein „Türkensäbel" oder Scimitar). Atypische Lungenvenen finden sich auch ohne erkennbare Fehlbildung des Lungenparenchyms. Die systemarterielle Lungenversorgung erfolgt meist aus der Aorta descendens oder abdominalis und kann mit Sequestrationen einhergehen.

Anormaler pulmonalvenöser Rückstrom

Unter einem anormalen venösen Rückstrom versteht man die direkte Drainage der Lungenvene in das rechte Herz oder in die systemischen Venen (Tab. 9.**6**). Dies kann partiell oder komplett ausgebildet sein, eine oder mehrere Venen betreffen, verursacht aber in jedem Fall einen extrakardialen Links-rechts-Shunt. Die Anatomie ist mit etwa 30 verschiedenen Formen sehr variabel. Häufig finden sich weitere kardiovaskuläre Fehlbildungen (z. B. Vorhofseptumdefekt). Diagnostisch wegweisend ist die identische Sauerstoffsättigung in allen vier Herzkammern, da sich das pulmonale mit dem systemischen venösen Blut mischt. Langzeiteffekt des erhöhten Blutstroms ist die pulmonale Hypertension im betroffenen Lungenabschnitt.

Tab. 9.6 ⋯⋗ *Formen des abnormen venösen Rückflusses*

Suprakardial (50 %)
- venöser Rückfluss in die V. cava superior, persistierende linke V. cava oder linke V. anonyma

Kardial (30 %)
- venöser Rückfluss in den rechten Vorhof oder rechten Sinus coronarius

Infradiaphragmal (15 %)
- venöser Rückstrom in die V. portae oder ihre Äste

Gemischt (5 %)

CT-Morphologie

Die CT-Angiographie mittels Spiral- oder Multidetektortechnik erlaubt die komplette Darstellung der Anomalie einschließlich der hypoplastischen nativen Lungenvenen. Ohne entsprechende klinische Zeichen kann die Anomalie im axialen Schnittbild übersehen werden. Typische Beispiele sind die Mündung der betroffenen Vene in den rechten Vorhof oder in die V. cava superior (Abb. 9.**7 b**), eine fehlende linke Pulmonalvene, der Nachweis einer akzessorischen linken V. cava superior lateral des Aortenbogens (Abb. 9.**7 a**) und ein fehlender venöser Fluss in den linken Vorhof. Die Anomalie lässt sich in ihrer – häufig komplexen – Anatomie am besten in volumenrekonstruierten dreidimensionalen Bildern beschreiben und nachvollziehen (Abb. 9.**7 c**).

Abb. 9.7 Partieller anormaler pulmonalvenöser Rückstrom (PAPVR).

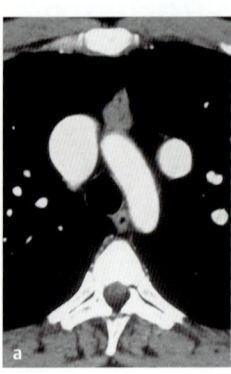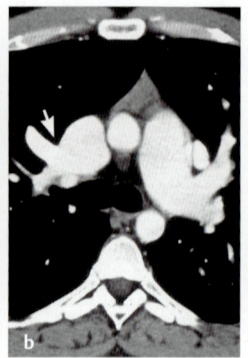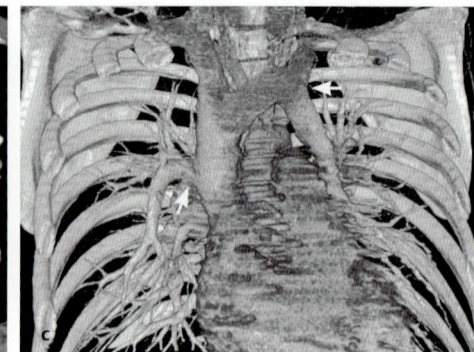

a Die axialen Schichten zeigen eine erweiterte V. cava superior (SVC) und eine symmetrische Vene auf der linken Seite.

b Die rechte Oberlappenvene drainiert unmittelbar in die V. cava.

c Das volumenrekonstruierte Bild demonstriert die Drainage der gesamten linken Lunge über eine einzige Vene in die linke V. brachiocephalica. Die rechte Oberlappenvene mündet in die V. cava (4×1/6).

Besteht ein zusätzlicher Vorhofseptumdefekt, so findet sich mitunter ein Strom hochkonzentrierten (unverdünnten) Kontrastmittels in den linken Vorhof, was sich mittels volumenrekonstruierter Bilder sichtbar machen lässt (vgl. Abb. 23.**19 b**).

Erworbene Fehlbildungen des Tracheobronchialsystems

Nichtneoplastische Trachealstenose

Trachealstenosen können die Trachea insgesamt oder in Teilen betreffen und Folge eines pulmonalen, systemischen oder auf die Trachea beschränkten Prozesses sein. Indikationen zur CT sind die Differenzierung eines intrinsischen Prozesses von einem extrinsischen (komprimierenden) Prozess und der Ausschluss von Malignomen.

Die „Säbelscheidentrachea" ist ein Phänomen bei Patienten mit COPD und ist mit einem abnorm hohen intrathorakalen transmuralen Druck assoziiert.

CT-Morphologie

Man unterscheidet Trachealstenosen mit und ohne Wandverdickung (Tab. 9.**7**). Die CT-Morphologie ist oft unspezifisch, so dass bei Wandverdickung vielfach eine histologische Abklärung erfolgen muss. Die CT wird zur Dokumentation des betroffenen Trachealsegments, des Stenoseausmaßes und der Darstellung beteiligter bronchialer Segmente durchgeführt.

Eine „Säbelscheidentrachea" ist definiert durch eine Reduktion der Tracheafläche um 70% bzw. des transversalen Durchmessers auf weniger als ein Drittel des sagittalen Durchmessers. Typischerweise findet sich ein abrupter Kalibersprung in Höhe der oberen Thoraxapertur, die Verengung betrifft dann die gesamte intrathorakale Länge der Trachea.

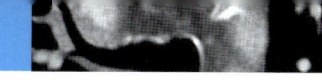

Tab. 9.7 ⋯⇥ *Nichtneoplastische Trachealstenose: Ätiologie und CT-Bilder*

Trachealstenose ohne Wandverdickung	
Intrinsisch	
▪ idiopathisch	selten, 2–4 cm lang, glatt oder unregelmäßig
▪ Säbelscheidentrachea	intrathorakale Trachea, elliptisch oder dreieckig im axialen Schnitt, transversaler Durchmesser < $^1/_3$ sagittaler Durchmesser
▪ nach Tracheostomie	in Stomaregion oder am Unterrand des Tubus, Uhrglaskonfiguration
▪ nach Intubation	im Manschettenbereich oder an der Tubenspitze, Uhrglaskonfiguration
▪ postischämisch nach Lungentransplantation	Region der Anastomose
▪ posttraumatisch	glatt, Uhrglaskonfiguration
Extrinsisch	
▪ vaskulär	Nachweis der Gefäße (aberrierende rechte A. subclavia, Duplikation des Aortenbogens, Pulmonalisschlinge)
▪ Struma	mit Relation zur Schilddrüse, intensive KM-Aufnahme, Zysten, Kalk
Trachealstenose mit Wandverdickung	
▪ osteochondroplastische Tracheobronchopathie	verkalkter Trachealring, unregelmäßige Tracheakontur
▪ Polychondritis	submuköse Noduli der Anterolateralwand
▪ Sklerodermie	diffuse Verdickung, zentrale und periphere Stenosen
▪ Wegener-Granulomatose	selten, glatte oder unregelmäßige Wandverdickung, verkalkte Knorpel, fokale oder diffuse Wandverdickung, Larynxbeteiligung
▪ Amyloidose	submuköse Knoten, diffus > lokal
▪ Sarkoidose	wandständige Granulome, glatt oder unregelmäßig, Larynxbeteiligung
▪ postinfektiös (Tuberkulose, Pilz, Sklerom)	selten, glatt oder unregelmäßig, tuberkulöse Kavernen
▪ postradiogen	glatt oder unregelmäßig

Bronchiektasie

Bronchiektasen stellen lokale Dilatationen des Bronchialbaums dar. Sie können sehr diskret und nur regional, aber auch diffus ausgebildet sein. Häufigste Grunderkrankungen sind die zystische Fibrose, mukoziliäre Dysfunktionen oder Immundefekte (Tab. 9.**8**). Im Rahmen einer Pneumonie kann es zu reversiblen Bronchiektasen kommen, die sich nach 4–6 Monaten vollständig zurückbilden. Dünne Schichten (< 2 mm) sind dickeren Schichten für den Nachweis von Bronchiektasen überlegen und haben eine Sensitivität und Spezifität von mehr als 90 %. Für die Detektion diskreter Bronchiektasen ist die koninuierliche (Volumen-)HRCT besser als die diskontinuierliche HRCT.

Tab. 9.8 ⋯⇥ *Ätiologie der Bronchiektasie*

Kongenital
- struktureller Wanddefekt: Kartagener-Syndrom
- mukoziliare Dysfunktion: Williams-Campbell-Syndrom
- zystische Fibrose
- α_1-Antitrypsin-Mangel
- kongenitale oder erworbene Immundefekte

Infektiös
- allergische bronchopulmonale Aspergillose
- chronisch granulomatöse Infektion (Tuberkulose)
- Masern
- Keuchhusten
- Swyer-James-Syndrom
- chronische Aspiration oder Inhalation

Bronchiale Obstruktion oder Kompression
- Tumor
- Fremdkörper
- Sekretretention (mukoide Retention)
- Lymphadenopathie

Lungenfibrose (Traktionsbronchiektasen)

CT-Morphologie

Ein Hauptkriterium der Bronchiektase ist der im Vergleich zur korrespondierenden Arterie vergrößerte Durchmesser des Bronchus (normalerweise ist die Arterie geringfügig kaliberstärker). Da der Quotient aus Bronchusdurchmesser und Durchmesser der begleitenden Arterie jedoch eine relativ große Variabilität hat (in einem Normalkollektiv schwanken die Werte zwischen 0,5 und 1,4), werden zwei weitere CT-Kriterien für die Bronchiektasie gefordert:

- keine bzw. eine reduzierte Kaliberabnahme von Bronchien peripherwärts (der Bronchus hat den gleichen Durchmesser wie der proximale Ast über eine Strecke von mindestens 2 cm) und
- Abgrenzbarkeit von Bronchien bis 1 cm subpleural.

Das Verhältnis der Durchmesser von Bronchien und Arterien ist nur dann ein sicheres Zeichen, wenn es mindestens 1,5 beträgt. Quotienten von 1 – 1,5 müssen entweder bei mehreren Ästen gegeben sein oder bedürfen weiterer Kriterien, wie einer Verdickung der Bronchialwand und/oder der fehlenden Kaliberreduktion. Der kleinste sichtbare Durchmesser im axialen Schnittbild ist sorgfältig zu beachten, ein Vergleich von Bronchien und Gefäßen in der Nähe von Aufzweigungen ist zu vermeiden, und die Diagnose von Bronchiektasen darf nicht fälschlicherweise in Regionen verminderter Gefäßquerschnitte – z. B. bei lokaler Vasokonstriktion – gestellt werden.

> Die optimale Fenstereinstellung für die HRCT beträgt W/L = 1500/-700 HE. Eine Fensterbreite < 1000 HE lässt die Bronchialwände dicker erscheinen. Eine Fensterbreite > 1500 HE ist routinemäßig durchaus akzeptabel, allerdings muss der geringere Kontrast des Lungenparenchyms mit verminderter Sensitivität für kleine Dichtevarianzen in Kauf genommen werden. An Gefäßen finden sich durch Pulsationen oder Atemartefakte mitunter Doppelkonturen, welche Bronchiektasien vortäuschen (vgl. Abb. 7.**36 a**). In infiltrierten oder atelektatischen Regionen sind die Bronchiektasen in der Regel maskiert.

Die Reid-Klassifikation unterscheidet drei verschiedene Typen von Bronchiektasien: zylindrische (tubuläre, fusiforme), variköse und zystische (sakkuläre) Bronchiektasen (Tab. 9.9). In Abhängigkeit von der Projektion des Bronchus in der Scanebene imponiert eine tubuläre Bronchiektase siegelringartig oder „schienenförmig", sofern der Bronchus parallel angeschnitten ist. Letzteres lässt sich manchmal bis weit in die Peripherie darstellen (Abb. 9.**8 a, d**). Die seltene variköse Form imponiert im CT durch deutliche Kaliberschwankungen der längs angeschnittenen lufthaltigen Räume (Abb. 9.**8 b**). Zystische Bronchiektasen beinhalten häufig Sekretretentionen oder Flüssigkeitsspiegel (Abb. 9.**8 c**). Pneumatisierte zystische Läsionen innerhalb einer Atelektase bilden traubenartige Muster.

Dilatierte sekretgefüllte Bronchien imponieren als Y- oder V-förmige Struktur mit weichteildichtem Charakter („mukoide Impaktation" oder „feuchte Bronchiektasen", Abb. 9.**8 c**). Verdickungen der Bronchialwand sprechen für bronchitische Veränderungen oder ein Schleimhautödem (Abb. 9.**8 b**). Die sog. „feuchten Bronchiektasen" finden sich vor allem bei Patienten mit zystischer Fibrose und allergischer bronchopulmonaler Aspergillose (ABPA).

Tab. 9.9 ⋯⟶ *Bronchiektasen*

Zylindrisch	Varikös	Zystisch
- einfachste Form - schienenartig (Längsachse) - Siegelringphänomen (transversal)	- selten (Swyer-James) - perlschnurartig	- schwerste Form - Durchmesser >1 cm - häufig mit Wandinstabilität - gruppierte Zysten - Flüssigkeitsspiegel

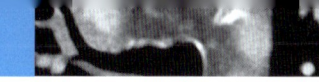

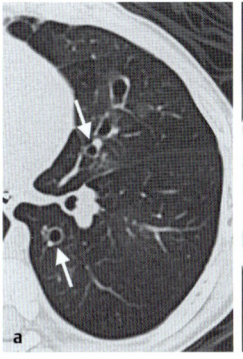
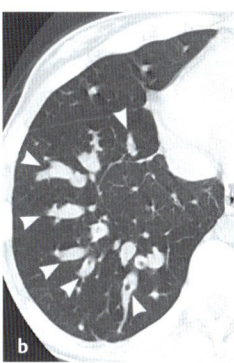
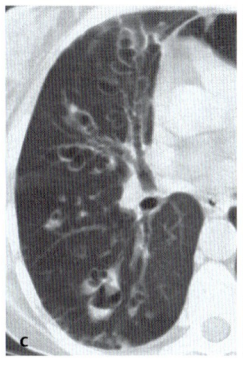
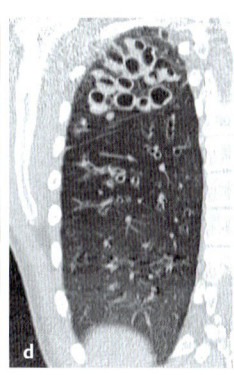

Abb. 9.8 **Bronchiektasen.**

a Zylindrische Bronchiektasen (Siegelringphänomen, Pfeil).

b Extensive Schleimansammlungen in Bronchiektasen des rechten Unterlappens (Pfeilspitzen). Die Bronchien sind größer als die begleitenden Arterien.

c Variköse und zystische Bronchiektasen mit Flüssigkeitsspiegeln.

d Semicoronale Reformation eines Niedrigdosis-Multidetektor-Datensatzes ($4 \times 1/6$, 1,2 mGy) mit zylindrischen und varikösen Bronchiektasen bei einem Patienten mit zystischer Fibrose. Bronchialwandverdickungen (Zeichen der chronischen Entzündung) und Sekretretention. Die sekretgefüllten Bronchien zeigen ein typisches Y- oder V-Phänomen. Das subpleurale „Tree-in-Bud"-Muster basiert auf schleimgefüllten Bronchiolen.

Wandverdickte oder dilatierte schleimgefüllte Bronchiolen sind in der CT als dünne, astförmige weichteildichte Strukturen im subpleuralen Lungenmantel (5 – 10 mm) erkennbar, die kleine Auftreibungen an den Enden aufweisen („Tree-in-Bud" = knospender Baum, Abb. 9.**8 d**).

Eine isolierte umschriebene Erweiterung eines schleimgefüllten Bronchus kann ein indirekter Hinweis auf einen kleinen endoluminalen Tumor (z.B. Karzinoid, Bronchialkarzinom) sein. Die Differenzierung feuchter, schleimgefüllter Bronchiektasen von Gefäßen gelingt am einfachsten mittels intravenöser KM-Applikation bzw. durch Analyse der umgebenden Strukturen im 3D-Datensatz.

Bronchiolitis

Viele Lungenerkrankungen sind durch eine Entzündung der peripheren respiratorischen Bronchioli gekennzeichnet. In der Literatur angeführte Klassifikationen basieren auf ätiologischen, histologischen, klinischen oder radiologischen Faktoren (Tab. 9.**10**). Aus klinischer Sicht ist es sinnvoll, die infektiöse von der nichtinfektiösen (immunvermittelten) Bronchiolitis zu differenzieren.

Tab. 9.10 ⋯⋗ *Formen der Bronchiolitis*

Ätiologie	Morphologie
Akut infektiös	„Tree-in-bud", azinäre Knoten
Chronisch entzündlich (z.B. Asthma, chronische Bronchitis)	„Tree-in-bud", Bronchialwandverdickung
Panbronchiolitis	ausgeprägtes „Tree-in-bud", Air-Trapping
Respiratorische Bronchiolitis	zentrilobuläre Knoten (prädominant im Unterlappen), Tree-in-Bud
Respiratorische Bronchiolitis mit interstitieller Erkrankung (RBID)	zentrilobuläre Knoten, Emphysem, Bronchialwandverdickung, verdickte Septen
Follikuläre Bronchiolitis	1 – 3 mm (manchmal 1 – 2 cm) große unscharfe subpleurale Knoten
Obliterative Bronchiolitis (Bronchiolitis obliterans)	Air-Trapping, Mosaikmuster

Abb. 9.9 **Bronchiolitis.**

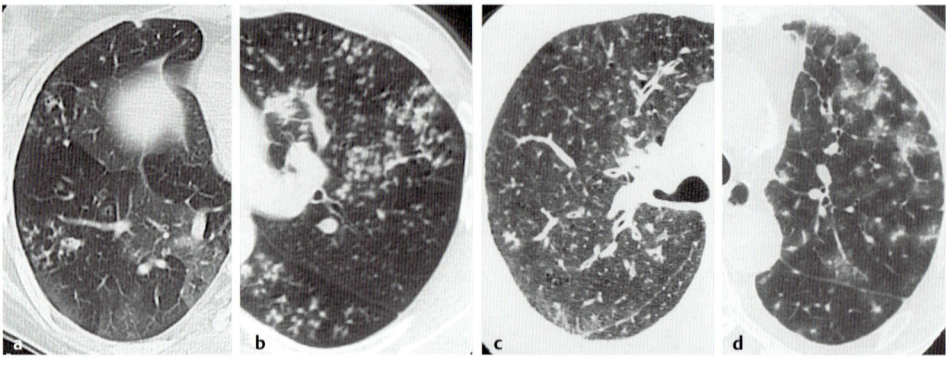

a Infektiöse Bronchiolitis mit „Tree-in-Bud"-Muster und „Air-Trapping" (Exspiration) als Zeichen der Erkrankung der kleinen Luftwege.
b Infektiöse Bronchiolitis mit kleinen Knötchen und Tree-in-Bud.

c Respiratorische Bronchiolitis mit zentrilobulären Knoten und ausgeprägten Bronchialwandverdickungen zentral.
d Follikuläre Bronchiolitis mit multiplen unscharf begrenzten zentrilobulären Knoten, vorzugsweise subpleural.

Akute infektiöse Bronchiolitis

Die akute infektiöse Bronchiolitis ist gewöhnlich Resultat einer Virusinfektion (respiratory syncytial virus, Adenovirus) oder einer Infektion mit *Mycoplasma pneumoniae* oder *Chlamydien*. Immunsupprimierte Patienten entwickeln Bronchiolitiden auf der Basis einer *Aspergillose* oder einer endoluminalen Tuberkuloseausbreitung. Prinzipiell kann jede (!) bakterielle Infektion, die die kleinen Luftwege befällt, eine Bronchiolitis auslösen.

CT-Morphologie

Radiologische Leitsymptome einer infektassoziierten Bronchiolitis sind kleine zentrilobuläre Knoten mit streifigen Verbindungen („Tree-in-Bud" = knospender Baum), die eine verdickte Bronchiolarwand oder mukös, eitrig oder granulomatös ausgefüllte dilatierte Bronchioli repräsentieren (Abb. 9.9 a,b).

Diese Konfiguration ist vor allem im peripheren Drittel der Lungen erkennbar. Mitunter finden sich unregelmäßige, milchglasartig getrübte oder infiltrierte Areale.

> Die akute infektiöse Bronchiolitis ist von chronisch entzündlichen Erkrankungen (Asthma, chronische Bronchitis), einer diffusen Panbronchiolitis und der respiratorischen (nicht-infektiösen) Bronchiolitis zu differenzieren, die alle kleine zentrilobuläre Knoten zeigen (Abb. 9.9 c). Die zentrilobulären Knoten einer infektiösen Bronchiolitis sind meist definiert und scharf begrenzt, während sich bei Patienten mit respiratorischer Bronchiolitis unscharf begrenzte Herde finden. Des Weiteren sind die Noduli einer infektiösen Bronchiolitis immer mit linearen Mustern kombiniert (Tree-in-Bud). Bei der respiratorischen Bronchiolitis können die zentrilobulären Knoten ähnliche Größen erreichen wie azinäre Knoten, die rosettenartig verschmelzen.

Respiratorische Bronchiolitis und assoziierte Erkrankungen

Die respiratorische Bronchiolitis (RB) und die *respiratorische Bronchiolitis* mit *assoziierten interstitiellen Lungenveränderungen (RB-ILD)* werden in jüngster Zeit zusammen mit der desquamativen interstitiellen Pneumonie (DIP) als Teil eines einheitlichen Spektrums diffus interstitieller infiltrativer Lungenerkrankungen betrachtet (vgl. Tab. 9.34), da die klinischen Symptome sich ähneln und die histologischen und HRCT-Befunde sich überschneiden. Alle drei Erkrankungen hängen eng mit Nikotinabusus zusammen; man betrachtet sie als unterschiedlich starke Ausprägungen von Veränderungen an Parenchym und Luftwegen durch den Zigarettenrauch. Sowohl radiologische als auch histologische Zeichen der respiratorischen Bronchiolitis und der extrinsisch allergischen Alveolitis gehen ineinander über, insofern ist die Bronchiolitis eine wesentliche Komponente der extrinsisch allergischen Alveolitis (EAA). Morphologisch ähnliche Veränderungen findet man im CT nach Inhalation von SO_2, Stickoxiden oder anderen Gasen oder Dämpfen.

CT-Morphologie

Es zeigen sich unscharf begrenzte zentrilobuläre noduläre Verdichtungen (Abb. 9.**9 c**), die morphologisch nicht von einer extrinsisch allergischen Alveolitis zu differenzieren sind (vgl. Abb. 9.**56 a**). Bei den meisten Patienten sind die Oberlappen bevorzugt oder auch ausschließlich befallen (im Gegensatz zur extrinsisch allergischen Alveolitis).

Zusätzlich zu den kleinen zentrilobulären Knoten finden sich bei der RB-ILD vor allem bilateral fleckig verteilte, milchglasartige Trübungen und verdickte Zeichen einer Fibrose (intra- und interlobuläre Septen, Wabenlunge), vorzugsweise in den abhängigen Lungenabschnitten. In den Oberlappen ist häufig ein zentrilobuläres Emphysem zu finden. Im Gegensatz zur DIP ist das Lungenvolumen normal.

Ähnliche Veränderungen, wie bei der RB und RB-ILD finden sich auch bei asymptomatischen Rauchern, allerdings weniger ausgeprägt. Die klinischen und radiologischen Symptome bilden sich unmittelbar zurück, sofern der Patient das Rauchen einstellt und mit Corticosteroiden behandelt wird.
Möglichkeiten zur Differenzierung der EAA von RB oder RB-ILD basieren auf:
- RB und RB-ILD sind raucherassoziiert. Raucher entwickeln sehr selten eine EAA,
- RB und RB-ILD zeigen meist Zeichen der chronischen Bronchitis (verdickte Wände), die EAA zeigt keine Bronchialwandverdickungen.

Diffuse Panbronchiolitis (DPB)

Die Ätiologie der diffusen Panbronchiolitis ist unklar. Charakteristischerweise finden sich Obliterationen der Lumina durch akkumulierte Makrophagen. Die Erkrankung ist lediglich im ostasiatischen Raum relevant: Die Patienten leiden an chronisch produktivem Husten und progressiver Dyspnoe, die Prognose ist im Allgemeinen schlecht.

CT-Morphologie

Leitbefunde sind ausgeprägte zentrilobuläre Knoten mit streifigen Verdichtungen (Tree-in-Bud), deutliche Verdickungen der Bronchialwände, Bronchiektasien und lokalisierte Areale verminderter Dichte (Air-Trapping) und Perfusion.

Follikuläre Bronchiolitis

Die follikuläre Bronchiolitis ist durch eine Vermehrung an lymphatischem Gewebe in der Bronchiolenwand gekennzeichnet, das sich teilweise auch in die Bronchien ausbreitet. Die Befunde sind unspezifisch und in der Regel mit anderen Bindegewebserkrankungen (Sjögren-Syndrom, rheumatoide Arthritis), Immundefektsyndrom oder systemischer Hyperreagibilität assoziiert.

CT-Morphologie

Im CT finden sich verwiegend peribronchovaskulär oder subpleural angeordnete noduläre Herde, die lymphoiden Gewebeansammlungen entsprechen (Abb. 9.**9 d**). Die Knoten sind gewöhnlich klein (1 – 3 mm), selten größer (1 – 2 cm). Daneben zeigen sich das „Tree-in-Bud-Muster" (knospender Baum), verdickte Bronchialwände und fleckige Areale verminderter Dichte.

Bronchiolitis obliterans (konstriktive Bronchiolitis)

Die Bronchiolitis obliterans (BO) – auch konstriktive Bronchiolitis genannt – ist durch die Proliferation submukösen oder peribronchialen fibrösen Gewebes gekennzeichnet, die zu einer mehr oder weniger ausgeprägten Verengung der Luftwege führt (ohne intraluminale Granulationen) oder im Extremfall zum kompletten Verschluss. Die idiopathische Form ist selten, multiple Ursachen können eine BO auslösen (Tab. 9.**11**). Klinisch zeigen die Patienten eine progressive Obstruktion, die konventionelle Lungenaufnahme ist meistens unauffällig. Die Bronchiolitis obliterans muss als eigenständige Entität von der Bronchiolitis obliterans mit organisierender Pneumonie (COP, früher BOOP, vgl. S. 343) unterschieden werden.

CT-Morphologie

Leitbefund der Bronchiolitis obliterans ist das „Air-Trapping": In Inspiration ist die Dichte der betroffenen Lungenabschnitte normal bis verringert; bei Exspiration nimmt das normale Parenchym deutlich, die betroffenen Areale jedoch nur gering oder gar nicht an Dichte zu (Ventilmechanismus durch Obstruktion, Abb. 9.**10 a, b**). Eine rarefizierte Gefäßzeichnung in Regionen des Air-Trapping mit Redistribution und konsekutiver Gefäßdilatation in den übrigen Lungenarealen führt zu einem „Mosaikmuster" (Abb. 9.**10 c**).

Tab. 9.11 ⤍ *Ätiologie der Bronchiolitis obliterans*

Inhalation toxischer Gase
- (z. B. Stickstoffdioxid, NO, Ammoniak, Chlor)

Infektiös
- Mykoplasmen (bei Kindern)
- Viren (bei Erwachsenen)

Medikamente
- Penicillamin
- Lomustin

Kollagenosen
- rheumatoide Arthritis
- Sklerodermie
- systemischer Lupus erythematodes

Nach Transplantation (Lunge, Herz, Knochenmark)
- Graft-versus-Host-Reaktion
- chronische Abstoßung

Im Zusammenhang mit anderen Lungenerkrankungen
- Bronchiolitis obliterans mit organisierender Pneumonie (COP, früher BOOP genannt)
- chronische Brochitis
- zystische Fibrose
- Bronchiektasen
- extrinsisch allergische Alveolitis

Colitis ulcerosa

Idiopathisch

Eine peribronchioläre Fibrose ist selten direkt nachzuweisen und führt zu zentrilobulären punkt- bis astförmigen Strukturen, die vor allem im peripheren Lungendrittel imponieren. Bronchiektasen (vor allem zentral), Bronchialwandverdickungen und Zeichen einer interstitiellen Fibrose sind häufi-

Abb. 9.10 **Bronchiolitis obliterans, charakterisiert durch Air-Trapping bei Ventilmechanismus.**

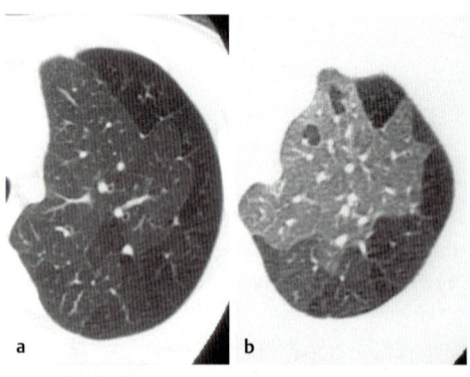

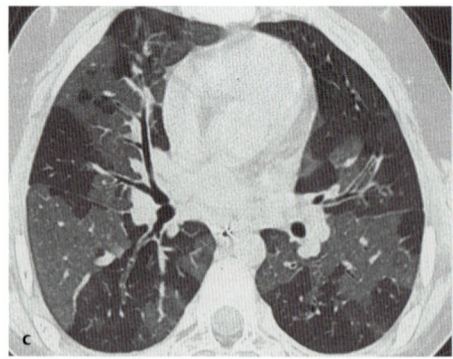

a Der Inspirationsscan zeigt scharf begrenzte Regionen unterschiedlicher Dichte mit Gefäßrarifizierung in den hypodensen Arealen (Mosaikmuster).
b Im Exspirationsscan zeigt sich eine deutliche Dichteerhöhung des normalen Parenchyms, die Regionen mit Air-Trapping zeigen keine Dichteänderung.

c Obliterative medikamenteninduzierte Bronchiolitis. Im CT finden sich scharf begrenzte hypodense Herde (Air-Trapping) in der Nachbarschaft normalen Gewebes und dilatierter Gefäße (Mosaikmuster).

Tab. 9.12 ⤑ *Differenzialdiagnostik des Mosaikmusters*

Bronchiolitis obliterans	Infiltrate	Chronische Lungenembolie
Erkrankung der kleinen Luftwege	Milchglastrübungen	periph. Gefäßverschluss, Dilatation der zentralen Pulmonalarterien
Air-Trapping in Exspiration	Dichte des normalen und pathologischen Gewebes nimmt mit Exspiration zu	geringes Air-Trapping
Gefäßdurchmesser ist im Bereich der Hypodensitäten (leicht) vermindert	normaler Gefäßdurchmesser	Gefäßdurchmesser im Bereich der Hypodensitäten vermindert

ge Begleitbefunde, jedoch nicht primär typisch für eine Bronchiolitis obliterans.

Es kann schwierig sein, den Befund des „Mosaikmusters" von dem sehr ähnlichen Bild landkartenartig verteilter Milchglastrübungen zu differenzieren. Bei Milchglastrübungen sind die Regionen erhöhter Dichte pathologisch, man findet sie im Rahmen akuter alveolärer und interstitiell entzündlichfibrosierender Prozesse. Milchglastrübungen sind Regionen homogener, relativ geringer Dichteerhöhung, die Lungengefäße und Parenchymstrukturen nicht maskieren.

Das Mosaikmuster findet sich bei der Bronchiolitis obliterans (1), bei akuten Entzündungen (2) oder bei der chronischen Lungenembolie (3). Die Differenzierung ist im CT durch einen Exspirationsscan möglich (Tab. 9.**12**).

1. Beim Air-Trapping sind die dichteren Areale normal, die Zonen verminderter Dichte pathologisch. Im Exspirationsscan nimmt die Dichte Letzterer nicht zu, der Dichteunterschied wird deutlicher.
2. Beim Infiltrat sind die Milchglastrübungen Regionen pathologisch erhöhter Dichte. In Exspiration nimmt die Dichte konkordant zum übrigen Lungenparenchym zu.
3. Die Lungengefäße sind in den hypodensen Arealen vermindert, sofern ein Air-Trapping oder eine Gefäßerkrankung vorliegt, beim Infiltrat ist die Gefäßdicke normal. Exspirationsscan lässt Air-Trapping hervortreten. Multiple periphere Lungenembolien sind mit dilatierten zentralen Pulmonalarterien assoziiert.

Allergische bronchopulmonale Aspergillose (ABPA)

Ursache der allergischen bronchopulmonalen Aspergillose ist eine pathologische Immunreaktion auf den intrabronchialen Aspergillusbesatz (nicht zu verwechseln mit der invasiven Aspergillose). Patienten mit Asthma und zystischer Fibrose sind prädisponiert. Weitere seltene Formen der Hypersensitivität auf Aspergillus sind die extrinsische allergische Alveolitis und das Löffler-Syndrom.

CT-Morphologie

Initiale Befunde sind wandernde alveoläre Infiltrate im Rahmen einer Pneumonitis. Die Infiltrate sind bilateral und bevorzugen die Oberlappen.

Leitbefunde der ABPA sind Bronchiektasien und Schleimretention, vorzugsweise in den segmentalen und subsegmentalen Bronchien der Oberlappen

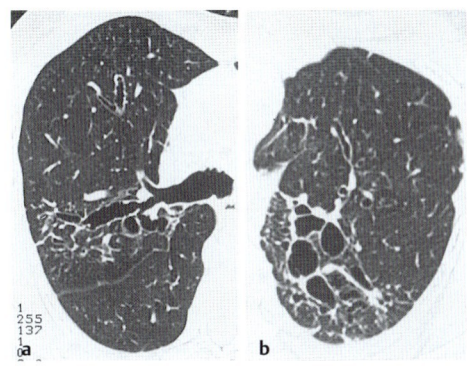

Abb. 9.11   a, b Allergische bronchopulmonale Aspergillose (ABPA).
Tubuläre Bronchiektasen im Oberlappen.

(Abb. 9.11). Der Sekretverhalt in den Segmentbronchien führt zu V- oder Y-förmigen Verdichtungen, die über Monate persistieren können. Fokale „feuchte Bronchiektasen" können eine noduläre Raumforderung simulieren. Im CT finden sich typische tubulär verzweigte Verdichtungen, die vom Hilus ausgehen (Bild des „Fingers im Handschuh"). Die Bronchiektasen können auch ausgedehnt sein und mehr periphere Bronchien betreffen, dies ist allerdings weniger häufig. Die Kombination der Bronchiektasie mit einer Eosinophilie im Blutbild ist charakteristisch für die bronchopulmonale Aspergillose.

Segmentatelektasen und periphere Subsegmentatelektasen führen zu flächigen Konsolidierungen.

Postobstruktive Einschmelzungen können auftreten. Überblähungen und Fibrosen sind Spätveränderungen. Sekretgefüllte kleine Bronchiolen führen zum sog. „Tree-in-Bud-Bild" (knospender Baum) und möglicherweise einem Air-Trapping im Exspirationsscan.

> Bronchiektasen finden sich eher bei Asthmatikern mit ABPA als bei Asthmatikern ohne ABPA. Cave: Bronchiektasen können allerdings auch beim unkomplizierten Asthma auftreten und müssen nicht in jedem Fall einer ABPA entsprechen.

Tracheobronchialtumoren

Benigne Tumoren

Gutartige Neoplasien von Trachea und Bronchien sind sehr selten und immer endoluminal gelegen. Es handelt sich um mesenchymale Tumoren (Hämangiome, Hamartome), aber auch Paragangliome, Neurofibrome und Papillome kommen gelegentlich vor. Der Nachweis eines extraluminalen Tumorwachstums in der CT schließt den benignen Charakter dieser Läsion aus.

Tracheobronchiale Papillome entstehen nach Virusinfektion (Papilloma-Virus). Sie sind bevorzugt am Larynx zu finden, selten breiten sie sich in die Trachea, Bronchien oder Lungen aus. Papillome können solitär oder multipel auftreten. Histologisch bestehen sie aus einem zentralen fibrovaskulären Bündel, das von Schichten hochdifferenzierten Plattenepithels umschlossen wird. Maligne Transformationen in invasive Plattenepithelkarzinome sind beschrieben worden.

CT-Morphologie

Gutartige Neoplasien sind meist glatt und scharf begrenzt und in der Regel < 2 cm im Durchmesser groß. Sie weisen jedoch keine spezifischen CT-morphologischen Charakteristika auf und bedürfen der bioptischen Sicherung (Abb. 9.12). Polypoide oder sessile Raumforderungen wölben sich in das Lumen vor und können dieses subtotal obliterieren.

Die *tracheobronchialen Papillome* imponieren als polypoide Läsionen an der Oberfläche des Tracheobronchialbaumes, häufig sind intrapulmonale Papillome der einzige Befund im CT. Die typische CT-Morphologie ist ein kavitierter Nodulus (Abb. 9.13).

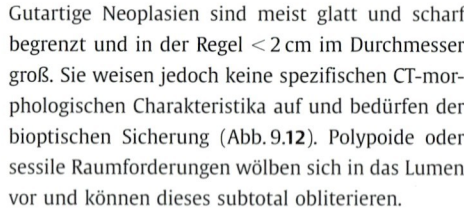

Abb. 9.12 **Tracheaveränderungen.**
a Oberflächenschattiertes Bild eines intraluminalen Tracheapapilloms (2/4/2).
b Coronale Reformation eines malignen Ösophagustumors mit Infiltration der Trachea (3/5/2). Beachte die intra- und extraluminalen Tumorkomponenten.

> Vor allem bei älteren Patienten mit abgeschwächtem Hustenreflex findet man gehäuft Sekretansammlungen in den zentralen Luftwegen, die raumfordernd imponieren. Gewöhnlich lässt sich dies durch die tropfenförmige Konfiguration differenzieren, nach Husten verändert sich die Läge dieser Pseudoläsionen oder sie verschwinden.

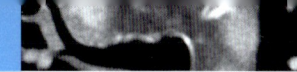

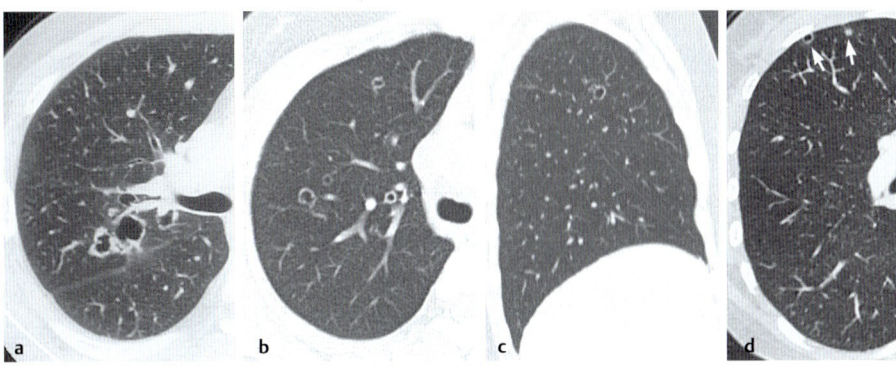

Abb. 9.13 **Intrapulmonale Papillomatose.**

a Intrapulmonale Kavernenbildung, unregelmäßige Knötchen (HRCT).

b, c Niedrigdosis-Multidetektor-CT (4×1/6, 1,8 mGy) bei einem jungen Mädchen mit multiplen kleinen eingeschmolzenen Knoten einer Papillomatose.

d Zum Vergleich Kavernenbildung durch intrapulmonale Metastasen.

Maligne Trachealtumoren

Maligne primäre Tumoren der Trachea sind extrem selten (180-mal seltener als Bronchialtumoren). Sie verursachen erst spät klinische Symptome und werden daher in der Regel erst in einem fortgeschrittenen Stadium diagnostiziert (>75% Lumeneinengung, in 40% mediastinale Infiltration). Die 3 häufigsten Typen sind das Plattenepithelkarzinom, das adenoidzystische Karzinom (Zylindrom) und das mukoepidermoide Karzinom. Sekundäre Malignome stammen aus der Schilddrüse oder dem Ösophagus.

CT-Morphologie

Primäre Trachealtumoren wachsen infiltrativ und exophytisch. Sie erstrecken sich über mehrere Zentimeter, manchmal bis zu 10 cm, wobei das intramurale (submuköse) Wachstum in der CT meist unterschätzt wird. Plattenepithelkarzinome zeigen unregelmäßige, teils noduläre Wandverdickungen, die adenoidzystischen Karzinome mehr glatte und langstreckige Wandverdickungen mit Lumeneinengung.

Für das chirurgische Vorgehen ist die Beteiligung des infraglottischen Anteils des Larynx (erfordert Laryngektomie) und der Hauptbronchien entscheidend.

Karzinoid

Karzinoide werden als neuroendokrine Tumoren klassifiziert und stellen weniger als 4% aller bronchialen Neoplasien dar. Sie wachsen lokal invasiv und metastasieren in regionale Lymphknoten sowie in Skelett und Leber. In 90% sind sie endobronchial in den zentralen Luftwegen lokalisiert und können diese obstruieren. Nur 10% liegen im Lungenparenchym.

Entsprechend ihrer Histologie und dem biologischen Verhalten sind die „typischen" Karzinoide von den aggressiveren sog. „atypischen" Karzinoiden (Lymphknotenmetastasen) und dem kleinzelligen Karzinom (in der Regel mit ausgedehnten mediastinalen Raumforderungen) zu differenzieren.

CT-Morphologie

Endobronchial stellen sich Karzinoide als glatt begrenzte, wandständige Tumoren dar, die meistens

Abb. 9.14 **Karzinoid.**

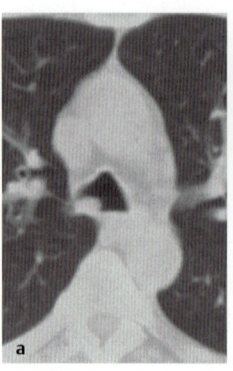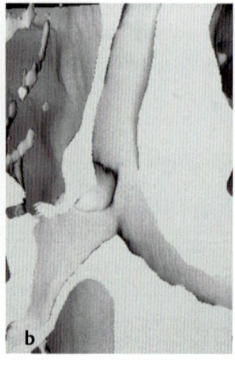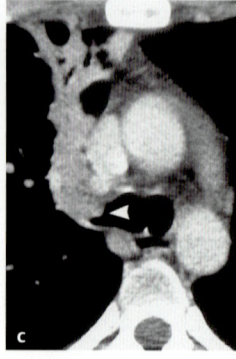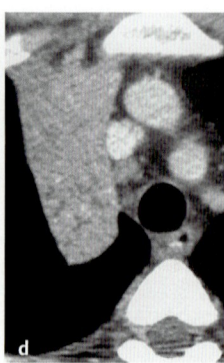

Axiale Schicht (**a**) und oberflächenschattiertes Bild (**b**) eines endoluminalen Karzinoids in Höhe der Carina (3/5/2). Typisch ist die scharf begrenzte Raumforderung proximal der Tracheabifurkation. Das Karzinoid (Pfeil-spitzen) eines anderen Patienten (**c**) führt zur Atelektase des anterioren rechten Oberlappensegmentes (**d**). Karzi-noide sind hypervaskularisiert und dadurch schwer von einer Atelektase abzugrenzen.

an Bronchialaufzweigungen lokalisiert sind (Abb. 9.**14**). Sie führen häufig zu Obstruktionen der Luft-wege, ggf. mit „Air-Trapping", Bronchiektasen, Se-kretverhalt und Pneumonie.

Verkalkungen finden sich in 30% der Fälle, die gut vaskulierten Tumoren zeigen eine starke KM-Aufnahme.

Bronchialkarzinom

Statistisch gesehen sind die Bronchialkarzinome die Tumoren mit der höchsten Letalität. Die 5-Jahres-Überlebensrate ist um 8–13% geringer als bei an-deren Malignomen (kolorektale Karzinome 62%, Mammakarzinom 85%). Aktives Rauchen erhöht das Risiko der Ausbildung eines Bronchialkarzi-noms um das 10fache, passives Rauchen um das Doppelte.

Die histologische Klassifikation wurde 1999 überarbeitet und differenziert kleinzellige Karzino-me (SCLC = 20%), das Adenokarzinom (30%), Plat-tenepithelkarzinome (25%) und die großzelligen Karzinome (19%) (Tab. 9.**13**).

Zahlreiche Umweltfaktoren begünstigen die Ent-stehung des Bronchialkarzinoms (Asbestexposition, Kohlenstaub, Arsen, Chrom, Chlormethylether, Senf-gas), am wichtigsten ist dabei die Asbestose. Die Kombination einer Asbestose mit Zigarettenrauch

kumuliert das Risiko entsprechend. Eine erhöhte Prävalenz ist auch bei verschiedenen Erkrankungen mit diffuser oder fokaler Lungenfibrose gegeben (z.B. Tuberkulose, Asbestose, idiopathische Lungen-fibrose, Sklerodermie).

Das therapeutische Konzept ist abhängig von der lokalen Tumorausdehnung, der Infiltration medias-tinaler und hilärer Lymphknoten und dem Nach-weis von Fernmetastasen.

Bronchialkarzinome zeigen eine frühe lymphati-sche und hämatogene Metastasierung. Lymphkno-tenmetastasen spielen vor allem bei den Kleinzel-lern eine Rolle. Fernmetastasen finden sich vorzugs-weise in der Leber (bis 40%), den Nebennieren (bis 40%), zerebral (bis 43%), im Skelett (bis 33%), in den Nieren (bis 25%) und in den mesenterialen Lymph-knoten (bis 30%). Die Inzidenz der Metastasierung hängt von Histologie und Tumorstadium ab.

Tab. 9.13 ⋯⟩ *Bronchialkarzinom*

Histologie	Häufigkeit	Ätiologie und Prognose	Prädilektions-stellen	Besonderheiten
Plattenepithel-karzinom (Subtyp: Pancoast-Tumor)	30–35%	beste Prognose; lokale Lymphknoten-metastasen	$2/3$ zentral endobronchial $1/3$ peripher	zentral: Atelektase oder postobstruktive Pneumonitis; peripher: dickwandige Kavitation (30%), solitärer Herd
Kleinzelliges Karzinom (SCLC)	20–25%	Raucheranamnese; aggressivste Form mit frühen Lymphknoten-metastasen	zentral (85%)	wächst entlang vorgeformter Gewebsräume; hiläre oder perihiläre Raumforderungen (massive Lymphadenopathie)
Großzelliges (undifferenziertes) Karzinom	<5%	Raucheranamnese, schlechte Prognose	peripher	große Tumoren (>4 cm)
Großzelliges neuroendokrines Karzinom (LCNEC)	<5%	frühe Lymphknoten-metastasen	zentral (70%)	ausgedehnte Tumornekrosen (30–70%)
Adenokarzinom	33–50%	in Kombination mit Fibrose; frühe Metas-tasierung	peripher (55%)	langsam wachsend, solitärer Herd, häufig groß und unregelmäßig
Bronchoalveoläres Karzinom (spezielle Form des Adeno-karzinoms)	2–5%	gute Prognose bei kleinen Tumoren	Parenchym	kann ein entzündliches Infiltrat vortäuschen; zarte, unscharf begrenzte Milchglas-trübungen; Luftbronchogramm, Konsolidierungen, Knoten (einzeln oder multipel)

Staging

Das Staging des Bronchialkarzinoms (Tab. 9.14 – 9.16) dient der Auswahl der für eine Resektion geeigneten Patienten, der Bestrahlungsplanung und der Kontrolle nach Chemotherapie.

Stadium I und II werden der Resektion zugeführt, Stadium III teilt sich in zwei Substadien: IIIA enthält Tumoren mit begrenzter Infiltration des Mediastinums oder der Brustwand, die potenziell operabel sind, Stadium IIIB klassifiziert inoperable Tumoren. T4 bedeutet die Infiltration vitaler mediastinaler Strukturen (z.B. Herz, Trachea, Ösophagus, große Gefäße). N1 verschlechtert die Prognose, jedoch nicht das chirurgische Vorgehen. N2-Tumoren sind grundsätzlich operabel, allerdings bedürfen die Patienten einer neoadjuvanten Chemotherapie und Radiotherapie vor Resektion. N3 schließt eine Operation aus.

Die Differenzierung zwischen Stadium II und IIIA (Lobektomie versus Pneumektomie) ist ebenso wichtig wie die Differenzierung zwischen IIIA und IIIB (operabel versus inoperabel) (Abb. 9.15 b). Eine Ausbreitung des Tumors über die Lungenfissuren hinaus, Infiltration der Pulmonalgefäße, des Hauptbronchus oder Beteiligung von Ober- und Unterlappenbronchus schließen eine Lobektomie aus und erfordern eine Pneumektomie (IIIA). Die Infiltration des Hauptbronchus mit weniger als 2 cm Abstand

von der Karina ist gleichzusetzen mit T3 (Abb. 9.15 c). Die Einbeziehung der Carina oder der kontralateralen Lymphknoten bedeutet mindestens Stadium IIIB und schließt eine chirurgische Intervention aus.

Die nichtkleinzelligen Neoplasien werden nach TNM klassifiziert.

Beim kleinzelligen Bronchialkarzinom werden die Stadien I–IIIA als „limitierte Erkrankung" zusammengefasst (potenziell resektabel). Stadium IIIB gilt als „lokal extensive Erkrankung" und wird unter strahlentherapeutischen Aspekten noch als „lokalisiert" angesehen. Stadium IV mit Nachweis von Fernmetastasen gilt als „extensive Erkrankung" (zervikale oder axilläre Lymphknoten, andere Fernmetastasen).

CT-Morphologie – T-Staging

Die Genauigkeit bei der Beurteilung der lokalen Invasivität (T-Staging) eines Bronchialkarzinoms liegt beim CT nur zwischen 50 und 70%. CT und MRT sind in gleichem Maße limitiert in der Abgrenzung von Infiltrationen des Hauptbronchus, der Carina oder Trachea, da die submuköse Ausbreitung nur eingeschränkt erfasst werden kann. Intrabronchiale

Tab. 9.14 ⋯⋗ *TNM-Staging des Bronchialkarzinoms (UICC, 1997)*

T0	kein unmittelbarer Nachweis eines Primärtumors
T1	intrapulmonaler Tumor ≤ 3 cm, umgeben von Lungenparenchym oder viszeraler Pleura, keine Infiltration des Mediastinums oder der Hauptbronchien (außer bei Tumoren der Bronchialwand)
T2	Tumor > 3 cm, oder Tumor mit Infiltration des Haupt- oder Intermediärbronchus 2 cm distal der Carina, oder Tumor mit Infiltration der viszeralen Pleura; postobstruktive Atelektase oder Pneumonie darf nicht die gesamte Lunge erfassen
T3	Tumor beliebiger Größe mit Infiltration des Hauptbronchus innerhalb der 2 cm distal der Carina, oder Tumor mit direkter Infiltration der parietalen oder mediastinalen Pleura (inklusive Pancoast-Tumor), des Diaphragmas, der Thoraxwand oder des Perikards; postobstruktive Atelektase oder Pneumonie der gesamten Lunge
T4	Tumor beliebiger Größe mit Infiltration des Herzens, der großen Gefäße, der Carina, des Ösophagus oder der Wirbelsäule, oder maligner Pleuraerguss, Satellitenherde im gleichen Lappen
N0	keine Metastasen in den regionalen Lymphknoten
N1	Metastasen in den ipsilateralen bronchialen und hilären Lymphknoten
N2	Metastasen in den ipsilateralen mediastinalen oder subkarinalen Lymphknoten
N3	Metastasen in den Skalenus- oder supraklavikulären Lymphknoten, oder Metastasen in den kontralateralen mediastinalen oder hilären Lymphknoten
M1	Fernmetastasen, Satellitenherde in anderen Lappen als Primärtumor (ipsi- oder kontralateral)

Tab. 9.15 ⋯⋗ *Größenkriterien für mediastinale Lymphknoten (Glazer 1985, adaptiert an die AJCC/UICC-Klassifikation 1996)*

Station	Beschreibung	Normale Größe
2R	obere paratracheale Lymphknoten rechts	≤ 7 mm
2L	obere paratracheale Lymphknoten links	≤ 7 mm
4R	untere paratracheale Lymphknoten rechts	≤ 10 mm
4L	untere paratracheale Lymphknoten links	≤ 10 mm
5	subaortale aortopulmonale Lymphknoten	≤ 9 mm
6	paraaortale (anterior mediastinale) Lymphknoten	≤ 8 mm
7	subkarinale Lymphknoten	≤ 11 mm
8R	rechts paraösophageale Lymphknoten	≤ 10 mm
8L	links paraösophageale Lymphknoten	≤ 7 mm
10R	Hiluslymphknoten rechts	≤ 10 mm
10L	Hiluslymphknoten links	≤ 7 mm

Tab. 9.16 ⋯⋗ *Stadien des Bronchialkarzinoms (nach Mountain, 1998)*

	N0	N1	N2	N3	M1
T1	IA	IIA	IIIA	IIIB	IV
T2	IB	IIB	IIIA	IIIB	IV
T3	IIB	IIIA	IIIA	IIIB	IV
T4	IIIB	IIIB	IIIB	IIIB	IV
M1	IV	IV	IV	IV	IV

weichteildichte Strukturen, Verdickungen der Bronchialwand oder unregelmäßige Beengungen des Bronchuslumens zeigen eine Tumorinfiltration an (Abb. 9.**15**).

Die Kontrastmittelinjektion ist beim CT essenziell, allerdings lassen sich nicht immer Tumor und poststenotische Atelektase bzw. Pneumonie sicher voneinander trennen. Die KM-Aufnahme ist in Atelektasen intensiver und gleichförmiger als in tumorinfiltriertem Lungengewebe. Die Abgrenzung zwischen Pneumonie und Tumor aufgrund des KM-Verhaltens ist schwieriger. Folgende Befunde sind wegweisend für einen okkulten zentralen Tumor mit poststenotischer Atelektase (im Vergleich zur postpneumonischen Konsolidierung):

- S-förmige Verziehung der Lungenfissur durch tumorinduzierte Lappenatelektase;
- Volumenverlust durch Lappenatelektase oder der Nachweis eines Luftbronchogramms (bei Patienten über 35);

- unregelmäßige Stenose des zentralen Bronchialbaums;
- hiläre Lymphadenopathie;
- therapierefraktäre Pneumonie unter Antibiotika.

Die zusätzliche Dünnschichtrekonstruktion oder MPR ist besonders bei nahe den Pleuragrenzen gelegenen fokalen Läsionen sinnvoll, um zusätzliche Informationen über die Segmentzuordnung, pleurale Aussaat und *transfissurales Wachstum* zu erhalten (Abb. 9.**16**). Es konnte nachgewiesen werden, dass bezüglich der Tumorausdehnung über den großen Lappenspalt hinaus die Sensitivität der CT von 57 % bei 10-mm-Dickschichten auf 87 % bei 2-mm-Dünnschichten erhöht werden kann. Zusätzliche multiplanare Reformationen ermöglichen eine Sensitivität bis zu 100 %. In Bezug auf den kleinen Lappenspalt waren 6 von 51 Fällen im axialen Schnittbild unklar, nach MPR verblieb nur noch ein Fall unklar.

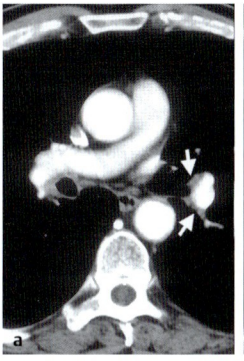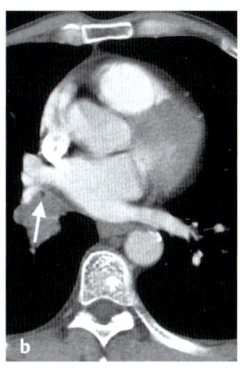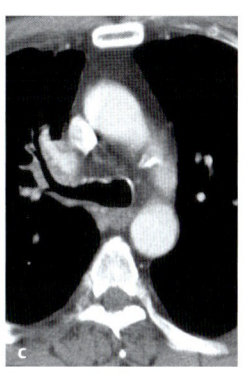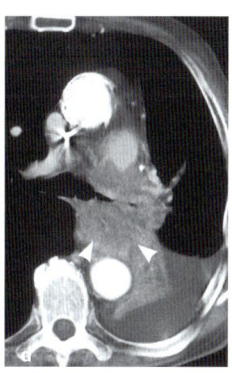

Abb. 9.15 **Zentrales Bronchialkarzinom.**

a Der Tumor infiltriert den Bronchus intermedius (Stadium I) ohne Beteiligung der Arterie. Kleine Lymphknoten, primär nicht suspekt, finden sich am kontralateralen Hilus (Pfeil).

b Stadium IIIA eines Bronchialkarzinoms mit Obliteration des rechten Lappenbronchus (Pfeil) und Invasion der A. pulmonalis – Indikation zur Pneumektomie als zur Lobektomie.

c Der Tumor hat einen langen Abschnitt des anterioren Oberlappenbronchus und den rechten Hauptbronchus in einem Abstand von < 2 cm zur Carina erfasst (Stadium IIIA).

d Inoperabler Tumor (Stadium IV) mit Infiltration des Mediastinums und Einschluss der Aorta. Des Weiteren ist die A. pulmonalis betroffen, der linke Hauptbronchus ist partiell komprimiert. Die Atelektase zeigt ein kräftigeres Enhancement im Vergleich zum Tumor (Pfeilspitzen).

Dreidimensionale oberflächenschattierte Bilder vereinfachen die Differenzierung sog. „Pleurafinger" (bandförmigen Streifen, die von der Läsion zur viszeralen Pleura ziehen; T-Stadium ≥ T1) von Pleuraretraktionen, die in Form einer lokalisiert verdickten Pleura die Infiltration der viszeralen Pleura anzeigen (≥ T2). Bei relativ hoher Sensitivität der Pleuraretraktion liegt die Spezifität nur bei etwa 76%, da das Phänomen nicht nur bei Tumorinvasion, sondern auch bei reaktiven fibrotischen Veränderungen auftritt.

> Der Nachweis eines Pleuraergusses erfordert den Ausschluss einer Pleurainfiltration. Die Pleurainfiltration definiert ein Stadium T4 und damit Inoperabilität des Tumors.

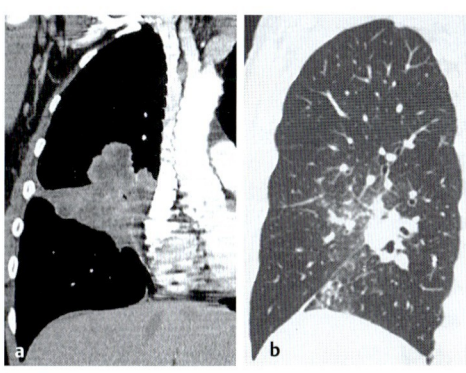
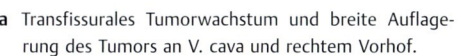
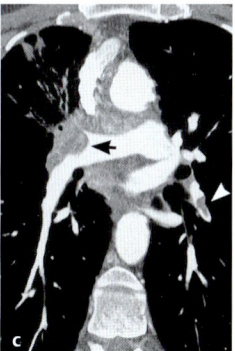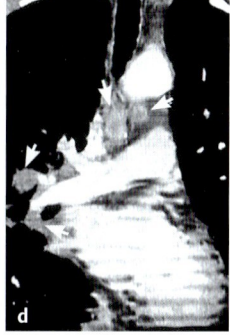

a Transfissurales Tumorwachstum und breite Auflagerung des Tumors an V. cava und rechtem Vorhof.

b Tumorausbreitung in beide Lappen mit Lymphangiosis carcinomatosa bei inkompletter Fissur.

c Tumorinfiltration der A. pulmonalis (Pfeil) und pathologische infrakarinale Lymphknoten (T4 N2, Stadium IIIB), kontralateraler pulmonalarterieller Embolus (Pfeilspitze).

d Bilaterale Lymphknotenmetastasen rechts perihilär, prätracheal und im aortopulmonalen Fenster (N3). Die Lymphknoten sind rund, aber kleiner als 10 mm.

Eine *Invasion des Mediastinums* entspricht Stadium T4, der Tumor ist in fast allen Fällen nicht mehr operabel. Die Invasion sollte diagnostiziert werden, wenn eine Ummauerung oder Einengung mediastinaler Organe, z.B. der großen mediastinalen Gefäße, des Herzens, Ösophagus, der Wirbelsäule oder Trachea vorliegt oder die Mittellinie überschritten wird (Abb. 9.**15 d**). Die lokale Infiltration des mediastinalen Fettgewebes nach Überschreiten der mediastinalen Pleura ist noch kein Kriterium der Inoperabilität. Die MRT ist der CT durch den besseren Kontrast zwischen Tumor und Fett überlegen und zeigt bereits minimale Veränderungen, kann jedoch ebenso wenig wie die CT zwischen Tumorinfiltration und entzündlicher Reaktion des epipleuralen oder mediastinalen Fettgewebes differenzieren. Die Infiltration der oberen Lungenvene ist wegweisend für eine intraperikardiale Tumorausbreitung, die Ausdehnung in die untere Lungenvene zeigt dies jedoch nicht zwingend an.

Auch wenn mittlerweile weder die Infiltration der Thoraxwand noch die begrenzte Infiltration des Mediastinums eine Kontraindikation zur Tumorresektion darstellen, ist die Mortalität nach En-bloc-Resektionen des Tumors und angrenzender Strukturen relativ hoch. Insofern sind genaue Informationen über die Beteiligung von Thoraxwand und Mediastinum essenziell für die Entscheidung zum operativen Vorgehen.

Die ausgedehnte *Thoraxwandinfiltration* bereitet keine diagnostischen Probleme. Die genaue Abgrenzung der Tumorinvasion von den angrenzenden extrapulmonalen Strukturen ist am statischen Bild jedoch mitunter schwierig, insbesondere wenn keine eindeutige weichteildichte Raumforderung in Thoraxwand oder Mediastinum vorhanden ist. Der Kontakt des Tumors zur parietalen Pleura ist nach derzeitigen Erkenntnissen noch kein zwingender Indikator für eine Thoraxwandinfiltration, selbst wenn sich als Fortsetzung des Tumors Verdickungen der Pleura zeigen. Außer bei ausgedehnten Invasionen ist die Destruktion einer Rippe das einzige und 100 %ig sichere Zeichen einer Thoraxwandinfiltration. Alle andere Zeichen wie Pleuraverdickung, obliteriertes epipleurales Fett, stumpfer Winkel zwischen Tumor und Thoraxwand, mehr als 3 cm Kontakt zwischen Tumor und Thoraxwand und das Verhältnis zwischen Tumor-Pleura-Kontakt und Tumordurchmesser von > 0,9 haben eine Sensitivität von etwa 60 bis über 90 %. Die Obliteration der epipleuralen Fettlamelle kann sowohl Zeichen der Tumorinfiltration als auch der entzündlichen Begleitreaktion sein, was sowohl mittels CT als auch mit

der MRT nicht differenzierbar ist (Sensitivität zu Spezifität im CT 85/87 %, im MRT 90/86 %).

Generell sind die anatomischen Verhältnisse an der Thoraxwand und damit die Zeichen der Thoraxwandinfiltration bei 1 mm Schichtdicke besser erkennbar als mit 10 mm Schichtdicke. Aufgrund des geringeren Rauschpegels lassen sich die extrapleurale Fettlamelle und Weichteilstrukturen unter Verwendung des weichen Standardfaltungskerns besser beurteilen als mit dem hochauflösenden Algorithmus.

Sowohl mit CT als auch MRT haben sich inzwischen *dynamische Verfahren* durchgesetzt, welche die Atemverschieblichkeit und damit die Relation zwischen peripherem Lungentumor und Thoraxwand in verschiedenen Atemphasen (End-Inspiration und End-Exspiration) erfassen. Die exspiratorische dynamische CT erwies sich dabei nur für Tumoren des mittleren und unteren Thoraxraums als geeignet. Außerdem wurde gezeigt, dass sich nur die fehlende Tumorinfiltration der Thoraxwand sicher diagnostizieren lässt (die freie Beweglichkeit des Tumors beweist die fehlende Verschmelzung von viszeraler mit parietaler Pleura). Benigne fibröse Adhäsionen können zu falsch positiven Ergebnissen führen und die Tumorinfiltration simulieren. Diese Einschränkungen gelten sowohl für CT und MRT als auch für alternative Verfahren wie Ultraschall und Pneumothorax-CT. Letzteres basiert auf der Überlegung, dass durch die Luftfüllung des Pleuraspalts sich der nicht adhäsive Tumor mit der viszeralen Pleura von der parietalen abhebt. Letztlich ist diese Methode jedoch invasiv und kann einen symptomatischen Pneumothorax hervorrufen (bei 4 von 43 Patienten beschrieben), so dass sie keine breite Akzeptanz fand.

Aufgrund ihrer höheren Kontrastauflösung wird die MRT zur Diagnostik von Tumoren der Lungenspitze eingesetzt. Die Oberflächenspulen ermöglichen hochaufgelöste Bilder, auf denen sich die Thoraxwandinfiltration durch eine Unterbrechung der epipleuralen Fettlamelle darstellen lässt (helles Fettsignal in T1-gewichteten Bildern). Die MRT galt als die genauere Methode zur Darstellung der Infiltration von supraklavikulären Gefäßen, des Plexus brachialis und der Wirbel durch Tumoren der Lungenspitze. Mittlerweile stellt die qualitativ hochwertige Spiral-CT (dünne Schichten, KM-Bolus, sagittale und coronale Reformationen) die anatomische Umgebung der Plexus ähnlich überzeugend dar, so dass die MRT für die Patienten vorbehalten bleibt, bei denen eine Extension in die Neuroforamina und den Epiduralraum vermutet wird (Abb. 9.**17**).

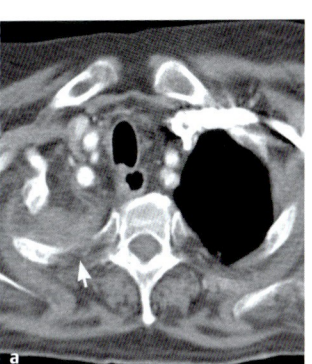
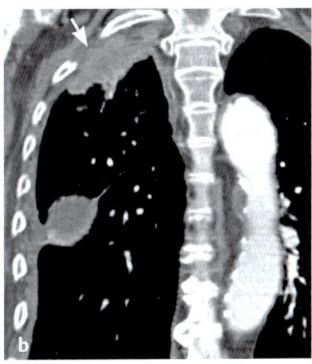
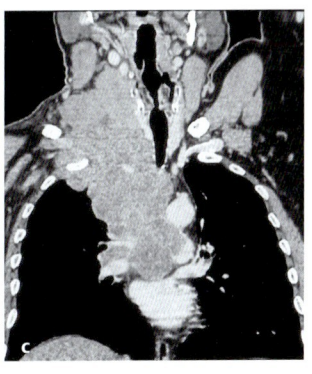

Abb. 9.17 **Pancoast-Tumor der Lungenspitze (4 × 1/6).**

a Die 5 mm dicke axiale Schicht zeigt die eindeutige Infiltration der Thoraxwand.

b Dies ist ebenso in der coronalen Reformation des gleichen Datensatzes erkennbar.

c Coronale MPR eines anderen Patienten mit einem kleinzelligen Bronchialkarzinom, das die Halsweichteile und V. cava superior infiltriert.

CT-Morphologie – N-Staging

Die Darstellung der mediastinalen Lymphknoten ist insbesondere bei Patienten mit nichtkleinzelligen Bronchialkarzinomen entscheidend für das Tumorstaging. Der Lymphknotenstatus ist integraler Bestandteil der TNM-Nomenklatur und ausschlaggebend für die Therapieplanung und Prognose.

Traditionell werden die involvierten mediastinalen Lymphknoten nach ihrem anatomischen Erscheinungsbild, speziell ihrer Größe, beurteilt. Die CT hat sich für die Bestimmung des Lymphknotenvolumens bewährt. Zur Festlegung des Lymphknotenstatus sind Spezifität (79–86%) und Sensitivität (41–67%) allerdings recht limitiert, da vergrößerte Lymphknoten häufiger reaktiv einzuordnen sind, insbesondere bei Patienten mit postobstruktiver Pneumonie, andererseits auch normal große Lymphknoten Tumorzellen enthalten können. Mikroskopisch fanden sich laut Literatur bei 5–64% der normal großen Lymphknoten Tumorzellen, während 15–30% der vergrößerten Lymphknoten (10–15 mm) frei von Tumorgewebe waren. Tendenziell vergrößerte Lymphknoten finden sich bei Patienten mit COPD, Herzinsuffizienz oder nach granulomatöser Erkrankung.

Es wurden zahlreiche Versuche unternommen, die Schwellenwerte für Lymphknotengrößen anhand ihrer Lokalisation im Mediastinum neu zu definieren oder neben ihrem axialen Durchmesser auch die Form zu berücksichtigen (rund versus oval). Die Dünnschichtuntersuchung der mediastinalen Lymphknoten bietet dabei eine höhere Sicherheit. In 95% der Fälle mit normalem Lymphknotenstatus fand sich eine gerade oder konkave pleurale Grenzschicht zwischen Hilus und Lungenstruktur, während bei 95% der malignen Lymphknoten diese Grenze *konvex* imponierte. Unter Berücksichtigung dieses Kriteriums konnte die Sensitivität für die 10 mm großen Noduli von 50% auf 87%, die Spezifität von 80% auf 83% angehoben werden. Die Beurteilung von Größe und Form der Lymphknoten erfordert dünne und qualitativ hochwertige multiplanare Bilder, vorzugsweise eines Multidetektorsystems. Die Verfeinerung der morphologischen Kriterien für die mediastinale Lymphknotendiagnostik verbessert die Genauigkeit der CT-Diagnose, erreicht jedoch nicht die Ergebnisse der funktionellen Bildgebung mittels PET bzw. PET-CT. Die Lymphknotenmetastasen entstehen vorwiegend durch kontinuierliche Streuung (intrapulmonal → bronchopulmonal oder hilär → ipsilateral mediastinal → kontralateral mediastinal), wobei Gruppen von Lymphknoten übersprungen werden können (in bis zu 30% der Fälle). Tumoren der rechten Lunge streuen bevorzugt in die ipsilateralen Lymphknoten, wobei Unterlappenherde in stärkerem Maße metastasieren. Kontralaterale Lymphknotenmetastasen zeigen sich eher bei Tumoren der linken Lunge (> 30%).

Die CT dient sowohl der Auswahl der Patienten, die einer weiteren Diagnostik bedürfen (Mediastinoskopie, Mediastinotomie, Thorakoskopie, transbronchiale Biopsie), als auch der Planung des Untersuchungsverfahrens in Abhängigkeit von der Lokalisation suspekter Lymphknoten. Prätracheale, subkarinale und proximale bronchopulmonale Lymphknoten sind mediastinoskopisch erreichbar, allerdings nicht die häufig involvierten aortopulmonalen Lymphknoten. PET ist signifikant genauer als CT für Diagnose oder Ausschluss von Lymphknotenmetastasen, allerdings bedarf auch ein positiver PET-Scan der histologischen Konfirmation. Patienten ohne vergrößerte LN im CT und neg. PET-Scan bedürfen keiner weiteren Diagnostik.

> Therapeutisch relevante Lymphknoten, die im CT vergrößert imponieren, sollten mittels PET funktionsdiagnostisch abgeklärt werden; ein pos. PET-Scan bedarf der histol. Konfirmation (Tab. 9.15 u. 9.16). Eine PET-Untersuchung und/oder Mediastinoskopie empfiehlt sich bei allen Patienten mit Tumorstadium T3 eines zentralen Adenokarzinoms aufgrund der hohen Inzidenz von Lymphknotenmetastasen und bei Patienten mit Thoraxwandinfiltrationen oder Pancoast-Tumoren aufgrund der schlechten Prognose mit fortgeschrittenem Lymphknotenbefall.

Sreening mit Niedrigdosis-CT

Frühere Studien mit konventioneller Röntgen-Thorax-Diagnostik und Sputumzytologie konnten die Mortalitätsrate aufgrund ihrer geringen Sensitivität für frühe Tumorstadien statistisch nicht senken.

Die CT gilt als sensibelste Methode für den Nachweis kleiner pulmonaler Rundherde. Da sich die Dosis bei gleich bleibender Empfindlichkeit für intrapulmonale Rundherde reduzieren lässt, ist diese Methode für Screening-Untersuchungen geeignet (Abb. 9.18). Derartige Untersuchungen haben eine Sensitivität > 95 % für Herde > 3 mm und nur eine zwei- bis dreifach höhere Dosis im Vergleich zu konventionellen Röntgenaufnahmen der Lunge in 2 Ebenen. Wird ein Herd entdeckt, sollte zur genauen Volumenerfassung eine erneute Untersuchung mit dünnen Schichten (1 mm) erfolgen, es sei denn, es liegt bereits ein dünner Multidetektordatensatz vor (s. S. 311). Viele Mehrschichtsysteme stellen automatische Programme zur Detektion und

morphologischen sowie volumetrischen Analyse von Rundherden zur Verfügung.

In Abhängigkeit vom geographischen Lebensraum und der Inzidenz von Histoplasmose und Tuberkulose können sich eine Vielzahl benigner Herde zeigen (Granulom, Hamartom, fokale Infiltration, Lymphknoten). Insofern sollten die Screening-Protokolle regional angepasst werden. Biopsiepflichtig sind alle Herde > 1 cm, die nicht sicher gutartig sind (Verkalkungen und Langzeitstabilität indizieren Benignität, vgl. S. 336). Herde zwischen 5 und 10 mm werden je nach Morphologie (ca. 1 Jahr) entweder biopsiert oder kontrolliert, Herde unter 5 mm werden in der Regel in einem größeren Zeitintervall kontrolliert.

Abb. 9.18 Lungen-Screening.

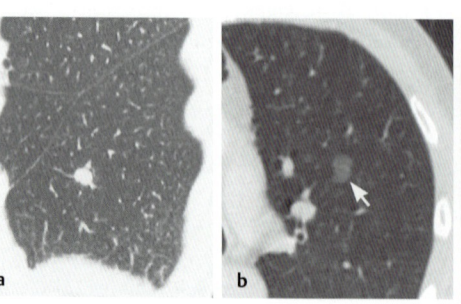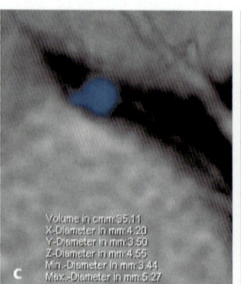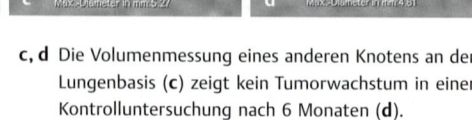

a, b Niedrigdosisscans (2,3 mGy) zeigen eine kleine solide Verdichtung (Adenokarzinom) (a) und eine milchglasartige Trübung (Alveolarzellkarzinom) (b).

c, d Die Volumenmessung eines anderen Knotens an der Lungenbasis (c) zeigt kein Tumorwachstum in einer Kontrolluntersuchung nach 6 Monaten (d).

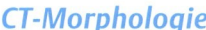

CT-Morphologie

Die Suche nach Rundherden erfolgt am besten anhand 5–10 mm dicker MIP-Rekonstruktionen. Überlappende Rekonstruktionen sind essenziell, die Befundung im Cine-Modus beschleunigt und verbessert die Nachweisrate. Automatische Algorithmen funktionieren am besten an Multidetektordatensätzen und sind besonders hilfreich für den weniger erfahrenen Leser sowie bei peripheren Rundherden. Problematischer – sowohl für den Leser als auch automatische Algorithmen – ist die Detektion perihilärer Herde.

Es werden 3 Arten von Herden unterschieden:
- milchglasartige Herde (fokale Regionen),
- solide Herde (ohne Milchglastrübungen) und
- gemischte Herde (beide Erscheinungsformen).

Herde < 1 cm mit milchglasartigem oder gemischtem Charakter sollten einer antibiotischen Therapie zugeführt und nach 3–6 Monaten kontrolliert werden. Solide Herde sind zu biopsieren oder zu resezieren, sofern in Dünnschichtfolgeuntersuchungen Kriterien der Malignität erkennbar sind (vgl. Tab. 9.**18**). Alle andere Herde bedürfen nach 6 Wochen oder spätestens 6 Monaten – in Abhängigkeit vom lokalen Protokoll und der verfügbaren Software – einer Kontrolle.

Rechnergestützte Auswertealgorithmen können Volumenänderungen bereits nach 4 Wochen erfassen. Die morphologische Analyse lässt sich durch volumen- oder oberflächenschattierte Bilder oder durch multiplanare Reformationen über den Herd verbessern.

Screening – bei wem und wann?

Alle bislang veröffentlichten Studien bestätigen die überlegene Sensitivität der CT gegenüber konventionellen Röntgenaufnahmen. Bronchialkarzinome konnten bei 1,1–2,7 % der untersuchten Patienten gesichert werden. Die meisten (62–93 %) der Tumoren waren T1. Derzeit besteht noch kein allgemeiner Konsens darüber, ob das Screening generell zu empfehlen ist oder nur auf Risikogruppen beschränkt werden sollte.

Die gegenwärtigen Studien (z. B. ELCAP, verschiedene japanische und europäische Studien) bekunden gewisse Zweifel am Screening-Verfahren. Vorbehalte gegenüber dem Prävalenz-Screening beinhalten, dass Tumoren zwar früher entdeckt werden, eine wesentliche Erhöhung der Lebenserwartung jedoch nicht gegeben ist. Im zeitlichen Verlauf werden langsam wachsende Tumoren, wie Adenokarzinome, entdeckt (Inzidenz-Screening), aggressive Tumoren, wie das kleinzellige Karzinom, fallen eher durch klinische Symptome im Screening-Intervall auf. Periphere Tumoren werden schneller entdeckt als zentrale. Darüber hinaus besteht die Gefahr der „Überdiagnostik" bei den Individuen, die normalerweise an anderen Erkrankungen versterben würden: Kleine Tumoren bei Patienten mit anderen Risikofaktoren (koronare Herzkrankheit, vorausgegangener Herzinfarkt, schweres Emphysem oder andere nikotinassoziierte Erkrankungen) werden unnötig therapiert.

Die meisten gegenwärtigen Daten besagen, dass ein Lungen-Screening bei einer ausgewählten Risikogruppe effektiver ist als das Mammographie-Screening. Derzeit gibt es noch keine allgemeinen Empfehlungen, die Patienten sollten jedoch über 50 oder 60 Jahre alt sein und eine ausgeprägte Raucheranamnese haben (20–40 Pack Years). Je älter der Patient und je länger die Raucheranamnese, desto höher ist die Wahrscheinlichkeit eines effektiven Screenings mit Tumorfrüherkennung und Reduktion der Gesamtmortalität.

Verlaufskontrollen nach Therapie, Tumorrezidiv

Die CT ist Methode der Wahl für Verlaufskontrollen nach Pneumektomie. Die MRT hat einen gewissen Vorteil in der Aufdeckung von Weichteilrezidiven durch die Kombination des raumfordernden Effektes mit einem veränderten MR-Signal. Faktisch ist jede Signalinhomogenität im Pneumektomieraum suspekt auf ein Tumorrezidiv (Abb. 9.**19**).

Problematisch ist das Restaging von Tumorrezidiven und der Tumoraktivität nach adjuvanter Chemotherapie und nachfolgender Resektion. Die Kriterien der CT unterschätzen den therapeutischen Effekt tendenziell, die PET ist in diesen Fällen diagnostische Methode der Wahl.

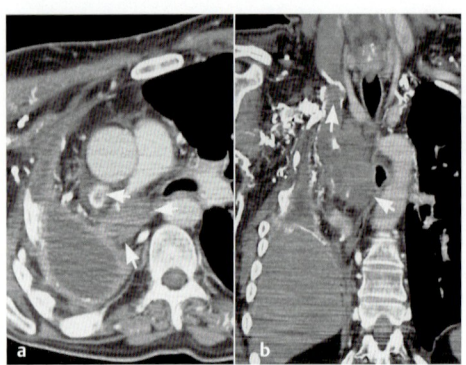

Abb. 9.19 **Rezidivtumor nach Lobektomie (4 × 1/6).**
Die axialen Schichten (**a**) und coronalen Reformationen
(**b**) zeigen ein großes Tumorrezidiv mit Infiltration der
Thoraxwand, des Truncus pulmonalis, der V. jugularis
und V. cava superior, dadurch ausgeprägte venöse Kollateralen.

CT-Morphologie

Die Region der Pneumektomie kann unterschied-
lichste Morphologien aufweisen, die von einer kompletten Obliteration (27%) bis zu einer persisitieren-
den Flüssigkeitsansammlung (73%) reichen. Die erneute Obliteration eines ursprünglich offenen Bronchus ist suspekt für ein Tumorrezidiv.

Eine Reduktion der Tumorgröße um 50%, die Veränderung der Tumormorphologie (rund versus unregelmäßig) und das Verschwinden der intensiven
Kontrastierung nach intravenöser KM-Applikation
sind Kriterien eines positiven Therapieeffektes.

Virtuelle Bronchoskopie und CT-Bronchographie

Die virtuelle Bronchoskopie ermöglicht eine exzellente Darstellung des zentralen Tracheobronchialsystems und hat gegenüber der fiberoptischen
Bronchoskopie gewisse Vorteile. Sie ist weniger invasiv und wird daher vom Patienten besser toleriert. Das Bronchialsystem lässt sich auch distal einer Stenose beurteilen. Die Umkehr der Blickrichtung des virtuellen Bronchoskops erlaubt den Blick
auf die proximalen Anteile des Tracheobronchialsystems. Am wichtigsten ist jedoch, dass zusätzlich
auch alle Informationen über die umliegenden
Strukturen in den normalen Schichten vorliegen.
Insofern sind transmurale Ausdehnung des Tumors,
Größe und Anzahl der Lymphknoten und die Lokalisation suspekter Herde im Lungenparenchym parallel beurteilbar.

Klinische Studien besagen, dass die virtuelle
Bronchoskopie geringere Kaliberschwankungen der
Luftwege empfindlicher registriert. Sie trägt außerdem zum Verständnis komplexer tracheobronchia-
ler Anomalien bei. Die Technik kann somit für die
nichtinvasive Diagnostik des zentralen Tracheobronchialsystems (Abb. 9.**20**) eingesetzt werden,
die fiberoptische Bronchoskopie jedoch nicht ersetzen, sofern eine Biopsie oder optische Beurteilung
der Schleimhautoberfläche notwendig wird (z.B.
Farbänderungen). Im Staging vor Therapie ist die
virtuelle Bronchoskopie Ergänzung des fiberoptischen Verfahrens. Hilfsmittel für die Planung und
Führung bronchoskopischer Biopsien sind virtuell
transparent generierte Wände oder eingefärbte
extramurale Pathologien. In den Verlaufskontrollen

Abb. 9.20 **Virtuelle Bronchoskopie (a) und CT-Bronchographie (b)**
bei einem Patienten mit Bronchial-
stenose nach Manschettenresektion
eines Karzinoms.

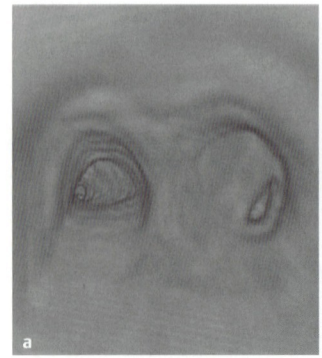
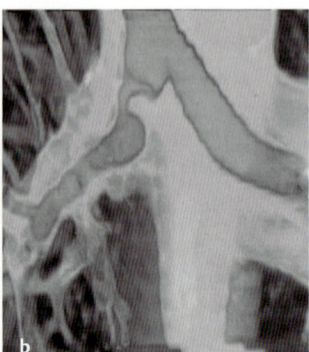

nach Therapie kann die virtuelle Bronchoskopie alternativ zur konventionellen fiberoptischen eingesetzt werden. Dies ist vor allem von Vorteil für Patienten, die bei komplexen anatomischen Situationen bronchoplastisch operiert wurden oder bei denen die Gefahr einer Bronchusstriktur besteht. Andere bildgebende Techniken wie MPR oder Volumenrekonstruktionen führen jedoch oft zu ähnlichen oder besseren Ergebnissen (Abb. 9.**20**).

Sekundäre tracheobronchiale Neoplasien

Neoplasien des Larynx, der Schilddrüse oder des Ösophagus können direkt in die Trachea oder die zentralen Bronchien einbrechen oder dorthin metastasieren. Endobronchiale Metastasen finden sich auch bei Mamma-, Nierenzell- und kolorektalen Karzinomen sowie beim Melanom. Palliativ lassen sich solche Läsionen – je nach Größe der extrabronchialen Läsion und des Stenosegrades – durch Laserablation oder Stenteinlage therapieren.

CT-Morphologie

Die CT ist für die Untersuchung des subglottischen Larynx besser geeignet als die Bronchoskopie. Die Ausbreitung eines subglottischen Larynxtumors in die Trachea, oder – umgekehrt – die Infiltration der Stimmbänder durch einen Trachealtumor, bestimmt das therapeutische Vorgehen (Laryngektomie versus partielle Tracheotomie).

Die häufig unscharfe Begrenzung zwischen einem Schilddrüsentumor und der Trachealwand sollte nicht mit einer Tumorinfiltration gleichgesetzt werden. Tracheoösophageale Fisteln finden sich bei Patienten mit fortgeschrittenen Ösophagustumoren, die CT kann die Fistel häufig besser auflösen als die Endoskopie.

Endobronchiale Metastasen haben keine spezifischen Kriterien im CT und sollten im Zweifelsfall biopsiert werden.

Beim Morbus Hodgkin finden sich mitunter obliterierende endobronchiale Läsionen und Atelektasen. In seltenen Fällen infiltriert auch ein Non-Hodgkin-Lymphom die zentralen Luftwege und präsentiert sich in Form diffuser submuköser Knoten.

Pulmonale Rundherde

Pulmonale Rundherde gehören zu den häufigsten pulmonalen Herdbefunden (Tab. 9.**17**). Vaskuläre Prozesse oder Atelektasen können rundlich imponieren. Für viele Erkrankungen stellt der Rundherd jedoch nur eine Variante in der Palette möglicher morphologischer Erscheinungsbilder dar.

Tab. 9.17 ⤳ *Differenzialdiagnose pulmonaler Rundherde*

Granulome
▪ Tuberkulose
▪ Histoplasmose
▪ Sarkoidose
Benigne Tumoren
▪ Hamartom
▪ Chondrom
▪ pulmonaler Pseudotumor
Maligner Tumor
▪ peripheres Bronchialkarzinom
▪ Alveolarzellkarzinom
▪ Metastase
▪ Karzinoid
▪ Kaposi-Sarkom
▪ Lymphom
Septische Embolie
Intrapulmonale Lymphknoten
AV-Malformation
Rundatelektase

Differenzierung pulmonaler Rundherde

In der modernen Medizin stellt die Diagnostik eines solitären Lungenherdes eine echte Herausforderung dar. Tab. 9.**18** stellt morphologische Kriterien für die Differenzierung benigner von malignen Rundherden zusammen. In ausgewählten Fällen finden sich Nebenbefunde wie Pleuraverdickungen, Gefäßbeziehungen, Kavernen oder Kontrastierungscharakteristika, die für die Diagnose wegweisend sind.

Gruppierte kleine intrapulmonale Herde mit einem Abstand von weniger als 10 mm zwischen den Einzelherden und ohne assoziiertes Infiltrat stellen in der Regel postinfektiöse Granulome dar (Aspergillus, Mykobakterien, Histoplasmose).

Intrapulmonale Lymphknoten sind typischerweise kleiner als 15 mm und liegen maximal 15 mm von der Pleura oder dem Lappenspalt entfernt. Sie haben einen scharfen Rand, sind rund, oval oder lobuliert und zeigen einen Dichteanstieg nach KM-Injektion von 35–85 HE.

Frühere In-vitro- und In-vivo-Studien versprachen einen positiven Voraussagewert für pulmonale Herde mittels der „Dual-Energy-CT", dies ließ sich in gegenwärtigen Multizenterstudien jedoch nicht bestätigen. Ein signifikanter Anstieg der CT-Werte basierend auf einem hohen Calciumgehalt bei 80 kVp im Vergleich zu 140 kVp konnte nicht bestätigt werden.

Die Höhe der KM-Aufnahme wurde in Multizenterstudien ebenfalls untersucht. Eine fehlende Kontrastierung (= 15 HE) im CT spricht für einen benignen Herd. Bei diesem Schwellenwert von 15 HE lag die Sensitivität bei 98%, die Spezifität bei 58% und die Genauigkeit bei 77%. Die Herdgröße lag zwischen 14 und 55 mm. Mittels Spiral-CT wurden 15 mm in 3-mm-Schichten 1, 2, 3 und 4 Minuten nach Injektionsbeginn von 420 mg Jod/kg Körpergewicht abgetastet (Injektionsgeschwindigkeit 2 ml/s, Jodkonzentration 300 mg Jod/ml). Die Datenanalyse erfolgte anhand der Maximalkontrastierung und der Zeit-Dichte-Kurve. Maligne Läsionen (Mittel 38 HE) zeigen eine deutlich stärkere Kontrastierung als benigne (Mittel 10 HE). Diese Technik eignet sich auch zur Verlaufskontrolle unklarer Läsionen. Maligne (42 HE) und akut entzündliche benigne Herde (44 HE) zeigten eine deutlich höhere Maximalkontrastierung im Vergleich zu benignen nichtentzündlichen Läsionen (13 HE). Im Kontroll-CT 3–4 Monate später hatte sich die KM-Aufnahme in den Knoten mit aktiver entzündlicher Reaktion reduziert, so dass eine Differenzierung möglich war. Weitere Unterscheidungsmerkmale zwischen entzündlichen und malignen Läsionen sind das verzögerte „Wash-out" bei langsamerem Dichteanstieg in den malignen Herden, eine geringere Dichte im Röntgenbild und eine akzentuierte periphere KM-Aufnahme in entzündlichen Knoten.

Die Verlaufsbeobachtung von Rundherden ist für deren Einordnung ebenfalls wertvoll, insbesondere wenn sie zu klein für die Bestimmung der KM-Kinetik sind und der Patient zu einer Risikogruppe gehört. Mittlerweile stehen Software-Lösungen zur Verfügung, die eine Segmentation und Volumenrekonstruktion des Herdes ermöglichen und dadurch Volumenänderungen sensibler und sehr viel genauer erfassen als mittels visueller Verlaufsbeobachtung und Messung am axialen zweidimensionalen Schnittbild.

Tab. 9.18 ⋯⋯▸ *Differenzialdiagnostische Kriterien für die Unterscheidung benigner und maligner Rundherde*

	Benigne	Maligne
Rand	glatt	sternförmig, spikuliert, Rigler-Narbe, Gefäßkonvergenz, Pleurafinger
Größe	< 3 cm	> 3 cm
Größenänderung	unverändert über 2 und mehr Jahre	
Blutgefäße	keine versorgende Arterie, außer bei septischer Embolie	versorgende Arterie, drainierende Lungenvene
Verkalkungen	zentral hantelförmig peripher geschichtet Verkalkungen > 10 % des Volumens	exzentrisch sternförmig disseminiert Verkalkungen < 10 % des Volumens
CT-Dichte	> 150 HE	< 100 HE
KM-Verhalten	langsamer Kontrastanstieg, < 15 HE	schneller Kontrastanstieg, > 15 HE
Einschmelzungen	konzentrisch, dünnwandig	exzentrisch (Plattenepithelkarzinom), dickwandig
Nebenbefunde		Lymphadenopathie

Die falsch positive Interpretation der Kontrastierungscharakteristika im CT ist für die Behandlung des Patienten potenziell von Vorteil. Für einen nicht KM aufnehmenden Lungenrundherd reicht die radiologische Überwachung aus. Nimmt der Herd KM auf, so wird er – sofern klinisch wenig bedenklich – adäquat nachuntersucht, mittels PET untersucht oder bei starkem klinischem Malignomverdacht biopsiert. Intramurale Nekrosen und ein geringes Herzzeitvolumen führen mitunter zu einer geringeren Maximalkontrastierung und damit falsch negativen Resultaten. Die PET hat eine ähnliche Sensitivität für die Be-

stimmung der Dignität eines Rundherdes wie die beschriebenen Kontrastmittelkinetiken (94–100% versus 98%), dafür aber eine deutlich höhere Spezifität von über 90% (versus 60–75%). Die hohe Spezifität der FDG-PET für die Diagnostik benigner Läsionen hat einen hohen klinischen Wert. Läsionen mit geringer FDG-Aufnahme sind als benigne einzuordnen. Eine radiologische Verlaufskontrolle sollte jedoch in jedem Fall erfolgen, da falsch negative Resultate vorliegen für Karzinoide und bronchoalveoläre Karzinome, die kleiner als 1 cm waren.

Metastasen

Häufigste Primärtumoren pulmonaler Metastasen sind Karzinome von Mamma, Nieren, Kolon, Magen und Pankreas sowie auch Seminome und Sarkome.

Im Rahmen des Tumorstagings ist die CT das sensitivste Verfahren zum Nachweis von Metastasen. Die Nachweisgrenze pulmonaler Rundherde mit der Spiral-CT liegt je nach Lokalisation bei 2 mm. Mit der konventionellen CT können zwar ähnlich kleine Herde erfasst werden, jedoch werden bis zu 30% der kleinen Läsionen (bis 10 mm Durchmesser) übersehen, da im sequenziellen Scan durch ungleichmäßige Inspirationstiefen Abtastlücken entstehen.

CT-Morphologie

Alle Herdbefunde, die nicht Gefäßen zuzuordnen sind, sind rundherdverdächtig. Streifige Verdichtungsherde ohne zentrale Raumforderung werden nicht als Rundherde angesehen und entsprechen

in der Regel kleinen Narben (z.B. postinfektiös). Bei dicken Schichten zeigen kleine Rundherde aufgrund von Partialvolumeneffekten einen Dichteabfall im Randbereich (vgl. Kapitel 7, Bildanalyse).

Metastasen sind in der Regel glatt begrenzt. Bei einer unscharf begrenzten Raumforderung muss primär an ein peripheres Bronchialkarzinom gedacht werden. Unscharf begrenzte Metastasen sind durch ein lokales Lymphödem oder Einblutungen erklärbar (Angiosarkome, Chorionkarzinom) oder sind narbiges Residual einer Chemotherapie.

Solitäre Metastasen sind selten und machen etwa 5% aller Solitärherde aus. Die Wahrscheinlichkeit einer pulmonalen Metastasierung steigt mit der Zahl der sichtbaren Herde. Metastasen finden sich bevorzugt in der Lungenperipherie (90%) und pleuranah und befallen häufig die Unterlappen (66%). Bei etwa 40% der Metastasen finden sich assoziierte Blutgefäße („feeding vessel"-Sign) (Abb. 9.**21 a**).

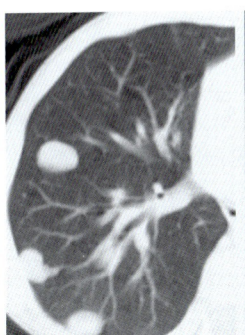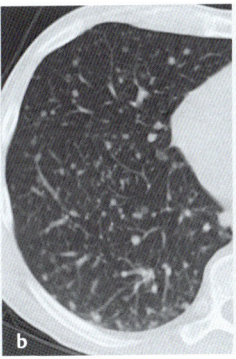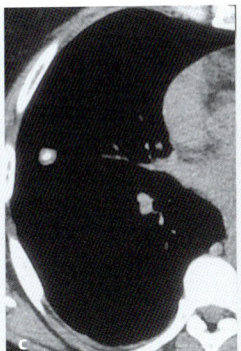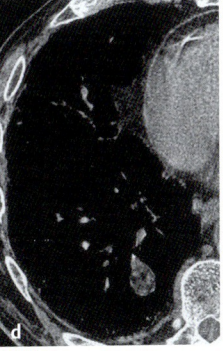

Abb. 9.21 **Pulmonale Rundherde.**

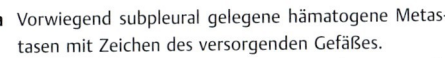

a Vorwiegend subpleural gelegene hämatogene Metastasen mit Zeichen des versorgenden Gefäßes.
b Miliare Metastasen eines Schilddrüsenkarzinoms in den Unterfeldern.

c Tuberkulom mit zentraler Verkalkung.
d Pulmonales Hamartom mit lobulierten Grenzen und Fetteinschlüssen.

Mittels Spiral-CT lassen sich pulmonale Rundherde mit hoher Sensitivität nachweisen, damit nimmt allerdings auch die Anzahl kleiner benigner Läsionen (Granulome, intrapulmonale Lymphknoten, fokale Narben) zu. Dies führt zu Problemen der Differenzialdiagnose im präoperativen Tumorstaging. Da eine definitive histologische Aufarbeitung für alle Herde nicht möglich ist, müssen andere Strategien angewandt werden, wie z. B. Verlaufsbeobachtungen über 3–6 Monate oder die Definition einer Minimalgröße von 4–5 mm, die einer erweiterten Diagnostik bedarf. Gegenwärtig liegen nicht genügend Daten zur Bestätigung dieses Verfahrens vor. Allerdings erzeugen bestimmte Tumoren, wie z. B. das Schilddrüsenkarzinom (Abb. 9.**21 b**) miliare Metastasen mit Größen von nur wenigen Millimetern.

Verkalkungen sind selten und gelten in der Regel als Zeichen der Gutartigkeit. Beim Osteosarkom und seltener beim Chondrosarkom muss jedoch mit verkalkten Metastasen gerechnet werden. Eine sichere Unterscheidung von Granulomen ist bei diesen Tumoren nicht möglich. Selten kommen verkalkte Metastasen bei Schleim bildenden Adenokarzinomen (Mamma, Kolon, Ovar), bei Schilddrüsenkarzinomen, bei Weichteilsarkomen und nach Chemotherapie vor.

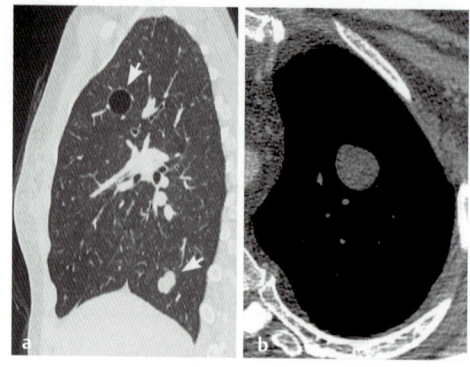

Abb. 9.22 **Atypische pulmonale Metastasen.**
a Ausgehöhlter pulmonaler Knoten auf einer 1,5 mm dicken sagittalen Reformation (4 × 1/6) ähnlich einer Pneumatozele.
b Knoten mit Fettcharakter (-55 HE) bei einem Patienten mit Liposarkom.

Einschmelzungen sind typisch für septische Embolien, treten jedoch in seltenen Fällen auch bei Metastasen (z. B. Plattenepithelkarzinome, Sarkome, Adenokarzinome) auf (Abb. 9.**22 a**).

Fett innerhalb des pulmonalen Rundherdes weist in der Regel auf ein Harmatom hin, kann allerdings auch bei Metastasen des Liposarkoms vorkommen (Abb. 9.**22 b**).

Granulome

Tuberkulome sind fokale Läsionen, in denen ein Gleichgewicht zwischen Erregeraktivität und körpereigener Immunabwehr besteht.

Die *Histoplasmose* ist nur in bestimmten Regionen (z. B. Süd- und Oststaaten der USA, selten Europa) anzutreffen, die Lungeninfektion führt zu verkalkten Granulomen.

CT-Morphologie

Tuberkulome sind 0,5–4 cm große und scharf begrenzte Rundherde. In 25% weisen sie lobulierte Randkonturen auf. Pathognomonisch sind Verkalkungen (Abb. 9.**21 c**), die meist zentral gelegen sind oder den ganzen Rundherd ausfüllen können. Es besteht eine Prädilektion für die Oberlappen. Kavitäten sind selten, wenn vorhanden, dann klein und exzentrisch gelegen. In 80% bestehen multiple Herde.

Die *Histoplasmose* entwickelt granulomatöse Knoten mit zentralen Verkalkungen ähnlich den Tuberkulomen. Einschmelzungen sind sehr selten, bevorzugt sind die Unterlappen betroffen.

Pulmonaler Pseudotumor

Die Ätiologie dieser Läsion ist unklar, vermutlich liegen ihr Reste einer organisierten fokalen Pneumonie bei Patienten mit subklinischer Pneumonie zugrunde. Diskutiert wird auch die Vorform eines pulmonalen Lymphoms (vgl. S. 347). Die histologischen Entitäten sind sehr variabel und reichen von Xanthom und Histiozytom bis Mastzell- oder Plasmazellgranulom.

CT-Morphologie

Es finden sich definierte solitäre Knoten, Verkalkungen in 20%. Die Einbeziehung der Luftwege ist extrem selten.

Hamartom

Hamartome stellen über 5% aller solitären Rundherde dar und treten meist (> 95%) jenseits des 40. Lebensjahres auf.

CT-Morphologie

Sie sind gewöhnlich kleiner als 4 cm, häufiger lobuliert als rund. Die Mehrzahl (90%) der Hamartome liegt peripher (bis 2 cm subpleural). Etwa je ein Drittel zeigt Verkalkungen (popkornartig, stippchenartig, zentral) oder Fetteinlagerungen, die als pathognomonisch gelten (Abb. 9.**21 d**).

> Der Nachweis intrapulmonaler Fettansammlungen erfordert Dichtemessungen in Dünnschichten (1 – 2 mm), um negative Dichtewerte durch Partialvolumeneffekt nicht falsch zu interpretieren. Selten ist ein fetthaltiger Rundherd eine Metastase des Liposarkoms (Abb. 9.**22 b**).

Karzinoid

Karzinoide im Lungenparenchym sind selten (10% aller thorakalen Karzinoide). Karzinoide gehören zur Gruppe der neuroendokrinen Tumoren und können mit ektopen Hormonproduktionen vergesellschaftet sein (z.B. ACTH). Periphere Karzinoide sind meist sog. Typ-2-Tumoren mit Metastasen bei bis zu 50% der Patienten. Typische Karzinoide (Typ 1) metastasieren selten.

CT-Morphologie

Intrapulmonale Karzinoide imponieren als glatt begrenzte Rundherde. Eine isolierte Bronchusdilatation mit Schleimretention kann einziger indirekter Hinweis auf ein okkludierendes endoluminales Karzinoid sein. Nur selten weisen Karzinoide Verkalkungen oder Einschmelzungen auf. Die Tumoren zeigen in der Regel eine starke Kontrastmittelaufnahme.

In Abhängigkeit vom histologischen Subtyp wachsen sie langsam; bis zu 30% der Karzinoide enthalten Kalk.

Septische Embolie

Im Rahmen einer Sepsis kann es durch thrombembolisches Material zum Verschluss kleiner Pulmonalarterien kommen. Ausgangspunkt sind infizierte Katheter, Abszesse, eine Endokarditis oder Harnwegsinfektionen.

CT-Morphologie

Es finden sich meist multiple rundliche oder keilförmige Verdichtungen mit unterschiedlichen Stadien der Kavernenbildung (Abszedierung in etwa

50%) (Abb. 9.**23**). Der Nachweis des zuführenden Gefäßes (*feeding vessel sign*) beweist den hämatogenen Ursprung. Typischerweise finden sich disseminierte, bilaterale Herde, die bevorzugt in den Unterlappen lokalisiert sind. Ein pleuraler oder perikardialer Begleiterguss ist nicht selten.

> Im Gegensatz zu Metastasen sind septische Herde unschärfer begrenzt und erscheinen bei pleuraständiger Lage oft keilförmig. Typisch sind die Einschmelzungen zu unterschiedlichen Zeitpunkten.

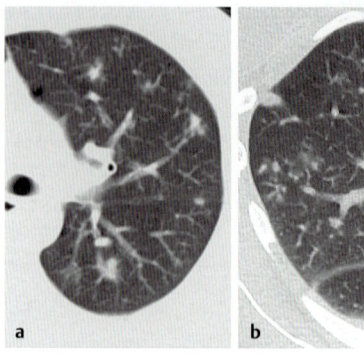

Abb. 9.23 **Septische Embolie.**
a Unscharfe Knötchen.
b Drogenabhängiger Patient: multiple rundliche Verdichtungen mit Kavernenbildung und Zeichen der hämatogenen Ausbreitung. Beachte die zystischen Residuen.

Peripheres Bronchialkarzinom

Etwa 40% aller Bronchialkarzinome liegen distal der Segmentbronchien. Das periphere Bronchialkarzinom gehört immer in Differenzialdiagnose des solitären pulmonalen Rundherdes. Viele Bronchialkarzinome lassen sich bereits aufgrund CT-morphologischer Kriterien eindeutig als solche identifizieren.

CT-Morphologie

Die Morphologie reicht von einem isolierten, glatt begrenzten Rundherd bis zu Herden mit eindeutigen morphologischen Malignitätskriterien (Tab. 9.**14**). Hinweise auf Malignität sind Zeichen des infiltrierenden Wachstums mit Retraktion von umliegenden Strukturen: Dazu zählen Randunschärfe, radiär-streifige Ausläufer (Corona radiata), streifige Ausläufer mit Pleuraretraktion („Pleurafinger") und die Verziehung kleiner Gefäße durch den Rundherd. Weitere allerdings nicht spezifische Hinweise auf ein Bronchialkarzinom sind der Nachweis eines endoluminalen Tumorwachstums, eine einseitige Einziehung der Außenkontur, die durch den Eintritt eines Pulmonalarterienastes hervorgerufen wird (Rigler-Narbe) und der Nachweis einer aus dem Tumor führenden Pulmonalvene (Abb. 9.**24**).

Kleine Lufteinschlüsse entsprechen offenen Bronchien („Pseudoeinschmelzungen") oder intra-

Abb. 9.24 **Peripheres Bronchialkarzinom.**

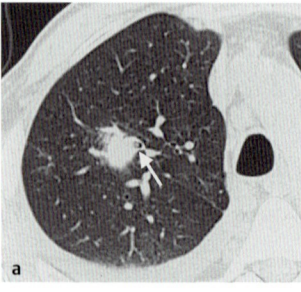 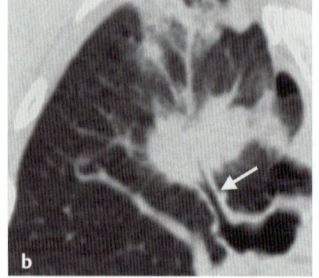 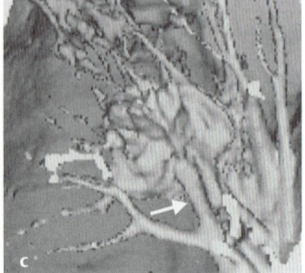

a Die axiale Schicht zeigt die unscharfe spikulierte Randbegrenzung und das intraluminale Tumorwachstum.
b Semicoronale Reformation: Darstellung eines die Raumforderung laufenden okkludierten Bronchus (positives Bronchuszeichen).

c Oberflächenschattiertes Bild: Darstellung der drainierenden Tumorvene.

tumoralen Nekrosen und finden sich gehäuft beim Alveolarzellkarzinom.

Bei Darstellung eines in den Tumor ziehenden Bronchus („positives Bronchuszeichen") (Abb. 9.**24 b**) steigt die Trefferquote der bronchoskopischen Histologie- oder Zytologiegewinnung von < 15 % auf bis zu 60 %. Der Nachweis gelingt vor allem mit dünneren Schichten und ist für die Planung des diagnostischen Prozedere (Bronchoskopie versus transthorakale Nadelbiopsie versus Chirurgie) hilfreich.

Die multiplanare Bildgebung verbessert die Darstellung morphologischer Details, der Beziehung zu den Pleuragrenzen und der Lokalisation des Herdes in der Nähe anatomischer Grenzen (Thoraxwand/ interlobär) (Abb. 9.**25**).

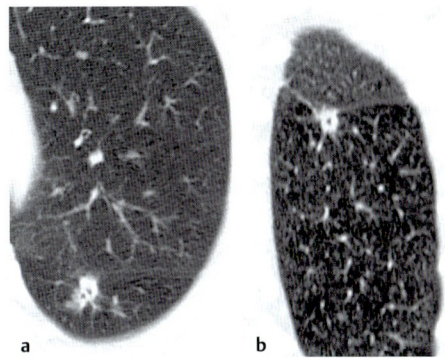

a   b

Abb. 9.25 **Peripheres Breonchialkarzinom (4 × 1/6).** Die coronale MPR (**b**) zeigt das transfissurale Tumorwachstum besser als die axiale Schicht (**a**) (gemischter Tumorherd = Adenokarzinom).

Überwiegend fokale pulmonale Verdichtungen

Atelektase

Lappen- oder Segmentatelektasen bereiten in der Regel kaum differenzialdiagnostische Schwierigkeiten. Sie sind als Volumenverlust einer Lunge oder von Teilen der Lunge definiert. Die Atelektasearten werden nach ihrer Ätiologie unterschieden (Tab. 9.**19**). Die CT-Befunde entsprechen denen der konventionellen Radiologie (Abb. 9.**26**).

CT-Morphologie

Je nach Ausmaß der Atelektase erkennt man ein homogenes Verdichtungsareal typischer Lokalisation und Konfiguration. Eine konkave Verlagerung der Lappenspalten und die gedrängt erscheinenden Gefäßstrukturen als Zeichen der Volumenminderung helfen, die Atelektase von einer Infiltration zu unterscheiden. Die restliche Lunge kann kompensatorisch mit entsprechender Aufspreizung der Gefäße überblähen. Neben der Lokalisation und Konfiguration der Verdichtung hilft die Verlagerung der hilären Strukturen bei der Zuordnung des atelektatischen Lungenbezirkes.

Tab. 9.19 ⋯⋗ *Atelektasen*

Resorptionsatelektasen (endobronchial)
- Tumor
- Lymphom
- Schleimretention
- Fremdkörper
- Striktur (Tuberkulose, Trauma, postoperativ)
- postentzündliches Mittellappensyndrom

Resorptionsatelektasen
- mediastinale Raumforderung
- Lymphadenopathie
- vergrößerter linker Vorhof

passiv (Kompression)
- Pleuraerguss
- Pneumothorax
- Rundatelektase
- angrenzende raumfordernde Erkrankung (Bulla, Tumor, Aszites)
- verminderte Zwerchfellbewegung

Narben
- Granulomatose
- Pneumokoniose
- interstitielle Fibrose

Adhäsiv
- ARDS
- postoperativ

Lobäratelektase.
Schematische Darstellung der
CT-Morphologie.

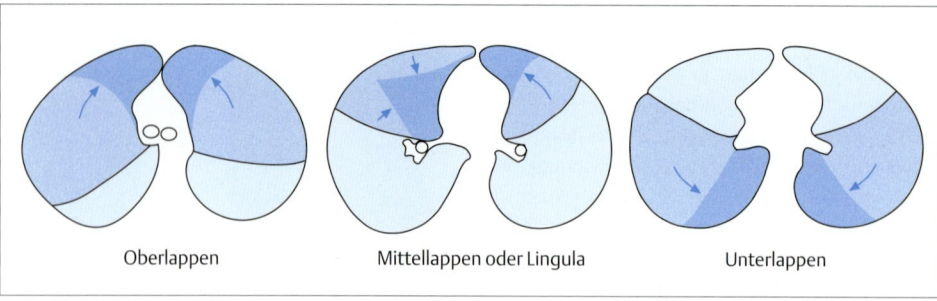

Oberlappen   Mittellappen oder Lingula   Unterlappen

Die Oberlappen kollabieren gegen das Mediastinum, wobei der linke Oberlappen noch einen gewissen Kontakt zur anterioren und linken lateralen Thoraxwand behält (Abb. 9.**26**). Der Mittellappen ist besonders für chronische postentzündliche Atelektasen prädisponiert: Die CT muss bei diesen Patienten eine zentrale endobronchiale Raumforderung ausschließen und den Abgang des Mittellappenbronchus eindeutig darstellen. Der mediale Rand des Mittellappens liegt der rechten Herzkontur an, der posteriore Rand des Mittellappens wird dabei nach anteromedial verschoben. Die Unterlappen kollabieren nach posteromedial zum hinteren Mediastinum und zur Wirbelsäule.

Sofern ein zentraler Tumor Ursache der Lappenatelektase ist, verlaufen die lateralen Konturen des Lappens eher konvex als konvex (ähnlich dem umgekehrten „S-Zeichens" nach Golden, bekannt aus der p.a. Projektion der Thoraxübersicht bei Patienten mit zentralem Tumor und Oberlappenatelektase).

Bei *poststenotischen (resorptiven) Atelektasen* fehlt in der Regel ein Luftbronchogramm, sekretgefüllte Bronchien erscheinen als hypodense Ring- oder tubuläre Strukturen. Bei *Kompressionsatelektasen* (z.B. in Folge basaler Ergussbildungen) bleibt ein positives Luftbronchogramm meist erhalten. *Narbenatelektasen* finden sich in Regionen pulmonaler Fibrose und sind in unterschiedlicher Ausprägung mit Bronchiektasen vergesellschaftet. *Adhäsive*

nichtobstruktive Atelektasen oder Mikroatelektasen sind Folge eines verminderten Surfactant-Faktors bei Patienten nach chirurgischem Eingriff oder ARDS und gehen gewöhnlich mit ausgeprägten Konsolidierungen einher.

Nach Kontrastmittelgabe zeigt das atelektatische Lungengewebe einen stärkeren und homogeneren Dichteanstieg als tumorös oder entzündlich infiltriertes Lungenparenchym (Abb. 9.**27**).

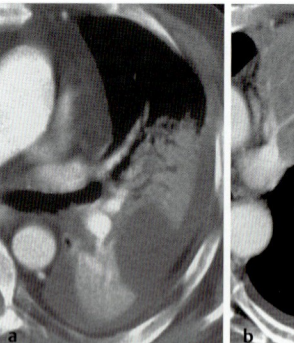
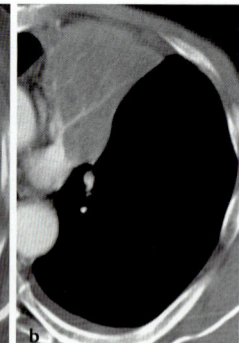

a   b

Abb. 9.27   **Atelektasen.**
a Vergleich einer Unterlappenatelektase und einer Lingulapneumonie nach KM-Injektion. Die Atelektase zeigt eine deutliche homogene KM-Aufnahme aufgrund der guten Blutversorgung des kollabierten Lungengewebes. Die Pneumonie weist – ähnlich wie ein Tumor – eine deutlich geringere Kontrastierung auf.
b Oberlappenatelektase links durch ein zentrales Bronchialkarzinom.

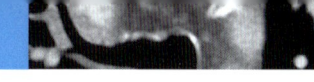

Rundatelektase

Eine Rundatelektase stellt eine persistierende Kompressionsatelektase nach Pleuraerguss dar. Ihre Morphologie kann tumorähnlich sein, macht jedoch aufgrund der charakteristischen CT-Morphologie nur ausnahmsweise eine Biopsie erforderlich. Rundatelektasen kommen bei allen Ursachen pleuraler Verdickungen vor, am häufigsten treten sie jedoch bei Asbestose-assoziierten Erkrankungen auf.

CT-Morphologie

Typisch ist ein keilförmiger oder rundlicher solider Herd in pleuraständiger Lokalisation, der sich meist im Unterlappen befindet und homogen Kontrastmittel aufnimmt. Der betroffene Lappen zeigt Zeichen der Volumenminderung. Als richtungweisend gilt das „Kometenschweif-Phänomen", das durch Verziehung und Bündelung von Gefäßen und Bronchien in die Atelektase hinein entsteht (Abb. 9.28). Typisch ist die Kombination mit einer Pleuraverdickung, mitunter finden sich Luftbronchogramme oder fokale Luftansammlungen (Pseudokavitationen).

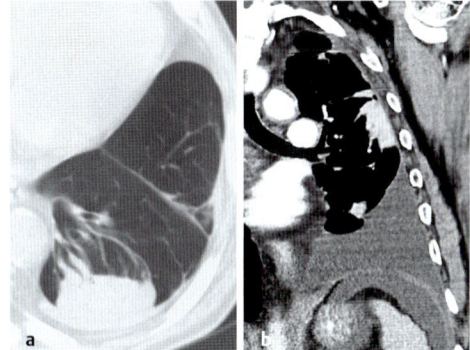

Abb. 9.28 **Rundatelektase.**
a Im Lungenfenster findet sich das typische „Kometenschweifphänomen" der bronchovaskulären Strukturen mit breitem Pleurakontakt und Pleuraverdickung.
b Die Weichteileinstellung bei einem anderen Patienten (4×1/6, coronale MPR) zeigt die homogene Kontrastierung nach KM-Injektion.

(Cryptogene) organisierende Pneumonie (COP) früher bekannt als Bronchiolitis obliterans mit organisierender Pneumonie (BOOP)

Die organisierende Pneumonie (OP) oder kryptogene organisierende Pneumonie (COP) (früher als Bronchiolitis obliterans mit organisierender Pneumonie (BOOP) bezeichnet) – ist histologisch charakterisiert durch:

- intraluminales Granulationsgewebe in den Bronchioli respiratorii und den alveolären Lufträumen, und
- fleckige Areale interstitieller Zellinfiltrate (hauptsächlich einkernige Zellen und Makrophagen) in den umliegenden Lufträumen.

Die meisten Fälle sind idiopathisch. Klinische Symptome sind unproduktiver Husten, subfebrile Temperatur, eine monatelange Anamnese und eine Restriktion in der Lungenfunktion. Die Symptome sind nach Steroidgabe rückläufig. Eine pathomorphologisch identische Form der organisierenden Pneumonie (OP) findet man nach Virus-, bakterieller oder Pilzpneumonie, nach chronisch eosinophiler Pneumonie, bei Kollagenosen, nach Radiatio, Lungen- und Knochenmarktransplantationen,

im Rahmen der Wegener-Granulomatose und nach Toxininhalation (Tab. 9.20).

Der derzeitige Konsens zur standardisierten Klassifikation idiopathischer interstitieller Pneumonien reiht die COP in die Gruppe idiopathischer interstitieller Pneumonien ein. Zu beachten ist jedoch, dass die Veränderung primär durch eine Organisation der Lufträume gekennzeichnet und im histologischen Sinne nicht primär interstitiell ist. Im deutschen Sprachgebrauch kann erwogen werden, statt

Tab. 9.20 ⋯ *Ursachen der organisierenden Pneumonie (COP)*

- Idiopathisch
- Postinfektiös (nicht akut-infektiös)
- Chronisch eosinophile Pneumonie
- Kollagenosen
- Radiotherapie
- Knochenmark- oder Lungentransplantation
- Wegener-Granulomatose
- Inhalation von Toxinen

„Pneumonie" auch „Pneumonitis" zu gebrauchen, um die nichtinfektiöse Genese zu betonen.

Die Anamnese ist mitunter hilfreich in der Differenzialdiagnose. Die COP entsteht nach subakuten Erkrankungen, wobei die Symptome 2–6 Monate zurückliegen können. Bei vielen Patienten verschwinden die klinischen und radiologischen Zeichen nach systemischer Steroidtherapie komplett. Nur wenige Patienten leiden unter einem rapiden Progress und haben damit eine schlechte Prognose. In diesen Fällen steht die COP häufig im Zusammenhang mit einer Bindegewebserkrankung oder einer Pharmakotherapie. Da die klinischen Symptome eine infektiöse Erkrankung häufig ausschließen, wird zum Ausschluss eines Malignoms oft eine Lungenbiopsie angeschlossen.

CT-Morphologie

Das morphologische Bild ist sehr variabel und wenig charakteristisch (Abb. 9.29): Am häufigsten findet man fleckige (nichtsegmentale) Infiltrate mit subpleuralem (kortikalem) oder zentral peribronchiolärem Verteilungsmuster (mehr als 50% der Patienten). Diese Infiltrate können wandern und pleurale Ausläufer oder Spikulae bilden (bei etwa 30%).

In ca. 50% der Fälle sind diese Infiltrate der einzige Befund und meist gemischter Natur mit milchglasartigen Trübungen. Diese können sowohl umschrieben (3 cm) imponieren als auch den gesamten Lappen betreffen. Die Ränder dieser Konsolidierungen sind unregelmäßig und können Luftbronchogramme enthalten. Dilatationen und Wandver-

dickungen der Bronchien sind bei vielen Patienten zu sehen und in der Regel auf die getrübten oder konsolidierten Lungenfelder beschränkt. Derzeit ist noch nicht eindeutig, inwieweit diese Veränderungen reversibel sind.

Bei einem kleinen Teil der Patienten fanden sich in verschiedenen Studien multiple peribronchioläre (zentrilobuläre) Knoten zwischen 1 und 10 mm Größe mit tendenziell unregelmäßigen Rändern und gelegentlich auch Luftbronchogrammen. Bei einem Drittel der Patienten waren diese Knötchen der einzige Befund. Selten fanden sich bilaterale milchglasartige Trübungen mit verdickten interlobären Septen. Knoten und Milchglastrübungen kommen eher bei immunsupprimierten als bei immunkompetenten Patienten vor.

Weitere Befunde sind: Pleuraverdickungen (33%), schmale Pleuraergüsse (30%) und Parenchymstreifen (25%).

Je nach Muster und Ausmaß der Veränderungen ist die Differenzialdiagnose der COP recht umfangreich (Tab. 9.**21**). Wird eine dichte tumorartige fokale Konsolidierung mit Spikulae, Pleurafinger oder regionaler Pleuraverdickung nachgewiesen, so ist die Differenzierung von einem malignen Bronchialkarzinom nicht sicher möglich. Multiple fleckige Verdichtungen in den Luftwegen finden sich auch beim Alveolarzellkarzinom, einer Vaskulitis oder bei Blutungen. Multiple intrapulmonale Noduli müssen gegen eine Sarkoidose oder akute infektiöse Bronchiolitis abgegrenzt werden (atypische oder typische Mykobakterien). Bei eher peripherem Verteilungsmuster ist differenzialdiagnostisch an die eosinophile Pneumonie zu denken.

Abb. 9.29 **Verschiedene Erscheinungsformen der COP.**

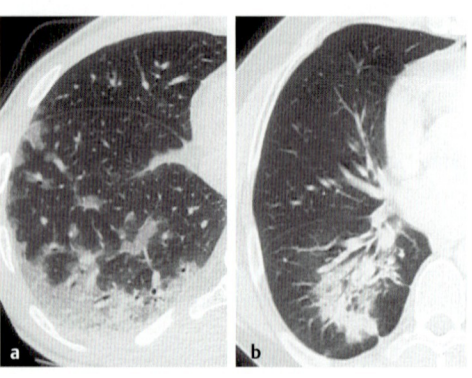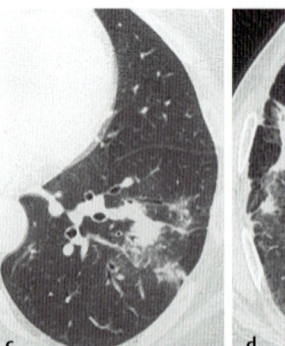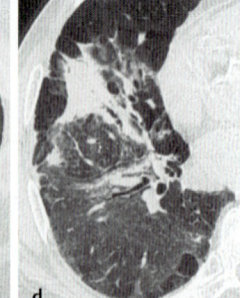

a Periphere pleuraständige Infiltrate.
b Peribronchiale Infiltrate mit luftgefüllten Bronchien ähnlich einer Pneumonie.

c Multiple peribronchiale Knötchen.
d Fleckige, scharf begrenzte, dichte Infiltrate mit ektatischen luftgefüllten Bronchien, kombiniert mit Zeichen der Parenchymdistorsion und Air-Trapping.

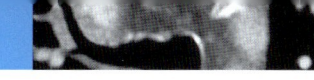

Tab. 9.21 ···⟩ *Differenzialdiagnose der OP*

Fokale tumorartige Läsion	Bronchialkarzinom, bronchoalveoläres Karzinom
Multiple fleckige alveoläre Infiltrate	Vaskulitis, Lymphom
Mehrere kleine Knoten	Sarkoidose, infektiöse Bronchiolitis, Metastasen
Subpleurale fleckige Konsolidierungen	chronisch eosinophile Pneumonie

Blutungen, Hämosiderose

Ungeachtet ihrer Ätiologie (Tab. 9.**22**) charakterisieren sich pulmonale Einblutungen in der akuten Phase in Form alveolärer Verdichtungen.

Die idiopathische pulmonale Hämosiderose (IPH) ist durch rezidivierende Episoden pulmonaler Blutungen ohne begleitende Glomerulonephritis oder serologische Veränderungen gekennzeichnet.

CT-Morphologie

Die CT-Morphologie variiert von kleinen unscharfen (azinären) Fleckschatten (Abb. 9.**30**) bis zu mehr diffusen milchglasartigen Trübungen und großflächigen homogenen Verdichtungen mit Luftbronchogramm. Die Verdichtungen klaren innerhalb von 2–3 Tagen auf, einige unregelmäßige fleckige oder streifige Areale können aber auch über längere Zeit persistieren.

Tab. 9.22 ···⟩ *Ursachen der pulmonalen Blutung*

Goodpasture-Syndrom

Kollagenerkrankung und Vaskulitis
- Lupus erythematodes
- Morbus Wegener
- Polyarteriitis nodosa
- rheumatoide Arthritis

Hämorrhagische nekrotisierende Pneumonie
- (z. B. Leptospirose, akute Viruspneumonie)

Idiopathische pulmonale Hämosiderose

Koagulopathien
- medikamentös
- myelodysplastische Erkrankungen

Trauma, Biopsie

Bei chronisch-rezidivierenden Einblutungen (vermehrte Hämosiderinablagerungen im Interstitium) überlagern sich irreversible interstitielle Veränderungen. Das Ausmaß der Parenchymveränderungen ist vom zeitlichen Verlauf und der Zahl der stattgehabten Einblutungen abhängig.

Abb. 9.30 **Lungenblutung.**

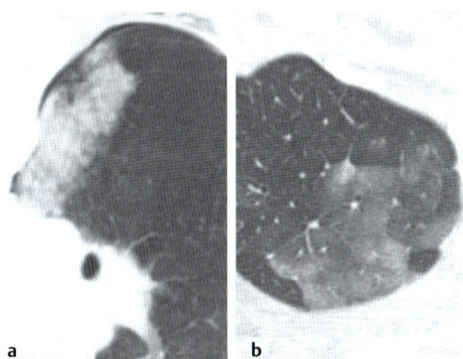
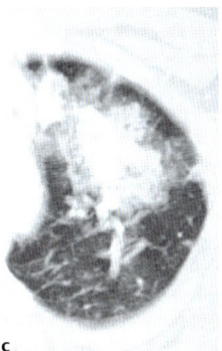
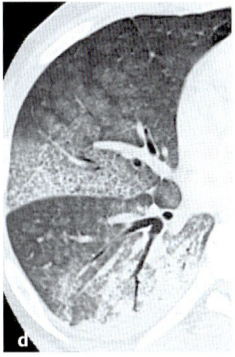

a   b   c   d

a Frische Lungenblutung mit unscharf begrenzten konfluierenden azinären Verdichtungen nach transpulmonaler Nadelbiopsie eines zentralen Tumors.
b Frische Blutung im posteroapikalen Segmentbronchus des Oberlappens mit Milchglastrübungen der betroffenen Sekundärlobuli.

c Lungenblutung mit konfluierenden alveolären Verdichtungen und dichten Infiltraten bei einem Patienten mit Goodpasture-Syndrom.
d Milchglastrübungen mit verdickten interlobulären Septen als Ausdruck resorptiver Veränderungen bei einer Hämosiderose.

Alveolarzellkarzinom

Alveolarzellkarzinome (bronchioläre Karzinome, bronchioläre Adenokarzinome) stellen höchstens 5 % aller Bronchialkarzinome dar. Die Tumorausbreitung erfolgt bronchogen (z. B. durch Husten), so dass in einem hohen Prozentsatz (> 40 %) multiple oder auch bilaterale Herde bestehen. Die multifokale oder diffuse Form hat eine sehr viel schlechtere Prognose als die lokale Form.

CT-Morphologie

Die *lokale Form* des Alveolarzellkarzinoms präsentiert sich in Form eines singulären Lungenherdes, der oft peripher oder subpleural liegt (Abb. 9.**31 a**). Er kann sowohl glatt imponieren als auch die morphologischen Charakteristika eines Bronchialkarzinoms zeigen, wie z. B. sog. „Pleurafinger" (streifige Verbindungen zur Pleura, > 50 %) und spikulierte Ränder (> 70 %). Die Dichte ist in der Regel heterogen. Typisch sind die luftgefüllten Bronchien innerhalb des Tumors (Pseudokavitationen), wobei die Bronchien oft auffallend gestreckt verlaufen. Atelektasen kommen in der Regel nicht vor.

Die multifokale oder *diffuse Form* ähnelt alveolären pneumonischen Infiltraten. Das Spektrum reicht von fleckigen Milchglastrübungen bis hin zu Konsolidierungszonen (Abb. 9.**31 b, c**). Ein Befall beider Lungen ist möglich.

> Wenn multiple Läsionen nachgewiesen werden, die die morphologischen Kriterien eines Bronchialkarzinoms oder einer fokalen Pneumonie erfüllen, muss differenzialdiagnostisch immer an ein Alveolarzellkarzinom gedacht werden.

In etwa einem Drittel der Fälle besteht ein Pleuraerguss, bei einem Fünftel finden sich mediastinale Lymphome. Einschmelzungen sind selten. Als „CT-Angiogramm" wird die nach Kontrastmittelgabe starke Kontrastierung der pulmonalen Gefäße gegenüber dem umgebenden wenig KM-aufnehmenden und darum „hypodensen" Tumorgewebe beschrieben. Ein „CT-Angiogramm" ist zwar ein häufiger Befund bei Alveolarzellkarzinom, aber nicht spezifisch und wird auch bei Konsolidierungen im Rahmen eines Lymphoms, einer Pneumokokkenoder einer tuberkulösen Infiltration beschrieben (Abb. 9.**31 d**).

Abb. 9.31 **Variable Morphologie eines Alveolarzellkarzinoms.**

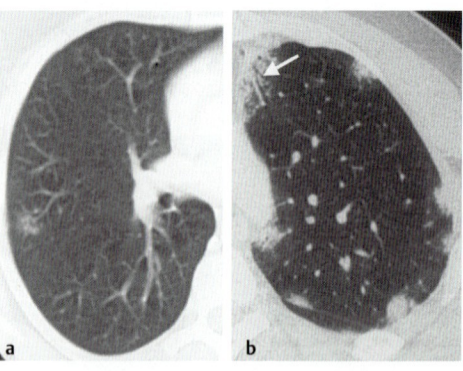
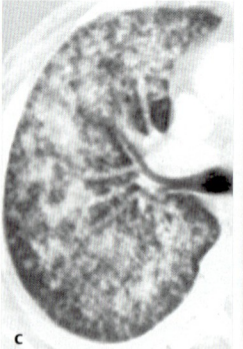
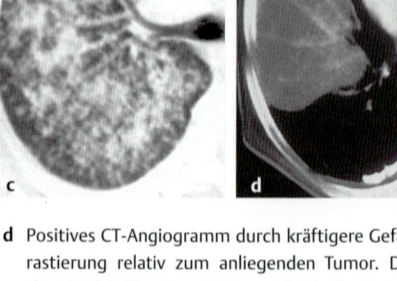

a Solitäre unscharf begrenzte Läsion (Milchglastrübung).
b Pneumonieartige subpleurale Verdichtungen mit Pseudokavernen (luftgefülllte Bronchien).
c Disseminierte konfluierende azinäre Verdichtungen.

d Positives CT-Angiogramm durch kräftigere Gefäßkontrastierung relativ zum anliegenden Tumor. Das Zeichen ist häufig, aber nicht spezifisch für ein Alveolarzellkarzinom. Nebenbefund: verkalkter Pleuraplaque nach Asbestexposition.

Lymphom

Maligne Lymphome gehen in bis zu 40% mit einer Lungenbeteiligung einher und sind in der Regel vom Hodgkin-Typ. Pulmonale Non-Hodgkin-lnfiltrate sind eher selten (6%) (Tab. 9.**23**).

Beim Morbus Hodgkin wird die Lunge in der Regel per kontinuitatem durch die Ausbreitung der mediastinalen isolierten Erkrankungen involviert, ein primärer isolierter Befall des Lungenparenchyms ist extrem selten. Ein Hodgkin-Rezidiv findet sich dagegen häufig im Thoraxbereich entlang der therapeutischen Bestrahlungsränder.

Weniger als 50% der Non-Hodgkin-Lymphome betreffen primär den Thoraxraum. Häufigste Manifestationen des NHL am Thorax sind mediastinale und hiläre Lymphknotenvergrößerungen. Ist das Lymphom auf die Lungen begrenzt (ohne oder mit mediastinaler Lymphadenopathie) wird es als primäres pulmonales Lymphom klassifiziert (keine extrathorakale Manifestation über mindestens 3 Monate). Ein sekundäres pulmonales Lymphom liegt vor bei vorausgegangener oder gleichzeitiger extrathorakaler Manifestation. Die meisten derzeitigen Klassifizierungen unterscheiden „low grade", intermediäre und „high grade" Non-Hodgkin-Lymphome vom B-Zell-Typ und angioimmunoproliferative Läsionen vom T-Zell-Typ (lymphoide Granulomatose).

Eine Form des intrapulmonalen *Low-Grade-B-Zell-Lymphoms* ist das *mukosaassoziierte Lymphgewebe* (MALT) oder *bronchusassoziierte Lymphgewebe* (BALT). Auch die meisten High-Grade-Lymphome sind vom B-Zell-Typ. Die Patienten haben entweder Vorerkrankungen wie AIDS oder mussten sich einer Organtransplantation unterziehen. Im Gegensatz zu den Patienten mit Low-Grade-Lymphomen leiden sie unter respiratorischen oder systemischen Symptomen. High-Grade-Lymphome neigen dazu, im Bereich ihres Ausgangspunktes zu rezidivieren.

Angiozentrische immunoproliferative Läsionen bilden ein eigenes histologisches Spektrum und werden in Abhängigkeit vom Ausmaß der Zellatypien und Polymorphismen in 3 Grade eingeteilt. Grad 1 beschreibt die benigne lymphozytäre Angiitis, Grad 2 die lymphoide Granulomatose und Grad 3 das echte Lymphom.

In der Literatur finden sich gewisse Überschneidungen in der Definition der pulmonalen lymphoiden Hyperplasie und des Low-Grade-Lymphoms, so dass unklar bleibt, ob Erstere einen echten be-nignen (möglicherweise reaktiven), semimalignen oder nur schwer zu diagnostizierenden malignen Prozess darstellt.

Die *fokale lymphoide Hyperplasie* (synonym: noduläre lymphoide Hyperplasie, Pseudolymphom, hochdifferenzierte lymphozytäre Proliferation, mononukleäre B-Zell-Proliferation) ist von der *diffusen pulmonalen lymphoiden Hyperplasie* abzugrenzen. Letztere existiert in zwei Varianten: die *lymphoide interstitielle Pneumonie (LIP)* befällt vor allem das parenchymale Interstitium, die *follikuläre Bronchiolitis* das peribronchiale Interstitium (vgl. auch S. 319).

Das sekundäre pleuropulmonale Lymphom bei Patienten mit extrathorakaler Erkrankung ist weit häufiger als die primäre Form. Die Ausbreitung erfolgt entweder direkt aus dem Mediastinum oder den Hiluslymphknoten oder via hämatogener Streuung.

Lymphoproliferative Störungen nach Organtransplantation (PTLD) finden sich bei bis zu 3% der Empfänger und basieren auf einer Epstein-Barr-Virus-Infektion unter Immunsuppression.

Tab. 9.23 ┈┈┊ *Lymphome und Lymphoide*

Morbus Hodgkin
Non-Hodgkin-Lymphom (WHO-Klassifikation, nur die häufigsten Subtypen)
B-Zell-Lymphom

▪ unreife (blastische) B-Zell-Neoplasien
   – lymphoblastische Leukämie/Lymphom
▪ reife (periphere) B-Zell-Neoplasien
   – chronisch lymphatische Leukämie/ kleinzelliges B-Zell-Lymphom, Myelom
   – extranodales B-Zell-Lymphom (MALT)
   – follikuläres Lymphom
   – Mantelzelllymphom
   – diffuses großzelliges Lymphom (DLBCL)
   – Burkitt-Lymphom

T-Zell-Lymphom

▪ unreifes (blastisches) T-Zell-Neoplasma
   – lymphoblastische Leukämie/Lymphom
▪ reifes (peripheres) T-Zell-Neoplasma
   – peripheres T-Zell-Lymphom (PTL)
   – angioimmunoblastisches T-Zell-Lymphom (s. unten)
   – anaplastisches großzelliges Lymphom (ALCL T/0)
   – Mycosis fungoides/Sezary-Syndrom (MF)

Angiozentrische immunoproliferative Läsionen
▪ Grad 1: benigne lymphozytäre Angiitis ▪ Grad 2: lymphoide Granulomatose ▪ Grad 3: Lymphom
Lymphoide Hyperplasie

▪ **fokal:** noduläre lymphoide Hyperplasie, Pseudolymphom
▪ **diffus:**
   – lymphoide interstitielle Pneumonie (LIP)
   – follikuläre Bronchitis

CT-Morphologie

Lymphome haben ein breites unspezifisches Spektrum an Befunden, das von miliaren Herden, über Rundherde, bis zu milchglasartigen Trübungen und flächig konfluierenden, pneumonieähnlichen Verdichtungen mit oder ohne Luftbronchogramm reicht (Abb. 9.**32**). Das Erscheinungsbild des intrapulmonalen Hodgkin- und Non-Hodgkin-Lymphoms kann identisch sein.

Beim *Morbus Hodgkin* finden sich gewöhnlich unscharf begrenzte Knoten oder Raumforderungen mit Ausbreitung vom Hilus entlang des zentralen bronchovaskulären Bündels. Dieses Erscheinungsbild ähnelt der Sarkoidose oder dem Kaposi-Syndrom. Luftbronchogramme und Kavernen sind häufige Befunde. Das Rezidiv eines Morbus Hodgkin zeigt ähnliche Strukturvermehrungen und Raumforderungen, die sich häufig entlang der Grenzen der therapeutischen Radiatio ausrichten. Zu beachten sind vor allem die diaphragmalen und kardialen Lymphknoten, die möglicherweise in das Bestrahlungsfeld nicht primär einbezogen sind.

Beim *Non-Hodgkin-Lymphom* ist eine Beteiligung der Brustwand durch kontinuierliche Ausbreitung vom Mediastinum aus häufiger. Die Pleura kann sowohl durch Parenchymläsionen als auch Brustwandinfiltrate einbezogen sein. Plaqueförmige Pleuraverdickungen zeigen die lymphomatöse Infiltration an, ein Pleuraerguss ist dagegen weniger Ausdruck der Pleurabeteiligung als vielmehr der lymphatischen Obstruktion. Das Lungenparenchym ist beim extranodalen NHL häufig betroffen. Trotz Überschneidungen in der Morphologie lassen sich zumindest charakteristische, wenn auch nicht spezifische Erscheinungsbilder der verschiedenen Formen des NHL beschreiben.

Beim *Low-Grade-NHL* (MALT oder BALT) finden sich zu 50% solitäre Knoten oder unscharf begrenzte Verdichtungen von 2–8 cm Größe mit Luftbronchogrammen (Abb. 9.**33**). Die Bronchien im betroffenen Lungengewebe wirken gestreckt und leicht verengt. Weniger häufig sind multiple Rundherde oder Infiltrate. Sie wachsen langsam über einen Zeitraum von Monaten oder Jahren. Eine primäre Lymphadenopathie findet sich bei weniger als 5%.

Die CT-Befunde des *High-Grade-NHL* sind unspezifisch und reichen von einer fokalen bis zur diffusen Konsolidierung mit oder ohne Luftbronchogramm, gelegentlich zeigt sich auch ein diffuses retikuläres Muster. Die Konsolidierungen wachsen rasch und verursachen entsprechende respiratorische Symptome.

Die häufigste Manifestation einer *angiozentrischen immunoproliferativen Läsion* sind multiple Noduli oder Rundherde zwischen 0,5 und 8 cm. Sie beginnen als unscharfe Verdichtungen und entwickeln sich zu konglomeratartigen Raumforderungen. Im Subpleuralraum können sie einen Lungeninfarkt simulieren. Einschmelzungen finden sich in bis zu 40%, Luftbronchogramme sind sehr selten. Da mittlere und kleine Gefäße in das Geschehen einbezogen sind, bestehen Ähnlichkeiten mit der Wegener-Granulomatose der Lunge, diagnostisch ist die fehlende Einbeziehung der Nieren (vgl. auch S. 351) wegweisend.

Eine *fokale lymphoide Hyperplasie* zeigt sich in Form eines solitären Rundherdes oder einer fokalen

Abb. 9.32 Erscheinungsformen eines pulmonalen Lymphoms.

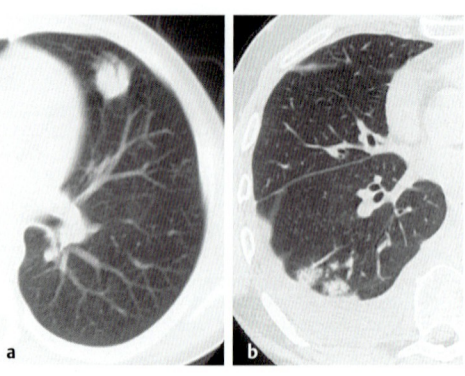
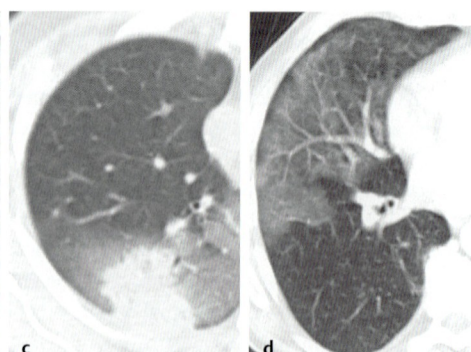

a Glatt begrenzter Knoten.
b Fleckige Verdichtungen mit nodulärer Pleuraverdickung und Pleuraerguss.

c Konsolidierungen mit perifokaler Milchglastrübung bei einer akuten myeloischen Leukämie, ähnlich der invasiven Aspergillose.
d Milchglastrübungen mit Aussparung des Subpleuralraums.

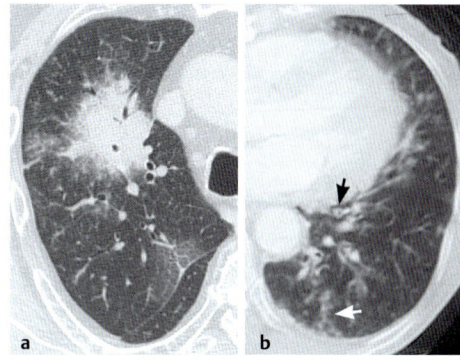

Konsolidierung, die auf einen Lappen begrenzt ist, in der Regel 2–5 cm misst und nur selten größere Raumforderungen oder Infiltrate bis 10 cm Größe bildet. Fast alle Läsionen enthalten Luftbronchogramme. Typischerweise findet sich keine begleitende Lymphadenopathie, ist sie vorhanden, besteht der Verdacht auf ein Lymphom.

Die *LIP* findet sich häufig in Kombination mit Immunopathien (Tab. 9.**24**, vgl. Abb. 9.**65 b**). Die follikuläre Bronchiolitis ist eine Begleiterscheinung bei bis zu 20 % der Patienten mit rheumatoider Arthritis. Typische Veränderungen sind bilaterale milchglasartige Trübungen, kleine Knoten und meist zentral gelegene Zysten. Bei der follikulären Bronchiolitis zeigt die CT kleine peri- oder zentrilobuläre noduläre Verdichtungen (1–3 mm im Durchmesser, selten bis 10 mm).

Im Gegensatz zum primären pulmonalen Lymphom befällt das *sekundäre Lymphom* vorwiegend die zentralen Lungenabschnitte mit konsekutiven Atelektasen und poststenotischer Pneumonie. Die lymphatische Infiltration äußert sich in verdickten Interlobärsepten. Häufigste intrapulmonale Zeichen sind solitäre oder multiple unscharf begrenzte Knoten oder Raumforderungen mit streifigen Ausläufern in das angrenzende Lungenparenchym und Prädominanz in den Unterlappen. Kavernen sind selten.

Bei der *lymphoproliferativen Erkrankung nach Transplantation* finden sich solitäre oder multiple Knötchen, seltener eine hiläre Adenopathie. Die Herde bilden sich im Rahmen der ausschleichenden Immunsuppression zurück.

Abb. 9.33 **MALT-Lymphom.**
a Unscharf begrenzte fokale Verdichtungen.
b Diffuse mikronoduläre Verdichtungen (Tree-in-Bud) und Bronchialwandverdickung, die eine akute endobronchiale Ausbreitung einer Infektion vortäuscht.

Tab. 9.24 ⸱⸱⸱⸱⸳ *Erkrankungen in Kombination mit LIP*

Sjögren-Syndrom
AIDS
Chronische Hepatitis
Renale tubuläre Azidose
Myasthenia gravis
Autoimmunthyreoiditis
Systemischer Lupus erythematodes (SLE)
Primär biliäre Zirrhose
Allogene Knochenmarktransplantation

Kaposi-Sarkom

Ein durch HIV-Infektion verursachtes Kaposi-Sarkom kann neben der Haut und dem Gastrointestinaltrakt auch die Lunge einbeziehen. Insgesamt ist die lnzidenz rückläufig (früher 60 %, jetzt 15–20 %).

CT-Morphologie

Typisch sind wolkig begrenzte Rundherde oder fleckige Verdichtungen, die vorwiegend perihilär liegen (bilateral, aber oft asymmetrisch) und sich an den bronchovaskulären Bündeln orientieren. Zusätzlich finden sich noduläre Verdickungen der Interlobulärsepten, so dass das Bild der Lymphangiosis carcinomatosa ähnelt. Die unscharfe Begrenzung

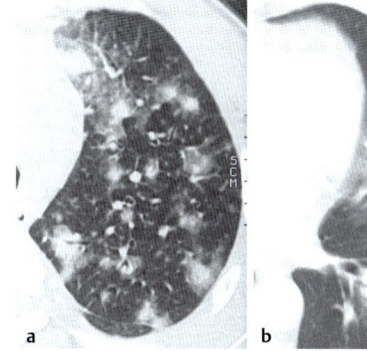

Abb. 9.34 **Kaposi-Sarkom.**
a Multiple perivaskuläre fokale Verdichtungen mit umgebendem Halo (Blutung).
b Die perifokale Einblutung zeigt sich auch bei einem pulmonalen Angiosarkom.

der Herde entsteht durch eine Infiltration des umliegendes Interstitiums (lokale Lymphangiose) und bildet radiär-streifige, lanzettförmige oder flammenartige Verdichtungen. Ähnliche Befunde findet man beim Angiosarkom (Abb. 9.**34**).

Nach endobronchialer Ausbreitung bilden sich Atelektasen. Kaposi-Sarkome zeigen als hypervaskularisierte Tumoren eine starke Kontrastmittelaufnahme. Ausgeprägte Pleuraergüsse und eine mediastinale Lymphadenopathie sind häufige Begleitbefunde.

Pulmonales Blastom

Pulmonale Blastome sind seltene primäre Lungentumoren. Sie bestehen aus unreifen Epithelien und mesenchymalen Komponenten. Die altersbezogene Häufigkeitsverteilung ist biphasisch mit Gipfeln in der 1. und 7. Lebensdekade. Die Prognose ist in Abhängigkeit von der Lokalisation des Primärtumors schlecht.

Eine histologische Variante ohne sarkomatöses Stroma ist auch unter den Begriffen „hochdifferenziertes fetales Adenokarzinom" oder „pulmonaler endodermaler Tumor der fetalen Lunge" bekannt.

CT-Morphologie

Die CT zeigt eine gut abgegrenzte intrapulmonale Raumforderung von 2,5–25 cm Größe. Gelegentlich finden sich Metastasen und eine Pleurabeteiligung. Kavernen sind selten, Verkalkungen daher eher häufig. Die hochdifferenzierten fetalen Adenokarzinome sind meist kleiner als das klassische Blastom. Die konventionell röntgenologischen Befunde sind unspezifisch und zeigen einen peripheren Rundherd oder eine Raumforderung.

Lungeninfarkt

Der thrombembolische Verschluss einer Pulmonalarterie führt zu einer eingeschränkten Perfusion der distal davon gelegenen Lungenabschnitte, in 10–15 % zum Lungeninfarkt. Das minderperfundierte Gewebe kann sich sekundär infizieren (Infarktpneumonie), abszedieren (Infarktabszess) oder nach Anschluss an das Bronchialsystem einschmelzen (Infarktkaverne).

CT-Morphologie

Typisch für einen Lungeninfarkt ist der keilförmige, breitbasig der Pleura aufsitzende Herd, dessen Spitze hiluswärts zeigt (Abb. 9.**35**). Die Unterlappen sind häufiger betroffen als die Oberlappen. Nach Kontrastmittelapplikation finden sich eine zentrale Hypodensität (Nekrose) und ein peripheres Rand-Enhancement (Entzündungsreaktion). Ein Pleura- oder Perikarderguss kann begleitend auftreten.

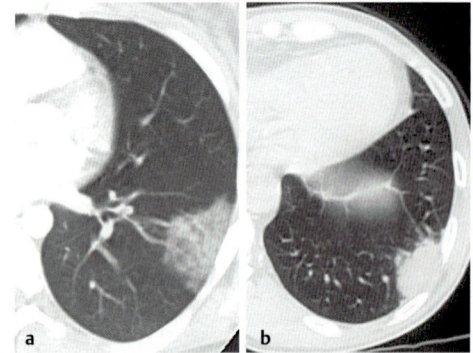

Abb. 9.35 Lungeninfarkt.
a Pleuraständige keilförmige Verdichtung mit verminderter KM-Aufnahme.
b Ein Lungeninfarkt kann auch rundlich imponieren.

Morbus Wegener

Die Wegener-Granulomatose ist eine Systemerkrankung in Form einer granulomatösen Vaskulitis verschiedener Organe. Etwa 90% der Patienten entwickeln Lungenveränderungen (85% renale und 50% Gelenkveränderungen), so dass die Lunge im Verdachtsfall obligatorisch untersucht wird. Etwa 90% der Patienten zeigen einen erhöhten Titer von C-ANCA-Antikörpern, der sich auch bei einer mikroskopischen Polyangiitis, der progressiven Glomerulonephritis, beim Churg-Strauss-Syndrom und einigen Infektionen findet (Aspergillose, Amöbiasis, bakterielle Endokarditis, Chromomykose).

Typisch für die Wegener-Granulomatose sind die nekrotisierende granulomatöse Vaskulitis der oberen Atemwege, eine disseminierte Vaskulitis (kleine und mittelgroße Gefäße) und die fokale nekrotisierende Glomerulonephritis.

CT-Morphologie

Typisch sind multiple irregulär begrenzte Rundherde oder fokale Verdichtungen von 0,5 – 10 cm Größe, die vorwiegend in den Unterfeldern und subpleural liegen. Die Noduli können streifige Ausläufer oder ein „feeding vessel" zeigen, die sich so auch bei Metastasen oder Infarkten finden. Einschmelzungen treten in bis zu 50% auf. Es entstehen dickwandige Hohlräume mit unregelmäßiger Binnenkontur (Abb. 9.36 b) die sich sekundär infizieren können (z. B. durch Aspergillus). Luftbronchogramme und ein Pleuraerguss finden sich zu jeweils 25%.

Frauen zeigen häufig eine glatte subglottische Trachealstenose über 3 – 4 cm Länge. Die CT demonstriert entzündliche Reaktionen um den verdickten Trachealring, Strikturen finden sich auch in den Haupt- oder Lappenbronchien.

Ein Pneumothorax oder Seropneumothorax entwickelt sich aus subpleuralen Kavernen und bronchopulmonalen Fisteln. Durch alveoläre Einblutungen entstehen bilaterale Milchglastrübungen und Konsolidierungen (Abb. 9.36 a). Rezidivierende Hämorrhagien fibrosieren. Knoten und Blutungen sind in der aktiven Phase der Erkrankung gegeben, während fibröse Parenchymstreifen und septale Verdickungen eine inaktive Phase anzeigen. Im Verlauf ist eine Rückbildung der Parenchymveränderungen beschrieben.

Die lymphoide Granulomatose zeigt ein ähnliches Erscheinungsbild wie der Morbus Wegener (befällt allerdings nicht die Nieren), stellt aber eine nichtneoplastische lymphoproliferative Erkrankung dar.

Abb. 9.36 **Morbus Wegener.**

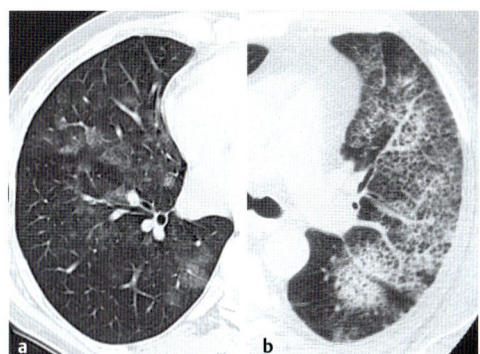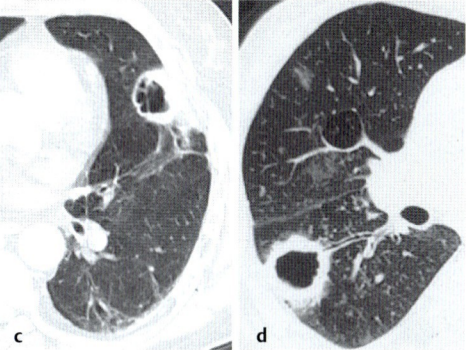

a Diffuse konfluierende azinäre Verdichtungen durch Einblutung.
b Chronische Veränderungen nach Resorption der Blutung.
c Dünnwandige Knoten mit Kavernen und Flüssigkeitsspiegeln.
d Dickwandige Einschmelzung.

Churg-Strauss-Syndrom

Das Churg-Strauss-Syndrom (allergische Angiitis oder allergische Granulomatose) ist definiert als die Kombination einer nekrotisierenden Vaskulitis der kleinen und mittelgroßen Gefäße in mindestens zwei Organen (z. B. Herz, Lunge, Haut, Nervensystem, Nieren), einer Eosinophilie im Blutbild und Lungeninfiltraten. Es werden 3 klinische Phasen unterschieden: Die Prodromalphase mit Asthma und allergischer Rhinitis, die eosinophile Phase mit pulmonalen oder gastrointestinalen eosinophilen Infiltraten und peripherer Eosinophilie und die Phase der Vaskulitis mit Hämoptysen, Purpura, Glomerulonephritis und gastrointestinalen Ulzera (je nach betroffenem Organ).

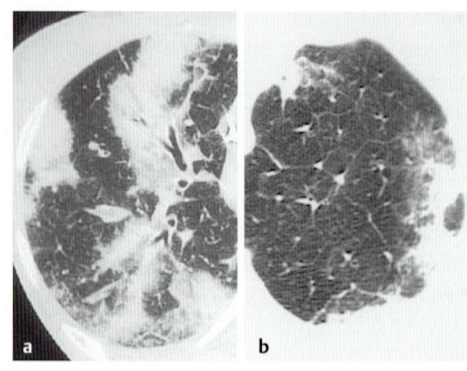

Abb. 9.37 **Churg-Strauss-Syndrom.**
Infiltrate und Milchglastrübungen als Ausdruck der Einblutungen. Verdickung der interlobären (**a**) und interlobulären Septen (**b**).

CT-Morphologie

Häufigste Befunde sind fleckige milchglasartige Trübungen und Konsolidierungen in den Subpleuralregionen. Seltener finden sich Bronchiektasen, Verdickungen der Bronchialwände, zentrilobuläre Knoten und Septumverbreiterungen, Letztere durch kardiale Insuffizienz und interstitielles Ödem (Abb. 9.**37**).

> Folgende Erkrankungen gehen mit einer peripheren Eosinophilie einher: die idiopathische Lungenfibrose, die allergische bronchopulmonale Aspergillose, die chronische eosinophile Pneumonie und das Churg-Strauss-Syndrom.

Vaskuläre Malformationen

Häufiger angeboren als erworben (posttraumatisch) besteht eine abnorme Shuntverbindung zwischen Pulmonalarterien und -venen, seltener auch zwischen Bronchial- und Pulmonalarterien oder Bronchialarterien und Pulmonalvenen. Da es zwischen den arteriellen und venösen Gefäßen kein kapillares Netzwerk gibt, besteht ein unmittelbarer Shunt zum linken Ventrikel mit sauerstoffarmem Blut.

40–60% der Patienten mit pulmonalen arteriovenösen Malformationen (pAVM) leiden an Morbus Osler-Rendu-Weber mit kutanen und mukösen Teleangiektasien oder AVM in anderen Organen (z. B. Leber).

In komplexen AVM finden sich auch multiple Zu- und Abflüsse. Die meisten AVM sind solitär (60–70%) und im Lungenkern lokalisiert. Verkalkungen sind beschrieben.

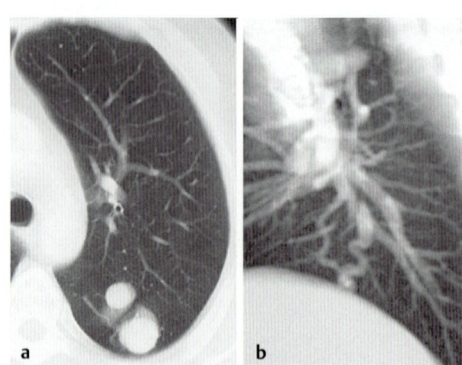

Abb. 9.38 **Arteriovenöse Malformation.**
a In Form gruppierter peripherer Rundherde.
b Die versorgenden und drainierenden Gefäße einer anderen AVM (4×1/6) auf einer MIP.

CT-Morphologie

AVM stellen sich als rundliche, einige Millimeter bis mehrere Zentimeter messende Verdichtungen mit typischerweise einem zuführenden arteriellen und einem abführenden venösen Gefäß dar (Abb. 9.**38**).

Mittels der Spiral-CT lässt sich die pAVM im Nativscan durch ihre vaskuläre Anatomie identifizieren, wobei die Morphologie mittels Oberflächenschattierung oder MIP am besten erfasst wird (Abb. 9.**38**). Wichtig für die Planung des interventionellen Vorgehens (Embolisation) ist die Auflösung der Gefäßarchitektur. Pathognomonisch ist die kräftige Kontrastmittelaufnahme der pAVM synchron zur arteriellen Gefäßkontrastierung. Nur selten führt eine Thrombosierung zum Fehlen dieser Kontrastierung.

Infektionen

Die Lungenentzündung selbst stellt prinzipiell keine Indikation zur CT dar. Aufgabe der CT-Diagnostik ist die Aufdeckung von Komplikationen (Einschmelzung, Abszess), von prädisponierenden Faktoren (Bronchiektasen, Tumor), die Differenzierung zwischen Infiltration, Atelektase und Erguss, die Verlaufs- und Therapiekontrolle und die Lokalisation von Herden vor Bronchoskopie oder Lavage. Zur Differenzierung der verschiedenen entzündlichen Erreger ist die Kenntnis der klinischen Symptomatik essenziell. Im Alltag erworbene (community-acquired) Pneumonien bei vorher gesunden Individuen haben ein anderes Erregerspektrum als die nosokomial erworbenen Infektionen von Patienten in Krankenhäusern (Tab. 9.**25**).

Immunsupprimierte Patienten sind für eine noch größere Zahl von Infektionen empfänglich, u. a. auch für atypische Pneumonien (Pneumocystis carinii, Zytomegalie, Mykobakteriose, Pilzinfektionen) (Tab. 9.**26**). Empirische Studien zeigen, dass die normale Röntgenübersichtsaufnahme in 10 % der Pneumonien unauffällig ist, wobei dieser Prozentsatz bei immunsupprimierten Patienten deutlich höher ausfällt. Derzeit wird bei klinischem Verdacht auf Pneumonie und unauffälligem Röntgenbefund die Indikation zur CT oder HRCT gestellt. Aufgrund der

Tab. 9.25 ⋯⟩ *Häufige Infektionen beim immunkompetenten Individuum*

Infektbedingte Pneumonie	
Bakteriell	
• Streptococcus	Unterlappen, Atelektasen, rasche Ausbreitung, rund (Kinder) oder sublobär, selten lobär
• Staphylococcus	nach Virusinfekt, Kinder > Erwachsene, Kavitationen, Empyem
• Hämophilus	Unterlappen, Bronchopneumonie (COPD), selten Erguss und Einschmelzung
Atypisch	
• Mykoplasma	diffuse zentrilobuläre Knoten, „Tree-in-Bud", fleckige (lobuläre) Milchglastrübungen oder Infiltrate, Mosaikmuster mit Air-Trapping, Lymphadenopathie bis 40 %
• Legionella	Oberlappen, segmentale Infiltrate, rasche Ausbreitung, dann diffus
• Chlamydia	ähnlich Mykoplasma
Virus	
• Influenza	diffuse azinäre Verschattungen, fleckiges oder diffuses Milchglasphänomen, häufig Infiltrate durch bakterielle Superinfektion
• RSV*	bei Kleinkindern, Bronchiolitis mit Air-Trapping
• Adenovirus	Infiltrate wie bei bakterieller Pneumonie
• Herpes zoster	diffuse azinäre Verdichtungen, Milchglas, noduläre postinfektiöse Verkalkungen
Nosokomiale Pneumonie	
Bakteriell	
• Staphylococcus	s. oben, septische Embolie (Katheter)
• Pseudomonas	Unterlappen, Infiltrate oder multiple Knoten, Einschmelzung
• Klebsiella	Oberlappen, ausgedehnte Infiltrate, Nekrosen und Einschmelzungen
• Escherichia coli	Unterlappen, Infiltrate, multiple Einschmelzungen

* Respiratory Syncytial Virus

unspezifischen morphologischen Veränderungen im Lungenparenchym lassen sich die Erregerspektren nur in eingeschränktem Maße eingrenzen. Klinische Kriterien (z. B. CD4-Zellzahl) können darüber hinaus helfen die ätiologische Differenzialdiagnose einzuengen (Tab. 9.**27** – 9.**29**).

Tab. 9.26 ⤑ *Häufige Infektionen bei verminderter Immunabwehr*

Bakteriell	fleckige oder lobäre Infiltrate
Virusinfektionen	fleckige oder diffuse Milchglastrübungen, Konsolidierungen
▪ Zytomegalie (CMV)	nach Transplantation (erste 4 Monate), unter Chemotherapie, HIV (< 20 Zellen/cm³)
▪ Herpes simplex	in Kombination mit mukokutanen Erkrankungen
Pneumocystis carinii	Milchglas → Konsolidierung → Fibrose, Zyste HIV
Atypische Mykobakterien	azinäre oder noduläre Verdichtungen, Konsolidierungen
Pilzinfektionen	fleckige Verdichtungen, Konsolidierungen, Halo
▪ Candida	
▪ Aspergillus	HIV, unter Chemotherapie, nach Transplantation
▪ Cryptococcus	

Tab. 9.27 ⤑ *Häufige Infektionen in Abhängigkeit vom Zeitintervall nach Transplantation*

Nach Knochenmarktransplantation	
< 30 Tage	Aspiration gramnegative Bakterien Aspergillus
< 4 Monate	Pneumocystis Zytomegalie idiopathische Pneumonie Graft-versus-Host-Reaktion
> 4 Monate	Staphylococcus, Streptococcus Varizella Graft-versus-Host-Reaktion
Nach Organtransplantation	
< 30 Tage	Aspiration gramnegative Bakterien Katheterinfektion
< 4 Monate	Aspergillus Nokardia, Mykobakterien Pneumocystis Virus (z. B. CMV)
> 4 Monate	Pneumocystis Cryptococcus

Tab. 9.28 ⤑ *Erscheinungsbild opportunistischer Infektionen*

Konsolidierungen	Noduläre/fleckige Verdichtungen	Diffuse Milchglastrübungen
Bakterien	Aspergillus	Pneumocystis carinii
Legionellen	Cryptococcus	Virus
Mykobakterien	Nokardia	
Nokardia	bakterieller Abszess	
Cryptococcus	septische Embolie	

Tab. 9.29 ⤑ *Inzidenz HIV-assoziierter pulmonaler Infektionen relativ zum Immunstatus (CD4-Zellen)*

Bakteriell	bakterielle Pneumonie	häufig	jede Zellzahl
	Nokardia	selten	< 200 Zellen/cm³
	typische Tuberkulose	häufig	jede Zellzahl
	MAC	selten	< 50 Zellen/cm³
Pilze	Histoplasmose	häufig	< 100 Zellen/cm³
	Kryptokokkose	häufig	< 100 Zellen/cm³
	Aspergillose	selten	< 50 Zellen/cm³
Viren	Zytomegalie	selten	< 20 Zellen/cm³
Protozoen	Toxoplasma	selten	< 100 Zellen/cm³
Pneumocystis		häufig	< 200 Zellen/cm³

MAC = Mycobacterium-avium-Komplex

Infektionen bei immunkompetenten Patienten

Bakterielle Pneumonie

Die diffuse Induration der Alveolarwand mit hämorrhagischem Ödem charakterisiert die bakterielle Lobärpneumonie. Die Bronchopneumonie (lobuläre Pneumonie) entsteht aus einer erregerbedingten Epithelinfektion der distalen Luftwege mit peribronchialem Exsudat. Von einer chronischen (karnifizierten) Pneumonie spricht man bei ausbleibender Restitution der luftgefüllten Alveolen innerhalb von 15–30 Tagen. Dies impliziert eine proliferativ-fibroblastische Entzündung mit narbig-fibrösem Umbau.

Ätiologisch werden die bakteriellen Pneumonien in nosokomiale und akzidentell erworbene Infektionen eingeteilt. Die röntgenologischen Befunde sind variabel, wobei im Verlauf der Erkrankung individuell auch unterschiedliche Erscheinungsformen auftreten können – je nach Immunstatus und Begleiterkrankungen.

CT-Morphologie

Charakteristisch für bakterielle Pneumonien sind fleckige bis flächige Infiltrate mit positivem Luftbronchogramm (Abb. 9.**39**). Die *Bronchopneumonie* zeigt multiple peribronchiale Verdichtungen in den Luftwegen, die häufig über mehrere Lappen verteilt sind. Diese können konfluieren und segmental bzw. lobär verkleben. Diese Dystelektasen zeigen nach KM-Injektion eine kräftige, mitunter sehr inhomogene KM-Aufnahme. Aus den Dystelektasen können sich Einschmelzungen oder Abszesse entwickeln, die bei Anschluss an das Bronchialsystem auch spiegelartige Flüssigkeitseinschlüsse zeigen (vgl. Abb. 9.**46 b**). Ein hypodenser Rand oder „Halo" entspricht einer perifokalen Einblutung (vgl. Abb. 9.**41 d**).

Bei einer *Lobärpneumonie* (z. B. Streptococcus pneumoniae, Klebsiellen, Legionella pneumophila und Mycoplasma pneumoniae) findet sich eine scharf durch den Interlobärspalt begrenzte Infiltration eines Lappens (Abb. 9.**39 b**). Durch ein ausgeprägtes Ödem kann der Lappen an Volumen gewinnen (typisch bei Klebsiellenpneumonien).

Die chronische (karnifizierende) Pneumonie ist durch Vernarbungen und Fibrosen des ganzen Lappens, Volumenverlust und Bronchiektasie gekennzeichnet (Abb. 9.**39 d**).

Die radiologischen Befunde einer Pneumonie bilden sich innerhalb eines Monats zurück, häufig innerhalb von 10–21 Tagen.

> Eine verzögerte Rückbildung der Infiltrate über 2 Monate hinaus erfordert den Ausschluss einer Systemerkrankung und die Kontrolle des Immunstatus. Des Weiteren sollte nach Komplikationen wie Atelektasen, Empyem oder Einschmelzungen gefahndet und prädisponierende Faktoren, wie eine obliterierende Neoplasie oder Bronchiektasie, ausgeschlossen werden.

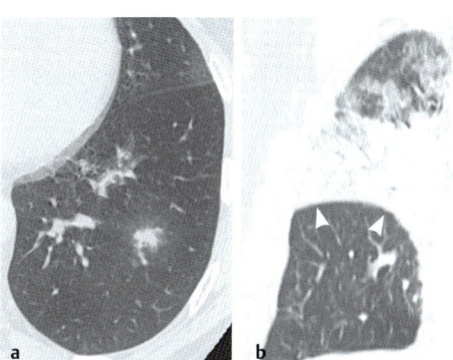
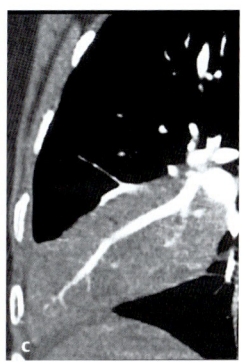
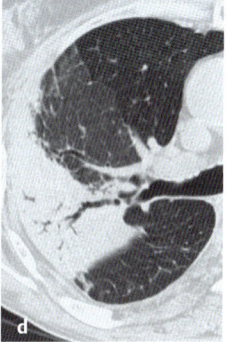

Abb. 9.39 Bakterielle Pneumonie.

a Zarte fleckige bronchopneumonische Infiltrate.

b Oberlappenpneumonie mit Luftbronchogramm und Verdichtungen unterschiedlicher Densität. Volumenverlust unter Therapie (Pfeilspitzen).

c Pneumokokken-Pneumonie (4 × 1/6, 2,4 mGy, sagittale MPR) mit kompletter Atelektase des 5er-Segmentes und positivem CT-Angiogramm.

d Chronisch karnifizierende Pneumonie mit scharf begrenzten Atelektasezonen, Traktionsbronchiektasen und Volumenverlust.

Atypische (nicht virale) Pneumonie

Atypische Pneumonien entsprechen Infektionen, die eine spezielle antibiotische Therapie erfordern und die im Vergleich zu den bakteriellen Pneumonien andere klinische Symptome zeigen (z.B. Fieber ohne Schüttelfrost, unproduktiver Husten, extrathorakale Symptome wie Schmerz im oberen Quadranten, Zephalgien, Myalgien oder Diarrhö). Typische Erreger sind Mycoplasma pneumoniae, Legionella pneumophila und Chlamydien.

CT-Morphologie

Die Mykoplasmenpneumonie ist durch eine bis zur Bronchopneumonie fortschreitende Bronchiolitis gekennzeichnet. In der Mehrzahl der Fälle finden sich zentrilobuläre Herdsetzungen (Tree-in-Bud = knospender Baum), Zeichen der Obstruktion von Luftwegen mit Air-Trapping und lobulär verteilte mosaikförmige Perfusionen in Verbindung mit milchglasartigen Trübungen (Abb. 9.**40**). Bei Kindern zeigt die HRCT nach einem Intervall von 1–2 Jahren Zeichen der Luftwegsobstruktion in primär infiltrierten Regionen.

Typische Befunde der Legionärskrankheit sind fleckige segmentale Dystelektasen mit Prädominanz in den Oberlappen und schneller Ausbreitung über den gesamten Lungenlappen und die angren-

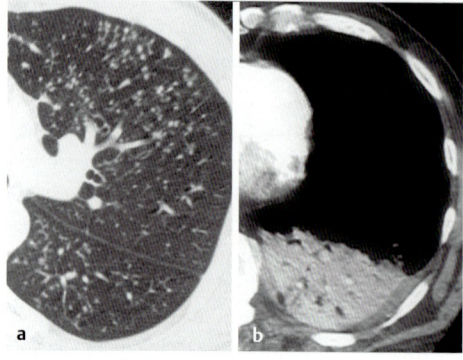

Abb. 9.40 Atypische Pneumonie.
a Multiple zentrilobuläre Knoten mit „Tree-in-Bud" nach Mykoplasma-induzierter Bronchiolitis.
b Segmentatelektase mit positivem Luftbronchogramm bei Legionellenpneumonie.

zenden Segmente. Die Parenchymveränderungen sind oft schwer, Pleuraergüsse sind selten.

Die radiologischen Befunde der Chlamydienpneumonie ähneln der Mykoplasmenpneumonie mit prädominant fleckigen Dystelektasen in den Mittel- und Unterlappen.

Beachte, dass die „atypische" Pneumonie durch das Erregerspektrum und nicht durch eine spezielle Morphologie gekennzeichnet sind

Viruspneumonie

Typische Erreger des Respirationstraktes sind Parainfluenza- und Influenzaviren (häufigste Erreger beim Erwachsenen), das Respiratory syncytial Virus/RSV, vor allem bei Kindern), Adenoviren und Picornaviren.

Die Infektion beginnt in den großen zentralen Luftwegen, erst wenn die Infektion die peribronchialen oder peribronchiolären Alveolen erfasst, finden sich Parenchymveränderungen. Speziell bei Kindern kommt es zur Infektion der kleinen Luftwege mit Obstruktion.

CT-Morphologie

Die virale Infektion breitet sich in einer typischen vorhersehbaren Weise aus. Nach Inhalation des Er-

regers beginnt der entzündliche Prozess in den zentralen Luftwegen. Die CT zeigt fleckige Areale heterogener Parenchymdichte (Abb. 9.**41 a, b**) und diffuse „Tree-in-Bud-Zeichen" als Ausdruck der peribronchialen Infiltration. Aufnahmen in der subakuten Phase zeigen eine Akzentuierung in den interlobulären Septen mit Verdickung von Lymphgefäßen (Absorption des intraalveolären Exsudats), verdicktem zentralem bronchoalveolärem Interstitium und Veränderungen der Bronchiolen.

Im weiteren Krankheitsverlauf befällt die Infektion auch die Alveolarwand, was zu einem intraalveolären Ödem und einer hämorrhagischen Entzündung führt. Konsekutiv füllen sich die peribronchiolären Luftwege und bilden fleckige Verdichtungen ähnlich einer Bronchopneumonie. Die peribronchioläre Konsolidierung kann auch azinär imponie-

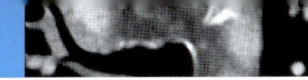

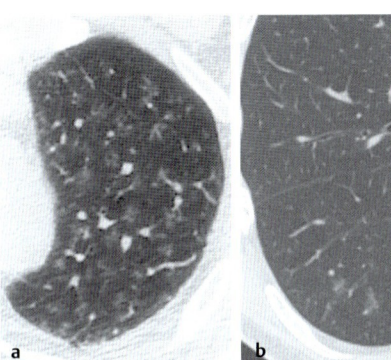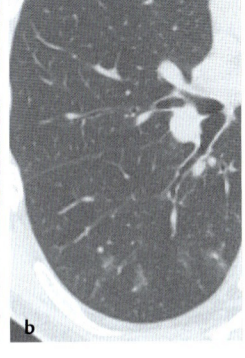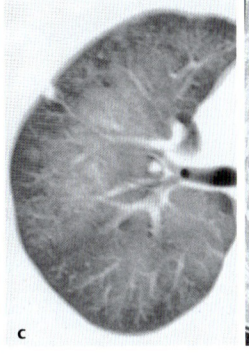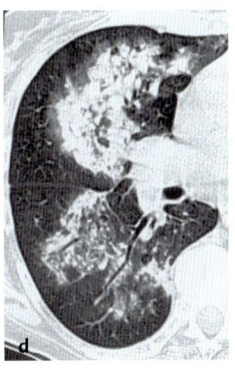

a   b   c   d

Abb. 9.41 **Viruspneumonie.**
Die Viruspneumonie hat unterschiedliche Muster, die von fokalen bis zu diffusen Milchglastrübungen und dichten Infiltraten reichen.

a, b CMV-Pneumonie mit fleckigen, unscharf begrenzten peribronchialen (**a**) und fokalen (**b**) Milchglastrübungen.

c Diffuses Milchglasphänomen bei einer CMV-Infektion.
d Influenza-Pneumonie mit fleckigen, konfluierenden Verdichtungen, Luftbronchogramm und perifokalen Halos (Einblutung).

ren. Durch perifokale Einblutungen entstehen milchglasartige Ränder (Halo).

Die Influenzapneumonie ist häufig bakteriell superinfiziert und zeigt dann dichte Konsolidierungen (Abb. 9.**41 d**). Die radiologischen Veränderungen einer Adenoviruspneumonie gleichen denen einer bakteriellen (Pneumokokkenpneumonie). Eine RSV findet sich in der Regel bei Kindern und involviert vorwiegend die Bronchiolen.

Beim Erwachsenen können auch Windpocken eine schwere Pneumonie auslösen. Diese zeigt sich in Form diffuser unscharf begrenzter azinärer Knötchen (4–6 mm). Die Befunde persistieren über Wochen und können als kleine noduläre Verkalkungen ausheilen. In bis zu 40% der Fälle findet sich eine hiläre Adenopathie.

Rotlauf, Anthrax (Bacillus anthracis)

Der Bacillus anthracis ist ein grampositiver sporenartiger Organismus. Nach Inhalation werden die Sporen phagozytiert und via Lymphe in die Lymphknoten transportiert, wo sie zu ihrer vegetativen Form keimen. Letztere gelangt über die efferente Lymphe in den Systemkreislauf. Über die kutanen und gastrointestinalen Veränderungen hinaus sind die pulmonalen Symptome am dramatischsten und beim unbehandelten Patienten lebensbedrohlich. Die Organveränderungen werden als Toxinüberschuss während der Septikämie interpretiert.

CT-Morphologie

Blutungen und dadurch hyperdense mediastinale und hiläre Lymphknotenschwellungen sind die typischsten Befunde. Die peribronchialen Verdickungen sind Ausdruck der Entzündung oder Lymphabflussstörung. Bilaterale hämorrhagische Pleuraergüsse sind sehr häufig. Durch intraalveoläres Ödem und Einblutungen finden sich Milchglastrübungen und Atelektasen.

Tuberkulose und atypische Mykobakteriose

Die CT ist für den Nachweis und die Kontrolle von Kavernen, einer Superinfektion der Kavernen (häufig Aspergillus), bronchopleuraler Fisteln, eines Pleuraempyems oder mediastinaler Lymphome sensitiver als das konventionelle Röntgenbild.

Risikofaktoren einer Tuberkulose sind AIDS und andere immunsuppressive Zustände. Obwohl HIV-Patienten unabhängig von der CD4-Konzentration mit Tuberkulose infiziert werden können, verändert sich das Erscheinungsbild der Tuberkulose mit dem Immunstatus. Bei Personen mit aktiver Immunant-

Abb. 9.42 **Verschiedene Bilder einer mykobakteriellen Tuberkulose.**

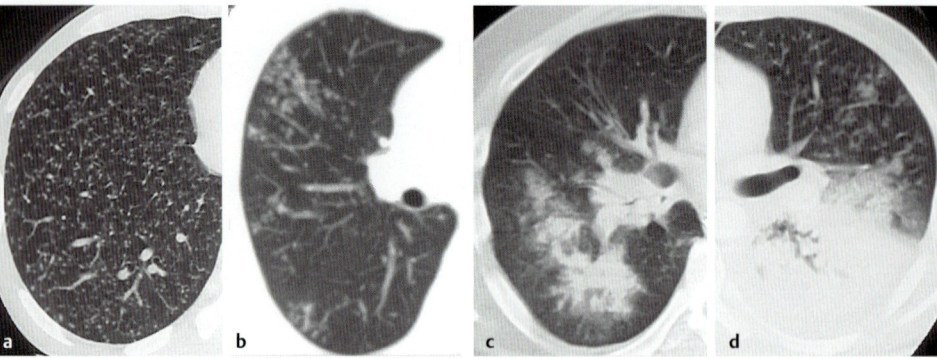

a Miliartuberkulose.
b Bronchogene Tuberkulose mit unscharf begrenzten, konfluierenden azinären Knötchen in zentrilobulärer (peribronchiolärer) Verteilung.

c Peribronchovaskuläre Infiltrate.
d Dichtes lobäres Infiltrat mit multiplen azinären Knötchen im Nachbarlappen als Zeichen der bronchogenen Aussaat.

wort (CD4 > 200 Zellen/cm³) zeigt die Tuberkulose typische Zeichen einer Reaktivierung: Infiltrate in den apikalen und posterioren Oberlappensegmenten oder in den apikalen Unterlappen mit Einschmelzungen. Nimmt der Immunstatus ab, so werden die Infiltrate ausgedehnter und die Einschmelzungen seltener. Dazu kann sich eine ausgeprägte hiläre Lymphadenopathie zeigen. Atypische Mykobakteriosen finden sich im Spätstadium von AIDS (< 50 Zellen/cm³). Die Symptome ähneln denen einer typischen Mykobakteriose, es finden sich sowohl noduläre Infiltrate mit Lymphknotenschwellung als auch nur isolierte Lymphadenopathien.

CT-Morphologie

Die CT-Morphologie ist je nach Abwehrlage und Krankheitsverlauf sehr variabel. Unscharf begrenzte azinäre Fleckschatten sind Ausdruck endobronchialer Keimausbreitung und immer Zeichen einer aktiven Erkrankung. Die Verdichtungen sind 2–10 mm groß und peribronchial (d.h. zentrilobulär) angeordnet und konfluieren oft zu Rosetten oder flächigen Verschattungen (Abb. 9.42 b).

Miliare Herde sind Ausdruck hämatogener Streuung und erscheinen in Form disseminierter 1–2 mm großer, scharf begrenzter Knötchen in perivaskulärer und paraseptaler Lokalisation (Abb. 9.42 a).

Flächige Konsolidierungen mit positivem Luftbronchogramm entsprechen einer „käsigen Pneumonie", wobei die Bronchien oft irregulär (varikös) dilatiert erscheinen. Die Unterscheidung von anderen Lobärpneumonien wird durch die meist zusätzlich nachzuweisenden kleinen Satellitenherde bei der Tuberkulose erleichtert (Abb. 9.42 d).

Kavernen können sowohl dick- als auch dünnwandig sein. Obgleich keine Korrelation zwischen CT-Morphologie und Krankheitsaktivität besteht, nimmt die Dicke der Kavernenwände unter Therapie und bei Chronifizierung ab.

Mediastinale Lymphome sind typischerweise zentral nekrotisch mit starker ringförmiger Kontrastmittelaufnahme.

Atypische Mykobakteriosen (Mycobacterium-avium-Komplex = MAC, Mycobacterium fortuitum, Mycobacterium kansaii u.a.) rufen ähnliche Bilder wie die klassische Tuberkulose hervor mit azinären, nodulären oder miliaren Verschattungen und einer begleitenden Lymphadenopathie. Sie zeigen jedoch keine Oberlappenprädominanz und Einschmelzungen sind eher selten. Zusätzlich findet man Bronchiektasen.

Bei *miliaren Verdichtungen* muss differenzialdiagnostisch auch an Pneumokoniosen, Pilzinfektionen und hämatogene Metastasen gedacht werden. Unscharfe azinäre Fleckschatten sind gegen ein Alveolarzellkarzinom, die exogen allergische Alveolitis oder eine Virusinfektion abzugrenzen.

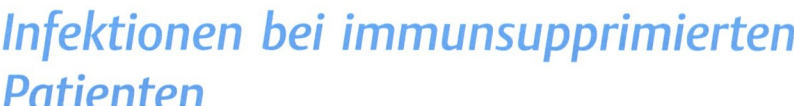

Infektionen bei immunsupprimierten Patienten

Die meisten Infektionen beim immunsupprimierten Patienten sind bakterieller Natur. Viele Bakterien, die bei immunsupprimierten Patienten auftreten, können potenziell auch gesunde Individuen befallen, allerdings schreiten die Infektionen bei herabgesetztem Immunstatus schneller fort, die Pneumonie ist schwerer und der Verlauf prolongiert.

Patienten mit herabgesetzter humoraler Immunität (multiples Myelom, chronisch lymphatische Leukämie, Abstoßungsreaktion nach Transplantation, HIV) haben ein höheres Risiko für Pneumokokkenpneumonie und Infektionen durch verkapselte (stärker virulente) Formen von Haemophilus influenzae oder Mycoplasma pneumoniae. Hauptrisiko einer Hämophilus-influenzae-Pneumonie ist die chronisch obstruktive Lungenerkrankung, da viele COPD-Patienten von diesem Keim besiedelt sind.

Hospitalkeime sind in der Regel gramnegativ (Pseudomonas, Klebsiella, Acinetobacter, Escherichia coli, Serratia, Enterobacter). Nosokomiale Infektionen mit (gramnegativem) Staphylococcus aureus finden sich speziell bei Patienten mit Granulozytopenie und bei chronischen Granulomatosen.

Die Immunsuppression ist des Weiteren prädisponierend für eine *Nokardiose;* speziell nach Organtransplantationen (Herztransplantation) findet sich eine erhöhte Infektionsrate mit Nocardia. Ein erhöhtes Risiko besteht auch bei Leukämie- oder Lymphompatienten. HIV-Patienten entwickeln die Nokardiose häufig simultan mit anderen Infektionen wie Tuberkulose oder atypischer Mykobakteriose (Mycobacterium avium).

Die *Legionellose* findet sich nicht nur bei immunsupprimierten Patienten, sondern auch im Rahmen chronischer Lungenerkrankungen, bei Diabetes mellitus, bei Alkohol- und Nikotinabusus sowie bei alten Menschen.

Infizierte zentrale Venenkatheter sind für die meisten nosokomialen Bakteriämien verantwortlich (Staphylococcus aureus und epidermidis).

CT-Morphologie

Typisches Zeichen einer bakteriellen Pneumonie ist das fokale oder fleckige Infiltrat mit positivem Luftbronchogramm. Die Pneumonie beginnt in Form einer unscharf begrenzten Verdichtung, deren Densität zunimmt und schließlich ein ganzes Segment oder den kompletten Lungenlappen erfasst.

Bei Infektionen mit Haemophilus sind Pleuraergüsse häufig (> 50%), Einschmelzungen dagegen selten und eher bei der lobären Form zu finden.

Gramnegative Bakterien entwickeln ein fleckiges bronchopneumonisches Bild, Abszesse können sich bei allen gramnegativen Pneumonien finden, kommen aber bei Pseudomonas gehäuft vor.

Die übliche Manifestation der Nokardiose sind Verdichtungen der Luftwege, die mitunter ausgedehnte Lungenabschnitte befallen. Tumorartige Verdichtungen oder kleine diffus verteilte Knoten sind weitere Erscheinungsformen. Mehr als 60% der Patienten zeigen einen Pleuraerguss. Kavernen finden sich innerhalb der Atelektasen oder Knoten.

Virus- und Pneumocystis-carinii-Infektionen

Die Virus- und Pneumocystis-carinii-Pneumonie (PCP) sind häufige Pneumonien bei Patienten mit gestörter zellulärer Abwehr. Aufgrund der überlappenden Morphologie in der Bildgebung werden sie häufig gleichzeitig in die Differenzialdiagnose einbezogen.

Pneumocystis carinii ist die häufigste Infektion bei HIV-Patienten (60–75% aller Patienten haben mindestens eine Infektion durchgemacht). Die Infektionsrate ist mit der Einführung der inhalativen Chemoprophylaxe zurückgegangen.

Zytomegalie-Virus-Infektionen (CMV) finden sich bei Patienten unter Chemotherapie oder nach Organtransplantationen innerhalb der ersten 4 Monate nach Operation (> 50% speziell nach Leber- oder Nierentransplantation). Die reaktivierte CMV-Infektion bei seropositiven Patienten ist häufiger. Mit Einführung der prophylaktischen Anti-CMV-Therapie ist die Inzidenz der CMV-Pneumonitis bei Knochenmarkempfängern signifikant zurückgegangen (Erkrankungsbeginn gewöhnlich zwischen dem 50. und 60. Tag nach Transplantation, mehr bei allogenen als bei autologen) und hat nach wie vor eine

Abb. 9.43 **Pneumocystis-carinii-Pneumonie.**

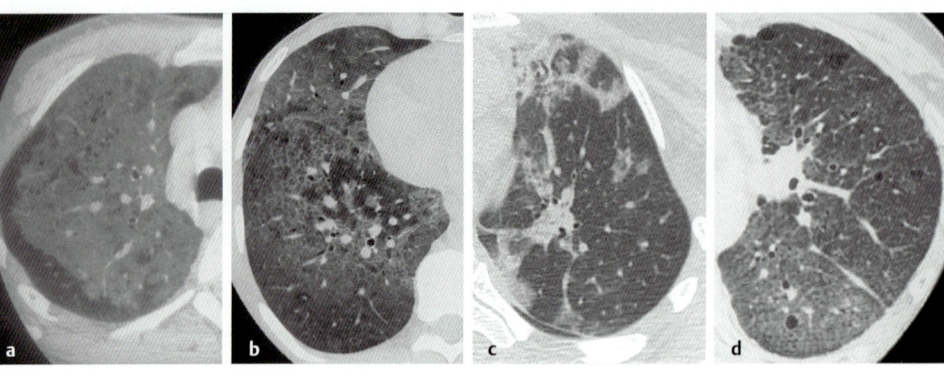

a Akute Form mit diffusen regionalen Milchglastrübungen.
b Akute Form mit diffuser Milchglastrübung („dunkler Bronchus") und verdickten interlobulären Septen.

c Fibrosierende Form mit Parenchymdistorsion.
d Zystische Veränderungen.

hohe Mortalität. CMV ist bei AIDS seltener und nur bei Patienten mit schwer geschädigtem Immunstatus (< 100 Zellen/cm^3) und speziell nach extrathorakaler CMV-Infektion zu finden.

Die *Herpes-simplex-Pneumonie* (HSV) ist selten und tritt nach klinisch evidenter Hautmanifestation auf. Plattenepithelmetaplasien im Tracheobronchialbaum (nach Radio- oder Chemotherapie) prädisponieren Patienten für tiefere Infektionen mit HSV.

CT-Morphologie

Die CT-Befunde der CMV-Pneumonie sind typische Veränderungen der Luftwege wie Bronchialwandverdickung, „Tree-in-Bud" und Bronchiektasie. Im Stadium des azinären Befalls zeigen sich flaue granuläre Verdichtungen oder – weniger häufig – dichte Infiltrate. Knoten und tumorähnliche Formationen bis zu einige Zentimetern Größe werden beschrieben (in etwa 60%). Die Kombination zwischen alveolärem Infiltrat und interstitieller Verdichtung wird als der häufigste Befund genannt und neigt zu bilateralem und symmetrischem Auftreten (s. Abb. 9.**41 a**).

Im Initialstadium der PCP handelt es sich um ein überwiegend alveoläres Geschehen mit fleckigen Milchglastrübungen, die diffus bilateral mit perihilärer Prädominanz auftreten. Unter prophylaktischer Aerosoltherapie sind dagegen vorwiegend die Oberlappen betroffen (Abb. 9.43). Mit fortschreitendem Infektionsstadium kommt es bei schlechter Abwehrlage zu ausgedehnten Konsolidierungen mit Luftbronchogramm, bei guter Abwehrlage und granulomatöser Reaktion (unter Therapie) zu interstitiellen fibrosierenden und nodulären Veränderungen (Abb. 9.**43**). Pleuraergüsse und (selten sogar verkalkte) mediastinale Lymphome sind eher die Ausnahme. Die Dynamik der Milchglastrübungen stellt ein Kriterium für die Verlaufskontrolle der medikamentösen Therapie dar.

Vor allem die AIDS-Patienten, die eine Pentamidin-Inhalationsprophylaxe durchführen, zeigen einen Verlauf mit zystisch-bullöser Destruktion (Pneumatozelen oder dickwandige Zysten) der Oberlappen und apikalen Unterlappensegmente. Zunächst treten innerhalb infiltrierter Areale kleine Zysten auf, die dann zu größeren Herden konfluieren. Der Pneumothorax ist eine mögliche Komplikation subpleural gelegener Zysten. Unter Therapie bilden sich mitunter alle Veränderungen zurück. Zysten müssen von einschmelzenden Läsionen durch septische Embolien oder Pilzinfektionen differenziert werden.

Opportunistische Pilzinfektionen

Opportunistische Pilzinfektionen sind eine häufige Ursache schwerer Krankheitszustände oder sogar tödlicher Verläufe bei immunsupprimierten Patienten (z.B. chemotherapeutisch induzierte Neutrope-nie, AIDS, Immunsuppression nach Organtransplantation). Die wichtigsten Keime sind Cryptococcus neoformans, Candida und Aspergillusarten. Die klinischen und radiologischen Symptome sind vielfältig und oft unspezifisch. Da viele dieser Erreger die oberen Atemwege besiedeln, sind Sputumkulturen diagnostisch am aussagefähigsten. Die definitive Diagnose erfordert die positive Pilzkultur aus dem infizierten Gewebe oder den mikroskopischen Nachweis.

Die *nichtinvasive* (obliterierende) endobronchiale *Aspergillose* ist ein überschießendes endulominales Wachstum des Pilzes ohne Infiltration der Bronchuswand und findet sich bevorzugt bei AIDS. Der sekundäre Befall einer vorgeformten Kaverne fällt ebenfalls unter diesen Begriff. Die *invasive Aspergillose* entspricht einer peribronchialen Infektion des Lungenparenchyms durch transbronchiale Ausbreitung des Pilzmyzels mit Erosion der Bronchialwand. Diese findet sich häufig bei AIDS und Empfängern von Knochenmark- und Lungentransplantaten. Die chronisch nekrotisierende oder *semiinvasive Aspergillose* ist typisch bei Patienten mit chronisch obstruktiven Lungenerkrankungen, Sarkoidose oder Malignomen und unter Steroidtherapie.

Die *pulmonale Candidiasis* ist selten und findet sich nur bei schwer abwehrgeschädigten Patienten. Sie kann sowohl durch Aspiration des Pilzes als auch via hämatogene Streuung aus dem Gastrointestinaltrakt oder von einem infizierten Venenkatheter in die Lungen gelangen. Eine diffuse endobronchiale Ausbreitung führt zum Bild der seltenen „miliaren" Candidiasis.

Cryptococcus neoformans ist nur gering pathogen bei immunkompetenten Patienten, führt bei verminderter Abwehr allerdings zu schweren, häufig disseminierten Infektionen.

CT-Morphologie

Pilzinfektionen verursachen durch die Neigung zur Gefäßinvasion (invasive Aspergillose, Mukomykose) noduläre Fleckschatten und infarktähnliche Bilder.

Frühzeichen der angio-invasiven Aspergillose sind einzelne oder multiple pulmonale Herde zwischen wenigen Millimetern bis mehreren Zentimetern, die einen milchglasartigen perifokalen Saum aufweisen (Abb. 9.**44a**). Obgleich dieses „Halo-Zeichen" unspezifisch ist (zu finden auch bei Tbc, CMV, Herpes, Candida, Legionellen u.a.), muss bei immunsupprimierten Patienten von einer Pilzinfektion ausgegangen werden, wenn Infektzeichen (Fieber, CRP) trotz Breitspektrumantibiose persistieren. Mykotische Gefäßinfiltrationen bilden keilförmige Infarktareale (Abb. 9.**44d**), die nach Kontrastmittelinjektion hypodens bleiben und lediglich peripher Kontrastmittel aufnehmen (Granulationswall). Typisch ist ein auf das Infiltrat zulaufender und im Infiltrat abbrechender, nicht dilatierter Bronchus.

Bei Progress finden sich zunächst fleckige, bronchopneumonieähnliche Bilder. Später konfluieren die Herde bis hin zu ausgedehnten Konsolidierungen. Einschmelzungen sind Spätbefunde nach 2–3 Wochen. Sie weisen typischerweise ein „Luftsichel-Zeichen" auf, sind Ausdruck einer nekrotisierenden Pneumonie und zeigen eine sich bessernde Abwehrlage des Patienten an (Abb. 9.**44c**). Derartige Befunde sind von superinfizierten Kavernen anderer Genese (Tbc, Morbus Wegener, nichtinvasive Aspergillose) abzugrenzen.

Lymphknoten, Ergüsse oder eine Infiltration von Weichteilstrukturen sind sehr selten. Als Komplikation auftretende intrapulmonale mykotische Aneu-

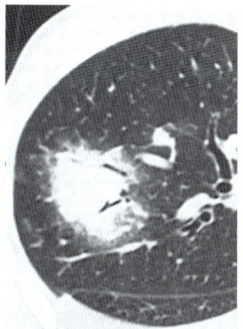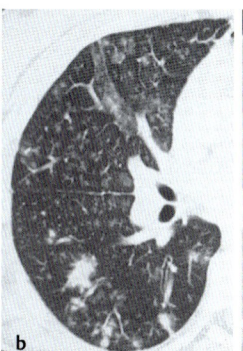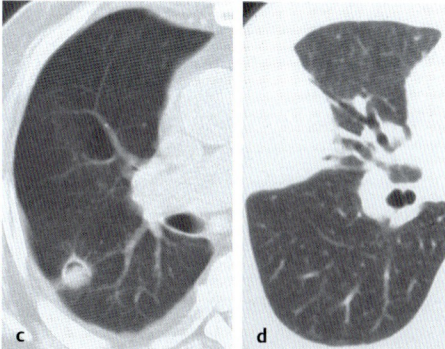

Abb. 9.44 **Pulmonale Aspergillose.**

a Angioinvasiver Aspergillus: noduläre Verdichtungen mit Milchglas-Halo.
b Bronchialinvasiver Aspergillus: „Tree-in-Bud"-Zeichen mit fleckigen peribronchialen Verdichtungen.
c Der halbmondförmige Lufteinschluss ist pathognomonisch für die Aspergillose und signalisiert die zunehmende Abwehr des Patienten.
d Keilförmiges subpleurales Infiltrat nach mykotischem Infarkt.

rysmen stellen eine unmittelbar letale Bedrohung dar, da es nach Pneumonierückgang zu Rupturen kommen kann.

Bei einer obstruktiven tracheobronchialen Aspergillose zeigt die CT große bandförmige mukoide Einschlüsse, bevorzugt in den Unterlappen. Distale Atelektasen oder Konsolidierungen sind häufig.

Die chronisch nekrotisierende Aspergillose bildet langsam wachsende Kavernen in den Unterlappen. Intrakavitäre Myzetome finden sich in mehr als 50% der Fälle.

Pulmonale Mukormykosen wie die Aspergillose haben eine Neigung zur Arterieninvasion. Dies simuliert die pathologischen und radiologischen Erscheinungsbilder der invasiven Aspergillose, allerdings sind Infiltrate und das Luftsichelzeichen seltener.

Bei einer Candida-Infektion findet man multiple fleckige oder rundherdartige Infiltrate (septische Pilzembolien) bevorzugt in den Unterlappen, die ebenfalls von einem milchglasartigen Halo umgeben sein können. Pleuraergüsse finden sich bei 25%, Lymphadenopathien und Einschmelzungen sind selten. Bei den meisten Patienten ist die Candidiasis eine Superinfektion bei vorbestehenden Erkrankungen.

Die Kryptokokkose zeigt solitäre oder multiple Knötchen und Tumoren. Diffuse kleine fleckige Verdichtungen, Kavernen, Lymphadenopathie und Pleuraerguss sind häufiger beim abwehrgeschwächten Patienten zu finden.

Lungenabszess/Kaverne und Pneumatozele

Als *Lungenabszess* bezeichnet man eine umschriebene intrapulmonale Infektion, die mit Parenchymnekrosen einhergeht. Bei Anschluss an das Bronchialsystem wird nekrotisches Gewebe durch Luft ersetzt, und es entsteht eine *Kaverne*. Die Differenzialdiagnose pulmonaler Einschmelzungen umfasst infektiöse, granulomatös-entzündliche, neoplastische und posttraumatische Prozesse (Tab. 9.**30**, Abb. 9.**45**). Eine *Pneumatozele* ist eine solitäre oder multipel auftretende fokale Luftansammlung mit Bevorzugung des Subpleuralraums nach Ruptur einer Alveole (z.B. Staphylococcus aureus).

CT-Morphologie

Der Lungenabszess ist durch eine zentrale Hypodensität innerhalb eines pneumonischen Infiltrats oder eine rundliche Verdichtung charakterisiert. Die intravenöse Kontrastmittelgabe demarkiert das hypodense Zentrum gegen den Kontrastmittel aufnehmenden Randwall. Multiple keine Kavernen oder Mikroabszesse finden sich bei einer nekrotisierenden Pneumonie (z.B. gramnegative Bazillen, Anaerobier, Staphylococcus aureus, Streptokokken). Bei Kommunikation mit dem Bronchialsystem bildet die Luftansammlung eine Kaverne (Abb. 9.**46a**, vgl. auch Abb. 10.**18c**). Ausgedehnte Nekrosen führen zu Vaskulitiden, Thrombosen und konsekutiven ischämischen Nekrosen, einer Gangrän oder abgelösten Lungenanteilen (z.B. Klebsiellenpneumonie).

Ein Abszess kann einem nekrotisierenden Tumor ähneln (z.B. Plattenepithelkarzinom). Eine Kaverne muss gegen einen luftgefüllten (dilatierten) Bronchus, ein vorbestehendes Emphysem oder eine Pneumatozele abgegrenzt werden. Die Wand einer Kaverne ist in der Regel dicker und unregelmäßiger als die einer Pneumatozele.

Tab. 9.30 ⟶ *Pulmonale Raumforderungen mit Kavitationen*

Abszess	Staphylococcus aureus
	Klebsiellenpneumonie
	Tuberkulose
	Pilzinfektionen (invasive Aspergillose)
	Aspiration (gramnegative Bakterien, Anaerobier)
	andere: Nokardia, Aktinomykose, Pneumocystis carinii
Septische Embolie	
Nach Infarkt	
Tumor	Bronchialkarzinom
	Metastase
	Morbus Hodgkin
	Kaposi-Sarkom
Granulom	Morbus Wegener
	Rheuma
	progressive massive Fibrose (Silikose)
	Sarkoidose
	Histiozytose
Trauma	Kontusion oder Hämatom (sekundär infiziert)
	traumatische Pneumatozele

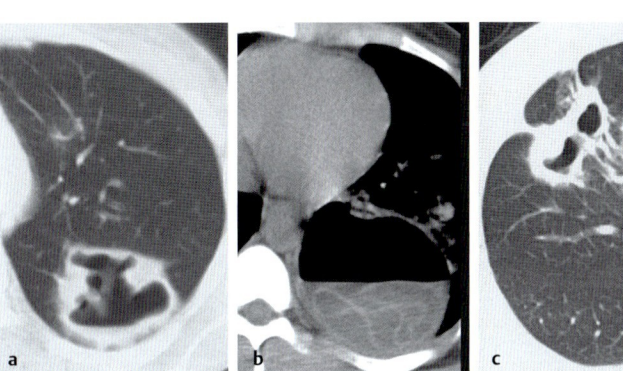

Abb. 9.45 **Differenzialdiagnose einschmelzender Lungenläsionen.**

a Infektiös: dickwandige tuberkulöse Kaverne im Oberlappen.
b Parasitär: Flüssigkeitsspiegel und kollabierte Membran einer rupturierten Hydatidenzyste.
c Neoplasie: Kolliquierte Metastase eines Teratokarzinoms.
d Große zystische Bronchiektasen simulieren einen Pleuraabszess. Weitere kleine, partiell sekretgefüllte Bronchiektasen in der Peripherie.

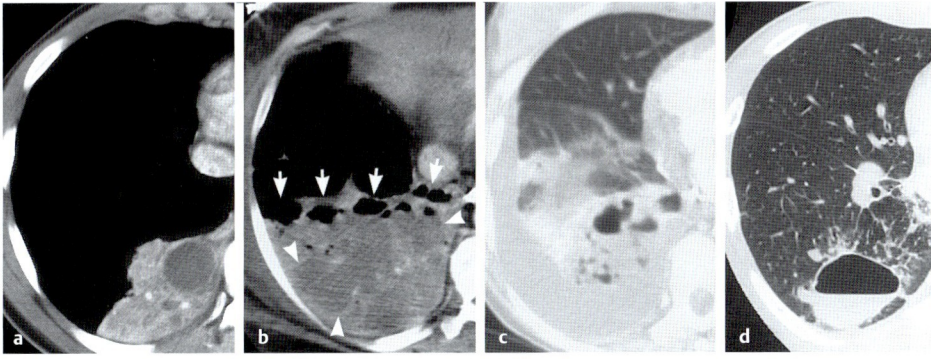

Abb. 9.46 **Komplikationen einer Pneumonie.**

a Scharf markierter Abszess mit dichtem Infiltrat (inhomogene KM-Aufnahme der Konsolidierung und raumfordernder Effekt des Abszesses).
b Einschmelzende Pneumonie mit Abszedierung (Pfeilspitzen) und Lufteinschlüssen (Pfeile) nach Anschluss des Abszesses an das Bronchialsystem.
c Einschmelzende Pneumonie mit Lufteinschlüssen und Pleuraerguss.
d Pneumatozele mit Flüssigkeitsspiegel und Zeichen der endobronchialen Streuung der Infektion.

Differenzierung zwischen infektiöser und nichtinfektiöser Erkrankung

Es kann durchaus schwierig sein, die in Tab. 9.31 aufgelisteten Erkrankungen CT-morphologisch gegen infektbedingte pulmonale Infiltrate beim immungeschwächten Patienten zu differenzieren.

Diffuse interstitielle retikuläre oder lineare Lungenveränderungen

Tab. 9.31 ⤑ *Differenzialdiagnose nichtinfektiöser Parenchymverdichtungen beim immunsupprimierten Patienten*

Ödem (häufig)
- interstitielle Veränderungen beim immunsupprimierten Patienten unter Infusionstherapie

Medikamentenreaktionen unter Chemotherapie
- Bleomycin, Busulphan, Methotrexat
- Mosaikmuster mit retikulären und linearen Verdichtungen, Milchglastrübungen, fleckige Konsolidierungen

Abstoßung, Graft-versus-Host-Reaktion nach Transplantation
- fleckige oder diffuse alveoläre Verdichtungen, Konsolidierungen, Milchglastrübungen

Blutungen und myelodysplastische Störungen
- unscharf begrenzte alveoläre Verdichtungen, Konsolidierungen, Milchglastrübungen

Sekundäres Lymphom
- 2 % aller Transplantierten
- Wochen oder Jahre nach Transplantation
- Milchglastrübungen oder solide, tumorähnliche Infiltrate
- oft reversibel nach Absetzen der immunsuppressiven Therapie

Tab. 9.32 ⤑ *Lineare oder retikuläre Verdichtungen (vgl. Abb. 9.47)*

1 Peribronchovaskuläre Verdickungen
betrifft axiales Interstitium (Bronchien)
- **a** Verdickte Bronchialwand
- **b** Unregelmäßige Abgrenzung gegen Lungenparenchym

2 Prominentes intralobuläres Septum
betrifft septales Interstitium (Azinus, Alveolen)
- Feines retikuläres Muster

3 Verdickte Interlobärsepten
betrifft peripheres Interstitium (Sekundärlobulus)
- Streifen von 1–2 cm Länge, senkrecht zur Pleura
- periphere Arkaden und grob retikuläres Muster
  - gestörte Lymph- und venöse Drainage
  - Fibrose

4 Parenchymbänder
- Kette verdickter interlobulärer Septen
  - Fibröse Parenchymnarben

5 Subpleurale Streifen
- Streifen parallel zur Pleura
  - reversible Atelektase
  - irreversible Fibrose
  - gestörte Lymphdrainage

6 Honigwaben-Muster
- Multiple Zysten (mm bis cm) mit Wandverdickung
  - Endstadium der irreversiblen Fibrose

Tab. 9.33 ⤑ *Differenzialdiagnose retikulärer und linearer Verdichtungen*

Peribronchovaskuläre Verdickungen	
Glatt	interstitielles Lungenödem Lymphangiosis carcinomatosa Lungenfibrose
Unregelmäßige Knötchen	Lymphangiosis carcinomatosa Sarkoidose Silikose Lungenfibrose chronisch allergische Pneumonitis

Prominentes intralobuläres Interstitium	
Häufig	Lungenfibrose Asbestose chronisch allergische Pneumonitis alveoläre Proteinose Ölpneumonie
Selten	Lymphangiosis carcinomatosa interstitielles Lungenödem Sarkoidose Silikose

Verdickte interlobuläre Septen	
Glatt	interstitielles Lungenödem Lymphangiosis carcinomatosa alveoläre Proteinose Ölpneumonie Lymphangioleiomyomatose
Nodulär	Sarkoidose (aktiv) Lymphangiosis carcinomatosa Silikose (Frühstadium
Unregelmäßig	Sarkoidose (Endstadium) Silikose Pneumokoniose Lungenfibrose Asbestose chronisch allergische Pneumonitis

Parenchymbänder	
	Asbestose Sarkoidose Lungenfibrose Silikose Pneumokoniose Tuberkulose

Subpleurale Streifen	
	Asbestose Lungenfibrose Lungenödem

Honigwabenmuster („honey combing")	
Häufig	Lungenfibrose Asbestose chronisch allergische Pneumonitis Sarkoidose
Selten	Histiozytose Silikose Pneumokoniose

Interstitielle retikuläre und lineare Lungenveränderungen (Tab. 9.**31** – 9.**33**, Abb. 9.**47**) bilden unterschiedliche pathomorphologische Muster in der CT. Fokale interstitielle Verdickungen können gleichmäßig oder unregelmäßig (perlschnurartig) sein, je nachdem ob sie durch Flüssigkeitseinlagerung (Ödem), zellige Infiltration (Tumor, Entzündung) oder Bindegewebsvermehrung (Fibrose) bedingt sind.

Aufgabe der CT ist die Detektion subtiler Frühveränderungen und die Lokalisation, Charakterisierung, Quantifizierung und Verlaufskontrolle diffuser Lungenparenchymerkrankungen. Die individuellen morphologischen Befunde sind häufig unspezifisch. Erst aus dem Verteilungsmuster und der Kombination der morphologischen und klinischen Befunde lassen sich richtungsweisende differenzialdiagnostische Schlussfolgerungen ziehen.

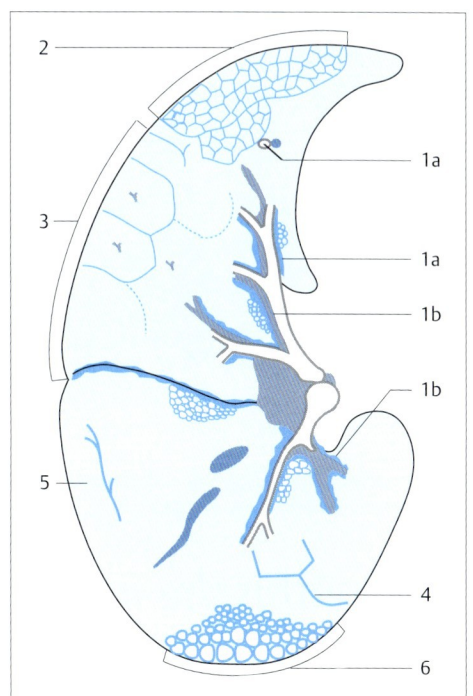

Abb. 9.47 **Interstitielle retikuläre und streifige Veränderungen.**
Schematische Darstellung der interstitiellen retikulären und streifigen Lungenveränderungen (vgl. Tab. 9.**32**).

Lungenödem

Das Lungenödem stellt keine primäre CT-Indikation dar, ist jedoch die weitaus häufigste Ursache interstitieller Befunde und sollte stets differenzialdiagnostisch erwogen werden.

Pathophysiologisch liegt entweder ein erhöhter pulmonaler Venendruck oder eine erhöhte Permeabilität der alveolokapillären Membranen vor. Bei zunehmendem Ödem läuft die Gewebsflüssigkeit mehr und mehr aus dem Interstitium in die Alveolarräume über. Die Veränderungen können örtlich begrenzt sein oder im Rahmen einer regionalen venösen Einflussstauung oder Lymphabflussbehinderung (z.B. durch perihilären Tumor) auftreten.

CT-Morphologie

Als Zeichen des *ödematösen Interstitiums* findet man glatt begrenzte verdickte Interlobularsepten, Bronchialwandverdickungen („cuffing") und verdickte bronchovaskuläre Grenzflächen (Abb. 9.**48**). Auch intralobulär kann ein fein retikuläres Muster vorliegen. Subpleurale Linien entsprechen einem gestörten Lymphabfluss bei interstitiellem Ödem. In weniger ausgeprägten Fällen finden sich zarte, unscharf begrenzte zentrilobuläre Verdichtungen durch das verstärkte Hervortreten der zentrilobulären Arterie und ein verdicktes perivaskuläres Interstitium.

Bei *alveolärem Ödem* entstehen fokale, fleckige oder flächige Parenchymverdichtungen, die von Milchglastrübungen bis zu alveolären Verdichtungen reichen können. Häufig ist das pulmonale Parenchym insgesamt diffus dichteangehoben (DankBronchus-Zeichen). Der Subpleuralraum ist weniger betroffen. Die Gefäßdurchmesser sind erhöht und vaskuläre Strukturen können zum Subpleuralraum hin abfallen.

Zwischen beiden Stadien finden sich alle erdenklichen Übergänge mit variabler Kombination verdickter Septen und fleckiger Milchglastrübungen. Darüber liegt häufig auch ein Pleuraerguss vor.

Abb. 9.48 **Lungenödem.**

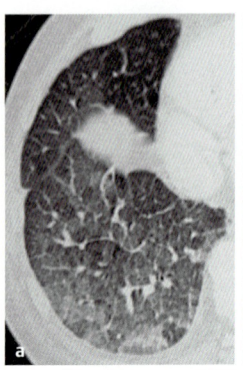 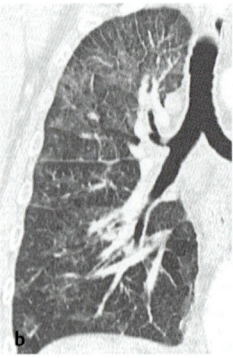 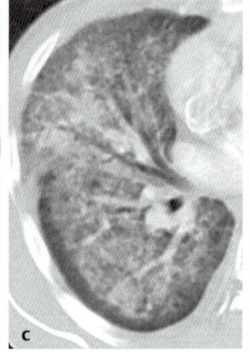 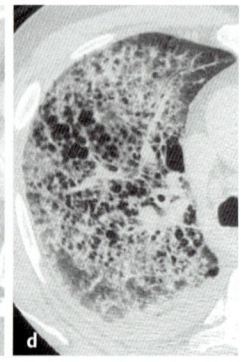

a Interstitielles Ödem mit glatt verdickten interlobulären Septen und einem anteroposterioren Dichtegradienten.

b Glatt verdickte interlobuläre Septen mit exsudatgefüllten Alveolen (4×1/6, coronale MPR).

c Alveoläres Ödem mit flächigen zentrilobulären Verdichtungen und Aussparung der Lungenperipherie.

d Atypischer Befund mit begleitendem Emphysem, dadurch retikuläres Muster und Milchglastrübungen.

Idiopathische interstitielle Pneumonie (IIP), Kollagenosen

Die idiopathischen interstitiellen Pneumonien (IIP) sind eine heterogene Gruppe entzündlicher und interstitiell-fibrosierender Läsionen. Die Originalklassifikation nach Liebow (1968) beschreibt 5 Subtypen (Tab. 9.**34**); sie wurde von Katzenstein und Myers (1992) modifiziert. Diese entfernten die LIP und GIP, modifizierten den Begriff BOOP und fügten 2 weitere Formen hinzu: die akute interstitielle Pneumonie (AIP), die eng mit der Beschreibung von Hamman und Rich (1944) verknüpft ist, und die unspezifische interstitielle Pneumonie und Fibrose (NSIP und NIPF; auch „nichtklassifizierbare interstitielle Pneumonie" genannt). Auch wenn die Originalklassifikation UIP und DIP eine unterschiedliche Ätiologie und Pathogenese zuordnete, haben andere Autoren herausgefunden, dass DIP und UIP das zelluläre und fibrotische Spektrum ein und derselben Erkrankung zeigen. Diese Interpretation wird von Fallbeispielen unterstützt, die beide Erscheinungsformen in einem Lungenabschnitt simultan nachwiesen, oder von Fällen, die unter der Diagnose UIP kontrolliert wurden und in der Nachbiopsie typische DIP-Symptome zeigten (Tab. 9.**35**).

In Anlehnung an die Publikation der Internationalen Konsensklassifikation ATS/ERS aus dem Jahre 2002 ist die Diagnose der idiopathischen Lungenfibrose (IPF) nur noch auf die Patienten anzuwenden, die histologische Befunde einer UIP zeigen. Aufgrund dieser Klassifikation ist die idiopathische interstitielle Pneumonie mit Fibrose (UIP/IPF) von allen anderen IIP, wie DIP, AIP, LIP, OP und NSIP zu trennen.

Tab. 9.34 ⋯⋙ *Klassifikation interstitieller Pneumonien*

Klassifikation nach Liebow, 1958		Klassifikation nach ATS-ERS Meeting, 2002	
Einfache interstitielle Pneumonie	UIP	Idiopathische Lungenfibrose	IPF
Desquamative interstitielle Pneumonie	DIP	Desquamative interstitielle Pneumonie	DIP
		Respiratorische Bronchiolitis mit interstitieller Lungenerkrankung	RB-ILD
		Akute interstitielle Pneumonie	AIP
Lymphozytäre interstitielle Pneumonie	LIP	Lymphozytäre interstitielle Pneumonie	LIP
Interstitielle Pneumonie mit Riesenzellen	GIP	Hartmetalllungenerkrankung	entfernt
Bronchiolitis obliterans mit interstitieller Pneumonie	BIP	Kryptogene organisierende Pneumonie	COP oder OP
		Nichtklassifizierbare (unspezifische) interstitielle Pneumonie	NSIP

Tab. 9.35 ┄┄> *Befunde der idiopathischen interstitiellen Pneumonie (modifiziert nach Webb, Müller und Naidich, 2001)*

	UIP/IPF	DIP	RB-ILD	AIP	NSIP
Alter	40 – 70	> 40	>30	> 60	um 50
Therapie/Prognose	schlecht	gut	gut	schlecht	gut
Mittlere Überlebensrate	5 Jahre	keine Angaben	keine Angaben	1 – 2 Monate	keine Angaben
HRCT					
Milchglastrübung	+	+++ diffus	+++ zentrilobulär	+++	+++
Konsolidierungen	+	-	-	+++	++
Retikuläre Streifen	+++	+	-	++ spät	++ spät
Honeycombing	+++	-	-	+ spät	+

Einfache interstitielle Pneumonie (UIP)

Die UIP ist die häufigste Form der idiopathischen interstitiellen Pneumonie. Die Heterogenität der Befunde ist das histologische Charakteristikum: Es finden sich Entwicklungsstadien der Fibrose unterschiedlichen Alters mit einer Kombination alter und aktiver Läsionen, die zwischen normalen Parenchyminseln fleckig und vorwiegend subpleural verteilt liegen.

CT-Morphologie

Typische HRCT-Befunde sind feine, unregelmäßige intralobuläre Streifenzeichnungen (retikuläres Muster) in Verbindung mit Traktionsbronchiektasen und Bronchiolektasen, unruhigen Zwischenräumen und Honigwabenmustern, die aus dickwandigen zystischen Lufträumen (2–20 mm Durchmesser) bestehen und vorwiegend basal und subpleural liegen. Diese „Honigwabenzysten" („honeycombing") werden im Zeitverlauf gewöhnlich größer.

Leitbefund der Alveolitis ist die milchglasartige Trübung, die bei Patienten mit einer akuten Exazerbation der Erkrankung morphologisch dominant sein kann (Abb. 9.**49 a**). Diese Milchglastrübung („ground-glass") ist die Regel, gewöhnlich jedoch weniger stark ausgeprägt als die retikulären Muster. Fibröse Veränderungen äußern sich in Verdickungen des intralobulären Interstitiums (feine retikuläre Strukturen), der interlobulären Septen (grobe polygonale Linien) und des peribronchovaskulären Interstitiums (unregelmäßige Streifenzeichnung, Bronchialwandverdickung) (Abb. 9.**49 b**). Das „honeycombing", charakterisiert durch zahlreiche dickwandige Zysten zwischen 5 und 20 mm und fokale Traktionsbronchiektasen, ist eine Spätveränderung und zeigt fortgeschrittene irreversible Parenchymschäden an. Typische Lokalisationen der idiopathischen Lungenfibrose sind die peripheren Subpleuralräume und Lungenbasen.

Verziehungen der Parenchymarchitektur sind Ausdruck der Lungenfibrose mit Volumenverlust. In den meisten Fällen liegt eine herdförmige Verteilung der retikulären und dazwischen gelegenen normal strukturierten Areale vor.

Die vorwiegend subpleurale Lokalisation des retikulären und Honigwabenmusters findet sich bei 80–95% der Patienten und bildet das charakteristische Symptom der IPF im HRCT – fehlen diese Zeichen, so muss die Diagnose revidiert werden.

Mediastinale Lymphknotenvergrößerungen sind bei 70–90% der Patienten vorhanden (10–15 mm im kurzen axialen Durchmesser, meist rechts paratracheal), unter Steroidtherapie aber weniger ausgeprägt.

Die Signifikanz der Milchglastrübungen bei einer idiopathischen Lungenfibrose wird derzeit noch kontrovers diskutiert. Sofern es sich um ein dominantes Erscheinungsbild handelt (nur bei einer Minderzahl von Patienten von ca. 10% gegeben) ist es unter Steroidtherapie komplett oder partiell reversibel, während Milchglastrübungen in Kombination mit retikulären Verdichtungen als Vorstadium und Hinweis auf eine Lungenfibrose gelten (Abb. 9.**49 c**). Diese Infiltrate waren bei Patienten mit dem histologischen Bild einer DIP unter Steroidtherapie gut beherrschbar, während beim UIP (entsprechend gemischtes Bild) die Milchglastrübungen unter Steroiden zunahmen.

Die der idiopathischen Lungenfibrose zugeordneten morphologischen Veränderungen finden sich auch bei der rheumatoiden Lungenfibrose, beim systemischen Lupus erythematodes, der Sklerodermie (Abb. 9.**49 d**), bei anderen Kollagenosen und der Histiozytose (vgl. Abb. 9.**65 d**). Diese assoziierten Grunderkrankungen sind nicht durch spezifische CT-Muster zu differenzieren. Der Progress der Lungenveränderungen ist jedoch bei Kollagenosen deutlich langsamer.

Abb. 9.49 Verschiedene
Stadien der Lungenfibrose.

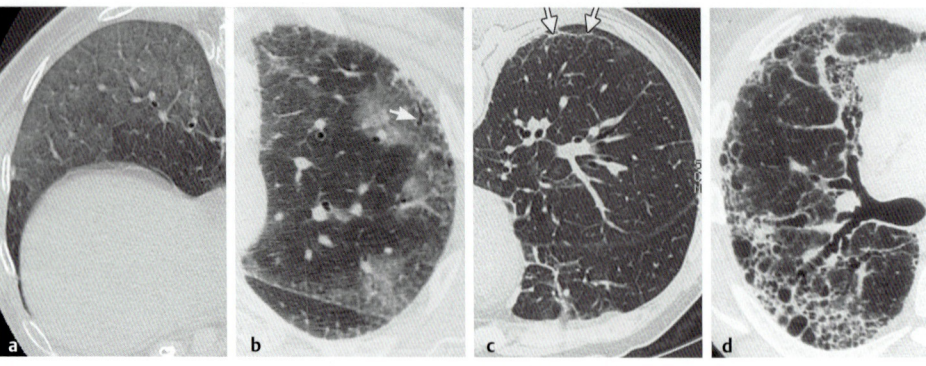

a Akute Alveolitis (hier: AIP) mit fleckigen Milchglastrübungen in Bauchlage.
b Milchglastrübungen mit Traktionsbronchiektasen, die
eher auf eine Fibrose als auf eine Alveolitis hinweisen.
c Initiale Fibrose mit subpleuralen Streifenzeichnungen,
Differenzierung von Orthostase durch Untersuchung
in Bauchlage.
d Fortgeschrittene Fibrose (UIP) mit Honigwabenmuster
(„honeycombing") und Traktionsbronchiektasen.

Desquamative interstitielle Pneumonie (DIP)

Die desquamative interstitielle Pneumonie (DIP)
und die respiratorische bronchiolitisassoziierte interstitielle Erkrankung (RB-ILD) werden in jüngster
Zeit als Teil eines einheitlichen Krankheitsspek-
trums angesehen, das eng mit dem Zigarettenrauchen in Zusammenhang zu bringen ist. Die RB-ILD
wird dabei als überschießende bronchiolitische Reaktion betrachtet.

CT-Morphologie

Die dominanten HRCT-Befunde der DIP sind bilaterale Milchglastrübungen mit Bevorzugung der peripheren Unterlappenabschnitte. Unregelmäßige
Streifenzeichnungen (retikuläres Muster), die sich
bei 50% der Patienten finden, sind in der Ausdehnung wesentlich limitierter als bei der UIP. Bei
30% der Patienten findet sich ein zartes „honeycombing".

Die Differenzialdiagnosen von RB-ILD und DIP sind:
hypersensitive Pneumonitis, Sarkoidose, NSIP und
Infektionen wie Pneumocystis carinii. Zentrilobuläre
Knötchen bilden den Schlüssel zur Differenzialdiagnose, da sie bei der DIP und hypersensitiven Pneumonitis ungewöhnlich sind. Raucher entwickeln eine DIP
oder RB-ILD, aber sind geschützt vor einer EAA.

Unspezifische interstitielle Pneumonie (NSIP)

Die unspezifische interstitielle Pneumonie (NSIP)
kann einen von der IPF deutlich unterschiedlichen
Verlauf haben. Während die IPF rezidivierend und
progressiv fortschreitet, mit entsprechend gemisch-
ten Zeichen einer aktiven Entzündung und langsam
zunehmenden chronischen Fibrose, weist die NSIP
ein eher uniformes histologisches Muster auf. Die
Parenchymveränderungen bilden sich in einer relativ kurzen Zeitspanne aus. Ursprünglich wurde die
NSIP nicht von der IPF differenziert (etwa 5–15%
der Patienten mit IPF wurden der NSIP zugeordnet).
Letztlich sind jedoch die klinischen Symptome der
NSIP weniger schwer und der Krankheitsverlauf ist
deutlich langsamer mit besserer Prognose.

Die NSIP wird histologisch in 3 Subtypen unter-
teilt, die einen jeweils unterschiedlichen klinischen
Verlauf zeigen. Typ I ist vorwiegend entzündlich,
Typ II gemischt entzündlich und fibrosierend, Typ
III überwiegend fibrosierend.

CT-Morphologie

Typische HRCT-Befunde sind fleckige Areale milch-glasartiger Trübung mit dazwischen gelegenem normalem Lungenparenchym (etwa 80 % der Patien-ten) (Abb. 9.**50**). Sie betreffen vorwiegend die Sub-pleuralräume der Mittel- und Unterfelder. In einem Drittel der Fälle sind dies die einzigen Veränderun-gen. Ein über diesen Trübungen gelegenes retikulä-res Muster findet sich in 50 % der Fälle. Typisch ist eine weniger strenge subpleurale, sondern eher band- oder girlandenförmige, auch nach zentral rei-chende Verteilung der Veränderungen.

Die Differenzialdiagnose der NSIP hängt von ihrem Muster im CT ab. Zu berücksichtigen sind eine Reihe anderer Erkrankungen, die eine ähnlich variable Mor-phologie zeigen, wie UIP, hypersensitive Pneumonitis oder COP.

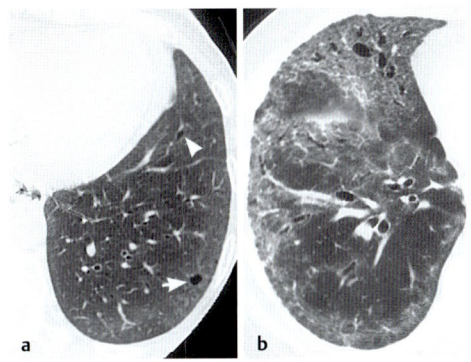

Abb. 9.50 **Verschiedene Stadien der Lungenfibrose bei NSIP.**
a Diskrete Milchglastrübungen mit zystischen Verände-rungen (Pfeil) und Traktionsbronchiektasen (Pfeilspit-zen) bei Sklerodermie.
b Gemischtes Bild von Milchglastrübungen, Traktions-bronchiektasen und feinen retikulären Streifenzeich-nungen.

Akute interstitielle Pneumonie (AIP)

Die akute interstitielle Pneumonie ist eine fulmi-nante Erkrankung unbekannter Ursache, die sonst klinisch gesunde Personen betrifft und das histolo-gische Bild einer organisierten diffusen Zerstörung der Alveolen zeigt. Die radiologischen, klinischen und histologischen Befunde ähneln dem ARDS (wird daher auch idiopathisches ARDS genannt). Die Prognose ist schlecht.

CT-Morphologie

Typische HRCT-Befunde der AIP sind ausgedehnte bilaterale Milchglastrübungen mit diffuser oder fo-kaler Ausprägung. Dazwischen liegen jeweils nor-mal strukturierte Areale, so dass ein landkartenähn-liches Muster resultiert. Die Ausprägung der Milch-glastrübungen korreliert mit der Erkrankungsdauer. Konsolidierungen finden sich in deutlich geringe-rem Ausmaß.

Milchglastrübungen liegen in allen Phasen der AIP vor und sind stadienabhängig: Areale erhöhter Dichte ohne Traktionsbronchiektasen zeigen die ex-sudative oder frühe proliferative Phase der AIP an (entsprechen dem alveolären Ödem und hyalinen Membranen), dichte Regionen mit Traktionsbron-chiektasen weisen dagegen auf die chronisch fibro-sierende Phase hin. Die Kombination von Milch-glastrübungen, Konsolidierungen, Traktionsbron-chiektasen und Verzerrungen der Lungenarchitek-tur findet sich bei der Mehrzahl der AIP-Patienten.

Die Differenzialdiagnose der AIP hängt von ihrem Stadium ab: hydrostatisches Ödem, Blutungen, alveo-läre Proteinose, bronchoalveoläres Karzinom, DIP, diffuse Entzündungen. Patienten mit fortgeschrittener IPF zeigen ebenfalls multifokale periphere Konsolidie-rungen (ähnlich wie bei OP, DIP oder der eosinophilen Pneumonie).

Asbestose

Die Asbestexposition kann fibrosierende Lungen-veränderungen auslösen. Zwischen Asbestose und Bronchialkarzinom besteht ein Kausalzusammen-hang. Eine Raucheranamnese erhöht das Risiko er-heblich: Asbestexponierte Raucher haben das 50fa-che Bronchialkarzinomrisiko gegenüber der Nor-malbevölkerung, während Asbestose oder Rauchen allein das Risiko um das 5- bis 10fache erhöht.

Der Nachweis asbestassoziierter Parenchymveränderungen ist mit der HRCT oft auch dann möglich, wenn die Röntgenthoraxaufnahme keinen erkennbaren Befund zeigt (wichtig für berufsgenossenschaftliche und gutachterliche Untersuchungen). Die CT-Untersuchung sollte in Rücken- und Bauchlage durchgeführt werden.

CT-Morphologie

Asbestassoziierte Parenchymveränderungen finden sich vorwiegend in den dorsalen Unterlappenabschnitten. Frühveränderungen sind subpleurale Linien, pleuranahe punktförmige zentrilobuläre Verdichtungen (peribronchioläre Fibrose) und verdickte Interlobulärsepten (Abb. 9.**49 d**). Eher spätere Veränderungen sind das Wabenmuster, Parenchymbänder, irreguläre Grenzflächen zwischen peribronchovaskulärem Bündel und Lungenparenchym (interface sign) sowie regionale Traktionsbronchiektasen oder Rundatelektasen.

Die pleuralen Plaques der Asbestose sind in Kapitel 10 beschrieben. Zu beachten ist, dass die pulmonalen Befunde für sich allein unspezifisch sind und erst im Zusammenhang mit pleuralen Plaquebildungen und bekannter Asbestexposition als asbestassoziiert gedeutet werden können.

Das asbestassoziierte Bronchialkarzinom hat keine besondere Lokalisation oder Histologie. Erst bei begleitenden typischen pleuralen Veränderungen gilt ein Tumor als asbestassoziiert.

Diffuse noduläre Lungenveränderungen

Die nodulären Strukturverdichtungen lassen sich durch Größe, Dichte, Randschärfe und vor allem das Verteilungsmuster charakterisieren (Tab. 9.**36**, Abb. 9.**51**).

Die wichtigsten Differenzialdiagnosen nodulärer Veränderungen sind die Miliartuberkulose, Pilzinfektionen, disseminierte Metastasen, die Lymphangiosis carcinomatosa, Sarkoidose, Histiozytose und die Silikose (Tab. 9.**37**).

Eine gleichzeitige fibrotische Destruktion der Lungenarchitektur findet man bei der Sarkoidose, Histiozytose und Silikose.

Bei der Histiozytose treten mit fortschreitender Erkrankung die Noduli hinter den fibrosierenden und zystischen Veränderungen in den Hintergrund.

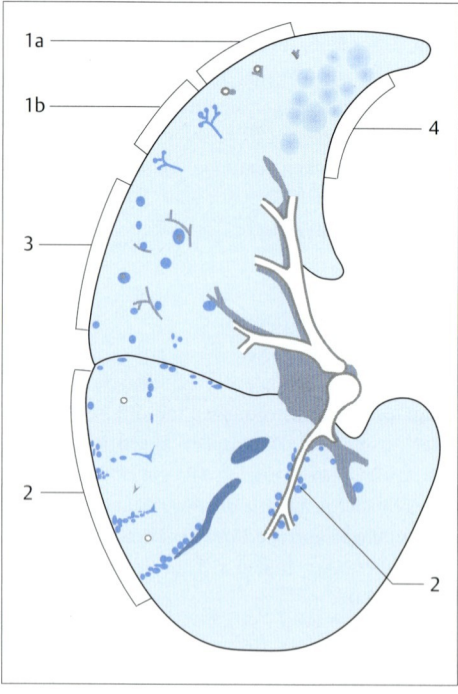

Abb. 9.51 **Noduläre und retikulonoduläre Veränderungen.**
Schematische Darstellung nodulärer und retikulonodulärer Lungenveränderungen (vgl. Tab. 9.**36** u. 9.**37**).

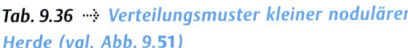

Tab. 9.36 ⟶ *Verteilungsmuster kleiner nodulärer Herde (vgl. Abb. 9.51)*

1 Prominenz zentrilobulärer Kernstrukturen

betrifft das axiale Interstitium

a Zentrilobulär: punktuell, linear oder bandförmig
- prominente Arteriole
- sichtbare Bronchiole

b Kleine Verästelungen mit knotigen Enden („Tree-in-Bud")
- dilatierte schleimgefüllte Bronchiolen und/oder peribronchioläre Fibrose

2 Interstitielle (perilymphatische) Knoten

- 1–2 mm im Durchmesser
- gewöhnlich glatt begrenzt
- perilymphatische Distribution: peribronchovaskulär, periseptal und subpleural; auch interlobär und zentrilobulär

3 Disseminierte (perivaskuläre) Knoten

- mehrere Millimeter
- gewöhnlich glatt begrenzt
- disseminierte Distribution ohne Prädilektionsstellen (miliares Muster, perivaskulär, periseptal und subpleural, nicht prädominant interstitiell)

4 Zentrilobuläre (azinäre) Knoten

- einige Millimeter bis 1 cm
- unscharfe Grenzen
- Milchglastrübung bis weichteilldicht
- disseminiert verteilt, nie subpleural oder peripleural

Tab. 9.37 ⟶ *Differenzialdiagnose nodulärer Verdichtungen*

Prominenz zentrilobulärer Kernstrukturen / Prominentes Interstitium

- Lymphangiosis carcinomatosa
- Lungenödem
- Lungenfibrose
- Asbestose (Frühform)

„Tree-in-Bud"

- Bronchiolitis, Raucherbronchitis
- endobronchiale Tuberkulose, atypische Mykobakteriose
- zystische Fibrose, Bronchiektasie
- Bronchopneumonie

Zentrilobuläre (azinäre) Knoten

- Histiozytose
- endobronchiale Tuberkulose, atypische Mykobakteriose
- organisierende Pneumonie (COP)
- extrinsisch allergische Alveolitis
- Raucherbronchiolitis
- Asbestose
- Lungenödem
- Alveolarzellkarzinom
- Vaskulitis
- Bronchopneumonie
- Virusinfektion, Pneumocystis
- Bronchiolitis obliterans (selten)

Interstitielle (perilymphatische) Knoten

- Lymphangitis (mm)
- Silikose (1–5 mm)
- Sarkoidose (2–10 mm)

Diffuse (perivaskuläre) Knoten

- hämatogene Metastasen
- Miliartuberkulose
- Pilzinfektion
- Silikose, Pneumokoniose
- Histiozytose (selten)

Pulmonale Lymphangiosis carcinomatosa (PLC)

Die Lymphangiosis carcinomatosa entsteht aus einem Tumorwachstum in den Lymphgefäßen des pulmonalen Interstitiums. Mamma-, Bronchial-, Magen-, Pankreas-, Zervix-, Prostata-, Schilddrüsen- und Adenokarzinom unbekannter Lokalisation metastasieren in dieser Art und Weise.

Die PLC ist in der Regel Folge einer metastatischen Streuung in die Lunge mit entsprechender lymphatischer und interstitieller Invasion, kann allerdings auch durch direkte lymphatische Ausbreitung des Tumors oder sekundär durch Aufstau der Gefäß- und Lymphbahnen distal des Tumors oder durch embolische Tumorobstruktion entstehen.

CT-Morphologie

Charakteristische HRCT-Befunde sind die glatten oder knotigen Verdickungen des zentralen peribronchovaskulären Interstitiums und der Interlobärsepten mit typischem retikulärem Muster (periphere Arkaden) und die die Lungenlappen umkleidenden verdickten Septen (polygonale Arkaden). Die Verdickung des intralobären axialen Interstitiums führt zu einer prominenten vaskulären und bronchiolären Architektur (zentrilobuläre Kernstruktur).

Die Kombination polygonaler Septen und prominenter zentrilobulärer Kernstrukturen ist das

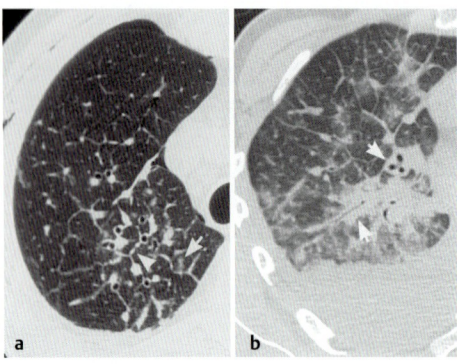

Abb. 9.52 **Lymphangiosis carcinomatosa.**

a Unregelmäßig breite Bänder im interlobulären Interstitium (Pfeilspitzen) mit Akzentuierung der zentrolobulären Kernstruktur (Pfeil).

b Verdickte interlobuläre Septen mit deutlicher Verbreiterung der bronchovaskulären Bündel (Pfeil) und Pleuraerguss.

PLC und interstitielles Ödem sind beide durch eine Verdickung der perihilären, peribronchovaskulären und retikulären Septen gekennzeichnet. Differenzialdiagnostische Kriterien sind:

- Bei der PLC ist das verdickte Interstitium vom angrenzenden belüfteten Lungengewebe scharf abgegrenzt, die Alveolen sind gut belüftet. Die interlobulären Verdickungen bei der PLC sind gegenüber dem Ödem mehr heterogen: Ein Septum weist an verschiedenen Stellen unterschiedliche Dicken auf, daneben zeigen sich sowohl band- als auch perlschnurförmige Konfigurationen. Die PLC kann fokal und asymmetrisch auftreten. Das Größenverhältnis zwischen den verdickten Bronchien und den Gefäßen bleibt erhalten, da die Äste der Lungenarterien in Nachbarschaft der Bronchien ebenfalls breiter erscheinen als normal.
- Ein interstitielles Ödem ist in der Regel bilateral und symmetrisch, die Verteilung ist homogen. Verschieden ausgeprägte alveoläre Verdichtungen weisen auf Ödem in den lufthaltigen Räumen hin. Linker Vorhof und Ventrikel können vergrößert sein, häufig findet sich ein Pleuraerguss. Nach Gabe von Diuretika nimmt das interstitielle Ödem innerhalb von Stunden ab.

PLC, Sarkoidose, Pneumokoniosen und die pulmonale Fibrose zeigen noduläre oder perlschnurartige peribronchovaskuläre Verdickungen. Differenzialdiagnostische Kriterien sind:

- Bei der Sarkoidose und bei den Pneumokoniosen ist die Septumverdickung weniger ausgeprägt, retikuläre Verdichtungen sind weniger dominant. Fibrös narbige Verziehungen der Lungenarchitektur und der Sekundärlobuli sind bei Sarkoidose, Pneumokoniose und Fibrose die Regel, speziell im Zusammenhang mit Septumverdickungen. Bei einer PLC bleibt dagegen die Lungenarchitektur immer erhalten, Größe und Form der Lobuli sind unverändert.

morphologische Leitsymptom der PLC (Abb. 9.**52**). Nur bei wenigen Patienten findet sich ein prädominant verdicktes zentrilobuläres Interstitium. Bei etwa 50% sind die Veränderungen fokal, unilateral oder symmetrisch, weniger diffus. Axiale, periphere subpleurale und zentral perihiläre bronchovaskuläre Verdickungen können gleichförmig oder heterogen auftreten. Begleitbefunde sind intrapulmonale Rundherde, eine mediastinale oder hiläre Lymphadenopathie (38–54%) oder ein Pleuraerguss.

Die erhaltene lobuläre Lungenarchitektur bei retikulonodulären und linearen Verdichtungen ist ein wichtiges differenzialdiagnostisches Kriterium.

Sarkoidose

Die Sarkoidose ist eine systemische, epitheloidzellige, nicht verkäsende Granulomatose, die alle Organe betreffen kann und sich am häufigsten in der Lunge (90%) manifestiert. Die Granulome sind charakteristischerweise perilymphatisch im peribronchovaskulären (perihilären und zentrilobulären), interlobulären und subpleuralen Interstitium lokalisiert. Zusätzlich zu den Lungenveränderungen findet man in den frühen Stadien (Stadium I und II) bilaterale hiläre und mediastinale Lymphome.

CT-Morphologie

Die CT-Morphologie der pulmonalen Sarkoidose ist sehr variabel und leicht mit zahlreichen anderen diffus infiltrativen Lungenerkrankungen zu verwechseln.

Gewöhnlich finden sich kleine (2–10 mm), scharf begrenzte Rundherde mit charakteristischer „perilymphatischer Verteilung" im Subpleuralraum, nahe der Lappenspalte und in Nachbarschaft von Gefäßen im lobulären Kern. Dadurch wirken die Lungengefäße unregelmäßig erweitert. Die Knötchen können auch über beide Lungen verteilt sein, bevorzugt in den Ober- und Mittelfeldern. In vielen

Fällen (50%) finden sich jedoch Häufungen in der perihilären und peribronchovaskulären Region mit relativer Aussparung der Lungenperipherie oder kleinere Gruppierungen uni- oder bilateral.

Typischer Befund ist die irreguläre polynoduläre Verdickung des bronchovaskulären Bündels im Interlobärseptum (Abb. 9.**53**). Pseudoplaques durch Verklebung multipler subpleuraler Granulome sind ein weiterer charakteristischer Befund. Noduläre Verdichtungen zwischen 1 und 4 mm Größe zeigen sich bei 15–25% der Patienten (sog. noduläre oder nummulare Sarkoidose). Die konfluierenden Granulome bilden große, meist unscharf begrenzte Verdichtungen oder Infiltrate, die häufig zentral um die bronchovaskulären Strukturen angeordnet sind.

Weiterhin zeigen sich umschriebene Areale milchglasartiger Trübung, über die sich interstitielle Knötchen oder Fibrosierungen projizieren. Im Röntgenbild sind diese kaum erkennbar (0,6%), im HRCT jedoch ein häufiger Befund (20–60%), oft in Kombination mit kleinen Knoten. Pathomorphologisch handelt es sich dabei um Zonen einer interstitiellen granulomatösen Entzündung mit mikroskopischen Fibrosen.

Etwa 20% der Patienten entwickeln eine Lungenfibrose mit Septumverdickungen, Traktionsbronchiektasen und Honigwabenmuster (Abb. 9.**53**). Im Stadium 3 finden sich irreversible Fibrosen (diffuse Lungenerkrankung ohne Lymphknotenvergrößerung). Die Fibrosen bilden perihiläre Konglomerattumoren mit charakteristischen Traktionsbronchiektasen. Ein frühes Zeichen der sarkoidoseassoziierten Fibrose ist die Verlagerung des Oberlappenbronchus nach dorsal (später auch des Hauptbronchus) durch Volumenverlust der posterioren Oberlappensegmente.

Differenzialdiagnose: Morphologisch ähnliche Veränderungen im HRCT finden sich bei der Lymphangiosis carcinomatosa (PLC), Silikose und Kohlenstaublunge (CWP). Alle Erkrankungen zeigen kleine perilymphatische Knoten. Diagnostischer Schlüssel ist das Verteilungsmuster und die Ausprägung der Fibrose.

- Bei der Sarkoidose finden sich die Knötchen vorzugsweise entlang der zentralen bronchovaskulären Bündel und im Subpleuralraum; bei der PLC liegen die Knötchen septal und entlang der zentralen bronchovaskulären Bündel. Septumverdickungen sind bei der Sarkoidose im Vergleich zur PLC weniger dominant und eher mit Fibrosen und Verziehungen des Lungengerüsts kombiniert. Es gibt jedoch immer wieder Fälle, in denen Sarkoidose und PLC nicht differenzierbar sind.
- Bei der Silikose und der Kohlenstaublunge sind die Knötchen im Vergleich zur Sarkoidose mehr diffus über die Lungen verteilt, eine gewisse Häufung findet sich zentrilobulär und subpleural. Differenzialdiagnostisches Kriterium der fibrösen Konglomerattumoren

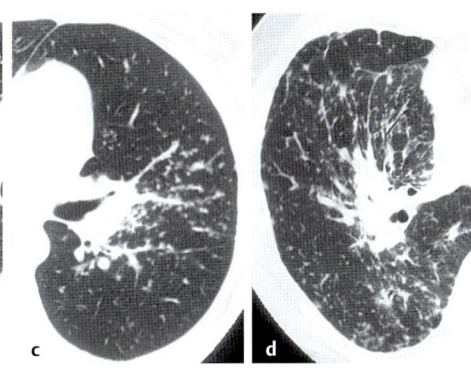

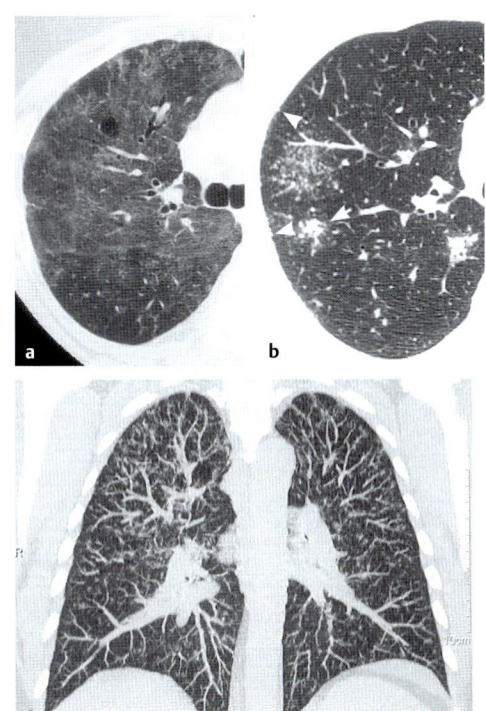

Abb. 9.53 **Sarkoidose.**
a Sehr kleine noduläre Vertdichtungen, die partiell milchglasartig konfluieren.
b Gruppierte noduläre Verdichtungen, die partiell zu fleckigen Infiltraten konfluieren, (Pfeil) und zarte subpleurale Knötchen („Pseudoplaques", Pfeilspitze).
c Unregelmäßig perlenartig verdickte zentrale bronchovaskuläre Bündel mit interstitiell verteilten Knötchen.
d Perihiläre fibröse „Tumoren" mit Parenchymdistorsion und interstitiellen Knötchen.
e Coronale MIP 5 mm breit: apikale Prädominanz der Fleckschatten (4×1/6).

einer Sarkoidose und einer Silikose sind die häufigeren Luftbronchogramme bei der Sarkoidose.

- Mit zunehmender Fibrosierung kommt es zur Annäherung der CT-Morphologie von Sarkoidose und IPF. In beiden Fällen finden sich unregelmäßige noduläre Septumverdickungen, irreguläre Grenzflächen und Traktionsbronchiektasen. Die Sarkoidose zeigt weniger häufig das typische Wabenmuster. Zwei Erscheinungsformen der sarkoidoseassoziierten Fibrose können auftreten: Die meisten Patienten entwickeln Fibrosen mit Volumenverlust, perihilären (oberlappenbetonten) fibrösen Bändern und Zysten, was die Diagnose einer Sarkoidose suggeriert. Es werden jedoch auch seltenere Fälle beschrieben, bei denen sich diffuse fibröse Veränderungen mit basalem und subpleuralem „honeycombing" finden, die dem UIP sehr ähnlich sind.

Für die Darstellung der Frühfibrose einer Sarkoidose ist die HRCT diagnostisches Mittel der Wahl. Es ist allerdings immer zu berücksichtigen, dass die CT nicht das gesamte Ausmaß der Parenchyminfiltration erfassen kann. Viele Autoren berichten über histologisch gesicherte intrapulmonale Granulome bei Patienten mit normalem HRCT. Über die Bedeutung der Milchglastrübungen bei der Sarkoidose gibt es zahlreiche Veröffentlichungen. In einigen Studien wird dies gleichgesetzt mit dem Aktivitätsmuster in der ^{67}Ga-Szintigraphie. Die Korrelation dieser Befunde könnte beweisen, dass die Milchglastrübungen eine Häufung ausgedehnter interstieller Granulome reflektieren und weniger die aktive Alveolitis. Das Milchglasphänomen, noduläre und streifige Verdichtungen und die Verdickung der interlobären Septen sind nach der Literatur potenziell reversibel, bullöse Veränderungen und Verziehungen der Lungenarchitektur dagegen nicht. Das Ausmaß der Konsolidierungen und der nodulären Verdichtungen ist eher mit anderen Indikatoren der Erkrankungsaktivität korreliert als die retikulären und milchglasartigen Trübungen (Serum-Angiotensin, Ga-Szintigraphie, bronchoalveoläre Lavage). Die Fibrosen (Lungendistorsion und retikuläre Verdichtungen) korrelieren dagegen mehr mit den Lungenfunktionsparametern (Obstruktion) als Ausmaß und Verteilung der Knötchen und Infiltrate.

Silikose und Kohlenstaublunge (CWP)

Nach WHO-Definition sind Pneumokoniosen durch Inhalation und Ablagerung von Staubarten verursachte irreversible Lungenveränderungen. Silikose und Kohlenstaublunge sind pathologisch und histologisch getrennte Entitäten auf der Basis inhalativer anorganischer Noxen (Quarz- bzw. Kohlenstaub). Die morphologischen Veränderungen im Röntgenübersichtsbild und der HRCT sind jedoch sehr ähnlich und können nicht zuverlässig unterschieden werden. Primäres diagnostisches Instrumentarium ist das Röntgenübersichtsbild, die HRCT ist jedoch sensibler für subtilere Veränderungen.

Man unterscheidet einen unkomplizierten nodulären von einem komplizierten Verlauf, der von einer progressiven massiven Fibrose (PMF) begleitet ist. Letzterer ist klinisch durch eine starke Einschränkung der Lungenfunktion und häufig durch ein Cor pulmonale gekennzeichnet. Die Silikoproteinose tritt nach kurzzeitiger, ausgeprägter Inhalation besonders feinen Quarzstaubs auf und zeigt klinisch fulminante respiratorische Symptome. Die Silikose fördert zudem die Reaktivierung einer Tuberkulose, die einen beschleunigten und fulminanten Verlauf nehmen kann (Siliko-Tuberkulose).

CT-Morphologie

Typisch für die noduläre Form sind multiple 1–5 mm große, meist scharf begrenzte, im Lungenparenchym diffus verteilte Rundherde (Abb. 9.**54**) mit Prädilektion der Ober- und Mittelfelder, speziell dorsal. Kleine Knoten können zu Makronoduli (8–20 mm Durchmesser, in subpleuraler Lokalisation: Pseudoplaques) konfluieren. Im Gegensatz zur Sarkoidose sind die Noduli typischerweise einheitlich zentrilobulär (peribronchial) und subpleural verteilt und bilden selten Gruppen entlang der zentralen bronchovaskulären Strukturen. Verkalkungen der Rundherde sind möglich. Die hilären Lymphknoten zeigen typische eierschalenartige Verkalkungen. Manchmal sind die zentrilobulären Verdichtungen eher zart streifenförmig statt rund, was eine unregelmäßige Fibrose um die Bronchioli respiratorii mit kleinen fokalen Emphysemzonen anzeigt.

Im weiteren Krankheitsverlauf vergrößern sich die Knoten und verkleben, was zu einer zunehmenden Verziehung der Lungenarchitektur führt. Die Ballungen kleiner Knötchen zu größeren Knoten (> 1 cm) und Ausbildung mitunter unregelmäßiger Konglomerattumoren reflektiert den Übergang von

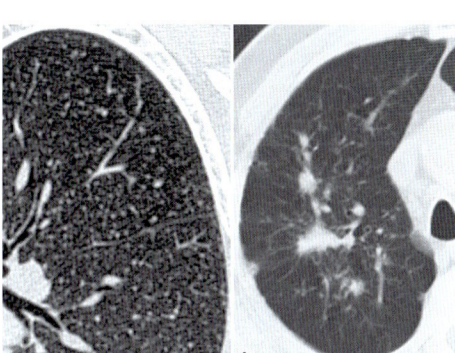

Abb. 9.54 Silikose.

a Diffuse mikronoduläre Verdichtungen (Typ q, in der ILO-Klassifikation).

b Konglomerattumoren (PMF) mit Parenchymdistorsion, perifokalem Emphysem, Fibrose, reaktiver Pleuraverdickung und diffus gestreuten Knoten.

einer einfachen zur komplizierten Silikose/Pneumokoniose (Abb. 9.54). Die Strukturmehrungen der progressiven massiven Fibrose (PMF) entwickeln sich vor allem in den Mittelfeldern oder in der Peripherie der Unterfelder und breiten sich zu den Hili aus. Einschmelzungen bilden sich infolge der ischämischen Nekrose, was für die CWP einen relativ häufigen Befund darstellt, mitunter sind Verkalkungen nachweisbar.

Unabhängig von Alter und Rauchgewohnheiten entwickeln die Patienten fokale zentrilobuläre Emphysemzonen, die im Gegensatz zum klassischen zentrilobulären Emphysem zentrale Mikronoduli enthalten und deren Ausmaß mit der Einschränkung der Lungenfunktion korreliert. Lungenfunktionswerte und Prognose sind bei der Silikose in der Regel schlechter als bei der Kohlenstaublunge. Das begleitende narbige Emphysem reflektiert den Progress der massiven Fibrose.

Es wird auch eine akute Form der Silikose beschrieben, die durch Stimulation einer alveolären Lipoproteinose durch Inhalation hoher Silikatmengen ausgelöst wurde und mit einer ausgeprägten fibrösen Gewebsumwandlung (Silikoproteinose) einherging. Im CT zeigen sich alveoläre Milchglastrübungen anstelle der Silikatknötchen, was dem Bild einer alveolären Proteinose entspricht.

Die Differenzialdiagnose der Silikose/Kohlenstaublunge umfasst alle Erkrankungen, die eine Vielzahl von kleinen definierten nodulären Verdichtungen bilden wie Sarkoidose, Lymphangiosis carcinomatosa, Langerhans-Zell-Histiozytose und auch Infektionen wie die Miliartuberkulose, Pilzinfektionen und hämatogene Metastasen.

- In Abhängigkeit von der Anzahl und dem Verteilungsmuster der Knötchen kann es unmöglich sein, eine Tuberkulose (perivaskuläre Knoten) von einer Silikose (peribronchioläre Knoten) zu differenzieren. Auch die Unterscheidung zwischen Sarkoidose und Silikose ist mitunter schwierig, wenn die sarkoidoseassoziierten Knoten zahlreich sind und nicht das typische perilymphatische Muster, sondern eher eine zentrilobuläre Verteilung zeigen. Wenn die Langerhans-Zell-Histiozytose lediglich Knötchen ohne bullöse Veränderungen zeigt, ist sie von der Silikose ebenfalls schwierig zu unterscheiden.
- Silikose/CWP und PLC sind leicht durch das Verteilungsmuster der Knötchen differenzierbar. Bei Silikose und CWP sind diese bilateral, symmetrisch und einheitlicher. Streifige Septen und retikuläre Verdichtungen sind in der Regel nicht vorhanden.
- Sowohl Silikose/CWP als auch Sarkoidose zeigen im Endstadium tumorartige perihiläre Fibrosen oder Konsolidierungen der Oberlappen mit Parenchymverziehungen. Beide Entitäten sind oberlappenbetont und können verkalkte Knoten zeigen. Die Differenzierung kann mitunter anhand der bei der Silikose häufigeren Luftbronchogramme und Sekundärbefunde wie dem Verteilungsmuster erfolgen.
- Konglomerattumoren der PMF sind mitunter nicht von tuberkulösen Kavernen oder einem Bronchialkarzinom zu differenzieren.

Diffuse Lungenveränderungen mit erhöhter Parenchymdichte

Parenchymveränderungen mit erhöhter röntgenologischer Dichte werden nach der Intensität der Transparenzminderung, ihrer Form und ihrer Ausbreitung beurteilt (Tab. 9.**38** u. 9.**39**, Abb. 9.**55**). Die Regionen lassen sich als nodulär, fleckig, landkartenartig oder lobulär beschreiben.

Tab. 9.38 ⤑ *Differenzialdiagnose erhöhter Parenchymdichte*

Milchglastrübung

- Lungenödem
- Lungenfibrose (akut)
- Sarkoidose
- extrinsisch allergische Alveolitis
- alveoläre Proteinose
- Ölpneumonie
- Pneumocystis- oder Virusinfektion
- eosinophile Pneumonie
- Bronchiolitis obliterans mit organisierender Pneumonie (BOOP)
- Raucherbronchiolitis
- Blutung
- Vaskulitis
- Strahlenpneumonitis
- Alveolarzellkarzinom
- Lymphom

Alveoläre Verdichtungen

- Infektion (bakteriell, atypisch, Pilze)
- Alveolarzellkarzinom
- Sarkoidose
- Morbus Wegener
- eosinophile Pneumonie
- Lymphom
- Lungenödem
- ARDS
- alveoläre Proteinose
- Bronchiolitis obliterans mit organisierender Pneumonie (BOOP)
- Blutung
- Kontusion

Konglomerattumoren

- Silikose, Pneumokoniose (PMF)
- Sarkoidose (Endstadium)
- Bronchiolitis obliterans mit organisierender Pneumonie (BOOP)
- karnefizierende Pneumonie
- Morbus Wegener

Tab. 9.39 ⤑ *Erhöhte Parenchymdichte*

1 Milchglastrübung

- fleckige Zunahme der Parenchymdichte
- Gefäße nicht überdeckt
- mögliche Luftbronchogramme (dunkler Bronchus)
- verdickte Alveolarwand, intraalveoläres Material
- tritt im Rahmen interstitieller und alveolärer Prozesse auf – aktiv, nicht therapieresistent, potenziell reversibel

2 Alveoläre Verdichtungen

- fokale oder fleckige Verdichtung
- Obliteration vaskulärer Strukturen
- positives Luftbronchogramm
- zelluläre Flüssigkeit im Alveolarraum

3 Konglomerattumoren

- konfluierende gebündelte Fibrosestränge
- Traktionsbronchiektasen
- Volumenverlust

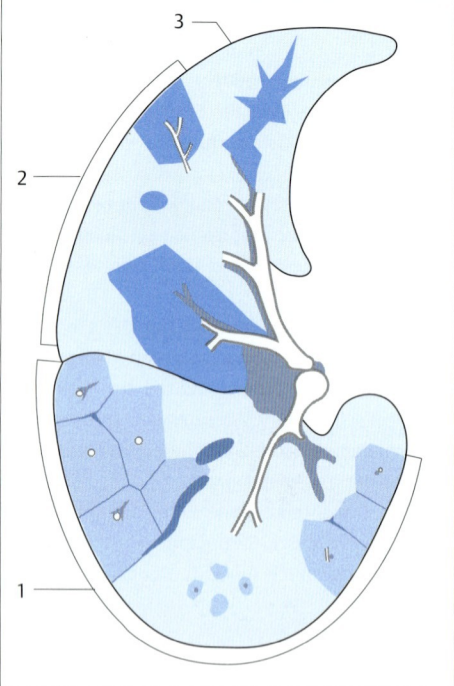

Abb. 9.55 **Vermehrte Parenchymdichte.**
Verschiedene Erscheinungsformen vermehrter Parenchymdichte (vgl. Tab. 9.**38** u. 9.**39**).

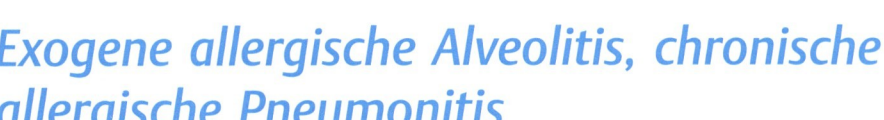

Exogene allergische Alveolitis, chronische allergische Pneumonitis

Die exogene allergische Alveolitis (EAA) stellt eine hypersensitive Pneumonitis auf inhalierte organische Antigene dar (Farmerlunge, Vogelzüchterlunge). Als Antigene sind Mikroorganismen (Pilze, Bakterien, Aktinomyzeten) oder tierische und pflanzliche Eiweiße bekannt. Radiologische und pathologische Befunde sind sehr ähnlich und unabhängig vom auslösenden Antigen. Klinik und CT-Morphologie ändern sich in Abhängigkeit von der Expositionsdauer. Man unterscheidet akute, subakute und chronische Formen, die bei rezidivierender Exposition auch nebeneinander bestehen können. Letztere bezeichnet man auch als chronische allergische Pneumonitis.

Die Diagnosesicherung erfolgt anhand der sorgfältigen klinischen Anamnese, den typischen HRCT-Befunden und der konkordanten Serologie, so dass eine Lungenbiopsie in der Regel überflüssig ist. Bei diskrepanten oder atypischen CT-Befunden basiert die Diagnose meist auf der transbronchialen Biopsie oder anormalen T-Lymphozyten in der bronchoalveolären Lavage.

CT-Morphologie

Die *akute Phase* wird in der Regel klinisch diagnostiziert, so dass es nur wenige Angaben über die CT-Morphologie gibt.

Im *subakuten Stadium* findet man in der HRCT typischerweise kleine (2–3 mm, maximal 5 mm), meist unscharf begrenzte, hypodense, zentrilobuläre azinäre Herde (Abb. 9.**56a**). Die azinären Herde können zu diffusen Milchglastrübungen konfluieren (Abb. 9.**56b**). Die Veränderungen betreffen die gesamte Lunge mit leichter Betonung der Mittel- und Unterfelder, oft unter Aussparung des Subpleuralraumes (im Unterschied zur Alveolitis bei idiopathischer Lungenfibrose). Die Veränderungen sind unter Antigenkarenz über 7–10 Tage rückläufig. Mitunter ist die Bronchialwand leicht prominent.

Das *chronische Stadium* und die rezidivierende EAA sind charakterisiert durch Zeichen einer irreversiblen interstitiellen Fibrose und Parenchymdistorsion (unregelmäßige retikuläre Verdichtungen, intralobuläre interstitielle und interlobäre septale Bänder, sichtbare intralobuläre Bronchiolen, Traktionsbronchiektasen und Honigwabenmuster) (Abb. 9.**56c**). Häufig findet sich eine Mischung aus chronischen (fibrösen) und subakuten (entzündlichen) Veränderungen mit fleckiger Verteilung und in Kombination mit „Air-Trapping". Das Verteilungsmuster der Fibrose kann variabel sein, mitunter subpleural akzentuiert, fleckig oder peribronchovaskulär. Wabenmuster finden sich in der Regel subpleural.

Über die lobäre Prädominanz der chronisch fibrösen Veränderungen gibt es unterschiedliche

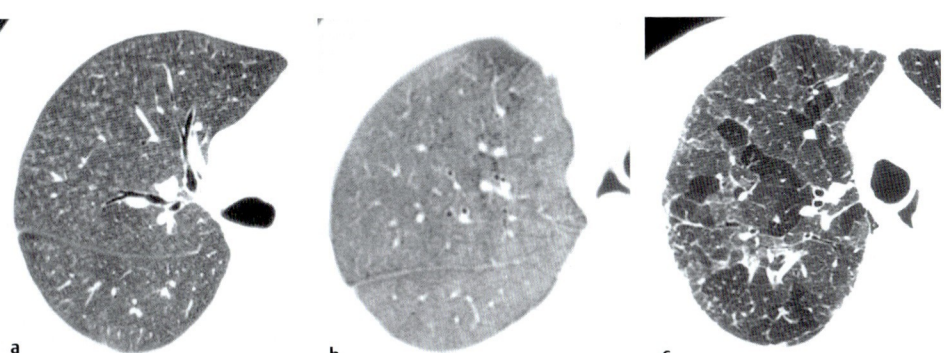

a
b
c

Abb. 9.56 **Extrinsisch allergische Alveolitis.**

a Diffuse, unscharf begrenzte azinäre (alveoläre) Fleckschatten mit zentrilobulärer Verteilung.

b Die alveolären Verdichtungen konfluieren milchglasartig. Differenzialdiagnostisch müssen hiervon Viruspneumonien, eine Pneumocystis-carinii-Pneumonie und die akute Exazerbation einer frühen Sarkoidose abgegrenzt werden.

c Chronisch allergische Pneumonitis mit gemischtem Bild: akute Alveolitis (Milchglastrübung), chronische Fibrose (verdickte Septen und verdicktes Interstitium, Bronchiektasen, subpleurale Verdichtungen) und regionales Air-Trapping als Zeichen der Beteiligung der kleinen Bronchien.

Aussagen. Eine Studie berichtet über eine Unterlappenakzentuierung bei etwa einem Drittel der Patienten, andere sehen eine Betonung eher in den Mittelfeldern. Im Gegensatz zur idiopathischen Lungenfibrose ist in jedem Fall keine Dominanz in den Subpleuralräumen der Unterfelder gegeben. Selten lässt sich die EAA nicht von einer Spätform der Sarkoidose unterscheiden.

- Bei Patienten mit bilateralen Noduli und fleckigen oder diffusen Milchglastrübungen ist differenzialdiagnostisch an die desquamative interstitielle Pneumonie (DIP) und die pulmonale alveoläre Proteinose (PAP) zu denken. Die DIP ist allerdings relativ selten raucherassoziiert und zeigt eine Betonung in den Subpleuralräumen und meist eine begleitende chronische Bronchitis.

- Flaue azinäre Knötchen, die mitunter zu einer diffusen Milchglastrübung verschmelzen, finden sich bei verschiedenen Erkrankungen, so der intrinsischen allergischen Alveolitis, bei Virusinfektionen und bei Vaskulitiden. Die klassische alveoläre Proteinose zeigt ein Pflastersteinrelief und wird durch die bronchoalveoläre Lavage gesichert. Letztere ist auch von infektiösen Erkrankungen abzugrenzen, wie der CMV- oder Pneumocystis-carinii-Pneumonie. Für die Differenzierung zwischen einer alveolären Sarkoidose und der subakuten EAA ist die transbronchiale Biopsie erforderlich.
- Patienten mit einer chronischen EAA und UIP zeigen mitunter ähnliche HRCT-Befunde, die Differenzialdiagnose lässt sich nur anhand der Anamnese und der Laborbefunde stellen. Nur die Dominanz fibröser Veränderungen in den Ober- und/oder Mittelfeldern erlaubt eine gewisse Abgrenzung.

Pulmonale alveoläre Proteinose (PAP)

Die alveoläre Proteinose ist durch PAS-positives proteinöses lipidreiches Material in den Alveolen charakterisiert. Ursache ist eine Dysfunktion der Pneumozyten, die sich im Alveolarraum auflösen aufgrund eines Defekts im intrazellulären Fettstoffwechsel. Des Weiteren sind Veränderungen in der Produktion, im Metabolismus und in der Clearance des Surfactant-Faktors beteiligt, ebenso zahlreiche immunologische Veränderungen (bei Kindern: Lymphopenie, Thymusaplasie, Immunglobulindefekt; bei Erwachsenen: Lymphom und Leukämie) und Infektionskrankheiten (CMV, Mykobakteriose, Pneumocystis carinii, Histoplasmose, Candidiasis etc.).

Die pulmonale Proteinose ist sehr selten. Neben den typischen HRCT-Befunden basiert die Diagnose auf der charakteristischen BAL.

CT-Morphologie

Klassischer CT-Befund ist das retikuläre Parenchymbild durch nebeneinander gelegene normale und pathologisch verdichtete Lungenareale (Pflastersteinrelief).

Die Parenchymverdichtungen reichen von milchglasartigen Trübungen bis zu dichten Infiltraten und können fokal oder landkartenartig imponieren mit scharfer Abgrenzung vom gesunden Parenchym. Einige folgen den anatomischen Grenzen der lobären oder lobulären Septen, andere sind davon völlig unabhängig. Die glatt verdickten inter-

und intralobulären Septen zeigen häufig ein polygonales Muster, das sich gewöhnlich nur im Bereich der Milchglastrübungen findet (Abb. 9.**57**).

Die Verteilung der alveolären Konsolidierungen kann im HRCT oder konventionell röntgenologisch kontrolliert werden. Die Gesamtausdehnung der Erkrankung und das Ausmaß der Verdichtungen korrelieren eng mit den Lungenfunktionsparametern und der Schwere der Hypoxämie.

Auch wenn das Pflastersteinmuster wegweisend für die Diagnose der alveolären Proteinose ist (100%ige Prävalenz), so ist es nicht spezifisch. Eine

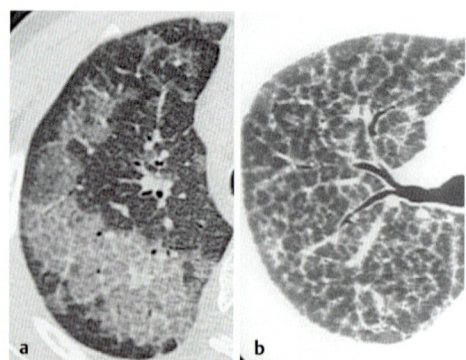

Abb. 9.57 **Pulmonale alveoläre Proteinose.**
a Akut: Milchglastrübungen mit darüber liegenden scharfen interlobulären Verdickungen (Pflastersteinrelief), landkartenartig verteilt.
b Chronisch: Nach Therapie verbleiben die unregelmäßig verdickten interlobulären Septen.

jüngere Publikation beschreibt 14 alveoläre und interstitielle Lungenerkrankungen, die ebenfalls Pflastersteinrelief aufweisen, allerdings variabler und meist deutlich seltener.

> Wichtigste Differenzialdiagnosen sind der diffuse alveoläre Zerfall auf der Basis einer UIP (Prävalenz des Pflastersteinmusters 67 %), die akute interstitielle Pneumonie (31 %) und ARDS (21 %). Weitere Erkrankungen mit geringerer Prävalenz sind die medikamenteninduzierte Pneumonitis (21 %), Pneumonien (bakteriell 6 %, Tuberkulose 1 %, Mykoplasma 6 %, Pneumocystis carinii 7 %), OP (8 %), chronisch eosinophile Pneumonie (8 %), Strahlenpneumonitis (4 %) und kardiales Lungenödem (14 %).

Diese breite differenzialdiagnostische Palette erklärt sich aus der Tatsache, dass jede Art von Flüssigkeit oder zelluläre Ansammlung in den Alveolen und im Interstitium zu einem Pflastersteinrelief führen kann. Bei der Alveolarproteinose ist dies eher Folge der Akkumulation von PAS-positivem Material in den Alveolen nahe der interlobulären Septen als der Septumverdickung selbst. Die meisten Erkrankungen mit ähnlichem Muster im HRCT sind von der alveolären Proteinose durch die klinischen und assoziierten CT-Befunde differenzierbar.

Superinfektionen – häufig durch Nocardia asteroides – sind eine häufige Komplikation der alveolären Proteinose. Die CT kann die alveolären Infiltrate der Grunderkrankung nicht von denen der Superinfektion differenzieren.

Lipidpneumonie

Eine lipoide (Öl-)Pneumonie entsteht durch Aspiration von öligen Substanzen (z.B. Nahrung, Abführmittel, Nasentropfen) meist bei älteren Patienten mit neuromuskulären Erkrankungen oder Schluckstörungen. Klinische Symptome entstehen erst bei Inhalation großer Mengen öligen Materials. Die Alveolen sind mit lipidhaltigem statt proteinhaltigem Material gefüllt, was diese Entität von der alveolären Proteinose unterscheidet.

CT-Morphologie

Die lipoide Pneumonie zeigt meist ein homogenes segmentales Infiltrat des betroffenen Areals mit geringer Dichte (-35 bis -75 HE), bevorzugt in den Mittel- und Unterfeldern. Es finden sich alveoläre Trübungen, die denen einer alveolären Proteinose ähneln. Auch zeigen sich Milchglastrübungen mit darüber gelegenem retikulärem Muster durch die verdickten Interlobärsepten (Abb. 9.**58**). Fibrose und Entzündung begleiten das intraalveoläre fettige Material (HE geringer als Thoraxwandmuskulatur, aber höher als subkutanes Fett). Mitunter zeigen sich Einschmelzungen oder Nekrosen. In seltenen Fällen finden sich fettäquivalente Strukturen in den betroffenen Bronchien.

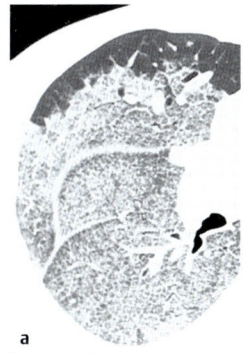 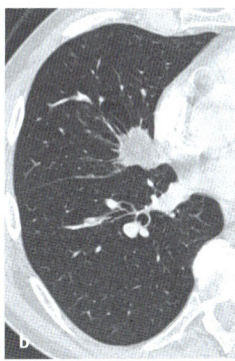 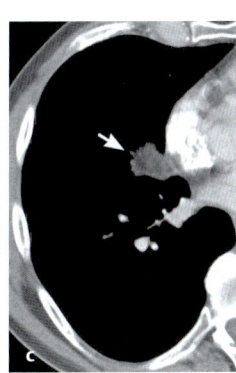

Abb. 9.58 **Lipidpneumonie.**
a   Diffuse Veränderungen mit dichter Milchglastrübung und akzentuierten interlobulären Septen.
b, c Fokale tumorähnliche Veränderungen (**b**), fettäquivalent im Weichteilfenster (**c**), nach Aspiration öliger Nasentropfen.

Eosinophile Pneumonie

Die eosinophile Pneumonie ist typischerweise mit einer Bluteosinophilie assoziiert und spricht prompt auf eine Steroidtherapie an (Rückbildung innerhalb von Tagen mit kompletter Remission innerhalb weniger Monate). Die akute Form (Löffler) wird von einer chronischen Form (Erkrankungsdauer länger als 1 Monat) differenziert. Ca. 50% der Patienten weisen eine genetische Prädisposition auf, 40% eine Asthmaanamnese. Die Erkrankung ist idiopathisch oder sekundär im Sinne einer Immunantwort auf Pharmaka, Parasiten oder andere Noxen.

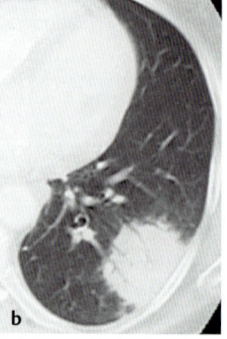

Abb. 9.59 **Eosinophile Pneumonie**
mit subpleuralen Infiltraten variabler Densität.

CT-Morphologie

Dominante Erscheinungsform der akuten Eosinophilie (Löffler-Syndrom) sind diffuse, regional kaum akzentuierte Milchglastrübungen (100%) und Infiltrate (92%) (Abb. 9.**59**). Diese können flüchtig sein oder „wandern". Unscharf begrenzte Knoten (in 54%), Septumverdickungen (in 70%) und Verdickungen der zentralen bronchovaskulären Bündel (in 60%) sind andere häufige Befunde. Bronchiektasien und vergrößerte Lymphknoten finden sich selten, zwei Drittel der Patienten zeigen einen Pleuraerguss.

Dominantes Erscheinungsbild der chronischen Form sind Milchglastrübungen (88%) und Infiltrate (100%) mit subpleuraler Akzentuierung in den Ober- und Mittelfeldern. Knoten (38%), Septumverdickungen (18%), Verdickungen der bronchovaskulären Bündel (38%) und Pleuraergüsse (10%) sind seltener als bei der akuten Form.

Medikamentös induzierte Lungenerkrankungen

Die medikamentös ausgelöste pulmonale Schädigung wird in zunehmendem Maße als Ursache einer akuten oder chronischen Lungenerkrankung bei speziellen Patientengruppen diagnostiziert (z. B. Patienten unter Chemotherapie oder unter kardialen Antiarrhythmika). Die betroffenen Patienten zeigen klinisch eine progressive Dyspnoe, trockenen Husten und gelegentlich Fieber.

Die radiologischen Befunde umfassen ein breites Spektrum, das den jeweils zugrunde liegenden histopathologischen Prozess reflektiert. Nach Absetzen der Therapie können die pulmonalen Veränderungen rückläufig sein (z. B. OP, eosinophile Pneumonie). Einige Patienten bedürfen einer Steroidtherapie.

CT-Morphologie

Pulmonale Reaktionen auf Pharmaka äußern sich in Form diffuser Alveolardestruktionen (DAD), einer unspezifischen interstitiellen Pneumonie (NISP), einer obliterativen Bronchiolitis, Bronchiolitis obliterans mit organisierender Pneumonie (OP), Eosinophilie, Hämorrhagien, Ödem, Hypertension und venöser Thrombose (Tab. 9.**40**).

Die DAD wird in eine akute exsudative Phase (erste Woche nach dem Ereignis) und eine späte reparative und proliferative Phase unterteilt (zweite Woche), die durch verschiedene Ausprägungen einer interstitiellen Fibrose, Beeinträchtigung der Lungenarchitektur und Honigwabenmuster gekennzeichnet sind.

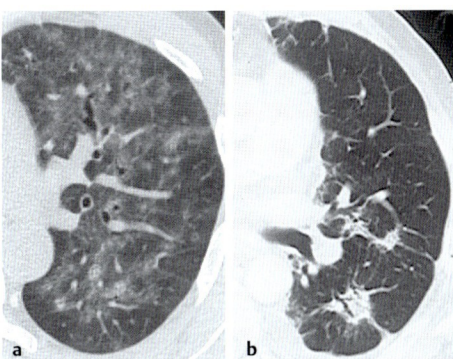

Abb. 9.60 Medikamentös induzierte Lungenerkrankung.
a Unspezifische interstitielle Pneumonitis (NSIP) nach
Glivec-Therapie.
b Bronchiolitis mit organisierender Pneumonie (OP)
nach Amiodaron-Therapie.

Die NSIP zeigt in der Frühphase basal akzentuierte
diffuse oder gestreute Areale von Milchglastrübungen, denen fibröse Veränderungen folgen (Traktionsbronchiektasen, Wabenmuster) (Abb. 9.**60**).

Patienten mit einer OP zeigen noduläre oder fleckige Infiltrate, diffuse „Tree-in-Bud-Phänomene"
(knospender Baum) und Bronchiektasen.

Die eosinophile Pneumonie repräsentiert sich
mit peripheren subsegmentalen Infiltraten (umge-
kehrtes Lungenödemmuster), pulmonale Hämorrhagien bilden bilaterale fleckige Milchglastrübungen oder Dystelektasen.

Tab. 9.40 ⋯⋗ *Medikamentös induzierte Lungenerkrankungen*

DAD
▪ früh: diffuse oder gestreute Milchglastrübung   ▪ spät: Fibrose   ▪ häufig: Bleomycin*, Busulphan, Carmustin*, Cyclophosphamid, Melphalan, Mitomycin, Goldsalze

Unspezifische interstitielle Pneumonie (NSIP)
▪ gestreute oder diffuse Milchglastrübungen, später: Fibrose   ▪ häufig: Amiodaron*, Chlorambucil, Goldsalze, Methotrexat, Nitrofurantoin (chronisch)   ▪ selten: Carmustin* (Bicnu), Cyclophosphamid, Bleomycin

Bronchiolitis obliterans mit organisierender Pneumonie
▪ fleckige Verdichtungen, „Tree-in-Bud", Bronchiektasen   ▪ häufig: Amiodaron, Chlorambucil, Nitrofurantoin, Penicillamin, Sulfasalazin   ▪ selten: Amiodaron*, Bleomycin*, Cyclophosphamid, Goldsalze, Methotrexat

Eosinophile Pneumonie
▪ reversibles Ödem   ▪ häufig: Entzündungshemmer, Nitrofurantoin (akut), Paraaminosalicylsäure, Penicillamin, Sulfasalazin

Hämorrhagie
▪ fleckige Verdichtungen mit alveolären Knoten, Konsolidierung   ▪ häufig: Amphotericin B, Antikoagulanzien, Cyclophosphamid, Cytarabin, Penicillamin

* Korrelation zwischen Lungenerkrankung und Dosiskumula-
tion

Parenchymerkrankungen mit verminderter Dichte

Die regionale oder diffuse Dichteminderung des
Lungenparenchyms hat vielfältige Ursachen, von
denen eine Reihe durch ihre typische Morphologie
im HRCT differenzierbar ist (Tab. 9.**41** u. 9.**42**,
Abb. 9.**61**).

Tab. 9.41 ⋯⋗ *Differenzialdiagnose verminderter
Parenchymdichte*

Emphysem
▪ chronisch obstruktive Lungenerkrankung (COLD), Raucheremphysem   ▪ α_1-Antitrypsin-Mangel   ▪ Ventilmechanismus (Fremdkörper, Tumor, Stenose)   ▪ Narbe oder Atelektase – Überblähung   ▪ postinfektiöses Emphysem in der Kindheit (Swyer-James-Syndrom)

Air-Trapping
▪ Bronchiolitis obliterans (Ursachen vgl. Tab. 9.**8**)   ▪ fokal: Ventilmechanismus

Mosaikperfusion
▪ chronische Lungenembolie

Tab. 9.42 ⋯❭ *Verminderter Parenchymdichte*

1 Emphysem

a zentrilobulär, **b** panlobulär, **c** paraseptal
Air-Trapping
- hypertransparente Areale mit Air-Trapping, dazwischen normales Gewebe
- definierte Grenzen
- im Exspirationsscan geringe oder fehlende Dichtezunahme in den hypodensen Arealen (Air-Trapping) mit normaler Dichtezunahme in der Restlunge

2 Mosaikperfusion

- hypertransparente Areale mit verdünnten Gefäßen, dazwischen leicht verdichtete Areale mit verdickten Gefäßen
- unscharfe Grenzen
- im Exspirationsscan uniforme Dichtezunahme aller Areale

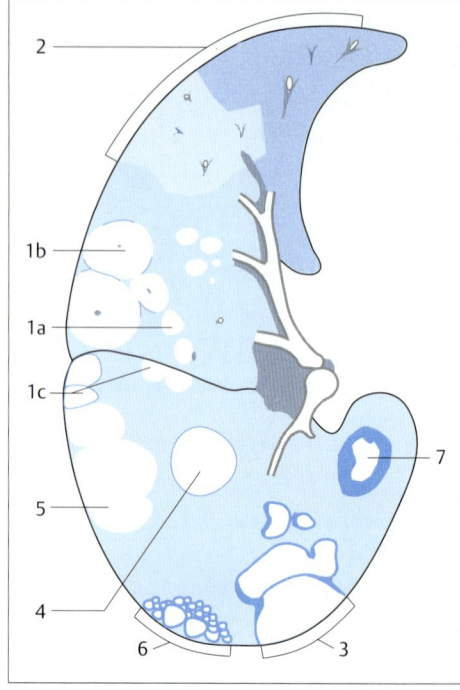

Abb. 9.61 **Vermehrte Parenchymdichte und zystische Veränderungen.**
Verschiedene Erscheinungsformen vermehrter Parenchymdichte und zystischer Parenchymveränderungen (vgl. Tab. 9.**41**–9.**43**).

Emphysem

Das Emphysem ist eine irreversible Erweiterung der peripheren Atemwege distal der terminalen Bronchiolen mit Destruktion der Alveolarwände. Je nach Anordnung und Verteilung der emhysematösen Bezirke unterscheidet man 3 Typen: zentrilobuläres, panlobuläres und paraseptales Emphysem (Abb. 9.**62**).

Die klinischen Einschränkungen in der Lungenfunktion korrelieren mit dem Ausmaß der Parenchymveränderungen.

Der Pathomechanismus einer Erweiterung der peripheren Atemwege kann auf ihrer Hypoplasie, Atrophie, Überblähung oder Destruktion basieren. Eine Hypoplasie der peripheren Atemwege liegt nach bronchopulmonalen Erkrankungen im Säuglings- und Kindesalter vor. Die Alveolaratrophie entspricht dem sekundären Verlust von Alveolen einer primär normal entwickelten Lunge (z. B. beim Altersemphysem). Die Überblähung entsteht durch Ventilmechanismus, Atelektase oder Narbenzug. Ein

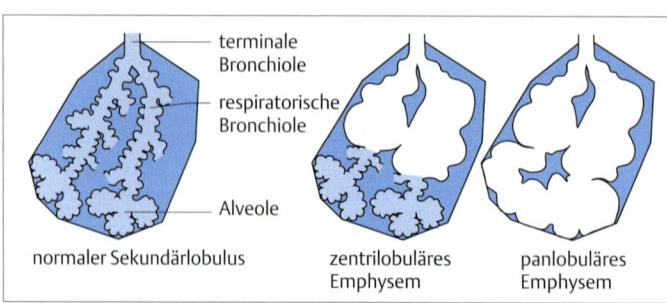

terminale Bronchiole
respiratorische Bronchiole
Alveole
normaler Sekundärlobulus
zentrilobuläres Emphysem
panlobuläres Emphysem

Abb. 9.62 **Schematische Darstellung des zentrilobulären und panlobulären Emphysems.**

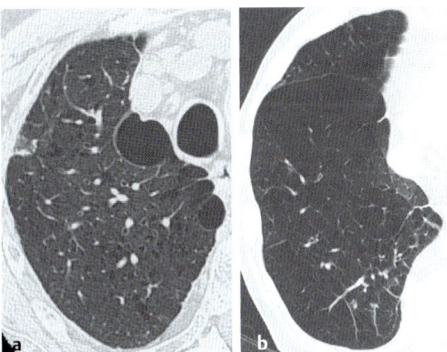

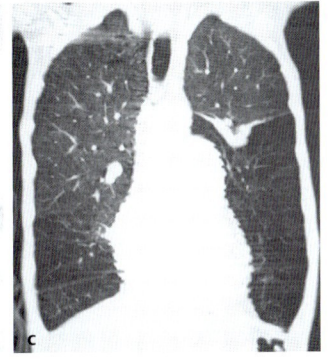

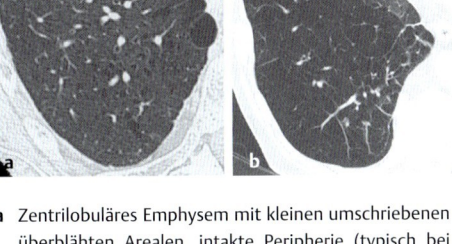

Abb. 9.63
Formen des Emphysems.

a Zentrilobuläres Emphysem mit kleinen umschriebenen überblähten Arealen, intakte Peripherie (typisch bei Rauchern). Begleitendes paraseptales Emphysem mit subpleuralen Bullae.

b Panlobuläres Emphysem mit Destruktion aller intralobulärer Alveolen und verminderter Gefäßzeichnung (α_1-Antitrypsin-Mangel).

c Schwere emphysematische Parenchymdestruktion mit Verlust von Lungengewebe (4×1/6).

Emphysem durch Destruktion der Alveolarwände bildet sich im Endstadium entzündlich-fibröser Erkrankungen (Sarkoidose, Histiozytose u. a.) aus oder beim angeborenen α_1-Antitrypsin-Mangel.

CT-Morphologie

Die Diagnose eines Emphysems in der CT basiert auf dem Nachweis definierter, nicht verkapselter Areale verminderter Dichte bzw. erhöhter Transparenz. Begleitend zeigt sich eine Rarifizierung und Verschmälerung der Gefäße.

Beim *zentrilobulären* (zentroazinären) Emphysem sind die Bronchioli respiratorii betroffen, die Läppchenperipherie bleibt intakt. Es finden sich kleine, umschriebene Überblähungszonen, die isoliert zwischen normalem Parenchym liegen (Abb. 9.**63 a**). Die Veränderungen sind im Oberlappen ausgeprägter als in den basalen Lungenabschnitten und finden sich in erster Linie bei Rauchern. Eine Gefäßrarifizierung ist erst im fortgeschrittenen Stadium anzutreffen.

Beim *panlobulären* (panazinären) Emphysem sind zusätzlich auch die Ductus alveolares und die Alveolen betroffen. Die emphysematösen Bezirke konfluieren, normales Parenchym ist spärlich und die Gefäßrarifizierung ausgeprägter (Abb. 9.**63 b**). Das Verteilungsmuster ist umgekehrt: Die Lungenbasis ist stärker betroffen als die Lungenspitze. Eine Sonderform des panlobulären Emphysems, gleichfalls mit basaler Akzentuierung, entsteht bei α_1-Antitrypsin-Mangel. Bei fortgeschrittenen Emphysemformen ist die Differenzierung zwischen einem panlobulären und einem zentrilobulären Emphysem nicht mehr möglich.

Eine *Bulla* ist definiert als emphysematöser Raum mit einem Durchmesser von > 1 cm. Sie entsteht durch Aufweitung oder Konfluenz mehrerer Sekundärlobuli infolge fortschreitender septaler Destruktion. Eine Bulla weist im Gegensatz zur Lungenzyste keine epitheliale Wand auf.

Das *paraseptale* oder subpleurale Emphysem orientiert sich an pleuralen Strukturen und am bronchovaskulären Bündel (Abb. 9.**63 a**). Klinisch ist es ohne Symptomatik und ohne Einschränkung der Lungenfunktion. Bevorzugte Lokalisationen sind die Zwerchfellrippenwinkel, Lungenspitzen sowie die bronchovaskulären Verzweigungen.

Computertomographisch ist eine Graduierung des Emphysems anhand eines Scoring-Systems möglich, das den Flächenanteil des Emphysems in Relation zur totalen Fläche des transversalen Schnittbildes bestimmt (derzeit empfohlener Schwellenwert bei der MDCT: < –960 HE). Die HRCT ist zur Erfassung und Klassifizierung beginnender, klinisch okkulter emphysematöser Veränderungen (bei normaler Lungenfunktion) geeignet.

Kongenitales lobäres Emphysem

Das lobäre Emphysem stellt die Folge einer angeborenen oder postentzündlichen Stenose eines Lappenbronchus dar. Betroffen sind mit absteigender Häufigkeit der linke Oberlappenbronchus (50%), der Mittellappenbronchus (25%) und der rechte Oberlappenbronchus (20%).

CT-Morphologie

Man findet ein überblähtes, vermehrt transparentes Areal mit Gefäßrarefizierung und konsekutiver Mediastinalverlagerung.

Swyer-James-Syndrom

Das Swyer-James-Syndrom (McLeod-Syndrom) ist keine kongenitale Störung. Es leitet sich aus einer Affektion der noch unreifen Lunge (hypoplastische Lunge) infolge einer persistierenden Bronchiolitis obliterans bei rezidivierenden viralen Infekten im Kindesalter (in den ersten 8 Lebensjahren) ab.

CT-Morphologie

Typischer Befund ist eine vermehrt transparente Lunge mit ausgeprägter Gefäßrarefizierung (= Bild der einseitig hellen Lunge). Infolge eines bronchialen Ventilmechanismus und kollateraler Luftdiffusion kommt es zu einem einseitigen, sehr ausgeprägten Air-Trapping. Wichtig ist der (computertomographische) Ausschluss einer ursächlich akuten zentralen Atemwegsobstruktion.

Pulmonale Erkrankungen mit zystischen Veränderungen

Zu den Lungenerkrankungen mit vorwiegend zystischen Veränderungen gehören die Langerhans-Zell-Histiozytose (Histiocytosis X; eosinophiles Granulom) und die Lymphangioleiomyomatose. Sie sind von zystischen Veränderungen bronchialer Ätiologie und von Parenchymerkrankungen zu differenzieren, die zu solitären oder multiplen, nicht diffusen zystischen Veränderungen führen (Tab. 9.43 u. 9.44, vgl. Abb. 9.61).

Tab. 9.43 ···⟩ *Zystische Lungenstrukturen (vgl. Abb. 9.61)*

3 Lungenzysten
▪ <1 cm ▪ <3 mm dick mit glatter (epithelialer) Wand ▪ umgeben von normalem Lungengewebe
4 Pneumatozele
▪ posttraumatisch oder postinfektiös ▪ zarte Wand
5 Emphysembulla
▪ > 1 cm, bis 20 cm ▪ dünne Wand (<1 mm), keine Wand ▪ immer im Rahmen eines Emphysems
6 Honigwabenmuster
▪ multiple Zysten (mm bis cm) mit dicken Wänden ▪ Endstadium der irreversiblen Parenchymdestruktion
7 Einschmelzungen
▪ Kavität innerhalb einer Verdichtung ▪ Dicke Wand (mm bis cm)

Tab. 9.44 ···⟩ *Differenzialdiagnose dünnwandiger Zysten der Lunge*

Lungenzyste
▪ Lymohangioleiomyomatose ▪ Histiocytosis X ▪ Honigwabenmuster (vgl. Tab. 9.**17**)
Pneumatozele
▪ postinfektiös nach Pneumocystis oder Staphylokokkenpneumonie ▪ posttraumatisch (Lazeration) ▪ nach erfolgreicher Metastasentherapie (selten)

Langerhans-Zell-Histiozytose

Die Langerhans-Zell-Histiozytose (Synonyme: eosinophiles Granulom, Langerhans-Zell-Granulomatose der Lunge, Histiocytosis X, LCH) umfasst ca. 4% aller diffusen Lungenerkrankungen. Im Kindesalter kann sie im Rahmen einer Systemerkrankung auftreten (Morbus Abt-Letterer-Siwe), im Erwachsenenalter tritt sie gehäuft im 3. Lebensjahrzehnt auf.

Im Frühstadium ist die Erkrankung durch eine bronchiolozentrische granulomatöse Reaktion mit Infiltration der Bronchiolarwand und der angrenzenden Gefäße durch Langerhans-Histiozyten und Eosinophile gekennzeichnet. Die Obliteration der Bronchiolen führt zu einer Fibrose der Alveolarwand und zur Ausbildung von Zysten, fakultativ mit erhöhter Fibrosierung und Parenchymverziehungen. Die Befunde der HRCT spiegeln diesen schrittweise stattfindenden histologischen Progress konkordant wider.

Die Ätiologie der Histiozytose ist unklar, allerdings findet sich ein enger Zusammenhang mit dem Rauchen (>90% der Histiozytosepatienten sind aktive Raucher). Meistens ist eine histologische Verifizierung der Diagnose erforderlich. Bei 30% der Patienten findet man auch Granulome in Knochen und/oder Leber.

CT-Morphologie

Die CT zeigt noduläre und zystische Veränderungen. Die nodulären Verdichtungen sind 1–5 mm (selten mehrere cm) groß, meist scharf begrenzt und zentrilobulär angeordnet (Abb. 9.**64a**). Große Knoten (>10 mm) kommen vor, sind aber selten. In Abhängigkeit von der Aktivität des Prozesses finden sich wenige oder zahlreiche Knötchen. Die Herde sind mitunter unregelmäßig begrenzt, insbesondere wenn sie in zystische oder retikuläre Veränderungen eingebettet sind. Sie imponieren solide oder zeigen kleine hypodense Zentren: diese „Kavitationen" sind wahrscheinlich dilatierte Bronchien, die mit granulomatös verdicktem Interstitium umkleidet sind. Die Umwandlung kavitierter Knoten in Zysten ist typisch.

Die Zysten sind gewöhnlich kleiner als 10 mm, die Zystenwände variieren zwischen Submillimetern und mehreren Millimetern Dicke. Die Form kann rund oder bizarr sein, durch Verschmelzung können Zysten von über 20 mm Größe entstehen (Abb. 9.**64b, c**). Subpleurale Zysten prädisponieren zu rezidivierenden Episoden eines Pneumothorax. Zysten und Knoten kommen in den Oberlappen vermehrt vor (57%), Lungenbasis und die basalen Randsinus sind relativ frei. Die Patienten sind aufgrund von Zystenrupturen anfällig für die Ausbildung eines Pneumothorax.

Selten sieht man fleckige oder diffuse Milchglastrübungen, eine eher ungewöhnliche Erscheinungsform. Das Lungenvolumen ist in der Regel erhöht.

Mit zunehmender Progredienz treten die nodulären Veränderungen in den Hintergrund, die gesamte

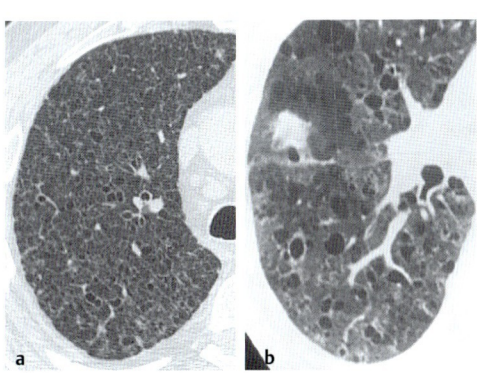 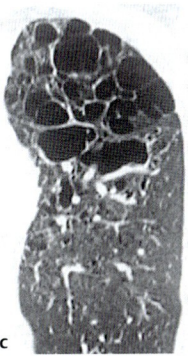 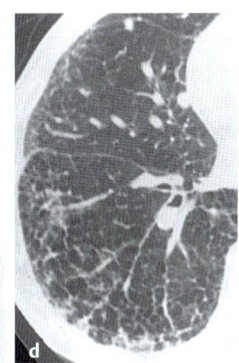

Abb. 9.64 **Morphologie der Langerhans-Zell-Histiozytose.**

a Diffuse zentrilobuläre Knötchen und mikrozystische Aufhellungen.
b Multiple, vorwiegend kleine Zysten, teils konfluierend, mit begleitenden subpleuralen Fleckschatten. Das dazwischen gelegene Parenchym ist milchglasartig getrübt.

c Die coronale MPR (4×1/6) demonstriert die Oberlappenbetonung großer bizarr konturierter konfluierender Zysten.
d Fortgeschrittene Parenchymdestruktion durch Fibrose.

Lunge besteht dann zunehmend aus dünnwandigen Zysten, intaktes Lungenparenchym findet sich am Ende nur noch in den basalen Abschnitten (destruierende Lungenerkrankung). Unter Therapie können sich die Noduli und die Dicke der Zystenwände zurückbilden.

Viele Patienten zeigen eine Neigung zur Fibrose oder Septumverdickung. Nur wenige zeigen Zeichen unregelmäßiger Gewebsgrenzen oder feine retikuläre Netze als Ausdruck der interstitiellen Fibrose, die sich von der idiopathischen Lungenfibrose durch Aussparung der Subpleuralräume unterscheidet (Abb. 9.**64 d**).

Differenzialdiagnostisch sind die Lymphangiomyomatose (LAM), zystische Bronchiektasien, die idiopathische Lungenfibrose (IPF) und die lymphozytäre interstitielle Pneumonie (LIP) abzugrenzen.
- Die Zysten bei der LAM sind nicht mit nodulären Herden kombiniert und zeigen kein vermehrtes Auftreten in den Oberfeldern. Darüber hinaus sind die Zysten einer Histiozytose weniger gleichförmig als die einer LAM. Die rundlichen zystischen Lufträume können zystische Bronchiektasen simulieren, sofern sie nahe bei Gefäßen liegen („Siegelring-Phänomen"), die Betrachtung der darüber und darunter gelegenen Schichten erlaubt die Differenzierung von tubulären und sphärischen Läsionen. Die LAM tritt ausschließlich bei jungen Frauen auf, die LCH ist raucherassoziiert.
- im Gegensatz zur IPF liegen die Zysten bei der Histiozytose nicht bevorzugt subpleural. Bei der Histiozytose sind sie mehr isoliert und weniger konfluierend.

Wichtig ist auch, dass das Lungenvolumen im Gegensatz zur IPF normal oder leicht erhöht ist.
- Sowohl Histiozytose als auch LIP zeigen zentrilobuläre Knoten und Zysten. Die Differenzierung erfolgt anhand der fehlenden interlobulären Septen und Lymphadenopathie, die sich bei 82% bzw. 70% der LIP-Patienten finden.

Die Kombination pulmonaler Knötchen und Zysten ist pathognomonisch für die pulmonale Histiozytosis X. Studien zeigten, dass 60% der Thoraxübersichtsaufnahmen und 90% der HRCT primär zur richtigen Diagnose führten. Obwohl die HRCT-Befunde sehr typisch sind, gibt es keine Laborparameter, die die Diagnose erhärten. Die Langerhans-Zellen können durch die BAL nachgewiesen werden, finden sich allerdings auch bei Lungenfibrosen anderer Ätiologie. Eine definitive Diagnose lässt sich erst histologisch stellen. Da die fokale Natur dieser Erkrankung zu schlechten Ergebnissen der transbronchialen Biopsie führt, wird in der Regel eine videoassistierte thorakoskopische Biopsie empfohlen.

Das Ausmaß der Lungenveränderungen im CT korreliert gut mit der Diffusionskapazität der Lunge. Serien von HRCT-Untersuchungen haben gezeigt, dass nach Regression der Knötchen multiple dünnwandige Zysten entstehen (Ventilmechanismus des in der Bronchiole zentrierten Granuloms). Diese Zysten ließen sich nur mittels HRCT darstellen und waren im Röntgenübersichtsbild nicht darstellbar.

Pulmonale Lamphangioleiomyomatose (LAM) und tuberöse Sklerose

Die Lymphangiomyomatose (LAM) und die Lungenbeteiligung bei der tuberösen Sklerose (Morbus Bourneville-Pringle, 1%) stellen sich radiologisch und pathologisch identisch dar. Die pulmonale LAM ist eine seltene Erkrankung mit proliferierten atypischen Spindelzellen im Lungenparenchym und in der Wand der Lymphgefäße. Die Ruptur pulmonaler Venolen führt zu episodischen Hämoptysen und Einblutungen in die Lunge; eine Obstruktion der pulmonalen Lymphgefäße durch glatte Muskulatur bedingt chylöse Pleuraergüsse.

In den meisten Fällen sind Frauen im gebärfähigen Alter betroffen. Insofern wird eine hormonelle Ursache (Östrogen) postuliert.

CT-Morphologie

Die CT-Veränderungen sind pathognomonisch: Es zeigen sich vor allem kleine dünnwandige Zysten variabler Größe (2 mm bis 5 cm), die gleichförmig über die gesamte Lunge verteilt sind (Abb. 9.**65**). Größere Zysten sind selten, eine Größenzunahme findet sich bei Progression der Erkrankung. Primär sind die Herde rundlich, wenige konfluieren, bei den meisten Patienten ist das dazwischen gelegene Parenchym normal. Es wird allerdings auch über Fälle berichtet, bei denen sich fleckige Milchglastrübungen oder interstitielle Verdichtungen im umliegenden Lungenparenchym fanden, selten zeigte sich eine Parenchymdistorsion.

Die Zysten sind diffus verteilt, Ober- und Unterlappen sind in gleicher Weise betroffen ohne Aussparung bestimmter Areale. Die Dicke der Zystenwände reicht von Submillimetern bis zu 4 mm. Sehr selten zeigen sich kleine Rundherde.

In 60% der Fälle findet sich ein Chylothorax, ein Spontanpneumothorax entwickelt sich bei 40%. Häufig ist eine mediastinale Lymphadenopathie gegeben (50%). Unbehandelt schreitet die zystische Transformation des Lungenparenchyms über Jahre fort, wobei sich nur sehr geringe fibröse Begleitkomponenten finden. Ein normales Lungen-CT schließt eine LAM nicht aus.

Die Differenzialdiagnose diffuser Lungenerkrankungen mit primär zystischen Veränderungen umfasst die Histiocytosis X, das zentrilobuläre Emphysem, das Endstadium der interstitiellen Fibrose und die lymphozytäre interstitielle Pneumonie (LIP) (Abb. 9.**65b**).

- Die LAM ist zuverlässig durch ihre diffuse Lungenbeteiligung (bei der LAM sind Lungenbasis und Randsinus nicht ausgespart), das Fehlen von Knötchen und die Regelmäßigkeit der Zysten von der *Histiocytosis X* differenzierbar. Darüber hinaus findet sich bei der LAM kein Zusammenhang mit dem Rauchen (90% der Histiozytosepatienten sind Raucher).
- *Emphysematische Zysten* haben keine wahrnehmbaren Wände. Bei der LAM liegen die Gefäße am Rand der Zyste und nicht in deren Zentrum, wie es beim Emphysem der Fall ist. Speziell in frühen Stadien der LAM kann die Differenzialdiagnose allerdings schwierig sein, desgleichen in Spätstadien des paraseptalen Emphysems.
- Die Abgrenzung von der *IPF* erfolgt durch das völlige Fehlen fibröser Veränderungen oder von Parenchymdestruktionen. Allerdings werden pathomorphologisch zunehmend mehr interstitielle Veränderungen auch bei der LAM gefunden, als früher angegeben wurde. Diese interstitiellen Veränderungen erklären sich wahrscheinlich aus Begleiterkrankungen wie chronisch rezidivierenden Infektionen.
- Die *lymphozytäre interstitielle Pneumonie (LIP)* bei Patienten mit HIV, Sjögren- oder Castleman-Syndrom zeigt auch zystische Räume mit sichtbaren Wänden. Diese Zysten sind allerdings weniger gleichförmig und liegen vorzugsweise subpleural. Eine Streuung über die gesamte Lunge ist in seltenen Fällen möglich. Andere Befunde der LIP sind die unscharf begrenzten zentrilobulären Knötchen (3–30 mm, die meisten klein) und diffuse Milchglastrübungen des Lungenparenchyms. Sie bilden letztlich den Schlüssel zur Differenzialdiagnose: Die LAM lässt sich in erster Linie durch das Fehlen zentrilobulärer Knoten einordnen.

Zur Bestimmung der Ausdehnung und des Verteilungsmusters der Zysten ist die HRCT Methode der Wahl. Allerdings ist zu berücksichtigen, dass normale CT-Befunde Parenchymveränderungen einer LAM nicht ausschließen können.

Das Erscheinungsbild der LAM im CT ist im klinischen Kontext diagnostisch wegweisend. Die Darstellung vieler dünnwandiger, rundlicher oder landkartenartig über die gesamte Lunge verteilter Zysten bei jungen Frauen ist pathognomonisch. Die definitive Diagnose bedarf allerdings der Lungenbiopsie.

Die CT korreliert mit den klinischen und Funktionsparametern besser als die konventionelle Röntgenübersicht. Das Ausmaß der zystischen Veränderungen stimmt sowohl mit der Beeinträchtigung des Gasaustausches als auch mit der Schwere der Atemwegsobstruktion überein.

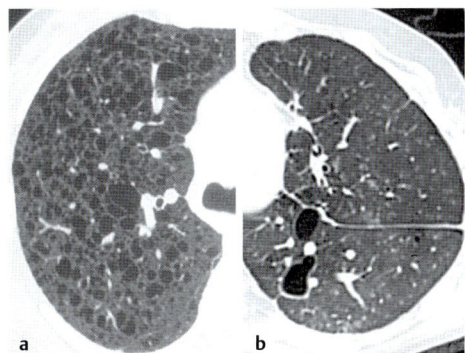

Abb. 9.65 **Zystische Parenchymveränderungen.**
a Lymphangioleiomyomatose (LAM) mit kompletter struktureller Transformation des Lungenparenchyms in Form relativ einheitlicher diffus verteilter Zysten.
b Lymphoide interstitielle Pneumonie (LIP) mit Milchglastrübungen und zystischen Hohlräumen.

Erworbene Erkrankungen der Lungengefäße

Chronische thrombembolische pulmonale Hypertonie (CTEPH)

Die Lungenembolie ist ein häufiger Befund bei hospitalisierten Patienten, allerdings verlaufen mehr als 80 % der Embolien subklinisch. Sofern keine adäquate Rekanalisation erfolgt, kommt es im chronischen Stadium zur pulmonalarteriellen Hypertonie.

Die CT zeigt die Thromben in den zentralen Lungengefäßen und hilft somit bei der Auswahl von Patienten zur Thrombendarteriektomie (vgl. Kapitel 23). Für derartige Untersuchungen sollte die Technik der CTA genutzt werden, Zeichen der Mosaikperfusion finden sich allerdings auch im nativen CT und HRCT.

CT-Morphologie

Bei chronisch rezidivierenden Lungenembolien findet man in 70 % ein Nebeneinander von scharf begrenzten Regionen erhöhter und verminderter Parenchymdichte, das durch die regional unterschiedliche Perfusion bedingt ist („Mosaikmuster" oder „Mosaikperfusion") (Abb. 9.**66**). In den Regionen erhöhter Dichte erscheinen die Gefäße kräftiger kalibriert, während sie in den Regionen erniedrigter Dichte rarefiziert sind. Dadurch ist das Mosaikmuster von der Milchglastrübung differenzierbar. Im Exspirationsscan entsteht ein Mosaikmuster durch Air-Trapping.

Begleitende Lungeninfarkte finden sich besonders in den basalen Lungenabschnitten. Neben den Zeichen der pulmonalen Hypertonie (Durchmesser des Pulmonalishauptstammes > 29 mm, Kalibersprung beim Übergang zu kleineren Gefäßen) zeigen sich Wandunregelmäßigkeiten, hypodense Auflagerungen oder eine fehlende Kontrastierung kleiner Gefäße.

Abb. 9.66 **Chronische Lungenembolie.**

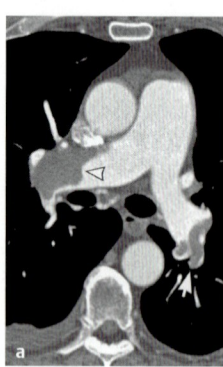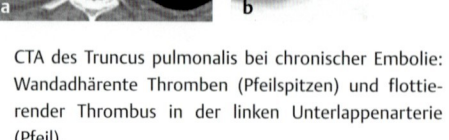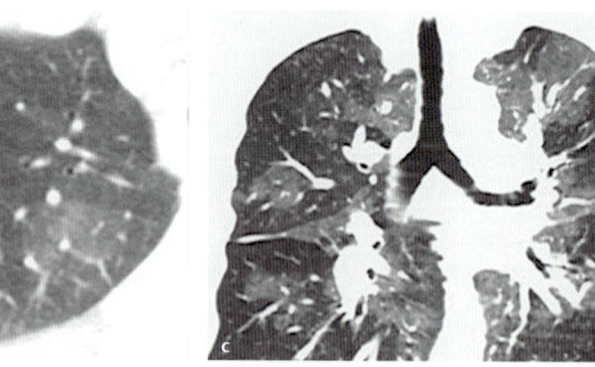

a CTA des Truncus pulmonalis bei chronischer Embolie: Wandadhärente Thromben (Pfeilspitzen) und flottierender Thrombus in der linken Unterlappenarterie (Pfeil).

b Mosaikmuster der chronischen Lungenembolie mit Regionen verminderter Dichte (verengte Gefäße) und kompensatorischer Hyperperfusion (dilatierte Gefäße).

c Die coronale MPR (4×1/6) demonstriert die Mosaikperfusion und periphere Gefäßreduktion.

Pulmonale veno-occlusive Disease

Die pulmonale veno-occlusive Disease (PVOD) ist eine seltene Erkrankung, die sich durch die Kombination der pulmonalarteriellen mit der postkapillaren Hypertonie charakterisiert, Hauptsymptom ist das Lungenödem. Beweisend sind rezidivierende Thrombosen der Lungenvenen.

Die Ätiologie ist unklar, es werden Zusammenhänge mit Virusinfektionen, nach Knochenmarktransplantation, mit einigen Pharmaka, der Kontrazeption und nach Radiotherapie des Thorax beschrieben.

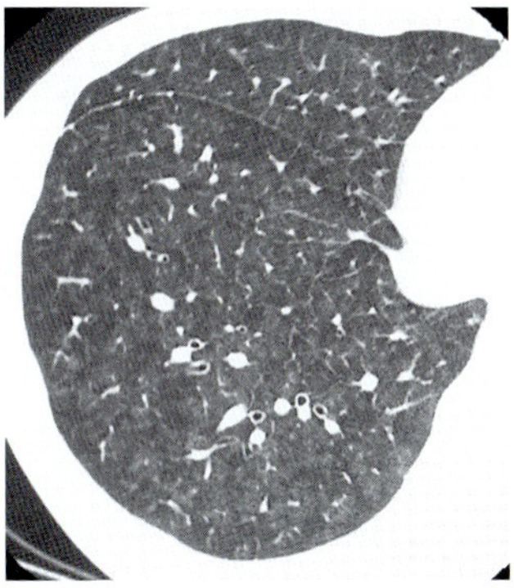

CT-Morphologie

Leitbefund ist die Kombination dilatierter Lungenarterien mit erweiterten Herzventrikeln und Lungenödem. Im CT finden sich interlobuläre Verdickungen und Milchglastrübungen als Zeichen des interstitiellen Ödems (Abb. 9.**67**).

Abb. 9.67 **Pulmonalvenöse Thrombose**
mit zartem alveolärem Ödem und verdickten Bronchialwänden.

Hepatopulmonales Syndrom

Patienten mit Leberzirrhose entwickeln eine Hypoxämie ohne intrinsische Lungenveränderungen. Die Tatsache, dass diese Symptome nach Lebertransplantation verschwinden, unterstreicht die funktionelle Ätiologie.

CT-Morphologie

Aufgrund des erhöhten Gefäßwiderstandes finden sich Dilatationen speziell der kleinen pulmonalen Gefäße und Kapillaren. Mit Progress der Zirrhose treten zunehmend kleine arteriovenöse Shunts auf, die sich am deutlichsten im Subpleuralraum darstellen (Abb. 9.**68**).

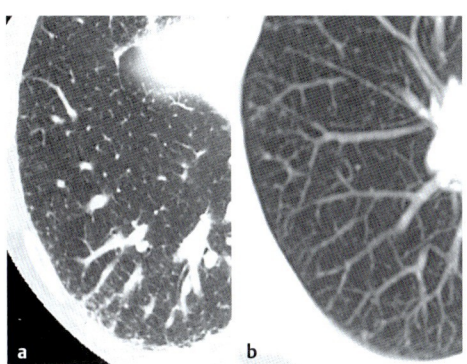

Abb. 9.68 **Hepatopulmonales Syndrom**
a Erhöhte subpleurale Vaskularisierung und kleine arteriovenöse Shunts.
b Die Veränderungen sind am besten in der Dünnschicht-MIP erkennbar.

Trauma und postoperative Veränderungen

Thoraxtrauma

Thoraxtraumen sind verantwortlich für mehr als 25 % aller unfallbedingten Todesfälle. Stumpfe Traumen (mit intakter Thoraxwand) sind häufiger als penetrierende Traumen und entstehen durch Dezelerationskräfte z. B. beim Verkehrsunfall. Meistens ist die Thoraxübersicht die erste diagnostische Maßnahme, die CT ist nachgeordnet und dient der Abklärung konventionell röntgenologisch unklarer Befunde.

Das Indikationsspektrum für eine CT-Untersuchung nach Thoraxtrauma ist relativ eingeschränkt (Tab. 9.**45**). Akute Indikation ist der Verdacht auf eine Verletzung mediastinaler Strukturen, insbesondere der großen Gefäße. Blutungen aus Arterien oder brachiozephalen Venen (Nativ-CT) und Aortenverletzungen (s. Kapitel 24) sind mit optimierter Spiral-CT-Technik in den meisten Fällen sicher zu diagnostizieren und ersetzen die präoperative Angiographie. Andere lebensbedrohliche Verletzungen sind die Trachearupturen, Spannungspneumothorax, Hämatothorax und Herzbeuteltamponade.

Weitere Indikationen zur CT-Untersuchung beim Thoraxtrauma sind die Differenzierung von Erguss, Blutung, Atelektase und Kontusion, die anatomische Zuordnung einer Verschattung (pleural versus pulmonal) und die Abschätzung des Ausmaßes einer unklaren pulmonalen Verschattung im Röntgenübersichtsbild. Eine Lungenkontusion führt zu Parenchymeinblutungen, deren Anwesenheit allein keine Indikation zur CT darstellt. Schwerere Traumen führen zum Parenchymriss und zur Lazeration.

Die radiologische Diagnose der Zwerchfellruptur ist problematisch und häufig verzögert. Eine Zwerchfellruptur findet sich eher links als rechts, in seltenen Fällen zeigt sich akute Herniation abdomineller Strukturen in den Thoraxraum.

CT-Morphologie

Eine *Lungenkontusion* stellt sich als fleckig konfluierende alveoläre Verdichtung dar, die in ein Konsolidierungsareal übergehen kann. Freie intraparen-

Tab. 9.45 ⋯⋗ *Empfohlenes diagnostisches Prozedere bei Thoraxtraumen*

Art/Lokalisation der Verletzung	Diagnostische Mittel der Wahl
Thoraxwand, Skelett	Röntgen-Thorax
Hämatothorax/ Pneumothorax	Röntgen-Thorax, Ultraschall
Lungenkontusion	Röntgen-Thorax, danach CT
Lungenriss	Röntgen-Thorax, danach CT
Mediastinalhämatom	CT-Angiographie
Aortenverletzung	CT-Angiographie
Herzverletzung	Echokardiographie
Bronchusruptur	Bronchographie
Zwerchfellruptur	kombiniertes Verfahren
Unklare Verdichtung	CT

chymale Luft spricht für eine Lazeration. Eine Pneumatozele zeigt sich als eine rundliche intraparenchymale Luftansammlung durch Luftaustritt und Lungenretraktion nach Lazeration (Abb. 9.**69**). Pneumatozelen sind in der Regel klein (< 5 cm), meist zwischen 2 und 5 cm und selten größer (bis zu 14 cm). Die Größe hängt von der Lokalisation ab und ist einige Stunden nach dem Trauma nachweisbar. Pneumatozelen haben keine geschlossene Wand und können mit Flüssigkeit (z. B. Blut) gefüllt sein. Pneumatozelen und Hämatome werden in der Regel von selbst resorbiert, Letztere können allerdings Monate persistieren, bilden dann eine tumorartige Struktur und sollten nicht mit einem malignen Tumor verwechselt werden.

Eine *Trachea- oder Bronchusruptur* tritt immer in Verbindung mit Verletzungen der oberen knöchernen Strukturen auf (z. B. erste 3 Rippen). Der Riss kann partiell oder komplett sein. Eine Bronchusruptur fand sich bei 80 % der Fälle innerhalb der ersten 2,5 cm distal der Carina. Der rechte Hauptbronchus ist eher betroffen als der linke. Leitbefunde einer Bronchusruptur sind der (meist große) Pneumothorax, ein persistierendes Pneumomediastinum, extrabronchiale Luftansammlungen am Ort der Ruptur, eine trotz Therapie persistierende periphere Atelektase oder eine nach kaudal oder lateral statt nach

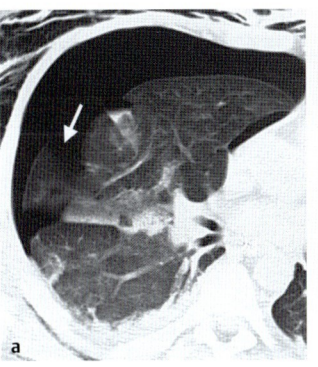 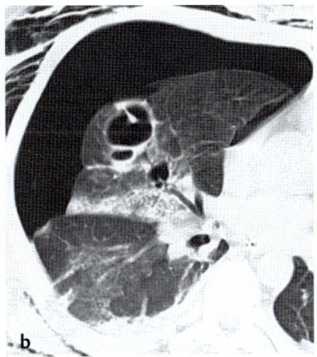 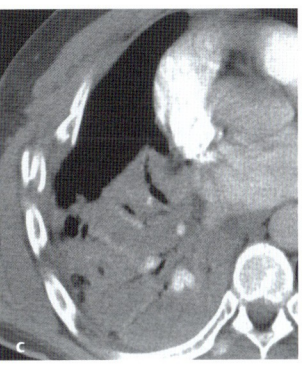

Abb. 9.69 **Thoraxtrauma.**

a Traumatische Lungenlazeration (fehlende Pleura, Pfeil) mit breitem Pneumothorax. Ausgedehntes Emphysem in der Thoraxwand, kein Mediastinalemphysem.

b Zystische Pneumatozele nach Lungenriss. Regionale Blutungen finden sich in Form von Infiltraten und Milchglastrübungen.

c Ausgeprägte Lungenkontusion mit Konsolidierung des Unterlappens. Das intraalveoläre Blut zeigt eine geringere Kontrastierung als die Atelektase, klar begrenzte Gefäße (CT-Angiogramm). Die peripheren Lufteinschlüsse weisen auf eine Lazeration hin.

zentral kollabierte Lunge („falling lung sign" bei kompletter Ruptur). Eine Lungentorsion ist extrem selten, tritt fast nur bei Kindern auf und ist ein chirurgischer Notfall.

Die *Torsion der gesamten Lunge* oder nur eines Lappens führt in der Regel zum Lungeninfarkt. Sie ist bei Fehlpositionierung der hilären Strukturen und des Bronchialbaumes manifest und zeigt pulmonale Verdichtungen infolge Atelektase und Infarkt.

Multiplanare Reformationen in coronaler oder sagittaler Ebene helfen bei der Diagnostik von *Zwerchfellrupturen*. Lufthaltige Darmstrukturen im Hemithorax, die Verlagerung des nasogastrischen Kanals, die Anhebung des Hemidiaphragma und Pleuraerguss sind zusätzliche wegweisende Befunde.

Adult Respiratory Distress Syndrome (ARDS)

Das Atemnotsyndrom des Erwachsenen ist eine generalisierte, heterogene Schädigung der Lunge, die durch eine Vielzahl von Mediatoren ausgelöst sein kann (Sepsis, Schock, Trauma, Aspiration, Pneumonie, Transfusion oder Mikroembolien). Häufig sind mehrere Faktoren verantwortlich. Die pathomorphologischen Veränderungen resultieren aus einem initialen kapillären Permeabilitätsdefekt mit interstitiellem und alveolärem Ödem, der sekundär zur Fibrose und vaskulären Obstruktion mit konsekutiver Ischämie und Nekrose führt. Radiologisch nachweisbare morphologische Veränderungen können gegenüber der klinischen Symptomatik um mehr als 12 h verzögert sein (Tab. 9.**46**). Radiologisch werden 3 Stadien unterschieden: exsudative, proliferative und fibröse Phase.

Tab. 9.46 ⋯⟶ *Stadien des ARDS*

Stadium 1 (frühes exsudatives Stadium)	Erste 24 Stunden
<ul><li>Vasodilatation</li><li>interstitielles und alveoläres Ödem (gefüllte Alveolen)</li><li>kapilläre Stase mit Thrombose, interstitielle Verdickungen</li></ul>	
Stadium 2 (intermediäres proliferatives Stadium)	**2–7 Tage**
<ul><li>alveoläre Verdichtungen durch Einblutung und Fibrineinlagerung</li><li>früh (2.–4. Tag) Konsolidierungen mit Luftbronchogramm</li><li>spät (4.–7. Tag) fleckige Konsolidierungen</li></ul>	
Stadium 3 (chronisch fibröses Stadium)	**> 7 Tage**
<ul><li>grob retikuläre Verdichtungen, interstitielle Fibrose, Lungendistorsion</li><li>häufig Pneumothorax</li></ul>	

CT-Morphologie

Stadium 1 des ARDS (erste 24 h) ist durch Zeichen eines interstitiellen Ödems (Milchglastrübung, betonte interstitielle Septen) und der pulmonalen Hypertonie (dilatierte zentrale Pulmonalarterien, vergrößertes rechtes Herz) gekennzeichnet.

In *Stadium 2* (2.–7. Tag) zeigt die CT diffuse, fleckig konfluierende pulmonale Verdichtungen unter Erhalt normaler Parenchymabschnitte. Die Inzidenz pneumonischer Infiltrate liegt in diesem Stadium bei 70 % und geht mit einem mindestens doppelt so hohen Mortalitätsrisiko einher. Die Diagnose der Pneumonie ist im konventionellen Röntgen und computertomographisch gleich schwer. Bronchiektasen innerhalb von Milchglastrübungen können Frühzeichen der Fibrose darstellen. Zeichen des interstitiellen Emphysems aufgrund fortgeschrittener Alveolarwanddestruktion finden sich bei prolongiertem ARDS nach PEEP-Beatmung. Im CT zeigen sich Luftansammlungen um Venen und Lymphgefäße im Interstitium früher als im Röntgenbild, bis zu 5 mm große Luftzysten finden sich subpleural oder perihilär. Diese bilden bei kettenartiger peribronchovaskulärer Anordnung „interstitielle Luftstraßen", welche in 32 % zum Pneumothorax führen, in 30 % Bullae oder in 13 % ein Pneumomediastinum bilden. Sie gelten insofern als Zeichen einer schlechten Prognose.

Stadium 3 (> 7. Tag) ist dominiert durch streifig-retikuläre Verdichtungen und Zeichen der interstitiellen Fibrose und Parenchymdestruktion. Pneumothorax oder Mediastinalemphysem sind häufige Begleitbefunde.

Langzeitschäden sind Fibrosen vorwiegend der ventralen Lungenfelder, was bestätigt, dass Konsolidierungen des Parenchyms einen protektiven Effekt gegen mechanische Verletzungen unter der Beatmung haben.

Die inhomogene Verteilung der atelektatischen Lungenfelder wird mittels CT besser sichtbar gemacht als im Röntgenbild. Ziel der Beatmung mit

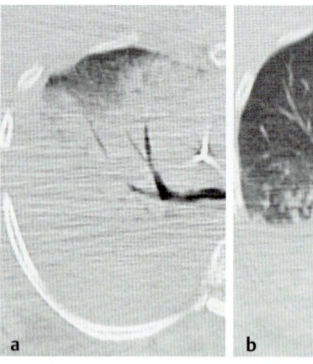

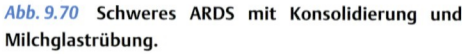

Abb. 9.70 Schweres ARDS mit Konsolidierung und Milchglastrübung.
Die Wiederbelüftung der Alveolen gelingt bei positivem endexspiratorischem Druck (PEEP) von 15 mmHg (**a**) und 25 mmHg (**b**). Pleuraerguss und ventrodorsaler Dichtegradient (Niedrigdosisuntersuchung bei einem adipösen Patienten).

positivem endexspiratorischem Druck (PEEP) ist die Wiederbelüftung der atelektatischen Lungenfelder und der dorsobasalen Abschnitte. Es konnte gezeigt werden, dass subtotale Atelektasen mit reduzierter Ventilation (Milchglastrübung im CT) besser durch die PEEP-Beatmung wiedereröffnet werden als komplette Atelektasen mit aufgehobener Ventilation (Konsolidierung im CT). CT-Studien bei Patienten mit ARDS unter normalem und positivem endexspiratorischem Druck (ZEEP und PEEP) zeigten, dass die Wiederbelüftung der Alveolen mit Erhöhung des PEEP entlang einer kraniokaudalen und anteroposterioren Achse erfolgt. Die dorsalen und basalen Abschnitte entfalteten sich zuletzt, während die ventralen und kranialen Abschnitte überbläheten (mit entsprechendem Risiko einer Verletzung und konsekutiver Fibrose). Die CT bietet damit neben den Lungenfunktionsparametern einen Anhalt für die Optimierung der mechanischen Ventilationsparameter (Ventilationsdruck und Hubvolumen) (Abb. 9.**70**).

Pneumektomie und Lobektomie

Die CT ist in der Evaluierung des Postpneumektomieraumes die diagnostische Methode der Wahl. Dies gilt sowohl für den Nachweis eines Tumorrezidivs als auch für die Diagnose von Komplikationen (z. B. Empyem). Ein eindeutiger Vorteil der MRT konnte bisher nicht gezeigt werden.

CT-Morphologie

Typisch ist die durch die Operation bedingte anatomische Verziehung mit Rotation und ipsilateraler Verlagerung mediastinaler Strukturen, die vor allem nach rechtsseitiger Pneumektomie so ausgeprägt

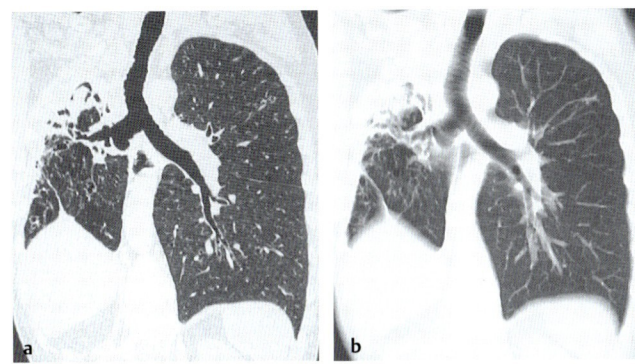

Abb. 9.71 **Zustand nach Oberlappenresektion.** Coronale Dünnschicht-MPR (**a**) und Dickschicht-MPR (**b**) bei einem Patienten nach Oberlappenresektion (4×1/6). Rezidivierende Infektionen haben zu einer hochgradigen Stenose der Anastomose mit prästenotischer Dilatation des Bronchus geführt, schwere poststenotische fibröse Veränderungen.

sein kann, dass es zu einer Abknickung oder Kompression der distalen Trachea oder des linken Hauptbronchus kommen kann. Eine Ansammlung von Flüssigkeit, die noch über Jahre nach Resektion persistieren kann, ist häufiger als die komplette Obliteration des leeren Thoraxraumes (60% versus 40%). Ein *Tumorrezidiv* manifestiert sich meist als perihiläre oder paramediastinale weichteildichte Raumforderung.

Bei Entwicklung eines *Empyems* findet man eine Läsion mit hyperdenser Flüssigkeit (> 20 HE) sowie eine verdickte, Kontrastmittel aufnehmende Randbegrenzung.

Nach *Lobektomie* findet sich eine Distorsion des zentralen Tracheobronchialsystems mit kompensatorischer Expansion und Verlagerung der verbliebenen Lungenanteile. Nach Oberlappenresektion zieht z.B. das apikale Unterlappensegment (6) nach kra-nial zur Lungenspitze. Nach Unterlappenresektion füllen Mittellappen oder Lingula (anterior) und die posterioren Segmente der Oberlappen (posterior) den basalen Thoraxraum aus.

Bronchoplastische Techniken kommen bei zentralen Bronchialkarzinomen zum Einsatz, die nur einen Lungenlappen betreffen, jedoch lokal entlang des Lappenbronchus bis zum Hauptbronchus reichen. Derartige Tumoren können immer noch lobektomiert werden, wenn der befallene Teil des Hauptbronchus entweder in Form einer zirkulären Manschette oder keilförmig reseziert und die verbliebene Bronchusoberfläche direkt anastomosiert werden kann („bronchial sleeve resection"). Rasch auftretende Komplikationen bilden die Bronchusdehiszenzen, Langzeitkomplikationen finden sich in Form des Tumorrezidivs oder fibröser Stenosen (Abb. 9.**71**).

Lungentransplantation

Pulmonale Verdichtungen in der postoperativen Phase können durch eine Reimplantationsreaktion, eine Infektion oder eine Abstoßung bedingt sein (Tab. 9.**47**).

Tab. 9.47 ⋯⋯⋮ *CT-Manifestation einer Abstoßungsreaktion*

Akute Abstoßung	Chronische Abstoßung
• verdickte Bronchialwand • verdickte interlobuläre Septen • diffuse alveoläre Trübungen (symmetrisch, perihilär) • Milchglastrübung • Pleuraerguss	• verdickte Bronchialwand • verdickte interlobuläre Septen • zylindrische Bronchiektasen • verminderte Vaskularisierung • pleurale und interstitielle Fibrose • fokale peribronchiale Verdichtungen (Bronchiolitis obliterans mit organisierender Pneumonie)

Reimplantationsreaktion

Die Reimplantationsreaktion tritt bei 40% der Lungentransplantierten auf und manifestiert sich binnen 8–12 h. Sie wird durch eine ischämiebedingte Permeabilitätssteigerung der Kapillaren und eine gestörte Lymphdrainage (unterbrochene Lymphbahnen) verursacht.

CT-Morphologie

Das interstitielle und alveoläre Ödem führt in der CT zu einer Betonung oder Verdickung der Bronchialwände und Interlobulärsepten, zu einer retikulären Zeichnungsvermehrung und Milchglastrübungen. Die Veränderungen bilden sich meist binnen 1–2 Wochen zurück. Bei inadäquater Rückbildung und protrahiertem Verlauf kann der Befund in eine „initiale Dysfunktion" (transplant failure) übergehen.

Akute Abstoßung

Akute Abstoßungsreaktionen zeigen praktisch alle Patienten mindestens einmal in den ersten 3 Wochen, viele haben zwischen 1 und 6 Episoden in den ersten 3 Monaten. Die akute Abstoßung ist klinisch durch eine Hypoxie und histomorphologisch durch peribronchiale und perivaskuläre monozytäre Infiltrate charakterisiert.

CT-Morphologie

Die HRCT hat sich als sensitiver, jedoch unspezifischer Indikator von Lungeninfiltraten im Rahmen einer Abstoßungsreaktion erwiesen. Es finden sind verdickte Bronchialwände und Interlobulärsepten, fleckige und diffuse alveoläre Verdichtungen (typisch, jedoch nicht immer in symmetrischer perihilärer Ausbreitung), manchmal auch Milchglastrübungen und Pleuraergüsse (Abb. 9.72 a). Wegen ihrer unspezifischen Morphologie ist die CT nicht hilfreich bei der Differenzierung von akuter Abstoßung und Infektion (insbesondere CMV, Pneumocystis carinii).

Chronische Abstoßung

Chronische Abstoßungsreaktionen treten mit einer Häufigkeit von 10% im 1. Jahr und 20% im 2. Jahr auf. Klinisch ist die chronische Abstoßung durch eine obstruktive Ventilationsstörung, histologisch durch intraluminale Granulationen in den kleinen Bronchien mit Beteiligung der Alveolarräume und des Interstitiums gekennzeichnet (obliterative Bronchiolitis, vgl. S. 322).

CT-Morphologie

Unspezifische, jedoch sensitive HRCT-Befunde sind eine Gefäßrarefizierung, Bronchiektasen, nichtseptale lineare Verdichtungen mit basaler Akzentuierung und ein Mosaikmuster (Abb. 9.72 b). Im Exspirationsscan zeigt sich ein regionales Air-Trapping. Weitere Zeichen sind zylindrische Bronchiektasen und eine progressive Verdichtung des Lungenparenchyms. Fortgeschrittene Fälle weisen Zeichen einer zunehmenden Lungenfibrose auf, die in seltenen Fällen die Ausmaße einer progressiven massiven Fibrose erreicht (PMF).

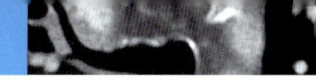

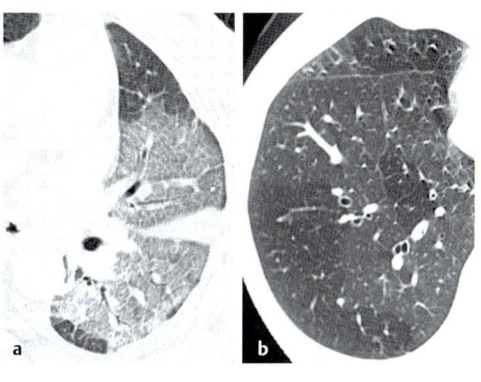
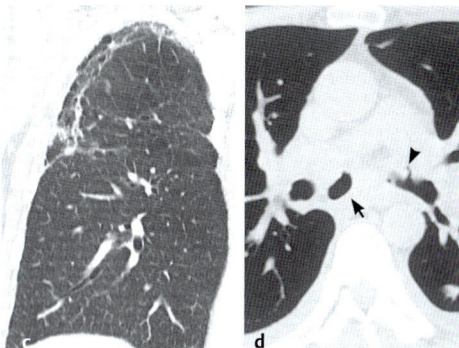

Abb. 9.72 **Komplikationen nach Lungentransplantation.**

a Akute Abstoßungsreaktion: diffuse alveoläre Schäden (DAD) mit Milchglastrübung, prominenten interlobulären Septen und Interlobärerguss.

b Chronische Abstoßungsreaktion: tubuläre Bronchiektasen und Mosaikmuster mit Air-Trapping durch die Bronchiolitis obliterans.

c Chronische Rejektion: Bronchiolitis obliterans mit subpleuraler Fibrose.

d Dehiszenz der Bronchusanastomose: Bronchialwanddefekt an der Vorderwand des Hauptbronchus (Pfeil) und fingerartige Protrusion (Pfeilspitze).

Atemwegskomplikationen

Tracheale Anastomosen werden nur noch bei kombinierten Herz-Lungen-Transplantationen vorgenommen. Bei Einzel- oder Doppellungen-Transplantationen liegen die Anastomosen im Bereich der distalen Hauptbronchien nahe dem Abgang des Oberlappenbronchus. Die Anastomoseninsuffizienz ist eine typische Komplikation der ersten postoperativen Tage. Sie ist ischämisch bedingt, da die anastomosennahen Bronchusabschnitte lediglich retrograd über die Bronchialarterien und durch Diffusion versorgt werden. In Folge der Ausheilung entstehen zum Teil hochgradige, fibrotisch bedingte Stenosen im zentralen Tracheobronchialsystem. Untersuchungsmethode der Wahl ist die Spiral-CT in hochauflösender Technik (1–2 mm). Sie ist der Bronchoskopie hinsichtlich der Detektion und Lokalisation überlegen.

CT-Morphologie

Man unterscheidet 2 Formen der Anastomoseninsuffizienz im CT: Die erste manifestiert sich in Form kleiner peribronchialer Luftansammlungen mit winzigen „punktuellen" Bronchialwanddefekten und ähnelt „Pseudodivertikeln". Diese Form heilt ad integrum aus. Die zweite Form bildet flache taschenförmige Protrusionen mit breiten Bronchialwanddefekten, die vor allem an der kaudomedialen Seite des rechten Hauptbronchus lokalisiert sind und sich vom Hauptbronchus aus medial des Bronchus intermedius kontinuierlich nach kaudal ausbreiten (Abb. 9.72 d). Diese Form prädisponiert zu bronchialen Narben und Stenosen.

10 Mediastinum, Pleura und Thoraxwand

C. Schaefer-Prokop

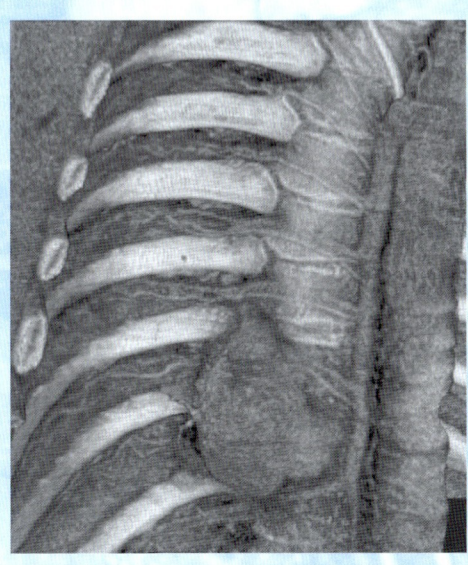

Die Computertomographie ist für die Untersuchung des Mediastinums Standardverfahren, insbesondere für die Tumor- und Lymphknotendiagnostik (Tab. 10.1). Pleura und Thoraxwand sind generell Teil einer Thoraxuntersuchung.

Zur Beurteilung der Lagebeziehung pathologischer Veränderungen (z.B. Tumorinfiltration) zu den verschiedenen mediastinalen, Pleura- und Thoraxwandstrukturen hatte sich in der Vergangenheit die MRT aufgrund des besseren Weichteilkontrastes und der multiplanaren Bildgebung der CT als überlegen erwiesen. Dies hat sich mit den Entwicklungen der Spiral- und vor allem Multidetektor-CT jedoch relativiert. Die multiplanare Bildgebung ist gegenwärtig auch mit der CT möglich, die Ortsauflösung der Multidetektortechnik übertrifft sogar die MRT. Darüber hinaus sind im CT Verkalkungen und assoziierte Befunde in der Lunge besser beurteilbar. Durch ein genaues Zeitmanagement der intravenösen Kontrastmittelapplikation ist der Gewebekontrast im Mediastinum ausreichend, so dass für die MRT lediglich ausgewählte Fragestellungen übrig bleiben, die sich mit der CT nicht beantworten lassen.

Tab. 10.1 ⋯→ *Indikationen zur CT des Mediastinums*

Tumordiagnostik	
Tumorverdacht (im Thorax-Röntgen)	Detektion und Ausschluss mediastinaler Tumoren
Tumorcharakterisierung	Differenzialdiagnose Bronchialkarzinom,
T-Staging	primärer mediastinaler Tumor
N-Staging	Bronchialkarzinom, Lymphom, Hodentumor

Diffuse Erkrankungen
Mediastinitis
V.-cava-superior-Syndrom

Gefäßerkrankungen
vgl. Kapitel 24

Pleura- und Thoraxwandläsionen
Empyemverdacht
DD: Erguss/Infiltrat/
Atelektase/Tumor
Asbestassoziierte Veränderungen

Thoraxtrauma

Anatomie

Das Mediastinum wird willkürlich in drei Kompartimente untergliedert: vorderes, mittleres und hinteres Mediastinum. Da diese nicht durch strukturelle Grenzen getrennt sind, gibt es zwischen den Kompartimenten auch keine Schranken für die Ausbreitung pathologischer Prozesse. Das *vordere Mediastinum* liegt ventral des Perikards, der Aorta ascendens und der oberen Hohlvene und enthält den Thymus und manchmal Teile der Schilddrüse. Im *mittleren Mediastinum* liegen das Herz, die großen Gefäße und das zentrale Tracheobronchialsystem mit den Lungenhili. Das *hintere Mediastinum* umfasst den Retrokardial- und Paravertebralraum und enthält die Aorta descendens, den Ösophagus, den Ductus thoracicus sowie das Azygos-Hemiazygos-Venensystem. Zur Differenzierung von vaskulären Strukturen und Lymphknoten ist eine gute Kenntnis der Schnittbildanatomie erforderlich (Abb. 10.1).

Die Größe des normalen Thymus ist bis zum 20. Lebensjahr sehr variabel. Sofern beim jungen Erwachsenen noch nachweisbar, ist der Thymus am häufigsten pfeilspitzenähnlich konfiguriert (62%);

seltener finden sich zwei getrennte (32%) oder nur ein isolierter Thymuslappen (6%). Zwischen dem 20. und 60. Lebensjahr kommt es zu einer fettigen Involution des Thymus.

Im Regelfall lassen sich die viszeralen und parietalen Pleurablätter nicht differenzieren. Pleurablätter, Fascia endothoracica und der innerste Interkostalmuskel verschmelzen computertomographisch zu einer 1–2 mm dicken, scharf begrenzten „Pleuralinie" (Abb. 10.2). An der Innenkontur der Rippen finden sich normalerweise keine weichteildichten Strukturen. Entlang marginaler Rippenanschnitte und bei adipösen Patienten kann das epipleurale Fett allerdings sichtbar werden. Die paravertebralen Anteile der Pleuralinie sind oft nicht abgrenzbar, stattdessen finden sich Abschnitte der Interkostalvenen in Form weichteildichter Streifen. Epipleurales Fett und Interkostalvenen dürfen nicht als pleurale Verdickung fehlinterpretiert werden.

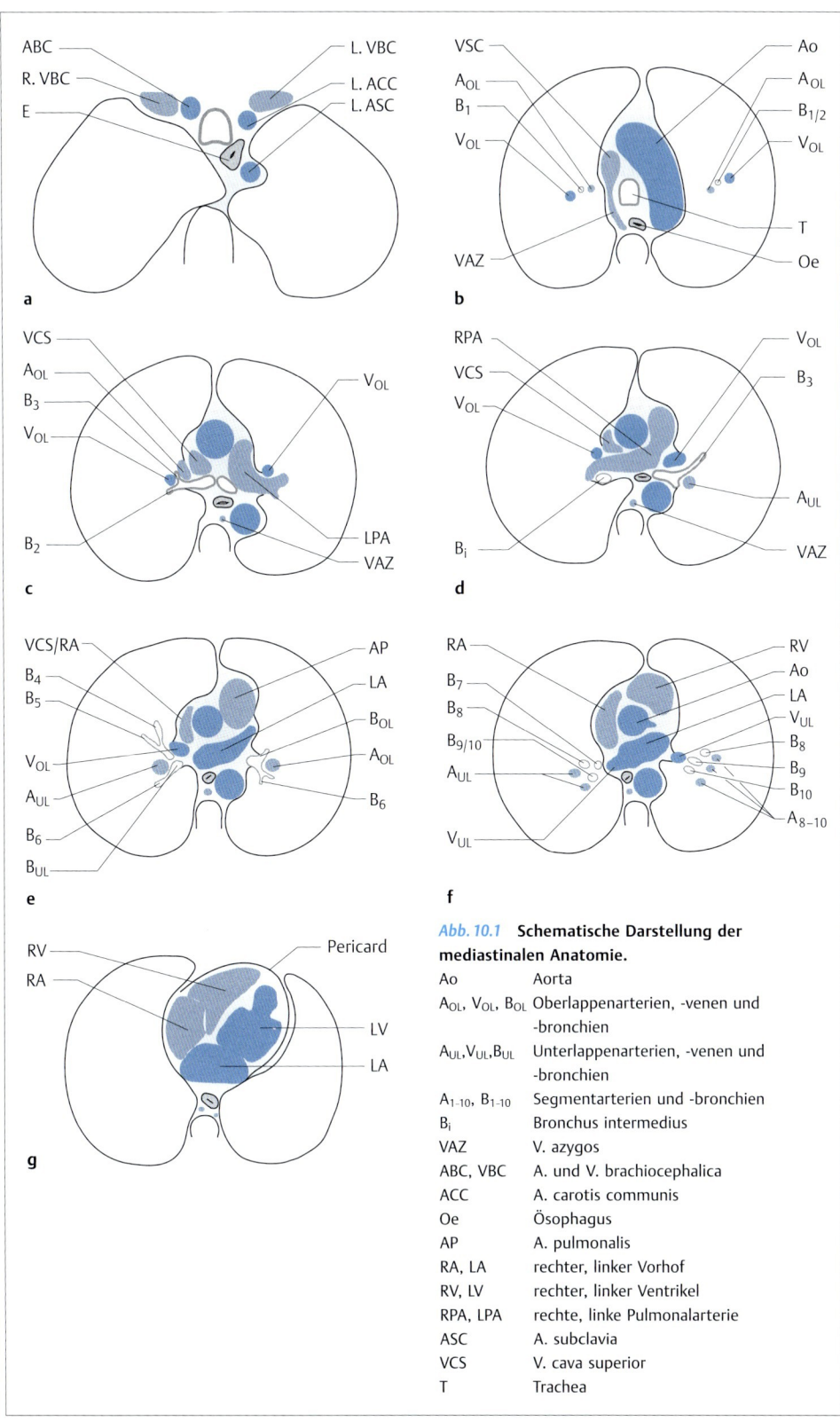

a

b

c

d

e

f

g

Abb. 10.1 **Schematische Darstellung der mediastinalen Anatomie.**

Ao	Aorta
A_{OL}, V_{OL}, B_{OL}	Oberlappenarterien, -venen und -bronchien
A_{UL}, V_{UL}, B_{UL}	Unterlappenarterien, -venen und -bronchien
A_{1-10}, B_{1-10}	Segmentarterien und -bronchien
B_i	Bronchus intermedius
VAZ	V. azygos
ABC, VBC	A. und V. brachiocephalica
ACC	A. carotis communis
Oe	Ösophagus
AP	A. pulmonalis
RA, LA	rechter, linker Vorhof
RV, LV	rechter, linker Ventrikel
RPA, LPA	rechte, linke Pulmonalarterie
ASC	A. subclavia
VCS	V. cava superior
T	Trachea

Abb. 10.2 **Schematische Darstellung der Thoraxwandanatomie.**

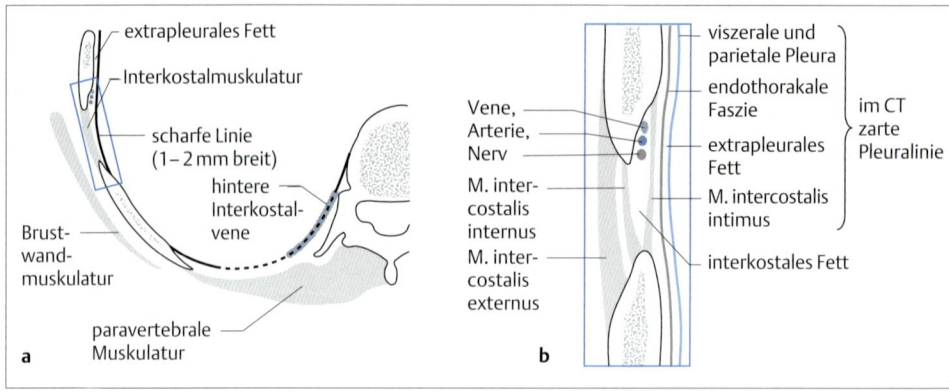

extrapleurales Fett

Interkostalmuskulatur

scharfe Linie (1–2 mm breit)

hintere Interkostalvene

Brustwandmuskulatur

paravertebrale Muskulatur

a

Vene, Arterie, Nerv

M. intercostalis internus

M. intercostalis externus

viszerale und parietale Pleura

endothorakale Faszie

extrapleurales Fett

M. intercostalis intimus

interkostales Fett

im CT zarte Pleuralinie

b

Untersuchungstechnik

Die Untersuchung von Mediastinum, Pleura oder Thoraxwand erfolgt meist im Rahmen einer Untersuchung des gesamten Thorax (s. Kapitel 9). Eine mehr auf die Darstellung von Tumoren, Hiluslymphknoten oder Thoraxwandveränderungen fokussierte Untersuchung profitiert von coronalen und sagittalen Reformationen und erfordert deswegen die Dünnschicht-Spiral- oder Multidetektor-CT. Die intravenöse Kontrastmittelgabe ist zur Unterscheidung von Gefäßen und soliden Strukturen essenziell (Lymphknoten, Tumoren).

Patientenvorbereitung

Eins spezielle Vorbereitung des Patienten ist nicht erforderlich. Zur besseren Abgrenzung des Ösophaguslumens lässt man die Patienten mitunter auf dem CT-Tisch Kontrastmittel schlucken (z. B. hochviskose Bariumsulfatpräparation), allerdings ist die Kontrastierung häufig inkomplett, so dass eine generelle Empfehlung diesbezüglich nicht besteht.

Untersuchungsparameter

Der Einsatz einer dünnen Kollimation verbessert naturgemäß die Darstellung der Hili, der Thoraxwand, der Lungenspitzen und des Zwerchfells. Sofern vorhanden, ist eine Multislice-Technik (SC = 0,75 – 1,5 mm an 4- oder 16-Zeilern) zu bevorzugen. Für die meisten Fragestellungen reicht eine Rekonstruktion von 5 – 7 mm dicken axialen Schichten.

In herznahen Regionen lassen sich Pulsationsartefakte durch EKG-Synchronisation der Datenerfassung unterdrücken. Am strahlensparendsten ist dabei die prospektive EKG-Triggerung, bei der ein Scan zu einem vorgewählten Zeitpunkt innerhalb des RR-Intervals ausgelöst wird. Die besten Ergebnisse werden an 64-Zeilen-Scannern mit einer mitt-diastolischen Triggerung (Akquisitionsfenster um 75 % des RR-Intervals) bei niedriger Herzfrequenz (< 60 bpm) erreicht; Stufenartefakte sind jedoch (außer beim Dual-Source-Scanner) häufig.

Alternativ kann ein retrospektives Gating eingesetzt werden, wobei die Dosis durch EKG-Modulation reduziert werden sollte. Hierbei sollten nicht zu dünne Schichten rekonstruiert werden (1,25 – 2 mm), um das Rauschen niedrig zu halten. Als Ergebnis erhält man eine ausgezeichnete Pulsationsunterdrückung.

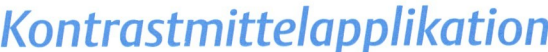

Kontrastmittelapplikation

Nativuntersuchungen werden hauptsächlich bei Blutungen, unklaren mediastinalen Verschattungen und Pleuraverdickungen eingesetzt. Auch bei peripheren Bronchialkarzinomen kann die Nativuntersuchung ausreichen, da Lymphknoten über 1 cm ohne KM identifizierbar sind. Letztlich ist jedoch eine genauere Diagnostik und Beurteilung der Morphologie der Lymphknoten nur mit zusätzlicher KM-Injektion möglich, auch bei Einsatz von Multidetektorsystemen.

Die KM-Injektion verbessert die Differenzierung zwischen Gefäßen, Lymphknoten und anderen Weichteilstrukturen, die Darstellung von Thoraxwandläsionen und die Charakterisierung von vaskulären Erkrankungen (Tab. 10.2 u. 10.3). Für die meisten Fragestellungen reicht die Kontrastierung der mediastinalen Gefäße zur Differenzierung von Lymphknoten aus, wobei nur relativ geringe KM-Mengen (= 90 ml) mit moderater Flussgeschwindigkeit (= 2 ml/s) notwendig sind. Für die Diagnostik

Tab. 10.2 ⋯⟩ Empfohlene Untersuchungsparameter

Allgemein						
Orales KM	keines oder 1 Esslöffel visköse Bariumsulfatpräparation					
Lagerung	Rückenlage mit Elevation der Arme					
Scanbereich	Thorax: dorsaler Randsinus bis Lungenspitze					
Atemphase	Inspiration					
Fensterung	Nativ-CT:		W/L = 400/40			
	KM-CT:		W/L = 400/60			
	Knochen:		W/L = 1500/300 (HR-Kernel)			

	Scannertyp (Schichten pro Rotation)					
Scanparameter	**1** SC/TF/RI	**4** SC [a]	**16** SC [a]	**64** SC [a]	**axial** SW/RI	**MPR** [b] SW/RI
Thorax (Standard)	5/8/4 ↑	2–2,5 ↑	1–1,5 ↑	1–1,25 ↑	5/4	–
Thorax (volumetrisch)	3/5/2 ↑	1–1,25 ↑	0,5–0,75 ↑	0,5–0,625 ↑	5/4	3/3 cor
Asbestose-Screening [c]	2/25 ↓	2×0,5–0,625↓	2×0,5–0,625↓	2×0,5–0,625↓	1–1,25/25	–

Kontrastinjektion [d]	**V/F/D**	**V+N/F/D**	**V+N/F/D**	**V+N/F/D**	**Bemerkungen**	
Standard	70/2/20	70+50/2/20	70+50/3/10A	70+50/4/10A	Trigger: Aorta descendens	
Tumorstaging	90/3/30	90+50/3/30	90+50/3/15A	90+50/4/15A	Trigger: Aorta descendens	
Spätphase	90/2/60	90+50/3/60	90+50/3/75	90+50/3/80		

SC = Schichtkollimation (mm), TF = Tischvorschub (mm/Rotation), RI = Rekonstruktionsinkrement (mm), ↑↓ = Scanrichtung
SW = effektive Schichtdicke (mm), MPR = multiplanare Reformation, axial = axiale Schichtung, cor = coronal,
V = KM-Volumen (ml), N = NaCl-Volumen (ml), F = Flussrate (ml/s), D = Startdelay (s). KM-Konzentration = 300 mg Jod/ml
[a] Pitch P = TF/(N×SC): ca. 1,5 (4 Schichten); 1,2–1,5 (16 Schichten); 0,9–1,2 (64 Schichten);
[b] MPR aus dem sekundären Rohdatensatz mit SW/RI = 1–1,5/0,7
[c] Einzelschichtmodus: HRCT mit 1–1,5 mm Kollimation (Einzeilen-CT) oder 2×0,5–0,625 mm Kollimation (MDCT) und 25 mm Schichtabstand
[d] Bolustriggerung für MDCT, Startdelay nach Erreichen eines Kontrastanstiegs von 100 HE in der Triggerregion (A = Aorta)

Tab. 10.3 ⋯⟩ Empfohlene Untersuchungstechnik in Abhängigkeit von Indikation und Fragestellung (s. Tab. 10.2)

Indikation	Scanparameter	Kontrastmittelinjektion
Tumorverdacht (auf Röntgen-Thorax)	Standard	Standard
Tumorcharakterisierung	Standard/volumetrisch	Standard/Tumorstaging
T-Staging	volumetrisch	Tumorstaging
N-Staging	Standard	Standard/Tumorstaging
Pleura- und Thoraxwandläsionen	Standard/volumetrisch	Standard/Tumorstaging
Verdacht auf Abszess/Empyem	Standard	Spätphase
DD Erguss/Infiltrat/Atelektase/Tumor	Standard	Standard
Pleuraverkalkungen (Asbestose)	HRCT	keine
Gefäßerkrankungen		CTA (Kapitel 24)

von Entzündungen oder Thoraxwandprozessen empfehlen sich allerdings KM-Mengen von 90–120 ml mit einem Startdelay von 30–50 s. Für Untersuchungen der Tumorvaskularisierung bzw. Charakterisierung mediastinaler Raumforderungen sind noch höhere Volumina (100–150 ml) mit einer Flussgeschwindigkeit von 3–5 ml/s erforderlich.

Bildverarbeitung (Image Processing)

Coronale Reformationen mit einer Schichtweite von 3–5 mm verbessern die Beurteilung von mediastinalen Lymphknoten und Raumforderungen. Für die Darstellung der zentralen Luftwege empfehlen sich semicoronale Reformationen (10 mm Schichtdicke) parallel zur Trachea (vgl. Abb. 2.18) oder Tissue-Transition-Projektionen (TTP) mit 20 mm Dicke (vgl. Abb. 2.36). Alternativ lässt sich dazu auch die Dünnschicht-MinIP verwenden, die im Vergleich zu den vorab genannten Methoden jedoch weniger effizient ist (vgl. Abb. 2.16 u. 2.18).

Mittels Dünnschicht-MIP und VRT können vaskuläre Veränderungen exzellent visualisiert werden; Letztere eignen sich daneben zur präoperativen Darstellung mediastinaler Tumoren (vgl. Abb. 10.10 u. 10.12).

Kontrastmittelverhalten

Zu den primär *hypervaskularisierten* Raumforderungen im Mediastinum zählen ektopes Schilddrüsengewebe, Nebenschilddrüsenadenome und neurogene Tumoren mit jeweils kräftiger Kontrastierung nach KM-Applikation. Fokale Tumornekrosen (Keimzelltumoren, Lymphome) markieren sich nach KM-Injektion hypodens. Zystische Läsionen (enterogene, pleuroperikardiale, bronchogene Zysten) zeigen keine Kontrastmittelaufnahme (Differenz der CT-Werte zum Nativ-CT < 10 HE).

Verdickte Pleurablätter mit einem Dichteanstieg nach KM-Injektion sind Zeichen eines neoplastischen oder entzündlich-granulomatösen Prozesses. Bei einer Tumorinfiltration der Thoraxwand kann je nach Vaskularisationsgrad des Tumors die Läsion deutlicher abgrenzbar sein. Hypervaskularisierte Thoraxwandläsionen sind selten. Ihre Kontrastierung ist deutlich früher im Vergleich zu anderen, weniger gut perfundierten Tumoren, bei denen vor allem die erhöhte interstitielle Verteilung eine Rolle spielt.

Differenzialdiagnose mediastinaler Raumforderungen

Hauptaufgabe der CT ist die Beurteilung der Lage und Ausdehnung der mediastinalen Raumforderungen. Diagnostisch führende Kriterien sind neben der Lokalisation im Mediastinum der Nachweis von Fett oder zystischen Komponenten sowie Größe und Form. Manifestationsalter, Kalk und Vaskularisationsgrad des Tumors sind weitere wichtige Kriterien. Die CT kann dadurch die Differenzialdiagnose eingrenzen (Tab. 10.4). Tumorähnliche Läsionen sind in der Regel gut von echten Tumoren differenzierbar.

Tab. 10.4 ⟶ *Lokalisation und CT-Morphologie von mediastinalen Raumforderungen*

	Vorderes Mediastinum	Mittleres Mediastinum	Hinteres Mediastinum
Solider Tumor	Thymom, Thymuskarzinom Struma Lymphknoten Morbus Hodgkin Keimzelltumor Nebenschilddrüsenadenom mesenchymaler Tumor	Lymphknoten Non-Hodgkin-Lymphom Castleman-Tumor Struma Paragangliom	neurogener Tumor Lymphknoten Non-Hodgkin-Lymphom Struma (selten) Ösophagustumor extramedulläre Hämatopoese
Zyste	Thymuszyste Teratom Dermoidzyste Struma	bronchogene Zyste Perikardzyste	neurogene Zyste enterogene Zyste Pankreaspseudozyste Meningozele
Verkalkung	Teratom Dermoidzyste maligner Keimzelltumor Struma	Lymphknoten: Tuberkulose, Sarkoidose, Silikose Struma	Neuroblastom Ganglioneurom Neurom Struma
Fett	Lipom Thymolipom Teratom Dermoidzyste	Lipomatose	Lipoblastom neurogener Tumor
Gefäßerkrankung	Aortenaneurysma	Aortenaneurysma Aneurysma des Sinus Valsalvae Pulmonalarterienaneurysma anormaler pulmonalvenöser Rückstrom Koronararterienaneurysma	Ösophagusvarizen Anomalien der V. azygos
Pseudotumoren	Morgagni-Hernie		Bochdalek-Hernie Hiatushernie Achalasie

Tumoren mit überwiegender Lokalisation im vorderen Mediastinum

Häufigste Raumforderungen im vorderen Mediastinum sind die der Schilddrüse und des Thymus sowie Teratome oder Lymphome. Mesenchymale Tumoren sind selten. CT-Indikationen bestehen in der Klärung tumorverdächtiger Röntgenbefunde sowie im Staging bekannter Tumoren.

Thymusläsionen: Thymushyperplasie, Thymom, Thymuskarzinom

Thymushyperplasien finden sich bei Thyreotoxikose, dem Morbus Addison, Lupus erythematodes, Morbus Behçet und der Hashimoto-Thyreoiditis. Weiterhin stellen sie ein „Rebound-Phänomen" nach Stress und Chemotherapie dar (Morbus Hodgkin, Sarkom, Wilms-Tumor, ALL). Die „Thymushyperplasie" im Rahmen der Myasthenia gravis versteht sich als lymphoide Reaktion und ist nicht immer zwingend mit einer Organvergrößerung verbunden.

Benigne und maligne Thymome sind Neoplasien des Thymusepithels. Die Prognose epithelialer Thymustumoren wird nach der Klassifikation von Levine und Rosai bestimmt, die zwischen dem benignen Thymom, dem invasiven Thymom und dem Thymuskarzinom unterscheidet. Invasive Thymome sind maligne (Kategorie I), metastasieren und sind lokal invasiv, die Zytoarchitektur gleicht allerdings der benigner Thymome. Thymuskarzinome (Kategorie II) sind maligne Herde mit definierten Zellatypien.

Thymome treten bevorzugt im 4. Lebensjahrzehnt auf. Sie werden gehäuft bei Myasthenia gravis (15%) gefunden. Anhand CT-morphologischer Kriterien allein ist eine sichere Dignitätsbeurteilung nicht möglich; insofern sollten alle Thymustumoren reseziert werden.

Häufig ist der Thymus in ein Hodgkin- oder Non-Hodgkin-Lymphom involviert, in der Regel in Form einer kombinierten Thymus- und mediastinalen Lymphknotenerkrankung.

CT-Morphologie

Aufgrund der Variationsbreite gibt es vor dem 20. Lebensjahr keine verlässlichen Grenzwerte für die Thymusgröße. Nach dem 20. Lebensjahr sollte der maximale Querdurchmesser unter 15 mm liegen, sonst spricht man von einer *Thymushyperplasie*. Die Rebound-Hyperplasie nach Chemotherapie kann im Verlauf von Monaten komplett reversibel sein; in etwa 25% bleibt eine Thymusvergrößerung von > 50% der Ausgangsgröße bestehen.

Benigne Thymome stellen sich als rundliche bis ovale, präaortal gelegene weichteildichte Strukturen im vorderen oberen Mediastinum dar (Abb. 10.3 a). Verkalkungen kommen unabhängig von der Dignität mit einer Häufigkeit von 25% vor. Selten finden sich zystische Anteile.

30–40% der Thymome sind invasiv oder maligne, d.h. es findet sich ein lokal infiltrierendes Wachstum. Zeichen der Infiltration von Nachbarstrukturen sind Pleura- oder Perikardverdickungen, eine Ergussbildung oder Knochenarrosionen des Sternums. Eine Maskierung der Fettlamellen der Thoraxwand ist bei invasiven Thymomen immer gegeben; sie findet sich allerdings auch bei der nichtinvasiven Form. Pleurale Abtropfmetastasen ohne Kontinuität zum Primärtumor kommen bei 15% vor. Das Thymuskarzinom ist CT-morphologisch nicht vom invasiven Thymom zu unterscheiden, einzige Kriterien sind die höhere Aggressivität, mediastinale Lymphknoten und Fernmetastasen (Abb. 10.3 b).

Karzinoide des Thymus können zu einem ektopen ACTH-Syndrom (Cushing-Syndrom) führen. Sie sind in der Bildgebung von Thymomen nicht zu unterscheiden. Die Diagnose wird bioptisch oder operativ gesichert.

Thymuszysten treten gehäuft nach Chemo- oder Radiotherapie des Mediastinums auf. Einblutungen sind häufig, so dass der Zysteninhalt oft sehr variable Dichtewerte aufweist (-10 bis 80 HE), je nach Vorliegen von frischem oder altem Blut, von Nekrosen oder Cholesterol.

Die Involution des Thymus zwischen dem 20. und 60. Lebensjahr geht mit einem Ersatz der Drüse durch Fettgewebe einher. *Thymolipome* sind sehr selten und treten bei Kindern und jungen Erwachsenen auf. Es finden sich vorwiegend fettäquivalente Dichtewerte. Thymolipome können sehr groß werden und passen sich als weiche Tumoren den mediastinalen Strukturen an, ohne sie zu verdrängen.

> Der Thymus ist beim Morbus Hodgkin in etwa 30% beteiligt. Gleichzeitig liegt fast immer eine Lymphadenopathie vor. Eine sichere CT-morphologische Unterscheidung zwischen Rebound-Phänomen, physiologischem Thymusgewebe und beginnender Hodgkin-Infiltration ist nicht möglich. Beim Lymphom finden sich keine Pleuraherde.

Abb. 10.3 **Thymome.**
a Benignes Thymom bei Myasthenia gravis.
b Rezidiv eines malignen Thymoms mit pleuraler Abtropfmetastase.

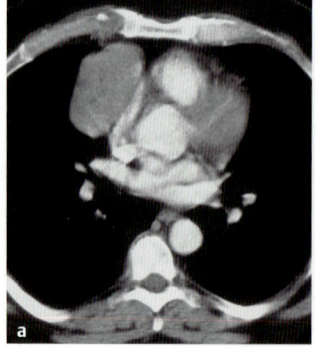
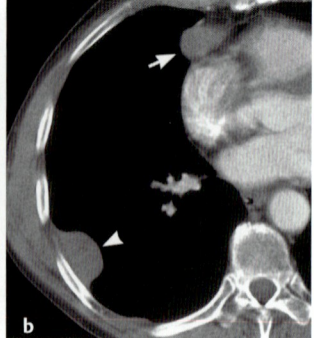

Extragonadale Keimzelltumoren

Keimzelltumoren (teratoide Blastome) stellen ca. 15 % aller mediastinalen Raumforderungen dar und bilden sich aus Zellen der embryonalen Keimblätter. Lokalisiert sind sie im Thymusbett oder innerhalb des Thymus. Während für die benignen Formen keine Geschlechtspräferenz besteht, treten die malignen Formen (in 25 %) bevorzugt bei jungen Männern auf. Zu den Keimzelltumoren gehören das benigne und maligne Teratom, die Dermoidzysten, das Seminom, das seltene Embryonalzellkarzinom und das Chorionkarzinom. Teratome enthalten Anteile aller drei Keimblätter, während Dermoidzysten vorwiegend epidermalen Ursprungs sind.

CT-Morphologie

Dermoidzysten können sehr groß werden, sind rundlich konfiguriert und durch eine Kapsel scharf begrenzt. Sie bestehen aus einer oder mehreren Zysten mit definierten, oft verkalkten Zystenwänden. Röntgenaufnahmen und CT zeigen eine asymmetrische, rechts oder links im vorderen oberen Mediastinum gelegene Raumforderung. Selten reichen sie bis ins hintere Mediastinum oder bis intrapulmonal. Der Zysteninhalt zeigt wasser- oder fettäquivalente Dichtewerte. Pathognomonisch sind der Nachweis von *Zahn*- oder *Knochenanlagen* oder ein *Flüssigkeits-Fett-Spiegel*.

Teratome weisen entsprechend ihrer Zusammensetzung aus allen drei Keimblattderivaten inhomogene Dichtewerte auf, die von fettäquivalent über weichteildicht bis kalkhaltig reichen. Zwischen Dermoidzysten und *zystischen Teratomen* bestehen histologisch wie CT-morphologisch fließende Übergänge (Abb. 10.4 a). Das *maligne Teratom* ist im Vergleich zur benignen Form unscharf begrenzt, zeigt Nekrosen und führt zur Kompression und Verlagerung mediastinaler Gefäße (Abb. 10.4 b).

Die sehr viel selteneren *anderen malignen Keimzelltumoren* sind solide und eher lobuliert als rundlich konfiguriert. *Seminome* imponieren als knollige, homogen dichte Raumforderungen. Dies unterscheidet sie von den anderen malignen Keimzelltumoren (*Chorionkarzinom*, *Embryonalzellkarzinom* und *Mischformen*), die durch Nekrosen und Hämorrhagien typischerweise ausgeprägte Inhomogenitäten aufweisen. Verkalkungen und Fettanteile sind selten. Schnelles Größenwachstum, lokale Invasivität und der Nachweis von Fernmetastasen (Lunge und Skelett) sind Malignitätskriterien. Die Invasion mediastinaler Strukturen ist mitunter schlecht zu beurteilen, da die Tumoren diesen Strukturen oft eng anliegen, ohne sie zu infiltrieren. Die Dignität kann – abgesehen vom Nachweis von Metastasen – aus CT-Kriterien allein nicht sicher abgeleitet werden, so dass eine Resektion immer empfohlen wird.

Größere Tumoren verdrängen oder komprimieren Bronchien oder V. cava in 10–30 % der Fälle.

Im Falle extragonadaler maligner Keimzelltumoren muss der primäre Charakter durch Ausschluss anderer gonadaler oder peritonealer Tumoren gesichert werden. Nach Therapie kann residuales „reifes" Teratomgewebe verbleiben, das häufig zystisch imponiert und im Zeitverlauf langsam wächst.

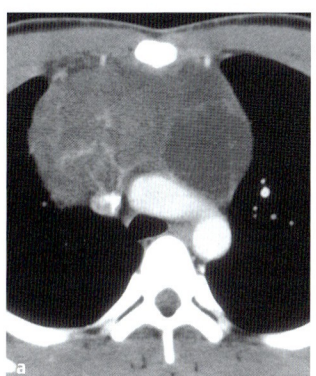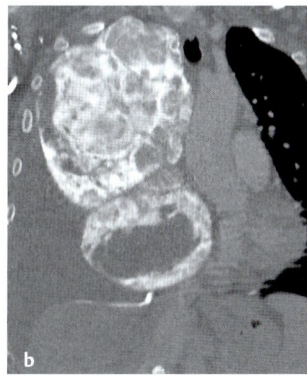

Abb. 10.4 **Teratome.**

a Zystisches Teratom mit ausgedehnter solider Komponente und konsekutiver Dorsalverlagerung der mediastinalen Gefäße.

b Großes Teratom mit ausgedehnter Knochenformation, Pleuraerguss und Mediastinalverlagerung nach links.

Struma

Eine bis nach intrathorakal reichende Struma kann Folge einer Schilddrüsenhyperplasie (Jodmangel, Hyperthyreoidismus) oder Entzündung (Hashimoto, Riedel) sein.

CT-Morphologie

Eine intrathorakale (retrosternale) Struma stellt sich in der Regel als eine kontinuierliche Fortsetzung orthotop gelegener Schilddrüsenanteile dar. Insofern ist der Nachweis einer Verbindung zur Schilddrüse wegweisend. Selten besteht diese Verbindung aus einem einzelnen schmalen fibrösen oder vaskulären Pedikel, das im CT nicht sichtbar ist. Schilddrüsengewebe reichert stark Kontrastmittel an (in der Regel > 40 HE).

In 75–80 % geht die intrathorakale Struma vom Isthmus und den kaudalen Schilddrüsenpolen aus und reicht ins vordere Mediastinum. In 20–25 % sind die dorsalen Schilddrüsenanteile hyperplastisch und erstrecken sich lateral oder dorsal der Trachea, sehr selten auch dorsal des Ösophagus in das hintere Mediastinum (rechts häufiger als links).

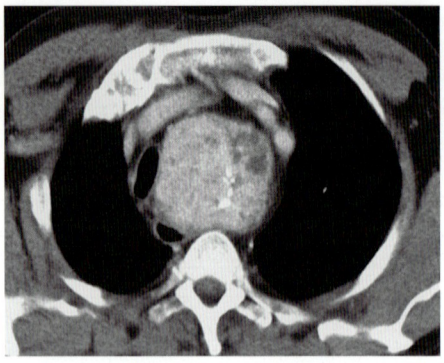

Abb. 10.5 **Struma im mittleren Mediastinum.** Regressive Veränderungen (Zysten und Verkalkungen) und Tracheaeinengung.

Regressive Veränderungen mit zystischen Anteilen und schalenförmigen, zirkulären oder fleckigen Verkalkungen sind häufig (Abb. 10.5). Eine maligne Entartung ist nur anhand sekundärer Veränderungen wie infiltrierter und vergrößerter Lymphknoten zu diagnostizieren. Die Trachea kann erheblich verlagert und eingeengt sein.

Nebenschilddrüsenadenome

Orthotope Epithelkörperchen liegen dorsal der kranialen und kaudalen Schilddrüsenpole. Ektope Adenome können im gesamten vorderen oberen Mediastinum, selten auch in der tracheoösophagealen Rinne gelegen sein. Aufgrund des charakteristischen Signalverhaltens der Epithelkörperchen (hohes Signal im T2-gewichteten Bild mit kräftiger Kontrastierung nach intravenöser Kontrastmittelgabe) ist die MRT in der Regel bildgebende Methode der Wahl, die CT führt in den meisten Fällen aber zu gleichwertigen Ergebnissen.

CT-Morphologie

Ektope Nebenschilddrüsenadenome stellen sich als rundliche bis ovale, weichteildichte oder leicht hypodense Gebilde zwischen 0,5 und 3 cm Größe (meist < 2 cm) im Thymusbett oder im vorderen oberen Mediastinum dar (vgl. Abb. 8.30 b). Adenome in der tracheoösophagealen Rinne sind im axialen Bild mitunter nicht von Lymphknoten oder Venen zu unterscheiden. In diesen Fällen sind multiplanare Reformationen nach KM-Injektion richtungweisend. Adenome nehmen stark Kontrastmittel auf.

Morbus Hodgkin

Der Morbus Hodgkin (oder Hodgkin-Lymphom) hat eine zweigipflige Altersverteilung mit einem Gipfel um das 30. und einem zweiten um das 70. Lebensjahr. Die meisten Patienten zeigen zervikale und supraklavikuläre Lymphome. Die Prognose richtet sich nach histologischem Typ und Erkrankungsstadium. Entscheidend für die Therapie ist die Lymphomausbreitung. Die CT ist obligater Bestandteil des Tumorstagings.

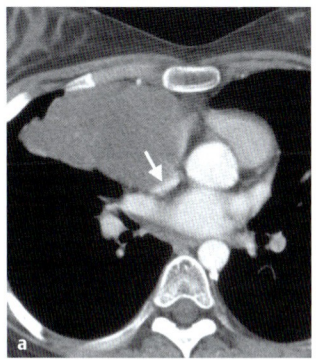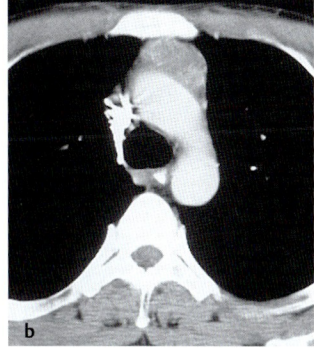

Abb. 10.6 **Morbus Hodgkin.**
a Die CT zeigt eine große Raumforderung mit Kompression der V. cava und Lungeninfiltration.
b Hodgkin-Lymphom nach Therapie: partiell verkalktes Residuum in der Thymusloge.

CT-Morphologie

Im Gegensatz zu Non-Hodgkin-Lymphomen (NHL) befällt der Morbus Hodgkin (HL) vorwiegend das vordere Mediastinum und breitet sich tendenziell kontinuierlich von Lymphknotengruppe zu Lymphknotengruppe aus. Im Mediastinum sind die prävaskulären und paratrachealen Lymphknoten des vorderen Mediastinums am häufigsten betroffen. Eine pulmonale Beteiligung (ca. 10–15 %) ist immer mit hilären Lymphomen verbunden. Eine begleitende Thymusvergrößerung ist nicht selten (30 %).

Pleuraerguss und interstitielle pulmonale Flüssigkeitsretention können sowohl Ausdruck einer venösen und lymphogenen Obstruktion als auch einer direkten Tumorinfiltration sein. Ein Perikarderguss spricht dagegen für eine direkte Tumorinfiltration. Bei einer pleuralen oder perikardialen Beteiligung ist der im vorderen Mediastinum lokalisierte Tumor meist größer als 30 % des inneren Thoraxdurchmessers (Abb. 10.**6**). Atelektasen können sowohl durch intrabronchiale Lymphome (HL > NHL) als auch durch externe Bronchuskompression bedingt sein (häufiger bei Kindern).

> Rezidive eines Hodgkin-Lymphoms tendieren dazu, nach Chemotherapie an der ursprünglichen Stelle, nach Radiatio außerhalb des Bestrahlungsfeldes aufzutreten. Fehlende hiläre Lymphome schließen einen pulmonalen Hodgkin-Befall nahezu aus.

Non-Hodgkin-Lymphome

Non-Hodgkin-Lymphome (NHL) stellen eine histomorphologisch heterogene Gruppe dar. Sie sind das dritthäufigste Malignom im Kindesalter (nach Leukämie und ZNS-Tumoren), bei Kindern unter 5 Jahren allerdings selten. Die adulten Formen häufen sich in der 6.–7. Lebensdekade. Patienten mit Immundefekten, nach Organtransplantationen oder mit Kollagenosen haben ein 40- bis 100fach höheres Risiko für ein NHL. Entscheidend für die Therapie ist die histologische Klassifizierung. Zum Zeitpunkt der Diagnosestellung ist die Erkrankung oft sehr ausgedehnt.

CT-Morphologie

Non-Hodgkin-Lymphome zeigen eine diskontinuierliche Ausbreitung mit Beteiligung ungewöhnlicher Lymphknotenstationen. Ein Befall der Mammarialymphknoten und der parakardialen Lymphknoten sowie isolierte Lymphome im hinteren Mediastinum sprechen für ein NHL (Abb. 10.**7 a**). Extranodale Manifestationen sind häufiger als beim Morbus Hodgkin (Abb. 10.**7 b** u. 10.**8**). Pulmonale Herde können als kleine Rundherde, parenchymatöse Infiltrate oder Milchglastrübung imponieren (vgl. Kapitel 9).

Abb. 10.7 **Non-Hodgkin-Lymphom und akute Leukämie.**

a T-ALL mit massiver Vergrößerung des Thymus und Ummauerung der V. cava superior.

b Ausgedehnte präkardiale Raumforderung bei Non-Hodgkin-Lymphom.

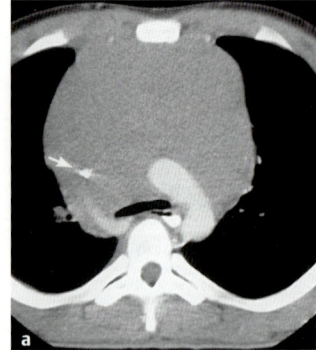
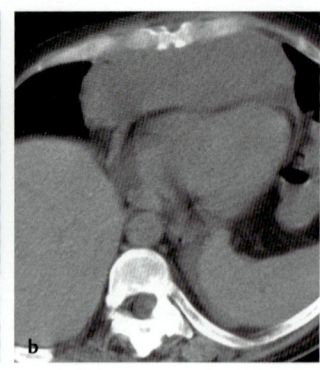

Abb. 10.8 **Non-Hodgkin-Lymphom bei einem 6 Jahre alten Kind.**

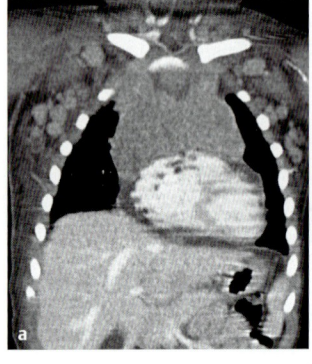
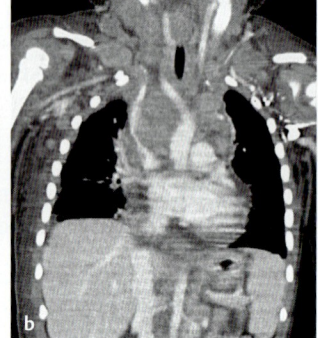
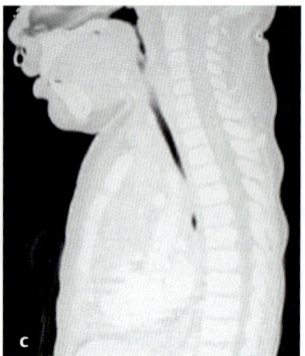

a Vergrößerung des Thymus, der axillären und supraklavikulären Lymphknoten.

b Infiltration der unteren Halsweichteile.

c Stenose der Trachea, erkennbar auf einer sagittalen Reformation eines Niedrig-Dosis-CT.

In bis zu 50 % werden nach Therapie maligner Lymphome Residualbefunde gesehen, die avitalen Lymphomresten und sterilem fibrösem Gewebe entsprechen. Die Differenzierung zwischen fibröser Raumforderung und aktivem Lymphom ist computertomographisch nur im Verlauf möglich, eine Größenzunahme indiziert entsprechend das aktive Lymphom.

Die MRT hat eigene Kriterien für die Abschätzung des Therapieerfolges: Abnahme des Signals in T2-gewichteten Bildern und fibröse Veränderungen mit geringem Signal im T1- und T2-gewichteten Bild. Letztlich kann jedoch auch die MRT derzeit kein fokales vitales Lymphom innerhalb des Residuums sicher ausschließen.

Lymphangiom

Lymphangiome (zystische Hygrome) sind seltene kongenitale Malformationen des lymphatischen Systems in Form lymphoider Kanäle oder zystischer Räume. Beim Neugeborenen liegen sie in der Regel im vorderen oberen Mediastinum und breiten sich in die Halsregion aus. Beim Erwachsenen liegen sie tendenziell im vorderen unteren Mediastinum ohne Kommunikation zu den Halsweichteilen.

CT-Morphologie

Computertomographisch stellen sich Lymphangiome als meist unilokuläre, manchmal auch multilokuläre oder septierte zystische Raumforderungen dar, welche die benachbarten Gefäß verformen. Der proteinreiche Inhalt führt zu Dichtewerten bis 40 HE. Manchmal finden sich uni- oder bilaterale chylöse Ergüsse.

Mesenchymale Tumoren

Mesenchymale Tumoren können in allen drei mediastinalen Kompartimenten vorkommen. Die benignen Formen sind am häufigsten im vorderen Mediastinum, die malignen (Liposarkom, Fibrosarkom) am häufigsten im hinteren Mediastinum lokalisiert.

CT-Morphologie

Lipome besitzen charakteristische fettäquivalente CT-Werte. Sie sind weich und legen sich daher um die angrenzenden Strukturen ohne sie wesentlich zu verdrängen. Andere mesenchymale Tumoren, wie *Fibrome* oder *Fibrosarkome* können zu erheblichen Verlagerungen führen. *Hämangiome* sind hypervaskularisiert und zeigen einen starken Dichteanstieg nach Kontrastmittelgabe, mitunter finden sich Phlebolithen.

Tumoren mit überwiegender Lokalisation im mittleren Mediastinum

Lymphom

Sowohl Hodgkin- als auch Non-Hodgkin-Lymphome können sich im mittleren Mediastinum befinden, wobei das NHL in dieser Lokalisation häufiger ist (s. oben).

Tumoren des Tracheobronchialsystems

S. Kapitel 9, Lunge und Tracheobronchialsystem, S. 324.

Bronchogene Zyste, Perikardzyste

Bronchogene Zysten sind seltene kongenitale Anomalien des Tracheobronchialbaumes (s. Kapitel 9), die sich häufiger im Mediastinum als in den Lungen finden. Sie sind von einer fibrinösen, häufig knorpelhaltigen Kapsel begrenzt, durch respiratorisches Epithel ausgekleidet und enthalten muköses Material. Im Gegensatz zu den Parenchymzysten kommunizieren sie gewöhnlich nicht mit dem Tracheobronchialsystem.

Perikardzysten sind mesotheliale Anomalien (Vorwulstungen des parietalen Perikards ohne Kommunikation zum perikardialen Raum). Diese Zysten sind mittels MRT besser von Mediastinaltumoren abzugrenzen als mit der CT.

CT-Morphologie

Perikardzysten sind am häufigsten im rechten kardiophrenischen Winkel lokalisiert, können prinzipiell überall perikardial oder pleuroperikardial vorkommen (posteriorer kardiophrenischer Winkel, oberer Perikardrezessus). *Bronchogene Zysten* liegen meist rechtsseitig nahe der Carina (> 50 %), manchmal auch paratracheal, nahe der Ösophaguswand oder retrokardial (Abb. 10.**9**).

Beide Läsionen erreichen Größen zwischen 3 und 8 cm und zeigen die typischen Kriterien blander Zysten mit runder oder ovaler Form, glatten Konturen und homogenem Inhalt. Die Dichte liegt – je nach mukoidem Inhalt – im Bereich von Wasser oder etwas darüber (Perikardzysten 20–50 HE, bronchogene Zysten 0–50 HE). Nach KM-Injektion zeigt sich keine Kontrastierung.

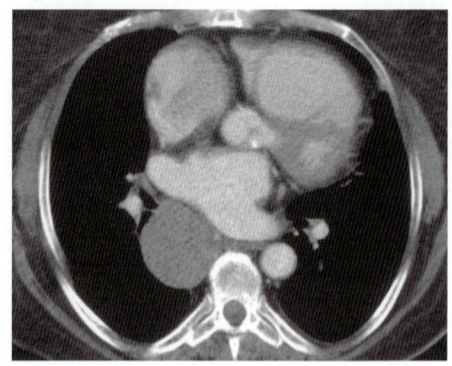

Abb. 10.9 **Bronchogene Zyste.**
Die Zyste zieht vom Unterrand der Karina nach kaudal und rechts zum Hinterrand des linken Vorhofes.

Paragangliom

Paragangliome gehören zu den neurogenen katecholamin produzierenden Tumoren und sind in 10% der Fälle maligne. Inaktive Paragangliome werden Chemodektome, hormonproduzierende Phäochromozytome genannt. Fast alle mediastinalen Chemodektome gehen von Glomuskörperchen der Aortenwand aus

CT-Morphologie

Die mediastinalen Paragangliome liegen häufig im Winkel des Ductus arteriosus, seltener lateral des Truncus brachiocephalicus, anterolateral des Aortenbogens oder oberhalb der rechten A. pulmonalis. Die Phäochromozytome finden sich in der Regel im hinteren Mediastinum, im Bereich von Herz und Perikard, insbesondere in der Wand des linken Vorhofes oder im Vorhofseptum. Paragangliome sind hypervaskularisiert und zeigen eine intensive Kontrastierung nach Kontrastmittelinjektion. Multilokuläre Tumoren sind beschrieben. Lokale Invasivität und Metastasen indizieren Malignität (Abb. 10.**10**).

Abb. 10.10 **Malignes Paragangliom mit Ummauerung der linken Koronararterie (4 × 1/6).**

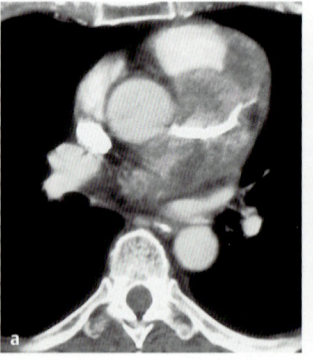
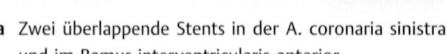
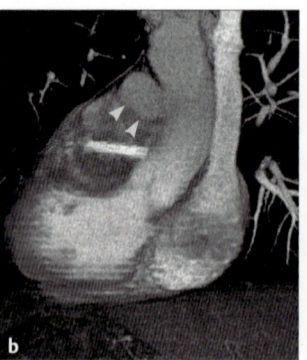
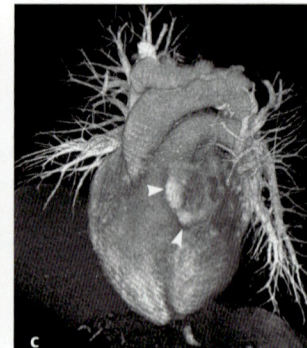

a Zwei überlappende Stents in der A. coronaria sinistra und im Ramus interventricularis anterior.
b Der Tumor infiltriert und verlagert die Pulmonalarterien nach kranial (volumenrekonstruiertes Bild).

c Die Tumorausdehnung wird in der Volumendarstellung des Herzens verdeutlicht. Residuale periphere Kontrastierung nach Radiotherapie als Zeichen von Tumorrestgewebe (Pfeilspitzen).

Tumoren mit überwiegender Lokalisation im hinteren Mediastinum

Neurogene Tumoren

Mit Ausnahme des Paraganglioms und des Vagusneurinoms sind neurogene Tumoren ausschließlich im hinteren Mediastinum lokalisiert. Histologisch werden verschiedene Formen unterschieden, von denen 30 % maligne sind (Tab. 10.5). Neurogene Tumoren lassen sich in Tumoren der Nervenscheide (Schwannome, Neurofibrome), der Ganglienzellen (malignes Neuroblastom, benignes Ganglioneurom) und der Paraganglien einteilen.

CT-Morphologie

Die neurogenen Tumoren liegen charakteristischerweise paravertebral (Abb. 10.11) und stellen sich als rundliche oder hantelförmige Raumforderung dar, die mit einem erweiterten Neuroforamen einhergehen kann. Druckarrosionen und Verformungen, vor allem der Rippen, sind typisch. Bei der Neurofibromatose ist auf begleitende Skelettdysplasien zu achten (z. B. „twisted ribs"). Fokale Knochendestruktionen ohne sklerotische Grenzen sind Zeichen der Malignität. Die Tumoren haben meist eine ellipsoide Form und sind homogen weichteildicht. Hypodense Areale innerhalb des Tumors entstehen durch Fetteinlagerungen oder zystische Degenerationen. Zentrale Nekrosen sind selten. Mit Ausnahme der Paragangliome, die eine sehr kräftige KM-Aufnahme zeigen, nehmen die neurogenen Tumoren nur moderat KM auf und sind allein durch ihre CT-Morphologie nicht voneinander zu differenzieren.

Für die Therapieplanung ist eine explizite Darstellung der Lagebeziehung zu Wirbeln, Rippen und Spinalkanal notwendig. Dies gelingt vorzugsweise mit Dünnschichtkollimationen im Spiral- oder Multidetektor-CT oder in der MRT.

Tab. 10.5 ⋯> *Neurogene Mediastinaltumoren*

Neurome	häufig bei Neurofibromatose, moderate KM-Aufnahme
Neurofibrom	häufig mit Erweiterung des Neuroforamens
Schwannom	häufig ellipsoid
Paragangliome	sehr selten, intensive KM-Aufnahme
Chemodektom	häufig in Nähe des Aortenbogens
Phäochromozytom	häufig im Bereich des hinteren Perikards
Sympathikoblastome	heterogene KM-Aufnahme
Neuroblastom	maligne, Alter < 8 Jahre, groß, Metastasen, punktuelle oder schollige Verkalkungen
Ganglioneuroblastom	gemischte Form, Alter < 10 Jahre, hantelförmig mit intra- und extraspinaler Komponente

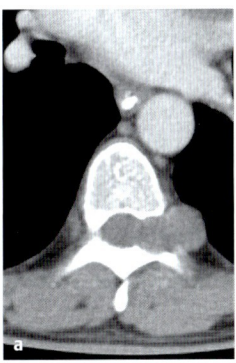 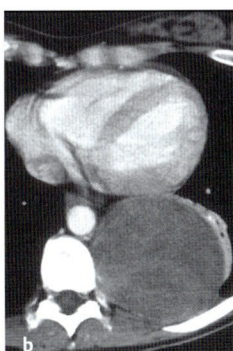 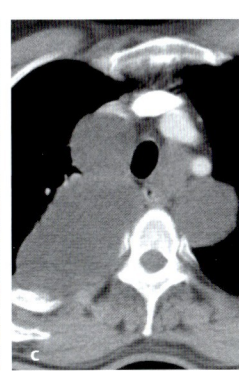

Abb. 10.11 **Neurogene Tumoren.**
a Neurofibrom mit typischer Hantelform und Erweiterung des Neuroforamens.
b Paravertebrales Schwannom mit Pelottierung der angrenzenden Lunge.
c Multiple mediastinale Raumforderungen bei Neurofibromatose.

Abb. 10.12 Extramedulläre Hämatopoese.

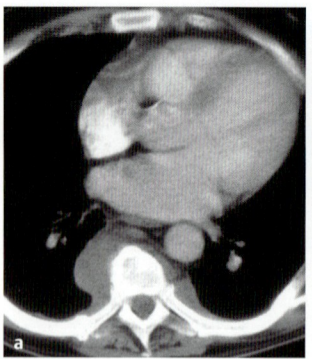
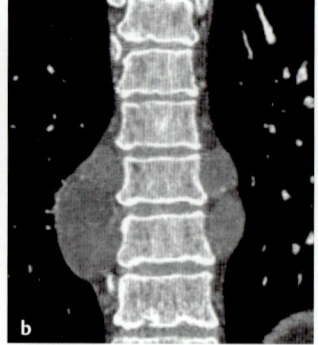
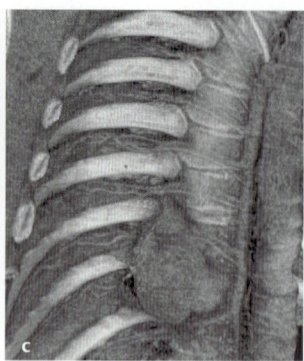

a Paravertebrale weichteildichte Raumforderung im Bereich der unteren BWS.

b, c Coronale Reformation (**b**) und Volumendarstellung (VRT) (**c**) zeigen die paraspinale Raumforderung bei einem anderen Patienten.

Extramedulläre Hämatopoese

Die extramedulläre Hämatopoese in Leber, Milz oder Lymphknoten ist eine häufige Reaktion bei verschiedenen Anämieformen (Sichelzellanämie, Sphärozytose, Hämoglobinopathien) oder bei Knochenmarkserkrankungen (Leukämie, Lymphom, Myelofibrose). Die Ansammlungen hämatopoetischen Gewebes können, speziell bei Patienten mit Sichelzellanämie oder Thalassämie, ausgedehnte paravertebrale Raumforderungen bilden, die sich mittels CT von malignen Läsionen differenzieren lassen.

CT-Morphologie

Die extramedulläre Hämatopoese stellt sich computertomographisch typischerweise als konvexe weichteildichte, spindelförmige paravertebrale Raumforderung dar, die sich über mehrere Wirbelsäulensegmente erstrecken kann (Abb. 10.12). Subpleurale Ausläufer sind möglich. Im Gegensatz zu den neurogenen Tumoren verursachen sie keine druckbedingten Knochenerosionen. Begleitbefunde sind eine Splenomegalie und Skelettveränderungen infolge der Knochenmarksproliferation.

Ösophagustumoren

Vgl. Kapitel 15 (Gastrointestinaltrakt).

Ösophagusdivertikel und Duplikationszysten

Vgl. Kapitel 15 (Gastrointestinaltrakt).

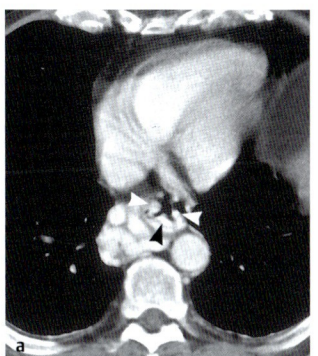 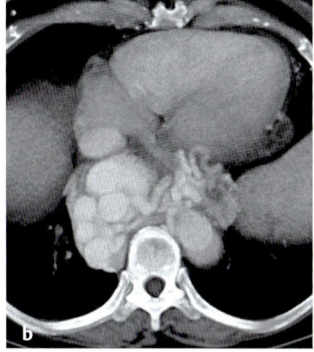

Abb. 10.13 **Ösophagus- und paraösophageale Varizen.**
a Varizen stellen sich als kräftig KM-aufnehmende geschlängelte Venen submukös (Ösophagus- varizen, Pfeilspitzen) oder an der Ösophaguswand (paraösopha- geale Varizen) dar. Letztere sind endoskopisch nicht sichtbar.
b Paraösophageale Varizen können eine Raumforderung im hinteren Mediastinum bilden (Volumen- darstellung).

Ösophagusvarizen, Azygos-Kontinuität

Varizen in der unteren Hälfte des Ösophagus wer- den durch eine portale Hypertension verursacht. Angeborene oder erworbene Verschlüsse im Bereich der V. cava inferior führen zu Kollateralen über das Azygos-System (Azygos-Kontinuität). Die erweiter- ten Venen lassen sich sicher von paravertebralen Raumforderungen abgrenzen.

CT-Morphologie

Ösophagusvarizen haben ein variables Erschei- nungsbild in Abhängigkeit von ihrer Größe und dem Ausmaß der Grunderkrankung. Im Nativ-CT lassen sich unspezifische Ösophaguswandver- dickungen und noduläre paraösophageale Raumfor- derungen nachweisen. Nach Kontrastmittelgabe

kommt es zu einem deutlichen Kontrastmittel- Pooling mit definitiver Darstellung der Varizen in Form tubulärer bzw. geschlängelter Formationen (Abb. 10.**13**). Intraluminale Varizen müssen von den paraösophagealen differenziert werden, die – obgleich oft ausgedehnter – endoskopisch nicht sichtbar sind. Bei der Leberzirrhose als häufigster Ursache sind in den gleichzeitig dargestellten Ober- bauchanschnitten weitere venöse Kollateralen er- kennbar.

Bei der *Azygos-Kontinuität* wird das Fehlen bzw. der Verschluss der V. cava inferior durch die ergän- zende Untersuchung der Oberbauchregion nach- gewiesen. V. azygos und hemiazygos sind deutlich dilatiert, weisen u. U. ein der Aorta vergleichbares Kaliber auf und zeigen eine gefäßtypische homoge- ne Kontrastierung (vgl. Abb. 24.**84**).

Meningozelen und neuroenterale (neuroenterogene) Zysten

Zysten im hinteren Mediastinum sind sehr selten, in der Regel handelt es sich um Meningozelen, Myelo- meningozelen oder neuroenterale Zysten (mit pleu- ralen und enteralen Anteilen). Etwa 75 % der intra- thorakalen Meningozelen finden sich im Rahmen einer Neurofibromatose.

CT-Morphologie

Im CT findet sich eine glatt umschriebene zysti- sche Raumforderung im hinteren Mediastinum. Li-

quorgefüllte Meningozelen können uni- oder bila- teral auftreten und die Neuroforamina dilatieren. Im Rahmen der Neurofibromatose finden sich so- wohl Meningozelen als auch solide Neurofibrome, die sich durch ihre Dichte im CT differenzieren lassen. Mittels Dünnschichtspiral- oder Multidetek- tor-CT lässt sich die Kommunikation der Läsion mit dem Subarachnoidalraum nachweisen. Die MRT ist diesbezüglich bildgebende Methode der Wahl.

Neuroenterale Zysten gehen mit Deformitäten der Brustwirbelsäule (Halbwirbel, Schmetterlingswirbel, Skoliose) einher. In neuroenteralen Zysten, welche mit dem Ösophagus kommunizieren, sind mitunter Lufteinschlüsse zu beobachten.

Differenzialdiagnostisch müssen die seltenen mediastinalen Pankreaspseudozysten und Duplikationszysten des Ösophagus differenziert werden.

Lymphknotenvergrößerungen

Die Topographie und Nomenklatur der mediastinalen und hilären Lymphknotenstationen wird im Kapitel 22 näher behandelt (vgl. Abb. 22.**2**).

Die CT ist zur Beurteilung des mediastinalen und hilären Lymphknotenstatus derzeit die Methode der Wahl. Die MRT führt zu keinen besseren Ergebnissen. MRT und Multidetektor-CT mit dünner Kollimation liefern Bilder in jeder gewünschten Ebene, die eine bessere Abgrenzung von Gefäßstrukturen gestatten.

CT-Morphologie

Lymphknoten sind ab einem Durchmesser vor 2–5 mm im CT klar identifizierbar. Die Abschätzung ihrer Dignität ist allerdings problematisch (Abb. 10.**14**), da die Lymphknotengröße in der Regel einziges Bewertungskriterium in der CT ist. Auf der Basis eines axialen Schwellenwertes von 1 cm (Durchmesser in der kurzen Achse) oder eines maximalen Längsdurchmessers von 15 mm besteht in der CT eine Sensitivität von 60% und eine Spezifität von 70% für den Nachweis eines malignen Befalls. Geringere Schwellenwerte erhöhen zwar die Sensi-

tivität, vermindern jedoch die Spezifität. Eine sichere Dignitätsbeurteilung ist weder mit der CT noch der MRT möglich. Mikrometastasen finden sich in 5–15% nicht vergrößerter Lymphknoten; andererseits sind 15–30% der moderat vergrößerten Lymphknoten (10–15 mm) metastasenfrei – eine Möglichkeit, die bei Patienten mit begleitender Pneumonie, COPD oder Herzinsuffizienz berücksichtigt werden muss.

- In Hinblick auf eine hohe Spezifität sollte für subkarinale und den Azygos-Lymphknoten ein Grenzwert von 15 mm, für die übrigen Lymphknoten von 10 mm gelten.
- Hiläre (bronchopulmonale) Lymphknoten gelten als suspekt, wenn sie sich zum angrenzenden Lungenparenchym vorwölben (konvexe Außenkontur, Abb. 10.**15 a**).
- Mittels Dünnschicht-Multislice-CT lässt sich nicht nur der transaxiale Durchmesser, sondern auch die Längsausdehnung der Lymphknoten erfassen: kugelige (sphärische) Lymphknoten gelten bereits als suspekt, wenn sie zwischen 5 und 10 mm messen (Abb. 10.**15 b**).
- Die obere perikardiale Umschlagfalte, die sich dorsal der Aorta ascendens darstellt, darf nicht

Abb. 10.14 **Verschiedene Erkrankungen mit ähnlicher Konfiguration mediastinaler Lymphknotenvergrößerungen.**

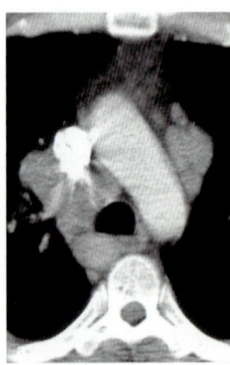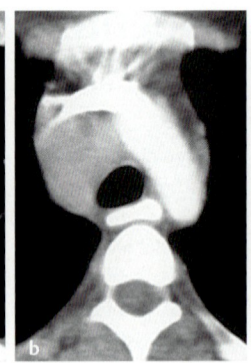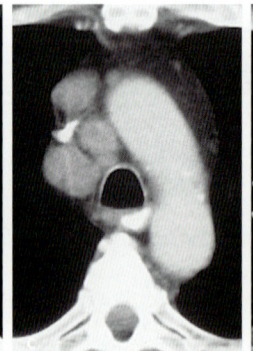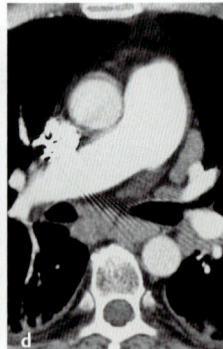

a Sarkoidose.
b Lymphom.

c Metastasen eines kleinzelligen Bronchialkarzinoms.
d Lymphknotenschwellungen bei chronischer Herzinsuffizienz sind mehr perihilär akzentuiert.

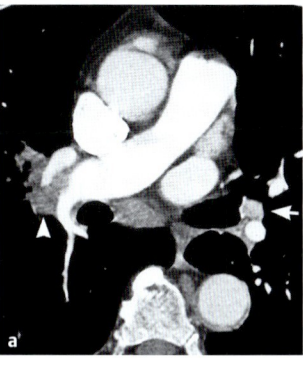
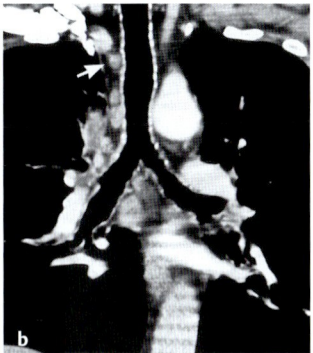
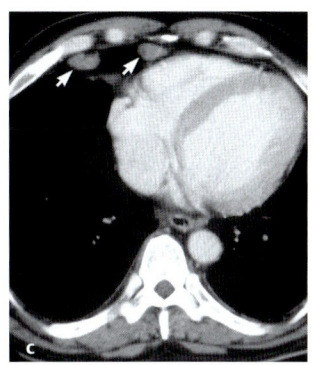

Abb. 10.15 Morphologische Zeichen einer malignen Lymphknoteninfiltration.

a Bronchopulmonale Lymphknoten mit konvexer Begrenzung zur Lunge sind malignomverdächtig (Pfeil), während plan oder konkav zur Lunge abgegrenzte Lymphknoten eher benigne sind.

b Runde bzw. kugelige Lymphknoten (langer und kurzer Durchmesser nahezu identisch) sprechen für eine maligne Infiltration.

c Supradiaphragmale Lymphknoten > 5 mm in der kurzen Achse sind pathologisch zu werten.

als vergrößerter Lymphknoten fehlinterpretiert werden (vgl. Abb. 22.**9**).

- Parakardiale und supradiaphragmale Lymphknoten über 5 mm sind – außer nach vorangegangener Oberbauchoperation – immer pathologisch (Abb. 10.**15 c**).

Differenzialdiagnose (Tab. 10.**6**)

Patienten mit einer Sarkoidose entwickeln in 80–90% mediastinale Lymphome (Abb. 10.**14 a**). Unter den Entzündungen gehen *Pilzinfektionen* und vor allem die *Tuberkulose* mit mediastinalen Lymphknotenvergrößerungen einher. Bei Letzterer

findet sich häufig eine charakteristische periphere KM-Aufnahme der Lymphknoten (Abb. 10.**16 a**). Nekrosen zeigen im CT eine Dichte unter 30 HE.

Wird die Untersuchung in typischer Weise mit einem Delay von 20–40 s nach KM-Injektion gestartet, so sind die meisten mediastinalen Lymphknoten im Vergleich zu den Gefäßen deutlich hypodens. Später werden einige Lymphknoten isodens zu den Gefäßen (Effekt der relativen Hyperämie bei Entzündung oder Tumor), andere bleiben hypodens (Effekt der Hypovaskularisation nach regressiven Veränderungen oder bei hypovaskularisierten Tumoren). Derzeit liegen keine gesicherten Erkenntnisse vor, inwieweit das Kontrastmittelverhalten Rückschlüsse auf die Dignität von Lymphknoten

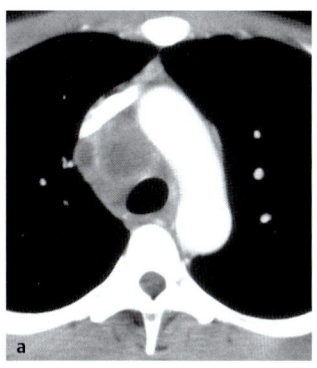
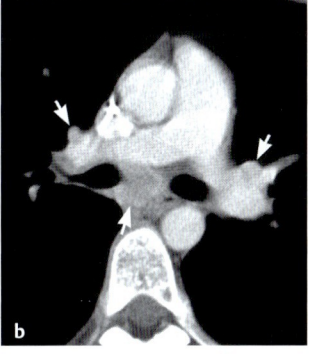
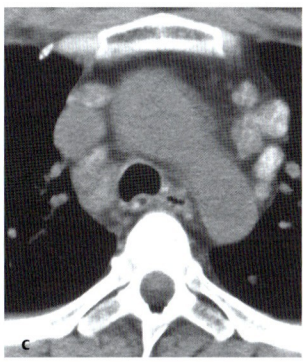

Abb. 10.16 Die Ätiologie mediastinaler Lymphknoten kann CT-morphologisch nur in Verbindung mit den klinischen Daten eingeordnet werden.

a Rand-Enhancement tuberkulöser Lymphknoten bei einem Patienten mit subfebrilen Temperaturen.

b Bilaterale hiläre und infrakarinale hypervaskularisierte Lymphknotenmetastasen beim Ewing-Sarkom.

c Verkalkungen in pathologischen Lymphknoten bei einem Patienten mit Kolonkarzinom.

Tab. 10.6 ⇢ *Differenzialdiagnose mediastinaler Lymphknoten (nach Naidich, Zerhouni und Siegelman)*

	Verkalkte Lymphknoten	Lymphknoten mit peripherer KM-Aufnahme oder Nekrosen	Hypervaskularisierte Lymphknoten
Häufig	Tuberkulose Sarkoidose Silikose nach Therapie Metastasen (M. Hodgkin, Schilddrüsenkarzinom)	Tuberkulose Pilzinfektion Lymphom Metastase (Seminom, Bronchialkarzinom)	Metastase (Nierenzellkarzinom, Bronchialkarzinom, Karzinoid)
Selten	Histoplasmose Amyloidose Sklerodermie Castleman-Syndrom Metastasen (muzinöses Karzinom, Osteosarkom)		Sarkoidose Castleman-Syndrom Kaposi-Sarkom

zulässt. Eine relatives Indiz für Malignität ist die Frühkontrastierung nach 20–30 s (Abb. 10.**16 b**, Tab. 10.**6**). Verkalkungen (Abb. 10.**16 c**) sind differenzialdiagnostisch nur in Verbindung mit dem klinischen Befund relevant.

Das *Castleman-Syndrom,* die angiofolliculäre Lymphknotenhyperplasie oder Riesenzell-Lymph-knotenhyperplasie, ist durch eine umschriebene gelegentlich verkalkte Tumorbildung im Mediastinum oder der zentralen Hilusregion charakterisiert. Multizentrische Formen zeigen multiple Lymphome und haben eine schlechtere Prognose. Eine kräftige uniforme KM-Aufnahme ist typisch.

Pancoast-Tumor

Pancoast-Tumoren sind Bronchialkarzinome der Lungenspitze. Typische klinische Symptome sind der Schulter- und Armschmerz durch Invasion des Plexus brachialis und das Horner-Syndrom durch Infiltration des sympathischen Grenzstranges. Sofern keine Multidetektor-CT zur Verfügung steht, ist die MRT Methode der Wahl, um sagittale und coronale Schnittebenen zu erhalten.

CT-Morphologie

Pancoast-Tumoren liegen definitionsgemäß in der Lungenspitze (Abb. 10.**17**). Potenziell werden Wirbelsäule, Ösophagus, Trachea, brachiozephale Gefäße und die Halsweichteile infiltriert. Für die Darstellung empfiehlt sich eine Dünnschichtkollimation. Zur optimalen Abgrenzung des Tumors sind coronale und sagittale Reformationen essenziell (Abb. 10.**17 b**). Im Falle neurologischer Symptome muss nach einer Beteiligung der angrenzenden pa-

Abb. 10.17 **Pancoast-Tumor.**
a Breite pleurale Adhäsionen und Infiltration der mediastinalen Pleura (Pfeile).
b Coronale MPR eines kleinen Pancoast-Tumors mit Infiltration der 2. Rippe (Pfeil).

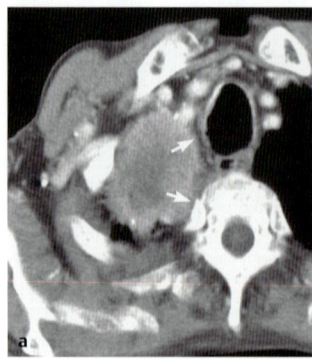
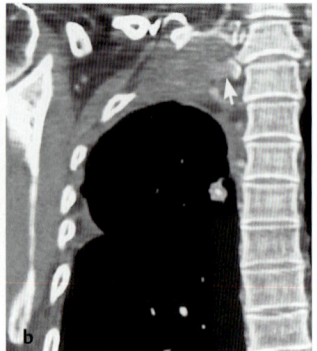

ravertebralen und supraklavikulären Weichteile gesucht werden. Eine Obliteration der Fettlamelle zwischen M. scalenus anterius und medius bzw. eine Asymmetrie der Scaleni weisen auf eine Infiltration des Plexus brachialis hin. Mittels Multidetektor-CT sind die nervalen Strukturen nur dort abgrenzbar, wo sie von ausreichend Fett umschlossen sind. Insofern ist die Plexusdiagnostik immer noch eine Domäne der MRT, Multidetektor-CT-Untersuchungen mit sagittalen Reformationen erbringen derzeit aber schon ähnlich gute Ergebnisse.

Tumoren der Thoraxwand

Tumoren der Thoraxwand sind in der Regel metastatischen Ursprungs. Beim Erwachsenen handelt es sich meist um Adenokarzinome, bei Kindern um Neuroblastome oder leukämische Infiltrationen. Infiltriert ein peripheres Bronchialkarzinom die Brustwand, so gilt es nur dann als inoperabel, wenn die Infiltration diffus ist oder zusätzlich ein maligner Pleuraerguss vorliegt. Brustwandbeteiligungen beim Lymphom (1,5%) gehen grundsätzlich von mediastinalen Herden aus. Primäre Tumoren der Brustwand sind selten (Tab. 10.**7**). Die MRT ist aufgrund des besseren Weichteilkontrastes der CT in der Untersuchung von Thoraxwandprozessen in der Regel überlegen.

CT-Morphologie

Weichteiltumoren bilden muskelständige Raumforderungen in der Thoraxwand mit Obliteration der Fettlamellen oder des epipleuralen Fettstreifens. Eine klare Abgrenzung des Tumors gelingt meist nur im kontrastverstärkten Scan. Knochentumoren führen zu lokalen Expansionen der Knochen oder Rippenknorpel und haben mitunter ausgedehnte Weichteilkomponenten.

Die Invasion der Thoraxwand durch einen mediastinalen oder pulmonalen Tumor ist durch die Obliteration der Fettlamellen oder die pathologische Kontrastierung gekennzeichnet. Der Verlust des schmalen epipleuralen Fettstreifens beim peripheren Bronchialkarzinom ist in 80% der Fälle mit einer Thoraxwandinfiltration gleichzusetzen. Dagegen ist der breite Kontakt des Tumors zur Brustwand (> 3 cm) oder ein stumpfer Winkel zwischen Tumor und Thoraxwand kein verlässliches Zeichen für die Infiltration (Abb. 10.**18**). Eine fehlende Lageänderungen des Tumors relativ zur Thoraxwand bei Exspiration und Inspiration zeigt die Adhäsion oder Infiltration der Thoraxwand an. Eine Verbreiterung des epipleuralen (Fett-)Gewebes im Bereich der Kontaktzone zwischen Läsion und Thoraxwand deutet auf eine pleurale Adhäsion und einen bereits länger bestehenden Prozess hin, wenngleich eine beginnende Thoraxwandinfiltration nicht auszuschließen ist (Abb. 10.**19**).

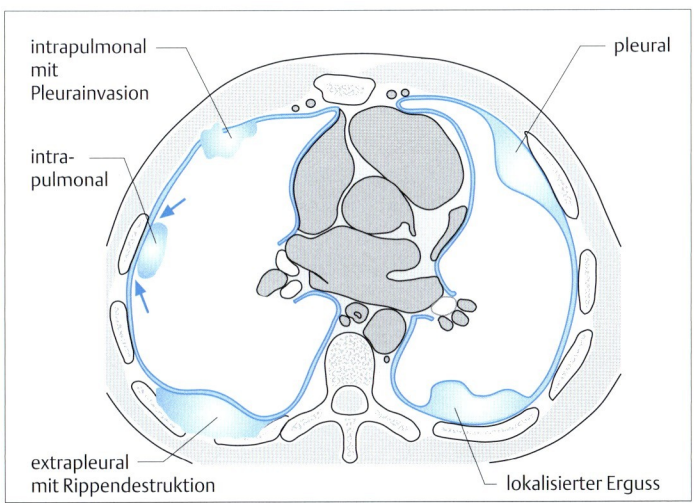

intrapulmonal mit Pleurainvasion

intra-pulmonal

pleural

extrapleural mit Rippendestruktion

lokalisierter Erguss

Abb. 10.18 **Schematischer Vergleich der CT-Morphologie pleuraler Läsionen, peripleuraler intrapulmonaler Läsionen und von Läsionen der Thoraxwand.** Die Pfeile markieren den für die intrapulmonalen Läsionen typischen „spitzen" Pleurawinkel.

Tab. 10.7 ⇢ *Primäre Tumoren und tumorähnliche Läsionen der Thoraxwand*

Knorpel- oder Knochenläsion
Chondrom, Chondrosarkom
Plasmozytom
Ewing-Sarkom
Morbus Paget
Fibröse Dysplasie

Weichteiltumoren
Lipom, Liposarkom
Fibrom, Fibrosarkom, MFH
Desmoid
Rhabdomyosarkom
Hämangiom
Neurom

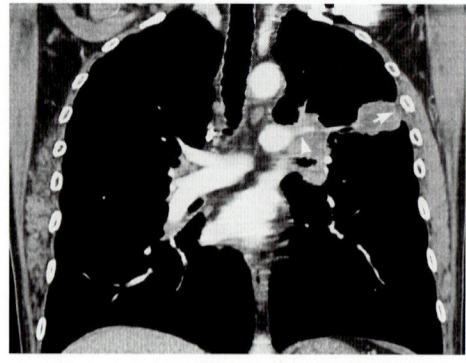

Abb. 10.19 **Peripheres Bronchialkarzinom.** Adhäsion der Thoraxwand und mediastinale Lymphknotenmetastasen. Lokale Verdickung der extrapleuralen Weichteile (Pfeil) im Kontaktgebiet mit differenter KM-Aufnahme im Vergleich zum Tumor. Die Pfeilspitzen zeigen auf eine Beteiligung der Oberlappengefäße.

Pleuratumoren

Benigne Pleuratumoren

70% der benignen Pleuratumoren (benignes Mesotheliom, Lipom, Fibrom) gehen von der viszeralen Pleura aus, nur 30% von der parietalen. Insgesamt sind benigne Pleuratumoren selten, die meisten haben fibrösen Charakter.

CT-Morphologie

Die benignen Pleuratumoren bilden umschriebene noduläre Pleuraverdickungen (Abb. 10.**20**), die beträchtliche Größen und mitunter auch eine invasive Komponente aufweisen können. Sie haben eine gute Prognose und metastasieren nicht. Je nach Beteiligung der mediastinalen oder interlobären Pleura

kann das Bild eines mediastinalen oder eines Lungentumors bestehen. *Lipome* sind im CT fettäquivalent. Die benignen fibrösen Tumoren der Pleura (benignes Mesotheliom) gehen meist von der viszeralen Pleura aus und können in einer interlobären Fissur liegen. Sie bilden gewöhnlich einen spitzen Winkel mit der Pleura mit lokal gering vermehrter pleuraler Flüssigkeit, die eine Pleuraverdickung vortäuscht. Manchmal findet sich ein dünner Stiel, der im CT jedoch nicht sichtbar ist. Die Läsionen sind tendenziell hypervaskularisiert, Inhomogenitäten finden sich nur bei größeren Herden. Tumoren innerhalb chronischer Pleuraempyeme sind kaum zu diagnostizieren.

Abb. 10.20 **Benigner fibröser Tumor der Pleura.**
a Die Läsion ist im axialen Schnittbild hinsichtlich ihres Ursprungs schwer zu beurteilen.
b Im sagittal reformatierten Schnittbild wird die Pleuraständigkeit deutlich.

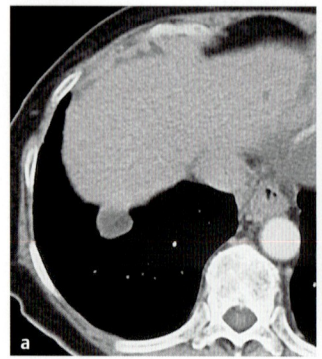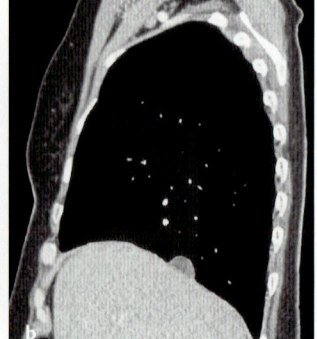

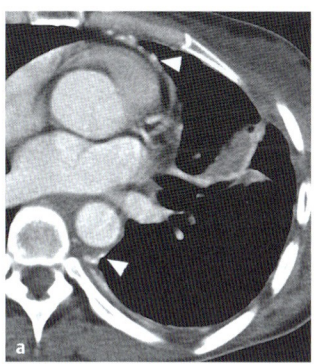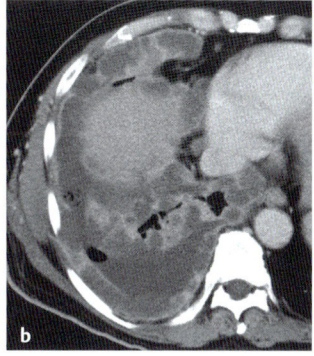

Abb. 10.21 Pleurametastasen.
a Pleurametastasen eines Magenkarzinoms in Form kleinnodulärer
Herde mit KM-Aufnahme, auch an
der mediastinalen Pleura.
b Pleurametastasen eines Schleim
bildenden Ovarialtumors in Form
disseminierter nodulärer Pleuraherde mit peripherer Kontrastierung und hypodensem Zentrum.

Pleurametastasen

Am geläufigsten sind Metastasen von Lungen-
Mamma- und Ovarialtumoren, in der Regel findet
sich ein maligner Pleuraerguss. Die Diagnosesicherung erfolgt durch die zytologische Aufarbeitung
des Pleurapunktates. Mittels CT lassen sich solide
Tumorkomponenten nachweisen.

CT-Morphologie

Die CT zeigt typischerweise multiple fokale noduläre Pleuraherde mit kräftiger KM-Aufnahme
(Abb. 10.21 a). Die Beteiligung der mediastinalen
Pleura ist hochsuspekt auf Malignität (Abb. 10.21 b).
Mitunter finden sich auch diffuse KM-aufnehmende
Pleuraverdickungen, die prinzipiell jedoch unspezifisch sind. Fehlen Pleuraverkalkungen, so sind Metastasen nicht von einem malignen Pleuramesotheliom zu differenzieren. Neben der CT-Morphologie
müssen auch klinische Parameter berücksichtigt
werden, eine stattgehabte Asbestexposition ist immer richtungweisend.

Malignes Mesotheliom

Die Inzidenz eines malignen Mesothelioms ist bei
asbestexponierten Personen 300-mal häufiger als in
der Normalpopulation. Die Latenzzeit liegt zwischen 20 und 40 Jahren, die Prognose ist schlecht.
Klinische Leitsymptome sind Thoraxschmerz und
Kurzatmigkeit. Die CT kann die Ausdehnung fortgeschrittener Tumoren gut erfassen, ist allerdings
bei der Aufdeckung früher Tumorstadien relativ unsicher. Die definitive Diagnose bedarf der bioptischen Bestätigung.

CT-Morphologie

Prinzipiell können alle Pleuraabschnitte involviert
sein. Der Tumor führt zu einer extensiven Verdickung der Pleura oder zu einem kompletten Einschluss der Lunge (Abb. 10.22). Die KM-Aufnahme
ist gewöhnlich inhomogen. Ein hämorrhagischer
Pleuraerguss (> 30 HE) ist ein häufiger Begleitbefund. In fortgeschrittenen Stadien finden sich ein
Perikarderguss, Rippendestruktionen, eine Beteil-
lung der kontralateralen Thoraxhälfte, verdickte Interlobärsepten und Lungenmetastasen. Von einem
Fibrothorax ist das Mesotheliom durch die unregel-
mäßigeren Pleuraverdickungen und die intensive
KM-Aufnahme differenzierbar. In Frühstadien des
Tumors kann dies allerdings schwierig sein
(Abb. 10.22 a).

Abb. 10.22 **Malignes Mesotheliom.**

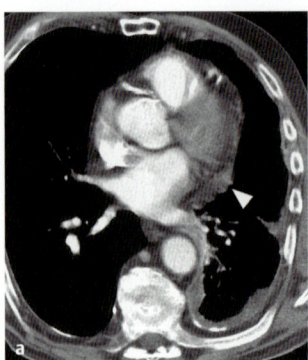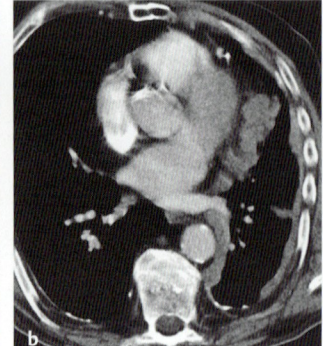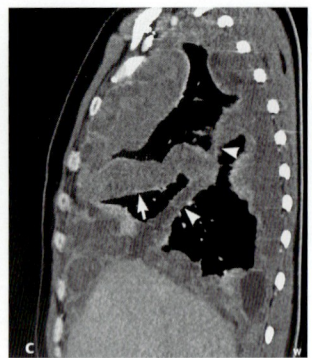

a Die CT zeigt initial unregelmäßige Verdickungen der dorsalen und mediastinalen Pleura mit verkalkten Plaques ohne KM-Aufnahme. Dies entspricht Befunden eines chronischen Pleuraergusses mit persistierender Pleuraverdickung.

b Zwei Monate später deutlicher Progress der neoplastischen Pleuraverdickung und jetzt polyzyklischer Charakter. Einbeziehung der mediastinalen Pleura.

c Infiltration des großen (Pfeilspitzen) und kleinen (Pfeil) Lappenspaltes bei einem anderen Patienten mit einem ausgedehnten Pleuramesotheliom (sagittale Reformation).

Pleuralymphom

Pleurabeteiligungen finden sich sowohl beim Hodgkin- als auch Non-Hodgkin-Lymphom, wobei eine alleinige Pleuramanifestation sehr selten ist. Häufiger finden sich Veränderungen in Begleitung eines Mediastinal-, Thymus- oder diffusen Lungenparenchymbefundes, mitunter auch als Ausdruck eines Lymphomrezidivs. Ein Pleuraerguss (30% bei Morbus Hodgkin) kann sowohl Folge einer Lymphabflussstörung durch den mediastinalen Tumor als auch durch eine lymphatische Infiltration der Pleura selbst bedingt sein.

Die Pleurabeteiligung bei einem Lymphompatienten ändert die Strahlentherapie. Wird die Pleurabeteiligung nicht erkannt, steigt das Risiko für ein Therapieversagen. Auch Leukämien können Pleuraverdickungen verursachen.

Syndrom der V. cava superior

Das V.-cava-superior-Syndrom ist Resultat einer intra- oder extravaskulären Obstruktion des Gefäßes. 80% der extrinsischen Obstruktionen sind auf Malignome zurückzuführen (Bronchialkarzinom, primärer Mediastinaltumor, Lymphom), die restlichen 20% auf benigne Läsionen (fibrosierende Mediastinitis, Strahlenfibrose, katheterbedingte Thrombose). Die CT unterstützt die ätiologische Abklärung und in Abhängigkeit davon die Planung therapeutischer Maßnahmen (Strahlentherapie oder interventionelle Therapie).

CT-Morphologie

Im kontrastverstärkten Scan lassen sich extravaskuläre (Kompression) von intravaskulären (Thrombose) Ursachen differenzieren. Kollateralen finden sich in Form erweiterter Azygos-Venen, oberer Interkostalvenen und von Hautvenen, die in das Azygos-System, in die perikardiophrenischen oder selten auch in die Portalvene drainieren (Abb. 10.**23**).

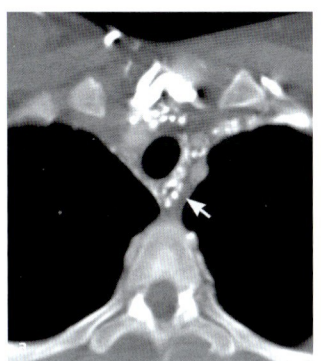
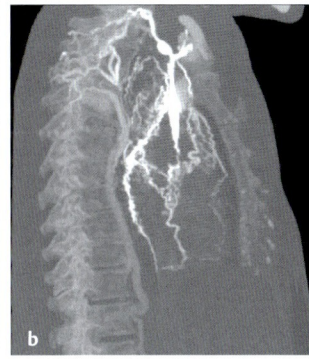

Abb. 10.23 **Syndrom der V. cava superior mit Kollateralen.**
a Ösophagusvarizen.
b Kollateralen via interkostalen, perikardialen, Azygos- und Hemiazygos-Venen auf einer lateralen MIP.

Diffuse Mediastinalerkrankungen

Akute Mediastinitis

In 90% der Fälle wird die akute Mediastinitis durch eine Ösophagusperforation ausgelöst, die posttraumatisch, spontan (Boerhaave-Syndrom), iatrogen (nach Operation oder Endoskopie) oder neoplastisch verursacht sein kann. Die restlichen 10% finden sich als Komplikation nach Sternotomie oder eines entzündlichen Prozesses, der sich aus den Faszienräumen des Halses (Viszeral- oder hinterer Zervikalraum) ins Mediastinum fortsetzt.

Unbehandelt hat die Mediastinitis eine hohe Mortalität, die Therapie erfolgt mit Antiobiose, Drainage oder chirurgischem Debridement.

CT-Morphologie

Die *Mediastinitis* manifestiert sich als streifige oder diffuse Dichteanhebung des Mediastinums (Abb. 10.24 a). Der komplette Ersatz des mediastinalen Fettgewebes durch wasseräquivalente oder weichteildichte Strukturen zeigt eine schwere Mediastinitis mit Ödem und entzündlicher Infiltration an. Abszesse finden sich in Form begrenzter Flüssigkeitsansammlungen mit einer Dichte um 30 HE, mit oder ohne hyperdensen Randsaum und gelegentlichen Gaseinschlüssen. Pleuraergüsse sind

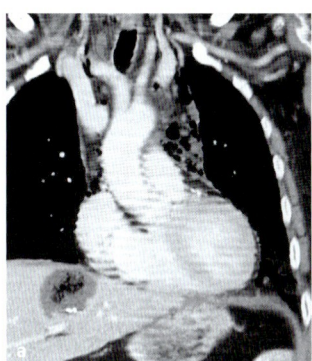
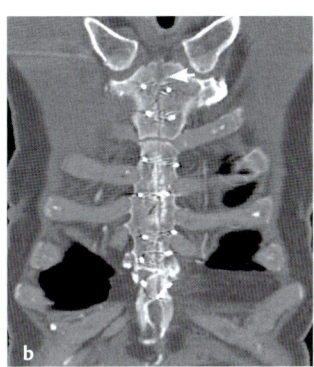

Abb. 10.24 **Akute Mediastinitis.**
a Verbreitertes Mediastinum mit Lufteinschlüssen bei einem Patienten nach Leberoperation.
b Osteomyelitis am Manubrium sterni (Pfeil) nach medianer Sternotomie.

häufig. Zur ätiologischen Abklärung der Entzündung kann die Zytologie notwendig sein.

Die *Osteomyelitis des Sternums* zeigt sich in Form einer Demineralisation und permeativen Destruktion des Knochens (vgl. Abb. 10.**24 b**). Sie ist nicht zwingend mit einer Abszessbildung im angrenzenden Fett- und Bindegewebe vergesellschaftet. Die Veränderungen finden sich in diesen Fällen meist in Kombination mit einer sternalen Dehiszenz von mehr als 2 mm nach medianer Sternotomie. Die Destruktion des Sternums durch maligne Veränderungen geht in der Regel mit einer vermehrten Weichteilkomponente einher (z.B. beim multiplen Myelom oder Metastasen von Lungen-, Mamma-, Prostata- oder Nierenzellkarzinom).

> Luft- und Flüssigkeitsansammlungen finden sich bis 20 Tage postoperativ, selten auch noch bis zum 50. Tag, ohne dass eine Entzündung vorliegt. Sofern Folgeuntersuchungen neue oder zunehmende Luft- oder Flüssigkeitsansammlungen zeigen, ist ein entzündliches Geschehen anzunehmen (Abb. 10.**24**). Ein normales CT schließt die Mediastinitis aus, falsch positive Befunde sind allerdings möglich.

Fibrosierende Mediastinitis

Die chronisch granulomatöse oder fibrosierende (sklerosierende) Mediastinitis kann Folge einer Infektion (Tuberkulose, Histoplasmose, Pilzinfektion, Lues), eines Mediastinalhämatoms, einer Strahlen- oder medikamentösen Therapie sein (Methysergide). Begleitend finden sich häufig andere fibrosierende Erkrankungen, wie Pseudotumoren der Orbita, eine Riedel-Struma oder eine retroperitoneale Fibrose (Morbus Ormond).

CT-Morphologie

Klinische und radiologische Befunde der fibrosierenden Mediastinitis richten sich nach Lokalisation und Ausdehnung der Fibrose. Die postinfektiösen Formen zeigen mitunter schlecht abgrenzbare mediastinale Fibrosen mit streifiger oder diffuser Dichteanhebung des perivaskulären Fettgewebes. Andere Formen bilden solide tumorartige Herde oder ringförmige Zonen erhöhter Dichte um die mediastinalen Strukturen. In 10 % der Fälle findet sich eine

Obstruktion der V. cava (Abb. 10.25) oder des zentralen Tracheobronchialsystems. Mitunter zeigen sich ausgeprägte Verkalkungen.

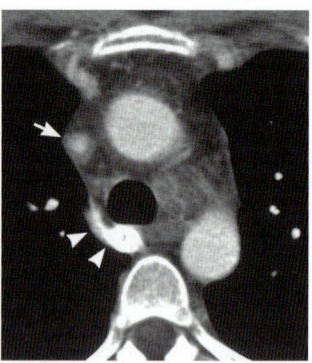

Abb. 10.25 Fibrosierende Mediastinitis.
Unscharfe Dichteanhebung paratracheal und parakaval mit fibröser Einengung der V. cava superior (Pfeil) und konsekutivem Syndrom der V. cava. Intensive Kontrastierung der kollateralisierenden V. azygos (Pfeilspitzen).

Mediastinale Lipomatose

Bei adipösen Patienten oder nach Steroidtherapie ist eine extensive Verfettung des Mediastinums nicht zwingend pathologisch. Computertomographisch lässt sich die röntgenologisch imponierende Mediastinalverbreiterung problemlos zuordnen.

CT-Morphologie

Im CT zeigt sich eine diffuse Fettgewebsvermehrung mit Betonung des oberen Mediastinums. Inhomogenitäten innerhalb des Fettgewebes können unterschiedliche Ursachen haben, wie Fibrose, Blutung, akute oder chronische Entzündung, Tumorinfiltration oder postoperative bzw. postradiogene Veränderungen.

Diffuse Pleuraerkrankungen

Pleuraerguss, Hämatothorax, Chylothorax

Abhängig vom Proteingehalt des Pleuraergusses unterscheidet man Exsudate und Transsudate.

Ein Chylothorax enthält lymphatische Flüssigkeit, ein Hämatothorax Blut.

Pneumonische Infiltrate in Pleuranähe führen zu parapneumonischen Pleuraergüssen, die zunächst exsudativen, im organisierenden Stadium fibrinös-purulenten Charakter haben. Aus einem solchen parapneumonischen Erguss kann sich ein Pleuraempyem entwickeln. Tuberkulöse Pleuraergüsse sind Resultat der Perforation eines subpleuralen Lungenherdes in den Pleuraspalt. Sie entwickeln sich meist 3 – 6 Monate nach Primärinfektion. Maligne Pleuraergüsse sind in der Regel exsudativ und nicht immer mit einer Pleuraverdickung kombiniert, die Differenzierung ist daher häufig nur zytologisch möglich. Hämorrhagische Ergüsse finden sich nach Trauma oder bei Malignomen. Hauptursachen des Chylothorax sind Lymphome (> 50%) und Traumata (25%).

Plauraergüsse sind häufige Befunde im CT, stellen aber – von Ausnahmen abgesehen – keine primäre CT-Indikation dar.

CT-Morphologie

Pleuraergüsse können im CT ab einem Volumen von 15 ml nachgewiesen werden. Die Pleuritis sicca ist nicht sichtbar. Der freie Pleuraerguss zeigt sich im hinteren Sinus phrenicocostalis und bildet eine sichelförmige Konfiguration entlang der Thoraxwand. Lokalisierte oder durch fibröse Septen abgekapselte

Ergüsse können ubiquitär im Pleuraraum auftreten (Abb. 10.**26**). Interlobärergüsse sind typischerweise bikonvex und imponieren in der Thoraxübersicht tumorartig. Flüssigkeitsspiegel finden sich bei bronchopulmonalen Fisteln oder nach therapeutischen Eingriffen (Operation, Biopsie, Drainage).

Ein *Chylothorax* weist Dichtewerte um 0 HE auf und ist in der Regel ausgedehnt. *Transsudate* sind homogen und annähernd wasseräquivalent (< 15 HE). Weder Pleura noch pleurale Flüssigkeit zeigen eine Kontrastmittelaufnahme. Dichtwerte über 20 HE sind typisch für *exsudative, hämorrhagische* oder *purulente* Ergüsse. Derartige Flüssigkeiten zeigen in Spätaufnahmen nach intravenöser KM-Injektion eine gewisse Kontrastierung durch die KM-Diffusion bei gestörter Permeabilität. In Grenzfällen ist

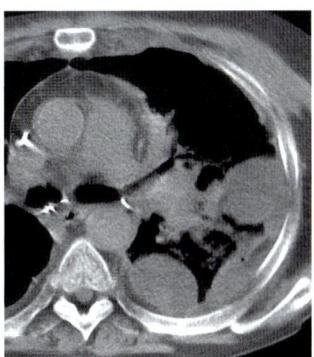

Abb. 10.26 **Pleuraerguss.**
Lokalisierter, durch Adhäsionen fixierter Pleuraerguss mit welligen Konturen.

ein Exsudat im CT nicht von einem Transsudat zu unterscheiden. Bei einem fibrinopurulenten Erguss ohne Empyem ist eine Kontrastierung der verdickten Pleura gegeben (reaktive Pleuraverdickung). In diesem Stadium werden häufig Septierungen und lokal abgekapselte Flüssigkeitsansammlungen angetroffen (Abb. 10.**26**). Eine erhöhte Dichte und Verbreiterung des subpleuralen Fettstreifens deutet auf einen schon länger bestehenden Prozess hin. Bei der Tuberkulose finden sich Verkalkungen und ausgedehnte pleurale Fibrosen (vgl. Abb. 10.**28 a**). Der *Hämatothorax* ist heterogen hyperdens (> 30 HE), Sedimentationen im Pleuraraum zeigen sich bei ausbleibender Koagulation.

Häufige Begleitbefunde von Pleuraergüssen sind Kompressionsatelektasen der angrenzenden Lungenabschnitte. Im Erguss flottierendes komprimiertes Lungengewebe imponiert zipfelförmig (vgl. Abb. 9.**27 a**), wobei kleinere Abschnitte an der Tho-

raxwand fixiert sein können. Multiple Adhäsionen führen zu zipfelförmigen Ausziehungen der atelektatischen Lunge und lassen den Erguss septiert erscheinen.

> Die Umlagerung des Patienten (Seitenlage) hilft bei der Differenzierung freier und abgekapselter Ergüsse, wobei in solchen Fällen nach wie vor die Sonographie Methode der Wahl ist. Bei frei auslaufendem Erguss können Unterlappendystelektasen im hinteren Sinus phrenicocostalis aufgrund ihres bogigen Verlaufes mit dem Zwerchfell verwechselt werden, die anterioren Abschnitte des Ergusses simulieren auch leicht subphrenische Flüssigkeit. Ein Pleuraerguss liegt dorsal (oberhalb) des Zwerchfells und verläuft nach medial in Richtung der Wirbelsäule. Ein Aszites liegt anterior (unterhalb) des Zwerchfells und zieht nicht nach medial.

Pleuraempyem

Das Pleuraempyem bildet sich aus einem parapneumonischen Exsudat (fibrinopurulenter Erguss). Die meisten Empyeme finden sich im Rahmen von Bronchopneumonien (meist Pneumokokken oder Staphylococcus pyogenes). Aus einem tuberkulösen Pleuraerguss entwickelt sich in 20% der Fälle ein Empyem. Die CT dient dem Nachweis empyemverdächtiger Bezirke und der Abgrenzung von peripheren Lungenabszessen.

CT-Morphologie

CT-morphologisch sind die Übergänge zwischen einer Exsudation und einem Pleuraempyem fließend. Die KM-Aufnahme und die Verdickung der viszera-

len und parietalen Pleura sind beim Empyem ausgeprägter (Zeichen der „gespaltenen Pleura", Abb. 10.**27 a**). Im weiteren Verlauf verbreitert sich der epipleurale Fettstreifen. Nach Ausheilung eines Empyems können verdickte Pleurablätter mit Verkalkungen zurückbleiben.

Gas- bzw. Lufteinschlüsse (Blasen) zeigen die Infektion mit Gas bildenden Bakterien an, können selten auch Ausdruck einer ösophagopleuralen Fistel sein. Ein Luft-Flüssigkeits-Spiegel ist meist Folge einer bronchopleuralen Fistel oder einer Intervention.

Die Unterscheidungskriterien zwischen Pleuraempyem und Lungenabszess (Abb. 10.**27**) sind in Tab. 10.**8** zusammengefasst.

Abb. 10.27 **Pleuraempyem und Lungenabszess.**

a Pleuraempyem mit Verdickung und KM-Aufnahme der viszeralen (Pfeil) und der parietalen Pleura (Pfeilspitzen) (Zeichen der „gespalteten Pleura").

b Peripherer Lungenabszess mit Flüssigkeitsspiegel. Spitzer Winkel des Prozesses zur Pleuragrenze (Pfeile) im Vergleich zu (a), damit hinweisend auf einen intrapulmonalen Prozess.

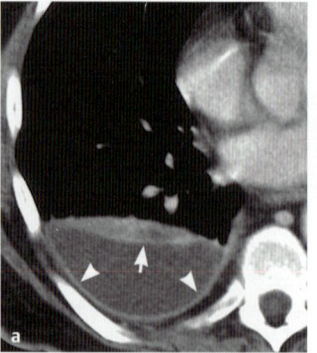
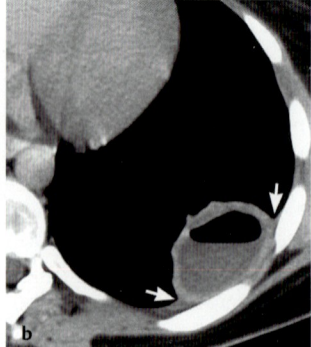

Tab. 10.8 ⋯⇥ *Unterscheidungsmerkmale zwischen Pleuraempyem und Lungenabszess*

Empyem	Peripherer Lungenabszess
oval oder halbmondförmig	rund oder oval
stumpfer Winkel mit der Thoraxwand	spitzer Winkel mit der Thoraxwand
Pleuraverdickung obligat	Pleuraverdickung nicht obligat
keine Luft in der Wand	Luft in der Wand
bronchopulmonale Fistel	Kommunikation mit dem Bronchus
Kompression benachbarter Parenchymabschnitte	Distorsion benachbarter Parenchymabschnitte
Formänderung bei Lagewechsel	keine Formänderung bei Lagewechsel
Gemeinsamkeiten: zentrale Lufteinschlüsse (erregerabhängig), periphere KM-Aufnahme	

Pleurafibrose, asbestassoziierte Veränderungen

Asbestassoziierte Veränderungen (Pleuraplaques) können erst Jahrzehnte nach der initialen Asbestexposition auftreten. Etwa 3% der asbestexponierten Patienten entwickeln in den ersten 10 Jahren nach Inhalation einen exsudativen Pleuraerguss. Dieser Erguss kann asymptomatisch sein oder Schmerzen auslösen und über Jahre persistieren. Konsekutive Rundatelektasen und diffuse Pleurafibrosen mit restriktiver Lungenfunktionsstörung sind häufig. Es besteht eine erhöhte Inzidenz für Pleuramesotheliome, Bronchialkarzinome und Tuberkulose.

nen von den Rippen getrennt sind (Abb. 10.**28 b**). Die Lungenspitzen und die basalen Randsinus bleiben in der Regel ausgespart. Die Einbeziehung der viszeralen, interlobären oder mediastinalen Pleura ist ungewöhnlich und suspekt auf ein Mesotheliom.

Pleuraplaques können mit einer Fibrose des subpleuralen Fettgewebes, einer subpleuralen pulmonalen Fibrose sowie der Ausbildung von Parenchymbändern und nodulären Verdichtungen im Sinne früher Rundatelektasen einhergehen („crows feet" oder „Rundatelektasen-Äquivalente").

CT-Morphologie

Pleuraplaques treten bevorzugt an der subkostalen Pleura auf und erreichen Dicken zwischen 1 und 15 mm. Die Pleuraverdickung kann diffus oder häufiger plaqueförmig sein. Die Plaques stellen scharf begrenzte Elevationen dar („Tafelberg-Zeichen"), die vom Kern her verkalken und durch unverkalkte Zo-

Der Ansatz des M. serratus und M. obliquus externus, epipleurales Fett und interkostale Gefäße sollten nicht mit Plaques verwechselt werden. Die Bezeichnung „Asbestose" gilt als Ausdruck der Lungenfibrose nach Asbestexposition und sollte nicht als Bezeichnung für die asbestassoziierten Pleuraveränderungen eingesetzt werden.

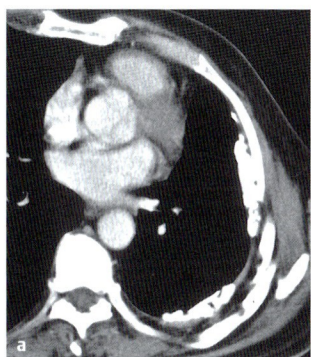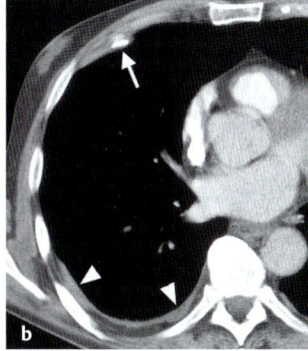

Abb. 10.28 **Pleuraverkalkungen.**
a Ausgeprägte schollige Verkalkungen einer Pleuritis calcarea nach Tuberkulose.
b Typische asbestassoziierte Pleuraplaques mit umschriebener Elevation („Tafelberg-Zeichen") und zentraler Verkalkung (Pfeil), Verdickung der dorsalen Pleura (Pfeilspitzen).

Trauma und postoperative Veränderungen

CT-Indikation im Rahmen eines Thoraxtraumas ist neben der Abklärung von Lungenparenchymverletzungen der Verdacht auf eine Verletzung mediastinaler Strukturen, insbesondere der großen Gefäße, aber auch des Tracheobronchialsystems. Die nichtinvasive CT-Angiographie ist Methode der Wahl zur Diagnostik einer Aortenruptur (vgl. S. 958). Postoperativ wird die CT in Problemfällen eingesetzt.

Pneumothorax

Der Pneumothorax wird nur selten primär mittels CT diagnostiziert. Indikationen können ein rezidivierender Pneumothorax oder eine insuffiziente Pleuradrainage (falsche Lage der Drainage im Lappenspalt oder in der Lunge) sein. Mitunter dient die Computertomographie der Differenzierung zwischen einem Pneumothorax, einer großen Bulla und einer Pneumatozele.

Nach einem Trauma kann der Nachweis selbst eines kleinen Pneumothorax in Hinblick auf eine assistierte Beatmung wichtig sein. Insofern sollte auch bei der Abdomenuntersuchung eines traumatisierten Patienten der Scan regelmäßig nach kranial erweitert und im Lungenfenster ausgespielt werden.

CT-Morphologie

Die Identifizierung eines Pneumothorax gelingt im CT mit hoher Sensitivität durch die Abgrenzung der viszeralen Pleura von dem luftgefüllten Pleuraspalt. Bei einem rezidivierenden Pneumothorax kann der Kausalzusammenhang mit subpleuralen Bullae (kongenital oder im Rahmen einer chronisch obstruktiven oder fibrosierenden Lungenerkrankung) gesichert werden (Abb. 10.**29**).

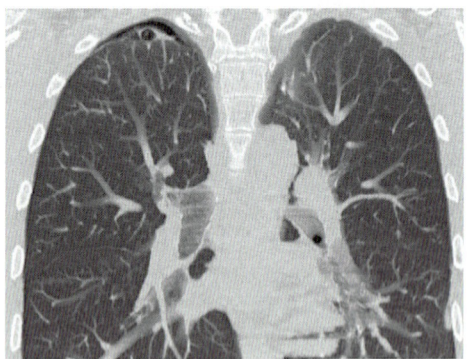

Abb. 10.29 **Spontanpneumothorax.**
Kleine apikale Bulla bei paraseptalem Emphysem (coronale Volumendarstellung, VRT).

Mediastinalhämatom

Mediastinalhämatome können durch ein Trauma, eine zentralvenöse Fehlpunktion, durch Spontanruptur eines Aortenaneurysmas bzw. einer Aortendissektion oder im Rahmen einer Koagulopathie entstehen. Bei Verdacht auf eine Aortenverletzung sollte neben der Nativ-CT eine CT-Angiographie durchgeführt werden (vgl. Kapitel 24).

CT-Morphologie

Frische Einblutungen führen zunächst nur zu streifigen Verdichtungen im mediastinalen Fett. Erst größere Hämatome enthalten hyperdense Areale. Die Lokalisation der Blutungsquelle kann aus der Lage des Hämatoms abgeschätzt werden. Ein Kontrastmittelaustritt bei frischer Blutung ist eine Rarität und stellt meist einen chirurgischen Notfall dar.

Einblutungen in den Pleuraraum (Abb. 10.**30**) sprechen für Verletzungen der Lunge, von Interkostalarterien oder für eine Aortenruptur (rechtsseitig: Aorta ascendens, linksseitig: Aortenbogen und Aorta descendens). Bei (hämorrhagischem) Perikarderguss kann eine Perikardtamponade drohen, insbesondere wenn gleichzeitig eine Dissektion der Aorta ascendens nachgewiesen wird.

Die Ruptur der brachiozephalen Venen bei stumpfem Thoraxtrauma führt zu Hämatomen im

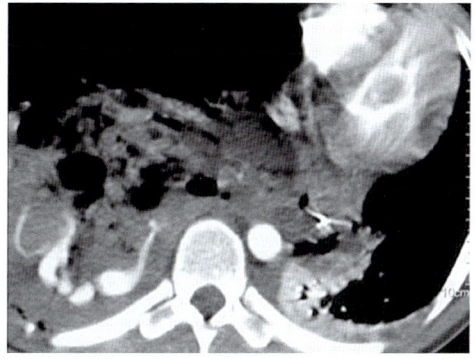

Abb. 10.30 **Ausgedehntes Thoraxtrauma.** Verletzung der rechten Lunge und akute Pleurablutung nach KM-Injektion.

vorderen oberen Mediastinum. Traumatische Aortenaneurysmen entstehen zu 95% in Höhe des Lig. arteriosum und führen zu vorwiegend linksseitigen Hämatomen im hinteren Mediastinum.

Ältere Hämatome verlieren an Dichte und können weichteil- oder wasseräquivalent erscheinen. Die Differenzierung gegenüber einem soliden Mediastinaltumor kann dann schwierig sein (Hämatome zeigen nach KM-Injektion einen Dichteanstieg < 10 HE).

Mediastinalemphysem

Das Mediastinalemphysem, auch Pneumomediastinum genannt, entsteht durch Verletzung des Tracheobronchialsystems oder Ruptur (subpleuraler) Alveolen mit Fortleitung der Luft entlang des pulmonalen Interstitiums und der Lungenwurzel in das Mediastinum. Mögliche Ursachen sind ein plötzlicher intraalveolärer Druckanstieg bei starker körperlicher Anstrengung oder mechanischer Beatmung, eine Bronchusruptur, ein rupturierter Ösophagus (Boerhaave-Syndrom) oder iatrogene Läsionen (nach Chirurgie, Intubation oder Endoskopie). Ein Mediastinalemphysem kann indirekter Hinweis auf eine neoplastisch bedingte Ösophagus- oder Tracheobronchialarrosion sein. Ebenso kann retro- und intraperitoneale freie Luft nach mediastinal fortgeleitet werden. Ein Mediastinalemphysem ist selten primäre CT-Indikation.

CT-Morphologie

Auch kleinste mediastinale Luftansammlungen lassen sich sensitiv mit der CT nachweisen. Ihre Ursache ist jedoch nur im klinischen Kontext zu deuten (Abb. 10.**31**).

Luft im pulmonalen Interstitium in Kombination mit einem Pneumomediastinum deutet auf eine Alveolarruptur hin.

Eine traumatische Ruptur von Trachea oder großen Bronchien im Bereich von 2,5 cm distal der Karina führt zu einem Mediastinalemphysem. Rupturiert der Bronchus distal der Insertion des Lig. pulmonale resultiert ein Pneumothorax. Eine Ruptur ist zu vermuten, wenn trotz adäquater Drainage ein ausgedehnter Pneumothorax persistiert, wenn ein Totalkollaps der Lunge vorliegt oder die Lunge in Richtung Thoraxwand statt hiluswärts kollabiert (Kumpe-Zeichen). Der direkte Nachweis der Ruptur gelingt selten und meist nur auf dünnen Schichten mit Spiral- oder Multidetektortechnik (vgl. Kapitel 9).

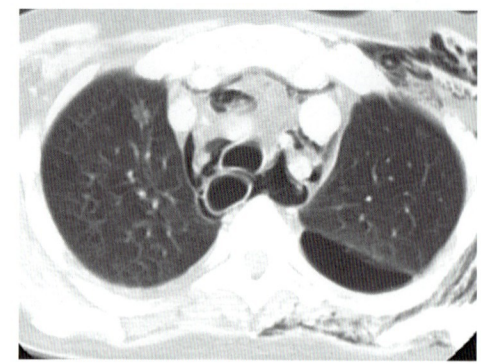

Abb. 10.31 **Iatrogenes Pneumomediastinum.** Verletzung des linken Hauptbronchus durch erschwerte Intubation.

Zwerchfellruptur

Eine Zwerchfellruptur tritt links häufiger als rechts auf. In den wenigsten Fällen wird sie von einer akuten Herniation viszeraler Organ nach intrathorakal begleitet. Die radiologische Diagnose der Zwerchfellruptur ist mit allen bildgebenden Verfahren problematisch. Auch bei komplementärem Einsatz aller Modalitäten gelingt der definitive Nachweis in etwa der Hälfte der Fälle erst intraoperativ.

CT-Morphologie

Der direkte Nachweis der Zwerchfellunterbrechung ist in der Regel nur mit dünnen Schichten in den fast senkrecht angeschnittenen dorsalen Zwerchfellanteilen möglich. Risse in den zentralen Ab-

schnitten sind schwer abzubilden. Mit der Multidetektortechnik und damit verbundenen coronalen und sagittalen Reformationen wird die Diagnostik erleichtert (Abb. 10.32).

Indirekte Zeichen sind ein scheinbarer Zwerchfellhochstand mit Pleuraerguss, eine Deformierung der Leber- oder Milzkontur im Rahmen der Herniation sowie eine ungewöhnlich dünne Lamelle zwischen Magen, Dünndarm oder Kolon und der benachbarten Lunge infolge der fehlenden Zwerchfelldeckung. Eine Verdickung der dorsalen Zwerchfellabschnitte auf der Seite der Ruptur wurde beschrieben. Dieses Zeichen muss allerdings gegen eine relative Zwerchfellhypertrophie aufgrund einer Phrenikusparese auf der nicht betroffenen kontralateralen Seite abgegrenzt werden.

Abb. 10.32 **Traumatische Zwerchfellruptur links.**

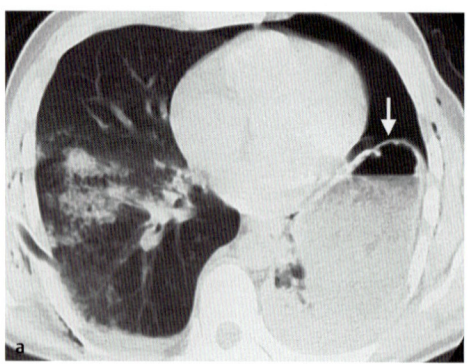

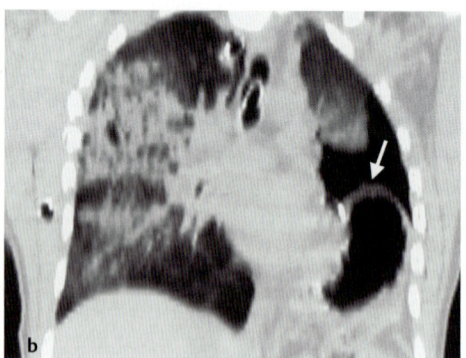

Herniation des Magens und von Kolonanteilen in den Thoraxraum, ausgeprägte rechtsseitige Lungenkontusion. Exponierte Magenwand und Pneumothorax links.

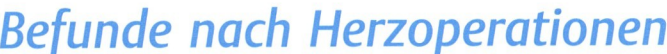

Befunde nach Herzoperationen

Indikation zur CT-Untersuchung in der frühen postoperativen Phase ist eine neu aufgetretene Mediastinalverbreiterung, der Verdacht auf Nachblutungen oder die Suche nach einem Infektfokus.

CT-Morphologie

In den ersten postoperativen Wochen sind infekt- und operativ bedingte Veränderungen meist nicht sicher voneinander zu unterscheiden. Hypodense Formationen mit ausgeprägtem Rand-Enhancement nach Kontrastmittelgabe sind abszessverdächtig.

Ohne Krankheitswert ist zu diesem Zeitpunkt ein prä- bzw. retrosternales Ödem mit streifiger Zeichnungsvermehrung und Dichteanhebung des Fettgewebes im mittleren und vorderen Mediastinum. Flüssigkeitsansammlungen können serös (10–20 HE), blutig (60–80 HE) oder gemischt sein. Mediastinale und perikardiale Lufteinschlüsse sind anfangs ebenso möglich wie ein kleiner Perikarderguss. Vergrößerungen der mediastinalen Lymphknoten sind häufig. Die genannten Veränderungen bilden sich bis zur 4. postoperativen Woche kontinuierlich zurück. Selten persistieren sie bis zu 50 Tage postoperativ.

Nach Sternotomie sollte der Osteotomiespalt vollständig adaptiert sein, kleine Stufenbildungen sind normal. Ein bis zu 2 mm weiter Spalt kann noch als normal gelten, jedoch nimmt das Risiko einer *Sternuminstabilität* mit zunehmender Spaltbreite zu (vgl. Abb. 10.**24 b**).

Aortale Pseudoaneurysmen sind eine seltene Spätkomplikation (< 1 %, 1–2 Jahre postoperativ), die durch Nahtinsuffizienz infolge eines akuten oder chronischen Infektes entstehen. Typische Lokalisationen sind die Stelle der Aortotomie (zum Anschluss der Herz-Lungen-Maschine) oder die Anastomose zwischen Aorta und Bypass (vgl. Abb. 24.**48**).

Auch die *Perikarditis constrictiva* ist eine seltene Spätkomplikation (0,2 % nach Monaten bis Jahren). Sie manifestiert sich in der CT durch eine 3–20 mm starke Perikardverdickung mit den Zeichen der Rechtsherzinsuffizienz (V.-cava-Dilatation, Abflachung des rechten Ventrikels mit linkskonvexer Vorwölbung des Septums, Pleuraerguss und Aszites). Perikardiale Verkalkungen sind postoperativ selten, finden sich aber zu 50 % bei Perikarditiden anderer Ätiologie (vgl. Abb. 23.**52 b**).

Befunde nach Herztransplantation

Die Abstoßungsreaktion (akut oder chronisch) ist nur bioptisch zu sichern und stellt keine CT-Indikation dar. Bei Infektionen, die zu 40 % für die postoperative Mortalität verantwortlich sind, dient die CT als sensitives bildgebendes Verfahren zum Nachweis und zur Lokalisation des Fokus (s. Kapitel 9). Die Befunde sind allerdings unspezifisch und lassen keine Rückschlüsse auf den Erreger zu (häufigste Problemkeime: Gram-negative Bakterien, Viren, Pilze, Protozoen). Lymphome, Karzinome und die Koronarsklerose sind Langzeitkomplikationen.

CT-Morphologie

Im Bereich der Anastomosen der Aorta ascendens und des rechten Vorhofs kann eine Verengung oder sogar ein Kalibersprung nachweisbar sein. Die V. cava inferior ist häufig weitlumig. Der Abstand zwischen oberer Hohlvene des Empfängers und Aorta ascendens des Spenders sowie zwischen Pulmonalarterie des Empfängers und Spenderaorta kann ungewöhnlich groß sein. Ein Perikarderguss – häufig abgekapselt – kann über Wochen oder Monate persistieren.

Eine Komplikation stellt die Trikuspidalinsuffizienz dar, die CT-morphologisch als extrem dilatierter rechter Vorhof einschließlich des Klappenringes imponiert (vgl. Abb. 23.**57**).

Infolge der Steroidmedikation kommt es zu einer mediastinalen Lipomatose und einer Osteoporose mit konsekutiven Wirbelkompressionen.

11 Leber

M. Prokop, A. J. van der Molen

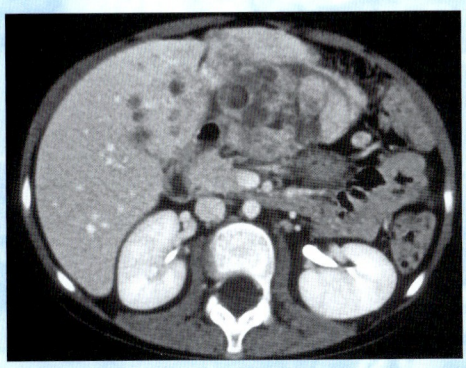

Die Computertomographie ist eine Standardtechnik für die Bildgebung der Leber. Haupteinsatzgebiet ist die Tumordiagnostik; allerdings kann die Computertomographie auch zur Abklärung anderer Erkrankungen wertvolle Informationen beisteuern (Tab. 11.1).

Die Sonographie stellt für viele Indikationen eine kostengünstige und nichtinvasive Alternative dar. Bei chirurgischen Fragestellungen kann jedoch vielfach nicht auf eine weiterführende Diagnostik mittels CT oder MRT verzichtet werden. Kontrastverstärkte Ultraschalluntersuchungen gewinnen in jüngster Zeit für die Diagnostik fokaler Läsionen an Bedeutung. Die Technik ist jedoch relativ anspruchsvoll und nicht für die Abdeckung des gesamten Organs geeignet.

Im Vergleich zur Kernspintomographie bietet die Computertomographie eine konstant gute Bildqualität bei nur geringen Anforderungen an die Kooperationsfähigkeit des Patienten. Komplexe invasive Verfahren, wie die Leber-CT-Arteriographie (CTHA) oder arterioportale Computertomographie (CTAP) sind nur bei speziellen Fragestellungen erforderlich (Beurteilung der Resektabilität). Sie sind weitgehend durch die biphasische Multidetektor-CT und die dynamische kontrastverstärkte MRT (ggf. mit spezifischem Kontrastmittel) abgelöst.

Die Choleszintigraphie wird mehr und mehr zugunsten der biphasischen CT oder MRT verlassen. Mögliche Indikationen sind fokale Fettverteilungsstörungen, Regeneratknoten und die Charakterisie-

Tab. 11.1 ⋯→ *Indikationen zur CT der Leber*

Tumordiagnostik	unklare Leberläsion	Dignität, Charakterisierung
	primärer Lebertumor	Nachweis, Resektabilität
	Lebermetastase	Nachweis, Resektabilität
Postoperativ	Komplikationen (Hämatom, Bilom, Abszess)	
	Malperfusion	
Vaskulär	Pfortaderthrombose	
	Gefäßanatomie (vor Intervention, Operation)	
	Morbus Osler	
Andere	Abszess	
	Trauma	
Quantitative Untersuchungen	Hämosiderose (Eisen)	
	Leber- und Tumorvolumen	

rung fokaler Läsionen, wie der fokalen nodulären Hyperplasie. Die Blutpool-Szintigraphie in SPECT-Technik ist nach wie vor für die Hämangiomdiagnostik geeignet. Die ^{111}In-Octreotid-Szintigraphie besitzt einen festen Stellenwert in der Diagnostik neuroendokriner Tumoren, speziell der Gastrinome und Karzinoide. Die Positronen-Emissions-Tomographie (PET) gewinnt zunehmend an Bedeutung, ihre Rolle in der Leberdiagnostik ist allerdings noch unbestimmt. Die Bilddatenfusion von SPECT-, PET- und CT-Untersuchungen ist derzeit noch aufwändig. Erste Erfahrungen mit kombinierten CT-PET- oder CT-SPECT-Systemen sind vielversprechend.

Anatomie

Die Leber ist mit einem Volumen von 1400–1700 ml das größte parenchymatöse Organ des Körpers. Die maximale kraniokaudale Ausdehnung beträgt im Mittel 13,5 cm. Sie variiert in Abhängigkeit von Körpergröße und Geschlecht. Wenn der kraniokaudale Durchmesser 15,5 cm oder das Volumen 2000 ml überschreitet, ist in 80% der Fälle von einer Hepatomegalie auszugehen. Die Größenrelation zwischen rechtem und linkem Leberlappen beträgt 3:2.

Segmentanatomie

Die Kenntnis der Lebersegmentanatomie ist für den Dialog mit dem Chirurgen essenziell. Allerdings existieren verschiedene Einteilungen, die zum Teil die gleiche Nomenklatur für verschiedene Strukturen nutzen. Die numerische Segmentanatomie ist bei den meisten Einteilungen jedoch identisch. Letztlich stellen alle Segmenteinteilungen nur Näherungen dar, da die individuellen anatomischen Varianten zahlreich sind.

Die Leber wird durch drei vertikale Ebenen, welche durch die rechte, mittlere und linke Lebervene definiert sind, in vier Segmente unterteilt. Es sind dies das anteriore und posteriore Segment des rechten Leberlappens und das mediale und laterale Segment des linken Leberlappens. Rechter und linker Leberlappen werden durch eine Linie über V. cava, mittlere Lebervene und Gallenblase getrennt. Die genannten vertikal orientierten Segmente werden durch die annähernd horizontal verlaufenden Portalvenen in weitere Subsegmente unterteilt.

Die gebräuchlichste chirurgische Klassifikation in Nordamerika (Bismuth) geht von 8 Subsegmenten aus, die durch die portalvenöse Versorgung definiert werden. Die Segmentgrenzen werden in kraniokaudaler Richtung durch die Lebervenen, in horizontaler Richtung durch die Portalvenen definiert (rechts horizontal, links schräg). In Europa ist die Couinaud-Einteilung gebräuchlicher (Abb. 11.1). Tab. 11.2 gibt einen Überblick über die verschiedenen Terminologien.

Segment I entspricht dem Lobus caudatus. Die Segmente II und III sind Bestandteil des linken Leberlappens und liegen links lateral des Lig. falciforme. Segment IV, der mediale Abschnitt des linken Leberlappens (Lobus quadratus), wird begrenzt durch das Lig. falciforme einerseits, die Ebene gebildet aus V. cava/mittlere Lebervene/Gallenblase andererseits. Die Bismuth-Klassifikation teilt dieses Segment in IVa kranial und IVb kaudal. Der rechte Leberlappen gliedert sich in die Segmente V bis VIII; die Nummerierung beginnt im Uhrzeigersinn inferomedial im Bereich der Gallenblase mit Segment V (Abb. 11.1 u. 11.2).

Häufige anatomische Varianten sind eine Hypoplasie des Segmentes IVb und ein großer linker Leberlappen, der den linken subdiaphragmalen Raum ausfüllt. Komplexe kongenitale Herzfehler gehen manchmal mit einer symmetrischen medialisierten Leber einher (Abb. 11.3). Die linksseitig gelegene Leber ist Teil des kompletten Situs inversus.

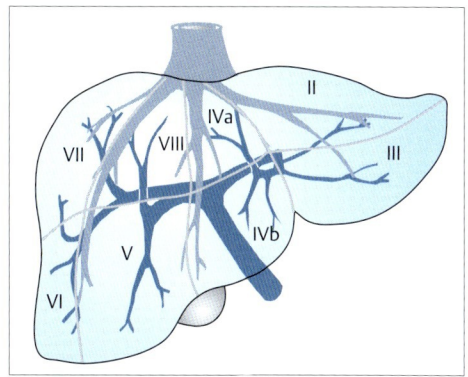

Abb. 11.1 Lebersegmenteinteilung nach Couinaud. Die rechte, mittlere und linke Lebervene teilen die Leber in vier Sektoren, die durch den Portalvenenverlauf weiter in kraniale und kaudale Segmente unterteilt werden. In frontaler Projektion verläuft die Nummerierung der Segmente im Uhrzeigersinn (Ausnahmen: Segmente I und IV a).

Gefäßanatomie und Varianten

Die *A. hepatica communis* geht normalerweise aus dem Truncus coeliacus hervor. Nach Abgang der A. gastroduodenalis dorsal des Pylorus verläuft die A. hepatica propria durch das Lig. hepatoduodenale *ventromedial* der V. portae und *ventral* des Ductus choledochus. Im Bereich des Leberhilus teilt sie sich in die rechte (AHD) und linke Leberarterie (AHS). Die mittlere Leberarterie, die das Segment IV versorgt, entspringt gleich häufig aus der rechten oder linken Leberarterie.

Varianten der arteriellen Leberversorgung finden sich in 45% und sind für chirurgische und radiologische Interventionen von Bedeutung. Unter den diversen Klassifikationen ist die nach Michels am

Tab. 11.2 ⋯▹ *Segmentanatomie der Leber (Soyer, 1993)*

Anatomisches Subsegment	Nomenklatur		
	Couinaud, 1957	**Bismuth, 1982**	**Goldsmith und Woodburne, 1957**
Lobus caudatus	I	I	Lobus caudatus
Links laterosuperiores Segment	II	II	links laterales Segment
Links lateroinferiores Segment	III	III	links laterales Segment
Links mediales Segment	IV	IV a,b	links mediales Segment
Rechts anteroinferiores Segment	V	V	rechts anteriores Segment
Rechts anterosuperiores Segment	VIII	VIII	rechts anteriores Segment
Rechts posteroinferiores Segment	VI	VI	rechts posteriores Segment
Rechts posterosuperiores Segment	VII	VII	rechts posteriores Segment

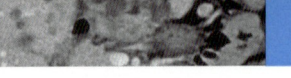

Abb. 11.2 **Lebersegmente im axialen Schnittbild.**
In den kranialen Anschnitten der Leber definieren sich die Segmentgrenzen durch die V. cava und die Lebervenen-hauptäste. Im weiter kaudalen Niveau bilden die Linie Hohl-vene – Gallenblase und das Lig. falciforme die zentralen und linken Segmentgrenzen. Häufig lässt sich die Ebene der Pfortader nur abschätzen. Im Zweifelsfall sind coronale Rekonstruktionen hilfreich.

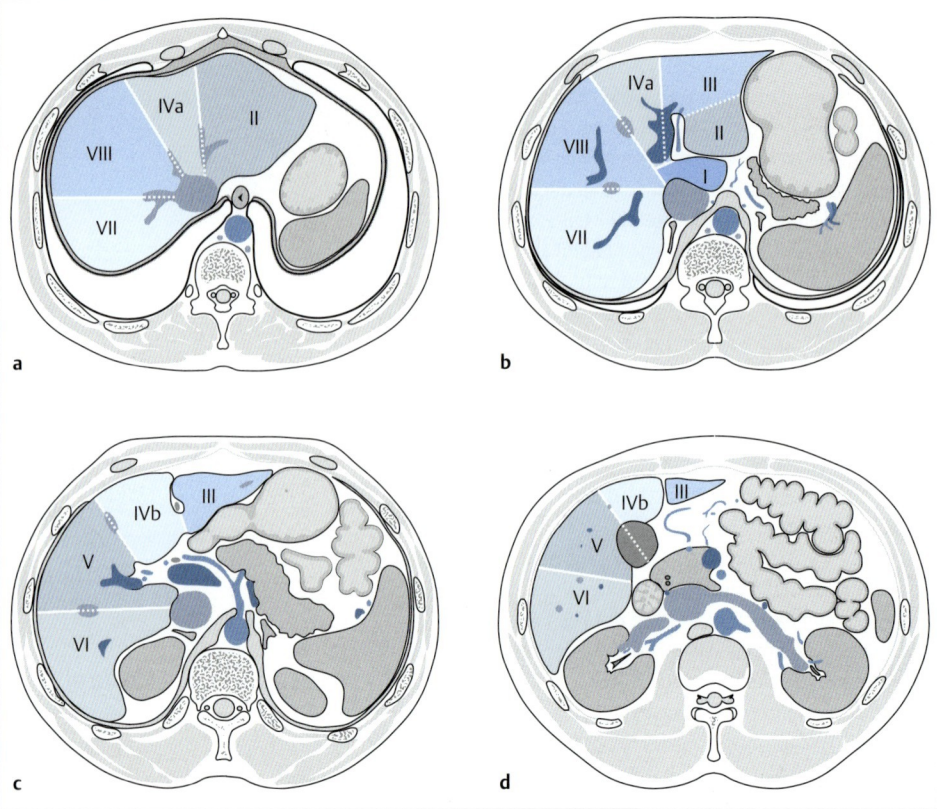

gebräuchlichsten; sie ist allerdings nicht sehr präzise. Insofern ist es wichtiger, die Variante als solche zu beschreiben, als sie zu klassifizieren. Aberrierende Arterien sind entweder atypisch hinsichtlich ihres Abgangs oder ihrer Zahl (akzessorisches Gefäß);

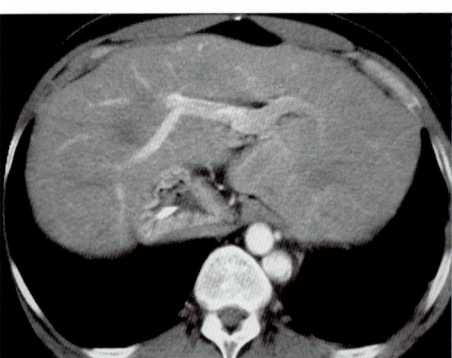

Abb. 11.3 **Symmetrische Leber als Anomalie im Rahmen des Kartagener-Syndroms mit inkomplettem Situs inversus.**
Rechts gelegener Magen, Aplasie des intrahepatischen Cava-Segments mit Azygos-Kontinuität.

dabei sind Varianten mit mehr als einem Gefäß durchaus häufig.

Häufigste Variante ist die *aberrierende linke Leberarterie*, die durch das Lig. gastrohepaticum verläuft und den linken Leberlappen über die Fissur des Lig. venosum erreicht (> 20 % der Patienten). Im axialen Schnittbild stellt sich dieses Gefäß oberhalb des Leberhilus und dorsal des linken Leberlappens dar (Abb. 11.**4 a**). Der Nachweis erfolgt durch genaue Analyse des Verlaufs der A. hepatica propria zum Leberhilus.

Varianten der *rechten Leberarterie* sind ebenfalls häufig. Sie stellen sich als eine Arterie dorsal der V. portae im Bereich des Lig. hepatoduodenale dar (Abb. 11.**4 b**). Bei Rückverfolgung des Gefäßes bis zu seinem Ursprung kann man zwischen einer AHD aus der Aorta und einer AHD aus der A. mesenterica superior oder direkt aus dem Truncus coeliacus unterscheiden. Verfolgt man den Gefäßverlauf in beide Richtungen ist es relativ einfach, eine akzessorische von einer aberranten Arterie zu unterscheiden.

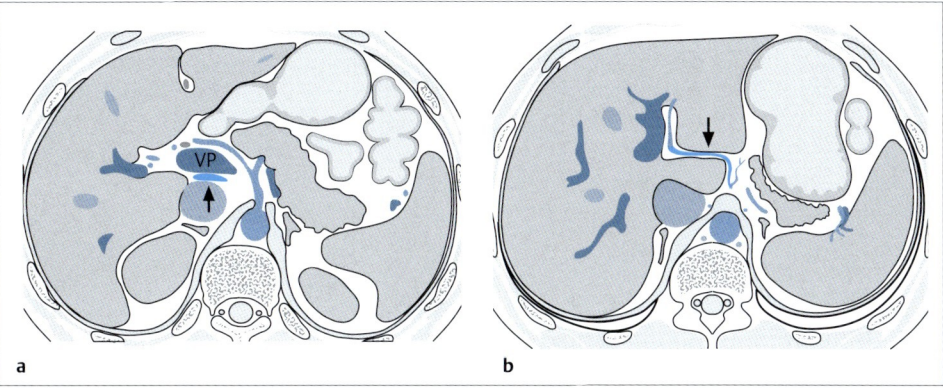

Abb. 11.4 **Aberrante Gefäß-**
versorgung der Leber.

a Eine aberrierende linke Leberarterie (fast immer aus der A. gastrica sinistra) zieht oberhalb des Hilus und ventral des Lobus caudatus in die Leber.

b Eine aberrierende rechte Leberarterie (häufig aus der A. mesenterica superior) zieht dorsal der Pfortader in die Leber. Der Verlauf der Gefäße sollte an den Nachbarschichten verfolgt werden, um eine aberrierende von einer dislozierten Arterie zu unterscheiden.

Neben den originären Leberarterien ist eine *zusätzliche arterielle Gefäßversorgung* der Leber möglich, insbesondere bei der Vaskularisation peripherer Tumoren (parasitäre Versorgung) oder nach Verschluss der Leberarterie. Am wichtigsten sind dabei Äste der A. phrenica inferior, der A. mammaria interna, der A. gastrica sinistra und der Interkostalarterien (Abb. 11.**5**).

Die V. portae entsteht aus dem Zusammenfluss von V. mesenterica superior und V. lienalis. Sie verläuft am Hinterrand des Lig. hepatoduodenale. Im Bereich der Leberpforte teilt sie sich in den rechten (RPV) und linken (LPV) Portalvenenhauptast. Die rechte Portalvene verzweigt sich meist in einen anterioren und posterioren Segmentast, die linke Portalvene in einen superioren und inferioren Ast. Anatomische Varianten der V. portae (Trifurkation) finden sich bei 20% der Normalpopulation, Varianten der Segmentäste bestehen fast immer. Der vordere Ast der rechten Portalvene und der Verlauf des linken Portalvenenhauptstamms sind in der Regel konstant.

Gewöhnlich finden sich drei *Lebervenen*, welche die Lebersegmente separieren und in das intrahepatische Cavasegment einmünden. Die rechte Lebervene (VHD) drainiert die Segmente VI bis VIII, die mittlere (VHM) die Segmente V und IVb und die linke (VHS) II bis IVa. Mittlere und linke Lebervene bilden kurz vor Eintritt in die V. cava häufig einen gemeinsamen Stamm. Der Lobus caudatus (Segment I) drainiert separat über kleine mehr kaudal gelegene Venen in die V. cava. Dies erklärt die häufige Hypertrophie dieses Lappens beim Budd-Chiari-Syndrom (Okklusion der großen Lebervenen). Die anatomischen Varianten des venösen Rückstroms aus den verschiedenen Lebersegmenten sind vielfältig. Geläufige Varianten sind akzessorische rechte, mittlere oder linke Lebervenen, eine akzessori-

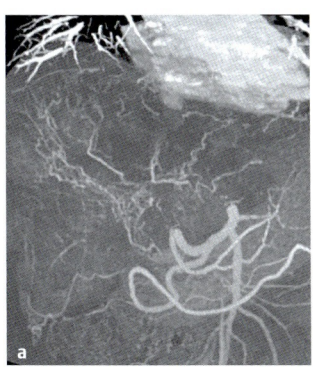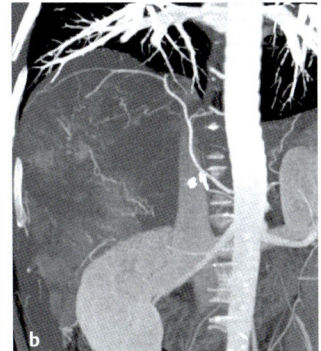

Abb. 11.5 **Aberrante Gefäßversor-**
gung der Leber bei Verschluss der
A. hepatica nach Embolisation
einer Gastrinom-Metastase.
a Arterielle Revaskularisation der
   Portalvene.
b Kollateralisation über die
   A. phrenica.

Abb. 11.6 **Dichte des Leberparenchyms.**

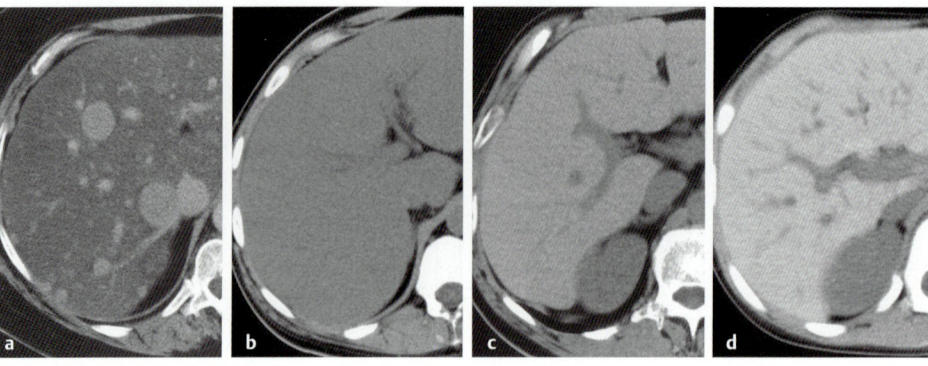

a Fettleber mit Lebermetastasen.
b Geringe Parenchymverfettung.

c Normale Situation.
d Hämosiderose.

sche (inferiore) rechte Lebervene – was aufgrund
der isolierten Drainage von Segment V und VI für
die Leberchirurgie von Bedeutung ist – und Verlaufsvarianten von Ästen der linken Lebervene.

Leberdichte

Normales Leberparenchym hat eine Dichte von
55–65 HE (Abb. 11.**6 c**). Die geringfügig höhere
Dichte im Vergleich zu anderen Weichteilgeweben
ist wahrscheinlich durch den Glykogengehalt der
Leber bedingt. Bei der Steatose nehmen die CT-Werte proportional mit dem Fettanteil ab, jeweils ca. 15
HE pro 10% Fettgehalt. Bei ca. 10–15% Fettanteil
sind die intrahepatischen Gefäße annähernd isodens zum Parenchym und können im Nativbild
nicht abgegrenzt werden (Abb. 11.**6 b**). Bei höherem
Fettanteil invertiert sich der Gefäßkontrast und die
Lebergefäße erscheinen schon im Nativbild hyperdens zum Lebergewebe (Abb. 11.**6 a**).

Bei der Hämochromatose und Hämosiderose
nimmt die Leberdichte proportional zum Eisen-

Tab. 11.3 ⋯⋗ *Ursachen erhöhter Leberdichte (> 70 HE)*

Eisen	primäre Hämochromatose
	Hämosiderose (transfusions-bedingt)
	Hämosiderose (ernährungs-bedingt)
Kupfer	Morbus Wilson
Jod	Amiodaron (Antiarrhythmikum)
Gold	Rheumatherapie
Thorotrast	thoriumhaltiges KM (diffus retikulär verteilt)
Thallium	akzidentell oder suizidal
Arsen	chronische Vergiftung
Akute massive Proteinspeicherung	
Glykogenspeicher-krankheiten	

gehalt zu (Abb. 11.**6 d**). Der Dichtezuwachs hängt
stark von der effektiven Strahlungsenergie ab und
variiert in Abhängigkeit von Röhrenspannung, Scanner-Typ und Patientenumfang. Eine begleitende
Steatose der Leber kann zu falsch niedrigen CT-Werten führen. In Tab. 11.**3** sind weitere, seltenere Ursachen einer erhöhten Leberdichte zusammengestellt.

Untersuchungstechnik

Der Leberscan ist in der Regel Bestandteil einer
Oberbauch- oder Abdominaluntersuchung. Von wenigen Ausnahmen abgesehen (Hämochromatose,
Blutung) ist immer eine intravenöse KM-Applikation erforderlich (Tab. 11.**4**). In Tab. 11.**5** sind die für
spezifische klinische Fragestellungen geeigneten
Untersuchungstechniken (Kontrastmittelphasen)
zusammengestellt. Die biphasische Multidetektor-
CT und MR-Techniken ersetzen in zunehmendem
Maße Techniken, die eine arterielle Kontrastmittelapplikation erfordern, wie die Leberarteriographie
im CT (CTHA) oder die arterioportale CT (CTAP).

Tab. 11.4 ⋯⋙ *Empfohlene Untersuchungsparameter*

Allgemein		
Orales KM	Leber:	500 ml, 30 min vor Untersuchung
	Abdomen:	1 – 1,5 l, 60 min vor Untersuchung
Lagerung	Rückenlage mit Elevation der Arme	
Scanbereich	Leber:	Zwerchfell bis untere Lebergrenze
	Abdomen:	Zwerchfell bis Symphyse
Atemphase	Inspiration	
Fensterung	Nativ-CT/Spätphase:	W/L = 200/40
	arterielle/portale Phase:	W/L = 400/60
	CTHA, CTAP:	W/L = 500/100 (ggf. anpassen)
	Lipiodol-CT:	W/L = 300/40

	Scannertyp (Schichten pro Rotation)					
Scanparameter	**1** SC/TF/RI	**4** SC [a]	**16** SC [a]	**64** SC [a]	**axial** SW/RI	**MPR [b]** SW/RI
Leber (Standard)	7/12/6 ↑	2 – 2,5 ↑	1 – 1,5 ↓	1 – 1,25 ↓	5/4	–
(volumetrisch)	5/8/4 ↑	1 – 1,25 ↑	0,5 – 0,75 ↓	0,5 – 0,625 ↓	4/3	3/3 cor
CT-Perfusion [c]	10	4 × 5	4 × 5 – 6	8 × 4 – 5	4 – 6/0	–

Kontrastinjektion [d]	**V/F/D**	**V+N/F/D**	**V+N/F/D**	**V+N/F/D**	**Bemerkungen**
Abdomen Standard	120/2/70	120+50/3/70	120+50/4/50A	120+50/4/60A	
Leber-CT	150/4/D	150+50/5/D	150+50/5/D	150+50/4/D	s. Tab. 11.**5**
arterielle Phase	D = 25	D = 10A	D = 15A	D = 20A	Trigger: Aorta (L1/2)
portale Phase	D = 70	D = 50A	D = 55A	D = 60A	Trigger: Aorta (L1/2)
Äquilibriumphase	D = 3 min	D = 3 min	D = 3 min	D = 3 min	
Spätphase	D = 5 – 15 min	D = 5 – 15 min	D = 5 – 15 min	D = 5 – 15 min	
CT-Perfusion	50+50/5/10	50+50/5/10	50+50/5/10	50+50/5/10	
CTHA	50/2/5 i.a.	50/2/5 i.a.	50/2/10 i.a.	40/2/15 i.a.	i.a. Injektion [e]
CTAP	120/2/30 i.a.	120/2/30 i.a.	90/2/30 i.a.	70/2/30 i.a.	i.a. Injektion [e]
Lipidol-CT	Injektion von 5 ml Lipiodol in die A. hepatica propria; Scan 14 Tage später				

SC = Schichtkollimation (mm), TF = Tischvorschub (mm/Rotation), RI = Rekonstruktionsinkrement (mm), ↑↓ = Scanrichtung
SW = effektive Schichtdicke (mm), MPR = multiplanare Reformation, axial = axiale Schichtung, cor = coronal
V = KM-Volumen (ml), N = NaCl-Volumen (ml), F = Flussrate (ml/s), D = Startdelay (s). KM-Konzentration = 300 mg Jod/ml
[a] Pitch P = TF/(N × SC): ca. 1,5 (4 Schichten); 1,2 – 1,5 (16 Schichten); 0,9 – 1,2 (64 Schichten);
[b] MPR aus dem sekundären Rohdatensatz mit SW/RI = 1 – 1,5/0,7 oder 0,5 – 0,8/0,5
[c] Einzelschichtmodus (Perfusion) ohne Tischvorschub, Scan alle 2 – 5 s
[d] Bolustriggerung für MDCT, Startdelay nach Erreichen eines Kontrastanstiegs von 100 HE in der Triggerregion (A = Aorta)
[e] KM-Injektion (150 mg Jod/ml) in die A. hepatica propria (CTHA) oder A. mesenterica superior/lienalis (CTAP); vorab Vasodilatation (optional)

Tab. 11.5 ⋯⋙ *Welche KM-Phase für welche Fragestellung?*

	Phase nach KM-Injektion i. v.				KM-Injektion i.a.	
	nativ	**arteriell**	**portalvenös**	**spät**	**CTAP**	**Lipiodol-CT**
Metastasensuche						
hypovaskularisiert	–	–	++	–	–	–
hypervaskularisiert	(+)	++	++	–	–	–
Präoperativ	(+)	++	++	++	(++)	–
Unklare Dignität	(+)	++	++	+	–	–
Verdacht auf HCC	(+)	++	++	+	–	++
Verdacht auf CCC	(+)	(+)	++	+	(+)	–
Nach Transplantation	(+)	++	++	–	–	–
Trauma	+	(+)	++	–	–	–

Empfohlene Techniken blau gedruckt
Arterielle Phase immer kombiniert mit portalvenöser (biphasisches CT)
++ = gut geeignet   (+) = in ausgewählten Fälle sind zusätzliche Informationen zu erwarten
+ = geeignet für zusätzliche Informationen   – = ungeeignet

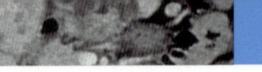

Patientenvorbereitung

Von Notfällen oder der CTAP abgesehen sollte orales Kontrastmittel verabreicht werden. Für die Oberbauchuntersuchung sind 500–600 ml 30 min vor Untersuchungsbeginn ausreichend; für die Untersuchung des gesamten Abdomens sind 1000–1500 ml KM, über 60–90 min verabreicht, erforderlich. Bei Traumapatienten können 500 ml über die Magensonde gegeben werden; bei längerer Wartezeit bis zum Scan empfiehlt sich u. U. die zusätzliche Gabe von 250 ml vor Untersuchungsbeginn.

Positive Kontrastmittel sind nach wie vor Standard. Negative KM, wie Wasser oder Methylcellulose, gewinnen für Mehrphasenuntersuchungen mit der Multidetektor-CT zunehmend an Bedeutung, da die Überlagerung von kontrastierten Darmstrukturen und Gefäßen vermieden wird. Dies ist sowohl für die Gefäßdarstellung (CTA) als auch für die Wandbeurteilung des Darmes vorteilhaft. Zudem wird die Segmentation erleichtert.

Scantechnik

Für die Leberuntersuchung ist unabhängig vom KM-Regime die Spiraltechnik Methode der Wahl (Tab. 11.**4** u. 11.**5**). Nur sie ermöglicht die Darstellung der arteriellen Perfusionsphase der gesamten Leber.

Wechselwirkung und Optimierung der Parameter

Der Nachweis fokaler Leberläsionen hängt vom Signal-zu-Rausch-Verhältnis ab, und damit von Herdgröße, Läsionskontrast, Partialvolumeneffekten und vom Bildrauschen. Große Läsionen bereiten keine Schwierigkeiten, solange ein ausreichender Kontrast zum normalen Leberparenchym gegeben ist. Kleine Herde hingegen leiden unter Partialvolumeneffekten, was ihren Kontrast zum angrenzenden Parenchym reduziert. Zur Verbesserung der Läsionsdetektion (und -charakterisierung) bieten sich somit 3 Wege an: eine Reduktion der Partialvolumeneffekte, die Kontrastanhebung und die Begrenzung des Bildrauschens.

Eine *Reduktion der Partialvolumeneffekte* gelingt durch enge Schichtkollimation und überlappende Rekonstruktion. Dies führt allerdings zu einer höheren Anzahl von Bildern, die beurteilt, dokumentiert, übertragen und archiviert werden müssen. Dünne Schichtkollimationen reduzieren darüber hinaus das Scanvolumen pro Zeiteinheit und erhöhen das Bildrauschen. Die Zeit, die zur Erfassung des Untersuchungsvolumens notwenig wird, verlängert sich dadurch besonders bei Einzeilen- und 4-Zeilen-Scannern, was für die Darstellung der arteriellen Phase kritisch sein kann, da das Zeitfenster für die arterielle Organperfusion kurz ist (s. unten). Es kommt zu Überlappungen von arterieller und portalvenöser Parenchymkontrastierung. Das Timing (Zeitmanagement) wird damit besonders kritisch. Durch die längere Scandauer steigt zugleich das Risiko von Atemartefakten.

Dünne Schichten erhöhen das *Bildrauschen*. Die Reduktion der Schichtdicke um den Faktor 4 (z. B. von 8 auf 2 mm) verdoppelt das Bildrauschen ($\sqrt{4}$). Der Herdnachweis wird damit dosisabhängig. Um die Vorteile einer dünnen Schichtkollimation zu nutzen, sind daher eine *Dosiserhöhung* oder andere Techniken der Rauschunterdrückung erforderlich.

Die *Charakterisierung* kleiner Läsionen ist problematisch. Die Dünnschichttechnik verbessert die Darstellung kleiner Details. Spätaufnahmen helfen bei der Differenzierung von kleinen Zysten und Tumoren (Metastasen). Dennoch bleibt eine erhebliche Anzahl von Herden unter 8 mm unerkannt. Erfahrungswerte besagen, dass selbst bei Tumorpatienten die Mehrzahl dieser kleinen Läsionen benigne ist. Auf der anderen Seite sind die großen Herde bei metastasierenden Tumoren nur die Spitze des Eisberges. In Abhängigkeit vom Primärtumor ist damit zu rechnen, dass auf jeden nachgewiesenen Herd über 1 cm 1,6–4 weitere Metastasen unter 1 cm kommen.

Nach wie vor besteht kein Konsens über die optimalen Scanparameter (*Schichtdicke*) und die erforderliche *Dosis* in Abhängigkeit von der Fragestellung bzw. Indikation. Unter Berücksichtigung der obigen Überlegungen ist folgendes Vorgehen angeraten: für benigne oder unklare Läsionen empfiehlt sich eine Schichtdicke von 5 – 7,5 mm bei reduzierter Dosis (CTDI$_{Vol}$ = 6 – 10 mGy), bei bekanntem Tumorleiden eine Schichtdicke von ebenfalls 5 – 7,5 mm mit einer Dosis von 8 – 12 mGy, zur detaillierten Operationsplanung eine enge Schichtkollimation (2 – 4 mm) bei höherer Dosis (12 – 20 mGy). Bei adipösen Patienten muss der CTDI$_{Vol}$ in Abhängigkeit vom Körperdurchmesser um den Faktor 2 – 4 erhöht werden (vgl. Kapitel 5). Am geeignetsten hierfür sind Dosismodulationstechniken, die diese Anpassung an den jeweiligen Körperquerschnitt automatisch vollziehen. Unabhängig davon ist das KM-Regime so zu gestalten, dass ein optimaler Läsions-Parenchym-Kontrast gewährleistet ist.

Einzeilen-Spiral-CT

Hauptlimitation der Einzeilen-Spiral-CT ist die Begrenzung des Scanvolumens. Ein geeigneter Kompromiss zwischen Scanlänge und Schichtdicke gelingt bei einem Pitch von ≥ 1,5. In den meisten Fällen reicht eine Kollimation von 5 mm bei einem Tischvorschub von 8 mm aus (5/8/4-Protokoll). Um die Untersuchungsgeschwindigkeit für die arterielle Phase zu erhöhen, kann der Tischvorschub auch auf 10 mm heraufgesetzt werden. Kommt es auf eine verbesserte Ortsauflösung an, ist am Subsekunden-Scanner ein 3/5/2-Protokoll von Vorteil. Ein Tischvorschub von 6 mm ist zwar möglich, verschlechtert allerdings die 3D-Darstellung. Derartige Protokolle sind u. U. zur Operationsplanung erforderlich, bedingen allerdings ein höheres Rauschen. Sie sind deswegen für adipöse Patienten ungeeignet; bei diesen ist in der Regel eine größere Schichtdicke in Hinblick auf ein ausreichendes Signal-zu-Rausch-Verhältnis erforderlich (7 mm).

Um die Möglichkeiten der Spiral-CT adäquat zu nutzen, sind überlappende Bildrekonstruktionen erforderlich. Die Sensitivität bei der Läsionsdetektion wird dadurch deutlich verbessert. Theoretisch optimal ist eine Überlappung von 50 – 60% bezogen auf die effektive Schichtdicke. In der Praxis reicht eine geringere Überlappung aus.

Multidetektor-CT

Für die Multidetektor-CT gelten ähnliche Abhängigkeiten zwischen Schichtkollimation, Scanlänge und Scandauer wie für die Einzeilen-CT. Die Wahl der Scanparameter erfolgt in Richtung auf eine hohe (isotrope) Ortsauflösung oder mit dem Ziel einer homogenen Parenchymkontrastierung. Ab 16-Zeilen-Scannern kann beides gleichzeitig erreicht werden. Für die isotrope Bildgebung empfehlen sich Kollimationen von 0,5 – 1,25 mm, für die schnelle Bildgebung 1,2 – 3 mm. Ein Pitch zwischen 0,9 (64-Zeiler) und 1,5 (4-Zeiler) stellt einen guten Kompromiss für eine optimale Untersuchungsgeschwindigkeit dar. Testbolus oder Bolustriggerung sind essenziell für das adäquate Kontrastmittelregime.

Mit einer Kollimation von 0,5 – 1,25 mm sind exzellente multiplanare Reformationen möglich, die insbesondere für die Operationsplanung praktische Relevanz haben (vgl. Abb. 11.**19**). Damit lassen sich sowohl die arterielle und portalvenöse Anatomie wie die Lagebeziehung des Tumors zum Leberhilus, zu Gefäßen und Gallengängen visualisieren.

Die Kontrastierung der Leber und der Gefäße ändert sich im zeitlichen Ablauf des Scans. Bei einer biphasischen Leberuntersuchung mit kraniokaudaler Scanrichtung zeigen die kranialen Schichten in der arteriellen Phase eine früharterielle, die kaudalen Schichten eine spätarterielle und frühportalvenöse Perfusion, sofern die Scandauer über 10 s liegt (4-Zeiler). In der portalvenösen Phase ist dieser Unterschied weniger relevant, da die portale Kontrastierung über eine längere Zeit anhält.

Beim 4-Zeilen-Scanner lässt sich mit Kollimationen von 4 × 2,5 mm oder gar 4 × 5 mm (*schnelle Spirale*) die gesamte Leber in 8 – 12 bzw. 4 – 6 s untersuchen. Damit werden früh- und spätarterielle Darstellungen möglich (s. unten). Die Kontrastierung der Leber und Gefäße ist homogener, allerdings ist die Ortsauflösung der reformatierten Bilder deutlich geringer. Bei einer Hepatomegalie sollten höhere Pitch-Faktoren oderdickere Schichten (z. B. 4 × 3,75) eingestellt werden, um die Leber in angemessen kurzer Zeit zu untersuchen.

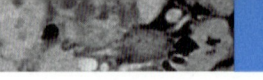

Bei adipösen Patienten führt eine dünne Schichtkollimation aufgrund des starken Rauschens zu suboptimalen Bildern. Es sollten daher 4×2,5-mm-Protokolle eingesetzt und Schichtdicken von 5–7,5 mm rekonstruiert werden.

Diese Abhängigkeiten von Schichtkollimation und Scandauer treten mit den neuen Scannern zunehmend in den Hintergrund (vgl. hierzu Tab. 11.**4**).

Die 8- und 16-Zeiler erlauben die Untersuchung des gesamten Oberbauchs in weniger als 10 s, selbst mit Schichtkollimationen von 1–1,5 mm. Bei 64-Zeilern kann diese Zeit stets auf unter 5 s reduziert werden. Damit werden dünne Schichtkollimationen zum Standard für die Leberuntersuchung.

Dünnere Kollimationen (0,5–0,75 mm) werden nur selten notwendig, z. B. für Detaildarstellungen der Gefäße oder Gallenwege. In solchen Fällen kann der Pitch bis auf 1,5 erhöht werden.

Die Dicke der rekonstruierten Schichten – sei es aus den Originaldaten oder einem sekundären Rohdatensatz – hängt wie auch beim 4-Zeiler von der klinischen Fragestellung, der Expositionsdosis und dem Umfang des Patienten ab. Zur verbesserten Darstellung der Leberpforte und zur Planung von Leberteilresektionen empfehlen sich sagittale und coronale Rekonstruktionen mit 3–5 mm Dicke parallel oder senkrecht zur V. portae.

Intravenöse Kontrastmittelapplikation

Mit der Spiral-CT wurde die Akquisition der Leber in einer Atemanhaltephase möglich, mit den Subsekunden-Scannern durch die schnelle wiederholte Abtastung des Zielvolumens eine biphasische Untersuchung mit getrennter Darstellung von arterieller und portalvenöser Phase. Mit der zunehmenden Geschwindigkeit der Multidetektorsysteme ist derzeit auch die separate Darstellung einer früh- und spätarteriellen Phase möglich. Das Zeitregime der Kontrastmittelinjektion gewinnt dadurch an Bedeutung.

Nativ-CT

Für die Nativuntersuchung der Leber gibt es nur noch wenige Indikationen. Das Nativ-CT ist geeignet zum Nachweis von Blutungen und zur Dokumentation konfluierender Fibrosen bei der Zirrhose, von Verkalkungen oder einer Hämochromatose.

In der Praxis ist der Nativscan meist Bestandteil einer multiphasischen Untersuchung bei hypervaskularisierten Tumoren, da diese nativ u. U. am besten abgrenzbar sind. Demzufolge bieten sich Nativscans insbesondere für Karzinoide oder andere endokrine Tumoren an. Bei hypovaskularisierten Läsionen (Metastasen des kolorektalen Karzinoms) ist der Nativscan überflüssig.

Der geringe Gewebekontrast vieler Leberläsionen erfordert für die Nativ-CT ausreichend hohe mAs-Werte (CTDI$_{Vol}$ je nach Patientenumfang ≥ 10 mGy), und ein enges Fenster für die Darstellung und Bilddokumentation (150–250/40).

Blutgefäße und fokale Läsionen sind normalerweise hypodens zum Leberparenchym. Lassen sich im Nativ-CT infolge einer Leberverfettung die Gefäße nicht abgrenzen, so ist auch keine Läsionsdetektion zu erwarten.

Portalvenöse Phase

Für die meisten Indikationen, bei denen die Leber Bestandteil der Gesamtuntersuchung ist, reicht die portalvenöse Darstellung aus. Dies gilt auch für Patienten mit Malignomen, die erfahrungsgemäß zu hypovaskularisierten Metastasen führen, wie beispielsweise die kolorektalen Karzinome. Für die präoperative Diagnostik empfiehlt sich allerdings generell die biphasische Untersuchung.

Die Spiral-CT erfolgt unter maschineller Injektion von 100–200 ml KM bei einem Flow von 3–5 ml/s. In Hinblick auf einen optimalen Läsions-Leber-Kontrast sollte die Parenchymkontrastierung so hoch wie möglich sein. Die maximale Kontrastierung nimmt mit dem Kontrastmittelvolumen zu. Die besten Ergebnisse erzielt man mit 150 ml und mehr, wobei eine deutliche Abhängigkeit vom Körpergewicht besteht. Richtwert sollte eine KM-Menge von 1,5–2 ml KM (0,45–0,6 g Jod) pro kg Körpergewicht sein.

Der Einfluss der Flussgeschwindigkeit auf die Leberkontrastierung wird kontrovers diskutiert. Die Arbeiten von Chambers et al. (1994) postulieren eine frühere und höhere Kontrastierung bei einem Flow von 3 ml/s im Vergleich zu 2 ml/s. Modellrechnungen von Bae et al. (1998) hingegen zeigten, dass die maximale Kontrastierung von der Flussgeschwindigkeit nahezu unabhängig ist und nur mit der absolut injizierten Jodmenge korreliert. Dies hat zur Folge, dass auch bei kurzer Scandauer mit Multidetektor-Scannern die Kontrastmittelmenge nicht reduziert werden kann.

Die Dauer der optimalen portalen Leberkontrastierung nimmt bei Protokollen mit biphasischer Injektion zu. Geeignet ist ein Injektionsprotokoll von initial 50 ml KM bei einem Flow von 5 ml/s, gefolgt von 100 ml KM mit einem Flow von 3 ml/s. Schnelle Scanprotokolle mit der Multidetektor-CT profitieren von einem solchen Injektionsprotokoll allerdings wenig.

Als Faustregel kann gelten, dass 20 s nach Injektionsende eine weitgehend stabile Leberparenchymkontrastierung erreicht wird (Abb. 11.**7**). Die maximale Kontrastierung tritt etwa 10 s später ein. Das Plateau persistiert für etwa 30 s, kann dabei in der Höhe aber um 15 HE schwanken. In Abhängigkeit vom KM-Volumen und der Flussgeschwindigkeit wird der Scan somit 50 – 100 s nach Injektionsbeginn gestartet.

Bessere Resultate erzielt man, wenn eine Bolustriggerung zur individuellen Wahl des Startdelay herangezogen wird, um das Startdelay an die Kreislaufverhältnisse anzupassen. Die *Bolustriggerung* für die portalvenöse Phase erfolgt entweder automatisch über eine ROI im Leberparenchym, der Milz oder Aorta, sie kann aber auch interaktiv „per Hand" anhand der sichtbaren Venenkontrastierung in der Leber erfolgen. Die portalvenöse Triggerung ist mitunter nicht einfach, da die maximale Parenchymkontrastierung der Leber und das Zeitintervall zwischen dem Beginn der Aorten- und der Leberkontrastierung stark von Patient zu Patient variieren können. Einige Autoren empfehlen als Triggerareal eine ROI in der Leber (50 HE als Schwellenwert); allerdings erreichen 30 % der Patienten diesen Schwellenwert nicht. Nach unseren Erfahrungen sind zur Triggerung die Milz (15 – 20 s Delay für die portalvenöse, 30 – 40 s Delay für die lebervenöse Phase) oder die Aorta (40 – 45 s Delay für portalvenöse, 55 – 65 s Delay für lebervenöse Phase) besser geeignet (jeweils bei einem Schwellenwert von 50 HE). Wird über eine ROI in der Aorta getriggert, ist darauf zu achten, dass die Messregion nicht zu weit kranial liegt, da die Zwerchfellbewegung Artefakte in der Aorta verursacht. Eine ROI in der Aorta in Höhe des Leberhilus ist ausreichend.

Bei längerer Scandauer (z. B. mit Einzeilen- oder 4-Zeilen-Scannern) ist eine kaudokraniale Scanrichtung empfehlenswert, um eine ausreichende Kont

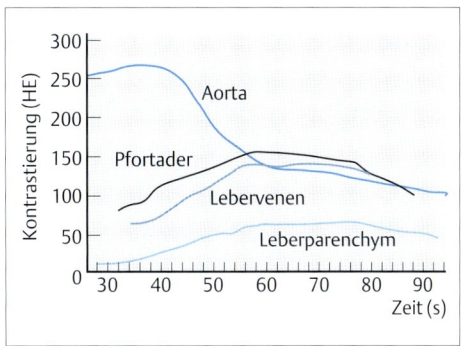

Abb. 11.7 **Schematische Darstellung der Gefäß- und Parenchymkontrastierung** nach Injektion von 150 ml KM bei einer Flussrate von 4 ml/s (37,5 s Injektionsdauer).

rastierung der zentralen Lebervenen in den kranialen Organabschnitten zu gewährleisten.

Biphasische Spiral-CT

Die biphasische Spiral-CT setzt sich aus einer Scanserie in der arteriellen Phase und einer weiteren Scanserie in der portalvenösen Phase zusammen. Diese Technik ist heute Standard für hypervaskularisierte Leberläsionen und zur Planung von Leberteilresektionen (vgl. Tab. 11.**5**). Einige Autoren propagieren für die Untersuchung hypervaskularisierter Läsionen einen initialen Nativscan. Die Zahl der damit zusätzlich entdeckten Herde ist allerdings gering (< 5 %). Die biphasische Untersuchung ist in der Regel auch ausreichend für die Charakterisierung fokaler Leberläsionen (vgl. Abb. 11.**12**, 11.**14** – 11.**17**); in Einzelfällen kann eine zusätzliche Spätphase sinnvoll sein.

Biphasische Untersuchungen werden im Prinzip mit denselben Scanparametern wie monophasische Untersuchungen durchgeführt. Unterschiedlich ist lediglich das Zeitregime mit kurzer Scandauer und einem Startdelay von 25 s für die arterielle Phase und 60 – 90 s für die portalvenöse Phase. Eine Kontrastmittelinjektion mit hoher Flussrate verbessert die Abgrenzbarkeit hypervaskularisierter Herde. Monophasische Injektionsprotokolle mit Flussraten von 4 – 5 ml/s (bis zu 8 ml/s) werden zur Verbesserung des Leber-Läsions-Kontrastes vorgeschlagen (vgl. Abb. 11.**30**), erfordern allerdings einen entsprechenden venösen Zugang. Biphasische Injektionsprotokolle (5 ml/s über 10 – 15 s, danach 3 ml/s über 20 – 30 s) sind nur bei langsameren Scannern sinnvoll zur Verbesserung der arteriellen und portalve

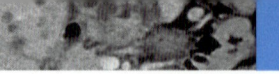

nösen Kontrastierung. Hochdosistechniken mit 150–200 ml KM (300–370 mg J/ml) mit einer Injektionsrate von 5 ml/s erbrachten viel versprechende Resultate ähnlich einer CTAP bei zugleich verbesserter Charakterisierung.

Die *Bolustriggerung* verbessert generell die Kontrastierung von Leberläsionen. Der (spät-)arterielle Scan wird durch die Ankunft des KM in der Aorta (Erreichen eines Schwellenwerts von 50 HE) ausgelöst, wobei das Triggerdelay mindestens 10 s betragen sollte. Bei schnellen Scans wird das Delay so berechnet, dass der Scan ca. 5 s nach Erreichen des Aortenpeaks beendet ist: Startdelay ≈ Injektionsdauer – Scandauer + 5 s. Die portalvenöse Phase wird dann eine definierte Zeit nach Ende des arteriellen Scans begonnen. Idealerweise wird der Zeitraum zwischen beiden Phasen an die Dauer der arteriellen Phase angepasst. Empfehlenswert ist eine Aortentriggerung mit einem Delay von 40–45 s bis zum Start der portalvenösen bzw. einem Delay von 55–65 s bis zum Start der venösen Phase.

Triphasische Spiral-CT

Der Terminus „triphasische CT" wird in der Literatur unterschiedlich verwendet. Er kann sowohl einen Nativscan, gefolgt von einer biphasischen Untersuchung, als auch einen echten triphasischen Scan mit drei verschiedenen Perfusionsphasen bedeuten. Gemeint ist hier die letztere Definition.

Am Einzeilen-Spiral-CT setzt sich die triphasische Untersuchung aus einer arteriellen, einer portalvenösen und einer Parenchymphase nach Kontrastmittelinjektion zusammen. Der üblichen biphasischen Untersuchung wird dabei ein dritter Scan nach 3–5 min (kurzes Delay = vaskuläre Äquilibriumphase) oder nach 10–15 min (langes Delay = interstitielle oder Parenchym-Äquilibriumphase) angeschlossen. Die Technik kann die Charakterisierung von Leberläsionen (Hämangiom, HCC, Cholangiokarzinom) und den Nachweis hepatozellulärer Karzinome in der zirrhotischen Leber verbessern. Hämangiome zeigen einen Blutpool-Effekt mit gefäßähnlicher Kontrastierung der perfundierten Anteile (am besten im kurzen Delay). Das HCC zeigt

eine Kapsel oder imponiert hypodens (besser im langen Delay). Periphere Cholangiokarzinome sind u. U. nur im Spätscan als leicht hyperdense Areale, die sich entlang der Portaläste ausbreiten, erkennbar. Zysten bleiben in allen Phasen hypodens.

- Eine kurzes Delay 3–5 min nach KM-Injektion bietet sich zur Sicherung von Zysten oder Hämangiomen an.
- Ein langes Delay 10–15 min dient der Detektion kleiner Zysten oder von Tumoren mit ausgeprägt fibrosierender Komponente (z. B. Cholangiokarzinom, umkapseltes HCC, einige noduläre NHL).

Mit der Multidetektor-CT werden früh- und spätarterielle Darstellungen möglich. Triphasische Protokolle beinhalten hierbei die beiden arteriellen Phasen gefolgt von einer späten portalen Phase (= hepatovenös). Für eine adäquate Trennung dieser Phasen ist eine sehr kurze Scandauer erforderlich, die mit 16- und 64-Zeilern stets erreicht wird. Am 4-Zeiler sollte eine 4 × 2,5-mm-Kollimation und ein Pitch von 1,5 eingestellt werden. Zweckmäßig ist eine Triggerung des Bolus in der Aorta: die früharterielle Phase wird mit einem Delay von 3–5 s ausgelöst, die spätarterielle 5 s nach Ende der ersten Phase. Die venöse Untersuchung beginnt etwa 20 s nach Ende der spätarteriellen.

Derartige Protokolle mit früher arterieller und venöser Phase stellen zwar die Gefäßanatomie exzellent dar, die Läsionsdetektion hingegen profitiert von der früharteriellen Phase nicht, da die hypervaskularisierten Läsionen besser (oder nur) in der spätarteriellen Phase sichtbar werden. Zu favorisieren ist deswegen die triphasische Untersuchung mit einer spätarteriellen Phase, einer venösen Phase und einer Spätphase nach 3–5 min.

Die früharterielle Phase bietet sich für die 3D-Darstellung der arteriellen Versorgung präoperativ an, verbessert jedoch in den seltensten Fällen den Nachweis von fokalen Läsionen. Aufgrund der erhöhten Strahlenexposition sollte bei Patienten mit suspektem Leberherd alternativ eine dynamische MRT mit Gadolinium oder einem leberspezifischen Kontrastmittel erfolgen.

Intraarterielle Kontrastmitteltechniken

Techniken der intraarteriellen KM-Injektion wurden zur Optimierung der Detektion fokaler Leberläsionen entwickelt. Gegenwärtig gibt es dafür nur noch wenige Indikationen. Die Leberarteriographie mittels CT (CTHA) wird im Rahmen der arteriellen Chemoembolisation oder vor Resektion eines hepatozellulären Karzinoms eingesetzt, die arterioportale CT (CTAP) präpoerativ nur noch dann, wenn moderne CT- oder MR-Techniken nicht verfügbar sind.

Leberarteriographie mit CT

Die Leberarteriographie mittels CT ist ein invasives Verfahren, bei dem ein Katheter unter Durchleuchtungskontrolle in die A. hepatica propria platziert wird. Der Patient wird anschließend in der Spiral- oder Multidetektor-CT während intraarterieller KM-Injektion untersucht. Arteriell hypervaskularisierte Tumoren kommen dabei exzellent zur Darstellung. Hauptindikation ist der Nachweis eines hepatozellulären Karzinoms bei Leberzirrhose.

Das Kontrastmittel wird in einer 1:1-Verdünnung (150 mg Jod/ml) mit einem Flow von von 2–3 ml/s injiziert. Der Leberscan startet 3–10 s nach Injektionsbeginn und wird in einer Atemanhaltephase durchgeführt. Interpretationsschwierigkeiten ergeben sich bei verlagerten oder aberrierenden Leberarterien. Eine zusätzliche Spätphase (biphasische CTHA) erleichtert die Abgrenzung des Tumors von Perfusionsveränderungen. Die Gabe von Vasodilatatoren verbessert den portalen Fluss und ermöglicht eine zuverlässigere Differenzierung zwischen echten und Pseudoläsionen.

Durch die Einführung der Multidetektor-CT, mit der eine durchaus selektive arterielle Kontrastierung der Leber erzielt werden kann, wird die Technik der CTHA kaum noch angewandt.

Arterioportale CT (CTAP)

Die CTAP nutzt die Technik der indirekten lienalen und mesenterialen Portographie. Durch die selektive portalvenöse Parenchymkontrastierung der Leber können fokale Läsionen mit großer Sicherheit nachgewiesen werden (vgl. Abb. 11.**14**). Die Sensitivität für Herde ≥ 1 cm beträgt > 90%. Die CTAP wurde in der Vergangenheit hauptsächlich zum Ausschluss weiterer Läsionen (Metastasen) vor geplanter Leberteilresektion eingesetzt. Limitationen sind die fehlende Spezifität und die eingeschränkte Aussage bei großen Tumoren und bei portalvenöser Hypertension. Die Technik ist praktisch abgelöst durch die biphasische Multidetektor-CT und die MRT. Insbesondere die MRT mit leberspezifischen Kontrastmitteln hat sich als gleichwertig und zugleich spezifischer erwiesen als die CTAP.

Technisch werden 150–200 ml einer normalen oder 1:1 verdünnten (150–300 mg Jod/ml) KM-Lösung mit einer Flussrate von 3–5 ml/s durch den selektiv in die A. mesenterica superior oder in die A. lienalis (bei Doppelkathetertechnik in beide Arterien) platzierten Katheter injiziert. Nach einem Delay von 20–60 s wird ein Spiral-CT der Leber in einer Atemanhaltephase durchgeführt. Zur besseren Beurteilung werden häufig zwei Scanserien angefertigt, eine während der portalvenösen Phase (nach 20 s) und eine weitere in der Rezirkulationsphase (nach 60 s). Letztere dient vor allem der Abgrenzung perfusionsbedingter Pseudoläsionen. Kleine, nur in der portalvenösen Phase erkennbare Herde gelten als tumorverdächtig.

Häufig wird eine kombinierte Untersuchung mit CTHA vorgenommen, allerdings bestehen unterschiedliche Meinungen, welche Methode zuerst angewendet werden sollte. Ähnlich wie bei der CTHA verbessern vasodilatierende Medikamente den portalen Blutstrom und damit die Abgrenzung kleiner Herde von Pseudoläsionen.

Die CTAP ist eine unspezifische Methode des Herdnachweises (außer für Zysten). Artefakte verringern die Spezifität zusätzlich (Abb. 11.**8**). Diese Artefakte resultieren aus dem laminaren Fluss in der Portalvene (inkomplette Mischung lienalen und mesenterialen Blutes) oder aus der Kompression von Portalvenenästen. Aberrierende Portalgefäße, die direkt in die Leber drainieren (z. B. V. gastrica sinistra, Gallenblasenvenen) können maligne Herde im Segment IV oder im Gallenblasenbett vortäuschen. Die Kompression von Leberparenchym durch Rippen kann ebenfalls zu Perfusionsartefakten (Minderperfusion) führen (s. u. Perfusionsanomalien).

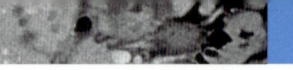

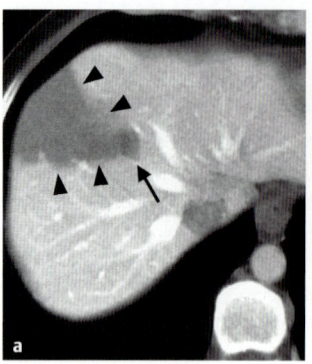
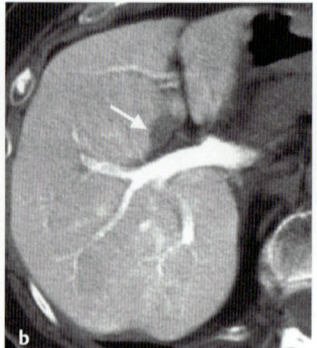
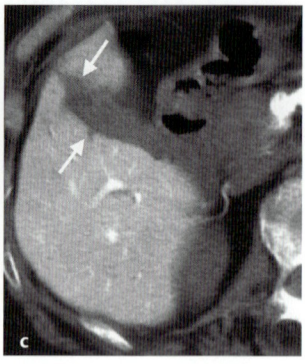

a Typische Keilform distal eines Tumors mit Kompression der Portaläste.

b Perfusionsartefakt ventral der Pfortader in Segment IV durch direkt in die Leber drainierende Venen, z. B. Magenvene.

c Perfusionsartefakte am Gallenblasenbett durch direkt drainierende Gallenblasenvenen.

Lipiodol-CT

Die Lipiodol-CT ist relativ spezifisch, allerdings nur mäßig sensitiv beim Nachweis eines hepatozellulären Karzinoms. Sie liefert die besten Resultate bei hypervaskularisierten Leberzellkarzinomen mit einer Größe über 2 cm. In anderen Fällen ist die Sensitivität geringer.

Vor der Computertomographie werden 5–10 ml Lipiodol in Angiographietechnik über einen Katheter selektiv in die A. hepatica propria injiziert (akzessorische und/oder aberrierende Leberarterien müssen berücksichtigt werden). Nach 2–4 Wochen wird eine Nativ-CT der Leber durchgeführt. Zu diesem Zeitpunkt findet sich typischerweise eine Lipiodol-Speicherung im HCC, während das übrige Leberparenchym nahezu Lipiodol-frei ist. Eine *homogene* Speicherung ist *pathognomonisch* für das HCC (vgl. Abb. 11.**34**).

> Ein homogenes hyperdenses Muster ist nicht bei allen HCC gegeben. Andere hypervaskularisierte Tumoren zeigen ebenfalls eine unspezifische Lipiodol-Aufnahme. Fleckige Lipiodol-Speicherungen in der Peripherie einer Läsion sind nicht mit einem HCC gleichzusetzen. Lipiodol ist ein Lymphographie-Kontrastmittel, das in vielen Ländern für die intraarterielle Injektion nicht zugelassen ist (*off label use*).

Perfusions-CT

Die Perfusions-CT (dynamische Computertomographie) zur Untersuchung der Leberperfusion hat eine gewisse Renaissance erfahren. Während und nach der Injektion eines Kontrastmittelbolus (40–80 ml KM mit einem Flow von 5–10 ml/s und nachfolgender Kochsalzbolus) werden wiederholt Scans in einer vordefinierten Schicht gefahren. Der Scan startet 10–15 s nach Injektionsbeginn und wird für 60–120 s alle 1–4 s wiederholt; danach schließen sich Scans in größeren Intervallen (bis zu 5 min nach Injektionsbeginn) an. Die quantitative Perfusionsanalyse erfolgt anhand von Dichtekurven oder Kompartmentmodellen. Verschiedene Parameter können gemessen und in Parameterbildern dargestellt werden (Transitzeit, Leberperfusionsindex, Maximalperfusion, Verteilungsvolumen).

Zur Reduktion der Strahlenexposition kann auf Kosten eines relativ hohen Rauschens ein Niedrigdosisprotokoll mit 100 kV verwendet werden (80 kV nur bei schlanken Patienten). Eine rasche Scanfolge ist nur in der arteriellen Phase notwendig.

Bei Patienten mit Leberzirrhose findet man eine verminderte Gesamtperfusion der Leber bei verstärkter arterieller Perfusion und verlängerter Transitzeit, nach Lebertransplantation hingegen eine vermehrte arterielle Perfusion bei erhaltener Gesamtperfusion.

Bei Tumorpatienten (Mamma- und kolorektales Karzinom) soll eine vermehrte arterielle Perfusion bei zugleich verminderter portalvenöser Perfusion auf eine Metastasierung hindeuten. Dieser diagnostische Ansatz ist jedoch wegen der möglichen Fehlerquellen problematisch (Datenverarbeitung, Bewegungsartefakte). Eine Bestätigung der Ergebnisse steht zudem aus.

Über viele Jahre wurde die dynamische Computertomographie zur Charakterisierung von Leberherden herangezogen (vgl. Abb. 11.**16**), typischerweise für Hämangiome. In diesen Fällen reicht ein KM-Volumen von 40–50 ml aus (Flussrate 4–5 ml/s, 40 ml Kochsalzbolus). Über 30 s wird alle 2–3 s ein Scan durchgeführt, danach alle 30 s bis etwa 5 min nach Injektionsbeginn. Vor dem ersten Scan sollte nur ein kurzes Delay von 10 s eingelegt werden. Sofern mehrere Herde vorliegen, kann die Untersuchung in verschiedenen Ebenen wiederholt werden; die Restkontrastierung macht die Technik dann allerdings ungenau. Kleine Läsionen können durch Atemverschiebung dem Nachweis entgehen.

Die klassische dynamische Computertomographie ist heute durch die mehrphasige Spiral-CT praktisch abgelöst. In Problemsituationen kann die Perfusionscharakteristik dennoch zur Läsionscharakterisierung und zur Differenzierung zwischen einer realen und einer Pseudoläsion beitragen.

Derzeit können 4–64 Schichten, in Zukunft bald 256 Schichten simultan akquiriert werden, sodass große Leberabschnitte abgedeckt und mit dünnen Schichten erfasst werden. Es gibt Überlegungen, die biphasischen Untersuchungen routinemäßig zur Bestimmung eines sog. „arteriellen Perfusionsindex" für jedes Voxel der Leber einzusetzen. Dies muss derzeit kritisch betrachtet werden, da sich die Leberkontrastierung während des Scans schnell ändert, wodurch die Messwerte deutlich beeinflusst werden. Mit der weiteren technischen Entwicklung werden die arteriellen Perfusionsparameter möglicherweise für die Voraussage von Metastasen und die Dignitätsabschätzung von Läsionen relevant.

Kontrastmittelverhalten

Die Leber hat eine duale Blutversorgung über die Portalvene (75–80 %) und die A. hepatica propria (20–25 %). Beide Systeme stehen über transsinusoidale, transvasale oder transplexale Anastomosen miteinander in Verbindung. Eine Verminderung des portalvenösen Flusses erhöht den arteriellen Zustrom, umgekehrt funktioniert dieser Mechanismus allerdings nicht. Eine Obstruktion des venösen Abstroms kann zu einer Flussumkehr im Portalvenensystem führen (drainierende Funktion) mit konsekutiv erhöhtem arteriellen Einstrom in das betroffene Areal.

Lebertumoren sind primär arteriell perfundiert. Mit Ausnahme der Randzone einiger Läsionen haben nur lebereigene Tumoren eine *zusätzliche* portalvenöse Versorgung (hochdifferenziertes HCC, selten Adenom oder FNH), die allerdings deutlich geringer als die des normalen Lebergewebes ist. Die Tumorkontrastierung wird unabhängig von der Perfusion auch durch die KM-Diffusion ins Interstitium bestimmt, die mit der Zeit nach der KM-Injektion zunimmt und von der Permeabilität der Tumorgefäße abhängig ist. Eine direkte Kontrastierung der Leberzellen ist ein sehr spätes Phänomen, welches erst im Stadium der hepatobiliären Kontrastmittelausscheidung auftritt.

Die isolierte Darstellung der portalvenösen Leberversorgung lässt sich lediglich indirekt über eine intraarterielle Kontrastmittelapplikation (A. mesenterica superior oder A. lienalis) darstellen. Die direkte intraarterielle Kontrastmittelapplikation über die A. hepatica propria führt zu einer prolongierten arteriellen Kontrastierung der Leber.

Die intravenöse KM-Injektion verursacht zunächst eine arterielle Kontrastierung (arterielle Phase), rasch gefolgt von einer portalen Kontrastierung über die Eingeweidegefäße (portalvenöse Phase). Die portalvenöse Phase überlappt praktisch immer die arterielle Kontrastierung. Bei hohen Flussraten sind während der frühen portalvenösen Phase die CT-Werte in der Portalvene mitunter höher als in der Aorta. In der späten portalvenösen Phase kommt es zu einer kräftigen Kontrastierung der Lebervenen (von einigen Autoren als hepatovenöse Phase bezeichnet). Noch später stellt sich ein Kontrastausgleich zwischen den arteriellen, portalvenösen und venösen Gefäßterritorien ein (vaskuläre Äquilibriumphase). Schließlich führt die Diffusion

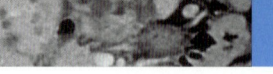

des KM ins Interstitium zu einem Gleichgewicht zwischen Leberparenchym und Blutgefäßen (interstitielle Äquilibriumphase).

Postprandial ist der portalvenöse Fluss erhöht, was zu einer kräftigeren Kontrastierung des Leberparenchyms und der Portalvenen führt.

> Schnelle Scanprotokolle und genaues Zeitregime sind für die optimale Detektion und Charakterisierung fokaler Läsionen essenziell. Beginn und Dauer der arteriellen und portalvenösen Phase sind vom Kontrastmittelvolumen (Jodmenge), der Injektionsgeschwindigkeit (Flussrate) und der individuellen Kreislaufzeit abhängig. Idealerweise sollte eine Bolustriggerung mit automatischem Start des Scans in der gewünschten Phase erfolgen.

Arterielle Phase (HAP = hepatic arterial phase)

In der *frühharteriellen Phase* sind lediglich die Leberarterien und stark hypervaskularisierte Läsionen kontrastiert. Die typische Tumorkontrastierung erfolgt erst 5–10 s später und persistiert in der *spät-*

arteriellen Phase bis etwa 5 s nach Erreichen der Maximalkontrastierung in die Aorta. Jüngere Studien mit kompakter Bolusapplikation zeigten, dass die rein arterielle Phase unabhängig von der Geschwindigkeit der KM-Injektion nur etwa 8 s andauert. Daraus folgt, dass die optimale Tumorkontrastierung im Grunde genommen erst mit Beginn des portalvenösen Einstroms gegeben ist.

Das Phänomen des sog. *„transient hepatic attenuation difference" = THAD* ist eine Folge der dualen Blutversorgung der Leber. Jede Kompromittierung der portalen Perfusion führt zu einer kompensatorisch erhöhten arteriellen Perfusion der betroffenen Region mit dem Ziel einer konstanten Gesamtperfusion. Parenchymareale, die davon betroffen sind, stellen sich in der arteriellen Phase hyperdens, in der portalvenösen Phase isodens dar (vgl. Abb. 11.**50**). Mitunter persistiert das Phänomen bis in die frühe portalvenöse Phase.

Gefäßreiche Tumoren zeigen in der arteriellen Phase eine kräftige, mitunter inhomogene Kontrastierung (Abb. 11.**9**, vgl. auch Abb. 11.**15**, 11.**17c**, 11.**18**, 11.**20**, 11.**26**, 11.**28** – 11.**32**, 11.**35**). Derartige Herde können benigne (kapilläres Hämangiom, Adenom, FNH) oder maligne (HCC, Metastasen gefäßreicher

Abb. 11.9 **Typische Kontrastierung von Leberläsionen nach i. v. KM-Injektion.**

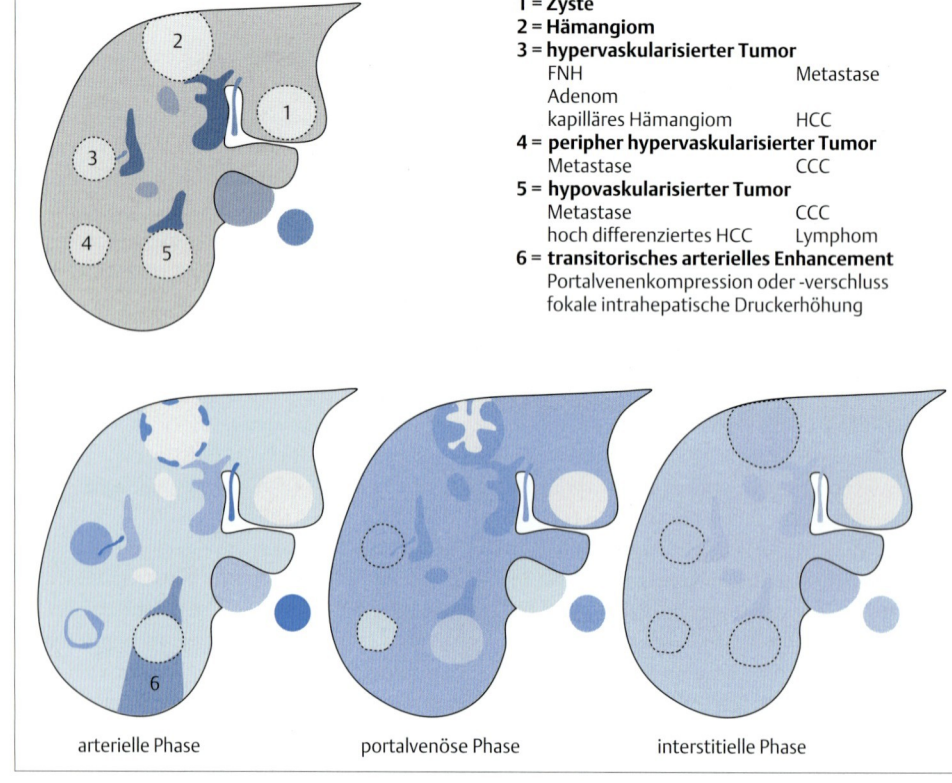

1 = **Zyste**
2 = **Hämangiom**
3 = **hypervaskularisierter Tumor**
    FNH   Metastase
    Adenom
    kapilläres Hämangiom   HCC
4 = **peripher hypervaskularisierter Tumor**
    Metastase   CCC
5 = **hypovaskularisierter Tumor**
    Metastase   CCC
    hoch differenziertes HCC   Lymphom
6 = **transitorisches arterielles Enhancement**
    Portalvenenkompression oder -verschluss
    fokale intrahepatische Druckerhöhung

arterielle Phase   portalvenöse Phase   interstitielle Phase

Tumoren) sein. Eine ausgeprägt inhomogene Kontrastierung ist mit Ausnahme eingebluteter Adenome immer malignomverdächtig. Gleiches gilt für das Rand-Enhancement, welches am häufigsten bei Metastasen und beim cholangiozellulären Karzinom angetroffen wird (vgl. Abb. 11.**25**, 11.**36**). Kavernöse Hämangiome werden arteriell versorgt und zeigen eine charakteristische zentripetale Kontrastierung in den lakunären Gefäßen (Irisblendenphänomen) (Abb. 11.**9**, vgl. auch Abb. 11.**16**). Kapilläre Hämangiome (vgl. Abb. 11.**17**, 11.**50 c**) und die Peliose (vgl. Abb. 11.**59**) können als homogene hypervaskularisierte Herde mit gefäßäquivalenter Kontrastierung imponieren.

Dynamische Perfusionsstudien der Leber haben gezeigt, dass Lebermetastasen einen erhöhten arteriellen Blutstrom induzieren, auch wenn die Metastase selbst noch nicht sichtbar ist. Ein Kontrastierungsindex von > 0,4 (= Parenchymkontrastierung in der arteriellen Phase/Maximalkontrastierung in der portalvenösen Phase) 40 s nach Beginn der KM-Injektion (150 ml bei einem Flow von 4 ml/s) ist prädiktiv für Mikrometastasen in der Leber.

Das arterielle Perfusionsbild ist nicht nur für die Tumordiagnostik, sondern auch für die präoperative Darstellung arterieller Varianten (CT-Angiographie) von Bedeutung. Typische anatomische Gefäßvarianten sind in der Regel schon im axialen Schnittbild erkennbar und erfordern nicht unbedingt die dreidimensionale Darstellung (vgl. Abb. 11.**4**); sofern diese gewünscht ist, sollte auf positives intestinales (orales) Kontrastmittel verzichtet werden. Die beste Gefäßdarstellung bietet erwartungsgemäß die früharterielle Phase. Volumenrekonstruierte Bilder sind für die Präsentation der Gefäßanatomie optimal. Eine ausreichende Beurteilung der Gefäßverhältnisse ist aber auch im spätarteriellen Scan möglich. Die CTA hat die konventionelle Katheterangiographie weitgehend ersetzt. Dies gilt auch für die Darstellung von Leberaneurysmen.

Portalvenöse Phase mit CTAP

Eine isolierte portalvenöse Kontrastierung ist nur mit der CTAP zu erzielen. Aufgrund der verringerten oder fehlenden portalen Perfusion stellen sich *alle Läsionen in der CTAP hypodens* dar. Eine Ausnahme von dieser Regel machen lediglich Läsionen mit nicht verringerter portaler Perfusion, wie Regeneratknoten, kleine Adenome oder einige hochdifferenzierte hepatozelluläre Karzinome.

Portalvenöse Phase (nach intravenöser Kontrastmittelgabe)

Der arteriellen Phase (HAP) nach intravenöser Kontrastmittelinjektion folgt eine Phase mit vorwiegend portaler Kontrastierung (portalvenöse Phase = PVP). Bei optimierten Kontrastmittelprotokollen kann die Pfortaderkontrastierung die Werte in der Aorta übersteigen (Abb. 11.**9**). Dies geschieht in der Regel unmittelbar im Anschluss an die spätarterielle Phase, etwa 5 – 15 s nach dem Peak-Enhancement in die Aorta. Ein ähnliches Phänomen ist in der späten portalvenösen Phase zu beobachten: Etwa 20 s nach dem optimalen Dichteanstieg in der Pfortader sind die Lebervenen kräftig kontrastiert (hepatovenöse Phase = HVP). Noch später (3 – 5 min nach KM-Injektion) verlieren sich die Dichtedifferenzen zwischen den verschiedenen Gefäßterritorien (vaskuläre Äquilibriumphase). Derart ausgeprägte Unterschiede der portalvenösen Kontrastierung erfordern eine schnelle KM-Injektion (≥ 4 ml/s). Bei geringeren Flussraten (z. B. 2 ml/s) überlappen die verschiedenen Phasen.

Das Leberparenchym wird im Gegensatz zu den Tumoren vorwiegend portalvenös versorgt. Dadurch stellen sich gefäßarme (hypovaskularisierte) Tumoren im Leberparenchym hypodens dar. Praktische Probleme ergeben sich durch die Kontrastmitteldiffusion ins Interstitium. Dies kann dazu führen, dass kleine Läsionen isodens zum Parenchym werden („vanishing lesions"). Diese Gefahr ist umso größer, je größer das Zeitintervall zwischen der KM-Applikation und dem Scan ist. Es ist deswegen essenziell, die CT-Untersuchung so rasch wie möglich durchzuführen, um kleine Läsionen nicht zu übersehen. Bei arteriell stark hypervaskularisierten und nur gering portalvenös versorgten Tumoren (Mehrzahl der HCC und hypervaskularisierte Metastasen) können sich die Effekte der arteriellen Tumor- und der portalvenösen Parenchymkontrastierung gegenseitig aufheben, so dass die Herde im portalvenösen Bild maskiert sind (Abb. 11.**9**, vgl. Abb. 11.**30**).

Mit Ausnahme scharf begrenzter wasseräquivalenter Herde (Leberzysten) sind hypodense Herde in der portalvenösen Phase als potenziell maligne anzusehen (Metastasen hypovaskularisierter Tumoren, CCC oder einige HCC). Eine heterogene Kontrastierung ist – mit Ausnahme des Hämangioms – suggestiv für Malignität. Flüssigkeitsäquivalente Herde mit unregelmäßigem Rand und heterogener oder peripherer Kontrastierung können zystischen Me-

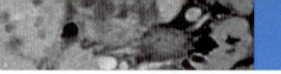

tastasen (gewöhnlich von Schleim bildenden Tumoren), Embryonalzellkarzinomen oder Abszessen entsprechen. Ein Target- oder Bull's-Eye-Phänomen ist typisch für Metastasen oder das CCC, findet sich aber auch bei manchen Leberabszessen (Pilzinfektionen). Die Kompression des Leberparenchyms um eine benigne Läsion (z. B. FNH) kann mitunter eine perifokale arterielle Hyperperfusion auslösen. Sofern dieser Befund in der portalvenösen Phase persistiert, kann es das Rand-Enhancement einer Metastase vortäuschen.

Hämangiome zeigen eine typische periphere noduläre (lakunäre) Kontrastierung, welches im zeitlichen Verlauf von der arteriellen zur portalvenösen Phase zunimmt. Aufgrund des langsamen arteriellen Blutstromes in den Gefäßlakunen werden Hämangiome graduell isodens zu den Gefäßen (Blutpool-Effekt). Solange die Gefäßkontrastierung stärker als die des Leberparenchyms ist, imponieren sie wie die Gefäße hyperdens (bis in die vaskuläre Äquilibriumphase). Kleine Hämangiome (< 2 cm) können ein atypisches Kontrastmittelverhalten zeigen, beispielsweise eine Hypodensität in der portalvenösen Phase oder eine nur punktuelle Kontrastierung an der Peripherie (bright-dot-sign). Andere stellen sich in der arteriellen, portalen und Spätphase homogen hyperdens dar. Isodens zum Parenchym sind die Hämangiome nur in der interstitiellen Äquilibriumphase.

Interstitielle Phase

Die Diffusion des Kontrastmittels in das Interstitium beginnt unmittelbar nach dem Kontrastmitteleintritt in die Leber und nimmt während der portalvenösen Phase zu. In der interstitiellen Äquilibriumphase ist die Dichte von Parenchym und Gefäßen ausgeglichen. In dieser Phase sind auch fokale Leberläsionen häufig isodens zum Leberparenchym; insofern ist diese Phase zur Tumorsuche ungeeignet, sie lässt allerdings Rückschlüsse auf eine fehlende Gefäßversorgung von Läsionen zu (Zysten, Abszesse, Gallengänge). Eine Ausnahme davon machen Tumoren mit großem Extrazellulärraum (Lymphome) oder ausgeprägter Fibrose (Cholangiokarzinome): Diese Tumoren stellen sich in der interstitiellen Phase infolge verzögerter Rückdiffusion des Kontrastmittels hyperdens dar (Abb. 11.**9**). Dieser

Effekt kann zum Nachweis von Cholangiokarzinomen genutzt werden, die sich sonst dem Nachweis entziehen. Hypervaskularisierte Tumoren mit schnellem „wash-out" (HCC) können in der interstitiellen Phase hypodens zum umliegenden Parenchym werden und sich dadurch u. U. besser demarkieren als in der portalvenösen Phase. Auch eine Tumorkapsel kann sich zu diesem Zeitpunkt deutlicher darstellen.

Der Scan für die interstitielle Phase wird in der Regel 15–20 min nach KM-Injektion gestartet.

Exkretionsphase

Die Exkretionsphase beginnt mehrere Stunden nach KM-Injektion. Je nach Art des Kontrastmittels werden bis zu 2 % des gesamten Jods hepatobiliär ausgeschieden. Dies führt zu einem Dichteanstieg der Leber, was theoretisch die Dichtedifferenz zwischen Parenchym und Tumor verbessern kann. Eine Kontrastierung der Gallenblase ist möglich. Mit Einführung der mehrphasischen Spiral-CT ist die CT-Untersuchung in der Exkretionsphase nicht mehr indiziert, da sie praktisch keine Zusatzinformationen liefert.

Gefäßdarstellung

Die Kontrastierung von Leberarterien, Portalvenen und Lebervenen hängt davon ab, in welcher Perfusionsphase der Scan durchgeführt wird. Eine biphasische Spiral-CT mit adäquatem KM-Injektionsprotokoll stellt alle vaskulären Strukturen optimal dar, so dass sich eine konventionelle Katheterangiographie meist erübrigt. Die frühartielle Phase vermeidet zwar die Überlagerung durch Venen, liefert aber keine wesentliche Mehrinformation im Vergleich zu einem Scan in der spätarteriellen Phase.

Bei zu frühem Scanstart in der portalvenösen Phase ist die Kontrastierung der Lebervenen oft unzureichend. Nichtkontrastierte Venen können dabei fokale Läsionen vortäuschen (Pseudoläsionen). Zur Darstellung der venösen Anatomie ist es deswegen empfehlenswert, den Scan primär etwas verzögert in der späten portalvenösen Phase (= hepatovenöse Phase) oder in kaudokranialer Scanrichtung durchzuführen.

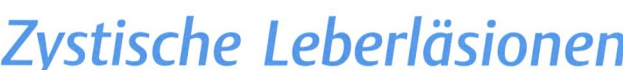

Zystische Leberläsionen

Zystische Leberläsionen sind dadurch charakterisiert, dass die flüssigkeitsäquivalenten Anteile der Läsion ganz unabhängig von der Untersuchungsphase keine Kontrastmittelaufnahme zeigen. In Abhängigkeit von der Art der Läsion kommt es lediglich zu einer Kontrastierung der Kapsel, von Septen, von begleitenden soliden Anteilen oder in der Peripherie der Läsion (Tab. 11.**6**).

Solitäre (einfache) Leberzyste

Einfache Leberzysten finden sich in bis zu 7% der Normalbevölkerung. Meist handelt es sich um einen solitären Befund (95%); seltener sind sie multilokulär. Die Größe schwankt zwischen wenigen Millimetern und mehr als 10 cm. Frauen mittleren Alters sind am häufigsten betroffen. In der Regel sind die Zysten asymptomatisch. Große Zysten können mit Völlegefühl oder einer Cholestase durch Kompression der Gallenwege einhergehen. Einblutungen, eine Superinfektion oder Ruptur sind seltene Komplikationen.

Peribiliäre Zysten entstehen durch zystische Dilatation periduktaler Drüsen. Sie finden sich in der Nachbarschaft großer intrahepatischer Gallengänge, gehäuft bei einer Leberzirrhose.

Die Computertomographie ist in der präoperativen Diagnostik raumfordernder oder komplizierter Zysten indiziert, Methode der Wahl bei komplizierten Zysten ist allerdings die MRT.

CT-Morphologie

Unkomplizierte Zysten stellen sich als scharf begrenzte hypodense Läsionen mit CT-Werten zwischen 0 und 30 HE und ohne interne Septenbildung dar (Abb. 11.**10 a**). Bei größeren Zysten kann die Wand durch Kompression des angrenzenden Leberparenchyms akzentuiert erscheinen. Kleine Zysten (< 1 cm) sind durch Partialvolumeneffekte mitunter schwer von gefäßarmen Metastasen zu unterscheiden. Die Dünnschicht-CT kann diese Problematik für Zysten unter 3 – 4 mm zwar lösen, schafft andererseits aber durch die Aufdeckung noch kleinerer

Tab. 11.6 ⋯▷ *Differenzialdiagnose zystischer Leberläsionen*

Zysten hepatischer Genese	
Unkomplizierte Leberzyste	keine Septen, keine KM-Aufnahme
Hämatom, traumatische Zyste	manchmal hyperdens, keine KM-Aufnahme, Anamnese
Dysontogenetische Zyste	diffus, häufig Nieren- und Pankreaszysten
Zysten biliärer Genese	
Biliom	Lokalisation: Leberrand, Hilus; Anamnese: postoperativ, Trauma
Choledochuszyste	Lokalisation: Leberhilus, Verbindung mit Gallengang
Caroli-Syndrom	zystische Formationen entlang der Portalvenenäste, perlschnurartig
Zysten entzündlicher Genese	
Abszess	unscharfe Begrenzung, Lufteinschluss, Rand-Enhancement und Ödem möglich (Doppel-Target)
Mikroabszess	disseminierte hypodense Läsionen, häufig Candidasepsis
Echinokokkuszyste	schmale Wandverkalkungen, KM-Aufnahme von Kapsel und Septen, Tochterzysten
Zystische Tumoren	
Zystische Metastase	KM-Aufnahme, unregelmäßiger nodulärer Rand; häufig bei Schleim bildenden Karzinomen und Sarkomen
Biliäres Zystadenom	polyzystische Läsion in Hilusnähe, KM-Aufnahme von Wand und Septen
Mesenchymales Hamartom	Alter < 19 Jahre, multiple Zysten, häufig solide hypervaskularisierte Tumoranteile

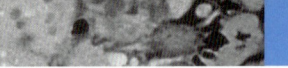

Abb. 11.10 **Leberzysten.**

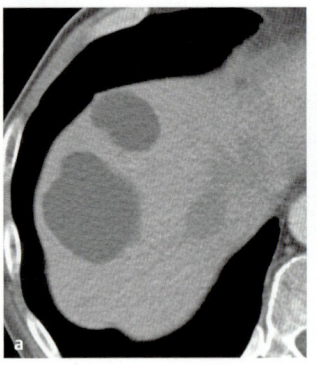
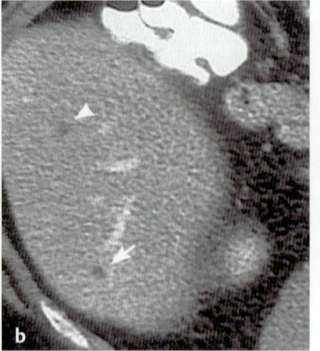
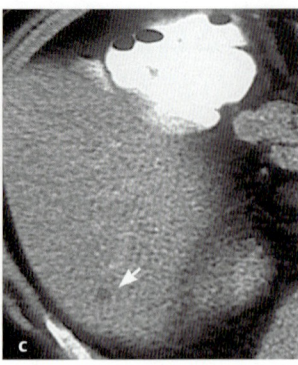

a Große Zysten bereiten keine diagnostischen Probleme.
b Kleine Zysten (Pfeile) sind in der portalvenösen Phase von Metastasen nicht sicher zu unterscheiden.

c Im Gegensatz zu Metastasen bleiben kleine Zysten in der interstitiellen Phase aber hypodens.

Läsionen neue Probleme. Im Zweifelsfall sind Spätscans in der interstitiellen Phase hilfreich, da kleine hypovaskularisierte Tumoren (Metastasen) dann parenchymisodens werden (Abb. 11.**10 b**, **c**). Im Kontrastscan kommt es mitunter zu einer Pseudokontrastierung (≈ 10 HE) durch Partialvolumeneffekte des angrenzenden Kontrastmittel aufnehmenden Leberparenchyms.

Peribiliäre Zysten sind gewöhnlich multipel und hilusnah lokalisiert.

Hämorrhagische Zysten weisen CT-Werte ≥ 30 HE auf, zeigen allerdings *keine* Kontrastierung nach KM-Injektion. Dies sollte durch Dichtemessungen gesichert werden. Infizierte Zysten zeigen eine periphere KM-Aufnahme, mitunter auch Gaseinschlüsse (cave: vorausgegangene Feinnadelpunktion).

Polyzystische Lebererkrankungen

Multiple (dysontogenetische) Leberzysten finden sich bei Patienten mit autosomal dominanter polyzystischer Nierenerkrankung (Prävalenz bis zu 75 %) Die Zysten sind in Zahl und Größe variabel. Sie können zu Hepatomegalie und zur Obstruktion von Gefäßen oder Gallengängen führen. Leberzysten gehören hingegen nicht zum Bild der autosomal rezessiven polyzystischen Nierenerkrankung, die häufiger mit einer Leberfibrose einhergeht. Leberzysten finden sich auch ohne Nierenbeteiligung.

CT-Morphologie

Dysontogenetische Leberzysten stellen sich im CT als multiple, häufig gruppiert angeordnete hypodense Läsionen (0–20 HE) dar, die nicht immer glatt begrenzt sind (Abb. 11.**11**). Eine Kontrastierung fehlt, schollige Wandverkalkungen sind möglich.

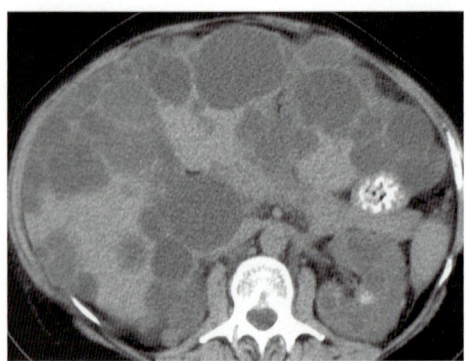

Abb. 11.11 **Polyzystische Lebererkrankung mit multiplen teilweise gruppierten Zysten.**

Biliäres Hamartom

Biliäre Hamartome (von Meyenburg-Komplex) sind asymptomatische benigne Malformationen mit zystischen Komponenten in einem fibrösen Stroma. Sie sind meist multipel, seltener solitär und kommunizieren nicht mit den normalen Gallenwegen. Die Prävalenz liegt nach Autopsieserien bei 2–3 %.

CT-Morphologie

Das Computertomogramm zeigt eine oder mehrere kleine zystische Läsionen (5–15 mm) mit unregelmäßiger Randbegrenzung. Bei multiplen Läsionen sind diese über die Leber verstreut und liegen bevorzugt in Nachbarschaft zu mittelgroßen Portalvenenästen. Die Hamartome nehmen kein KM auf und sind damit am besten in der portalvenösen Phase erkennbar. Durch Kompression des angrenzenden Leberparenchyms kann ein Rand-Enhancement vorgetäuscht werden.

Mesenchymales Hamartom

Das mesenchymale Hamartom der Leber ist sehr selten und tritt fast ausschließlich im Kleinkindalter auf (Altersgipfel 15–22 Monate), nur selten später (bis zum 19. Lebensjahr). Der Tumor besteht aus mesenchymalem Gewebe und Gallengängen, wächst schnell, enthält zystische Anteile und ist vorzugsweise im rechten Leberlappen lokalisiert (> 80 %).

CT-Morphologie

Die meisten Hamartome stellen sich als große hypodense Raumforderungen (5–30 cm) mit multiplen zystischen Anteilen von wenigen Millimetern bis 10 cm dar (Abb. 11.12). Sichtbare Zysten finden sich in ca. 80 % der Fälle. Nur die hypervaskularisierten Tumoranteile zeigen eine fleckige Kontrastierung.

Zystische Metastasen

Nekrotische Metastasen (Sarkommetastasen, Metastasen nach Chemotherapie) können zystisch imponieren. Primär zystische Metastasen kommen bei Schleim bildenden Adenokarzinomen vor (Ovarialkarzinome, Kolonkarzinome). Seltener sind sie beim Melanom, Bronchialkarzinom oder Karzinoid. Fehlende Entzündungszeichen sind für die Differenzierung gegenüber Abszessen hilfreich. Superinfizierte nekrotische Metastasen können Gaseinschlüsse aufweisen.

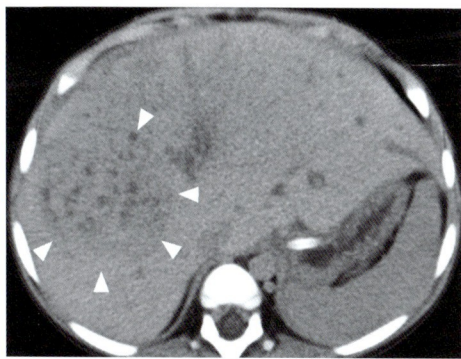

Abb. 11.12 Mesenchymales Hamartom bei einem Kleinkind.
Große Raumforderung mit multiplen kleinen Zysten, keine Zeichen einer Einblutung.

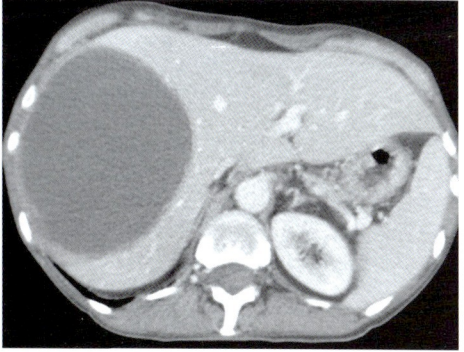

Abb. 11.13 Zystische Metastase eines Zystadenokarzinoms des Ovars.

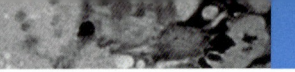

CT-Morphologie

Zystische Metastasen besitzen einen vitalen Tumor-randsaum, dessen Kontrastierung sich vom gesunden Leberparenchym abhebt und der sich als mehr oder weniger breite und unregelmäßige oder auch knotige Wandverdickung darstellt (Abb. 11.**13**). Häufig zeigen sich in der Zystenperipherie größere solide Tumoranteile. Zystische Metastasen können einen Abszess vortäuschen.

Benigne Tumoren und tumorähnliche Läsionen

Die Computertomographie ist fester Bestandteil bei der diagnostischen Abklärung fokaler Leberläsionen. Pathognomonische Befunde finden sich allerdings nur bei Zysten, der Steatose, Hämangiomen und der fokal nodulären Hyperplasie (Tab. 11.**7**, Abb. 11.**14**). Adenome sind von Malignomen nicht sicher zu unterscheiden. Die artdiagnostische Zuordnung solider Läsionen ist oftmals an den Nachweis einer typischen Befundkonstellation in zwei voneinander unabhängigen Untersuchungsmethoden gebunden. Im Zweifelsfall muss eine chirurgische oder bioptische Klärung erfolgen.

Tab. 11.7 ⟶ *Differenzialdiagnose solider Leberläsionen*

Solitäre Läsion	
Benigne	
Fokale Fett-verteilungsstörung	Lokalisation: Gallenblasenbett, Segment IV anterior des rechten Portalvenenhauptastes oder in Nähe des Lig. teres, geographisches Muster möglich
Hämangiom	periphere noduläre KM-Aufnahme, Irisblendenphänomen, Blutpool-Effekt, zentrale Thrombose, zentripetale KM-Füllung
FNH	ausgeprägte arterielle Hypervaskularisation, typische zentrale Narbe, keine Kapsel
Hepatozelluläres Adenom	gewöhnlich arterielle Hypervaskularisation, Blutung, zentrale Nekrose möglich
Infantiles Hämangio-endotheliom	Alter <6 Monate, Herzvitium, groß, Verkalkungen, hypervaskularisiert, zentripetale KM-Füllung
Maligne	
Metastase	portalvenös hypovaskularisiert, arteriell abhängig vom Primärtumor: sowohl hyper-vaskularisiert, peripher hypovaskularisiert oder hypovaskularisiert
HCC	arteriell gewöhnlich hyper-, selten hypovaskularisiert (Frühformen), Infiltrationen/ Thrombosen der Pfortader und Lebervenen, Lipiodol-Aufnahme
FLC	zentrale Narbe, sternförmige Verkalkungen, Kapsel, seltener als HCC
CCC	hypervaskularisiert oder peripher hypervaskularisiert, mitunter Retraktion der Leberkapsel
Hepatoblastom	Alter <15 Jahre, groß, hypervaskularisiert, Nekrosen, große Verkalkungen
Embryonales Sarkom	Alter <30 Jahre, hypervaskularisiert, große nekrotische und hämorrhagische Anteile
Angiosarkom	gewöhnlich stark hypervaskularisiert, noduläre Lakunen möglich, Nekrosen, Blutung
Multiple Läsion	
Benigne	
Hämangiome	s. oben, häufig subkapsulär
Adenome	s. oben
Regeneratknoten	Zirrhose; posttraumatisch, nach Leberteilresektion, hyperdens wenn siderotisch
Maligne	
Metastasen	s. oben, häufig zahlreich
Multifokales HCC	gewöhnlich bei makronodulärer Zirrhose, häufig hypervaskularisiert
Lymphom	selten klare Grenzen, nach KM-Injektion hyperdens in der interstitiellen Phase
Epitheliales Hämangio-endotheliom	hypervaskularisiert, häufig Kapselretraktion, große granuläre Verkalkungen, am besten im Nativ-CT erkennbar
Angiosarkom	s. oben, disseminierte hypervaskularisierte Herde

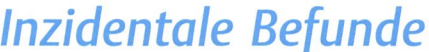

Inzidentale Befunde

Mit dem routinemäßigen Einsatz der mehrphasischen Spiral-CT und mit Einführung der Multidetektor-CT werden zunehmend häufiger kleine fokale Läsionen gefunden, die nicht näher einzuordnen sind. Bei Patienten, die aufgrund benigner Erkrankungen untersucht werden, finden sich in bis zu 15 % benigne Leberherde. Die meisten dieser Herde sind Zysten, kleine Hämangiome oder andere benigne Läsionen. Die Wahrscheinlichkeit, dass es sich bei der Läsion um einen malignen Befund handelt, liegt bei Patienten ohne bekannten Primärtumor nur bei 1 %.

Selbst bei Patienten mit bekanntem Tumorleiden ist die Zahl von Metastasen bei Herden unter 2 cm sehr gering. In einer großen Langzeitstudie mit Tumorpatienten lag die Inzidenz von Metastasen durchschnittlich bei knapp 12 % und schwankte zwischen 8 % bei malignen Lymphomen, 15 % bei kolorektalen Karzinomen und 22 % beim Mammakarzinom. Nur 4 % der Patienten mit kleinen Herden hatten zusätzliche Metastasen > 2 cm.

In Situationen, in denen die Läsion(en) nicht eindeutig als benigne klassifiziert werden können (Zyste, Hämangiom), sind Verlaufskontrollen mit identischer CT-Technik oder Ultraschall indiziert. Über die Kontrollintervalle besteht derzeit allerdings kein Konsens.

Fokale Fettverteilungsstörung

Lokale Fettverteilungsstörungen sind häufig das Resultat einer regionalen Hypoxie vaskulärer (z.B. Portalvenenverschluss) oder metabolisch-toxischer (z.B. Chemotherapie) Genese. Eine rasche Befundänderung ist möglich (Tage bis Monate).

> Fettverteilungsstörungen können fokale Läsionen vortäuschen. Es findet sich allerdings nie ein raumfordernder Effekt, im Zweifelsfall sollten In-Phase- und Out-of-Phase-Messungen in der MRT erfolgen, um das Fett nachzuweisen bzw. auszuschließen.

CT-Morphologie

Fokale Fettinfiltrationen können einzelne Lebersegmente betreffen (vaskuläre Genese), zeigen aber meist ein geographisches oder rundliches Verteilungsmuster. Sie sind periportal ebenso häufig wie peripher subkapsulär. Regionen mit atypischer portaler Versorgung (vgl. Abb. 11.8 c, d) sind bevorzugt betroffen. Typische Lokalisationen sind das Segment IV nahe dem Lig. falciforme, der Hinterrand von Segment IV und das Gallenblasenbett (Abb. 11.14).

Das Kontrastmittelverhalten ist insofern pathognomonisch, als die betroffene Region den gleichen Dichteanstieg wie das angrenzende Parenchym zeigt.

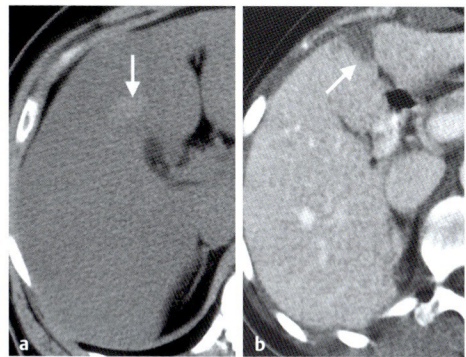

Abb. 11.14 Fokale Minder- und Mehrverfettung.
a Pseudoläsion durch ein minderverfettetes Areal im Gallenblasenbett (Pfeil) bei Leberverfettung. Die Lokalisation entspricht der von Perfusionsartefakten im CTAP.
b Hypodensität am Vorderrand des Segmentes IV; ein häufiger Befund wohl infolge eines verstärkten Fett- oder Glykogengehalts.

Hämangiom

Hämangiome sind die häufigsten benignen Lebertumoren mit einer Inzidenz von 5–7% in der bildgebenden Diagnostik. In der Regel sind sie ein asymptomatischer Zufallsbefund. Frauen sind 2- bis 5-mal häufiger betroffen als Männer. Histologisch setzen sie sich aus Bindegewebe und Gefäßlakunen zusammen, die von der Peripherie her arteriell versorgt werden. Der Blutfluss in den Lakunen ist stark verlangsamt. Ein extravaskuläres Kompartiment fehlt. Thrombosen führen zur hyalinen Degeneration und zu Verkalkungen. Die kavernösen Leberhämangiome bedürfen in der Regel keiner Therapie. Eine Resektion ist lediglich bei symptomatischen Riesenhämangiomen (< 15%) oder bei einer Kompression der Gallenwege indiziert.

Die biphasische Computertomographie ist Methode der Wahl zur Darstellung und Charakterisierung von Läsionen ab einer Größe von 5 mm. In ausgewählten Fällen ist eine zusätzliche Spätaufnahme sinnvoll.

CT-Morphologie

Kavernöse Leberhämangiome sind in 10–50% der Fälle multipel. Ab einer Größe von 10 cm werden sie als „Riesenhämangiome" bezeichnet. Im Nativbild stellen sie sich als oft lobulierte, scharf begrenzte hypodense Läsionen dar, typischerweise in subkapsulärer Lokalisation. 10% der teilthrombosierten Hämangiome zeigen Verkalkungen.

Pathognomonisch ist die Kontrastmitteldynamik. In der arteriellen Phase kommt es zu einer peripher-nodulären, gefäßäquivalenten Kontrastierung (parallel der Aortenkontrastierung). Große Hämangiome zeigen u. U. kräftige versorgende Arterien in der Peripherie. Die lakunären Hohlräume füllen sich sukzessive von peripher nach zentral (zentripetale Füllung, Irisblendenphänomen). Gegen Ende der portalvenösen Phase (vaskuläres Äquilibrium) sind alle KM-aufnehmenden Lakunen isodens zu den Gefäßen (Blutpool-Effekt) (Abb. 11.15). Die komplette Kontrastierung der Hämangiome kann Sekunden oder auch Minuten in Anspruch nehmen (bis zu 30 min). In der interstitiellen Phase, wenn Leberparenchym und Gefäße isodens sind, lässt sich das Hämangiom nicht mehr abgrenzen, es sei denn, zentrale regressive Veränderungen verbleiben hypodens.

Sehr große Hämangiome können durch ihren raumfordernden Effekt und nekrotische oder thrombosierte Anteile differenzialdiagnostische Probleme bereiten. Die Kontrastierung ist heterogen, der Nachweis von Lakunen in der arteriellen und portalvenösen Phase und die zentripetale Füllung in den Spätaufnahmen sind jedoch wegweisend (Abb. 11.16).

Kleine Hämangiome zeigen oft atypische Befundmuster, wie eine homogene Hyper- oder Hypodensität während der arteriellen Phase. Hämangiome mit verminderter KM-Aufnahme können einen charakteristischen „central bright dot" zeigen, der sich am besten in der portalvenösen Phase manifestiert. Rasch enhancende Hämangiome können mit einem arterioportalen Shunt assoziiert sein. Dadurch kommt es in der frühen arteriellen Phase u. U. zu einer verstärkten Kontrastierung eines benachbarten keilförmigen Parenchymareals. Andere seltene

Abb. 11.15 Biphasisches Spiral-CT eines Hämangioms in typischer subkapsulärer Lokalisation.

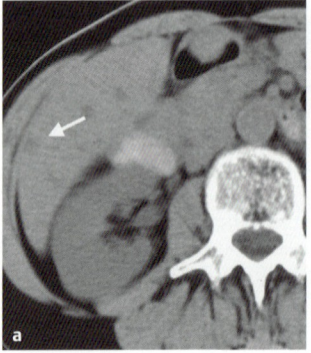 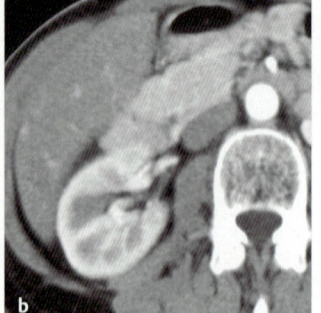 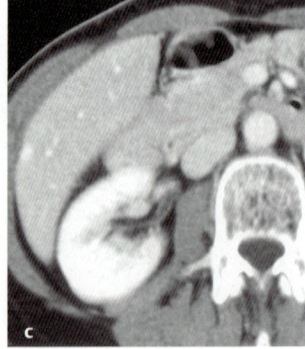

a Nativ ist der Herd isodens zu Blut.

b In der arteriellen Phase zeigen sich kleine hyperdense Lakunen (DD: hypervaskularisierter Tumor).

c In der portalvenösen Phase ist die gesamte Läsion isodens zu Blut. Dieser Blutpool-Effekt unterscheidet das Hämangiom von hypervaskularisierten Metastasen.

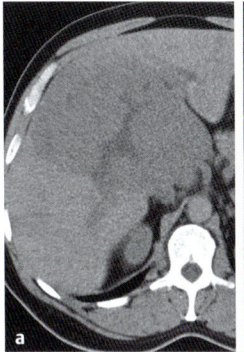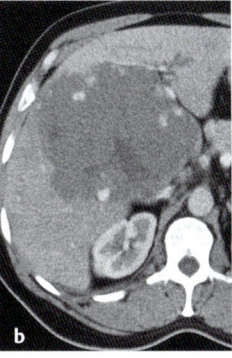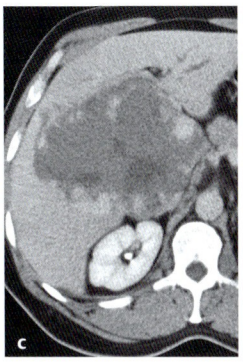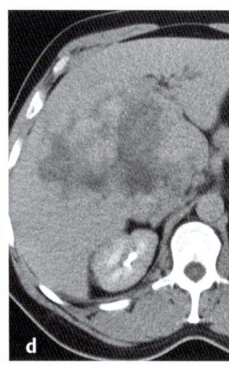

Abb. 11.16 **Bolus-CT bei großem kavernösem Leberhämangiom.**

a Im Nativbild ist die Läsion isodens zur Aorta; die thrombosierten Areale mit hyaliner Degeneration stellen sich hypodens dar.
b Kräftige peripher lakunäre Kontrastierung in der arteriellen Phase.

c In der portalvenösen Phase vergrößern sich die enhancenden Lakunen zentralwärts („Fill-in" mit Irisblendenphänomen).
d In der interstitiellen Phase sind die enhancenden Hämangiomanteile isodens zu Blut (Blutpool-Effekt).

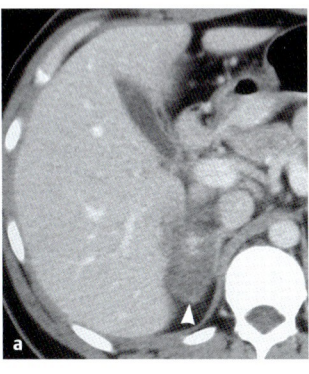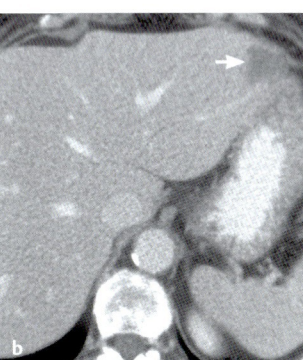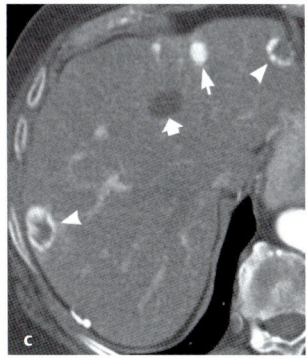

Abb. 11.17 **Atypische Hämangiome.**

a Gestieltes Hämangiom; beachte den spitzen Winkel zwischen Hämangiom und Leber.
b Hämangiom mit verminderter Kontrastierung in der portalvenösen Phase.

c Kapilläres Hämangiom, homogen hypervaskularisiert (Pfeil); zusätzlich finden sich zwei kleine kavernöse Hämangiome mit typischer Kontrastierung in der spätarteriellen Phase (Pfeilspitzen); Zyste als Nebenbefund (dicker Pfeil).

Befunde bzw. Begleitbefunde sind gestielte Hämangiome (Abb. 11.17), eine fokale oder regenerative noduläre Hyperplasie, eine Hyalinisation und das Kasabach-Merritt-Syndrom (Hämangiome der Haut und inneren Organe, Thrombozytopenie und hämorrhagische Diathese). Die Differenzierung dieser kleinen Läsionen von gefäßreichen malignen Herden ist schwierig.

Im Computertomogramm lassen sich kleine Hämangiome nur durch eine triphasische Untersuchung sichern. Einige zeigen die gleiche KM-Dynamik wie die großen Hämangiome, andere sind homogen hyperdens in der arteriellen Phase und werden gefäßisodens in der portalvenösen und Spätphase (Blutpool). Manche Hämangiome sind von kleinen hypervaskularisierten Metastasen nicht zu differenzieren. Eine prolongierte Füllung ist häufiger bei großen Herden, kann aber auch bei kleinen Hämangiomen von 1–2 cm im Durchmesser vorkommen. Derartige Herde können als Metastasen fehlinterpretiert werden, wenn kein Spätscan durchgeführt wird.

Fokal noduläre Hyperplasie (FNH)

Die FNH ist der zweithäufigste benigne Lebertumor mit einer geschätzten Prävalenz von 3%. Der Tumor wird bei Frauen 4- bis 10-mal häufiger als bei Männern angetroffen, meist zwischen dem 20. und 50. Lebensjahr. In der Mehrzahl der Fälle handelt es sich um einen Zufallsbefund bei Untersuchungen aus anderer Indikation. Es besteht wohl keine direkte Abhängigkeit von einer Östrogenmedikation. Die frühere Ansicht, dass Östrogene (Kontrazeptiva, Schwangerschaft) die fokal noduläre Hyperplasie induzieren, ihr Wachstum stimulieren und Komplikationen fördern (Blutungen), konnte in jüngeren Studien nicht bestätigt werden.

Die FNH wird heute als benigne hyperplastische Reaktion auf eine kongenitale arteriovenöse Malformation mit vorwiegend arterieller Versorgung und Ausbildung einer hypervaskularisierten, lobulierten soliden Raumforderung angesehen. Der Tumor setzt sich zwar wie Leberparenchym aus Hepatozyten, Kupffer-Sternzellen und Gallengängen zusammen, lässt aber die typische Architektur vermissen. Die zentrale „Narbe" mit ihren radiären Ausläufern besteht aus fibromyxomatösem Bindegewebe, welches die versorgende Arterie umkleidet.

Die optimale CT-Technik ist die mehrphasische Untersuchung mit (spät-)arterieller, portalvenöser und Spätphase. Der Nachweis gelingt nach Literaturangaben mit einer Sensitivität von 70–80%.

CT-Morphologie

Die FNH ist gewöhnlich ein solitärer Befund. Mehrere Herde finden sich in bis zu $1/3$ der Fälle. Die meisten Läsionen liegen in der Peripherie und messen weniger als 5 cm. Einblutungen und Verkalkungen sind selten, eine Kapsel findet sich nicht, gestielte Formen sind möglich. Im Nativscan stellt sich die FNH als glatt begrenzte, iso- oder leicht hypodense Raumforderung dar. Die zentrale Narbe ist im Nativscan meist nicht erkennbar.

In der arteriellen Phase kommt es zu einer kräftigen homogenen oder polynodulären Kontrastierung, welche rasch abfällt, so dass bereits in der portalvenösen Phase wieder eine Isodensität zum Leberparenchym gegeben ist (Abb. 11.18). Neben der Kontrastmitteldynamik gilt die zentrale hypodense Narbe als Leitbefund. Sie verbleibt in der portalvenösen Phase zunächst leicht hypodens, während sie in Spätscans durch die Kontrastmitteldiffusion ins fibröse Gewebe zunehmend hyperdens wird. Die „Narbe" ist allerdings nur in etwa der Hälfte der Fälle nachweisbar. In bis zu 60% lässt sich die atypische Arterie darstellen. Bei kleinen Läsionen sind Narbe und Arterie oft nicht abgrenzbar.

Ein nicht unerheblicher Teil der fokal nodulären Hyperplasien zeigt „atypische" Befunde (Abb. 11.19): Große Läsionen können in der arteriellen Phase unscharf imponieren, die frühe Kontrastierung kann inhomogen sein, manche Läsionen können sich in der portalvenösen Phase durch den schnellen „Wash-out-Effekt" hypodens darstellen,

Abb. 11.18 **Fokal noduläre Hyperplasie (FNH).**

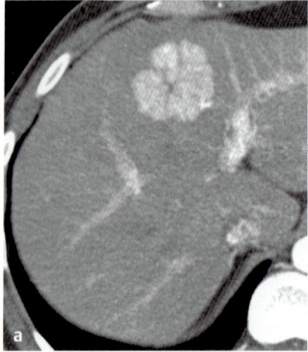 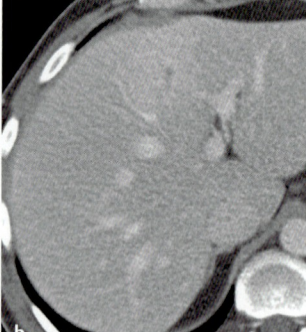 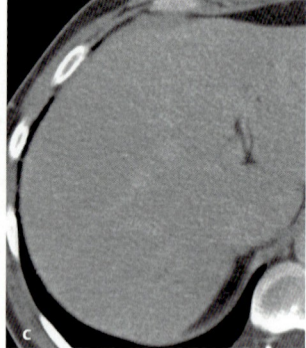

a Arterielle Phase: kräftige homogene Kontrastierung der Läsion mit typischer zentraler Narbe.
b Portalvenöse Phase: die Läsion ist isodens und nur noch durch eine leichte Verdrängung der Lebergefäße erkennbar.

c Diskrete Kontrastierung der Narbe in der interstitiellen Phase.

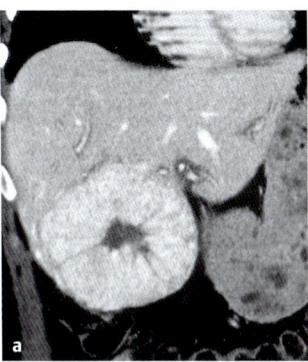
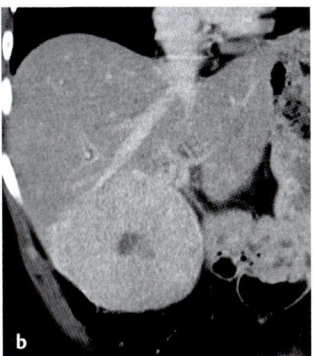
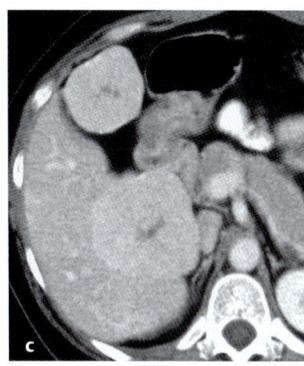

Abb. 11.19 **Atypische FNH.**

a, b Die Läsion stellt sich sowohl in der portalvenösen Phase (**a**) als auch in der interstitiellen Phase (**b**) hyperdens dar; Pseudokapsel durch Kompression des umgebenden Parenchyms (**b**).

c Gestielte FNH bei einem anderen Patienten mit multiplen FNH.

durch Kompression des umgebenden Parenchyms kann ein Rand-Enhancement vorgetäuscht werden. Manchmal zeigen sich in der portalvenösen, seltener in der arteriellen Phase, kräftige drainierende Gefäße oder Sinusoide.

Differenzialdiagnostisch muss die FNH gegen das Leberadenom, das (fibrolamelläre) HCC und hypervaskularisierte Metastasen abgegrenzt werden. Bei atypischen Formen der FNH ist eine komplementäre Diagnostik (MRT mit spezifischem Kontrastmittel, hepatobiliäre Sequenzszintigraphie) indiziert. In

Einzelfällen kann die bioptische Sicherung erforderlich werden.

> Der prolongierte Tracer-Uptake bei der Tc-Schwefel-kolloid-Szintigraphie ist pathognomonisch. Die Duplex-Doppler-Sonographie hat ähnliche diagnostische Einschränkungen wie die Computertomographie. Die MRT zeigt nach Gabe leberspezifischer Kontrastmittel (SPIO oder Mn-DPDP) eine charakteristische prolongierte KM-Aufnahme.

Hepatozelluläres Adenom (HCA)

Das Leberzelladenom ist ein seltener benigner Tumor bei jungen Frauen. Der Kausalzusammenhang mit oralen Kontrazeptiva (und androgenen Steroiden) ist gesichert. Das Risiko der Adenombildung nimmt mit der Dauer der kontrazeptiven Medikation zu (um den Faktor 2,5 nach 5 Jahren, um den Faktor 25 nach 9 Jahren); in diesem Kollektiv ist von einer Inzidenz von 3–4 auf 100.000 Frauen auszugehen. Weitere Risikofaktoren sind eine Schwangerschaft, ein Diabetes mellitus, die Glykogenspeicherkrankheit (Typ Ia) und eine Eisenüberladung bei Thalassämie. Beim Mann ist das HCA nahezu regelmäßig Folge einer Anabolikaeinnahme.

Das hepatozelluläre Adenom ist ein umschriebener, teilweise von einer (Pseudo-)Kapsel umgebener Tumor, der sich histologisch aus dicht gepackten, trabekulär angeordneten Hepatozyten zusammen-

setzt. Der Kupffer-Zell-Besatz ist meist vermindert. Charakteristisch ist das Fehlen von Portalfeldern mit Gallenwegen, Portal- und Lebervenen. Subkapsuläre Gefäße mit Anschluss an Äste der A. hepatica sind für die Versorgung des Tumors verantwortlich. Mit zunehmender Tumorgröße wird die Gefäßversorgung kritisch, und es kommt zu fokalen Infarkten mit Nekrosen und Spontanblutungen, welche dann mit klinischen Symptomen einhergehen.

Die Computertomographie sollte als mehrphasische Spiral- oder Multidetektor-CT mit nativer, arterieller und portalvenöser Phase durchgeführt werden. Aufgrund des Blutungsrisikos (bei größeren Tumoren bis zu 40%), der unsicheren histologischen Abgrenzung vom HCC und wegen des Risikos einer malignen Transformation ist in der Mehrzahl der Fälle die Resektion indiziert.

CT-Morphologie

Das HCA ist in 80% der Fälle solitär. Die meisten Adenome messen zwischen 5 und 10 cm und liegen subkapsulär, rechts häufiger als links. Im Nativ-CT stellt sich das HCA glatt begrenzt und hypodens dar, durch Einblutungen (25–50%) oder Nekrosen (bis 40% bei größeren Tumoren) mitunter auch heterogen. Sofern die Hepatozyten im Tumor einen hohen Fettanteil besitzen (Abb. 11.20), kann der Tumor als Ganzes oder in Teilen negative Dichtewerte aufweisen. Tumorverkalkungen sind selten.

Vitale Tumoranteile zeigen in der arteriellen Phase eine mäßige Kontrastmittelaufnahme. Inhomogenitäten durch Nekrosen oder Blutungen sind häufig (Abb. 11.21). Im Gegensatz zur FNH ist die Kontrastierung geringer, eine zentrale Narbe fehlt. Allerdings können nekrotische Anteile eine Narbe vortäuschen. In der portalvenösen Phase kann sich der Tumor hypo-, iso- oder hyperdens zum Leberparenchym verhalten. Viele Adenome sind in der portalvenösen Phase aufgrund ihres hohen Fettanteils isodens. Bei ausgeprägter Fettinfiltration kann der Herd sogar in der arteriellen Phase isodens erscheinen, während er in der nativen, portalvenösen und spä-

Abb. 11.20 **Leberadenom.**

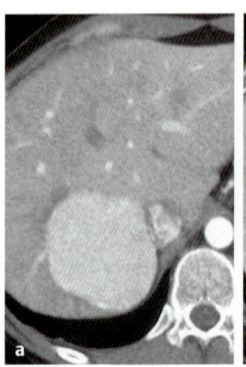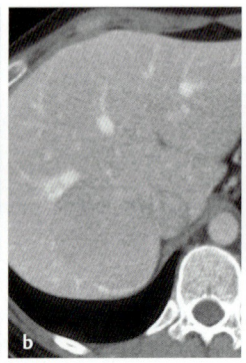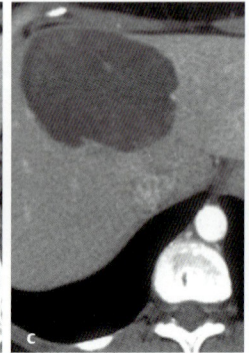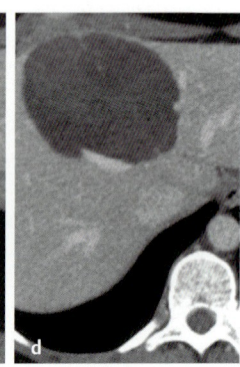

a Kräftige Perfusion in der arteriellen Phase; das Erscheinungsbild ist etwas different zur FNH (Abb. 11.18), allerdings ähnlich dem HCC (Abb. 11.32, 11.35).

b In der portalvenösen Phase können sich die Adenome iso- oder leicht hypo- oder hyperdens zum Leberparenchym darstellen.

c, d Bei hohem Fettgehalt zeigt der Herd im portalvenösen (**d**) Bild eine scheinbar kräftigere Kontrastierung als arteriell (**c**). Mittels quantitativer Messung lässt sich die arterielle Hyperperfusion verifizieren.

Abb. 11.21 **Nekrosen und Einblutungen sind typisch für ein Adenom.**

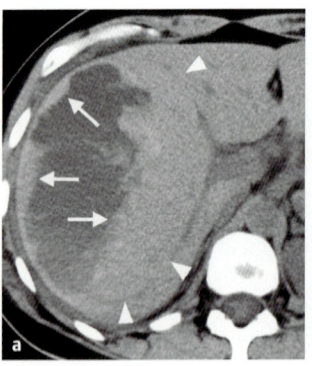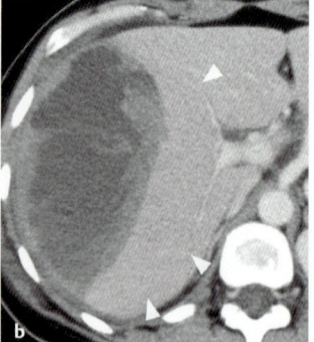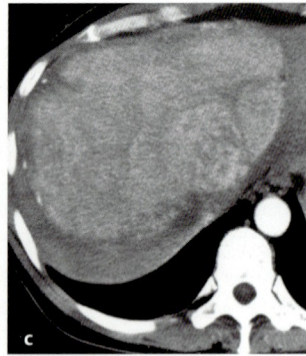

a Das Nativ-CT zeigt ein isodenses Adenom mit frischer Einblutung in Form hyperdenser Koagel (Pfeile) an der Peripherie der hypodensen liquiden Formation.

b In der portalvenösen Phase ist die Blutung schärfer abgegrenzt; der eigentliche Tumor ist nur indirekt

durch die Verlagerung der Portalgefäße erkennbar (Pfeilspitzen).

c Großes hypervaskularisiertes Adenom, trotz der Größe ohne Nekrosen oder Blutungen.

ten Phase hypodens imponiert. Die Kontrastmitteldynamik der Adenome ähnelt der eines hochdifferenzierten HCC, von dem Adenome häufig nicht zu
unterscheiden sind. Eine Abgrenzung gegen hypervaskularisierte Metastasen ist ebenfalls schwierig.

> Die Szintigraphie ist in 80% negativ, MRT und Sono-
> graphie sind relativ unspezifisch. Selbst bei Einsatz
> leberspezifischen Kontrastmittels in der MRT ist eine
> sichere Abgrenzung vom hochdifferenzierten HCC
> nicht möglich. Eine perkutane Biopsie ist aufgrund
> der Ähnlichkeiten zwischen Adenom, Regeneratknoten
> und HCC in der Regel nicht sinnvoll, so dass die Herde
> meist reseziert werden.

Lipom

Leberlipome sind sehr seltene mesenchymale Tumoren. Sie entstehen in der Regel de novo und können zwischen wenigen Millimetern und mehr als
10 cm messen.

CT-Morphologie

Lipome haben charakteristische CT-Werte von etwa
-100 HE, ähnlich dem subkutanen Fettgewebe. Sie
sind glatt begrenzt und zeigen keine KM-Aufnahme.

Angiomyolipom

Angiomyolipome sind ebenfalls seltene Tumoren
der Leber. Sie bestehen aus glatten Muskelzellen,
proliferierten Gefäßen und variablen Fettanteilen.
In der Kombination mit einer tuberösen Sklerose
treten sie multipel auf.

mit fett- und weichteiläquivalenten Anteilen. Nach
KM-Injektion findet sich eine inhomogene Kontrastierung. Differenzialdiagnostisch sind Metastasen
und Liposarkome abzugrenzen.

> Adenome und HCC enthalten ebenfalls Areale mit
> negativen CT-Werten, die allerdings dichter als das
> subkutane Fett sind (signifikant höher als -100 HE).
> Diese entsprechen fetthaltigen Hepatozyten und nicht
> reinen Fettzellen.

CT-Morphologie

Die Bildcharakteristika hängen vom Fettgehalt der
Läsion ab. Nativ sind die Läsionen häufig heterogen

Entzündlicher Pseudotumor

Der entzündliche Pseudotumor der Leber ist ein
sehr seltener, pathomorphologisch durch eine Proliferation von Plasmazellen und anderen Entzündungszellen sowie fibrovaskuläres Gewebe charak-
terisierter Befund. Er findet sich bei Neugeborenen
und bei jungen Männern. Klinische Zeichen einer
aktiven Entzündung sind nahezu regelmäßig vorhanden. Kleine Läsionen können asymptomatisch
sein. Die meisten beschriebenen Herde waren solitär und zwischen 4 und 8 cm groß.

CT-Morphologie

Nativ findet sich eine isolierte, glatt begrenzte Hypodensität. Nach KM-Injektion kann der Herd hypodens bleiben oder eine inhomogene Kontrastierung
in der portalvenösen Phase zeigen. Häufig finden
sich (inkomplette) Hyperdensitäten in der Spätphase.

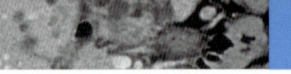
Abb. 11.22 Infantiles Hämangioendotheliom mit multiplen kapillären Hämangiomen.

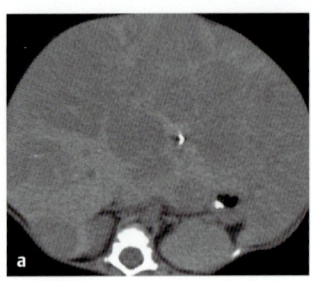 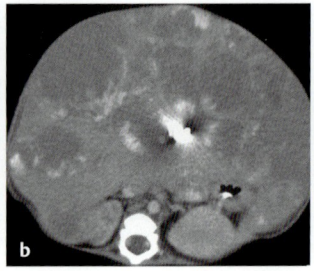 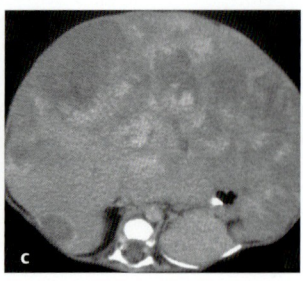

a Nativbild.
b Die multiplen kapillären Hämangiome zeigen in der arteriellen Phase eine deutliche Kontrastierung.

c Die Kontrastierung nimmt in der portalvenösen Phase rasch wieder ab.

Infantiles Hämangioendotheliom (IHE)

Das IHE ist die häufigste benigne mesenchymale Neoplasie im Kindesalter. 90% der Tumoren werden vor dem 6. Lebensmonat diagnostiziert. Klinisch führend ist die abdominelle Raumforderung in Verbindung mit Herzfehlern oder einer Koagulopathie. 50% der Kinder haben kutane Hämangiome. Histologisch besteht das IHE aus einem Netzwerk von Gefäßen mit endothelialer Auskleidung.

CT-Morphologie

Die meisten Herde sind solitär. Sie können bis zu 20 cm messen. Das Nativ-CT zeigt eine hypodense Raumforderung mit Verkalkungen in bis zu 15%. Nach Kontrastmittelinjektion kommt es zu einer frühen peripheren Kontrastierung, die ähnlich dem Hämangiom zentripetal fortschreitet (Abb. 11.22). Die Aorta kann suprazöliakal deutlich weiter sein als infrazöliakal.

Echinococcus alveolaris

Bei Patienten mit einem Echinococcus alveolaris lässt sich anamnestisch oft ein längerer Aufenthalt im Wald oder auf Feldern eruieren (Pilzsammler, Waldarbeiter, Jäger). Mitteleuropa, Russland, Japan und Nordamerika sind Endemiegebiete. Die Larven des Fuchsbandwurms (E. multilocularis) gelangen mit der Nahrung in den Wirt. Die infiltrativen Läsionen ähneln malignen Prozessen. Chronisch granulomatöse Reaktionen führen zu zentralen Nekrosen, Einschmelzungen und Verkalkungen unterschiedlicher Dichte.

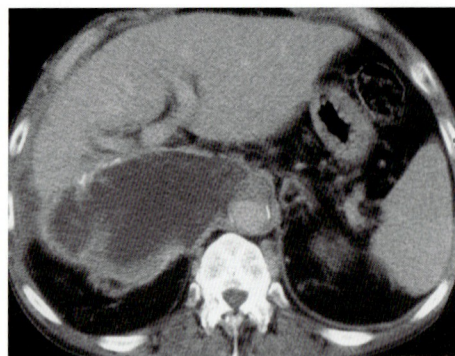

Abb. 11.23 **Echinococcus alveolaris.**
Tumorähnliche hypodense Raumforderung mit peripheren Verkalkungen und Beteiligung von Retroperitoneum und der V. cava.

CT-Morphologie

Die Leberherde des Echinococcus alveolaris stellen sich im Nativ-CT als heterogene, mäßig hypodense Raumforderungen mit unscharfer Begrenzung und geographischer Verteilung dar (Abb. 11.23). Stippchenartige Verkalkungen unterschiedlicher Intensität können über das granulomatöse und nekrotische Gewebe verteilt sein. Pseudozystische Nekroseareale (10–20 HE) mit hyperdenser Umgebungsreaktion sind typisch. Nach KM-Injektion findet sich eine inhomogene tumorähnliche Kontrastierung. Meist sind die Herde von einem primären Lebertumor nicht zu unterscheiden. Die definitive Diagnose ist an die Serologie gebunden.

Maligne Tumoren

Die Resektabilität eines Lebertumors hängt von einer Vielzahl von Faktoren ab (Tab. 11.**8**), die nicht bei jeder Indikation berücksichtigt werden können. Die Wahl der CT-Technik wird von der diagnostischen Fragestellung bestimmt (vgl. Tab. 11.**5**), wobei die dezidierteren Verfahren der präoperativen Planung vorbehalten bleiben.

Metastasen

Die Frage nach Metastasen ist eine der häufigsten Indikationen für die Leberuntersuchung. Der Nachweis von Metastasen beeinflusst die Überlebenswahrscheinlichkeit des Patienten signifikant. Die Leber stellt einen guten Nährboden für Metastasen dar, da sie 25 % des Herzzeitvolumens erhält, die Sinusoide eine gefensterte Basalmembran besitzen und lokale humorale Mechanismen das Wachstum stimulieren. Obwohl die tatsächliche Prävalenz von Lebermetastasen unbekannt ist, sind Metastasen in der Leber etwa 20-mal häufiger als primäre Malignome anzutreffen. Die am häufigsten in die Leber metastasierenden Karzinome sind die des Kolons (40 %), des Magens (> 20 %), des Pankreas (20 %), der Mamma (etwa 10 %) und der Lunge (etwa 10 %).

Metastasen können überall in der Leber auftreten. Der rechte Leberlappen ist häufiger betroffen als der linke. Die Mehrzahl der Lebermetastasen ist multilokulär (> 90 %). Vom Standpunkt der Bildgebung aus wird zwischen hypo- oder hypervaskularisierten Metastasen (relativ zum Leberparenchym) unterschieden (Tab. 11.**9**). Dies hat Einfluss auf die Untersuchungstechnik.

Tab. 11.8 ⋯⟩ *Wichtige Fragestellungen vor Leberteilresektion*

1. **Bestätigung der Tumordiagnose**
2. **Differenzialdiagnose**
   - Ausschluss benigne Läsion
   - Metastase oder primärer Lebertumor?
   - Nachweis eines Gallenwegskarzinoms?
3. **Tumor**
   - Alle Läsionen nachweisen
   - Segmentlokalisation
   - Größe
4. **Funktionsstatus des Restparenchyms**
   - Volumen des Restparenchyms
   - Zirrhosezeichen
   - Aszites
   - Cholestase
5. **Erschwernisse**
   - Zentral gelegener Tumor
   - Kompression, Thrombose oder Infiltration der V. cava, von Lebervenen, Portalvenen oder Leberarterien
   - Gallenwegsobstruktion
   - Wachstum über die Organgrenze hinaus
6. **Prognose**
   - Fernmetastasen
   - Regionale Lymphknotenmetastasen
   - Anzahl der intrahepatischen Läsionen
   - Erschwernisse (s. 5)

Tab. 11.9 ⋯⟩ *Vaskularisierung von Lebermetastasen*

Hypervaskularisierte Läsionen
Neuroendokrine Tumoren (Karzinoid)
Inselzelltumor (Insulinom, Gastrinom)
Malignes Phäochromozytom
Schilddrüsenkarzinom
Chorion-, Ovarialkarzinom
Nierenzellkarzinom
Adenokarzinom (gewöhnlich peripher hypervaskularisiert)
Mammakarzinom (gewöhnlich peripher hypervaskularisiert)
Melanom
Sarkom

Hypovaskularisierte Läsion
Adenokarzinom (gastrointestinal, Lunge)
Mammakarzinom
Plattenepithelkarzinom (Kopf/Hals, Bronchial-, Analkarzinom)
Lymphom

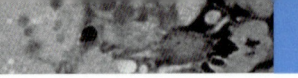
Die meisten Lebermetastasen sind gefäßarm (hypovaskularisiert) und lassen sich in der portalvenösen Phase zuverlässig nachweisen. Bei ihnen ist der routinemäßige Einsatz biphasischer Protokolle nicht indiziert, wenngleich in Einzelfällen die arterielle Phase Zusatzinformationen liefern kann (hypervaskularisierter Randsaum kolorektaler Metastasen). Mitunter kommen auch kleine Metastasen (< 1 cm) – ganz unabhängig vom Vaskularisierungsgrad des Primärtumors – in der arteriellen Phase besser zur Darstellung, da sie primär über Äste der A. hepatica versorgt werden. Aus diesem Grund kann im Einzelfall ein biphasisches Protokoll für die präoperative Basisdiagnostik sinnvoll sein. Spätaufnahmen bieten sich zur Differenzierung benigner Läsionen an.

Metastasen des Nierenzellkarzinoms, neuroendokriner Tumoren (Inselzelltumoren, Karzinoid), des Schilddrüsenkarzinoms, des Mammakarzinoms, des Melanoms und von Sarkomen sind dem Primärtumor entsprechend meist auch gefäßreich (Tab. 11.9). Im Vergleich zur Parenchymkontrastierung können sie dennoch hypodens (hypovaskularisiert) erscheinen. Zum Nachweis der gefäßreichen Metastasen ist die biphasische Computertomographie die Methode der Wahl. Dies gilt auch zum Nachweis und zur Verlaufskontrolle hypervaskularisierter Läsionen unter Chemotherapie. Eine Ausnahme davon machen lediglich die Metastasen des Mammakarzinoms, für die kein Vorteil der biphasischen gegenüber der monophasischen Computertomographie nachgewiesen werden konnte.

Der Wert des Nativscans wird kontrovers diskutiert. Einige Autoren sehen in der Kombination von nativem und portalvenösem Scan einen gewissen Vorteil, zumindest aber eine Gleichwertigkeit gegenüber der Kombination von arterieller und portalvenöser Phase. Für das Karzinoid wird der Nativscan als dritte Phase empfohlen. Andere Autoren sehen in Spätsequenzen einen Vorteil für Herde mit schnellem „Wash-out". Für eine optimale Charakterisierung ist somit die Nativuntersuchung mit nachfolgendem biphasischem (oder sogar triphasischem) Scan möglicherweise die beste Option, insbesondere dann, wenn es sich um eine Erstuntersuchung handelt.

Die dynamische MRT hat Vorteile bei (inhomogener) Leberverfettung und bei der Differenzierung zwischen kleinen Hämangiomen und hypervaskularisierten Metastasen.

In der präoperativen Diagnostik kann die Läsionsdetektion durch spezielle angiographiegestützte Techniken verbessert werden, allerdings auf Kosten der Spezifität. Für hypovaskularisierte Metastasen kommt die CTAP in Betracht (Abb. 11.24), für hypervaskularisierte liefert eine Kombination aus CTAP und CTHA die besten Resultate. Bei alledem ist zu berücksichtigen, dass mit der Bildgebung letztlich keine Ausschlussdiagnostik möglich ist. Histopathologische Studien zeigten, dass bei kolorektalen Karzinomen auf jede Metastase über 1 cm durchschnittlich weitere 1,4 Metastasen unter 1 cm kommen, bei anderen Tumorentitäten bis zu 4 Metastasen ≤ 1 cm.

CT-Morphologie

Die Mehrzahl der Metastasen stellt sich im Nativ-CT hypodens zum normalen Leberparenchym dar. Bei einer Leberverfettung werden sie isodens oder bei ausgeprägter Steatose durch Kontrastumkehr hyperdens. Kleine Herde sind nodulär und homogen, größere unregelmäßig, inhomogen und unscharf begrenzt. Verkalkungen kommen am ehesten bei Metastasen Schleim bildender Karzinome des Gas-

Abb. 11.24 Konventionelles KM-CT versus CTAP.
Das CTAP (**b**) zeigt deutlich mehr Metastasen eines kolorektalen Karzinoms als das CT in konventioneller Technik (**a**). Fehlende Cava-Kontrastierung beim CTAP (Pfeil).

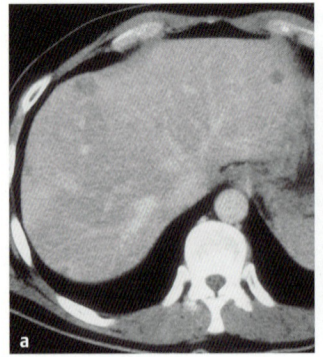 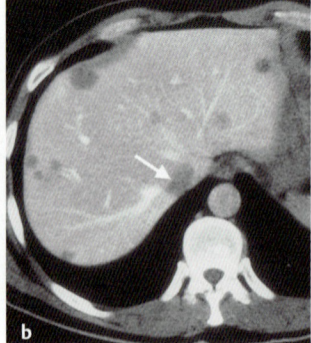

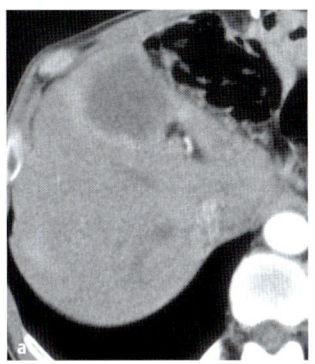
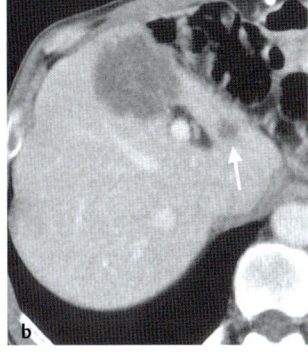

Abb. 11.25 Hypovaskularisierte Metastase eines Magenkarzinoms.
a Zartes Rand-Enhancement in der arteriellen Phase.
b In der portalvenösen Phase demarkiert sich die Läsion schärfer und eine zweite Läsion (Pfeil) kommt zur Darstellung.

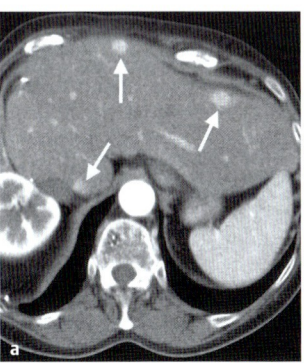
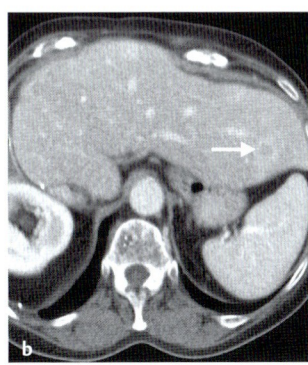

Abb. 11.26 Hypervaskularisierte Metastasen eines medullären Schilddrüsenkarzinoms nach Hemihepatektomie.
a Die Mehrzahl der Läsionen sind erwartungsgemäß in der arteriellen Phase erkennbar.
b Einige hingegen kommen nur in der portalvenösen Phase zur Darstellung.

trointestinaltraktes und nach Chemotherapie hypervaskularisierter Metastasen vor (Karzinoid, Inselzelltumor).

Hypovaskularisierte Metastasen zeigen nach Kontrastmittelinjektion einen hyperdensen Randsaum in der arteriellen, gelegentlich auch in der portalvenösen Phase. Dieses „*Target*-Phänomen" ist pathognomonisch (Abb. 11.**25**). Läsionen ohne Rand-Enhancement weisen in der arteriellen Phase allenfalls eine geringe Kontrastierung auf und stellen sich in der portalvenösen Phase hypodens dar.

Hypervaskularisierte Metastasen gehen in der arteriellen Phase mit einer deutlichen Kontrastierung einher, welche bis in die portalvenöse Phase andauern kann (Abb. 11.**26** u. 11.**27**). Meist zeigen sie allerdings ein schnelles „Wash-out" mit konsekutiver Iso- bis Hypodensität zum normalen Parenchym. Ein typisches „Target-Zeichen" findet sich bei zentral nekrotisierten Metastasen.

Je schneller die Untersuchung in der gewünschten Kontrastmittelphase durchgeführt werden kann, desto besser sind die Ergebnisse mit Bezug auf die Detektion und Differenzierung. Bei einem zu späten Scan kann sich die Detektionsrate durch die Diffusion des Kontrastmittels in die Läsion deutlich verschlechtern („vanishing" lesions).

In Tab. 11.**10** sind Angaben zur Sensitivität des Herdnachweises (läsionsbezogen) zusammengestellt. Dabei ist zu berücksichtigen, dass zahlreiche Studien fokale Läsionen im Allgemeinen berücksichtigen, dass die Treffsicherheit bei Herden unter 1 cm deutlich geringer ist und dass patientenbezogene Daten generell besser ausfallen. Die MRT mit leberspezifischem KM (SPIO) zeigt oft bessere Ergebnisse als die Spiral-CT und ist bezüglich der Sensitivität bei zugleich besserer Spezifität der CTAP gleichzusetzen. Mit der Multidetektor-CT (Dünnschichtkollimation) oder einer MRT mit kombiniertem Kontrastmitteleinsatz (Gd und SPIO) ist eine weitere Verbesserung der Ergebnisse zu erwarten.

Differenzialdiagnose

Gefäßreiche Metastasen müssen gegen kleine Hämangiome abgegrenzt werden; Letztere bleiben in der Regel bis in die portalvenöse Phase und die Spätphase hyperdens. Die Abgrenzung gegenüber einer FNH kann dann schwierig sein, wenn die zentrale Narbe fehlt. Hypovaskularisierte Metastasen und fokale Fettverteilungsstörungen unterscheiden

Tab. 11.10 ⋯> *Nachweisrate der multiphasischen Spiral-CT und CTAP in der Diagnostik von Metastasen (pro Herd)*

Studie	Primarium	Goldstandard	Nativ	HAP	PVP	HAP + PVP	Nativ + PVP	CTAP	MRI + SPIO
Hypovaskularisierte Metastasen									
Scott, 2001	Kolon	CR,S,H,IOUS	–	67 %	70 %	75 %	–	–	–
Valls, 2001	Kolon	CR,S,H,IOUS	–	–	85 %	–	–	–	–
Inaba, 2000	Kolon	CR,S,H	–	–	–	–	–	87 %	–
Bluemke, 2000	gemischt	CR,S,H,IOUS	–	–	–	67 %	–	–	80 %
Ward, 1999	Kolon	CR,S,H,IOUS	–	–	–	74 %	–	–	81 %
Valls, 1998	Kolon	CR,S,H,IOUS	–	–	76 %	–	–	74 %	–
Hypervaskularisierte Metastasen									
Blake, 2000	Melanom	CR,Q	72 %	84 %	86 %	96 %	96 %	–	–
Sheafor, 1999	Mamma	CR, H/CFU	96 %	97 %	97 %	–	–	–	–
Frederick, 1997	Mamma	CR	61 %	59 %	85 %	–	–	–	–
Oliver, 1997	gemischt	CR, H(1 Läsion)	87 %	78 %	77 %	87 %	96 %	–	–

Goldstandard: S = Chirurgie/Palpation, H = Histologie, IOUS = intraoperativer Ultraschall,
CR = klinischer Konsens, CFU = klinische Folgeuntersuchung, Q = fraglich

Abb. 11.27 **Metastasen eines Karzinoids.**

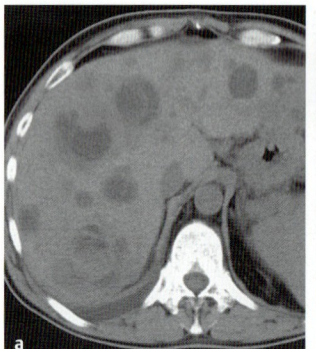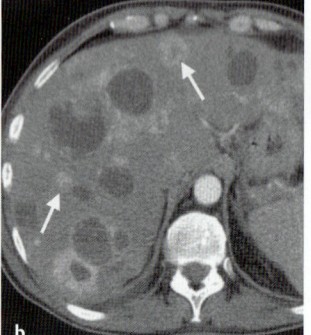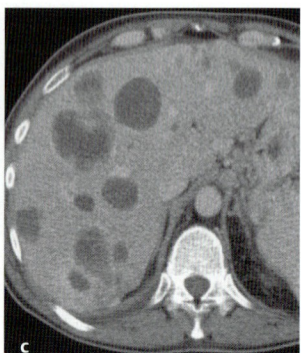

a Diesestellen sich im Nativ-CT als hypo-, iso- oder hyperdense Herde dar.

b, c In der arteriellen (**b**) und portalvenösen (**c**) Phase zeigt sich ein buntes Bild mit zystischen, hyper- (Pfeile) und hypovaskularisierten Läsionen.

sich durch ihre KM-Dynamik: Metastasen werden mit der Zeit isodens zum Parenchym. Nekrotische Metastasen mit Rand-Enhancement müssen von Abszessen, die meist eine geringere Dichte aufweisen, und vom Cholangiokarzinom abgegrenzt werden. Spätscans sind in Zweifelsfällen hilfreich.

> Metastasen hypervaskularisierter Tumoren, wie des Karzinoids, Nierenzellkarzinoms, Schilddrüsenkarzinoms und Insulinoms sind mitunter im Nativbild am auffälligsten. Im kontrastverstärkten Scan wird die Tumorausdehnung in der Regel unterschätzt. Nach KM-Injektion zeigen Metastasen des Karzinoids häufig eine heterogene Kontrastierung mit zystischen, hyper- und hypovaskularisierten Anteilen (Abb. 11.**27**).

Hepatozelluläres Karzinom (HCC)

Das hepatozelluläre Karzinom (HCC) ist eines der häufigsten Malignome weltweit und mit 80–90 % der häufigste maligne Primärtumor der Leber. Bei Kindern ist das HCC nach dem Hepatoblastom das zweithäufigste Malignom. Die Inzidenz zeigt entsprechend der Verteilung von Hepatitis B und C beträchtliche geographische Unterschiede. In Westeuropa, den USA und Australien ist die jährliche Inzidenz relativ gering (1–3/100 000), in Spanien, Argentinien und Italien moderat (5–10/100 000), in Japan und Griechenland hoch (10–30/100 000) und in Südostasien, China und Schwarzafrika sehr hoch (30–150/100 000). Männer sind 4- bis 8-mal häufiger betroffen als Frauen. Der Altersgipfel liegt zwischen der 5. und 7. Lebensdekade. Bei unter 30-Jährigen ist der Tumor in Regionen wie Mozambique 500-mal häufiger als in den USA und Europa.

In 60–90 % der Fälle liegt der Erkrankung eine Leberzirrhose zugrunde. Die jährliche Inzidenz bei Zirrhosepatienten liegt zwischen 3 und 5 %. Während in den USA und Europa ursächlich der Alkohol die größte Rolle spielt, sind es in Asien und Afrika die Hepatitis B und Aflatoxine. Die Hepatitis B (endemisch in Südostasien, China und Schwarzafrika) stellt sowohl nach überstandener Infektion als auch bei den Antigenträgern einen Risikofaktor dar. Die Hepatitis C (endemisch in Südeuropa und Japan) ist zwar ebenfalls eine häufige Zirrhoseursache, geht aber nicht mit einer erhöhten Malignomrate einher. Das HCC-Risiko ist auch bei Exposition mit chemischen Kanzerogenen (Aflatoxin, Zykasin, Thorotrast) und bei bestimmten Stoffwechselerkrankungen (Hämochromatose, Morbus Wilson, Tyrosinose, α_1-Antitrypsin-Mangel u. a.) erhöht.

Das HCC kann de novo ohne präexistente Zirrhose entstehen. In den meisten Fällen entwickelt es sich jedoch stufenweise aus einer Zirrhose: Regeneratknoten – niedriggradig dysplastischer Knoten – hochgradig dysplastischer Knoten – dysplastischer Knoten mit fokalem HCC – kleines HCC und (großes) HCC (Tab. 11.**11**). Das histologische Grading orientiert sich nach Edmonson am Differenzierungsgrad.

Mit der Tumorprogression geht eine Veränderung der Blutversorgung einher. Regeneratknoten

Tab. 11.11 ⤍ *Terminologie hepatozellulärer Knoten bei der Zirrhose (IWP, 1995)*

Neue Terminologie	Alte Terminologie
Regeneratknoten	Regeneratknoten
Dyplastischer Knoten, Low-Grade	makroregenerativer Knoten Typ I adenomatöse Hyperplasie
Dysplastischer Knoten, High-Grade	makroregenerativer Knoten Typ II adenomatöse Hyperplasie mit Atypien Borderline-Läsion
Dysplastischer Knoten mit fokalem HCC	makroregenerativer Knoten mit mikroskopischem HCC adenomatöse Hyperplasie mit mikroskopischem HCC Früh-HCC
Kleines HCC (< 2 cm)	adenomatöse Hyperplasie mit makroskopischem HCC frühes fortgeschrittenes HCC
HCC (> 2 cm)	fortgeschrittenes HCC Hepatom

und dysplastische Knoten (mit oder ohne HCC-Herde) haben eine vorwiegend portalvenöse, hepatozelluläre Karzinome hingegen eine vorwiegend arterielle Versorgung. Allerdings zeigt auch ein nennenswerter Anteil kleiner HCC eine überwiegend portalvenöse Versorgung.

Kleine hepatozelluläre Karzinome sind gewöhnlich nodulär und können in vier Formen auftreten: uninodulär (fokal nodulär), nodulär mit extranodalem Wachstum, gruppiert multinodulär und nodulär mit unscharfer Begrenzung. Große hepatozelluläre Karzinome werden als expansiv nodulär, infiltrativ und diffus klassifiziert. Multinoduläre Tumoren können sich aus einer Vielzahl kleiner Tumorknoten zusammensetzen oder als ein großer Tumor mit mehreren Tochtergeschwülsten imponieren.

Gut differenzierte HCC sind häufig expansiv, nodulär und von einer fibrösen Kapsel umschlossen. Die umkapselten Tumoren haben eine bessere Prognose und kommen vor allem in Asien vor. Große Tumoren neigen zu zentralen Nekrosen oder Einblutungen, zeigen jedoch keine zentrale Fibrosierung. Eine Gefäßinfiltration (Portalvenen > Lebervenen) ist häufig, eine Gallenwegsbeteiligung selten. Die lymphogene Ausbreitung erfolgt mit abnehmender Häufigkeit in die Leberpforte, das Lig. hepatoduodenale, das Pankreaslager, die Mesenterialwurzel und die Mammaria-Lymphknoten. Große Tumoren können direkt in das Zwerchfell, die Bauchwand oder das Pankreas einbrechen. Hämatogene Metastasen finden sich in der Lunge (< 10 %), im Peritoneum, in den Nebennieren und im Skelett.

Das HCC wird oft erst im fortgeschrittenen Stadium diagnostiziert. Die Patienten klagen über rechtsseitige Oberbauchschmerzen, Druckgefühl, Fieber und Gewichtsverlust. Asymptomatische Fälle werden beim Screening von Risikogruppen entdeckt (Sonographie, Tumormarkeranstieg: α-Fetoprotein = AFP). In den USA und Europa sind 60–70 % der hepatozellulären Karzinome AFP-positiv, in Asien bis zu 90 %. Falsch positive Titer kommen bei chronischer Hepatitis, Zirrhose und in der Schwangerschaft vor. Das klinische TNM-Staging basiert auf der Schnittbilddiagnostik (CT oder MRT) (Tab. 11.**12**).

Die Prognose hängt vom klinischen Stadium, der Histologie, dem Zirrhosegrad (Child-Pugh-Klassifikation) und dem Allgemeinzustand des Patienten (Karnofsky-Index) ab. Eine kurative Therapie ist nur bei kleinen Tumoren und guter Leberfunktion möglich. Nach kurativer Resektion liegt die 5-Jahres-Überlebenswahrscheinlichkeit bei 30 %.

Aufgaben der Computertomographie sind der Nachweis und die Lokalisation des Tumors, das Sta-

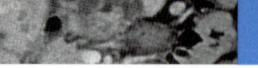

Tab. 11.12 ⤍ *TNM-Klassifikation primärer Lebertumoren – HCC und CCC (UICC, 1997)*

TNM	Beschreibung
T1	solitärer Knoten ≤ 2 cm, keine Gefäßinvasion
T2	solitärer Knoten ≤ 2 cm mit Gefäßinvasion oder solitärer Tumor > 2 cm ohne Gefäßinvasion oder multiple Knoten auf einen Lappen beschränkt nicht größer als 2 cm und ohne Gefäßinvasion
T3	solitärer Tumor > 2 cm mit Gefäßinvasion oder multiple Knoten auf einen Lappen beschränkt nicht größer als 2 cm mit Gefäßinvasion oder multiple Tumoren auf einen Lappen beschränkt > 2 cm und ohne Gefäßinvasion
T4	multiple Tumoren in mehr als einem Lappen oder Tumor(en) mit Infiltration der großen Portaläste oder Vene(n) oder Tumor(en) mit direktem Einbruch in Nachbarorgane wie Gallenblase oder Tumor(en) mit Perforation des viszeralen Peritoneums
N1	regionale Lymphknotenmetastasen (hepatoduodenal)
M1	Fernmetastasen (einschließlich Lymphknoten außerhalb des Lig. hepatoduodenale)

ging, der Ausschluss einer multifokalen Tumormanifestation und die Selektion der Patienten, die für eine (kurative) Resektion in Betracht kommen. Die genaue Beschreibung der Gefäßanatomie ist für die Therapieplanung (Operation oder Embolisation) hilfreich. Unter Umständen sind zur Klärung der Fragen zusätzliche Modalitäten (MRT oder angiographiegestützte Verfahren wie die CTHA, CTAP oder Lipiodol-CT) erforderlich; allerdings treten die invasiv diagnostischen Verfahren durch die Fortschritte in der CT und MRT mehr und mehr in den Hintergrund. Ist eine Resektion geplant, sollte von einer Nadelbiopsie wegen der möglichen Risiken (Blutung, Tumorruptur, Streuung) Abstand genommen werden. Im Falle einer palliativen Therapie kann eine Feinnadelpunktion zur Zytologie erfolgen.

CT-Morphologie

Das Erscheinungsbild des HCC variiert in Abhängigkeit von der Größe, der Gefäßversorgung, der Histologie und dem Wachstumsverhalten des Tumors in weiten Grenzen. Standarduntersuchungstechnik ist die biphasische Computertomographie mit arterieller und portalvenöser Phase. Nur wenige Tumoren lassen sich ausschließlich im Nativscan abgrenzen. Spätscans können bei hypervaskularisierten Tumoren hilfreich sein.

Im Nativscan stellt sich das HCC als hypo- bis isodense Raumforderung dar. Verkalkungen finden sich in 5 – 10% der Fälle. Nekrosen und fettige Metamorphosen imponieren als hypodense Areale (Letztere sind bei der kaukasischen Rasse selten). Im Falle einer ausgeprägten Steatose kann der Tumor maskiert oder leicht hyperdens sein.

Beim kleinen HCC ist der noduläre Typ häufig scharf gegen das Parenchym abgegrenzt. Er weist in etwa 50% der Fälle eine zarte Kapsel auf, die im Computertomogramm nicht immer erkennbar ist. Die anderen Formen des kleinen HCC zeigen eine knotige Konfiguration mit unscharfer und unregelmäßiger Begrenzung. Beim großen HCC ist der expansiv noduläre Typ scharf begrenzt, zeigt in 70 – 80% eine Kapsel und typischerweise eine mosaikartige Binnenstruktur. Infiltrierend wachsende Tumoren sind häufig segmental, inhomogen und unscharf begrenzt. Tumorzapfen infiltrieren Portalvenenäste. Das „diffuse" HCC ist die seltenste Tumorform. Es ist durch multiple, über die gesamte Leber verstreute kleine Herde gekennzeichnet. Alle großen HCC neigen zur Ausbildung von Satellitenherden, welche intrahepatische Metastasen darstellen.

Hypervaskularisierte Tumoren zeigen in der arteriellen Phase eine kräftige diffuse Kontrastierung bei gleichzeitiger Darstellung der versorgenden Gefäße (Abb. 11.**28** – 11.**30**). Größere Tumoren können sich durch Nekrosen oder Blutungen auch inhomogen darstellen. Speziell mit der Multidetektor-CT lassen sich kleine hypervaskularisierte Tumorknoten aufdecken (Abb. 11.**29**). In der portalvenösen Phase verliert sich die Kontrastierung rasch (Washout) und der Tumor wird iso- oder hypodens. Größere Tumoren stellen sich in der Regel inhomogen dar (Mosaikmuster). Die Tumorkapsel und fibröse Septen (wenn vorhanden) stellen sich in der frühen Kontrastmittelphase hypodens, in den späten Kontrastmittelphasen hingegen relativ hyperdens mit einer prolongierten Kontrastierung dar, während der Tumor selbst zu diesem Zeitpunkt iso- bis hypodens zur Leber imponiert (Abb. 11.**28**). Generell ist zu beachten, dass sich das HCC in der zirrhotisch umgebauten Leber oft schlecht abgrenzen lässt, und dass sich das „diffuse" HCC der Bildgebung völlig entziehen kann.

Hypovaskularisierte Tumoren sind nicht ungewöhnlich und stellen in der Regel Frühformen dysplastischer Knoten mit fokalem HCC oder hochdifferenzierte kleine HCC dar. Sie sind oft im Nativbild am besten erkennbar. In der arteriellen Phase zeigen sie eine geringe bis fehlende Kontrastierung. In den späteren Phasen sind sie gleichfalls schlecht

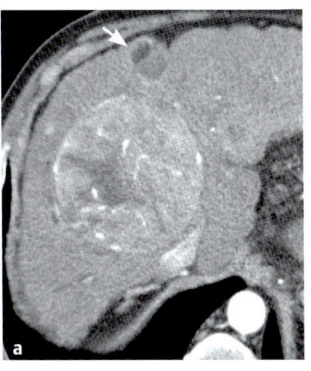 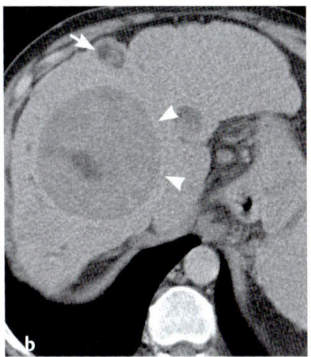 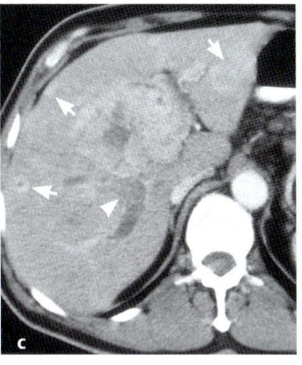

Abb. 11.28 **Typische CT-Befunde beim HCC.**

a Inhomogene Tumorkontrastierung in der arteriellen Phase mit fetthaltigen Anteilen (Pfeile in **a** und **b**).

b Annähernd homogen hypodense Darstellung des Tumors in der portalvenösen Phase mit zarter Kapselkontrastierung (Pfeilspitzen).

c Multilokuläre Tumormanifestation bzw. HCC mit Satellitenherden (Pfeile); die Portalvenenbeteiligung (Pfeilspitze) ist ein häufiger Begleitbefund.

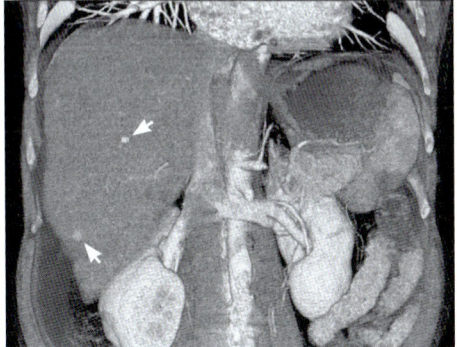

Abb. 11.29 **Kleine hypervaskularisierte Herde in einer zirrhotischen Leber sind typisch für ein HCC (Pfeile).** Diese Läsionen sind häufig multifokal und nur in der arteriellen Phase sichtbar.

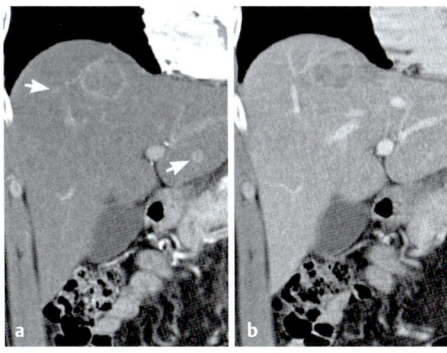

Abb. 11.30 **HCC-Herde.**
a Diese sind gewöhnlich hypervaskularisiert und oftmals nur in der arteriellen Phase erkennbar.
b Hypovaskularisierte Läsionen, die sich besser in der portalvenösen Phase darstellen, sind seltener.

abgrenzbar, wobei sie sich je nach portaler Versorgung iso- bis hypodens darstellen.

Eine Thrombose von Portalvenenästen findet sich bei 40 % der HCC. Häufig ist sie direkte Folge der Tumorinvasion (Abb. 11.**31**). Die Tumorthromben sind mäßig hypodens und nehmen insbesondere in der arteriellen Phase unregelmäßig KM auf. Tumorassoziierte arterioportale Shunts mit einer frühen Kontrastierung intrahepatischer Portalvenäste sind charakteristisch für das HCC (Abb. 11.**32**). Sie gehen mit einer segmentalen oder keilförmigen transitorischen Hyperdensität einher (transient hepatic attenuation differences = THAD, Abb. 11.**32**). Große proximale Shunts können zu einer deutlichen Beeinträchtigung der Perfusion und zum Bild einer portalen Hypertension mit Ösophagusvarizen führen.

Eine Infiltration von Lebervenen (etwa 15 % der Fälle) ist weniger häufig. Der Verschluss von Lebervenen kann ein Budd-Chiari-Syndrom hervorrufen (vgl. 11.**55 c**). Die Venenokklusion führt zu einer verstärkten Parenchymperfusion und zu einer relativ geringeren Kontrastierung des Tumors in der arteriellen Phase. Die Spontanruptur eines HCC (< 10 %) ist lebensbedrohlich. Sie manifestiert sich durch ein Hämatom, eine Unterbrechung der Tumoroberfläche oder eine Separation bzw. Abstoßung von Tumoranteilen nach intraperitoneal ("Enukleationszeichen") (Abb. 11.**33**).

Abb. 11.31 **HCC mit einem Tumorthrombus in der Pfortader.**

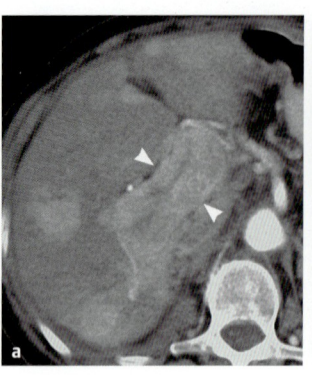
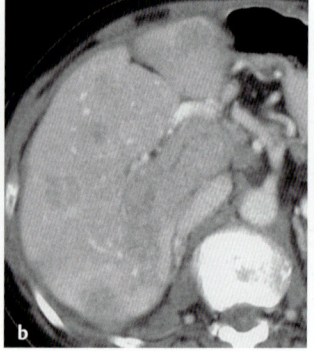
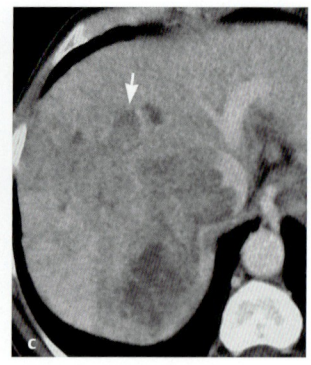

a Deutliche Kontrastierung des Tumorthrombus in der arteriellen Phase (Pfeilspitzen).
b Relative Hypodensität in der portalvenösen Phase.

c Ein Thrombus ist auch in den Lebervenen nachweisbar, der bis in die Cava reicht und hier eine Aussparung verursacht (Pfeil).

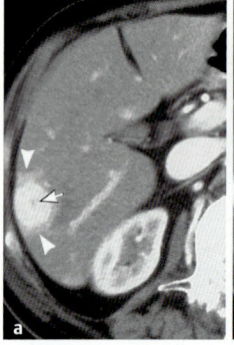
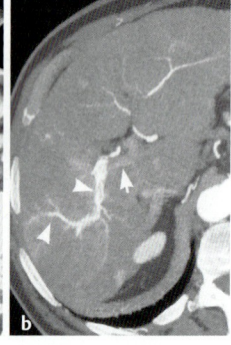

Abb. 11.32 **Hypervaskularisiertes HCC.**
Kleine zentrale Aussparung (Pfeil in **a**) ähnlich wie bei einer FNH. Wegweisend für das HCC ist der arterioportale Shunt mit transitorischer Hyperdensität um den Tumor (Pfeilspitzen in **a**) und früher Kontrastierung eines Portalvenenastes in der arteriellen Phase (Pfeilspitzen in **b**).

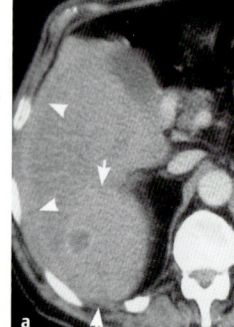
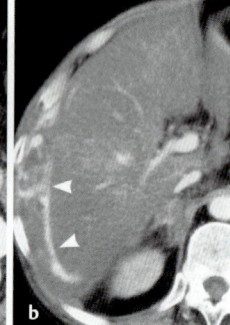

Abb. 11.33 **Spontanruptur eines HCC.**
a Intraperitoneale Blutung (Pfeilspitzen) infolge der Tumorruptur.
b KM-Extravasate (Pfeilspitzen) als Zeichen der aktiven Blutung. Adenome, große FNH oder Hämangiome können zu ähnlichen Komplikationen führen.

Generell ist zu beachten, dass die zirrhotisch umgebaute Leber die Bildgebung u.U. erheblich beeinträchtigt und damit auch die diagnostische Aussagekraft einschränkt. Der Parenchymumbau mit Narbenbildung, Regeneratknoten, veränderter portalvenöser Hämodynamik und erhöhtem arteriellem Fluss kann einerseits den Tumor maskieren, andererseits Pseudoläsionen hervorrufen. In Tab. 11.**13** sind in der Literatur mitgeteilte Tumordetektionsraten (läsionsbezogen) zusammengestellt. Die Aussagekraft der Studien ist teilweise dadurch eingeschränkt, dass fokale Läsionen undifferenziert einbezogen wurden. Hervorzuheben ist die Peterson-Studie, welche auf Explantatlebern basiert und sowohl positive wie negative Befunde in der Bildgebung berücksichtigt; sie ermöglicht dadurch eine realistische Einschätzung der Sensitivität in einer

Screening-Situation. Generell ist davon auszugehen, dass die Treffsicherheit für Herde unter 1 cm signifikant schlechter als die für größere Herde ist und dass die patientenbezogene Detektionsrate besser als die läsionsbezogene ausfällt.

Differenzialdiagnose

Eine hypervaskularisierte Läsion (Raumforderung) mit einer Kapsel und einer mosaikartigen Binnenstruktur in einer Zirrhoseleber spricht für ein HCC. Bei atypischen Befunden muss differenzialdiagnostisch an Hämangiome oder Metastasen gedacht werden. Metastasen in einer Zirrhoseleber sind allerdings eine Rarität. Tumoren in einer nichtzirrhotischen Leber sind meist fortgeschritten und ih-

Tab. 11.13 ⋯→ *HCC-Detektionsrate (läsionsbezogen) der multiphasischen Spiral-CT und der CTAP/CTHA*

Studie	Läsion	Standard	HAP	PVP	Spät	3 Phasen	CTHA	CTAP	CTHA + CTAP	Lipiodol
			Multiphasische CT				**Angiographiegestützte CT**			
Choi, 2001	30	S, IOUS	–	–	70 %	–	–	–	91 %	–
Peterson, 2000	430	E	–	–	–	69 %[1]	–	–	–	–
Jang, 2000	73	S oder B	–	–	–	94 %[2]	96 %	94 %	99 %	–
Makita, 2000	53	S, B, IOUS	–	–	–	–	88 %	85 %	95 %	–
Kim, 1999	85	S oder B, RFU	77 %	57 %	74 %	–	–	–	–	–
Hori, 1998	176	RFU, IOUS	–	–	–	–	–	93 %	–	–
Spreafico, 1997	66	E	–	–	–	–	–	85 %	–	58 %
Kanematsu, 1997	100	S oder B	82 %	74 %	–	87 %[3]	–	87 %	–	–
Baron, 1996	326	S oder B	95 %	82 %	–	–	–	–	–	–

[1] Nativ, arteriell und portalvenös: prospektiver Nachweis 31 bis 67 Tage vor Transplantation, retrospektive Rate 85 %
[2] Arteriell, portalvenös und frühe Spätphase
[3] Nativ, arteriell und portalvenös
Goldstandard: E = explantierte Leber (Transplantation), B = Biopsie, S = Operation, IOUS = intraoperativer Ultraschall, RFU = radiologische Kontrolluntersuchung

re Differenzialdiagnose ist schwieriger. In diesen Situationen ist das HCC von Metastasen und anderen seltenen Lebertumoren einschließlich benigner Läsionen (FNH, Hämangiom oder HCA) abzugrenzen. Die Feinnadelbiopsie ist häufig nicht konklusiv, da zytologische und histologische Muster innerhalb einer Läsion variieren und bei manchen Entitäten ähnlich sein können. Bei größeren Tumoren kann ein Lipiodol-CT weiterhelfen (Abb. 11.**34**).

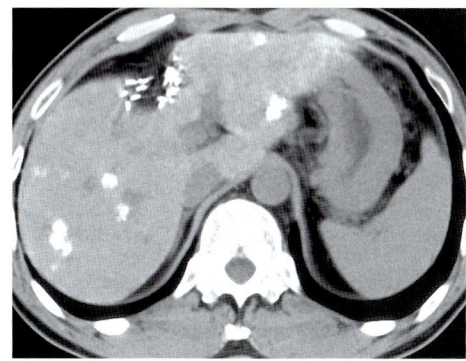

Abb. 11.34 **Lipiodol-CT.**
HCC-typische homogene Retention des öligen Kontrastmittels in den Tumorknoten bei multifokalem HCC-Rezidiv. Metallclips nach Resektion eines Solitärherdes.

Fibrolamelläres Karzinom (FLC)

Das fibrolamelläre Karzinom (FLC) ist ein seltener eigenständiger Tumor (2 % aller malignen Lebertumoren). Prädisponierende Faktoren sind nicht bekannt. Der Tumor betrifft jüngere Patienten (5 – 35 Jahre) ohne Zirrhose. Eine Geschlechtsdisposition besteht nicht. Die AFP-Titer sind normal; andere Marker, wie Vitamin B_{12} oder kupferbindende Proteine, können erhöht sein.

Das histomorphologische Bild des FLC ist durch die epitheliale Komponente (eosinophile Hepatozyten) und eine bindegewebige Komponente (lamelläre fibröse Stränge) gekennzeichnet. Die zwischen den Tumorzellformationen gelegenen Bindegewebszüge verursachen das charakteristische trabekuläre oder knotige Wachstumsmuster. Der bindegewebige Anteil kann eine zentrale Narbe ausbilden. Blutungen und Nekrosen sind selten.

Das FLC hat eine bessere Prognose und ist bei 50 – 75 % der Patienten resektabel. Die 5-Jahres-Überlebensrate liegt bei 60 %. Aufgabe der Computertomographie ist das präoperative Tumorstaging.

Abb. 11.35 **Zwei Beispiele eines fibrolamellären Karzinoms (FLC).**
a Die Kontrastaufnahme ist der eines HCC ähnlich.
b Fetthaltige Areale und eine zentrale „Narbenbildung" sind möglich; Verkalkungen sind nicht obligat.

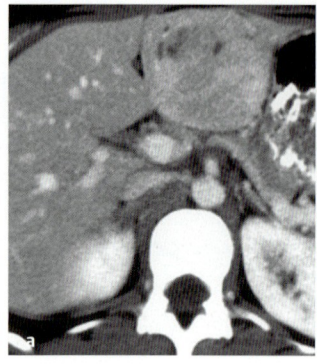
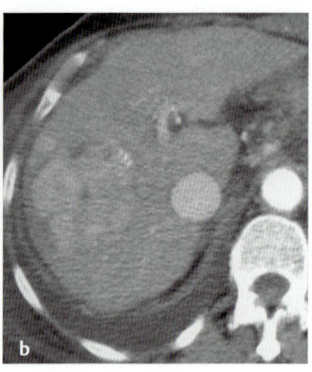

CT-Morphologie

Nativ stellt sich das FLC als große solitäre Raumforderung (4–17 cm) dar, die mitunter von Satellitenherden begleitet wird. Der Tumor ist häufig lobuliert und hypodens zum Leberparenchym. Zentral lässt sich mehr oder weniger deutlich eine verzweigte hypodense Narbe abgrenzen, die in etwa der Hälfte der Fälle schollige oder sternförmige Verkalkungen aufweist.

Nach Kontrastmittelinjektion kommt es zu einer deutlichen Kontrastierung der peripheren Tumoranteile (Abb. 11.35). Die zentrale Narbe bleibt zunächst hypodens und wird erst in Spätscans durch die verzögerte KM-Diffusion ins Bindegewebe hyperdens. Intrahepatisch erweiterte Gallenwege oder eine Infiltration von Portalvenen sind weitaus seltener als beim HCC.

Cholangiozelluläres Karzinom (CCC)

Das intrahepatische (periphere) cholangiozelluläre Karzinom macht etwa 10% der primären Lebermalignome aus und ist nach dem HCC das zweithäufigste primäre Lebermalignom. Es ist lediglich für 10% der malignen Gallenwegserkrankungen verantwortlich und muss vom Gallengangskarzinom (extrahepatisches Cholangiokarzinom) abgegrenzt werden. Risikofaktoren sind die primär sklerosierende Cholangitis, kongenitale Fibrosen, eine (vorausgegangene) Thorotrast-Applikation und eine Infektion mit Clonorchiasis sinensis (chinesischer Leberegel).

Der Tumor besteht aus einem bindegewebigen Zentrum und einem peripheren Wall von Tumorzellen (Adenokarzinom, häufig Schleim bildend). Man unterscheidet zwischen einer nodulären (95%) und einer diffusen Form (5%). Aufgrund der Symptomarmut wird der Tumor meist erst im Spätstadium entdeckt. Aufgabe der Computertomographie ist das präoperative Staging der nodulären Form; die diffuse Form ist mittels Bildgebung schlecht oder gar nicht abgrenzbar.

CT-Morphologie

Cholangiozelluläre Karzinome imponieren im Nativscan als große runde oder ovaläre hypodense Raumforderungen mit unregelmäßiger Randbegrenzung. Satellitenherde sind häufig (65%), allerdings oft schlecht abgrenzbar und leicht zu übersehen. Tüpfelartige Hyperdensitäten im Zentrum sind Ausdruck muzinöser Einschlüsse. Irreguläre oder stippchenartige Verkalkungen sind in etwa 20% der Fälle nachweisbar. Eine Kapselretraktion gilt als typisch, ist allerdings selten. Häufiger ist eine segmentale Gallengangserweiterung.

Die meisten Tumoren sind gefäßarm und zeigen lediglich ein leichtes Rand-Enhancement in der arteriellen wie in der portalvenösen Phase (Abb. 11.**36**). In Spätscans (nach 10–15 min) ist u.U. eine zunehmende Kontrastierung zu beobachten, die für bindegewebsreiche Tumoren typisch ist und sowohl für die Detektion als auch für die Charakterisierung hilfreich ist (Abb. 11.**37**). Eine Portalvenenbeteiligung ist häufig. Dabei zeigen etwa 50%

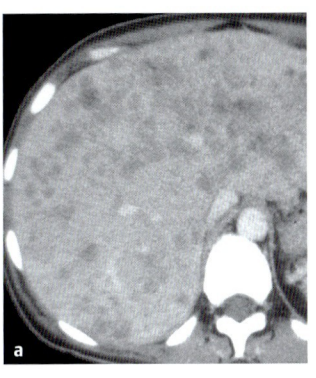 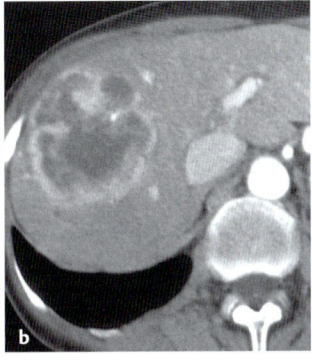 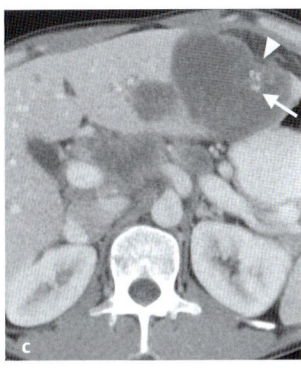

Abb. 11.36 Verschiedene Erscheinungsbilder eines Cholangiokarzinoms.

a Disseminierte Tumormanifestation, die von einem disseminierten HCC oder Metastasen nicht zu unterscheiden ist.

b Polyzyklischer Tumor mit Rand-Enhancement vergleichbar dem von Metastasen.

c Hypovaskularisierter Tumor (DD: Metastase) mit fibröser Kapselretraktion (Pfeilspitze) und Verkalkungen (Pfeil).

der Tumoren durch den kompensatorisch erhöhten arteriellen Fluss eine temporäre Hyperkontrastierung des betroffenen bzw. abhängigen Parenchymareals in der arteriellen Phase.

Differenzialdiagnose

Das CCC muss in erster Linie von Metastasen eines Adenokarzinoms abgegrenzt werden. Dies ist mit bildgebenden Verfahren meist nicht möglich und erfordert die histologische Abklärung (Immunhistochemie). Kapseleinziehungen und schollige Verkalkungen finden sich auch beim epitheloiden Hämangioendotheliom und bei Metastasen kolorektaler Karzinome.

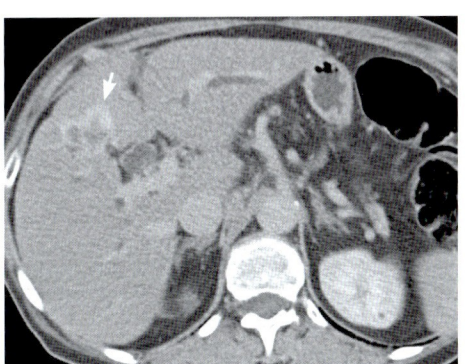

Abb. 11.37 **Cholangiozelluläres Karzinom (CCC).**
Verzögerte Kontrastierung in der Spätphase. Zeichen der Gallengangsdilatation.

Hepatoblastom

Das Hepatoblastom ist der häufigste maligne Lebertumor im Kindesalter (> 50%). Der Tumor, der meist in den ersten 3 Lebensjahren, selten später bis zum 15. Lebensjahr auftritt, wird bei Kindern mit einem Beckwith-Wiedemann-Syndrom (Makroglossie-Omphalozelen-Syndrom), einem Wilms-Tumor, einer Glykogenspeicherkrankheit oder einem Meckel-Divertikel häufiger angetroffen.

Das Hepatoblastom setzt sich aus fetalen Hepatozyten und mesenchymalen Zellen zusammen. Rein epitheliale Formen sind homogen. Die häufigeren Mischformen können Einblutungen, Osteoid, Fibrosen und Knorpel zeigen. Bei zwei Dritteln der Patienten ist das AFP deutlich erhöht.

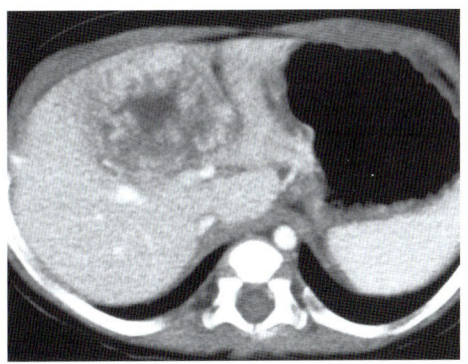

Abb. 11.38 **Hepatoblastom bei einem 5-jährigen Jungen.**
Hypervaskularisierter Tumor mit Nekrosen.

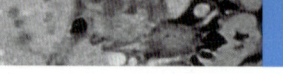
Abb. 11.39 Hepatoblastom bei einem 15-jährigen Mädchen nach Chemotherapie.

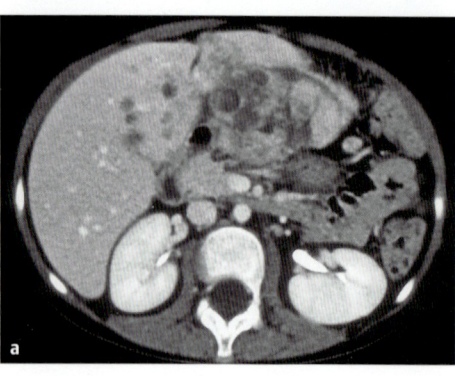

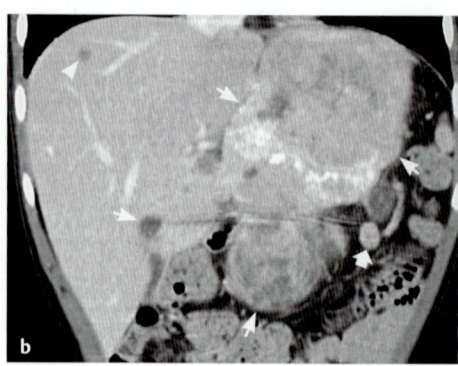

a Ausgedehnter, den linken Leberlappen durchsetzender Tumor mit nekrotischen und hämorrhagischen Anteilen.

b Das coronale Schnittbild zeigt zusätzliche Tumorknoten im rechten Leberlappen. Der vergrößerte hypervaskularisierte Lymphknoten (dicker Pfeil) war reaktiv hyperplastisch und nicht neoplastisch.

CT-Morphologie

Im Nativscan stellt sich der Tumor als solide hypodense Raumforderung dar, welche große Teile der Leber einnehmen kann. Etwa 20 % der Tumoren sind multifokal. Mischformen zeigen Nekrosen, fibröse Bänder und grobschollige Verkalkungen (30 – 50 %). Im Kontrastscan (arterielle und portalvenöse Phase) kommt es zu einer heterogenen Kontrastierung (Abb. 11.**38**). Nach Chemotherapie sind hämorrhagische Nekrosen möglich (Abb. 11.**39**).

Differenzialdiagnose

Differenzialdiagnostisch sind das infantile Hämangioendotheliom (feingranuläre Verkalkungen, multiple hämangiomähnlich vaskularisierte Herde), das mesenchymale Hamartom (multiple zystische Läsionen variabler Größe und Dichte mit mäßiger KM-Aufnahme), das fibrolamelläre Karzinom (Alter > 5 Jahre) und Neuroblastommetastasen abzugrenzen.

Undifferenziertes Embryonalzellsarkom

Das undifferenzierte Embryonalzellsarkom ist ein seltener maligner mesenchymaler Tumor bei älteren Kindern oder jungen Erwachsenen (90 % der Patienten sind unter 15 Jahren, in seltenen Fällen bis zu 30 Jahren). Es ist ein großer solitärer Tumor mit spindelförmigen sarkomatösen Zellwirbeln innerhalb eines myxoiden Grundstromas; mitunter enthält er hämatopoetische Anteile. Der Tumor wird als maligne Variante des mesenchymalen Hamartoms betrachtet.

CT-Morphologie

Das Computertomogramm zeigt eine große, in $^3/_4$ der Fälle im rechten Leberlappen gelegene Raumforderung (10 – 25 cm). Der Tumor grenzt sich durch eine fibröse Pseudokapsel scharf vom umgebenden Parenchym ab. Wasseräquivalente Dichtewerte sind typisch (Abb. 11.**40**) und finden sich nicht nur in liquiden Tumoranteilen (Tumornekrosen, Blutungen), sondern auch in den soliden. Die peripheren Tumoranteile können in der arteriellen Perfusionsphase eine kräftige Kontrastierung zeigen. Üblicherweise finden sich auch innerhalb des hypodensen Tumorzentrums enhancende Areale (im CT dem zystischen Nierenzellkarzinom sehr ähnlich).

Differenzialdiagnose

Mesenchymale Hamartome unterscheiden sich vom undifferenzierten Embryonalzellsarkom durch ihre KM-aufnehmende Weichteilkomponente und die fehlende Pseudokapsel. *Rhabdomyosarkome* zeigen ausgedehnte Tumornekrosen.

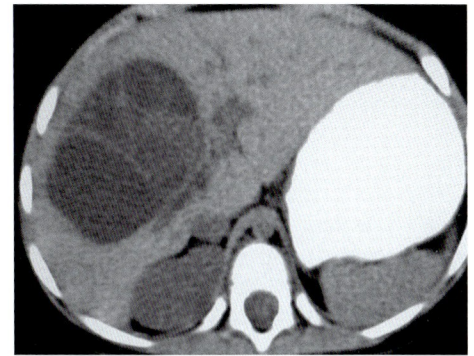

Abb. 11.40 **Undifferenziertes embryonales Sarkom.** Der Tumor ist von einer zystischen Läsion kaum zu unterscheiden. Die zystisch imponierenden Gebilde sind jedoch gewöhnlich solide.

Epitheloides Hämangioendotheliom (EHE)

Das epitheloide Hämangioendotheliom ist ein seltener vaskulärer Tumor, der als eigene Entität mit niedrigmalignem Potenzial aufgefasst wird. In der Mehrzahl sind Frauen zwischen dem 20. und 40. Lebensjahr betroffen, bei denen der Tumor meist zufällig entdeckt wird. Im Initialstadium finden sich multiple Knötchen epitheloider Endothelzellen, die zu großen, vorzugsweise peripher gelegenen Tumoren konfluieren können. Aufgrund des langsamen Wachstums kommt es zu einer kompensatorischen Hypertrophie des gesunden Parenchyms.

CT-Morphologie

Im Nativ-CT zeigen sich multiple gut abgegrenzte hypodense Herde. Verkalkungen sind häufig. Die Tumorknoten können zu großen Raumforderungen verschmelzen. Bei subkapsulärer Lage sind Retraktionsphänomene zu beobachten. Unter KM-Applikation kann die hypervaskularisierte Tumorperipherie eine dem umgebenden Leberparenchym identische Kontrastierung aufweisen, wodurch die Tumorgrenze maskiert und der Tumor in seiner Ausdehnung unterschätzt wird. Auf den Nativscan sollte deswegen nicht verzichtet werden. Sofern eine periphere avaskuläre Zone vorhanden ist, zeigt sich ein Target-Phänomen (Abb. 11.**41**).

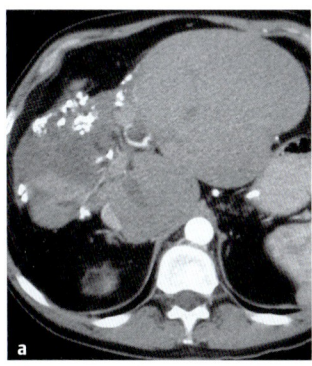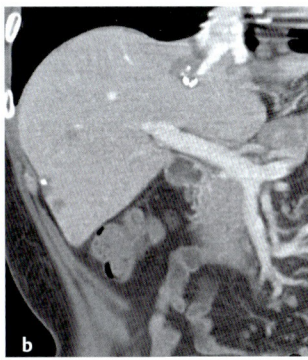

Abb. 11.41 **Epitheloides Hämangioendotheliom.** Typischer Befund in Form einer multifokalen subkapsulär gelegenen hypodensen (hypovaskularisierten) Läsion mit Kapselretraktion und grobscholligen Verkalkungen.

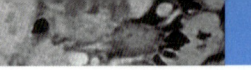

Angiosarkom

Das Angiosarkom ist ein sehr seltener primärer Lebertumor, der sich von den Endothelzellen ableitet. Der Tumor wurde häufiger bei Erwachsenen angetroffen, die zwischen 1928 und 1950 Thorotrast erhalten hatten (Latenzzeit > 15 Jahre). Die Exposition mit Arsen oder Polyvinylchlorid ist gleichfalls prädisponierend (Latenzzeit >4 Jahre). Eine Assoziation zum Morbus Recklinghausen und zur Hämochromatose wird angenommen. Die Tumoren sind hochaggressiv und metastasieren früh in Lunge, Milz, regionale und peritoneale Lymphknoten. Mitunter findet sich ein hämorrhagischer Aszites. Die mittlere Überlebensdauer liegt bei nur 6 Monaten.

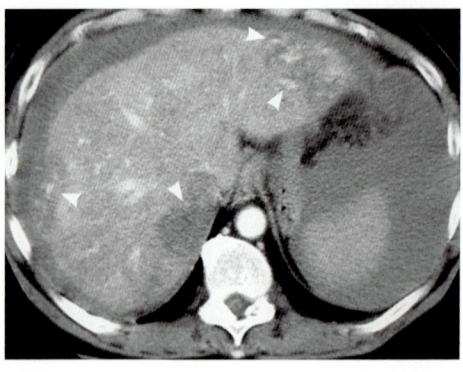

Abb. 11.42 **Angiosarkom mit hypervaskularisierten hämangiomähnlichen Anteilen.**
Typisch ist das aggressive Verhalten mit Gefäßinfiltration.

CT-Morphologie

Das Nativ-CT zeigt meist multiple, selten solitäre hypodense Läsionen mit zystischen und hyperdensen Anteilen infolge von Nekrosen und Hämorrhagien. Angiosarkome sind oft sehr gefäßreich und können über die ganze Leber verstreut sein (Abb. 11.42). Eine deutliche und prolongierte periphere Kontrastierung mit Aussparung der zentralen Tumoranteile ist die Regel; die Infiltration von Portal- und Lebervenen mit Ausbildung von Tumorthromben ist häufig. Nach Thorotrast-Applikation verbleiben dichte Ablagerungen in Leber und Milz.

> Das Angiosarkom ist neben dem Hämangiom der einzige Lebertumor des Erwachsenen, der nach KM-Injektion periphere Lakunen zeigt. Dies ist bei Läsionen zu berücksichtigen, die im zeitlichen Verlauf an Größe gewinnen. Nekrosen oder Einblutungen sowie Gefäßinfiltrationen sind wegweisend für die Diagnose.

Andere mesenchymale Tumoren

Andere Sarkome sind extrem selten (Leiomyosarkom, malignes fibröses Histiozytom). Das Computertomogramm zeigt unspezifische große hypodense Raumforderungen ohne Verkalkungen mit inhomogener peripherer Kontrastierung.

Lymphom

Primäre Lymphome der Leber sind sehr selten. Häufiger ist eine Leberbeteiligung im Rahmen eines generalisierten Lymphoms (Morbus Hodgkin, NHL), insbesondere in fortgeschritteneren Stadien (bis 60% im Stadium IV). Durch die steigende Anzahl von AIDS-Patienten und Transplantatempfängern nimmt auch die Zahl der Leberlymphome zu. Sekundäre Formen zeigen meist eine diffuse Parenchyminfiltration, primäre Formen fokal noduläre Herde.

CT-Morphologie

Die diffuse Infiltration ist im Computertomogramm nicht sichtbar. Fokale Läsionen sind im Nativbild iso- bis hypodens und schlecht abgrenzbar. Im Kontrastscan (portalvenöse Phase) zeigen sich u.U. zahlreiche kleine hypodense Herde mit unscharfer Begrenzung (Abb. 11.**43**). Große Herde weisen unregelmäßige Konturen auf. Primäre Lymphome sind in Spätscans durch die Diffusion des Kontrastmittels ins Tumorinterstitium oft hyperdens. Begleitende abdominelle Lymphome sind diagnostisch wegweisend.

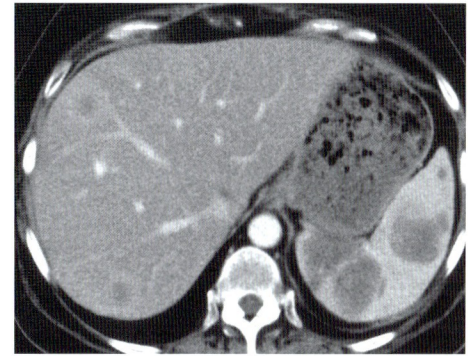

Abb. 11.43 **Nodulärer Leber- und Milzbefall beim NHL.** Das Computertomogramm (portalvenöse Phase) zeigt mehrere unscharf begrenzte metastasenähnliche Läsionen. Die zugleich nachweisbaren Milzherde sind diagnostisch wegweisend.

Lymphoproliferative Erkrankung nach Transplantation

Die lymphoproliferative Erkrankung nach Transplantation (PTLD = post-transplant lymphoproliferative Disease) ist mit einer Prävalenz von 2–5 % die häufigste maligne Erkrankung nach Organtransplantation. Die Erkrankung basiert auf einer dysregulierten B-Zell-Proliferation im Rahmen der Epstein-Barr-Virusinfektion. Das Spektrum reicht von der lymphoiden Hyperplasie bis zum (Non-Hodgkin-)Lymphom.

Die extranodale Manifestationsform ist weitaus häufiger als die Lymphknotenbeteiligung. Das Bild entspricht dem lymphoproliferativer Störungen im Rahmen anderer Erkrankungen mit Immuninsuffizienz wie beispielsweise AIDS. Das am häufigsten betroffene extranodale Organ ist die Leber. Sie kann neben dem nodulären oder infiltrativen Befall auch eine periportale lymphomatöse Infiltration zeigen. Andere abdominelle Manifestationen betreffen Milz, Nieren und Dünndarm.

CT-Morphologie

Die Leber kann drei Befallsmuster zeigen:
- singuläre oder multiple hypodense Herde mit einem Durchmesser von 1–4 cm,
- eine diffuse Infiltration mit landkartenartigen oder unscharfen hypodensen Arealen,
- eine periportale Raumforderung mit Ausbreitung entlang der Gallenwege und begleitender hilärer Lymphadenopathie.

Andere Organmanifestationen können diagnostisch führend sein. Die Milz kann vergrößert sein, eine noduläre Infiltration ist jedoch selten. Im Gastrointestinaltrakt sind das distale Jejunum und das proximale Ileum häufig involviert. Die betroffenen Abschnitte zeigen eine zirkuläre Wandverdickung mit Dilatation und Ulzerationen oder polypoide Raumforderungen. An den Nieren findet sich meist eine unilaterale und solitäre solide Raumforderung. Vergrößerte intra- oder retroperitoneale Lymphknoten ohne zentrale Nekrosen können vorliegen.

Tab. 11.**14** gibt abschließend einen Überblick über die differenzialdiagnostischen Kriterien vorwiegend solider Leberläsionen.

Tab. 11.14 ⋯⟩ *Differenzialdiagnostische Kriterien vorwiegend solider Leberläsionen (in der Reihenfolge der Wertigkeit)*

Nativ-CT	
Fett	regionale Fettverteilungsstörung > HCC, Adenom >> Lipom, Liposarkom, Angiomyolipom
Zystisches Areal	Metastasen (Schleim bildendes Kolonkarzinom, Ovarialkarzinom, Karzinoid > Bronchialkarzinom, Melanom, Sarkom) > HCC, Adenom >> mesenchymales Hamartom, biliäres Zystadenom/Zystadenokarzinom, Angiosarkom, embryonales Sarkom
Zentrale „Narbe"	FNH > kavernöses Hämangiom (zentrale Thrombose), FLC > Adenom
Hyperdensität in Fettleber	regionale Nichtverfettung (kein Masseneffekt) > solider Tumor >> Blutung
Blutung	Trauma, Adenom >> FNH, Hämangiom, HCC > Metastasen (Kolonkarzinom, Nierenzellkarzinom, Mammakarzinom, Chorionkarzinom, Melanom, Schilddrüsenkarzinom) >> Angiosarkom, undifferenziertes Embryonalzellsarkom
Starke Hyperdensität	Lipiodol, Thorotrast, metallische Fremdkörper (OP-Clips)
Verkalkung	Granulom (TBC, Histoplasmose), altes Hämatom, nach Abszess, Echinokokkus, hepatische alveoläre Echinokokkose, Brucellose, Coccidiomykose, Toxoplasmose, CMV, PCP, Schistosomiasis
Tumorverkalkung	Metastasen (Schleim bildende Karzinome: Kolon, Mamma, Magen > Osteosarkom > Melanom, Mesotheliom, Karzinoid, Leiomyosarkom) > CCC, FLC, Hepatoblastom > Hämangiom, Regenerat-/dysplastischer Knoten (Kapsel), sklerosierendes HCC
Disseminierte Knoten	Regenerat-/dysplastische Knoten, Metastasen, HCC, CCC, Lymphome
Kontrastmittelaufnahme	
Peripher nodulär	kavernöses Hämangiom >> Angiosarkom
Arterielle Hypervaskularisation	
homogen/nodulär	FNH, HCC, hypervaskularisierte Metastasen > Adenom
inhomogen	HCC > hypervaskularisierte Metastasen: Nierenzellkarzinom, Kolonkarzinom, Mammakarzinom > endokrin aktive Tumoren (Karzinoid >> Insulinom, Gastrinom, Phäochromozytom) > Melanom, Ovarialkarzinom, Chorionkarzinom > Hepatoblastom >> Angiosarkom, undifferenziertes embryonales Sarkom
Periphere Kontrastierung	
unregelmäßig	Abszess, Metastase > CCC
Portale Hypervaskularisation	
CTAP	alle Läsionen, außer vielen kleinen Adenomen, hochdifferenziertes HCC
i. v. KM	weitere Ausnahmen: kleine Läsionen, hypervaskularisierte Läsionen
Interstitielle KM-Aufnahme	Lymphom, CCC, große fibröse Tumoranteile oder großer Extrazellularraum
Gefäßinfiltration	HCC >> Angiosarkom, große Metastasen
Bevorzugte Lokalisation	
Leberhilus	biliäres Zystadenom/Zystadenokarzinom, Gallenwegskarzinom (Klatskin)
Subkapsulär	Hämangiom > Metastasen, sukapsuläre Hämatome >> Hämangioendotheliom
Gallenblasenbett	Gallenblasenkarzinom, fokale Fettverteilungsstörung, CTAP: Perfusionsdefekt (THAD)
Segment IV, präportal	fokale Fettverteilungsstörung, CTAP: Perfusionsdefekt (THAD)
Segment IV, Lig. teres	fokale Fettverteilungsstörung
Alter	
bis 3 Jahre	Hepatoblastom, infantiles Hämangioendotheliom, mesenchymales Hamartom
bis 15 Jahre	Hepatoblastom, FLC, Hamartom, undifferenziertes embryonales Sarkom
bis 30 Jahre	Adenom, FLC, FNH
bis 40 Jahre	Adenom, FNH, FLC, Metastase
bis 50 Jahre	FNH, Metastase, Adenom, epitheloides Hämangioendotheliom
bis 60 Jahre	Metastase, HCC, CCC
> 60 Jahre	Metastase, HCC, Angiosarkom

Diffuse Lebererkrankungen

Diffuse Lebererkrankungen stellen mit Ausnahme der Hämochromatose keine CT-Indikation dar. Allerdings werden Leberparenchymveränderungen bei CT-Untersuchungen aus anderer Indikation angetroffen. Diese Veränderungen können mit einer erhöhten Inzidenz für ein HCC einhergehen. Bei Patienten mit erhöhtem AFP oder unklarem Sonographiebefund sollte eine Mehrphasen-CT-Untersuchung erfolgen.

Steatose

Eine Leberverfettung (Steatose) ist kein seltener Befund (ca. 7% der abdomellen CT-Untersuchungen). Sie kann metabolischer (Diabetes mellitus, Adipositas, kongestiv) oder toxischer Genese sein (Alkoholabusus, Steroide, Chemotherapie). Rasche Änderungen des Verfettungsgrades sind möglich (Tage bis Monate).

Die nichtalkoholinduzierte Fettleberhepatitis und die akute Fettleber der Schwangerschaft sind spezielle Formen der Steatose. Erstere zeigt sich häufig bei adipösen Frauen mit Diabetes mellitus und Hyperlipidämie, wird aber auch bei anderen Patienten beschrieben. Die Ursache ist unklar, der Verlauf gutartig; die Fettakkumulation kann zu fokalen Entzündungen und Nekrosen führen. Letztere ist eine seltene Komplikation der ersten Schwangerschaft und kann in ein Leberversagen mit Enzephalopathie und Koagulopathie übergehen.

CT-Morphologie

Häufig findet sich eine Hepatomegalie ($> 75\%$) bei gleichzeitiger Abrundung des Leberrandes, vor allem am linken Leberlappen. Während sich in der normalen nichtverfetteten Leber die Gefäße hypodens zum Parenchym darstellen, kommt es bei beginnender Steatose zunächst zum Dichteausgleich zwischen Parenchym und Gefäßen (Isodensität bei 10- bis 15%igem Fettanteil, vgl. Abb. 11.6 b) und bei fortschreitender Fetteinlagerung schließlich zur Kontrastumkehr (vgl. Abb. 11.6 a).

Sind nur kontrastverstärkte Bilder vorhanden, so äußert sich die Leberverfettung in der relativ zur Skelettmuskulatur geringen Dichte der kontrastierten Leber.

Ein weiterer Indikator ist die Differenz zwischen Leber- und Milzkontrastierung in der portalvenösen Phase: Von einer Steatose ist auszugehen, wenn die Dichte der Leber 20 HE niedriger ist als die der Milz (Abb. 11.**44**). Eine beginnende Leberverfettung kann im Nativscan fokale Leberläsionen maskieren.

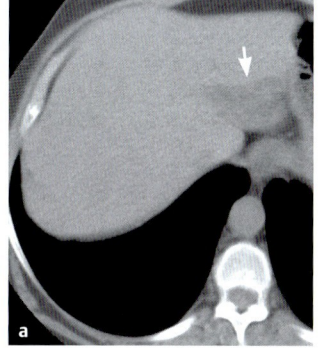 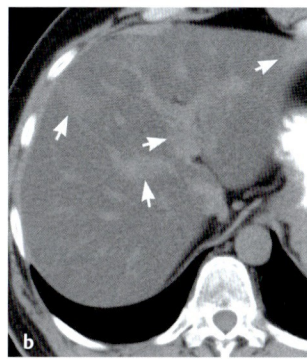

Abb. 11.44 **Fettverteilungsstörungen.**
a Fokale Steatose.
b Nicht- oder minderverfettete Areale in einer Fettleber. Beide können eine tumoröse Läsion vortäuschen; die Lokalisation dieser Befunde entspricht oft den artefaktgefährdeten Regionen im arterioportalen CT (CTAP).

Zirrhose

Die Zirrhose ist Antwort und Folge einer chronischen Leberzellschädigung. Sie ist gekennzeichnet durch eine irreversible Parenchymdestruktion mit Fibrose, Steatose und Bildung von Regeneratknoten, was letztlich zu einer abnormen lobären Architektur führt. Häufigste Ursachen sind die Virushepatitis und Alkohol; seltenere Ursachen sind Stoffwechselerkrankungen (Hämochromatose, Morbus Wilson, Glykogenspeicherkrankheiten Typ IV, α_1-Antitrypsin-Mangel, Tyrosinämie), eine prolongierte Cholestase (primäre biliäre Zirrhose, primär sklerosierende Cholangitis), Toxine, eine Mangelernährung und eine Lebervenenblockade.

Morphologisch unterscheidet man nach dem Regenerationstyp:

- die mikronoduläre Zirrhose (Knoten < 3 mm) – meist alkoholinduziert;
- die makronoduläre Zirrhose (Knoten > 3 mm bis zu einigen cm) – meist Folge der Virushepatitis;
- den Mischtyp – meist Folge einer chronischen Gallengangsobstruktion.

Manchmal wird noch eine vierte Form, die septale oder posthepatitische Zirrhose abgegrenzt; meist wird sie jedoch der makronodulären Form zugeordnet. Letztere weist eine hohe HCC-Inzidenz auf (> 40 %).

Aufgabe der (biphasischen) CT ist in erster Linie die Suche nach einem HCC sowie die Beschreibung des Kollateralkreislaufs bei portaler Hypertension. Für die Kontrolle von Zirrhosepatienten ist die Kernspintomographie vorzuziehen, da sie neben den genannten Veränderungen den Parenchymumbau und Eisenablagerungen besser erfassen kann.

CT-Morphologie

Die Zirrhose entwickelt sich langsam von einer kompensierten zur dekompensierten und komplizierten Form. Im frühen Stadium ist CT-morphologisch meist kein pathologischer Befund zu erheben. Manchmal findet sich eine leichte Erweiterung des Periportalfeldes ventral des rechten Portalvenenhauptstamms. Dies geht mit einer Atrophie des medialen Segmentes des linken Leberlappens (Segment IV) einher. Mitunter zeigt sich auch eine Hepatomegalie mit inhomogener Verfettung.

Mit fortschreitender Erkrankung werden die morphologischen Veränderungen deutlicher: der rechte Leberlappen und das mediale Segment des linken Leberlappens atrophieren, während das laterale Segment des linken Leberlappens und der Lobus caudatus hypertrophieren (vgl. Abb. 11.31). Die Vergrößerung des lateralen Segmentes findet sich häufiger bei der posthepatitischen Zirrhose, die des Lobus caudatus bei der alkoholtoxischen Zirrhose. Die Regeneratknoten verursachen Konturänderungen. Die Knoten selbst sind erst in späten Stadien erkennbar, wenn sie raumfordernd wirken und mit Dichtedifferenzen zum umliegenden Parenchym einhergehen (Abb. 11.**45**). Mit der Leberatrophie verbreitert sich das Gallenblasenbett und wird mit Fettgewebe aufgefüllt. In fortgeschrittenen Stadien ist eine Lymphadenopathie häufig.

Bei einer fortgeschrittenen Leberzirrhose finden sich in bis zu 15 % der Fälle ausgedehnte konfluierende Fibrosen (Abb. 11.**45**), insbesondere bei Zirrhose infolge sklerosierender Cholangitis. Die Narbenfelder stellen sich als keilförmige hypodense Areale dar, die radiär von der Leberpforte ausstrahlen. Sie können aber auch peripher lokalisiert sein oder einen ganzen Lappen betreffen. Bevorzugte Lo-

Abb. 11.45 **Leberzirrhose.**
Die Leberzirrhose bildet knotige Veränderungen (Pfeil in **a**), die ein ähnliches KM-Verhalten wie das intakte Leberparenchym aufweisen. Fibrotische Areale sind nativ (**a**), arteriell und portalvenös hypodens, werden in der Spätphase (**b**) aber hyperdens (Pfeilspitzen in **b**).

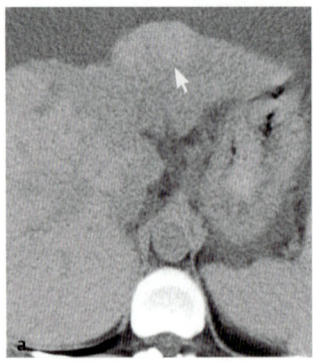
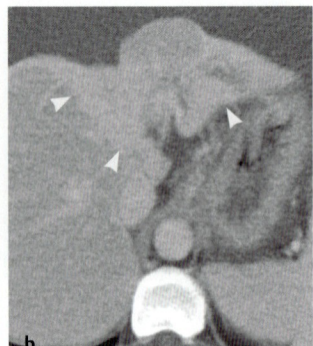

kalisationen sind der mediale linke und der anteriore rechte Leberlappen. Eine Retraktion der Leberkapsel ist häufig.

Extrahepatische Sekundärphänomene im Rahmen der Zirrhose sind die Splenomegalie, die portale Hypertension, portosystemische Kollateralen, Varizen und ein Aszites. Der Kontrastscan zeigt in fortgeschritteneren Stadien eine inhomogene arterielle Kontrastierung und eine verminderte portalvenöse Kontrastierung. Dies kann die Detektion von HCC-Knoten beeinträchtigen. Bei der CTAP kommt es zu ausgeprägten Perfusionsartefakten.

> Fibrotische Areale stellen sich sowohl nativ als auch in der arteriellen und portalvenösen Phase nach Kontrastmittelgabe hypodens dar. Erst in der interstitiellen Phase kommt es durch die verzögerte Rückdiffusion des Kontrastmittels in den systemischen Kreislauf zu einer relativen Kontrastierung (Abb. 11.**45**).

Regeneratknoten

Regeneratknoten sind normale strukturelle Veränderungen im Rahmen der Leberzirrhose. Sie kommen auch nach einer Leberteilresektion, einer regionalen Chemotherapie oder nach einem Trauma vor. Regeneratknoten besitzen keine echte Kapsel, enthalten aber Venen und Gallengänge. Sie können klein (mikronodulär) oder groß (makronodulär) sein. Kombinationen sind häufig. Die Blutversorgung erfolgt hauptsächlich portalvenös. Allerdings können Regeneratknoten durch den erhöhten arteriellen Fluss in der CTHA hyperdens erscheinen. 25 % der Regeneratknoten weisen einen vermehrten Eisengehalt auf (siderotische Knoten) und haben ein erhöhtes HCC-Risiko.

CT-Morphologie

Die meisten Regeneratknoten sind im Nativ-CT kaum erkennbar. In Abhängigkeit vom Fettgehalt des umgebenden Parenchyms sind sie iso- oder leicht hyperdens. Siderotische Knoten sind relativ hyperdens. Ein raumfordernder Aspekt ist möglich. In Abhängigkeit von den Perfusionsverhältnissen können sie im Kontrastscan iso- oder leicht hyperdens imponieren.

Dysplastische Knoten

15–25 % der Zirrhoselebern weisen dysplastische Knoten auf, die als Prämalignome gelten. Die dysplastischen Knoten sind gewöhnlich etwas größer als Regeneratknoten (10–20 mm), können die Leberoberfläche vorwölben und werden histologisch – je nach Zelltypie – in niedrig- und hochgradige Dysplasien differenziert. Die Blutversorgung ist vorwiegend portalvenös, nur selten arteriell (am besten im CTHA erkennbar). Einzelne Dysplasieknoten können kleine HCC-Herde beherbergen, die im MRT meist besser erkennbar sind und ein typisches „Nodule-in-Nodule-Phänomen zeigen können. Siderotische Knoten mit vermehrtem Kupfer- und Eisengehalt sind im Kernspintomogramm generell besser zu diagnostizieren.

CT-Morphologie

Im Nativbild sind die dysplastischen Knoten schlecht abgrenzbar. Im Kontrastscan stellen sie sich in allen Phasen iso- bis hypodens dar. In großen Knoten lassen sich Portal- und Lebervenen abgrenzen. Die wenigen arteriell versorgten Dysplasieknoten zeigen eine verstärkte Kontrastierung meist nur bei angiographiegestützter Untersuchungstechnik, nicht aber nach intravenöser KM-Gabe. Zur Abgrenzung zwischen einem dysplastischen Knoten und einem gut differenzierten HCC sind meist zusätzliche bildgebende Verfahren notwendig.

> Dysplastische Knoten sind in der Regel nicht sicher von einem hochdifferenzierten (kleinen) HCC zu unterscheiden.

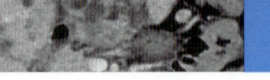

Primäre biliäre Zirrhose

Die primäre biliäre Zirrhose (PBC) ist eine seltene chronisch cholestatische Lebererkrankung, die mit einer Destruktion der kleinen Gallenwege, portaler Entzündungsreaktion und progressiver Narbenbildung einhergeht und zum Leberversagen führen kann. Frauen mittleren Alters sind bevorzugt betroffen. Störungen des humoralen und zellulären Immunsystems sind häufig assoziiert. 95% der Patienten zeigen antimitochondriale Antikörper. Typische Begleiterkrankungen sind: die Sklerodermie, das Sjögren-Syndrom, das CREST-Syndrom und eine Hypothyreose.

Die Ausprägung kann sehr unterschiedlich sein. In fortgeschrittenen Stadien ist eine portale Hypertension mit Ösophagusvarizen und Aszites wie bei Zirrhosen anderer Genese möglich. Die Entwicklung eines HCC auf dem Boden einer PBC ist ungewöhnlich; das Risiko steigt allerdings bei gleichzeitiger Hepatitis-B- oder -C-Infektion. Therapie der Wahl in fortgeschrittenen Stadien ist die Lebertransplantation. Die PBC ist die dritthäufigste Indikation zur orthotopen Lebertransplantation beim Erwachsenen.

CT-Morphologie

Im Frühstadium der Erkrankung ist die Leber normal groß oder leicht vergrößert und glatt konturiert. Segmentale bandförmige Fibrosen und Regeneratknoten finden sich bei einem Drittel der Patienten. Aszites und Varizenbildung sind wie bei anderen Zirrhosen möglich. In 80–90% zeigt sich eine Lymphadenopathie. Typischerweise findet sich eine kleine, unregelmäßige Leber mit begleitender Splenomegalie und portaler Hypertension. Im fortgeschrittenen Stadium ist die Differenzierung von anderen Zirrhoseformen nicht mehr möglich.

Die Computertomographie dient dem Nachweis von Komplikationen und der Verlaufsbeurteilung der Erkrankung. Der fibrotische Umbau ist im Nativ-CT und in der portalvenösen Phase am besten zu beurteilen. Zur besseren Abschätzung sowohl vaskulärer Veränderungen wie des Progresses und zum Nachweis eines HCC empfiehlt sich eine triphasische Untersuchung mit Einschluss der arteriellen Perfusionsphase. Zur Transplantationsvorbereitung ist die Darstellung der Gefäßanatomie essenziell.

Hämochromatose

Die *primäre Hämochromatose* ist eine autosomal rezessive Erbkrankheit, die mit einer gesteigerten Eisenresorption durch den Darm einhergeht und die zu einer zelltoxischen Eisenspeicherung in Leber, Pankreas und Herz führt. 90% der Patienten haben eine Hepatomegalie, 50% einen Diabetes mellitus. Der Altersgipfel liegt in der 4. und 5. Lebensdekade mit einer Prädominanz von 10:1 für das männliche Geschlecht.

In den frühen Stadien ist die Eisenspeicherung auf die Leber beschränkt, das Pankreas ist ausgespart. Mit fortschreitender Erkrankung kommt es auch zu Eisenablagerungen im Pankreas. Die Milz ist bei der Hämochromatose typischerweise nicht betroffen. Die Erkrankung wird durch eine progrediente periportale Fibrose kompliziert, die in eine Zirrhose mit erhöhtem Malignomrisiko übergehen kann (HCC-Inzidenz bis zu 30%).

Die *sekundäre Hämochromatose* oder Hämosiderose ist Folge einer erhöhten Eisenzufuhr, beispielsweise durch wiederholte Transfusionen bei chronischer Anämie, eine exzessive Eisenaufnahme oder verstärkte Eisenabsorption (alkoholische Leber-erkrankung). Die Eisenablagerung erfolgt in den Kupffer-Sternzellen und betrifft auch Milz und Knochenmark. Die Hämosiderose bezeichnet lediglich eine Eisenüberladung ohne Organschädigung. In Spätstadien sind primäre und sekundäre Form nicht voneinander zu differenzieren.

Aufgabe der Computertomographie ist die nichtinvasive (semiquantitative) Abschätzung der Eisenspeicherung in der Leber im Verlauf der Erkrankung und die Detektion eines komplizierenden HCC. Diese Diagnostik verlagert sich allerdings zunehmend auf die Kernspintomographie.

CT-Morphologie

Das Computertomogramm zeigt eine meist generalisierte, seltener fokale Dichteanhebung der Leber auf Werte >70 HE (manchmal 100–140 HE; normale Leberdichte 60 HE). Die Lebergefäße (speziell die Venen) sind schon im Nativscan deutlich sichtbar (vgl. Abb. 11.**6d**). Die Eisenkonzentration in der Leber ist dem Dichteanstieg proportional. Dies gilt allerdings nur für die nicht verfettete Leber; bei einer Steatose ist die Messung an die Dual-Energy-Technik gebunden. In fortgeschritteneren Stadien finden sich Zeichen der Leberzirrhose. Die KM-Gabe ist lediglich bei der Suche nach einem HCC erforderlich.

Strahlenschäden

Mit einer Strahlenschädigung der Leber (Hepatitis) ist nach einer fraktionierten Dosis von 35 Gy oder mehr zu rechnen. Die Reaktionen setzen typischerweise 2–6 Wochen nach Therapieende ein. Die Patienten klagen über rechtsseitige Oberbauchbeschwerden. Die Leberwerte sind pathologisch. Ursächlich wird eine fibröse Obliteration von Lebervenen nach Art einer venooclusive Disease angenommen. Die meisten Patienten erholen sich vollständig. Chronische Veränderungen mit deutlicher Parenchymatrophie im Bestrahlungsfeld sind selten.

CT-Morphologie

Im Nativscan zeigt sich ein dem Bestrahlungsfeld entsprechendes scharf begrenztes hypodenses Band durch Ödem oder Verfettung. Unter KM-Injektion verbleibt das Areal in der arteriellen und portalvenösen Phase zunächst hypodens; erst in der Spätphase kommt es zu einer verstärkten Kontrastierung. Bei konformaler Strahlentherapie sind die Veränderungen auf das dem Zielvolumen benachbarte Areal beschränkt. Bei Chronifizierung atrophiert die bestrahlte Region, während die übrigen, nicht betroffenen Parenchymabschnitte kompensatorisch hypertrophieren können. Wenn der Patient eine Steatose entwickelt, bleibt die bestrahlte Region typischerweise ausgespart.

Andere diffuse Lebererkrankungen

Sarkoidose

Bei 25–75% der Sarkoidosepatienten lässt sich pathomorphologisch eine Leber- und Milzbeteiligung nachweisen, die allerdings nur ausnahmsweise zu Funktionsstörungen führt. Häufigster Befund ist eine Hepatosplenomegalie. 5–30% der Patienten zeigen noduläre Infiltrate mit einem Durchmesser von 2–20 mm. Diese imponieren als hypodense Herde ohne Kontrastaufnahme. Vergrößerte Lymphknoten in der Leberpforte und um den Truncus coeliacus sind ein häufiger Begleitbefund. Die Abgrenzung einer nodulären Sarkoidose von einem Lymphom kann schwierig oder unmöglich sein.

Amyloidose

Amyloid lagert sich in den Disse-Räumen zwischen den Endothelspalten und Lebersinusoiden ab. Primäre Formen sind mit Immunglobulinopathien wie dem multiplen Myelom assoziiert, sekundäre Formen sind Folge chronisch entzündlicher Erkrankungen wie der rheumatoiden Arthritis. Die Leber ist in der Regel generalisiert, selten regional betroffen. Eine Hepatomegalie ist häufig. Der CT-Befund ist unspezifisch; die betroffenen Areale können hypodens ohne raumfordernden Effekt imponieren. Eine verminderte Kontrastierung mit persistierender Hypodensität der betroffenen Parenchymabschnitte ist die Regel. Eine fehlende Milzkontrastierung kann diagnostisch führend sein.

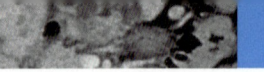

Speicherkrankheiten

Eine Leberbeteiligung bei metabolischen Erkrankungen ist selten. Beim Morbus Wilson findet sich eine exzessive Kupfereinlagerung mit Hepatomegalie, chronischer Hepatitis und langsamer Progression zur Zirrhose. Bei den Glykogenspeicherkrankheiten führt der Enzymdefekt zu einer Glykogenablagerung mit Hepatomegalie, Steatose und eventuell Zirrhose. Beim Typ I kommen Leberzelladenome und -karzinome gehäuft vor.

Infektionskrankheiten

Hepatitis

Die akute Hepatitis spielt sich intralobulär ab und geht mit einer Schwellung der Hepatozyten einher, die chronische Hepatitis in den Portalfeldern mit fibrös entzündlichen Veränderungen. Ursachen sind Alkohol, Medikamente und Virusinfektionen. Weder die akute noch die chronische Hepatitis stellen eine CT-Indikation dar, da sie in der Regel ohne CT-morphologisch fassbare Veränderungen ablaufen. Bei einer aktiven Virushepatitis ist allenfalls eine Hepatomegalie mit periportalen Hypodensitäten erkennbar; bei chronischen Formen finden sich manchmal vergrößerte Lymphknoten in der Leberpforte.

Abszess

85% der Leberabszesse sind pyogener Ursache, 6% gehen auf eine Amöbenruhr und 9% auf eine Pilzinfektion zurück. Unabhängig von der Ätiologie unterscheidet man drei Stadien: In den ersten 10 Tagen kommt es zur Nekrose mit kleinen fokalen Kolliquationen. Zwischen dem 10. und 15. Tag werden die Nekrosen resorbiert und die Kolliquation wird dominant. Nach 15 Tagen findet sich nur noch geringer Zelldetritus und die Abszesshöhle wird von einer breiten fibrösen Abszessmembran umschlossen. Das radiologische Bild variiert dementsprechend.

Abszesse stellen sich im Computertomogramm im Gegensatz zum Sonogramm, welches oft mehrdeutig ist, recht charakteristisch dar, so dass die Verdachtsdiagnose möglich ist. Die Diagnose kann durch Punktion bestätigt werden. Mittels CT-gesteuerter Drainage ist bei gleichzeitiger Antibiose vielfach eine effiziente Therapie möglich. Sofern Anschluss an das Gallensystem besteht, muss die Drainage über längere Zeit belassen werden. Große Abszesse können auch bei adäquater Therapie zur Ausheilung mehrere Monate benötigen.

Pyogener Abszess

Pyogene Abszesse finden sich häufig bei älteren Patienten mit konsumierenden Erkrankungen (Karzinome, Bakteriämie, nach Operation). Die Infektion kann auf verschiedenen Wegen entstehen: biliär (Cholangitis), portalvenös (intraabdominelle Sepsis), arteriell (Sepsis), über eine lokale Ausbreitung oder traumatisch. Klinische Zeichen sind Fieber, Schmerz und ein reduzierter Allgemeinzustand. Häufige Erreger sind Escherichia coli, Staphylococcus aureus, Enterokokken und Anaerobier, wie Klebsiellen oder Bacteroides. In 50% der Fälle liegt eine Mischinfektion vor.

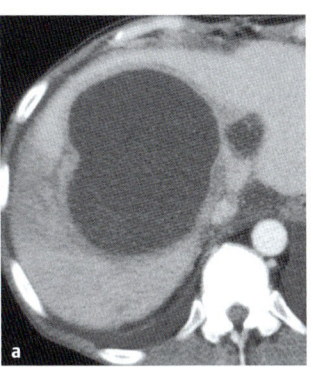
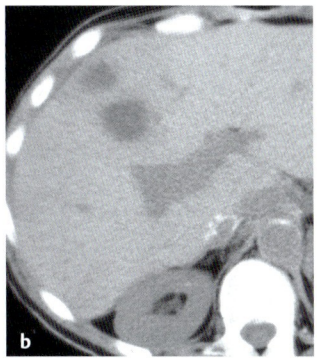
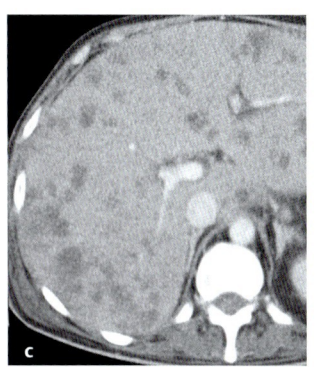

Abb. 11.46 **Leberabszess.**

a Großer Abszess (infiziertes Biliom) mit leichtem Rand-Enhancement.

b Typische Abszesse mit unscharfen Grenzen.

c Multiple Abszesse mit metastasenähnlichem Bild.

CT-Morphologie

Der computertomographische Befund ist häufig unspezifisch. Meist findet sich eine runde oder auch irreguläre hypodense Läsion. Eiter hat eine Dichte um 30 HE; bei superinfizierten Zysten kann die Dichte aber deutlich geringer sein. Der Abszessinhalt zeigt keine KM-Aufnahme; ein Rand-Enhancement findet sich nur bei einem Randwall von entzündlichem Granulationsgewebe (< 50%). Während der kräftigen Parenchymkontrastierung der Leber in der portalvenösen Phase kann der Granulationswall relativ hypodens imponieren. Charakteristisch ist die unscharfe Begrenzung vor und nach KM-Gabe (cave: Partialvolumeneffekte) (Abb. 11.**46**). Ein Ödem (hypodens) um die hyperdense Abszessmembran führt zum sog. „Double-Target-Phänomen". Abszesse können uni- oder multilokulär sein und Septierungen aufweisen. Multiple, gruppenartig zusammen liegende Abszesse können traubenartig imponieren („cluster-sign"). Gaseinschlüsse sind für Klebsielleninfektionen spezifisch, allerdings selten. Unspezifische Begleitbefunde sind eine Hepatomegalie, ein Zwerchfellhochstand, ein Pleuraerguss, basale Atelektasen oder Infiltrate.

Amöbenabszess

Weltweit häufigste Ursache von Leberabszessen ist die Amöbiasis. Erreger ist Entamoeba histolytica, ein endemisch in tropischen und subtropischen Regionen, einschließlich des Südwestens der USA, vorkommender Parasit. Die Abszedierung ist die bekannteste extraintestinale Komplikation, die allerdings nur in weniger als 10% der Erkrankungsfälle auftritt. 75% der Abszesse betreffen den rechten Leberlappen. Die Behandlung erfolgt primär medikamentös (Metronidazol).

CT-Morphologie

Das computertomographische Bild ist unspezifisch: Es findet sich eine solitäre scharf begrenzte, runde oder ovoide hypodense Raumforderung mit Rand-Enhancement (Abb. 11.**47**). Frühformen sind annähernd weichteildicht. Die Ränder sind glatt oder nodulär (60%). Häufig findet sich ein inkompletter Ödemring. Septierungen sind in 30% der Fälle nachweisbar. Begleitbefunde sind ein Pleuraerguss, perihepatische Flüssigkeitsansammlungen und eine retroperitoneale Ausbreitung.

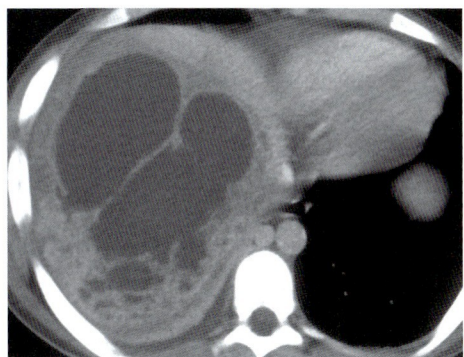

Abb. 11.47 **Großer septierter Amöbenabszess mit zartem Rand-Enhancement.**

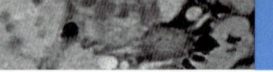

Abb. 11.48 **Pilzabszesse.**
a Disseminierte kleine hypodense Herde, typisch für die Candidasepsis.
b Abszess bei Aspergillose mit Target-Phänomen in der portalvenösen Phase.

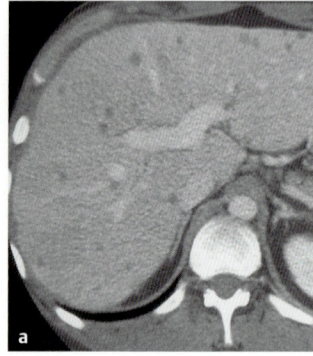
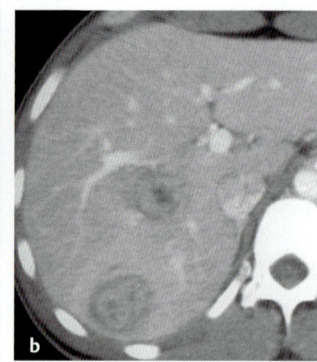

Pilzabszess

Diese Mikroabszesse finden sich gewöhnlich bei immunsupprimierten Patienten, meist im Rahmen hämatologischer Erkrankungen. Erreger sind in der Reihenfolge abnehmender Häufigkeit: Candida, Aspergillus und Cryptococcus.

CT-Morphologie

Das Computertomogramm zeigt typischerweise multiple über die Leber verstreute, kleine hypodense Läsionen (Abb. 11.48 ;a). Einzelne Herde können ein Rand-Enhancement aufweisen. Größere Läsionen zeigen u. U. ein hyperdenses Zentrum, welches durch gebündelte Pilzhyphen hervorgerufen wird (Abb. 11.48 b). Eine gleichzeitige Milz- und Nierenbeteiligung ist häufig. Sterile Läsionen kalzifizieren. Letztlich ist das Bild unspezifisch und kann dem von Metastasen, Lymphomen, einer Sarkoidose oder Mykobakteriose ähnlich sein. Die definitive Diagnose ist in der Regel an eine Biopsie gebunden.

Echinococcus granulosus (cysticus)

Der Hundebandwurm (Echinococcus granulosus) ist in Gegenden mit ausgedehnter Schafzucht endemisch (Mittelmeerraum, Russland, mittlerer Osten, Japan, Australien, Teile von Afrika und Südamerika). Die Eier schlüpfen im Duodenum, die Larven dringen in venöse Gefäße der Darmwand ein und setzen sich in verschiedenen Kapillarfiltern fest (Leber > Lunge > Peritoneum > Nieren > Milz etc.). Die Leber ist in 55–75% der Fälle betroffen.

Die Larven entwickeln sich zu Echinokokkuszysten, die aus drei Wandschichten bestehen, der äußeren Perizyste (reaktiver fibröser Schutzwall des infiltrierten Wirtsgewebes), einer mittleren lamellierten Membran und der inneren Keimschicht. Die mittlere und innere Schicht bilden die eigentliche Zystenwand oder Endozyste. Mit der „Reifung" (Alterung) und Degeneration bilden sich in der Peripherie der Zyste kleine Tochterzysten aus. Durch zunehmende Degeneration kann die Perizyste zerreißen und die Läsion vollständig verkalken.

Mögliche Komplikationen sind die Zystenruptur und die Superinfektion. Die Ruptur kann in die Gallengänge, nach peritoneal, retroperitoneal oder in den Gastrointestinaltrakt erfolgen und zu einer anaphylaktischen Reaktion führen.

Ein positiver serologischer Test ist nicht zwingend (Sensitivität bis 85%). Die Computertomographie dient dem Zystennachweis, der präoperativen bzw. präinterventionellen Lage- und Größenbestimmung sowie dem Nachweis von Komplikationen und der Verlaufskontrolle. Die Therapie erfolgt primär medikamentös (Mebendazol). Jüngere Studien zeigen, dass die perkutane Therapie in ausgewählten Fällen sicher ist; die Computertomographie dient in diesen Fällen als Führungsinstrument.

CT-Morphologie

Das Erscheinungsbild hängt vom Stadium des Zystenwachstums ab und kann durch eine unilokuläre Zyste oder einen Komplex aus Mutterzyste und mehreren Tochterzysten geprägt sein. Im Nativ-CT stellt sich die einfache Echinokokkuszyste als glatt begrenzte, runde oder ovaläre zystische Raumforderung dar. Tochterzysten manifestieren sich als septierte Strukturen innerhalb der Mutterzyste oder als multilokuläre Zyste. Der Zysteninhalt ist in der Regel flüssigkeitsäquivalent; mitunter finden sich höhere CT-Werte bis zu 45 HE (Hydatidensand). Die Tochterzysten sind manchmal hypodenser als die Mutterzyste. Häufig ist die Zyste von dünnen Septen durchzogen und hat eine hyperdense Wand. Verkalkungen treten in der äußeren Wand auf. Dichte Verkalkungen kennzeichnen abgestorbene Zysten. Die Kontrastierung der Zystenwand und der Septen unterscheidet die Echinokokkuszyste von der einfachen Leberzyste (Abb. 11.49).

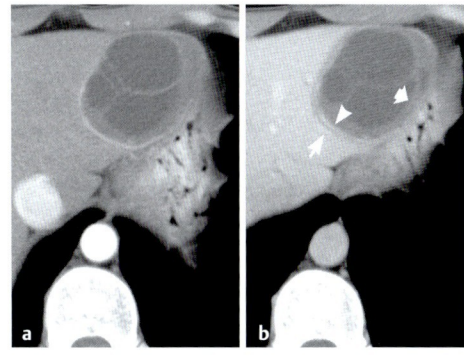

Abb. 11.49 **Echinococcus cysticus.**
a Echinokokkuszyste mit arterieller KM-Aufnahme der Perizyste.
b Differenzierung zwischen Perizyste (Pfeil), Zystenmembran (Pfeilspitze) und Keimschicht (dicker Pfeil) der Endozyste in der portalvenösen Phase.

Tuberkulose

Eine Leberbeteiligung findet sich im Rahmen der Miliartuberkulose. Die mikronoduläre Form ist häufiger, die makronoduläre seltener. Letztere befällt die Leber über die paraaortalen oder hepatoduodenalen Lymphknoten.

CT-Morphologie

Die mikronoduläre Form geht mit einer mäßigen Hepatomegalie einher. Das Leberparenchym ist homogen oder inhomogen. Die makronoduläre Form zeigt einen oder mehrere über die Leber verstreute hypodense Herde (35–45 HE), die verkalken können. Begleitbefunde wie eine Lymphadenopathie, Aszites und peritoneale Veränderungen sind Ausdruck einer Generalisation.

Seltene Infektionskrankheiten

Schistosomiasis

Die Infektion mit dem Schistosoma japonicum ist in Südostasien häufig. In der Leber finden sich charakteristische Kapselverkalkungen und senkrecht zur Leberkapsel ausgerichtete Parenchymverkalkungen. Nach KM-Gabe zeigt sich eine streifige Parenchymkontrastierung. Die Leberoberfläche kann nodulär imponieren, das periportale Fettgewebe durch die Fibrose vermehrt sein. Das HCC-Risiko ist erhöht.

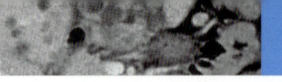
Südostasiatische Cholangiohepatitis

Diese Erkrankung, auch rezidivierende pyogene Cholangitis genannt, ist in Südostasien endemisch und gewinnt durch die Einwanderung auch in der westlichen Hemisphäre an Bedeutung. Die rezidivierende Cholangitis führt zur progressiven Cholangiopathie bis hin zum Leberversagen. Bei den betroffenen Patienten ist eine Clonorchis-Infektion anamnestisch bekannt oder es lassen sich coliforme Bakterien in der Galle nachweisen. Hauptbefunde sind intra- und extrahepatisch erweiterte Gallen-gänge und Konkremente. Das Computertomogramm zeigt Strikturen der intrahepatischen Gallengänge im Wechsel mit spindelförmigen oder variкösen Erweiterungen, vorzugsweise im lateralen Segment des linken Leberlappens. Weitere Befunde sind Konkremente hoher Dichte (häufig multipel), eine Aerobilie, Abszessbildungen und segmentale Atrophien. Im akuten Stadium findet sich eine Kontrastierung der Gallenwegswandungen.

Clonorchiasis

Der Parasit Clonorchis sinensis ist in Südostasien endemisch (chinesischer Leberegel). Die Infektion erfolgt durch den Verzehr roher Meeresfische. Die Zerkarien wandern in die peripheren Gallenwege und bilden dort den reifen Egel. Die Infektionsrate nimmt mit dem Alter zu, Männer sind häufiger betroffen. Das Computertomogramm zeigt eine gering- bis mäßiggradige Erweiterung der intrahepatischen Gallenwege, durchgehend von der Leberpforte bis zur Peripherie. Eine Beteiligung der extrahepatischen Gallenwege ist selten. Das HCC-Risiko ist erhöht.

Morbus Glander

Es handelt sich um eine sehr seltene Infektion mit Burkholderia mallei, die zu einer oropharyngealen Mukositis und zu Abszessen in Lunge, Leber und Milz führt. Der im mittleren und fernen Osten endemische Erreger infiziert in erster Linie Pferde und Esel. In der westlichen Hemisphäre kommen sporadische Erkrankungen bei Veterinären und Pferdeliebhabern vor. Die Infektion verursacht multiple kleine Knoten in der Leber, die zu größeren nekrotischen Abszessen konfluieren können. Unbehandelt führt die Infektion beim Menschen zum Tode.

Vaskuläre Erkrankungen und Perfusionsänderungen

Vaskuläre Erkrankungen waren in der Vergangenheit keine primäre CT-Indikation, sondern eine Domäne der Duplexsonographie und Angiographie. Dies hat sich durch die technische Entwicklung der Computertomographie grundlegend geändert. Die biphasische Spiral- oder Multidetektor-CT kann die Angiographie in den meisten Fällen ersetzen und erlaubt eine hervorragende präoperative Darstellung der Lebergefäße. Dadurch hat sich das Indikationsspektrum für die CT deutlich erweitert.

Durch die Erfahrungen mit den früheren angiographischen CT-Techniken (CTHA, CTAP) sind Perfusionsänderungen bzw. -störungen seit langem bekannt. Mit dem zunehmenden Einsatz multiphasischer CT-Untersuchungen werden diese Phänomene auch in der täglichen Routine häufiger angetroffen.

Perfusionsänderungen

Jede Erkrankung (Tumor, Zirrhose etc.), die mit einer lokalen oder generalisierten Druckerhöhung im Leberparenchym einhergeht, verursacht eine Reduktion der portalvenösen Durchblutung der betroffenen Region. Dies führt zu einer kompensatorisch erhöhten arteriellen Perfusion. Eine lokal veränderte Hämodynamik mit vermehrter arterieller Versorgung wird als THAD (transient hepatic attenuation difference) oder THPE (transient hepatic parenchymal enhancement) bezeichnet. Der Befund ist durch eine lokal/regional verstärkte Kontrastierung in der arteriellen Phase (HAP) gekennzeichnet, welche sich in der portalvenösen Phase (PVP) ausgleicht. Ursächlich kommen dafür verschiedene vaskuläre Läsionen in Betracht, welche im nächsten Kapitel beschrieben sind. Das Phänomen tritt aber auch unabhängig von Gefäßveränderungen auf. Die Kenntnis des Befundes ist für die korrekte Interpretation von CT-Untersuchungen der Leber wichtig (Tab. 11.**15**).

Tab. 11.15 ⟶ *Häufige Ursachen und Lokalisationen von Perfusionsdefekten*

Ursache	Lokalisation
Nichtokklusiv	
aberrierende V. gastrica dextra	Hinterrand Segment IV
aberrierende V. gastrica sinistra	Hinterrand Segment IV und Segment II
V. cystica	entlang des Gallenblasenbettes
Paraumbilikalvenen	anteriores Lig. falciforme
Okklusiv	
rechte Lebervene	dorsal im anterioren Segment ventral im posterioren Segment
mittlere Lebervene	ventral im anterioren Segment mediales Segment
linke Lebervene	linker Leberlappen

Anatomische Varianten

Die arterielle Versorgung der Leber kann zusätzlich über systemische Arterien erfolgen, insbesondere bei Tumoren oder bei einer eingeschränkten Versorgung über die A. hepatica. In erster Linie fungieren die Aa. phrenica inferior, mammaria interna, gastrica sinistra und intercostales als Kollateralgefäße und können in der CTHA Perfusionsdefekte hervorrufen.

Häufiger sind atypische venöse Zuflüsse (über systemische Venen), über die der Leber noch nicht kontrastiertes Blut zugeführt wird. Dadurch kommt es zu sog. THAD in mehrphasischen Untersuchungen oder zu Flussartefakten in der arteriellen Portographie.

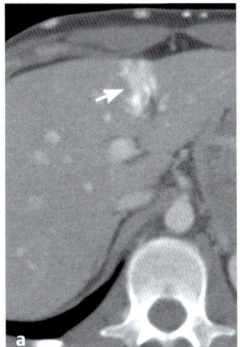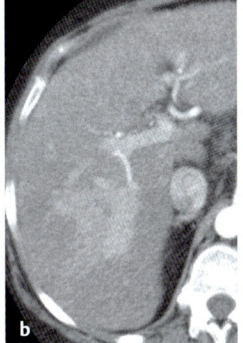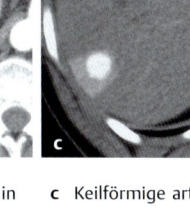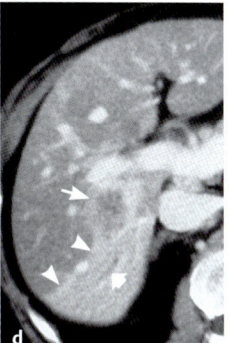

Abb. 11.50 **Transitorische hepatische Perfusionsdifferenz (THAD).**

a Hyperperfusion in der arteriellen Phase durch direkt in den linken Leberlappen mündende Kollateralen bei Cava-Verschluss.
b Transitorische Hyperperfusion bei Leberzirrhose (negative Biopsie).
c Keilförmige arterielle Hyperperfusion bei einem kapillären Hämangiom mit arterioportalem Shunting.
d Segmentale arterielle Hyperperfusion durch metastasenbedingte Obstruktion eines Portalvenenastes (hypovaskularisierte Metastase durch Pfeil markiert); begleitende Gallengangsobstruktion (dicker Pfeil).

Typische Beispiele dafür sind:

- Eine direkt in die Leber drainierende V. gastrica dextra; sie führt zu Perfusionsdefekten am Hinterrand des Segmentes IV unmittelbar ventral des rechten Portalvenenhauptstamms (8% der Normalpopulation, vgl. Abb. 11.**8**).
- Eine aberrierende V. gastrica sinistra; sie verursacht Perfusionsdefekte am Hinterrand des Segmentes IV (weniger häufig) oder im hinteren Abschnitt des Segmentes II.

- Die in intrahepatische Portalvenenäste drainierende V. cystica; sie führt zu Perfusionsdefekten um das Gallenblasenbett (vgl. Abb. 11.**8**).
- Paraumbilikale Venen, welche über das Lig. falciforme in den linken Portalvenenhauptast münden und Perfusionsdefekte ventral oder zu beiden Seiten des Lig. falciforme verursachen (Abb. 11.**50**).

Arterioportale Shunts

Arterioportale Shunts können auf verschiedenem Wege entstehen, über eine iatrogene Fistel (nach Biopsie), transsinusoidal (Blockade von Venolen), transvasal (über einen Tumorthrombus), transtumoral (über drainierende Venen eines gefäßreichen Tumors) oder über den peribiliären Gefäßplexus. Tumor-Shunts (HCC, CCC) werden gewöhnlich durch die Infiltration von Portalvenenästen verursacht. Shunts bei einer Leberzirrhose, nach einem Trauma, einer Biopsie oder Ethanolinjektion sind seltener.

Unabhängig von ihrer Ätiologie führen die Shunts zu keilförmigen THAD in der Leberperipherie. In der arteriellen Phase wird mitunter eine punktförmige oder verzweigte Gefäßstruktur sichtbar, welche einer frühen Venenfüllung entspricht.

Andere Ursachen

Steal-Phänomene hypervaskularisierter Tumoren führen zur Hypodensität des Umgebungsparenchyms in der arteriellen Phase, die sich in der portalvenösen Phase ausgleicht. Entzündliche Veränderungen (Cholezystitis, Leberabszess) gehen mit typischen Perfusionsinhomogenitäten durch die arterielle Hyperämie bei venöser Flussreduktion einher.

Portale Hypertension

Der normale portalvenöse Fluss liegt bei ca. 1100 ml/min, der mittlere Druck bei 5–10 mmHg (3–6 mmHg über dem Druck der V. cava inferior). Die portale Hypertension ist definiert als ein Druckgradient über 5 mmHg. In der Mehrzahl der Fälle ist sie Folge eines prä-, intra- oder posthepatisch erhöhten portalvenösen Widerstandes, nur selten Ausdruck einer gesteigerten Hämodynamik (hyperkinetisch), beispielsweise bei arterioportalen Fisteln (posttraumatisch, kongenital, neoplastisch). Klinisch manifestiert sich die portale Hypertension meist erst bei Druckerhöhungen von 12 mmHg und mehr.

Prähepatische Ursachen einer portalen Hypertension reduzieren den portalvenösen Einstrom (Portalvenenthrombose, arterioportale Fistel), intrahepatische Ursachen sind in der Regel mit chronischen Lebererkrankungen assoziiert (Zirrhose), posthepatische Ursachen reduzieren den Abstrom in die Lebervenen oder die V. cava inferior (venooclusive Disease). Die intrahepatischen Ursachen können weiter in prä-, intra- und postsinusoidale differenziert werden. Die Druckerhöhung induziert die Ausbildung portosystemischer Kollateralen, bei denen es sich in der Regel um dilatierte präexistente Gefäßverbindungen handelt; aller-

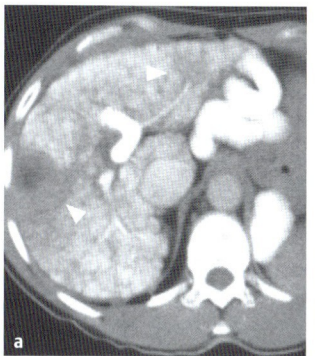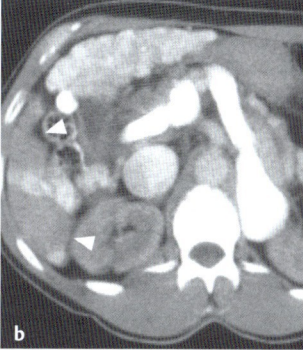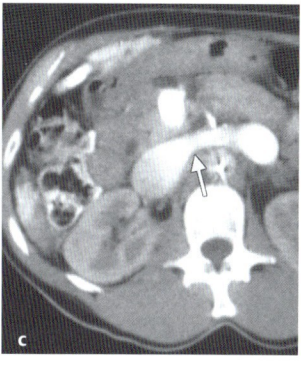

Abb. 11.51 **Portale Hypertension bei schwerer Zirrhose.** Verbreiterung der V. portae auf über 13 mm, kräftige venöse Kollateralen.

a, b Vor dem Hintergrund der kleinknotigen Zirrhose (kontrastiert) grenzen sich mehrere hypodense Herde ab (Pfeilspitzen), welche HCC-Herden entsprechen.

c Die CTAP mit selektiver Kontrastierung der Portalgefäße zeigt den spontanen splenorenalen Shunt mit KM-Abfluss in die V. renalis (Pfeil).

dings ist auch eine echte Gefäßneubildung möglich. Häufige Kollateralwege verlaufen

- über die V. gastrica sinistra, posteriore und kurze Magenvenen zu den ösophagealen und paraösophagealen Venen,
- über gastrolienale, gastrorenale und splenorenale Shunts zur linken Nierenvene,
- über omentale, paraumbilikale, hämorrhoidale und retroperitoneale Venen.

Die Splenomegalie, die Enzephalopathie und der Aszites stellen weitere Komplikationen der portalen Hypertension dar.

Das Banti-Syndrom ist eine idiopathische, nicht-zirrhotische Form der portalen Hypertension auf dem Boden einer Obliteration der intrahepatischen Portalvenenäste.

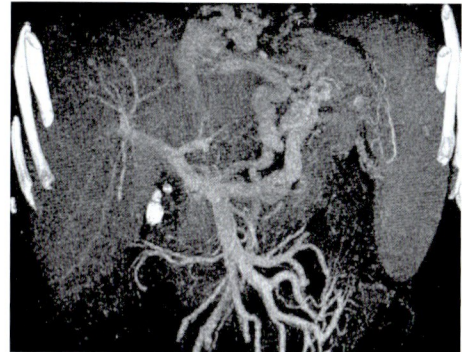

Abb. 11.52 **Die Vielzahl und Vielfalt abdomineller Varizen lässt sich am besten im volumenrekonstruierten Bild (VRT) demonstrieren.** Beachte die ausgedehnten perigastrischen Varizen.

CT-Morphologie

Die Computertomographie ist zwar kein primär-diagnostisches Verfahren bei der portalen Hypertension, sie eignet sich aber zur Darstellung des Kollateralkreislaufes und zum Nachweis von Komplikationen (Abb. 11.**51**). Spezifische, aber wenig sensitive Zeichen der portalen Hypertension sind die Erweiterung der V. portae über 13 mm, der V. mesenterica superior und V. lienalis über 10 mm und die Ausbildung paraumbilikaler Kollateralen ($>$ 3 mm). Große splenorenale (spontane) Shunts können zu einer Normalisierung des portalvenösen Drucks und zur Rückbildung der anderen Kollateralen führen. Paraösophageale Varizen müssen von Ösophagusvarizen differenziert werden, da sich Erstere dem endoskopischen Nachweis entziehen können. Die KM-Untersuchung ist essenziell, da sich die Kollateralen im Nativ-CT nicht ausreichend von Lymphknoten und kollabierten Darmschlingen abgrenzen lassen. In der Regel ist die Darstellung im transaxialen Schnittbild ausreichend. Die Dünnschicht-MIP oder VRT dienen der besseren anatomischen Übersicht (Abb. 11.**52**).

Eine Splenomegalie ist häufig, jedoch nicht immer vorhanden. Siderotische Knoten in der Milz (Gamma-Gandi-Körper) können als feine disseminierte Verkalkungen imponieren.

Eine segmentale portale Hypertension ist Folge einer Okklusion der V. mesenterica oder V. lienalis.

Portalvenöse Obstruktion

Portalvenen können intra- oder extrahepatisch obliteriert werden. Extrahepatische Ursachen sind Neoplasien, eine Pfortaderthrombose, eine Kompression von außen oder iatrogene Schäden. Intrahepatische (präsinusoidale) Obstruktionen sind in der Regel Folge entzündlicher oder fibrosierender Erkrankungen mit Einengung bzw. Obstruktion der portalen Venolen.

Die Pfortaderthrombose ist die wichtigste Ursache einer prähepatischen portalen Hypertension (und Ösophagusvarizenblutung) in westlichen Ländern. Bei jungen Patienten ist sie idiopathisch oder Folge venöser Membranen (venous webs, vor allem bei Asiaten). Sekundäre Formen können vielfältige Ursachen haben: entzündliche oder infektiöse Erkrankungen (Pankreatitis, Sepsis), myeloproliferative Erkrankungen, Tumorkompression oder -infiltration, Zirrhose, Koagulopathien (Protein-C/S- oder AT3-Mangel, Antiphospholipidsyndrom).

Die Pfortaderthrombose kann partiell oder komplett sein und jeden Abschnitt des Portalvenensystems betreffen. Sekundär entstehen portosystemische, splenohepatische oder mesenterikohepatische Shunts. In etwa 20 % der Fälle kommt es zu einer kavernösen Transformation der Pfortader (= lokale Kollateralvenen).

Der Verschluss von Pfortaderhauptästen führt zu einer kompensatorisch verstärkten arteriellen Organperfusion mit funktioneller Erweiterung der A. hepatica. Dabei können zwei Muster unterschieden werden:

- bei Tumorthrombose, Kompression oder Striktur der Pfortader oder ihrer Äste eine kompensatorisch regional verstärkte arterielle Perfusion in der Region verminderter portalvenöser Versorgung;
- bei einem Pfortaderverschluss mit kavernöser Transformation eine verstärkte, inhomogene arterielle Perfusion der Peripherie, wobei die zentralen periportalen Parenchymabschnitte via Kollateralen versorgt werden. Mitunter finden sich zusätzliche arterioportale Shunts. Chronische Perfusionsdefizite (durch Okklusion einer Arterie, Portalvenenthrombose oder arterioportale Shunts) können zu fokalen Verfettungen führen.

CT-Morphologie

Im Nativbild ist lediglich die frische Pfortaderthrombose durch den hypodensen Thrombus erkennbar (Abb. 11.**53**). Das betroffene Venensegment ist verbreitert (> 15 mm in 40 % der Fälle) und bei älterer Thrombose hypodens. Bei Chronifizierung bilden sich Verkalkungen im Thrombus oder in der Venenwand – häufiges Erscheinungsbild beim Morbus Banti. In Abhängigkeit vom Alter der Thrombose finden sich Zeichen der portalen Hypertension

Abb. 11.53 **Pfortaderthromben.**

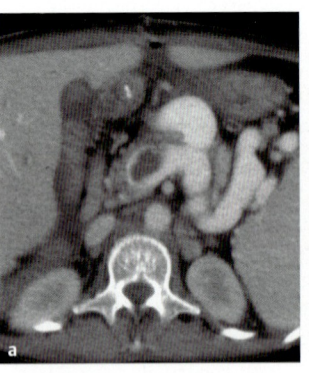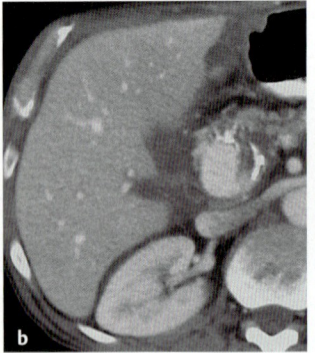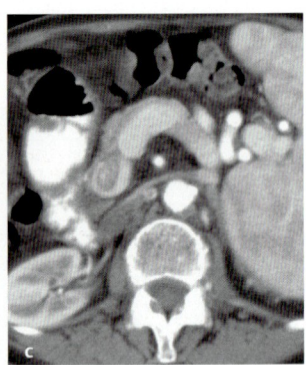

a Nichttumoröse Pfortaderthromben zeigen keine KM-Aufnahme.
b Chronische Thromben bei portaler Hypertension müssen nicht zum Pfortaderverschluss führen; die wandständigen Thromben zeigen aber häufiger Verkalkungen.

c Der Zusammenfluss und die fehlende Mischung von kontrastiertem Blut aus der Milzvene und nichtkontrastiertem Blut aus der mesenterialen Zirkulation führt in der arteriellen Phase zum Bild von Pseudothromben.

(Ösophagus-, Fundus- oder paraspinale Varizen). Aszites ist ein häufiges Sekundärphänomen der Dekompensation sowohl in der Akutphase wie in Spätstadien.

Nach KM-Injektion fehlt die Kontrastierung des betroffenen Gefäßabschnittes oder es findet sich ein intraluminaler Füllungsdefekt. Tumorthromben zeigen eine mäßige bis kräftige inhomogene Kontrastierung, vorzugsweise in der arteriellen Phase. Die kavernöse Transformation ist durch ein Netz von Kollateralvenen in der Nachbarschaft des verschlossenen Segmentes (gewöhnlich in der Leberpforte, Abb. 11.54) gekennzeichnet. Die Parenchymkontrastierung ist oft inhomogen und im betroffenen Areal relativ vermindert.

Die beiden oben beschriebenen arteriellen Perfusionsmuster führen zum Bild der THAD. Das erste Muster (keine Kollateralen) geht mit einer lobären oder (sub-)segmentalen verstärkten Kontrastierung in der arteriellen Phase einher, die zweite Konstellation (Kollateralen oder kavernöse Transformation) mit einer peripher verstärkten inhomogenen Kontrastierung. Der peribiliäre Plexus übernimmt die Versorgung der periportalen Leberanteile. In chronischen Fällen zeigt sich deshalb eine relative Hypertrophie der Periportalregion mit Atrophie der betroffenen peripheren Abschnitte.

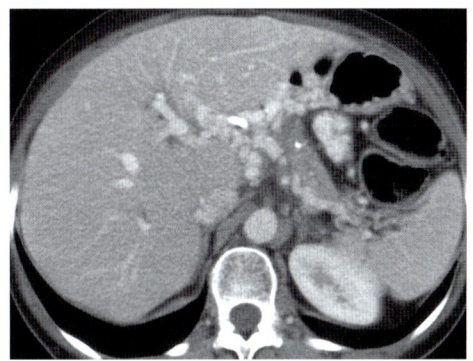

Abb. 11.54 **Typisches Netzwerk von Kollateralen um die Pfortader bei kavernöser Transformation der Pfortader.**

In der spätarteriellen und frühen portalvenösen Phase erreicht kontrastiertes Blut aus der Milzvene die Pfortader. Das mesenteriale Blut ist zu diesem Zeitpunkt noch relativ wenig kontrastiert. Infolge mangelnder Durchmischung können Füllungsdefekte simuliert werden, die einen „Pseudothrombus" in der V. portae oder proximalen V. mesenterica superior vortäuschen.

Lebervenenobstruktion

Ursachen einer Blockade des venösen Abflusses können das Budd-Chiari-Syndrom, die Rechtsherzinsuffizienz, Perikarderkrankungen, eine Mediastinalfibrose oder extrinsische Kompressionen der unteren Hohlvene sein. Die venöse Obstruktion führt zu einer postsinusoidalen Druckerhöhung (Hypertension) mit Dilatation der zentralen Venen und verzögertem portalvenösem Einstrom und fakultativ zur Hepatomegalie. Mitunter kommt es zu einem retrograden Fluss in der Pfortader mit kompensatorisch verstärkter arterieller Perfusion.

Suprahepatische („Thoracic-Inlet"-)Obstruktionen führen zur Kollateralzirkulation über Venen wie die V. azygos/hemiazygos und die lateralen Thoraxvenen in die V. cava. Letztere kommunizieren über die paraumbilikalen Venen mit dem Pfortaderkreislauf.

In der Regel erfolgt die Diagnose der Lebervenenobstruktion sonographisch (farbkodierte Dopplersonographie). Die Computertomographie dient in Einzelfällen der Diagnosesicherung.

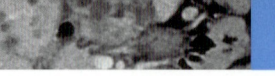

Budd-Chiari-Syndrom

Das Budd-Chiari-Syndrom ist eine seltene Erkrankung mit segmentaler oder kompletter Obstruktion der Lebervenen. Klinische Zeichen des akuten ($^1/_3$ aller Fälle) Budd-Chiari-Syndroms sind plötzliche abdominelle Schmerzen durch die Stauungsleber und ein therapierefraktärer Aszites ($>95\%$). Im chronischen Stadium treten ein Ikterus und Zeichen der portalen Hypertension (Ösophagusvarizenblutung) hinzu. Die Lebervenenobstruktion kann thrombotischer oder nichtthrombotischer Genese sein. Die Erkrankung ist in Ländern des mittleren Ostens, in Indien und Japan häufiger und wird oft durch venöse Membranen oder Septen ausgelöst. In den westlichen Ländern (USA und Europa) sind Koagulopathien (Polyzythämie, PNH, Sichelzellanämie, orale Kontrazeptiva, Schwangerschaft, Wochenbett), Gefäßwandläsionen (Trauma, Phlebitis) oder Tumorobstruktionen (HCC, Nieren- oder Nebennierentumoren) die häufigsten Ursachen. Eine begleitende Pfortaderthrombose findet sich bei 20% der Patienten.

In Abhängigkeit von der Lokalisation der Obstruktion werden verschiedene Formen unterschieden. Typ I ist definiert als Verschluss der V. cava inferior, Typ II als Verschluss der großen Lebervenen; beim Typ III des Budd-Chiari-Syndroms (*hepatic venoocclusive Disease*) liegt die Obstruktion auf der Ebene der postsinusoidalen Venolen und ist Folge progressiv entzündlicher Prozesse, oft im Zusammenhang mit einer Chemo- oder Radiotherapie.

CT-Morphologie

Beim akuten Budd-Chiari-Syndrom zeigt das Nativ-CT neben dem Aszites eine Hepatomegalie bei zugleich verminderter Parenchymdichte infolge eines Ödems und einer Verfettung. In der V. cava inferior oder den Lebervenen können hyperdense Thromben sichtbar sein. Der Lobus caudatus ist anfangs kaum beteiligt. Nach Kontrastmittelgabe kommt es in der arteriellen Phase zu einer inhomogen fleckigen Kontrastierung (Mosaikmuster) und manchmal zur Kontrastierung drainierender Portalvenenäste. Die von der Obstruktion betroffenen Parenchymabschnitte können in dieser Phase infolge verstärkter arterieller Durchblutung hyperdens erscheinen (THAD). In der portalvenösen Phase persistiert die fleckige Kontrastierung, speziell bei hepatofugalem portalvenösem Fluss (Abb. 11.55 a). In Spätscans 5–10 min nach KM-Injektion verschwindet die fleckige Kontrastierung; die Lebervenen sind nicht oder nur gering kontrastiert, die V. cava inferior ist durch die ödematöse Leberschwellung häufig komprimiert.

Im subakuten Stadium können sich hypervaskularisierte Herde abgrenzen, welche Regeneratknoten entsprechen (Abb. 11.55 b). Sie sind von hypervaskularisierten Tumoren nicht zu differenzieren (Abb. 11.55 c).

Im chronischen Stadium lässt sich in 80–90% der Fälle eine Hypertrophie des Lobus caudatus und

Abb. 11.55 **Budd-Chiari-Syndrom.**

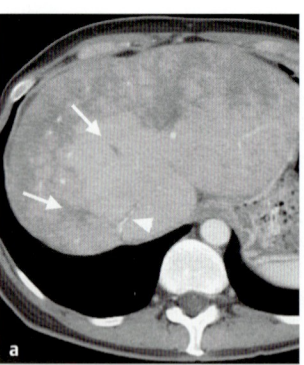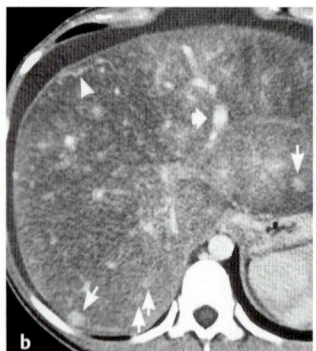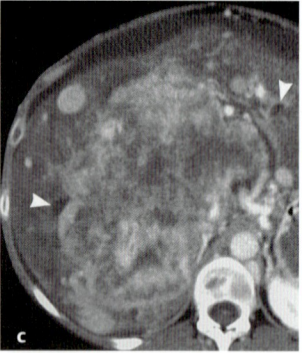

a Verschluss der Lebervenen (Pfeile) bei chronischem Budd-Chiari-Syndrom; fleckige Kontrastierung um die größeren Portalvenenäste mit dazwischen gelegenen hypodensen Arealen; die V. cava ist durch die Parenchymschwellung schlitzförmig eingeengt (Pfeilspitze).

b Akutes Budd-Chiari-Syndrom bei einem anderen Patienten mit intrahepatischen venösen Kollateralen bei

erhaltener linker Lebervene (dicker Pfeil); multiple hypervaskularisierte Knoten.

c Budd-Chiari-Syndrom bei einem Patienten mit großem zentralem HCC und thrombosierten Lebervenen (Pfeilspitzen); in der Tumorperipherie ist die Abgrenzung zwischen hypervaskularisierten benignen Knoten und dem HCC nicht mehr möglich.

anderer Parenchymabschnitte nachweisen, die über eine separate venöse Drainage in die V. cava verfügen. Das betroffene Leberparenchym zeigt wiederum die fleckig inhomogene Kontrastierung bei normaler Kontrastierung der Pfortader. Manchmal findet sich auch eine relativ homogene Kontrastie-

rung. Infarzierte Areale (insbesondere in der Leberperipherie) zeigen eine fibrotische Schrumpfung mit konsekutiver Dichteminderung und verminderter Kontrastaufnahme. Lebervenen lassen sich nicht abgrenzen oder sind deutlich verschmälert.

Stauungsleber

Bei einer chronischen Leberstauung infolge kardialer Insuffizienz oder Perikarditis führt der erhöhte Venendruck zu einer verminderten Leberperfusion mit arterieller Hypoxämie. Die Venendruckerhöhung geht mit einer Stauung in den Sinusoiden und einem perisinusoidalen Ödem einher. Die Patienten zeigen eine Hepatomegalie und erhöhte Leberfunktionsparameter. Unbehandelt führt die chronische Stauung zur kardialen Zirrhose.

CT-Morphologie

Die Nativ-CT zeigt eine vergrößerte Leber normaler Dichte. Der Lobus caudatus ist in der Regel nicht hypertrophiert. Typische Begleitbefunde sind ein Aszites, Pleuraergüsse und eine Kardiomegalie. Nach KM-Injektion zeigt das Parenchym eine durchgehend fleckige Kontrastierung mit polygonaler Felderung („Muskatnussleber"). Manchmal lässt sich der Reflux des kontrastierten Blutes aus dem Herzen in die untere Hohlvene und die Lebervenen direkt nachweisen. In der portalvenösen Phase sind mitunter perivaskuläre Dichteminderungen erkennbar. Die Lebervenen sind im Gegensatz zum Budd-Chiari-Syndrom dilatiert (Abb. 11.**56**).

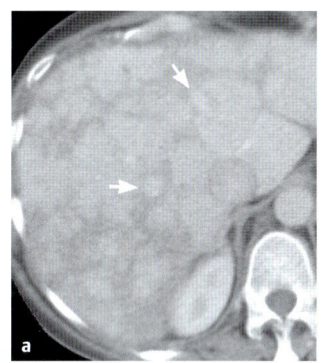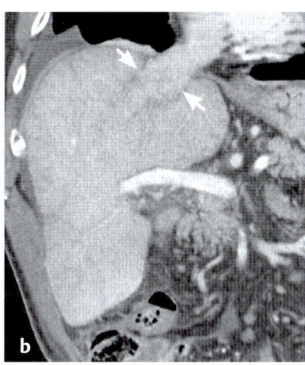

Abb. 11.56 Ausgeprägte Leberstauung bei Rechtsherzinsuffizienz.
Polygonale periportale Felder mit verstärkter KM-Aufnahme. Schlechte Kontrastierung (**a**) der dilatierten (**b**) Lebervenen.

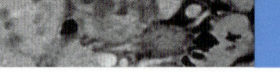
Arterielle Embolie und Leberinfarkt

Eine Verminderung oder Unterbrechung der arteriellen Leberversorgung führt nicht zu einer Erhöhung der portalvenösen Perfusion. Der Verschluss großer Arterien induziert Umgehungskreisläufe über extrahepatische Gefäße (vgl. Perfusionsveränderungen), beispielsweise über die Pars affixa und die Leberligamente. Eine reduzierte bzw. verzögerte arterielle Perfusion geht mit einer verminderten Kontrastierung in der arteriellen Phase einher.

Leberinfarkte sind aufgrund der dualen Blutversorgung der Leber selten. Meist muss sowohl eine arterielle als auch eine portalvenöse Obstruktion vorliegen. Am häufigsten sind Leberinfarkte nach einer Transplantation oder Resektion. Eine Arteriosklerose, Schock, Sepsis, Eklampsie oder Kontrazeptiva sind seltene Ursachen.

CT-Morphologie

Leberinfarkte können sich auf dreierlei Weise manifestieren: als peripher keilförmig Läsion, als zentrale oder periphere rundherdartige Areale oder als unregelmäßig konfigurierte Areale parallel zu den Gallengängen. Gallengangsnekrosen führen zur Aerobilie oder zu zystischen Gallengangserweiterungen. Bei Chronifizierung atrophiert das betroffene Lebersegment.

Der arterielle Verschluss geht mit einer Erweiterung der extrahepatischen systemischen Kollateralen mit peripheren THAD in der arteriellen Phase einher.

Morbus Rendu-Osler-Weber

Der Morbus Rendu-Osler-Weber ist eine hereditäre Erkrankung mit multiplen Gefäßmalformationen, die überall im Köper auftreten können. Die Leberbeteiligung ist durch Teleangiektasien und arteriovenöse, seltener arterioportale Malformationen charakterisiert. Diese Shunts führen zu einem deutlich erhöhten Herzzeitvolumen mit hyperdynamer Kreislaufsituation.

CT-Morphologie

Im Nativscan finden sich erweiterte Gefäße (insbesondere Lebervenen) in einer insgesamt vergrößerten Leber. Zeichen einer (hyperkinetischen) portalen Hypertension sind möglich. In der arteriellen Phase zeigen sich funktionell erweiterte Arterien mit frühzeitiger Kontrastierung der ebenfalls erweiterten Lebervenen (Abb. 11.57). Die Shunts liegen meist auf der Ebene der peripheren Gefäße und

Abb. 11.57 **Morbus Osler.**

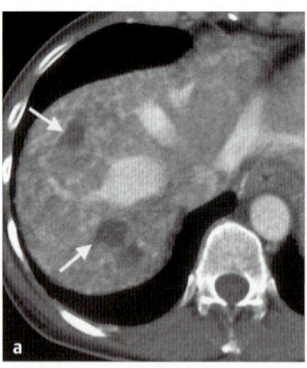 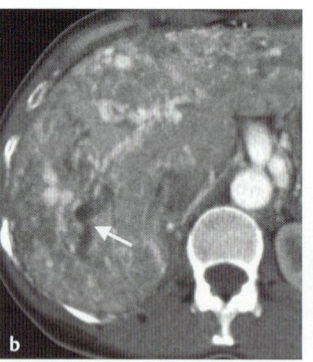 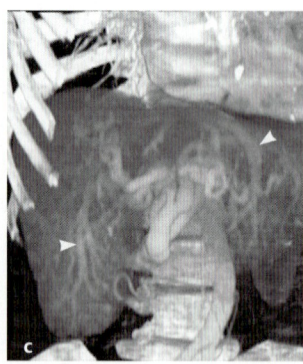

a Funktionell erweiterte Leberarterien mit früher Füllung der Lebervenen bereits in der arteriellen Phase.
b Die Leber zeigt kleine hyperdense Herde, welche Shunts entsprechen. Thrombose einzelner Portalvenenäste (Pfeil).

c Deutliche Erweiterung der Leberarterien bei gleichzeitiger Darstellung drainierender Venen (Pfeilspitzen) im VR-Bild.

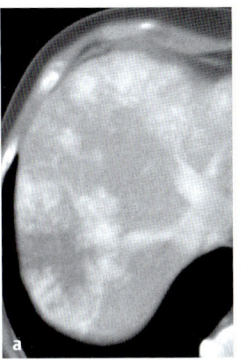
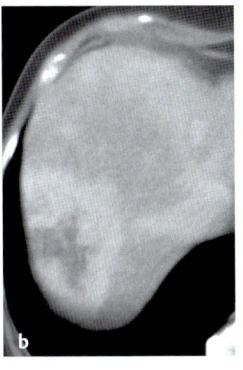
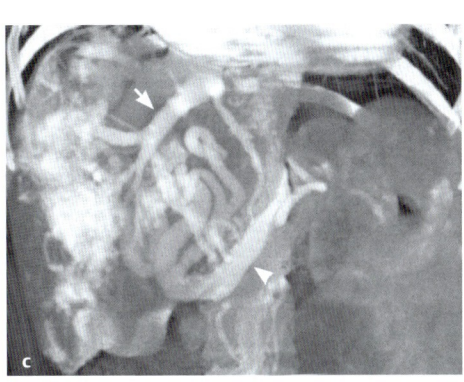

Abb. 11.58 Hämangiomatose der Leber bei Morbus Gorham.

a Multiple fleckig hypervaskularisierte Areale in der Leberperipherie (arterielle Phase).
b Fortschreitende Kontrastierung in der portalvenösen Phase.

c Deutliche verbreiterte und vermehrt geschlängelte Leberarterie (Pfeilspitze) und verstärkte frühe Kontrastierung der Lebervenen (Pfeil) ähnlich dem Morbus Osler.

sind daher im Einzelnen schlecht abzugrenzen. Durch das erhöhte Herzzeitvolumen ist der Gefäßkontrast in der portalvenösen Phase deutlich reduziert und die Parenchymkontrastierung ist relativ gering. Der Scan wird am besten in der arteriellen Phase durchgeführt.

Differenzialdiagnose

Die Hämangiomatose der Leber ist durch multiple umschriebene Läsionen mit zentripetaler Kontrastierung gekennzeichnet (Abb. 11.58).

Peliose

Die Peliose ist eine seltene Erkrankung mit multiplen blutgefüllten zystischen Lakunen im Leberparenchym. Diese Lakunen haben keine endotheliale Auskleidung und rupturieren leicht. Ursächlich werden eine aplastische Anämie oder Androgentherapie, Chemotherapie, Diabetes mellitus und chronisches Nierenversagen diskutiert.

CT-Morphologie

Die Dichte und die Kontrastierung der Lakunen bei der Peliose sind blutäquivalent und entsprechen den Werten der Aorta (Abb. 11.59). Die Lakunen sind deutlich hyperdens in der arteriellen Phase und zeigen in der portalvenösen Phase durch den Blutpool-Effekt eine mäßige Kontrastierung. Die Ruptur mit intra- und perihepatischen Hämatomen ist eine schwerwiegende Komplikation.

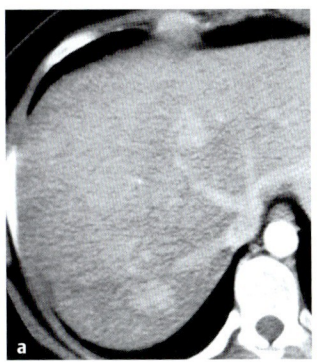
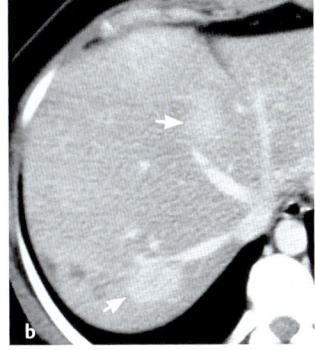

Abb. 11.59 **Peliosis hepatis.**
a Mäßige multifokale Kontrastierung in der arteriellen Phase.
b Kräftigere Kontrastierung in der portalvenösen Phase.

495

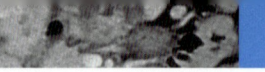

Trauma

Stumpfes Lebertrauma

Die Leber ist nach der Milz das am stärksten gefährdete parenchymatöse Organ beim stumpfen Bauchtrauma (15–20%). Der rechte Leberlappen ist häufiger betroffen als der linke und die posterioren Segmente sind durch Kompressions- und Scherkräfte besonders gefährdet. Vielfach finden sich begleitende Rippenfrakturen. 80% der Patienten haben ein Hämatoperitoneum. Mitunter finden sich retroperitoneale Blutungen durch Einrisse im Bereich der Pars affixa.

Die Traumafolgen können in Gefäßverletzungen, Leberlazerationen und -rupturen, parenchymatöse oder subkapsuläre Hämatome, Kontusionen und periportale Dichteminderungen gegliedert werden. Die Klassifizierung folgt in der Regel dem Organ Injury Scale der AAST (Tab. 11.**16**). Daneben sind bildgebend basierte Klassifikationen geläufig (z. B. Mirvis et al., 1989).

Die Computertomographie kann das Ausmaß der Verletzung abschätzen, das Hämatoperitoneum quantifizieren, Begleitverletzungen nachweisen und den Verlauf kontrollieren. Eine standardisierte Klassifizierung und Befundung ist dabei einzuhalten. Auf der Basis der klinischen Befunde und der Bildgebung können 20–40% der Patienten konservativ behandelt werden. Zum Nachweis von Hämatomen, Kontusionen und Lazerationen reichen Kontrastscans in der Regel aus. Bei akuten Blutungen ist eine biphasische Untersuchung zu empfehlen. Die Computertomographie ist auch zum Nachweis und zum Management von Komplikationen, wie Biliomen oder Abszessen geeignet.

CT-Morphologie

Gefäßverletzungen sind schwere, glücklicherweise aber seltene Verletzungen. Die retrohepatische V. cava und die Lebervenen sind am häufigsten betroffen. Oft ist eine kombinierte operative und interventionelle Therapie (Katheterembolisation) erforderlich.

Lazerationen, die häufigste Verletzungsart, verlaufen vorzugsweise entlang von Gefäßen und Fissuren. Perihiläre Lazerationen gehen häufiger mit Verletzungen der Gallenwege einher. Einrisse der proximalen Lebervenen sind insofern von Bedeutung, da ihre Versorgung technisch schwierig ist. Die Lazerationen imponieren als lineare oder verzweigte hypodense Areale mit scharfrandiger Konturierung. Multiple parallel verlaufende Risse werden auch als „Bärentatzenriss" bezeichnet. Ihre topographische Beziehung zu Lebergefäßen und Gallenwegen ist relevant. Ein Riss, der das Organ in seiner gesamten Länge durchzieht und Teile des Parenchyms abtrennen kann, wird als „*Leberruptur*" bezeichnet.

Tab. 11.16 ⋯⟶ *AAST Lebertrauma-Score (1994, Revision)*

Grad	Verletzung	Beschreibung
I	Hämatom	subkapsulär; < 10 % Oberfläche
	Lazeration	Kapselriss; < 1 cm Parenchymtiefe
II	Hämatom	subkapsulär; 10–50 % Oberfläche intraparenchymal, < 10 cm im Durchmesser
	Lazeration	1–3 cm Parenchymtiefe, < 10 cm Länge
III	Hämatom	subkapsulär, > 50 % der Oberfläche oder expansiv rupturiertes Parenchym oder subkapsuläres Hämatom intraparenchymales Hämatom > 10 cm oder expansiv
	Lazeration	> 3 cm Parenchymtiefe
IV	Lazeration	Parenchymverletzung von 25–75 % eines Lappens oder 1–3 Segmente (nach Cuinaud) in einem Lappen
V	Lazeration	Parenchymverletzung von > 75 % eines Lappens oder > 3 Segmente (nach Cuinaud) in einem Lappen
	vaskulär	juxtahepatische Venenverletzung, z. B. retrohepatische Hohlvene/zentrale Hauptvenen
VI	vaskulär	Leberzerstörung
Bis zu Grad III jeweils ein Grad höher bei multiplen Verletzungen		

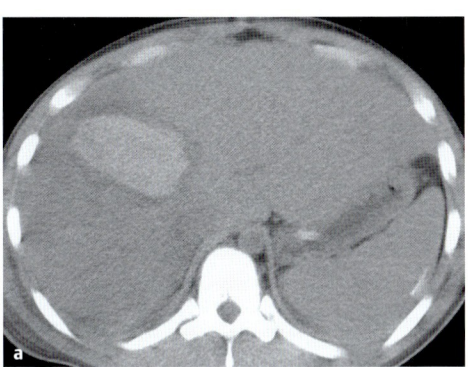

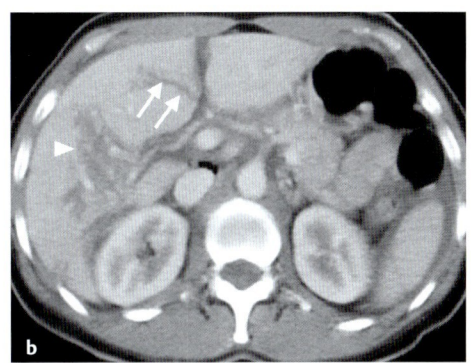

Abb. 11.60 **Traumata der Leber.**

a Großes, im Nativ-CT hyperdenses intrahepatisches Hämatom 14 Tage nach stumpfem Bauchtrauma.

b Leberlazeration mit Kontusionsareal und linearem Riss im Kontrast-CT.

Intraparenchymatöse Hämatome sind Blutansammlungen innerhalb des Leberrisses. Sie stellen sich als runde oder ovaläre Hyperdensitäten dar, die über mehrere Wochen persistieren können (Abb. 11.**60**). Das Alter von Hämatomen ist erfahrungsgemäß schwer abzuschätzen. Im Zentrum sind u.U. aktive Extravasate oder Pseudoaneurysmen erkennbar. Posttraumatische Zysten können verflüssigten Hämatomen oder posttraumatischen Biliomen entsprechen.

Subkapsuläre Hämatome zeigen häufig eine linsenförmige Konfiguration. Meist liegen sie anterolateral des rechten Leberlappens und verformen die Leberparenchymkontur. Die Differenzierung von Parenchymblutungen gleicher Lokalisation kann schwierig sein.

Kontusionen imponieren als hypodense Parenchymareale mit nur geringer Hämorrhagie oder Ödem; die portale Perfusion ist meist reduziert, die arterielle verstärkt.

Periportale Dichteminderungen können einziges Zeichen einer Leberverletzung sein. Nach einem Trauma sind sie Folge von Blutungen entlang der Portalvenenäste. Periportale Hypodensitäten kommen aber auch traumaunabhängig nach forcierten Flüssigkeitsgaben oder bei erhöhtem zentralvenösem Druck vor. Alle Traumafolgen (Blutung, Kontusion, Lazeration) sind am besten in der portalvenösen Scanphase erkennbar.

Ein Hämatoperitoneum findet sich häufig im hepatorenalen Rezessus (Morisson's Pouch) und erstreckt sich entlang der parakolischen Rinne bis ins Becken. Typische Dichtewerte liegen zwischen 40 und 50 HE; meist weisen die Blutansammlungen allerdings nur CT-Werte von 20–40 HE auf. Ein „sentinel clot" höherer Dichte (45–70 HE) kann auf die Blutungsquelle hinweisen. Ausgedehnte Hyperdensitäten sprechen für aktive Blutungen und bedürfen der chirurgischen Intervention. Aktive Blutungen stellen sich in der arteriellen Phase direkt als Kontrastmittelaustritt dar (vgl. Abb. 11.**33**).

Penetrierende Verletzungen

Penetrierende Verletzungen (Stich- oder Schussverletzungen) sind weitaus seltener als stumpfe Bauchtraumen. Die meisten Stichwunden sind oberflächlich. Sofern sie die Leber erreichen, verursachen sie Lazerationen. Schussverletzungen sind komplexer; das Verletzungsmuster hängt vom Projektiltyp, der Projektilgeschwindigkeit und der Schussentfernung ab.

Die Computertomographie kommt nur bei hämodynamisch stabilen Patienten zum Einsatz. Sie dient dabei der Abschätzung des Schweregrades der Verletzung und der Therapieentscheidung. Wird eine Darmverletzung vermutet, so ist in jedem Fall die explorative Laparotomie angezeigt und die Computertomographie, von Ausnahmen abgesehen, nicht indiziert.

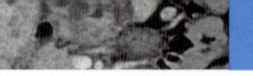

CT-Morphologie

Der computertomographische Befund ähnelt dem von stumpfen Verletzungen. Bei Schussverletzungen lässt sich der Weg des Projektils anhand der rupturierten Gewebestraße mit Hämatomen, Gaseinschlüssen und ggf. Metallfragmenten nachvollziehen. Das Projektil selbst ist problemlos erkennbar.

Die Interpretation des CT-Bildes kann durch die veränderte Hämodynamik, Atemartefakte oder ein ungünstiges Zeitfenster nach der KM-Injektion erschwert sein. Atemartefakte können subkapsuläre Hämatome vortäuschen; schlecht kontrastierte Gefäße oder Aufhärtungsartefakte müssen von echten Rissen abgegrenzt werden.

Postoperative und posttherapeutische Befunde

Leberresektion

Tumorpatienten ohne extrahepatische Metastasen kommen für eine Leberteilresektion in Betracht. Das Volumen und die Funktionsreserve des verbleibenden Leberparenchyms sind ausschlaggebend für das Ausmaß der möglichen Resektion. Risikoabschätzungen wie der Memorial Sloan Kettering Risk Score (Fong et al., 1999) dienen der Patientenselektion und als Richtlinie der adjuvanten Therapie. Die Leberresektion kann mit anderen Therapieformen, wie der Chemoembolisation oder Chemotherapie, kombiniert werden, was den Therapieerfolg im Einzelfall verbessern kann.

Die Computertomographie (multiphasische Spiral- oder Multidetektor-CT) nimmt in der präoperativen Abklärung von Lebermetastasen eine zentrale Rolle ein. Sie dient nicht nur dem Nachweis und der Lokalisation der Metastasen, sondern kann zugleich die Gefäßanatomie und -pathologie klären. Sie ist darüber hinaus Methode der Wahl zum Nachweis und zum Management von Komplikationen.

CT-Morphologie

Der postoperative Befund hängt von der Art der Resektion ab. Häufig finden sich Flüssigkeitsansammlungen entlang des durch Clips markierten Resektionsrandes. Omentumlappen imponieren als hypodense fettgewebsäquivalente Strukturen. Nach einer Hemihepatektomie kommt es in der Regel rasch (innerhalb von Wochen) zu einer kompensatorischen Hypertrophie der Restleber. Nach Keilresektionen zeigen sich über mehrere Wochen oder Monate hypodense Zonen im Resektionsbereich, die u. U. schwer von einem Tumorrezidiv zu unterscheiden sind. Die benachbarten Organe (Niere, rechtes Hemikolon) können zum Resektionsgebiet hin verlagert sein.

Häufigste Komplikationen sind Hämatome, Biliome und Abszesse. *Parenchymblutungen* stellen sich als hypodense Areale nahe der Resektionsgrenze dar. Die meisten *Biliome* finden sich am Resektionsrand oder im Bereich der Leberpforte. Ihre Dichte ist annähernd wasseräquivalent (< 15 HE); die Differenzierung von Seromen, verflüssigten Hämatomen oder infizierten liquiden Formationen ist kaum möglich. Flüssigkeitsansammlungen ohne Beziehung zum Resektionsgebiet sind suspekt auf eine Komplikation (z. B. Abszess). Im Kontrastscan findet sich oft ein Rand-Enhancement um das infizierte Areal. Unklare Befunde bedürfen der perkutanen Aspirationsbiopsie. Tumorrezidive finden sich in bis zu 75 % der Fälle.

Lebertransplantation

Zur Lebertransplantation werden in der Regel Organe von toten Spendern verwendet (als orthotope Lebertransplantation oder als Leberteiltransplantation). In neuerer Zeit werden zunehmend aber auch Leberlebendspenden durchgeführt. Die orthotope Transplantation erfordert vier Gefäßanastomosen (zwei Anastomosen der V. cava inferior, je eine Anastomose der Leberarterie und der Pfortader) und eine Gallengangsanastomose. Leberteiltransplantationen haben eine Gefäßanastomose weniger. Neben Abstoßungsreaktionen kann es zu vaskulären und biliären Komplikationen kommen. Durch die Immunsuppression hat der Empfänger ein höheres Malignomrisiko (lymphoproliferative Erkrankung = PTLD oder Lymphome). Bei Lebendspenden sind auch Spenderkomplikationen zu berücksichtigen (Abszesse, Gallelecks, Gefäßverletzungen).

Die Computertomographie spielt eine wichtige Rolle in der Transplantationsvorbereitung (Empfänger und ggf. Spender) und in der Nachsorge. Präoperativ wird die multiphasische Spiral-CT zum Ausschluss von Malignomen und zur Klärung der anatomischen Verhältnisse (Gefäßsituation) eingesetzt (vgl. S. 435 und S. 942). Nach der Transplantation dient die Computertomographie der Kontrolle der Organperfusion und dem Nachweis bzw. Ausschluss von Komplikationen (Anastomosenverhältnisse, arterielle und venöse Stenosen oder Thrombosen, Leberinfarkt, AV-Fisteln oder Aneurysmen, Galleleck, Gallengangsstriktur) ggf. auch der Interventionsplanung.

CT-Morphologie

Die V.-cava-Anastomosen markieren sich in der Regel als zarte hyperdense Nahtlinien. In der Frühphase nach einer Transplantation zeigt sich regelmäßig eine Verbreiterung und Hypodensität der Periportalfelder (Lymphödem). Sofern dieser Befund über mehr als 6 Monate persistiert, muss an eine chronische Rejektion gedacht werden.

Durchblutungs- bzw. Perfusionsstörungen lassen sich in der portalvenösen Phase meist nur unzureichend darstellen. Die Kontrastierung der Leberarterie in der arteriellen und der Pfortader in der portalvenösen Phase erlaubt den Ausschluss vaskulärer Komplikationen (Thrombose, Stenose oder Verschluss) (Abb. 11.**61**). Arteriell hyperperfundierte Areale weisen auf eine unzureichende portalvenöse Perfusion hin. Randständige hypodense Areale ohne KM-Aufnahme entsprechen subkapsulären Nekrosen und sind prognostisch bedeutungslos.

Gallelecks oder Gallenwegsobstruktionen finden sich in 15 % der Fälle. Die Nekrose äußert sich in einer fokalen oder diffusen Dilatation der Gallengänge. Mittels Dünnschicht-CT (CTA) kann eine arterielle Stenose oder Okklusion als mögliche Ursache verifiziert werden.

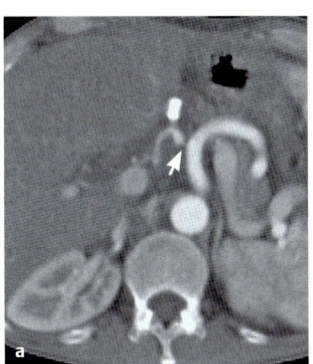 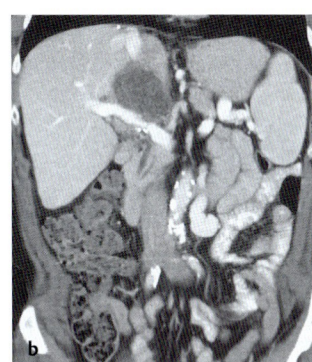

Abb. 11.61 **Befunde nach Lebertransplantation.**
a Stenose der Leberarterie nach Lebertransplantation.
b Periportales Lymphom nach Transplantation.

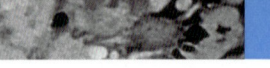

Abb. 11.62 **Stents nach TIPS-Anlage.**
Die Durchgängigkeit ist am besten anhand gekrümmter Reformationen aus einem Dünnschichtdatensatz zu beurteilen.

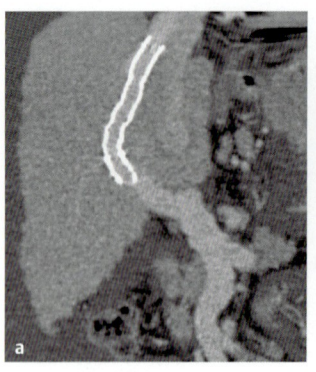 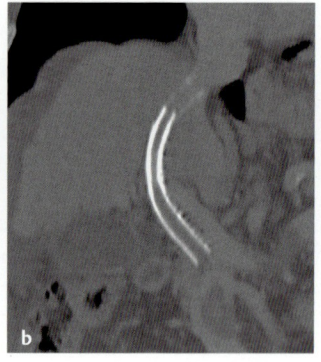 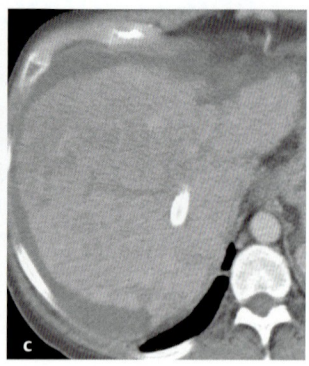

a Durchgängiger Stent.
b Verschlossener Stent.

c Dicke Schichten lassen durch die Metallartefakte keine Beurteilung zu.

Transjugularer intrahepatischer portosystemischer Shunt (TIPS)

Der transjuguläre intrahepatische portosystemische Shunt dient der Druckentlastung des Pfortadersystems bei portaler Hypertension. Dabei wird zwischen einer Lebervene (gewöhnlich der rechten) und einem Pfortaderast ein künstlicher intraparenchymatöser Shunt angelegt und durch einen selbstexpandierenden Stent offen gehalten.

Aufgabe der Computertomographie ist die präinterventionelle Planung insbesondere bezüglich der zirrhotischen Formveränderungen. Die für die Shunt-Anlage geeigneten Gefäße können vorab definiert werden, was die Dauer des Eingriffs und das Risiko von Komplikationen verringert. Bei Kontrolluntersuchungen dient die Computertomographie dem Ausschluss von Komplikationen. Eine zusätzliche CT-Angiographie demonstriert die Durchgängigkeit des Shunts, die farbkodierte Dopplersonographie ist diesbezüglich allerdings Methode der Wahl, da sie die Stent-Morphologie besser erfasst und zugleich Flussmessungen erlaubt.

CT-Morphologie

Liegt der Verdacht einer akuten Komplikation vor, so sollte die Computertomographie als Nativuntersuchung mit nachfolgender biphasischer KM-Untersuchung erfolgen. Komplikationen sind subkapsuläre, intrahepatische oder peritoneale Blutungen (hypo- oder hyperdens, je nach Alter der Blutung und Koagelbildung), Pseudoaneurysmen der Leberarterien (arterielle Phase), arterioportale Fisteln (kontrastierte Portaläste in der arteriellen Phase), Gallengangserweiterungen durch Hämobilie, biliäre Zysten (flüssigkeitsäquivalent) und Stent-Dislokationen.

Zur Überprüfung der Durchgängigkeit des Shunts ist eine Dünnschichtkollimation (≤ 3 mm) erforderlich. Während die Darstellung eines Stent-Verschlusses weniger problematisch ist, ist die Diagnostik von Stenosen und von Veränderungen des venösen Ausflusstraktes an die Dünnschichtkollimation gebunden (Abb. 11.62).

Minimalinvasive Therapie

Da nur etwa 25 % der Patienten mit primären oder sekundären Lebertumoren Kandidaten für eine chirurgische Resektion sind und da die Resultate der Radio- und Chemotherapie nach wie vor unbefriedigend sind, haben sich in jüngster Zeit minimal invasive regionale Therapieverfahren etabliert. Die 1-Jahres-Überlebensrate liegt bei diesen Verfahren bei bis zu 90 %.

Perkutane Tumorablation

Prinzipiell können zwei Verfahren unterschieden werden, die Thermoablationsverfahren einerseits und die Alkoholinjektion andererseits.

Zu den Thermoablationsverfahren zählen die *Radiofrequenzablation* (RF-Ablation), die *Mikrowellenablation*, die *interstitielle Laserphotokoagulation* (ILP) und die *Kryoablation*. Unabhängig vom jeweiligen physikalischen Prinzip führen die Verfahren zu einer thermischen Koagulationsnekrose. Sie kommen in erster Linie für die Ablation kolorektaler Lebermetastasen in Betracht. Als Indikation gelten 4 oder weniger Läsionen mit einem Durchmesser von 3–5 cm. Mit der Laserablation sind auch größere Herde angehbar. In Abhängigkeit von der Herdgröße und dem angestrebten Sicherheitssaum von 5–10 mm sind zur kompletten Ablation meist mehrere Sitzungen (1–12) erforderlich. Die RF-Ablation erfolgt üblicherweise unter CT-Kontrolle, die Laserablation unter MR-Kontrolle. Die Kryoablation wird in der Regel intraoperativ unter Ultraschall- oder auch MR-Kontrolle durchgeführt.

Die *perkutane Ethanolinjektion* ist nach wie vor das am weitesten verbreitete Verfahren zur Therapie primärer Lebertumoren (HCC). Die Injektion einer 95%igen Ethanollösung führt zur Dehydratation und Koagulationsnekrose mit nachfolgender Fibrose. Primäre Indikation ist das HCC in einer Zirrhose. Wenngleich auch große Tumoren angehbar sind (bis zu 30% des Lebervolumens), ist die Therapie kleiner Herde bis zu einer Größe von 3 cm am effektivsten. Bei ambulanter Durchführung sind für die komplette Tumorablation meist mehrere Sitzungen (4–12) nötig, unter Narkose ist eine „One-Shot-Ablation" möglich. Für detaillierte Informationen siehe Kapitel 6.

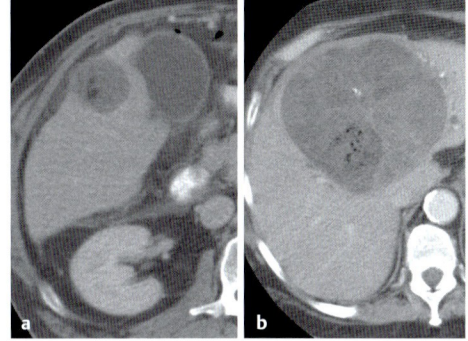

Abb. 11.63 **Kontrolle nach Interventionen bei HCC.**
a Nekrotisches HCC nach perkutaner Alkoholinjektion (PEI).
b HCC nach transarterieller Chemoembolisation (zuvor hypervaskularisiert).
In beiden Fällen finden sich Gaseinschlüsse infolge der perkutanen Punktion (**a**) bzw. der Nekrose (**b**).

CT-Morphologie

Die Tumornekrose stellt sich im Kontrastscan mehr oder weniger hypodens dar, am deutlichsten in der portalvenösen und in späten Phasen. Da Tumorrestgewebe in diesen Phasen ebenfalls iso- oder hypodens imponieren kann, in der arteriellen Phase allerdings meist eine Kontrastierung erfährt, sollten die Kontrollen nach einer Tumorablation immer als bi- oder triphasische Untersuchungen durchgeführt werden (Abb. 11.**63**). Bei frühen Kontrollen ist der Zugangsweg meist noch in Form einer hypodensen Straße nachvollziehbar. Nach Therapie kann die „Herdgröße" unverändert oder vergrößert sein; meist ist eine deutliche Formänderung erkennbar. Ein Rand-Enhancement (reaktiv entzündliches Granulationsgewebe) kann über Monate persistieren. Mögliche Begleitbefunde sind ein Pleuraerguss, eine segmentale Gallengangserweiterung, Pfortaderastthrombosen oder Leberinfarkte.

Transarterielle Chemoembolisation (TACE)

Die TACE wird zur regionalen Therapie inoperabler Leberzellkarzinome oder von Metastasen neuroendokriner Tumoren eingesetzt. Das Therapieprinzip beruht auf der Tatsache, dass Malignome in der Leber primär und ganz überwiegend arteriell und nicht portalvenös versorgt werden. Dadurch gelingt es bei der dualen Blutversorgung der Leber, den Tumor „selektiv" unter weitgehender Schonung des Leberparenchyms und des Gesamtorganismus anzugehen. Im Vergleich mit der systemischen Chemotherapie ist eine 100-mal höhere Konzentration des Pharmakons am Zielort möglich. Hauptindikation sind Läsionen > 3 cm. Die TACE wird als selektive oder superselektive Katheterangiographie mit einem Mikrokatheter von 2–3 F durchgeführt. In der Regel wird eine Kombination verschiedener Chemotherapeutika (Cisplatin, Doxorubicin, Mitomycin C) appliziert und mit einer Embolisation (PVA oder Gelfoam) kombiniert, um die Verweildauer des Pharmakons zu verlängern. Lipiodol wird vielfach als Carrier zur Prolongierung der Kontaktzeit und zur Therapiekontrolle eingesetzt. Die Tumoren sprechen zu 60–80 % auf die Therapie an; die 1-Jahres-Überlebenswahrscheinlichkeit liegt bei 70 %. Ältere randomisierte Studien zeigten keinen Effekt im Hinblick auf das Langzeitüberleben, in jüngeren Studien konnte allerdings ein positiver Effekt bestätigt werden.

CT-Morphologie

Wird für die Chemoembolisation Lipiodol benutzt, so werden die embolisierten Läsionen durch das ölige Kontrastmittel direkt markiert, sofern sie dieses akkumulieren. In diesen Fällen ist der Nachweis vitaler Tumorreste im Kontroll-CT durch das stark hyperdense Kontrastmittel beeinträchtigt. Um Fehlinterpretationen zu vermeiden, sollte das Kontroll-CT nicht vor 4 Wochen nach Therapie durchgeführt werden. Die Reduktion der Tumorgröße ist kein Indikator für den Therapieerfolg, da die Resorption der Nekrose nach Chemoembolisation deutlich verzögert ist. Bei hypervaskularisierten Läsionen kann die Effizienz der TACE am besten in der arteriellen Phase abgeschätzt werden, da der Therapieeffekt eng mit dem Ausmaß der arteriellen Vaskularisierung korreliert ist (Abb. 11.**63**).

12 Gallensystem

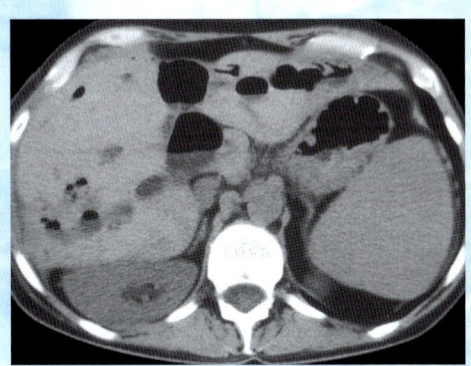

M. Prokop

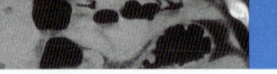

Bildgebende Methode der Wahl in der Diagnostik von Gallenerkrankungen ist derzeit die Sonographie in Verbindung mit der Magnetresonanz-Cholangiopankreatikographie (MRCP). Invasive Verfahren, wie die perkutane transhepatische Cholangiographie (PTC) und die endoskopische retrograde Cholangiographie (ERC) werden heute nur noch interventionell eingesetzt. CT-Indikationen sind das Tumorstaging (Tab. 12.1) und die Abklärung fraglicher sonographischer Befunde. Die Mehrzahl der Gallenwegserkrankungen sind zufällige oder assoziierte Befunde im Computertomogramm. Mit Einführung der Multidetektortechnik wird die Computertomographie gegenüber der MRT wieder konkurrenzfähig.

Tab. 12.1 ⤏ **Indikationen zur CT des Gallensystems**

Tumordiagnostik	Gallenblasenkarzinom	Staging, Resektabilität
	Gallengangskarzinom	Nachweis, Resektabilität
	Papillenstenose	Nachweis des makroskopischen Tumors, Resektabilität
Unklarer sonographischer Befund	Cholestase	Tumornachweis, extrinsische Kompression des Ductus choledochus
	Choledocholithiasis	Nachweis mit der CT-Cholangiographie
	akute Cholangitis	Nachweis des externalen komprimierenden Tumors, chologener Abszess
	akute Cholezystitis	Teil der Diagnostik beim akuten Abdomen
Akutes Abdomen	komplizierte Cholezystitis, cholangitischer Abszess, Gallensteinileus	
Laparoskopische Cholezystektomie	präoperative Diagnostik von Varianten, Konkremente im Ductus choledochus (CT-Cholegraphie)	
Postoperative Komplikationen	Blutung, Abszess, Urinom, Biliom	

Anatomie

Gallenwege

Die intrahepatischen Gallenwege verlaufen parallel zu den Pfortaderästen und Leberarterien (Abb. 12.1). Sie können ab einem Durchmesser von 2–3 mm (nativ) bzw. 1–2 mm (nach Kontrastmittelinjektion) abgegrenzt werden. Dies bedeutet, dass die intrahepatischen Gallengänge bei den üblichen Schichtdicken im Computertomogramm in der Regel weder nativ noch nach i.v. Kontrastmittelgabe erkennbar sind. Eine Ausnahme bilden lediglich der Ductus hepaticus dexter und sinister, die sich nach Kontrastmittelgabe gelegentlich als bis zu 3 mm breite hypodense Strukturen abgrenzen lassen. Bei dünner Schichtkollimation (Multidetektor-CT) sind auch weiter peripher gelegene Gallenwege parallel zu den Pfortaderästen in der Parenchymphase als hypodense lineare Strukturen sichtbar.

Der Ductus choledochus ist typischerweise als rundliche oder längliche hypodense Struktur abgrenzbar (vgl. Abb. 14.1). Sein Durchmesser beträgt normalerweise ≤ 5 mm. 6–7 mm gelten als grenzwertig. Bei einem Durchmesser von mehr als 8 mm ist von einer Dilatation auszugehen. Im Pankreas-

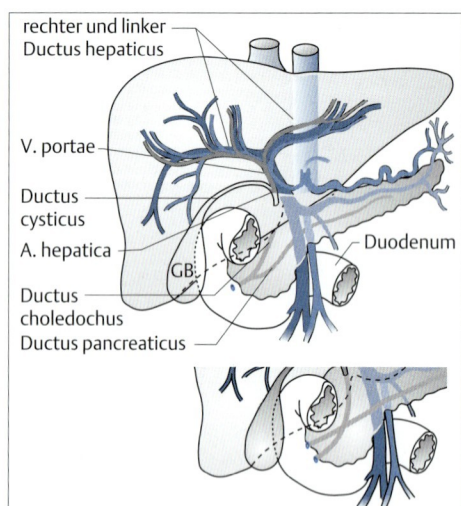

Abb. 12.1 **Anatomie des Gallensystems.**
Der Ductus choledochus verläuft anterior der Pfortader in die Porta hepatis und erreicht den Pankreaskopf oberhalb des Duodenums. Die Papillenregion selbst ist im CT selten erkennbar, manchmal erscheint eine kleine Protrusion in das Lumen des Zwölffingerdarms. Als Normvariante münden Ductus choledochus und Ductus pancreaticus separat in das Duodenum (untere Abb.).

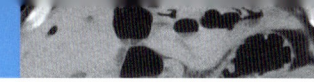

kopf und in der Leberpforte sollte der Durchmesser 5 mm nicht überschreiten. Nach Cholezystektomie gilt eine Weite bis zu 10 mm noch als normal.

Gallenblase

Die Gallenblase liegt am Leberunterrand zwischen Segment IV und V (vgl. Abb. 11.1). Ihre Größe ist variabel – von postprandial kollabiert bis stark dilatiert nach längerem Fasten (z. B. bei parenteraler Ernährung). Ein Volumen bis 50 ml (Durchmesser 10×3,4 cm) gilt als normal. Die Gallenblasenwand ist bis zu 3 mm dick und im Nativscan kaum erkennbar. Die Gallenflüssigkeit zeigt Dichtewerte zwischen 0 und 15 HE.

Der Gallenblasenhals entspricht der hiluswärts gerichteten, oft abgeknickten, annähernd triangulären Verjüngung der Gallenblase. Der Ductus cysticus ist mit einem Durchmesser bis 2 mm ohne dünne Schichtkollimation meist nicht oder nur sehr schlecht abgrenzbar und mündet in 95 % der Fälle dorsal in den Ductus choledochus.

Varianten

Varianten der Gallenblase und der Gallenwege werden in bis zu 10 % der Cholangiogramme beschrieben. Es handelt sich um Doppelungen und Septierungen der Gallenblase, atypisch verzweigte oder einmündende Gallengänge sowie um Duplikaturen des Ductus cysticus oder choledochus. Alle diese Varianten (Abb. 12.2) sind im Hinblick auf postoperative Komplikationen (Gallenlecks) von Bedeutung

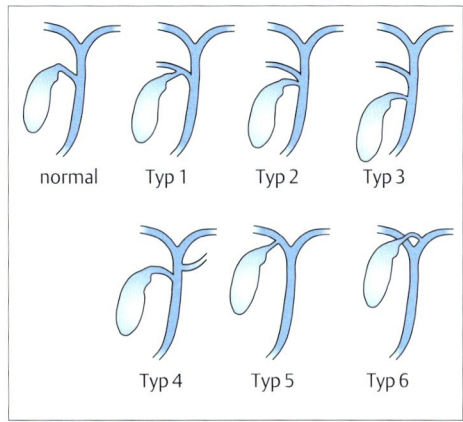

Abb. 12.2 **Überblick über die wichtigsten Varianten des Gallensystems.**

und können in der Computertomographie nur mit dünner Schichtkollimation (Multidetektor-CT) und unter Verwendung von gallengängigem KM dargestellt werden.

Kongenitale Hypoplasien oder Agenesien der Gallenblase sind selten (< 0,1 %). Septierungen (longitudinal, transversal oder durch Abknickung verursacht) sind ebenso wie Gallenblasendivertikel in der Computertomographie selten erkennbar und von untergeordneter Bedeutung. Eine Gallenblasenektopie wurde für verschiedene Lokalisationen im Oberbauch ventral, dorsal, kranial und kaudal der Leber beschrieben. Bei Leberzirrhose kann die Gallenblase atypisch liegen, wobei der Gallenblasenfundus auf der ventralen Leberoberfläche zu sehen ist und eine hypodense Raumforderung vortäuschen kann.

Untersuchungstechnik

Die Computertomographie des Gallensystems erfolgt in der Regel im Rahmen einer Oberbauchuntersuchung (vgl. Protokolle in Kapitel 11). Spezielle Protokolle sind nur bei dezidierten Fragestellungen erforderlich (Tab. 12.2).

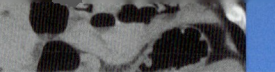
Tab. 12.2 ⤏ *Empfohlene Untersuchungsparameter*

Allgemein						
Orales KM	Oberbauch:		500 ml, 30 min vor der Untersuchung			
	gesamtes Abdomen:		1–1,5 l, 60 min vor der Untersuchung			
Lagerung	Rückenlage mit Elevation der Arme					
Scanbereich	Leber					
Atemphase	Inspiration					
Fensterung	Nativ-CT:		W/L=250/40			
	Nativ-CT (Gallensteine):		W/L=150/10			
	KM-CT:		W/L=400/60			
	CT-Cholegraphie:		W/L=700/150			

	Scannertyp (Schichten pro Rotation)					
Scanparameter	**1** **SC/TF/RI**	**4** **SC ª**	**16** **SC ª**	**64** **SC ª**	**axial** **SW/RI**	**MPR ᵇ** **SW/RI**
Leber und Gallenwege	3/5/2 ↓	1–1,25 ↓	0,5–0,75 ↓	0,5–0,625 ↓	4/3	3/3 cor
Kontrastinjektion ᶜ	**V/F/D**	**V+N/F/D**	**V+N/F/D**	**V+N/F/D**	**Bemerkungen**	
Leber und Gallenwege	150/4/D	150+50/5/D	150+50/5/D	150+50/4/D		
arterielle Phase	D=25	D=10A	D=15A	D=20A	Trigger: Aorta (L1/2)	
portale Phase	D=70	D=50A	D=55A	D=60A	Trigger: Aorta (L1/2)	
Spätphase	D=10–15 min	D=10–15 min	D=10–15 min	D=10–15 min		
CT-Cholangiographie i.v	100 ml Biliscopin Tropfinfusion über 1 h					
CT-Cholangiographie oral	2×3 g Biloptin am Abend vor der Untersuchung, Reizmahlzeit 20 min vor Untersuchung					

SC=Schichtkollimation (mm), TF=Tischvorschub (mm/Rotation), RI=Rekonstruktionsinkrement (mm), ↑↓=Scanrichtung
SW=effektive Schichtdicke (mm), MPR=multiplanare Reformation, axial=axiale Schichtung, cor=coronal,
V=KM-Volumen (ml), N=NaCl-Volumen (ml), F=Flussrate (ml/s), D=Startdelay (s). KM-Konzentration=300 mg Jod/ml
[a] Pitch P=TF/(N×SC): ca. 1,5 (4 Schichten); 1,2–1,5 (16 Schichten); 0,9–1,2 (64 Schichten);
[b] MPR aus dem sekundären Rohdatensatz mit SW/RI=1–1,5/0,7 oder 0,5–0,8/0,5; schräg coronale MPR entlang des
Ductus choledochus und Ductus Wirsungianus; CPR oder MinIP parallel zum Ductus choledochus
[c] Bolustriggerung für MDCT, Startdelay nach Erreichen eines Kontrastanstiegs von 100 HE in der Triggerregion (A=Aorta)

Scanparameter

Die Datenakquisition erfolgt ähnlich wie bei der Leberuntersuchung (Kapitel 11). Die optimale Darstellung der Gallenwege erfordert eine Untersuchung in Spiral-Technik mit dünner Schichtkollimation.

Bei *Einzeilenscannern* empfiehlt sich eine Kollimation von 3 mm bei einem Tischvorschub von 5 mm, wobei für die gesamte Leber eine längere Scandauer (30–40 s) in Kauf genommen werden muss. Bei weniger kooperativen Patienten muss man sich bei dieser Technik u. U. auf die Hilusregion beschränken.

Die *Multidetektor-CT* erlaubt den Einsatz einer dünnen Schichtkollimation (1–1,25 mm bei 4- und 8-Zeilen-Scannern; 0,5–0,75 mm bei 16- und 64-Zeilen-Scannern). Bei 4- und 8-Zeilen-Scannern werden Pitchfaktoren von ca. 1,5 eingesetzt, bei 16-Zeilen-Scannern Pitchfaktoren von 1,2–1,5, und bei 32- bis 64-Zeilen-Scannern Pitchfaktoren von 0,9–1,2.

Für die Routinebefundung reichen rekonstruierte Schichten von 5 mm aus. Für die Beurteilung des Gallengangssystems sind jedoch dünnere Schichten (2–4 mm) und multiplanare Reformationen erforderlich. Gekrümmte Reformationen oder dünne MinIP erlauben eine bessere Darstellung des Gangsystems im Bereich der Leberpforte. Für die Auswertung einer CT-Cholangiographie nach Gabe eines gallengängigen Kontrastmittels eignen sich auch dünne MIP oder 3 D-Volumendarstellungen.

Kontrastmittelapplikation

Nativ-CT

Die Nativ-CT ist in der Regel nicht mehr erforderlich. Für die Suche nach Gallenwegskonkrementen kann eine Nativ-CT durchgeführt werden, wobei ein enges Fenster zur Detektion von Cholesterolsteinen erforderlich ist. Der Dosisbedarf für ein ausreichendes Signal-Rausch-Verhältnis ist jedoch erheblich; daher ist diese Technik heute nicht mehr zu empfehlen. Die MRCP stellt die bessere Alternative dar.

Kontrastverstärktes Leber-CT

Zur Gallengangsdarstellung eignet sich die *portale Phase* am besten, da hier der Kontrast zwischen Leberparenchym und der hypodensen Galle am stärksten ist. Eine *biphasische CT* in der arteriellen und portalen Phase sollte zur Tumorsuche eingesetzt werden, da Gallenwegstumoren sowohl hypo- als auch hypervaskularisiert sein können. *Spätaufnahmen* nach 10 – 15 min können die Darstellung des hypovaskularisierten Cholangiokarzinoms verbessern (interstitielle Kontrastaufnahme) und sind daher bei dieser Indikation zu erwägen.

CT-Cholangiographie

Für eine CT-Cholangiographie (CTC) wird gallengängiges KM vor der Untersuchung oral oder intravenös verabreicht. Intravenös werden 100 ml eines Cholegraphie-KM (Salze der Iotroxin- oder Iodoxamsäure) über 30 – 60 min langsam infundiert (cave: Unverträglichkeitsreaktion bei schneller Infusion; in zwei großen Studien wurden in nur 0,5 – 0,7 % der Fälle geringe Reaktionen beobachtet).

Bei der oralen CTC wird das KM (Iopansäure) in zwei Dosen am Abend vor der Computertomographie eingenommen. Die Computertomographie sollte dann 8 – 12 h nach der KM-Einnahme geplant werden. Sofern die Gallenblase noch vorhanden ist, empfiehlt sich zur besseren Kontrastierung der Gallenwege eine Reizmahlzeit 20 – 30 min vor der Untersuchung oder die Injektion eines Cholezystokinins während der Untersuchung. Kontraindikationen sind Schwangerschaft und Stillzeit, eine Niereninsuffizienz oder eine Leberfunktionsstörung. Um eine diagnostische Kontrastierung des Gallenwegssystems zu erreichen, sollte das Bilirubin nicht über 2 – 3 mg/dl (35 – 50 mmol/l) betragen.

Bildverarbeitung

Sekundäre Rohdatensätze aus dünnen Schichten nach intravenöser Kontrastmittelapplikation bilden die Basis für die Darstellung des zentralen Gallengangsystems in Form gekrümmter planarer Reformationen (2 – 3 mm Dicke) (vgl. Abb. 12.**4**, 12.**10**, 12.**13**) oder dünner Minimum-Intensitäts-Projektionen (MinIP) von 3 – 5 mm Dicke.

CT-Cholangiographie

Nach intravenöser Kontrastmittelgabe gestatten die MIP oder Volumendarstellungen (VRT) einen Überblick über das Gallensystem. Zum Ausschluss von Konkrementen sind allerdings axiale Schichten und multiplanare Reformationen mit optimaler Fensterung (W = 500 – 800, L = 70 – 150) erforderlich.

Virtuelle Cholangioskopie

Für die Beurteilung des Lumens lässt sich die Technik der virtuellen Endoskopie einsetzen. Grundlage bildet ein CT-Cholangiographie-Datensatz mit guter Kontrastierung der Gallengänge. Um die Detailgenauigkeit zu verbessern und das Rauschen zu minimieren, sollte das rekonstruierte Field of View auf 15 – 20 cm begrenzt und ein glättender Faltungskern eingesetzt werden.

Kontrastmittelverhalten

Die portale Phase und die Spätphase nach i. v. Kontrastmittelgabe (nierengängiges KM) sind am besten geeignet, um die intrahepatischen Gallenwege als hypodenses Gangsystem gegen das Leberparenchym abzugrenzen. Die Wände von Gallenwegen und Gallenblase zeigen normalerweise keine Kontrastmittelaufnahme. Eine Kontrastaufnahme deutet auf entzündliche Prozesse oder bei zusätzlicher unregelmäßiger Verdickung auf eine Tumorinfiltration hin. Die arterielle Phase wird mitunter zur Tumordiagnostik empfohlen, eine Kontrastaufnahme findet sich allerdings auch bei Entzündungen.

Normalerweise werden 1–2 % des i. v. applizierten Kontrastmittels hepatisch eliminiert. Bei eingeschränkter Nierenfunktion oder größeren Kontrastmittelvolumina (> 100 ml) kommt es zu einer nachweisbaren hepatobiliären Kontrastmittelausscheidung, die zu einer Gallenblasenkontrastierung unterschiedlichen Ausmaßes führt. Diese Gallenblasenkontrastierung ist typischerweise 24–48 h nach Kontrastmittelinjektion nachweisbar und kann persistieren, solange der Patient fastet und kein Entleerungsreiz erfolgt. Eine Kontrastierung der intrahepatischen Gallenwege ist allerdings auch bei stark eingeschränkter Nierenfunktion nur selten gegeben. In Folge einer kompensatorischen hepatobiliären KM-Ausscheidung kann sich Kontrastmittel im Darm (speziell Kolon) noch Wochen nach der i. v. Kontrastmittelapplikation finden.

Dilatation des Gallenwegssystems

Angeborene Zysten der intra- und extrahepatischen Gallenwege sind selten. Sehr viel häufiger sind erworbene Erweiterungen im Rahmen der Cholestase.

Caroli-Syndrom

Das Caroli-Syndrom ist eine seltene, wahrscheinlich autosomal rezessive Erkrankung, die zur segmentalen zystischen Erweiterung der großen intrahepatischen Gallengänge führt. Die Patienten werden in der Kindheit oder im frühen Erwachsenenalter symptomatisch. Die Erkrankung kann mit Markschwammnieren, Zystennieren (infantile Form), kongenitaler Leberfibrose oder Choledochuszysten (selten) einhergehen. Zirrhosezeichen oder eine portale Hypertension finden sich *nicht*. Komplikationen umfassen Gallenwegskonkremente, rezidivierende Cholangitiden, Leberabszesse, Sepsis und ein erhöhtes Karzinomrisiko (CCC).

Primäres diagnostisches Verfahren ist die Sonographie. Die Computertomographie kann zur nichtinvasiven Diagnosesicherung eingesetzt werden, dient jedoch vorwiegend dem Ausschluss von Komplikationen.

CT-Morphologie

Beim Caroli-Syndrom finden sich multiple intrahepatische zystische Läsionen, die dem Verlauf der Portalgefäße bzw. Gallenwege folgen und in Richtung auf die Leberpforte ausgerichtet sind (Abb. 12.**3**). Die Gallengänge können perlschnurartig sakkulär erweitert sein. Teilweise lässt sich direkt die Verbindung mit den Gallenwegen nachweisen, teilweise sind zwischen einzelnen „Zysten" brückenartige Verbindungen erkennbar. Einzelne Portalvenenäste können partiell vollständig von dilatierten Gallenwegen umgeben sein („central dot sign"). Intraluminale Vorwölbungen, Sludge oder Konkremente sind möglich. Die extrahepatischen Gallenwege sind oft ektatisch.

DD: dysontongenetische Leberzysten!

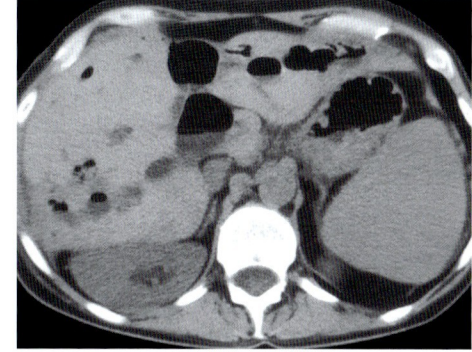

Abb. 12.3 **Caroli-Syndrom.**
Multiple Zysten – partiell infiziert – entlang des Portalsystems.

Choledochuszyste und Choledochozele

Die *Choledochuszyste* ist eine segmentale Dilatation des Ductus choledochus, die auf eine atypisch hohe Einmündung des Ductus pancreaticus in den Ductus choledochus mit Reflux von Pankreasenzymen zurückzuführen ist. Weitere Fehlbildungen des hepatobiliären Systems sind möglich. Das Risiko für das Auftreten eines Gallenblasenkarzinoms ist auf bis zu 40% erhöht und für ein CCC auf bis zu 15%. Häufig finden sich Choledochuskonkremente (bis zu 50% der Fälle).

Bei der *Choledochozele* (syn. Gallengangsdivertikel, duodenale Duplikationszyste) handelt es sich um eine zystische Dilatation des distalen intramuralen Anteils des Ductus choledochus mit Herniation in das Duodenum. Konkremente und Sludge sind häufig.

Die Diagnose der Choledochuszyste erfolgt meist sonographisch, die Choledochozele wird in der MRCP oder ERCP gesichert. Die Computertomographie ist selten indiziert. In der Regel handelt es sich um Zufallsbefunde.

CT-Morphologie

Die *Choledochuszyste* ist eine in der Leberpforte gelegene zystische, glatt begrenzte Läsion (2–15 cm), die häufig Konkremente enthält (pathognomonisch). In der Spiral- oder Multidetektor-CT lässt sich gelegentlich die Verbindung zum Ductus choledochus nachweisen. Die intrahepatischen Gallenwege sind in ca. 15% durch kompressions- oder konkrementbedingte Stenosen erweitert. Distal der Zyste ist das Kaliber der Gallenwege normal.

Bei der *Choledochozele* findet sich eine zystische Formation am Eintritt des Ductus choledochus in das Duodenum. Eine gute duodenale Kontrastierung ist essenziell. Die Zuordnung gelingt am besten in der Spiral- oder Multidetektor-CT.

DD: Duodenaldivertikel; mesenteriale oder omentale Zyste; Nieren-, Nebennieren-, Leber- oder Pankreaszyste; Pseudozyste des Pankreaskopfes.

Obstruktive Cholestase

Die Obstruktion der intra- oder extrahepatischen Gallenwege führt zu einer lokalen oder generalisierten Erweiterung der Gallengänge. Ursachen sind Entzündungen, Narben, Konkremente, intraluminale Tumoren oder eine Kompression von außen (durch Tumor, Lymphkoten oder Gallenblase). Sonographie und MRCP sind die primären diagnostischen Verfahren. Die Multidetektor-CT hat jedoch zunehmend an Bedeutung gewonnen, insbesondere in der Diagnostik von Tumoren und deren Komplikationen.

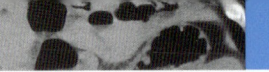
Abb. 12.4 **Cholestase mit Dilatation der intrahepatischen Gallenwege.**

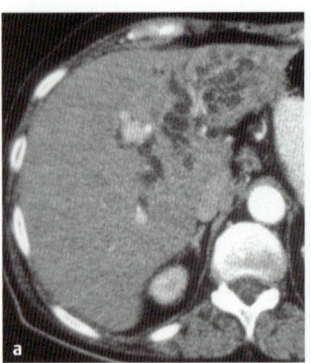 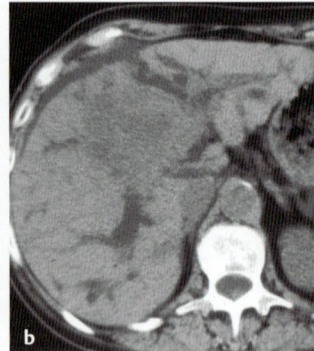 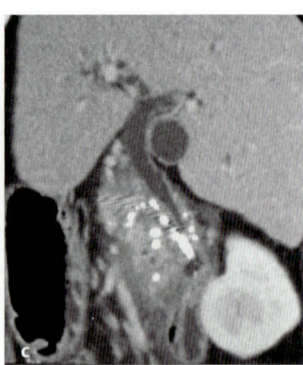

a Linksbetonte Stase durch ein Gallengangskarzinom, das selbst im CT nicht sichtbar ist.

b Bilaterale Dilatation durch eine große zentrale Raumforderung (cholangiozelluläres Karzinom).

c Dilatation der Gallenwege durch sekundäre Stenose bei chronischer Pankreatitis (schräg coronale MPR).

CT-Morphologie

Im Nativbild stellen sich die dilatierten intrahepatischen Gallengänge als hypodense (wasseräquivalente) Strukturen dar (Abb. 12.4). Die distal des Verschlusses gelegenen Gangabschnitte sind nicht erweitert und damit auch nicht dargestellt.

Während die Höhe der Obstruktion durch den Kalibersprung bzw. den Gangabbruch in der Regel eindeutig zu lokalisieren ist, gestaltet sich die Ursachenabklärung weitaus schwieriger, da der auslösende Prozess in Abhängigkeit von der verwendeten CT-Technik nicht immer direkt darstellbar ist. Die Multidetektor-CT mit dünner Kollimation bereitet diesbezüglich die geringsten Probleme (Abb. 12.4 c). Entzündliche Veränderungen führen zu unregelmäßigen Kalibersprüngen, die nicht immer sichtbar sind. Gallengangskonkremente sind meist nur bei entsprechendem Kalkgehalt erkennbar, oder wenn die Gallengänge vorab mit gallengängigem KM markiert sind (vgl. Abb. 12.14). Der abrupte Abbruch eines Ganges ohne sichtbare Ursache ist hochsuspekt auf einen intraluminalen Tumor (Cholangiokarzinom, vgl. Abb. 12.10).

Papillenstenose

Eine Papillenstenose hat eine Vielzahl möglicher Ursachen, wobei eine narbige Striktur nach Steinpassage (meist von Choledochuskonkrementen) am häufigsten ist. Periampulläre Tumoren oder Sphinkterdyskinesien sind seltener. In der Computertomographie ist die Erweiterung des Ductus choledochus meist ein Zufallsbefund. Die CT ist zum Nachweis papillennaher Tumoren nur von begrenztem Wert (mäßige Sensitivität der konventionellen und Spiral-CT). Methode der Wahl sind die MRCP und die Endosonographie. Mit der Multidetektortechnik hat sich die Sensitivität der Computertomographie allerdings verbessert.

CT-Morphologie

Die prästenotische Dilatation des Ductus choledochus auf über 8 mm, die oft (80%) mit einer Erweiterung des Ductus pancreaticus kombiniert ist („double duct sign"), deutet auf eine Obstruktion im Bereich der Papille hin (Abb. 12.5 u. 12.6). Dünne Schichtkollimationen verbessern die Darstellung von Papillentumoren. Für eine optimale Darstellung der Pathologie sind multiplanare Reformationen entlang des Ganges essenziell. Bei identischem KM-Verhalten ist ein Papillentumor von einer vergrößerten intraduodenalen Papille mitunter nicht zu unterscheiden. Die Frage der Resektabilität von Patienten mit Papillentumoren wird in Kapitel 14 diskutiert.

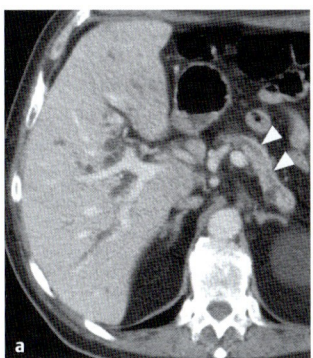
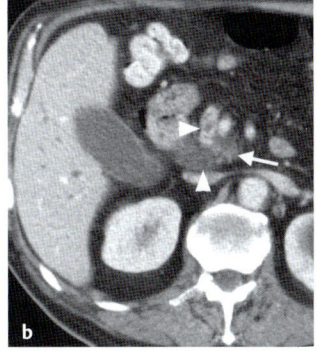

Abb. 12.5 **Papillenstenose.**
a Ursache ist ein kleines Pankreaskarzinom nahe der Papille. Obstruktion des Ductus choledochus und Wirsungianus (Pfeilspitzen).
b Der Tumor zeigt eine beginnende Infiltration des umgebenden Fettgewebes (Pfeil).

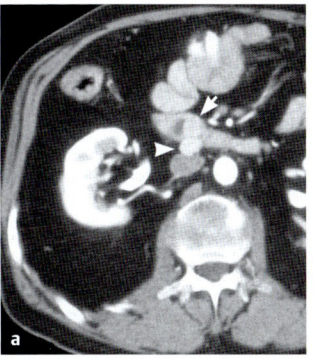
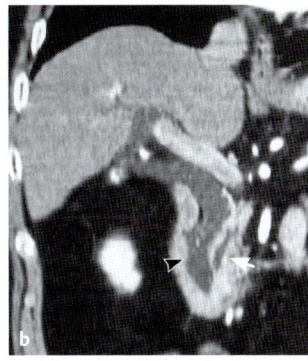

Abb. 12.6 **Kleines Karzinoid der Papille.**
a Hypervaskularisation in der arteriellen Phase (Pfeil) und hypervaskularisierte Lymphknotenmetastase (Pfeilspitze).
b Das „Double-Duct-Sign" mit Dilatation von Ductus choledochus (Pfeilspitze) und Ductus Wirsungianus (Pfeil) ist am besten im halbcoronalen Schnitt erkennbar.

Mirizzi-Syndrom

Das Mirizzi-Syndrom ist Folge einer extrinsischen Kompression des Ductus choledochus durch ein in der Gallenblase oder im Ductus cysticus impaktiertes Konkrement. Eine chronisch entzündliche Begleitreaktion ist häufig. Die Computertomographie ist lediglich dann indiziert, wenn mittels MRCP oder Sonographie die Differenzierung zwischen einem Mirizzi-Syndrom und einer Choledochuskompression durch einen Lymphknoten oder einen Gallenblasentumor nicht gelingt.

CT-Morphologie

Intra- und extrahepatische Gallengänge sind proximal der Kompression erweitert. Im Gallenblasenhals oder im Ductus cysticus findet sich ein impaktiertes Konkrement. Die Lagebeziehung zwischen Konkrement und Ductus choledochus lässt sich am besten mit dünner Schichtkollimation darstellen.

Cholangitis

Eine akute (aszendierende) Cholangitis kann auf dem Boden einer benignen oder malignen Abflussbehinderung entstehen (Strikturen, Konkremente, Parasiten, Papillenkarzinom). Meist liegt eine Infektion mit Gram-negativen Bakterien vor. Klinische Zeichen sind ein rechtsseitiger Oberbauchschmerz, Ikterus und Sepsis (Charcot-Trias). Die eitrige Form der aszendierenden Cholangitis hat eine hohe Mor-

talität und ist meist auf ein obstruierendes Konkrement oder einen Tumor zurückzuführen. Die Computertomographie ist zum Ausschluss einer Tumorkompression und zum Nachweis intrahepatischer chologener Abszesse indiziert (vg. Kapitel 11). Die rezidivierende pyogene Cholangitis (südostasiatische Cholangiohepatitis) ist in Kapitel 11 beschrieben.

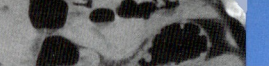
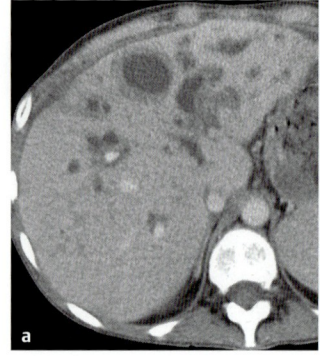
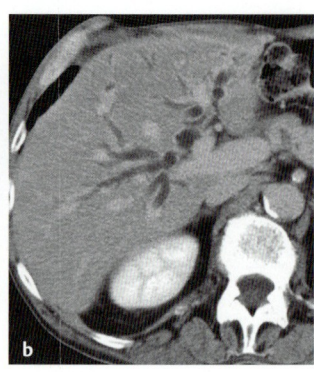

Abb. 12.7 Cholangitis.

a Akute Cholangitis mit Dilatation der Gallenwege und multiplen unscharf begrenzten chologenen Abszessen mit hypodensem Granulationsring.

b Chronische Cholangitis nach Papillenstenose. Kontrastierung der Gallengangswände.

CT-Morphologie

Die intra- und extrahepatischen Gallengänge sind gering bis mäßig dilatiert und zeigen teilweise Gaseinschlüsse (Aerobilie). Der Grad der Erweiterung korreliert nicht mit der Schwere der Erkrankung.

Häufig zeigt sich eine Kontrastaufnahme der Gallengangswand. Chologene Abszesse imponieren als multiple hypodense intrahepatische Läsionen mit meist unscharfen Grenzen und gelegentlichen Gaseinschlüssen. Die Läsionen sind am besten im kontrastverstärkten Scan erkennbar (Abb. 12.7).

Primär sklerosierende Cholangitis (PSC)

Die primär sklerosierende Cholangitis (PSC) ist eine chronisch progressive fibrös-entzündliche Reaktion der Gallenwege (Pericholangitis) unklarer Ätiologie. Sie betrifft bevorzugt Patienten im mittleren Lebensalter (3.–6. Lebensdekade), Männer doppelt so häufig wie Frauen. Die Erkrankung führt zu Gallenwegsobstruktionen, Cholestase und mitunter zu einer biliären Zirrhose mit portaler Hypertension. Die intrahepatischen Gallenwege sind immer betroffen, bei 25 % der Patienten ist die Erkrankung auf die Leber begrenzt. Die Einbeziehung der extrahepatischen Gallenwege und des Pankreasganges ist variabel.

Die PSC ist häufig mit entzündlichen Darmerkrankungen assoziiert. Bis zu 70 % der Erkrankten leiden unter einer Colitis ulcerosa. Seltener sind Kombinationen mit einem Morbus Crohn, einer retroperitonealen Fibrose, einer fibrosierenden Mediastinitis, einer Riedl-Thyreoiditis oder einem Sjögren-Syndrom. Insbesondere bei lang dauernder und fortgeschrittener Erkrankung besteht ein erhöhtes Risiko zur Entstehung eines cholangiozelluläres Karzinoms.

Die definitive Diagnose ist nur mittels ERCP und Biopsie zu stellen. Für Kontrolluntersuchungen ist die MRCP Methode der Wahl. Aufgabe der Computertomographie ist – ergänzend zur Cholegraphie –

der Nachweis von Komplikationen (wie Gallengangskonkremente, Zirrhose, CCC).

Eine sekundär sklerosierende Cholangitis kann sich auf dem Boden verschiedener Gallenwegsalterationen oder -traumen entwickeln, beispielsweise nach Operation, Cholangitis, bei AIDS oder nach lokaler arterieller Chemotherapie.

CT-Morphologie

Das Computertomogramm zeigt segmentale Dilatationen und Stenosen mit perlschnurartigen Konfigurationen der Gallengänge. Plötzliche Kalibersprünge (Skip Dilatations) sind diagnostisch wegweisend. Strikturen betreffen oft den Konfluensbereich, aber auch die extrahepatischen Gallengänge. Stellenweise finden sich noduläre Wandverdickungen. Die extrahepatischen Gallengänge zeigen eine Kontrastierung der Wand; dies ist jedoch ein relativ unspezifischer Befund (Abb. 12.8).

Die Zirrhose als Endstadium einer PSC nimmt eine gewisse Sonderstellung gegenüber Zirrhosen anderer Ätiologie ein. Die Leber ist stark deformiert und lobuliert, die lateralen und posterioren Segmente sind atrophiert, der Lobus caudatus (Segment I) ist hypertrophiert und kann wie ein Pseu-

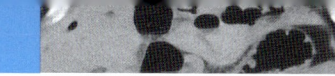

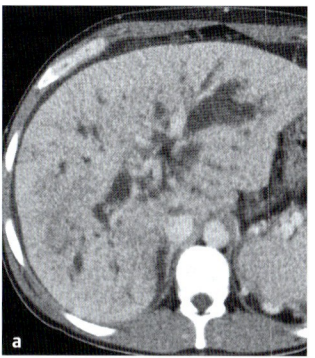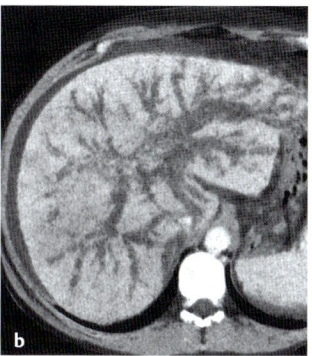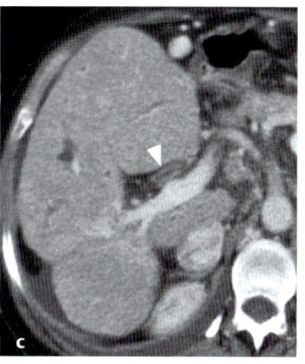

Abb. 12.8 **Sklerosierende Cholangitis.**

a Unregelmäßige Erweiterung der intrahepatischen Gallenwege.

b Das Ausmaß der Dilatation ist am besten auf der MinIP nach Kontrastmittelgabe erkennbar.

c Die primär sklerosierende Cholangitis (PSC) ist durch eine Kontrastierung der Wand des Ductus choledochus und eine sekundäre biliäre Zirrhose mit knotiger Umformung der Leber gekennzeichnet.

dotumor imponieren. Der rechte Lappen ist gegenüber dem Lobus caudatus hypodens (fibrosiert), was sich am eindrucksvollsten nach KM-Injektion

zeigt. Disseminierte dilatierte intrahepatische Gallenwege mit Konkrementen sind diagnostisch wegweisend.

Biliodigestive Fisteln

Biliodigestive (-enterale) Fisteln sind meist Folge einer Gallensteinperforation in das Duodenum oder Kolon. Sie können jedoch auch beim Ulkusleiden oder beim Gallenblasenkarzinom auftreten. Die Fistel selbst ist meist nicht direkt darstellbar.

CT-Morphologie

Biliodigestive Fisteln gehen immer mit einer Aerobilie einher (Differenzialdiagnose vgl. Tab. 12.3). Orales KM kann gelegentlich über die Fistel in das Gallengangssystem übertreten. Auch wenn die Fistel selbst im Computertomogramm nicht darstellbar ist, findet sich immer ein direkter Kontakt zwischen einer Darmstruktur (Duodenum, Kolon) und der Gallenblase oder dem Ductus choledochus. Perifokale entzündliche Reaktionen mit einer ver-

mehrten Zeichnung und Unschärfe des umgebenden Fettgewebes sind ein häufiger Begleitbefund (DD: Gallenblasenkarzinom). Ein Gallensteinileus stellt sich als Obstruktion des Darmlumens mit deutlicher Dilatation der prästenotischen Darmschlingen dar. Der obliterierende Stein ist oftmals groß und verkalkt. Flüssigkeit im Gallenblasenbett und Luft in der Gallenblase und in den Gallengängen sind häufige Begleitbefunde (Abb. 12.9).

Tab. 12.3 ⋯⊳ *Ursachen von Luft in den Gallenwegen*

- Insuffizienz des Sphincter Oddi (bei älteren Patienten)
- Nach ERC oder ERCP (bis zu 2 Tage nach Intervention)
- Nach Papillotomie
- Nach biliodigestiver Anatomose: Choledochoenterostomie; Cholezysto-, Hepatico- oder Hepaticojejunostomie
- Cholangitis

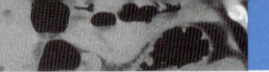
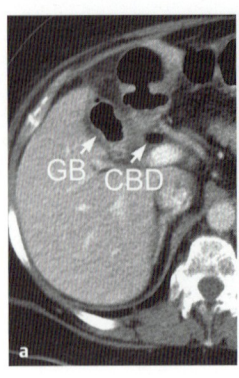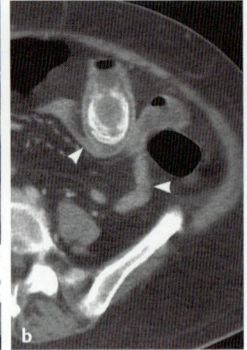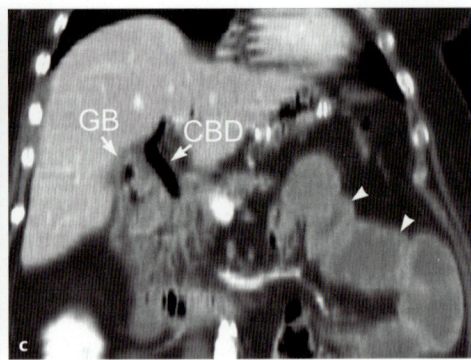

a Typischer Befund ist die Luft im Ductus choledochus (CBD) und in der Gallenblase.

b Der große Stein ist in einer Jejunumschlinge erkennbar. Beachte die eng gestellten distalen Dünndarmschlingen (Pfeilspitzen).

c Dilatation der proximalen Dünndarmabschnitte (Pfeilspitzen).

Tumoren

Die Sonographie und MRT/MRCP sind die Basisdiagnostik für Gallengangstumoren. Die Computertomographie erfolgt im Rahmen des Staging zum Nachweis nodulärer Tumoranteile und vergrößerter Lymphknoten. Die Multidetektor-CT ist als Alternative der MRCP durchaus gleichwertig.

Biliäres Zystadenom, Zystadenokarzinom

Das biliäre Zystadenom ist ein seltener benigner Tumor, der Ähnlichkeiten mit muzinösen zystischen Neoplasien des Pankreas aufweist (< 5% aller intrahepatischen biliären Zysten). Es tritt vorwiegend in den intrahepatischen Gallenwegen (85%) auf. Der Übergang zum Zystadenokarzinom ist möglich. Die Computertomographie kann bei unklarem sonographischem Befund indiziert sein.

CT-Morphologie

Das Computertomogramm zeigt eine multilokuläre, septierte, intrahepatische zystisch anmutende Raumforderung (1 – 30 cm im Durchmesser) von wasserähnlicher Dichte. Zystenwand und Septen weisen eine diskrete Kontrastaufnahme auf. Die Diagnose wird durch Aspiration von muzinösem/serösem Material gesichert. Bei maligner Transformation finden sich fokale Wandverdickungen oder solide Anteile.

DD: Echinokokkuszyste, nekrotische Lebermetastase, Leberabszess, mesenchymales Harmatom.

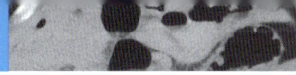

Gallengangskarzinom

Das Gallengangskarzinom (extrahepatisches Cholangiokarzinom) ist weitaus häufiger als das intrahepatische Cholangiokarzinom (cholangiozelluläres Karzinom). Der Altersgipfel liegt in der 6.–7. Dekade. Zahlreiche Risikofaktoren sind bekannt. Leitsymptom ist der schmerzlose Ikterus.

In über 50% der Fälle ist der Ductus choledochus Ausgangspunkt des Tumors. Die Hepatikusgabel ist in 10–25% betroffen (*Klatskin-Tumor*). Eine gebräuchliche klinische Klassifikation der zentralen Gallangangskarzinome (Klatskin-Tumoren) ist die von Bismuth und Corlette. Typ-I-Tumoren sind unterhalb der Hepatikusgabel auf den Ductus hepaticus communis beschränkt, Typ-II-Tumoren liegen in Höhe der Hepatikusgabel jedoch ohne Beteiligung des rechten oder linken Hauptstammes, Typ-IIIa-Tumoren infiltrieren zusätzlich den rechten, Typ-IIIb-Tumoren den linken Hauptgallengang. Bei Typ-IV-Tumoren liegt eine Infiltration jenseits der Aufzweigung in die Segmentäste vor. Die Ausbreitung erfolgt lymphatisch, vorwiegend in das Lig. hepatoduodenale (>30%) und die zöliakalen Lymphknoten (>15%). Eine Leberinfiltration findet sich in >20%, eine Peritonealkarzinose in <10%. Hämatogene Metastasen in Leber, Lunge oder Peritoneum sind extrem selten.

Die MRCP, PTC oder ERC sind Methoden der Wahl zur Diagnostik des Gallengangskarzinoms. Die Computertomographie dient dem Ausschluss eines sichtbaren Tumoranteils, der als schlechtes prognostisches Kriterium gilt und häufig eine Resektion unmöglich macht.

CT-Morphologie

Die isolierte Erweiterung der intrahepatischen Gallenwege ist das wichtigste Zeichen. Der direkte Tumornachweis am Ort der Obstruktion gelingt nur in 40% der Fälle (Abb. 12.**10**). Während ein exophytisches Tumorwachstum problemlos nachweisbar ist, ist ein polypoides intraduktales Wachstum mit dem konventionellen CT nur in etwa 25% darstellbar. Die Multidetektor-CT verbessert die Detektionsrate allerdings deutlich. Biphasische Untersuchungen optimieren den Nachweis und das Staging des Tumors. Manche intrahepatischen bindegewebsreichen Gallenwegstumoren sind aufgrund einer verzögerten Kontrastmittelaufnahme in das Interstitium in der Spätphase nach Kontrastmittelgabe (interstitielle Phase) am besten zu erkennen. Komplizierende Faktoren, wie eine Beteiligung von Leberarterie oder Portalvene, sind mit der Spiral- oder Multidetektor-CT gut darstellbar.

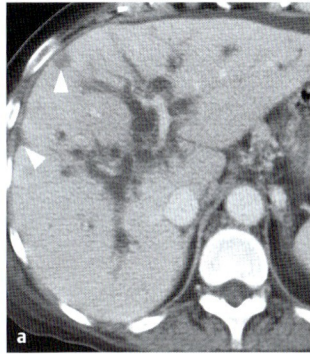
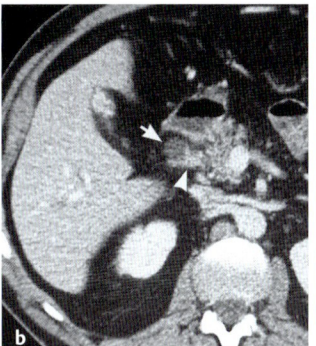
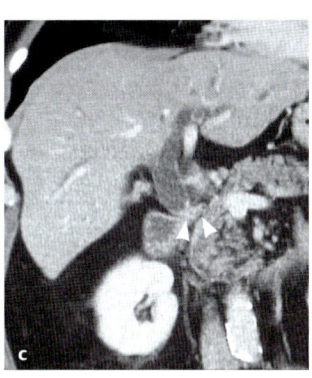

Abb. 12.10 **Gallengangskarzinom.**

a Zentraler Gallengangstumor (Klatskin-Tumor) mit Verschluss der intrahepatischen Gallengänge und peripheren Metastasen (Pfeilspitzen).

b, c Intraduktales Karzinom des Ductus choledochus (Pfeilspitzen). Plötzlicher Abbruch des erweiterten Gallengangs (Pfeil) und tumoröse Wandverdickung mit KM-Aufnahme, am besten sichtbar auf schräg coronalen Reformationen.

Gallenblasenkarzinom

Das Gallenblasenkarzinom ist der häufigste maligne Tumor des biliären Systems. Altersgipfel ist die 6.–7. Dekade, Frauen sind 3- bis 4-mal häufiger als Männer betroffen. Patienten mit Porzellangallenblase (Inzidenz 10–20%), mit chronischer Cholezystitis, entzündlichen Darmerkrankungen oder familiärer Polyposis haben ein erhöhtes Risiko. Gallensenkonkremente sind in der Mehrzahl der Fälle vorhanden, andererseits entwickeln weniger als 1% der Patienten mit Konkrementen auch ein Gallenblasenkarzinom.

Über 75% der Gallenblasenkarzinome zeigen ein organüberschreitendes Wachstum oder Lymphknotenmetastasen (TNM-Staging Tab. 12.**4**). Am häufigsten ist die lokale Infiltration der Leber (> 50%), des Duodenums (> 10%) und des Kolons (ca. 10%). Regionale Lymphknotenmetastasen (Lig. hepatoduodenale, peripankreatisch, periaortal) finden sich in > 50% der Fälle. Die hämatogene oder intraduktale Ausbreitung ist seltener. Aggressive Tumoren neigen zu einer perineuralen Ausbreitung.

Aufgabe der Computertomographie ist das Tumorstaging, insbesondere die Frage nach Organüberschreitung und lymphatischer Metastasierung.

CT-Morphologie

Häufigster Befund im Computertomogramm ist eine hypodense Raumforderung im Gallenblasenbett mit Infiltration des umgebenden Fettgewebes und der Leber (Abb. 12.**11**). Frühstadien mit einer asymmetrischen, generalisierten oder fokalen Gallenblasenwandverdickung oder einer polypoiden intraluminalen Raumforderung werden selten diagnostiziert. Die Abgrenzung des Tumors vom Gallenblasenlumen ist am besten in der Spätphase nach KM-Injektion möglich. Die Dichteanhebung einer intraluminalen Struktur um mehr als 10 HE ist hochsuspekt auf einen Tumor. Beim muzinösem Adenokarzinom können feine granuläre bzw. punktförmige Verkalkungen nachweisbar sein. Vergrößerte regionale Lymphknoten sind häufig. Nach Kontrastmittelgabe stellen sich die Tumoren meist hypodens dar; sie können jedoch auch eine kräftige randständige arterielle Kontrastaufnahme aufweisen.

Tab. 12.**5** gibt einen Überblick über die Differenzialdiagnose diffuser oder fokaler Wandverdickungen, von Tumoren und tumorähnlichen Läsionen der Gallenblase.

Tab. 12.4 ⋯⟩ *TNM-Staging des Gallenblasenkarzinoms*

Tis	Carcinoma in situ
T1a	Tumor infiltriert die Lamina propria
T1b	Tumor infiltriert die Muskelschichten der Gallenblase
T2	Tumor infiltriert das perimuskuläre Bindegewebe
T3	Tumor perforiert die Serosa oder infiltriert die Leber < 2 cm oder Infiltration eines anderen Nachbarorgans
T4	Infiltration der Leber > 2 cm oder Infiltration von 2 oder mehreren Nachbarorganen (Magen, Duodenum, Pankreas, Netz, extrahepatische Gallenwege)
N1	Metastasen in den Lymphknoten um den Ductus cysticus, choledochus oder im Leberhilus (= Lig. hepatoduodenale)
N2	Metastasen um den Pankreaskopf, in den periduodenalen, zöliakalen und/oder oberen mesenterialen Lymphknoten

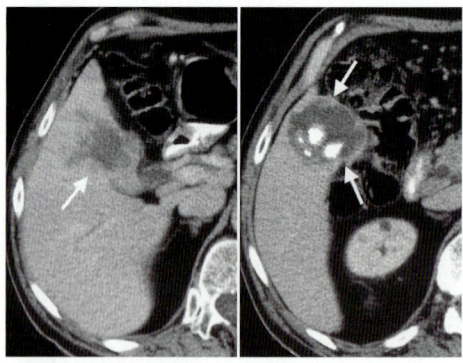

Abb. 12.11 **Gallenblasenkarzinom.**
Unregelmäßige Wandverdickung und Leberinfiltration.

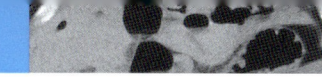

Cholelithiasis und entzündliche Gallenblasenerkrankungen

Die Spiral- und Multidetektor-CT (dünne Schichtkollimation) kommen in der präoperativen Diagnostik vor laparoskopischer Cholezystektomie (speziell in Kombination mit gallengängigen KM in Form der CT-Cholegraphie), bei Patienten mit akutem Abdomen und zur besseren Differenzierung zwischen benignen und malignen Prozessen zum Einsatz. MRT und MRCP als konkurrierende Verfahren haben allerdings den Vorteil, dass sie ohne biliäres Kontrastmittel auskommen.

Cholelithiasis

Die Cholelithiasis ist eine häufige Erkrankung, die vorwiegend Frauen im mittleren Alter betrifft. Sludge in der Gallenblase entspricht griesartigen Cholesterolkristallen und Ca-Bilirubinat-Granula.

Die Sonographie ist die diagnostische Methode der Wahl. Im Computertomogramm ist die Cholelithiasis meist ein Zufallsbefund. Für den Ausschluss einer *Choledocholithiasis* sollte man sich an den klinischen, laborchemischen und sonographischen Befunden orientieren: Bei geringer Wahrscheinlichkeit einer Choledocholithiasis empfiehlt sich eine MRCP, bei dringendem Verdacht hingegen eine ERC mit der Option der Steinextraktion; dies gilt auch für Patienten mit positivem sonographischem/MRCP-Befund. Als CT-Indikation wird derzeit der präoperative Ausschluss einer Choledocholithiasis vor laparoskopischer Cholezystektomie diskutiert, wobei hier eine Kontrastierung des Gallenwegssystems mittels biliären Kontrastmittels erfolgen muss (CT-Cholangiographie). Die Multidetektor-CT liefert erwartungsgemäß die besten Resultate.

CT-Morphologie

Konkremente im biliären System sind im Nativscan nur dann erkennbar, wenn ihre Dichte deutlich von derjenigen der Galle (0–20 HE) abweicht. Damit bleiben ca. 15–25% der Konkremente im Computertomogramm unsichtbar. Die Dichte von Cholesterolsteinen variiert zwischen leicht hypodens (reines Cholesterol, Abb. 12.**12 a**) und hyperdens ($CaCO_3$- und Ca-Bilirubinat-Anteil, Abb. 12.**12 b, c**). Pigmentsteine (Ca-Bilirubinat) sind hyperdens (Abb. 12.**12 d**). Gashaltige Steine entstehen durch Dehydrierung und Hohlraumbildung („Mercedes-Stern", Abb. 12.**12 b**).

Bei der *Choledocholithiasis* kann im Nativ-CT ein obliterierender Stein in 50–90% nachgewiesen werden. Bei ausreichend hoher Dosis und enger Fenstereinstellung (W/L= 150/10) lassen sich auch hypodense Konkremente in den extrahepatischen Gallenwegen darstellen. Ein typischer, allerdings seltener Befund ist das Target- oder Bullaugen-Phäno-

Abb. 12.12 **Gallensteine.**

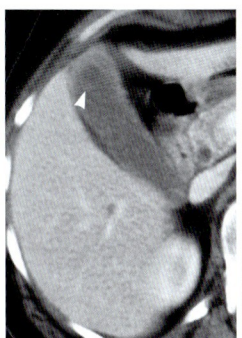
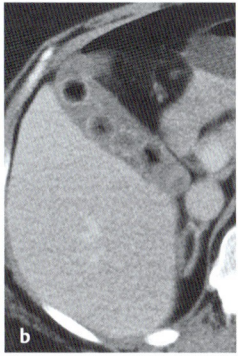
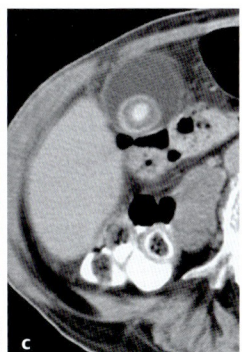
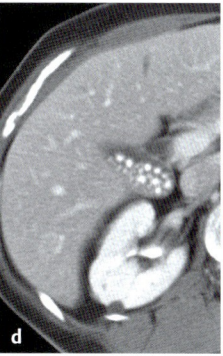

a Hypodense Cholesterolsteine schwimmen frei in der Gallenblase.
b „Mercedes-Sterne" bei gashaltigen Steinen.

c Ringverkalkung um ein Konkrement.
d Multiple Pigmentsteine.

12 Gallensystem

Abb. 12.13 **Cholangiolithiasis im Ductus choledochus.**
Typisches „Target-Phänomen" durch den impaktierten verkalkten Stein. Beachte die schlechtere Abgrenzung im Kontrastscan.

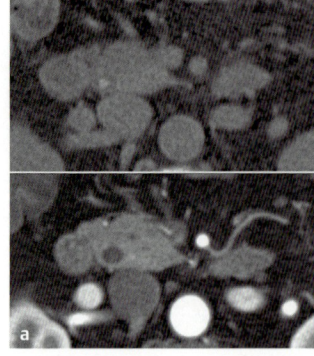
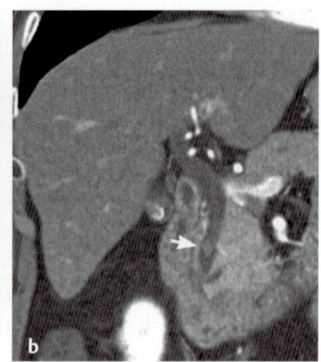

Abb. 12.14 **Hämobilie im Ductus choledochus.**
Ähnliches Target-Muster wie in Abb. 12.**13**. Die semicoronale Reformation zeigt, dass der Füllungsdefekt nicht rund und umschrieben ist, sondern sich über einen längeren Abschnitt des Gallenganges erstreckt, was auf Sludge oder wie im vorliegenden Fall auf Hämobilie hindeutet.

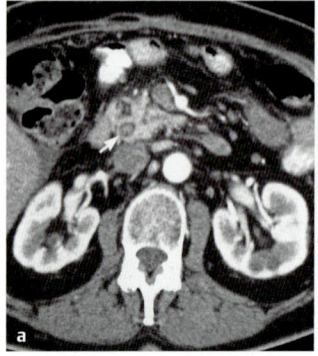
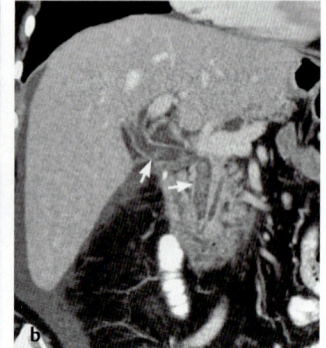

men (Abb. 12.**13**). Isodense und intrahepatische Gangkonkremente sind meist nicht erkennbar und damit letztlich auch nicht auszuschließen. Die Nativdarstellung ist insofern wichtig, um einen verkalkten Steinrand von der KM aufnehmenden Gallenwegswand zu differenzieren. Sludge und eine Hämobilie können sich ebenfalls leicht hyperdens darstellen, lassen sich aber durch multiplanare Reformationen gut von Konkrementen differenzieren (Abb. 12.**14**).

Sludge hat eine moderat höhere Dichte als die Galle und sedimentiert typischerweise am Boden bzw. in den abhängigen Partien der Gallenblase. Nach langem Fasten (Intensivtherapiepatienten) kann der Gallenblaseninhalt isodens zum Leberparenchym werden (DD Tab. 12.**6**).

Tab. 12.5 ⋯⋗ *Differenzialdiagnose des Gallenblasenkarzinoms*

Akute oder chronische Cholezystitis	Gewöhnlich generalisierte Wandverdickung < 10 mm
Xanthogranulomatöse Cholezystitis	Steine und eine lobulierte Raumforderung in der Gallenblase
Polypen	Cholesterolpolyp, hyperplastischer Polyp, Granulationspolyp; umschriebene noduläre Wandverdickung
Adenomyomatose der Gallenblase	Hyperplasie der Gallenblasenwand, in einigen Fällen mit polypoider Projektion in das Lumen
Metastatische Infiltration	Melanom, Lymphom oder Leukämie
Tumorinvasion aus Nachbarorganen	Leber, Pankreas, Duodenum

Cholezystitis

Die *akute Cholezystitis* tritt vorwiegend in der 5.–6. Dekade auf und betrifft Frauen 3-mal häufiger als Männer. Ursache ist meist eine transitorische Obstruktion des Ductus cysticus durch ein Konkre-

ment. Diagnostische Methoden der Wahl sind die Sonographie und die klinische Untersuchung (Murphy-Zeichen). Die Computertomographie kann bei akutem Abdomen und atypischem klinischem

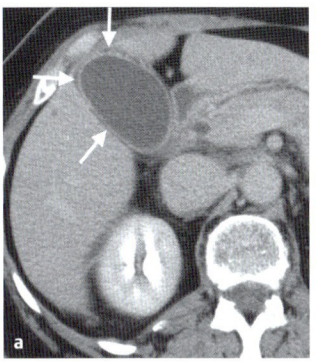 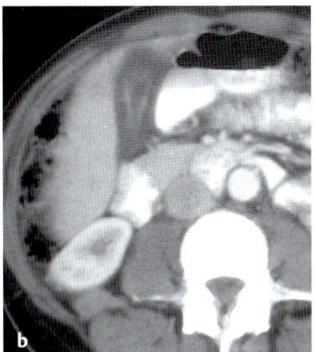 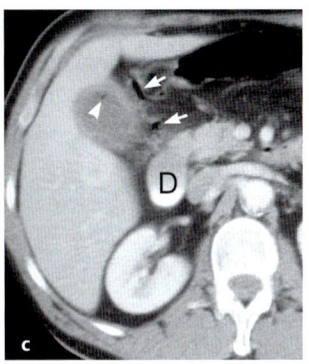

Abb. 12.15 **Akute Cholezystitiden.**

a Akute Cholezystitis mit Kontrastierung der Wand und perizystitischer Flüssigkeit.

b Ödematöse Cholezystitis im Rahmen einer Chemotherapie bei Ovarialkarzinom.

c Emphysematöse Cholezystitis mit Luft im Lumen und außerhalb der Gallenblase als Zeichen der Perforation.

Befund indiziert sein. Nach intraarterieller Chemoembolisation der Leber wird bei CT-Kontrollen gelegentlich eine akute Cholezystitis beobachtet. Als Folge der Gallenblasenhyperämie findet sich im biphasischen Leber-CT u.U. eine transitorische arterielle Hyperperfusionen des angrenzenden Leberparenchyms.

Die *chronische Cholezystitis* ist die häufigste Form der Gallenblasenentzündung. Sie stellt lediglich einen Zufallsbefund in der Computertomographie dar und muss gegen ein Gallenblasenkarzinom abgegrenzt werden. Die *xanthogranulomatöse Cholezystitis* ist eine seltene und durch Fremdkörper-Riesenzellen und Histiozyten charakterisierte Form der Cholezystitis.

Die emphysematöse Cholezystitis tritt 5-mal häufiger bei Männern auf und zeigt eine hohe Mortalitätsrate (15%). Gangrän und Gallenblasenperforation sind geläufige Komplikationen. Die Diagnose wird im Ultraschall und/oder der Abdomenübersichtsaufnahme gestellt. Bei der Abklärung eines akuten Abdomens kann der Befund im CT hochsensitiv nachgewiesen werden.

CT-Morphologie

Die *akute Cholezystitis* ist durch eine Gallenblasenwandverdickung von > 3 mm (meist um 9 mm) gekennzeichnet. Nach Kontrastmittelgabe zeigt sich eine verstärkte, mitunter dreigeschichtete Kontrastierung der Wand (Abb. 12.15 a). Ein Gallenblasenhydrops (Breite > 4 cm) und Gallenblasenkonkremente sind häufig. Flüssigkeit um die Gallenblase weist entweder auf ein entzündliches Exsudat oder

einen Abszess hin (Abb. 12.15 a). Luft im Gallenblasenlumen findet sich beim Gallenblasenempyem oder der emphysematösen Cholezystitis (Abb. 12.15 c). Bei akuter Cholezystitis nach Chemoembolisation der Leber kann gelegentlich lipiodolhaltiges Embolisat in der Gallenblasenwand nachweisbar sein.

Bei *chronischer Cholezystitis* sind Gallenblasenkonkremente obligat. Die Gallenblase ist meist vergrößert und weist eine glatt oder unregelmäßig verdickte Wand auf (im Mittel um 5 mm). Die Wandverbreiterung betrifft die gesamte Zirkumferenz der Gallenblase, kann aber asymmetrisch sein (Abb. 12.16). Nach Kontrastmittelgabe tritt eine mäßige Anreicherung z.T. erst in der Spätphase auf (Abb. 12.16 a). Bei Wandverkalkungen der Gallenblase besteht eine erhöhte Inzidenz zur Entwicklung eines Gallenblasenkarzinoms (Abb. 12.16 b, c). Die Abgrenzung gegen maligne Gallenblasenwandveränderungen ist an Hand CT-morphologischer Kriterien allein nicht immer möglich. In Zweifelsfällen ist eine sonographische Verlaufskontrolle oder die Gallenblasenexstirpation indiziert.

Bei der *xanthogranulomatösen Cholezystitis* ist die Gallenblasenwand unregelmäßig verdickt. Mitunter imponiert der Befund wie eine lobulierte Raumforderung. Konkremente sind häufige Begleitbefunde. Eine pericholezystitische Ausbreitung kann ein Gallenblasenkarzinom vortäuschen.

24 Stunden nach dem akuten Ereignis findet sich bei der *emphysematösen Cholezystitis* Luft im Gallenblasenlumen (Abb. 12.15 c), in der Wand und – selten – auch in den intrahepatischen Gallengängen. Perforationszeichen mit pericholezystitischem Abszess sind häufig (20%).

Abb. 12.16 **Chronische Cholezystitiden.**

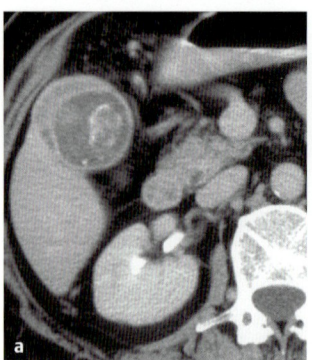
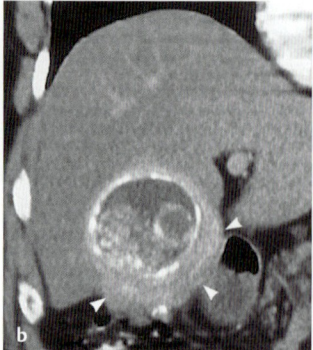
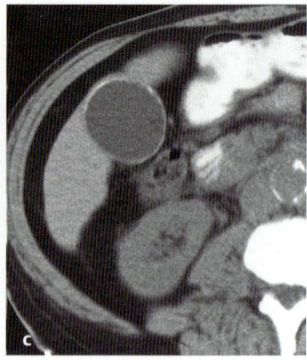

a Chronische Cholezystitis mit asymmetrischer Verdickung der Gallenblasenwand (Spätphase).
b Chronische Cholezystitis mit verkalkter Gallenblasenwand und multiplen Konkrementen. Die CT kann ein frühes Gallenblasenkarzinom (T1) nicht ausschließen (coronale MPR).
c Porzellangallenblase.

Pericholezystitischer Abszess

Die aus einer akuten Cholezystitis hervorgehende Gallenblasengangrän kann subakut zu Perforationen führen. Untersuchungsmethode der Wahl ist die Sonographie.

CT-Morphologie

Gewöhnlich findet sich ein hypodenses Areal im Gallenblasenbett, seltener auch in der Gallenblasenwand (intramuraler Abszess) oder in den angrenzenden Abschnitten der Peritonealhöhle. Eine periphere Kontrastaufnahme kann im Frühstadium fehlen. Die meisten intramuralen Abszesse lassen sich erst nach KM-Injektion nachweisen.

Laparoskopische Cholezystektomie

Präoperative Untersuchung

Für die Mehrzahl der Gallensteinpatienten bietet sich die laparoskopische Cholezystektomie an. Es sind allerdings eine Reihe von Risikofaktoren zu berücksichtigen, die einer präoperativen ERC bedürfen. Das Risiko von Gallenwegsverletzungen steigt mit anatomischen Varianten, insbesondere bei aberrierendem rechtem Ductus hepaticus oder kurzem Ductus cysticus. Chronisch entzündliche Veränderungen und Adhäsionen komplizieren das Vorgehen, so dass in diesen Fällen häufig offen operiert werden muss. Gallengangskonkremente sind laparoskopisch nur schwer zu erreichen und sollten vor der Operation interventionell entfernt werden.

Asymptomatische Patienten mit normalen Leberwerten und unauffälligen extrahepatischen Gallenwegen haben ein geringes Risiko für Gallengangskonkremente. Sonographisch nachgewiesene Gangkonkremente werden in der Regel der Extraktion mittels ERC zugeführt. Ein unauffälliger sonographischer Befund bedarf nur selten weiterer diagnostischer oder interventioneller Maßnahmen. Für die Diagnostik anatomischer Varianten oder von Gallenwegskonkrementen ist die MRCP die Methode der Wahl, sofern nicht klinische, laborchemische oder sonographische Kriterien eine ERC unmittelbar indizieren (z.B. Cholangitis). Mit der CT-Cholegraphie lassen sich ähnlich gute Ergebnisse erzielen, sie ist allerdings an die Gabe gallengängigen Kontrastmittels gebunden.

CT-Morphologie

Die CT-Cholangiographie kann bei dünner Schichtkollimation Füllungsdefekte in den intra- und extrahepatischen Gallenwegen nachweisen. Im Gegensatz zur MRCP ist dabei anhand der Dichtewerte die Differenzierung zwischen Luft und Konkrementen möglich.

Eine fehlende Gallenblasenkontrastierung deutet auf ausgeprägte entzündliche Reaktionen mit begleitenden Adhäsionen hin. Dies stellt eine Kontraindikation zur laparoskopischen Cholezystektomie dar und erfordert die offene Operation.

Der Nachweis anatomischer Varianten ist bei Durchsicht der axialen Schichten im Cine-Mode relativ sicher möglich. Die Volumendarstellung (VRT) eignet sich in besonderem Maße zur übersichtlichen Darstellung der topographischen Verhältnisse und ist diesbezüglich der MIP überlegen. Typische Varianten des Ductus cysticus sind ein spiralförmiger Verlauf, eine tiefe Insertion, ein kurzer Gang oder der unmittelbare Anschluss an den rechten Ductus hepaticus. Varianten des rechten Ductus hepaticus sind aberrierende Gänge mit direkter Drainage in den Ductus hepaticus communis, den Ductus choledochus, den Ductus cysticus oder in die Gallenblase (vgl. Abb. 12.**2**).

Postoperative Komplikationen

Die Komplikationsrate nach laparoskopischer Cholezystektomie hängt wesentlich von der Erfahrung des Chirurgen ab. Durch die Laparoskopie per se kann fast jedes Abdominalorgan verletzt werden, am häufigsten sind aber Leber, Darm, Ureter und die Bauchwandgefäße betroffen. Während der laparoskopischen Cholezystektomie können Ductus choledochus oder hepaticus irrtümlich ligiert werden, da sie mit dem Ductus cysticus verwechselt wurden. Strikturen finden sich nach Laserung oder Kauterung, andererseits können auch Gallengangsleckagen vorkommen. Weitere Komplikationen sind die Retention von Konkrementen im Ductus choledochus oder inkomplette Gallenblasenresektionen. Gallenleckagen manifestieren sich klinisch 1–2 Wochen nach Operation, Strikturen werden u.U. erst nach Wochen oder Monaten symptomatisch. Serologisch finden sich Zeichen des Blutverlustes, der Bauch ist gespannt, moderate Schmerzen und leichtes Fieber deuten auf ein infiziertes Biliom oder eine gallige Peritonitis hin. Gallengangsobstruktionen äußern sich in Veränderungen der Leberwerte oder einem Ikterus.

In der postoperativen Kontrolle ist die Computertomographie der MRT meist überlegen, da die perihepatische Flüssigkeit weniger überlagert.

CT-Morphologie

Reguläre, sich innerhalb der ersten Woche zurückbildende postoperative Befunde sind ein Pneumoperitoneum, ein subkutanes Emphysem, kleine Flüssigkeitsmengen im Gallenblasenbett, ein adynamer Ileus, ein Pleuraerguss und Unterlappenatelektasen. Der posteroperative Aszites sollte nach der 2. Woche resorbiert sein. Als Langzeiteffekt nach Cholezystektomie findet sich eine kompensatorische Dilatation des Ductus choledochus bis auf maximal 10 mm (Abb. 12.**17**).

Laparoskopisch bedingte Komplikationen sind peritoneale Blutungen, Leberlazerationen, Hämatome der Bauchwand oder Rektusscheide sowie ein prolongierter Aszites bzw. ein persistierendes Pneumoperitoneum. Sofern der Verdacht auf eine Ureterverletzung vorliegt, sollten Spätaufnahmen > 10 min nach i.v. KM-Injektion zum Nachweis von KM-Austritt in der Exkretionsphase angefertigt werden.

Gallelecks stellen sich als fokale Flüssigkeitsansammlungen im Gallenblasenbett oder Leberhilus oder als freie peritoneale Flüssigkeit dar. Die gallige Peritonitis zeigt nach einigen Tagen eine deutliche Kontrastaufnahme der verdickten Peritonealblätter. Der Nachweis von Flüssigkeit allein ist unspezifisch, da es sich auch um Serome, Lymphozelen, Blut oder eine Abszedierung handeln kann. Die Diagnose eines Gallelecks sollte mittels Feinnadelaspiration, CT-Cholegraphie oder ERC gesichert werden.

Ligaturen oder Strikturen der Gallengänge (gewöhnlich ein aberrierender rechter Ductus hepaticus oder der Ductus choledochus) führen zu einer deutlichen Cholestase im abhängigen Segment.

Abb. 12.17 Ungewöhnlich akzentuierte kompensatorische Dilatation des Ductus choledochus bei Zustand nach Cholezystektomie.

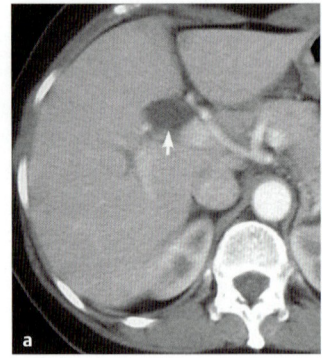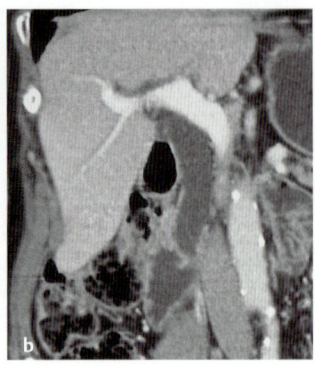

Nach kompletter Obstruktion und prolongierter Cholestase folgt eine Atrophie und Zirrhose des entsprechenden Lebersegmentes. Zusätzlich zur Gallengangsligatur findet sich mitunter eine Verletzung auch der rechten Leberarterie (Blutung, Stenose, Verschluss).

In die freie Bauchhöhle dislozierte oder im Ductus choledochus verbliebene *Konkremente* sind schwer nachzuweisen (u.U. CT-Cholegraphie).

Trauma und Therapiefolgen

Trauma

Stumpfe oder penetrierende Bauchtraumen können zur Hämobilie oder zu Gallelecks führen. Leberrisse gehen in der Regel auch mit Verletzungen der Gallengänge einher. Aufgabe der Computertomographie ist der Nachweis von Biliomen oder Hämatomen. Gallelecks oder eine Hämobilie sind weniger sicher nachzuweisen.

CT-Morphologie

Eine Hämobilie ist schwer nachzuweisen. Mitunter findet sich eine Dichtezunahme der Galle oder es zeigen sich hyperdense Koagel im Gallensystem (vgl. Abb. 12.**14**). Blutbestandteile sedimentieren in den abhängigen Partien der Gallenwege oder Gallenblase. Derartige Veränderungen sind gegen Sludge, Kalkmilchgalle, kleine Gallensteine oder Kontrastmittel abzugrenzen.

Die traumatische Ruptur der Gallenblase lässt sich am besten in Reformationen senkrecht oder parallel zur Gallenblasenachse (dünne Schichtkollimation erforderlich) nachweisen. Zusätzlich findet sich ein größerer Abstand zwischen Gallenblase und Leberoberfläche oder freie Flüssigkeit im Gallenblasenbett.

Die Differenzialdiagnose perihepatischer Flüssigkeitsansammlungen umfasst Hämatome, Biliome, Abszesse und den gekammerten Aszites.

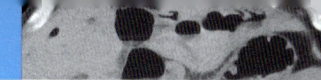

Chemoembolisation, Chemotherapie

Nach Chemoembolisation oder intraarterieller Chemotherapie kann es zu ischämisch bedingten (benignen) Gallengangsstrikturen kommen. Konsekutiv können sich Cholangitiden oder ein chologener Abszess ausbilden. Eine Cholezystitis entwickelt sich, wenn Embolisat in die Gallenblasenarterie gelangt. Das in der Regel mit KM vermischte Embolisat lässt sich in den Leberarterien, der Leber oder in der Gallenblasenwand nachweisen.

Indikationen für die Computertomographie sind der Nachweis oder Ausschluss von Komplikationen und die Beurteilung der Embolisatverteilung im Zielorgan.

Postoperative Veränderungen

Die postoperativen Komplikationen nach offener Cholezystektomie, Gallenwegschirurgie oder Lebertransplantation sind denen nach laparoskopischer Cholezystektomie vergleichbar, treten aber mit unterschiedlicher Häufigkeit auf. Typische Komplikation einer biliodigestiven Anastomose (gewöhnlich Choledochojejunostomie) ist die Anastomosenstriktur mit begleitender Cholangitis. Strikturen im Bereich der Gallenwegsanastomosen sind nach Lebertransplantation häufig ischämischer Natur (Stenosen oder Thrombosen der A. hepatica). Im verschlossenen Zystikusstumpf können sich Mukozelen entwickeln.

CT-Morphologie

Die *regulären postoperativen Befunde* sind die gleichen wie nach laparoskopischer Cholezystektomie, können aber je nach Komplexität des chirurgischen Vorgehens über längere Zeit persistieren. Eine postoperative Aerobilie findet sich noch Jahre nach der Operation. Periportale Hypodensitäten nach Transplantation resultieren aus einem Lymphstau und persistieren bis zu vier Monate nach Operation. Dieser Befund sollte nicht mit dilatierten Gallenwegen verwechselt werden, die mehr tubulär imponieren und sich in die Peripherie ausbreiten.

Mukozelen im Zystikusstumpf stellen sich als rundliche Flüssigkeitsansammlungen im Leberhilus dar. Differenzialdiagnostisch muss an einen lokal abgekapselten Aszites, Lymphozelen, Biliome, einen Abszess oder an die flüssigkeitsgefüllte Roux-Schlinge gedacht werden.

Strikturen der Gallenwegsanastomose führen zu Erweiterungen der intrahepatischen Gallengänge. Gas innerhalb der Gänge deutet auf deren Durchgängigkeit, schließt Verengungen jedoch nicht aus. Dilatationen ohne Gasansammlungen implizieren eine ausgeprägte Stenose.

Andere Befunde (Biliom, Galleleck, freie Flüssigkeit, Peritonitis) sind im Abschnitt über die laparoskopische Cholezystektomie beschrieben.

13 Milz

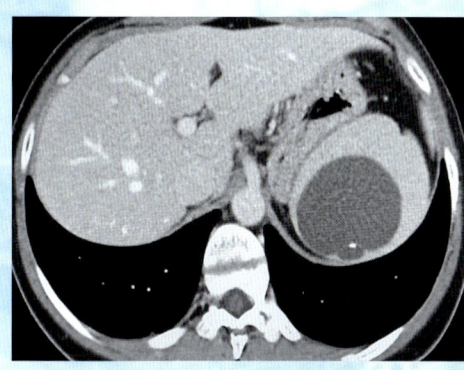

C. Schaefer-Prokop, M. Prokop

Wenngleich die Milz nur selten Zielorgan einer CT-Untersuchung ist, wird sie bei jeder Oberbauchuntersuchung regelmäßig mit dargestellt (Tab. 13.**1**).

Die Computertomographie ist nach der Sonographie das diagnostische Verfahren der zweiten Wahl bei der Suche nach einem Infektfokus (Milzabszess) und der Diagnostik der Milzruptur nach stumpfem Bauchtrauma. Bei zweifelhaftem oder mehrdeutigem sonographischem Befund sollte sie immer eingesetzt werden. Zum Nachweis einer Milzbeteiligung bei Lymphomen ist die Computertomographie nicht hinreichend sensitiv, zur Detektion von Metastasen anderer Provenienz hingegen gut geeignet. Die ätiologische Abklärung einer Splenomegalie ist keine CT-Indikation.

Wichtigstes Konkurrenzverfahren ist die Sonographie. Die Computertomographie ist der Sonographie bei ungünstigen Ultraschallbedingungen (Adipositas, Meteorismus) vorzuziehen. Die MRT ist der Computertomographie in der Milzdarstellung zwar

Tab. 13.1 ⟶ *Indikationen zur CT der Milz*

CT indiziert	
Tumordiagnostik	als Bestandteil der Oberbauchuntersuchung
Ausschluss Milzabszess	bei unklarem sonographischem Befund
Stumpfes Bauchtrauma (Milzruptur)	bei unklarem sonographischem Befund
CT nicht indiziert	
Milzbeteiligung beim malignen Lymphom	
Abklärung einer Splenomegalie	

äquivalent, hat aber derzeit keine praktische Bedeutung für die Milzdiagnostik. Mit den spezifischen Kontrastmitteln für das retikuloendotheliale System wird sie zukünftig möglicherweise eine größere Rolle in der Lymphomdiagnostik (Milzbeteiligung) spielen.

Anatomie

Form und Größe der Milz sind sehr variabel. Die Diagnose einer Splenomegalie ist daher insbesondere in Grenzfällen subjektiv.

Die normale Milz hat einen Längsdurchmesser (L) von 10–15 cm, der durch die kraniokaudale Ausdehnung im Computertomogramm bestimmt wird. Der maximale Durchmesser (D) im Transversalschnitt beträgt 4–8 cm. Die maximale Dicke, gemessen in Höhe des Milzhilus (H) liegt bei 3–5 cm (Abb. 13.**1**). Bei ausgeprägten Formänderungen sollte die Dicke „H" über mehrere Messungen gemittelt werden.

Der *Milzindex* $L \times D \times H$ sollte unter 480 liegen. Für die Abschätzung des Milzvolumens aus Spiral-CT-Daten wurde von Prassopoulos (1997) folgende Formel vorgeschlagen:

$$V = 30 + 0{,}58 \times L \times D \times H.$$

Die Autoren stellten fest, dass das Milzvolumen von Alter, Geschlecht, Größe, Gewicht und Body-Mass-Index relativ unabhängig ist. Das durchschnittliche Volumen lag bei 215 ml (110–340 ml). Das Milzgewicht lässt sich durch Multiplikation des Volumens V mit dem Faktor 1,05 (= Dichte von Weichteilgewebe) abschätzen. Aufgrund des relativ hohen Blutvolumens ist das Milzgewicht in vivo höher als in pathologischen Studien mitgeteilt.

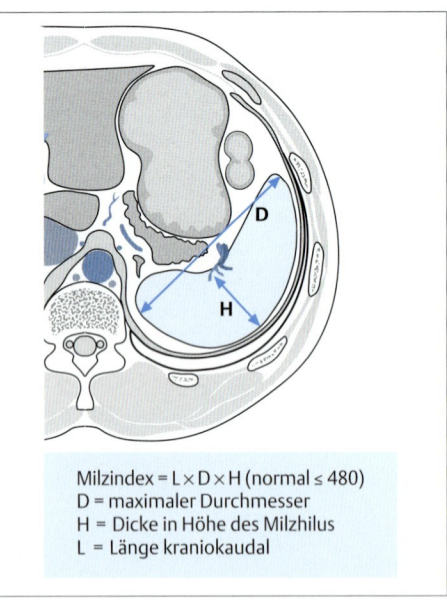

Milzindex = L × D × H (normal ≤ 480)
D = maximaler Durchmesser
H = Dicke in Höhe des Milzhilus
L = Länge kraniokaudal

Abb. 13.1 **Transaxiale Skizze der Milz.** Darstellung der Lagebeziehung zur Cauda pancreatis, der Nebenniere, zum Magen und zur linken Kolonflexur.

Für die Volumetrie auf der Basis von Volumendatensätzen stehen heute in der Regel bereits geeignete Software-Tools zur Verfügung, welche die traditionelle Volumetrie auf der Basis von Messstrecken überflüssig machen.

Mögliche Ursachen einer „kleinen" Milz sind in Tab. 13.**2**, die der Splenomegalie in Tab. 13.**6** zusammengestellt.

Normales Milzparenchym hat eine Dichte von 40 – 50 HE (10 HE weniger als die Leber). Änderungen dieser Relation beruhen in der Regel auf Leberparenchymveränderungen, selten auf Erkrankungen der Milz. Erhöhte Milzdichten finden sich bei der Hämochromatose, der Sichelzellanämie und der Thalassämie.

Die Milz liegt intraperitoneal in enger Nachbarschaft zum Magenfundus, zum Pankreasschwanz, zur linken Niere und Nebenniere (Abb. 13.**1**). Sie ist von weicher Konsistenz und leicht verformbar, so dass Raumforderungen im linken Oberbauch oder Organvergrößerungen leicht zu Lage- und Formänderungen führen. Die Milz wird daher durch Tumoren der Nachbarorgane eher verformt als infiltriert. Perilienale Abszesse oder Hämatome führen zu deutlichen Konturveränderungen, die nicht zwangsläufig einer Milzinfiltration oder Ruptur ent-

Tab. 13.2 ⤳ *Kleine Milz*

Kongenital
Polysplenie
Atrophie
Nach Radiatio
Infarkt
Sichelzellanämie

sprechen. Formänderungen der Milz können auch Folge einer ausgeprägten Lobulierung oder einer Impression durch benachbarte Organe sein. Fissuren in einer lobulierten Milz sollten nicht mit einer Organruptur verwechselt werden. Milzausläufer können im Ultraschall eine Raumforderung am Pankreas oder der Niere vortäuschen, im Computertomogramm ist dies relativ einfach zu klären.

Die Milzarterie verläuft häufig geschlängelt und kann langstreckig verkalkt sein (was nicht mit Pankreasverkalkungen zu verwechseln ist). Die V. lienalis liegt dorsal des Pankreas. Die Konfluens mit der V. mesenterica superior ist im axialen Schnittbild an einer leichten Zunahme des Gefäßkalibers erkennbar. Die V. mesenterica inferior mündet einige Zentimeter weiter links von der Konfluens in die Milzvene.

Untersuchungstechnik

Die Milzdarstellung ist in der Regel Bestandteil einer Oberbauchuntersuchung. Untersuchungstechnik und Kontrastmittelprotokoll richten sich nach dem primären Zielorgan (Tab. 13.**3**).

Die Nativuntersuchung ist nur zum Nachweis einer frischen Blutung beim Traumapatienten sinnvoll. Die Mehrzahl anderer Milzläsionen ist im Nativbild nur schwer zu erkennen.

Bei der Kontrastmitteluntersuchung ist die Parenchymphase diagnostisch am wichtigsten. In der arteriellen Phase ist die Kontrastierung inhomogen und die Beurteilung des Milzparenchyms dadurch beeinträchtigt (s. unten). Dies muss bei der Beurteilung der Milz im Rahmen von Leber- oder Pankreasuntersuchungen, bei denen ein Startdelay von 40 – 60 s verwendet wird, immer berücksichtigt werden.

Tab. 13.3 ⤳ *Empfohlene Untersuchungsparameter*

Allgemein		
Orales KM	nicht erforderlich	
Lagerung	Rückenlage mit Elevation der Arme	
Scanbereich	Oberbauch vom Zwerchfell bis zum unteren Leberpol, bei Splenomegalie inklusive Becken	
Atemphase	Inspiration	
Fensterung	Nativ-CT:	W/L = 350/40
	KM-CT:	W/L = 400/60

Fortsetzung →

Tab. 13.3 ···→ *Fortsetzung*

	Scannertyp (Schichten pro Rotation)					
Scanparameter	1 SC/TF/RI	4 SC a	16 SC a	64 SC a	axial SW/RI	MPR b SW/RI
Standard, Trauma	7/12/6 ↓	2–2,5 ↓	1–1,5 ↓	1–1,25 ↓	5/4	–
Fokale Läsion	3/5/2 ↓	1–1,25 ↓	0,5–0,75 ↓	0,5–0,625 ↓	4/3	3/3 cor
Kontrastinjektion^c	**V/F/D**	**V+N/F/D**	**V+N/F/D**	**V+N/F/D**		
Abdomen Standard	120/2/70	120+50/3/70	120+50/4/50A	120+50/4/60A		

SC = Schichtkollimation (mm), TF = Tischvorschub (mm/Rotation), RI = Rekonstruktionsinkrement (mm), ↑↓ = Scanrichtung
SW = effektive Schichtdicke (mm), MPR = multiplanare Reformation, axial = axiale Schichtung, cor = coronal,
V = KM-Volumen (ml), N = NaCl-Volumen (ml), F = Flussrate (ml/s), D = Startdelay (s). KM-Konzentration = 300 mg Jod/ml
a Pitch P = TF/(N × SC): ca. 1,5 (4 Schichten); 1,2–1,5 (16 Schichten); 0,9–1,2 (64 Schichten);
b MPR aus dem sekundären Rohdatensatz mit SW/RI = 1–1,5/0,7 oder 0,5–0,8/0,5
c Bolustriggerung für MDCT, Startdelay nach Erreichen eines Kontrastanstiegs von 100 HE in der Triggerregion (A = Aorta)

Kontrastmittelverhalten

In der arteriellen Phase (z. B. bei einer biphasischen Leberuntersuchung) zeigt das Milzparenchym typischerweise eine ausgeprägt inhomogene Kontrastierung (Abb. 13.**2**), welche in erster Linie auf eine unterschiedliche Perfusion von roter und weißer Pulpa zurückgeführt wird. Das Phänomen, das bis heute nicht vollständig geklärt ist, ruft durch scharf voneinander abgegrenzte hypo- und hyperdense Areale arkaden- und wellenförmige Muster hervor, die als „Tigerung" bezeichnet werden. Da diese Inhomogenitäten fokale Läsionen vortäuschen können, sollten Milzläsionen nicht in der arteriellen Phase untersucht werden.

Die Parenchymphase der Milz beginnt 60–90 s nach der KM-Injektion. Die Milz imponiert dann homogen. Folgerichtig indizieren Dichtevarianzen in dieser Phase eine Pathologie.

Abb. 13.2 **Milzkontrastierung.**

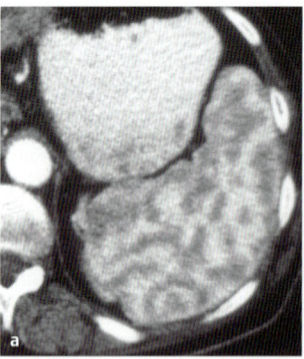
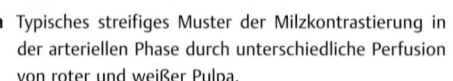
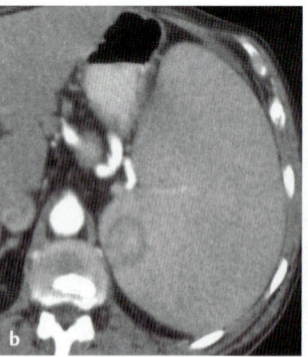

a Typisches streifiges Muster der Milzkontrastierung in der arteriellen Phase durch unterschiedliche Perfusion von roter und weißer Pulpa.

b In seltenen Fällen kann dies eine fokale Läsion vortäuschen.

c In den Nachbarschichten löst sich diese rundliche Struktur bandförmig auf.

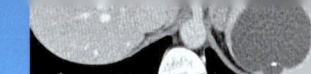

Nebenmilz, Polysplenie, Splenose

In 10–30% der Normalbevölkerung kommt es bei der Organentwicklung zu Fusionsstörungen der Milz, so dass bei etwa 10–20% dieser Individuen mehrere Milzanlagen persistieren. Mehr als zwei akzessorische Milzen finden sich in weniger als 5%.

Die Polysplenie ist durch mehrere in sich abgerundete isolierte Parenchymsegmente gekennzeichnet. Sie tritt in Kombination mit anderen Fehlbildungen der abdominellen Gefäße und des Gastrointestinaltraktes auf.

Eine Splenose entwickelt sich, wenn im Rahmen eines Traumas Milzgewebe in das Abdomen oder den Thoraxraum versprengt wird. Dieses autotransplantierte Milzparenchym hyperthrophiert und führt zu peritonealen oder pleuralen Pseudotumoren unterschiedlicher Lokalisation.

Akzessorische Milzen können nach Splenektomie hypertrophieren und zu einem Rezidiv bei Patienten mit hämatologischen Erkrankungen und Hypersplenismus führen.

CT-Morphologie

Eine *Nebenmilz* liegt in der Regel in unmittelbarer Nähe der Milz (Hilus, Lig. gastrosplenicum). Selten findet man sie im Bereich des Pankreas oder im Becken. Nebenmilzen sind meist klein (< 1 cm); es wurden aber auch Nebenmilzen bis zu 10 cm beschrieben. Die Zuordnung bzw. Identifikation ist aufgrund ihrer runden glatten Kontur und des milztypischen Kontrastmittelverhaltens meist umproblematisch (Abb. 13.3).

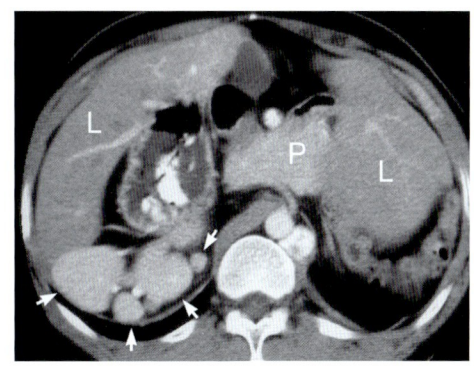

Abb. 13.3 **Polysplenie bei Kartagener-Syndrom und Situs inversus.**
Die multiplen akzessorischen Milzen (Pfeile) zeigen eine milztypische Kontrastierung. L = Leber; P = Pankreas.

Bei der Splenose finden sich multiple rundliche oder ovaläre „Raumforderungen" bei meist fehlender Milz an typischer Stelle. Anamnestisch lässt sich ein Milztrauma (mit Splenektomie) eruieren (Abb. 13.4). Alle „Raumforderungen" zeigen eine homogene Kontrastierung, die allerdings in Abhängigkeit von der Blutversorgung variabel sein kann.

Im Nativscan kann eine Nebenmilz einen pathologischen Lymphknoten, Pankreas-, Nebennieren- oder intraperitoneale Tumoren vortäuschen.

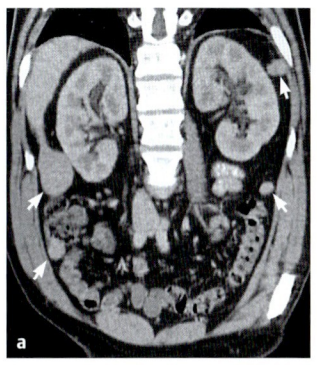 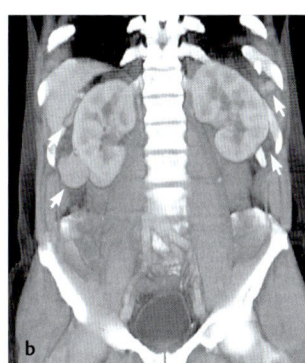

Abb. 13.4 **Splenose nach traumatisch bedingter Splenektomie.**
Multiple noduläre peritoneale Strukturen mit KM-Kinetik identisch zur Milz.
a Schräg coronale Rekonstruktion.
b VRT.

Zystische Milzläsionen

Die zystischen Milzläsionen sind in Tab. 13.**4** zusammengefasst.

Tab. 13.4 ┈⋗ *Zystische Milzläsionen*

Kongenitale Zysten	hypodens (< 20 HE), homogen, glatte Konturen, Wandverkalkungen möglich
Posttraumatische Zyste	hypo- bis hyperdens, glatte Konturen, homogen, Wandverkalkung möglich
Pankreaspseudozyste	hypodens, oft sehr groß, Zeichen einer vorausgegangenen Pankreatitis
Echinokokkuszyste	Verkalkungen (in der Regel in der Wand, seltener in den Septen), Tochterzysten, KM-Aufnahme der Wand und der Septen
Abszess	hypodens, gelegentlich mit unscharfen Grenzen, gewöhnlich kein Rand-Enhancement
Candidasepsis	zahlreiche kleine fokale Hypodensitäten, mitunter keilförmiger Perfusionsdefekt
Lymphangiom	multiple Zysten, relativ klein und konfluierend mit definierten Grenzen, seltene Erkrankung

Kongenitale Milzzyste

Milzzysten sind relativ häufige Zufallsbefunde im Computertomogramm. Kongenitale Milzzysten (auch epidermoide, mesotheliale oder primäre Zysten genannt) sind selten. Sie besitzen ein echtes Epithel und finden sich im Rahmen einer polyzystischen Nierenerkrankung.

CT-Morphologie

Die Zysten imponieren als scharf begrenzte homogene Läsionen mit Dichten um 20 HE. Sie nehmen kein KM auf und zeigen auch kein Rand-Enhancement. Wandverkalkungen finden sich in weniger als 15 %, Septierungen in weniger als 20 % (Abb. 13.**5**).

In 80 % der Fälle sind die kongenitalen Zysten unilokulär. Trabekulierungen der Wand oder periphere Septen sind selten. Kongenitale Epidermoidzysten können in sehr seltenen Fällen Cholesterolkristalle (negative Dichtewerte) oder Blut enthalten.

Abb. 13.5 **Milzzyste.**

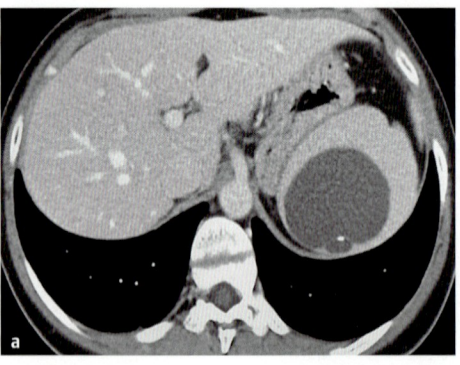

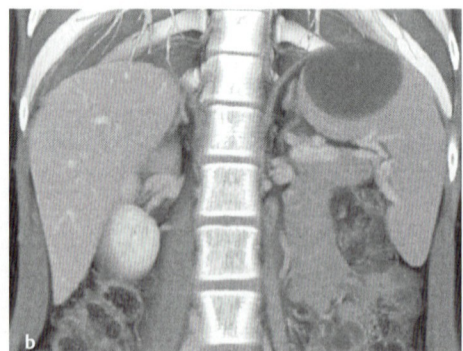

a Dünne Septierungen und Verkalkungen im axialen Schnitt.

b Gleicher Aspekt im volumenrekonstruierten Bild.

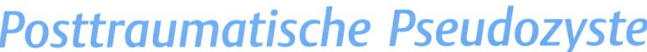

Posttraumatische Pseudozyste

Pseudozysten nach einem Trauma oder Infarkt haben kein Wandepithel und resultieren aus zystisch umgewandelten Hämatomen. Sie sind weitaus häufiger als die kongenitalen Zysten.

CT-Morphologie

Höhere Dichtewerte finden sich nach einem Trauma oder Infarkt. Posttraumatische Zysten können bis zu 13 cm groß werden. Wandverkalkungen (50%) und periphere Septen (85%) sind häufiger als bei kongenitalen Zysten.

Pankreaspseudozyste

Nach einer akuten Pankreatitis können Pseudozysten am Pankreasschwanz entstehen, welche die Milzkapsel erreichen oder sogar in das Milzparenchym einbrechen. Derartige intraliale Pseudozysten sind extrem selten, können aber beachtliche Größen erreichen.

CT-Morphologie

Intraliale Pseudozysten zeigen gewöhnlich eine deutliche Kontrastierung der Wand. Zeichen einer abgelaufenen Pankreatitis stützen die Diagnose.

Weitere die Milz betreffende Komplikationen einer Pankreatitis sind subkapsuläre Hämatome, Rupturen, Infarkte, Pseudoaneurysmen der Milzarterie und Milzvenenthrombosen.

Echinokokkose

Eine Milzbeteiligung beim Echinococcus cysticus findet sich in weniger als 5%. Sie ist häufiger in Endemiegebieten (Argentinien, Griechenland, Spanien).

CT-Morphologie

Echinokokkuszysten stellen sich als glatt begrenzte hypodense Läsionen dar, die zu einer Milzvergrößerung führen können. Wandverkalkungen sind häufig (> 50%), Verkalkungen innerhalb der Zyste dagegen selten. Die Mutterzyste (10–45 HE) kann in ihrer Peripherie Tochterzysten mit geringfügig niedrigerer Dichte enthalten, was die Diagnose einer Echinokokkose erhärtet. Nach KM-Injektion findet sich eine deutliche Kontrastierung der Wand.

Perkutane Punktionen sollten beim unbehandelten Patienten wegen des Risikos einer allergischen Reaktion und einer Erregerverschleppung vermieden werden.

Milzabszess

Milzabszesse sind häufiger multipel als solitär. Sie entwickeln sich meist im Rahmen einer Sepsis. Mikroabszesse kommen am häufigsten bei immunsupprimierten Patienten vor und sind meist durch Pilzinfektionen bedingt (Candida, Aspergillus, Cryptococcus). Bei AIDS können Milzabszesse auch durch Mykobakterien oder Pneumocystis carinii verursacht sein. Pyogene Abszesse entwickeln sich meist sekundär in infarzierten Arealen oder posttraumatischen Hämatomen. Prädisponierende Primärinfektionen sind Endokarditiden, Entzündungen des Harntraktes, Wundinfektionen nach Operation, Pneumonie oder Appendizitis.

Computertomographisch lassen sich bereits Abszesse von wenigen Millimetern Größe nachweisen. Für die Diagnose bzw. Differenzialdiagnose ist immer die Klinik zu berücksichtigen.

Abb. 13.6 **Milzabszesse.**

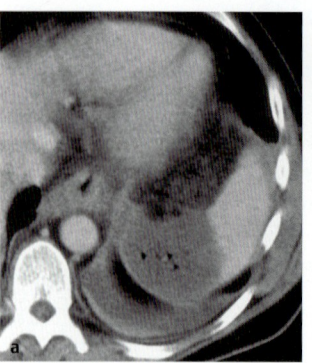
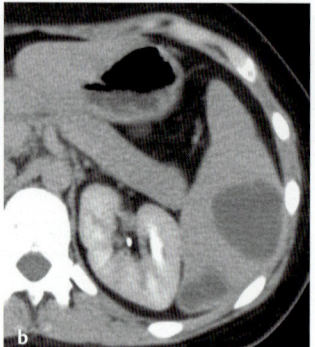
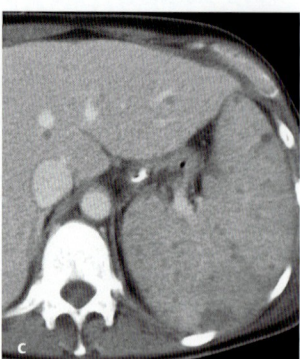

a Superinfizierter Milzinfarkt mit Gaseinschluss.
b Staphylokokkensepsis mit großen subkapsulären Milzabszessen.

c Candidasepsis bei immunsupprimiertem Patient mit typischen multiplen Milz- und Leberabszessen (hier: CML).

CT-Morphologie

Milzabszesse stellen sich im Computertomogramm als hypodense Läsionen mit mehr oder weniger scharfer Begrenzung dar. Sie bleiben unter Kontrastmittelgabe hypodens und zeigen – da sie meist keinen entzündlichen Randsaum ausbilden – auch kein Rand-Enhancement (Abb. 13.**6**). Gaseinschlüsse sind selten. Milzabszesse sind häufig mit Leberabszessen vergesellschaftet (15–20%).

Multilokuläre Abszesse gehen in mehr als 60% der Fälle auf eine Pilzinfektion zurück, unilokuläre dagegen sind zu über 90% bakterieller Genese. Bei einer Candidasepsis ist die Milz von zahlreichen kleinen Herden durchsetzt. Die Obliteration kleiner Arterien kann zu keilförmigen Infarkten führen (Abb. 13.**6** c).

Nach Therapie können fokale Hypodensitäten (Granulome) verbleiben. Verkalkungen werden nach Candida-Mikroabszessen, aber auch nach Infektionen durch andere Erreger (Pilze, Mykobakterien, Pneumocystis carinii) beobachtet.

> Ein normales CT-Bild ohne fokale Läsionen schließt ein Frühstadium der Infektion nicht aus, insbesondere bei hämatogen gestreuten Pilzerkrankungen.

Lymphangiome

Lymphangiome sind benigne Läsionen. Sie finden sich weitaus häufiger im Halsbereich und in der Axillarregion als in der Milz. In Abhängigkeit von der Größe der abnormen Lymphräume werden sie in kapilläre, kavernöse und zystische Lymphangiome unterteilt. In der Milz ist der zystische Typ am häufigsten.

CT-Morphologie

Zystische Lymphangiome setzen sich aus multiplen, relativ kleinen, scharf begrenzten konfluierenden Zysten zusammen, die oft subkapsulär gelegen sind. Sie enthalten Lymphe und zeigen keine KM-Aufnahme. Die CT-Werte liegen zwischen 15 und 35 HE. Bogige Verkalkungen werden beschrieben. Die Milz ist insgesamt vergrößert.

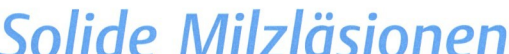

Solide Milzläsionen

Einen Überblick über die soliden Milzläsionen liefert Tab. 13.**5**.

Tab. 13.5 ⋯⟶ *Solide Milzläsionen*

Pseudotumor	
Perfusionsartefakt	frühe Perfusionsphase, ring- oder bandförmig; vgl. angrenzende Schichten
Milzinfarkt	band- oder keilförmiger Defekt nahe der Milzkapsel; mitunter coronale oder sagittale Rekonstruktion erforderlich
Sarkoidose	runde hypovaskularisierte Läsion
Amyloidose	runde hypovaskularisierte Läsion
Hämatopoese	runde hypovaskularisierte Läsion
Morbus Gaucher	runde hypovaskularisierte Läsion
Peliose	isodens zum Blut, KM-Kinetik ähnlich der Milzarterie
Benigne Tumoren	
Hämangiom	solitär oder multipel, isodens zum Blut im Nativ- oder Spätscan, multiple Verkalkungen, manchmal KM-Kinetik wie Leberhämangiome; kapilläre Hämangiome sind homogen, kavernöse enthalten oft zystische Komponenten
Hämangioperizytom	multiple kleine konfluierende Knoten; solide oder zystisch; intensive KM-Aufnahme der soliden Anteile
Littoralzellangiom	multiple kleine hypodense Läsionen; isodens im Spätscan; diffus > fokal
Hamartom	kann Fett und amorphe Verkalkungen enthalten; heterogene Kontrastierung
Fibrom, Myxom	runde hypovaskularisierte Läsion; selten
Desmoid	hypovaskularisiert; selten
Chondrom	runde hypovaskularisierte Läsion mit amorphen Verkalkungen; selten
Osteom	runde, homogene plaqueförmige Verkalkung; selten
Maligne Tumoren	
Lymphome	runde hypovaskularisierte Läsionen, selten Rand-Enhancement oder Heterogenität (in 20 % aller Lymphome mit Milzbeteiligung)
Metastasen	inhomogene hypo- oder hypervaskularisierte Läsionen, gewöhnlich multipel; zentrale Nekrosen; häufige Primärtumoren: Melanom > Mammakarzinom > Bronchialkarzinom > Kolonkarzinom > Nierenzellkarzinom > Sonstige
Angiosarkom	heterogen, stark hypervaskularisiert, anamnestisch Thorotrast-Applikation; selten
Kaposi-Sarkom	immunsupprimierte Patienten, heterogen hypervaskularisiert
Hämangioendotheliom	inhomogene hypervaskularisierte Läsion; selten

Benigne Milztumoren

Primär benigne Tumoren der Milz sind selten (Hämangiom, Lymphangiom, Hamartom, Fibrom, Myxom, Chondrom, Osteom, Desmoid) (Abb. 13.**7**). Hämangiome sind am häufigsten (0,01–0,14 % der Autopsien) und in der Regel mit Hämangiomen in anderen Organen assoziiert. Der kavernöse Typ ist häufiger als der kapilläre. Eine milzspezifische Entität ist das Littoralzellangiom, ein seltener Gefäßtumor, der sich von den Sinuswandzellen der roten Pulpa ableitet und sich häufiger diffus als fokal manifestiert. Eine maligne angiosarkomatöse Variante wurde beschrieben.

CT-Morphologie

Hämangiome können solitär oder multipel sein und von wenigen Millimetern bis zu 15 cm messen. Kapilläre Milzhämangiome manifestieren sich als homogen hypo- bis isodense Knoten. Die Kontrastmitteldynamik geht der Aortenkontrastierung parallel allerdings mit deutlich geringerer Amplitude. Die kavernösen Hämangiome der Milz haben ähnliche Charakteristika wie die Leberhämangiome. Im Nativscan sind sie blutisodens und leicht hypodens zum Milzparenchym. Zystische Anteile sind häufig

Abb. 13.7 Hamartom der Milz.
a Die hyperdensen Raumforderungen sind nur in der arteriellen Phase zu sehen (Pfeile).
b In der portalvenösen Phase Dichteangleich. Kleine zystische Komponente.

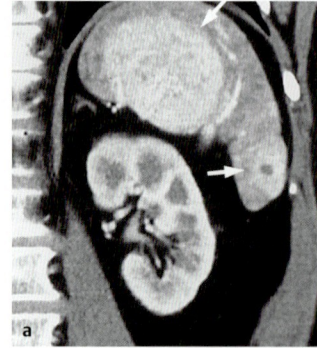
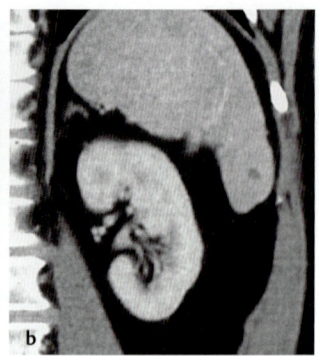

und können mitunter der dominierende Befund sein. Multiple Verkalkungen sind ebenfalls häufig; sie können punktförmig, bogig oder vom Zentrum ausgehend radiär ausgebildet sein. Rupturen und Blutungen werden in bis zu 25 % der Fälle beobachtet.

Beim *Littoralzellangiom* zeigen sich in der portalvenösen Phase multiple kleine hypodense Knoten mit einem Durchmesser zwischen 5 und 10 mm. In Spätaufnahmen werden diese isodens zum Milzparenchym.

Die CT-Morphologie dieser und anderer benigner Läsionen ist in Tab. 13.**5** zusammengefasst.

Maligne Primärtumoren der Milz

Maligne Primärtumoren der Milz sind (Littoralzell-)Angiosarkome, Fibrosarkome, Leiomyosarkome, maligne Teratome und maligne fibröse Histiozytome. Die Ausbildung von Angiosarkomen ist eng mit dem thoriumhaltigen Kontrastmittel Thorotrast assoziiert, das in den 30er- bis 50er-Jahren des vorigen Jahrhunderts eingesetzt wurde. Der Begriff des (Littoralzell-)Hämangioendothelioms wird von einigen Autoren für potenziell maligne Gefäßtumoren (Borderline-Tumoren) benutzt.

CT-Morphologie

Die CT-Morphologie der primären Milzmalignome ist unspezifisch. Sie imponieren meist als relativ große heterogene Raumforderungen mit zystischen und soliden Anteilen. Hypervaskularisierte Tumoren, speziell Angiosarkome, zeigen eine deutliche inhomogene Kontrastierung und oft Nekroseareale. Die Tumoren können multifokal sowohl Leber als auch Milz betreffen. Milzrupturen finden sich nach Literaturangaben bei einem Drittel der Patienten.

Immer sollte auf offensichtliche Malignomkriterien wie Fernmetastasen oder lokale Infiltrationen geachtet werden (Abb. 13.**8**).

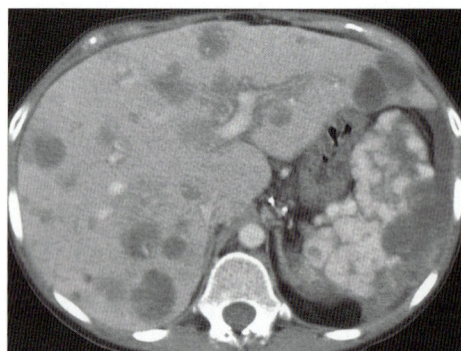

Abb. 13.8 Malignes Hämangioendotheliom der Milz. Noduläre hypervaskularisierte und nekrotische Anteile; variable Kontrastierung der assoziierten Lebermetastasen.

Metastasen

Milzmetastasen finden sich meist erst in fortgeschrittenen Tumorstadien. Sie sind relativ am häufigsten beim malignen Melanom ($1/3$ der Melanompatienten), beim Mammakarzinom und beim Bronchialkarzinom (Tab. 13.**5**).

CT-Morphologie

Metastasen stellen sich im Nativscan als unscharf begrenzte hypodense Herde dar, die sich nach KM-Injektion schärfer demarkieren. Nekrotische Areale können zystisch imponieren. Zystische Metastasen kommen beim Melanom, beim Ovarial-, Mamma- und Endometriumkarzinom vor. Verkalkungen finden sich in erster Linie bei Metastasen eines muzinösen Adenokarzinoms.

Multifokale Läsionen sind die Regel; solitäre Metastasen sind jedoch selbst bei Fehlen anderer Organmetastasen nicht ausgeschlossen. Eine diffuse Infiltration ist nach der Literatur bei bis zu 10% der Patienten gegeben.

Lymphome

Das Lymphom ist zwar das häufigste Malignom der Milz, primäre Milzlymphome sind allerdings selten (1–2% aller Lymphome). Meist handelt es sich um kleinzellige Non-Hodgkin-Lymphome.

Der sekundäre Milzbefall ist sowohl beim Hodgkin- (HD) als auch beim Non-Hodgkin-Lymphom (NHL) geläufig: Etwa 25–33% dieser Patienten zeigen einen Milzbeteiligung. Die Literaturangaben über Sensitivität und Spezifität der CT schwanken beträchtlich (30%/71% bis 90%/90%). Eine diffuse Milzinfiltration geht nicht zwangsläufig mit einer Splenomegalie einher. Verlässlich kann die Lymphombeteiligung der Milz im Computertomogramm nur bei nodulären Herden diagnostiziert werden. Diese finden sich allerdings bei weniger als 20% der Patienten. Insofern dient die Computertomographie in erster Linie dem Lymphknoten-Staging.

Häufig imponiert die Milz im Nativscan homogen. Größere fokale Läsionen führen zu einer Konturvorwölbung. In der Parenchymphase nach KM-Injektion demarkieren sich die Herde hypodens und meist scharfrandig begrenzt (Abb. 13.**9**). Ein Rand-Enhancement ist selten.

Große Läsionen können zentral nekrotisieren und zystisch imponieren, was bei Patienten mit Lymphom und Fieber zur Verwechslung mit einem Abszess führen kann. Verkalkungen zeigen sich eher nach Therapie. Beim NHL finden sich in 70% der Fälle begleitende paraaortale Lymphome.

CT-Morphologie

Die Milzbeteiligung beim Lymphom kann sich unterschiedlich manifestieren: als homogene Organvergrößerung, in Form miliarer Knötchen, multifokaler Herde zwischen 1 und 10 cm Größe oder als solitäre Raumforderung. Fokale oder multifokale Herde sind sicher zu erfassen, eine diffuse Infiltration nur in den seltensten Fällen.

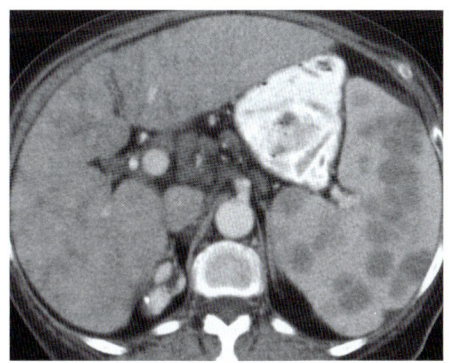

Abb. 13.9 **Nodulärer Milzbefall bei NHL.**
CT-morphologisch kann nicht zwischen hypovaskularisierten Metastasen und einer Sarkoidose differenziert werden. Die zarte Kontrastierung unterscheidet die Herde von Abszessen.

Diffuse Milzerkrankungen, Splenomegalie

Die Ursachen der Splenomegalie zeigt Tab. 13.**6**.

Tab. 13.6 ⋯⊸ *Ursachen der Splenomegalie*

Portale Stauung:
Portale Hypertension, Zirrhose; Thrombose der Pfortader oder Milzvene; Rechtsherzinsuffizienz
Neoplasie:
Leukämie (AML > CML > ALL/CLL); Lymphom; Metastasen, primärer Tumor
Infektion:
Echinokokkus, Malaria, Leishmaniose, Hepatitis, Mononukleose, Brucellose, Tuberkulose, Typhus, Lues
Andere:
Sarkoidose; Speicherkrankheiten; Hämodialyse; Hämolytische Anämie; Extramedulläre Hämatopoese; Kollagenkrankheiten

Entzündliche Erkrankungen, parainfektiöse Splenomegalie

Reaktive parainfektiöse Splenomegalien kommen bei der Mononukleose, beim Typhus, bakterieller Endokarditis oder auch anderen Infektionskrankheiten vor.

CT-Morphologie

Die parainfektiös vergrößerte Milz stellt sich grundsätzlich homogen dar. Abszesse finden sich nicht, Einblutungen sind eine seltene Komplikation.

Eine Infiltration der Milz mit Pneumocystis carinii (meist bei AIDS) kann mit fleckigen hypodensen Läsionen nach KM-Injektion (DD: Pilzabszess) oder einer Organvergrößerung mit oder ohne stippchenförmige Verkalkungen einhergehen. Verkalkungen kommen auch im Rahmen anderer granulomatöser Entzündungen wie der Tuberkulose oder Histoplasmose vor (Tab. 13.**7**). Dabei können andere Organe wie Leber, Nieren oder Nebennieren mitbeteiligt sein.

Tab. 13.7 ⋯⊸ *Erhöhte Milzdichte, Milzverkalkungen*

Diffus erhöhte Dichte
Hämochromatose
Sichelzellanämie
Thalassämie
Disseminierte Areale erhöhter Dichte
Granulome (Tuberkulose, Histoplasmose, Brucellose)
Pneumocystis carinii
Phleobolithen
Gamma-Gandi-Körper
Thorotrast
Nach Lymphographie
Isolierte Verkalkung
Granulom
Tumor (meist benigne)
Kapsel- oder Parenchymverkalkung
Abszess (pyogen, tuberkulös)
Infarkt
Hämatom
Milzarterienverkalkung, Aneurysma
Verkalkte Zystenwand
Kongenitale Zyste
Posttraumatische Zyste
Echinokokkuszyste
Epidermoidzyste

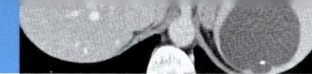

Lymphome

Eine diffuse lymphomatöse Infiltration der Milz ist beim NHL häufiger als beim Morbus Hodgkin. Meist handelt es sich um niedrigmaligne Lymphome mit Blutbildveränderungen.

CT-Morphologie

Die Computertomographie kann zwar eine Splenomegalie nachweisen (Milzindex > 480), dies ist jedoch nicht zwangsläufig gleichbedeutend mit einer Infiltration. Auch muss eine diffuse Infiltration nicht immer mit einer Splenomegalie einhergehen. Andererseits gibt es selbst bei Patienten mit gesichertem Lymphom eine Reihe anderer Ursachen für eine Milzvergrößerung. Ähnliches gilt für die Kontrastmittelaufnahme. Bei Lymphominfiltration ist sie oft nicht alteriert. Eine atypische Kontrastierung mit kleinen nodulären Hypodensitäten ist eher selten.

Portale Hypertension

Die portale Hypertension führt zur Milzvergrößerung und Ausbildung portosystemischer Kollateralen. Häufigste Ursachen sind die Leberzirrhose und Thrombosen der V. portae oder V. lienalis.

CT-Morphologie

In den meisten Fällen ist die Milz sowohl im Nativbild als auch in der Parenchymphase nach KM-Injektion homogen.

Die Milzvene ist häufig über 10 mm dilatiert. Kollateralgefäße zeigen sich im Milzhilus. Portosystemische Kollateralen im Bereich der Fundus-, gastroepiploischen und gastroösophagealen Venen imponieren als geschlängelte und manchmal grotesk erweiterte Gefäße (DD: schlecht kontrastierte Darmschlingen). Eine Erweiterung der linken Nierenvene deutet auf einen spontanen splenorenalen Shunt hin (vgl. Abb. 11.**51**). Mitunter findet sich ein Aszites.

Sarkoidose

Sarkoidosepatienten entwickeln in 20–60% eine Splenomegalie. Mit der Computertomographie ist die seltenere fokale Manifestation in der Milz gut nachweisbar, die diffuse Infiltration hingegen entgeht dem Nachweis.

CT-Morphologie

Nativ ist die Milz homogen vergrößert, nach KM-Injektion zeigt sich mitunter eine inhomogene Kontrastierung. Granulome stellen sich in Form scharf begrenzter hypodenser Herde dar. Patienten mit Splenomegalie zeigen häufig eine begleitende abdominelle Lymphadenopathie. Die Thorax-Übersichtsaufnahme ist in bis zu 25% der Fälle unauffällig. Insofern ist die Abgrenzung gegen ein fokales Lymphom nicht immer möglich (vgl. Abb. 13.**9**).

Trauma

Die Milz ist das beim stumpfen Bauchtrauma am häufigsten betroffene Organ. Die Computertomographie ist beim Nachweis von Milzverletzungen hoch sensitiv (> 95 %) und bei unklaren sonographischen Befunden immer indiziert. Das Ausmaß der Verletzungsfolgen reicht vom subkapsulären Hämatom über eine Parenchymkontusion bis hin zum Parenchymriss (mit oder ohne Kapselriss) oder einer kompletten Milzruptur. Der Nachweis eines subkapsulären Hämatoms ist in Hinblick auf die Gefahr einer lebensbedrohlichen Blutung nach Kapselruptur von besonderer Bedeutung. Eine Verletzung des Milzgefäßstiels führt zu Milzinfarkten.

CT-Morphologie

Hämatome können sich in Abhängigkeit von ihrem Alter hyperdens (frische Blutung mit Koageln), isodens (ältere Blutung oder hyperakute Extravasate ohne Trennung der korpuskulären Blutbestandteile) oder hypodens zum Milzparenchym darstellen. Der Kontrastscan ist zur korrekten Beurteilung der Verletzungsfolgen immer erforderlich, da sich Hämatome oder Lazerationen im Nativscan isodens zum Parenchym verhalten können. Frische Milzhämatome werden dabei durch die Kontrastmittelgabe kaum maskiert.

Subkapsuläre Hämatome imponieren als periphere sichelförmige Areale mit Pelottierung und Verlagerung des Milzparenchyms. Sie können beachtliche Ausmaße erreichen. Intraparenchymatöse Hämatome stellen sich als unscharf begrenzte fleckige Hypodensitäten mit hyperdensen Anteilen dar (Abb. 13.10 a). Lazerationen oder Rupturen zeigen lineare, bogige oder runde hypodense Parenchymdefekte mit fehlender oder verminderter Kontrastierung (Abb. 13.10 b). Typischer Begleitbefund einer derartigen Verletzung ist das Hämatoperitoneum.

Kontrastmittelextravasate sind Zeichen einer aktiven Blutung und stellen einen chirurgischen Notfall dar. Posttraumatische Pseudoaneurysmen zeigen unter Kontrastmittelgabe ein gefäßäquivalentes Verhalten und prädisponieren für eine spätere Milzruptur (Abb. 13.10 c).

In seltenen Fällen ist bei Milzverletzungen der initiale Scan unauffällig, da die Blutung durch die Hpotension infolge des allgemeinen Blutverlustes zunächst ausbleiben kann und erst später unter der Volumensubstitution einsetzt. Eine Spätruptur ist durch intraperitoneale Blutansammlungen gekennzeichnet, die häufig dichter sind als peri- oder intralienale Hämatome.

Abb. 13.10 **Milztrauma.**

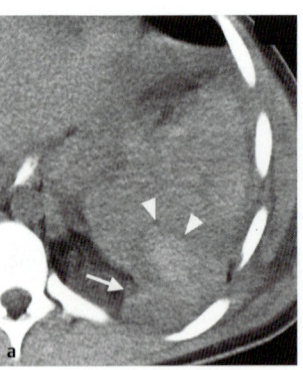 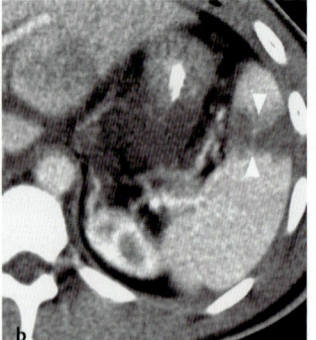 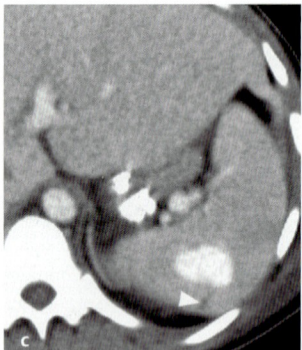

a Traumatische Lazeration mit korrespondierender Zwerchfellverletzung. Die Milzkaspel ist rupturiert, das Parenchymhämatom allerdings schlecht abgrenzbar.

b Milzruptur mit bandförmiger Lazeration.

c Posttraumatisches Pseudoaneurysma der Milz mit zarten Parenchymeinrissen. Eine Woche später kam es zur Spätruptur der Milz.

Tab. 13.8 ⋯→ *Schweregrad der Milzverletzung (Organ Injury Scale – AAST; modifiziert nach Federle et al, 1998)*

Grad	Verletzung	Beschreibung
I	Hämatom	subkapsulär, nicht expansiv, <10 % der Oberfläche
	Lazeration	Kapselriss, keine Blutung, <1 cm Parenchymtiefe
II	Hämatom	subkapsulär, nicht expansiv, 10–50 % Oberfläche intraparenchymal, <2 cm Durchmesser, nicht expansiv
	Lazeration	Kapselriss, aktive Blutung, 1–3 cm Parenchymtiefe
III	Hämatom	subkapsulär, >50 % Oberfläche oder expansiv rupturiertes subkapsuläres Hämatom mit aktiver Blutung intraparenchymatös, >2 cm im Durchmesser oder expansiv, mehrere Grad-I- oder Grad-II-Verletzungen
	Lazeration	> 3 cm Parenchymtiefe
IV	Hämatom	rupturiertes intraparenchymatöses Hämatom mit aktiver Blutung
	Lazeration	Einbeziehung der Hilusgefäße mit Perfusionsstörung >25 %
V	Lazeration	Milzruptur
	vaskulär	Hilusgefäßverletzung mit devaskulierter Milz

Auch wenn ein Parenchymdefekt nicht direkt darstellbar ist, ist der Nachweis perilienaler Blutkoagel (sog. „sentinel-clots" mit CT-Werten >60 HE im Gegensatz zum Hämatoperitoneum mit 35–45 HE) indirekter Hinweis auf eine Milzverletzung. Areale mit fokal verstärkter Kontrastierung in einer ansonsten normalen Milz können auf eine Parenchymlazeration hinweisen und sind mit einem erhöhten Risiko für Spätrupturen assoziiert. Stark enhancende Areale deuten auf ein falsches Aneurysma hin. Milzverletzungen können durch Aufhärtungs- oder Streifenartefakte vorgetäuscht werden, die durch Rippen, Luft-Flüssigkeits-Spiegel im Magen oder Elektroden bedingt sind. Fissuren einer lobulierten Milz sollten nicht mit Rissen verwechselt werden. Ein stark dilatierter Magen mit Kompression des medialen Milzrandes kann eine kleine Lazeration maskieren.

Zur Graduierung von Milzverletzungen in Hinblick auf die notwendige Therapie (konservativ oder operativ) wurden verschiedene Klassifizierungen vorgeschlagen (z. B. Mirvis, 1989, oder Federle, 1998) (Tab. 13.**8**). Berücksichtigt werden dabei die Integrität der Kapsel, die Größe des Hämatoms, Zahl und Ausdehnung der Lazerationen, Gefäßverletzungen und das Ausmaß von Parenchyminfarkten.

Eine fehlende Parenchymkontrastierung der Milz ohne Infarkt kann auch Folge einer ausgeprägten Hypotension sein. Differenzialdiagnostisch müssen Abrisse des arteriellen Gefäßstiels ausgeschlossen werden.

In Kontrolluntersuchungen können sich Residuen einer Milzverletzung noch über Monate zeigen. Ein Hämatoperitoneum und perilienale Hämatome resorbieren sich binnen 1–3 Wochen. Infektionen können die Resorption eines Hämatoms komplizieren und zu Milzabszessen führen. Pseudozysten sind Spätfolgen von Parenchymeinblutungen.

Vaskuläre Erkrankungen

Milzinfarkt

Milzinfarkte entstehen durch Thrombembolien aus dem Herzen oder einem Aortenaneurysma. Ein thrombotischer Milzarterienverschluss kann arteriosklerotisch, durch subendotheliale leukämische Infiltrate, durch entzündliche oder neoplastische Pankreaserkrankungen, eine Gefäßbeteiligung beim Magenkarzinom, eine Sichelzellanämie oder eine traumatische Intimaläsion bedingt sein.

CT-Morphologie

Im Nativ-CT stellt sich der Milzinfarkt typischerweise als scharf begrenzte keilförmige Hypodensität dar, die mit der Basis der Milzkapsel anliegt. Nicht selten bilden Infarkte auch unscharf begrenzte, rundliche oder längliche Läsionen aus, die von Läsionen anderer Genese schlecht abzugrenzen sind.

Abb. 13.11 **Milzinfarkt.**
a Multiple lineare und keilförmige Milzinfarkte bei einem Patienten mit hämatopoetischer Erkrankung und Splenomegalie (4×2,5/15, VRT).
b Milzinfarkt in Form einer keilförmigen Hypodensität mit begleitendem KM-aufnehmendem subkapsulärem Streifen. Dieses Rand-Enhancement findet sich nur selten und kann eine Abszessmembran vortäuschen.

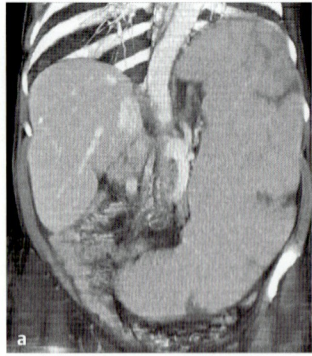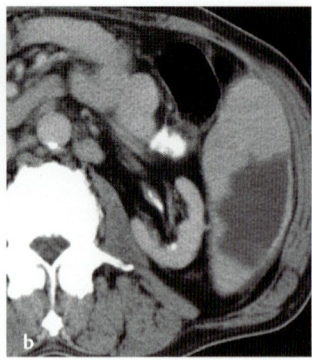

Die Ausdehnung des Befundes bis an die Kapsel ist diagnostisch oft wegweisend (Abb. 13.**11 a**). Infarkte zeigen nach Kontrastmittelinjektion keine oder eine nur geringe Kontrastierung. Gelegentlich kommt es über Kapselgefäße zur Kontrastierung eines schmalen subkapsulären Parenchymstreifens (Abb. 13.**11 b**). Sekundäre Blutungen können zu einer Dichtezunahme des Infarktareals führen.

Im Verlauf werden Infarkte im Nativscan isodens zum angrenzenden Parenchym. Das Infarktareal kann sich aber auch pseudozystisch umwandeln oder sekundär verkalken.

Patienten mit einer homozygoten *Sichelzellanämie* und chronisch revidierenden Milzinfarkten zeigen eine kleine, geschrumpfte, stark verkalkte Milz, solche mit heterozygoter Form eine Splenomegalie mit multiplen subkapsulären Infarkten und Verkalkungen.

Milzvenenthrombose

Thrombosen der V. lienalis können sich im Rahmen einer entzündlichen oder neoplastischen Pankreaserkrankung, bei einer Peritonitis oder nach einem Trauma entwickeln.

CT-Morphologie

Bei akuter Thrombose ist die Milzvene dilatiert und hyperdens. Später schrumpft die Vene, weist weichteiläquivalente Dichtewerte auf und zeigt keine Kontrastaufnahme. Kollateralen entwickeln sich entlang der kurzen gastrischen, gastroepiploischen, gastroösophagealen und splenorenalen Venen. Eine Splenomegalie ist möglich, aber nicht obligat.

Aneurysma der Arteria lienalis

Milzarterienaneurysmen sind die häufigsten abdominellen Gefäßaneurysmen. Die Inzidenz beträgt nach Autopsieserien 0,01 – 2 %, bei Berücksichtigung auch kleinerer Aneurysmen zwischen 0,5 und 1 cm sogar bis zu 10 %. Prädisponierende Faktoren sind Mehrfachschwangerschaften, eine portale Hypertension und eine generalisierte Arteriosklerose. Kongenitale Aneurysmen der A. lienalis sind häufig mit Aneurysmen der A. hepatica oder des Truncus coeliacus vergesellschaftet. Pseudoaneurysmen können Folge eines Schertraumas sein (Sicherheitsgurt, seat-belt-injury).

Im Computertomogramm sind Aneurysmen der A. lienalis in der Regel Zufallsbefunde. Eine Resektion oder Embolisation ist bei symptomatischen Aneurysmen, einer Größe über 2 cm, bei Größenzunahme, bei Schwangeren oder Frauen im gebärfähigen Alter indiziert. Die präoperative Diagnostik kann durch eine CTA ergänzt werden.

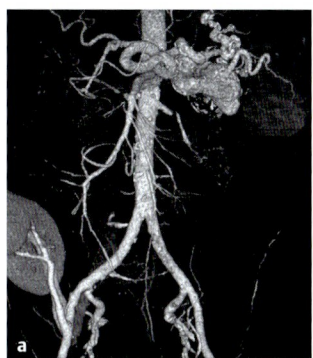
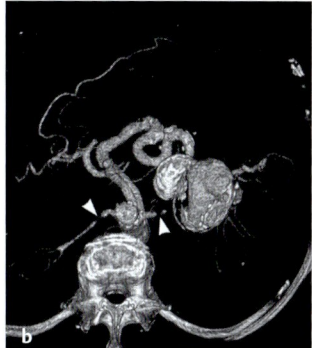

Abb. 13.12 **Aneurysma der A. lienalis.**
Patient mit Zustand nach Nierentransplantation bei chronischem Nierenversagen und Stenose der originären Nierenarterien (Pfeilspitzen) sowie Nachweis eines großen, partiell verkalkten Milzarterienaneurysmas. UR-Bild eines MDCT-Datensatzes ($4 \times 1/6$) mit anteroposteriorer (**a**) und kaudokranialer (**b**) Ansicht.

CT-Morphologie

Computertomographisch stellt sich das Milzarterienaneurysma als umschriebene Raumforderung im Verlauf der Milzarterie dar (meist im distalen Drittel), die den Durchmesser des Gefäßes überschreitet und nach KM-Gabe eine kräftige, gefäßäquivalente Kontrastierung zeigt (Abb. 13.**12**). Die Größe kann bis zu mehrere Zentimeter betragen. Große Aneurysmen zeigen Wandverkalkungen und periphere Thrombosen.

14 Pankreas

C. Schaefer-Prokop

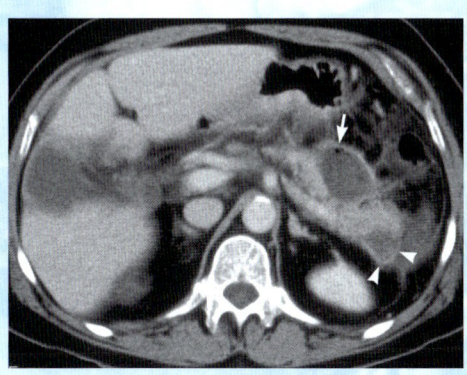

Gegenwärtiger Standard der Pankreasdiagnostik sind Ultraschall, Computertomographie und Kernspintomographie. Die diagnostische endoskopische retrograde Pankreatikographie (ERP) wird zunehmend durch die MR-Cholangiopankreatikographie (MRCP) verdrängt. Der zusätzliche Einsatz der Endosonographie empfiehlt sich bei sehr kleinen oder unklaren Befunden im CT oder MRT. Die CT deckt das breiteste Spektrum in der Diagnostik von Pankreaserkrankungen ab (Tab. 14.1). Mit Einführung der Dünnschichtspiral- und Multidetektor-CT hat sich die Sensitivität der CT zur Aufdeckung auch kleiner Läsionen deutlich verbessert, was letztlich auch das Tumorstaging optimiert.

Tab. 14.1 ⋯> *Indikationen zur CT-Untersuchung des Pankreas*

Tumordiagnostik	Pankreaskarzinom: Tumornachweis, Resektabilität endokrine Pankreastumoren: Lokalisation
Onkologische Nachuntersuchung	Therapieverlauf, Rezidivdiagnostik
Trauma	Pankreasruptur, Pankreatitis
Pankreatitis	Differenzierung der exsudativen von der nekrotischen Form; prätherapeutisches CT zur Ausbreitungsdiagnostik; Nachweis und Identifikation von Pankreaspseudozysten; Nachweis eines vermuteten Abszesses

Anatomie

Das Pankreas liegt im vorderen Retroperitonealraum (Abb. 14.1), der anterior vom parietalen Peritonealblatt, posterior von der Gerota-Faszie begrenzt wird. Die Kauda des Pankreas zieht gewöhnlich nach kranial und endet intraperitoneal im Bereich des Lig. splenorenale.

Normales Pankreasparenchym hat im CT mittlere Dichtewerte von 30–60 HE. Die Dichte sinkt mit zunehmender Fettinfiltration (Altersinvolution) und steigt im Rahmen der Hämochromatose.

Größe und Form des Pankreas sind sehr variabel und abhängig vom Alter und Fettgehalt (Maximalwerte für den Transversaldurchmesser: Kaput 3 cm, Korpus 2,5 cm, Kauda 2 cm). Ein wichtiges Kriterium normaler Pankreasmorphologie ist die Verjüngung vom Kopf zum Schwanz. Die Kauda verläuft in der Regel nach kranial gerichtet, in 25 % der Fälle kann allerdings auch eine Abweichung nach kaudal gegeben sein, die einen Nieren- oder Nebennierentumor vortäuscht, nach Nephrektomie auch schon einmal ein Tumorrezidiv simuliert. Die Atrophie und Fettinduration verleihen dem Organ eine lobulierte Form.

Der Processus uncinatus ist in das duodenale C eingebettet (Abb. 14.1, vgl. auch Abb. 12.1). Die A. mesenterica superior ist durch einen schmalen Fettsaum abgegrenzt, die V. mesenterica superior hat direkten Kontakt mit dem Parenchym des Processus uncinatus. Unmittelbar posterior des Caput pancreatis liegt die Confluens venuum; die V. lienalis bildet die hintere Begrenzung des Corpus pancreatis. Durch ihren stark geschlängelten Verlauf lässt sich die A. lienalis nur abschnittsweise posterosuperior des Pankreas abbilden.

Entlang der zentralen Achse des Pankreas verläuft der Hauptausführungsgang (Ductus Wirsungianus), dessen distale Abschnitte nahe der Papille einen Durchmesser von 3–5 mm erreichen. Die komplette Darstellung des Ganges bis zur Kauda gelingt bei den meisten Patienten nur durch sehr dünne Schichten im Spiral- oder Multidetektor-CT (3 mm Schichtdicke oder weniger). Ein Durchmesser über 4 mm ist in der Regel pathologisch. Der Ductus Wirsungianus sollte nicht mit der dünnen Fettlamelle verwechselt werden, die entlang der V. lienalis verläuft. Der akzessorische Pankreasgang (Ductus Santorini) ist lediglich mit Dünnschichttechnik darstellbar. Innerhalb des Pankreaskopfes grenzt sich das Lumen des Ductus choledochus ab, dessen Durchmesser hier maximal 5 mm betragen sollte. Ductus choledochus und Wirsungianus münden an der Papilla Vateri entweder gemeinsam (~70 %) oder über getrennte benachbarte Papillen (~30 %) in das Duodenum (vgl. Abb. 12.1).

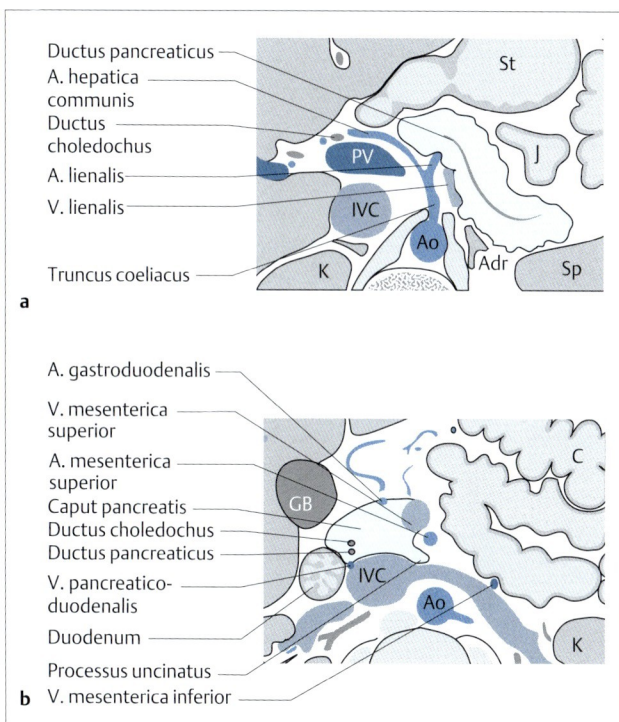

Ductus pancreaticus
A. hepatica communis
Ductus choledochus
A. lienalis
V. lienalis
Truncus coeliacus

St
J
PV
IVC
Ao
Adr
Sp
K

a

A. gastroduodenalis
V. mesenterica superior
A. mesenterica superior
Caput pancreatis
Ductus choledochus
Ductus pancreaticus
V. pancreatico- duodenalis
Duodenum
Processus uncinatus
b V. mesenterica inferior

C
GB
IVC
Ao
K

Abb. 14.1 **Skizzen der Schnittbild- anantomie des Pankreas.**

Anatomische Varianten

Häufigste anatomische Variante ist das *Pancreas divisum* (5–10%). Als Folge einer fehlenden Verschmelzung der ventralen und dorsalen embryonalen Ganganlage entstehen zwei unabhängige Gangsysteme in einer weitgehend ungeteilten Drüsenstruktur. Der größte Teil des Pankreas, genauer gesagt die anterosuperioren Abschnitte von Kaput, Korpus und Kauda, werden durch den dorsalen Pankreasgang via einer akzessorischen Papille drainiert. Die posteroinferioren Abschnitte des Kaput und Processus uncinatus besitzen einen eigenen kleinen ventralen Ausführungsgang, der im Bereich der Ampulle in den Ductus choledochus mündet. Diese Fehlbildung besitzt eine höhere Inzidenz zu Pankreatitiden (1–5%). CT-morphologisch ist das Pankreas weitgehend normal, mitunter findet sich eine Verbreiterung des Pankreaskopfes im anteroposterioren und/oder kraniokaudalen Durchmesser, oder es ist zwischen dem ventralen und dorsalen Anteil eine feine fettäquivalente Trennlinie erkennbar. Die separierten Gangsysteme sind in der Regel in der Dünnschicht- oder Multidetektor-CT verifizierbar.

Beim *Pancreas anulare* umschließt der Hauptausführungsgang des Pankreas das Duodenum ringförmig und führt dadurch zu einer gewissen Konstriktion. Diese Variante ist im CT nur dann erkennbar, wenn gleichzeitig auch eine ausreichende Menge Parenchymgewebes um das Duodenum vorhanden ist, das dann mitunter als Wandverdickung des Duodenums fehlgedeutet wird. Ein rein bindegewebiger Anulus identifiziert sich im CT nicht.

Ein *akzessorisches Pankreas* gibt es in vielen Variationen, ektope Pankreasinseln am Magen oder Dünndarm lassen sich computertomographisch nicht nachweisen.

Untersuchungstechnik

Die Technik der Untersuchung sollte von der Fragestellung abhängig gemacht werden und ist für die Diagnostik einer Pankreatitis oder einer tumorösen Raumforderung jeweils anzupassen (Tab. 14.**2** u. 14.**3**).

Tab. 14.2 ⤳ *Empfohlene Untersuchungsparameter*

Allgemein						
Vorbereitung	Tumordiagnostik:		Patient sollte 6 h nüchtern sein			
Orales KM	Pankreatitis:		abhängig von der klinischen Situation, entweder keine Gabe oder 500–1000 ml Wasser oder Kontrastmittel 30 min vor der Untersuchung			
	Tumordiagnostik		1000–1500 ml Wasser 30 min vor der Untersuchung zusätzlich 250 ml auf dem CT-Tisch in Rechtsseitenlage Buscopan (zur Darmhypotonie)			
Lagerung	Rückenlage mit Elevation der Arme					
	Tumordiagnostik:		Rechtsseitenlage (optional)			
Scanbereich	Tumor:		nur Pankreas (Nachweis, T-Staging), Pankreas und Leber (M-Staging)			
	Pankreatitis:		Oberbauch bis kleines Becken			
Atemphase	Inspiration					
Fensterung	Nativ-CT:		W/L=350/40			
	KM-CT:		W/L=400/60			

Scannertyp (Schichten pro Rotation)						
Scanparameter	**1** **SC/TF/RI**	**4** **SC** [a]	**16** **SC** [a]	**64** **SC** [a]	**axial** **SW/RI**	**MPR** [b] **SW/RI**
Abdomen	7/12/6 ↓	2–2,5 ↓	1–1,5 ↓	1–1,25 ↓	5/4	–
Pankreas und Leber	5/8/4 ↓	1–1,25 ↓	0,5–0,75 ↓	0,5–0,625 ↓	5/4	3/3 cor
Pankreastumor	2/4/2 ↓	1–1,25 ↓	0,5–0,75 ↓	0,5–0,625 ↓	3/2	3/3 cor, 4/4 sag

Kontrastinjektion [c]	**V/F/D**	**V+N/F/D**	**V+N/F/D**	**V+N/F/D**	**Bemerkungen**	
Tumor/chronische Pankreatitis	150/4/D	150+50/5/D	150+50/5/D	150+50/5/D		
arterielle Phase	D=25	D=10A	D=15A	D=20A	Trigger: Aorta (L1/2)	
Parenchymphase	D=40	D=20A	D=30A	D=35A	Trigger: Aorta (L1/2)	
portale Phase	D=70	D=50A	D=55A	D=60A	Trigger: Aorta (L1/2)	
Akute Pankreatitis	100/2/60	100+50/3/60	80+50/3/30A	80+50/3/40A		

SC = Schichtkollimation (mm), TF = Tischvorschub (mm/Rotation), RI = Rekonstruktionsinkrement (mm), ↑↓ = Scanrichtung
SW = effektive Schichtdicke (mm), MPR = multiplanare Reformation, CPR = gekrümmte Reformationen, axial = axiale Schichtung, cor = coronal,
V = KM-Volumen (ml), N = NaCl-Volumen (ml), F = Flussrate (ml/s), D = Startdelay (s). KM-Konzentration = 300 mg Jod/ml
[a] Pitch P = TF/(N × SC): ca. 1,5 (4 Schichten); 1,2–1,5 (16 Schichten); 0,9–1,2 (64 Schichten);
[b] MPR aus dem sekundären Rohdatensatz mit SW/RI = 1–1,5/0,7 oder 0,5–0,8/0,5; schräg coronale MPR durch das Pankreas, sagittale MPR zwischen Ductus choledochus und V. mesenterica inferior; CPR parallel zum Pankreasgang
[c] Bolustriggerung für MDCT, Startdelay nach Erreichen eines Kontrastanstiegs von 100 HE in der Triggerregion (A = Aorta)

Tab. 14.3 ⋯⃗ *Empfohlene Untersuchungstechnik*

Indikation	Phase	Untersuchungsbereich
Pankreaskarzinom	Parenchymphase portale Phase	Pankreas Leber + Pankreas
Inselzelltumor (benigne)	arterielle Phase portale Phase	Pankreas Leber + Pankreas
Inselzelltumor (maligne)	arterielle Phase portale Phase	Leber + Pankreas Leber + Pankreas
Pankreatitis (akut)	Parenchymphase	Oberbauch bis Aortenbifurkation, nach Notwendigkeit bis kleines Becken
Pankreatitis (chronisch)	nativ [a] Parenchymphase	Pankreas Pankreas
Trauma	Parenchymphase	Oberbauch bis Becken

[a] nicht zwingend erforderlich

Patientenvorbereitung

Die Markierung des Duodenums ist aufgrund der regen Peristaltik problematisch, für die Tumordiagnostik jedoch unerlässlich. Die Duodenalfüllung lässt sich verbessern, wenn der letzte Becher des oralen Kontrastmittels in Rechtsseitenlage auf der Untersuchungsliege getrunken wird. Durch zusätzliche Applikation eines Spasmolytikums (z. B. 20–40 mg Buscopan i. v.) wird eine Hypotonie des Duodenums erreicht. Nach Umlagerung in Rückenlage wird die Untersuchung unmittelbar gestartet. Bei Kontraindikationen für eine intravenöse Buscopangabe kann die Untersuchung auch komplett in Rechtsseitenlage durchgeführt werden. Eine negative Kontrastierung des Duodenums mit Wasser, Mannitol, Milch oder Gas statt mit jod- oder bariumhaltigem Kontrastmittel ist sinnvoll, da sie die Möglichkeit zur CT-Angiographie der Pankreasgefäße offenhält, Steine im Ductus nicht überdeckt und die Diagnostik von Magen- oder Duodenalwandinfiltration verbessert.

Sofern es die klinische Situation erlaubt, ist auch bei der Diagnostik einer akuten Pankreatitis eine vorhergehende orale Kontrastierung des Darmes angezeigt. In unklaren Situationen, z. B. bei nicht ansprechbaren Patienten, sollte der überweisende Arzt konsultiert werden. Nach Gabe positiven Kontrastmittels lassen sich Darmschlingen besser gegen Abszesse, peripankreatische Flüssigkeitsansammlungen oder Pseudozysten abgrenzen. Einige Institutionen bevorzugen negatives KM (Wasser oder Mannitol) zur besseren Differenzierung des Pankreaskopfes, der periampullären Region, des distalen Ductus choledochus und Ductus pancreaticus. Ein solches Vorgehen empfiehlt sich in der Diagnostik einer biliären Pankreatitis, birgt jedoch Probleme bei der Aufdeckung von Komplikationen (z. B. Differenzierung flüssigkeitsgefüllter Darmschlingen gegen Pseudozysten).

Scantechnik

Nativscan

Außer bei einer vorbestehenden chronischen Pankreatitis gibt es in der Diagnostik von Pankreastumoren keine Notwendigkeit für die Erstellung einer Nativserie des Oberbauches. Einzig zur präziseren Einstellung der kontrastverstärkten Serie wäre ein Nativscan sinnvoll.

Nativbilder eignen sich für die Diagnostik von Gallengangssteinen, zur ätiologischen Einordnung einer akuten Pankreatitis und zur Darstellung von Parenchymverkalkungen bei chronischen oder chronisch rezidivierenden Formen. Letztlich sind Verkalkungen jedoch auch im kontrastverstärkten Bild erkennbar und isodense Gallengangssteine bleiben unsichtbar.

Tumordiagnostik

Das Staging maligner Tumoren und die Diagnostik von Inselzelltumoren des Pankreas erfordert eine adäquate Dünnschichttechnik. Da ein optimaler Tumor-Parenchym-Kontrast nach Kontrastmittelapplikation nur über einen kurzen Zeitraum erreicht werden kann, müssen beim Einzeilen-CT Kompromisse zwischen Scanlänge und Schichtdicke eingegangen werden. Eine vollständige Abbildung der Leber ist bei der hohen Inzidenz von Metastasen selbstverständlich.

Die Abschätzung der Resektabilität von Pankreastumoren erfordert eine subtile Untersuchungstechnik. Die meisten Autoren empfehlen ein biphasisches Vorgehen: Die erste Serie erfasst nur das Pankreas mit einer Schichtdicke – in Abhängigkeit vom Patientenumfang – von 2 – 3 mm am Einzeilen-Spiral-CT, von 1 – 1,25 mm am 4-Zeiler und von 0,5 – 1,25 mm am 16- oder 64-Zeiler. Sie sollte die Parenchymphase erfassen, die in Abhängigkeit von der Injektionsgeschwindigkeit nach einem Startdelay von 30 – 40 s erreicht wird (für multiphasische Untersuchungen wird eine Injektionsgeschwindigkeit von ≥ 4 ml/s empfohlen). Diese Phase bietet den höchsten Kontrast zwischen Tumorgewebe und normalem Pankreasparenchym und erlaubt zugleich eine ausreichende Beurteilung der Arterien bezüglich einer eventuellen Gefäßinfiltration. Häufig ist bereits eine portalvenöse Kontrastierung gegeben. Durch Verkleinerung des Field of View und Fokussierung auf das Pankreas lässt sich die Ortsauflösung verbessern, sofern einstellbar gelingt das auch mit einer Matrix von 1024 bei vollem Field of View. Der zweite Scan erfasst Leber und Pankreas in der portalvenösen Phase (60 – 100 s Startdelay) mit größerer Schichtdicke (5 mm am Einzeilen-, 2 – 2,5 mm am 4-Zeiler- und 1 – 1,5 mm am 16- oder 64-Zeilen-System).

Sofern ein großer inoperabler Pankreastumor bekannt ist, reicht eine portalvenöse Serie aus.

Die *CT-Angiographie* der peripankreatischen Gefäße ist integraler Bestandteil der präoperativen Pankreasdiagnostik und lässt sich aus den Daten der biphasischen Untersuchung nachberechnen. Die Darstellung der arteriellen Versorgung gelingt in der Regel aus den Daten der Parenchymphase, wird allerdings signifikant besser bei Verkürzung des Startdelays. In der Praxis hat sich ein Delay von 30 s (oder besser 10 – 15 s nach Triggerung in der Aorta) als vernünftiger Kompromiss zwischen Gefäß- und Parenchymdarstellung erwiesen. Die CTA des Portalvenensystems erfolgt optimal nach einem Delay von 60 s. Mit Einführung der Multidetektorsysteme hat sich die Qualität der CTA deutlich verbessert.

Die Darstellung des Pankreasganges, sog. *CT-Pankreatographie*, erfordert einen Datensatz dünner Kollimationen einer Spiral- oder Multidetektor-CT. Zur Darstellung des Gangsystems werden gekrümmte Rekonstruktionen (CPR), Volume-Rendering-Techniken (VRT oder die Minimum-Intensitäts-Projektion, MIP) genutzt (s. Abb. 14.**6** und 14.**7**). Virtuelle Endoskopien (virtuelle Pankreatographie) können Unregelmäßigkeiten oder Raumforderungen im Pankreasgang demonstrieren, sind für die diagnostische Aussage jedoch nicht von übergeordneter Relevanz.

Die *endokrinen Pankreastumoren* sind in der Regel hypervaskularisiert und daher bevorzugt in der arteriellen Phase darstellbar. Zur Lokalisation insbesondere kleiner benigner Läsionen bedarf es einer Fokussierung auf das Pankreas mit dünner Schichtkollimation (2 – 3 mm am Einzeilen-, 1 – 1,25 mm am 4-Zeilen- und 0,5 – 0,75 mm am 16- oder 64-Zeilen-System). Die Untersuchung ist unmittelbar nachdem der Kontrastmittelbolus die Aorta erreicht hat zu starten. Die Akquisitionszeit sollte für einen optimalen Kontrast zwischen Tumor und Pankreasgewebe nicht mehr als 20 s betragen. Naturgemäß ist bei Verdacht auf Malignität die Leber in die arterielle Untersuchungsphase mit einzubeziehen, in diesem Fall kann die Schichtdicke – in Abhängigkeit vom Scanner – auch auf 3 – 5 mm (Einzeilen-CT) bzw. 2 – 2,5 mm (4-Zeiler) heraufgesetzt werden. Die meisten Autoren empfehlen zusätzlich eine portalvenöse Untersuchungsphase ähnlich wie bei der Karzinomdiagnostik, in der Regel hat dies jedoch nur bei größeren Tumoren in Hinblick auf das Staging und die Veneninfiltration eine Bedeutung. Sollte eine arterielle Leberdarstellung nicht möglich sein, ist zumindest eine Nativserie zu empfehlen.

Pankreatitis

Zur Entzündungsdiagnostik erstellen die meisten Anwender nur Untersuchungen in der Parenchym- oder portalvenösen Phase. Zur suffizienten Differenzierung einer exsudativen von einer nekrotisierenden Pankreatitis reicht in der Regel eine Kontrastmittelmenge von 70 – 100 ml aus (Startdelay 40 – 60 s). Dickere Schichten (5 – 7 mm) dienen der Untersuchung des gesamten Abdomens zur Ausbreitungsdiagnostik von Exsudat oder Nekrosen. Die Expositionsdosis kann dabei gering gehalten werden, da es sich um eine benigne Erkrankung mit relativ umfangreicher Pathologie handelt.

Die Abgrenzung früher Stadien eines Pankreaskarzinoms bei Patienten mit einer chronischen Pankreatitis erfordert allerdings das o. g. Untersuchungsprotokoll für die Tumordiagnostik.

Pankreastrauma

Beim stumpfen Bauchtrauma kann der gesamte Oberbauch zunächst nativ untersucht werden, um Blutungen sicher zu erfassen. Zum Ausschluss einer Parenchymverletzung wird ein Scanprotokoll ähnlich der Pankreatitisdiagnostik eingesetzt, außerdem sollte eine orientierende Untersuchung des Unterbauches erfolgen.

Bildbearbeitung

Für die Trauma- oder Entzündungsdiagnostik ist eine Bildbearbeitung nur selten notwendig. Dagegen sollten verschiedene Bildbearbeitungstechniken routinemäßig bei der präoperativen Tumordiagnostik eingesetzt werden.

In Ergänzung zu den axialen Schnittbildern empfehlen sich in Abhängigkeit von der Tumorlokalisation schräg coronale *Reformationen* parallel zum Caput oder zur Cauda pancreatis. Eine MPR-Schichtdicke von 3 – 4 mm reduziert das Bildrauschen. Die posterior gelegenen paraaortalen Lymphknoten und anterior lokalisierten mesenterialen Gefäße sollten in die MPR einbezogen werden. Derartige coronale Schichten gestatten eine optimale Diagnostik der Tumorausbreitung in der kraniokaudalen Richtung mit Darstellung der Fettgewebsinfiltration, von paravaskulären Anteilen und der Beziehung zum Ductus choledochus (vgl. Abb. 14.**19**).

Eine zusätzliche *sagittale MPR* vom Ductus choledochus bis zur V. mesenterica inferior demonstriert die perivaskuläre Tumorausbreitung entlang der A. mesenterica superior (AMS), des Truncus coeliacus und um den Ductus choledochus.

Eine exzellente Darstellung der Tumorausbreitung in den Hauptausführungsgang bietet eine gekrümmte Rekonstruktion (CPR) entlang des Ductus pancreaticus (vgl. Abb. 14.**7 c**). Eine adäquate CPR kann darüber hinaus zusätzliche Informationen über die Invasion relevanter Gefäße liefern (A. mesenterica superior, A. hepatica, V. mesenterica superior, V. lienalis, V. portae).

Eine eindrucksvolle Visualisierung pathologischer Gefäßprozesse (Unregelmäßigkeiten, Stenosen) gelingt mit *Maximum-Intensitäts-Projektionen* (MIP) von 10 – 15 mm Dicke. Die MIP sollte so eng wie möglich in einer adäquaten Schnittebene eingestellt werden, die wichtigen Gefäße aber noch ausreichend darstellen.

Eine Möglichkeit zur Darstellung des Pankreasganges bieten *Minimum-Intensitäts-Projektionen* (MinIP) von 3 – 5 mm Dicke. Die Schichtebenen sollten sowohl parallel zum Verlauf von Corpus und Cauda pancreatis eingestellt werden als auch entlang des Gangverlaufes im Caput pancreatis und Processus uncinatus.

Hervorragende Bilder der Arterien- oder Veneninfiltration gelingen mit *Volume-Rendering-Techniken* bei geeigneter Wahl des Subvolumens. Die Opazität sollte so eingestellt sein, dass Fett transparent, das kontrastierte Pankreas aber noch sichtbar ist. Durch Eingrenzung des Volumens ist die unmittelbare Relation des Tumors zu seiner arteriellen und venösen Versorgung darstellbar (s. Abb. 14.**8**).

Kontrastmittelverhalten

Das Pankreas wird ausschließlich arteriell versorgt, der Kontrastanstieg im Parenchym ist daher rascher als der in der Leber und fällt aufgrund der fehlenden portalen Phase schneller ab. Die Kontrastierung beginnt kurz nach Beginn der Aortenkontrastierung, erreicht sein Maximum etwa 5 s nach Ende des Aortenplateaus und fällt schnell wieder auf ein Maß ab, das abhängig von der verbleibenden intravasalen Kontrastmittelmenge ist.

Arterielle Phase

Die arterielle Phase beginnt, wenn das Kontrastmittel die abdominellen Arterien erreicht (etwa 15–25 s nach Injektionsbeginn). Während der arteriellen Phase nimmt die Kontrastierung des Pankreasgewebes bis zum allmählichen Übergang in die Parenchymphase stetig zu. In der Regel ist die arterielle Phase 20–40 s nach Injektionsbeginn abgeschlossen (150 ml bei 4 ml/s).

Die arterielle Phase ist obligat zur Detektion hypervaskularisierter neuroendokriner Tumoren, die zu späteren Zeitpunkten isodens zum normalen Parenchym sind und sich dann nicht mehr abgrenzen lassen. Die intensive Kontrastierung der peripankreatischen Arterien macht eine Tumorinfiltration der Gefäßwand sichtbar, die unzureichende Kontrastierung der Portalvenen lässt allerdings diesbezüglich noch keine Aussage zu.

Parenchymphase

Die Parenchymphase wird durch die kräftige Kontrastierung des Pankreasgewebes charakterisiert. Sie überlappt mit der arteriellen Phase. Der Zeitpunkt der maximalen Kontrastierung berechnet sich näherungsweise aus dem Zeitpunkt der Ankunft des KM in der Aorta (Erreichen der Triggerschwelle) + der Dauer der KM-Injektion. Bei konstantem Volumen steigert eine höhere Flussrate zwar das Maximum der Kontrastierung, diese nimmt aber früher wieder ab.

Pankreaskarzinome, Nekrosen, Pseudozysten und Abszesse markieren sich in dieser Phase am deutlichsten, gleichzeitig ist auch die Erkennbarkeit von

Pankreasgang und Ductus choledochus optimal. Der arterielle Kontrast reicht noch aus, um die Gefäße abzugrenzen, die Beurteilung von Unregelmäßigkeiten der Gefäßarchitektur ist jedoch weniger suffizient als in der arteriellen Phase. Etwa 40 s nach Injektionsbeginn kontrastiert sich die Milzvene und ca. 5–10 s später die Mesenterialvene. Durch diese zeitliche Ungleichmäßigkeit des Gefäßkontrastes kommt es zu Flussartefakten im Stamm der Mesenterialvene und der Pfortader, die Thrombosen oder eine Tumorinfiltration vortäuschen können (Pseudothrombus-Artefakt).

Portalvenöse Phase

Die portalvenöse Phase der Leber (Maximum bei 60–90 s) überschneidet sich mit der Parenchymphase des Pankreas, hält jedoch länger an.

50–70 s nach Injektionsbeginn (30–50 s nach KM-Ankunft in der Aorta) ist die Kontrastierung auch der V. portae und V. mesenterica superior optimal, um eine Tumorinfiltration oder Thrombosierung zu erkennen. Da sich hypovaskularisierte Lebermetastasen gut abgrenzen lassen, wird bei Tumorpatienten in der Regel nach arterieller oder Parenchymphase eine Serie in der portalvenösen Phase angeschlossen.

Eine sog. Hybridphase entsteht, wenn der Kontrastmittelbolus auf 200 ml erhöht, der Flow auf 4 ml/s gesetzt und der Scan mit einem Delay von 60 s gestartet wird. Mit dieser Modalität ist sowohl eine gute arterielle und portalvenöse Kontrastierung gegeben als auch eine ausreichende Parenchymanfärbung von Pankreas und Leber.

Zystische Pankreasläsionen

Einen Überblick über die zystischen Pankreasläsionen gibt Tab. 14.4.

Tab. 14.4 ⟶ *Differenzialdiagnose zystischer Pankreasläsionen*

Dysontogenetische Zyste	scharf begrenzt mit zarter oder invisibler Wand; selten Septen; keine KM-Aufnahme
Pankreaspseudozyste	breiter Granulationssaum; selten Septen; häufig extrapankreatisch; Pankreatitis in der Anamnese oder unmittelbar vorausgegangen
Abszess	Gasansammlung (selten); Granulationssaum
Zystische Fibrose	gelegentlich kleine Zysten; keine Pankreatitis; Klinik vereinbar mit zystischer Fibrose; Fettinvolution des Pankreas
Lymphangiom	Malformation mit Ansammlung kleiner Zysten; gelegentlich Verkalkungen; Zysteninhalt lymphatische Flüssigkeit

Fortsetzung →

Tab. 14.4 ⋯→ *Fortsetzung*

Mikrozystisches Adenom	multiple (>6) Zysten zwischen 1 und 20 mm mit hypervaskularisierten Septen und zentraler Verkalkung (40 %); zentrale Narbe; unilokuläre Variante sehr selten
Makrozystisches Adenom	uni- oder multilokuläre große Zysten mit unregelmäßigen dicken hypervaskularisierten Septen; Verkalkungen (< 15 %); keine zentrale Narbe
Zystadenokarzinom	ähnlich wie makrozystisches Adenom (häufig nicht differenzierbar); fokale Infiltration; hypodense Weichteilanteile; Lymphknotenvergrößerung; Metastasen
IPMT – Typ Hauptausführungsgang	diffuse/segmentale Dilatation des Ductus Wirsungianus; intraduktale papilläre Weichteilwucherungen; Vorwölbung der Papille; unklare intraduktale Verkalkungen
IPMT – Typ Seitenast	polyzyklische Zyste, gewöhnlich im Processus uncinatus, segmentale Gangerweiterung; Kommunikation der Zyste mit dem Hauptausführungsgang; Vorwölbung der Papille

IPMT = intraduktaler papillärer muzinöser Tumor

Dysontogenetische Pankreaszysten

Mit Epithel ausgekleidete „echte" Pankreaszysten findet man bei Sektionen in 10%. Sie sind klinisch stumm und oft (25–50%) mit Zysten anderer Organe (Leber, Nieren, Milz, Schilddrüse, Ovarien und Testes) vergesellschaftet. Etwa 10% der Patienten zeigen zusätzlich sacciforme Aneurysmen der zerebralen Arterien. Multiple Pankreaszysten finden sich in Assoziation mit einer polyzystischen Nierenerkrankung oder dem von Hippel-Lindau-Syndrom.

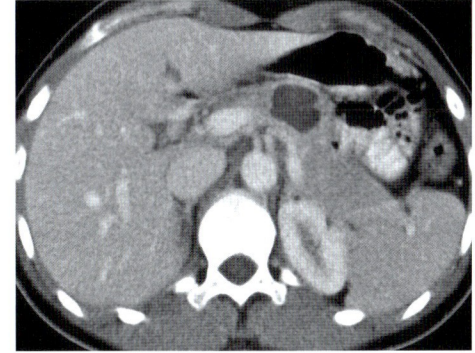

Abb. 14.2 **Echte Pankreaszyste, operativ bestätigt.** Das CT zeigt eine zarte definierte Zystenwand.

CT-Morphologie

Die CT zeigt eine hypodense, scharf begrenzte, runde oder ovoide Raumforderung ohne signifikante Kontrastierung nach intravenöser Kontrastmittelgabe. Die Zystenwand ist meist nicht bzw. nur sehr zart abgrenzbar (Abb. 14.2). Pankreaspseudozysten haben in der Regel dickere Wände.

Pankreaspseudozysten

Pankreaspseudozysten sind Ansammlungen von nekrotischem Material, altem Blut und enzymreicher Flüssigkeit als Folge einer akuten oder chronischen Pankreatitis. Sie bilden sich durch Umkleidung von Exsudat- und Nekrosearealen mit einem epithellosen Granulationswall, wobei dieser Prozess übergangslos fließend verläuft. Bestehen Pseudozysten länger als 6 Wochen, ist eine spontane Rückbildung sehr unwahrscheinlich. Dann werden – abhängig von Zystengröße und Komplikationsrate (Einblutung, Superinfektion) – interventionelle (perkutane oder transgastrische Drainage) oder chirurgische Maßnahmen (Zystogastrostomie, Zystoduodenosto-mie oder -jejunostomie) notwendig. Die CT dient der Ausbreitungsdiagnostik und der Verlaufskontrolle.

CT-Morphologie

Pankreaspseudozysten sind in Größe und Lage stark variabel. Sie können komplett intrapankreatisch liegen, sind häufiger jedoch extrapankreatisch in der Bursa omentalis oder entlang der Gerota-Faszie lokalisiert. Selten finden sie sich mediastinal, retroperitoneal oder in Leber und Milz. Die oft mehrere

Millimeter dicke Wand der Zyste besteht aus Gewebe der jeweiligen Umgebung und reaktiven Granulationen (Abb. 14.**3**). Die Zystenwand kann Verkalkungen aufweisen, Septierungen sind jedoch selten. Dichtewerte des Zysteninhaltes von 25 HE und mehr sind verdächtig auf das Vorliegen assoziierter Fettgewebsnekrosen, von Blutungen oder Infektionen. Letztlich ist jedoch die CT-Morphologie bezüglich einer Superinfektion unzuverlässig. Gasblasen im Zystenlumen können sowohl Ausdruck einer Infektion durch Gas bildende Bakterien als auch Folge von Fisteln zum Gastrointestinaltrakt ohne Begleitinfektion sein.

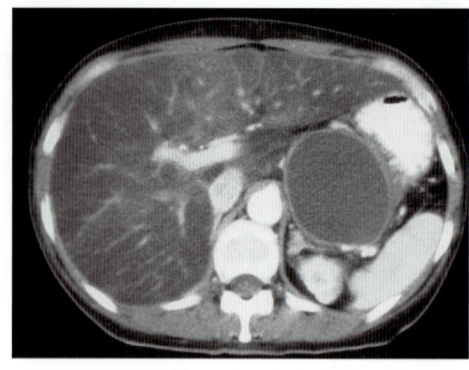

Abb. 14.3 **Pankreaspseudozyste mit typischer Lokalisation in der Bursa omentalis und Verlagerung des Magens.**
Häufiger Befund ist ein dicker Granulationswall. Nebenbefundlich starke Dichteminderung der Leber bei alkoholinduzierter Steatose.

Zystadenom, Zystadenokarzinom

80 % der benignen *mikrozystischen (serösen) Adenome* finden sich bei Patienten jenseits des 60. Lebensjahres mit einer weiblichen Prädominanz von 3 : 2 bis 9 : 2. Man unterscheidet daneben zwischen dem potenziell malignen makrozystischen (muzinösen) Adenom und dem Zystadenokarzinom, das hauptsächlich bei Frauen zwischen dem 40. und 60. Lebensjahr auftritt. Zystadenome stellen 10 – 15 % aller zystischen Pankreasläsionen dar, Zystadenokarzinome dagegen nur wenige Prozent aller Pankreasmalignome. Durch die CT lassen sich 60 – 80 % der Subtypen zystischer Neoplasien korrekt einordnen.

Neuerdings wird der *intraduktale papilläre muzinöse Tumor* (IPMT) als eigenständiger Subtyp zystischer Pankreasneoplasien betrachtet. In der Vergangenheit lief diese seltene Pathologie unter der Bezeichnung „muzinöse Gangektasie" oder „gangerweiternder muzinöser zystischer Tumor". Die Läsion entsteht aus proliferierenden Schleim bildenden Zellen in der Wand des Ausführungsganges, die papilläre Septen bilden. Die reichliche Sekretion viskösen Schleims führt zu einer Obstruktion und Dilatation des Ganges. Im Gegensatz zu anderen muzinösen Tumoren ist dieser Tumor mehr bei Männern jenseits des 60. Lebensjahres zu finden. Der Tumor kann sowohl benigne als auch (niedriggradig) maligne sein. Seine Lokalisation beeinflusst die makroskopische Gestalt des Pankreas, so dass mehrere Subtypen unterschieden werden: Hauptgangstyp, Seitengangstyp oder kombinierte Form. Die korrekte Identifizierung ist sehr wichtig, da der Tumor eine wesentlich bessere Prognose als das Adenokarzinom oder Zystadenokarzinom hat und durch segmentale oder totale chirurgische Exzision geheilt werden kann.

CT-Morphologie

Das *benigne mikrozystische Adenom* ist durch multiple (> 6) 1 – 20 mm große Zysten mit hypervaskularisierten Septen gekennzeichnet (Abb. 14.**4**). Es entstehen polyzyklische honigwabenähnliche Konglomerate, die eine Ausdehnung von über 5 cm haben können. Nativ kann der Tumor solide imponieren, insbesondere wenn er sich aus kleinen Zysten < 2 mm zusammensetzt, jedoch lassen sich die Septierungen nach Kontrastmittelgabe in der Regel nachweisen. Typisch sind sternförmige Verkalkungen („Sunburst", 15 – 40 %) innerhalb einer zentralen fibrösen Narbe, die in Spätaufnahmen mitunter eine prolongierte Kontrastierung aufweist. Zentrale Verkalkungen finden sich häufiger bei serösen Zystadenomen als bei anderen Pankreastumoren. Der Tumor zeigt keine Zeichen der lokalen Invasivität, selten imponiert eine makrozystische Variante.

Das *makrozystische muzinöse Adenom* besteht aus einem uni- oder multilokulären zystischen Gebilde (Abb. 14.**5**), das erhebliche Ausmaße erreichen

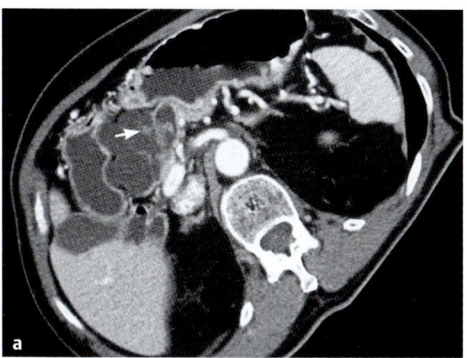

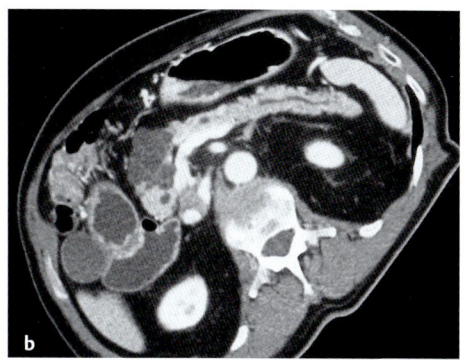

Abb. 14.4 **Mikrozystisches Schleim bildendes Adenom.**

a Zystische Raumforderung im Pankreaskopf mit einem polypoiden Einschluss (Pfeil).

b Erweiterung des Ductus Wirsungianus. Histologisch wurde keine intraduktale Läsion gefunden.

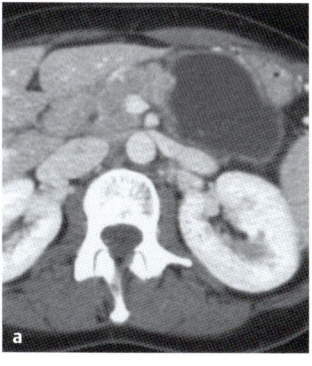
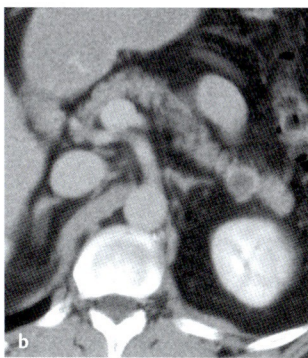
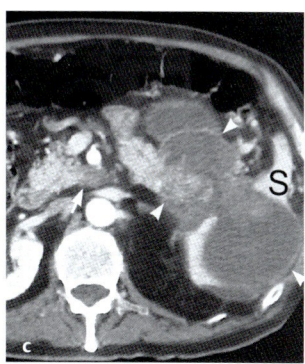

Abb. 14.5 **Makrozystisches Adenom und Zystadenokarzinom.**

a Scharf begrenzte unilokuläre Zyste mit Rand-Enhancement.
b Kleines Zystadenokarzinom in der Cauda pancreatis mit Rand-Enhancement.

c Zystadenokarzinom in der Cauda pancreatis (Pfeilspitzen) mit Infiltration des peripankreatischen Gewebes posterior der AMS (Pfeil). Massive Infiltration der Milz (S).

kann (immer > 2 cm, häufig über 10 cm). Manchmal finden sich multiple kleine Tochterzysten an der Innenfläche einer großen Zyste. Der Zysteninhalt kann wasser- oder weichteiläquivalente Dichtewerte aufweisen. Die Septen werden nach Kontrastmittelgabe ebenfalls hyperdens, sind jedoch in der Regel dicker und unregelmäßiger als bei der mikrozystischen Form (wichtig für die Differenzialdiagnose). Makrozystische Adenome liegen meist in der Korpus- oder Kaudaregion, periphere Verkalkungen sind spezifisch für diese Form.

Makrozystische Adenome können maligne entarten (*Zystadenokarzinome*), wobei der maligne Prozess nur ein kleines Areal der zystischen Raumforderung betreffen kann. Sie gelten daher als Präkanzerose. Die Dicke der Septen korreliert nicht mit einer malignen Potenz des Prozesses. Verkalkungen der Septen sind bei < 15 % möglich, es findet sich jedoch keine zentrale fibröse Narbe. Ein solider Tu-

moranteil – wenn vorhanden – reichert typischerweise weniger Kontrastmittel an als gesundes Organparenchym (Abb. 14.5 c). Auch wenn der Tumor eine glatte äußere Kontur ähnlich der mikrozystischen Form aufweist, so schließen solide papilläre Wucherungen und dicke kontrastmittelaufnehmende Septen das Vorliegen eines benignen mikrozystischen Adenoms praktisch aus. Mittels CT sind Zystadenome und Zystadenokarzinome nicht sicher zu differenzieren (Abb. 14.5 b). Auch eine zuverlässige zytologische Diagnose durch Feinnadelbiopsie ist nicht möglich, da das Tumorgewebe uneinheitlich karzinomatös entartet ist. Eine chirurgische Resektion ist daher immer anzustreben.

Zur Diagnostik *der intraduktalen papillären muzinösen Tumoren* ist eine dünne Kollimation mit Spiral- oder Multidetektor-CT essenziell. Der *Hauptgangstyp* ist durch eine segmentale oder diffuse Dilatation des Ductus charakterisiert mit fakultativer

Abb. 14.6 **Intraduktaler papillärer muzinöser Tumor (IPMT).**
a Hervorzuheben sind die dünnen Septen.
b Die gekrümmte Rekonstruktion (CPR) entlang des Pankreasganges demonstriert die Lokalisation im Pankreaskopf.

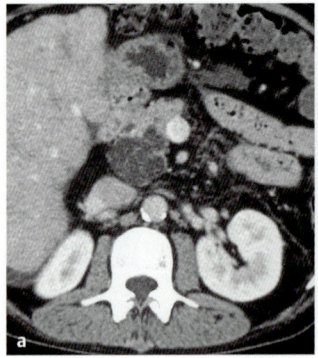
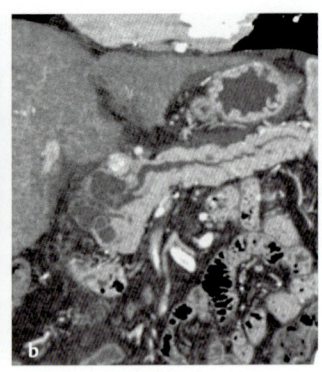

Atrophie der distalen Parenchymanteile. Die intraduktalen Papillen imponieren solide innerhalb der Wand des Ganges, mitunter finden sich amorphe Verkalkungen. Infolge des obliterierenden Schleims findet sich in ca. 25% der Fälle eine Vorwulstung der Papille. Der *Seitengangstyp* liegt gewöhnlich im Processus uncinatus, seltener in Korpus oder Kauda, in der CT imponiert eine Häufung kleiner Zysten mit zentralen Septen (Abb. 14.6). Weniger häufig findet sich eine solitäre Zyste. Assoziierte Befunde sind eine segmentale Erweiterung des Hauptausführungsganges und eine vorgewölbte Papille. Die soliden papillären Wucherungen des Tumors sind mitunter schwer darzustellen. Der *kombinierte Typ* vereint Merkmale der beiden genannten Formen.

Die Einschätzung der Dignität ist relativ schwierig (Sensitivität 65–70%), die Wahrscheinlichkeit einer Malignität steigt mit folgenden Kriterien: solider Tumor, Aufweitung des Ductus Wirsungianus auf > 10 mm, Vorwölbung der Papille, diffuses oder multifokales Auftreten, intraluminale Strukturmehrungen. Differenzialdiagnostisch sind makrozystische Schleim bildende Adenome, mikrozystische seröse Adenome, eine obstruktive Pankreatitis mit Pseudozysten und ein nekrotisierendes Adenokarzinom abzugrenzen. Zur genauen Diagnose sollte die Kommunikation des zystischen Tumors mit dem Hauptausführungsgang des Pankreas dargestellt sein. Sofern das mittels Dünnschicht-CT nicht möglich ist, verbleiben MRT/MRCP oder ERCP als Methoden der Wahl.

Solide Pankreasläsionen

Pankreaskarzinom

Pankreaskarzinome sind zu 90% Adenokarzinome und liegen zu 80% im Bereich des Pankreaskopfes. Die im Pankreaskorpus (15%) oder -schwanz (5%) lokalisierten Tumoren zeigen keine typischen klinischen Symptome und werden meist erst in einem inoperablen Stadium diagnostiziert.

Die einzig effiziente Therapie des Pankreaskarzinoms ist die chirurgische Resektion. Aufgrund der frühen lymphogenen und hämatogenen Metastasierung und des tendenziell invasiven Wachstums ist nur ein geringer Prozentsatz (10–20%) der Tumoren zum Zeitpunkt der Diagnosestellung resektabel. Die Gefäßinfiltration ist in Abhängigkeit vom Ausmaß der Invasion und der Möglichkeit rekonstruktiver Maßnahmen ein relatives Kriterium für die Inoperabilität. Bei Auftreten von Metastasen, bevorzugt in der Leber oder im Peritoneum, ist eine Resizierbarkeit des Tumors nicht mehr gegeben. Einige Einrichtungen führen präoperativ eine Laparoskopie durch, da peritoneale oder Netzmetastasen aufgrund ihrer geringen Größe von manchmal nur 1–2 mm lediglich direkt visualisierbar sind.

Die Sensititivät der CT für die Diagnostik kleiner Tumoren und für ein genaues Tumorstaging (Tab. 14.5) lässt sich durch den Einsatz der Dünnschichtspiral- oder Multidetektor-CT signifikant verbessern.

CT-Morphologie

Im Nativbild sind Pankreaskarzinome fast immer isodens zum gesunden Parenchym. Eine lokale Vergrößerung des Organs (häufig Pankreaskopf oder Processus uncinatus) oder eine umschriebene Konturvorwölbung erweckt den Verdacht einer tumorösen Raumforderung. Der Processus uncinatus verliert seine keilförmige Struktur und erscheint abgerundet. Keine dieser Veränderungen ist jedoch ein echtes *Frühzeichen*. Bei vorbestehender Pankreaslipomatose stellen sich Tumoren als Areale homogener Parenchymverdichtung dar oder glätten die sonst lobulierte Organkontur. Fett- bzw. Bindegewebssepten innerhalb des normalen Parenchyms helfen, eine hypertrophe (benigne) Parenchymlobulierung von einem malignen Tumor zu differenzieren.

Nach intravenöser Kontrastmittelgabe demarkiert sich das Adenokarzinom in der Parenchymphase hypodens zum normalen Parenchym. Kleine Tumoren können bereits 30 s später isodens werden und dann nicht mehr abgrenzbar sein, so dass sich nur ein kurzes Zeitfenster für die optimale Darstellung ergibt.

Die *Dilatation des Pankreasganges* weist auf einen Tumor hin, eine perlschnurartige Erweiterung des Pankreasganges findet sich jedoch auch bei der chronischen Pankreatitis ohne Tumoraspekt. Ein abrupter Gangabbruch ist ebenso hochsuspekt für das Vorliegen einer Raumforderung, wie ein dilatierter Pankreasgang in Korpus oder Kauda bei unauffälliger Weite im Kaput. Nach lang anhaltender Dilatation des Ganges atrophiert das umliegende Parenchym. Eine Obstruktion des Ductus choledochus im pankreatischen Verlauf ohne Hinweise auf ein Konkrement ist verdächtig auf ein Pankreaskopfkarzinom (Zeichen des doppelten Ganges, Abb. 14.7 a). Bei fehlendem direktem Tumornachweis muss an ein periampulläres oder (intraduktales) Papillenkarzinom gedacht werden. Der Nachweis dieser kleinen früh obliterierenden Tumoren ist besonders wichtig, da sie die Mehrzahl der operablen Pankreaskopfkarzinome darstellen.

Fokale Nekrosen des Tumors können eine Pseudozyste simulieren („*Pseudo-Pseudozyste*"), Zeichen

Tab. 14.5 ⸱⸱⸱⸱▸ *TNM-Staging von Pankreastumoren*

Tis	Carcinoma in situ
T1	Tumor auf das Pankreas begrenzt, ≤ 2 cm
T2	Tumor auf das Pankreas begrenzt, > 2 cm
T3	Infiltration des Duodenums, des Ductus choledochus oder des peripankreatischen Fettgewebes
T4	Infiltration von Magen, Milz, Kolon oder der großen Gefäße
N1a	isolierte regionale Lymphknotenmetastase
N1b	multiple regionale Lymphknotenmetastasen*

* superior/inferior/anterior (pankreatikoduodenal), proximal mesenterial/posterior (pankreatikoduodenal, Ductus choledochus, proximal mesenterial)/ Milz/zöliakal

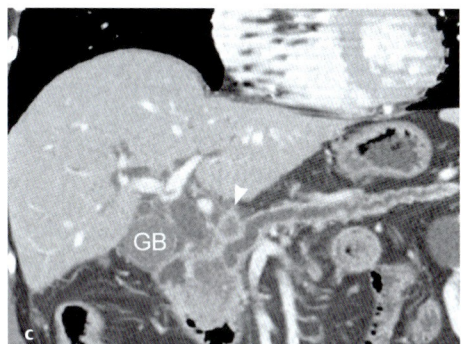

Abb. 14.7 **Pankreaskopfkarzinom.**

a Periampullärer Tumor (Pfeil) mit Dilatation des Ductus choledochus und Ductus Wirsungianus („Double-Duct-Sign") (Pfeilspitzen).

b Pankreaskopftumor (Pfeil) mit lokaler Lymphangiose des mesenterialen Fettgewebes (breite Pfeile) und kleinen Lymphknoten (Pfeilspitzen) nach vorausgegangener endoskopischer Stent-Einlage in den Ductus choledochus.

c Großer Tumor des Pankreaskopfes ohne Kontakt zur AMS und VMS, aber mit typischem „Double-Duct-Sign" (CPR). Große Lymphknotenmetastase (Pfeilspitze).

Abb. 14.8 Volume-Rendering und MIP-Bearbeitung zur Darstellung der Gefäßinfiltration bei Adenokarzinom.

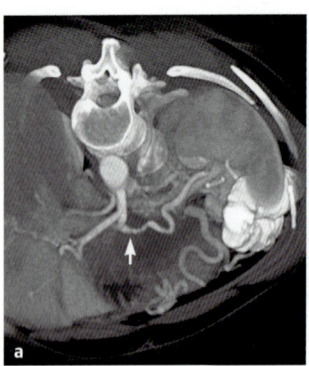 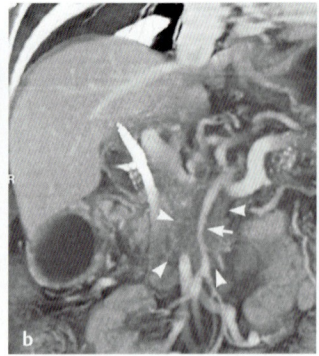 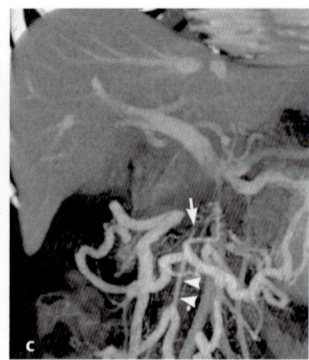

a Karzinom des Corpus pancreatis mit Infiltration der A. lienalis (Pfeil) und Okklusion der V. lienalis mit ausgedehnten Kollateralen (VRT).
b Pankreaskopfkarzinom (Pfeilspitzen) mit Kontakt zur und Einengung der AMS (Pfeil), Zeichen der Infiltration und Irresektabilität (VRT).

c Zystadenokarzinom des Caput und Processus uncinatus mit Okklusion (Pfeil) und Stenose (Pfeilspitzen) der VMS. Die MIP demonstriert den Verlauf der mesenterikolienalen Kollateralen.

ihrer tumorösen Genese sind die höhere Dichte der Tumornekrose, eine relativ dicke, unregelmäßige Zystenwand und der fehlende Nachweis von Verkalkungen.

Eine chirurgische Therapie ist bei zusätzlichen Gefäßinfiltrationen prinzipiell nicht kontraindiziert, das operative Vorgehen kompliziert sich jedoch und bedarf einer subtilen Planung. Insofern ist die hinreichende Darstellung des Truncus coeliacus bzw. der A. hepatica, der A. und V. mesenterica superior (AMS, VMS) und der Vena portae (VP) zwingend. Da der unmittelbare operative Situs vor Beendigung der Resektion keinen ausreichenden Überblick über den Retroperitonealraum dorsal der AMS erlaubt, sollte die Tumorausdehnung in diesem Bereich präoperativ bildlich ausreichend dargestellt sein (vgl. Abb. 14.5c). Die Infiltration arterieller Gefäße (Truncus coeliacus, A. mesenterica superior, A. hepatica) ist weniger häufig und stellt für die meisten Chirurgen ohnehin eine absolute Kontraindikation zur Operation dar (Abb. 14.8a, b). Dagegen ist der Tu-

mor trotz Invasion in die V. mesenterica superior, die V. portae oder die Konfluens – sofern örtlich begrenzt – resektabel.

Zur Einschätzung der Tumorresektabilität in Hinblick auf eine Gefäßbeteiligung sind verschiedene Graduierungen bekannt, die eine positive Vorhersage von bis zu 95% erlauben (Tab. 14.6). Eine Gefäßinfiltration liegt noch nicht zwingend vor, wenn der Tumor der Gefäßwand unmittelbar anliegt oder die fettäquivalente Grenzzone aufgehoben ist. Unscharfe Gefäßkonturen oder eine Betonung der Gefäßwand können durchaus auch Ausdruck einer paraneoplastischen entzündlichen Reaktion sein. Erst wenn ein Tumorthrombus nachweisbar ist, das Gefäß verengt oder verschlossen wird (fehlende Darstellung oder Abbruch des Gefäßes), ist die Infiltration bewiesen.

Die pankreatikoduodenalen Venen (VPD) bilden eine Arkade von Kollateralen zwischen der V. portae und der VMS. Eine asymmetrische Erweiterung einer dieser Venen ist suspekt auf die Infiltration ei-

Tab. 14.6 ⋯⇢ *Kriterien für die Gefäßbeteiligung beim Pankreaskarzinom*

Grad	Gefäßbeteiligung (Raptopoulos et al., 1997)	Zirkumferenz der Gefäßinfiltration (Lu et al., 1997)	Chirurgie
Grad 0	normale Gefäße	nicht erfasst	resektabel
Grad 1	Verlust der fettigen Septierung mit oder ohne leichte Verlagerung des Gefäßes	≤ 25 % des Umfanges	resektabel
Grad 2	Abflachung oder leichte Unregelmäßigkeiten an einer Gefäßseite	25–50 % des Umfanges	fraglich resektabel
Grad 3	Tumor an zwei Seiten der Arterie, Einengung des venösen Lumens	50–75 % des Umfanges	nicht resektabel
Grad 4	Gefäßverschluss	> 75 % des Umfanges	nicht resektabel

ner anderen größeren Vene, was mitunter als einziges Zeichen die Resektabilität in Frage stellt. Die Dilatation der posterioren superioren pankreatikoduodenalen Vene (> 5 mm) gilt als indirekter Hinweis für ein organüberschreitendes Tumorwachstum mit Kompression oder Okklusion der pankreatikoduodenalen Venenarkade. Die Sensitivität dieser Zeichen ist insgesamt gering, letztlich ist die Infiltration der genannten Gefäße eher selten, auch bei Patienten mit inoperablen Karzinomen. Weitere sekundäre Zeichen einer Infiltration von großen Venen sind die vermehrte Kontrastierung der Dünndarmwände und eine verminderte Kontrastierung der V. portae. Eine adhäsive, tränenartig konfigurierte VMS ist ein verlässliches Zeichen.

Die Tumorausbreitung in Form einer *fokalen Lymphangiosis carcinomatosa* oder perifokalen Entzündungsreaktion (in 10 % der Fälle) führt zu Unschärfen und Imbibierungen des peripankreatischen Fettgewebes (Abb. 14.7 b).

Mit Ausnahme der Infiltration des Duodenums, welches ohnehin in die Resektion einbezogen wird, stellt jede *andere Organinvasion* eine Kontraindikation zur operativen Therapie dar. In fortgeschrittenen Stadien findet sich Aszites als Ausdruck der *Peritonealkarzinose* bzw. Infiltration der Bursa omentalis. Die unregelmäßige Dichteanhebung des omentalen Fettgewebes ist stets suspekt auf eine Netzmetastasierung. Häufig lassen sich (hypovas-kularisierte) Lebermetastasen, sehr selten Milzmetastasen nachweisen. Auch wenn selbst mittels Spiral-CT keine Kontraindikationen zur Tumorresektion erkennbar waren, so finden sich immer noch bei etwa 20 % der Patienten intraoperativ kleine Leber- oder peritoneale Herde. Viele Einrichtungen empfehlen daher präoperativ eine Laparoskopie mit Endosonographie.

In 40–65 % sind bereits zum Zeitpunkt des Tumornachweises Lymphknotenmetastasen im Bereich der Mesenterialwurzel, am Truncus coeliacus, paraaortal, parakaval, retrokrural oder in der Leberpforte gegeben. Da selbst befallene Lymphknoten häufig nicht vergrößert sind, entgehen sie dem Nachweis mittels CT. Regionale Lymphknotenmetastasen sind dann suspekt, wenn die Größe der Noduli über der Norm (1–1,5 cm) liegt oder sich Gruppierungen normal großer Lymphknoten finden (Abb. 14.7 b). Selten vergrößern sich metastatisch befallene Lymphknoten sehr stark oder bilden eine peripankreatische Raumforderung. Das Stadium N1 einer regionalen Lymphangiose stellt keine Kontraindikation zur Operation dar, die 5-Jahres-Überlebenswahrscheinlichkeit ist bei diesen Patienten allerdings deutlich geringer als bei Erkrankten mit negativem Lymphknotenbefund. Der mikroskopische Befall der Lymphknoten ist selbst bei sehr kleinen Tumoren recht häufig und folgerichtig keine Kontraindikation zur Resektion.

Inselzelltumoren

Unter dem Begriff der „Inselzelltumoren" werden die von endokrinen Zellen des Inselapparates ausgehenden Neoplasien zusammengefasst. 90 % dieser Tumoren sind gutartig, 75 % sind endokrin aktiv.

Tab. 14.7 gibt eine Übersicht über die wichtigsten Tumortypen. Eine Sonderform stellt die Inselzellhyperplasie oder Nesidioblastose dar, die bei Kindern häufigste Ursache einer hyperinsulinämischen

Tab. 14.7 ⋯⟩ *Inselzelltumoren*

	Häufigkeit	Malignität	Lokalisation	Bemerkungen
Insulinom (β-Zellen)	60–75 %	5–10 %	gesamtes Pankreas	10 % multipel*
Gastrinom (α-Zellen)	20 %	60 %	Kaput (50 %) peripankreatisch oder duodenal (35 %)	20 % multipel; gelegentlich Verkalkungen; im CT verdickte Darmfalten; Lebermetastasen
Vipom (δ-Zellen)	4 %	60 %	Korpus oder Kauda	vasoaktive intestinale Peptidsekretion; gelegentlich Verkalkungen; im CT verdickte Darmfalten; Lebermetastasen
Glukagonom (α-Zellen)	1 %	80 %	Korpus oder Kauda	
Somatostatinom	< 1 %	50–90 %	Kaput	

*Die häufigste Ursache einer hyperinsulinämischen Hypoglykämie bei Kindern ist die Inselzellhyperplasie oder Nesidioblastose

Abb. 14.9 **Insulinom.**

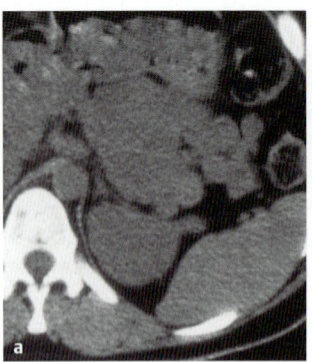 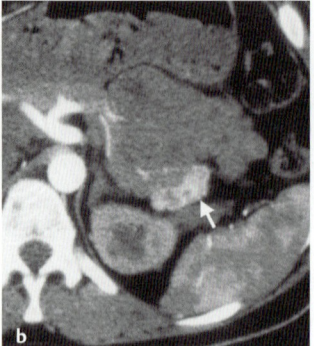 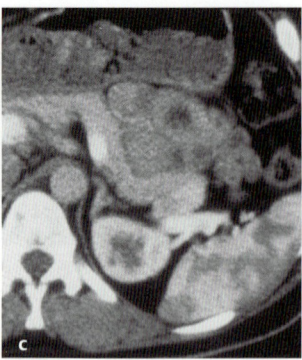

a Nativ ist der Tumor nicht erkennbar.
b Arterielle Phase nach i. v. Kontrastmittelgabe: hypervaskularisierter Tumor im Pankreasschwanz.

c In der Parenchymphase ist der Tumor nur noch schwach erkennbar.

Hypoglykämie ist. Im Erwachsenenalter ist sie eine Rarität. Endokrin aktive Pankreastumoren sind häufig mit Neubildungen von Zellen des APUD-Systems vergesellschaftet. Beim MEN-Syndrom Typ 1 finden sich Hyperplasien oder Adenome der Nebenschilddrüse in 90%, Nebennierenrindentumoren in 40%, Schilddrüsenneubildungen in 20%, Hypophysenadenome in 40% und endokrine Pankreastumoren in 80% der Fälle. Mitunter finden sich Inselzelltumoren im Rahmen des Hippel-Lindau-Syndroms (17%).

Endokrin aktive Tumoren haben aufgrund der frühen klinischen Symptomatik zum Zeitpunkt der Diagnose meist eine Größe von nur 1–2 cm. Endokrin inaktive Tumoren sind dagegen klinisch stumm und werden erst bei einer deutlich größeren Ausdehnung diagnostiziert. Insulinome entarten in weniger als 10% maligne im Gegensatz zu Gastrinomen die in etwa 60% transformieren. Maligne Tumoren sind in der Regel hormonell inaktiv. Selbst histologisch ist es schwierig, maligne Anteile in aktiven Tumoren zu finden – die Dignität bestimmt sich in diesen Fällen eher aus sekundären Zeichen, wie der lokalen Ausbreitung in Nachbarstrukturen oder dem Nachweis von Fernmetastasen.

Die Aufgabe der CT besteht in der präoperativen Lokalisationsdiagnostik endokrin aktiver Tumoren und dem Staging inaktiver Tumoren. Die Ergebnisse der Untersuchung sind dabei stark von einer optimierten Untersuchungstechnik abhängig.

CT-Morphologie

Endokrin aktive Tumoren sind nativ in der Regel iso-, selten hypodens zum umgebenden Pankreasparenchym. Die meisten Inselzelltumoren zeigen

einen hohen Vaskularisationsgrad (80% aller Insulinome) und einen entsprechenden Dichteanstieg in der arteriellen Phase nach intravenöser Kontrastmittelgabe (Differenzialdiagnose vgl. Tab. 14.9). Vor allem kleine Tumoren (< 1 cm) sind anhand ihrer Kontrastmitteldynamik eher erkennbar als durch Konturunregelmäßigkeiten des Pankreasparenchyms (Abb. 14.9). Manche Läsionen sind auch noch in der Parenchym- und portalvenösen Phase sichtbar, die Regel ist jedoch ein Dichteangleich zum Pankreasparenchym. Bei der Inselzellhyperplasie versagen alle bildgebenden Verfahren. Die Lokalisationsdiagnostik ist an eine Venenblutentnahme (Pankreas- oder Lebervenen) zum Nachweis der Hormonausschüttung nach selektiver intraarterieller Stimulation gebunden (Calciumstimulation beim Insulinom, Sekretinstimulation beim Gastrinom). Die Somatostatin-Rezeptor-Szintigraphie (SPECT) ist beim Gastrinom sehr zuverlässig, beim Insulinom weist sie eine Sensitivität von etwa 80% auf.

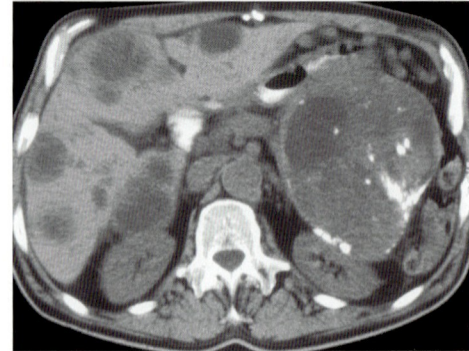

Abb. 14.10 **Gastrinom.**
Ausgedehnter hormonell inaktiver maligner Inselzelltumor mit Leber- und Lymphknotenmetastasen.

Tab. 14.8 ⋯⇢ *Kriterien zur Differenzialdiagnostik zwischen Adenokarzinom und inaktivem Inselzelltumor*

Adenokarzinom	Inselzelltumor
hypodens nach KM-Injektion	in der Regel hypodens nach KM-Injektion
2 % Verkalkungen	25 % Verkalkungen
zentrale Nekrose	zentrale Nekrose oder Zysten sind selten
Gefäßinfiltration	keine Gefäßinfiltration
lokal invasiv	nicht invasiv

Hormonell inaktive Tumoren erreichen Größen von 3–25 cm und zeigen eine geringere Kontrastierung (Abb. 14.**10**). Nekroseareale finden sich in Form von Inhomogenitäten. 25 % der aktiven und inaktiven Tumoren besitzen Verkalkungen, die sich z.B. beim Adenokarzinom nur sehr selten manifestieren (Tab. 14.**8**). Sekundär führt das lange Bestehen endokriner Tumoren auch zu Gangerweiterungen und Atrophien des Pankreasparenchyms.

Einzig sichere Zeichen der Malignität sind die lokale Invasivität und der Nachweis von Fernmetastasen. Die Darstellung der Leber in der arteriellen Phase erleichtert den Nachweis metastatischer Herde

Solider papillärer epithelialer Tumor

Der niedrigmaligne solide papilläre epitheliale Tumor (papilläre epitheliale Neoplasie, papilläre zystische Neoplasie) ist eine seltene, ausschließlich bei jungen Frauen zwischen dem 20. und 30. Lebensjahr auftretende Neoplasie. Sie stellt eine eigenständige histopathologische Entität dar und hat eine geringe Metastasierungstendenz.

CT-Morphologie

Dieser vorwiegend im Pankreasschwanz lokalisierte Tumor kann erhebliche Ausmaße (> 10 cm) erreichen. Er enthält zystisch degenerative, nekrotische und solide Anteile in unterschiedlicher Zusammensetzung und ähnelt CT-morphologisch dem makrozystischen Adenom. Nach Kontrastmittelgabe findet sich eine minimale bis fehlende Kontrastierung, die Zysten weisen keine Septen auf. Typisch ist die fehlende Metastasierung trotz erheblicher Größe.

Pleomorphes Karzinom

Das pleomorphe Karzinom ist ein seltener Tumor (2–7 % aller Pankreastumoren), der histologisch dem Sarkom ähnelt. Klinisch ist er durch eine besonders ungünstige Prognose gekennzeichnet mit letalem Ausgang innerhalb von 3 Monaten nach Diagnosestellung.

CT-Morphologie

Das pleomorphe Karzinom liegt häufiger in Korpus oder Kauda, weniger oft im Pankreaskopf. Zum Zeitpunkt der Erstdiagnose kann der Tumor bereits eine erhebliche Größe aufweisen mit zystisch nekrotischen Anteilen und entsprechend inhomogener KM-Aufnahme. Typisch ist seine bereits bei Diagnosestellung ausgedehnte Metastasierung mit ungewöhnlichen Lokalisationen, wie in die mediastinalen Lymphknoten, Nebennieren und Nieren. Weitere Fernmetastasen finden sich in Leber, Lunge und Skelett. Die abdominellen Lymphknotenmetastasen sind derart ausgedehnt, dass eine Verwechslung mit einem Lymphom möglich ist.

Lymphom

Das primäre Lymphom des Pankreas ist eine Rarität (< 1 % aller Pankreasneoplasien). In der Mehrzahl handelt es sich um Non-Hodgkin-Lymphome. Auch sekundäre Infiltrationen des Pankreas durch ein Lymphom sind selten und in der Regel mit ausgedehnten abdominellen Lymphomen vergesellschaftet.

CT-Morphologie

Pankreaslymphome können sich als große homogene Tumoren darstellen, häufiger jedoch weisen sie eine zentrale Tumornekrose auf. Etwa 60 % sind zum Zeitpunkt der Diagnosestellung größer als 4 cm. Die differenzialdiagnostische Abgrenzung gegen ein Pankreaskarzinom kann durchaus schwierig sein. Eine ausgedehnte diffuse Infiltration des peripankreatischen Fettgewebes bei dysproportional relativ geringer Schmerzsymptomatik spricht für ein malignes Lymphom (Abb. 14.11). Lymphome verdrängen die peripankreatischen Gefäße ohne sie

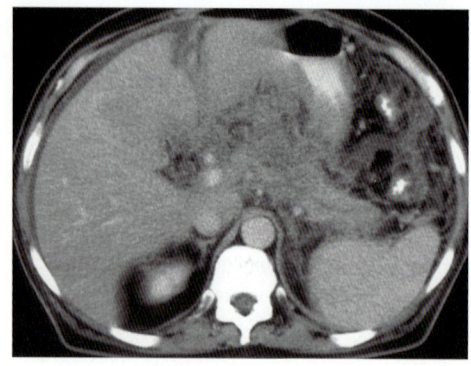

Abb. 14.11 **Pankreaslymphom.**
Diffuse Organvergrößerung und extensive Infiltration des umliegenden mesenterialen Fettgewebes.

zu infiltrieren; das Pankreas kann durch die peripankreatischen Lymphommassen nach ventral verlagert sein. Sekundäre Pankreaslymphome sind typischerweise mit einer ausgedehnten extrapankreatischen Lymphommanifestation assoziiert.

Metastasen

Intrapankreatische Metastasen finden sich bei Tumoren der Lunge, Mamma, Schilddrüse, Nieren, Ovarien, Hoden, der Leber (HCC) und beim Melanom. Durch die engen Nachbarschaftsbeziehungen können Tumoren des Magens, des Kolons, der Gallenblase, der Leber oder der Nieren das Pankreas direkt infiltrieren.

CT-Morphologie

In Abhängigkeit vom Primärtumor sind Pankreasmetastasen hypo- bis hypervaskularisiert (Tab. 14.9). Sie können über das gesamte Organ verteilt sein und sind morphologisch von primären Pankreasneoplasien nicht zu unterscheiden.

Tab. 14.9 *Differenzialdiagnose der hypervaskularisierten Pankreastumoren*

Primärtumor
Inselzelltumor
Mikro- und makrozystisches Adenom (Septen)
Metastasen
Karzinoid
Melanom
Nierenzellkarzinom
Nebennierenkarzinom
Schilddrüsenkarzinom
Angiosarkom
Leiomyosarkom

Pankreatitis

Je nach Verlauf und Schweregrad der entzündlichen Prozesse unterscheidet man verschiedene Formen der Pankreatitis mit entsprechenden Konsequenzen für Prognose und Therapie. Die CT hat zwei Aufgaben: Einordnung des Schweregrades der Entzündung und Visualisierung von Komplikationen, speziell die Darstellung und Quantifizierung von Parenchym- und peripankreatischen Nekrosen. Die CT sollte vordergründig bei Patienten mit unklarer Klinik zur Diagnostik eingesetzt werden (s.u., Empfehlungen für den CT-Einsatz).

Akute Pankreatitis

Abhängig von der Schwere der krankhaften Veränderungen, der klinischen Symptomatik und den Laborbefunden wird die akute Pankreatitis in *leichte* und *schwere* Formen unterteilt (Tab. 14.**10**).

Dominierendes makroskopisches Erscheinungsbild der *leichten akuten Pankreatitis* ist das interstitielle Ödem. Auch wenn keine Parenchymnekrosen auftreten, so finden sich mitunter fokale Nekrosen der Azinuszellen. Nekroseareale im peripankreatischen Fettgewebe sind die Regel. Diese Form ist am häufigsten (70%) und hat meist einen komplikationslosen Verlauf. Die Diagnose erfolgt klinisch bzw. laborchemisch und bedarf keiner Bildgebung.

Die *schwere akute Pankreatitis* wird durch ausgeprägte Veränderungen des peripankreatischen Fettgewebes und Hämorrhagien im Retroperitonealraum charakterisiert. Es finden sich fokale oder konfluierende Nekroseareale im Parenchym mit arrodierten Gefäßwänden, Nekroseblutungen und Zerstörung des Pankreasganges. Die Schwere der Erkrankung und ihr klinischer Verlauf werden durch 3 „Ranson-Kriterien" bzw. 8 APACHE-II-Kriterien klassifiziert. Da das Pankreas von keiner Kapsel umgeben ist, können enzymreiche Pankreassekrete aus dem entzündlich zerstörten Pankreasgewebe ungehindert das peripankreatische Fettgewebe erreichen und zur Ausbildung von sog. ‚Nekrosestraßen" führen. Während bei der *serös-exsudativen Form* das Pankreasparenchym noch erhalten ist, kommt es bei der *hämorrhagisch-nekrotisierenden* Pankreatitis zur Ausbildung von hämorrhagischen Pankreasnekrosen. Die Superinfektion dieser Areale führt schließlich zur *suppurativ-abszedierenden Form* der Pankreatitis, die eine schlechte Prognose mit hoher Mortalitätsrate besitzt.

Während die leichte Form der Pankreatitis nur mit geringen Organdysfunktionen einhergeht und nach konservativer Therapie problemlos ausheilt, charakterisiert sich die schwere Form durch ausgeprägte physische Symptome und Laborbefunde (Schock, pulmonale Insuffizienz, Nierenversagen, Blutungen im Gastrointestinaltrakt, metabolische Störungen etc.). Die Frequenz der Komplikationen steigt mit Schwere der Entzündung. Der Übergang der leichten Form in eine schwere Pankreatitis ist eher selten. Eine therapierefraktäre Klinik über 48–72 h sollte ergänzende diagnostische Schritte auslösen, um die Primärdiagnose zu überprüfen und Komplikationen auszuschließen.

CT-Morphologie

Die *leichte akute Pankreatitis* (*ödematöse oder interstitielle Form*) ist durch eine Schwellung der betroffenen Organabschnitte oder des gesamten Pan-

Tab. 14.10 ⋯⊳ *Akute Pankreatitis (klinische Klassifikation nach der Atlanta-Konferenz 1992)*

Leichte akute Pankreatitis	minimale Organdysfunktion
Schwere akute Pankreatitis	Organversagen oder lokale Komplikationen, wie Nekrosen, Abszess, Pseudozyste
Akute Flüssigkeitsansammlung	Fehlen einer definierten Begrenzung
Pankreasnekrose	Pankreasgewebe ohne KM-Aufnahme >3 cm oder <30 % der Pankreasregion (nach KM <50 HE) Differenzierung zwischen infizierter und nichtinfizierter Nekrose durch Feinnadelbiopsie
Akute Pseudozyste	definierte Wand, in der Regel >4 Wochen nach Beginn der Pankreatitis
Pankreasabszess	definierte Wand, wenige oder keine Nekrosen, Pus oder Pilzbefall

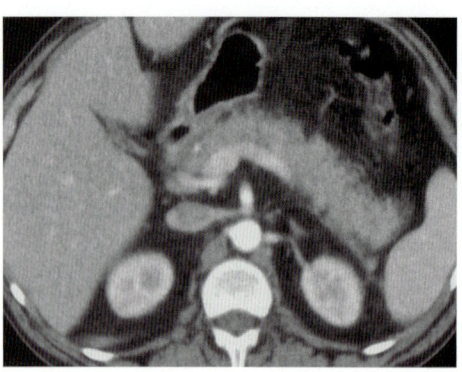

Abb. 14.12 **Leichte akute Pankreatitis mit interstitiellem Ödem.**
Das Bild ist charakterisiert durch eine Organvergrößerung und unscharfe Drüsenkontur (Stadium B, CTSI = 1).

kreas gekennzeichnet (Abb. 14.**12**). Die betroffenen Bereiche erscheinen aufgrund des Ödems leicht vergrößert und hypodens. Die Kontur des Organs wird unscharf mit gleichzeitiger Verdickung der Gerota-Faszie. Nach Kontrastmittelgabe zeigt sich eine meist gering inhomogene Kontrastanhebung des Pankreasparenchyms *ohne* Perfusionsausfälle (Nekrosen).

> Bei 30% der Patienten mit definitiven klinischen und paraklinischen Zeichen einer Pankreatitis ist die CT-Morphologie normal. Die alleinige Organvergrößerung ist aufgrund der ohnehin breiten Größenvarianz kein Charakteristikum.

Hypodense akute *Flüssigkeitsansammlungen* ohne Kontrastierung (Exsudat, < 15 HE) und ohne definierte Grenzen definieren eine *serös-exsudative Pankreatitis. Fettgewebsnekrosen* sind von Exsudat mitunter schlecht zu differenzieren, haben in der Regel eine definiertere Form und höhere Dichte (> 25 HE). Die Richtung dieser *extrapankreatischen entzündlichen Ausbreitung* folgt zunächst den vorgeformten Räumen (Abb. 14.**13**). Nach ventral und lateral läuft das Exsudat im vorderen Pararenalraum entlang der Gerota-Faszie, der Mesenterialwurzel und der Ligg. gastrohepaticum, gastrosplenicum und gastrocolicum aus (Abb. 14.**14**). Der linke Pararenalraum ist signifikant häufiger betroffen als der rechte. Nur selten ist nach Umwanderung der renalen Faszientrichter der hintere Pararenalraum beteiligt. Nach kaudal ist eine Ausbreitung bis in das kleine Becken möglich. Die Hyperdensität (Infiltration) des Pararenalraums bei typischerweise fehlender Beteiligung des perirenalen Fettgewebes bezeichnet man als „renalen Halo". Erst nach Zerstören der Fasziengrenzen gelangen enzymatisch aktive Exsudate auch in die Bursa omentalis, die Perirenalräume und in das Mediastinum. Bereits in frühen Stadien können ein kleiner Begleitaszites und ein reaktiver Pleura- oder Perikarderguss auftreten.

Bei der *schweren Pankreatitis* (extensive exsudative Pankreatitis oder *hämorrhagisch-nekrotisierende Pankreatitis*) ist das Organ deutlich vergrößert, inhomogen und gegenüber der Umgebung unscharf begrenzt. *Nekrosen* bilden sich im Pankreas hypodens ab, isodense Bezirke entsprechen Parenchymsequestern und hyperdense Areale Einblutungen. Die Bestimmung der Ausdehnung der Pankreasne-

Abb. 14.13 **Ausbreitungswege der akuten Pankreatitis.**
Die CT zeigt die fokale oder generalisierte Organvergrößerung. Die Entzündung kann sich entlang des vorderen Pararenalraumes, in die Mesenterialwurzel oder die Bursa omentalis ausbreiten.

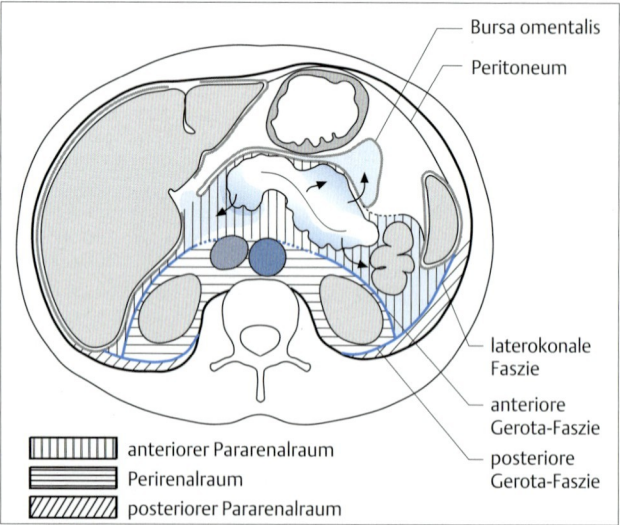

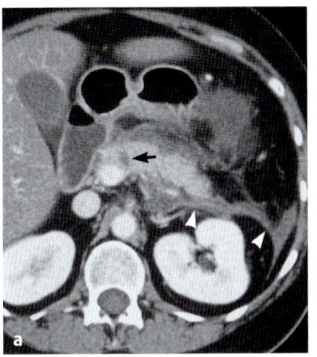 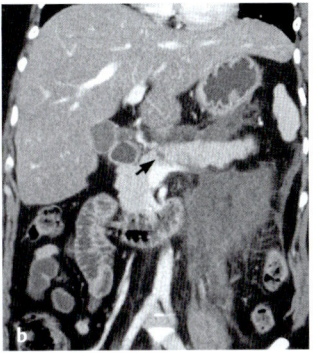 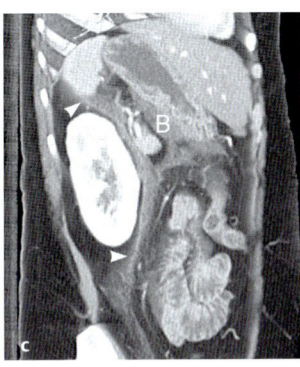

Abb. 14.14 **Schwere akute Pankreatitis mit serösen Exsudaten.**

a, b Eine kleine fokale Parenchymnekrose sowohl im axialen (**a**) als auch coronalen Schnitt (**b**) (Pfeil). Die Parenchymperfusion ist unverändert.

c Die Ausdehnung des Exsudates nach kaudal ist im sagittalen Volume-Rendering-Bild erkennbar. Exsudate finden sich anterior und posterior des Pankreas, in der Bursa omentalis (B) und entlang der Gerota-Faszie (Pfeilspitzen) bis in das Becken (Stadium E, CTSI = 6).

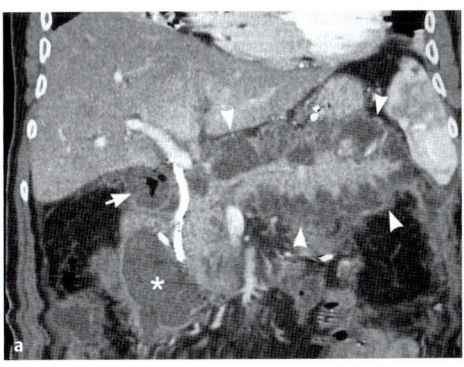 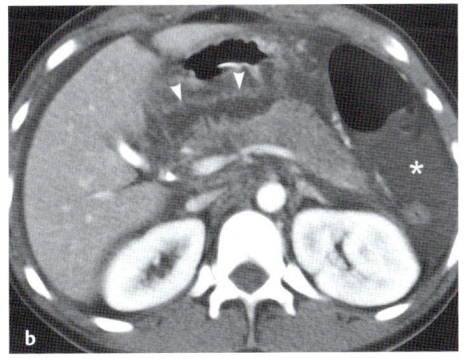

Abb. 14.15 **Nekrotisierende Pankreatitis nach ERCP.**

a Stent im Ductus choledochus, postinterventionelles Hämatom in der Duodenalwand (*) und eine kleine entzündliche Flüssigkeitsansammlung in der Porta hepatis (Pfeil) (Stadium E, CTSI = 6).

b Hämorrhagisch-nekrotisierende Pankreatitis mit Perfusionsdefekt im Corpus pancreatis. Große entzündliche Exsudate zeigen sich im linken anterioren Pararenalraum (= parakolische Rinne). Freie peritoneale Flüssigkeit (Stadium E, CTSI = 8).

krosen erfordert die i. v. Kontrastmittelgabe: Nekrotisches Parenchym nimmt kein Kontrastmittel auf, während vitale Pankreasanteile kontrastiert werden (Abb. 14.15). Extrapankreatisches Exsudat und Fettgewebsnekrosen breiten sich wie bei der serös-exsudativen Form aus, die entzündlichen und nekrotisierenden Strukturalterationen sind aber deutlich schwerer.

Die Resorption der Exsudate erfordert Wochen bis Monate, wobei die serösen Komponenten schneller resorbiert werden als die hämorrhagischen. Im Rahmen der Resorption kommt es zur Ausbildung von wallartigem Granulationsgewebe im Randbereich der Nekrosestraßen, aus denen sich zunächst abgekapselte Flüssigkeitsräume und schließlich Pseudozysten bilden (vgl. Abb. 14.3).

Diese Pseudozysten entstehen frühestens 4 Wochen nach Erstmanifestation extrapankreatischer Flüssigkeit.

CT-Staging der akuten Pankreatitis

Verschiedene Studien haben gezeigt, dass bei der ersten klinischen Untersuchung etwa 60 % der Patienten mit einer schweren akuten Pankreatitis in Hinblick auf potenzielle Komplikationen mit hoher Morbidität und Mortalität falsch eingeordnet werden. Dies erklärt sich daraus, dass die klinische Untersuchung nur die physiologischen und systemischen Reaktionen des Patienten erfasst. Mittels CT

Tab. 14.11 ⋯> *CT-Index der Schwere der Erkrankung (Balthazar et al., 1990)*

Erscheinungsbild des akut entzündlichen Prozesses		
Stadium A	0 Punkte	normales Pankreas
Stadium B	1 Punkt	intrinsische Pankreasveränderungen; fokale oder diffuse Organvergrößerung, leichte Heterogenität des Parenchyms, kleine intrapankreatische Flüssigkeitsansammlungen (<3 cm)
Stadium C	2 Punkte	wie B, aber mit zusätzlichen entzündlichen Veränderungen des peripankreatischen Gewebes
Stadium D	3 Punkte	wie C mit ausgeprägteren Veränderungen peripankreatisch, aber nicht mehr als einer Flüssigkeitsansammlung
Stadium E	4 Punkte	multiple oder extensive extrapankreatische Flüssigkeitsansammlungen oder Abszess
Erscheinungsbild der Pankreasnekrose		
Normal	0 Punkte	keine Nekrose, reguläre KM-Aufnahme
Kleine Nekrose	2 Punkte	<30 % des Pankreasparenchyms
Moderate Nekrose	4 Punkte	30–50 % des Pankreasparenchyms
Extensive Nekrose	6 Punkte	> 50 % des Pankreasparenchyms

lassen sich das Ausmaß der Organzerstörung und mögliche Komplikationen vor einer klinischen Manifestation erkennen. Derartige Komplikationen bestehen in ausgedehnten peripankreatischen Flüssigkeitsansammlungen, einer Abszedierung oder in einer Beteiligung von Gefäßen, des Gallensystems oder des Magen-Darm-Traktes.

Mit einer Genauigkeit von 95 % kann die CT zwischen der leichten ödematösen und der schweren exsudativen nekrotisierenden Form unterscheiden. Weniger genau (60 %) ist die Differenzierung zwischen hämorrhagisch-nekrotisierender und suppurativer Pankreatitis. Angaben über falsch negative Befunde bei der Nekrosesuche belaufen sich auf etwa 20 % für Patienten mit Mikronekrosen und weniger als 10 % für Makronekrosen. Die Spezifität erreicht somit 100 %.

Balthazar et al. definierten 1990 einen Index des Schweregrades der CT-Morphologie (CTSI, Tab. 14.11), der das Ausmaß der Parenchymnekrose (0–6 Punkte) und der extraglandulären entzündlichen Veränderungen (Stadium A–E, 0–4 Punkte) beschreibt. Der CTSI reicht somit von 0–10 und korreliert exzellent mit dem klinischen Bild sowie der Morbiditäts- und Mortalitätsrate. Patienten mit einem CTSI von 0–1 sind nicht gefährdet, Patienten mit einem Wert von 2 sind nicht vital gefährdet, haben aber eine Morbiditätsrate von 4 %. Bei einem CTSI von 7–10 resultieren eine Mortalität von 17 % und eine Komplikationsrate von 92 %.

Empfehlungen für den Einsatz der CT bei der Diagnostik der akuten Pankreatitis

Eine *initiale* CT-Untersuchung ist indiziert bei:
- Patienten mit unklarer klinischer Diagnose (spätestens 48 h nach Auftreten der ersten Symptome);
- Patienten mit Zeichen einer schweren Pankreatitis (Ranson-Score > 3 oder APACHE II > 8);
- therapierefraktären Verläufen nach einem Zeitraum von 72 h nach Therapiebeginn;
- Patienten, bei denen die Ausbildung einer nekrotisierenden Pankreatitis befürchtet wird: Nach den ersten klinischen Symptomen entwickelt sich die Organnekrose häufig innerhalb der ersten 24 h und ist praktisch nach 72 h manifest; daher sollte eine CT-Untersuchung nach diesen 72 Stunden erfolgen, sofern es der klinische Zustand erlaubt;
- Patienten mit plötzlichen Veränderungen des klinischen Bildes (Fieber, Schmerz, Hämatokritabfall, Hypertonus etc.);

Eine *Kontrolluntersuchung* sollte erfolgen:
- nach 7–10 Tagen und/oder vor Entlassung der Patienten mit einer Grad-D- oder -E-Pankreatitis (CTSI 3–10 Punkte) zum Ausschluss klinisch stummer Komplikationen;
- bei Patienten mit inadäquater klinischer Besserung oder Verschlechterung unter Therapie;
- bei Patienten mit einer Grad-A- bis -C-Pankreatitis (CTSI 0–2 Punkte), *für den Fall*, dass Komplikationen befürchtet werden.

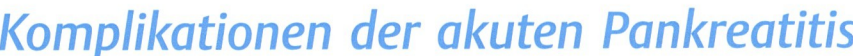

Komplikationen der akuten Pankreatitis

Komplikationen der akuten Pankreatitis sind: Pseudozysten, Infektion, Blutung, Pseudoaneurysmen und Thrombosen.

Hämorrhagische Pankreatitis

Die Diagnose der hämorrhagischen Pankreatitis basiert auf histopathologischen Kriterien und nicht auf dem computertomographischen Nachweis von akuten Blutungen, die man nur bei 2–5% Patienten mit einer akuten Pankreatitis findet.

CT-Morphologie

Gelegentlich zeigt sich im CT eine umschriebene peripankreatische Flüssigkeitsansammlung hoher Dichte (> 60 HE), wobei die morphologische Differenzierung zwischen einer Einblutung in das peripankreatische Gewebe und einer Einblutung in eine Pseudozyste schwierig bis unmöglich sein kann.

Pseudozyste

Pseudozysten (s. auch S. 551) entwickeln sich frühestens 4–6 Wochen nach Erkrankungsbeginn. In der Regel bilden sie sich im Bereich von Flüssigkeitsansammlungen, die sich zu Beginn der Pankreatitis zeigen. Bei etwa der Hälfte der Patienten wird diese Flüssigkeit resorbiert, die anderen 50% entwickeln Pseudozysten.

Zur präoperativen Differenzierung der Pseudozyste von anderen zystischen Läsionen (Zystadenom) können Zytologie und die Messung der enzymatischen Aktivität der peripankreatischen Flüssigkeitsansammlung empfehlenswert sein.

CT-Morphologie

Pseudozysten sind umschriebene rundliche Flüssigkeitsansammlungen variabler Dichte (0–25 HE). Das Granulationsgewebe der Zystenwand zeigt eine KM-Aufnahme, eine Korrelation zwischen Wanddicke bzw. Kontrastierung der Wand und der Reife der Pseudozyste (Konsistenz ihrer Kapsel) lässt sich jedoch nicht herstellen. Septierungen sind selten. Naturgemäß liegen die Pseudozysten in der Mehrzahl in Pankreasnähe, können jedoch auch in der Leber, Milz oder im Mediastinum vorkommen.

Sofern der Verdacht einer Superinfektion (Pankreasabszess) besteht, wird eine Feinnadelaspiration notwendig, da die morphologischen Kriterien im CT einen sicheren Ausschluss nicht erlauben. Gasansammlungen innerhalb der Zyste zeigen eine Abszedierung an, können gelegentlich Folge einer enteralen Fistel oder iatrogener Natur (Punktion) sein.

Infektiöse Komplikationen

Komplikationen der Pankreatitis sind auch heute noch mit einer hohen Mortalität behaftet. Aufgrund der therapeutischen und prognostischen Konsequenzen sollte ein Pankreasabszess immer gegen eine infizierte Nekrose abgegrenzt werden: Ein Abszess wird effektiv durch eine perkutane Drainage therapiert, während die infizierte Nekrose einer chirurgischen Intervention bedarf.

Die *infizierte Nekrose* stellt eine Frühkomplikation der akuten Pankreatitis durch bakterielle Superinfektion des nekrotischen Organs und peripankreatischen Gewebes dar. Die Patienten entwickeln

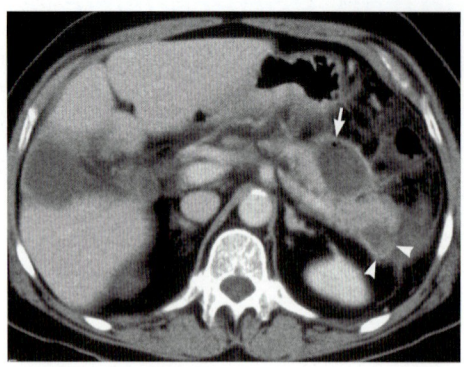

Abb. 14.16 **Pankreasabszess mit kleinen Gaseinschlüssen (Pfeil).**
Die Entzündung verläuft entlang der Gerota-Faszie (Stadium E, CTSI = 6). Das Rand-Enhancement demonstriert die Bildung von Granulationsgewebe (Pfeilspitzen), inwieweit diese Region superinfiziert ist, kann allein mittels CT nicht geklärt werden.

eine Sepsis, die Mortalitätsrate liegt in Abhängigkeit vom Ausmaß des infizierten Gewebes (weniger oder mehr als die Hälfte des Drüsengewebes) zwischen 40 und 70%.

Die Frequenz der bakteriellen Kontamination nimmt bei einer nekrotisierenden Pankreatitis zeitabhängig zu (24% innerhalb der ersten Woche, 26% innerhalb der zweiten und 71% innerhalb der dritten Woche). Es ist wichtig, die bakterielle Kontamination (in der Regel durch Feinnadelaspiration) zu sichern, da über 30% der Patienten mit einer schweren Pankreatitis Symptome einer Sepsis, jedoch nur die Hälfte davon eine Superinfektion zeigen.

Der *Pankreasabszess* ist eine umschriebene Ansammlung von Pus im Bereich des Pankreas, enthält allenfalls geringe Nekroseanteile und entwickelt sich aus einer infizierten Pseudozyste. Er stellt eine Spätkomplikation (nach mehr als 5 Wochen) dar, zu einem Zeitpunkt, da die Akutzeichen der Pankreatitis bereits rückläufig sind. Die Mortalität liegt nach Literaturangaben zwischen 20 und 50%.

CT-Morphologie

Die *infizierte Nekrose* imponiert im CT ähnlich der nekrotisierenden Pankreatitis mit Drüsenanteilen ohne Kontrastmittelaufnahme und peripankreatischer Flüssigkeit. Die Infektion kann sich sowohl in soliden oder verflüssigten Anteilen der Drüse abspielen als auch im Bereich peripankreatischer Flüssigkeitsansammlungen oder Fettgewebsnekrosen. Letztere bilden heterogene hypodense Areale mit häufig scharfer Abgrenzung und weichteilähnlicher Dichte (> 20 HE). Gasansammlungen innerhalb des nekrotischen Pankreas- oder peripankreatischen Gewebes sind ein sicheres Zeichen der Infektion (*emphysematöse Pankreatitis*).

Ein *Pankreasabszess* ähnelt im CT einer Pseudozyste, ist definiert begrenzt, zentral flüssigkeitsäquivalent (10–30 HE) und von einer Kontrastmittel aufnehmenden „Wand" umgeben. Zu 30% treten Abszesse multipel und oft weit entfernt von der Pankreasloge auf.

Der Nachweis von Gaseinschlüssen im pankreatischen oder peripankreatischen Gewebe ist das einzig sichere Zeichen einer bakteriellen Superinfektion, gelingt aber nur in 30–50% der Fälle (Abb. 14.16) und kann ebenso Folge einer gastrointestinalen Fistel oder einer vorausgegangenen Intervention sein.

Sofern keine Gasansammlungen nachweisbar sind, ist es mittels CT nicht möglich, zwischen einer infizierten und nichtinfizierten Nekrose oder zwischen einer Pseudozyste und einem Abszess zu unterscheiden. Sowohl die Abszessmembran als auch der entzündliche Rand um die pankreatischen Flüssigkeitseinschlüsse zeigen die gleiche Kontrastierung. Die Diagnosesicherung erfolgt klinisch (Fieber, Leukozytose), in unklaren Fällen wird eine Feinnadelpunktion der verdächtigen Areale zum Erregernachweis notwendig. Die Indikation zur chirurgischen Therapie besteht bei Gram-positiven Erregern.

Gefäßkomplikationen

Die enzymatisch bedingte Arrosion kleiner Gefäße führt zu Blutungen. Größere Arterien wie die A. hepatica, lienalis oder gastroduodenalis können in bis zu 10% *Pseudoaneurysmen* entwickeln, wobei die Milzarterie am häufigsten betroffen ist.

Thrombotische Verschlüsse des Portalvenensystems treten gehäuft bei Pseudozysten und chronischer Pankreatitis auf. Häufig betrifft es die Milzvene mit konsekutivem Milzinfarkt.

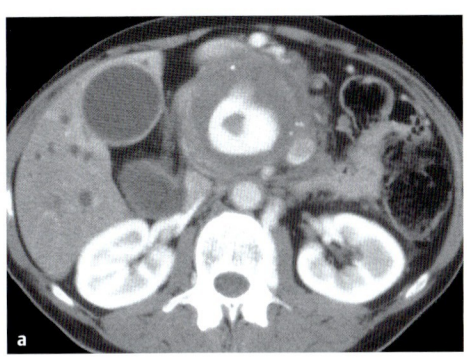

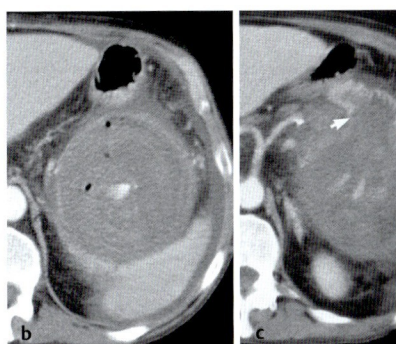

a Ein Pseudoaneurysma der A. gastroduodenalis mit partieller Thrombosierung hat zu einer Cholestase mit Gallenblasenhydrops geführt.

b, c Großes infiziertes Pseudoaneurysma der A. lienalis mit Gaseinschlüssen und einem geschichteten Thrombus, der das Duodenum arrodiert (Pfeile in **c**).

CT-Morphologie

Pseudoaneurysmen lassen sich am besten in der arteriellen Phase nachweisen (Abb. 14.**17**), sind aber auch in der Parenchymphase erkennbar.

Venöse Verschlüsse lassen sich durch fehlende Gefäßkontrastierung und peripankreatische Kollateralen identifizieren. Gelegentlich sind Thrombusaussparungen in den betroffenen kontrastierten Gefäßen nachweisbar.

Chronische Pankreatitis

Die meist ethyltoxisch oder biliär verursachte chronische Pankreatitis verläuft entweder in Schüben akuter Exazerbation (*chronisch rezidivierende Pankreatitis*) oder progressiv schleichend. Sie führt letztlich zu einer irreversiblen Schädigung des Organs mit progredienter exokriner und endokriner Insuffizienz.

Patienten mit Pankreasverkalkungen (*chronisch kalzifizierende Pankreatitis*) weisen eine erhöhte Inzidenz für Pankreaskarzinome auf. In bis zu 5 % bestehen simultan eine chronische Pankreatitis und ein Pankreastumor.

Aufgaben der CT sind der Nachweis von intraduktalen Konkrementen als Erkrankungsursache und für das weitere therapeutische Prozedere der Ausschluss eines Pankreastumors und der Nachweis von Komplikationen wie Pseudozysten, Gangstenose und Fistelung.

CT-Morphologie

Patienten mit klinisch gesicherter chronischer Pankreatitis haben zu 10 % einen unauffälligen CT-Befund. Als Folge der Entzündung kann das Organ diffus oder fokal vergrößert sein (hypertrophe Form), in der Regel ist das Organ jedoch atrophiert. Diese Atrophie ist durch Volumenreduktion, Parenchymauflockerung und Gangerweiterung gekennzeichnet. Der Nachweis einer Gangerweiterung oder von Verkalkungen spricht für die pankreatitisinduzierte Form der Atrophie im Gegensatz zur „senilen Atrophie" jenseits des 60. Lebensjahrs. Verkalkungen sind bei der alkoholinduzierten Form (50 %) häufiger als bei der biliären Form (ca. 20 %, vgl. Tab. 14.**13**). Sie liegen entweder unmittelbar periduktal oder intraduktal. In etwa 30 % der Fälle finden sich Pseudozysten, die intra- oder extrapankreatisch gelegen sein können.

Gangverkalkungen des Pankreas finden sich zu 90 % bei Patienten mit schwerer und bis zu 55 % bei Patienten mit leichter oder moderater Pankreatitis, insofern sind die Verkalkungen *per se* kein sicherer Indikator für die Schwere der Erkrankung (Abb. 14.**18**).

Eine Erweiterung des Pankreasganges auf über 4 mm ist bei mehr als 50 % der Patienten nachweisbar. Infolge der narbigen Verziehungen ist der Gang häufiger unregelmäßig (perlschnurartig) als glatt konfiguriert (Abb. 14.**19**). Eine tumorbedingte Ob-

Abb. 14.18 Kalzifikationen bei Pankreatitis.

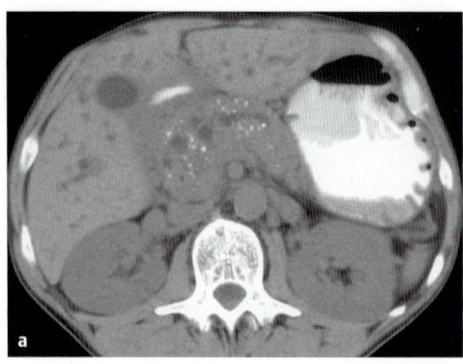 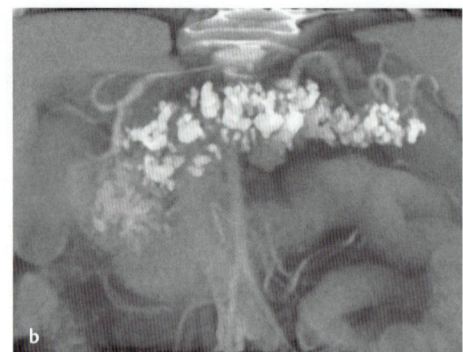

a Moderate chronisch kalzifizierende Pankreatitis mit Vergrößerung der Drüse, multiplen Verkalkungen, kleinen Zysten und Erweiterung des Ductus Wirsungianus.

b Schwere chronisch kalzifizierende Pankreatitis (VRT).

Abb. 14.19 Pseudotumor des Pankreaskopfes bei schwerer chronischer Pankreatitis.

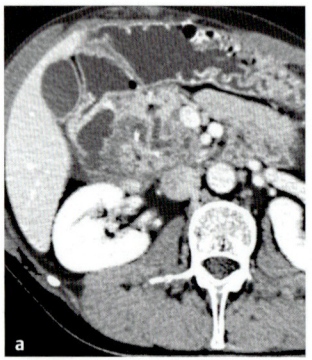 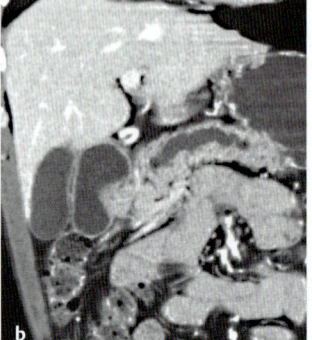 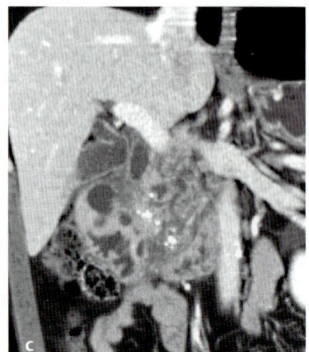

a Intraduktale Verkalkungen in der axialen Schnittebene.
b Paracoronale Schnittebene: Der Pankreasgang ist signifikant erweitert und zeigt Unregelmäßigkeiten bis zur Kauda.

c Coronales Bild: Der Pankreaskopf ist deutlich vergrößert und inhomogen, ein abgegrenzter Tumor ist jedoch nicht erkennbar. Es ist mitunter nicht möglich, bei Patienten mit chronischer Pankreatitis zwischen einem Pseudotumor und einem Karzinom zu differenzieren.

struktion führt dagegen zu einer mehr glatt konturierten und abrupt endenden Gangerweiterung. Form und Ausmaß der Gangektasie lassen letztlich jedoch keinen verlässlichen Rückschluss auf eine benigne oder maligne Genese zu.

Eine *akute Exazerbation* einer chronischen Pankreatitis ist durch eine fokale oder diffuse Organvergrößerung mit vermehrter Kontrastmittelanreicherung und gelegentlich auch einer Infiltration des peripankreatischen Gewebes gekennzeichnet. In diesem Stadium kann die Differenzierung von einem Pankreaskarzinom CT-morphologisch unmöglich sein und erfordert weitere diagnostische Maßnahmen wie ERCP und Biopsie.

Das am weitesten verbreitete System zum morphologischen Staging der chronischen Pankreatitis ist die *Internationale Cambridge-Klassifikation* (Tab. 14.**12**). Die Korrelation zwischen morphologi-

schen Veränderungen und Funktionstests einerseits und zwischen Morphologie und klinischem Stadium andererseits ist bei fortgeschrittenen Erkrankungen relativ hoch, im Frühstadium der chronischen Pankreatitis allerdings eher moderat.

Eine chronische Pankreatitis zeigt die gleichen *Komplikationen* wie die akute Form: Flüssigkeitsansammlungen und entzündliche Affektion von Gefäßen, des Gastrointestinaltraktes und des biliären Systems. Die Entscheidung über das weitere therapeutische Prozedere (konservativ, chirurgisch oder interventionell) wird durch die Bildgebung bestimmt. Tumorverdacht, persistierender Schmerz und Komplikationen, wie Obstruktion des Gallensystems oder Duodenums und die Ausbildung von Pseudozysten, indizieren eine chirurgische Intervention.

Tab. 14.12 ⋯⋯> *Cambridge-Klassifikation der Pankreasmorphologie bei chronischer Pankreatitis (modifiziert nach Freeny, 1996)*

Veränderungen	ERCP	CT und US
Keine	kein anormaler LSG	normale Organgröße und Kontur, homogenes Parenchym
Zweifelhaft	DW normal	eines der folgenden Zeichen: <3 anormale LSG, DW 2–4 mm, Organvergrößerung auf das Doppelte der Norm, heterogenes Parenchym
Leicht	DW normal	2 oder mehr der folgenden Zeichen: >3 anormale LSG, DW 2–4 mm, leichte Organvergrößerung, heterogenes Parenchym
Moderat	DW verändert LSG verändert	kleine Zysten <10 mm, DW unregelmäßig
Schwer	jede der o.g. Veränderung zuzüglich folgender: Zysten >10 mm, intraduktale Füllungsdefekte, Konkremente, Striktur oder Obstruktion des DW, stark unregelmäßiger DW, diffuse Organinfiltration	

LSG = lateraler Seitengang, DW = Ductus Wirsungianus

Generalisierte Pankreasveränderungen

Zystische Fibrose (Mukoviszidose)

Die Mukoviszidose kann Fibrosen oder eine fettige Degeneration des Pankreas induzieren.

CT-Morphologie

Gewöhnlich ist das Pankreasgewebe infolge seines fibrotischen Umbaus und seiner fettigen Degeneration inhomogen. Zystische Formationen (von Millimeter- bis Zentimetergröße) und Verkalkungen sind beschrieben. Im Spätstadium kommt es zur Atrophie oder kompletten fettigen Involution (Abb. 14.**20**).

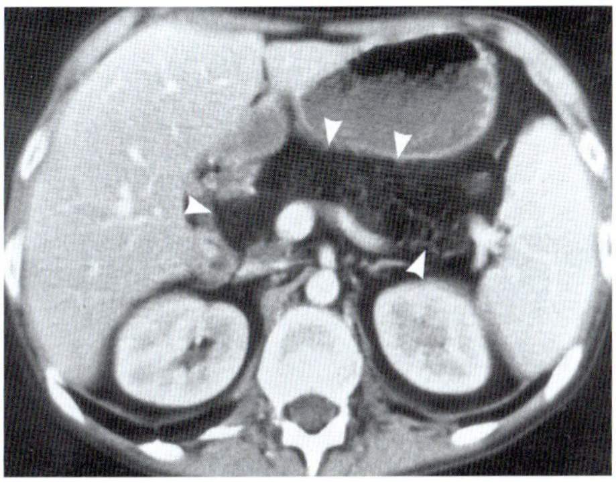

Tab. 14.**13** fasst die Differenzialdiagnose pankreatischer Verkalkungen zusammen.

Tab. 14.13 ⋯⋯> *Differenzialdiagnose der Pankreasverkalkungen*

Chronische Pankreatitis
Alkoholinduzierte Pankreatitis (20–50 %)
Biliäre Pankreatitis (20 %)
Hereditäre Pankreatitis (35–60 %)
Idiopathische Pankreatitis
Pseudozyste (12–20 %)
Kwashiorkor: tropische Pankreatitis, von der alkoholinduzierten Form nicht differenzierbar
Tumor
Mikrozystisches Adenom (40 %, sternförmig)
Makrozystisches Adenom (<15 %)
Adenokarzinom (2 %)
Kavernöses Hämangiom, Lymphangiom (Phlebolithen)
Metastasen (z. B. eines Kolonkarzinoms)
Hyperparathyreoidismus
Chronische Pankreatitis bei 10 %, von der alkoholinduzierten Form nicht differenzierbar
Zystische Fibrose
Kleine granuläre Verkalkungen in fortgeschrittenen Stadien

Abb. 14.20 **Komplette Fettinvolution des Pankreas.** Typischer Befund bei einem Patienten mit zystischer Fibrose.

Hämochromatose

Die primäre idiopathische Hämochromatose ist durch eine Eisenspeicherung im Pankreas und anderen Organen (Leber, Milz, Herz, Lymphknoten, endokrine Organen, Haut) gekennzeichnet. Bei der sekundären Hämochromatose (z. B. nach wiederholten Transfusionen bei Anämie) ist das Pankreas nicht beteiligt.

CT-Morphologie

Eine Hämochromatose führt zu einem homogenen Dichteanstieg des Parenchyms auf Werte um 70–130 HE.

Lipomatose

Eine vermehrte Fetteinlagerung des Pankreasparenchyms kann im Rahmen einer Adipositas, der senilen Atrophie, im Endstadium der chronischen Pankreatitis, bei zystischer Fibrose oder nach Verschluss des Pankreasgangs auftreten. Die seltene lipomatöse Pankreasatrophie des Kindesalters wird ursächlich auf eine Virusinfektion zurückgeführt.

CT-Morphologie

Durch Fettgewebseinlagerungen kommt es zu einer Dichteminderung des Drüsenparenchyms und einer Verlagerung einzelner Drüsenläppchen. Mesenteriale Gefäße und Pankreasgang wirken prominent; Letzterer ist jedoch normal weit (< 5 mm). Das Organ ist oft klein bei normal erhaltener Kontur. In ausgeprägten Fällen zeigt das Parenchym komplett eine fettäquivalente Dichte (Abb. 14.**20**)

Trauma und postoperative Veränderungen

Pankreasverletzung

Pankreasverletzungen treten selten im Rahmen eines stumpfen Bauchtraumas auf und sind gewöhnlich mit einer Affektion anderer Organe, wie Duodenum und Leber, assoziiert. Betroffen sind vorwiegend Kinder und Jugendliche. In der Regel wird das Pankreas von ventral gegen die Wirbelsäule gepresst, z. B. durch den Sicherheitsgurt oder das Lenkrad bei Autounfällen. Dies führt zu Kontusion, Einblutung, Einriss oder Fraktur des Pankreas. Eine gebräuchliche Graduierung der Organschädigung ist die AAST-Skala (Tab. 14.**14**).

Tab. 14.14 ⋯⋙ *AAST-Skala der Organverletzungen für das Pankreas*

Grad	Verletzung	Beschreibung
I	Hämatom	geringe Kontusion ohne Gangverletzung
	Lazeration	oberflächlicher Einriss ohne Gangverletzung
II	Hämatom	schwere Kontusion ohne Gangverletzung oder Gewebeverlust
	Lazeration	größerer Riss ohne Gangverletzung oder Gewebeverlust
III	Lazeration	distale Transektion oder Parenchymverletzung mit Gangbeteiligung
IV	Lazeration	proximale Transektion oder Parenchymverletzung einschließlich Papille
V	Lazeration	weitgehende Zerstörung des Pankreaskopfes
Multiple Grad-I-Läsionen = Grad III		
Proximales Pankreas = rechts der V. mesenterica superior		

CT-Morphologie

Riss oder Fraktur des Pankreas sind im CT als Organunterbrechung mit Hämatom im vorderen Pararenalraum erkennbar. Weniger schwere Verletzungen führen zu einer fokalen ödematösen Schwellung, Raumforderung oder Konturdeformität mit gelegentlichen peripankreatischen Flüssigkeitsansammlungen (Abb. 14.**21**). Indirekte Zeichen sind Flüssigkeitsareale um die A. mesenterica superior, das Colon transversum, in der Bursa omentalis und zwischen den Venen des Pankreas und der Milz. In schweren Fällen entwickelt sich aus der Gangzerreißung eine nekrotisierende Pankreatitis. Je nach Schweregrad findet man im Nativ-CT eine Organvergrößerung als Ausdruck der ödematösen Schwellung, hyperdense Areale bei Einblutungen und extrapankreatische Flüssigkeitsansammlungen bei Einrissen. Letztere können jedoch auch bei Leber-, Milz- oder gastrointestinalen Verletzungen auftreten und sind daher wenig spezifisch. Finden sich nach Kontrastmittelgabe hypodense Parenchymareale, so spricht dies je nach Ausdehnung für eine Lazeration oder Ruptur.

Wichtig ist die Darstellung von traumatischen Verletzungen der Nachbarorgane, was eine orale Kontrastmittelgabe erforderlich machen kann. Die Visualisierung von Gangzerstörungen ist in Abhän-

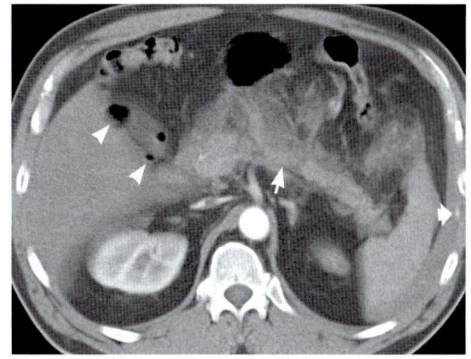

Abb. 14.21 **Polytraumatisierter Patient mit Pankreaskontusion (Pfeil).**
Zeichen der exsudativen Pankreatitis, Luft (Pfeilspitzen) im Gallenblasenbett nach Darmperforation und akutem perilienalem KM-Extravasat aufgrund einer Milzruptur (breiter Pfeil).

gigkeit vom klinischen Zustand des Patienten Domäne der ERCP oder MRCP. Gelegentlich imponiert ein weitgehend unauffälliges Pankreas aufgrund isodenser Risse oder fehlender Konturunregelmäßigkeiten. Die Verdickung der Gerota-Faszie ist ein sehr unspezifisches Zeichen einer akuten oder chronischen Pankreasverletzung.

Pankreasresektion

Bei der Operation nach Whipple oder Pankreasexstirpation wird das Pankreas partiell oder total entfernt. Je nach operativem Vorgehen können auch die Milz, Teile des Magens, des Omentums und Darmschlingen reseziert sein. Nach partieller Pankreatektomie werden ggf. Anastomosen zur Ableitung des Pankreassekrets in Magen oder Darm hergestellt.

CT-Morphologie

Nach Pankreasschwanzresektion ist das Restpankreas in Form und Lage weitgehend unverändert. Nach Resektion des Pankreaskopfes ist die Kauda an den Magen oder an eine hochgezogene Dünndarmschlinge anastomosiert. Die Anastomosenregion ist im CT nur in Ausnahmefällen ausreichend gut beurteilbar, das Restorgan kann deutlich atrophieren.

Flüssigkeitsansammlungen in der perioperativen Phase sind suspekt auf Komplikationen wie Serom, Hämatom, Abszess, Biliom oder Pseudozyste. Eine Insuffizienz der Pankreasanastomose kann zur postoperativen Pankreatitis führen.

Nach einer tumorbedingten Pankreatikoduodenotomie sind weichteildichte Prozesse im Pankreasbett, die nicht zweifelsfrei prolabierten Dünndarmschlingen zuzuordnen sind, dringend rezidivverdächtig.

Pankreastransplantation

Das Pankreastransplantat wird zur exokrinen Drainage entweder an eine Dünndarmschlinge (Dünndarmdrainage) oder an die Harnblase (Blasendrainage) angeschlossen. Zur arteriellen Versorgung wird es an die Iliakalarterien angeschlossen. Der venöse Anschluss erfolgt bei der systemisch-venösen Drainage an eine Iliakalvene oder die V. cava inferior, bei der portalvenösen Drainage an die V. mesenterica oder die V. portae. Von generellen postoperativen Komplikationen abgesehen, gibt es keine Indikation zum CT eines Pankreastransplantates.

CT-Morphologie

Das in der Beckenregion liegende Organtransplantat zeigt das typische Kontrastmittelverhalten von Pankreasparenchym. Die anliegenden Dünndarmschlingen sollten zu ihrer Abgrenzung eine ausreichende Kontrastmittelfüllung aufweisen.

Die morphologischen Zeichen einer akuten Abstoßungsreaktion reichen von einem völlig unauffälligen CT bis zu einer ödematösen Organvergrößerung mit regionaler Hypodensität. Eine chronische Rejektion ist durch die komplette Atrophie des Transplantates gekennzeichnet.

15 Gastrointestinaltrakt

C. Schaefer-Prokop, M. Jörgensen, M. Galanski

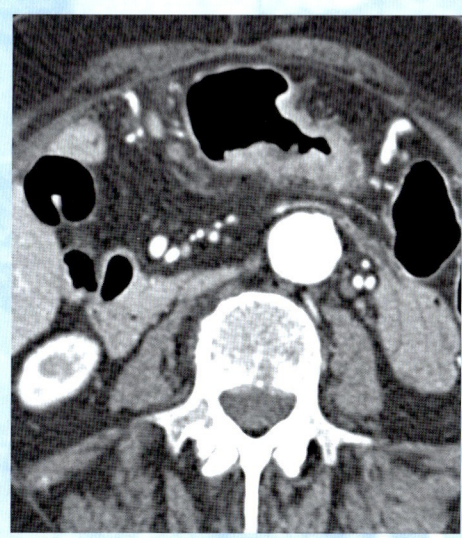

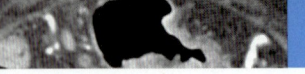

Die Primärdiagnostik von Erkrankungen des oberen und unteren Gastrointestinaltraktes erfolgt in den meisten Fällen endoskopisch. Bei Tumoren des Magens und Kolons wird das offene Staging unter Laparotomie bevorzugt. Lediglich die Dünndarmdiagnostik erfolgt noch radiologisch. Die CT besitzt gegenüber den konventionellen radiologischen Verfahren den Vorteil, dass neben dem Lumen auch Darmwand und Umgebungsstrukturen dargestellt werden und damit beurteilbar sind.

Die Computertomographie wird mit Ausnahme des Ösophaguskarzinoms in der Regel nicht zum Staging der gastrointestinalen Primärtumoren eingesetzt. Typische CT-Indikationen sind jedoch der Verdacht auf Lebermetastasen und fortgeschrittene Tumorstadien, bei denen es auf die Planung und Kontrolle einer neoadjuvanten Therapie in Hinblick auf eine sekundäre Resektabilität ankommt.

Neue computertomographische Untersuchungsverfahren wie das Hydro-CT, das CT-Enteroklysma oder die CT-Kolonographie sind insbesondere in Verbindung mit der Multidetektortechnik sensitiver im Nachweis und im Staging von Tumoren und bei der Abklärung entzündlicher Erkrankungen des Magens, Dünn- und Dickdarms. Ihr diagnostischer Stellenwert ist jedoch nicht endgültig geklärt. Dies gilt nicht mehr für die CT-Koloskopie, die sich zwar zum Screening kolorektaler Tumoren anbietet, deren Kosten-Nutzen-Relation aber in der Diskussion ist. In jüngster Zeit sind neue Indikationen für die CT hinzugekommen, wie der Appendizitisverdacht, eine mesenteriale Ischämie oder Divertikulitis sowie die Abklärung des akuten Abdomens und akuter Blutungen (Tab. 15.1).

In der Pädiatrie ist die Sonographie nach wie vor primäres diagnostisches Verfahren bei Appendizitisverdacht oder akutem Abdomen. Die Endosonographie hat sich für die Ausbreitungsdiagnostik submuköser Tumoren des Ösophagus, Magens oder Kolons etabliert. Die MRT findet bisher keine breite uneingeschränkte Akzeptanz in der Diagnostik von Erkrankungen des Verdauungstraktes. Potenzielle MRT-Indikationen sind die Abklärung entzündlicher Darmerkrankungen, die Lokalisation akuter gastrointestinaler Blutungen mittels Blutpool-Kontrastmittel und das Staging des Rektumkarzinoms mit Endorektalspulen.

Tab. 15.1 ⋯⋙ *Indikationen zur CT des Gastrointestinaltraktes*

Tumordiagnostik	Karzinom des Ösophagus, Magens, Kolons und Rektums; Therapieplanung in fortgeschrittenen Tumorstadien, M-Staging (Leber) Nachweis von Dünndarmtumoren Lymphome Re-Staging nach Therapie eines primär inoperablen Tumors onkologische Nachuntersuchung bei Magen- und Rektumkarzinom Kolon-Screening
Entzündliche Darmerkrankungen	Wandinfiltration, Skip-Lesions, Fisteln, Konglomerattumoren, Ileus
Akutes Abdomen	Appendizitis, Ileus, Obstruktion, Blutungssuche
Verlaufskontrolle	nach Entzündung, Operation und Trauma
Andere Indikationen	unklares Abdomen unklare radiographische, sonographische oder endoskopische Befunde retrokardiale Raumforderungen

Anatomie

Ösophagus

Die zervikalen Ösophagusabschnitte liegen unmittelbar dorsal der Trachea. Sie sind von den Nachbarstrukturen wegen der nur geringen Fettgewebsinterposition oft nicht sicher abgrenzbar. Intrathorakal hat der Ösophagus Kontakt zur Trachea, dem linken Hauptbronchus sowie zum linken Vorhof. Infradiaphragmal besitzt der Ösophagus einen kurzstreckigen peritonealen Überzug und zieht nach links zum Magen.

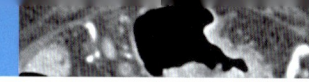

Für die Korrelation endoskopischer und computertomographischer Befunde (Lokalisationsbestimmung) ist es wichtig zu wissen, dass der obere Ösophagussphinkter 15 cm aboral (der Zahnreihe) liegt. Aus chirurgischer Sicht wird der Ösophagus in drei Abschnitte unterteilt:

- proximales Drittel (vom oberen Ösophagussphinkter bis zur Tracheabifurkation; 15 – 25 cm aboral),

- mittleres Drittel (von BWK 4 bis BWK 7; 25 – 32 cm aboral),
- distales Drittel (von BWK 7 bis zur Kardia; 32 – 42 cm aboral).

Die Wanddicke des luftgefüllten Ösophagus sollte nicht mehr als 3 mm betragen, wobei im Computertomogramm erkennbare Wandverdickungen relativ unspezifisch sind. Die Schleimhaut ist auch nach Kontrastmittelgabe nur selten abgrenzbar.

Magen und Duodenum

Die Kardia beginnt ca. 3 cm nach dem Durchtritt des Ösophagus durch das Zwerchfell. Sie zieht nach links und besitzt auch bei gut entfaltetem Magen eine dickere Wand als die übrigen Magenabschnitte, was nicht mit tumorösen Wandveränderungen verwechselt werden sollte. Aufnahmen in Linksseitenlage verbessern die Beurteilung der Kardiaregion. Der Magenfundus liegt infradiaphragmal und

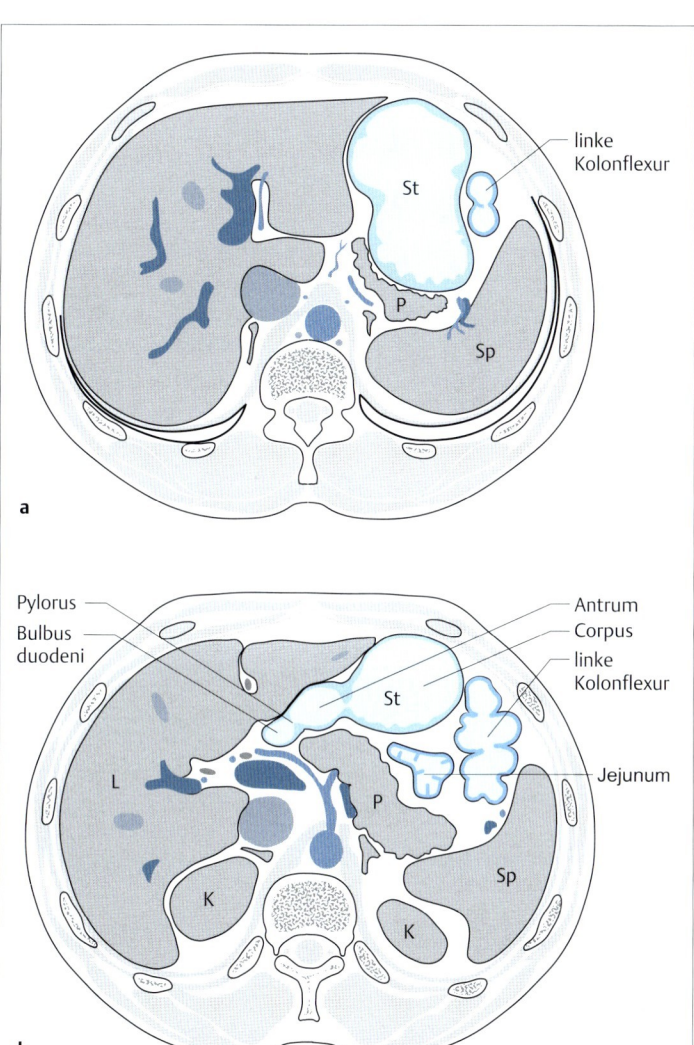

Abb. 15.1 a – e Schnittbildanatomie des Gastrointestinaltraktes.

Fortsetzung →

Abb. 15.1 Fortsetzung

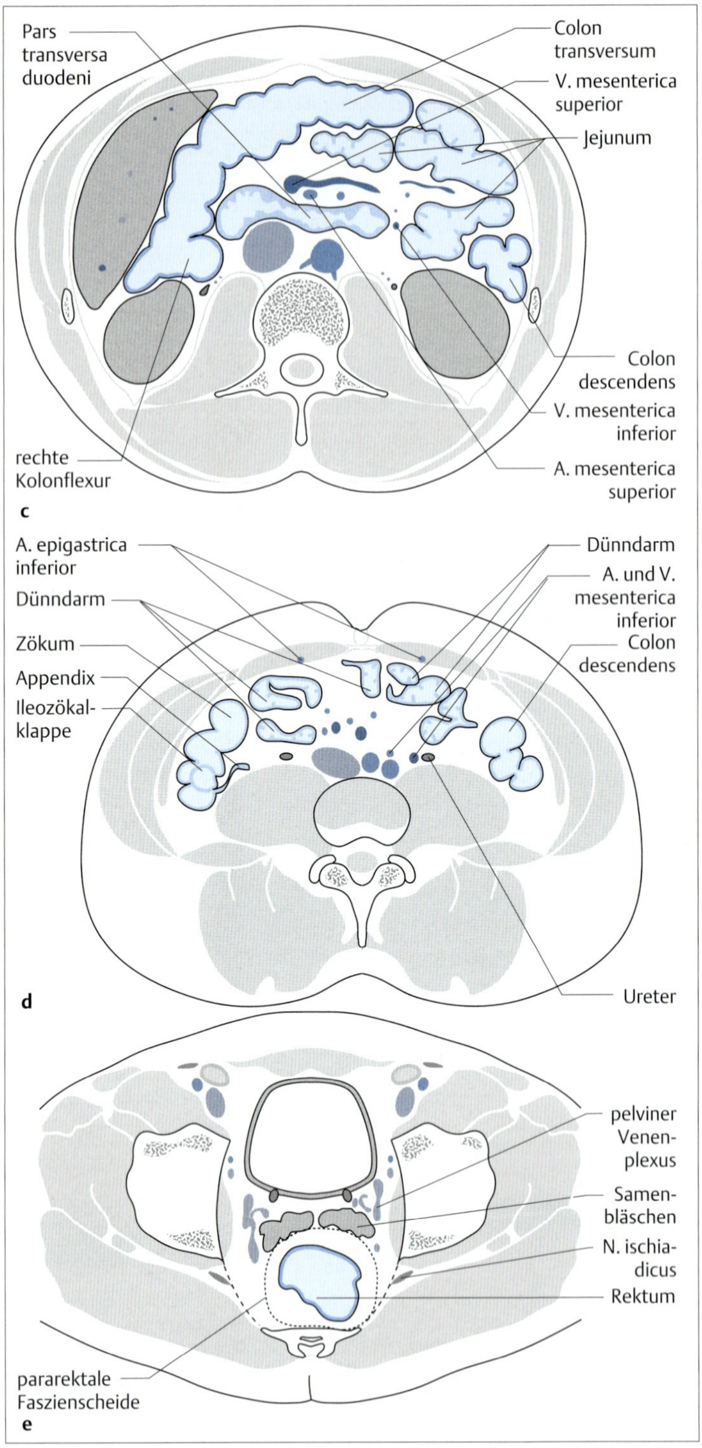

Pars transversa duodeni

Colon transversum

V. mesenterica superior

Jejunum

rechte Kolonflexur

Colon descendens

V. mesenterica inferior

A. mesenterica superior

c

A. epigastrica inferior

Dünndarm

Dünndarm

A. und V. mesenterica inferior

Colon descendens

Zökum

Appendix

Ileozökalklappe

Ureter

d

pelviner Venenplexus

Samenbläschen

N. ischiadicus

Rektum

pararektale Faszienscheide

e

hat Kontakt zur Milz, wohingegen der Magenkorpus nach ventral zieht und Kontakt zur vorderen Bauchwand hat (Abb. 15.1 a). Am Corpus-Antrum-Übergang findet sich fast regelmäßig eine Einziehung, die nicht mit dem Pylorus verwechselt werden darf.

Pylorus und Bulbus duodeni ziehen bogig nach dorsal und erreichen den linken Leberlappen und den Pankreaskopf (Abb. 15.1 b). Die Beurteilung dieser Abschnitte erfordert eine orale Kontrastmittelfüllung, u. U. auch Scans in Rechtsseitenlage. Das Duo-

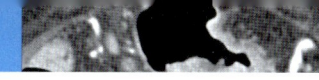

denum kann weit nach kaudal reichen und sich zwischen V. cava inferior und Aorta legen, wodurch mitunter Lymphknoten simuliert werden. Die Pars transversa duodeni wird von den Mesenterialgefäßen überkreuzt (Abb. 15.1 c). Weiter distal beginnt an der Flexura duodenojejunalis das Jejunum.

In Abhängigkeit vom Füllungszustand des Magens beträgt seine Wanddicke zwischen 4 und 10 mm. In der Submukosa der Magenwand können sich variable Fettanteile finden, die im CT als hypodense Lamellen imponieren. Von einer Wandverdickung (> 4 mm) sollte nur bei optimaler Magendistension gesprochen werden. Die Kontrastmittelinjektion verbessert die Abgrenzung der Schleimhaut.

Dünndarm

Die Länge des Dünndarms beträgt etwa 3 m. Dünndarmschlingen im linken mittleren Abdomen sind in der Regel dem Jejunum, Darmschlingen im kleinen Becken und im rechten Unterbauch dem Ileum zuzuordnen. Die Ileozökalregion ist am Kalibersprung der Darmschlingen im rechten Unterbauch und am unterschiedlichen Verhalten des Darmgases zu erkennen: Intraluminales Gas im Dünndarm sammelt sich bei Rückenlage des Patienten stets ventral, während sich Luft im nicht distendierten Kolon in Form kleiner Bläschen verteilt. Die Ileozökalklappe lässt sich als weichteildichte Struktur im Zökallumen abgrenzen und darf nicht mit einem Tumor verwechselt werden (Abb. 15.1 d). Mitunter enthält sie submuköses Fett.

Dünndarm, der nicht mit Kontrastmittel gefüllt ist, ist in der Regel kollabiert. Bei guter Entfaltung sind die Kerckring-Falten sichtbar. Normale, ausreichend entfaltete Dünndarmschlingen haben eine Wanddicke von 1–3 mm. Bei Füllung mit wasseräquivalentem Kontrastmittel lässt sich die Darmschleimhaut nach intravenöser Kontrastmittelapplikation als schmaler hyperdenser Streifen abgrenzen.

Kolon

Kolonschlingen sind an ihrem kräftigeren Kaliber, den Haustren und den gashaltigem Fäzes zu erkennen. Die Gaseinschlüsse rufen multiple kleine im Lumen verteilte Bläschen hervor. Colon ascendens und descendens liegen retroperitoneal (Abb. 15.1 d). Bei unzureichender Kontrastmittelfüllung ist das Colon descendens oft kollabiert und kann dann nur aufgrund seiner Lage (weit dorsal, unmittelbar lateral der Gerota-Faszie) von Dünndarmschlingen unterschieden werden. Das Colon sigmoideum ist im axialen Schnittbild oft nur dadurch eindeutig zu identifizieren, dass man das Colon descendens oder Rektum kontinuierlich Schicht für Schicht in ihrem Verlauf verfolgt. Anteile eines elongierten Sigmas können auch rechtsseitig im kleinen Becken liegen. Das Rektum ist ca. 12 cm lang, liegt präsakral extraperitoneal und ist von Fettgewebe umgeben.

Die pararektale Faszie ist in der Regel als feine Linie abgrenzbar (Abb. 15.1 e). Die Fossa ischiorectalis, der größte anorektale Raum, wird medial durch den M. levator ani und die externe Sphinktermuskulatur, lateral durch den M. obturatorius internus und kaudal durch den M. glutaeus maximus und das sakrotuberale Ligament begrenzt. Der M. levator ani trennt die Fossa ischiorectalis vom extraperitonealen Beckenkompartiment (Supralevatorraum) und stellt die wichtigste anatomische Landmarke dieser Region dar.

Kolon, das nicht mit Kontrastmittel aufgefüllt ist, enthält in der Regel Fäzes und besitzt eine Wandstärke unter 2 mm. Eine optimale Beurteilung des Lumens ist nur nach vorheriger Darmreinigung und Insufflation von positivem oder negativem Kontrastmittel möglich. Nach Auffüllung des Dickdarms mit wasseräquivalentem Kontrastmittel stellt sich die Kolonschleimhaut bei gleichzeitiger i.v. Kontrastmittelgabe als dünner hyperdenser Saum dar.

Untersuchungstechnik

Die Computertomographie des Verdauungstraktes ist hinsichtlich der Untersuchungstechnik und Bildinterpretation anspruchsvoll. Eine optimale Aufweitung des Lumens (Hydro-CT, CT-Enteroklysma, CT-Kolonographie oder virtuelle Koloskopie) in Kombination mit einem lückenlosen Volumenscan (Spiral- oder Multidetektor-CT) verbessert die diagnostische Aussage im Vergleich zur sequenziellen CT signifikant. Die interaktive Analyse der Bilddaten an einer Workstation ist essenzieller Bestandteil der Befundinterpretation. Intravenöse Kontrastmitteluntersuchungen erfordern ein negatives intestinales KM. Das Zeitregime der KM-Injektion sollte entweder auf die Leberdiagnostik (Metastasenausschluss) oder auf die Schleimhautdarstellung abgestimmt sein (30–60 s p. i., Tab. 15.**2**).

Tab. 15.2 ⤳ *Empfohlene Untersuchungsparameter*

Allgemein						
Vorbereitung	s. Tab. 15.**3**					
Orales KM	s. Tab. 15.**3**					
Lagerung	Rückenlage mit Elevation der Arme					
Scanbereich	Ösophagus:		von BWK 1 bis zum hinteren Sinus phrenicocostalis; sofern notwendig von HWK 5 bis Leberunterrand			
	Magen und Duodenum:		von Zwerchfell bis unterer Nierenpol; so notwendig kleines Becken			
	Dünndarm und Kolon:		linke Zwerchfellkuppe bis zur Tuberositas ossis ischii			
Atemphase	Inspiration					
Fensterung	Nativ-CT:		W/L = 350/40			
	KM-CT:		W/L = 400/60			

	Scannertyp (Schichten pro Rotation)					
Scanparameter	**1** SC/TF/RI	**4** SC [a]	**16** SC [a]	**64** SC [a]	**axial** SW/RI	**MPR** [b] SW/RI
GI-Trakt (Standard)	5/10/5 ↓	2–2,5 ↓	1–1,5 ↓	1–1,25 ↓	5/4	–
GI-Trakt (volumetrisch)	3/6/3 ↓	1–1,25 ↓	0,5–0,75 ↓	0,5–0,625 ↓	4/3	4/3 cor
CT-Enteroklysma	3/6/3 ↓	1–1,25 ↓	0,5–0,75 ↓	0,5–0,625 ↓	4/3	4/3 cor
CT-Kolonographie	5/10/5 ↓	1–1,25 ↓	0,5–0,75 ↓	0,5–0,625 ↓	4/3	4/3 cor
Kontrastinjektion [c]	**V/F/D**	**V+N/F/D**	**V+N/F/D**	**V+N/F/D**	**Bemerkungen**	
Ösophagustumor	90/3/30	90+50/3/10A	90+50/3/20A	90+50/3/25A		
Abdomen Standard	120/2/70	120+50/3/70	120+50/4/50A	120+50/4/60A	Trigger: Aorta (L1/2)	
GI-Tumoren	150/4/D	150+50/5/D	150+50/5/D	150+50/5/D	siehe auch Tab. 15.**4**	
(spät)arterielle Phase	D = 35	D = 15A	D = 20A	D = 25A	Trigger: Aorta (L1/2)	
portale Phase	D = 70	D = 50A	D = 55A	D = 60A	Trigger: Aorta (L1/2)	
nephrographische Phase	D = 100	D = 80A	D = 85A	D = 90A	Trigger: Aorta (L1/2)	
Spätphase	D = 5–15 min	D = 5–15 min	D = 5–15 min	D = 5–15 min		

SC = Schichtkollimation (mm), TF = Tischvorschub (mm/Rotation), RI = Rekonstruktionsinkrement (mm), ↑↓ = Scanrichtung
SW = effektive Schichtdicke (mm), MPR = multiplanare Reformation, axial = axiale Schichtung, cor = coronal,
V = KM-Volumen (ml), N = NaCl-Volumen (ml), F = Flussrate (ml/s), D = Startdelay (s). KM-Konzentration = 300 mg Jod/ml
[a] Pitch P = TF/(N × SC): ca. 1,5 (4 Schichten); 1,2–1,5 (16 Schichten); 0,9–1,2 (64 Schichten);
[b] MPR aus dem sekundären Rohdatensatz mit SW/RI = 1–1,5/0,7 oder 0,5–0,8/0,5
[c] Bolustriggerung für MDCT, Startdelay nach Erreichen eines Kontrastanstiegs von 100 HE in der Triggerregion (A = Aorta)

Ösophagus

Patientenvorbereitung

Die Gabe oralen Kontrastmittels wird kontrovers diskutiert. Positives KM verbessert die Abgrenzbarkeit des Ösophaguslumens. Allerdings wird dadurch die Beurteilung der intravenösen Kontrastmittelaufnahme in der Schleimhaut beeinträchtigt. Zudem passiert das oral gegebene KM den Ösophagus oft bolusartig und lässt lange Abschnitte unkontrastiert. Aus diesem Grund sollte in der Regel auf positives KM verzichtet werden, in jedem Fall dann, wenn eine CT-Angiographie geplant ist (z. B. Dysphagia lusoria).

Scantechnik

Die CT-Untersuchung des Ösophagus ist Teil eines Thorax-CT, wobei je nach Lokalisation der pathologischen Veränderungen der Scanbereich nach kranial oder kaudal ausgedehnt werden muss. Dünnschichtprotokolle liefern die besten Resultate (Tab. 15.2). Gekrümmte planare Reformationen geben die Längsausdehnung pathologischer Veränderungen am besten wieder.

Kontrastmittelinjektion

Die intravenöse KM-Applikation wird in der Regel nur zur Differenzierung zwischen vaskulären von anderen Weichteilstrukturen vorgenommen. Dabei kommt das für die Mediastinaluntersuchung übliche Protokoll zur Anwendung. Größere KM-Mengen und höhere Injektionsgeschwindigkeiten können den Nachweis einer verstärkten Vaskularisation der Ösophagusschleimhaut und von Tumoren verbessern. Wegen der Hochkontrastartefakte durch die brachiozephalen Gefäße empfehlen sich eine kaudokraniale Scanrichtung und ein Kochsalzbolus in unmittelbarem Anschluss an die KM-Injektion.

Magen

Patientenvorbereitung

Voraussetzung für eine optimale Untersuchung ist ein gut aufgedehnter Magen ohne Speisereste. Der Patient sollte über einen Zeitraum von 12 h vor der Untersuchung nichts essen und 6 h vorher nichts trinken.

Beim *Hydro-CT* wird der Magen mit einem negativen Kontrastmittel (Wasser, Saft, Mannitol oder Methylcellulose) aufgefüllt und zugleich intravenöses Kontrastmittel appliziert. Unmittelbar vor der Untersuchung bekommt der Patient 500–1000 ml zu trinken, direkt auf dem Untersuchungstisch weitere 250 ml (Tab. 15.3). Zur maximalen Aufweitung des Magens unter Hypotonie kann ein Spasmolytikum (Buscopan) verabreicht werden. Für die Darstellung der Korpus- und Antrumregion empfiehlt sich eine Untersuchung in Bauchlage. Die Rechtsseitenlage optimiert die Darstellung von Pylorus und Bulbus duodeni, die Linksseitenlage die Kardiadarstellung.

Für eine *virtuelle Gastroskopie* wird Gas als negatives KM benötigt. Der Patient sollte am frühen Morgen untersucht werden, um die Spontansekretion des Magens so gering wie möglich zu halten. Ansonsten sind die gleichen Vorbereitungen wie für eine konventionelle Röntgenuntersuchung des Magens erforderlich. Der Patient nimmt zunächst mit wenig Wasser ein kohlensäurehaltiges Pulver zu sich; nach 2–3 min, wenn sich das Pulver aufgelöst hat und der Magen entfaltet ist, wird der Scan sowohl in Rücken- wie in Bauchlage durchgeführt, um eine optimale Beurteilung der Magenvorder- und -hinterwand zu gewährleisten.

Tab. 15.3 ⋯⟩ *Patientenvorbereitung mit oralem Kontrastmittel*

Ösophagus	kein KM notwendig
Magen und Duodenum	500–1000 ml KM oder Wasser, Mannitol; Spasmolytikum (Buscopan)
Dünndarm/Kolon	1000–2000 ml KM
Sellink/Enteroklysma	bis 2000 ml verdünnte Bariumsuspension oder Methylcellulose über Duodenalsonde
Rektales KM	Rektum: 500 ml KM oder Wasser Kolon: 1000–2000 ml KM oder Wasser

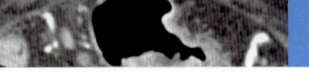

Scantechnik

Die CT-Untersuchung von Magen und Duodenum ist meist Bestandteil einer Oberbauchuntersuchung, die Leber, Milz und Nieren einbezieht. Für Staging-Untersuchungen ist der Scanbereich bis in das kleine Becken auszudehnen, um Abtropfmetastasen zu erfassen. In der Regel werden Protokolle verwendet, die auch eine optimale Beurteilung der Leber erlauben (s. Kapitel 11).

Dünnschichtprotokolle sind für die Beurteilung der horizontal ausgerichteten Magenwandabschnitte am besten geeignet (Tab. 15.2). Für einen 4-Zeilen-Scanner empfiehlt sich – sofern der Patient nicht zu kräftig ist – eine Kollimation von 4×1,25 mm. Bei adipösen Patienten ist wegen des verstärkten Bildrauschens eine breitere Kollimation erforderlich (4×2,5 mm). Mit 16- und 64-Zeilen-Scannern sind dünnere Schichtkollimationen möglich (SC = 0,5–0,75 mm). Für die diagnostische Auswertung werden 4–6 mm dicke axiale Schichten aus den Rohdaten selbst oder einem sekundären Rohdatensatz aus dünnen überlappenden Schichten rekonstruiert. Multiplanare, anatomisch angepasste Reformationen (Schichtdicke 3–4 mm, semicoronal und sagittal) sind zur optimalen Darstellung der Pathologie empfehlenswert.

Kontrastmittelinjektion

Die i. v. KM-Applikation ist vor allem zur Darstellung der Leber notwendig, da Magenkarzinome häufig in die Leber metastasieren. Die meisten Magenkarzinome sind hypovaskularisiert, insofern reicht die portalvenöse Phase aus. In dieser Phase sind zugleich die Magenwand und die perigastrischen Gefäße optimal kontrastiert, so dass die Abgrenzung gegen Lymphknoten unproblematisch ist. Die Differenzierung der verschiedenen Magenwandschichten gelingt allerdings in der spätarteriellen Phase am besten.

Dünndarm

Patientenvorbereitung

Die *Standarduntersuchung* erfordert eine ausreichende Menge oralen Kontrastmittels (1000–2000 ml), welches der Patient über einen Zeitraum von 60–90 min vor der Untersuchung zu sich nimmt. Idealerweise sollte dies portionsweise in Mengen von jeweils 500 ml alle 15–20 min erfolgen, um eine gleichmäßige Verteilung im Dünndarm zu garantieren.

Das *CT-Enteroklysma* ist Methode der Wahl für Fragestellungen, die sich speziell auf den Dünndarm beziehen. Zur Darmreinigung sollte der Patient über 12 h vor der Untersuchung nichts essen, aber viel trinken. Vor der eigentlichen CT-Untersuchung wird eine Duodenalsonde unter Durchleuchtung distal der Flexura duodenojejunalis platziert. Im CT-Raum werden dann 2000 ml KM mittels einer Rollerpumpe mit hohem Fluss (80–120 ml/min) instilliert. Die Kontrastmittelapplikation sollte zeitlich so abgestimmt sein, dass sie erst während oder gegen Ende des CT-Scans abgeschlossen ist. Als Kontrastmittel eignen sich verdünnte Bariumsuspensionen, Methylcellulose oder stearinhaltige Präparate (Tab. 15.3). Für die meisten Fragestellungen empfiehlt sich negatives KM, da es eine ausgezeichnete Beurteilung der Kontrastierung der Darmwand nach intravenöser Kontrastmittelapplikation zulässt. Zur Darstellung von Stenosen oder Fisteln ist positives KM besser geeignet.

Scantechnik

Dünndarmdarstellungen werden als Untersuchung des gesamten Abdomens unter Einbeziehung des kleinen Beckens durchgeführt. Die besten Ergebnisse liefern Dünnschichtprotokolle mit dem Spiral- oder Multidetektor-CT unter Verwendung von Scanparametern, wie sie für die Magenuntersuchung angegeben wurden (Tab. 15.2). Mit 8- bis 64-Zeilen-Scannern reicht in der Regel eine Kollimation von 1–1,5 mm aus. Die Befundung erfolgt an Hand von 4–6 mm dicken axialen Schichten und 3–4 mm breiten coronalen Reformationen. Befundadaptierte Rekonstruktionen empfehlen sich bei Bedarf.

Kontrastmittelinjektion

Für die i. v. KM-Applikation gelten die gleichen Regeln wie bei einer Magenuntersuchung. Bei Verdacht auf einen hypovaskularisierten Tumor ist die portalvenöse Phase ausreichend. Wird hingegen ein hypervaskularisierter Tumor vermutet (Karzinoid), ist die biphasische Untersuchung mit arterieller und parenchymatöser oder portalvenöser Phase obligat. Die beste Darstellung der Dünndarmmukosa

gelingt in der spätarteriellen oder frühen portalvenösen Phase, so dass sich dieser Zeitpunkt für die Diagnostik entzündlicher Darmerkrankungen anbietet.

Kolon

Patientenvorbereitung

Eine Standarduntersuchung des Abdomens, die das Kolon mit einschließt, erfordert ein großes intestinales Kontrastmittelvolumen. Dem Patienten werden 1000–2000 ml eines positiven Kontrastmittels gegeben, welches er über einen Zeitraum von wenigstens 60–90 min vor Untersuchung trinkt. Bei Erkrankungen des distalen Kolon empfiehlt es sich, zusätzlich 500–1000 ml rektal zu instillieren, um eine ausreichende Füllung und gute Entfaltung auch dieser Abschnitte in Hinblick auf die Wandbeurteilung zu gewährleisten. Dabei sind die üblichen Vorsichtsregeln einzuhalten.

Die CT-Kolonographie als gezielte Dickdarmuntersuchung erfordert die gleiche Vorbereitung wie ein Kolonkontrasteinlauf (Darmreinigung, Tab. 15.3). Der Patient darf über zwei Tage keine feste Nahrung zu sich nehmen, muss dafür aber viel trinken. Sog. „trockene" Laxanzien (z.B. Fleet) sind den „feuchten" Präparaten (Golytely, Klean-Prep, Oralav), die vornehmlich in der Endoskopie Verwendung finden, vorzuziehen.

Eine Kontrastierung des Stuhls („*Fecal Tagging*") gelingt dadurch, dass der Patient am Tag vor der Untersuchung zu jeder Mahlzeit 50–80 ml verdünnte Bariumsuspension trinkt (insgesamt 200 ml). Dies ermöglicht die Differenzierung von Darmkontaminationen und echten Polypen.

Die Weitung des Kolons erfolgt durch rektale Insufflation von Luft oder Kohlendioxid, wobei Letzteres vorzuziehen ist, da CO_2 vollständig resorbiert und abgeatmet wird und dadurch weniger Spasmen bzw. Tenesmen hervorruft. Derzeit stehen bereits Kohlendioxidpumpen für eine konstante Distension zur Verfügung.

Da Kolonschlingen leicht kollabieren, sollte die Untersuchung in Bauch- und Rückenlage erfolgen. Der Füllungszustand des Kolons wird vor jedem Scan durch ein Topogramm mit niedriger Dosis überprüft. Bei unzureichender Aufweitung können Spasmolytika und eine Lageänderung des Patienten (i. d. Regel Rechtsseitenlage) den Füllungszustand verbessern. Gebräuchliche Spasmolytika sind

0,5–1,0 mg Glukagon oder 20–40 mg N-Butyl-Scopolamin (Buscopan), subkutan oder intravenös injiziert. Derzeit ist noch nicht eindeutig geklärt, ob Spasmolytika generell oder nur bei Spasmen während der Untersuchung gegeben werden sollten.

Als Alternative zum Gas kann auch Wasser oder positives KM zur Aufdehnung des Kolons genutzt werden, allerdings ist die Handhabung aufwändiger und langwieriger.

Scantechnik

Das Kolon wird üblicherweise im Rahmen einer Untersuchung des gesamten Abdomens (Zwerchfell bis Sitzbeinhöcker) abgebildet. Die alleinige Darstellung der Beckenregion bei Rektumprozessen ist unzureichend, da Fernmetastasen (Leber) übersehen werden können.

Die besten Ergebnisse werden mit einem Dünnschichtprotokoll erzielt (Tab. 15.2): Für einen 4-Zeilen-Scanner empfiehlt sich, sofern möglich, eine Kollimation von 4×1–1,25 mm (bei adipösen Patienten 4×2–3,75 mm), für 8- bis 64-Zeilen-Scanner eine Kollimation von 0,6–1,2 mm; dies ist auch für die CT-Kolonographie ausreichend.

Für Standarduntersuchungen des Kolons werden 4–6 mm dicke Schichten rekonstruiert. Die Kolonographie zum Nachweis kleinerer Läsionen und zur Differenzierung zwischen Polypen und Stuhlresten erfordert dünnere Schichten von 2–2,5 mm. Eine dezidierte Kolonuntersuchung sollte immer auch coronale Reformation (2–3 mm) beinhalten. Sagittale Reformationen bieten sich für das Rektum an und erhöhen auch die Sensitivität der virtuellen Koloskopie.

Niedrigdosistechniken ($CTDI_{Vol} = 3$–6 mGy) ohne intravenöse KM-Applikation mit je einem Scan in Rücken- und Bauchlage werden zum *Screening* eingesetzt. Eine weite Fenstereinstellung vermindert den störenden Einfluss des Bildrauschens. Bei klinisch indizierten Kolonuntersuchungen (z.B. inkomplette Koloskopie, Tumorstaging, Ausschluss eines Zweittumors bei endoskopisch nicht passier-

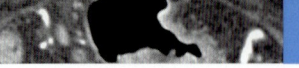

barer Stenose) können ein Low-Dose-Scan (z. B. Rückenlage) und ein Standard-Scan (6–12 mGy) mit intravenöser Kontrastmittelapplikation kombiniert werden.

Kontrastmittelinjektion

Die intravenöse KM-Applikation sollte so erfolgen, dass sowohl Leber als auch Darm adäquat beurteilt werden können. Dazu werden 120–150 ml KM mit einem Flow von 4 ml/s injiziert; für eine optimale Darmwandkontrastierung wird der Scan 15–25 s nach Ankunft des KM-Bolus in der distalen Aorta abdominalis gestartet, jedoch wird einer optimalen portalvenösen Kontrastierung der Leber meist der Vorzug gegeben. Hierfür beträgt das Delay 50–60 s nach KM-Ankunft in der Aorta.

Bildbearbeitung

Die Befundung erfolgt anhand axialer und coronaler Schichten vorzugsweise interaktiv an einer Workstation mit 3D-Funktionalität. In Zweifelsfällen kann die virtuelle Endoskopie die Differenzierung zwischen Polypen und verdickten Schleimhautfalten oder Haustren unterstützen. Die *virtuelle Koloskopie* verbessert zwar die Detektionsrate kleiner Polypen, birgt aber auch die Gefahr falsch positiver Befunde und muss daher anhand von Querschnittsbildern kontrolliert werden. Neben der virtuellen Endoskopie gibt es eine Reihe weiterer Darstellungsarten für das Kolon (vgl. Abb. 2.**50**), die allerdings hinsichtlich ihrer Bedeutung und ihres Wertes für die klinische Praxis nicht hinreichend validiert sind und unterschiedlich beurteilt werden. Automatische Detektionsalgorithmen, mit denen der Radiologe direkt zu suspekten Regionen bzw. Befunden geleitet wird, sind in Entwicklung.

Akutes Abdomen

Die Spiral-CT wird zunehmend in der Abklärung unklarer akuter abdomineller Schmerzzustände eingesetzt. Die Untersuchungsparameter müssen dabei der klinischen Verdachtsdiagnose bzw. Fragestellung angepasst werden (Tab. 15.**4**).

Tab. 15.4 ⋯→ *CT-Protokolle bei Patienten mit akutem Abdomen, angepasst an die klinische Arbeitsdiagnose*

Verdachtsdiagnose	Orales KM	Rektales KM	i. v. KM[a]	Untersuchungsparameter[b]
Urolithiasis	–	–	–	Volumetrisch
Akute abdominelle Blutung	–	–	AP/PVP	Standard
Hämatom	–	–	–	Standard
Dünndarmobstruktion	–	–	PVP	Volumetrisch
Aortenerkrankung	–/Wasser	–	AP	Volumetrisch
Angina abdominalis	–/Wasser	–	AP+PVP	Volumetrisch
Venenthrombose	–/Wasser	–	AP+PVP	Volumetrisch
Abszess	1000 ml	–/500 ml	PVP	Standard
Pankreatitis	–/Wasser	–	PVP	Standard
Darmperforation		–	PVP	Standard
Gallenobstruktion	–/Wasser	–	PVP	Volumetrisch
Niereninfarkt	–	–	(AP+) NP	Standard
Appendizitis	–	–/500 ml	(PVP)	Volumetrisch
Divertikulitis	–	–/500 ml	(PVP)	Volumetrisch
Pyelonephritis/Abszess	–	–	NP (+SP)	Standard
Entzündung im Becken	–/1000 ml	–/500 ml	NP (+SP)	Standard
Trauma	–/Wasser	–	PVP	Standard
Darmtumor	1000 ml	–/500 ml	PVP	Volumetrisch

[a] AP = spätarterielle Phase, PVP = portalvenöse Phase, NP = nephrographische Phase, SP = Spätphase
[b] vgl. Tab. 15.**2**

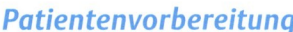

Patientenvorbereitung

Orales Kontrastmittel ist in der Regel nicht erforderlich. Es kann allerdings die Differenzierung zwischen entzündlichen Veränderungen (Verdacht auf Appendizitis, Divertikulitis, Abszess), Tumoren und kollabierten Dünndarmschlingen erleichtern. Dazu sollte das KM, wenn möglich, über eine Zeitspanne von wenigstens 60 min vor der CT-Untersuchung verabreicht werden, um eine ausreichende Kontrastierung des Darms sicherzustellen. Wird eine Erkrankung des Magens oder Duodenums, eine Pankreatitis oder ein Gallengangskonkrement vermutet, ist Wasser als negatives Kontrastmittel vorzuziehen, da es eine bessere Aufweitung und Abgrenzung von Magen und proximalen Dünndarmschlingen gewährleistet.

Orales Kontrastmittel ist bei Patienten mit Verdacht auf eine hochgradige Dünndarmobstruktion kontraindiziert. Positives enterales Kontrastmittel kann Magenbefunde, gastrointestinale Blutungen und Ureterkonkremente maskieren; es interferiert auch mit der CT-Angiographie, wenn eine dreidimensionale Volumendarstellung angestrebt wird.

Positives rektales KM (verdünntes jodhaltiges KM) kann die Diagnostik bei dem Verdacht auf eine Appendizitis oder Divertikulitis verbessern.

Scantechnik

Die Scanparameter hängen von der Größe der erwarteten Pathologie ab. Zum Ausschluss von Hämatomen, Abszessen, einer Pankreatitis, eines Niereninfarktes oder einer Pyelonephritis reichen dickere Schichten (5–8 mm) aus. Bei einem Einzeilenscanner sind Scanprotokolle mit den Parametern 5/10/5 oder 7/12/6 ausreichend. Multidetektor-Scanner mit einer Kollimation von 1,0–2,5 mm haben den Vorteil, dass bei Bedarf dünnere Schichten rekonstruiert werden können.

Zur Diagnostik von Dünndarmerkrankungen, der Appendizitis, Divertikulitis, Urolithiasis, einer aku-

ten Blutung oder Darmperforation sind dünnere Schichten vorzuziehen. Bei 1-Sekunden-Scannern kann das gesamte Abdomen mit einer Länge von 40 cm allerdings nur mit einer 5-mm-Kollimation abgedeckt werden. Deswegen sollte das Scanvolumen auf den interessierenden Bereich begrenzt und das Rekonstruktionsinkrement verringert werden, um die z-Achsen-Auflösung zu optimieren. Mit Subsekunden-Scannern sind Kollimationen von 2,5–3 mm möglich. Für die Abklärung biliärer und vaskulärer Erkrankungen sind noch dünnere Schichtkollimationen erforderlich: Bei einem einfachen Spiral-CT sollte die Kollimation in der Größenordnung von 3 mm liegen, bei einem 4-Zeilen-CT bei 2–3 mm für eine schnelle Volumenabdeckung oder bei 1–1,25 mm für eine optimale Ortsauflösung und bei einem 8- bis 64-Zeilen-CT generell bei 1–1,5 mm.

Die Befundung erfolgt interaktiv anhand der axialen Schichten im Cine-Modus. Beim Verdacht auf Perforation ist freie intraperitoneale Luft auszuschließen und die Fenstereinstellung so anzupassen, dass die freie Luft klar von den Darmschlingen zu trennen ist. In Problemfällen bietet sich die interaktive multiplanare Reformation an. Volumendarstellungstechniken eignen sich für die Gefäßdiagnostik, gekrümmte Reformationen für die Ureteren und Gallenwege.

Kontrastmittelinjektion

Bei Verdacht auf einen Nierenstein oder eine intraabdominelle Blutung sollte auf eine intravenöse Kontrastmittelgabe verzichtet werden. Auch für andere Indikationen ist intravenöses Kontrastmittel nicht immer erforderlich, wenngleich es die Diagnostik insbesondere dann substanziell verbessern kann, wenn auf orales oder rektales Kontrastmittel verzichtet werden muss. Die frühe portalvenöse Phase stellt einen guten Kompromiss für die Mehrzahl der Fragestellungen dar, auch für Patienten mit Verdacht auf eine aktive Blutung.

Ösophagus

Duplikationszysten und Divertikel

Duplikationszysten des Ösophagus sind seltene kongenitale Veränderungen (0,5–2,5 % aller tumorähnlichen Läsionen des Ösophagus). Es handelt sich i. d. Regel um Zufallsbefunde auf konventionellen Thoraxaufnahmen, die sich als mediastinale Raumforderung darstellen und einer weiteren Abklärung mittels CT oder MRT bedürfen.

Ösophagusdivertikel können Pulsions- und Traktionsdivertikel sein. Pulsionsdivertikel sind überwiegend präsphinktär (zervikal, epiphrenal), Traktionsdivertikel parabronchial lokalisiert. Meist handelt es sich um Zufallsbefunde.

CT-Morphologie

Duplikationszysten sind vorwiegend im unteren Ösophagus gelegene (60 %), glatt begrenzte, homogene Raumforderungen von meist wasseräquivalenter Dichte. Sie stehen in unmittelbarer Beziehung zum Ösophagus, kommunizieren aber selten mit diesem. Die Zysten können intramural oder paraösophageal gelegen sein (Abb. 15.2 a). Infizierte Zysten führen zu einer perifokalen Begleitreaktion im mediastinalen Fettgewebe. *Differenzialdiagnostisch* müssen die Ösophagusduplikationszysten von bronchogenen und Perikardzysten abgegrenzt werden. Bei von Wasser abweichenden Dichtewerten können sie ein Hämatom, Neurofibrom, Leiomyom oder Lipom vortäuschen.

Divertikel stellen sich als luft-, wasser- oder kontrastmittelhaltige Raumforderungen dar. Häufigste Form ist das *Zenker-Divertikel* (70 %, Abb. 15.2 b) dorsokaudal des Ringknorpels. Parabronchiale Divertikel (20 %) und epiphrenische Divertikel (10 %) fallen im axialen Schnittbild meist nicht auf, können aber auf coronalen oder sagittalen Reformationen erkennbar werden.

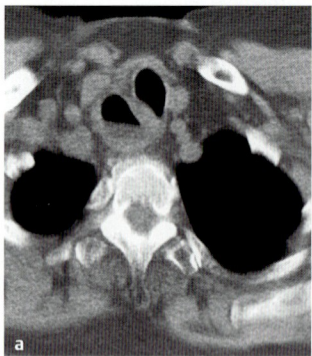 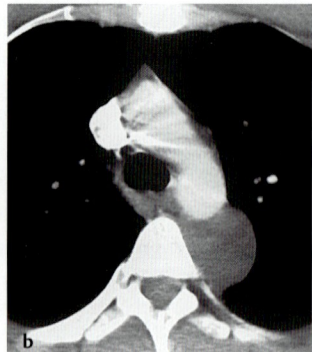

Abb. 15.2 Divertikel und Duplikationszysten.

a Zenker-Divertikel in typischer Lokalisation in Höhe des zervikothorakalen Übergangs. Flüssigkeitsspiegel und Verlagerung der Trachea nach anterior und zur Gegenseite.

b Duplikationszyste des Ösophagus.

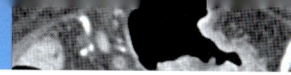

Benigne Tumoren

Gutartige Tumoren des Ösophagus sind selten (< 1 %). In mehr als 50 % handelt es sich *Leiomyome*. Meist bleiben sie asymptomatisch und sind Zufallsbefunde. Nur selten manifestieren sie sich klinisch durch eine obere gastrointestinale Blutung.

CT-Morphologie

Benigne Ösophagustumoren stellen sich computertomographisch als umschriebene, glatt begrenzte Wandverdickungen dar. Sie imponieren im Gegensatz zum vornehmlich zirkulär wachsenden Ösophaguskarzinom (Abb. 15.**3**) als noduläre oder exzentrische Raumforderung. Eine sichere CT-morphologische Differenzierung ist allerdings nicht möglich.

Leiomyome liegen bevorzugt im distalen Ösophagus und können eine Größe von 2–8 cm erreichen. Die exzentrische Raumforderung, die manchmal als extrinsische Läsion fehldiagnostiziert wird, führt zu einer Passagebehinderung und Distorsion des Ösophaguslumens. Leiomyome zeigen eine diffuse KM-Aufnahme und sind die einzigen Tumoren, die Ver-

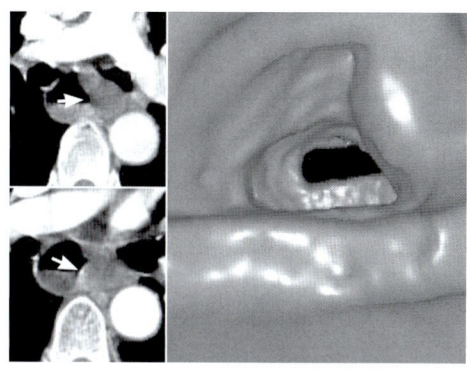

Abb. 15.3 **Leiomyom des Ösophagus in Form einer exzentrischen Raumforderung an der Ösophaguswand.** Der Tumor lässt sich auch mittels virtueller Endoskopie nachweisen.

kalkungen enthalten können. Die selteneren *Adenome* sind glatt begrenzte intraluminale Raumforderungen mit mäßiger Kontrastaufnahme. *Hämangiome* zeigen eine kräftige Kontrastierung. *Lipome* sind durch ihre fettäquivalenten CT-Werte (HE < 0) charakterisiert und eindeutig zuzuordnen.

Ösophaguskarzinom

Der häufigste maligne Tumor des Ösophagus ist das Plattenepithelkarzinom (95 %), gefolgt vom Adenokarzinom (4 %). Der Erkrankungsgipfel liegt zwischen dem 50. und 60. Lebensjahr. Männer sind häufiger betroffen als Frauen. Prädilektionsstellen sind die physiologischen Engen. 15 % der Ösophaguskarzinome treten im oberen Drittel, 50 % im mittleren und 35 % im unteren Drittel auf. Im distalen Ösophagus überwiegt das Adenokarzinom, oft assoziiert mit einem Endobrachyösophagus (Barrett-Syndrom). Der Übergang zum Kardiakarzinom des Magens ist fließend.

Die meisten Tumoren breiten sich submukös in Längsrichtung aus und metastasieren, begünstigt durch den fehlenden serösen Überzug im zervikalen und thorakalen Abschnitt, frühzeitig in die paraösophagealen, mediastinalen, zervikalen, perigastrischen und zöliakalen Lymphknoten. Die regionalen Lymphknotenstationen des zervikalen Ösophagus sind die zervikalen Lymphknoten, die des thorakalen Ösophagus die mediastinalen und perigastrischen Lymphknoten. Befallene zöliakale Lymphknoten gelten als Fernmetastasen. Die hämatogene Me-

tastasierung erfolgt in Leber (selten beim Plattenepithelkarzinom, häufig beim Adenokarzinom), Lungen, Nebennieren und Skelett.

Die Rolle der Computertomographie beim Staging des Ösophaguskarzinoms wird unterschiedlich gesehen. Gegenwärtig dient sie mehr der Therapieentscheidung (kurativ versus palliativ) als der Stadieneinteilung. Im Rahmen der neoadjuvanten Radiochemotherapie vor Operation kommt der CT zum einen die Aufgabe zu, die Tumorgrenzen für die Bestrahlungsplanung festzulegen, zum anderen die Tumorreduktion zu dokumentieren. Fernmetastasen und eine Tumorausbreitung in Nachbarstrukturen (T3-Stadium, Tab. 15.**5**) schließen eine kurative Resektion aus. Insofern ist es vorrangige Aufgabe der präoperativen Computertomographie, die Frage des wandüberschreitenden Tumorwachstums und der Fernmetastasierung (Leber) zu klären, da die Ösophagusresektion noch immer mit einer signifikanten postoperativen Mortalität behaftet ist. Aus chirurgischer Sicht ist die Infiltration der Trachealbifurkation, der Bronchien, des Perikards und der Aorta von besonderer Bedeutung.

Abb. 15.4 Ösophagus-
karzinom.

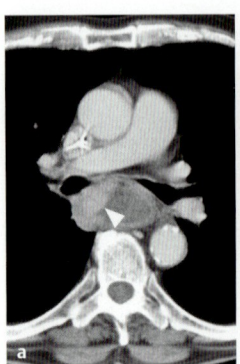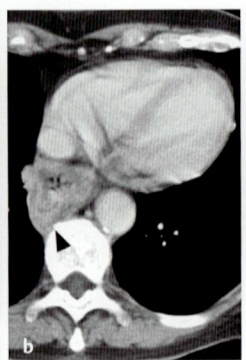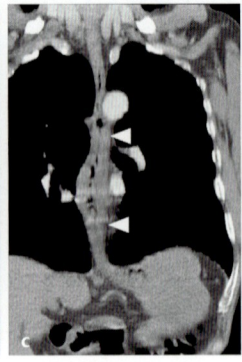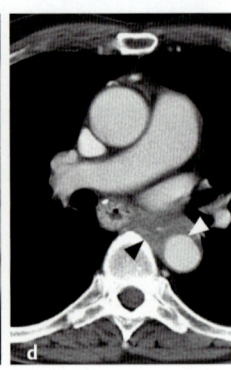

a Dilatation des Ösophagus mit retiniertem Sekret und exzentrischer Wandverdickung durch das Karzinom. Impression des linken Hauptbronchus.

b Asymmetrisches zirkuläres Karzinom im distalen Drittel des Ösophagus. Der Tumor ist vom Perikard durch eine Fettlamelle noch abgrenzbar, hat aber breiten Kontakt zum Wirbelkörper.

c Coronale Reformation gekrümmt entlang des Ösophagusverlaufes mit Darstellung der Längsausdehnung des Tumors im mittleren Ösophagusdrittel.

d Rezidiv eines Ösophaguskarzinoms nach Resektion und Magenhochzug. Die Aorta wird von dem Tumor partiell umschlossen.

CT-Morphologie

Ösophaguskarzinome imponieren als exzentrische oder zirkuläre, im Vergleich zu entzündlichen Prozessen eher kurzstreckige Wandverdickungen (> 5 mm) (Abb. 15.4). Nach Kontrastmittelinjektion zeigt vitales Tumorgewebe eine Kontrastierung und grenzt sich dadurch besser gegen die Umgebung ab. Eine Problemzone ist der gastroösophageale Übergang, da eine lokale Wandverdickung in diesem Bereich – in Abhängigkeit von der Magendehnung – durchaus normal ist.

Wichtiges Kriterium für ein wandüberschreitendes Tumorwachstum ist der Verlust der paraösophagealen Fettlamelle, ein Befund, der bei kachektischen Patienten allerdings kaum verwertbar ist. Selbst beim Gesunden kann die Fettgewebsinterposition zwischen Ösophagus und Aorta im mittleren Drittel fehlen; ein kleiner Fettgewebszwickel zwischen Ösophagus, Aorta und Wirbelsäule findet sich allerdings nahezu immer. Eine Obliteration der Aortenkontur von über 90° spricht für eine Tumorinfiltration, eine Kontaktfläche unter 45° eher dagegen. Bei Werten zwischen 45° und 90° ist die Aussage unbestimmt. Sichere Zeichen eines organüber-

schreitenden Tumorwachstums sind die Verlagerung und Kompression der Luftwege mit intraluminaler Konvexität, Fistelung zum Tracheobronchialsystem und die Wirbelkörperarrosion. Zeichen der Fistelbildung sind der Übertritt von Luft oder Kontrastmittel (keine bariumhaltigen Kontrastmittel verwenden!) in die Luftwege, das Mediastinum oder die Pleura.

Periösophageale Lymphknoten > 10 mm und infradiaphragmale Knoten > 8 mm müssen als metastatisch befallen angesehen werden (Tab. 15.5).

Tab. 15.5 ⟶ *Staging des Ösophaguskarzinoms*

TNM-Staging	
T1	Tumor < 5 cm in Längsausdehnung ohne zirkuläre Infiltration der Wand
T2	Tumor > 5 cm in Längsausdehnung mit zirkulärer Infiltration der Wand oder Lumenobstruktion
T3	Extension des Tumors in das umliegende Fettgewebe
T4	Infiltration von Nachbarstrukturen
N1	Regionale Lymphknotenmetastasen (zervikal, mediastinal, perigastrisch)
M1	Fernmetastasen; Einbeziehen der zöliakalen Lymphknoten

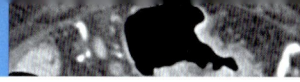

Ösophagusfisteln

Ösophagusfisteln im Kindesalter sind meist angeboren, im Erwachsenenalter meist sekundäre Läsionen (Ösophaguskarzinom, Zustand nach Trauma, Infektion oder Radiochemotherapie). Während bei Kindern in der Regel keine Indikation zur Computertomographie gegeben ist, dient sie beim Erwachsenen zur Operationsplanung und zum Nachweis pleuropulmonaler oder mediastinaler Begleitreaktionen.

CT-Morphologie

Die Darstellung der Fistel zwischen Ösophagus, Tracheobronchialsystem, Pleura, Perikard oder mediastinalem Fettgewebe gelingt computertomographisch nur dann, wenn der Fistelgang ausreichend weit ist und wenn er Luft und/oder orales Kontrastmittel enthält. Die Computertomographie kann darüber hinaus Begleitreaktionen wie eine Pleuropneumonie, Mediastinitis oder Abszedierung nachweisen.

Ösophagusperforation

Die Ösophagusperforation ist ein akutes, lebensbedrohliches Ereignis, das eine schnelle Diagnose und Therapie erfordert. Über 50% sind iatrogener Ursache (z. B. Endoskopie, Bougierung, prolongierte Intubation). Andere Ursachen sind verschluckte Fremdkörper, ein stumpfes oder penetrierendes Thoraxtrauma, Verätzungen oder eine spontane Perforation durch plötzliche intraluminale Druckerhöhung. Vorbestehende Ösophaguserkrankungen, wie Strikturen, Achalasie oder Tumoren sind prädisponierend.

Das *Boerhaave-Syndrom* ist eine Sonderform der Ösophagusperforation mit transmuraler Ruptur der distalen Ösophaguswand etwa 2 – 3 cm oberhalb der Einmündung des Ösophagus in den Magen. Vorausgegangen ist meist ein opulentes Mahl mit kräftigem Erbrechen.

CT-Morphologie

Ösophagusverletzungen manifestieren sich als Wandverdickung mit begleitender periösophagealer Flüssigkeitsansammlung, extraluminaler Luft (Pneumomediastinum, subkutanes Emphysem), Pleuraergüssen und ggf. Kontrastmittelextravasaten. Das Computertomogramm ermöglicht den Nachweis auch sehr kleiner mediastinaler Luft- oder KM-Ansammlungen. Darüber hinaus kann es penetrierende Fremdkörper, die der konventionellen Röntgendiagnostik aufgrund ihrer geringen Dichte entgehen, nachweisen.

Die genaue Lokalisation der Perforationsstelle ist oft nicht möglich. Erfahrungsgemäß führen distale Ösophagusperforationen meist zu einem linksseitigen Pleuraerguss- bzw. Seropneumothorax, während Perforationen der mittleren Ösophagusabschnitte eher mit einem rechtsseitigen Pleurabefund einhergehen. Die Seite der Ergussbildung bzw. des Seropneumothorax kann somit für den operativen Zugangsweg entscheidend sein.

Ösophagitis

Entzündliche Ösophaguswandveränderungen sind primär keine CT-Indikation Sie können aber im Rahmen von Staging-Untersuchungen oder postoperativen Kontrollen beobachtet werden.

CT-Morphologie

Die entzündlich veränderte Ösophagusschleimhaut zeigt eine gleichmäßige zirkuläre Wandverdickung, die typischerweise langstreckig ist. Ödematöse Wandabschnitte kommen nach i. v. Kontrastmittelgabe hypodens zur Darstellung, während die entzündlichen Infiltrate selbst eine deutliche Kontras-

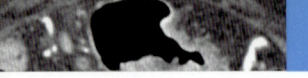

tierung zeigen. Ein wandüberschreitender Entzündungsprozess ist ungewöhnlich. Intramurale noduläre Verdichtungen, tiefe Ulzerationen und Fisteln bei gleichzeitiger mediastinaler Lymphadenopathie werden bei der Tuberkulose beobachtet.

Eine sichere Differenzierung zwischen entzündlichen und tumorösen Wandveränderungen ist CT-morphologisch nicht möglich. Kurzstreckige, ulzerierende Wandverdickungen sprechen eher für einen malignen, langstreckige für einen entzündlichen Prozess. Die bioptische Klärung ist meist unumgänglich.

Achalasie

Die Achalasie ist eine Motilitätsstörung mit unzureichender reflektorischer Erschlaffung des unteren Ösophagussphinkters beim Schluckvorgang. Dies führt langfristig zu einer ausgeprägten Ösophagusdilatation. Die Erkrankung ist am häufigsten zwischen der 3. und 6. Lebensdekade. Leitsymptom ist die Dysphagie. Die Primärdiagnostik erfolgt mittels Ösophagusbreischluck oder Endoskopie. In seltenen Fällen (2–7%) ist eine über lange Zeit bestehende Achalasie mit einem Ösophaguskarzinom assoziiert. Bei atypischem Befund im Ösophagogramm oder in der Endoskopie ist die weitere Abklärung mittels Computertomographie indiziert.

CT-Morphologie

Das Computertomogramm zeigt eine langstreckige und gleichförmige Dilatation des Ösophagus ohne Wandverdickung (mittlerer Durchmesser in Höhe der Karina 4,5 cm) bei glatten Wandkonturen und unauffälligem mediastinalem Fettgewebe. In Höhe des gastroösophagealen Übergangs kommt es abrupt zur Kaliberreduktion ohne Nachweis eines intramuralen oder von außen obstruierenden Prozesses. Im Gegensatz zur Striktur ist die Ösophaguswand im Bereich der Engstellung nicht verdünnt, im Gegensatz zum Ösophagustumor oder der Ösophagitis andererseits auch nicht verdickt.

Strikturen

Strikturen des Ösophagus mit Passagebehinderung können Folge einer Verätzung, einer Radiatio eines Traumas, einer Operation oder Entzündung sein. Aufgabe der Computertomographie ist der Ausschluss extrinsischer Raumforderungen.

CT-Morphologie

Fibrosen und Strikturen sind durch eine Lumeneinengung bei gleichzeitig verdünnter Ösophaguswandung gekennzeichnet. Der Außendurchmesser des Ösophagus ist im Bereich der Striktur meist reduziert. Die Ösophaguswand zeigt keine pathologische Kontrastaufnahme. Postentzündliche Veränderungen im angrenzenden Fettgewebe oder intrapulmonal sind häufig.

Hiatushernie

Die Hiatushernie ist die häufigste Form (90%) der Zwerchfellhernie. Bruchpforte ist der Hiatus oesophageus. Unterschieden werden die *axiale Gleithernie* (99%) mit Verlagerung der Kardia in den Thoraxraum und die *paraösophageale Hernie* (1%), bei der Magenanteile entlang des Ösophagus nach intrathorakal verlagert sind, die Kardia aber an normaler Stelle verbleibt. Mischformen sind möglich. Hernien sind meist Zufallsbefunde.

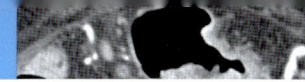

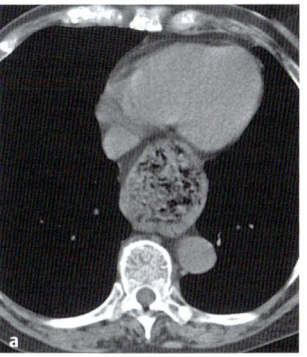 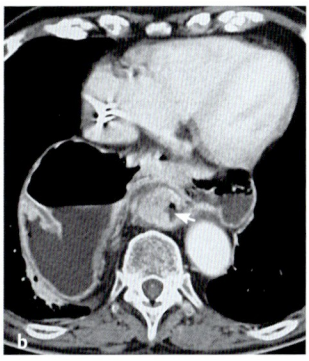 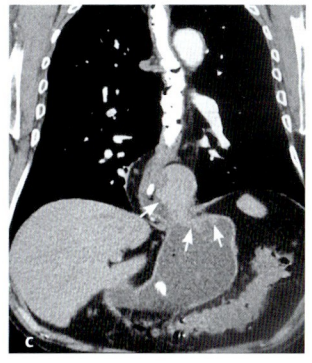

Abb. 15.5 **Hiatushernie.**

a Axiale Herniation des Magens in Form einer großen retrokardialen Raumforderung.
b Ausgedehnte paraösophageale Hernie (Upside-down-Stomach) mit fokaler Wandverdickung des Ösophagus bei Karzinom.

c Paraaxiale Hernie mit einem Magenkarzinom im Fundus (coronale Reformation). KM-Retention im Ösophagus.

CT-Morphologie

Bei der *axialen Gleithernie* zeigen sich supradiaphragmal Magenanteile, die als retrokardiale Raumforderung fehlinterpretiert werden können (Abb. 15.5 a). Die Darstellung von Magenfalten und Luft innerhalb der Raumforderung ist diagnostisch wegweisend. In unklaren Fällen ist eine ausreichende Kontrastmittelfüllung essenziell. Die Zwerchfellschenkel weisen eine Dehiszenz von mehr als 15 mm auf. Das Fettlager um den distalen Ösophagus kann durch hernierte Omentumanteile verbreitert sein.

Bei der *paraösophagealen Hernie* liegt die Kardia an normaler Stelle. Magenanteile treten ventral des Ösophagus nach kranial und imponieren als kontrastmittelgefüllte intrathorakale Raumforderung. Der „Upside-down-Stomach" ist eine Extremform mit Totalverlagerung des Magens in den Thoraxraum (Abb. 15.5 b, c); unterhalb des Zwerchfells finden sich keine Magenanteile mehr. Vergrößert sich die Hernie, so kann es zu u. U. lebensbedrohlichen Komplikationen kommen (Inkarzeration, Volvulus, Strangulation, Infarzierung).

Ösophagusvarizen

Häufigste Ursache ösophagealer und paraösophagealer Varizen ist die portale Hypertension. Diese „Uphill"-Varizen bilden einen Kollateralkreislauf von der Pfortader über das Azygos-System zur oberen Hohlvene. Sie sind überwiegend in der unteren Hälfte des Ösophagus lokalisiert.

„Downhill"-Varizen sind selten. Sie entstehen in der oberen Ösophagushälfte bei Stenose oder Verschluss der oberen Hohlvene als Umgehungskreislauf über die V. azygos in die untere Hohlvene und das Portalvenensystem.

Ösophagusvarizen können im Thorax-Übersichtsbild mitunter als mediastinale Raumforderung imponieren und erfordern dann eine weiterführende CT-Diagnostik. Häufiger sind sie allerdings Zufallsbefunde bei CT-Untersuchungen des Thorax oder des Abdomens.

CT-Morphologie

Ösophagusvarizen zeigen in der CT ein variables Bild. Nativ lassen sich lediglich unspezifische Ösophaguswandverdickungen und noduläre paraösophageale bzw. retrokardiale Raumforderungen unterschiedlichen Ausmaßes nachweisen. Die Kontrastierung der Varizen nach Kontrastmittelinjektion erfordert ein ausreichend langes Startdelay (bis in die portalvenöse Phase), da sie ansonsten isodens zum Ösophagus verbleiben. Ösophagusvarizen imponieren als intraluminale (intramurale, submuköse), tubuläre, oft nur punktförmige Strukturen mit deutlichem Kontrastmittel-Pooling. Paraösophageale Varizen sind häufig größer und verlaufen geschlängelt (vgl. Abb. 10.13). Venöse Aneurysmen sind relativ häufig. Die intramuralen submukösen

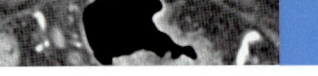

Ösophagusvarizen sind endoskopisch gut nachweisbar, die paraösophagealen Varizen hingegen nicht. Für den Nachweis der Letzteren kommt der CT entscheidende Bedeutung zu.

Nach unkomplizierter Sklerosierungstherapie kann es zu lokalen Ösophaguswandverdickungen, geringen mediastinalen Flüssigkeitseinlagerungen, einer Verdickung der Zwerchfellschenkel, zu Pleuraergüssen und Atelektasen kommen.

Dysphagia lusoria

Verlaufsvarianten des Aortenbogens oder der supraaortalen Äste können den proximalen Ösophagus verlagern oder komprimieren und eine Dysphagie bedingen. Am häufigsten ist die aberrierend aus der Aorta descendens entspringende rechte A. subclavia, die den Ösophagus dorsal kreuzt (A. lusoria). Andere Ursachen einer Dysphagie sind der doppelte Aortenbogen und das Aortenaneurysma.

Die CT-Angiographie (CTA) hat die klassische Angiographie bei der Abklärung thorakaler Gefäßanomalien abgelöst und stellt heute neben der MR-Angiographie das Untersuchungsverfahren der Wahl dar (vgl. Kapitel 24). Die kontrastmittelverstärkte MR-Angiographie hat sich insbesondere bei jüngeren Patienten (aus Gründen der Strahlenhygiene) und als Alternative bei Unverträglichkeit gegenüber Röntgenkontrastmitteln etabliert.

Postoperative Veränderungen

Der Magenhochzug und die Koloninterposition sind gängige Techniken zur Wiederherstellung des Verdauungsweges nach partieller oder kompletter Ösophagusresektion. Der Ösophagusersatz kann an originärer Stelle im Mediastinum oder aber prä- oder retrosternal vorgenommen werden.

Aufgaben der Computertomographie sind die Verlaufskontrolle und der Rezidivausschluss nach Operation eines Ösophaguskarzinoms, d.h. die Detektion extraluminaler Raumforderungen im Mediastinum oder der Nachweis von Fernmetastasen. Bei einer Dysphagie sind die Endoskopie und die konventionelle Röntgendiagnostik zum Nachweis intraluminaler Läsionen oder einer Anastomosenenge besser geeignet. Die Computertomographie kommt vorzugsweise bei Allgemeinsymptomen (Gewichtsverlust, Abdominalschmerz) zum Einsatz.

CT-Morphologie

Je nach Wahl und Platzierung des Interponats findet sich ein leicht dilatierter Ösophagusersatz, der einen größeren Außendurchmesser als der ehemalige Ösophagus aufweist. Bei Magenhochzug fehlt ein Teil des infradiaphragmalen Magens. Am Koloninterponat lassen sich Haustren nachweisen.

Tumorrezidive stellen sich als Wandverdickungen, intra- oder extraluminale Raumforderungen dar, die in der Regel im Anastomosenbereich lokalisiert sind. Extraluminale Tumorrezidive im Mediastinum und Infiltrationen des Ösophagus bzw. seines Ersatzes finden sich meist im Bereich des ehemaligen Tumorsitzes und in Höhe der seinerzeit maximalen Tumorausdehnung (vgl. Abb. 15.**4 d**). Vergrößerte Lymphknoten liegen paraösophageal oder im Oberbauch, aber auch in jeder anderen Lokalisation im Mediastinum. Lungen- und/oder Lebermetastasen können vorliegen.

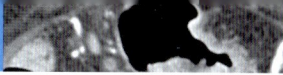

Magen

Zysten und Divertikel

Duplikationszysten sind kongenitale intramurale Raumforderungen des Magens, die mit sekretorischem Epithel ausgekleidet sind und mit der Zeit an Größe zunehmen können. Sie werden meist frühzeitig erkannt.

Divertikel sind am Magen selten und finden sich in zwei typischen Lokalisationen: Echte Magendivertikel liegen unmittelbar distal des gastroösophagealen Übergangs an der Hinterwand der kleinen Kurvatur. Sie bestehen aus allen Wandschichten und können beachtliche Größen erreichen (1–10 cm). Antrumdivertikel sind seltener und stellen eine fokale Invagination der Mukosa in die Muscularis propria der Magenwand dar. Sie liegen intramural und sind selten größer als wenige Millimeter. Im CT sind sie in der Regel nicht sichtbar. Hauptaufgabe der CT ist die Abklärung endoskopisch unklarer stenosierender Magen- oder Duodenalwandverdickungen.

CT-Morphologie

Duplikationszysten stellen sich als intramurale zystische Magen- oder Duodenalwandverdickungen mit raumforderndem Charakter dar, die annähernd parallel zum gastrointestinalen Lumen ausgerichtet sind. An der großen Kurvatur können sie eine Größe von mehr als 10 cm erreichen. Da nur selten eine Kommunikation mit dem Organlumen besteht, kommt es auch nur selten zu einem Übertritt von oralem Kontrastmittel in die Zysten.

Divertikel stellen sich als luft-, wasser- oder kontrastmittelgefüllte Raumforderungen an der Hinterwand des Magenfundus dar.

Benigne Magentumoren

Benigne Magentumoren können von allen Wandschichten ausgehen. Am häufigsten sind Adenome (polypöse Adenome), Leiomyome, Lipome, Leiomyoblastome, Neurofibrome und Angiome. Polypöse Adenome haben ein hohes Entartungsrisiko. Hyperplastische Magenpolypen besitzen per se kein malignes Potenzial; die Patienten entwickeln jedoch gehäuft Magenkarzinome an anderer Stelle (Inzidenz 8–28%). Leiomyoblastome sind seltene Tumoren der glatten Muskulatur, die vorzugsweise im Antrum entstehen und beachtliche Größe erreichen können. Mit zunehmender Größe steigt das Risiko der malignen Entartung und konsekutiv der Metastasierung in Leber und andere Organe. Bei Leiomyoblastomen unter 6 cm sind Metastasen selten.

Etwa zwei Drittel aller Leiomyome liegen im Magen. Leiomyome und Leiomyoblastome, die das c-KIT-Onkogen (CD 117) exprimieren, stellen eine relativ große Untergruppe dar, die derzeit den gastrointestinalen Stromatumoren (GIST, S. 599) zugeordnet wird.

Die Computertomographie kann nur in seltenen Fällen zwischen benignen und malignen Tumoren differenzieren (Lipome). Die definitive Diagnose ist in der Regel an eine endoskopische Biopsie gebunden.

CT-Morphologie

Adenome stellen sich bei ausreichender Größe als intraluminale Raumforderung dar.

Leiomyome sind scharf begrenzte Tumoren (durchschnittliche Größe 4,5 cm) mit kräftiger, homogener Kontrastaufnahme, die sich gegen das Magenlumen vorwölben (Abb. 15.**6 a**). Gelegentlich findet sich ein extragastrales Wachstum. Die Mukosa über dem Tumor ist meist intakt, Ulzerationen sind aber möglich. Verkalkungen (unregelmäßig streifig oder fleckig) sind häufiger als bei allen anderen benignen Magentumoren.

Neurofibrome sind scharf begrenzte ovaläreTumoren der Magenwand, die von einer sich normal

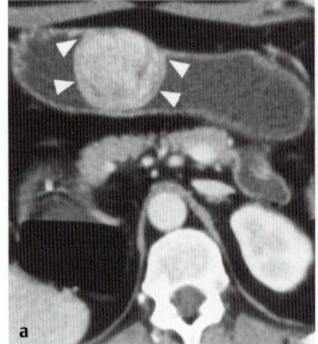 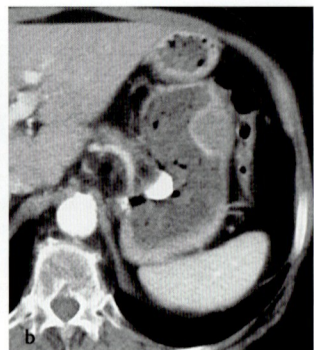

Abb. 15.6 **Gutartige Magentumoren.**

a Leiomyom der Magenvorderwand (Hydro-CT in Bauchlage). Der Tumor stellt sich als scharf begrenzte Raumforderung mit intensiver Kontrastierung dar. Die fehlende Infiltration der Magenschleimhaut bestätigt die submuköse Lage des Tumors.

b Neurofibrom der Magenwand mit ähnlicher Morphologie, aber geringerer KM-Aufnahme.

kontrastierenden Mukosa überzogen sind. Verkalkungen sind selten. Die Kontrastaufnahme ist im Vergleich zu den Leiomyomen geringer (Abb. 15.6 b).

Lipome erreichen eine Größe von 1–3 cm und lassen sich aufgrund ihrer negativen CT-Werte (< – 80 HE) von anderen Raumforderungen eindeutig differenzieren. 75 % der Lipome liegen im An-

trum. Sie gehen in mehr als 90 % vom submukösen Fettgewebe aus und wachsen gegen das Lumen vor. Große Läsionen entwickeln oberflächliche Ulzerationen, die bluten können.

Angiome zeigen eine intensive Kontrastierung nach intravenöser KM-Injektion.

Magenkarzinom

Das Magenkarzinom ist eines der häufigsten Malignome mit hoher Inzidenz in China, Japan und Ostasien und relativ geringer Inzidenz in Nordafrika und Nordamerika. 95 % sind Adenokarzinome. Der Erkrankungsgipfel liegt jenseits des 50. Lebensjahres, Männer sind 2-mal häufiger betroffen als Frauen.

Die Mehrzahl der Karzinome wächst infiltrierend im Antrum-Pylorus-Abschnitt, entlang der kleinen Kurvatur sowie im kardianahen Fundusbereich. Tendenziell sind ein Rückgang der Antrumkarzinome und eine Zunahme der Tumoren im Bereich von Kardia und gastroösophagealem Übergang zu beobachten. Die lymphogene Metastasierung erfolgt frühzeitig in die Lymphknoten der kleinen und großen Kurvatur, entlang des Truncus coeliacus, des gastrokolischen und gastrolienalen Ligaments und des Omentum majus. Retroperitoneal kann es zur Ausbreitung entlang des Ductus thoracicus bis nach links supraklavikulär (Virchow-Lymphknoten) kommen. Retropankreatische, mesenteriale, paraaortale Lymphknotenmetastasen und solche am Lig. hepatoduodenale gelten als Fernmetastasen.

Fortgeschrittene Tumorstadien sind durch ein wandüberschreitendes Wachstum mit Infiltration von Kolon, Pankreas, Leber und eine Peritonealkarzinose mit Aszites gekennzeichnet (Tab. 15.6). Bei

der Frau neigen Gallertkarzinome zu Abtropfmetastasen im Douglas-Raum und an den Ovarien (Krukenberg-Tumoren). Hämatogene Metastasen treten in Leber, Nebennieren, Lunge, Ovarien, Knochen und Gehirn auf.

Vorrangige Aufgabe der Computertomographie ist die Ausbreitungsdiagnostik (transmural oder extragastral) in Hinblick auf die therapeutische Strategie (konservativ oder operativ). Bei transmuraler Tumorausbreitung mit Peritonealkarzinose

Tab. 15.6 ⤑ *Staging des Magenkarzinoms*

TNM-Staging	
T1	Tumor auf Mukosa oder Submukosa begrenzt
T2	Infiltration der Muskularis oder Serosa
T3	Penetration der Serosa
T4a	Invasion des umliegenden Gewebes
T4b	Infiltration von anderen Organen, des Zwerchfells oder der Bauchwand
N1	Lymphknotenmetastasen an der großen oder kleinen Kurvatur (bis zu 3 cm vom Primärtumor entfernt)
N2	Infiltration der perigastrischen oder zöliakalen Lymphknoten (>3 cm vom Primärtumor entfernt)
M1	Fernmetastasen (Leber, Lunge, Ovarien, Nebennieren, Skelett, Zerebrum), Beteiligung der paraaortalen, hepatoduodenalen, mesenterialen oder retropankreatischen Lymphknoten

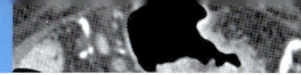

und Fernmetastasen (Leber, Lunge) kommen nur die Chemotherapie oder eine Palliativoperation in Betracht. Lässt die Computertomographie hingegen einen umschriebenen Tumor vermuten, ist eine Staging-Operation mit dem Ziel der kurativen Resektion indiziert. Das Tumor-Staging erfolgt dabei pathohistologisch am Operationspräparat. Eine wesentliche Aufgabe der Computertomographie ist heute die Beurteilung der Sekundärresektabilität lokal fortgeschrittener Tumoren („Downstaging").

CT-Morphologie

Das Computertomogramm zeigt – eine ausreichende Füllung des Magens vorausgesetzt – irregulärknotige Wandverdickungen (> 4 mm) oder eine intraluminale Raumforderung mit asymmetrischer Faltenverdickung. *Szirrhöse Karzinome* (Linitis plastica) verursachen konzentrische Wandverdickungen mit fehlender Aufweitung des betroffenen Abschnittes (Abb. 15.**7 a**). Der Verlust des normalen Faltenreliefs lässt sich am besten am mit Wasser gefüllten Magen beurteilen. Noduläre Tumoren müssen von hyperplastischen Magenfalten abgegrenzt werden. Dies gelingt am besten im interaktiven Cine-Mode und mittels multiplanarer Reformationen. Größere Tumoren können die Kontrastmittelpassage behindern und eine prästenotische Dilatation hervorrufen. *Schleim bildende Adenokarzinome* enthalten hypodense Areale oder imponieren komplett hypodens, teilweise mit stippchenförmigen Verkalkungen.

Magenkarzinome zeigen nach intravenöser Kontrastmittelgabe eine variable Kontrastierung, welche bei der szirrhösen Form deutlich akzentuiert ist. Polypoide Karzinome stellen sich als weichteildichte, ins Magenlumen ragende Raumforderungen dar. Karzinombedingte Magenwandverdickungen reichen von 6 mm bis 4 cm. Die Wahrscheinlichkeit einer transmuralen Ausbreitung korreliert direkt mit dem Ausmaß der Wandverdickung; bei Wandstärken über 2 cm ist dies häufig der Fall.

Bei kachektischen Patienten kann die Abschätzung eines organüberschreitenden Wachstums aufgrund des fehlenden Fettgewebes erschwert sein. Unregelmäßige Außenkonturen des Magens, eine streifig-netzige Zeichnungsvermehrung (perigastric Stranding) und unscharfe Grenzflächen im perigastrischen Fettgewebe sind verdächtig auf ein *wandüberschreitendes Wachstum* (T3, Serosabefall). Dabei ist allerdings zu berücksichtigen, dass diese Veränderungen teilweise oder auch überwiegend einer desmoplastischen Reaktion entsprechen können. Irreguläre Verdichtungen im mesenterialen Fettgewebe und Omentum, Verdickungen des Peritoneums mit soliden Anteilen und ein Aszites sind bei nicht voroperierten Patienten als Zeichen einer *Peritonealkarzinose* zu werten.

Proximale Magenkarzinome können über das Lig. gastrophrenicum direkt in den Ösophagus, über das Lig. gastrohepaticum in den linken Leberlappen und über das Lig. gastrosplenicum in die Milz einbrechen. Distale Tumoren können einerseits über die inferioren Anteile des Omentum minus und das Lig. hepatoduodenale das Duodenum, Pankreas oder die periaortalen Lymphknoten infiltrieren, andererseits über das Lig. gastrocolicum in das Colon transversum penetrieren.

Metastasen treten am häufigsten in den Lymphknoten entlang des Lig. gastrohepaticum und entlang der Anheftung des Omentum an der großen

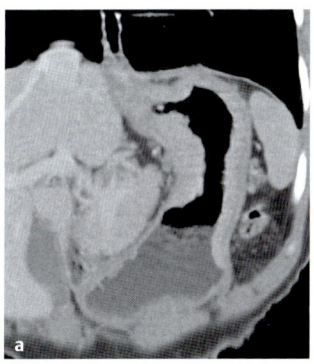
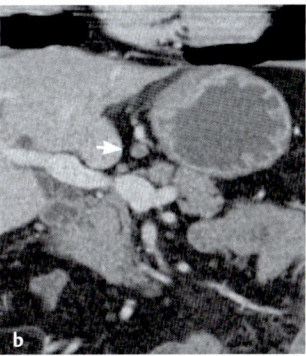
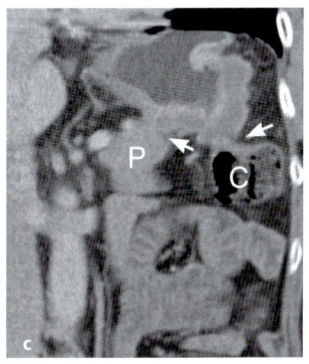

Abb. 15.7 Magenkarzinome (semikoronale MPR).

a Szirrhöses Karzinom mit konzentrischer Verdickung der Magenwand und verstrichenen Magenfalten trotz nur geringer Entfaltung des Magens. Die inneren Schichten der Magenwand zeigen eine mäßige KM-Aufnahme.

b T2-Tumor des Magenfundus mit kleinen rundlichen KM aufnehmenden Lymphknotenmetastasen (Pfeil).
c T4-Tumor mit lokaler Infiltration des Colon transversum (Wandverdickung) und der Cauda pancreatis (Pfeile).

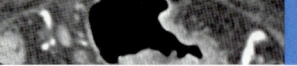
Kurvatur auf. Die Computertomographie weist beim Lymphknoten-Staging eine Sensitivität und Spezifität von 60–66% auf. Zusätzliche Bewertungskriterien der Multidetektor-CT (runde Form >5 mm, Längen-Breiten-Relation <2, KM-Aufnahme, kein fettiges Zentrum, vgl. Kapitel 22) lassen eine verbesserte Treffsicherheit erwarten (Abb. 15.7 b, c).

Magenlymphom

Der Magen ist bevorzugter Manifestationsort (50%) für Lymphome im Gastrointestinaltrakt (primäres Magenlymphom oder generalisiertes Lymphom). Allerdings sind nur etwa 3–5% aller malignen Magentumoren Lymphome. Histiozytäre und lymphozytäre Non-Hodgkin-Lymphome sind am häufigsten (90–95%). MALT-Lymphome gehen von proliferiertem mukosaassoziiertem lymphatischem Gewebe aus und sind nahezu regelmäßig mit einer Helicobacter-pylori-Infektion vergesellschaftet. Niedrigmaligne Formen haben eine gute Prognose. Die Computertomographie des Thorax und Abdomens dient dem Tumor-Staging.

CT-Morphologie

Primäre Magenlymphome können entweder den Magen insgesamt diffus infiltrieren oder umschriebene, scharf begrenzte, polypös-noduläre Wandverdickungen hervorrufen (Abb. 15.8 a, b). Ulzerationen sind möglich, Nekrosen oder Fisteln jedoch selten. Generalisierte Lymphome neigen zu einer homogenen Infiltration des Magens. Die Wandverdickung liegt im Mittel bei 4–5 cm. Fortgeschrittene Läsionen können sehr groß werden. Die KM-Aufnahme ist in der Regel gering. Der Magen bleibt – außer bei massiver lymphomatöser Infiltration – mobil und dehnbar und ohne signifikante Einengung des Lumens (Abb. 15.8 a).

Im Gegensatz zum Magenkarzinom befällt das Magenlymphom bevorzugt die große Kurvatur antrumnah und das Korpus. Eine direkte Expansion in Pankreas, Milz, Kolon und Leber ist möglich. Die transpylorische Ausbreitung in das Duodenum ist relativ häufig und stellt ein differenzialdiagnostisches Kriterium zum Adenokarzinom dar, welches das Duodenum nur in 10% der Fälle erreicht. Während eine Milzbeteiligung eher für ein Lymphom spricht, sind Lebermetastasen charakteristisch für das Adenokarzinom (Tab. 15.7).

Abb. 15.8 **Magenlymphom.**
a Großes MALT-Lymphom mit verdickter Magenwand entlang der großen Kurvatur und im Antrum. Extragastrale Tumorausbreitung mit Ummauerung der A. lienalis.
b Lymphom der kleinen Kurvatur mit nodulärem submukösem Tumorwachstum.

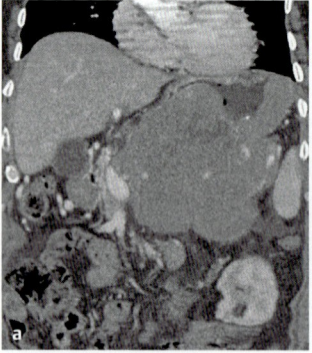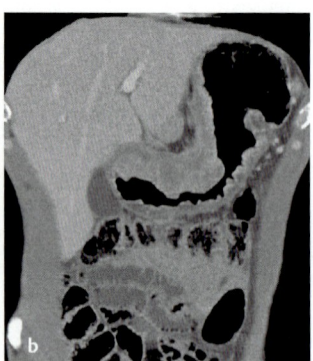

Tab. 15.7 ⤳ *Kriterien für die Differenzialdiagnose zwischen Adenokarzinom und Lymphom des Magens*

CT-Kriterium	Magenlymphom	Magenkarzinom
Wandverdickung	4 cm (1–7 cm)	1,8 cm (1–3 cm)
Magenwand	verdickte Falten mit scharfer Außenkontur	noduläre Außenkontur, perigastrische Infiltration
Inhomogene Wandkontrastierung	ungewöhnlich	häufig
Ausdehnung	oft diffus	oft fokal
Ausdehnung in Nachbarorgane	40%	>70%
Lymphadenopathie unterhalb des Nierenhilus ohne perigastrische Adenopathie	>40%	–

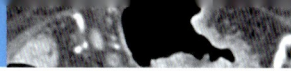

Andere maligne Magentumoren

Magensarkom

Bis zu 3% aller malignen Magentumoren sind *Leiomyosarkome*, die sich bereits im jungen Alter manifestieren können. Führende klinische Symptome sind Stenosebeschwerden und gastrointestinale Blutungen. Mehr als 90% der Tumoren sind im Bereich des Fundus und Korpus lokalisiert. Sarkome neigen zur hämatogenen Metastasierung in Leber, Lunge, Peritoneum, Omentum und Retroperitoneum. Leiomyosarkome sind von Leiomyomen schwer zu differenzieren; die Malignität korreliert mit der Größe: Tumoren >6 cm sind in der Regel maligne. Eine spezifische Untergruppe dieser Sarkome mit Expression des c-KIT-Onkogens (CD 117) wird heute den gastrointestinalen Stromatumoren zugeordnet (GIST, vgl. S. 599).

CT-Morphologie

Leiomyosarkome stellen sich als lobulierte, irreguläre Wandverdickungen oder fokale Raumforderungen mit kräftiger, inhomogener Kontrastierung, hypodensen Nekrosen und tiefen Ulzerationen dar. Kavitationen mit Luft-Flüssigkeits-Spiegeln kommen vor, ebenso Verkalkungen. Bevorzugte Lokalisationen sind die Vorder- und Hinterwand des Magenkorpus. Die Tumoren können eine Größe von mehr als 12 cm erreichen und große extragastrale Tumoranteile aufweisen.

Kaposi-Sarkom

Ein Kaposi-Sarkom entwickelt sich bei ca. 35% der AIDS-Kranken. Bei etwa der Hälfte dieser Patienten findet sich auch eine gastrointestinale Manifestation, bei Homosexuellen häufiger als bei Drogenabhängigen. Eine Hautbeteiligung ist die Regel.

CT-Morphologie

Kaposi-Läsionen stellen sich als submuköse Raumforderungen mit einem Durchmesser von 0,5 – 3 cm dar. Sie sind deutlich hypervaskularisiert. Bei Größenzunahme kommt es häufig zu zentralen Nekrosen und Ulzerationen (Target-Phänomen).

Kaposi-Sarkome können sich aber auch als polypoide Raumforderungen oder diffuse Infiltrationen manifestieren, die von einem Adenokarzinom nicht zu unterscheiden sind. Auch wenn der Magenbefund für sich allein unspezifisch ist, kann die Computertomographie durch den Nachweis von Begleitbefunden wie retroperitonealen Lymphomen, einer Splenomegalie oder anderen Kaposi-verdächtigen Befunden zur Diagnose beitragen.

Metastasen

Magenmetastasen sind selten; am ehesten kommen sie beim malignen Melanom, beim Mamma-, Lungen-, Kolon- und Prostatakarzinom, einer Leukämie oder sekundären Lymphomen vor.

CT-Morphologie

Magenmetastasen manifestieren sich als solitäre submuköse Raumforderungen oder als diffuse Infiltration, wobei Letztere von einem primären szirrhösen Karzinom nicht zu differenzieren ist. Die Dichtewerte im Nativscan und das Kontrastmittelverhalten entsprechen dem Primärtumor.

Gastritis, Ulkuskrankheit

Diagnostische Methode der Wahl beim Magenulkus und der Gastritis ist die Endoskopie. Die Computertomographie ist nur ausnahmsweise indiziert, beispielsweise zur präoperativen Diagnostik von Komplikationen.

CT-Morphologie

Bei einer schweren Gastritis finden sich fokale Wandverdickungen mit kräftiger Kontrastmittelaufnahme. Noduläre intramurale Verdichtungen können auf eine Tuberkulose hinweisen. Prinzipiell kann die Computertomographie jedoch nicht zwischen benignen und malignen Wandveränderungen differenzieren. Gasansammlungen in der Wand werden bei komplizierten Formen einer bakteriellen Gastritis angetroffen (phlegmonöse Gastritis).

Bei der gastroduodenalen Ulkuskrankheit finden sich ebenfalls lokale Wandverdickungen mit KM-Aufnahme. Aufgrund der retroperitonealen Lage des Duodenums sind Perforationen in der Regel gedeckt und führen nicht zum Pneumoperitoneum (vgl. Abb. 15.33 a). Extraluminale Luftansammlungen zeigen sich mitunter im Pararenalraum (u.U. beidseits) oder in den Oberbauchweichteilen.

Varizen

Die portale Hypertension führt zu portokavalen venösen Shunts mit erweiterten Venen in der Magenwand oder variösen Veränderungen der kurzen Magenvenen und der V. coronaria. Die Magenvarizen sind wie die des Ösophagus in der Regel Zufallsbefunde.

CT-Morphologie

Die Magenvarizen imponieren als fokale Magenwandverdickungen (Fundus, kleine Kurvatur) mit deutlicher KM-Aufnahme. Bei kontinuierlicher Durchsicht der Schichten im Cine-Mode und bei multiplanarer Reformation wird der tubulär-vaskuläre Charakter deutlich und die Diagnose der Varikose möglich. Sofern negatives orales KM gegeben wurde, ist eine übersichtliche Darstellung der Varizen mittels MIP oder Volumendarstellung (VRT) möglich.

Postoperative Veränderungen

Magen- und Duodenumoperationen (Gastro- oder Ösophagojejunostomie) führen zu tiefgreifenden Veränderungen in der Anatomie und Physiologie des oberen Intestinaltraktes, wodurch die Nahrungs- und Kontrastmittelpassage nicht unerheblich beeinflusst wird. In Abhängigkeit vom Rekonstruktionsverfahren (Billroth II) ist die Endoskopie u.U. nicht mehr möglich. Komplizierte postoperative Verläufe oder unklare Lumeneinengungen bzw. Passagestörungen machen eine CT-Diagnostik erforderlich.

CT-Morphologie

Bei einer Nahtinsuffizienz zeigen sich extraluminale Flüssigkeitsansammlungen mit möglichem Kontrastmittelaustritt oder Abszedierung. Kontrastmittelaustritte sind mitunter schwer von Dünndarmschlingen zu differenzieren, die im Rahmen der Operation ausgeschaltet wurden. In diesen Fällen sind multiplanare Reformationen eines Volumendatensatzes oder die konventionelle Röntgendiagnostik (Durchleuchtungsuntersuchung) hilfreich.

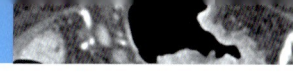

Postoperative Lumeneinengungen im Anastomosenbereich können entzündlicher oder neoplastischer Genese (Anastomosenrezidiv) sein, was sich bei nur moderatem raumforderndem Effekt computertomographisch nicht unterscheiden lässt. Die zuführende Schlinge (z. B. im Bereich der Leberpforte) erfährt bei der CT-Untersuchung oft keine orale Kontrastierung. Dies kann zur Verwechslung mit einer Raumforderung, einem Lymphknoten oder einem Abszess führen. Die Kontrastierung solcher Schlingen gelingt meist mit gallengängigem Kontrastmittel.

Darm

Zysten und Divertikel

Duplikationszysten im Duodenum sind selten, Divertikel am Duodenum dagegen relativ häufig, häufiger als im Jejunum und Ileum. Die Mehrzahl der Duodenaldivertikel ist erworben und asymptomatisch. Intraluminale Duodenaldivertikel bei jungen Erwachsenen sind angeboren und können für eine pankreatische oder biliäre Stase verantwortlich sein. Dünndarmdivertikel liegen meist an der mesenterialen Seite des proximalen Jejunums.

Asymptomatische Kolondivertikel sind wesentlich häufiger und nehmen mit dem Alter zu. Etwa zwei Drittel aller Kolondivertikel liegen im Sigma.

Die Computertomographie ist zum Ausschluss eines Pankreaskopftumors bei unklarer Gallen- oder Pankreasgangstauung und bei dem Verdacht auf eine Divertikulitis indiziert. Duodenal- oder Kolondivertikel sind häufig Zufallsbefunde.

CT-Morphologie

Duplikationszysten imponieren als zystische Areale in der Duodenalwand mit raumforderndem Charakter.

Kleine *Dünndarmdivertikel* stellen sich als luft-, wasser- oder KM-gefüllte Strukturen an der Innenwand des duodenalen C (Abb. 15.**9**) oder seltener an der mesenterialen Anheftung des proximalen Jejunums dar. Bei juxtapapillären Divertikeln kann sich eine Erweiterung des Ductus choledochus und/oder Wirsungianus finden. Nahrungsreste innerhalb des Divertikels können einen Abszess vortäuschen; die dünne Divertikelwand mit darmwandtypischer Kontrastierung ist in solchen Fällen differenzialdiagnostisch wegweisend. Intraluminale (invertierte) Duodenaldivertikel verursachen Füllungsdefekte im Lumen und erfordern zum Nachweis und zur Diagnose eine gute Kontrastierung des Darmlumens durch orales KM.

Kolondivertikel imponieren als luft-, wasser- oder KM-gefüllte Ausstülpungen der Kolonwand. Sie

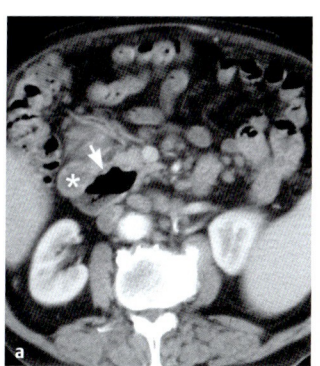
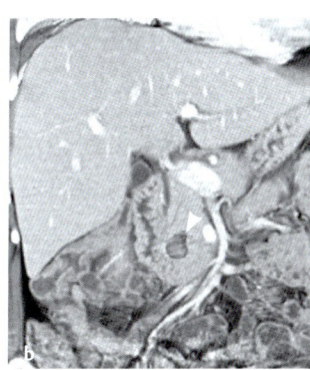

Abb. 15.9 **Duodenaldivertikel.**
a Duodenaldivertikel mit Nahrungsresten und Luft in juxtapapillärer Lokalisation bei einem Patienten mit NHL und retroperitonealen Lymphomen. Das normale Duodenallumen ist durch den Stern gekennzeichnet.
b Coronale Volumendarstellung (VRT) eines anderen Patienten mit typischer Lokalisation eines derartigen Divertikels.

messen gewöhnlich zwischen 3 und 10 mm. Eine chronische Divertikulitis führt zu einer begleitenden Wandverdickung (3–5 mm) des betroffenen Segmentes. Vorausgegangene Entzündungen zeigen residuale Verdichtungen im parakolischen oder mesenterialen Fettgewebe.

> Die Differenzialdiagnose unklarer runder oder ovaler Raumforderungen im Gastrointestinaltrakt sollte neben Tumoren immer *Dünndarmdivertikel* einschließen. Retinierter Darminhalt in Dünndarmdivertikeln kann durch abnorm vermehrtes Bakterienwachstum das Bild des „small bowel feces sign" hervorrufen.

Benigne Tumoren

Dünndarmtumoren sind sehr selten (4 % aller Darmtumoren). $^3/_4$ von ihnen sind gutartig. *Lipome* des Duodenums sind geläufige Befunde. Der häufigste benigne Dünndarmtumor ist das *Leiomyom*, das in 50 % der Fälle im Jejunum lokalisiert ist. *Adenome* finden sich meist in der Ileozökalregion, *Hämangiome* häufiger im Jejunum. *Neurofibromatöse Tumoren* treten im Rahmen des Morbus Recklinghausen auf.

Die häufigsten benignen Kolontumoren sind *Adenome* (Polypen) und Lipome. Das Entartungsrisiko der Adenome ist abhängig von deren Größe und Histologie (vgl. Tab. 15.**9**). Polypen mit mehr als einem Zentimeter Durchmesser und villöse Adenome haben eine höhere Prävalenz zur malignen Entartung. *Lipome* sind vorwiegend im rechten Hemikolon zu finden (Zökum und Colon ascendens). Ein weiterer benigner Tumor ist die *Endometriose*; 70 % der intestinalen Absiedlungen sind perirektal oder perisigmoidal lokalisiert. *Leiomyome, Fibrome, Neurofibrome, Hämangiome* und *Lymphangiome* sind seltene benigne Kolontumoren.

CT-Morphologie

Lipome imponieren als scharf begrenzte, runde oder ovale intramurale Tumoren mit fettäquivalenten Dichtewerten und einem Durchmesser von 1–3 cm. Lipome der Pars horizontalis des Duodenums (15.**10 a, b**) und der Ileozökalklappe sind nicht ungewöhnlich. In der Endoskopie können Lipome extramurale Raumforderungen vortäuschen, was durch die Computertomographie einfach zu klären ist (vgl. 15.**17 b**). *Leiomyome* sind mäßig hypervaskularisierte Raumforderungen oder umschriebene Darmwandverdickungen. Große Leiomyome neigen zu Nekrosen. *Hämangiome* imponieren als hypervaskularisierte noduläre Läsionen in der Darmwand; sie können auch gestielt sein. Die *Endometriose* geht mit extramukosalen tumorähnlichen Infiltraten einher.

Adenome stellen sich bei ausreichender Größe als gestielte oder breitbasig aufsitzende intraluminale weichteildichte Raumforderungen dar (15.**10 c**). Der Nachweis im Dünndarm gelingt am besten mit dem CT-Enteroklysma, im Kolon durch die CT-Kolonographie oder virtuelle Koloskopie (vgl. S. 604).

Abb. 15.10 **Benigne Tumoren des Dünndarms.**

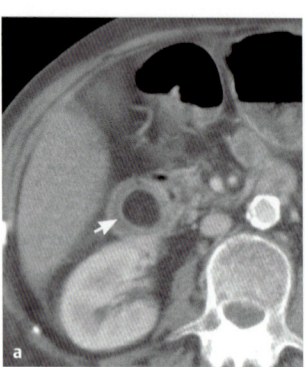
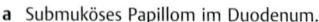
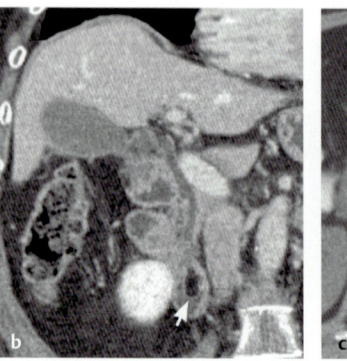
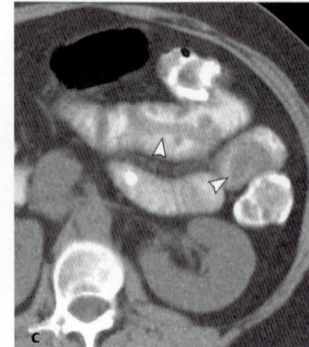

a Submuköses Papillom im Duodenum.
b Im coronalen Bild ist eine enge räumliche Beziehung zur Papille sichtbar.

c Multiple gestielte Polypen im Dünndarmlumen bei Moebus Cowden (multiples Hamartom-Syndrom).

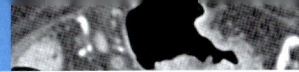

Maligne Dünndarmtumoren

Karzinome des Dünndarms sind selten und kommen vorwiegend im Jejunum vor. Sarkome sind meist im Ileum lokalisiert. Maligne Tumoren des Duodenums (Adenokarzinom, Leiomyosarkom, Karzinoid, Lymphom) sind extrem selten.

CT-Morphologie

Dünndarmkarzinome liegen meist im Jejunum, seltener im Duodenum (Hinterwand) und noch seltener im Ileum. Die Karzinome manifestieren sich als fokale Wandverdickungen oder intraluminale Raumforderungen (15.**11 a**) mit deutlicher Kontrastmittelaufnahme. Im Gegensatz zu den Dünndarmlymphomen neigen sie nicht zur Einschmelzung, sondern führen zu signifikanten Stenosen mit konsekutiver prästenotischer Dilatation und Ileussymptomatik. Die Tumoren wachsen lokal invasiv und infiltrieren das angrenzende mesenteriale Fettgewebe. Fortgeschrittene Duodenaltumoren können in den Pankreaskopf einbrechen, den Pankreasgang obliterieren und zur Cholestase führen. Sie sind dann von einem primären Pankreaskopfkarzinom nicht mehr differenzierbar.

Leiomyosarkome erreichen einen Durchmesser von mehr als 6 cm und stellen sich als noduläre Raumforderung mit nekrotischen Anteilen und inhomogener KM-Aufnahme dar. Verkalkungen kommen vor. In den meisten Fällen (> 60%) ist der Tumor überwiegend extrinsisch gelegen. Die Mukosa kann über dem Tumor ausgespannt und ulzeriert sein (50%). Mitunter kommt es zu Fistelbildungen zwischen dem nekrotischen Tumorzentrum und dem Darmlumen.

Metastasen im Darm sind sehr selten und von Primärtumoren nicht zu unterscheiden (15.**11 b**).

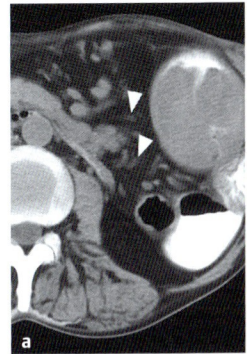
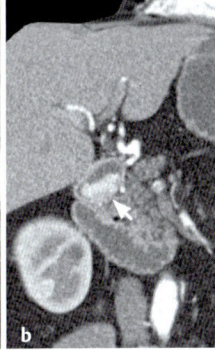

Abb. 15.11 **Maligne Tumoren des Dünndarms.**
a Dünndarmkarzinom. Die CT zeigt die Wandverdickung und subtotale Stenose des Jejunums durch eine inhomogene Raumforderung mit begleitenden grenzwertig großen mesenterialen Lymphknoten (Pfeilspitzen).
b Hypervaskularisierte duodenale Metastasen eines Nierenzellkarzinoms.

Gastrointestinale Stromatumoren

Die gastrointestinalen Stromatumoren (GIST) stellen eine heterogene Gruppe von Läsionen dar, welche die häufigsten mesenchymalen Tumoren des Gastrointestinaltraktes repräsentieren. Sie sind als als c-KIT-positive (CD 117) Spindelzell- oder Epitheloidzellneoplasien definiert und schließen die Mehrzahl der Tumoren ein, die früher als Leiomyome, Leiomyoblastome und Leiomyosarkome bezeichnet wurden. Klinisch und pathogenetisch unterscheiden sich die GIST von den echten Leiomyosarkomen (im Verdauungstrakt sehr selten), von den Leiomyomen (häufig im Ösophagus und Kolon) und von neurogenen Tumoren (Schwannomen).

Man nimmt an, dass diese Tumoren vom Plexus myentericus oder von pluripotenten Stammzellen ausgehen, die sich in Cajal- und glatte Muskelzellen differenzieren. In Abhängigkeit von den immunhistochemischen Befunden werden vier Kategorien unterschieden: Tumoren mit Differenzierung zu glatten Muskelzellen, mit Differenzierung zu neuralen Strukturen (gastrointestinale autonome Nerventumoren, GANT), Tumoren ohne spezifische Differenzierung und solche mit Differenzierung zu glatten Muskelzellen *und* neuronalen Elementen. Die histologische Zuordnung kann im Einzelfall selbst mit modernen immunhistochemischen Methoden schwierig oder unmöglich sein.

GIST kommen in erster Linie bei älteren Patienten (> 50 Jahre) vor. Häufigste Lokalisation ist der Magen (60–70%), gefolgt vom Dünndarm (20–25%), Kolon und Rektum (5%), Ösophagus (< 5%) sowie Mesenterium und Omentum (< 5%). Sie können benigne oder maligne (in bis zu 30%) sein oder „borderline lesions" darstellen. Maligne

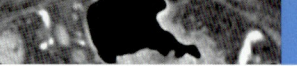
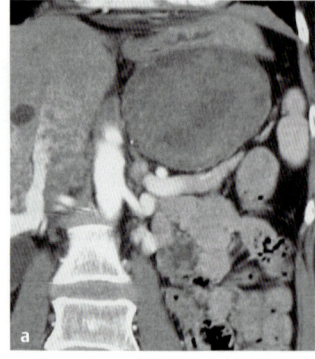
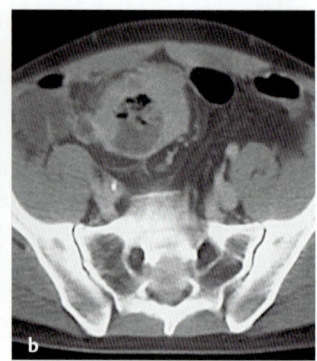

Abb. 15.12 Gastrointestinaler Stromatumor (GIST).
a Subseröser GIST des Magens in Form einer extrinsischen Raumforderung im linken Oberbauch.
b Maligner GIST des Ileums mit zentraler Nekrose.

Varianten metastasieren vorwiegend in die Leber, das Peritoneum, die Lungen, das Skelett oder in Lymphknoten.

Die Therapie ist primär chirurgisch. Nichtresektable Tumoren werden der Chemotherapie zugeführt (Imatinib, Glivec). Die wichtigsten prognostischen Faktoren sind Tumorvolumen, Tumorstadium, Nekrose und Infiltration sowie Fernmetastasen.

CT-Morphologie

GIST können solitär oder multipel auftreten und submukös, subserös oder intraluminal liegen. Submuköse GIST stellen sich als rundliche, glatt begrenzte Füllungsdefekte dar, subseröse als extrinsische Raumforderungen (15.**12 a**) mit Verlagerung der angrenzenden Darmschlingen. Hypervaskularisierte GIST zeigen Ulzerationen oder sekundäre Blutungen. Verkalkungen sind selten.

Benigne GIST sind homogen weichteildichte Tumoren mit muskelähnlichen Dichtewerten.

Maligne GIST imponieren als unregelmäßig lobulierte Raumforderungen mit zentralen Einschmelzungen oder zystischen Nekrosen (15.**11 b**), welche Spiegelbildungen aufweisen können. Sie sind meist

größer als 5 cm und zeigen neben den Nekrosen typischerweise auch eine Infiltration der Nachbarstrukturen. Eine Gefäßbeteiligung ist möglich. Allerdings können auch maligne Tumoren gut abgegrenzt und glatt konturiert sein, so dass die Dignitätsabschätzung im Einzelfall problematisch sein kann.

Hinsichtlich des Kontrastverhaltens zeigen benigne GIST eine homogene, maligne eine inhomogene peripher betonte Kontrastierung. Die Lebermetastasen sind meist hypodens, können aber auch hypervaskularisiert sein; es empfiehlt sich deswegen wie bei anderen Sarkomen ein biphasischer Leberscan.

Bei HIV-positiven Patienten können multiple GIST ein multifokales Kaposi-Sarkom simulieren. Lymphome, Metastasen, Karzinoide, Karzinome oder andere mesenchymale Tumoren können ebenfalls eine identische CT-Morphologie zeigen.

Das Verhalten unter bzw. nach zytostatischer Therapie (Imatinib, Glivec) ist derzeit noch nicht ausreichend untersucht; nach eigenen Erfahrungen können abnehmende Kontrastierung und zunehmende Nekrotisierung der Tumorreduktion vorausgehen. Lebermetastasen können sich komplett zystisch umwandeln.

Karzinoid

Karzinoide sind die häufigsten primären Tumoren des Dünndarms (Ileozökalbereich) und der Appendix. Nur etwa 5% der intestinalen Karzinoide sind im Kolon, 17% im Rektum lokalisiert.

Karzinoide sind neuroendokrinen Ursprungs (APUDom = amino precursor uptake and decarboxylation; Zelllinie aus den Langerhans-Inselzellen). Männer sind doppelt so häufig betroffen wie Frau-

en. 60% der Patienten sind asymptomatisch, 20% äußern Schmerzen, 20% leiden unter Völlegefühl oder Gewichtsverlust. Patienten mit Lebermetastasen können durch die (den hepatischen Kreislauf umgehende) Serotoninausschüttung ein Karzinoidsyndrom entwickeln (Diarrhö [70%], Rechtsherzinsuffizienz durch rechtsseitige Endokardfibroelas-

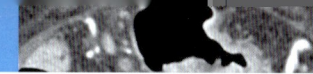

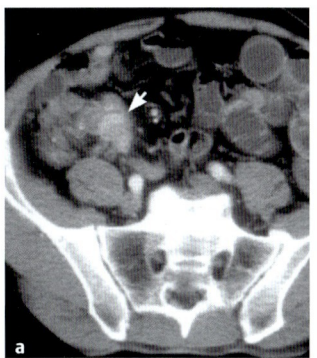
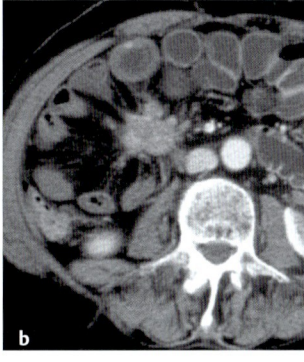

Abb. 15.13 **Karzinoid.**
a Karzinoid des Ileums mit hypervaskularisierter nodulärer Wandverdickung.
b Ausgeprägte desmoplastische Reaktion mit Retraktion des Mesenteriums.

tose und Trikuspidalinsuffizienz [35%], Asthma [15%], Hautläsionen [5%], Flush [5%]).

Während Dünndarm- und Kolonkarzinoide unabhängig von ihrer Größe vergleichsweise früh metastasieren, ist die Metastasierung der Rektumkarzinoide größenabhängig. Aufgabe der CT ist das Lymphknoten-Staging und der Ausschluss von Fernmetastasen (Lunge, Leber, Skelett).

CT-Morphologie

Der Primärtumor kann sehr klein sein und der bildgebenden Diagnostik entgehen, die assoziierte desmoplastische Reaktion und die ausgeprägte Lymphadenopathie sind jedoch richtungweisend. In der Mehrzahl der Fälle finden sich Verkalkungen.

Neben einer stark vaskularisierten Darmwandverdickung oder Raumforderung findet sich ein gerafftes und verkürztes Mesenterium (Abb. 15.13). Die angrenzenden Darmschlingen können verlagert, separiert oder torquiert erscheinen. Die Einbeziehung der Mesenterialgefäße führt zur chronischen Ischämie mit segmentalen Wandverdickungen des Darmes. Fibröse Retraktionen der Mesenterialgefäße täuschen eine verstärkte Vaskularisierung vor, Venenverschlüsse führen zu mesenterialen Varizen.

Die befallenen mesenterialen und retroperitonealen Lymphknoten zeigen hypodense, nekrotische Anteile. Im fortgeschrittenen Tumorstadium können Lebermetastasen (zystisch, hypo-, iso- oder hyperdens nach KM-Injektion, vgl. Abb. 11.27), pulmonale Rundherde sowie Skelettmetastasen (meist osteoblastisch) nachweisbar sein.

Lymphome

Lymphome sind die häufigsten primären Dünndarmtumoren. Der Kolonbefall ist sehr viel seltener (etwa 1,5 % aller abdominellen Lymphome) und betrifft in erster Linie das Zökum. Bei immunsupprimierten Patienten ist ein Lymphombefall des Dünndarms signifikant häufiger. Bevorzugte Lokalisation ist das Ileum. Mitunter finden sich multifokale Herde.

Non-Hodgkin-Lymphome können den Gastrointestinaltrakt primär oder sekundär, ausgehend von Lymphknoten, befallen. Primäre gastrointestinale Lymphome kommen häufiger im Zusammenhang mit entzündlichen Darmerkrankungen, einer Immunsuppression, Sprue oder Helicobacter-Gastritis vor.

Aufgabe der CT ist das Tumor-Staging mit Nachweis des lokalen Tumors und der Lymphadenopathie.

CT-Morphologie

Die intestinale Beteiligung bei einem Lymphom kann sich als diskrete Tumorbildung, als diffuse Infiltration mit ausgeprägter exzentrischer oder zirkulärer Darmwandverdickung oder lokale weichteildichte Raumforderung (um 5 cm) mit nur geringer KM-Aufnahme manifestieren (Abb. 15.14). Das Darmlumen kann infolge der Wandverdickung eingeengt, andererseits auch aufgeweitet sein. Ausgedehnte Ulzerationen und Nekrosen kommen vor. Finden sie Anschluss an das Darmlumen können sie orales Kontrastmittel enthalten. Polypoide Läsionen können – speziell bei Kindern – Invaginationen auslösen. Fisteln zwischen angrenzenden Darmschlingen ähneln dem Morbus Crohn. Das Computertomogramm zeigt darüber hinaus regionale, aber auch mesenteriale und retroperitoneale Lymphome.

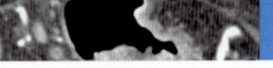

Vergrößerte mesenteriale Lymphknoten können die mesenterialen Gefäße von beiden Seiten umgreifen und das Bild des „Sandwich Sign" hervorrufen.

Die maligne lymphomatöse Polypose ist eine spezielle Entität mit multiplen (> 100) kleinen polypoiden Läsionen im Kolon. Häufig findet sich zusätzlich ein großer Polyp oder eine zökale Raumforderung. Es handelt sich um ein niedrigmalignes Lymphom, das typischerweise bei Männern über 50 Jahren auftritt.

Grundsätzlich müssen Lymphome in die Differenzialdiagnose praktisch eines jeden gastrointestinalen Tumors oder entzündlichen Prozesses einbezogen werden.

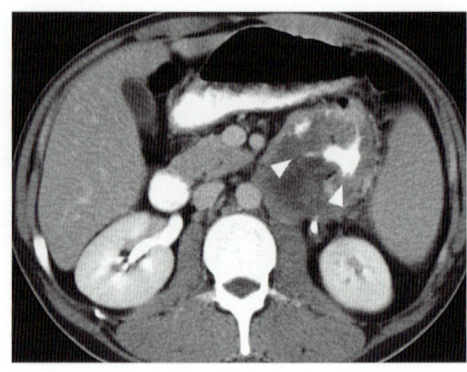

Abb. 15.14 **Intestinales Lymphom.** Segmentaler Befall des Dünndarms beim NHL mit ausgeprägter asymmetrischer Wandverdickung und bizarrer Einschmelzung durch komplette Destruktion der Schleimhaut.

Kolorektales Karzinom

Das kolorektale Karzinom ist der häufigste maligne Tumor des Gastrointestinaltraktes und der zweithäufigste maligne Tumor bei Männern und Frauen. Der Erkrankungsgipfel liegt zwischen dem 50. und 70. Lebensjahr. Histologisch überwiegt das *Adenokarzinom* (70%), gefolgt vom *Schleim bildenden Karzinom* (20%; Siegelring- und Gallertkarzinom) und dem *anaplastischen Karzinom*. Das *Plattenepithelkarzinom* und das *Adenoakanthom* sind Raritäten. Etwa 90% aller kolorektalen Karzinome entstehen aus benignen adenomatösen Polypen.

Die meisten Karzinome zeigen ein exophytisches, polypöses Wachstum mit regressiven Veränderungen und zirkulärem Wandbefall. Mehr als 50% der Tumoren sind im Rektum und Sigma lokalisiert.

Regionale Lymphknotenmetastasen finden sich perikolisch und perirektal sowie entlang der mesenterialen Gefäße und der A. iliaca interna beidseits. Im fortgeschrittenen Stadium werden auch die paraaortokavalen Lymphknoten und die Lymphknoten im mesenterialen Fettgewebe befallen. Leber, Lungen und Nebennieren sind der häufigste Sitz von Fernmetastasen.

Mögliche Komplikationen sind der Obstruktionsileus, die Perforation, Blutungen, Fistelbildungen und eine uni- oder bilaterale Hydronephrose durch Ummauerung der Ureteren.

Die CT-Kolonographie ist nur zur Detektion von Zweitläsionen proximal eines stenosierenden Tumors indiziert, sofern die Stenose endoskopisch nicht passierbar ist. Aus chirurgischer Sicht hat die CT keine Bedeutung für das T-Staging bei bekanntem Kolonkarzinom, da die Tumoren auch dann reseziert werden, wenn bereits Metastasen vorliegen. Aufgabe der Computertomographie ist der Nachweis von Fernmetastasen (Lunge, Leber) und die Planung der Radiotherapie bei Patienten mit lokal ausgedehnter Erkrankung. Mit Dünnschichtprotokollen (Multidetektor-CT) wird das Tumor-Staging genauer und die prätherapeutische Rolle der Computertomographie gewinnt im Rahmen der neoadjuvanten Radiochemotherapie zunehmend an Bedeutung.

CT-Morphologie

Das kolorektale Karzinom stellt sich als fokale oder zirkuläre Wandverdickung oder als intramurale Tumorbildung mit Kontrastierung nach i.v. Kontrastmittelgabe dar. Das Schleim bildende Adenokarzinom ist dabei durch eine ausgeprägte Hypodensität und die Tendenz zu Verkalkungen charakterisiert, die sowohl den Primärtumor als auch die Lymphknotenmetastasen auszeichnet. Wandverdickungen distal eines großen exophytischen Karzinoms des Colon ascendens können Ausdruck eines Ödems oder einer Kolitis sein.

Das Tumor-Staging (Tab. 15.**8**) im CT ist problematisch, wenngleich es sich mit Dünnschichtprotokollen bei Multidetektor-Scannern substanziell verbessert hat. Allerdings ist es auch mit dieser

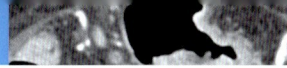
Tab. 15.8 ⤑ *Staging des kolorektalen Karzinoms*

Dukes-Klassifikation

Dukes A	Tumor auf Darmwand beschränkt
Dukes B	Invasion der Serosa oder des mesenterialen Fettgewebes
Dukes C	Lymphknotenmetastasen
Dukes C1	+ Tumorwachstum entlang der Darmwand
Dukes C2	+ Tumorwachstum ins Fettgewebe
Dukes D	Fernmetastasen

TNM-Staging (UICC, 1997)

Tis	Carcinoma in situ auf Mukosa begrenzt
T1	Tumor auf Mukosa und Submukosa begrenzt
T2	Tumor auf Muscularis propria begrenzt
T3	transmurale Penetration in die Subserosa oder in nicht peritonealisierte perikolische oder perirektale Strukturen
T4	Ausdehnung in das Retroperitoneum, Mesokolon oder angrenzende Organe (einschließlich Infiltration entfernter Darmsegmente)
N1	≤ 3 positive perirektale oder perikolische Lymphknoten
N2	≥ 3 positive perirektale oder perikolische Lymphknoten
M1	Fernmetastasen

Tumorstadien (UICC, 1997)

Stadium 0	Tis	N0	M0	
Stadium I	T1 – 2	N0	M0	Dukes A
Stadium II	T3 – 4	N0	M0	Dukes B
Stadium III	jedes T	N1 – 2	M0	Dukes C
Stadium IV	jedes T	jedes N	M1	

Residualtumor-Klassifikation nach Resektion (R-Klassifikation)

R0	kein Hinweis auf Resttumor
R1	mikroskopischer Tumorrest
R2	makroskopischer Tumorrest

Technik nicht möglich, zwischen den Stadien T1 und T2 zu differenzieren (Abb. 15.15 a). Eine Tumorausdehnung über die Darmwand hinaus (T3) geht mit einer streifig-netzigen Zeichnungsvermehrung (tumoröse und desmoplastische Reaktion), unscharfen Konturen und Grenzflächen sowie nodulären Protrusionen in das parakolische Fettgewebe einher (Abb. 15.15 b, 15.16). Der Verlust fettreicher Trennschichten, der breitflächige Kontakt und unscharfe Grenzen sind suspekt auf eine Infiltration der Nachbarstrukturen (T4). Das Computertomogramm ist am zuverlässigsten beim Staging von Tumoren, die an der mesenterialen oder retroperitonealen Wand des Kolons gelegen sind. Auf der antimesenterialen Seite trennt nur ein dünner Fettstreifen (1 – 2 mm) die Kolonwand von der peritonealen Oberfläche. Dadurch ist der Unterschied in der Infiltrationstiefe von T2- bis T4-Tumoren nur gering; eine unscharfe äußere Kontur dieser Tumoren ist meist schon als T4-Stadium einzuordnen.

Die verschiedenen Kolonabschnitte haben eine getrennte, recht spezifische Lymphdrainage: linkes Hemikolon, Rektum und Anus werden über die mesokolischen Lymphknoten und die Lymphknoten im Bereich der A. mesenterica inferior drainiert, rechtes Hemikolon und Zökum über die peripankreatischen Lymphknoten. Metastasen in den letztgenannten Lymphknoten können ein primäres Pankreaskopfkarzinom vortäuschen und sogar zu einer Gallenwegsobstruktion führen. Die Lymphknoten stellen sich als Noduli im perikolischen Fettgewebe dar und gelten bei einer Größe über 1 cm als metastatisch befallen (Abb. 15.15 b). Die Multidetektor-CT liefert durch die dreidimensionale Beurteilungs-

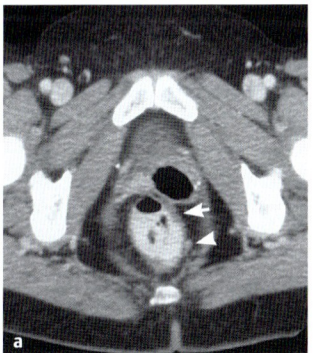
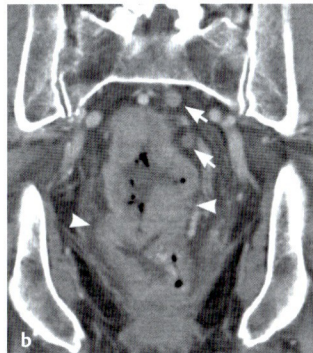
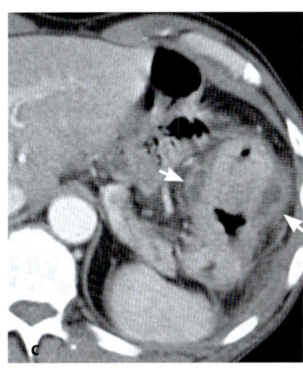

Abb. 15.15 **Kolonkarzinome.**

a Kleines Rektumkarzinom (T2) (Pfeil), das im Standard-CT trotz rektaler Kontrastmittelgabe praktisch nicht nachweisbar ist. Der kleine runde, KM aufnehmende Lymphknoten (Pfeilspitze) war histologisch metastatisch befallen.

b Rektumkarzinom (T3) mit beginnender Infiltration des paraproktischen Gewebes (Pfeilspitzen) und runden KM aufnehmenden Lymphknotenmetastasen (Pfeile).

c Perforiertes Kolonkarzinom mit lokaler Abszedierung (Pfeile).

Abb. 15.16 **Rezidiv eines Kolonkarzinoms nach rechtsseitiger Hemikolektomie.**

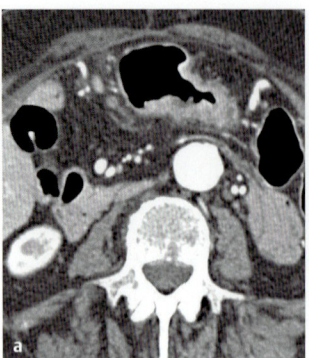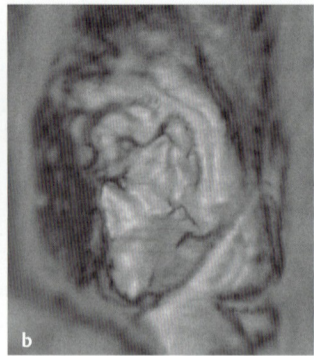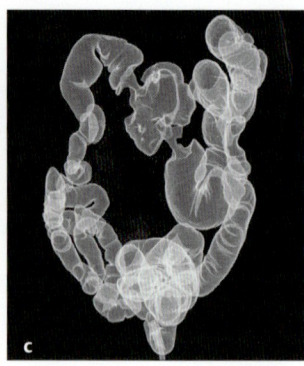

a T3-Tumor mit hochgradiger Stenosierung, die endoskopisch nicht passierbar war.
b Die virtuelle Endoskopie demonstriert den exophytischen Charakter der Läsion.

c Doppelkontrastdarstellung (Tissue Transition Projection): Der zirkulär stenosierende Tumor mit überhängenden Rändern zeigt die typische Konfiguration eines Kerngehäuses (Apfelgriebs oder -butzen), ein zweiter stenosierender Tumor findet sich im Bereich der ileozökalen Anastomose.

möglichkeit zusätzliche Beurteilungskriterien (rund versus oval, Abb. 15.**15 a, b**), die jedoch noch nicht hinreichend validiert sind.

Lokale Komplikationen des Kolonkarzinoms sind Perforation, Obstruktion, Invagination und Fistelbildung (Abb. 15.**15 c**). Häufig sind die Komplikationen klinisch dramatischer als die Tumorerkrankung selbst.

Kolon-Screening

Das Kolonkarzinom entsteht zu 90% aus einem benignen adenomatösen Polypen. Die endoskopische Polypektomie ist eine effektive minimal invasive Technik für die Therapie und Prävention. Selbst bei maligner Transformation des Polypen kann das Malignom damit geheilt werden, sofern die Submukosa noch nicht infiltriert ist. Wird ein Kolonkarzinom im späteren Stadium entdeckt, sinkt die 5-Jahres-Überlebensrate merklich (90% für Stadium I versus 60% für Stadium II und 40% für Stadium III). Aus diesem Grund ist das Screening bei Risikogruppen mit Prädisposition zu Kolonpolypen oder Karzinomen wünschenswert. Der Test auf okkultes Blut im Stuhl ist ein einfaches aber wenig aussagekräftiges Screening-Verfahren, da falsch positive Resultate häufig sind. Die Koloskopie ist nach wie vor „Goldstandard", wenngleich eine gewisse Einschränkung für kleine Polypen hinter Darmhaustren besteht. Die Zahl inkompletter Koloskopien ist untersucherabhängig und kann bis zu 20% betragen. Bei elongiertem und Schlingen bildendem Kolon ist die Technik schwierig und die Untersuchung für den Patienten durchaus schmerzhaft. Bei Patienten mit

(sub)totalem Darmverschluss lässt sich der proximal der Stenose gelegene Darmabschnitt endoskopisch nicht erreichen und damit auch nicht beurteilen.

Alternativ zu den traditionellen Screening-Verfahren bieten sich die CT-Kolonographie und die virtuelle Endoskopie an. Ziel ist die Detektion von Polypen > 10 mm, die eine erhöhte Inzidenz zur malignen Entartung besitzen (1–6%) (Tab. 15.**9**). Die adäquate Patientenvorbereitung ist essenziell, Niedrigdosisuntersuchungen nach rektaler Insufflation von Kohlendioxid gestatten eine ausreichende Beurteilbarkeit der inneren Oberfläche des Kolons. Auch wenn die Kolonographie, speziell mit CO_2, vom Patienten gut toleriert wird, so ist die Vorbereitungsprozedur an den Tagen davor ebenso unangenehm wie vor der Endoskopie.

Kann bei einem Risikopatienten (z. B. positiver Hämokkult-Test) die Endoskopie oder der Kolonkontrasteinlauf nicht adäquat durchgeführt werden, so bietet sich die CT-Kolonographie als Alternative an. In dieser Situation, bei konkretem Tumorverdacht, sollte die CT-Untersuchung mit intravenöser

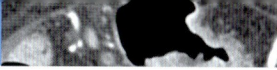

Tab. 15.9 ⤳ *Malignitätspotenzial von Kolonpolypen (Ferucci, 2001)*

Polypengröße	Karzinomwahr-scheinlichkeit	Adenomwahr-scheinlichkeit	Wahrscheinlichkeit der Karzinomentwicklung in 10 Jahren bei Adenom	Gesamtwahrscheinlichkeit der Karzinomentwicklung in 10 Jahren
< 5 mm	< 0,01 %	30 %	< 5 %	1 %
5 – 9 mm	< 1 %	50 %	5 – 10 %	2 – 5 %
10 – 15 mm	1 – 5 %	80 %	10 – 15 %	5 – 10 %

KM-Applikation und ausreichender Expositionsdosis durchgeführt werden, um eine sichere Aussage treffen zu können.

Flache oder szirrhöse Läsionen (ca. 3 % aller kolorektalen Karzinome) sind im Computertomogramm nur ausnahmsweise nachweisbar. Diese Adenome oder Karzinome sind meist kleiner als 10 mm und histologisch hochgradig dysplastisch. Eine Infiltration der Submukosa findet sich bereits in 25 %, selbst wenn die Läsionen noch kleiner als 5 mm sind. Die Mehrzahl der Herde wird endoskopisch entdeckt.

CT-Morphologie

Kolonpolypen imponieren als runde sessile oder gestielte in das Kolonlumen ragende Läsionen (Abb. 15.**17**). Größere Polypen sind, wenn sie das Lumen nahezu ausfüllen (Abb. 15.**17 c**), mitunter schwierig von kollabierten Darmschlingen abzugrenzen. Untersuchungen in Bauch- und Rückenlage müssen sorgfältig analysiert und verglichen werden, um hinter kollabierten Darmsegmenten verborgene Läsionen nicht zu übersehen. Pseudoläsionen werden durch Stuhlverunreinigungen (Lufteinschlüsse sind wegweisend), verdickte Haustren, stuhlgefüllte Divertikel oder Atemartefakte hervorgerufen (Abb. 15.**18**). Eine prominente Ileozökalklappe kann einen zökalen Tumor vortäuschen.

Sessile Polypen in der Nähe von Darmfalten sind von verdickten Haustren mitunter nicht zu unterscheiden, die virtuelle Endoskopie hilft hier differenzialdiagnostisch weiter. Eine optimale Sensitivität im Nachweis von Kolonpolypen lässt sich nur mit der Kombination von virtueller Koloskopie und multiplanaren Reformationen erreichen. Derzeit werden bereits halbautomatische Algorithmen für die Polypendetektion eingesetzt; sie verringern den Zeitaufwand für die Auswertung der Untersuchung.

Mittels Dünnschichtkollimation (Multidetektor-CT) lassen sich Polypen unter 5 mm nachweisen; allerdings ist damit eine höhere Rate falsch positiver Befunde durch Restkontaminationen verbunden. In der klinischen Praxis sind diese Polypen wenig interessant, da das Risiko der Malignität un-

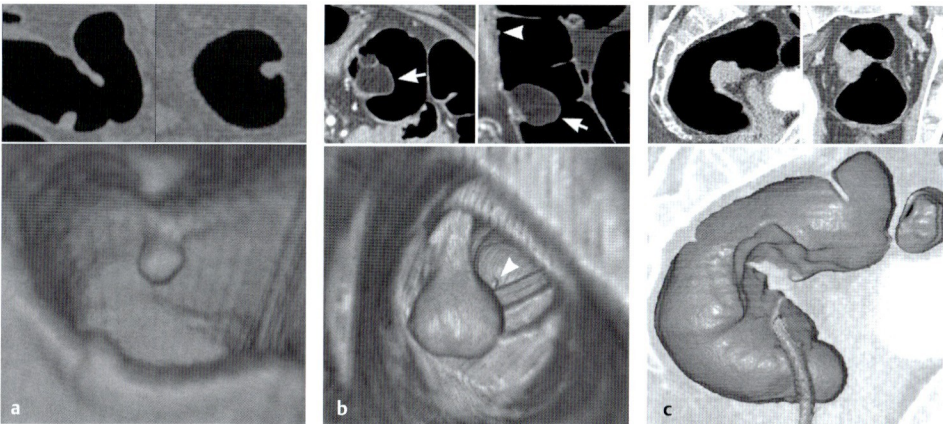

Abb. 15.17 **CT-Kolonographie.**

a Intraluminaler Polyp in der virtuellen Endoskopie bei Kolonpolypose.
b Großes Lipom des Kolons mit kleinem Polypen am Colon transversum, der endoskopisch nicht zu sehen war. Das Lipom ist im axialen Schnittbild klassifizierbar, der Polyp (Pfeilspitzen) am besten mittels virtueller Endoskopie.
c Großer adenomatöser Polyp des Rektums, der von einem Karzinom nicht differenzierbar ist.

Abb. 15.18 **Fehlermöglichkeiten bei der CT-Kolonographie.**

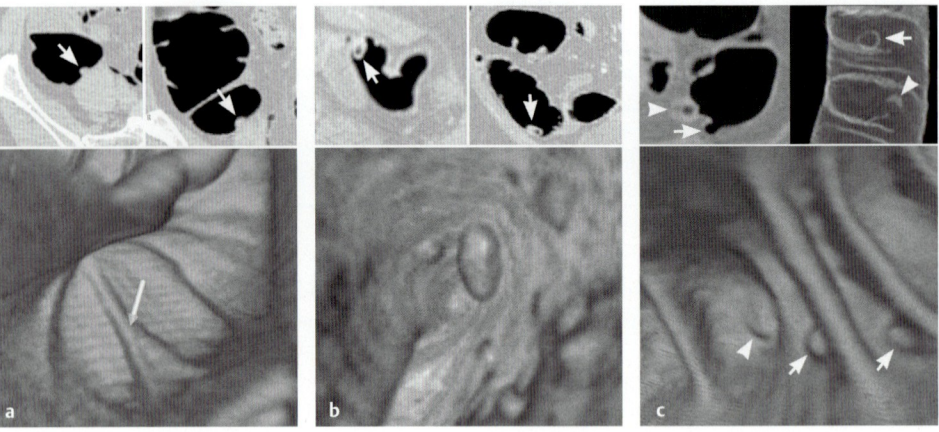

a Verdickte Haustren simulieren einen Polypen.
b Stuhlreste im Kolon können einen Polypen simulieren, haben aber meist eine typische Erscheinungsform mit Gaseinschlüssen und spitzem Winkel zur Kolonwand.

c Die axialen Schnittbilder erlauben die korrekte Diagnose von Divertikeln, welche in der CT-Koloskopie und -Kolonographie polypös imponierten (Pfeile). Stuhlgefülltes Divertikel (Pfeilspitze).

ter 0,1 % liegt. Flache Polypen stellen ein weiteres Problem dar: Sie heben sich maximal 2 mm von

der Kolonoberfläche ab und sind damit durch die CT-Kolonographie nicht nachweisbar.

Tumorrezidiv

Rezidive finden sich gehäuft in den ersten beiden Jahren nach Tumorresektion (bis zu 80 % der Fälle), vorzugsweise in der Anastomosenregion. T3-Tumoren mit subseröser Infiltration haben ein signifikant höheres Rezidivrisiko. Nach Rektumamputation sind die CT oder die MRT die üblichen diagnostischen Nachsorgemodalitäten, wobei die MRT der Computertomographie in der Differenzierung zwischen einer Narbe und einem Tumorrezidiv überlegen ist.

CT-Morphologie

In der frühen postoperativen Phase (bis zu 3 Monate) kann zwischen entzündlicher Reaktion, reparativen Vorgängen und einem Tumorrezidiv nicht differenziert werden. Insofern ist eine Kontrolluntersuchung im CT erst 4 – 6 Monate nach der Operation sinnvoll.

Lokalrezidive sind gewöhnlich extraluminal lokalisiert. Jeder asymmetrische Weichteilbefund in der Anastomosenregion ist suspekt. Abszesse, Fisteln und Narbengewebe müssen differenzialdiagnostisch abgegrenzt werden (Abb. 15.**19 a**), was nicht immer mit hinreichender Sicherheit gelingt. Hilfreich ist die Kontrastmitteldynamik: Das Tumorrezidiv nimmt früher und kräftiger Kontrastmittel auf

als eine Narbe; Letztere zeigt ihre maximale Kontrastierung in der interstitiellen Phase etwa 5 min nach KM-Injektion (Abb. 15.**19 b**).

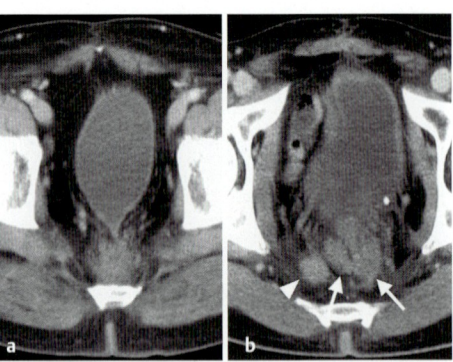

Abb. 15.19 **Nachkontrolle eines Rektumkarzinoms.**
a Narbengewebe nach abdominoperinealer Rektumamputation. Das präsakrale Weichteilgewebe hat streifige Grenzen und zeigt eine geringe Kontrastierung. Die Blase wird vom Narbengewebe dorsal trichterartig verformt.
b Das Lokalrezidiv nach Rektumamputation imponiert als mäßig enhancende noduläre Raumforderung mit unscharfen Grenzen im paraproktischen Fettgewebe (Pfeilspitze). Verziehung der Samenbläschen nach posterior durch den Tumor (Pfeile).

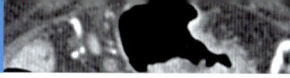

Entzündliche und infektiöse Darmerkrankungen

Entzündungsreaktionen des Darms führen initial zu Schleimhautschwellungen und einer verstärkten lokalen Perfusion, Befunde, die bei akuten katarrhalischen Prozessen temporär und reversibel sind und keiner CT-Diagnostik bedürfen. Bei persistierenden Beschwerden kann die Computertomographie zur Beurteilung einer extraluminalen Ausbreitung und zum Ausschluss von Abszedierungen, Fisteln, Stenosen oder anderer Komplikationen sinnvoll sein.

Die diversen entzündlichen Darmerkrankungen unterscheiden sich hinsichtlich Primärlokalisation, Befallsmuster, Krankheitsverlauf, Lymphknotenbeteiligung, Begleitreaktionen und Komplikationen (Tab. 15.**10** u. 15.**11**).

Tab. 15.10 ⋯⋯> *entzündliche Darmwandveränderungen*

Erkrankung	Befallene Region	CT-Befunde
Divertikulitis	Sigmoid > restliches Kolon	Divertikel, zirkuläre Wandverdickung (oft > 10 mm), intramurale Luft oder KM, Infiltration des perikolischen Fettgewebes, Verdickung der Faszienblätter
Morbus Crohn	jeder Abschnitt des Gastrointestinaltraktes; terminales Ileum	segmentale Wandverdickung (bis 15 mm, im Mittel 11 mm) akut: Wandschichtung: unregelmäßige, Kontrast aufnehmende Außenkontur, homogen hypodense Innenschicht chronisch: unregelmäßige nicht Kontrast aufnehmende Außenkontur, isolierter Befall des rechten Hemikolon, fibrolipomatöse mesenteriale Proliferationen, Abszedierung
Colitis ulcerosa	Kolon, Rektum	kontinuierliche zirkuläre Wandverdickung (< 10 mm, im Mittel 8 mm) Abszedierung sehr selten akut: glatte Außenkontur, unregelmäßige Mukosa, Schichtung der Wand durch submuköse Fetteinlagerungen, Target-Phänomen mit hyperdensem äußerem und innerem Ring chronisch: glatte Innen- und Außenkonturen
Yersinien-Enteritis	terminales Ileum	segmentale Wandverdickung, normales mesenteriales Fett
Tuberkulose	Ileozökalregion > Colon ascendens	Darmwandverdickung mit Lymphadenopathie, Aszites (20–45 HE)
Pseudomembranöse Enterokolitis	gesamtes Kolon	diffuse zirkuläre Wandverdickung mit homogener KM-Aufnahme
Ischämische Kolitis	distales Kolon	symmetrische lobulierte Wandverdickung mit unregelmäßiger Lumeneinengung, intramurale und intravasale Lufteinschlüsse
Radiogene Kolitis	Ileum > Kolon, Rektum	homogene Wandverdickung mit unregelmäßigen Darmgrenzen, Target-Phänomen, Infiltration des perikolischen Fettgewebes, verdickte Faszien

Tab. 15.11 ⋯⋯> *Extraintestinale Komplikationen entzündlicher Darmerkrankungen*

Abhängig von der Erkrankungsaktivität und dem Ansprechen auf die Therapie der Darmerkrankung	Iritis Arthritis
Unabhängig von der zugrunde liegenden Darmerkrankung	primäre sklerosierende Cholangitis ankylosierende Spondylitis
Folge der gestörten Darmfunktion oder Langzeittherapie	Cholelithiasis Urolithiasis Hydronephrose Steatosis hepatis Leberabszess Pankreatitis Psoasabszess Osteonekrose Osteomyelitis

Appendizitis

Als Ursache der Appendizitis werden eine lymphoide Hyperplasie der Appendix (60%) bzw. eine Obstruktion des Lumens durch einen Kotstein (33%) diskutiert. Eine allein auf klinisch-laborchemischen Daten beruhende Diagnose ist relativ unsicher. Etwa 20% der ohne präoperative Bildgebung unter der Diagnose einer akuten Appendizitis operierten Patienten hatten eine normale Appendix.

Sonographie und Computertomographie sind die primären bildgebenden Modalitäten beim Verdacht auf eine Appendizitis. Bei Kindern und jungen Frauen ist der Ultraschall aus strahlenhygienischen Gründen Methode der Wahl. Die Computertomographie ist Fällen mit unklarem Ultraschallbefund, aber suspekter Klinik vorbehalten. Die diagnostische Treffsicherheit der Computertomographie wird mit 93–98% angegeben. Bei negativem CT-Befund kann erfahrungsgemäß in 35–80% der Fälle eine andere Pathologie nachgewiesen werden.

CT-Morphologie

Die *normale Appendix* ist eine dünnwandige tubuläre Struktur in direkter Nachbarschaft zum Zökumpol mit einem Durchmesser von weniger als 6 mm. Die Lage ist sehr variabel. Die Appendix kann kollabiert sein, Luft oder Flüssigkeit enthalten. Der Nachweis intraluminaler Luft schließt ein entzündliches Geschehen praktisch aus (Abb. 15.20 a). Das umgebende Fettgewebe ist transparent und zeigt weder eine Verdichtung noch eine Zeichnungsvermehrung. Zur Identifikation der Appendix ist es wichtig, sie bis an ihre blind endende Spitze zu verfolgen;

dünne überlappende Schichten und der Cine-Mode sind dafür hilfreich.

Die *pathologische Appendix* ist wandverdickt (2–6 mm) und auf über 6 mm verbreitert (meist 1–1,5 cm, selten bis 4 cm). Nativ imponiert die Wand manchmal dichter als der liquide Inhalt. Die kräftige Kontrastierung der Wand nach KM-Injektion führt zum sog. „Target"- oder „Ring-Zeichen". Ein „Doppelring" (in 7%) ist typisch für die nekrotisierende Appendizitis. Weitere Zeichen der nekrotisierenden Form sind lokale Ausdünnungen oder Unterbrechungen der Wand und eine fokal fehlende Kontrastierung der Wand.

Bei einer Appendizitis ist das umgebende Fettgewebe verdichtet und zeichnungsvermehrt (Abb. 15.20). Umschriebene Flüssigkeitsansammlungen im rechten unteren Quadranten finden sich in 18% der Fälle. Ein perityphlitischer Abszess oder eine Phlegmone (unscharf begrenzte weichteildichte Raumforderung mit fakultativ zentraler Hypodensität) werden bei 30% der erwachsenen und 50% der pädiatrischen Patienten diagnostiziert. Eine begleitende Dünndarmobstruktion findet sich am ehesten bei Kindern. Diskrete extraluminale, intra- oder retroperitoneale Gasbläschen (30% der Patienten) deuten auf eine Perforation hin. Zökum, terminales Ileum und Sigma können ebenfalls wandverdickt sein. Ein lokales trichterförmiges Ödem der Zökumwand am Abgang der Appendix ruft das sog. „Pfeilspitzen-Zeichen" hervor („arrow head sign").

In bis zu 60% finden sich entzündlich geschwollene perizökale Lymphknoten, in 25–50% Appendikolithen. Letztere sind nicht zwingend Zeichen eines entzündlichen Prozesses, sondern kommen

Abb. 15.20 **Appendizitis.**

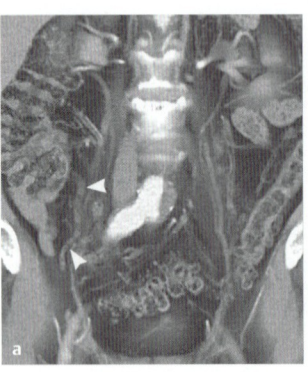
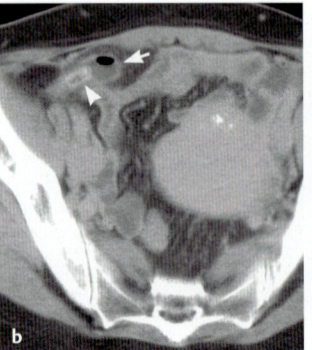
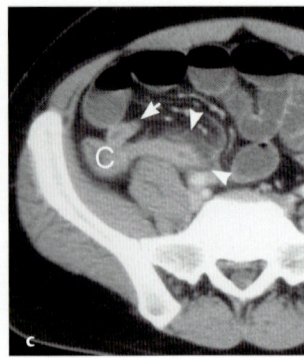

a Normale Appendix.
b Entzündliche Appendix mit Appendikolithen (Pfeilspitze) und perityphlitischem Abszess (Pfeil).

c Schichtung und vermehrte Dichte des perifokalen Fettgewebes bei phlegmonöser Appendizitis (Pfeilspitzen). Terminales Ileum (Pfeil) und Zökum (C).

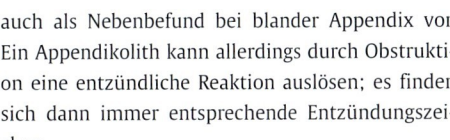

auch als Nebenbefund bei blander Appendix vor. Ein Appendikolith kann allerdings durch Obstruktion eine entzündliche Reaktion auslösen; es finden sich dann immer entsprechende Entzündungszeichen.

Die intraperitoneale Appendizitis führt zu lokalen Adhäsionen mit Verdickung und vermehrter KM-Aufnahme der Peritonealblätter. Bei einer retroperitonealen Appendizitis breitet sich die Entzündung entlang des M. psoas aus.

Falsch positive oder falsch negative Diagnosen kommen bei atypischen Lokalisationen der Appendix (transversale Lage der Appendix, Zökumhoch- oder -tiefstand), bei Nachweis eines Appendikolithen ohne Appendizitis, bei einer Zökumdivertikulitis, einer Ileitis oder auch dann vor, wenn eine Dünndarmschlinge fälschlicherweise für die Appendix gehalten wird. Probleme resultieren auch aus einem Entzündungsrezidiv am Appendixstumpf (8–20%). Häufige Differenzialdiagnosen bei Patienten mit Verdacht auf eine Appendizitis sind eine mesenteriale Lymphadenitis, Divertikulitis, Kolitis oder Ileitis. Bei Frauen ist ein Ovarialprozess auszuschließen.

Divertikulitis

Asymptomatische Kolondivertikel sind ein mit fortschreitendem Lebensalter zunehmend häufigerer Zufallsbefund ohne Krankheitswert. Erst durch Entzündung der Divertikel, die zu zwei Dritteln im Sigma lokalisiert sind, kommt es zur symptomatischen Divertikulitis. Der Entzündungsprozess breitet sich oft in das umliegende Gewebe aus und kann neben größeren Darmabschnitten auch das Peri- bzw. Retroperitoneum einbeziehen. Der Krankheitsverlauf wird durch gedeckte Perforationen mit Abszedierung, Blutungen, Fisteln und postentzündliche Stenosen kompliziert.

Die Computertomographie ist bei dem Verdacht auf eine Divertikulitis bildgebende Methode der Wahl, speziell bei kompliziertem Verlauf (Perforation, Abszess). Bei bis zu 33% der Patienten, die unter dieser Verdachtsdiagnose ohne vorangestellte Bildgebung operiert wurden, bestätigte sich der Befund intraoperativ nicht. Die Treffsicherheit der Computertomographie zum Nachweis oder Ausschluss einer Divertikulitis liegt zwischen 84 und 90%. Bei negativem Befund deckt die Computertomographie in 50–60% eine andere Pathologie auf. Nicht immer ist es möglich, anhand CT-morphologischer Kriterien allein zwischen einer komplizierten Divertikulitis und einem Karzinom zu unterscheiden. Die Computertomographie dokumentiert aber in jedem Fall die Ausdehnung der Erkrankung und trägt damit wesentlich zur Therapieentscheidung (konservativ oder operativ) bei.

CT-Morphologie

Häufigste Befunde im Computertomogramm bei einer Divertikulitis sind neben dem Divertikelnachweis (85–97%) Wandverdickungen (70–94%), streifige Verdichtungen des umgebenden Fettgewebes (98–100%) und diskrete intramurale Gaseinschlüsse. Ein Kontrastmitteleintritt in die Darmwand nach oraler oder rektaler KM-Applikation weist auf intramurale Fisteln hin (bis 10%).

Die Kolonwandverdickung (3–5 mm am aufgeweiteten Kolon) kann Folge einer Muskelhypertrophie und Entzündung sein. Die Muskelhypertrophie äußert sich in einer zirkulären Wandverdickung bei erhaltener Haustrierung. Die Entzündung führt zunächst zu einer asymmetrischen Wandverdickung im Bereich der perikolischen Infiltration, später kommt es auch hier zur zirkulären Wandverbreiterung (Abb. 15.**21 a, b**).

Die entzündlichen Veränderungen können durch die Lumeneinengung des betroffenen Darmabschnittes mit einer funktionellen Obstruktion einhergehen. Durch Perforation oder Verschmelzung entzündlich veränderter Divertikel kann es zur Abszessbildung mit Rand-Enhancement (Abb. 15.**21 c**) oder zu einer mehr diffusen phlegmonösen Infiltration kommen (20–50%). In Abhängigkeit von der Lokalisation und Akuität des Prozesses kommt es zur lokalen Peritonitis oder zu retroperitonealen Reaktionen mit Flüssigkeitsansammlungen, bei Perforation zum Pneumoperitoneum oder Pneumoretroperitoneum. Intravesikale Luftansammlungen zeigen eine enterovesikale (kolovesikale) Fistel an. Die Einbeziehung der Ureteren in den Entzündungsprozess kann zur Harnabflussstörung führen.

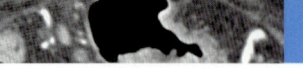

Abb. 15.21 **Divertikulitis.**

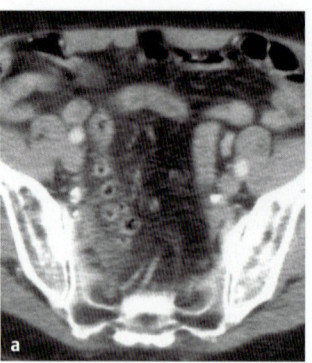 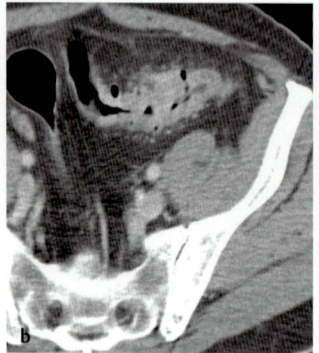 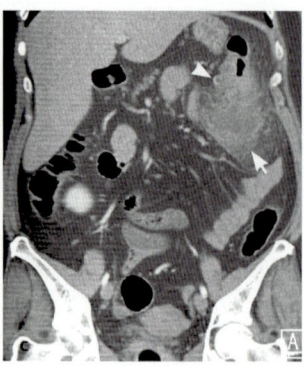

a Mäßige Entzündungsreaktion bei multiplen Sigmadivertikeln mit vermehrter Dichte des perikolischen Fettgewebes.
b Wandverdickung (> 4 mm), vermehrte Streifenzeichnung des Fettgewebes und Divertikel an einem 8 cm langen Sigmasegment.

c Divertikulitis des Colon transversum mit Abszess (Pfeil) im Omentum majus (coronale Reformation). Beachte die scharfe Abgrenzung zwischen entzündetem Omentum und normalem Mesenterium; KM-Reste in kleinen Divertikeln (Pfeilspitze).

Die Erscheinungsbilder von Divertikulitis und Kolonkarzinom überlappen sich bis zu einem gewissen Grade. Für eine Divertikulitis sprechen Veränderungen, die sich über eine Länge von mehr als 10 cm erstrecken und die mit perikolischen Infiltraten, einer Flüssigkeitseinlagerung in der Mesenterialwurzel sowie extraluminalen Flüssigkeits- und Luftansammlungen einhergehen. Die letztgenannten Befunde sind allerdings wenig sensitiv. Im Gegensatz dazu deutet eine intraluminale oder auf ein kürzeres Segment beschränkte Raumforderung (weniger als 5 cm) mit überhängenden Rändern auf ein Karzinom hin, insbesondere in Verbindung mit perikolischen Lymphknoten. Anhand der genannten CT-morphologischen Kriterien lässt sich in etwa 50% der Fälle eine korrekte Zuordnung treffen. Mehrdeutige Befunde erfordern eine weitergehende Abklärung mittels Endoskopie und Biopsie.

Tuberkulose

Bei der Darmtuberkulose handelt es sich um eine meist auf enterogenem, seltener auf hämatogenem/lymphogenem Wege erworbene Infektion mit granulomatöser Entzündung. Sie betrifft vorwiegend jüngere Patienten (20–40 Jahre). In bis zu 40% der Fälle liegt auch eine Lungentuberkulose vor.

Häufigster Manifestationsort im Gastrointestinaltrakt ist die Ileozökalregion (80–90%) gefolgt vom rechten Hemikolon. Eine Beteiligung des Magens oder anderer Darmabschnitte ist weitaus seltener. Ulzerationen mit enterokutanen Fisteln sowie Perforationen kommen bei kompliziertem Krankheitsverlauf vor.

CT-Morphologie

Das Computertomogramm zeigt eine Darmwandverdickung der Ileozökalregion oder – segmental – des rechten Hemikolons mit vergrößerten peripankreatischen, mesenterialen und retroperitonealen Lymphknoten, die zentrale Hypodensitäten (verkäsende Nekrosen) aufweisen oder partiell verkalkt sein können. Irreguläre tumorähnliche Infiltrate oder Granulome im Omentum oder Mesenterium können zusätzlich vorliegen. Eine Aszitesbildung mit CT-Werten zwischen 20 und 45 HE ist häufiger Begleitbefund. Intestinale Adhäsionen können zur Dünndarmobstruktion führen.

Typische Erscheinungsform der mykobakteriellen Kolitis bei AIDS sind gruppierte hypodense Lymphknoten in der Mesenterialwurzel oder im rechten unteren Quadranten in Nachbarschaft zu atypisch verdickten terminalen Ileumschlingen bzw. zum Zökum. Begleitende Mikroabszesse in Leber und Milz sind Ausdruck einer hämatogenen Streuung.

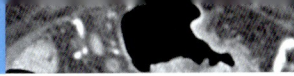

Morbus Crohn (Enteritis regionalis)

Der Morbus Crohn ist eine chronische granulomatöse Darmerkrankung, die sich prinzipiell am gesamten Gastrointestinaltrakt einschließlich des Ösophagus manifestieren kann. Bevorzugte Lokalisation ist das terminale Ileum, gefolgt vom proximalen Kolon. Verschiedene Darmabschnitte können diskontinuierlich involviert sein („skip-lesions"). Neben einer akuten Verlaufsform wird ein chronisches Stadium unterschieden. Häufige Komplikationen sind Fisteln und Abszedierungen, Adhäsionen und Stenosen mit konsekutivem Ileus. Perforationen sind selten. Mit der Computertomographie können das Ausmaß der entzündlichen Darmwandveränderungen und extramurale Komplikationen nachgewiesen werden. Bevorzugte Untersuchungstechnik ist das CT-Enteroklysma.

CT-Morphologie

Im Computertomogramm zeigt das befallene Segment eine Wandverdickung bis zu 2 cm bei gleichzeitiger Lumeneinengung (Abb. 15.**22**). Mitunter fällt die Lumeneinengung nur auf, wenn das proximale Darmsegment dilatiert ist.

Im akuten Stadium ist eine KM-Aufnahme, insbesondere der unregelmäßig konturierten äußeren Wandschichten, nachweisbar. Der schichtweise Wandaufbau ist dabei erhalten und führt zu einem Target-Phänomen („target sign" oder „double halo sign"): Der innere Ring entspricht der Mukosa; er wird von der minderdichten nahezu wasseräquivalenten Submukosa umgeben (submuköses Ödem und/oder fettige Infiltration); nach außen schließt sich die Muscularis propria als wiederum hyperdenser Ring an (Abb. 15.**23**). Die Intensität der KM-Aufnahme korreliert mit der Entzündungsaktivität; im chronischen Stadium fehlt die Kontrastierung nahezu.

Wandverdickungen und Obstruktionen des Lumens sind – solange sie nur entzündungs- oder ödembedingt sind – reversibel. Der Nachweis einer Wandschichtung spricht für eine aktive Entzündung ohne Fibrose, so dass eine medikamentöse Therapie Erfolg versprechend ist. Mit zunehmender Krankheitsdauer verliert sich die typische Wandschichtung, und die Darmwand zeigt eine durchgehend homogene Kontrastierung. Diese transmurale Entzündung weist auf die irreversible Fibrose hin, die auf eine antiphlogistische Therapie nicht mehr anspricht. Meist sind die entzündlichen und fibrosierenden Veränderungen auf der Seite der mesenterialen Anheftung stärker ausgeprägt als auf der freien Seite der Darmwand.

Die von der Magen-Dünndarm-Passage oder dem Enteroklysma her bekannte Auseinanderdrängung der Darmschlingen lässt sich computertomographisch genauer charakterisieren. Sie kann durch einen Abszess oder eine Phlegmone bedingt sein oder lediglich Ausdruck einer Fettgewebs- („creeping

Abb. 15.22 **Morbus Crohn.**

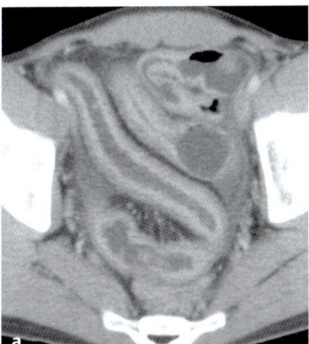
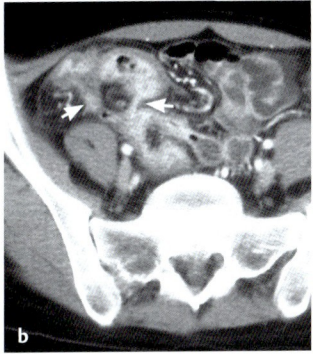
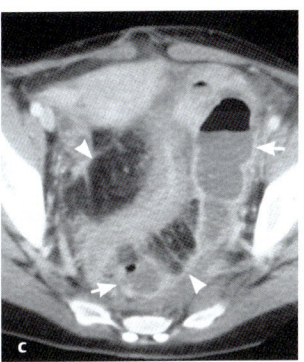

a Langstreckige Wandverdickung und deutliche Kontrastierung der Mukosa an terminalen Ileumschlingen. Dazwischen liegt ein dünnwandiges normales Darmsegment.
b Fistelgänge (Pfeile) zwischen Dünn- (posterior) und Dickdarm (anterior). Deutliche Kontrastierung der Schleimhaut und Darmwandverdickung bei akuter Entzündung.

c Wandverdickung eines langen Sigmasegmentes mit fibrolipomatöser Proliferation des angrenzenden Mesenteriums (Pfeilspitzen). Ein großer Abszess mit Gas und Flüssigkeitsspiegel täuscht eine Darmschlinge vor (Pfeile).

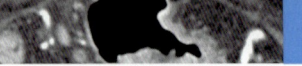
Abb. 15.23 **Morbus Crohn.**

a Coronale Schicht mit entzündlicher Wandverdickung (Pfeilspitzen) und Fisteln (Pfeil).

b Partielle antimesenteriale Dilatation des Kolons und Pseudopolypen bei chronischem Morbus Crohn (Doppelkontrastdarstellung/Tissue Transition Projection).

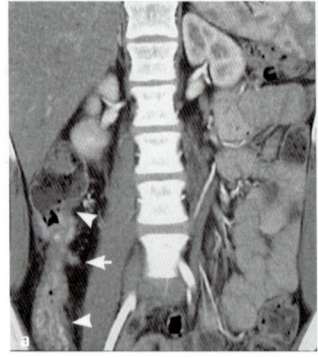
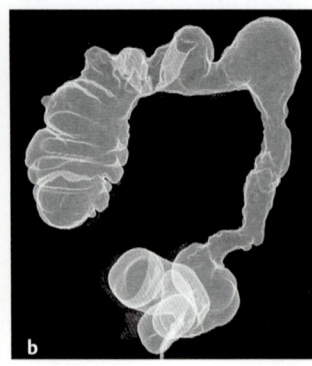

fat") oder fibrolipomatösen Proliferation sein. In der Mehrzahl der Fälle ist Letzteres für die Darmseparierung ausschlaggebend. Die Grenzfläche zwischen Darmwand und Mesenterium wird unscharf, die Dichte des Fettgewebes durch die entzündlichen Veränderungen (zellige Infiltration und Ödem) angehoben und das Mesenterium reaktiv hypervaskularisiert (vaskuläre Jejunisation des Ileums oder „Kamm-Zeichen"/„comb-sign"). Die verstärkte Gefäßzeichnung deutet immer auf einen aktiven Morbus Crohn hin und ist ein wertvolles differenzialdiagnostisches Kriterium bei der Abgrenzung des Morbus Crohn von einem Lymphom oder Metastasen.

Die mesenterialen Lymphknoten sind typischerweise auf nicht mehr als 3–8 mm angeschwollen; größere Lymphknoten sind suspekt auf ein Lymphom oder Karzinom.

Etwa 15–20% der Crohn-Patienten entwickeln Abszesse, die zwischen Dünndarmschlingen, in der Fossa ischiorectalis, im M. psoas oder auch in parenchymatösen Organen gelegen sein können. Die Abszesse sind meist Folge einer Fistelbildung, einer Perforation oder einer Operation. Phlegmonöse Entzündungen des Omentums oder Mesenteriums können sich resorbieren oder in einen Abszess übergehen. Im Computertomogramm geht die Phlegmone mit einem Verlust der scharfen Begrenzung der benachbarten Organstrukturen und einer streifigen Verdichtung des mesenterialen oder omentalen Fettgewebes einher. Fisteln stellen sich als weichteildichte Bänder im paraintestinalen Fettgewebe mit möglichem Anschluss an einen Abszess, an die Haut oder eine andere Darmschlinge dar

(Abb. 15.**22 b**, 15.**23 a**). Der Fistelnachweis gelingt mit einem positiven enteralen Kontrastmittel besser als mit einem negativen.

Bei ausgedehntem Befall eines oder mehrerer Dünndarmsegmente mit komplizierender Fistelbildung, Abszedierung oder gedeckter Perforation kann es zur Ausbildung eines Konglomerattumors kommen, der differenzialdiagnostisch von einem Lymphom oder Karzinom abgegrenzt werden muss.

Die infektiöse Enterokolitis und andere entzündliche Darmerkrankungen können identische morphologische Veränderungen wie der Morbus Crohn hervorrufen. Die definitive Diagnose basiert letztlich auf den histologischen und bakteriologischen Befunden.

Die Differenzierung zwischen Morbus Crohn und Colitis ulcerosa ist in Hinblick auf Therapie und Prognose wichtig.

- Eine Wandschichtung findet sich bei mehr als 60% der Patienten mit Colitis ulcerosa, jedoch bei weniger als 10% der Crohn-Patienten.
- Die durchschnittliche Wanddicke des Kolons beträgt bei der Colitis ulcerosa 8 mm, die Kontur ist scharf. Beim Morbus Crohn ist die Wandverdickung ausgeprägter und die Wandkonturen sind unregelmäßiger und unschärfer.

Die Yersinien-Enteritis führt ebenfalls zu segmentalen Wandverdickungen des terminalen Ileums; die Abgrenzung zum Morbus Crohn gelingt durch den fehlenden Nachweis entzündlicher Veränderungen im mesenterialen Fettgewebe.

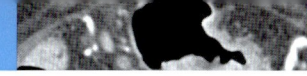

Colitis ulcerosa

Bei der Colitis ulcerosa handelt es sich um eine entzündliche Darmerkrankung, die vornehmlich die Mukosa betrifft, später aber auch auf die anderen Wandschichten übergreifen kann. Die Ätiologie ist nicht vollständig geklärt. Die Erkrankung beginnt mit einer kontinuierlichen aszendierenden akuten Entzündung der Rektumschleimhaut, die schließlich das ganze Kolon befallen kann (Pankolitis). Die schwerwiegendste Komplikation ist das toxische Megakolon mit Perforationsgefahr und Peritonitis (5% der Patienten). Im Vergleich zum Morbus Crohn finden sich kaum Abszedierungen oder Fistelbildungen. Die Lymphadenopathie ist weniger ausgeprägt.

Chronische Formen führen zu einer narbigen Wandstarre mit Stenosierungen und polypoiden Schleimhautregeneraten (Pseudopolypen). Durch den chronisch entzündlichen Reizzustand werden Fehlregenerationen begünstigt, die über eine Dysplasie zur Malignomentstehung führen.

Die Computertomographie ist bei komplizierten Verlaufsformen mit extramuraler Beteiligung indiziert. Sie liefert wertvolle Zusatzinformationen zur Endoskopie und zum Kolonkontrasteinlauf.

CT-Morphologie

Die initialen Schleimhautveränderungen im Frühstadium der Colitis ulcerosa sind im Computertomogramm aufgrund der begrenzten Ortsauflösung nicht darstellbar. Der konventionelle Kolonkontrasteinlauf ist hier nach wie vor überlegen. In späteren Stadien zeigt das Computertomogramm entzündliche Schleimhautveränderungen mit einer zirkulären Wandverdickung (< 10 mm), die vorrangig das Rektum, u.U. aber auch das gesamte Kolon betrifft. Das akute Stadium ist durch eine unregelmäßige Schleimhautdarstellung bei scharfer äußerer Begrenzung der Darmwand gekennzeichnet (Abb. 15.**24**). Schleimhautulzerationen führen zu entzündlichen Pseudopolypen.

Im Nativscan und noch deutlicher im Kontrastscan zeigt sich eine Dreischichtung der Darmwand, die im Querschnitt Halo- oder Target-artig imponiert: der innere hyperdense Ring mit Kontrastmittelaufnahme entspricht der Tunica mucosa, der mittlere hypodense Ring der ödematös gequollenen oder fettinfiltrierten Submukosa und der äußere wiederum hyperdense und KM-aufnehmende Ring der Tunica muscularis. Diese Wandschichtung ist unspezifisch und findet sich auch im akuten Stadium des Morbus Crohn, bei einer Ischämie und bei anderen Formen der Enterokolitis (vgl. Tab. 15.**10**).

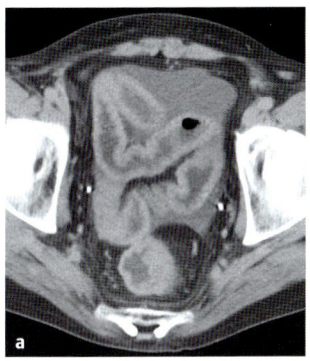
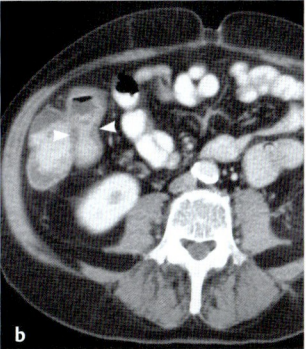
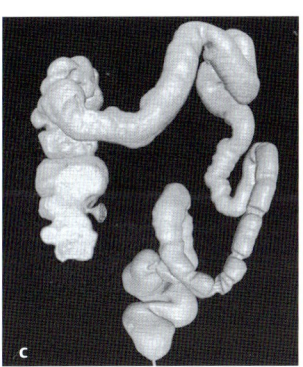

Abb. 15.24 **Colitis ulcerosa.**

a Ausgeprägte Wandverdickung des Rektosigmoids mit glatter Außenkontur und geringen Schleimhautunregelmäßigkeiten jedoch ohne zwischengeschaltete normale Abschnitte (skip areas).
b „Backwash-Ileitis" bei weit offener Ileozökalklappe (Pfeilspitzen).

c Volumendarstellung des Kolons bei fortgeschrittener Colitis ulcerosa mit Haustrierungsverlust des Colon transversum.

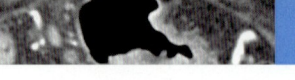

Die Wandverdickung bei Colitis ulcerosa kann zu einer mehr oder weniger ausgeprägten Lumeneinengung führen. Häufige Begleitbefunde sind eine verstärkte parakolische Vaskularisation und (eher diskrete) Lymphknotenschwellungen. Der Entzündungsprozess kann zu einer mesenterialen oder retroperitonealen Fettgewebsproliferation führen, auf die auch die relativ typische Erweiterung des Präsakralraumes zurückzuführen ist (vgl. Abb. 16.**24**). Das perirektale Fett zeigt dabei CT-Werte um 10–20 HE und eine noduläre bis streifige Zeichnungsvermehrung.

Das *toxische Megakolon* geht mit einer ausgeprägten Dilatation des Kolons (> 5,5 cm im Be-

reich des Colon transversum), mit einer Wandverdünnung, Pneumatose und subklinischen Perforation einher.

Das *chronische Stadium* der Colitis ulcerosa ist durch einen Verlust der Haustrierung (Abb. 15.**24 c**) und stenotische Areale mit prästenotischer Dilatation gekennzeichnet. Die Insuffizienz der Ileozökalklappe führt zur „Backwash-Ileitis" (Abb. 15.**24 b**).

Wenngleich die Verbreiterung der Kolonwand gewöhnlich Zeichen der aktiven Entzündung ist, müssen deutlich fokal betonte Wandverdickungen und größere polypoide Läsionen an die Möglichkeit einer Malignomentstehung (Kolonkarzinom) denken lassen.

Pseudomembranöse Enterokolitis

Als Komplikation einer Antibiotikatherapie kann es durch das Zytotoxin des Erregers Clostridium difficile zu einer pseudomembranösen Enterokolitis kommen. Klinische Zeichen sind massive wässrige Diarrhöen und Tenesmen. Die Pseudomembranen setzen sich aus Zelldetritus (Nekroseresten), Schleim und Entzündungszellen zusammen.

Bei Patienten unter Breitspektrumantibiose, die ein septisches Krankheitsbild und unspezifische abdominelle Symptome zeigen, kann die Comutertomographie diagnostisch wegweisend sein.

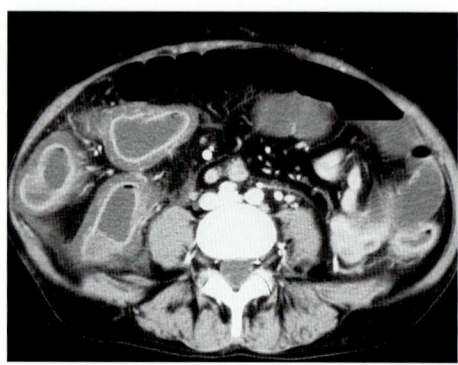

Abb. 15.25 **Pseudomembranöse Enterokolitis.**
Deutliches Wandödem des Kolons und starke Kontrastierung der Schleimhaut.

CT-Morphologie

Die CT-Befunde hängen vom Ausmaß der entzündlichen Veränderungen ab. Es finden sich abschnittsweise zirkuläre Verbreiterungen der Darmwand (Dünn- oder Dickdarm) mit einer deutlichen homogenen KM-Aufnahme der Mukosa (Abb. 15.**25**). Das distale Kolon und das Rektum sind am häufigsten betroffen. Der Befund kann allerdings auch auf das Colon ascendens oder transversum beschränkt sein. Als relativ spezifischer Befund ist das „Akkordeon-Zeichen" beschrieben, bei dem die intraluminale Kontrastmittelsäule durch die eng gestellten, betonten und tief reichenden Haustren ziehharmonikaartig separiert ist.

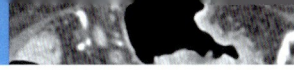

Graft-versus-Host-Disease

Unter der „Graft-versus-Host-Disease" (GVHD) versteht man die Reaktion des immunkompetenten Transplantates gegen den immuninkompetenten Empfänger. Sie kommt relativ häufig nach einer Knochenmarktransplantation vor. Die akute Reaktion betrifft vorzugsweise den Dünndarm, weniger häufig den Dickdarm. Chronische Formen der GVHD manifestieren sich vor allem an der Haut.

CT-Morphologie

Das computertomographische Bild mit einer diffusen Wandverdickung mit verstärkter Kontrastaufnahme ist unspezifisch (Abb. 15.26). Am Kolon können die Veränderungen ein „Akkordeon-Zeichen", ähnlich wie bei der pseudomembranösen Enterokolitis hervorrufen (Abb. 15.26 a); die Differenzierung ist insofern möglich, als die GVHD auch den Dünndarm befällt (Abb. 15.26 b). Aszites ist ein häufiger Begleitbefund, Strikturen können Spätfolge sein.

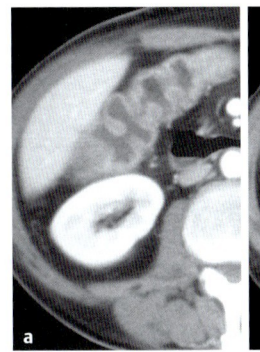
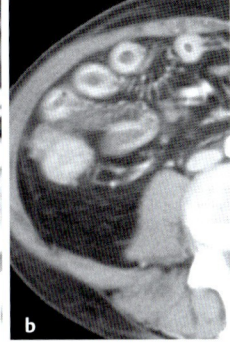

Abb. 15.26 **Graft-versus-Host-Disease.**
a Entzündliche Wandverdickung der Dickdarmschlingen.
b Ebenfalls entzündlich verdickte Dünndarmschlingen.

Morbus Whipple

Der Morbus Whipple ist eine intestinale Lipodystrophie unklarer Ätiologie, wobei ursächlich eine Streptokokkeninfektion angenommen wird. Histologisch finden sich abnorm proliferierte Makrophagen in der Submukosa der proximalen Dünndarmabschnitte.

CT-Morphologie

Führender Befund im Computertomogramm ist eine Wandverdickung des Duodenums und Jejunums bei erhaltener Faltenarchitektur in Kombination mit deutlich hypodensen Lymphknotenschwellungen (3–4 cm) im Bereich der Mesenterialwurzel und des Retroperitoneums (Abb. 15.27). Die betroffenen Dünndarmschlingen zeigen eine nur geringe oder keine Dilatation. Eine Splenomegalie und ein Aszites sind häufige Begleitbefunde.

Die Differenzialdiagnose hypodenser Lymphknoten umfasst die Tuberkulose, AIDS, Metastasen eines Plattenepithel-, Ovarial- oder Hodenkarzinoms sowie das Lymphom per se.

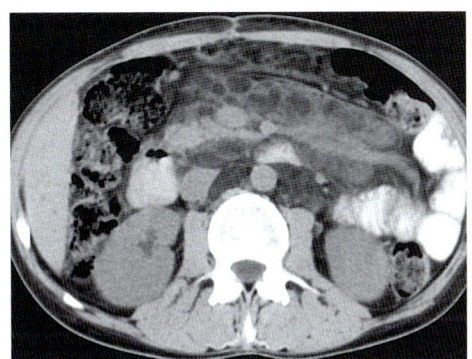

Abb. 15.27 **Morbus Whipple.** Kennzeichnend sind vergrößerte hypodense Lymphknoten im Bereich der Mesenterialwurzel und eine vermehrte streifige Zeichnung (Stranding) des mesenterialen und retroperitonealen Fettgewebes. Die Darmschlingen zeigen keine Dilatation oder Wandverdickung.

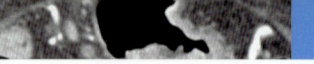

Strahlenreaktion

Eine Strahlentherapie über 45 Gy kann zu einer obliterierenden Vaskulitis der intestinalen und mesenterialen Gefäße mit konsekutiver radiogener Enteritis führen. Am ehesten ist dies nach Radiotherapie gynäkologischer Tumoren oder eines Blasenkarzinoms zu erwarten. Das Ileum ist vorrangig betroffen, daneben auch Kolon und Rektum. Frühkomplikationen sind Nekrosen, Ulzerationen, Blutungen und Perforationen mit Abszedierung und Fistelbildung. Klinische Leitsymptome sind der abdominelle Schmerz mit persistierender hämorrhagischer Diarrhö. Spätfolgen (definitionsgemäß ab 3 Monate nach Abschluss der Bestrahlung) sind Strikturen/Stenosen und Fisteln. Sie treten meist schon nach 1–2 Jahren auf, können sich aber auch erst nach vielen Jahren (bis zu 15 Jahre) klinisch manifestieren. Aufgabe der CT ist der Ausschluss extraintestinaler Ursachen bzw. eines Tumorrezidivs.

CT-Morphologie

In der Frühphase zeigen die betroffenen Darmabschnitte eine homogen verdickte Wand mit Lumeneinengung und unregelmäßiger Außenkontur. Die zirkulär verdickte, hypodense Submukosa kann ein Target-Phänomen hervorrufen. Das perirektale bzw. mesenteriale Fettgewebe zeigt fibrotische Veränderungen. Daneben kommt es zu Faszienverdickungen und peritonealen Adhäsionen.

In der Spätphase führt die Fibrosierung zur Einengung einzelner oder mehrerer Darmsegmente, die nur eine minimale Kontrastierung der Wand aufweisen. Die vorgeschalteten Darmabschnitte sind in unterschiedlichem Ausmaß dilatiert. Fisteln, Perforationen und Abszedierungen sind seltene Komplikationen. Eine Schulterbildung am stenosierten Segment nach Art überhängender Ränder kann u.U. eine Tumorbildung vortäuschen. Eine Proliferation des perirektalen Fettgewebes (> 10 mm) ist möglich.

Darmverschluss, Ileus

Der Darmverschluss ist ein häufiges Problem im ambulanten wie im stationären Bereich. Bis zu 20% der stationären Einweisungen erfolgen unter dieser Diagnose. 80% der Obstruktionen liegen im Bereich des Dünndarms.

Klinisches Leitsymptom des mechanischen Ileus sind klingende Darmgeräusche. Eine prolongierte Obstruktion führt zur Abnahme der Peristaltik bis hin zur Darmatonie mit fehlenden Darmgeräuschen. Vorausgegangene abdominelle Operationen (5 Tage bis zu Jahre zurückliegend) favorisieren die Diagnose eines adhäsiv bedingten Ileus. Andere Ursachen sind entzündliche Darmerkrankungen (Morbus Crohn, Zustand nach Radiatio), Tumoren (Metastasen, Karzinoid, primärer Dünndarmtumor), eine Invagination oder Hernien (Tab. 15.**12**).

Anhaltender abdomineller Schmerz, Peritonitiszeichen und eine Herzfrequenz über 110 deuten auf einen Strangulationsileus mit Beeinträchtigung der Blutversorgung hin.

Die Computertomographie gewinnt bei der Abklärung des Dünndarmileus aus mehreren Gründen zunehmend an Bedeutung:

- Sie lässt sich auch bei kompletter Obstruktion mit paralytischem Ileus einsetzen,
- sie gibt einen Überblick über das gesamte Abdomen,
- sie ist nicht zwingend auf die Gabe oralen Kontrastmittels angewiesen und
- sie kann eine Strangulation definitiv nachweisen.

Tab. 15.12 ⋯⟶ *Klassifikation der Darmobstruktionen*

Mechanischer Ileus	
Strangulation	Inkarzeration
	Volvulus
	Invagination
	geschlossene Darmschlinge
Obstruktion	Adhäsionen, Briden
	Tumoren
	Atresie
	Gallensteinileus
	Stenose
	Duplikaturen
	Koprostase
Paralytischer Ileus	
metabolisch	
reflektorisch	
toxisch	

In der Diagnostik eines Strangulationsileus hat sich die Computertomographie als Methode der Wahl etabliert. Erbringt sie keinen eindeutigen Befund, kann für eine detailliertere Darstellung und Analyse ein Enteroklysma angeschlossen werden. Das CT-Enteroklysma ist zugleich primärdiagnostisches Verfahren der Wahl bei Patienten mit geringergradiger oder intermittierender Obstruktionssymptomatik.

Obstruktionsileus

Der mechanische Ileus wird sowohl nach dem zeitlichen Ablauf (akut, subakut, chronisch oder chronisch rezidivierend) als auch nach dem Schweregrad (partiell oder komplett) und der anatomischen Lokalisation (hoher oder tiefer Dünndarmileus, Kolonileus) klassifiziert. Die CT ist nur bei Patienten mit einer mechanischen Obstruktion indiziert.

CT-Morphologie

Beim mechanischen Ileus finden sich proximal der Stenose oder des Verschlusses dilatierte Darmschlingen mit Flüssigkeitsspiegeln. Der Ort der Obliteration ist durch den plötzlichen Kalibersprung gekennzeichnet. Die Computertomographie liefert über die Lokalisationsdiagnostik hinaus meist auch Informationen über die Ursache der Obstruktion. Bei einer Perforation findet sich freie Luft im Abdomen, mitunter auch Aszites.

Computertomographischer Leitbefund der mechanischen Obstruktion ist die sog. Übergangszone, die sich in drei Abschnitte gliedert. Das proximale Segment ist dilatiert und endet abrupt. Die distalen Darmsegmente sind normalkalibrig oder kollabiert. Zwischen diesen beiden Segmenten, dem dilatierten und dem kollabierten Darmabschnitt, findet sich ein kurzes, scharf begrenztes Übergangssegment mit komprimiertem Lumen (Abb. 15.29 a). In Abhängigkeit von der zugrunde liegenden Erkrankung (Adhäsion, postentzündliche Striktur, Tumor) zeigt das Übergangssegment eine normale Darm-

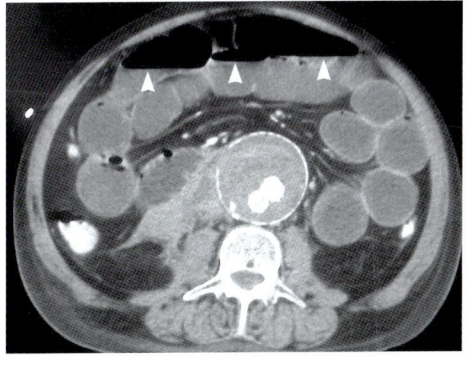

Abb. 15.28 Paralytischer Ileus bei retroperitonealer Ruptur eines Bauchaortenaneurysmas nach Aorten-Stent-Implantation.
Beachte die dilatierten flüssigkeitsgefüllten Dünndarmschlingen mit Spiegelbildung (Pfeilspitzen) einerseits, die unauffällige Darstellung der mesenterialen Gefäße und die fehlende Darmwandverdickung andererseits.

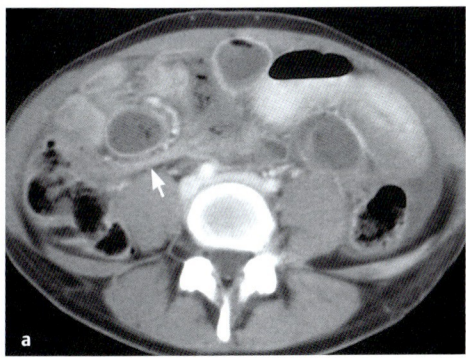

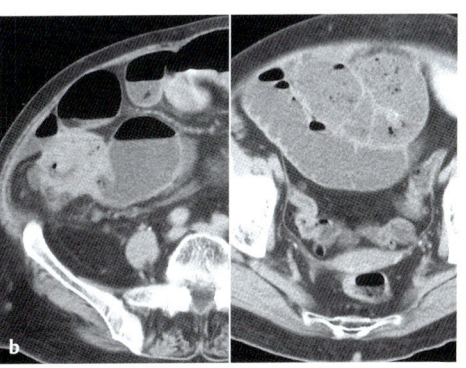

Abb. 15.29 Mechanische Obstruktion.

a Einfache nichttumoröse Stenosierung im Ileum mit Dilatation der proximalen Darmschlingen, jedoch regelrechter Kontrastierung. Beachte die Übergangszone zwischen erweiterten und normalen Darmschlingen (Pfeil).

b Stenosierendes Zökumkarzinom mit Dilatation der proximalen Darmschlingen.

wand, eine verdickte Wand, oder es findet sich eine Raumforderung in unmittelbarer Nachbarschaft. Als „small bowel feces sign" werden intraluminale Gaseinschlüsse in Dünndarmschlingen bezeichnet, wie sie üblicherweise nur im kothaltigen Dickdarm angetroffen werden. Die Sensitivität dieses Zeichens liegt bei 80%; es sollte allerdings mit Zurückhaltung gewertet werden, wenn es der einzige Befund ist.

Obstruktionen durch einen extraluminalen Tumor (Abb. 15.**29 b**) oder durch breite Adhäsionen gehen mit einer weniger abrupten, mehr trichterförmigen Übergangszone einher. Metastatisch bedingte Stenosierungen sind aufgrund der begleitenden desmoplastischen Reaktion meist höhergradig als die durch primäre Darmtumoren. Richtungweisend für Metastasen ist der Nachweis weiterer abdomineller Absiedlungen. Karzinoide verursachen intraluminale Füllungsdefekte und oft ausgeprägte desmoplastische Reaktionen im angrenzenden mesenterialen Fettgewebe, die zur Retraktion von Darmschlingen führen. Adhäsionen können Folge operativer Eingriffe, entzündlicher Darmerkrankungen (gekennzeichnet durch die Darmwandverdickung selbst, z.B. Morbus Crohn) oder extraintestinaler Entzündungen sein.

Im Gegensatz zum Strangulationsileus mit Beeinträchtigung der Blutversorgung (s. unten) finden sich beim einfachen Obstruktionsileus keine signifikanten mesenterialen Veränderungen wie eine Gefäßstauung, allenfalls eine leichte Gewebeverdichtung oder minimale Aszitesbildung.

Der nichtobstruktive paralytische Ileus ist durch eine generalisierte Dilatation der Dünn- und Dickdarmschlingen mit Spiegelbildungen und ohne erkennbare Obstruktionsursache charakterisiert (Abb. 15.**28**).

Strangulationsileus, Darmischämie

Die Strangulation (Ein- oder Abklemmung) einer Darmschlinge hat eine Beeinträchtigung der Gefäßversorgung zur Folge. Die Sensitivität der Computertomographie beim Nachweis einer intestinalen Ischämie ist mit 90% hoch, die Spezifität mit 45% allerdings unbefriedigend. Strangulationen sind Komplikationen einer Invagination, einer Torsion, eines Volvulus oder einer Inkarzeration. Auch die mesenterialen Gefäßverschlüsse werden dieser Kategorie zugeordnet.

Die Gefäßversorgung kann durch die Torsion des Darms an der Mesenterialwurzel oder durch die Distension der abgeschnürten Darmschlinge beeinträchtigt sein. Obstruktion und Strangulation sind nicht zwangsläufig miteinander kombiniert; je höhergradig allerdings die Obstruktion ist, umso wahrscheinlicher ist auch eine Strangulation mit Beeinträchtigung der Durchblutung. Die klinische Symptomatik korreliert mit der Länge des betroffenen Darmabschnittes und reicht von Perforation und Peritonitis bis zum Schock mit letalem Ausgang.

Pathophysiologisch werden mehrere Stadien unterschieden, die sich auch computertomographisch nachvollziehen lassen. Zunächst wird der venöse Rückstrom beeinträchtigt: Der unveränderte arterielle Einstrom in die abgeschnittene Darmschlinge führt zu einem erhöhten intravaskulären Druck und zur Gefäßstauung. Konsekutiv kommt es zu intestinalen Hämorrhagien. Durch die hämorrhagisch bedingte interstitielle Druckerhöhung mit Ödem, kapillärer Stase und Anoxie kann es zum arteriellen Spasmus und zum völligen Sistieren der Durchblutung kommen.

CT-Morphologie

Die Computertomographie zeigt im typischen Fall eine mäßig dilatierte, U- oder C-förmig konfigurierte, flüssigkeits- oder luftgefüllte Darmschlinge bei gleichzeitiger Stauung und ödematöser Verquellung der mesenterialen Gefäße, die mehr oder weniger gerafft wirken können (Tab. 15.**13** u. Abb. 15.**30**). Die venöse Stase führt zur einer Verdickung und Dichteanhebung der Darmwand und zu einer verstärkten Kontrastierung nach i.v. Kontrastmittelgabe (Target-Phänomen). Bei verzögerter, verringerter oder fehlender Kontrastierung der Darmwand muss eine arterielle Obstruktion vermutet werden, die häufig zugleich mit extraluminalen bzw. intramuralen Lufteinschlüssen einhergeht.

Die minderperfundierten Darmabschnitte zeigen eine deutlich verzögerte KM-Aufnahme in der interstitiellen Phase (u.U. erst 15–20 min nach Abschluss der Untersuchung bzw. der KM-Injektion). Der strangulierte Darmabschnitt kann sich deswegen – in Abhängigkeit von der Kontrastmittelphase – hypo- oder hyperdens im Vergleich zu den nicht betroffenen Darmschlingen verhalten.

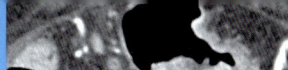

Tab. 15.13 ⤳ *Differenzierung zwischen Okklusions- bzw. Obstruktionsileus und Strangulationsileus (modifiziert nach Ha et al., 2000)*

CT-Morphologie	Strangulationsileus	Obstruktionsileus
Darmwandveränderungen		
Beak Sign	gezähnelt >> glatt	glatt
Target Sign	häufig	selten
Wanddicke	im Mittel 5 mm, häufig dicker	im Mittel 3,5 mm, selten dicker
KM-Aufnahme	wenig oder fehlend	normal
Mesenteriale Veränderungen		
fokaler Gefäßstau	mäßig häufig	häufig
diffuser Gefäßstau	häufig	sehr selten
fokale mesenteriale Trübung	mäßig häufig	mäßig häufig
diffuse mesenteriale Trübung	häufig	sehr selten
ungewöhnlicher Gefäßverlauf	häufig	sehr selten
Mesenterialthrombose	mäßig häufig	sehr selten
Aszites		
gering	häufig	häufig
ausgeprägt	mäßig häufig	sehr selten
hyperdens	mäßig häufig	mäßig häufig

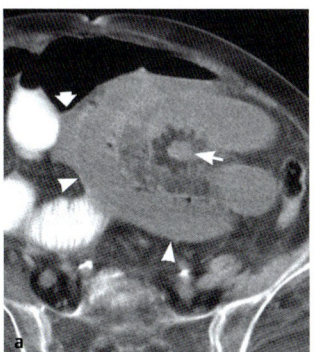
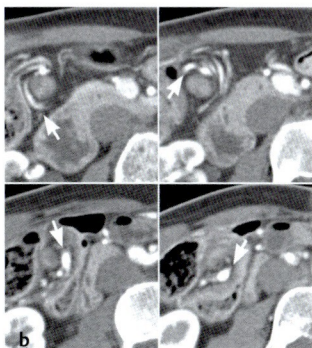
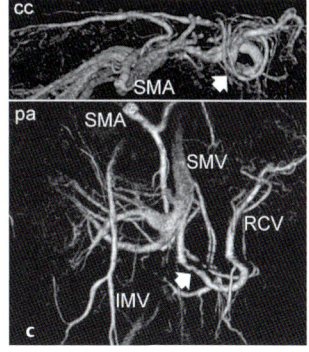

Abb. 15.30 **Volvulus.**

a Wirbelartiges Erscheinungsbild der um das Mesenterium verdrehten Darmschlingen mit Strangulation (fehlende enterale Kontrastierung); Mesenterialödem (breiter Pfeil) und geringe Mengen freier Flüssigkeit (Pfeilspitzen).

b In einem anderen Fall hat sich das Zökum um das terminale Ileum gedreht (typisches Wirbelzeichen/ Whirl Sign).

c Die Gefäßdarstellung (VRT) zu **b** zeigt die Stenosierung (breiter Pfeil) und Stase der rechtsseitigen Kolonvenen.

Der spiralige Verlauf der torquierten Mesenterialgefäße („whirl sign") kommt sowohl im axialen Schnittbild als auch im Volume-Rendering eindrucksvoll zur Darstellung (Abb. 15.**30 b, c**).

Das im Bereich der Obstruktion schnabel- oder zipfelartig zulaufende Lumen ist beim Strangulationsileus durch verdickte Schleimhautfalten oft gezähnelt („serrated beak sign"), beim einfachen Obstruktionsileus eher glattrandig konturiert.

Volvulus, Inkarzeration

Die Obstruktion bzw. Abschnürung eines Darmabschnittes an zwei Stellen (= closed loop obstruction) kann durch Adhäsionen/Briden (75%), einen Volvulus oder durch eine enge Bruchpforte verursacht werden. Der Volvulus bezeichnet die Malrotation oder axiale Verdrehung des Dünn- oder Dickdarms bei elongiertem Mesenterium. Betroffen sind vor allem ältere Patienten. Häufigste Form ist

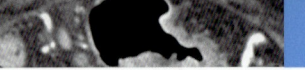

der Kolonvolvulus mit konsekutivem Ileus. Ähnliche Verhältnisse finden sich bei Patienten mit inkarzerierten inneren Hernien. Alle genannten Situationen können in Abhängigkeit vom Ausmaß der Gefäßkompromittierung zum Ileus führen.

CT-Morphologie

Kolon-Volvuli betreffen in erster Linie Zökum und Sigma. Durch die Torquierung der Darmschlinge (zu- und abführende Schlinge) um das an der Basis fixierte Mesenterium entsteht eine spiral- oder wirbelähnliche Konfiguration. Beim Zökum-Volvulus findet sich das aufgeweitete Zökum meist im linken oberen Quadranten; der Sigma-Volvulus geht oft mit extrem geblähten paralytischen Schlingen (Dünn- und Dickdarm) einher.

Der Strangulationsileus zeigt typischerweise ein ausgeprägt dilatiertes Segment (gewöhnlich Dünndarm) mit deutlich angeschoppten Gefäßen, das an zwei Stellen abgeschnürt ist (Abb. 15.**30 a**). Das Wirbelzeichen („whirl sign"), die Konvergenz der Mesenterialgefäße zum Fußpunkt der Torsion bzw. Abklemmung hin und eine inverse Lage von Arterie und Vene sind weitere richtungweisende Zeichen eines Volvulus oder einer abgeschnürten Darmschlinge. Das Wirbelzeichen wird allerdings auch bei asymptomatischen Patienten (speziell in der Ebene unterhalb des rechten unteren Nierenpols) sowie nach vorausgegangener Abdominaloperation (z.B. Gastrektomie) angetroffen. Der Befund muss deshalb immer mit Anamnese und Klinik sowie weiteren morphologischen Befunden (z.B. Vorliegen oder Fehlen erweiterter Darmschlingen) korreliert werden.

Invagination

Die Invagination (Intussuszeption) ist definiert als Einstülpung eines Darmabschnittes in das Lumen eines anderen. Sie ist bei Kindern weitaus häufiger (94%) als beim Erwachsenen (6%) und zugleich der häufigste abdominelle Notfall im Kindesalter (75% bei Kindern unter 2 Jahren). Bevorzugte Lokalisation ist der ileozökale Übergang mit Invagination des Ileums in das Zökum oder das Colon ascendens. Die Mehrzahl der Invaginationen im Kindesalter ist idiopathisch; nur in etwa 5% (meist Kinder unter 6 Jahren) liegen prädisponierende Faktoren vor (Meckel-Divertikel, Lymphosarkom, Polyp, Granulom,

Appendizitis). Im Gegensatz dazu haben beim Erwachsenen über 80% der Invaginationen eine konkrete organische Ursache wie einen Tumor, ein Meckel-Divertikel, einen Schleimhautprolaps, Adhäsionen oder chronische Ulzera.

Mögliche Komplikationen sind Blutungen, Ischämien und ein mechanischer Ileus. Die Computertomographie ist primär nur beim Erwachsenen zur Abklärung der Ursache indiziert, bei Kindern lediglich in komplizierten Fällen, insbesondere bei dem Verdacht auf eine extrinsische Kompression.

CT-Morphologie

Bei axialem Anschnitt zeigt die Invagination typischerweise drei konzentrische Ringformationen: innen die Wand des eingestülpten (invaginierten) Darmabschnittes mit engem Lumen, in der Mitte mesenteriales Fettgewebe und außen die Wand des Darmabschnittes, der das Invaginat aufnimmt (Abb. 15.**31**). Der proximal der Invagination gelegene Darm kann in Abhängigkeit von der Obstruktion dilatiert sein. Der Nachweis eines Tumors, Polypen oder einer Metastase als Ursache der Invagination gelingt nur selten, da diese Läsionen meist durch die Invagination maskiert werden.

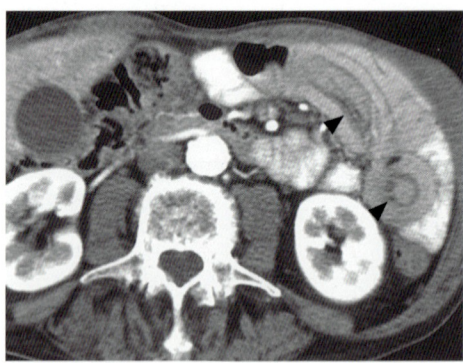

Abb. 15.31 **Invagination.**
Typische Wandschichtung im Längsschnitt sowie konzentrische Ringstrukturen im Querschnitt; außen: Darmwand des Invaginans mit Luft, Mitte: mesenteriales Fettgewebe, innen: Invaginatum.

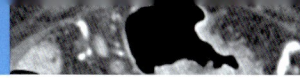

Hernien

Abdominalhernien sind häufig. Asymptomatische Hernien sind computertomographische Zufallsbefunde. Man unterscheidet zwischen äußeren Hernien (Bauchwandhernien) und inneren sowie Zwerchfellhernien. Etwa 95 % der Hernien sind äußere, nur 5 % innere Hernien.

Zwerchfellhernien

Die Hiatushernie ist auf S. 588 beschrieben. Bochdalek-Hernien liegen posterolateral und sind weitaus häufiger als die anteromedial gelegenen Morgagni-Hernien (9:1). Die *Bochdalek-Hernie* ist in der Regel kongenital und resultiert aus einem inkompletten Schluss der pleuroperitonealen Falte in der 9. Schwangerschaftswoche. Sie ist links häufiger als rechts (5:1), kann relativ ausgedehnt sein und wird dann u.U. schon im Kleinkindalter diagnostiziert. Eine postoperative oder posttraumatische Ursache ist selten. *Morgagni-Hernien* sind Folge eines anteromedialen Zwerchfelldefektes durch Fehlentwicklung des Septum transversum. Sie sind rechts häufiger als links (5:1), finden sich bei älteren Kindern oder Erwachsenen und sind in der Regel klein.

CT-Morphologie

Zwerchfellhernien sind häufige Befunde. 10 % der Erwachsenen haben eine *Hiatusgleithernie.* Erweitert sich die Zwerchfelllücke, so können weitere Abdominalorgane wie Duodenum, Pankreas, Kolon oder der gesamte Magen in den Thoraxraum prolabieren (vgl. Abb. 15.**4**). Bei paraösophagealen Hernien prolabiert der Magen partiell oder komplett durch den Hiatus oesophagus, wobei die Kardia in ihrer Lage nicht verändert wird.

Posterolaterale *Bochdalek-Hernien* sind geläufige Befunde: Meist findet sich ein Defekt an der posterolateralen Zwerchfellanheftung. In Abhängigkeit von der Größe des Zwerchfelldefektes können Teile von Darm, Milz, linkem Leberlappen, Nieren oder Pankreas in den Thoraxraum prolabieren.

Die *Morgagni-Hernien* liegen ventral der Leber mittelliniennah und enthalten manchmal Darm- und Netzanteile, Magen oder Milz.

Äußere Hernien

Prädilektionsstellen für äußere Hernien sind das Zwerchfell, die Bauchwand (besonders Narben), der Nabel, Femoral- und Inguinalkanal, der Beckenboden und die Rückenmuskulatur. Die Indikation zur Computertomographie besteht nur bei Komplikationen, nach einer Operation oder präoperativ vor einer Korrekturoperation.

CT-Morphologie

Externe Bauchwandhernien werden nach ihrer Lokalisation klassifiziert und benannt. Die Computertomographie zeigt den Bauchwanddefekt, den Inhalt des Herniensacks und potenzielle Komplikationen. Die Hernien sind auch ohne prolabierte Darmschlinge im Computertomogramm erkennbar. Hernien, die nur einen Teil der Darmwand enthalten, heißen Richter-Hernien – Stenosen oder Einklemmungen sind dabei selten.

Die indirekten Leistenhernien sind die häufigste Form der Bauchwandhernie überhaupt. Dünndarmschlingen prolabieren durch den Inguinalkanal und treten am äußeren Leistenring aus. Bei Männern kann die Hernie bis in das Skrotum (Abb. 15.**32 b**), bei Frauen bis in die Schamlippen reichen (Abb. 15.**32 c**). Die indirekte Inguinalhernie liegt typischerweise lateral der inferioren epigastrischen Gefäße. Präoperativ ist die Kenntnis über den Inhalt des Herniensacks essenziell. Die direkten Inguinalhernien prolabieren auf direktem Weg durch die untere Bauchwand und liegen medial der inferioren epigastrischen Gefäße. Femoralhernien enthalten peritoneales Fett, Netzanteile und Dünndarmschlingen, die unterhalb des Leistenbandes in den Femoralkanal prolabieren.

Abb. 15.32 **Abdominelle Hernien.**

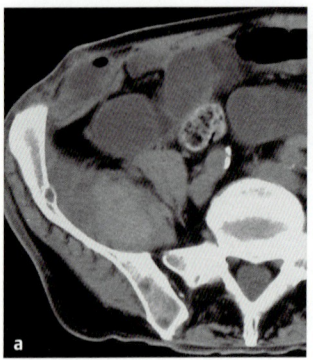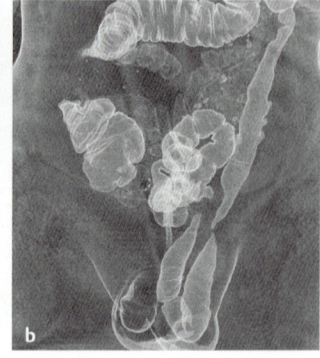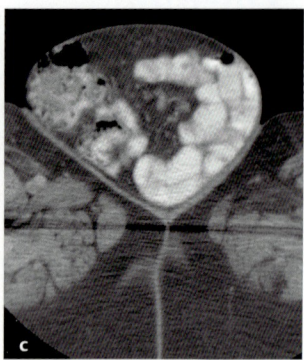

a Inkarzerierte Bauchwandhernie mit verminderter Kontrastierung der Wand und dilatierten Dünndarmschlingen. Nebenbefund: Psoashämatom.

b Skrotalhernie mit Sigmaanteilen (Doppelkontrastdarstellung eines Kolonographie-Datensatzes).

c Große Leistenhernie mit Dünn- und Dickdarmanteilen.

Mittellinienhernien entlang der Linea alba werden in epigastrische (oberhalb des Nabels) und hypogastrische (unterhalb des Nabels) Hernien eingeteilt. Die Mehrzahl der epigastrischen Hernien liegt im nabelnahen Drittel der Linea alba. Die laterale Bauchwandhernie (Spieghel-Hernie) tritt durch eine Lücke der Bauchwandaponeurose zwischen Rektusscheide und lateraler Bauchwandmuskulatur (M. transversus/obliquus internus) (Abb. 15.**32 a**). Narbenhernien finden sich bei 5 % der operierten Patienten, typischerweise im ersten postoperativen Jahr. Sie sollten unter Valsalva-Manöver untersucht werden. Lumbalhernien liegen dorsolateral zwischen 12. Rippe und Darmbeinkamm. Bruchpforte ist die Muskulatur der Lumbalregion. Sie enthalten Darmschlingen, retroperitoneales Fett oder die Niere.

Sehr selten sind die Hernia obturatoria, Hernia ischiadica (Glutealhernie) und die Hernia perinealis (interne Bauchwandhernien).

Innere Hernien

Innere Hernien sind in angeborene oder erworbene Lücken der Bauchhöhle möglich. Die Treitz-Hernie ist die häufigste und bekannteste Form. Typische Manifestation einer inneren Hernie ist der akute Ileus nach Inkarzeration. Die klinische Diagnose ist schwierig. Oftmals ist die Computertomographie das entscheidende diagnostische Verfahren beim Nachweis okkulter Bauchwand- oder interner Hernien. Sie liefert die notwendigen Informationen über Lage und anatomische Zuordnung, Inhalt und potenzielle Komplikationen (Inkarzeration, Obstruktion, Volvulus).

CT-Morphologie

Leitsymptome einer inneren Hernie sind fixierte Darmschlingen, abnorm lokalisierte Darmanteile in Regionen wie der Bursa omentalis, Schlingenkonglomerate und Zeichen einer Obstruktion. Typische Lokalisationen sind das Foramen epiploicum (Winslowii) und peritoneale Rezessus (perizökal, transmesenterial, supravesikal und intersigmoidal).

Paraduodenalhernien sind die häufigsten inneren Hernien (> 50 %). Eine rechtsseitige Duodenalhernie (25 % aller Duodenalhernien) ist mit einem fehlenden Treitz-Band assoziiert. Die Darmschlingen liegen lateral und kaudal der Pars descendens duodeni. Die A. mesenterica superior und ihre Äste verlaufen entlang der Hernienvorderwand. Bei der häufigeren linksseitigen Duodenalhernie verläuft das Jejunum in einer Aussackung durch das Landzert-Foramen dorsal der V. mesenterica inferior bis in eine Lücke des Mesocolon descendens.

Dünndarmschlingen, manchmal auch terminales Ileum, Zökum, Colon ascendens und transversum, Gallenblase und Omentum, können durch das Foramen Winslowii in die Bursa omentalis prolabieren (~ 8 % der inneren Hernien) und liegen dann dorsal des nach ventral verlagerten Magens. Die hernierten Strukturen sind dann nicht mehr in ihrer normalen anatomischen Lage zu finden. Ileozökale

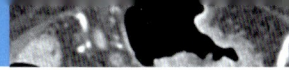

Hernien (~ 13 %) enthalten in der Regel eine Ileumschlinge, die durch einen Defekt des zökalen Mesenteriums tritt und dann lateral des Zökums liegt. Defekte im Dünndarmmesenterium führen zu transmesenterialen Hernien (~ 8 %), die zu einem hohen Prozentsatz inkarzerieren. Die Differenzial-diagnose zu einem Volvulus oder einer Einklemmung durch Adhäsionen ist mitunter nicht möglich. Ileum- und Jejunumschlingen können durch einen Defekt des Mesenterium sigmoideum treten und dann zwischen zwei Sigmaschlingen liegen (~ 6 %).

Darmperforation

Die CT ist im Nachweis kleiner intraperitonealer Luftansammlungen und subklinischer gastroduodenaler Perforationen weitaus sensitiver als die konventionelle Röntgendiagnostik. Perforation können Traumafolge (Sicherheitsgurt, Lenkrad, iatrogen) oder krankheitsbezogen sein (postbulbäres Ulkus, Morbus Crohn, Divertikulitis).

CT-Morphologie

Die Perforation des Magens oder Bulbus duodeni führt zu freier Luft in der Peritonealhöhle. Perforationen des duodenalen C hingegen führen zu Luftaustritten in die Leberpforte (Abb. 15.**33 a**) oder nach retroperitoneal, z. B. in den vorderen Pararenalraum. Kleine Luftansammlungen können sich zwischen den Mesenterialblättern oder im Omentum verbergen und sind dann nur im Lungenfenster erkennbar. Größere freie Luftmengen sammeln sich bei der Untersuchung in Rückenlage im Oberbauch ventral der Leber an.

Perforationen von Jejunum, Ileum oder Kolon können zu sehr massiven freien Luftansammlungen in der Bauchhöhle führen. Bei Perforationen am Colon ascendens oder descendens, am Sigma oder Rektum kommt es zu retroperitonealen Luftansammlungen, die sich nach kranial bis in das Mediastinum ausbreiten können. Gedeckte Perforationen finden sich insbesondere beim Morbus Crohn und bei Tumoren; dabei sind oft nur kleine Luftansammlungen in unmittelbarer Nachbarschaft zur Darmwand nachweisbar. Entzündliche Veränderungen führen gewöhnlich zu Verklebungen und dadurch zur Abkapselung innerhalb der Peritonealhöhle (Abb. 15.**33 b**, vgl. Abb. 15.**22 c**, 16.**11 b**).

Tab. 15.14 ⋯⟶ *Ursachen freier intraabdomineller Luft*

Freie Luft retroperitoneal	
Perforation	Rektum
	Zökum
Freie Luft intraperitoneal	
Perforation	Magen
	Duodenum
	Dünndarm
	Kolon
Freie Luft intra- und retroperitoneal	
Perforation	Sigma

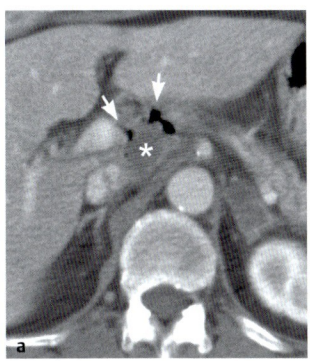
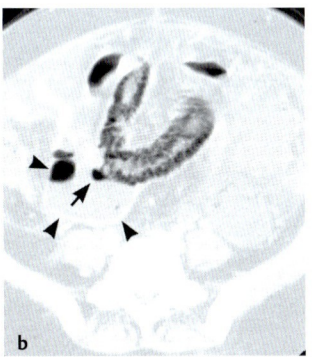
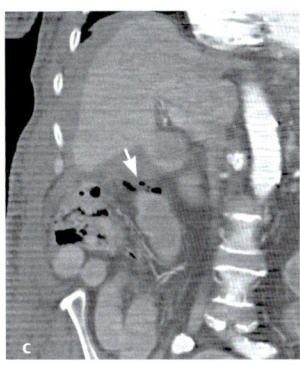

Abb. 15.33 **Freie Luft im Abdomen.**

a Duodenalperforation mit freier Luft im Bereich der Leberpforte (Pfeile) und kleiner Flüssigkeitsansammlung (*).
b Darmischämie infolge Strangulation mit Pneumatose und Perforation (Pfeil), lokalem Abszess (Pfeilspitzen) und freier Luft.

c Freie Luft im rechten subhepatischen Raum bei einem älteren Patienten; chirurgisch konnte keine Perforation bestätigt werden (coronale MPR).

Perforationen können entzündliche Reaktionen der angrenzenden Organe induzieren (Pankreas, Kolon, Leber). Gastroduodenale Perforationen mit Austritt von Magen- oder Pankreassaft in die Peritonealhöhle lösen eine Peritonitis oder gar eine Abszess-bildung aus. Postentzündliche Strikturen können zum mechanischen Ileus führen.

Freie Luft in der Bauchhöhle ist gewöhnlich Folge einer Perforation (Tab. 15.**14**), in seltenen Fällen lässt sich dies operativ allerdings nicht bestätigen (Abb. 15.**33 c**).

Mesenterialinfarkt und Ischämie

Bei der mesenterialen Ischämie wird zwischen einer akuten und chronischen Form unterschieden. Die akute Ischämie kann Folge eines arteriellen Verschlusses, einer venösen Thrombose oder einer nichtokklusiven Mangeldurchblutung sein. Der akute Mesenterialarterienverschluss lässt sich in über 50% der Fälle auf eine Embolie aus dem linken Ventrikel und zu 25% auf eine Thrombose bei vorbestehender Arteriosklerose zurückführen. Nichtokklusive Mesenterialinfarkte (< 25%) resultieren aus einer veränderten Hämodynamik, wie einer arteriellen Hypotension (Sepsis), einer Herzinsuffizienz oder einer adrenergen Medikation. Die chronische intestinale Ischämie (Angina abdominalis) ist in der Regel Folge einer Arteriosklerose, seltener einer arteriellen Embolie oder Kompression.

Thrombosen der Mesenterialvenen entstehen durch eine extrinsische Tumorkompression oder infolge prädisponierender Faktoren wie einer Thrombophilie, einer portalen Hypertension, viszeralen Infektionen, nach einer Abdominaloperation oder einem Bauchtrauma.

Die klinischen Konsequenzen der mesenterialen Ischämie hängen im Wesentlichen von der Lokali-sation und der Ausdehnung des Befundes ab. Dünndarminfarkte haben eine Mortalitätsrate von mehr als 80%; eine erfolgreiche Behandlung erfordert die sofortige Operation. Die ischämische Kolitis hingegen limitiert sich selbst und spricht im Allgemeinen auf eine supportive Therapie und Flüssigkeits-substitution an. Das Risiko einer mesenterialen Ischämie hängt wesentlich von der Kollateralisation ab. Der Dünndarm verfügt über eine primäre, sekundäre und tertiäre Arkade mit multiplen Verbindungen zwischen den superioren und inferioren mesenterialen Gefäßen und dem Truncus coeliacus. Am Kolon verläuft die A. marginalis parallel zur mesenterialen Anheftung. Die Endarterien – die sog. Vasa recta – entspringen aus diesem Gefäß. Die linke Flexur ist eine der häufigsten Lokalisationen der ischämischen Kolitis, da für dieses Segment keine primären oder sekundären Arkaden existieren. Darüber hinaus ist die Zahl der Vasa recta am Colon ascendens geringer, und die Gefäße neigen zu Spasmen.

Der akute Mesenterialinfarkt hat eine hohe Morbidität und Mortalität. Er stellt eine besondere diagnostische und therapeutische Herausforderung

Abb. 15.34 Akute mesenteriale Ischämie.

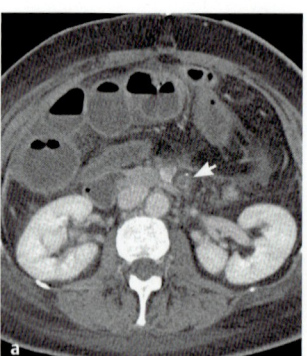
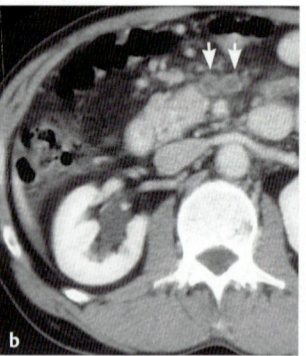

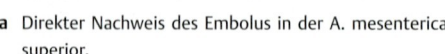
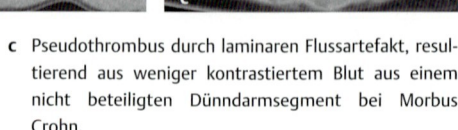

a Direkter Nachweis des Embolus in der A. mesenterica superior.
b Mesenterialvenenthrombose.

c Pseudothrombus durch laminaren Flussartefakt, resultierend aus weniger kontrastiertem Blut aus einem nicht beteiligten Dünndarmsegment bei Morbus Crohn.

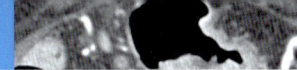

Abb. 15.35 **Akuter Mesenterialinfarkt.**

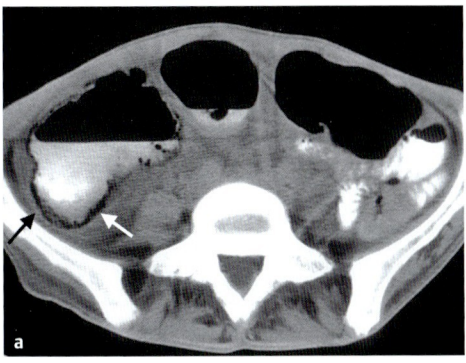

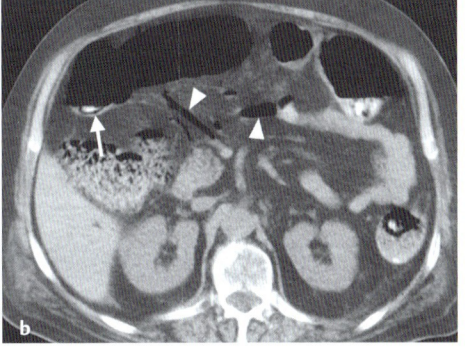

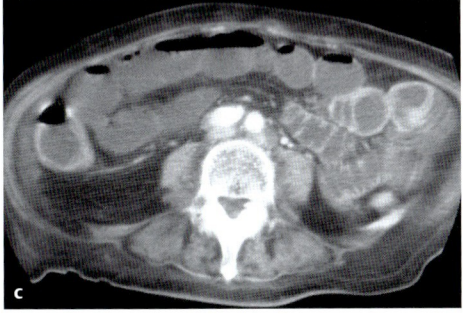

a Ausgeprägte Dilatation der abhängigen Darmschlingen mit intramuralen Gaseinschlüssen als Zeichen der Wandnekrose.

b Gas in der V. mesenterica (Pfeilspitzen).

c Fehlende Kontrastierung des betroffenen Segmentes.

d Luft in den intrahepatischen Portalvenenästen (im Gegensatz zur Aerobilie weiter peripher, subkapsulär angeordnet).

dar, da die klinische Symptomatik oft unspezifisch ist. Die Diagnose wird häufig verzögert gestellt und die Prognose dadurch ungünstig beeinflusst. Bei klinischem Verdacht ist die mesenteriale Angiographie nach wie vor der Goldstandard. Die CT-Angiographie kann Embolien in der A. mesenterica superior und ihren Verzweigungen erster Ordnung sicher nachweisen und zugleich das Ausmaß der Malperfusion abschätzen.

CT-Morphologie

Die Mehrzahl der Embolien findet sich 3–10 cm distal des Abgangs der A. mesenterica superior aus der Aorta, unmittelbar distal der Abzweigung der A. coeliaca media. 15% der Embolien liegen direkt am Abgang der A. mesenterica superior aus der Aorta. Die Embolie stellt sich als Füllungsdefekt oder abrupter Abbruch der Gefäßkontrastierung dar (Abb. 15.34 a). Häufig folgt dem arteriellen Verschluss eine venöse Thrombose. In diesen Fällen bleibt die Kontrastierung der Mesenterialvenen nach KM-Applikation aus (> 70 s p.i.).

Die Computertomographie zeigt eine mäßige Darmwandverdickung (< 15 mm). Submuköse Einblutungen können zu asymmetrischen Hyperdensitäten führen. Die betroffenen Darmabschnitte sind oft dilatiert, atonisch und weisen Flüssigkeitsspiegel auf (paralytischer Ileus). In der Frühphase der Darmischämie ist durch den langsameren Blutstrom innerhalb der Kapillaren meist eine intensive Kontrastierung der Darmschleimhaut nachweisbar, während in späteren Phasen eine deutliche Hypoperfusion gegeben ist (Abb. 15.35 c). Mitunter finden sich als Ausdruck der Darmgangrän Gaseinschlüsse in der Darmwand sowie in den Portal- und Mesenterialvenen (Abb. 15.35 a, b, vgl. Abb. 15.33 b). Gas in den intrahepatischen Portalvenenästen sammelt sich ventral und breitet sich im Gegensatz zur Aerobilie weit peripher bis subkapsulär aus (Abb. 15.35 d).

Bei einer Mesenterialvenenthrombose lässt sich ein Füllungsdefekt in der Vene nachweisen (Abb. 15.34 b). Eine inhomogene Kontrastierung der Mesenterialvene darf nicht mit einer Thrombose verwechselt werden. Pseudothrombus-Artefakte kommen bei Untersuchungen in der spätarteriellen

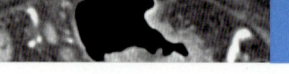

und frühen portalvenösen Phase vor; sie sind Folge unterschiedlicher Transitzeiten in den verschiedenen Mesenterialästen und in der A. lienalis (Abb. 15.**34 c**).

Die Behandlung einer akuten arteriellen oder venösen Okklusion kann alternativ zur Chirurgie auch mit interventionellen Verfahren erfolgen. Kontraindikationen sind allerdings eine Darmwandnekrose (fehlende KM-Aufnahme, Pneumatose) und Zeichen einer Peritonitis (Verdickung der Peritonealblätter, Aszites).

Pneumatosis cystoides intestinalis

Dieser seltene Befund wird am ehesten im frühen Erwachsenenalter beobachtet und ist durch Gasbläschen in der Subserosa und Mukosa des Dünn- und Dickdarms gekennzeichnet. Die distalen Kolonabschnitte sind bevorzugt betroffen. Neben der primären Form (15%) wird die häufigere sekundäre Form (85%) unterschieden (Tab. 15.**15**). Es handelt sich meist um Zufallsbefunde ohne spezifische Klinik. Insofern sind die Befunde einer Pneumatosis immer im klinischen Kontext zu interpretieren.

CT-Morphologie

Die Computertomographie zeigt multiple dünnwandige, nicht kommunizierende luftgefüllte Zystchen variabler Größe in der Darmwand (in subseröser und submuköser Lokalisation), die einer Pneumatose beim Mesenterialinfarkt ähneln. Die Perforation einer Zyste kann ein asymptomatisches Pneumoperitoneum zur Folge haben, das über längere Zeit persistiert.

Tab. 15.15 ⤳ *Differenzialdiagnose der sekundären intestinalen Pneumatose*

Intestinales Trauma	Ingestion Endoskopie Bypass-Operation an Jejunum/Ileum Darmanastomose Abdominaltrauma parenterale Ernährung Bariumeinlauf
Intestinale Ischämie/Infarkt	nekrotisierende Enterokolitis mesenteriale Gefäßerkrankung
Intestinale Obstruktion	Pylorusstenose Morbus Hirschsprung Mekoniumileus Tumor
Infektion	Parasiten Tuberkulose perforiertes Divertikel Peritonitis Steroidtherapie
Entzündung	pylorisches/duodenales Ulkus entzündliche Darmerkrankungen Kollagenosen Morbus Whipple
COPD	Emphysem bullöse Lungenerkrankung chronische Bronchitis Asthma Beatmung

COPD = chronisch obstruktive Lungenerkrankung

Postoperative Veränderungen

Das Spektrum von Operationen, die Dünn- und/ oder Dickdarm direkt oder indirekt betreffen, ist breit. Entsprechend vielfältig sind die Befunde. Abgesehen von der klassischen Tumorresektion gibt es Segmentresektionen, Ileokolostomien, palliative Bypass-Operationen bei Tumorpatienten, Enteroplastien zur Erweiterung stenosierter Segmente und verschiedene Techniken für permanente und temporäre Stomata. Die Computertomographie ist in allen diesen Fällen lediglich bei Komplikationen indiziert.

CT-Morphologie

Eine Anastomoseninsuffizienz kann sich in unterschiedlicher Form manifestieren: als extraluminale Flüssigkeitsansammlung, als postoperativ persistierende oder zunehmende freie Luft, als Kontrastmittelextraintestinat (Bariumpräparationen kontraindiziert) oder als Abszedierung. Postoperative Flüssigkeitsansammlungen sind nicht ungewöhnlich und bedürfen nur dann einer weiteren Diagnostik (Aspiration, Drainage), wenn sich klinisch Infektzeichen ausbilden. Manchmal finden sich Hämatome oder ein hämorrhagischer Aszites (vgl. Abb. 16.**9**).

Im Bereich der Enterostomie findet sich mitunter eine hyperdense Nahtlinie. Eine Anastomosenenge kann aus einer reaktiven Entzündung oder einem Tumorrezidiv resultieren (Anastomosenrezidiv); bei nur geringer Wandverdickung bzw. Weichteilvermehrung ist computertomographisch keine Differenzierung möglich. Stenosen im Anastomosengebiet sind klinisch nur dann relevant, wenn eine prästenotische Dilatation vorliegt (Abb. 15.**36**).

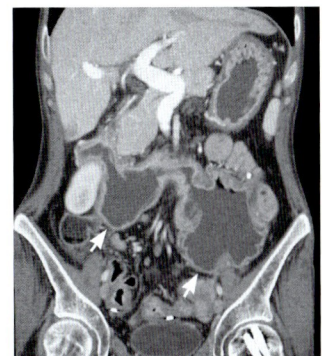

Abb. 15.36 **Postoperative Dilatation zahlreicher Dünndarmschlingen bei Morbus Crohn.**
Z. n. mehrfachen Eingriffen aufgrund rezidivierender Stenosen (coronale MPR).

Trauma

Stumpfe oder penetrierende Bauchtraumen können auch den Dünn- und Dickdarm betreffen und zu Blutungen oder einer Perforation führen. Verletzungen des Gastrointestinaltraktes beim stumpfen Bauchtrauma sind insgesamt allerdings selten. Meist sind sie Folge von Verkehrsunfällen (in erster Linie Motorradfahrer und Rücksitzpassagiere bei Autounfällen). Mögliche Verletzungsfolgen sind Kontusionen, intramurale Hämatome oder Perforationen. Kontusionen und Hämatome werden konservativ behandelt, Letztere auch dann, wenn sie relativ groß sind und mit einer Lumenobstruktion einhergehen. Perforationen durch Darmeinrisse oder Abrisse hingegen bedürfen der chirurgischen Intervention. Begleitende Gefäßverletzungen führen zur Ischämie oder zum Infarkt mit konsekutiver Perforation oder Striktur. Primärdiagnostische Verfahren sind der sequenzielle Ultraschall und die Computertomographie, die beim polytraumatisierten Patienten zunehmend größere Bedeutung erlangt. Die Peritoneallavage gehört der Vergangenheit an.

Verletzungen des Magens finden sich gewöhnlich bei Kindern und liegen meist an der Vorderwand. Am Duodenum sind das zweite und dritte Segment betroffen, dann häufig mit Begleitverletzungen an Leber, Pankreas oder Milz. Dünndarmverletzungen betreffen sowohl die mobilen als auch die fixierten Anteile. Kolonverletzungen sind sehr selten – manchmal ist das Colon transversum betroffen, die Diagnose ist bei dem meist kollabierten Darm

schwierig zu stellen. Bei dringendem Verdacht sollte die Untersuchung nach rektaler Gabe von 750 – 1000 ml KM wiederholt werden. Verletzungen des Mesenteriums treten immer im Zusammenhang mit Darmverletzungen auf. Frisches Blut muss immer zur Suche nach Darmverletzungen Anlass geben. Lazerationen der großen Gefäße sind lebensbedrohlich.

Die enterale Kontrastmittelgabe (500 – 750 ml via Nasensonde unmittelbar vor der Untersuchung) wird hinsichtlich der Notwendigkeit kontrovers diskutiert und unterschiedlich gehandhabt. Zweifelsfrei ist für eine optimale Beurteilung des Intestinaltraktes eine Kontrastierung desselben vorteilhaft. Die Kontrastmittelfüllung setzt jedoch eine adäquate Peristaltik voraus, die häufig nicht gegeben ist (posttraumatische reflektorische Paralyse); meist werden nur Magen, Duodenum und Teile des Jejunums ausreichend kontrastiert. Über die Notwendigkeit einer enteralen Kontrastmittelgabe sollte deswegen im Einzelfall entschieden werden. Die Sensitivität der Computertomographie beim Nachweis gastrointestinaler Traumafolgen wird mit 88 – 93 % angegeben.

CT-Morphologie

Penetrierende Darmverletzungen mit Perforation gehen immer mit freier intraperitonealer, manchmal auch retroperitonealer Luft einher. Eine breite

Fenstereinstellung (Lungenfenster) ist zum Nachweis geringer pathologischer Gasansammlungen notwendig. Mitunter findet sich ein (hämorrhagischer) Aszites.

Aktive Blutungen sind am besten in der arteriellen Phase nach KM-Injektion erkennbar. Die Blutung kann in die freie Bauchhöhle oder ins Mesenterium erfolgen. Sofern der Verdacht auf eine Blutung besteht, sollte oral kein positives KM gegeben werden, um die Blutung nicht zu maskieren.

Stumpfe Traumafolgen sind schwieriger zu diagnostizieren. Die Zeichen der Darmverletzung sind in der Regel subtil, und die Diagnose bedarf einer sorgfältigen Durchsicht der Schnittbildserie im Cine-Modus. Kontusionen und Hämatome zeigen sich in Form fokaler Darmwandverdickungen mit mesenterialer Begleitreaktion. Definitive Blutungsareale in der Darmwand sind selten. Freie Flüssigkeit ist ein sehr sensitiver, aber wenig spezifischer Befund. Flüssigkeit zwischen einzelnen Darmschlingen stellt sich in Form triangulärer oder zipfliger Flüssigkeitsansammlungen dar und kann auf eine Darmperforation hindeuten. Wasseräquivalente CT-Werte sprechen für eine Perforation, solche über 30 HE für eine Blutung. Ein verwaschenes Mesenterium („misty mesentery") mit erhöter Dichte des Fettgewebes, gestauten Gefäßen und einem Darmwandödem sind mögliche Begleitbefunde.

Der „Schock-Darm" ist durch eine deutliche Wandverdickung und eine vermehrte KM-Aufnahme gekennzeichnet (Reperfusionsphänomen nach initialer Vasokonstriktion). Im Schockzustand kann sich die Milz durch Umverteilung des Blutvolumens verkleinern und hypodens darstellen, die Mesenterialarterien können spastisch eng gestellt sein. Eine kollabierte, schlitzartige V. cava („flattened" oder „caved in" Cava) ist Ausdruck der Hypovolämie.

Peritoneale und retroperitoneale Luftansammlungen, eine Pneumatose, lokale Flüssigkeitsansammlungen zwischen Darmschlingen und Kontrastmittelextravasate sind Befunde, die vielfach eine sofortige chirurgische Intervention indizieren.

16 Peritonealhöhle und Retroperitoneum

M. Jörgensen, M. Prokop

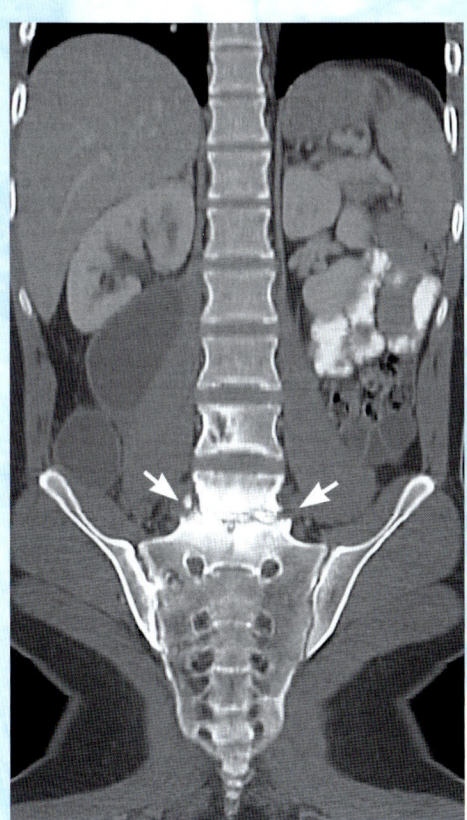

Die Computertomographie ist Methode der Wahl zur Untersuchung des Peritoneums und Retroperitoneums. Dies gilt insbesondere für adipöse Patienten und bei Meteorismus. Bei sehr schlanken Patienten, bei denen das peritoneale Fettgewebe als negativer Kontrast für die Computertomographie spärlich ist, stellt die Sonographie eine gute Alternative dar. Überlegen ist die Computertomographie in jedem Fall für Kontrolluntersuchungen aufgrund der guten Reproduzierbarkeit der Schnittbilder. Die Computertomographie kommt darüber hinaus bei zielgenauen Punktionen, Biopsien und Interventionen, wie beispielsweise Abszessdrainagen, zum Einsatz (Tab. 16.1).

Tab. 16.1 ⋯⟶ *Indikationen zur CT der Peritonealhöhle und des Retroperitoneums*

Tumordiagnostik	primäres Untersuchungsverfahren bei peritonealen und retroperitonealen Tumoren N- und M-Staging anderer Tumoren Verlaufskontrollen im Rahmen der Tumornachsorge
Abszessverdacht	Fokussuche
Hämatom/Blutung	Nachweis, Lokalisation, aktive Blutung?
Präoperativ, interventionell	vor Abszessspaltung bzw. Drainageanlage
Diagnostische Punktion bzw. Biopsie	unklare Raumforderungen oder Flüssigkeitsansammlungen
Andere	unklare sonographische Befunde, Trauma

Anatomie

Die Bauchhöhle wird traditionell in Peritonealraum und Retroperitonealraum untergliedert. Peritoneum, Mesenterium, Faszien und Bänder bilden die Grenzen des Peritoneal- und Retroperitonealraumes. Die Kenntnis der verschiedenen Kompartimente ist für das Verständnis der Ausbreitung pathologischer Prozesse wichtig, insbesondere auch für eine erfolgreiche perkutane Drainage abdomineller Flüssigkeitsansammlungen.

Peritonealhöhle

Die Peritonealhöhle wird vom Peritoneum ausgekleidet und bildet den Raum zwischen viszeralem und parietalem Peritoneum. Peritonealduplikaturen bilden Ligamente, welche die Strukturen in der Peritonealhöhle fixieren. Sie werden nach den Strukturen benannt, die sie verbinden.

Das Omentum ist eine große Bauchfellduplikatur. Sowohl großes wie kleines Netz (Omentum majus bzw. minus) sind mit dem Magen verbunden, dessen Ligamente Bestandteile des Omentums sind.

Das Mesenterium verbindet einen Teil des Darms mit dem Retroperitoneum und weist beidseits einen Peritonealüberzug auf. Mesenterium, Omentum und Peritonealduplikaturen enthalten Lymphknoten, Gefäße und teilweise Gangstrukturen.

Der Raum zwischen viszeralem und parietalem Peritoneum wird durch die Organe und Ligamente in verschiedene Kompartimente untergliedert (Tab. 16.2). Diese Kompartimente sind nicht streng voneinander getrennt, sondern kommunizieren ventral des Colon transversum miteinander (Abb. 16.1 u. 16.2).

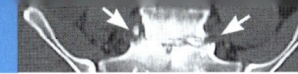

Tab. 16.2 ⋯⋗ *Kompartimente der Peritonealhöhle*

Oberbauch = supramesokolisches Kompartiment	
Subphrenischer Raum	wird durch das Lig. falciforme in linke und rechte Hälfte getrennt
Rechter subhepatischer Raum	zwischen Leber und rechter Niere
Linker subhepatischer Raum	zwischen Leber und Magen
Bursa omentalis	zwischen Pankreas und Magen, Ausdehnung bis zum Lobus caudatus und Milzhilus
Unterbauch = inframesokolisches Kompartiment	
Rechte parakolische Rinne	rechts vom Zökum und Colon ascendens
Linke parakolische Rinne	links vom Colon descendens
Supramesenterialer Raum	oberhalb der Mesenterialwurzel
Inframesenterialer Raum	unterhalb der Mesenterialwurzel
Beckenhöhle	
Excavatio vesicouterina und recto-uterina bei der Frau	zwischen Blase und Uterus bzw. Rektum und Uterus
Excavatio rectovesicalis beim Mann	zwischen Blase und Rektum

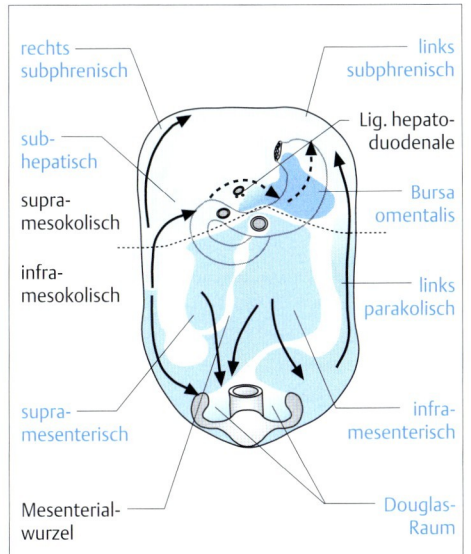
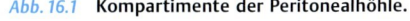

Abb. 16.1 Kompartimente der Peritonealhöhle.

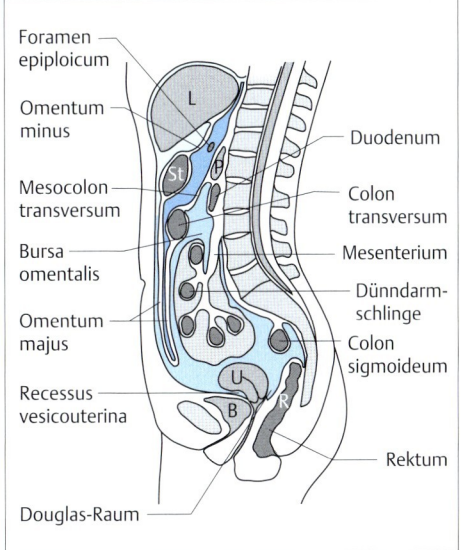

Abb. 16.2 **Sagittaler Schnitt durch den Bauchraum und das Becken.**

Supramesokolisches Kompartiment

Das Mesocolon transversum trennt den supramesokolischen vom inframesokolischen Raum. Der supramesokolische Raum besteht aus dem rechten und linken subphrenischen, dem rechten und linken subhepatischen, dem perisplenischen Raum und der Bursa omentalis (Abb. 16.1). Das Lig. falciforme trennt rechten und linken subphrenischen Raum.

Linker subphrenischer Raum

Der linke subphrenische Raum ist relativ groß und lässt sich in den subphrenischen Raum im engeren Sinn sowie den perilienalen und den linken subhepatischen Raum unterteilen. Das linke triangulare hepatische Ligament, das von der Oberfläche des linken Leberlappens zum Zwerchfell zieht, führt zu keiner Aufteilung des subphrenischen Raumes.

Der unmittelbar subphrenische Raum liegt zwischen Zwerchfell und Magenfundus. Er wird vom

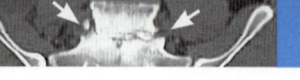

gastrophrenischen Ligament durchzogen und stellt eine häufige Lokalisation für Flüssigkeiten, Abszesse, Hämatome oder vom Magen ausgehende pathologische Prozesse dar.

Der perilienale Raum wird durch das Lig. phrenicocolicum, welches zwischen dem proximalen Colon descendens und dem Zwerchfell verläuft, von der linken parakolischen Rinne separiert. Das Ligament verhindert die freie Ausbreitung von Aszites zwischen diesen Räumen. In den perilienalen Raum lokalisieren sich pathologische Prozesse der Milz und des Pankreasschwanzes.

Der linke subhepatische Raum (= gastrohepatischer Rezessus) liegt zwischen dem linken Leberlappen und dem Magen. Geläufige Pathologien in dieser Lokalisation sind Prozesse der Gallenblase, des Bulbus duodeni, des linken Leberlappens und der kleinen Magenkurvatur.

Rechter subphrenischer Raum und rechter subhepatischer Raum

Das rechte Lig. triangulare zieht posterolateral von der Oberfläche des rechten Leberlappens zum Zwerchfell. Es trennt den rechten subphrenischen vom rechten subhepatischen Raum.

Letzterer wird weiter in ein anteriores und ein posteriores Kompartiment untergliedert. Der anteriore rechte subhepatische Raum kommuniziert über das Foramen epiploicum (Winslow) mit der Bursa omentalis und wird in Prozesse der Gallen-

blase, des Pankreas, des Magens und der Leber involviert. Der posteriore rechte subhepatische Raum (Morison-Raum, Fossa hepatorenalis) ist bei Rückenlage des Patienten der abhängigste Teil des Peritonealraumes und insofern häufige Lokalisation für Flüssigkeitsansammlungen und peritoneale Metastasen.

Bursa omentalis

Die Bursa omentalis ist der größte Rezessus des Peritonealraums (Abb. 16.1 – 16.3). Sie kommuniziert mit der Peritonealhöhle über das Foramen epiploicum am Unterrand des Lig. hepatoduodenale, welches in ventrodorsaler Reihenfolge den Ductus choledochus, die A. hepatica propria und die Pfortader beinhaltet. Die Bursa omentalis hat drei Ausläufer: den superioren, den lienalen und den inferioren Rezessus. Der superiore Rezessus umschließt die mediale Fläche des Lobus caudatus, der lienale Rezessus zieht über die Mittellinie zum Milzhilus und der inferiore Rezessus erstreckt sich zwischen Magen, Pankreas und Mesocolon transversum nach kaudal.

Abgekapselte Flüssigkeitsansammlungen führen zu einer zystischen Aufweitung der Bursa omentalis. Isolierte Flüssigkeiten in der Bursa sind suggestiv für eine Pankreatitis oder ein perforiertes Magen- oder Duodenalulkus. Disproportionale Flüssigkeitsmengen in der Bursa sind malignomverdächtig.

Die Vorderwand der Bursa omentalis wird vom Omentum minus gebildet, das sich aus dem Lig. gastrohepaticum und – zu einem geringeren Teil –

Abb. 16.3 **Topographie des Oberbauches in Höhe der Bursa omentalis.**

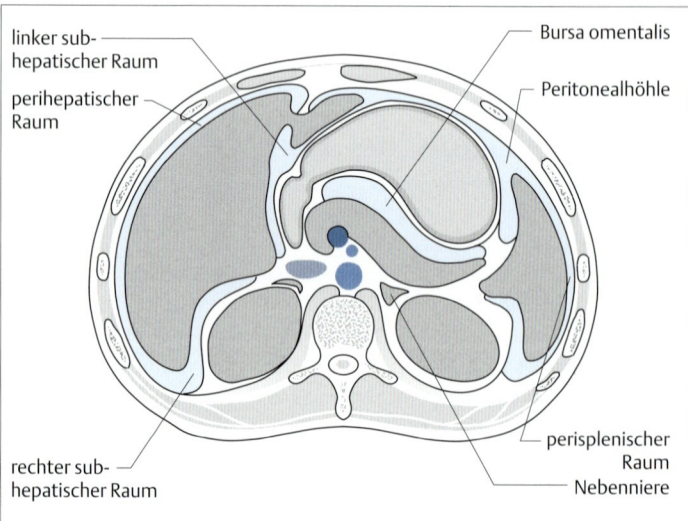

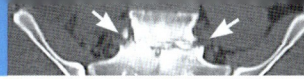

aus den Ligg. hepatoduodenale und gastrocolicum zusammensetzt.

Das *Lig. hepatogastricum* verbindet die Leber mit der kleinen Magenkurvatur. Es enthält die A. gastrica sinistra, Koronarvenen, Lymphknoten und bei portaler Hypertension Varizen. Es ist primärer Ausbreitungsweg einer Pankreasphlegmone bzw. primärer Metastasierungsweg für Ösophagus-, Magen- und biliäre Tumoren.

Das *Lig. hepatoduodenale* bildet den kaudalen Teil des Lig. gastrohepaticum und verläuft vom proximalen Duodenum zur Leberpforte. Es enthält den Ductus hepaticus communis, den Ductus choledochus, die A. hepatica und die Portalvene. Es ist ein wichtiger primärer Ausbreitungsweg für biliäre Neoplasien.

Das *Lig. gastrocolicum* verbindet die große Magenkurvatur mit dem kranialen Aspekt des Colon transversum. Entlang dieser Struktur breiten sich Magentumoren aus und infiltrieren das Kolon bzw. die linke Flexur. Das Ligament repräsentiert den kranialen Abschnitt des Omentum majus und enthält die gastroepiploischen Gefäße.

Dorsal und dorsolateral ist die Bursa omentalis durch die *Ligg. gastrolienale und splenorenale* begrenzt. Das gastrolienale Ligament verläuft zwischen großer Magenkurvatur und Milzhilus, enthält die kurzen Magengefäße und ist bei pathologischen Prozessen des Magens oder des Pankreasschwanzes beteiligt. Das splenorenale Ligament verbindet den posterioren Aspekt der Milz mit dem anterioren Pararenalraum und ist bei Pankreasprozessen beteiligt.

Das Mesokolon begrenzt die Bursa omentalis dorsal und kaudal.

Inframesokolisches Kompartiment

Mesokolon und Mesenterium werden im Computertomogramm durch ihr Fettgewebe, ihre anatomische Lokalisation und die in ihnen verlaufenden vaskulären Strukturen identifiziert.

Das Mesocolon transversum hängt das Querkolon am Retroperitoneum auf und liegt ventral und kaudal des Pankreas im Oberbauch. Es enthält die mittleren Kolongefäße. Pankreasprozesse breiten sich über das Mesokolon zum Kolon aus und umgekehrt.

Das Omentum majus (großes Netz) wird hauptsächlich aus einer Bauchfellduplikatur gebildet und hängt schürzenartig über den Unterbauchorganen (Abb. 16.2). Das Lig. gastrocolicum bildet den kranialen Abschnitt des Omentum majus und findet sich im axialen Schnittbild ventral des Dünndarms. Es wird von vier Peritonealblättern gebildet und ist dadurch für die Ausbreitung entzündlicher und tumoröser Prozesse prädisponiert. Konfluierende Prozesse des Omentum bilden sog. Netzkuchen (omental cake). Das Omentum minus ist eine Bauchfellduplikatur zwischen kleiner Magenkurvatur, Oberrand des Duodenums und Leberpforte.

Die Mesenterialwurzel, die den Dünndarm am Retroperitoneum anheftet, erstreckt sich vom linken oberen Quadranten (Treitz-Band) bis zum rechten unteren Quadranten und zieht ventral über die Pars horizontalis des Duodenums. Sie enthält die superioren Mesenterialgefäße und mehr als 100 Lymphknoten, die normalerweise kleiner als 1 cm sind. Diese Lymphknoten können in drei Gruppen gegliedert werden: darmwandnahe Lymphknoten, Lymphknoten in der Nachbarschaft des Abgangs der superioren und inferioren Mesenterialgefäße und in Lymphknoten entlang der Hauptäste der Mesenterialgefäße.

Das Mesenterium trennt das inframesolische Kompartiment in einen supra- und einen inframesenterialen Raum, die beide oberhalb der Flexura duodenojejunalis in Verbindung stehen (Abb. 16.1). Lateral reichen sie bis an das Colon ascendens bzw. descendens heran, kranial werden sie durch die linke und rechte Hälfte des Colon transversum begrenzt. Kaudal kommunizieren sie beidseits mit der parakolischen Rinne und der Beckenhöhle.

Der superiore und inferiore ileozökale Rezessus liegen ober- bzw. unterhalb des terminalen Ileums. Das Zökum liegt normalerweise vollständig retroperitoneal; mitunter findet sich aber auch ein retrozökaler Rezessus durch eine zusätzliche peritoneale Falte dorsal des Zökums. Die linke und die rechte parakolische Rinne liegen lateral des Colon ascendens bzw. descendens.

Das Mesosigma fixiert das Sigma an der Hinterwand des Beckens und enthält die entsprechenden Gefäße. Es ist häufig an einer Divertikulitis, einem perforierten Kolonkarzinom und beim Morbus Crohn beteiligt. Der intersigmoidale Rezessus liegt im linken Unterbauch am Unterrand des Mesocolon sigmoideum.

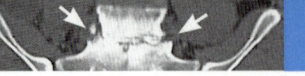

Beckenhöhle

Lateral der Harnblase senkt sich das Peritoneum zur Fossa paravesicalis ein. Der tiefste Teil der Peritonealhöhle liegt dorsal der Harnblase: Bei Frauen teilt der Uterus diesen Raum in die Excavatio vesicouterina und rectouterina (Douglas-Raum) (Abb. 16.**2**). Der Douglas-Raum wird anterior durch die Ligg. lata des Uterus begrenzt und stellt bei Frauen den kaudalsten Abschnitt der Peritonealhöhle dar. Beim Mann sind die beiden peritonealen Rezessus zum Rektovesikalraum verbunden. Freie Flüssigkeit findet sich tendenziell in diesen Kompartimenten. Größere Flüssigkeitsansammlungen laufen entlang der parakolischen Rinnen bis in die subhepatischen und subphrenischen Räume aus (Abb. 16.**1**).

Die Ligg. lata enthalten die Parametrien, die Tuben, Ovarien, Uterusgefäße und Ureteren. Sie verlaufen vom Uterus zur Seitenwand des Beckens. Pathologische Prozesse in diesem Bereich sind neoplastischer oder entzündlicher Natur.

Die Ligg. rotunda (teres uteri) bilden die anteriore Aufhängung des Uterus und enthalten Lymphbahnen. Sie verlaufen lateral der tiefen epigastrischen Gefäße durch den Inguinalkanal bis in die großen Labien.

Das Lig. umbilicale mediale liegt in der Mittellinie und bildet eine peritoneale Umschlagsfalte über dem obliterierten Urachus. Die lateralen Umbilikalligamente bestehen aus zwei Abschnitten: der mediale Anteil verläuft entlang der obliterierten Nabelarterie zum Lig. falciforme, der laterale Anteil bildet eine Bauchfellduplikatur über den tiefen inferioren epigastrischen Gefäßen.

Retroperitoneum

Das Retroperitoneum wird kranial durch das Zwerchfell, kaudal durch die Linea terminalis des kleinen Beckens, ventral durch das hintere Peritonealblatt und dorsal durch die Rückenmuskulatur und das Beckenskelett begrenzt. Kaudal kommuniziert es mit dem subperitonealen Beckenraum, anterior mit dem präperitonealen Raum. Weitere Verbindungen bestehen über die mesenterialen Anheftungen zum Pankreas, der Leber, dem Duodenum, dem Colon ascendens und descendens (Abb. 16.**4**).

Die Blätter der Gerota-Faszie (Fascia renalis anterior und posterior) unterteilen den Retroperitonealraum in Nierenhöhe in drei Kompartimente (Abb. 16.**4** u. 16.**5**): den Perirenalraum zwischen anteriorem und posteriorem Blatt der Gerota-Faszie, den anterioren Pararenalraum zwischen dorsalem Peritoneum und ventralem Blatt der Gerota-Faszie und den posterioren Pararenalraum zwischen dem dorsalen Blatt der Gerota-Faszie und der Fascia transversalis. In sagittaler Richtung verjüngt sich der Perirenalraum trichterförmig nach kaudal. Vor-

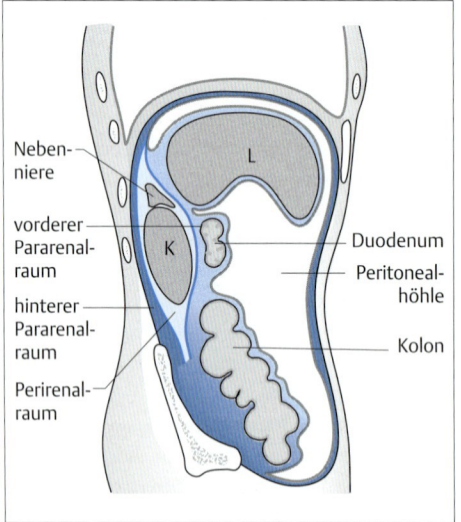

Abb. 16.4 **Parasagittaler Schnitt durch die Peritonealhöhle und das Retroperitoneum.**

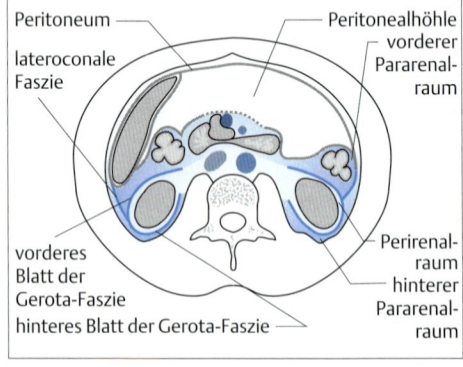

Abb. 16.5 **Retroperitoneale Faszienräume in Höhe der Nieren.**

derer und hinterer Pararenalraum kommunizieren mit dem präperitonealen Raum in Höhe des Beckenkamms. Eine Verbindung besteht auch zwischen rechtem und linkem Perirenalraum.

Die retroperitoneale Faszie ist normalerweise 1–2 mm dick. Computertomographisch ist sie bei ca. 50% der Patienten darstellbar, sofern der Retroperitonealraum ausreichend Fett enthält. Flüssigkeitseinlagerungen, Verdickungen und eine Dünnschichtkollimation verbessern die Fasziendarstellung.

Untersuchungstechnik

Patientenvorbereitung

Zur Abgrenzung pathologischer Prozesse ist eine ausreichende orale Kontrastmittelgabe essenziell, insbesondere bei der Frage nach Abszessen.

Bei einem postoperativen Situs lassen sich einige Darmschlingen oral nicht kontrastieren (z.B. Roux-Y-Schlinge). Eine Kontrastierung der ausgeschalteten Dünndarmschlinge(n) gelingt über die biliodigestive Anastomose durch Gabe eines gallengängigen Kontrastmittels (vgl. CT-Cholegraphie, Kapitel 12).

Untersuchungsparameter

Die Untersuchung des Peritoneal- und Retroperitonealraumes unter Einschluss aller Abschnitte des Abdomens und Beckens erfolgt in Rückenlage des Patienten (Tab. 16.**3**). Der Scan reicht dabei von der Zwerchfellkuppel bis zum Tuber ischiadicum. Die meisten Indikationen sind mit Standardprotokollen abzudecken (Schichtdicke 5–7 mm). Für komplexere Fragestellungen empfiehlt sich eine Dünnschichtkollimation.

Die Multidetektor-CT erlaubt exzellente sagittale und coronale Reformationen, welche für eine detaillierte Beurteilung der verschiedenen Kompartimente und zur Darstellung der mesenterialen und retroperitonealen Gefäßanatomie bzw. -pathologie hilfreich sind. Die besten Ergebnisse liefern Dünnschichtprotokolle mit einer Kollimation von ≤ 1,5 mm. Bei adipösen Patienten sind Kollimationen bis 2,5 mm zur Reduzierung des Bildrauschens empfehlenswert. Eine signifikante Rauschunterdrückung erzielt man allerdings auch bei Dünnschichtprotokollen durch Rekonstruktion dickerer Schichten (5–7 mm axial; 3–5 mm coronal).

Tab. 16.3 ⋯⇢ *Empfohlene Untersuchungsparameter*

Allgemein					
Vorbereitung	Tumordiagnostik: nüchtern für 6 h				
Orales KM	1000–1500 ml KM über 60–90 min vor der Untersuchung ggf. über eine Magensonde appliziert negatives KM (Wasser oder Mannitollösung) für MDCT sinnvoll				
Lagerung	Rückenlage mit Elevation der Arme				
Scanbereich	vom Zwerchfell bis zum Sitzbeinhöcker				
Atemphase	Inspiration				
Fensterung	Nativ-CT: KM-CT:			W/L=350/40 W/L=400/70	
Scannertyp (Schichten pro Rotation)					
Scanparameter	**1** SC/TF/RI	**4** SC [a]	**16** SC [a]	**64** SC [a]	**axial** SW/RI	**MPR** [b] SW/RI
Abdomen Standard	7/12/6 ↓	2–2,5 ↓	1–1,5 ↓	1–1,25 ↓	5/4	–
Abdomen volumetrisch	5/8/4 ↓	1–1,25 ↓	0,5–0,75 ↓	0,5–0,625 ↓	5/4	4/3 cor, 4/4 sag

Fortsetzung →

Tab. 16.3 ⟶ *Fortsetzung*

Kontrastinjektion[c]	V/F/D	V+N/F/D	V+N/F/D	V+N/F/D	Bemerkungen
Abdomen Standard	120/2/70	120+50/3/70	120+50/4/50A	120+50/4/60A	
Abdomen	150/4/D	150+50/5/D	150+50/5/D	150+50/4/D	s. Tab. 11.**5**
arterielle Phase	D = 25	D = 10A	D = 15A	D = 20A	Trigger: Aorta (L1/2)
portale Phase	D = 70	D = 50A	D = 55A	D = 60A	Trigger: Aorta (L1/2)
Spätphase (interstitiell)	D = 3 min	D = 3 min	D = 3 min	D = 3 min	
Ausscheidungsphase	D = 15 min	D = 15 min	D = 15 min	D = 15 min	bei Harnstau länger

SC = Schichtkollimation (mm), TF = Tischvorschub (mm/Rotation), RI = Rekonstruktionsinkrement (mm), ↑↓ = Scanrichtung
SW = effektive Schichtdicke (mm), MPR = multiplanare Reformation, axial = axiale Schichtung, cor = coronal,
V = KM-Volumen (ml), N = NaCl-Volumen (ml), F = Flussrate (ml/s), D = Startdelay (s). KM-Konzentration = 300 mg Jod/ml
[a] Pitch P = TF/(N × SC): ca. 1,5 (4 Schichten); 1,2 – 1,5 (16 Schichten); 0,9 – 1,2 (64 Schichten);
[b] MPR aus dem sekundären Rohdatensatz mit SW/RI = 1 – 1,5/0,7 oder 0,5 – 0,8/0,5
[c] Bolustriggerung für MDCT, Startdelay nach Erreichen eines Kontrastanstiegs von 100 HE in der Triggerregion (A = Aorta)

Kontrastmittelinjektion

Viele peritoneale und retroperitoneale Prozesse gehen von den Abdominalorganen aus. Die KM-Gabe dient in erster Linie dem Nachweis der Primärläsion. Bei Tumorpatienten sollte das KM-Protokoll primär auf eine optimale Beurteilungsmöglichkeit der Leber abgestimmt sein (Lebermetastasen). Bei Verdacht auf eine Blutung empfiehlt sich initial ein Nativscan. Scans in der interstitiellen KM-Phase sind bei fibrosierenden Prozessen, wie der Retroperitonealfibrose sinnvoll, Spätaufnahmen 15 min nach KM-Injektion zum Nachweis von Leckagen der Harnwege. Die Multidetektor-CT (bei reduzierter Dosis) erlaubt eine exzellente Darstellung der Ureteren (CT-Urographie). Alternativ zum Spätscan können 10 ml KM etwa 30 min vor der Untersuchung appliziert werden, um im definitiven Scan (bei nicht gestauten Ureteren) bereits eine Kontrastierung der ableitenden Harnwege zu gewährleisten. Tab. 16.**4** gibt einen Überblick über die KM-Protokolle.

Tab. 16.4 ⟶ *Empfohlene Untersuchungstechnik*

	Nativ	Arterielle Phase	Portale Phase	Spätphase	CT-Urographie[*]	MPR
Aktive Blutung	+	+	(+)	–	–	(+)
Trauma	+	(+)	+	–	(+)	(+)
Urinom	(+)	–	+	–	+	–
Abszess	–	–	+	(+)	–	(+)
Peritonitis	–	–	+	(+)	–	–
Retroperitoneale Fibrose	–	–	+	(+)	(+)	(+)
Sarkom, Karzinoid	–	(+)	+	–	–	+
Mesotheliom	–	–	+	(+)	–	(+)
Andere Tumoren	–	–	+	–	(+)	+

MPR = multiplanare Reformation, erfordert volumetrisches Akquisitionsprotokoll
+ empfohlen, (+) kann zusätzliche Informationen liefern, – nicht empfohlen
[*] eine Vorkontrastierung der Harnwege durch 100 ml KM i. v. 3 min vor dem eigentlichen Scan (s. Tab. 18.**2**) kann die Ausscheidungsphase ersetzen (nicht empfohlen bei Verdacht auf Urolithiasis)

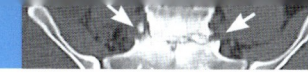

Peritoneale Flüssigkeitsansammlungen ohne solide Anteile

Der Nachweis freier Flüssigkeit im Abdomen ist keine primäre CT-Indikation. Die Computertomographie ist allerdings Methode der Wahl zur Differenzialdiagnose abdomineller Flüssigkeitsansammlungen, insbesondere zum Ausschluss von Abszessen und Blutungen. Tab. 16.**5** gibt einen Überblick über die wichtigsten Differenzialdiagnosen bei intraabdominellen Flüssigkeitsansammlungen.

Tab. 16.5 ⋯⋗ *Differenzialdiagnose   intraabdomineller Flüssigkeitsansammlungen*

Aszites
Darm (dilatierte Darmschlingen, Ileus)
Biliom
Zyste
Serom
Hämatom
Entzündung (Empyem, Abszess)
Lymphozele
Urinom
Nekrotischer Tumor

Mesenteriale, enterale und Omentumzysten

Mesenteriale Zysten sind asymptomatische lymphatische Hamartien mit variablen Flüssigkeitsanteilen. Etwa 80 % finden sich im Dünndarmmesenterium. In der Regel handelt es sich um Zufallsbefunde.

Enterale Duplikationszysten mit epithelialer Auskleidung und Anteilen von glatter Muskulatur sind Folge von Entwicklungsstörungen. Sie können überall im Gastrointestinaltrakt auftreten; häufigste Lokalisationen sind der Ösophagus (10 – 15 %) und der Dünndarm (vgl. Kapitel 15, S. 574).

CT-Morphologie

Mesenteriale Zysten liegen zwischen den Mesenterialblättern vor allem des Dünndarms (Abb. 16.**6**). Die Computertomographie zeigt eine einzelne oder mehrere Zysten mit einem Durchmesser von bis zu mehreren Zentimetern. Die Dichte variiert – je nach Inhalt – zwischen wasser- und weichteiläquivalenten CT-Werten. Wenn die Zysten Fett enthalten, sind Spiegelbildungen durch Sedimentationen möglich. Wandverkalkungen kommen ebenfalls vor.

Omentumzysten liegen im Omentum majus oder in der Bursa omentalis. Sie sind in der Regel gestielt. Eine Stieldrehung kann nur in seltenen Fällen nachgewiesen werden. Eine Darmobstruktion wird durch Dilatation der proximalen Darmabschnitte angezeigt.

Enterale bzw. intestinale Duplikationszysten sind unilokulär und haben eine klar definierte KM aufnehmende Wand mit Schleimhaut- und Muskelanteilen. Sie enthalten seröse, selten auch hämorrhagische Flüssigkeit. Gaseinschlüsse zeigen die Kommunikation mit dem Darmlumen an. Häufigste Lokalisation ist die mesenteriale Oberfläche des Ileums, seltener der ileozökale Übergang, das Duodenum oder die große Magenkurvatur. Computertomographisch stellen sich die Zysten als tubuläre oder rundliche Raumforderungen dar, die intramural gelegen sind oder sich parallel zum Darmlumen orientieren. Differenzialdiagnostisch sind Abszesse und alte Hämatome abzugrenzen (mesenteriale Pseudozyste, s. unten).

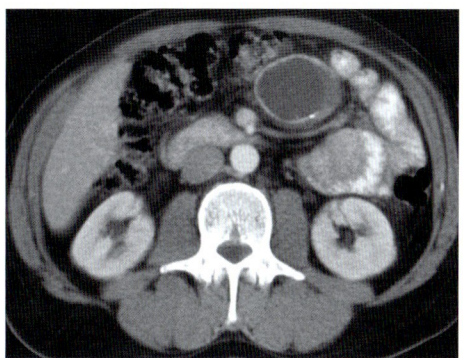

Abb. 16.6 **Mesenterialzyste mit Wandverkalkungen im Dünndarmmesenterium.**

637

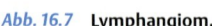

Abb. 16.7 **Lymphangiom.**
a Kleine Zysten sind im CT nicht sichtbar, führen aber zu einer unscharfen Verdichtung des mesenterialen Fettgewebes.
b Große zystische Anteile sind diagnostisch wegweisend.

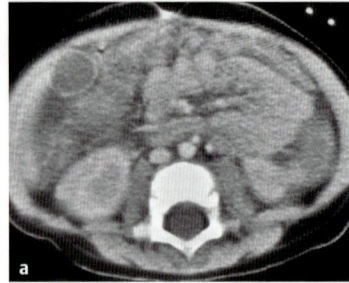
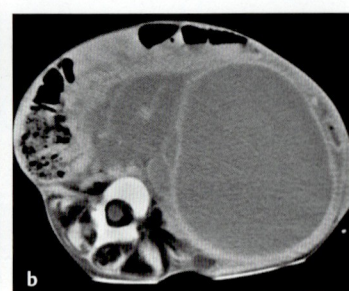

Lymphangiom

Lymphangiome sind kongenitale Läsionen und die häufigsten zystischen Mesenterialtumoren.

CT-Morphologie

Lymphangiome können multilokulär auftreten. Sie haben sehr dünne Wandungen, die mit der Darmwand verschmelzen. Nicht sichtbare Zystenwandungen führen zu einer unscharfen Dichteanhebung des mesenterialen Fettgewebes, was den zystischen Charakter des Lymphangioms maskieren kann (Abb. 16.7 a). Der Inhalt kann serös, chylös oder hämorrhagisch sein. Streifige Hypodensitäten innerhalb einer multizystischen Läsion sind diagnostisch wegweisend (Abb. 16.7 b). Fett-Flüssigkeits-Spiegel sind selten.

Mesenteriale Pseudozyste

Mesenteriale Pseudozysten enthalten häufig Blut und entwickeln sich aus Hämatomen oder Abszessen.

CT-Morphologie

Pseudozysten können uni- oder multilokulär sein. Die Wand ist in der Regel dicker als bei einer einfachen Zyste und zeigt eine stärkere KM-Aufnahme. Fehlende Entzündungszeichen im angrenzenden Mesenterium sind Differenzierungskriterium gegenüber einer Pankreaspseudozyste, mitunter ist die Abgrenzung allerdings schwierig.

Aszites

Zahlreiche Erkrankungen, einschließlich kardiovaskulärer, entzündlicher und neoplastischer, können mit einer Aszitesbildung einhergehen. Der Aszites kann transsudativer oder exsudativer Genese sein. Ein hämorrhagischer Aszites bei Tuberkulose oder Peritonealkarzinose und ein chylöser Aszites stellen Sonderformen dar.

CT-Morphologie

Aszites bildet sich als hypodenser Saum um die intraperitonealen Organe ab. Mengen ab ca. 50 ml können an glatten Organoberflächen wie der Leber nachgewiesen werden. Eine ausreichende Darmkontrastierung hilft bei der Abgrenzung geringer Flüssigkeitsmengen in den infrakolischen Regionen.

Die Verteilung des Aszites wird durch die vorgegebenen intraperitonealen Kompartimente sowie

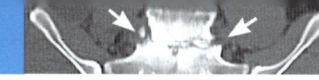

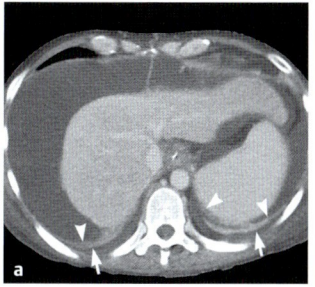 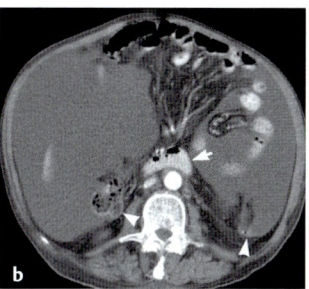 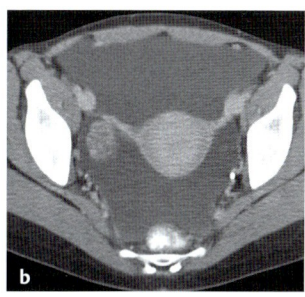

Abb. 16.8 **Aszites.**

a Große perihepatische Flüssigkeitsansammlung mit Verlagerung der Leber nach medial. Der subphrenische Raum wird durch das Lig. falciforme geteilt. Kleine perilienale Flüssigkeitsansammlung und basaler Pleuraerguss. Die atelektatischen Anteile der Lungenbasis beidseits (Pfeile) sollten nicht mit dem Zwerchfell verwechselt werden (Pfeilspitzen).

b Aszites im subhepatischen, supra- und infrahepatischen Raum und im Bereich der parakolischen Rinne beidseits mit konsekutiver Verlagerung der Darmschlingen und des Mesenteriums. Beachte die retroperitoneale Lage von Duodenum (Pfeil) und Colon ascendens bzw. descendens (Pfeilspitzen).

c In Rückenlage läuft der Aszites in den Douglas-Raum aus.

durch Schwerkraft und Lagerung des Patienten bestimmt. Bei Rückenlage sammelt sich freie, nicht abgekapselte Flüssigkeit rasch in den abhängigen Partien (Douglas-Raum und posteriorer subhepatischer Raum). Die Bursa omentalis bleibt auch bei größeren Flüssigkeitsansammlungen meist ausgespart. Massiver Aszites drängt die Dünndarmschlingen und Mesenterialblätter auseinander (Abb. 16.**8**). Adhäsionen (postoperativ, entzündlich, neoplastisch) führen zu zystischen Flüssigkeitsansammlungen, die u. U. nur schwer von Abszessen abzugrenzen sind. Fibrinsepten sind im Gegensatz zum Ultraschall computertomographisch meist nicht darstellbar. Indirektes Zeichen einer Septie-

rung ist eine undulierende Leberkontur (Scalloping).

Die CT-Werte des Aszites liegen in Abhängigkeit vom Proteingehalt zwischen 0 und 30 HE. Höhere Dichtewerte sind charakteristisch für einen tuberkulösen, neoplastischen (Ovarial- oder Appendixtumoren) oder hämorrhagischen Aszites.

Beim chronischen Aszites kann die Peritonealmembran verdickt sein. Erweiterte peritoneale Venen dürfen nicht mit einer Peritonealkarzinose verwechselt werden.

Intraperitoneale Flüssigkeitsansammlungen mit soliden Anteilen, einer Peritonealverdickung und Beteiligung der Bursa omentalis sind malignomverdächtig (Peritonealkarzinose).

Blutung

Intraabdominelle Blutungen sind meist Folge eines stumpfen oder penetrierenden Traumas (Organ-, Gefäßverletzung), einer Darmperforation, einer Tumorruptur, einer Extrauteringravidität oder einer gerinnungshemmenden Therapie. Beim kreislaufstabilen Patienten erfolgt der Nachweis oder Ausschluss eines Hämatoms in der Regel mittels Computertomographie (= Methode der Wahl).

CT-Morphologie

Frische Blutansammlungen weisen weichteiläquivalente Dichtewerte auf, da noch keine Trennung der korpuskulären Bestandteile vom Serum vorliegt. Die Blutungen sind am besten im kontrastverstärkten Scan als hypodenser Saum um Leber oder Milz erkennbar.

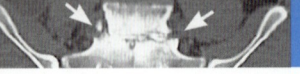

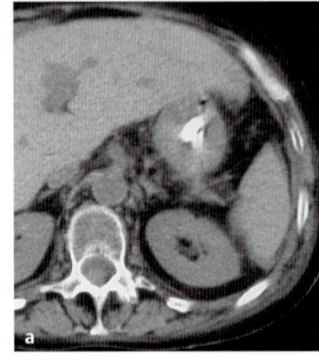
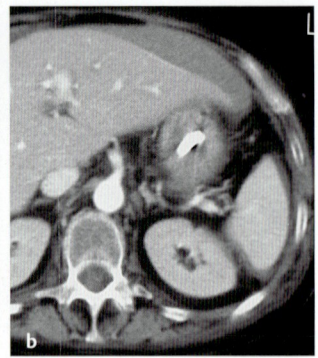

Abb. 16.9 **Hämatom.**
a Frisches Hämatom ventral des linken Leberlappens, hyperdens zur Muskulatur und isodens zur Leber, insofern im Nativscan nicht zu erkennen.
b Im kontrastverstärkten Scan ist das Hämatom klar von der Leber abgrenzbar.

Koagel sind hyperdens, wobei oftmals nur hyperdense schlierige Anteile innerhalb des Hämatoms nachweisbar sind. Die Dichte intraperitonealer Hämatome nimmt innerhalb weniger Tage ab. Nach 1–2 Wochen werden CT-Werte von 0–20 HE erreicht. Sedimentationseffekte (ventrodorsaler Dichtegradient, Flüssigkeitsspiegel) sind beim hämorrhagischen Aszites, speziell im kleinen Becken, häufig (Abb. 16.**9**).

Gallenleckage

Ursachen für einen intraperitonealen Galleaustritt können iatrogene, traumatische, aber auch spontane Rupturen der Gallenwege sein. Durch den lokalen Entzündungsreiz kommt es rasch zu einer schnellen Abkapselung. Die Indikation zur Computertomographie ist vor chirurgischen oder interventionellen Maßnahmen und zur Verlaufsbeurteilung gegeben.

CT-Morphologie

Das Computertomogramm zeigt eine hypodense, abgekapselte Flüssigkeitsansammlung (Biliom) mit Dichtewerten zwischen 10 und 20 HE im Bereich der Leberpforte oder am Leberrand (Abb. 16.**10**). Eine Kammerung durch Fibrinsepten ist computertomographisch nur selten nachweisbar (besser im Sonogramm).

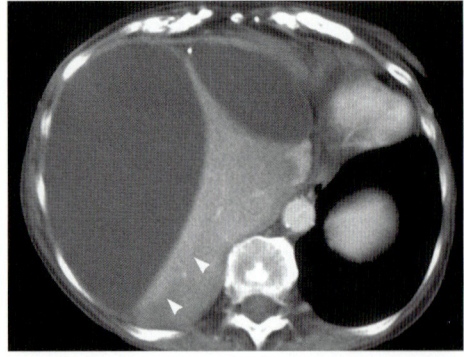

Abb. 16.10 **Biliom nach linksseitiger Leberteilresektion.**
Das CT zeigt eine Flüssigkeitsansammlung an der Resektionsgrenze und eine zweite große Flüssigkeitsmenge an der rechten Seite. Letztere führt zu einer signifikanten Kompression der Leber mit transitorischer Dichtedifferenz im Bereich des komprimierten Parenchyms (Pfeilspitzen).

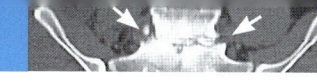

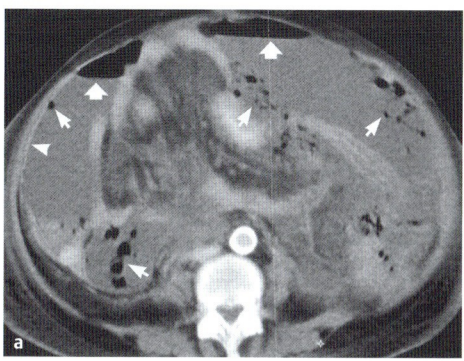

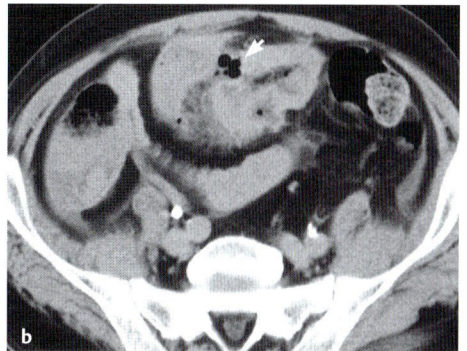

Abb. 16.11 **Peritonitis.**

a Postoperative Kolonperforation mit fäkaler Peritonitis und freier Flüssigkeit im Bauchraum. Das Pneumoperitoneum (breite Pfeile) zeigt die Darmperforation an. Extraluminale Gasansammlungen innerhalb der Flüssigkeitsansammlungen (Pfeile) sind Zeichen einer hohen Viskosität; in diesem Fall handelt es sich um Fäzes.

Eine Verdickung und eine KM-Aufnahme der Peritonealmembran finden sich nur rechtsseitig, wo chirurgisch die Perforation auch bestätigt werden konnte (Pfeilspitze).

b Gedeckte Perforation mit lokaler Peritonitis und kleinen Mengen freier Flüssigkeit und extraluminaler Luft.

Peritonitis

Die Peritonitis ist meist Folge einer Infektion durch Verletzung (z. B. nach Operation) oder Folge einer bakteriellen Durchwanderung. Sie kann das gesamte Peritoneum (diffuse Peritonitis) erfassen oder begrenzt sein (lokale Peritonitis). Fibrinöse, purulente Exsudate führen zu Verklebungen der Peritonealblätter mit konsekutiven lokalisierten Abszessen. Reflektorisch kann sich ein paralytischer Ileus ausbilden.

CT-Morphologie

Die akute Peritonitis ist gekennzeichnet durch einen Aszites mit erweiterten mesenterialen Gefäßen und unscharfer, schleierartiger Verdichtung des mesenterialen Fettgewebes. Die Peritonealblätter sind leicht verdickt (Abb. 16.11) und zeigen eine Kontrastaufnahme.

Chronische Verlaufsformen können mit fokalen Peritonealverdickungen und Verkalkungen einhergehen.

Abszess

Im Rahmen einer isolierten Organentzündung, nach Hohlorganperforation oder postoperativ kann sich eine lokale Peritonitis entwickeln, die sich abkapselt und zur Abszedierung führt. Die angrenzenden abdominellen Kompartimente können einbezogen sein. Auch nach diffuser Peritonitis können abgekapselte Abszesse zurückbleiben.

Die Indikation zur Computertomographie ist bei unklarem Fieber im Rahmen der Fokussuche zum Abszessausschluss oder zur Lokalisationsdiagnostik vor Intervention gegeben.

CT-Morphologie

Abszesse imponieren als lokalisierte Flüssigkeitsansammlungen mit einer Dichte zwischen 10 und 40 HE. Die entzündliche peritoneale Reaktion ist anhand verdickter Peritonealblätter erkennbar. Die Entzündung breitet sich auf Nachbarstrukturen aus, so dass die Gewebegrenzen verwaschen und die trennenden Fettsepten maskiert sind. Extraluminale Lufteinschlüsse sind pathognomonisch, wobei zu berücksichtigen ist, dass postoperative Luftansammlungen bis zu 14 Tage nachweisbar sein können. Sekundärphänomene sind eine Skoliose, ein Ileus und basale pulmonale Begleitreaktionen.

Im Entstehungsstadium können Abszesse wie abgekapselte Aszitesmengen imponieren, so dass bei entsprechender Klinik jede isolierte Flüssigkeitsansammlung abszessverdächtig ist. Die Differenzierung bedarf der Feinnadelaspiration.

Bevorzugte Abszesslokalisationen sind der rechte subphrenische und subhepatische Raum und der Douglas-Raum bzw. die Excavatio rectovesicalis. Oberbauchabszesse sind rechts 2- bis 3-mal häufiger als links. Die häufigste Lokalisation ist die Morison-Tasche, oft in Kombination mit einer Abszedierung rechts subphrenisch. Dies erklärt sich aus dem negativen subphrenischen Druck, welcher eine Ausbreitung vom Becken entlang der rechten parakolischen Rinne begünstigt. Der rechte subphrenische Raum wird dabei auf dem Weg über die Morison-Tasche kontaminiert. Das Lig. falciforme verhindert eine direkte Ausbreitung vom rechten in den linken subphrenischen Raum. Eine Beteiligung der Bursa omentalis bei generalisierter Peritonitis ist trotz der direkten Kommunikation zwischen Morison-Tasche und Bursa omentalis selten, da die enge, schlitzförmige Verbindung frühzeitig durch Adhäsionen verklebt.

Entzündliche Prozesse der Bursa omentalis sind in erster Linie Folge von Erkrankungen der unmittelbar benachbarten Organe, beispielsweise eines perforierten Magen- oder Duodenalulkus.

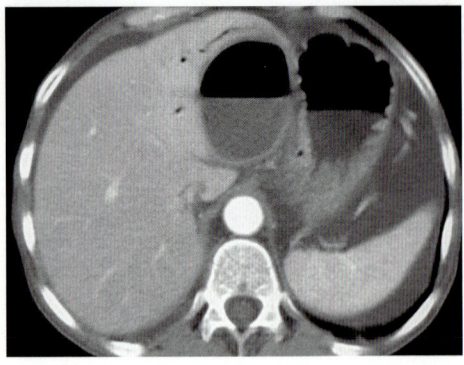

Abb. 16.12 Großer Peritonealabszess im linken subhepatischen Raum.

Linksseitige subphrenische Abszesse sind meist Folge von Komplikationen nach Magen-, Kolon- oder Milzoperation (Abb. 16.**12**). Selten entstehen sie durch ein perforiertes Magen- oder Duodenalulkus.

Infolge der Schwerkraft sinkt die Flüssigkeit im inframesokolischen Kompartiment regelmäßig in die Beckenhöhle (Douglas-Raum, paravesikale Rezessus); insofern ist das Becken bevorzugte Lokalisation von Residualabszessen nach generalisierter Peritonitis.

Peritoneale Flüssigkeitsansammlungen mit soliden Anteilen

Pseudomyxoma peritonei

Das Pseudomyxoma peritonei ist ein seltenes Krankheitsbild. Es entsteht durch Ruptur muzinöser Zysten, wodurch gallertiger Inhalt samt Schleim bildenden Epithelien in die freie Bauchhöhle gelangt. Ausgangspunkt sind meist muzinöse Zystadenokarzinome des Ovars oder des Gastrointestinaltraktes und rupturierte muzinöse Adenome der Appendix (degenerative Mukozele). Nach der Absiedelung in die Bauchhöhle wird die Schleimbildung fortgesetzt, was zu Verwachsungen, Ileus und gelegentlich Abszedierung führen kann.

CT-Morphologie

Typischer computertomographischer Befund sind hypodense intraperitoneale Raumforderungen variabler Größe, die zu einer Verlagerung und Kompression von Darmschlingen und Mesenterium nach medial und dorsal führen. Undulierende Impressionen an der Leberoberfläche (Scalloping) sind charakteristisch. Die dünnwandigen zystischen Formationen des Pseudomyxoms (15–30 HE) imponieren als voluminöser, septierter Pseudoaszites. Ring-

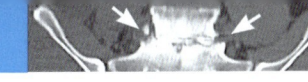

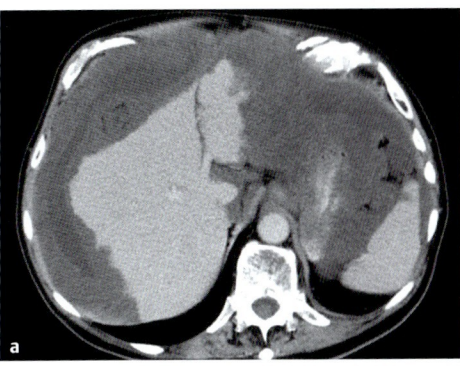

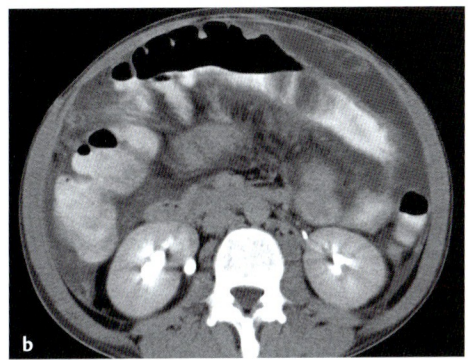

Abb. 16.13 **Pseudomyxoma peritonei.**

Ausgedehnte hypodense intraperitoneale Raumforderungen, welche die Leberoberfläche imprimieren und Darmschlingen und Mesenterium verlagern. Die soliden

Komponenten und Septen zeigen eine leichte KM-Aufnahme; peritoneale Verdickung.

förmige oder bogige Verkalkungen sind bei chronischem Verlauf möglich und diagnostisch wegweisend. Lediglich die Septierungen und soliden Anteile des Pseudomyxoms zeigen eine KM-Aufnahme (Abb. 16.**13**). Das Peritoneum kann verdickt sein.

Differenzialdiagnostisch sind Pankreaspseudozysten, eine pyogene Peritonitis und eine Echinokokkose abzugrenzen.

Mesotheliom

Primäre Peritonealtumoren sind sehr selten. Am geläufigsten ist das peritoneale Mesotheliom. Der Erkrankungsgipfel liegt zwischen dem 55. und 65. Lebensjahr. Männer sind häufiger betroffen als Frauen. Die Erkrankung ist eng mit einer Asbestexposition assoziiert. Nach der pleuralen Manifestation (60%) ist der peritoneale Befall die zweithäufigste Lokalisation (30%). Benigne Formen sind lokalisiert, maligne zeigen eine frühe Ausbreitung entlang der peritonealen Oberfläche.

Ein zystisches Mesotheliom findet sich bei Frauen jungen und mittleren Alters nach vorausgegangener Laparatomie, Beckenentzündung oder Endometriose. Diese Form ist nicht mit einer Asbestexposition assoziiert.

Verkalkungen möglich (Abb. 16.**14**). Typischerweise finden sich nur geringe Mengen eines klaren Aszites.

Eine isolierte noduläre Raumforderung des Peritoneums ist suggestiv für ein benignes Mesotheliom oder mesotheliales Fibrom.

Beim zystischen Mesotheliom finden sich multiple kleine Zysten mit dünnen fibrösen Septen, die

CT-Morphologie

Beim malignen Mesotheliom finden sich irreguläre, noduläre peritoneale Verdickungen und umschriebene Tumorformationen vornehmlich im Bereich des anterioren parietalen Peritoneums, welche sich nach intravenöser Kontrastmittelgabe deutlicher demarkieren. Verdickungen des Mesenteriums, Omentums und der Darmwände sind häufig, fokale

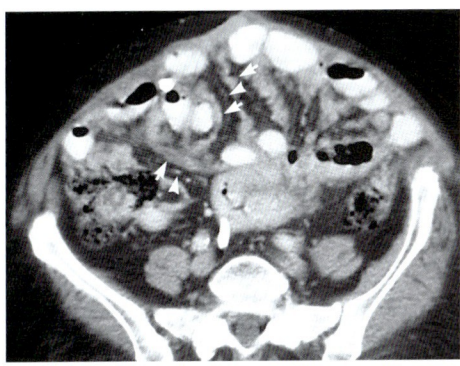

Abb. 16.14 **Mesotheliom.**
Knotige Verdickung des Peritoneums (Pfeile) an der Darmoberfläche und parallel zu den mesenterialen Gefäßen (Pfeilspitzen).

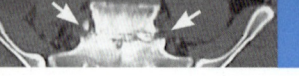

Inklusionszysten mesothelialen Gewebes nach Laparotomie zugeordnet werden. Die Abgrenzung gegen ein Lymphangiom ist anhand morphologischer Kriterien allein nicht möglich.

Peritonealkarzinose und Metastasen

Sekundäre Peritonealtumoren sind weitaus häufiger als primäre. Sie gehen meist von Karzinomen des Magens, des Kolons, der Ovarien, der Gallenblase, des Pankreas oder des Uterus aus. Die Tumorausdehnung erfolgt zunächst subperitoneal, nach Übergreifen auf das Peritoneum intraperitoneal. Die intraabdominelle bzw. intraperitoneale Ausbreitung hängt vom Aszitesfluss ab und vollzieht sich in gleicher Weise wie die Ausbreitung eines peritonealen Abszesses.

Eine Peritonealkarzinose wird sowohl als Zufallsbefund wie auch im Rahmen einer Staging-Untersuchung angetroffen. Da die Tumorabsiedlungen meist kleiner als 2 mm sind, ist der computertomographische Nachweis vielfach schwierig.

CT-Morphologie

Peritoneale Neoplasien gehen in der Regel mit einem serofibrinösen oder hämorrhagischen Aszites und soliden Komponenten einher. Die peritoneale Verdickung kann auch mehr generalisiert ohne gröbere noduläre Veränderungen vorliegen (Abb. 16.15 a). Kleine noduläre Herde lassen sich am besten mittels Dünnschichttechnik an glatten Organoberflächen wie der Leber oder Milz oder am dorsalen Peritoneum nachweisen. Aszites bei einem Tumorleiden ist immer, auch bei fehlendem Nach-

weis solider Anteile, auf eine Peritonealkarzinose verdächtig. Eine deutliche Flüssigkeitsansammlung in der Bursa omentalis bei unauffälligem Magen und Pankreas verstärkt den Verdacht auf eine Peritonealkarzinose.

Prädilektionsorte für eine Peritonealkarzinose sind der Douglas-Raum (50%), der ileozökale Übergang (40%), der kraniale Aspekt des Mesosigmas (20%) und die rechte parakolische Rinne (20%).

Entlang des Dünndarmmesenteriums findet sich eine Reihe peritonealer Rezessus, die schräg nach kaudal in Richtung auf den rechten unteren Quadranten gestaffelt sind. Maligne Zellen im Aszites folgen diesem Weg und siedeln sich in diesen Rezessus und im rechten infrakolischen Raum ab. Die daraus entstehenden Metastasen verdrängen typischerweise die distalen Ileumschlingen und infiltrieren die mediale Kontur des Zökums. Im linken unteren Quadranten ist der obere Sigmaabschnitt in gleicher Weise betroffen. Die Konfluenz metastatischer Ablagerungen geht typischerweise mit einer desmoplastischen Reaktion einher.

Metastatische Absiedelungen entlang der Leberoberfläche und des Lig. falciforme im rechten subphrenischen Kompartiment sind charakteristisch für Ovarialkarzinome (vgl. Abb. 16.13). Dies erklärt sich eher aus der Lymphdrainage zum rechten Zwerchfell als durch eine peritoneale Aussaat. Seltener finden sich bei dieser Entität Metastasen in

Abb. 16.15 Peritonealkarzinose.

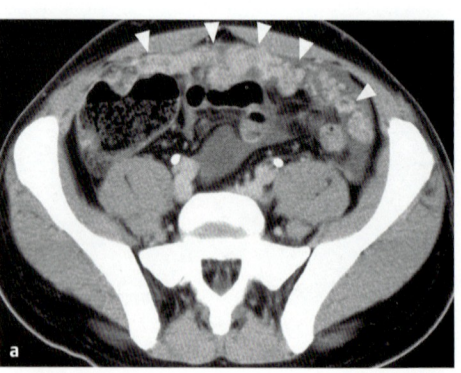

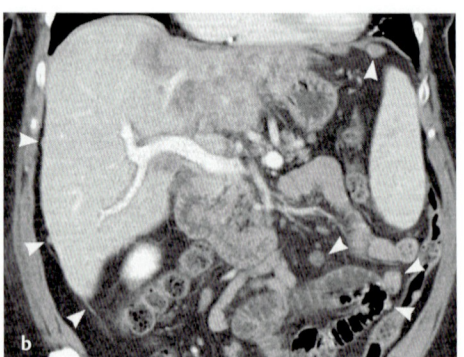

a Kräftige plaqueförmige Verdickung des Omentum majus („omental cake") mit deutlicher KM-Aufnahme.

b Peritoneale Aussaat eines cholangiozellulären Karzinoms mit knotigen Absiedlungen an der Leberoberfläche, Darmoberfläche und am Mesenterium.

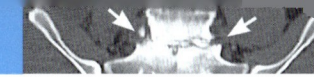

der rechten parakolischen Rinne oder im Morison-Raum. Gelegentlich zeigen Metastasen Schleim bildender Ovarialkarzinome Verkalkungen.

Schleim bildende Adenokarzinome des Magens und (seltener) des Kolons bilden pelvine Abtropfmetastasen an den Ovarien (*Krukenberg-Tumor*), die als zystische oder weichteildichte Raumforderung(en) imponieren und in der Regel mit massivem Aszites einhergehen.

Metastatische Streuungen in die Umbilikalregion gehen von Karzinomen des Magens, der Ovarien, des Kolons oder Pankreas aus („*Sister-Mary-Joseph-Nodule*").

Eine tumoröse Infiltration des mesenterialen Fettgewebes manifestiert sich in Form retikulärer oder knotiger Verdichtungen. Durch Flüssigkeitseinlagerung in den Peritonealblättern erscheinen die Mesenterialgefäße verdickt. Die Streckung und Verdichtung der Mesenterialwurzel führen zu einem sternförmigen Erscheinungsbild. Infiltrierte Netzanteile zeigen eine streifig-noduläre Verdichtung des Fettgewebes, die zu flächigen oder plaqueförmigen Formationen führt, als „Omental Cake" bezeichnet (Abb. 16.**15 a**).

Nach i.v. Kontrastmittelgabe kommt es zu einer Kontrastierung des Peritoneums und der soliden Tumoranteile. Die mesenterialen Gefäße (Venen und Arterien) lassen sich im Kontrastscan besser von solitären Lymphknoten abgrenzen.

Solide Prozesse des Peritoneums und Mesenteriums

Das „verwaschene" Mesenterium („misty mesentery")

Infiltrationen des mesenterialen Fettgewebes durch Flüssigkeit (Ödem, Lymphe, Blut), Zellen (entzündlich oder neoplastisch) und Bindegewebe rufen das Bild eines sog. verwaschenen Mesenteriums („misty mesentery") hervor.

CT-Morphologie

Die normale Dichte des mesenterialen Fettgewebes (-100 HE) erhöht sich auf Werte zwischen -10 und -60 HE. Die Gefäßstrukturen werden dadurch maskiert und sind nur noch nach KM-Injektion abgrenzbar. Das normalerweise nicht abgrenzbare viszerale Peritoneum wird durch Flüssigkeitseinlagerung sichtbar.

Ein diffuses Mesenterialödem kann vielfältige Ursachen haben (Tab. 16.**6**). Es erstreckt sich von der Darmoberfläche bis zur Mesenterialwurzel. Die Darmwandkontur wird dadurch unscharf. Bei systemischen Prozessen ist das Mesenterialödem meist auch mit einem subkutanen Ödem und einem Aszites kombiniert (Abb. 16.**16**). Das durch eine arterielle oder venöse Thrombose bedingte Ödem ist in der Regel lokalisiert (vgl. Abb. 15.**34**).

Entzündliche Prozesse wie die Pankreatitis, die Appendizitis, Divertikulitis oder andere entzündliche Darmerkrankungen rufen meist ein mehr oder weniger lokalisiertes Ödem des Mesenteriums hervor. Bei der Tuberkulose ist diese Infiltration mehr fleckig; die Lymphknoten sind vergrößert und zeigen ein Rand-Enhancement mit hypodensem Zentrum. Begleitbefunde der tuberkulösen Infektion sind ein hyperdenser Aszites, Darmwandverdickungen und peritoneale Verdickungen mit KM-Aufnahme.

Frisches Blut im Mesenterium zeichnet sich durch hyperdense CT-Werte aus (50–70 HE). Mögliche Blutungsquellen sind Gefäße, die Darmwand selbst, das Retroperitoneum oder Beckenstrukturen. Bei traumatischen Darmwandrupturen kann die Alteration des mesenterialen Fettgewebes eindrucksvoller sein als der Darmriss selbst.

Mesenteriale Lymphödeme sind Folge einer Obstruktion des Lymphabflusses durch kongenitale Anomalien, Entzündungen, Neoplasien, einer Operation oder Radiotherapie. Beim Non-Hodgkin-Lymphom ist die Infiltration des mesenterialen Fett-

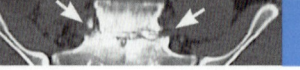
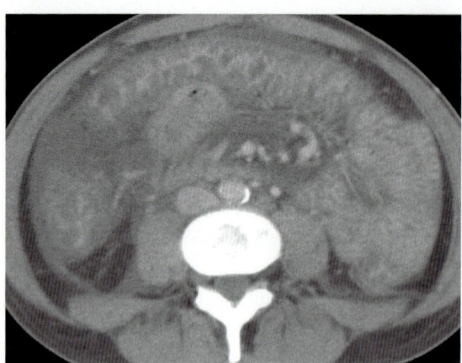

Abb. 16.16 **Mesenteriales Ödem und Anasarka.** Vermehrte (flüssigkeitsähnliche) Dichte des mesenterialen, retroperitonealen und subkutanen Fettgewebes sowie Aszites und Pleuraerguss (nicht dargestellt) im Rahmen einer Hypoalbuminämie. Deutliches Ödem des Colon transversum mit Kontrastierung der Schleimhaut („Akkordeon-Zeichen").

Tab. 16.6 ⋯→ *Differenzialdiagnose des „verwaschenen Mesenteriums" („misty mesentery")*

Diffuses mesenteriales Ödem
Aszites
Portale Hypertension
Schwere Herzinsuffizienz

Entzündung
Pankreatitis
Appendizitis
Divertikulitis
Entzündliche Darmerkrankung
Tuberkulose
Retraktile Mesenteritis

Blutung
Trauma
Tumoren
Arteriovenöse Malformation, Aneurysma
Antikoagulation

Lymphödem
Kongenitale Störungen
Entzündung
Leukämie
Non-Hodgkin-Lymphom
Mesotheliom
Metastasen (Pankreas, Kolon, Mamma, Karzinoid, Ovarien)
Operation
Radiotherapie

gewebes u. U. eindrucksvoller als die Lymphadenopathie selbst und kann – auch bei Rückbildung der Lymphome unter Radio- oder Chemotherapie – über Jahre persistieren. Metastatische Absiedlungen von Pankreas-, Mamma-, Kolon- und Ovarialkarzinomen, von Karzinoiden oder einer Leukämie können ähnlich imponieren.

Retraktile Mesenteritis

Die retraktile Mesenteritis (Synonyme: mesenteriale Lipodystrophie, chronisch fibrosierende Mesenteritis, sklerosierende Mesenteritis, Pannikulitis) ist eine seltene Erkrankung unklarer Ätiologie mit fibrolipomatöser Verdickung des Dünndarmmesenteriums, chronischer Entzündung, Fettgewebsnekrosen und Verkalkungen, die schließlich in eine mesenteriale Fibrose mündet. Altersgipfel ist die 6. Lebensdekade, Männer sind bevorzugt betroffen. Das klinische Bild ist unspezifisch; der Befund wird meist zufällig erhoben.

CT-Morphologie

Das Computertomogramm zeigt eine mesenteriale Raumforderung (mesenteriale Pannikulitis) mit leicht erhöhten Dichtewerten (oberhalb Fett). Das betroffene Areal wird von bindegewebigen Strukturen durchsetzt und kann Verkalkungen enthalten. Es ist meist relativ scharf abgegrenzt und u. U. von einem schmalen Bindegewebssaum umgeben (Abb. 16.**17**). Die Mesenterialgefäße sind weder verlagert noch beeinträchtigt; mitunter sind sie von einem hypodensen Fettgewebshalo umgeben. In fortgeschritteneren Stadien entwickelt sich ein sternförmig konfiguriertes Fibroseareal im verdickten Mesenterium (fibröse Mesenteritis). Noduläre Formationen sind möglich. Die Dünndarmschlingen können gerafft und eingeengt sein; Obstruktionszeichen (prästenotische Dilatation) fehlen jedoch. Wenngleich die Befunde relativ charakteristisch sind, müssen sie von einem Karzinoid oder Liposarkom abgegrenzt werden.

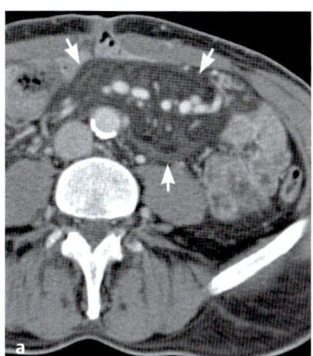 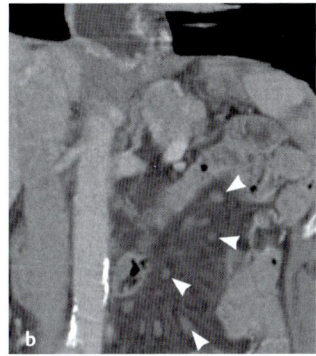

Abb. 16.17 **Mesenteriale Pannikulitis.**

a Vermehrte Dichte des mesenterialen Fettgewebes (Pfeile), welches sich klar gegen das normale retroperitoneale Fett absetzt.

b Die coronale MPR zeigt multiple kleine Knoten (Pfeilspitzen) im Mesenterium.

Lipom, Liposarkom

Vgl. „Solide retroperitoneale Prozesse" (S. 657).

Karzinoid

95 % der Karzinoide liegen im Gastrointestinaltrakt, bevorzugt im Ileum. Die Tumoren können multipel vorkommen. Sowohl der Primärtumor wie die Metastasen können im Mesenterium auftreten.

CT-Morphologie

Karzinoide im Mesenterium stellen sich als unscharf begrenzte Raumforderung mit radiären Ausläufern dar (vgl. Abb. 15.**13**). Schollige oder dichte Verkalkungen sind häufig (> 70 %). Die Tumorausbreitung in den Dünndarm führt zu einer lokalen Wandverdickung. Im benachbarten Mesenterium können multiple noduläre Metastasen vorliegen. Das Karzinoid geht, unabhängig davon ob es in der Darmwand oder im Mesenterium gelegen ist, typischerweise mit einer ausgeprägten desmoplastischen Reaktion einher, die zu einer Retraktion des Mesenteriums, zu einer Raffung des mesenterialen Gefäßbündels und zu einer Verlagerung der angrenzenden Dünndarmschlingen führt (vgl. Abb. 15.**13**). Die Ummauerung der Gefäße (Encasement) kann eine chronische Ischämie bedingen.

Bei einem Karzinoid-Syndrom ist in ca. 90 % der Fälle mit Lebermetastasen zu rechnen. Karzinoide über 2 cm weisen in > 85 % Lebermetastasen auf.

Desmoid

Das Desmoid (aggressive Fibromatose) ist ein seltener, infiltrierend wachsender Tumor, der von Muskelaponeurosen oder -faszien oder direkt vom Mesenterium ausgeht. Das abdominelle Desmoid kommt bevorzugt bei Frauen im gebärfähigen Alter vor und zählt trotz benigner Histologie aufgrund seines biologischen Verhaltens (hohe Rezidivrate, keine Metastasierung) zu den niedrigmalignen Sarkomen. Aufgabe der Computertomographie ist das Staging. Von den Desmoiden des Mesenteriums und der Bauchwand werden die extraabdominalen Desmoide unterschieden. Desmoide können mit einem Gardner-Syndrom, multiplen Schwangerschaften und mit einem früheren Trauma assoziiert sein.

Abb. 16.18 **Desmoidtumor.**

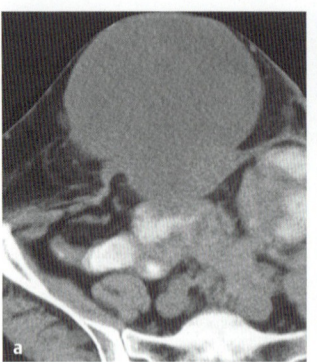 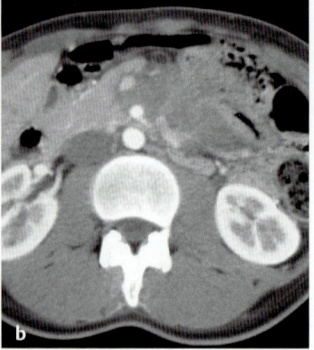 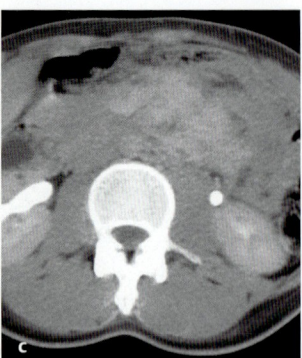

a Große, von der Faszie des M. rectus abdominis ausgehende Raumforderung. Der Tumor hat ventral das
subkutane Fett infiltriert, dorsal den Muskel aufgetrieben und das Peritoneum infiltriert.

b Mesenterialer Desmoidtumor, der sich in der portalvenösen Phase hypodens darstellt.
c In der interstitiellen Phase zeigt der Tumor hingegen
eine deutliche Kontrastierung aufgrund der bindegewebigen Anteile.

CT-Morphologie

Bei den Desmoidtumoren handelt es sich meist um
große Raumforderungen (5 – 20 cm), die im Mesenterium oder in der Aponeurose des M. rectus oder
obliquus internus abdominis liegen (Abb. 16.18 a).
Die Tumoren sind initial gut abgegrenzt und können eine Pseudokapsel aufweisen. Rezidive hingegen sind oft gegen das umgebende Fettgewebe
und angrenzende Organe schlecht abgrenzbar. Eine
Verlagerung und Distorsion der angrenzenden

Darmschlingen weist auf eine mesenteriale Infiltration hin.

Aufgrund ihres bindegewebigen Ursprungs sind
die Tumoren leicht hyperdens zur Muskulatur. Die
Kontrastierung in der portalvenösen Phase ist allenfalls minimal (Abb. 16.18 b), in der Spätphase aufgrund der fibrösen Komponente hingegen deutlich
(Abb. 16.18 c).

Die solitäre Raumforderung ohne Begleitmetas-
tasen unterscheidet das Desmoid von Lymphomen
und anderen malignen Läsionen. Die Spätkontrastierung ist charakteristisch.

Retroperitoneale Flüssigkeitsansammlungen und Infektionen

Entzündungen und Abszesse

Entzündliche Erkrankungen retroperitonealer Organe und Strukturen (Morbus Crohn, Pyelonephritis,
Osteomyelitis, Spondylodiszitis, retrozökale Appendizitis, Pankreatitis), Traumen (Pankreas, Nieren,
Gefäße), eine extraperitoneale Hohlorganperforation (Gastrointestinaltrakt) und die Superinfektion
von Hämatomen oder Urinomen können im Sinne
einer Komplikation zu lokalen Reaktionen oder Abs-

zessen im Retroperitonealraum führen. Psoasabs-
zesse sind abgesehen von der Tuberkulose (Ent-
wicklungsländer) meist pyogener Natur (Staphylococcus aureus und Gram-negative Erreger). Akute
Abszesse oder Entzündungen rufen schwere Krankheitsbilder, chronische Formen eher unspezifische
Symptome hervor.

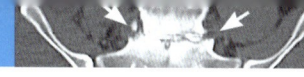

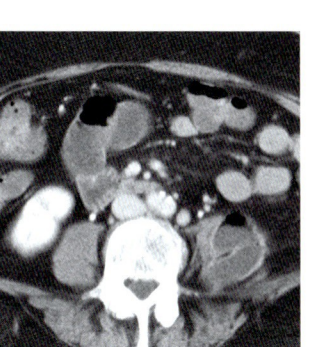

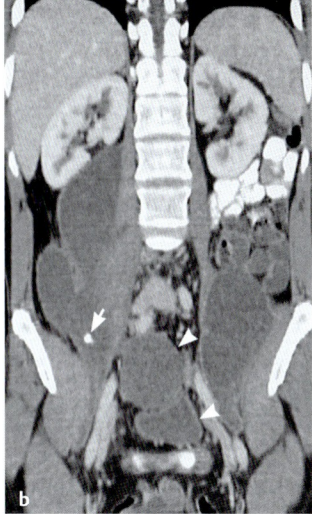

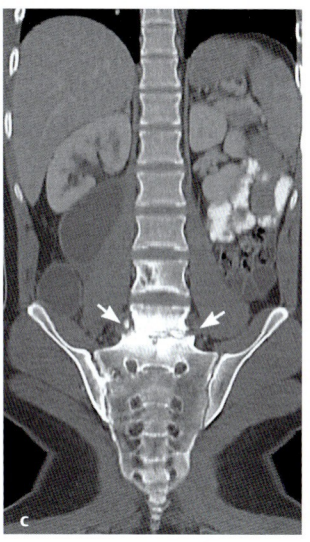

Abb. 16.19 **Retroperitoneale Abszesse.**

a Auftreibung des M. psoas mit intramuskulärem Abszess, Lufteinschlüssen und Rand-Enhancement.

b, c Tuberkulöser Abszess ausgehend von einer Spondylodiszitis L5/S1 (**c**). Flüssigkeitsansammlungen in Nähe des Psoas sowie präsakral zwischen den Iliakalgefäßen (Pfeilspitzen) (**b**). In tuberkulösen Abszessen finden sich häufig kleine Verkalkungen (Pfeile).

Aufgabe der Computertomographie ist die Abklärung unklarer sonographischer Befunde und die Planung einer offenen oder perkutanen Drainage.

CT-Morphologie

Retroperitoneale Entzündungen können lokalisiert und abgekapselt sein, auf Faszienräume begrenzt sein oder das gesamte Retroperitoneum erfassen. Ausgedehnte Prozesse können die Psoasloge beteiligen und sich bis in die Leiste ausbreiten. Die Infiltration des Muskels geht mit einer lokalen oder generalisierten Schwellung u. U. auch einer Abszedierung einher (Abb. 16.**19 a**).

Die Dichte einer entzündlichen Flüssigkeitsansammlung hängt vom Eiweißgehalt und Alter ab und liegt im Bereich zwischen 10 und 30 HE. Die Faszien sind häufig verdickt und zeigen eine kräftige KM-Aufnahme. Frühe Abszessstadien zeigen oft noch nicht das für reife Abszesse typische Rand-Enhancement.

Exsudative Prozesse (z. B. Phlegmone, Pankreatitis) gehen mit einer generellen Dichteanhebung und konsekutiven Maskierung des retroperitonealen Fettgewebes einher. Fettgewebsnekrosen imponieren hypodens und sind von Abszessen nicht zu differenzieren. Flüssigkeitsansammlungen im Rahmen einer Pankreatitis dürfen nicht mit einem Abszess verwechselt werden, selbst wenn sie durch reaktives Granulationsgewebe dickwandig imponieren. Computertomographisch ist die definitive Diagnose einer abszedierenden Pankreatitis manchmal nicht zu stellen, es sei denn, es finden sich Gaseinschlüsse, ohne dass zuvor interventionelle Maßnahmen durchgeführt wurden. Die Aspirationsbiopsie ist häufig der einzige Weg zur Sicherung der Diagnose.

Abszesse im Bereich der Wirbelsäule (paravertebral oder in der Psoasloge) sind meist tuberkulöser Genese. Im Rahmen der HIV-Infektion gewinnt die tuberkulöse Spondylitis zunehmend an Bedeutung. Typische Befunde sind Knochendestruktionen mit Beteiligung des Bandscheibenraumes, eine Ausbreitung entlang des vorderen Längsbandes, eine Verbreiterung der Psoasmuskulatur mit Abszessformationen und Verkalkungen (Abb. 16.**19 b**). Tuberkulöse Abszesse zeigen im Gegensatz zu den pyogenen Infektionen meist eine relativ dicke, u. U. auch teilverkalkte Abszessmembran, multiple Einschmelzungen und vergleichsweise geringe Knochendestruktionen.

Hämatom

Retroperitoneale Hämatome entstehen durch Wirbelsäulen- oder Beckenfrakturen, Pankreas-, Urogenitaltrakt- oder Gefäßverletzungen. Nierenverletzungen sind die häufigste Ursache (vgl. Abb. 18.**46**). Bei spontanen retroperitonealen oder pelvinen Hämatomen im Erwachsenenalter sollte eine Aortenruptur ausgeschlossen werden (vgl. Kapitel 24, S. 922). Weitere Ursachen sind Tumoren, eine hämorrhagische Diathese oder Antikoagulanzientherapie. Letztere ist die häufigste Ursache eines spontanen Psoashämatoms (Tab. 16.**7**).

Retroperitoneale Hämatome können lokalisiert sein (z. B. perirenal) oder sich im gesamten Retroperitonealraum ausbreiten.

Bei klinischem Verdacht auf ein retroperitoneales Hämatom oder bei einer unklaren retroperitonealen Flüssigkeitsansammlung (Sonographie) ist die Abklärung mittels Computertomographie indiziert. Die Computertomographie beeinflusst auch die Therapieentscheidung (Drainage versus Operation) und dient der Überwachung bei konservativem Vorgehen. Der Nachweis einer aktiven Blutung gelingt am besten mittels kontrastverstärkter Untersuchung in der arteriellen oder portalvenösen Phase. Eine sofortige chirurgische oder interventionelle Therapie (Embolisation) ist vielfach erforderlich.

CT-Morphologie

Hämatome imponieren als Raumforderungen, deren Dichte hauptsächlich vom Alter und vom Volumen der Blutung abhängt. Aktive Blutungen sind initial in ihrer Dichte blutäquivalent (native Aorta) (vgl. Abb. 7.**12d**). Durch Sedimentation und Koagelbildung kommt es rasch zu Schichtungsphänomenen mit einem Dichtegradienten zu den abhängigen Partien des Hämatoms (Abb. 16.**20a**; vgl. auch Abb. 7.**12c**). Mitunter zeigen sich Flüssigkeitsspiegel. Generell zeigt die Sedimentation eine fehlende Koagulation an. Koagel stellen sich typischerweise hyperdens innerhalb der Blutung dar (bis 70 HE), erscheinen dabei oft unscharf begrenzt und rundlich (vgl. Abb. 7.**12a**). Einfache Drainagen sind bei einer Koagelbildung nicht mehr effizient. In einem frischen Hämatom finden sich oft hypodense seröse Anteile neben hyperdensen. Mit zunehmendem Alter des Hämatoms werden die serösen Komponenten resorbiert und die hämorrhagischen Anteile erscheinen homogen oder heterogen hyperdens.

Tab. 16.7 ⋯⟩ *Ursachen spontaner retroperitonealer Blutungen*

Tumor
Angiomyolipom
Nierenzellkarzinom
Nebennierentumor
Gefäßerkrankung
Aortenerkrankung
Nierenarterienaneurysma
Arteriovenöse Malformation
Infarkt
Nierenvenenthrombose
Rupturierte A. testicularis/ovarica
Systemische Ursachen
Panarteriitis nodosa
Antikoagulation
Fibrinolyse

Ein Kontrastmittelaustritt in das Hämatom zeigt die aktive Blutung an (Abb. 16.**20a**). Dies lässt sich am besten mittels CTA demonstrieren. Eine zweite portalvenöse Phase kann die Zunahme des Blutungsareals sichern. Der Nachweis der Blutungsquelle dient zugleich als Führungshilfe für eine chirurgische oder radiologische Intervention.

Rezidivierende Blutungen sind dann zu vermuten, wenn sich innerhalb des Hämatoms deutliche Inhomogenitäten finden. Ausgedehnte Hämorrhagien neigen zur Ausbildung tendenziell abgegrenzter Flüssigkeitsansammlungen mit Septen und Kammerungen.

Hämatome per se zeigen keine KM-Aufnahme. Im Zuge der Resorption und reparativen Vorgänge kann es aber zu einem Rand-Enhancement kommen (Abb. 16.**20b**), das nicht mit einer Superinfektion verwechselt werden sollte. Einzig sicheres Zeichen einer Infektion ist der Nachweis von Gasbläschen in einem Hämatom, welches zuvor nicht punktiert oder eröffnet wurde.

Ein primär retroperitoneales Hämatom kann durch Ruptur des dorsalen parietalen Peritoneums in den Peritonealraum einbrechen. Bei entsprechender Größe der Blutung werden die Nachbarorgane komprimiert oder verlagert. Unilaterale Psoashämatome sind zunächst nur als Volumenzunahme des Muskels erkennbar ohne signifikante Dichteänderung. Chronische Hämatome können mit Abszessen oder Nekrosen verwechselt werden; in solchen Fällen ist manchmal eine Feinnadelaspiration zur Klärung notwendig.

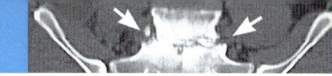

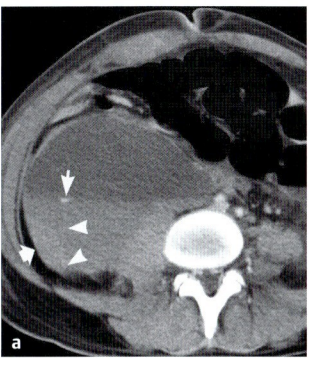
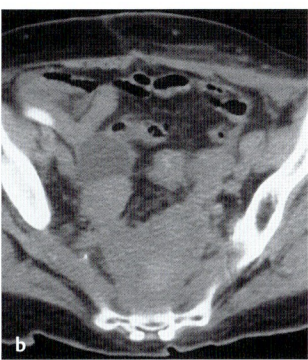
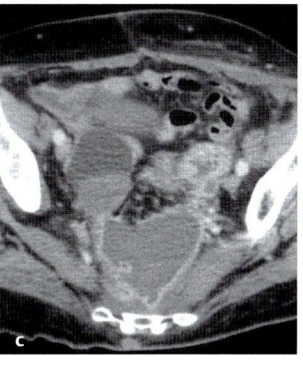

Abb. 16.20 **Retroperitoneale Hämatome.**

a Retroperitoneales Hämatom mit Schichtungsphänomen durch Separation von Serum und korpuskulären Blutbestandteilen. Koagel lateral (breiter Pfeil). Das KM-Extravasat kennzeichnet die aktive Blutung, die posterior (Pfeilspitzen) entlang der Oberfläche der dichteren Hämatomareale verläuft und an der Oberfläche der sedimentierten korpuskulären Anteile ein Pooling zeigt (Pfeil). Deutliche Verlagerung der Darmschlingen.

b Altes retroperitoneales Hämatom mit typischem hypodensem Zentrum im Nativscan.
c Gleiches Hämatom wie in **b**. Rand-Enhancement im Kontrastscan infolge reaktiven Granulationsgewebes. Keine Infektionszeichen.

Urinom

Urinome sind in der Regel Folge von Verletzungen der ableitenden Harnwege (traumatisch, iatrogen), wodurch es zum Übertritt von Urin ins perirenale Fettgewebe entlang des Harnleiters oder der Gefäße kommen kann. Das Zeitintervall zwischen Trauma und klinischer Symptomatik kann sich von wenigen Wochen bis zu Jahren erstrecken. Durch Infektion der Urinome entstehen retroperitoneale Abszesse.

Die Computertomographie kann Urinome sensitiv nachweisen, allerdings nur mittels Spätaufnahmen nach i.v. Kontrastmittelinjektion (pyelographische Phase).

CT-Morphologie

Bei jeder unklaren postoperativen Flüssigkeitsansammlung in der beschriebenen Lokalisation empfehlen sich Spätaufnahmen (> 15 min), um einen Kontrastmittelübertritt in die Flüssigkeit nachweisen zu können; dadurch wird ein Urinleck gesichert (Abb. 16.**21**).

Chronische Urinome müssen allerdings nicht zwangsläufig mit dem Harntrakt kommunizieren, so dass die Diagnose u.U. nur mittels Feinnadelpunktion zu stellen ist. Alte verflüssigte Hämatome

sind CT-morphologisch von Urinomen nicht zu differenzieren.

Finden sich nativ CT-Werte über 30 HE und nach i.v. Kontrastmittelgabe ein Dichteanstieg in den Randzonen, so besteht der Verdacht auf eine Superinfektion. Im akuten Stadium schließt ein fehlendes Rand-Enhancement eine Infektion allerdings nicht aus.

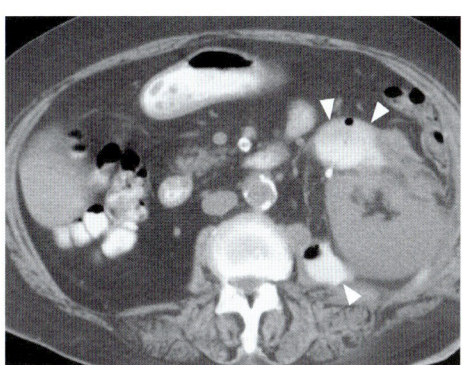

Abb. 16.21 **Urinom.**
Ursache ist eine Verletzung des Nierenbeckens nach Entfernung einer postoperativen Drainage. 30 min nach KM-Injektion findet sich kontrastierte Flüssigkeit um die Niere.

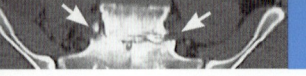
Zysten

Retroperitoneale Zysten sind selten. Kongenitale Zysten können vom Darm oder Harntrakt ausgehen; sie sind allerdings seltener als erworbene postentzündliche oder posttraumatische Zysten, die in der Regel in unmittelbarem Kontakt zur Primärläsion stehen (z.B. Pankreas). Differenzialdiagnostisch müssen sie von älteren Hämatomen und Urinomen abgegrenzt werden, was meist nur im klinischen Kontext gelingt.

CT-Morphologie

Zysten imponieren als scharfrandig und glatt begrenzte liquide Raumforderungen unterschiedlicher Größe mit wasseräquivalenten Dichtewerten. Sie zeigen weder eine Kontrastmittelaufnahme noch ein Rand-Enhancement.

Teratogene Zysten und Dermoidzysten enthalten verschiedene embryonale Anteile, u.a. Verkalkungen und/oder Zähne.

Lymphozele

Lymphozelen entstehen typischerweise nach Lymphadenektomie bei Tumoren der Beckenorgane (Prostata-, Hoden-, Harnblasen-, gynäkologische Tumoren). Sie kommen auch nach Nierentransplantationen vor und können durch Ureterkompression eine Hydronephrose auslösen. Computertomographisch handelt es sich meist um Zufallsbefunde im Rahmen der Tumornachsorge.

CT-Morphologie

Lymphozelen sind zystische Raumforderungen mit wasseräquivalenten Dichtewerten in mehr oder weniger typischer Lokalisation entlang der abdominellen Lymphbahnen (Abb. 16.22 a). Manchmal finden sich fettähnliche Anteile (Abb. 16.22 b). Die Wand ist zart, oft nicht abgrenzbar und zeigt keine Kontrastmittelaufnahme. In der Nachbarschaft finden sich Operationsclips.

Abb. 16.22 **Lymphozelen.**
a Typische bilaterale Lymphozelen mit wasseräquivalenter Dichte nach Lymphadenektomie (Metallclips).
b Atypische Lymphozele in Form einer abgekapselten Raumforderung inhomogener Dichte (−25 bis + 35 HE) ohne KM-Aufnahme. Kompression des Ureters.

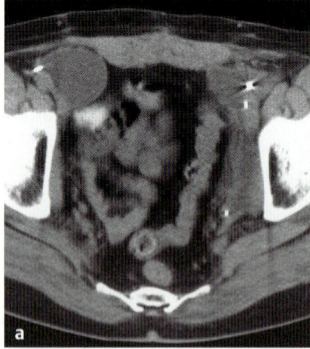
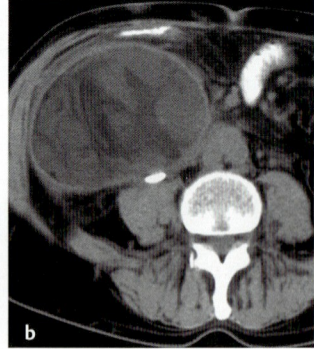

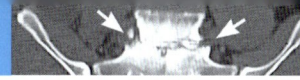

Solide retroperitoneale Prozesse

Retroperitoneale Fibrose

Von der primären Form der retroperitonealen Fibrose (Morbus Ormond), der ursächlich ein Autoimmunprozess zugrunde liegt und die auf eine Steroidtherapie anspricht, wird eine sekundäre, symptomatische Form unterschieden (Ormond-Syndrom), die Folge von Entzündungen, Traumen, Tumoren, Aortenaneurysmen oder einer Strahlentherapie ist oder medikamentös induziert ist. Beide Formen führen zu einer bindegewebigen Induration des retroperitonealen Fettgewebes. Der fibrosierende Prozess kann Gefäße, Harnleiter und retroperitoneal gelegene Darmabschnitte bzw. Gallenwege einbeziehen. Ein akut entzündliches und ein chronisch fibröses Stadium werden unterschieden. Männer mittleren Alters sind am häufigsten betroffen.

Die maligne Form der Retroperitonealfibrose (< 10%) wird durch Infiltration maligner Zellen ins Retroperitoneum hervorgerufen. Diese Art der malignen desmoplastischen Reaktion des retroperitonealen Fettgewebes findet sich beim Mammakarzinom, Magen-, Kolon- und Bronchialkarzinom, beim Morbus Hodgkin, Lymphom, Karzinoid und Sarkom.

Die Computertomographie dient im Rahmen der Abklärung einer Hydronephrose dem Nachweis oder Ausschluss einer retroperitonealen Raumforderung sowie der Verlaufsbeurteilung unter Steroidmedikation. Die Differenzierung zwischen aktiv entzündlichem Gewebe und definitiver Fibrose gelingt mit der MRT besser als mit der Computertomographie.

CT-Morphologie

Das Computertomogramm zeigt paraaortal und parakaval plaqueförmige oder auch noduläre Weichteilformationen mit proximaler Harnleiterdilatation. Die Raumforderungen können scharf oder unscharf begrenzt sein (Abb. 16.23). Typischerweise lassen sich außer einer Medialisierung der Harnleiter keine Verlagerungen oder Infiltrationen retroperitonealer Strukturen nachweisen. Die Fibrose umfasst das retroperitoneale Gefäßband (V. cava und Aorta) ventral und lateral. Bei der primären Form ist die Hinterwand der Aorta gewöhnlich ausgespart.

Der Prozess beginnt meist in Höhe der Aortenbifurkation und V. cava inferior und breitet sich entlang der Mittellinie nach kranial aus. Bei der häufigeren limitierten Form sind die Fibrosen auf die Höhe des 4. und 5. LWK beschränkt. Bei der selteneren extensiven Form breitet sich der Prozess nach kaudal periureteral oder parailiakal bis ins kleine Becken (Abb. 16.23 b), lateral bis zum Unterrand des Psoas und kranial über das Zwerchfell bis ins Mediastinum aus.

Atypische Lokalisationen finden sich hauptsächlich bei der extensiven Form. Der Prozess imponiert dann als große Raumforderung, welche Lymphomen oder anderen Malignomen ähnelt. Nierenhili und retroperitoneale Gefäße können ummauert werden, was zu Stenosen und Thrombosen führt.

Allein anhand der CT-Morphologie ist die Differenzierung der malignen Form nicht möglich. Eine Ventralisierung der Aorta durch Ausdehnung des Prozesses entlang ihrer Hinterwand findet sich nur bei der malignen Form.

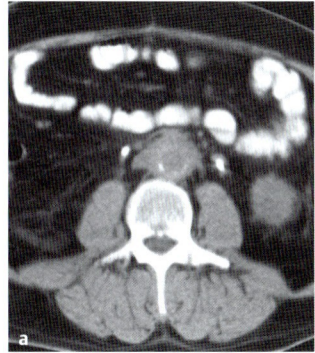
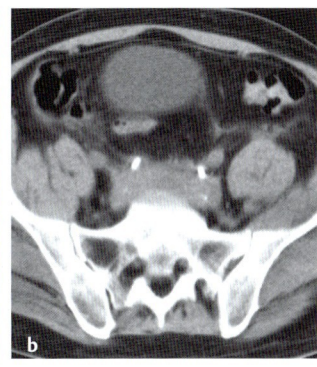

Abb. 16.23 Retroperitoneale Fibrose.
a Weichteildichte Strukturmehrung um die Aorta mit Aussparung der Aortenhinterwand – Zeichen einer primären Retroperitonealfibrose. Die Raumforderung hat streifige unscharfe Grenzen und medialisiert den Ureter. In der interstitiellen Phase zeigt sich eine diskrete Kontrastierung, welche auf das chronisch fibrosierende Stadium hinweist.
b Symmetrische plaqueförmige präsakrale Raumforderungen mit Einschluss von Venen, Arterien und Ureteren. Der Prozess erstreckt sich vom kleinen Becken bis zum thorakoabdominellen Übergang.

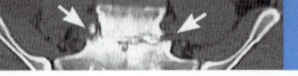

Fehlende multifokale, gewöhnlich asymmetrische Lymphknotenvergrößerungen grenzen die Retroperitonealfibrose gegen ein Lymphom ab.

Primäre retroperitoneale Tumoren liegen in der Regel exzentrisch und sind invasiv oder zeigen Metastasen. Der Nachweis von zystischen Anteilen ist eher ein Indiz für Malignome.

Nativ weist die retroperitoneale Fibrose muskelähnliche Dichtewerte auf und ist von den Gefäßen kaum zu differenzieren; insofern ist eine i. v. Kontrastmittelgabe erforderlich. Das aktive Entzündungsstadium ist durch eine Kontrastmittelaufnahme in der spätarteriellen und portalvenösen Phase gekennzeichnet, während die Fibrosen eine Kontrastierung in der interstitiellen Phase zeigen. Bei der sekundären Form der retroperitonealen Fibrose lässt sich evtl. die ursächliche Erkrankung (Tumor, Aneurysma) nachweisen.

> Die KM-Gabe ist bei Patienten mit eingeschränkter Nierenfunktion mit Zurückhaltung anzuwenden.

Pelvine Fibrolipomatose

Die pelvine Fibrolipomatose ist eine Erkrankung unklarer Ätiologie mit überschießender Fettgewebsproliferation. Die fibröse und entzündliche Komponente tritt in den Hintergrund. Männer im Alter zwischen 25 und 60 Jahren sind weitaus häufiger betroffen als Frauen. Bei unspezifischer Klinik handelt es sich meist um einen computertomographischen Zufallsbefund.

CT-Morphologie

Die pelvine Fibrolipomatose manifestiert sich im Computertomogramm als eine pelvine Raumforderung, die aufgrund des nur geringen fibrösen Anteils weitgehend fettäquivalente CT-Werte aufweist. Sie führt zur Verengung, Verlagerung und Anhebung von Beckenorganen (Rektum, Sigma, Blase, Ureter), jedoch nicht zu deren Kompression. Mitunter findet sich eine Dilatation der harnableitenden Wege. Das Rektum erscheint elongiert, gestreckt und fusiform verengt, die Ureteren sind nach medial verlagert. Die lipomatöse Raumforderung kann das gesamte Becken ausfüllen, wodurch es zu einer Erweiterung des präsakralen Raumes auf über 10 mm kommt (Abb. 16.**24**).

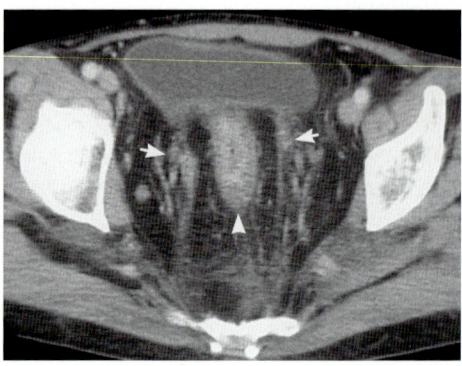

Abb. 16.24 **Fibrolipomatose bei Morbus Crohn.** Ventralverlagerung, Elongation und Streckung des Rektums (Pfeilspitze) und Ventralverlagerung der Harnblase. Der Präsakralraum ist deutlich erweitert und mit fettäquivalentem Gewebe ausgefüllt, welches fibröse Anteile enthält. Die Ureteren sind nach medial verzogen (Pfeile).

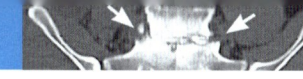

Primär retroperitoneale Tumoren

Retroperitoneale Neoplasien können von allen drei Keimblättern ausgehen, d.h. von Muskeln, Faszien, Binde- und Fettgewebe, Blut- und Lymphgefäßen, Nervenbahnen und -scheiden, heterotopen Geweben und embryonalem Restgewebe (Tab. 16.**8**). Am häufigsten sind die mesenchymalen Tumoren, gefolgt von neurogenen, dysontogenetischen und epithelialen Tumoren. Etwa 80% der primär retroperitonealen Tumoren sind maligne; die benignen Raumforderungen zeigen eine ausgeprägte Neigung zur malignen Entartung.

Im Kindesalter überwiegen die Neuroblastome und embryonalen Rhabdomyosarkome, im jungen Erwachsenenalter die neurogenen und teratogenen Tumoren. Eine Häufung neurogener Tumoren findet sich beim v. Hippel-Lindau-Syndrom, der tuberösen Sklerose, bei multiplen endokrinen Neoplasien (MEN-Syndrom) und der familiären Neurofibromatose. Bei Sarkomen liegt der Erkrankungsgipfel zwischen dem 50. und 60. Lebensjahr.

Das computertomographische Erscheinungsbild der Tumoren ist abhängig von der Größe und der Tumormatrix. Die Klinik ist wenig tumorspezifisch. Bis auf die endokrin aktiven Formen werden die Tumoren meist erst spät diagnostiziert. Eine gute Abgrenzbarkeit und eine fehlende Metastasierung schließen ein malignes Geschehen nicht aus, so dass die histologische Abklärung unumgänglich ist. Infiltratives Wachstum, ossäre Destruktionen und Fernmetastasen (Lunge, Leber) sind eindeutige Malignitätskriterien.

Aufgaben der Computertomographie sind – sofern möglich – die artdiagnostische Zuordnung und das Tumor-Staging. Die Differenzierung der Raumforderung basiert neben der CT-Morphologie auf dem Patientenalter, der Tumorlokalisation und laborchemischen Veränderungen. Nativscans sind zum Nachweis von Fettanteilen und Verkalkungen wichtig. Die KM-Injektion dient der Beurteilung der Gefäßarchitektur.

Die Kernspintomographie ist aufgrund ihrer guten Gewebedifferenzierung der Computertomographie überlegen und empfiehlt sich insbesondere bei Kindern und jungen Erwachsenen.

Im Folgenden werden die häufigsten benignen und malignen retroperitonealen Tumoren beschrieben.

Tab. 16.8 ⋯⋙ *Klassifikation primär retroperitonealer Tumoren*

	Benigne Tumoren	**Maligne Tumoren**
Mesenchymal (40–80%)	Lipom	Liposarkom
	Leiomyom	Leiomyosarkom
		malignes fibröses Histiozytom
	Fibrom	Fibrosarkom
	Rhabdomyom	Rhabdomyosarkom
	Lymphangiom	Lymphangiosarkom
	Hämangiom	Hämangiosarkom
	Hämangioperizytom	
	Xanthogranulom	
Neurogen (10–50%)	Neurom	
	Neurofibrom	Neurofibrosarkom
	Ganglioneurom	malignes Ganglioneurom
	Sympathikoblastom	malignes Sympathikoblastom
	benignes Neuroblastom	malignes Neuroblastom
	Paragangliom	malignes Paragangliom
	Phäochromozytom (extraadrenal)	malignes Phäochromozytom
Dysontogenetisch und epithelial (5–25%)	Teratom	malignes Teratom
	Chordom	malignes Chordom
	urogenitale Keimzelltumoren	

Neuroblastom

Neuroblastome sind mit 7–10% aller kindlichen Malignome etwa ebenso häufig wie Wilms-Tumoren (Nephroblastom). 50% der Kinder erkranken vor dem 1. Lebensjahr, 90% vor dem 7. Lebensjahr. Die Neuroblastome gehen von primitiven sympathischen Ganglienzellen des Grenzstranges und des Nebennierenmarks aus. Die häufigste Lokalisation ist das Retroperitoneum (75%), gefolgt vom Mediastinum (15%), Hals und Becken (je 5%). Die Tumoren metastasieren früh in Lymphknoten, Knochenmark, Skelett, Leber, Lunge, Gehirn und Haut. Fast immer sezernieren sie Katecholamine, die im Urin nachgewiesen werden können.

CT-Morphologie

Die Computertomographie zeigt in der Regel eine große, heterogene Raumforderung in der Nebennierenloge oder paravertebral. Einblutungen und Nekrosen sind in bis zu 50%, Verkalkungen in 30–70% nachweisbar. Der Tumor verdrängt die angrenzenden Organe. Im Gegensatz zum Nephroblastom wird die Niere deformiert, aber nicht destruiert. Im fortgeschrittenen Tumorstadium finden sich retroperitoneale Lymphknotenmetastasen sowie Fernmetastasen in Leber und Skelett. An der Wirbelsäule zeigt sich ein Einbruch in den Spinalkanal mit Erosion der Pedikel. Eine Beteiligung der großen retroperitonealen Gefäße ist möglich (vgl. Abb. 17.**8**).

Rhabdomyosarkom

Das Rhabdomyosarkom ist das häufigste Weichteilsarkom des Kindesalters und für etwa 5% aller kindlichen Malignome verantwortlich. Der Altersgipfel liegt zwischen dem 2. und 6. Lebensjahr. Hauptlokalisationen sind Kopf, Hals, Urogenitaltrakt, Rumpf und Extremitäten.

CT-Morphologie

An ein Rhabdomyosarkom ist zu denken, wenn sich muskelisodense Raumforderungen im Bereich des Urogenitaltrakts oder der Rumpfmuskulatur finden. Die Raumforderungen können durch Einblutungen und Nekrosen inhomogen sein. Die Tumorvaskularisation führt zu einer kräftigen KM-Aufnahme. Häufiger Begleitbefund ist eine retroperitoneale Lymphadenopathie.

Teratom

Teratome gehen hauptsächlich von den Keimdrüsen aus, können in seltenen Fällen (etwa 4% aller Teratome) aber auch extragonadaler Genese sein (intrakraniell, mediastinal oder retroperitoneal). Unterschieden werden reife und unreife Teratome.

CT-Morphologie

Die unterschiedlichen Gewebsanteile bedingen eine heterogene Tumormorphologie. Charakteristisch ist das Nebeneinander von Fett, Weichteilgewebe, Knochen oder Zähnen. Maligne Teratome können die V. cava infiltrieren, sind meist relativ homogen und dadurch in ihrem Erscheinungsbild uncharakteristisch (Abb. 16.**25**).

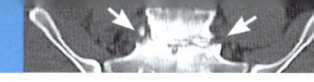

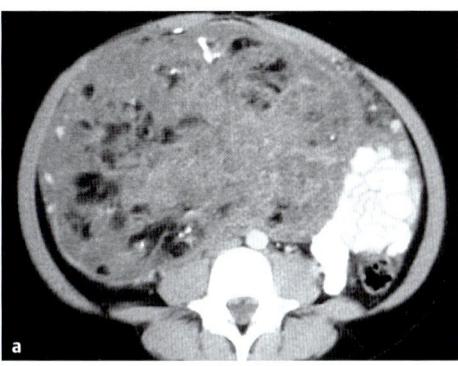

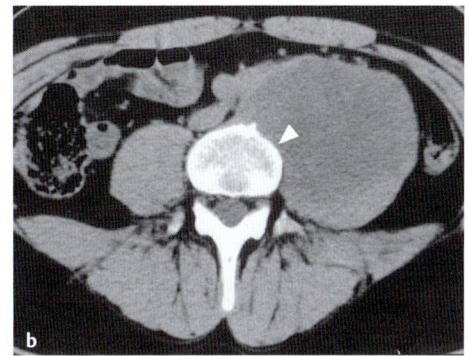

Abb. 16.25 **Teratome.**

a Benignes Teratom bei einem 8-jährigen Mädchen. Der Tumor enthält Fett, Weichteilanteile und Verkalkungen. Der gesamte Dünndarm ist nach links verlagert und komprimiert.

b Malignes Teratom links prä- und paravertebral mit Arrosion der Wirbelkörperkortikalis (Pfeilspitze).

Lipom

Das Lipom ist der häufigste benigne mesenchymale Tumor. Der Erkrankungsgipfel liegt im 5.–6. Lebensjahrzehnt. Unterschieden werden oberflächliche (subkutane) und tiefe Lipome (Retroperitoneum, Thoraxwand, Hände und Füße). Weniger als 10% der Tumoren sind multifokal.

CT-Morphologie

Lipome sind gut abgrenzbare, homogen hypodense Raumforderungen mit fettäquivalenten CT-Werten (um -100 HE). Im Gegensatz zum Liposarkom besitzen sie weder weichteildichte Anteile noch zeigen sie eine KM-Aufnahme. Intramuskuläre Lipome zeigen nur ausnahmsweise ein lokal invasives Wachstum mit Separierung der angrenzenden Muskelbündel (invasives Lipom).

Liposarkom

Das Liposarkom ist der zweithäufigste maligne retroperitoneale Weichteiltumor des Erwachsenen. Der Erkrankungsgipfel liegt wie beim Lipom im 5.–6. Lebensjahrzehnt. Histologisch werden vier Typen unterschieden, unter denen der myxoide Typ am häufigsten ist (40–50%). 10% der myxoiden Formen sind multizentrisch. Nur selten (10–15%) manifestiert sich der Tumor durch Schmerzen. Während die niedrigmalignen Liposarkome eine hohe Rezidivrate haben, aber selten metastasieren, finden sich bei hochmalignen Liposarkomen häufig Leber-, Lungen- und Knochenmetastasen.

CT-Morphologie

In Abhängigkeit von der Histologie und dem Differenzierungsgrad überwiegt entweder die Fett- oder Weichteilkomponente. Der dringende Verdacht auf ein Liposarkom ist immer dann gegeben, wenn in einem lipomatösen Tumor solide oder streifige weichteildichte Anteile nachweisbar sind (Abb. 16.**26**). Suspekt sind auch Areale mit negativen Dichtewerten unterhalb derer von normalem abdominellem Fettgewebe. Gut differenzierte Tumoren enthalten überwiegend Fettanteile und haben einen mehr expansiven als invasiven Charakter. Schlecht differenzierte myxomatöse, rundzellige oder pleomorphe Liposarkome verfügen über eine ausgedehnte Weichteilkomponente und wachsen infiltrierend. Nur in Ausnahmefällen zeigt ein Lipo-

Abb. 16.26 **Liposarkom.**

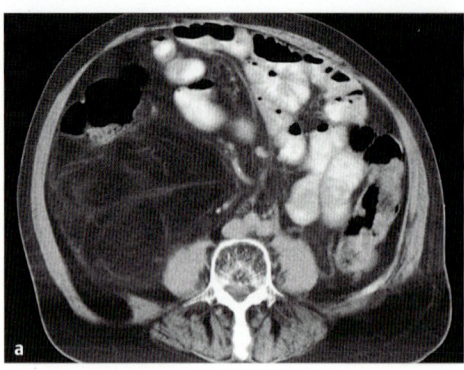

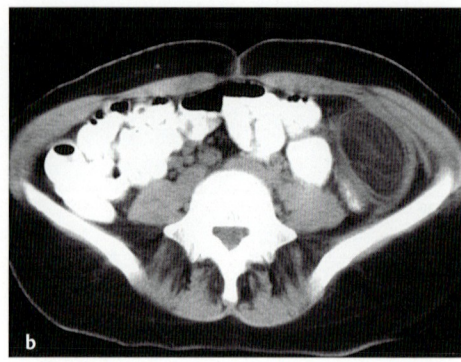

a Große expansive und infiltrative Raumforderung von fettäquivalenter Dichte mit weichteildichten septenartigen Strukturen.

b Abgekapseltes Liposarkom im linken Unterbauch mit Fettanteilen und streifiger Weichteilkomponente.

sarkom keine makroskopisch fassbaren Fettanteile. Die weichteiläquivalenten Anteile können eine KM-Aufnahme zeigen. Verkalkungen finden sich in einer Häufigkeit bis zu 12 %.

Bei großen Tumoren kann die Differenzierung zwischen einem retroperitonealen Liposarkom und einem extrarenalen Angiomyolipom problematisch sein. In Frühstadien liegen die Liposarkome außer-

halb der Nierenfaszie, die Angiomyolipome im perirenalen Fettgewebe. Differenzialdiagnostisch hilfreich sind ein Fettstreifen zwischen der tumorösen Raumforderung und der Niere und eine durchgehend erhaltene Nierenrinde. Beides spricht für ein Liposarkom. Eine Diskontinuität des Nierenkortex und ein Spornzeichen hingegen sprechen für ein Angiomyolipom.

Malignes fibröses Histiozytom

Das maligne fibröse Histiozytom ist der häufigste primär maligne Weichteiltumor der Extremitäten und des Retroperitoneums beim Erwachsenen. Sämtliche Altersgruppen sind betroffen; das mittlere Erkrankungsalter liegt bei 50 Jahren. Unterschieden werden ein primärer Weichteilbefall, eine Knochenbeteiligung und die sehr seltene Lungenmanifestation. Klinisch imponiert oft nur ein schmerzloser Weichteiltumor, der sich über Monate langsam entwickelt. Rezidive nach einer Tumorresektion sind häufig. Zum Zeitpunkt der Diagnose liegen bereits in 50 % der Fälle Metastasen vor (Lunge, Leber, Knochen, Lymphknoten).

CT-Morphologie

Das maligne fibröse Histiozytom der Weichteile ist charakterisiert durch einen meist über 5 cm messenden muskelisodensen Tumor mit hypodensen nekrotischen Anteilen. Der Tumor zeigt eine kräftige KM-Aufnahme. Eine Infiltration in die Bauchwand- und Rückenmuskulatur, speziell des Psoas (Abb. 16.**27**) ist nicht ungewöhnlich. Mitunter findet

sich eine Knocheninfiltration mit periostaler Reaktion und kortikaler Erosion.

Eine Invasion in die V. cava inferior oder Nierenvene fehlt in der Regel; dadurch unterscheidet sich das maligne fibröse Histiozytom vom fortgeschrittenen Nierenzellkarzinom.

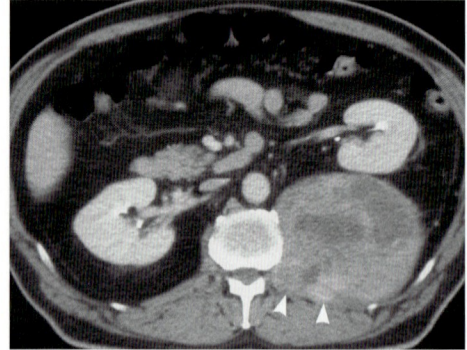

Abb. 16.27 **Malignes fibröses Histiozytom.** Infiltration des linken M. psoas (Pfeilspitzen) und Ventralverlagerung der Niere. Der Tumor ist inhomogen und zeigt hypervaskularisierte und nekrotisierte Areale.

Leiomyom, Leiomyosarkom

Die Tumoren gehen von Blutgefäßen, dem Samenstrang oder embryonalem Restgewebe aus und sind in den seltensten Fällen benigne. Die Metastasierung erfolgt bevorzugt in Leber, Lunge, Mediastinum und Weichteile.

CT-Morphologie

Der Tumor manifestiert sich als inhomogene Raumforderung mit Rand-Enhancement. Aufgrund des raschen Wachstums finden sich häufig Nekrosen (75%), zystische Degenerationen und Einblutungen (Abb. 16.**28**). Verkalkungen sind selten.

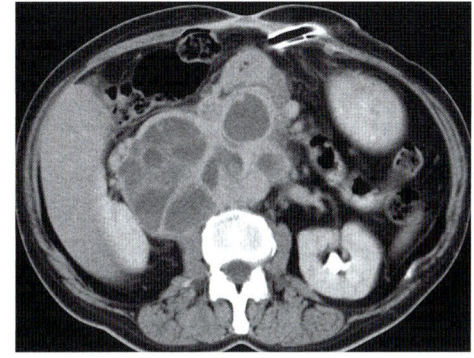

Abb. 16.28 **Leimyosarkom.**
Septierte Raumforderung mit Rand-Enhancement und fokalen zystischen Degenerationen. Die V. cava ist abgrenzbar, die Aorta ummauert.

Sekundäre retroperitoneale Raumforderungen und Lymphadenopathie

Sekundäre retroperitoneale Raumforderungen entstehen durch einen direkten Tumoreinbruch oder eine metastatische Tumorabsiedelung ins Retroperitoneum. Für den retroperitonealen Lymphknotenbefall sind neben Systemerkrankungen (Morbus Hodgkin, Non-Hodgkin-Lymphom) auch Tumoren des Pankreas, der Nieren und des Magens sowie des kleinen Beckens (Hoden-, Ovarial-, Uterus-, Blasen- und Prostatatumoren) verantwortlich. Weitere Ursachen sind entzündliche Prozesse.

Die Computertomographie ist Methode der Wahl zum Nachweis retroperitonealer Lymphknoten. Bei nicht vergrößerten Lymphknoten ist die Aussage hinsichtlich Texturveränderungen und Dignität allerdings limitiert.

CT-Morphologie

Tumorinfiltrationen des Retroperitoneums finden sich bei großen Tumoren, speziell der Nieren, der Nebennieren, des Pankreas und der retroperitonealen Darmanteile. Die Lokalisation des Primärtumors und die Differenzierung von retroperitonealen Primärtumoren ist meist unproblematisch.

Normale paraaortale und parakavale Lymphknoten stellen sich als kleine rundliche oder ovale Strukturen im retroperitonealen Fettgewebe dar. Die Diagnose einer Lymphadenopathie stützt sich CT-morphologisch in erster Linie auf das Größenkriterium. Die Größengrenzwerte für eine Dignitätsabschätzung hängen von der anatomischen Region ab (Tab. 16.**9**, vgl. auch Tab. 22.**6** u. 22.**7**).

Zusätzliche Bewertungskriterien sind die Dichte und das Kontrastmittelverhalten. Eine zentrale oder

Tab. 16.9 ⋯⋗ *Retroperitoneale Lymphadenopathie: empfohlene Schwellenwerte für den minimalen Lymphknotendurchmesser (= kurze Achse)*

Lokalisation	Schwellenwert
Retrokrurale Lymphknoten	6 mm
Gastrohepatische Lymphknoten	8 mm
Pankreatikoduodenale Lymphknoten	10 mm
Mesenteriale Lymphknoten	10 mm
Hohe präaortale und zöliakale Lymphknoten	10 mm
Paraaortale und parakavale Lymphknoten	11 mm

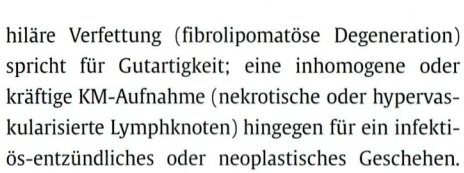

hiläre Verfettung (fibrolipomatöse Degeneration) spricht für Gutartigkeit; eine inhomogene oder kräftige KM-Aufnahme (nekrotische oder hypervaskularisierte Lymphknoten) hingegen für ein infektiös-entzündliches oder neoplastisches Geschehen. Mittels Multidetektor-CT lässt sich auch die Lymphknotenform analysieren (Relation zwischen kurzer und langer Achse bzw. Quer- und Längsdurchmesser). Normale Lymphknoten sind ovalär; eine Abrundung (Längsdurchmesser < 1,5facher Querdurchmesser) ist auch bei insgesamt noch nicht vergrößertem Lymphknoten malignomverdächtig.

17 Nebennieren

M. Galanski

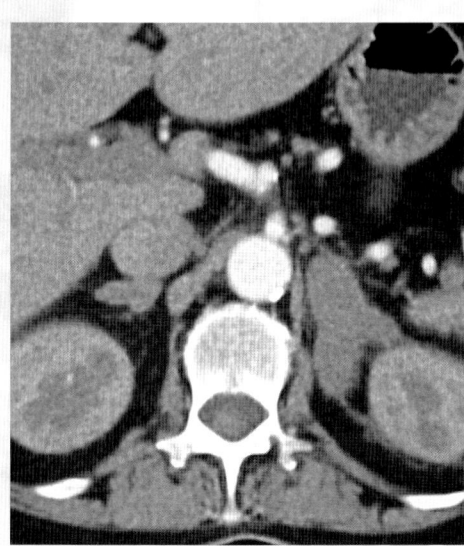

Die einzige primäre Indikation für eine selektive CT-Untersuchung der Nebennieren (NN) ist eine Nebennierenfunktionsstörung (Tab. 17.1). Die Diagnostik beginnt mit der klinischen Untersuchung und der Labordiagnostik. Die Ergebnisse entscheiden über die Notwendigkeit und Art der bildgebenden Diagnostik. Aufgrund der höheren Sensitivität gegen fettäquivalente Tumoranteile ist die MRT speziell in der Dignitätseinschätzung überlegen (In-Phase- und Opposed-Phase-Messungen). Die MRT hat zusätzlich den Vorteil der variablen Schnittführung, so dass primär coronale Schnittbilder erstellt werden können. Dieser Vorteil relativiert sich allerdings mit der Multidetektor-CT.

Die CT wird hauptsächlich zur Metastasensuche an den Nebennieren eingesetzt. Eine häufige Indikation ist darüber hinaus die Abklärung im Rahmen anderer Untersuchungen zufällig entdeckter Nebennierenläsionen und hier insbesondere ihre Dignitätseinschätzung.

Tab. 17.1 ···⇢ *Indikationen zur CT der Nebennieren*

Funktionsstörungen	
Lokalisationsdiagnostik	Morbus Cushing Conn-Syndrom Phäochromozytom
Raumforderung	
Inzidentalom	Dignität
Tumorstaging	Nebennierenkarzinom Nebennierenmetastase

Anatomie

Die Darstellung der Nebennieren im CT gelingt aufgrund ihrer Einbettung in das retroperitoneale Fettgewebe einfach und nahezu regelmäßig. Gelegentlich zeigt sich eine Fusion mit der Leber- oder Nierenkapsel.

Beide Nebennieren liegen im kranialen Abschnitt des pararenalen Raums, umschlossen von der pararenalen Faszie. Die rechte Nebenniere liegt anteromedial und kranial des oberen Nierenpols im Winkel zwischen rechtem Leberlappen und Zwerchfellschenkel, unmittelbar dorsal der V. cava inferior. Die linke Nebenniere liegt posterolateral der Aorta mehr anteromedial als kranial des oberen Nierenpols (Abb. 17.1 a). Kaudal reicht sie gelegentlich bis an den Nierengefäßstiel heran.

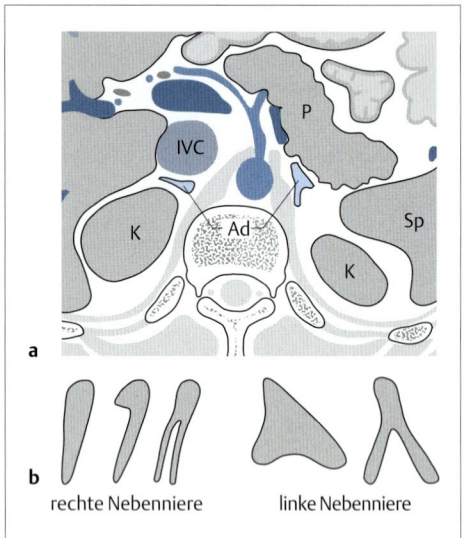

Abb. 17.1 **Anatomie der Nebennieren.**
a Beziehung zu den Nachbarorganen.
b Formvarianten der Nebennieren.

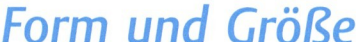

Form und Größe

Im axialen Schnittbild zeigen die Nebennieren eine typische Konfiguration. Man kann jeweils zwischen dem Drüsenkörper und zwei Schenkeln unterscheiden. Die rechte Nebenniere stellt sich meist linear, komma- oder V-förmig dar, die linke Nebenniere häufiger triangulär oder Y-förmig. Die Außenkonturen sind leicht konkav und scharfrandig (Abb. 17.1 b). Eine Rinden-Mark-Differenzierung gelingt gelegentlich im kontrastverstärkten Multidetektor-CT.

Die Länge der Nebennieren variiert zwischen 4 und 6 cm in vertikaler Richtung, die Breite zwischen 2 und 3 cm. Die Schenkeldicke liegt zwischen 6 und 8 mm. Wegen der relativ großen Variationsbreite hat die Röntgenometrie keine Bedeutung: Für die Diagnostik ist die Beurteilung von Form, Größe und Außenkontur wichtiger.

Untersuchungstechnik

Patientenvorbereitung

Außer beim Verdacht auf ein Phäochromozytom ist keine spezielle Patientenvorbereitung erforderlich.

Ist ein sekretorisches Phäochromozytom bekannt, so sollte vor der KM-Injektion eine α- und β-adrenerge Blockade erfolgen, um einer hypertensiven Krise vorzubeugen. Jüngere Studien konnten allerdings zeigen, dass beim Einsatz nichtionischer Kontrastmittel eine spezifische Blockade nicht mehr notwendig ist.

Scantechnik

Die Wahl der Scanparameter hängt wesentlich von der Fragestellung und dem erwarteten Befund ab. Dies trifft insbesondere auf Untersuchungen zu, die sich primär auf eine Nebennierenpathologie fokussieren, wie beispielsweise die Abklärung einer Nebennierenfunktionsstörung (Tab. 17.2). Die Untersuchung sollte mit einem Low-Dose-Orientierungs-Scan durch den Oberbauch bei einer Schichtdicke von 7 – 10 mm beginnen, um die optimalen Scanparameter und das Scanvolumen für den definitiven Scan festzulegen. Bei der Abklärung eines Cushing- oder Conn-Syndroms kann die Untersuchung auf die Nebennierenregion begrenzt werden. Bei der Lokalisationsdiagnostik des Phäochromozytoms muss der gesamte Retroperitonealraum zumindest bis zur Aortenbifurkation dargestellt werden. Bei anderen Fragestellungen oder auffälligen Befunden im Orientierungs-Scan muss das Scanvolumen situationsgerecht erweitert werden.

Der Nachweis kleiner Läsionen und die korrekte Dichtemessung erfordern eine dünne Kollimation von 3 mm und weniger. Im Falle maligner Erkrankungen kann die Schichtdicke bei Bedarf auf 5 mm erhöht werden. Für die Multidetektor-CT empfiehlt sich eine Kollimation von 0,5 – 1,25 mm im Hinblick auf qualitativ hochwertige multiplanare Reformationen vorzugsweise in coronaler Ebene. Die rekonstruierte Schichtdicke sollte in diesen Fällen für die axialen Schnittbilder und die coronalen Schnittbilder 2 – 3 mm betragen. Durch die hohe räumliche Auflösung wird der Nachweis multifokaler Läsionen und die Abgrenzung eng benachbarter Organe (Leber, Niere) erleichtert und deutlich verbessert.

Tab. 17.2 ⋯⟶ *Empfohlene Untersuchungsparameter*

Allgemein						
Orales KM	nicht erforderlich für Nebennierenregion 500 ml, 30 min vor der Untersuchung gegeben (ganzes Retroperitoneum)					
Lagerung	Rückenlage mit Elevation der Arme					
Scanbereich	Nebennieren:		Zwerchfellschenkel bis L2			
	Retroperitoneum:		Zwerchfellschenkel bis Aortenbifurkation			
Atemphase	Inspiration					
Fensterung	Nativ-CT: KM-CT:		W/L = 350/40 W/L = 400/60			

Scannertyp (Schichten pro Rotation)						
Scanparameter	**1** **SC/TF/RI**	**4** **SC ª**	**16** **SC ª**	**64** **SC ª**	**axial** **SW/RI**	**MPR ᵇ** **SW/RI**
Nebennieren (endokrine Erkrankung)	2/3/2 ↓	1 – 1,25 ↓	0,5 – 0,75 ↓	0,5 – 0,625 ↓	3/2	3/3 cor
Nebennieren (Tumor-Staging)	3/5/3 ↓	1 – 1,25 ↓	0,5 – 0,75 ↓	0,5 – 0,625 ↓	5/4	4/3 cor, 4/4 sag
Retroperitoneum (Phäochromozytom)	5/10/5 ↓	2 – 2,5 ↓	1 – 1,5 ↓	1 – 1,25 ↓	5/4	4/3 cor, 4/4 sag
Kontrastinjektion ᶜ	**V/F/D**	**V+N/F/D**	**V+N/F/D**	**V+N/F/D**	**Bemerkungen**	
Parenchymphase	100/3/30	100+50/3/30	100+50/3/20A	100+50/3/25A	Trigger: Aorta (L1/L2)	
Portale Phase (Tumorstaging)	120/2/70	120+50/3/70	120+50/4/50A	120+50/4/60A	Trigger: Aorta (L1/L2)	
Spätphase (Wash-out)	D = 15 min	D = 15 min	D = 15 min	D = 15 min	Startdelay	

SC = Schichtkollimation (mm), TF = Tischvorschub (mm/Rotation), RI = Rekonstruktionsinkrement (mm), ↑↓ = Scanrichtung
SW = effektive Schichtdicke (mm), MPR = multiplanare Reformation, axial = axiale Schichtung, cor = coronal,
V = KM-Volumen (ml), N = NaCl-Volumen (ml), F = Flussrate (ml/s), D = Startdelay (s), KM-Konzentration = 300 mg Jod/ml
[a] Pitch P = TF/(N × SC): ca. 1,5 (4 Schichten); 1,2 – 1,5 (16 Schichten); 0,9 – 1,2 (64 Schichten);
[b] MPR aus dem sekundären Rohdatensatz mit SW/RI = 1 – 1,5/0,7 oder 0,5 – 0,8/0,5
[c] Bolustriggerung für MDCT, Startdelay nach Erreichen eines Kontrastanstiegs von 100 HE in der Triggerregion (A = Aorta)

Kontrastmittelinjektion

Die arterielle Phase (25 – 35 s) eignet sich am besten zur Abgrenzung der Nebennieren von Nachbarstrukturen. Sie trägt allerdings weniger zur Differenzialdiagnose und zur Dignitätsbeurteilung der Pathologie bei. Die größte Kontrastdifferenz zwischen Adenomen und nichtadenomatösen Raumforderungen ist in einem Zeitfenster von 60 – 90 s nach der Kontrastmittelinjektion zu erwarten, da das Kontrastmittel in Nichtadenomen schneller ausgewaschen wird.

Spätsequenzen 15 min nach KM-Injektion (150 ml, 300 mg J/ml) haben nach Literaturangaben eine Sensitivität und Spezifität von über 95 % in der Differenzierung von Adenomen gegen Nichtadenome.

Endokrine Erkrankungen

Abb. 17.**2** gibt einen Überblick über die morphologischen Veränderungen bei endokrinen NN-Erkrankungen.

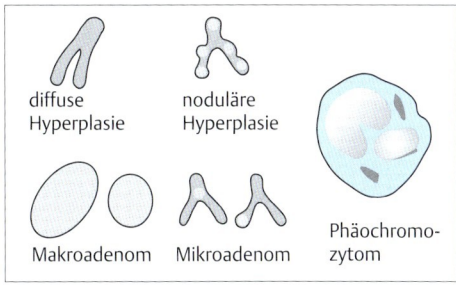

Abb. 17.2 **Veränderungen der adrenalen Morphologie bei endokrinen Erkrankungen.**
Phäochromozytome zeigen eine inhomogene KM-Aufnahme.

Cushing-Syndrom

Das endogene Cushing-Syndrom (adrenale Überproduktion von Corticosteroiden) resultiert in 70% aus einer hypophysären ACTH-Überproduktion mit adrenaler Hyperplasie, in 15% aus einer autonomen Überproduktion der Nebennierenrinde und zu den restlichen 15% aus ektoper ACTH-Produktion. Beim adrenalen Cushing-Syndrom ist die Differenzierung zwischen einem Adenom und einem Karzinom essenziell.

CT-Morphologie

Cushing-Adenome messen meist zwischen 2 und 5 cm. Ihr Nachweis ist deswegen unproblematisch, zumal aufgrund der Adipositas ideale Abbildungsbedingungen für die CT vorliegen. Die Tumoren sind rund oder oval, homogen und glatt konturiert und zeigen nur eine geringe Kontrastmittelaufnahme (Abb. 17.**3 a**). Die adenomfreien Nebennierenanteile und die kontralaterale Nebenniere zeigen eine Atrophie. Einblutungen, Nekrosen oder Verkalkungen finden sich nur bei großen Tumoren.

Abb. 17.3 **Cushing-Syndrom.**

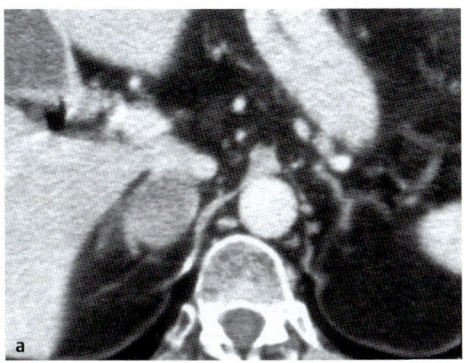

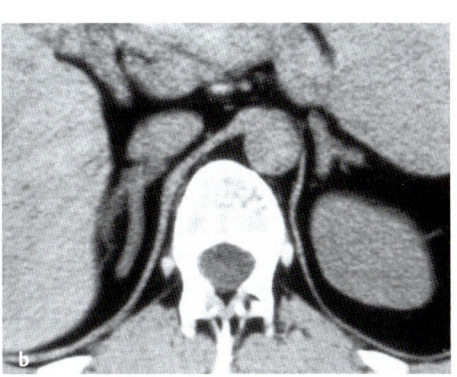

a Adenom bei Cushing-Syndrom: glatt begrenzte, leicht hypodense, kugelige Raumforderung. Die „Atrophie" der verbliebenen Drüsenanteile beider Nebennieren deutet eher auf ein ACTH-unabhängiges autonomes Adenom als auf eine makronoduläre Hyperplasie beim zentralen Cushing-Syndrom hin, welche ebenfalls adenomähnliche Knoten ausbilden kann.

b Adrenale kortikale Hyperplasie beim zentralen Cushing-S. Die Nebennieren sind vergrößert und unregelmäßig konturiert. Aufgrund der Formvariabilität der Nebennieren erfordert die Diagnose eines zentralen Cushing eine laborchemische Bestätigung

Beim zentralen hypothalamisch-hypophysären Cushing-Syndrom (beachte: primär keine Indikation zur Schnittbilddiagnostik) kommt es durch die ACTH-Stimulation der Nebennieren zu einer *bilateralen Nebennierenhyperplasie* (Abb. 17.**3 b**). Die Drüsenproportionen bleiben dabei erhalten.

Die sekundäre Nebennierenhyperplasie ist mitunter schwer von der *endogenen makronodulären adrenalen Hyperplasie* abzugrenzen. Bei Letzterer handelt es sich um eine Sonderform mit adenom-ähnlichen Knoten. Die Nebenniere ist bei beiden ACTH-bedingten Entitäten hyperplastisch und unregelmäßig verdickt, bei autonomen Nebennierenadenomen ist die restliche Drüse allerdings hypotrophiert.

Hinter einem adrenalen Cushing-Syndrom kann sich ein Nebennierenkarzinom verbergen. In den meisten Fällen ist die Differenzialdiagnose CT-morphologisch unproblematisch.

Conn-Syndrom

In 70% der Fälle liegt dem Conn-Syndrom (Hyperaldosteronismus, Leitsymptom: hypokaliämische Hypertonie) ein unilaterales Aldosteron produzierendes Adenom, in 30% eine bilaterale idiopathische Nebennierenrindenhyperplasie zugrunde. Die Differenzierung ist therapeutisch relevant, da Adenome operiert, Hyperplasien medikamentös behandelt werden. Da die Conn-Adenome in der Regel klein sind, ist die Computertomographie bildgebendes Verfahren der Wahl – vorzugsweise in Dünnschichttechnik.

CT-Morphologie

Die Schnittbilddiagnostik des primären Hyperaldosteronismus basiert auf dem Nachweis oder Ausschluss eines Adenoms, da die idiopathische Nebennierenrindenhyperplasie abgesehen von der seltenen makronodulären Form makromorphologisch nicht zu erfassen ist.

Aldosteron produzierende Adenome sind meist kleiner als 2 cm; oft messen sie nur wenige Millimeter. Im Computertomogramm sind bei Dünnschichttechnik Läsionen ab einer Größe von 10 mm zuverlässig darstellbar, insbesondere dann, wenn sie günstig, d. h. in den peripheren Drüsenabschnitten gelegen sind. Sie stellen sich als runde oder ovaläre, homogene und leicht hypodense Knoten dar (Abb. 17.**4**).

Der Nachweis der idiopathischen Hyperplasie ist weitaus schwieriger als die Lokalisation eines Adenoms. Nur die seltenen makronodulären Formen erlauben die positive Diagnose der Hyperplasie, bergen zugleich aber die Gefahr der Fehlinterpretation als Aldosteron produzierendes Adenom.

Beim Conn-Syndrom basiert die Seitenlokalisation bzw. die Lateralisation ausschließlich auf dem Nachweis eines Adenoms. Findet sich im Computertomogramm eine „normale" Nebenniere, so ist die Differenzierung zwischen einem unilateralen Adenom und einer bilateralen Hyperplasie letztlich nicht möglich, da Mikroadenome nicht ausgeschlossen werden können. Der Nachweis bilateraler Adenome schließt ebenfalls eine Lateralisation aus. In diesen Fällen ist eine weiterführende Diagnostik durch eine selektive Nebennierenvenenblutentnahme mit seitengetrennter Hormonbestimmung oder durch die NP-59-Szintigraphie indiziert.

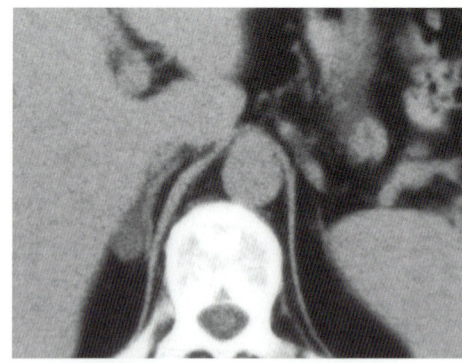

Abb. 17.4 Aldosteron produzierendes Adenom beim Conn-Syndrom.
Das Computertomogramm zeigt ein scharf begrenztes und homogen hypodenses Mikroadenom unter 2 cm Durchmesser.

Adrenogenitales Syndrom

Das primäre adrenogenitale Syndrom (AGS) beruht auf einem angeborenen Enzymdefekt in der Steroidsynthese mit eingeschränkter oder fehlender Cortisol- und/oder Aldosteronproduktion und vermehrter Androgenausschüttung. Der Cortisolmangel führt zu einer dauerhaften ACTH-Stimulation der Nebennierenrinde mit konsekutiver Nebennierenhyperplasie.

Das AGS per se ist keine Indikation zur CT-Untersuchung.

CT-Morphologie

Computertomographisch stellen sich die Nebennieren bei adrenogenitalem Syndrom deutlich verplumpt und vergrößert dar, wobei die typische Nebennierenform annähernd erhalten ist. Diese Form der Hyperplasie wird bei keiner anderen Nebennierenfunktionsstörung beobachtet.

Bei milder Form des AGS und bei Patienten, die frühzeitig eine Substitutionstherapie erhalten, kann eine eindrucksvolle adrenokortikale Hyperplasie fehlen.

Nebennierenrindeninsuffizienz (Morbus Addison)

Der primären Nebennierenrindeninsuffizienz (Hypoadrenalismus, Morbus Addison) liegt eine Zerstörung der Nebennierenrinde, der sekundären Nebennierenrindeninsuffizienz eine fehlende hypophysäre Stimulation zugrunde. Die Hypophyseninsuffizienz ist meist Folge eines tumorösen Prozesses. Ursachen der primären Nebennierenrindeninsuffizienz sind in erster Linie Autoimmunprozesse (idiopathische adrenokortikale Atrophie), seltener spezifische oder unspezifische granulomatöse Prozesse (Tuberkulose, Mykose), Blutungen, Metastasen, eine Amyloidose, eine Hämochromatose, ein Lymphom oder andere Läsionen. Man unterscheidet eine chronische (mehr als 2 Jahre), eine subakute (weniger als 2 Jahre) und eine akute Form der Insuffizienz. Erst bei Verlust von 90% der Nebennierenrinde kommt es zu einer manifesten Insuffizienz.

Aufgabe der bildgebenden Diagnostik ist die ätiologische Abklärung der primären Nebennierenrindeninsuffizienz.

CT-Morphologie

Die Computertomographie spielt praktisch keine Rolle in der Diagnostik der idiopathischen Nebennierenrinsuffizienz, da sich bei ansonsten unauffälliger Darstellung der Nebennieren allenfalls eine angedeutete bilaterale Atrophie zeigt.

Infektiös-entzündliche bzw. granulomatöse Prozesse (z.B. Mycobacterium avium, Mycobacterium intracellulare oder CMV bei AIDS) verursachen eine subakute Nebennierenrinsuffizienz mit geringer bis moderater bilateraler und oft symmetrischer Vergrößerung der Nebennieren. Die Drüsenform ist unverändert, die Kontur manchmal unscharf. Inhomogenitäten resultieren aus Nekrosen oder Abszessen. Verkalkungen sind spezifisch für granulomatöse Infektionen (Tuberkulose, Histoplasmose).

Die akute Nebennierenrinsuffizienz wird meist durch eine Nebennierenblutung ausgelöst, die sich im Rahmen einer schweren Hypotension, bei Schock oder Septikämie findet. Im Computertomogramm imponiert die eingeblutete Drüse vergrößert und hyperdens.

Phäochromozytom

90% der Phäochromozytome gehen vom Nebennierenmark, 10% von extraadrenalem sympathischem Gewebe aus (Paragangliome). 10% der Phäochromozytome sind bilateral und 10% maligne.

Die extraadrenalen Phäochromozytome sind überwiegend retroperitoneal im Abdomen oder Becken lokalisiert (Zuckerkandl-Organ in Höhe der Aortenbifurkation). Nur 3% finden sich supradiaphragmal, wo sie häufiger mediastinal als zervikal liegen. Daneben wurden intra- und perikardiale Läsionen beschrieben (vgl. Abb. 10.**10**).

Die Diagnose wird labordiagnostisch durch den Nachweis einer erhöhten Katecholaminausscheidung im Urin und erhöhte Werte von Epinephrin und Noradrenalin im Serum gesichert. Die Bildgebung dient ausschließlich der präoperativen Lokalisationsdiagnostik. Eine Kontrastmittelapplikation ist deswegen meist nicht erforderlich. Falls sie zur Abklärung der Nachbarschaftsbeziehung unumgänglich ist, sollte zur Vermeidung einer hypertensiven Krise mit Alpha- und Betablockern prämediziert werden.

CT-Morphologie

Da fast alle Phäochromozytome zum Zeitpunkt der Diagnose größer als 2 cm sind, bereitet der Nachweis keine Probleme, sofern die Tumoren in typischer Weise adrenal oder juxtaadrenal im Retroperitoneum gelegen sind. Sie stellen sich je nach Größe als runde oder auch unregelmäßig konfigurierte, gut abgegrenzte Tumoren dar. Kleine Tumoren sind relativ homogen, größere Tumoren neigen zu Inhomogenitäten durch Einblutungen, Nekrosen, zystisch-regressive Veränderungen und Verkalkungen (3 – 10 %). Eine kräftige Kontrastaufnahme des nicht regressiv veränderten Tumorparenchyms unterscheidet sie eindeutig von Adenomen der Nebenniere (Abb. 17.**5**).

Beim Nachweis extraadenaler, ektoper, aber auch multipler Phäochromozytome sind die MRT und die spezifische Szintigraphie (MIBG) der Computertomographie überlegen.

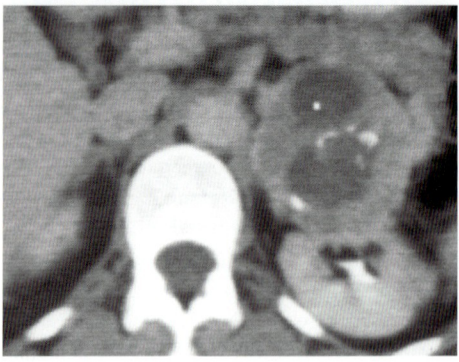

Abb. 17.5 Phäochromozytom mit fokalen regressiven Veränderungen (Nekrosen und Verkalkungen). Nur die peripheren Tumoranteile zeigen eine signifikante KM-Aufnahme. Die i. v. KM-Applikation ist bei Patienten mit biochemisch gesichertem Phäochromozytom nicht erforderlich. Sofern unumgänglich, sollte vorab eine medikamentöse Rezeptorblockade erfolgen.

- Die Differenzierung zwischen einem benignen und einem malignen Phäochromozytom ist computertomographisch in der Regel nicht möglich; lediglich der Nachweis von Metastasen ist verlässlicher Hinweis auf ein Malignom.
- Phäochromozytome können Teilsymptom eines neurokutanen oder eines MEN-Syndroms (multiples endokrines Neoplasie-Syndrom) sein. Bilaterale und ektope Phäochromozytome sind beim MEN häufig. Beim MEN-Syndrom Typ II (medulläres Schilddrüsenkarzinom, Nebenschilddrüsenadenom, Phäochromozytom) und Typ III (medulläres Schilddrüsenkarzinom, Phäochromozytom, Ganglioneurom, marfanoider Habitus) bereitet die Lokalisationsdiagnostik besondere Schwierigkeiten, da die Tumoren oft klein, bilateral oder multipel sind und aus einer medullären Hyperplasie hervorgehen, die mit bildgebenden Verfahren nicht zu erfassen ist.
- Eine höhere Inzidenz von Phäochromozytomen findet sich beim Hippel-Lindau-Syndrom (5 – 15 %) und bei der Neurofibromatose (5 %).

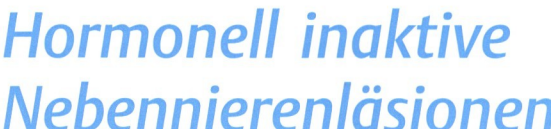

Hormonell inaktive Nebennierenläsionen

In dieser Gruppe sind Läsionen zusammengefasst, die weder durch hormonelle Störungen noch andere Symptome auffallen und daher oft rein zufällig bei Untersuchungen aus anderer Indikation entdeckt werden. Dazu zählen die sog. stummen Adenome, Zysten und Hämatome, granulomatöse Veränderungen und das Myelolipom, seltener auch Metastasen und das primäre Nebennierenkarzinom (Tab. 17.3). Nur einige dieser Läsionen haben eine so charakteristische Morphologie, dass auf Anhieb eine (Verdachts-)Diagnose möglich ist. Dazu gehören in erster Linie die Myelolipome, die Zysten und frische Einblutungen sowie grobe Verkalkungen ohne raumfordernden Charakter.

Tab. 17.3 ⤑ *Differenzialdiagnose inzidentaler Nebennierenbefunde*

Benigne Läsionen	
Zyste	hypodens (0–10 HE), keine KM-Aufnahme
Hämatom	hyperdens (>60 HE), keine KM-Aufnahme
Verkalkung	stark hyperdens
Inaktives Adenom	keine definitiven Kriterien (<10 HE, <3 cm)
Myelolipom	Fettanteile (< –10 HE)
Granulom	keine definitiven Kriterien (fakultativ Verkalkungen)
Maligne Läsionen	
Neuroblastom	Alter <5 Jahre, Verkalkungen (80 %) ausgedehnte Weichteilkomponente inhomogene KM-Aufnahme
Nebennierenkarzinom	keine definitven Kriterien (>6 cm, unscharf begrenzt, inhomogene KM-Aufnahme)
Metastase	keine definitiven Kriterien (>5 cm, >10 HE)

Nebennierenzysten

Nebennierenzysten sind selten. Pathogenetisch können sie in endotheliale (45 %), epitheliale (9 %), parasitäre (Echinokokkus, 7 %) oder Pseudozysten (40 %) klassifiziert werden. Letztere sind Folgezustände von Blutungen.

CT-Morphologie

Typischer CT-Befund ist eine zystische Raumforderung mit glatter, uniformer dünner Wand und flüssigkeitsäquivalentem Inhalt. Die Wanddicke liegt selten über 3 mm. Wandverkalkungen sind möglich. Nach KM-Injektion findet sich allenfalls ein Rand- jedoch keine Binnenkontrastierung.

Im Nativ-CT ist die Differenzierung zwischen einer Zyste und einem hypodensen Adenom häufig schwierig, so dass sich zur Bestätigung eine ergänzende Sonographie empfiehlt.

Differenzialdiagnostisch muss bei zystischen Läsionen immer an regressiv veränderte Tumoren gedacht werden. Die Diagnose einer einfachen Zyste ist dann anzuzweifeln, wenn sich unregelmäßige Wandverdickungen und Dichtewerte höher als Wasser finden. Adenome, Nebennierenkarzinome und Phäochromozytome (Katecholaminspiegel im Urin) können als zystische Tumoren imponieren.

Nebennierenhämatom

Die Nebennierenblutung ist die häufigste Ursache einer adrenalen Raumforderung im Neugeborenenalter. Im Falle einer Bakteriämie kann sich ein Abszess entwickeln (4–6 Wochen nach der Geburt). Beim Erwachsenen sind Nebennierenblutungen selten; sie kommen im Rahmen einer schweren Hypo-perfusion, Hypotension, beim Schock, bei Verbrennungen, Koagulopathien und nach Traumen vor. Häufig begleiten zentrilobuläre Lebernekrosen und tubuläre Nierennekrosen das Erkrankungsbild. Die ausgedehnte Blutung im Rahmen der Septikämie wird unter dem Begriff Waterhouse-Friedrichsen-

Syndrom zusammengefasst. Traumatische Blutungen sind meist unilateral und rechts häufiger als links.

CT-Morphologie

Nebennierenhämatome stellen sich im CT als runde oder ovale tumorähnliche Raumforderungen dar. Die definitive Diagnose des Hämatoms ist allerdings nur bei frischen Blutungen infolge der erhöhten Dichtewerte möglich. Mit zunehmendem Alter des Hämatoms nehmen auch die Dichtewerte ab und werden damit unspezifisch. Ebenso wie bei Zysten fehlt eine Kontrast-Aufnahme. Alte Hämatome imponieren oft zystisch und sind dann von Pseudozysten anderer Ätiologie nicht zu unterscheiden.

Nebennierenverkalkungen

Ausgeprägte Verkalkungen der Nebennieren sind meist Folge frühkindlicher Nebennierenblutungen. Sie können auch Restzustand einer Nebennierentuberkulose oder anderer Granulomatosen sein. Tumorverkalkungen sind durch die begleitende Raumforderung als solche leicht zu erkennen: Neuroblastome verkalken in bis zu 80%, Karzinome in bis zu 30% und Phäochromozytome in bis zu 10%.

Myelolipom

Myelolipome sind gutartige Missbildungstumoren (Hamartome) der Nebennieren mit unterschiedlichen Anteilen von Fett und hämatopoetischem Gewebe. In 10% der Fälle finden sich begleitende endokrine Störungen wie ein Cushing- oder Conn-Syndrom.

CT-Morphologie

Charakteristisch für das Myelolipom ist der Fettgewebsanteil, der in nahezu allen Fällen angetroffen wird (Abb. 17.6). Die Anteile von Fettgewebe und hämatopoetischem Gewebe variieren stark, so dass die Tumoren entweder fast durchgehend fettgewebsäquivalent sind oder nur kleine Fettherde enthalten. Die myeloischen Elemente zeigen nativ eine höhere Dichte und eine signifikante KM-Aufnahme nach Kontrastmittelapplikation, während die Fettgewebsanteile nur eine minimale Kontrastierung zeigen. Die Größe des umschriebenen Tumors variiert zwischen wenigen Millimetern und 30 cm, im Durchschnitt liegt sie bei 5 cm. Blutungen innerhalb der Läsion und retroperitoneal wurden beschrieben. Bei 10% der Patienten finden sich bilaterale Herde, 30% zeigen punktuelle Verkalkungen.

Bei fettreichen Myelolipomen ist die Diagnose unproblematisch. Differenzialdiagnostisch kommen praktisch nur das Lipom (Fett ohne andere Weichteilanteile) und das Adenom (CT-Werte > -10 HE) in Betracht. Je inhomogener der Tumor, desto weitreichender die Differenzialdiagnose, die dann auch Liposarkome oder Angiomyolipome des oberen Nierenpols einschließt. Mit zunehmenden myeloischen Anteilen ist der Tumor schwieriger einzuordnen. Myelolipome, die nur sehr wenig Fett enthalten, können computertomographisch nicht eindeutig identifiziert werden und erfordern eine bioptische Abklärung.

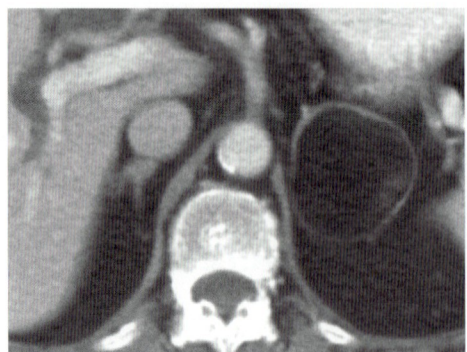

Abb. 17.6 **Typische fettäquivalente Dichte eines adrenalen Myelolipoms.**

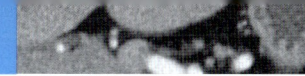

Inaktive Adenome

Etwa ein Drittel aller adrenalen Raumforderungen sind Zufallsbefunde. Endokrin inaktive Nebennierenadenome haben keinen Krankheitswert. Wenn eine derartige Läsion zufällig im Rahmen einer CT-Untersuchung des Abdomens aus anderer Indikation entdeckt wird, spricht man von einem Inzidentalom. Zur Differenzierung zwischen benignen und malignen Läsionen (s. S. 673).

CT-Morphologie

Diese Adenome können in ihrer Größe erheblich variieren (0,5–10 cm), meist sind sie kleiner als 3 cm. Sie stellen sich als runde oder ovale, in sich homogene Raumforderungen mit scharfrandiger Begrenzung dar. Die Dichte ist in der Regel geringer oder ähnlich der von Muskulatur. Dichtewerte unter 10 HE im Nativscan sprechen für ein Adenom, während Dichtewerte oberhalb dieses Grenzwertes als unsicher eingestuft werden (10–40% dieser Läsionen sind lipidarme Adenome). Inhomogenitäten und Kalzifikationen sind selten. Die KM-Aufnahme ist variabel, meist aber initial höher als bei Nicht-

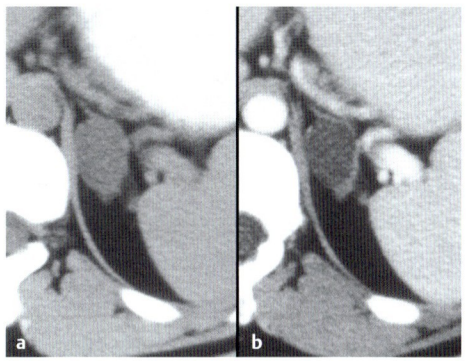

Abb. 17.7 **Stummes Adenom (Inzidentalom).**
Es hat exakt identische morphologische Eigenschaften wie ein hormonaktives Nebennierenrindenadenom. Inzidentalome sind ellipsoid, scharf begrenzt und weisen gewöhnlich CT-Werte unter 10 HE auf.

adenomen bei zugleich rapidem Wash-out. Die meisten Adenome haben im Spätscan 1 h nach KM-Injektion eine Dichte unter 30 HE (> 40% Dichteabnahme in den ersten 15 min) (Tab. 17.3 u. Abb. 17.**7**).

Ganglioneurom, Ganglioneuroblastom

Ganglioneuroblastome sind komplexe Tumoren, die sowohl reife Ganglienzellen als auch primitive neuroblastische Zellen enthalten. 65% sind retroperitoneal lokalisiert, andere Lokalisationen sind die Halsregion, das Mediastinum und die Nebennieren. Sie werden üblicherweise bei Kindern unter 10 Jahren angetroffen.

    Ganglioneurome sind gutartige Tumoren, die meist vom sympathischen Grenzstrang, selten vom Uterus, den Ovarien, der Haut oder dem Gastrointestinaltrakt ausgehen. Adrenale Ganglioneurome treten vorzugsweise zwischen der 3. und 5. Lebensdekade auf.

CT-Morphologie

Ganglioneuroblastome ähneln den Neuroblastomen und müssen histologisch gesichert werden.

    Adrenale Ganglioneurome sind von Nebennierenkarzinomen nicht zu unterscheiden. Zeichen einer lokalen oder vaskulären Tumorausbreitung fehlen in der Regel. Die definitive Diagnose ist an eine histologische Klärung mittels Biopsie oder Resektion gebunden.

Neuroblastom

Das Neuroblastom ist der häufigste maligne Abdominaltumor im Kindesalter. Der Altersgipfel liegt im 2. Lebensjahr. 75% der Tumoren treten innerhalb der ersten beiden Lebensjahre auf, die übrigen 25% verteilen sich auf die übrigen Altersgruppen.

Neuroblastome gehen vom Nebennierenmark sowie sympathischen Ganglien aus. Bei sehr großen Tumoren kann der Ursprungsort nicht immer festgestellt werden. Das histomorphologische Erscheinungsbild ist breit und reicht von hochdifferenzier-

Abb. 17.8 **Neuroblastom der rechten Nebenniere.**

a Im Nativscan zeigen sich Verkalkungen.

b Die coronale MPR (3/5/2) nach KM-Injektion zeigt die Kaudalverlagerung der Niere durch den Tumor, der sich gut gegen die Niere abgrenzt.

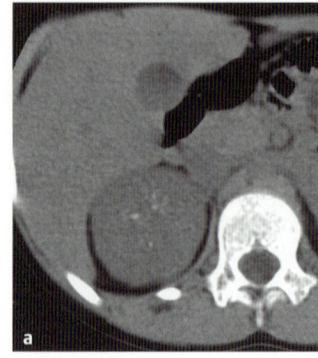
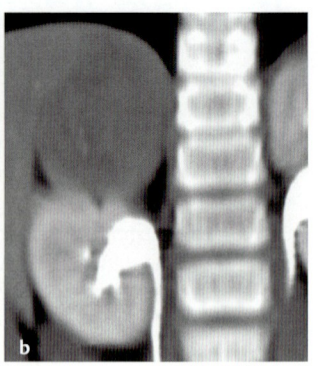

ten Tumoren, die Ganglienzellen enthalten, bis zu undifferenzierten Tumoren mit einer leukämieähnlichen Infiltration des Knochenmarks.

Aufgabe der Schnittbilddiagnostik ist das lokale Staging und der Nachweis von Metastasen. Die Kernspintomographie ist derzeit Methode der Wahl, die Multidetektor-CT kann aber vergleichbare Ergebnisse liefern.

CT-Morphologie

Die Mehrzahl der Neuroblastome weist eine heterogene Tumormatrix mit Nekrosen und Blutungen auf. Häufig finden sich stippchenförmige, lineare oder ringförmige Verkalkungen (im CT bis zu 80 %, Abb. 17.**8**). Die soliden Tumoranteile nehmen moderat KM auf. Das lokale Staging muss folgende Fragen beantworten: Tumorgröße, Lokalisation, Ausdehnung, Mittellinienüberschreitung und supradiaphragmale Ausbreitung. Die Infiltration der Nieren kann ein Nephroblastom (Wilms-Tumor) vortäuschen. Die Tumoren metastasieren vorwiegend in die Leber, das Skelett und die Lymphknoten.

Nebennierenkarzinom

Primäre Nebennierenkarzinome sind sehr selten. Sie bleiben äußerst lange Zeit klinisch stumm, bevor sie durch ihre Raumforderung oder durch endokrine Symptome (Cushing-Syndrom, Virilisierung) auffällig werden. Zum Zeitpunkt der klinischen Manifestation liegen häufig schon Metastasen vor. Altersgipfel sind das Kleinkindalter (unter 5 Jahren) und die 4. Lebensdekade.

CT-Morphologie

Nebennierenkarzinome sind zum Zeitpunkt ihrer klinischen Manifestation bereits relativ groß (90 % > 6 cm; maximal bis 25 cm). Der Tumornachweis ist daher unproblematisch, allerdings sind die Organzuordnung und die Abgrenzung von den Nachbarorganen mitunter schwierig. Die Tatsache, dass Adenokarzinome lange Zeit raumfordernd wirken und die benachbarten Organe bzw. Strukturen verlagern und deformieren, ehe sie diese infiltrieren, kann differenzialdiagnostisch hilfreich sein.

Große Karzinome sind unregelmäßig begrenzt und durch regressive Veränderungen (Nekrosen, Blutungen) inhomogen. Solide Tumoranteile zeigen eine deutliche KM-Aufnahme (Abb. 17.**9**). Verkalkungen finden sich bei 25–30 %.

Die Einschätzung der Dignität ist nicht sicher möglich, solange sich keine Infiltrationen oder Metastasen finden. Große Tumoren mit Nekrosen und Einblutungen sind malignomverdächtig. Die Abgrenzung von einem Nierenzellkarzinom kann aufgrund der engen Nachbarschaft schwierig sein, zumal auch das Nierenzellkarzinom ein ähnliches Kontrastverhalten und Metastasierungsmuster zeigt. In dieser Situation sind multiplanare Reformationen auf der Basis dünner Schichten hilfreich.

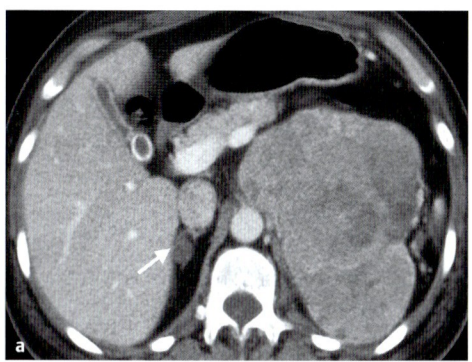

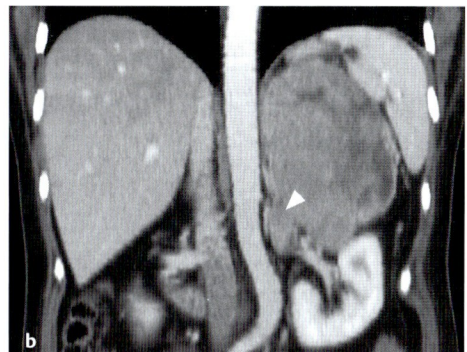

Abb. 17.9 **Großes Neben-
nierenkarzinom mit
Lymphknotenmetastase
(Pfeilspitze in b).**
Kleines Inzidentalom auf der
Gegenseite (Pfeil in **a**) als
Nebenbefund.

Nebennierenmetastasen

Metastasen in den Nebennieren kommen am häufigsten beim Mammakarzinom (55 %), Bronchialkarzinom (35 %), Nierenzellkarzinom (25–40 %) und
beim Melanom (60 %) vor.

CT-Morphologie

Das Erscheinungsbild der Metastasen ist sehr variabel. Kleine Metastasen sind meist homogen, größere durch regressive Veränderungen (Einblutungen,
Nekrosen) inhomogen (Abb. 17.**10**). Eine KM-Aufnahme ist die Regel (Tab. 17.**4**). Verkalkungen sind
selten, kommen aber bei Schleim bildenden Tumoren vor. In etwa der Hälfte der Fälle sind beide Nebennieren betroffen.

Tab. 17.4 ⋯⋗ *Inzidentale Nebennierentumoren*

Adenomähnlich	Malignomverdächtig
Größe < 3 cm	Größe > 5 cm
Rund oder oval	Unregelmäßig
Scharf begrenzt	Unscharf begrenzt
Homogen	Inhomogen
Hypodens (< 10 HE)	Isodens
Schnelles KM-Wash-out	Deutliche KM-Aufnahme

Morphologisch unauffällige oder hyperplastisch
wirkende Nebennieren (erhaltene Grundform)
schließen Metastasen nicht aus (vgl. Abb. 9.**10 b**).

Eine Dignitätsaussage ist nicht immer sicher
möglich (s. unten).

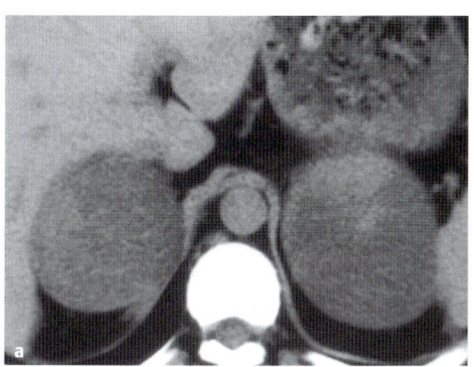

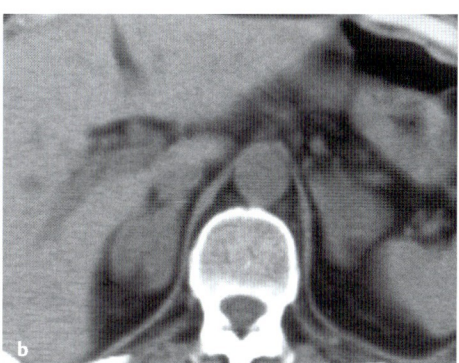

Abb. 17.10 **Nebennierenmetastasen.**

a Große Nebennierenmetastasen bei Bronchialkarzinom
– die Größe und der bilaterale Befund sind malignomverdächtig.

b Metastasen ähnlich einer adrenalen Hyperplasie sind
selten (hier: Bronchialkarzinom); die Konfiguration
der Nebennieren ist trotz der deutlichen Volumenzunahme erhalten.

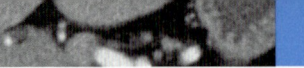
Lymphome

Primäre Nebennierenlymphome sind extrem selten. Häufiger ist die sekundäre Beteiligung (in etwa 25 % der Fälle), vor allem beim NHL.

CT-Morphologie

Bei 50 % der Patienten sind beide Nebennieren beteiligt. Die Dichtewerte liegen zwischen 40 und 60 HE, die KM-Aufnahme ist eher gering (Abb. 17.**11**). Nekrosen finden sich in schnell wachsenden Läsionen.

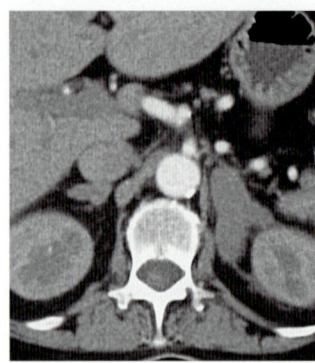

Abb. 17.11 **Primäres adrenales großzelliges Lymphom.**
Es zeigt sich eine diffuse Vergrößerung beider Nebennieren.

Inzidentielle Nebennierenprozesse

Als Inzidentalome werden adrenale Raumforderungen von > 1 cm bezeichnet, die rein zufällig bei Patienten ohne Zeichen einer endokrinen Funktionsstörung gefunden werden. Inzidentalome werden bei 1 – 4 % aller CT-Untersuchungen angetroffen und stellen den Radiologen vor die Frage, welcher Krankheitswert dem Befund beizumessen ist.

Die Frage nach der Dignität und einer geeigneten diagnostischen Strategie stellt sich auch dann, wenn bei bekanntem Tumorleiden eine adrenale Raumforderung angetroffen wird. Der Nachweis einer Nebennierenläsion legt zwar den Verdacht auf eine Metastasierung nahe, ist aber nicht beweisend. Nach der Literatur überwiegt auch im onkologischen Krankengut der Anteil nicht maligner adrenaler Raumforderungen. Die Dignitätsbeurteilung ist deswegen von besonderer Bedeutung.

CT-Morphologie

Für die Differenzierung zwischen benignen und malignen adrenalen Raumforderungen wurde eine Reihe morphologischer Differenzierungskriterien erarbeitet, die in Tab. 17.**4** zusammengefasst sind. Die zuverlässigsten Kriterien sind in der Reihenfolge ihrer Bedeutung die Dichte, die Größe und das Kontrastmittelverhalten. Als Faustregel kann gelten, dass kleine Tumoren (< 3 cm) mit geringer Dichte (unter 10 HE) oder solche, die ein rasches Wash-out der Kontrastierung im Delayed-Scan nach 15 – 60 min zeigen, mit hoher Wahrscheinlichkeit benigne sind. Größere heterogene Raumforderungen (> 5 cm) mit einer deutlichen KM-Aufnahme sind dagegen dringend verdächtig auf ein Malignom oder eine Metastase, insbesondere dann, wenn ein primäres Tumorleiden bekannt ist.

Diagnostische Strategie

Eine jüngere Studie konnten zeigen, dass bis zu 40 % der Adenome relativ fettarm sind und damit im Nativscan nicht die densitometrischen Kriterien für eine Differenzierung zwischen benignem Adenom und malignem Befund erfüllen. Die Anwendung densitometrischer Kriterien in Spätscans ist aufgrund gerätespezifischer Unterschiede und diffe- renter Kontrastmittelprotokolle ebenfalls mit einer gewissen Unsicherheit behaftet. Auch wenn die Dichte fettarmer Adenome der von Nichtadenomen ähnelt, entspricht die KM-Kinetik derjenigen fettreicher Adenome. Wird ein Schwellenwert von 40 % relativem „Wash-out" in 15 min zugrunde gelegt ($[1 - HE_{früh}/HE_{spät}] \times 100\%$), so sind die Adeno-

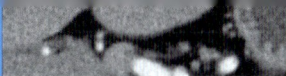

Tab. 17.5 ⋯⋙ *Differenzialdiagnose adrenaler Raumforderungen*

Nativ-CT	
Fett	Myelolipom
Zystische Areale	Zyste, altes Hämatom, Echinokokkose, Neuroblastom
Blutung	Trauma, Neuroblastom, Nebennierenkarzinom, Metastase
Verkalkung	frühkindliche Nebennierenblutung, Tuberkulose, Granulomatose
Massive Verkalkung	Neuroblastom, Nebennierenkarzinom, Phäochromozytom
Dichtewerte	< -10 HE Myelolipom ≤ 10 HE Adenom > 10 HE Adenom, Karzinom, Metastase, Neuroblastom
Kontrastverstärktes CT	
Arterielle Hyperperfusion	Phäochromozytom
Relatives Wash-out (nach 15 min)	≥ 40 % Adenom < 40 % Lymphom, Karzinom, Metastase
Dichte (nach 15 min)	< 30 HE Adenom > 30 HE Lymphom, Karzinom, Metastase
Gefäßinfiltration	Nebennierenkarzinom, Neuroblastom

me mit hoher Sensitivität und befriedigender Spezifität einzuordnen. Für gemischt lipidhaltige Adenome ist ein Grenzwert von 60% besser geeignet. Ein praktischer Vorteil dieser Technik ist dadurch gegeben, dass der Delayed-Scan leicht mit dem Routinescan des Abdomens kombiniert werden kann und ein zweiter Scan nicht getrennt terminiert werden muss.

Nachfolgend sind einige Grundregeln für die diagnostische Strategie bei der Abklärung adrenaler Raumforderungen mittels CT aufgeführt (Tab. 17.**5**). Dabei ist zu berücksichtigen, dass bei Patienten mit a priori bekannter Nebennierenläsion das MRT mit Chemical-Shift-Messungen eine gute Alternative darstellt:

1. Kann eine adrenale Raumforderung in Übereinstimmung mit der Klinik einem typischen Befund (Myelolipom, Zyste, Blutung) zugeordnet werden, ist keine weitere Diagnostik erforderlich.
2. Asymptomatische Raumforderungen unter 3 cm mit einer Dichte unter 10 HE sind mit hoher Wahrscheinlichkeit benigne. Bei einer Dichte über 10 HE empfiehlt sich ein Kontrastscan früh und nach 15 min in Dünnschichttechnik. Wenn die Läsion ein relatives Wash-out von mehr als 40% zeigt oder wenn die Dichte im Delayed-Scan unter 30 HE liegt, kann von einem gutartigen Be-

fund ausgegangen werden. Bei nichtonkologischen Patienten ist eine weitere Abklärung nicht erforderlich. Bei onkologischen Patienten ist eine abwartende Haltung mit einer einmaligen Kontrolle gerechtfertigt, sofern es sich nicht um eine neu aufgetretene Läsion handelt. Eine neue Läsion muss in jedem Fall als Metastase angesehen werden.

3. Asymptomatische Läsionen, die im kontrastverstärkten Routine-CT zufällig entdeckt wurden, sollten nach 15 min noch einmal untersucht werden. Zeigt der Herd ein relatives Wash-out > 60% nach 15 min, so ist von einer benignen Läsion auszugehen.
4. Große (> 5 cm) Läsionen mit inhomogener KM-Aufnahme sind primär malignomverdächtig und bedürfen in jedem Fall der definitiven Abklärung (Feinnadelpunktion).
5. Erfüllt der Herd keines der oben genannten Kriterien, so gilt er als intermediär. Spezielle Richtlinien lassen sich in solchen Fällen nicht aufstellen. Die weiterführenden Maßnahmen sind im klinischen Kontext abzuwägen. Erfordern therapeutische Konsequenzen eine definitive Entscheidung, ist eine bioptische Abklärung indiziert.

18 Nieren

C. Schaefer-Prokop, M. Prokop

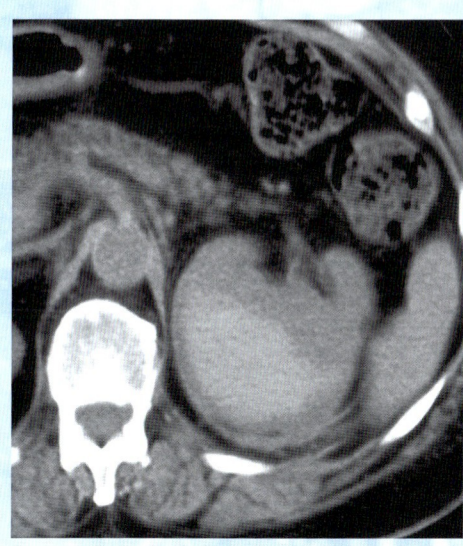

Die Nieren lassen sich aufgrund des typischen Kontrastmittelverhaltens, welches eine optimale Darstellung von Parenchym, Gefäßen und Läsionen erlaubt, mit der Computertomographie hervorragend untersuchen. Die Spiralcomputertomographie liefert alle notwendigen Informationen für operative Eingriffe, insbesondere auch in Hinblick auf organerhaltende Resektionen. Sie hat auch die Detektion und Charakterisierung kleiner Nierenläsionen verbessert, wenngleich die Differenzierung und Dignitätsabschätzung kleiner Herde ($<$ 1,5 cm) nach wie vor schwierig ist.

Die Nativspirale ist Methode der Wahl zur Abklärung einer Nierenkolik, da sie Konkremente unabhängig von ihrem Calciumgehalt zuverlässig nachzuweisen vermag. Etablierte CT-Indikationen sind darüber hinaus akute Obstruktionen und Komplikationen, die Therapieplanung und Verlaufsbeurteilung, die Diagnostik im Rahmen eines akuten Traumas, bei Gefäßerkrankungen sowie Komplikationen bei entzündlichen Erkrankungen. Akute unkomplizierte Infektionen und Nierenparenchymerkrankungen hingegen sind keine primäre CT-Indikationen (Tab. 18.1).

Die traditionelle Ausscheidungsurographie wurde durch die Schnittbildverfahren und die minimal invasiven urologischen Techniken (instrumentelle Uroradiologie) immer mehr in den Hintergrund gedrängt. Die Computertomographie steht dabei in

Tab. 18.1 ⟶ **CT-Indikationen**

Tumordiagnostik	Ausschluss bzw. Nachweis eines Nierentumors
Tumor-Staging	Nierenzellkarzinom Urothelkarzinom Nephroblastom Lymphom
Komplikationen	Blutung (postoperativ, polyzystische Erkrankung) Abszess (Pyelonephritis etc.)
Trauma	Blutung, Kontusion Nierengefäßverletzung oder -verschluss
Hydronephrose	Differenzierung zwischen Konkrementen, Uretertumor oder externer Kompression
Nierenkolik, Nierensteinleiden	Ersatz der i. v. Urographie

Konkurrenz mit der Sonographie und MRT. Üblicherweise ist die Sonographie das primäre diagnostische Verfahren. Die Computertomographie und MRT sind in ihrer diagnostischen Aussagekraft in etwa gleichwertig, wobei die Computertomographie sensitiver im Nachweis von Konkrementen und Verkalkungen ist. Die MRT ist bei eingeschränkter Nierenfunktion und bei einer KM-Unverträglichkeit (jodhaltige Kontrastmittel) vorzuziehen. Die MRT ist überlegen in der Differenzialdiagnose kleiner komplizierter Zysten und in der nativen Darstellung des Hohlraumsystems (bei Patienten mit gestörter Ausscheidungsfunktion).

Anatomie

Die Nieren liegen beiderseits lateral der Wirbelsäule bzw. der Psoasmuskulatur im Recessus lumbalis des Retroperitonealraums (Gerota-Raum, Perirenalraum, Abb. 18.1), eingebettet in eine Fettkapsel und umschlossen von der vorderen und der hinteren Gerota-Faszie. Sie haben ein durchschnittliches Volumen von 150 ml. Der kraniokaudale Durchmesser liegt zwischen 9 und 11 cm, die linke Niere ist in der Regel 1 cm länger als die rechte. Der transversale Durchmesser beträgt in Höhe des Nierenhilus 5–6 cm, der sagittale etwa 4 cm. Im kontrastverstärkten CT lassen sich Kortex und Medulla differenzieren. Die renalen Sinus enthalten die großen Gefäße, das Pyelon, die Kelche und Fettgewebe (Abb. 18.2, 18.3). Die großen Blutgefäße und die Ureteren verlassen die Niere im Bereich des Hilus, der normalerweise anteromedial zur Aorta hin ausgerichtet ist; eine verstärkte anteriore Rotation ist jedoch nicht ungewöhnlich.

Die Parenchymbreite liegt bei etwa 1,5 cm und nimmt mit dem Alter ab. Im Nativscan weisen Kortex und Medulla CT-Werte zwischen 30 und 50 HE auf, die Differenzierung gelingt nur nach KM-Injektion. Die Nierenrinde enthält das Gefäßsystem, die Glomerula und Tubuli. Die Medulla setzt sich aus etwa 18 Pyramiden zusammen und enthält die Sammelgefäße. Die Markkegel oder -pyramiden werden durch Ausläufer der Rinde voneinander getrennt (Nierenkolumnen, Bertini-Säulen), die bis zum renalen Sinus reichen. Die Spitzen der Pyramiden bilden 6–12 Papillen die den Urin in das Nierenbeckenkelchsystem abgeben.

Die Darstellung des Nierenbeckenkelchsystems (NBKS) hängt von der Form desselben ab. Ein am-

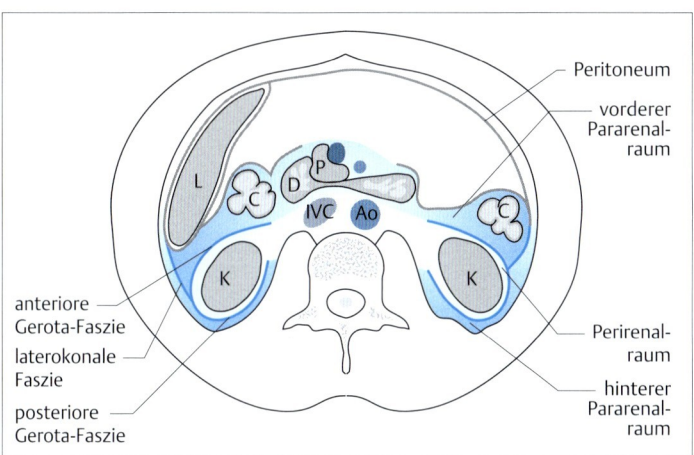

Abb. 18.1 **Schnittbild-anatomie.**
Die Niere liegt zentral im Retroperitoneum zwischen der anterioren (Gerota) und der posterioren Nierenfaszie (Zuckerkandl oder posteriore Gerota-Faszie).

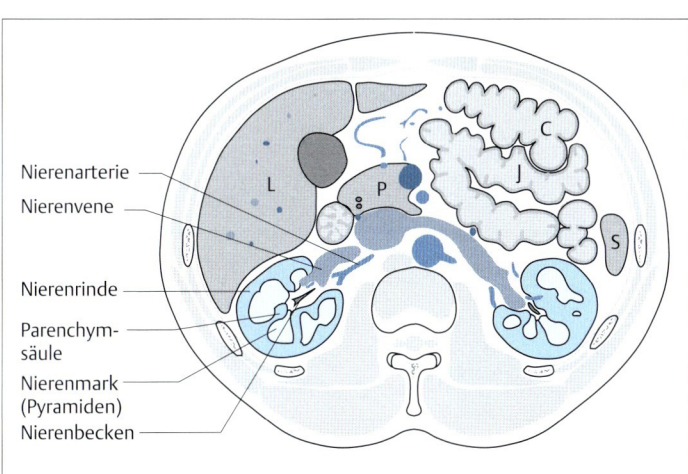

Abb. 18.2 **Schnittbild-anatomie.**
Schnitt in Höhe des Nieren-hilus.

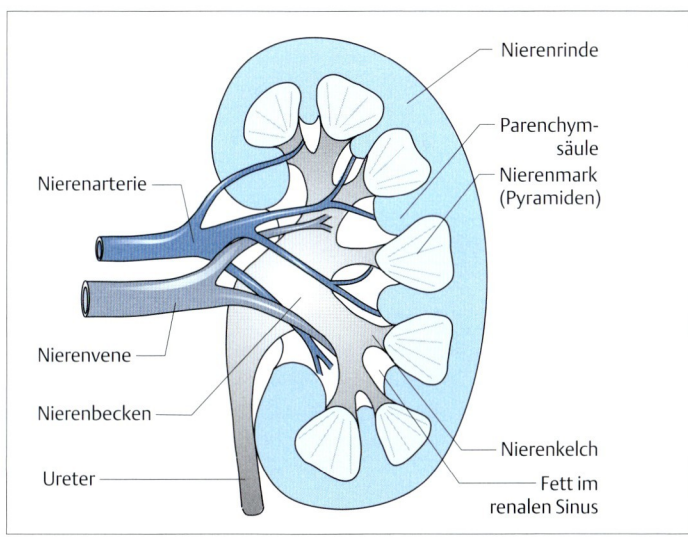

Abb. 18.3 **Schnittbild-anatomie.**
Coronaler Schnitt durch die Niere.

pulläres NBKS ist schon im Nativscan abgrenzbar, ein dendritisches meist erst nach Kontrastmittelgabe. Normalerweise sind die Wände des NBKS allenfalls als feine Linien erkennbar, Verdickungen deuten auf entzündliche oder neoplastische Prozesse hin. Der Ureter verläuft entlang des M. psoas ins kleine Becken und wird lateral von den Gonadalgefäßen begleitet; oft lässt er sich bereits im Nativscan abgrenzen. In Höhe des Promontorium überkreuzt er die Iliakalgefäße und zieht entlang der retroperitonealen Beckenwand zu seinem Ostium an der posterolateralen Harnblasenwand (Blasenboden). In Höhe der iliakalen Gefäßkreuzung sind die Ureteren häufig leicht dilatiert (Kompressionseffekt).

Die relativ schmalkalibrigen Nierenarterien liegen dorsal der Nierenvenen. Die längere linke Nierenvene zieht ventral der Aorta zur V. cava. Für den Operateur ist die Abklärung anatomischer Varianten wie akzessorische Nierenarterien, frühe Aufzweigungen der Nierenarterie, doppelte Nierenvenen oder ein retroaortaler Venenverlauf essenziell. Die Darstellung und Lokalisation weiterer in die Nierenvene mündender Gefäße (z.B. V. ovarica/testicularis, vertebrale Venen) ist wichtig bei der Evaluation von Nierenspendern, insbesondere wenn ein endoskopischer Eingriff geplant ist.

Untersuchungstechnik

Die computertomographische Untersuchungstechnik hängt davon ab, ob lediglich die Nieren, der Oberbauch oder das gesamte Abdomen dargestellt werden sollen (Tab. 18.2).

Tab. 18.2 ⤍ *Empfohlene Untersuchungsparameter*

Allgemein					
Vorbereitung bei eingeschränkter Nierenfunktion	Infusion 0,9 % NaCl-Lösung iv (ca. 100 ml/h 4 – 12 h vor *und* nach CT)				
Orales KM	nur Oberbauch:	500 ml, 30 min vor Untersuchung			
	gesamtes Abdomen:	1 – 1,5 l, 60 min vor Untersuchung			
Lagerung	Rückenlage mit Elevation der Arme				
Scanbereich	Nieren:	beide Nieren (anhand des Scanogramms)			
	Harntrakt:	oberer Nierenpol bis Sitzbein			
Atemphase	Inspiration				
Fensterung	Nativ-CT:	W/L = 300/30			
	KM-CT:	W/L = 400/70 (ggf. anpassen)			
	Ausscheidungsphase:	W/L = 1000/150 (ggf. anpassen)			

Scannertyp (Schichten pro Rotation)					
Scanparameter	**1** SC/TF/RI	**4** SC[a]	**16** SC[a]	**64** SC[a]	**axial** SW/RI	**MPR[b]** SW/RI
Nieren (volumetrisch)	3/5/2 ↓	1 – 1,25 ↓	0,5 – 1,25 ↓	0,5 – 0,625 ↓	3/3	3/3 cor
Nieren (Standard)	5/8/4 ↓	2 – 2,5 ↓	1 – 1,5 ↓	1 – 1,25 ↓	5/4	3/3 cor
Harntrakt (CT-IVP)	5/10/5 ↓	1 – 1,25 ↓	0,5 – 1,25 ↓	0,5 – 0,625 ↓	3/3	3/3 cor

Kontrastinjektion	**V/F/D**	**V+N/F/D**	**V+N/F/D**	**V+N/F/D**	**Bemerkungen**
Nieren/Harntrakt (Standard)	120/2/D	120+50/3/D	120+50/4/D	120+50/4/D	s. Tab. 18.3
Kortikomedulläre Phase	D = 25	D = 10A	D = 15 A	D = 20A	Trigger: Aorta (L1/2)
Nephrographische Phase	D = 100	D = 80A	D = 85 A	D = 90A	Trigger: Aorta (L1/2)
Ausscheidungsphase	D = 5 – 15 min	D = 5 – 15 min	D = 5 – 15 min	D = 5 – 15 min	
Nieren/Harntrakt (Kombination)	–	–	90/2/3 min +60/3/5A	100/2/3 min +50/4/5A	Kontrastierung NBKS Trigger: Aorta (L1/2)

SC = Schichtkollimation (mm), TF = Tischvorschub (mm/Rotation), RI = Rekonstruktionsinkrement (mm),
SW = effektive Schichtdicke (mm), MPR = multiplanare Reformation, axial = axiale Schichtung, cor = coronal
V = KM-Volumen (ml), N = NaCl-Volumen (ml), F = Flussrate (ml/s), D = Startdelay (s). KM-Konzentration = 300 mg Jod / ml
[a] Pitch P = TF/(N × SC): ca. 1,5 (4 Schichten); 1,2 – 1,5 (16 Schichten); 0,9 – 1,2 (64 Schichten);
[b] MPR aus dem sekundären Rohdatensatz mit SW/RI = 1 – 1,5/0,7 oder 0,5 – 0,8/0,5

Patientenvorbereitung

Für eine optimale Darstellung des Hohlraumsystems und die Prophylaxe nephrotoxischer Kontrastmitteleffekte ist eine ausreichende orale oder intravenöse Hydratation des Patienten erforderlich. Dies lässt sich mit der oralen Darmkontrastierung verbinden.

Die orale Darmkontrastierung ist zwar nicht zwingend erforderlich, verbessert aber die Differenzierung zwischen Darmschlingen und Lymphknoten. Die Menge des oralen Kontrastmittels hängt von der Ausdehnung der Untersuchungsregion ab: 500 ml reichen zur Untersuchung der Nierenregion im engeren Sinne, 1000 ml sollten gegeben werden, wenn der Scan bis in das Becken ausgedehnt wird. Wird eine CT-Angiographie angestrebt, sollte negatives orales KM (Wasser) für die Darmkontrastierung gewählt werden.

Scantechnik

Die erforderliche Ortsauflösung (Schichtdicke) hängt von der klinischen Fragestellung ab. Für die meisten die Niere betreffenden Indikationen einschließlich der obstruktiven Uropathie reicht eine Schichtkollimation von 3–5 mm aus. Je dünner die Schichtkollimation ist, desto besser ist die Qualität multiplanarer Reformationen. Durch die Reduktion der Partialvolumeneffekte verbessern sich zugleich die Differenzierung zwischen kleinen Zysten und Tumoren sowie der Nachweis kleiner Konkremente (vgl. Abb. 18.**16**).

Bei Multidetektor-Scannern reicht für die meisten Indikationen eine moderate dünne Kollimation aus (1,2–2,5 mm), wenngleich sich die Qualität coronaler Reformationen bei dünnerer Kollimation (0,5- bis 1,25-mm) erheblich verbessert. Derartige Dünnschichtprotokolle sind vor allem für eine optimale Darstellung und Beurteilung des Kelchsystems von Bedeutung. Bei obstruktiver Uropathie erzielt man eine hervorragende Bildqualität durch sehr dünne Kollimation (0,5–1,25 mm) und an den Ureterverlauf angepasste gekrümmte Reformationen (vgl. Abb. 18.**11 b**). Beachte, dass ein $4 \times 1 – 1,25$ mm-Protokoll eine ca. 30% höhere Dosis erfordert als ein $4 \times 2,5$-mm-Protokoll.

Coronale Reformation sollten Standard bei der Darstellung fokaler Läsionen sein, um Ausmaß und Lokalisation genau beurteilen zu können. Im Gegensatz zur MRT lässt sich die coronale MPR *nach* der Datenakquisition optimal anpassen. Die Bildqualität kann durch etwas dickere MPR (3 mm) deutlich verbessert werden. Zum Steinnachweis und zur Darstellung des Harntraktes in der Ausscheidungsphase eignen sich auch Maximum-Intensitäts-Projektionen (MIP).

Dosiseinstellungen

Die mAs-Werte sollten an die klinische Fragestellung und den Patientendurchmesser angepasst werden. Für Nativuntersuchungen im Rahmen der Konkrementdiagnostik (obstruktive Uropathie) reicht ein Niedrigdosisprotokoll ($CTDI_{Vol} = 2 – 4$ mGy); auch für die CT-Urographie bieten sich Niedrigdosisprotokolle an. Beim Staging bekannter Malignome andererseits ist in Hinblick auf die Operationsplanung eine optimale Bildqualität notwendig; dies erfordert multiphasische Untersuchungen mit einem CTDI von 8–20 mGy pro Phase (abhängig vom Patientenumfang). Zur Abklärung eines tumorverdächtigen Ultraschallbefundes empfiehlt sich ein biphasischer Scan (nativ und Parenchymphase oder Parenchym- und Ausscheidungsphase) bei moderater Dosis (5–10 mGy pro Spirale). Dabei ist immer zu beachten, dass für gleiche Bildqualität schlanke Patienten weniger Dosis, adipöse Patienten deutlich mehr Dosis benötigen.

Nativ-CT

Der Nativscan eignet sich für fast alle Untersuchungen mit primär auf die Nieren bezogener Fragestellung (Tab. 18.**3**). Er ist obligat zum Nachweis kleiner Konkremente und hilfreich bei der Diagnostik von Blutungen und bei der Dichtemessung fetthaltiger Tumoren wie den Angiomyolipomen. Er ist zugleich die Basis zur Beurteilung des KM-Verhaltens zystischer Läsionen (Dichteanstieg < 10 HE). Allerdings können auch Spätscans (20 min nach KM-Injektion) zur Differenzierung zwischen Zysten und kleinen hypovaskularisierten Tumoren (Wash-out > 10 HE)

Tab. 18.3 ⋯→ *Welche KM-Phase für welche Fragestellung?*

	Phasen nach KM-Gabe				
Startdelay[a]	–	25 s	100 s	> 5 min	> 15 min
Fragestellung	**nativ**	**arteriell**	**Parenchym**	**Ausscheidung[b]**	**spät[c]**
Unklare Läsion (NCC-Verdacht)	+	(+)	+	–	–
NBC-Verdacht	+	–	+	+	(+)
Ureterläsion	+	–	+	+	(+)
Pyelonephritis	–	–	+	(+)	–
Abszess	(+)	–	+	–	–
Harnwegskonkrement	+	–	–	(+)	–
Trauma	(+)	(+)	+	–	(+)
Gefäßverletzung	(+)	+	+	–	–
Urinom	+	–	+	–	+

NCC = Nierenzellkarzinom, NBC = Nierenbeckenkarzinom, NBKS = Nierenbeckenkelchsystem
[a] Einzeilen-CT, für MDCT Bolustriggerung in der Aorta (s. Tab. 18.**2**)
[b] Vorkontrastierung des NBKS mit 100 ml KM 3 min vor dem Scan kann Untersuchung in der Ausscheidungsphase ersetzen
[c] Bei Harnstau ergibt ein Scan 5 min nach KM-Gabe meist keine ausreichende Kontrastierung des Harnwegssystems

beitragen; diese Möglichkeit sollte man ggf. immer dann nutzen, wenn kein Nativscan zur Verfügung steht.

Kontrastmittel-CT

Die Kontrastmitteluntersuchung erfolgt in Anhängigkeit von der klinischen Fragestellung als ein- oder mehrphasige Untersuchung (Tab. 18.**3**).

Die Zeit bis zur maximalen Kontrastierung der Nierengefäße und des Parenchyms hängt sowohl von den Injektionsparametern (KM-Volumen und Injektionsgeschwindigkeit) als auch von individuellen Kreislauf- und Funktionsparametern (Herzzeitvolumen, renaler Blutfluss, Nierenfunktion) ab. Dies erklärt die relativ große zeitliche Spannbreite für die verschiedenen in der Literatur angegebenen Perfusionsphasen.

Nephrographische Phase

Die Nierenuntersuchung sollte von Ausnahmen abgesehen immer die nephrographische Phase (Parenchymphase, Startdelay etwa 100–180 s) beinhalten. In dieser Phase zeigen Nierenrinde und -mark eine kräftige, in etwa gleich starke Kontrastierung, während fokale Läsionen hypodens imponieren (vgl. Abb. 18.**4**). Diese Phase eignet sich deswegen am besten zur Tumordetektion.

Besondere Vorsicht ist bei der Diagnostik kleiner Zysten geboten; in der nephrographischen Phase können Partialvolumeneffekte eine Tumorkontrastierung vortäuschen (Pseudo-Kontrastaufnahme, vgl. Abb. 18.**16**). Andererseits sollte ein kleiner Tumor in dieser Phase nicht als Zyste fehlinterpretiert werden. In Zweifelsfällen empfiehlt sich eine kurzfristige Kontrolle mit Dünnschichtkollimation.

Wird die Niere im Rahmen einer kompletten Abdomenuntersuchung dargestellt, ist das Startdelay für die nephrographische Phase in der Regel zu kurz. Die Kontrastierung der Niere entspricht dann mehr der kortikomedullären Phase. Bei einem fraglichen Befund an den Nieren sollten diese daher am Ende der Untersuchung (3–5 min nach Beginn der KM-Applikation) zwecks Abklärung nochmals gescannt werden.

Kortikomedulläre Phase

Die kortikomedulläre Phase (arterielle Phase, vaskuläre Phase, Delay 20–35 s) eignet sich zur Darstellung der Gefäßanatomie der Niere, speziell vor einer organerhaltenden Operation. Ein Startdelay von etwa 30 s stellt eine ausreichende Kontrastierung der Nierenvene und die Kontrastierung eines hypervaskularisierten Tumors sicher; ein kürzeres Startdelay von etwa 20 s (besser Bolustriggerung, 10–20 s nach KM-Einstrom in die Aorta) ist zur Darstellung der arteriellen Gefäßanatomie geeignet (CT-Angiographie).

In der arteriellen Phase lassen sich akute Blutungen nach einem Nierentrauma nachweisen und kleine hypervaskularisierte Tumoren von pseudoenhancenden Zysten differenzieren. In den meisten Fällen spricht die Hypervaskularität für ein Hypernephrom. Auf die Medulla beschränkte hypovaskularisierte Tumoren können in dieser Phase leicht übersehen werden. Die nephrographische Phase reicht im Allgemeinen für den Nachweis und das Staging von Nierentumoren aus; die arterielle Phase ist nicht obligat.

Exkretorische Phase, CT-Urographie

Für Fragestellungen, die vorrangig das harnableitende System betreffen, sind Scans während der Ausscheidungsphase (pyelographische Phase, CT-Pyelogramm) > 5 min nach Beginn der KM-Injektion erforderlich. Aus Gründen der Strahlenhygiene kann das Untersuchungsprotokoll aber auch dahingehend modifiziert werden, dass unmittelbar nach der Nativserie 90 – 100 ml KM zur Kontrastierung des Hohlraumsystems injiziert werden; der definitive Kontrastscan (zweites Injektionsvolumen) mit Darstellung der Parenchymphase wird nach etwa 3 min angeschlossen. Bei diesem Vorgehen ist das (nicht gestaute) Hohlraumsystem in der kortikomedullären und nephrographischen Phase bereits kontrastiert, was einen Spätscan überflüssig macht.

Die Darstellung des Hohlraumsystems lässt sich mit einem Kompressorium verbessern (etwa in Höhe LWK 5). Die erste Scanserie in der pyelographischen Phase wird unter Kompression gestartet und umfasst die Region der Nieren bis zur Christa iliaca. Nach Lösen der Kompression wird der Scan bis in das kleine Becken fortgesetzt.

Bei Patienten mit einer obstruktiven Uropathie oder eingeschränkter Nierenfunktion müssen die Scans deutlich verzögert werden. Unter Umständen ist ein Delay von > 30 min notwendig; vor dem Start der eigentlichen Scanserie empfiehlt sich ein Testscan im Bereich des Nierenhilus. Wenn es im Rahmen der Untersuchung auch auf die Beurteilung des NBKS ankommt, sollte zur optimalen Darstellung desselben (CT-Urographie) die maximal mögliche Ortsauflösung gewählt werden. Der Scan in der pyelographischen Phase benötigt dabei aufgrund des hohen Kontrastes zwischen kontrastiertem NBKS und umliegendem Parenchym eine deutlich geringere Dosis. Die Darstellung des Nierenbeckenkelchsystems lässt sich auch durch die Gabe von Flüssigkeit oder Diuretika verbessern.

Spätscans in der exkretorischen Phase (> 15 min nach KM-Injektion) eignen sich zum Nachweis von Urinomen und von KM-Retentionen in den renalen Tubuli, welche für einen akut entzündlichen Prozess charakteristisch sind. Sie sind auch nützlich bei der Abklärung hyperdenser Läsionen, die zufällig im Rahmen einer CT-Untersuchung des Abdomens (Kontrastscan) entdeckt werden. Zeigt eine derartige Läsion ein Kontrast-Wash-out von > 10 HE, so ist sie tumorverdächtig; anderenfalls ist eine hyperdense Zyste anzunehmen, die sonographisch kontrolliert werden kann.

Kontrastmittelgabe bei Niereninsuffizienz

Bei Patienten mit eingeschränkter Nierenfunktion (Serumkreatinin > 1,5 mg/dl oder > 130 µmol/l) ist der zu erwartende Informationsgewinn durch die intravenöse KM-Injektion gegen das Risiko einer weiteren Nierenschädigung durch das KM abzuwägen. Alternative Untersuchungsmöglichkeiten (Sonographie, MRT) müssen in Betracht gezogen werden. In Abhängigkeit von den Risikofaktoren und der Kretainin-Clearance ist ein Risikoprofil zu erstellen, welches die notwendigen Vorbereitungsmaßnahmen festlegt (vgl. Tab. 3.**2**, 3.**3**).

Grundvoraussetzung ist eine adäquate Hydrierung des Patienten, um einer tubulären Präzipitation des Kontrastmittels, die zum akuten Nierenversagen führen kann, vorzubeugen. Die Europäische Gesellschaft für Uroradiologie empfiehlt die Infusion von 100 – 150 ml/h einer 0,45 %igen Kochsalzlösung über 4 – 12 h vor der Untersuchung. Bei ambulanten Patienten lässt sich dies durch Infusion von 1000 ml 1 h vor Untersuchungsbeginn ersetzen. Die intravenöse oder orale Flüssigkeitsgabe sollte in jedem Fall über weitere 12 – 24 h nach KM-Injektion fortgesetzt werden. Eine wiederholte KM-Gabe innerhalb der folgenden 72 h sollte vermieden werden.

Niedrigosmolare Kontrastmittel empfehlen sich von selbst; die KM-Menge ist je nach Patientengewicht und Nierenfunktion auf 100 – 150 ml zu beschränken. Isoosmolare Kontrastmittel haben keine Vorteile gegenüber den nichtionischen niedrigosmolaren. Nephrotoxische Medikamente sollten – sofern möglich – 48 h vor der Untersuchung ausgesetzt werden (nichtsteroidale Antiphlogistika, Dipyridamol, Metformin); die Gabe von Acetylsalicylsäure ist auf 150 mg/d zu beschränken.

Eine Proteinurie (diabetische Nephrosklerose, Amyloidose, Leichtkettenplasmozytom) erhöht das Risiko einer tubulären KM-Präzipitation. Die Indikation zur KM-Untersuchung ist daher streng zu stellen und eine alternative Untersuchungsmodalität zu erwägen. Für weitere Informationen vgl. Kapitel 3.

Bildbearbeitung

Coronale MPR einer Dicke von 3 – 4 mm auf der Basis eines Dünnschichtdatensatzes (Spiral- oder Multidetektor-Spiral-CT) erlauben eine bessere topographische Zuordnung fokaler Nierenläsionen. Die rekonstruierte Schichtebene sollte dabei der Niere entsprechend etwas geneigt sein. Dünnschicht-MIP (5 mm) eignen sich zur Analyse des Kelchsystems in der exkretorischen Phase, erfordern aber dünne Schichten (Kollimation 0,5 – 1,25 mm). Dicke MIP (3 cm) geben einen Überblick über das Hohlraumsystem der Nieren und sollten jeweils separat für die Nierenregion, die mittleren Ureterabschnitte und das kleine Becken erstellt werden. Gekrümmte Reformationen unterschiedlicher Dicke (3 mm oder 10 mm) parallel zu den Ureteren eignen sich zur Darstellung und Lokalisation von Konkrementen oder anderer Ureterobstruktionen. Volumenrekonstruktionen bieten sich insbesondere für die Operationsplanung und zur Beurteilung der Gefäßsituation bei Nierenspendern an.

Kontrastmittelverhalten

Das charakteristische Kontrastmittelverhalten der Nieren resultiert aus der starken Durchblutung der Nierenrinde (20% des Herzzeitvolumens) und aus der nachfolgenden Kontrastmittelausscheidung über die Sammelrohre des Nierenmarks in das Nierenbeckenkelchsystem.

Kortikomedulläre Phase (arterielle Phase, vaskuläre Phase)

Die kortikomedulläre Phase der Nierenkontrastierung beginnt kurz nachdem das KM die Aorta erreicht hat (gewöhnlich 20 – 25 s nach Injektionsbeginn). Charakteristisch ist die intensive Kontrastierung der Nierenrinde und der Bertini-Säulen (Abb. 18.**4**). Die maximale Kontrastierung der Rinde wird unmittelbar nach Ende der Aortenplateauphase erreicht (je nach Injektionsparametern 30 – 50 s nach Injektionsbeginn). Die Markpyramiden demarkieren sich in der kortikomedullären Phase zunächst hypodens und nehmen langsam an Dichte zu. Das Ende der kortikomedullären Phase wird durch den Dichteausgleich zwischen Mark und Rinde bestimmt. Dem Kontrastabfall in der Aorta folgt ein relativ schneller Dichteabfall auch der Nierenrinde; trotzdem überdauert die kortikomedulläre Phase die portalvenöse Phase des abdominellen CT (bis 80 s p.i.).

Die Nierenarterien kontrastieren sich unmittelbar nach der Aorta und für die Dauer des Aortenplateaus. Aufgrund des hohen realen Blutflusses kontrastieren sich die Nierenvenen bereits 5 – 15 s nach Erreichen des Aortenplateaus. Dieser frühe Abschnitt der kortikomedullären Phase wird von manchen Autoren als arterielle oder vaskuläre Phase bezeichnet (20 – 40 s p.i.).

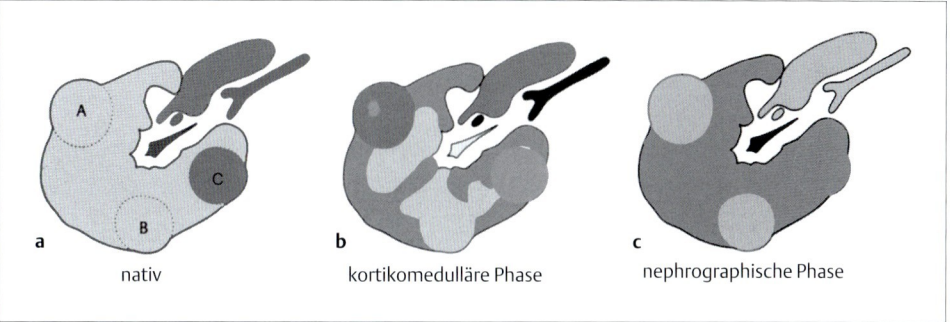

Abb. 18.4 **CT-Morphologie verschiedener Raumforderungen in der Niere.**
A = hypervaskularisierter Tumor,
B = hypovaskularisierter Tumor,
C = hyperdense Nierenzyste.

a Nativscan.
b Die arterielle (kortikomedulläre) Phase ist hilfreich bei der Tumorcharakterisierung (hypo- versus hypervaskulär).

c Die Parenchymphase (nephrographische Phase) ist wichtig für die Tumorabgrenzung.

Nephrographische Phase (Parenchymphase)

Die medulläre Kontrastierung steigt langsam an. Schließlich wird das Mark iso- bis leicht hyperdens zur Rinde (Abb. 18.**4**). Eine verstärkte Kontrastierung der Papillen kann als temporäres Phänomen in der frühen Parenchymphase beobachtet werden. Die nephrographische Phase beginnt etwa 60 – 80 s nach Start des Aortenplateaus bzw. etwa 80 – 100 s nach Injektionsbeginn und dauert wenige Minuten; allerdings nimmt die Kontrastierung in dieser Zeit rasch ab. Die nephrographische Phase überlappt die Ausscheidungsphase (pyelographische Phase). Ein verzögertes Einsetzen der Parenchymphase zeigt eine gestörte Nierenfunktion an.

Ausscheidungsphase (CT-Pyelogramm)

Die Kontrastierung des Nierenbeckenkelchsystems (NBKS) beginnt normalerweise 3 – 5 min nach Beginn der Kontrastmittelinjektion. Da etwa 3 min nach Kontrastmittelinjektion immer noch eine ausreichende Kontrastierung für die Tumordetektion gegeben ist, empfehlen manche Autoren grundsätzlich diesen Zeitpunkt für die Untersuchung.

Bei akuter oder chronischer Obstruktion kann die Ausscheidungsphase deutlich verzögert sein. Die Dichte des kontrastierten Urins schwankt in Abhängigkeit von der Hydratation des Patienten und der Nierenfunktion. Die Weite des Ureters variiert in Abhängigkeit von der Peristaltik; abschnittsweise kann die Ureterkontrastierung fehlen.

Tumorkontrastierung

Nierentumoren können durch ihr KM-Verhalten charakterisiert werden (Abb. 18.**4**). Zysten zeigen nach KM-Injektion keine Kontrastierung (Dichtedifferenz vor und nach KM-Gabe < 10 HE), Abszesse zeigen allenfalls eine geringe KM-Aufnahme.

Hypervaskularisierte Läsionen (arterielle Phase) sind stets hochsuspekt auf ein Nierenzellkarzinom.

In seltenen Fällen können sich auch benigne Tumoren wie Adenome oder Angiomyolipome hypervaskularisiert darstellen. Die KM-Aufnahme gefäßreicher Tumoren ist initial identisch zur Nierenrinde, der Kontrastabfall erfolgt allerdings deutlich schneller. Kurz nach Ende des Aortenplateaus sind diese Tumoren isodens zum Nierenparenchym und dann nicht mehr abgrenzbar. In der Parenchymphase (> 100 s nach Injektionsbeginn) werden sie hypodens relativ zum Nierenparenchym.

Benigne Läsionen, Lymphome, Metastasen und – in seltenen Fällen – auch das Nierenzellkarzinom sind hypovaskularisiert. In der arteriellen Phase grenzen sie sich gut von der Nierenrinde, aber kaum vom Nierenmark ab. Die exakte Größenbestimmung erfordert daher die Untersuchung in der nephrographischen Phase. Die meisten Urothel-

karzinome sind gefäßarm, hypovaskularisiert. Aufgrund ihrer Beziehung zum NBKS sind sie besser in der exkretorischen Phase zu erfassen.

Ein Tumorthrombus in der Nierenvene unterscheidet sich von einem Fibrinthrombus durch seine KM-Aufnahme in der arteriellen und Parenchymphase (oft inhomogen). Sofern die Tumorkontrastierung der der Nierenvene entspricht (z. B. bei stark hypervaskularisierten Tumoren), muss besonderes Augenmerk auf Inhomogenitäten gelegt werden.

Atypisches Kontrastmittelverhalten

Infarkte stellen sich als keil- oder fleckförmige Areale mit fehlender Parenchymkontrastierung dar; durch Kapselarterien kann ein schmaler subkapsulärer Kontrastsaum erhalten bleiben (vgl. Abb. 18.**43**). Chronische Parenchymerkrankungen (Glomerulonephritis u. a.) verursachen neben einer Parenchymreduktion eine verzögerte und verminderte Rinden- und Markkontrastierung und eine verzögerte KM-Ausscheidung ins NBKS.

Akute Dysfunktionen der renalen Tubuli bedingen radiär-streifige Perfusionsdefekte (vgl. Abb. 18.**37**), die in der pyelographischen Phase durch den gestörten Abfluss aus den Sammelkanä-

len ein inverses KM-Verhalten zeigen: Die betroffenen Areale sind dann hyperdens zum normalen Parenchym, ein Befund der über Stunden oder Tage persistieren kann. Bei einem akuten Nierenversagen kommt es durch die unterschiedlich schwer geschädigten Tubuli zu einer persistierenden fleckigen Parenchymkontrastierung (vgl. Abb. 18.**9 b**).

Normalerweise sind Lymphgefäße nicht erkennbar; im Falle einer Nierenvenenobstruktion erreicht das KM jedoch die renale Lymphe (vgl. Abb. 18.**46**). Abb. 18.**5** gibt einen Überblick über die verschiedenen Kontrastierungsmuster nichttumoröser Erkrankungen.

Abb. 18.5 **CT-Morphologie nicht-tumoröser Nierenveränderungen.**

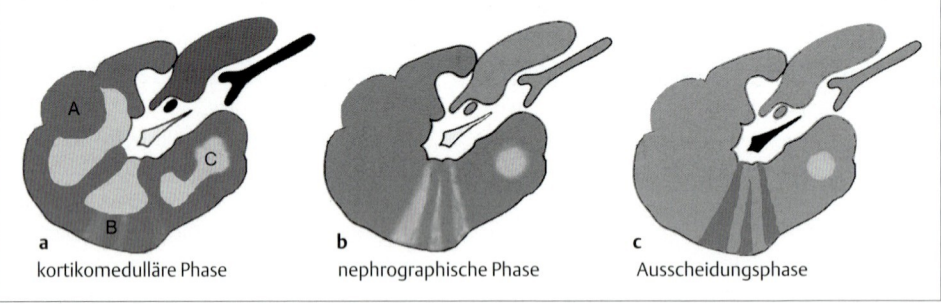

a	b	c
kortikomedulläre Phase	nephrographische Phase	Ausscheidungsphase

A = renaler Pseudotumor, z. B. hypertrophe Bertini-Säulen,
B = akute Pyelonephritis,
C = fokale bakterielle Nephritis. Der Pseudotumor zeigt die gleiche KM-Dynamik wie die Nierenrinde, entzündli-

che Veränderungen zeigen eine streifige Kontrastierung in der exkretorischen Phase.
a Arterielle (kortikomedulläre) Phase.
b Parenchymphase (nephrographische Phase).
c Ausscheidungsphase (Exkretionsphase).

Kongenitale Anomalien

Die Mehrzahl der kongenitalen Nierenanomalien ist sonographisch zu diagnostizieren und stellt keine CT-Indikation dar. Meist handelt es sich um Zufallsbefunde. Zur Differenzierung lobärer Dysmorphien und persistierender fetaler Lappungen von Nierentumoren sind die Computertomographie und die MRT die am besten geeigneten Modalitäten.

Hypoplasie, Aplasie, Agenesie

Bei Agenesie fehlt eine Niere einschließlich ihrer Gefäße und ihres Ureters vollständig. Bei der Aplasie ist die Niere zwar angelegt, jedoch nicht entwickelt. Die hypoplastische Niere hat eine verminderte Pyramidenzahl und ein hypoplastisches, relativ plumpes NBKS.

CT-Morphologie

Die aplastische Niere stellt sich als weichteildichte Struktur im Nierenlager mit aortaler Gefäßversorgung dar. Die kontralaterale Niere ist kompensatorisch vergrößert.

Die hypoplastische Niere hat eine reguläre Form und ist von der erworbenen sekundären Nierenatrophie anamnestisch, durch den Nachweis einer intakten Nierenfunktion und anhand fehlender Parenchymnarben zu differenzieren.

Lobäre Dysmorphie, persistierende fetale Lappung

Die lobäre Dysmorphie bezeichnet eine hypertrophierte Bertini-Säule. Die persistierende fetale Lappung geht mit Einziehungen der Nierenkontur in Höhe der Bertini-Säulen einher.

CT-Morphologie

Im Nativscan können beide Befunde einen Tumor vortäuschen. Im Kontrastscan sind beide Formanomalien durch das typische kortikomedulläre KM-Verhalten eindeutig zu identifizieren.

Doppelanlage, Doppelniere, Ektopie

Bei der Doppelanlage liegen zwei getrennte Nieren vor. Bei der Doppelniere handelt es sich um eine Langniere mit getrennten Nierenbeckenkelchsystemen und einem Ureter fissus oder duplex.

CT-Morphologie

Das Vorhandensein von zwei getrennten Nierenbeckenkelchsystemen bei der *Doppelniere* wird auf axialen Schichten leicht übersehen. Ein indirektes Zeichen ist die im Seitenvergleich größere Längsausdehnung der betroffenen Niere. Die an der Verschmelzungsstelle beider Nierenanteile gelegene solide Parenchymbrücke kann im axialen Schnitt einen Tumor auf Höhe des vermeintlichen Nierenhilus vortäuschen. Die Diagnose ist am leichtesten anhand multiplanarer Reformationen und einer Dünnschicht-MIP in der Ausscheidungsphase zu stellen (Abb. 18.**6**). Die obere Anlage ist häufiger hydronephrotisch verändert und geht mit einer (massiven) Uretererweiterung und einer Ureterozele einher (Abb. 18.**7**).

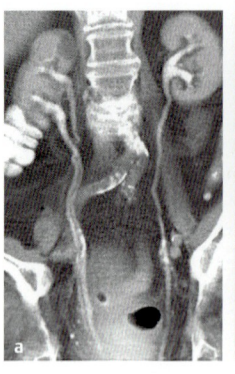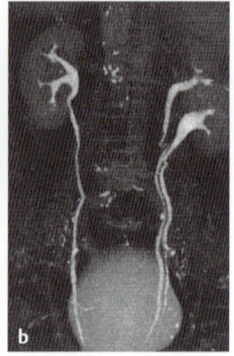

Unter einer *renalen Ektopie* versteht man eine atypisch lokalisierte Niere, meist im Becken, extrem selten supradiaphragmal im Thoraxraum. Die Nierenarterie entspringt in Höhe der dystopen Niere aus der Aorta oder A. iliaca. Eine Senkniere (Ptosis) unterscheidet sich von der (dystopen) Beckenniere durch den typischerweise in Höhe LWK 1 oder 2 lokalisierten Nierenarterienabgang und einen langen geschlängelt verlaufenden Ureter.

Abb. 18.6 **Doppelniere mit Duplikation des Kelchsystems und der Ureteren (Ureter fissus) in einem Niedrigdosis-CT-Urogramm (CTDI$_{Vol}$ = 1,8 mGy).**
a Gekrümmte 2 mm breite MPR.
b Posteroanteriore VRT nach Knochensubtraktion.

Abb. 18.7 **Doppelniere mit chronischer Obstruktion des oberen Kelchsystems und Dilatation des torquierten Ureters** (Pfeile).

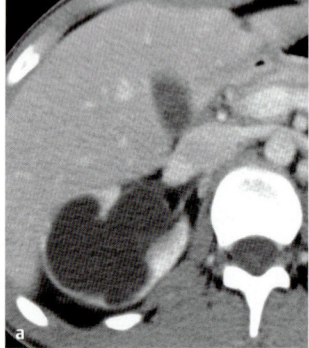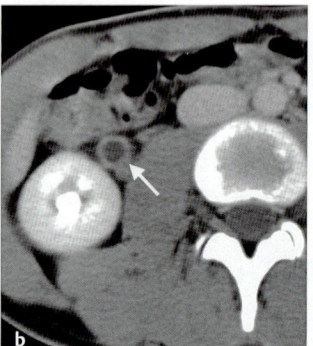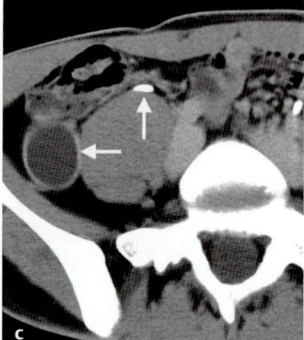

Das untere Kelchsystem und der zweite Ureter sind unauffällig. Akzentuierte Verschmälerung des Parenchyms und unterschiedliche Ureterkontrastierung durch Beeinträchtigung der Nierenfunktion.

Fusionsanomalien (Hufeisenniere, Kuchenniere, gekreuzte Ektopie)

Häufigste Fusionsanomalie ist die Hufeisenniere, bei der die Nieren an ihren unteren Polen durch eine Parenchym- oder bindegewebige Brücke miteinander verbunden sind. Eine komplette Fusion beider Nieren, die präsakral oder prävertebral lokalisiert sein kann, wird als Kuchenniere bezeichnet. Bei der gekreuzten Ektopie liegen beide Nieren auf einer Seite; ein Ureter überkreuzt die Mittellinie. Gekreuzte Ektopien ohne Fusion sind selten.

CT-Morphologie

Bei einer Hufeisenniere konvergieren die Nierenachsen nach kaudal, die Nierenbecken sind nach ventral gerichtet und meist gering erweitert. Während eine Parenchymbrücke gut nachzuweisen ist (Abb. 18.**8**), entgeht eine rein fibröse Brücke häufig dem CT-Nachweis und ist nur anhand der Lage der Nieren zu vermuten. Oft finden sich mehrere Nie-

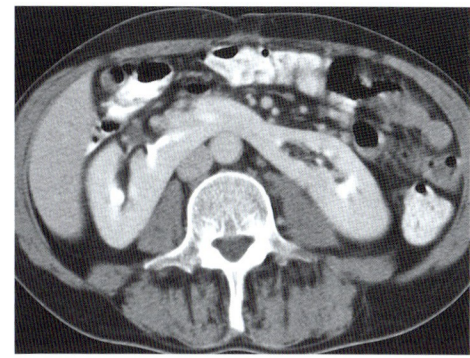

renarterien, die zu Ureterobstruktionen führen können. Bei der gekreuzten fusionierten Ektopie findet sich eine große Niere. In der CTA lassen sich aberrierende Nierenarterien darstellen. Ein Ureter überkreuzt die Mittellinie und mündet häufig im Blasendreieck.

Abb. 18.8 **Hufeisenniere.**
Typische Rotation der Nierenhili nach ventral und kranial.

Obstruktive Uropathie

Hydronephrose

Bei bekannter Hydronephrose ist die Computertomographie zum Nachweis oder Ausschluss einer extra- oder periureteralen Ursache der Obstruktion indiziert (Tab. 18.**4**.)

Bei symptomatischer Harnabflussstörung sollte neben dem Nativscan eine Kontrastmitteluntersuchung immer dann durchgeführt werden, wenn außer Konkrementen auch andere Ursachen vermutet werden. Die Kontrastscans werden in der nephrographischen und pyelographischen Phase (10 min bis zu Stunden nach KM-Injektion, je nach Ausmaß der Obstruktion und Funktionsstörung) akquiriert. Zur Darstellung des Hohlraumsystems sind coronale Reformationen oder Thin-Slab-MIP in der Ausscheidungsphase am besten geeignet. Mit der Multidetektor-CT ist die Qualität derartiger Darstellungen besser als im konventionellen Urogramm. Die Computertomographie kann auch komplementär zur Zystoskopie und retrograden Urographie eingesetzt werden.

CT-Morphologie

Das erweiterte Hohlraumsystem zeigt – je nach Konzentration des Urins – nativ CT-Werte von 0–10 HE. Scharfe und zarte Randkonturen des NBKS sind die wichtigsten Kriterien zur Abgrenzung einer Hydronephrose von einem Nierenbeckenkarzinom

Tab. 18.4 ⇢ *Ursachen der Erweiterung des Hohlraumsystems*

Supravesikale obstruktive Ursachen
Lumenverlegung: *
▪ Urolithiasis
▪ Trauma (Blutkoagel)
▪ Nierenbeckentumor, Uretertumor
▪ Papillom, Endometriose, Metastase
Intramurale Ursachen:
▪ Atresie
▪ Striktur (kongenital, radiogen, entzündlich)
Kompression, Abknickung: *
▪ Lymphom, Lymphozele
▪ Beckentumor
▪ vergrößerter Uterus (cave: Schwangerschaft)
▪ retroperitonealer Tumor
▪ retroperitoneale Fibrose
▪ Aneurysma
▪ Hämatome, Abszess
▪ entzündliche Darmkonvolute
▪ Abknickung (Nierentransplantation)
Kongenitale Anomalien: *
▪ aberrierende Gefäße
▪ Ureteranomalie
▪ subpelvine Stenose
▪ Hufeisenniere
▪ Nephroptose
Funktionelle Ursachen
▪ vesikoureteraler Reflux
▪ neurogene Ursachen

* CT-Indikationen

Abb. 18.9 **Harnabfluss-
störungen.**

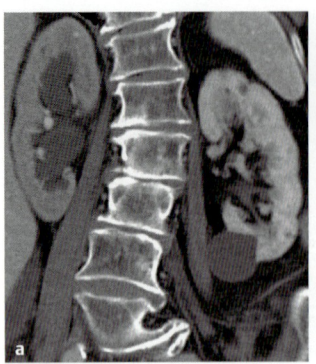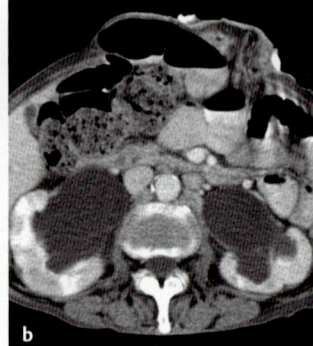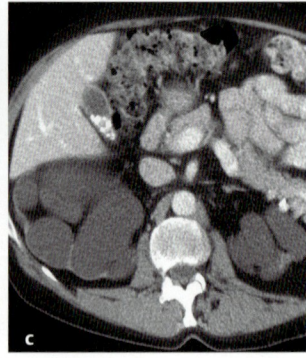

a Akute rechtsseitige Harnabflussstörung mit seitendifferenter Nierenkontrastierung.

b Subakute Harnstauung mit Dilatation des NBKS und Verlust der kortikomedullären Differenzierung (Scan nach 100 s).

c Hydronephrotische Sackniere als Endstadium der chronischen Stauung.

Abb. 18.10 **Ureterabgangsstenose (paracoronale MPR).**

a Deutliche Erweiterung des Nierenbeckens und normal kalibrierter Ureter. Die Nierengröße ist normal.

b Deutliche Ausdünnung der Rinde bei unbehandelter massiver Obstruktion (sagittale MPR).

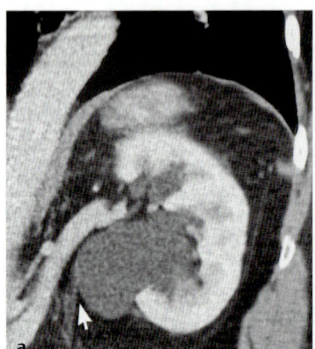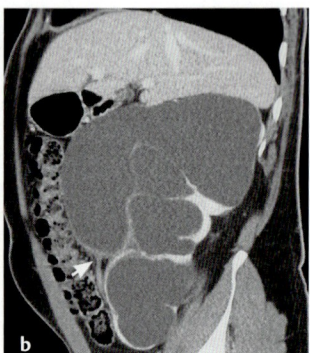

oder einer Pyonephrose. Eine sichtbare Wandverdickung spricht für einen Tumor oder ein entzündliches Geschehen.

Bei einer beginnenden Harnstauung ist die extrarenale Vorwölbung des Nierenbeckens im Nativscan nicht von einem ampullären NBKS zu unterscheiden. Im Kontrastscan spricht eine Unterschichtung des Kontrastmittels allerdings eher für eine Stauung als für ein ampulläres NBKS. Bei zunehmender Stauung kommt es zur Aufweitung der Kelche und Kelchhälse (Abb. 18.**9**). In Spätstadien finden sich aufgrund der intraluminalen Druckerhöhung eine Atrophie der Papillen und ein Schwund der Markpyramiden. Im Endstadium zeigt sich eine hydronephrotische Sackniere mit schmalem Parenchymsaum. Die Nierenfunktion ist in diesem Stadium deutlich eingeschränkt, was zu einer verzögerten kortikomedullären Kontrastierung und einer verzögerten Ausscheidung des KM in das Nierenbecken führt.

Die Hydronephrose muss von einer Ureterabgangsstenose differenziert werden (Abb. 18.**10**), welche eine konnatale Anomalie ohne Ureterdilatation darstellt.

Proximal einer Obstruktion ist der Ureter auf einen Durchmesser von > 5 mm erweitert, weiter proximal auf > 3 mm, distal der Obstruktion ist er kollabiert und kaum abgrenzbar. Die Kontrastierung erfolgt verzögert.

Bei einer Erweiterung einzelner Kelche (Hydrokalizes) oder Kelchgruppen sollten folgende Ursachen in Betracht gezogen werden: kreuzende Gefäße, Konkremente, Tumoren oder entzündliche Veränderungen (typischerweise bei Tuberkulose). Computertomographisch ist die Abklärung nur mittels Dünnschichttechnik möglich.

Urolithiasis

Die Nativ-CT in Low-Dose-Technik hat sich mittlerweile als Methode der Wahl beim Konkrementnachweis bei Nierenkoliken etabliert. Sie ist gegenüber der herkömmlichen Urographie wesentlich effektiver im Steinnachweis und gleichwertig in der Lokalisation der Obstruktion. Darüber hinaus gestattet sie eine genaue Aussage über den Konkrementdurchmesser (mittlere Abweichung < 5 %), was von klinischer Relevanz ist (die Lithotrypsie hat bei Steinen > 2,5 cm eine deutlich größere Komplikationsrate). Konkrementreste nach Lithotrypsie sind leicht zu erfassen.

CT-Morphologie

Die Computertomographie ist im Konkrementnachweis deutlich sensitiver als jedes andere bildgebende Verfahren. Auch kleine, nicht verkalkte Konkremente, die im Übersichtsbild röntgennegativ sind, lassen sich nachweisen, da die Dichte der Konkremente immer über 100 HE liegt (Abb. 18.11). Calciumhaltige Steine (90 % aller Konkremente) und Zystinsteine besitzen Dichtewerte von 450 – 1500 HE, Xanthinsteine von 100 – 600 HE. Eine Aussage über die chemische Steinzusammensetzung anhand der CT-Werte ist allerdings nicht möglich.

Akute Obstruktionen können zu einer Nierenschwellung, einer ödematösen Rindenverbreiterung und zu einer verzögerten bzw. reduzierten Kontrastierung der betroffenen Niere führen.

Die Kombination von Ureterkonkrementen mit einer Hydronephrose und/oder einem Hydroureter und perirenalen Flüssigkeitsansammlungen ist pathognomonisch für eine akute Obstruktion (Abb. 18.12). Eine Erweiterung des Hohlraumsystems ohne nachweisbares Konkrement findet sich allerdings auch nach einem Steinabgang oder einer Steinextraktion. Bei einer akuten Ureterobstruktion stellt sich die Ureterwand zunächst normal dar; im Rahmen der entzündlichen Begleitreaktion (Ödem) nimmt sie jedoch langsam an Dicke zu. Nierenbeckenrupturen bei Ureterobstruktion führen zu signifikanten perirenalen Flüssigkeitsansammlungen. Die perirenale Flüssigkeit ist – sofern einseitig – ein guter Indikator der Harnabflussstörung, wenn

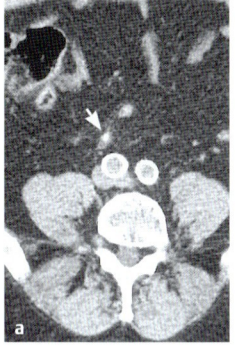 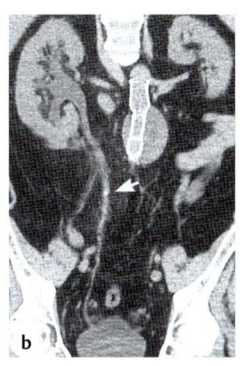 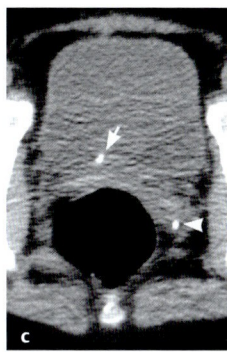 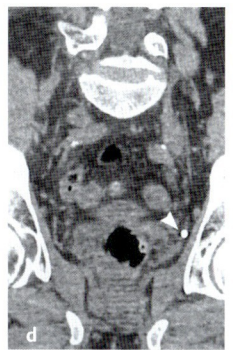

Abb. 18.11 **Urolithiasis.**

a Kleines Konkrement mit Weichteilring und Induration des periureteralen Fettgewebes.
b Die gekrümmte MPR demonstriert die Lokalisation relativ zum Ureter.

c Ein prävesikales Konkrement (Pfeil) muss von einem Phlebolithen (Pfeilspitze) abgegrenzt werden.
d Kometenschweifzeichen eines Phlebolithen (coronale MPR).

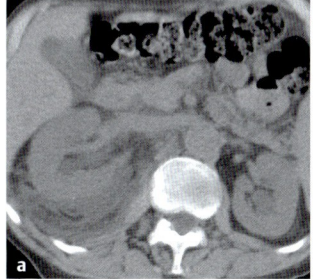 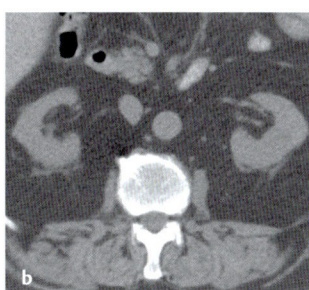

Abb. 18.12 **Infiltration vs. Induration.**
a Unilaterale perirenale Infiltration bei einer akuten Obstruktion. Die ausgedehnte perirenale Flüssigkeit charakterisiert die Ruptur des NBKS.
b Bilaterale perirenale Induration bei einem älteren Patienten mit chronischer Nierenerkrankung.

Abb. 18.13 **Verkalkungen in der Niere.**

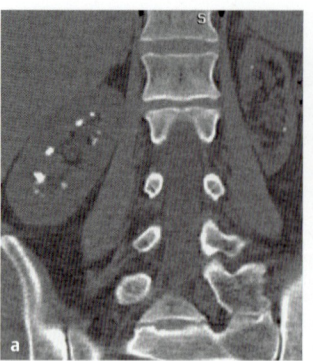 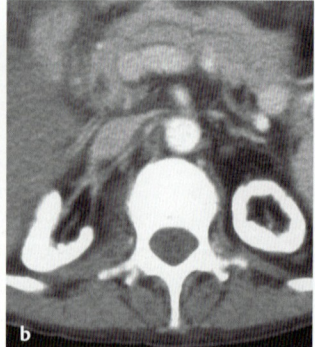 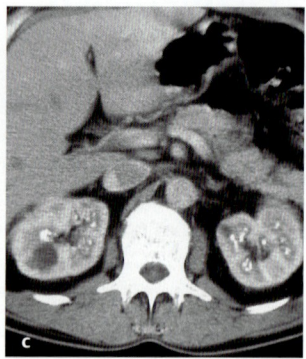

a Papillenverkalkungen an der Grenze zwischen Mark und NBKS.

b Schwere Nephrokalzinose bei Oxalose.
c Medulläre Schwammniere.

ein Trauma oder frühere bzw. chronische Nierenerkrankungen ausgeschlossen werden können (Tab. 18.**5**).

Papillenverkalkungen und arterielle Wandverkalkungen sind aufgrund ihrer Lokalisation von Konkrementen meist zu differenzieren (Abb. 18.**13**). Zur Differenzierung zwischen Uretersteinen und extraureteralen Verkalkungen, wie Phlebolithen im kleinen Becken, können folgende morphologische Kriterien beitragen:

- Eine Weichteilmanschette um das impaktierte Konkrement entspricht der ödematös entzündlichen Wandverdickung des Ureters.
- Eine Streifenzeichnung um das Konkrement ist Ausdruck einer Entzündungsreaktion des periureteralen Fettgewebes.
- Phlebolithen sind durch eine zentrale Hypodensität (Zooming und Knochenfensterdarstellung) und das „Kometen-Zeichen" charakterisiert. Letzteres stellt sich als exzentrischer, sich verjüngender weichteildichter Ausläufer im Anschluss an die Verkalkungsstruktur dar und entspricht dem nicht verkalkten Abschnitt der Beckenvene, welche den Phlebolithen trägt.

- Reformationen im Verlauf des Ureters (Multidetektor-CT) können die Beziehung des Kalkherdes (Konkrement) zum Ureter direkt darstellen (Abb. 18.**11**), selbst in Fällen, in denen das konventionelle Spiral-CT nicht konklusiv ist.

Tab. 18.5 ···⟩ *Urolithiasis*

Zeichen der akuten Obstruktion bei Urolithiasis
Hyperdense Struktur (> 120 HE) im Sammelsystem
Dilatation des NBKS
Hydroureter (Ureterobstruktion)
Induration des perirenalen Fettgewebes (unilaterales Stranding)
Perirenale Flüssigkeit (akzentuiert auf einer Seite)
Unilaterale Zunahme der Rindenbreite
Unilateral verminderte Rindenkontrastierung

DD Phlebolith/Konkrement	
Phlebolith:	Kometenschweif („comet sign")
	Verbindung zu Beckenvenen
	zentrale Hypodensität in der Verkalkung
Konkrement:	fokale Ureterwandverdickung („tissue rim sign")
	periureterale Induration (Stranding)
	Verbindung zum Ureter auf CPR

CPR = gekrümmte Reformation;
NBKS = Nierenbeckenkelchsystem

Zystische Nierenerkrankungen

Differenzialdiagnostische Kriterien sind in Tab. 18.**6** zusammengestellt.

Tab. 18.6 ⋯⋗ *Differenzialdiagnose zystischer Nierenläsionen*

Solitäre Läsion	
▪ unkomplizierte Zyste	keine Verkalkung, keine Septen, keine KM-Aufnahme (< 10 HE)*
▪ Abszess	unscharf begrenzt, Lufteinschlüsse, kontrastierter Randwall, entzündliche Reaktion des Nierenparenchyms
▪ Hämatom, traumatische Zyste	hyperdens, keine KM-Aufnahme
▪ Echinokokkuszyste	dünne Wandverkalkung, KM-Aufnahme in Kapsel und Septen
▪ Zystadenom der Niere	multiple Zysten umschlossen von Kapsel, KM-Aufnahme in Kapsel und Septen
▪ zystisches Hypernephrom	KM-Aufnahme in nodulärem Wandbezirk
Multiple Läsionen	
▪ unkomplizierte Zysten	keine KM-Aufnahme, keine Septen
▪ Zystenniere (adulte Form)	Niere diffus durchsetzt, Dichte variable, oft Pankreas- und Leberzysten
▪ Echinokokkuszysten	s. o.
▪ multizystische Dysplasie	traubenartige, randverkalkte Zysten, kein Parenchym nachweisbar

*nur bei dünnen Schichten (Zystendurchmesser > 2 × Schichtweite SW)

Nierenzysten

Nierenzysten sind ein häufiger Zufallsbefund ohne Krankheitswert (bei > 50% der Patienten über 50 Jahren). Sie treten oft multipel auf, liegen im Parenchym oder parapelvin und können erhebliche Ausmaße annehmen. Komplizierte Zysten entstehen durch Superinfektion oder Einblutung. Während die Mehrzahl der unkomplizierten Zysten kein diagnostisches Problem darstellt, können komplizierte Zysten bei der Abgrenzung gegenüber Tumoren erhebliche Probleme bereiten.

CT-Morphologie

Unkomplizierte Zysten sind nativ homogen hypodens (0 – 20 HE) und scharf begrenzt (cave: Partialvolumeneffekte). Die Zystenwand ist computertomographisch nicht abgrenzbar, die Zyste selbst zeigt keine Kontrastmittelaufnahme (< 10 HE). Nierenzysten können nach ihrer Lokalisation in subkapsuläre, kortikale, medulläre und parapelvine klassifiziert werden (Abb. 18.**14**). Parapelvine Zysten können das NBKS pelottieren (Abb. 18.**14 c** u. **d**); eine Obstruktion des NBKS oder von Teilen desselben ist jedoch die Ausnahme. Die Differenzierung zwischen einem dilatierten NBKS und parapelvinen Zysten gelingt am besten in Spätaufnahmen. Ein sog. Spornzeichen entsteht durch die Dehnung der Nierenkapsel (Abb. 18.**14 a** u. **b**), was bei polständigen Zysten eine verdickte Wand vortäuschen kann.

Zysten mit erhöhten CT-Werten, verdickten Septen, Verkalkungen, einer Wandverdickung oder Gaseinschlüssen werden als komplizierte Zysten bezeichnet (Abb. 18.**15**). Ein hyperdenser Zysteninhalt (> 20 HE, bis 90 HE) kann durch Einblutung, Infektion, hohen Proteingehalt oder Kalkmilch entstehen. Verkalkungen sind meist Folge einer abgelaufenen Infektion oder Einblutung. Infektionen können zu einer gleichmäßigen Wandverdickung mit KM-Aufnahme oder Gaseinschlüssen führen (s. unten). Zur Differenzierung zwischen benignen und potenziell malignen Zysten dient die Bosniak-Klassifikation (Tab. 18.**7**).

Partialvolumeneffekte können insbesondere bei kleinen Zysten Randunschärfen und hohe Dichtewerte vortäuschen (vgl. Abb. 7.**24**, 18.**16**). Die erhöhte Dichte hängt von der Dichte des umliegenden Parenchyms ab und ist folglich nach KM-Injektion höher. Bei zu großer Schichtkollimation kann bei kleinen Zysten der Eindruck einer Kontrastmittel-

Abb. 18.14 **Nierenzysten.**

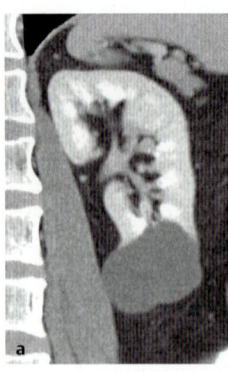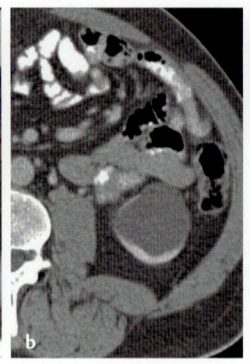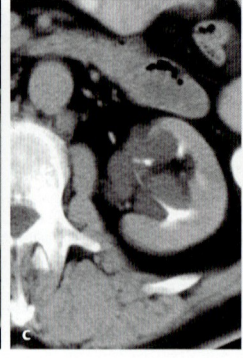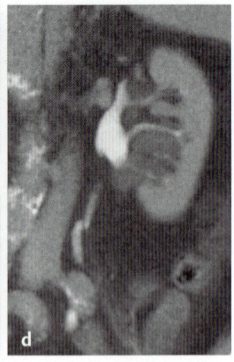

a Große unkomplizierte Nierenzyste mit „Randlippe" durch die gestreckte Nierenkapsel.
b Dieses Zeichen sollte nicht mit soliden Tumorkomponenten verwechselt werden.

c Parapelvine Zysten sind durch ihre fehlende KM-Aufnahme vom dilatierten NBKS differenzierbar.
d 5 mm breite coronale MPR einer parapelvinen Zyste.

Abb. 18.15 **Komplizierte Zysten.**

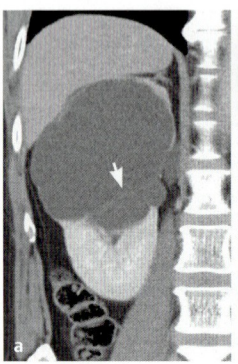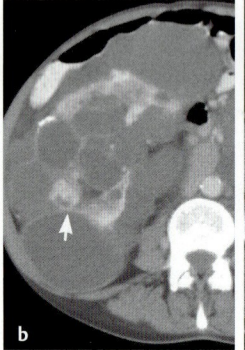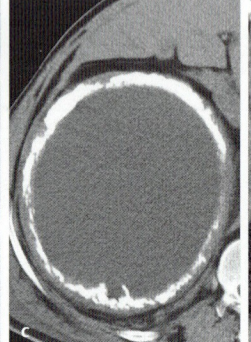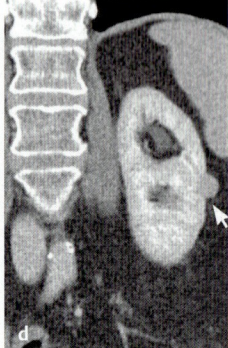

a Septierte benigne Zyste (coronale MPR).
b Multiple Zysten beim Hippel-Lindau-Syndrom in Kombination mit einem Angioblastom der Niere (Pfeil). Verformte Nierenkontur.

c Wandverdickungen und ausgedehnte Wandverkalkungen bei der Nierentuberkulose.
d Eine hyperdense Zyste kann in der nephrographischen Phase einen Tumor vortäuschen (coronale MPR).

Tab. 18.7 ⋯⟳ *Management zystischer Nierenläsionen (nach Bosniak 1994)*

Kategorie I:	unkomplizierte Zyste	keine Konsequenzen
Kategorien II–IV: ▪ hyperdenser Zysteninhalt (> 20 HE) oder ▪ Septen oder ▪ Verkalkungen	komplizierte Zysten	
Kategorie II: ▪ nativ homogen (enges Fenster) und ▪ nach KM-Gabe kein Dichteanstieg (enges Fenster, <10 HE Differenz) und ▪ <3 cm Ausdehnung und ▪ <$^1/_3$ liegt extrarenal mit glatter (!) Randbegrenzung ▪ Infektanamnese (fakultativ)	Zyste wahrscheinlich	Kontrolle nach 3, 6 und 12 Monaten
Kategorie III: ▪ eines der ersten 4 Zusatzkriterien von Kategorie II trifft nicht zu	Malignom nicht auszuschließen	Resektion*
Kategorie IV: ▪ Nachweis eines (noch so kleinen) soliden Anteils mit Dichteanstieg nach Kontrastmittel ▪ irreguläre unscharfe Randbegrenzung	karzinomverdächtige Zyste	Resektion

*Ausnahme: High-Risk-Patienten

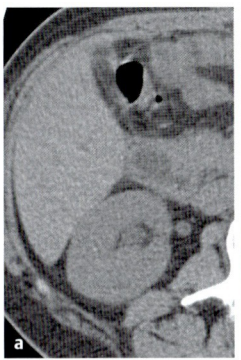
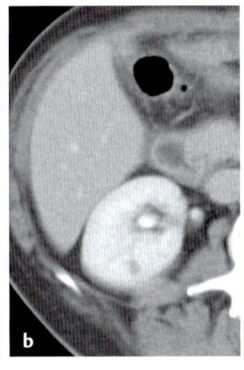
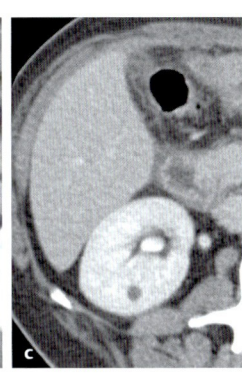

Abb. 18.16 **Kleine Zyste.**

a, b Pseudokontrastierung durch breite Schichtrekonstruktion (hier 10 mm) mit Dichtezunahme von 20 HE nativ (**a**) auf 35 HE in der nephrographischen Phase (**b**) in einer kleinen Zyste.

c Der Partialvolumeneffekt verschwindet mit dünnerer Schicht: Die Dichte liegt nur noch bei 25 HE auf einer 3 mm axialen Schicht aus dem gleichen Datensatz.

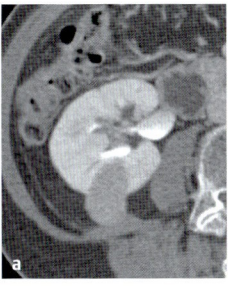
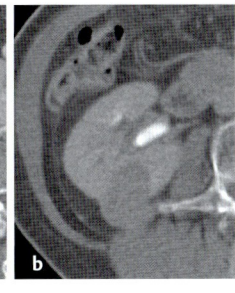

Abb. 18.17 **Tumoridentifikation.**

a Die suspekte Läsion weist in der nephrographischen Phase eine Dichte von 45 HE auf.

b In der Ausscheidungsphase kommt es zu einem Dichteabfall auf 30 HE, wodurch sie als Tumor identifiziert werden kann.

aufnahme entstehen (Enhancement > 10 HE). Dünne Schichten (Spiral- oder Multidetektor-CT) mit überlappender Rekonstruktion verbessern die diagnostische Aussage (Abb. 18.16). Für die Parenchymphase sollte die Schichtkollimation dem Nativscan zumindest identisch oder aber dünner eingestellt sein.

Diagnostische Probleme können dann entstehen, wenn im Rahmen einer anderen Fragestellung kein Nativscan durchgeführt wurde und als Zufallsbefund eine hyperdense zystische Nierenläsion (> 15 – 20 HE) angetroffen wird. In dieser Situation sollte ein Spätscan nach 15 min angefertigt werden: Bei einem hypovaskularisierten Tumor nimmt die Dichte ab (Wash-out), während eine unkomplizierte Zyste keine Dichteänderung zeigt (< 10 HE) (Abb. 18.17).

Differenzialdiagnose

Parapelvine Zysten können in der Ausscheidungsphase problemlos von einem ampullären NBKS oder einer Hydronephrose unterschieden werden. Sie zeigen keine KM-Aufnahme und können leichte Impressionen am NBKS hervorrufen.

Die *Fibrolipomatose* des Nierenbeckens hat in Abhängigkeit vom Bindegewebs- und Fettgehalt im Nierensinus negative bis über wasseräquivalente Dichtewerte. Nur ausnahmsweise kann es schwierig sein, eine Fibrolipomatose von parapelvinen Zysten oder einem Urothelkarzinom abzugrenzen. Ein weiteres Unterscheidungskriterium ist die leichte Spätkontrastierung der Fibrolipomatose.

Melanommetastasen können nativ sehr hypodens sein, zeigen aber eine kräftiges KM-Aufnahme, welches sie von Zysten unterscheidet.

Differenzialdiagnostische Probleme können sich bei der Abgrenzung komplizierter Zysten vom *Nierenzellkarzinom* ergeben. Hilfreiche Differenzierungskriterien sind in Tab. 18.6 und 18.7 aufgelistet.

Echinokokkuszyste

Nach der Leber und der Lunge ist die Niere das dritthäufigste durch Echinococcus cysticus befallene Organ (2 – 7 % der Patienten mit bekannter Echinokokkose). Ein Nierenbefall durch den Echinococcus alveolaris ist nicht bekannt.

CT-Morphologie

Die Echinokokkose der Niere ist durch glatt begrenzte Zysten gekennzeichnet. Wandverkalkungen finden sich in zwei Dritteln der Fälle. Septierungen und Tochterzysten innerhalb der Mutterzyste und Dichtedifferenzen zwischen Mutter- und Tochterzyste sind charakteristisch. Die Zystenwand ist computertomographisch abgrenzbar. Sowohl Zystenwand als auch Septen nehmen KM auf. Selten finden sich innerhalb der Zyste solide Komponenten mit KM-Aufnahme.

Generell sollte keine Biopsie erfolgen. Diagnostisch hilfreich sind vielfach die Serologie und der Nachweis von Echinokokkuszysten in anderen Organen. Bei septierten und wandverdickten Zysten muss differenzialdiagnostisch auch an ein zystisches Nierenzellkarzinom gedacht werden.

Polyzystische Nierenerkrankung

Die infantile Form der Erkrankung (Potter Typ I) ist autosomal rezessiv vererbt und oft schon in den ersten Lebensmonaten letal. Häufig finden sich assoziierte Missbildungen des hepatobiliären Systems. Eine Computertomographie ist in der Regel nicht indiziert.

Die adulte Form (Potter Typ III) ist autosomal dominant vererbt und führt zu einer progredienten Niereninsuffizienz, die etwa um das 30. Lebensjahr einsetzt. Begleitende Leberzysten sind in 30–60%, Pankreaszysten in 10% nachweisbar. Es besteht eine erhöhte Inzidenz für arteriovenöse Malformationen und Aneurysmen, nicht jedoch für ein Nierenzellkarzinom. Die Computertomographie dient dem Nachweis von Komplikationen wie einer Einblutung oder Infektion sowie dem Nachweis oder Ausschluss eines Tumors bei einer Hämaturie.

CT-Morphologie

Bei der *infantilen Form* sind die Nieren deutlich vergrößert, aber regelrecht konfiguriert. Die multiplen 1–2 mm großen Zysten sind computertomographisch nicht erkennbar. Nach Kontrastmittelgabe zeigt sich eine diskrete radiäre Streifung des Parenchyms bei Verlust der kortikomedullären Differenzierung. Durch die Stase des Urins in den dilatierten Sammelrohren kommt es zur Konkrementbildung mit bereits nativ erkennbarer medullärer Nephrokalzinose.

Bei der *adulten Form* sind die Nieren des Jugendlichen und jungen Erwachsenen vergrößert und von Zysten unterschiedlicher Größe durchsetzt ("Schweizer Käse"). Zahl und Größe der Zysten nehmen mit fortschreitendem Alter zu, bis schließlich fast das gesamte Abdomen von grotesk vergrößerten und deformierten Nieren ausgefüllt wird. Rezidivierende Einblutungen in die Zysten sind häufig (70%) und führen zu einer unterschiedlichen, dabei jedoch homogenen Dichte der Zysten (Abb. 18.**18**).

Abb. 18.18 Polyzystische Nierenerkrankung.

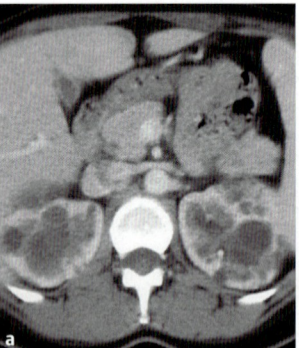
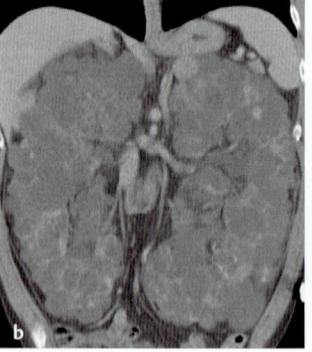
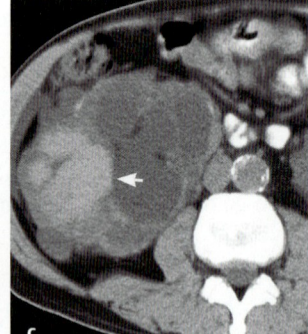
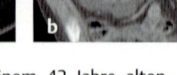

a Multiple bilaterale Zysten bei einem 42 Jahre alten Patienten.
b Massive Nierenvergrößerung durch multiple (Schokoladen) Zysten bei einem 55-jährigen Patienten (coronale MPR).

c Die frische Einblutung in eine Zyste (Pfeil) ist inhomogen und hat verwaschene Grenzen.

Verkalkungen (bei > 50%) entsprechen kleinen Konkrementen oder Residuen nach Einblutungen oder Infektionen. Nach Kontrastmittelgabe ist eine bessere Abgrenzung des Restparenchyms möglich.

Frische Einblutungen stellen sich als heterogene Dichteanhebungen innerhalb der Zyste dar (Abb. 18.**18 c**). Sofern klinische Symptome bestehen,

kann eine chirurgische Intervention notwendig werden. Infizierte Zysten können verdickte Wandungen und eine KM-Aufnahme der Wand, u. U. auch Gaseinschlüsse, zeigen.

Malignome (Nierenzellkarzinom, Lymphom) innerhalb einer polyzystisch veränderten Niere sind leicht zu übersehen.

Multizystische Nierendysplasie

Die multizystische Nierendysplasie (Potter Typ II) ist eine schwere strukturelle Störung. Die Anomalie tritt einseitig auf. Eine bilaterale multizystische Nierendysplasie ist mit dem Leben nicht vereinbar.

CT-Morphologie

Die betroffene Niere besteht aus 10 – 20 traubenartig angeordneten, wandverkalkten Zysten mit einem Durchmesser von bis zu 4 cm. Pathognomonisch ist das vollständige Fehlen von funktionsfähigem (Kontrastmittel aufnehmendem) Nierenparenchym (stumme Niere). Die kontralaterale Niere ist hypertrophiert und weist in 40% Begleitbefunde wie eine Malrotation oder eine Ureterabgangsstenose auf.

Erworbene zystische Nierenerkrankung

Sekundäre Nierenzysten werden bei chronisch dialysepflichtigen Patienten in einer Häufigkeit von 40 – 60% bei einem Dialysezeitraum von 3 – 5 Jahren und in einer Häufigkeit von 80% nach 5- bis 10-jähriger Dialyse beobachtet. Die Größe und Zahl der Zysten nimmt mit Dauer der Dialyse zu. Die Inzidenz von Nierenkarzinomen ist erhöht (~ 5%). Bei einer Dialysedauer von mehr als 3 Jahren sind jährliche Ultraschallkontrollen indiziert. Aufgabe der Computertomographie ist der Ausschluss von Tumoren oder Komplikationen.

CT-Morphologie

Die geschrumpften Nieren zeigen zahlreiche, meist kleine kortikale Zysten mit einer Größe bis zu 2 cm (erworbene zystische Nierenerkrankung) (Abb. 18.**19**); die Nierensinus sind fettig atrophiert. Eingeblutete Zysten stellen sich hyperdens dar. Diffuse kortikale Verkalkungen resultieren aus Oxalatablagerungen in den kortikalen Tubuli.

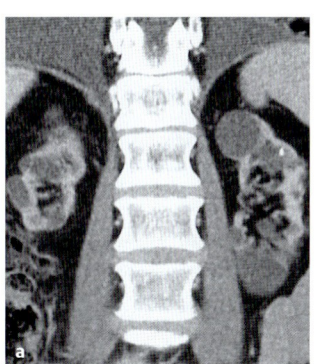
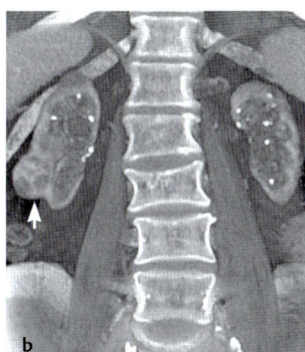

Abb. 18.19 **Nierenveränderungen nach chronischer Hämodialyse (erworbene polyzystische Nierenerkrankung).**
a Multiple kleine bilaterale Nierenzysten.
b Unkomplizierte Zysten links und kleines hypovaskularisiertes Nierenzellkarzinom (Pfeil) rechts.

Zystadenom der Niere (Perlmann-Tumor)

Das renale Zystadenom (multilokuläres zystisches Nephrom, polyzystisches Nephroblastom) ist ein benigner umkapselter Tumor, der aus multiplen mit myxomatösem Material gefüllten Zysten besteht. Eine Prävalenz besteht für Jungen unter 4 Jahren und ältere Frauen (40.–70. Lebensjahr).

CT-Morphologie

Der zwischen 3 und 30 cm große Tumor besteht aus zahlreichen Zysten mit einem Durchmesser von bis zu 10 cm, die sich von den umgebenden Strukturen scharf absetzen (Abb. 18.**20**). Die Zysten werden von multiplen Septen durchzogen. Verkalkungen sind häufig (10–50%), Einblutungen und Nekrosen dagegen selten. Zysten mit muzinösem Inhalt weisen eine weichteiläquivalente Dichte auf und sind im Nativscan von soliden Tumoren nicht zu unterscheiden. Die Zysten kommunizieren nicht mit dem Hohlraumsystem, Anteile des Tumors können sich aber hernienartig in das deformierte NBKS vorwölben. Nach KM-Injektion zeigen lediglich die Kapsel und die Septen eine KM-Aufnahme; solide Anteile finden sich nicht.

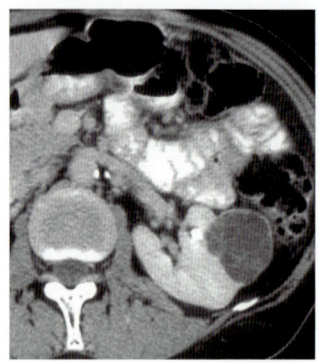

Abb. 18.20 **Zystadenom der Niere (Perlmann-Tumor).** Fokale polyzystische Läsion mit zarten, sich kontrastierenden Septen.

Augrund der morphologischen Ähnlichkeiten des Perlmann-Tumors mit dem zystischen Hypernephrom beim Erwachsenen und dem Wilms-Tumor bei Kindern ist die Resektion immer indiziert. Diese Läsionen fallen in die Kategorie 3 der Bosniak-Klassifikation (vgl. Tab. 18.**7**). Zeigt das Computertomogramm verdickte oder knotige Septen mit KM-Aufnahme, muss bis zum Beweis des Gegenteils von einem Nierenzellkarzinom ausgegangen werden.

Zystisches Nierenzellkarzinom

Etwa 20% aller Nierenzellkarzinome weisen zystische Tumoranteile auf.

CT-Morphologie

Ein Hypernephrom kann durch zystische, fettige oder nekrotische Anteile hypodens imponieren (CT-Werte 10–30 HE). Eine unregelmäßig dicke „Zystenwand" mit KM-Aufnahme ist in jedem Fall tumorverdächtig (Abb. 18.**21**). Ebenso sollte immer an ein Malignom gedacht werden, wenn auch nur kleine Anteile einer zystischen Raumforderung Kriterien aufweisen, die nicht mit einer blanden Zyste vereinbar sind (vgl. Kriterien in Tab. 18.**7**).

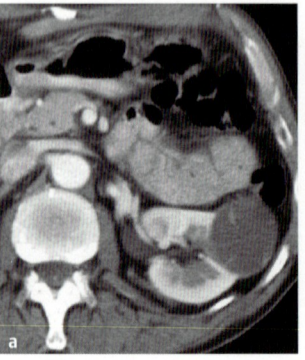 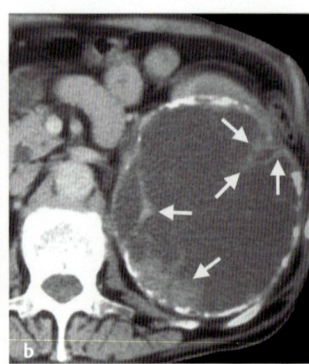

Abb. 18.21 **Zystisches Nierenzellkarzinom.**
a Periphere septenartige Binnenstrukturen, die KM aufnehmen.
b Großes zystisches Nierenzellkarzinom mit inhomogen KM aufnehmenden Weichteilkomponenten sowie scholligen Verkalkungen.

Tab. 18.8 ⋯⟶ *Differenzialdiagnose solider Nierenläsionen*

Benigne Nierenläsion:	**keine Infiltration, keine Kapselüberschreitung**
Pseudotumor	KM-Verhalten wie Nierenrinde (Bertini-Säulen, fetale Lappung, Parenchymnarbe)
Angiomyolipom	fetthaltige Areale (< -20 HE) + weichteildichte Bezirke
Lipom	nur Fett (< -80 HE)
Onkozytom	sternförmige zentrale Narbe, inhomogenes KM-Verhalten, DD: NCC
Adenom	<3 cm, unspezifisches KM-Verhalten, DD: NCC: Läsionen >3 cm sind potenziell maligne
Fibrom, Hämangiom etc.	<3 cm, unspezifisches KM-Verhalten
Papillom	wie Nierenbeckenkarzinom, aber keine Infiltration, oft multifokal (DD: TCC)
Maligne Nierenläsion:	**Infiltration, Kapselüberschreitung möglich (erst ab T3-Tumoren)**
Nierenzellkarzinom (NCC)	hypervaskularisiert, selten hypovaskulär, Tendenz zur Nierenveneninfiltration
Nephroblastom (Wilms-Tumor)	Kinder, inhomogen hypervaskularisiert, oft sehr groß, Tendenz zur Nierenveneninfiltration
Sarkome	Hypervaskularisation möglich; Liposarkom: inhomogene Fettanteile
Metastase	meist hypovaskularisiert, oft bilateral, multifokal, Primärtumor?
Nierenbeckenkarzinom (TCC)	Lokalisation im Nierensinus, NBKS-Obstruktion häufig, Abtropfmetastasen
Lymphom	hypovaskularisiert, bilateral > unilateral, häufig diffus infiltrierend, abdominelle Lymphadenopathie

Benigne solide Tumoren

Der Tumornachweis mittels Computertomographie ist unproblematisch, die Dignitätseinschätzung – mit Ausnahme der Angiomyolipome – allerdings schwierig. Aus diesem Grund werden auch gutartig imponierende Tumoren (Tab. 18.**8**) reseziert (Enukleation). Eine Biopsie ist aufgrund der geringen Spezifität nicht indiziert.

Pseudotumoren

Eine persistierende fetale Lappung oder hypertrophierte Bertini-Säulen können einen Tumor vortäuschen (vgl. S. 687). Sekundäre Pseudotumoren resultieren aus einer kompensatorischen knotigen Hypertrophie gesunder Parenchymanteile nach traumatischer, entzündlicher oder ischämischer Schädigung (Defektheilung).

CT-Morphologie

Die Läsionen liegen in der Kontinuität der Nierenrinde und zeigen das typische kortikomedulläre KM-Verhalten (Abb. 18.**22**).

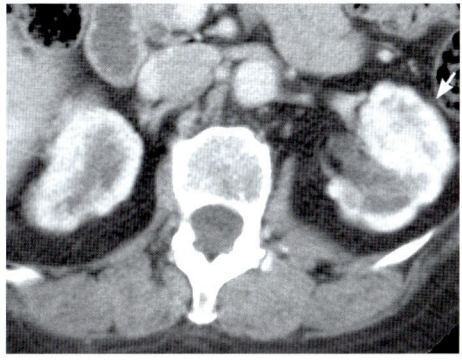

Abb. 18.22 **Renaler Pseudotumor durch postentzündliche Narben nach rezidivierender Pyelonephritis.**
In der kortikomedullären Phase zeigt sich eine hypervaskularisierte Pseudoläsion, die in der nephrographischen Phase isodens wird.

Nierenzelladenom

Die Inzidenz eines Nierenadenoms ist nach Pyelonephritis, bei benigner Nephrosklerose und bei Patienten unter Hämodialyse (20 % der Autopsien) erhöht. Adenome treten gelegentlich multifokal auf
und können eine Größe von wenigen Millimetern
bis zu mehreren Zentimetern aufweisen.

Derzeit besteht kein Konsens darüber, ob die
Adenome als eigenständige benigne Tumorentität
oder als Präkanzerose mit möglichem Übergang in
ein Nierenzellkarzinom anzusehen sind. Früher
wurden scharf begrenzte, abgekapselte solide Tumoren der Nierenrinde mit einem Durchmesser
von weniger als 3 cm und ohne Nachweis von Metastasen, Blutungen oder histologischen Zeichen einer Malignität (Zelltypien oder Mitosen) als Adenome angesehen. Andererseits haben die meisten
Nierenzellkarzinome eine identische CT-Morphologie und die Adenominzidenz ist bei Patienten erhöht, die zugleich ein höheres Malignomrisiko (Nierenzellkarzinome) haben.

Da Adenome und Karzinome weder CT-morphologisch noch mittels Feinnadelbiopsie sicher voneinander unterschieden werden können, sind engmaschige Verlaufskontrollen oder die chirurgische
Resektion indiziert.

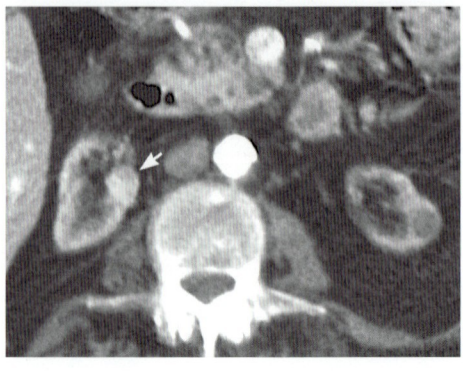

Abb. 18.23 **Nierenzelladenom bei einem adipösen Patienten mit erworbener polyzystischer Nierenerkrankung.**
Das hypervaskularisierte Adenom kann anhand seiner
CT-Morphologie nicht von einem Nierenzellkarzinom differenziert werden. Unkomplizierte Zyste an der linken
Niere.

CT-Morphologie

Nierenadenome sind nativ nahezu isodens zum
Nierenparenchym. Verkalkungen sind selten. Sie
können hyper- oder hypovaskularisiert sein und
sind unabhängig davon am besten in der Parenchymphase abgrenzbar (Abb. 18.**23**). Zeichen der Infiltration fehlen, ansonsten ähnelt die CT-Morphologie dem Nierenzellkarzinom (vgl. Abb. 18.**26**).
Größere Tumoren können infolge Nekrosen zentrale
Hyodensitäten aufweisen.

Onkozytom

Onkozytome sind benigne Tumoren (3–5 % aller
Nierentumoren), die sich aus den epithelialen Zellen der proximalen Tubuli ableiten. Sie können beträchtliche Ausmaße erreichen. Der Altersgipfel
liegt in der 6. und 7. Lebensdekade. Männer sind
doppelt so häufig betroffen wie Frauen.

CT-Morphologie

Das Onkozytom ist in der Regel ein solitärer, scharf
begrenzter expansiv raumfordernder hypovaskularisierter Tumor. Im Nativscan stellt er sich parenchymisodens bis leicht hypodens dar; nach KM-Injektion zeigt er ein typisches „Speichenrad-Enhan-
cement" mit zentraler hypodenser „Narbe"
(Abb. 18.**24**). Selten finden sich Zysten oder mehr
als eine Narbe. Multiple Onkozytome (Onkozyto-
matose) oder Riesenonkozytome sind ebenfalls selten.

Eine sichere Abgrenzung vom Nierenzellkarzinom ist nicht möglich: Onkozytome unter 5 cm
können die zentrale Narbe vermissen lassen; auf
der anderen Seite können Nierenzellkarzinome
ähnliche Befunde aufweisen.

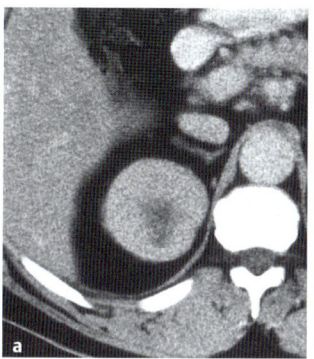
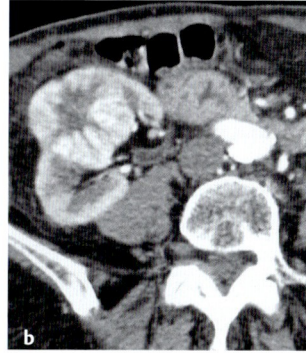

Abb. 18.24 Onkozytom vs. Nieren-zellkarzinom.

a Onkozytom mit zentraler Narbe in der rechten Niere.

b Großer Tumor in der rechten Niere mit zentraler Narbe – histologisch Nierenzellkarzinom!

Angiomyolipom

Das Angiomyolipom ist eine relativ häufige Hamartie der Nieren, die sich aus unterschiedlichen Anteilen von Fett, atypischen Muskelfasern und ektatischen Gefäßen zusammensetzt. Der Tumor findet sich vorwiegend bei jungen Frauen, ist gewöhnlich unilateral und misst meist 2–5 cm. Selten erreicht er eine Größe bis zu 15 cm. Große Tumoren sind meist symptomatisch (Flankenschmerz, Hämaturie).

Patienten mit einer Lymphangioleiomyomatose der Lungen oder einer tuberösen Sklerose haben eine erhöhte Inzidenz zum Angiomyolipom (40–80%). Die Angiomyolipome bei der tuberösen Sklerose sind meist schon im Wachstumsalter manifest. Sie sind in der Regel klein, multipel, bilateral und asymptomatisch; die Fettgewebskomponente kann fehlen.

Eine maligne Transformation ist nicht bekannt. Lokale Lymphknotenvergrößerungen und Herde in Leber, Milz oder Uterus sind Ausdruck einer multizentrischen Erkrankung und keine Metastasen.

Mögliche Komplikationen sind eine massive retroperitoneale Blutung infolge Ruptur, eine Hypertension oder eine Nierenfunktionseinschränkung. Die Häufigkeit von Komplikationen nimmt ab einer Tumorgröße von 4 cm deutlich zu. Angiomyolipome mit Wachstumstendenz erfordern u. U. die Resektion. Bei Patienten mit multiplen Angiomyolipomen ist das Tumorwachstum am ausgeprägtesten, unabhängig davon, ob Stigmata einer tuberösen Sklerose vorliegen oder nicht. Derzeit besteht kein Konsens über die Art und Weise der Verlaufskontrollen.

CT-Morphologie

Der Nachweis der fast immer vorhandenen Fettkomponente ist diagnostisch führend. Hierzu genügen bereits kleine Regionen mit CT-Werten unter -20 HE (Abb. 18.25). Der Tumor wächst verdrängend und nicht infiltrierend. Eine Kapselruptur oder ein

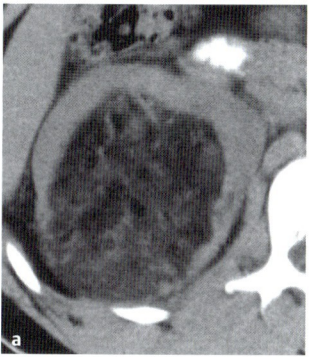
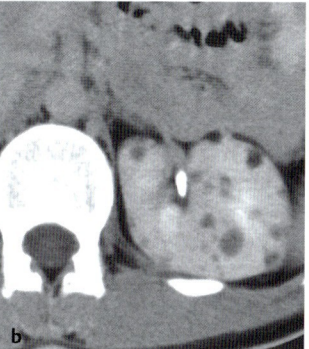
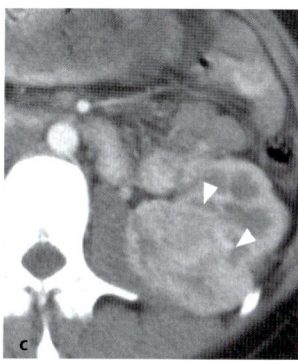

Abb. 18.25 Angiomyolipom.

a Großes Angiomyolipom mit charakteristischen Fettkomponenten und angiomatösen Weichteilanteilen.

b Bei der tuberösen Sklerose finden sich multiple, oft kleine fettige Angiomyolipome (cave: nicht mit kleinen Zysten verwechseln!).

c Tuberöse Sklerose bei einem Erwachsenen: Die großen angiomatösen Komponenten zeigen eine kräftige inhomogene Kontrastaufnahme ähnlich einem Nierenzellkarzinom.

Einbruch in den Nierensinus mit Kompression des NBKS sind jedoch möglich. Eine vorwiegend extrarenale Ausdehnung findet sich in etwa 25% der Fälle. Die angiomatöse Tumorkomponente bedingt eine inhomogene KM-Aufnahme. Einblutungen in den Tumor oder in den Perirenalraum imponieren als hyperdense Areale. Differenzialdiagnostische Probleme entstehen dann, wenn der artdiagnostische Fettanteil sehr klein ist oder in seltenen Fällen auch fehlt (Abb. 18.25c). Eine Abgrenzung gegen ein Nierenzellkarzinom ist dann nicht möglich.

Sehr selten können auch Hypernephrome oder Nephroblastome kleine Fettanteile aufweisen. Lipome oder Liposarkome der Nieren sind extrem selten. Fett im durch ein Nierenkarzinom eingeschlossenen Nierensinus darf nicht als Fettanteil eines Angiomyolipoms fehlinterpretiert werden. Der Nachweis sowohl von Fettanteilen als auch von Verkalkungen in einem Tumor ist karzinomverdächtig, da Angiomyolipome nur sehr selten Verkalkungen aufweisen. Angiomyolipome brechen nie in die Nierenvene ein.

Andere mesenchymale Tumoren

Fibrome, Lipome, Hämangiome, Hämangioendotheliome, Leiomyome und Histiozytome sind sehr seltene (< 1%) und in der Regel klein.

CT-Morphologie

Lediglich das Lipom ist computertomographisch anhand negativer Dichtewerte und der fehlenden Weichteilkomponente eindeutig zu identifizieren; allerdings ist eine Verwechslung mit dem weitaus häufigeren Angiomyolipom möglich. Alle anderen Tumoren haben eine uncharakteristische CT-Morphologie.

Maligne solide Tumoren

Nierenzellkarzinom

Die typischen klinischen Symptome des Nierenzellkarzinoms sind die Hämaturie (60%) und der Flankenschmerz (50%). Etwa ein Drittel der Tumoren sind Zufallsbefunde. Männer sind dreimal häufiger betroffen als Frauen. Der Altersgipfel liegt jenseits des 50. Lebensjahres. Ein erhöhtes Tumorrisiko haben Patienten mit einem Hippel-Lindau-Syndrom (35%), einer tuberösen Sklerose oder nach langjähriger Dialyse (6%). Tumoren beim Hippel-Lindau-Syndrom sind in 75% bilateral und in über 85% multizentrisch.

Die Tumorhistologie ist prognostisch relevanter als die Tumorgröße: Hypovaskularisierte Tumoren (5–15%) haben eine bessere Prognose als die häufigeren hypervaskularisierten Tumoren. Die Mehrzahl der Nierenzellkarzinome ist vom Klarzelltyp (70%), der zu 80% hypervaskularisiert ist; 10–20% von ihnen sind zystisch. Papilläre (chromophile, 10–15%) und chromophobe Nierenzellkarzinome

(< 5%) sind hypovaskularisiert und können mit kortikalen Zysten, Lymphomen oder Metastasen verwechselt werden.

Die Treffsicherheit der Computertomographie hinsichtlich Detektion und Tumor-Staging liegt bei über 90%.

CT-Morphologie

Das Nierenzellkarzinom verursacht typischerweise eine Verformung der äußeren Nierenkontur. Im Nativscan stellt es sich nahezu isodens zum Nierenparenchym dar, kann aber auch hyper- oder hypodense Anteile (Einblutungen bzw. Nekrosen) enthalten. Fettanteile sind sehr selten und machen die Abgrenzung vom Angiomyolipom schwierig. Zentrale oder periphere bogenförmige Verkalkun-

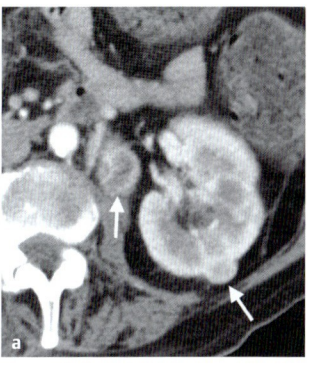
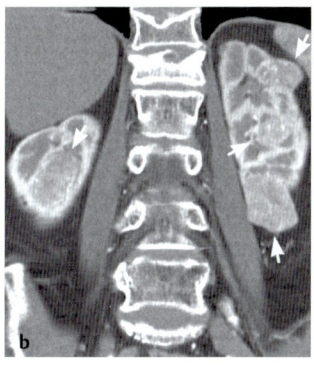
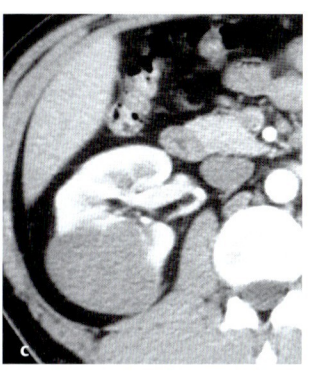

Abb. 18.26 **Nierenzellkarzinom.**

a Kleiner T1-Tumor am Rand der rechten Niere, hypodens während der arteriellen Phase. Kräftig KM aufnehmender paraaortaler Lymphknoten in unmittelbarer Nachbarschaft (N2).

b Multiple Herde in beiden Nieren eines multifokalen Nierenzellkarzinoms.

c Großer hypervaskularisierter T1-Tumor (5 cm) ohne Lymphknotenmetastasen.

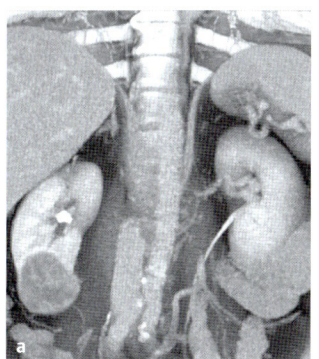
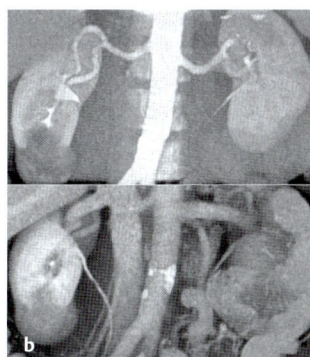

Abb. 18.27 **Nierenzellkarzinom.**

a Kleines Nierenzellkarzinom am unteren Nierenpol.

b Die Volumenrekonstruktion demonstriert die räumlichen Verhältnisse des Nierentumors, der Nierengefäße und des Ureters.

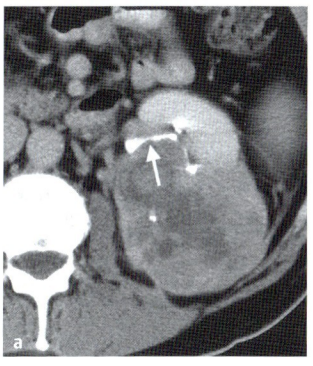
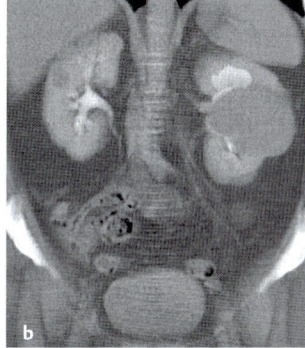

Abb. 18.28 **Nierenzellkarzinom.**

a Ausgedehntes inhomogen KM aufnehmendes, partiell nekrotisches Nierenzellkarzinom mit Einbruch in das Nierenbecken (T3; Pfeil).

b Das CT-Pyelogramm mit niedriger Dosis des gleichen Patienten demonstriert die Verformung des Nierenbeckens.

gen sind in weniger als 20 % nachweisbar; die Verkalkungshäufigkeit nimmt mit der Tumorgröße zu.

Die häufigeren gefäßreichen Tumoren zeigen in der früharteriellen Phase eine kräftige Kontrastierung (Abb. 18.**26**). In der Parenchymphase (nephrographische Phase) stellen sich die Nierenzellkarzinome unabhängig von ihrem Vaskularisationsgrad immer hypodens gegenüber dem Nierenparenchym dar (Abb. 18.**26** u. 18.**27**). Größere Tumoren mit nekrotischen Anteilen zeigen eine heterogene KM-Aufnahme. Eine unscharfe Tumorgrenze ist Zeichen der Malignität; der Befund lässt sich allerdings regelmäßig nur bei großen Tumoren erheben. Über 80 % der kleinen Nierenzellkarzinome sind relativ scharf begrenzt und zeigen u. U. sogar eine Pseudokapsel in Form eines dünnen hypodensen Randsaumes. Kommt eine organerhaltende Resektion in Betracht, sind neben der genauen Größen- und Lagebestimmung des Tumors seine Lagebeziehung zu den Nierengefäßen und zum Pyelon essenziell –

dies zu erheben, gelingt am besten mit Volumendarstellungsverfahren auf der Basis einer mehrphasischen Dünnschichtuntersuchung (Abb. 18.**28**).

Das präoperative Staging (Tab. 18.**9**) basiert auf der Beurteilung der Infiltration von Nachbarstrukturen, dem Lymphknotenstatus und der Beteiligung venöser Strukturen. Tumorthromben besitzen häufig Appositionsthromben, die bis in die V. cava und den rechten Vorhof reichen können. Die Cavabeteiligung ist bei rechtsseitigen Tumoren dreimal häufiger als bei linksseitigen. Die Differenzierung zwischen einem Tumor- und einem Appositionsthrombus gelingt über die Kontrastmittelaufnahme des Tumorthrombus (Abb. 18.**29**). Der Thrombus in der Nierenvene markiert sich am besten in der kortikomedullären Phase (Peak-Enhancement der Vene), ein Thrombus in der V. cava eher in der nephrographischen Phase. Flussartefakte in der V. cava durch nichtkontrastiertes Blut aus Venen der unteren Körperhälfte (unterhalb der Einmündung der Vv. renales) dürfen nicht als Tumorthromben fehlgedeutet werden. Im Zweifelsfall helfen coronale Rekonstruktionen oder Spätaufnahmen (homogene Kontrastierung der unbeteiligten Hohlvene). Spiralbzw. Multidetektor-CT und MRT sind im Nachweis der Venenbeteiligung äquivalent.

Lymphknoten sind ab einem Transversaldurchmesser von 1 cm als pathologisch (metastatisch) aufzufassen. Die primäre Lymphknotenstation liegt im Bereich des Nierenhilus. Bei hypervaskularisierten Tumoren können auch die Lymphknotenmetastasen eine kräftige KM-Aufnahme zeigen und müssen von erweiterten Venen abgegrenzt werden (Abb. 18.**29**). Die Sensitivität der Computertomographie für eine Lymphadenopathie liegt nach Literaturangaben bei 95 %.

Tab. 18.9 ⤑ *TN-Staging des Nierenzellkarzinoms*

T1	≤ 7 cm, auf Niere beschränkt
T2	> 7 cm, auf Niere beschränkt
T3	perirenale Infiltration und/oder Infiltration der V. cava oder Nierenvene
T4	Durchbruch durch Gerota-Faszie
N1	solitärer Lymphknoten ≤ 2 cm
N2	solitärer Lymphknoten > 2 cm oder multiple Lymphknoten, alle ≤ 5 cm
N3	> 5 cm

Auf eine Infiltration der ipsi- (< 10 % der Fälle) oder kontralateralen Nebenniere ist zu achten. Jede Veränderung der Nebennieren – auch isoliert kontralateral – ist bis zum Beweis des Gegenteils als Metastase anzusehen. Eine Infiltration des M. psoas manifestiert sich in Form einer Dichte- und Volumenänderung des Muskelquerschnitts.

Die direkte Invasion von Nachbarorganen bedeutet Irresektabilität – dies ist allerdings sehr selten; die Diagnose sollte sich nicht allein auf die Obliteration von Fettlamellen (Interfaces) stützen.

- Kleine hypovaskularisierte Tumoren können in der kortikomedullären Phase übersehen werden.
- Zystische Nierenzellkarzinome sind relativ häufig (bis 20 %).
- Das gleichzeitige Vorliegen von Fett und Verkalkungen spricht für ein Nierenzellkarzinom, während isolierte Fetteinlagerungen ein Angiomyolipom wahrscheinlich machen.
- Die Differenzierung zwischen einer tumorösen Infiltration des perirenalen Fettgewebes und einer nichttumorösen, entzündlichen Begleitreaktion ist problematisch.

Abb. 18.29 **Gefäßinfiltration und Tumorthromben.**

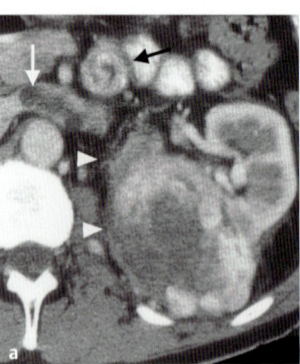 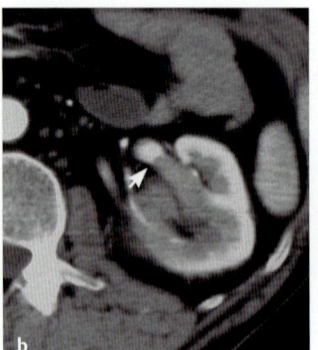 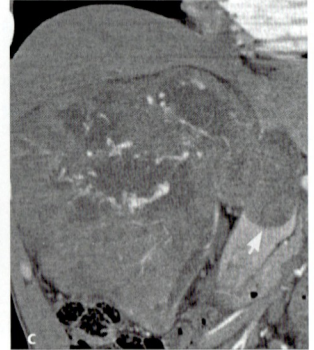

a Großes Nierenzellkarzinom (T3, N2) mit Tumorthrombus in der dilatierten Nierenvene, Lymphknotenmetastasen und Infiltration des perirenalen Fettgewebes.
b Ein kleiner Tumorthrombus in einem Seitenast der Nierenvene bei einem anderen Patienten.

c Coronale Reformation eines großen primitiven neuroektodermalen Tumors mit Infiltration der V. cava (30-jähriger Mann).

Management kleiner (< 1,5 cm) solider Nierentumoren

Der inzidentelle Nachweis kleiner Nierentumoren (unter 1,5 cm) hat mit der verbesserten Technik bildgebender Verfahren (insbesondere Spiral-CT) erheblich zugenommen. Bei derart kleinen Läsionen sind Dichtemessungen und die Beurteilung der Randbegrenzung durch die Partialvolumeneffekte erschwert.

Läsionen unter 1,5 cm können hinsichtlich ihrer Dignität aufgrund fehlender spezifischer Kriterien weder mit der CT-Angiographie noch der MRT eindeutig zugeordnet werden. Die von Bosniak vorgeschlagenen diagnostischen und therapeutischen Leitlinien sind in Tab. 18.**10** zusammengestellt. Sein „aktives Zuwarten" in unklaren Fällen, speziell bei älteren Patienten und hohem Operationsrisiko, basiert auf der Erfahrung, dass Nierenzellkarzinome relativ langsam wachsen und dass sie – von Ausnahmen abgesehen (2 von 254 beobachteten Tumoren) – erst ab einer Größe von 3 cm zur Metastasierung neigen. Das Tumorwachstum variiert beträchtlich (nach der Studie von Birnbaum zwischen 0 und 1,6 cm pro Jahr) und kann durch engmaschige Kontrollen gut abgeschätzt und überwacht werden. Die Kenntnis der Wachstumsgeschwindigkeit erleichtert die Entscheidung zur definitiven Therapie.

Management unklarer Nierentumoren

Bei sorgfältiger Untersuchungstechnik und unter Berücksichtigung der beschriebenen Kriterien sowie der Patientenanamnese verbleiben nur wenige renale Raumforderungen als unklar und nicht zuzuordnen.

Technisch unzureichende CT-Untersuchungen sind oft das Resultat einer ungezielten Fragestellung. Eine Wiederholungsuntersuchung mit optimalem, an die Niere angepasstem Scanprotokoll klärt in vielen Fällen die Situation definitiv.

Die Nieren sollten nativ und nachfolgend biphasisch kontrastverstärkt unter Darstellung der kortikomedullären und der Parenchymphase im Spiral- oder Multidetektor-CT-Modus untersucht werden. Dabei sollte die Schichtdicke 3 mm nicht überschreiten. Die nephrographische Phase dient in erster Linie der Läsionsdetektion, die kortikomedulläre Phase der Läsionscharakterisierung. Hypervaskularisierte Herde sind hochverdächtig auf ein Nierenzellkarzinom. Die Diagnose sollte sich jedoch nie auf die kortikomedulläre Phase allein stützen: Die unterschiedliche KM-Aufnahme von Kortex und Medulla kann als medulläre Läsion fehlinterpretiert werden, und hypovaskularisierte Tumoren können als Zysten fehlgedeutet werden, da nur etwa 70% der Tumoren in der arteriellen Phase mehr als 10 HE an Dichte zunehmen. Kleine hypervaskularisierte Tumoren können in der arteriellen Phase mit hypertrophierten Bertini-Säulen verwechselt werden. Die Dichtemessungen sollten mit identischer ROI in den verschiedenen Phasen durchgeführt werden (native und nephrographische Phase).

Zystische Raumforderungen vom Typ III nach Bosniak verbleiben unbestimmt – statistisch gesehen sind sie zu 50% maligne. In diesen Fällen sollte anhand klinischer Daten (Alter, Begleiterkrankungen, Operationsrisiko) über das weitere Prozedere entschieden werden (engmaschige Kontrollen alle 6 Monate bis zu 2 Jahren versus Operation). Weitere bezüglich ihrer Dignität unklare Herde können sein: Angiomyolipome mit wenig oder fehlendem Fettgewebe, Onkozytome, Adenome und chronisch entzündliche Prozesse (xanthogranulomatöse Pyelonephritis).

Spätaufnahmen (15 min nach KM-Injektion) haben sich bei der Differenzierung zwischen Nierentumoren und hyperdensen Zysten als hilfreich erwiesen: Neoplastische Herde erfahren durch ihre Vaskularisation einen Dichteabfall (Wash-out) (vgl. Abb. 18.**18**).

Tab. 18.10 ⋯⃗ *Management kleiner (< 1,5 cm), potenziell solider Nierenherde (nach Bosniak, 1995)*

I. Dichte < 20 HE	**Benigne unkomplizierte Zyste**
II. Dichte > 20 HE	**DD: Zyste versus Tumor**
Patient > 75 Jahre, multimorbide mit hohem Operationsrisiko	sorgfältige Beobachtung (aktives Zuwarten)
Junger Patient und/oder akzeptables Operationsrisiko:	Spiral-CT mit KM i.v.
• keine KM-Aufnahme der Läsion (< 10 HE Dichtedifferenz)	Zyste
• hypervaskularisierte Läsion in der arteriellen Phase (> 50 HE Dichtedifferenz)	Verdacht auf Nierenzellkarzinom, Resektion
• Dichtedifferenz > 10 HE, aber nicht hypervaskularisiert → kein Wachstum im Intervall → Wachstum im Intervall	Nachkontrolle nach 6 und 12 Monaten: benigne Läsion (Adenom, Zyste) Resektion

Metastasen

Die häufigste Quelle für Nierenmetastasen ist das Bronchialkarzinom. Danach folgen in der Reihenfolge abnehmender Häufigkeit Tumoren der Mamma, des Kolons, des Magens, der Zervix, des Ovars, des Pankreas, der Prostata, der Haut und der kontralateralen Niere. Die Niere ist das fünfthäufigste von Metastasen befallene Organ. Bei Patienten mit bekanntem metastasierendem Tumor ist jeder neu aufgetretene Nierentumor am ehesten eine Metastase. Nierenmetastasen treten in 50% bilateral auf, sind in der Regel klein und von Metastasen in anderen Organen begleitet.

CT-Morphologie

Metastasen stellen sich im Nativ-CT isodens bis leicht hypodens dar. Sie sind in der Regel hypovaskularisiert und nehmen relativ homogen Kontrastmittel auf (Abb. 18.**30**). Wegen ihrer peripheren Lage im Parenchym führen sie selten zu einer Hydronephrose. Metastasen Schleim bildender Tumoren (z. B. Kolon) können verkalken. Melanommetastasen tendieren zur Infiltration des Perirenalraums.

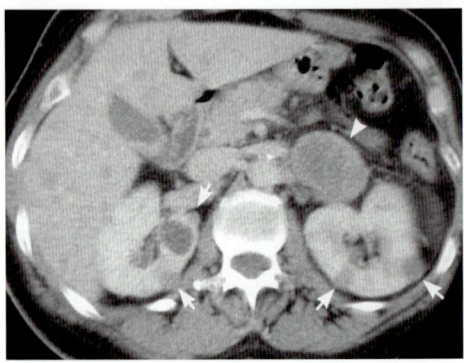

Abb. 18.30 **Nierenmetastasen sind in der Regel hypovaskularisiert (Pfeile).**
Nebenbefund: Metastase in der linken Nebenniere und multiple Lebermetastasen bei Bronchialkarzinom (Pfeilspitze).

Ist die Diagnose Nierenmetastase aus dem klinischen Kontext nicht hinreichend sicher zu klären, so kann eine Feinnadelpunktion oder Stanzbiopsie sinnvoll sein.

Lymphom

Primäre Lymphome der Niere sind sehr selten, da die Niere kein lymphatisches Gewebe enthält. Eine sekundäre Beteiligung beim NHL hingegen ist relativ häufig (30–50%). Bei Lymphomen nach Organtransplantationen ist die Niere nach dem ZNS das am zweithäufigsten befallene Organ.

CT-Morphologie

Vier verschiedene Befallsmuster werden unterschieden (Tab. 18.**11**). Der bilaterale multifokale Befall (Abb. 18.**31 a**) ist dreimal häufiger als die solitäre herdförmige Läsion. Weitere Manifestationsformen sind die Nierenbeteiligung bei einem retroperitonealen Lymphom und die diffuse Parenchyminfiltration mit konsekutiver Nierenfunktionsstörung (Abb. 18.**31 b**). Alle Formen sind hypovaskularisiert und im Computertomogramm nur nach KM-Injektion visualisierbar. Eine begleitende Psoasinfiltration ist nicht selten, die Invasion in die A. renalis häufiger als beim Hypernephrom.

Tab. 18.11 ⋯⋗ *Befallsmuster der Niere bei malignen Lymphomen*

Bilateraler multinodaler Befall:	**60%**
▪ multiple unscharf begrenzte Läsionen (1–5 cm) nach KM, Nieren meist vergrößert	
Solitärer nodulärer Tumor:	**<6%**
▪ umschriebener hypovaskulisierter Tumor; Vorwölbung der Organkontur und perirenale Fettinfiltration möglich	
Retroperitonealer Tumor:	**20%**
▪ ausgedehnter Tumor mit Infiltration des Nierenhilus oder der gesamten Niere sowie Ummauerung des Ureters	
Diffuse Organvergrößerung:	**6–10%**
▪ keine umschriebene Raumforderung, herabgesetzte KM-Aufnahme (Parenchymphase) und Ausscheidung	

Unscharf begrenzte Läsionen, eine diffuse Nierenvergrößerung und eine diffuse Infiltration des perirenalen Gewebes sind morphologische Kriterien, die eher für ein Lymphom als für einen primären Nierentumor sprechen. In Hinblick auf die therapeutische Konsequenz (Resektion/Chemotherapie) empfiehlt sich im Verdachtsfall eine bioptische Klärung.

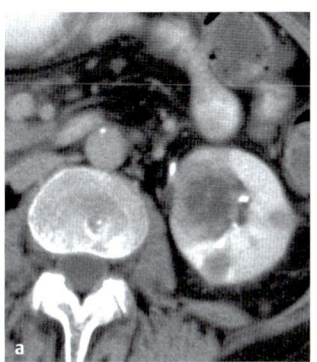
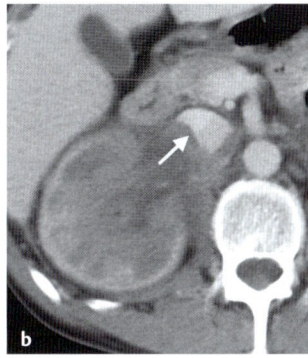

Abb. 18.31   Nierenbefall bei malignem Lymphom.

a Multiple hypodense Läsionen, ähnlich der Nierenmetastasen.

b Diffuse Niereninfiltration mit Einbeziehung des Nierenbeckens, des Retroperitoneums und der V. cava (Pfeil).

Nephroblastom (Wilms-Tumor)

Das Nephroblastom entsteht aus unreifem Nierenparenchym und ist der häufigste maligne Abdominaltumor bei Kindern zwischen 1 und 5 Jahren. Bis zu 15 % der Nephroblastome sind bilateral. Frühzeitig kommt es zur Nierenvenenbeteiligung und zu Lungenmetastasen (10 %).

Aufgabe der Schnittbilddiagnostik (CT und MRT) ist die Bestimmung der Tumorausbreitung, speziell der Ausschluss einer kontralateralen Nierenbeteiligung.

CT-Morphologie

Nephroblastome sind zum Zeitpunkt der Diagnose bereits relativ groß, infiltrieren aber selten die anliegenden Organe. Der Tumor ist hypodens und verdrängt bzw. verlagert das Nierenparenchym (Abb. 18.32). Einblutungen und Nekrosen verursachen Dichteinhomogenitäten. 10 % der Nephroblastome enthalten Verkalkungen, 7 % Fett. Nach Kontrastmittelgabe sind die vitalen Tumoranteile inhomogen hypervaskularisiert. Eine Invasion der Nierenvenen ist in 30 – 40 % der Fälle nachweisbar, links häufiger als rechts.

Vergrößerte paraaortale und hiläre Lymphknoten sind meist Ausdruck einer reaktiven Lymphknotenhyperplasie und nur in gut 20 % der Fälle metastatisch.

Bei sehr großen Tumoren kann die Differenzierung zwischen einem Nephroblastom und einem Neuroblastom bildmorphologisch schwierig sein. Neuroblastome sind häufiger verkalkt, die Wilms-Tumoren verändern deutlicher Kontur und Form der Niere. Multiplanare Reformationen können bei der Entscheidung über den Ausgangspunkt des Tumors (Niere oder Nebenniere) hilfreich sein.

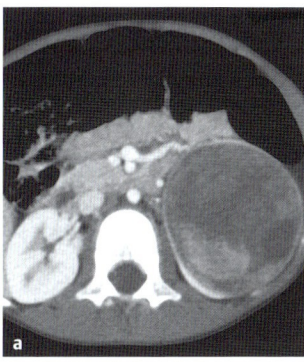
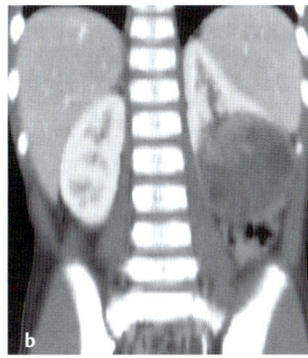

Abb. 18.32   Wilms-Tumor bei einem 3-jährigen Patienten in Form einer großen inhomogenen Raumforderung mit deformierter Niere.

a Axiale Schicht.

b Coronale Reformation.

Tumoren des Nierenbeckens und der Ureteren

Nierenbeckentumoren machen nur 10% aller Nierentumoren aus. Klinische Symptome sind die Hämaturie, die Hydronephrose und der Flankenschmerz.

Papillome sind meist multipel und können jeden Abschnitt des harnableitenden Systems vom Nierenbecken bis zur Blase betreffen. Sie gelten als Präkanzerosen.

Urothelkarzinome sind die häufigsten malignen Tumoren des Nierenbeckens (80–90%) und oft mit multiplen Papillomen vergesellschaftet (> 50%). 25–40% der Urothelkarzinome sind multipel und befallen zusätzlich Ureter oder Harnblase, 10% sind bilateral. Männer sind häufiger betroffen als Frauen (4 ÷ 1), der Altersgipfel liegt jenseits des 60. Lebensjahres. Verschiedene Industriechemikalien (Farbstoffe) können bei einer Latenz von 20 oder mehr Jahren ein Urothelkarzinom induzieren.

Plattenepithelkarzinome (ca. 10%) und *Adenokarzinome* (ca. 1%) sind mit einer chronischen Epithelirritation (Nierensteine bei 50% der Patienten) und einer Leukoplakie assoziiert. Plattenepithelkarzinome haben eine schlechte Prognose und neigen zur Invasion extrarenaler Strukturen.

CT-Morphologie

Plattenepithelkarzinome und Urothelkarzinome sind in der Computertomographie nicht sicher zu differenzieren. Kleine Tumoren können wegen des Fehlens deutlicher Konturdeformierungen und fehlender Stauungszeichen leicht übersehen werden.

Urothelkarzinome haben eine Dichte von 8–40 HE und zeigen nach Kontrastmittelgabe nur eine mäßige Kontrastierung (ca. 30 HE). In Abhängigkeit von der Größe und Lokalisation kann sich der Tumor nativ als weichteildichte Raumforderung im Hohlraumsystem markieren. In der Ausscheidungsphase stellt er sich als Füllungsdefekt im Hohlraumsystem dar. Dabei ist die CT-Urographie in 2D- oder 3D-Technik (MPR, MIP, VRT) insofern eine nützliche Ergänzung zu den axialen Schichten als sie einen Gesamtüberblick über das harnableitende System gestattet.

Der Tumor kann eine noduläre oder lobulierte Kontur am Nierenbecken hervorrufen (Abb. 18.33 a, papillärer Tumor), das Nierenparenchym infiltrieren (Abb. 18.33 b, infiltrativer Tumor) oder plaqueförmig an der Wand des Nierenbeckens wachsen (Abb. 18.34). Obliterierende Läsionen führen zur Hydronephrose oder zum Aufstau einer Kelchgruppe. Manchmal ist ein sog. „obstruktives Nephrogramm" (verspätet einsetzende Parenchymphase) einziger Hinweis auf den Nierenbeckentumor. Akut blutende Tumoren können im ableitenden Harnwegssystem zu Koageln führen, welche sich als glatt begrenzte Aussparungen unterschiedlicher Dichte (je nach Alter mehr oder weniger hyperdens im Vergleich zum Tumor) darstellen und die im Gegensatz zum Tumor keine KM-Aufnahme zeigen. Die teilweise hyperdense Fibrolipomatose des Nierenbeckens ist mitunter von einem Urothelkarzinom des Nierenbeckens nicht zu unterscheiden (Abb. 18.35).

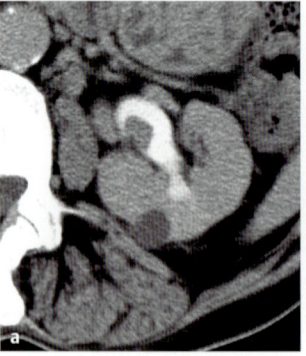 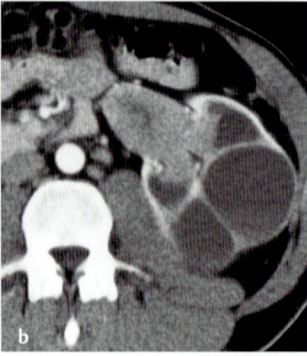

Abb. 18.33 **Nierenbeckenkarzinom.**
a Kleines Urothelkarzinom in Form eines polypoiden Füllungsdefektes in der exkretorischen Phase nach KM-Injektion. Assoziierte unkomplizierte Zyste.
b Obliterierendes Urothelkarzinom mit plaqueförmigem Wachstum im Nierenbecken und sekundärer Hydronephrose.

Ureterkarzinome sind mitunter nur indirekt durch die konsekutive Hydronephrose und einen prästenotisch erweiterten Ureter nachweisbar. Der Tumor selbst imponiert als Weichteilstruktur mit höherer Dichte als der proximal dilatierte und harngefüllte Ureter, als Füllungsdefekt oder als unscharf begrenzte Verdickung der Ureterwand (Abb. 18.**36**). Alle Tumoren größer als 5 mm lassen sich im Computertomogramm nachweisen. Mit der CT-Urographie (Multidetektor-CT mit dünner Schichtkollimation) dürften noch kleinere Tumoren nachweisbar sein. Zusätzlich zu den Informationen einer retrograden Pyelographie stellt die Computertomographie die extraureterale Weichteilinfiltration und begleitende Lymphangiose dar.

Zwei Drittel der Tumoren betreffen das distale Ureterdrittel. Immer wenn ein Urothelkarzinom im Nierenbecken nachgewiesen wird, muss auch an multizentrische Läsionen im Ureter und/oder in der Harnblase gedacht werden.

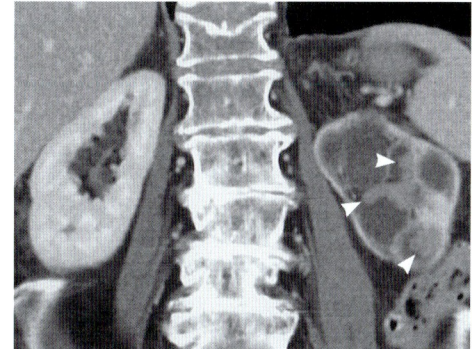

Abb. 18.34 **Urothelkarzinom des Nierenbeckens.** Die Ausdehnung der Erkrankung ist in der coronalen Reformation exzellent dargestellt.

- Bei Hydronephrose weist eine unscharfe Wandbegrenzung oder eine KM-Aufnahme der Wand des NBKS auf eine tumoröse oder entzündliche Ursache hin.
- Die Differenzierung einer chronisch entzündlichen, postoperativen oder radiogenen Ureterstenose von einer tumorbedingten ist computertomographisch nicht möglich.
- Ein primäres Ureterkarzinom kann aufgrund der Begleitbefunde meist von einer sekundären Ureterinfiltration durch ein Zervix-, Blasen-, Prostata- oder Rektumkarzinom differenziert werden.

- Ureterkonkremente, auch nichtkalzifizierte, haben generell Dichtewerte > 100 HE. Die Computertomographie ist deswegen insbesondere zur Differenzierung zwischen „röntgennegativen" Konkrementen und weichteildichten Füllungsdefekten nützlich.
- Bei Verdacht auf einen Urotheltumor (Karzinom oder Papillom) muss stets der gesamte Harntrakt untersucht werden.

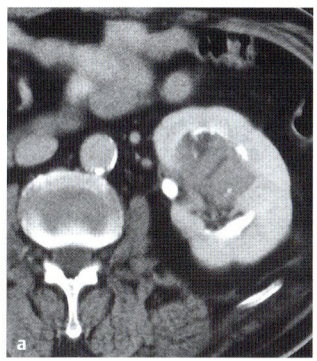
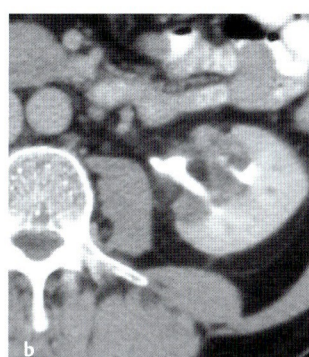

Abb. 18.35 **Urothelkarzinom vs. Fibrolipomatose.**

a Das Nierenbecken wird durch solides Tumormaterial eines Urothelkarzinoms komplett ausgefüllt und die Kelche sind verlagert.

b Die Fibrolipomatose imponiert ähnlich, die Kelche sind jedoch weniger verformt.

Abb. 18.36 Urothelkarzinom.

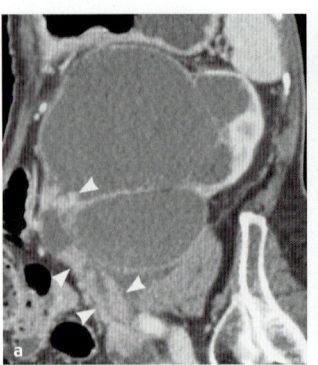 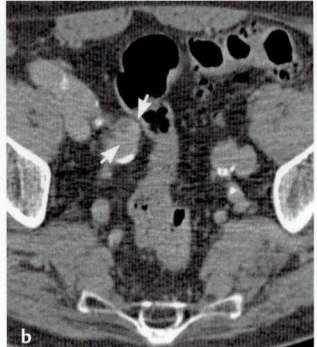 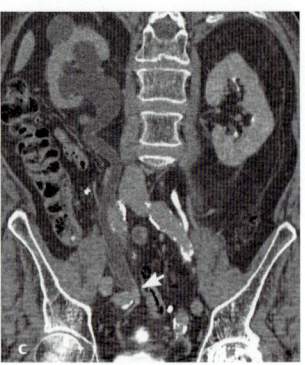

a Ein Urothelkarzinom kann mit einer massiven Dilatation des Harntraktes einhergehen und vom Ureter (Pfeilspitzen) in das Nierenbecken aufsteigen.

b Die Multidetektor-CT demonstriert einen kleinen Tumor.

c Dieser ist am besten in gekrümmten Reformationen beurteilbar (CPR).

Diffuse und entzündliche Nierenerkrankungen

Akute Pyelonephritis

Bei der *akuten Pyelonephritis* handelt es sich um eine akute bakterielle interstitielle Nephritis mit Beteiligung des Nierenbeckens. Neben einem diffusen interstitiellen Befall sind fokale Veränderungen möglich. Die *akute fokale bakterielle Nephritis* ist eine schwere, fokal begrenzte Verlaufsform der Pyelonephritis.

Die emphysematöse Pyelonephritis stellt eine besonders schwere Verlaufsform der akuten Pyelonephritis bei Infektion mit Gas bildenden Organismen dar. Erreger sind meist E. coli und andere Gram-negative Bakterien. Sie tritt gehäuft bei Diabetikern auf (90% aller betroffenen Patienten) und ist in 40% mit einer Harnwegsobstruktion vergesellschaftet. Die Computertomographie ist die sensitivste Methode zum Nachweis dieser in 50% letal endenden Infektion.

Die akute Pyelonephritis ist primär keine CT-Indikation. Die Computertomographie ist lediglich bei Verdacht auf Komplikationen (Abszedierung, Gasbildung oder Ausbreitung in den Perirenalraum) angezeigt.

CT-Morphologie

Bei der *akuten Pyelonephritis* stellt sich die betroffene Niere im Nativscan unauffällig oder leicht vergrößert dar und zeigt eine geringe durch das Ödem bedingte Dichteminderung (Tab. 18.**12**). Runde oder keilförmige Hypodensitäten sind Ausdruck von Nekrosen oder Ödem, hyperdense Areale zeigen Blutungen an. Bei Ausbreitung der Entzündung in den Perirenalraum kommt es zu einer streifigen Infiltration des perirenalen Fettgewebes und zu einer Verdickung der Gerota-Faszie.

Nach Kontrastmittelgabe zeigen die genannten hypodensen Areale in der Parenchymphase eine die kortikomedulläre Grenze überschreitende ver-

Tab. 18.12 ⋯⟩ *DD große Nieren*

- Fokale/diffuse Nephritis
- Akute Pyelonephritis
- Xanthogranulomatöse Pyelonephritis
- Lymphom
- Plasmozytomniere
- NCC
- Funktionelle Hypertrophie
- Akute Nephropathie

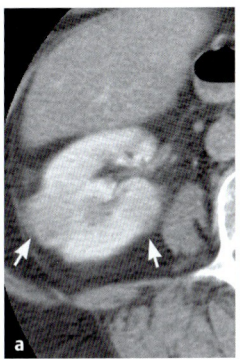 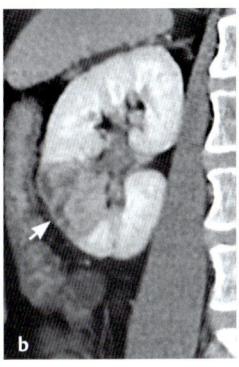 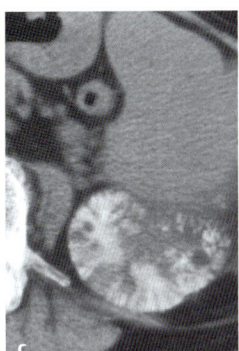 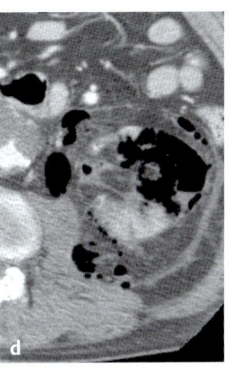

Abb. 18.37 **Akute Pyelo-nephritis.**

a Die fokale bakterielle Nephritis imponiert in der Parenchymphase wie eine unscharf begrenzte tumoröse Läsion.

b Eine fokale bakterielle Nephritis imponiert in der Parenchymphase als keilförmige Hypodensität mit subkortikalem Abszess (Pfeil) (coronale MPR).

c Spätaufnahme einer akuten Pyelonephritis mit streifiger KM-Retention in den betroffenen Sammelrohren, in der Nachbarschaft multiple Mikroabszesse.

d Emphysematöse Pyelonephritis mit multiplen Gaseinschlüssen.

minderte KM-Aufnahme mit typischer radiärer Ausrichtung (Abb. 18.37 a). Auf Spätscans (> 15 min) findet sich eine Kontrastumkehr mit typischer radiär-streifiger Kontrastmittelretention in den durch entzündliches Material verlegten Sammelrohren (Abb. 18.37 b).

Die *fokale bakterielle Nephritis* ist durch eine umschriebene Organvergrößerung charakterisiert. In der Parenchymphase nach Kontrastmittelgabe grenzt sich das betroffene Areal hypodens und unscharf zum umgebenden Parenchym ab. Der Befund ähnelt einem Lymphombefall oder einem hypovaskularisierten Tumor. Wie bei der akuten Pyelonephritis zeigen Spätaufnahmen eine radiär-streifige Zeichnung im entzündlichen Fokus (Abb. 18.37 b u.

c). Eine Kolliquation (fehlende Kontrastmittelaufnahme) zeigt die Entwicklung eines Abszesses an.

Bei einer *emphysematösen Pyelonephritis* finden sich zusätzlich zu den parenchymatösen Veränderungen Gasansammlungen parapelvin, subkapsulär oder retroperitoneal (Abb. 18.37 d). Gas findet sich immer auch im Parenchym und nicht nur im Hohlraumsystem wie bei einem Reflux aus der Harnblase oder bei Fisteln. Differenzialdiagnostisch müssen auch Gaseinschlüsse im Rahmen eines Abszesses, eines posttraumatischen Infarktes oder infolge von Interventionen (Embolisation, Punktion, Katheterisierung) im Betracht gezogen werden. Die CT-Morphologie einer komplizierten Pyelonephritis kann auch unter adäquater Therapie über Monate persistieren.

Intrarenaler oder perirenaler Abszess

Nierenabszesse sind selten (2% der renalen Raumforderungen). Sie können aus einer aszendierenden Infektion (Gram-negative Erreger im Urin) oder hämatogen (Staphylococcus aureus) entstehen. Insofern stellen sie Komplikationen einer Harnstauungsniere, akuten Pyelonephritis, fokalen bakteriellen Nephritis oder Septikämie dar. Meist entwickeln sie sich aus Mikroabszessen, welche zu einem größeren Abszess konfluieren, der Anschluss an das Hohlraumsystem oder den Perirenalraum findet.

Extrarenale Abszesse können im Rahmen einer schweren Nephritis, einer disseminierten retroperitonealen Infektion (z.B. Psoasabszess) oder einer hämatogenen Streuung, ausgehend von einem entfernten Fokus, entstehen. Superinfizierte Zysten oder Hämatome können direkt in einen Abszess übergehen.

CT-Morphologie

Abszesse sind meist dichter (10–30 HE) als unkomplizierte Zysten oder das Nierenbeckenkelchsystem. Sie sind in der Parenchymphase am besten abgrenzbar und können raumfordernd wirken (Abb. 18.**38**). Ein Rand-Enhancement ist nicht immer erkennbar, auch nicht bei extrarenaler Lokalisation. Pilzinfektionen neigen zur Ausbildung multipler, über das Parenchym verteilter Mikroabszesse, die sekundär verkalken können. Pilzmyzelien im Hohlraumsystem wirken stenosierend.

Chronische asymptomatische Abszesse lassen sich CT-morphologisch nur schwer von einem zystischen Nierenzellkarzinom differenzieren. Die Unterscheidung zwischen Abszess und unkomplizierter Zyste gelingt durch Nachweis einer Randreaktion und entzündlicher Veränderungen des umgebenden Nierenparenchyms. In unklaren Fällen ist eine Feinnadelbiopsie erforderlich.

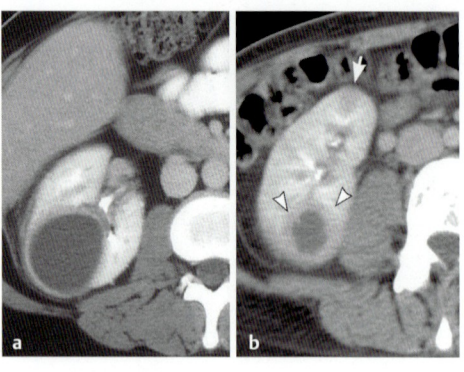

Abb. 18.38 **Abszesse.**
a Superinfizierte Zyste mit Rand-Enhancement.
b Nierenabszess mit unscharf begrenztem Granulationsgewebe um ein hypodenses Zentrum (Pfeilspitzen), begleitende fokale Nephritis (Pfeil).

Pyonephrose

Die Pyonephrose resultiert aus einer infizierten Hydronephrose. Ist nur eine Kelchgruppe betroffen, spricht man von einer Pyokalix. Ursache der Obstruktion ist meist ein Konkrement. Die Nierenfunktion ist in der Regel eingeschränkt. Aufgabe der Computertomographie ist der Ausschluss eines begleitenden Abszesses bei unklarem Sonographiebefund.

CT-Morphologie

Das Hohlraumsystem ist lokal oder durchgehend erweitert. Die KM-Ausscheidung in das Nierenbecken ist verzögert und vermindert. Die entzündlich veränderte Wand des NBKS ist häufig verdickt und zeigt eine KM-Aufnahme (Abb. 18.**39**). Die Dichtewerte der infizierten Flüssigkeit (Urin) schwanken zwischen 20 und 30 HE (Tab. 18.**13**), mitunter findet sich eine Unterschichtung von Urin und Eiter.

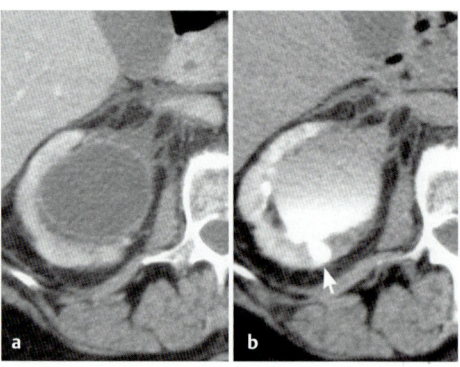

Abb. 18.39 **Pyonephrose.**
a Pyonephrose mit dilatiertem Nierenbecken und Rand-Enhancement.
b Infiltration des Fettgewebes in Nähe des entzündeten Nierenbeckens. Kelchdivertikel in der exkretorischen Phase (Pfeil).

Tab. 18.13 ⤳ *Erhöhte CT-Werte (20–80 HE) im NBKS*

- Nierenbeckentumor
- Blutkoagel
- Pyonephrose
- Pilzmyzelien
- Malakoplakie

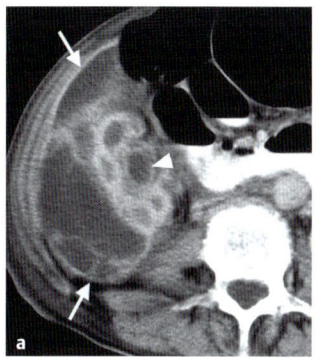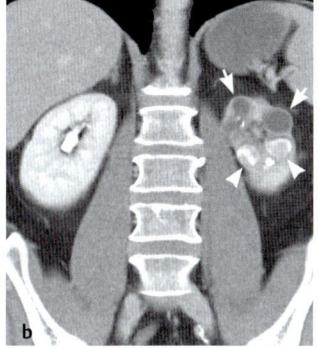

Abb. 18.40 **Tuberkulöse Pyonephrose.**
a Unscharfe KM-Aufnahme des verschmälerten Parenchymringes und ausgedehnter perirenaler Abszess (Pfeilspitze).
b Im fortgeschritteneren Krankheitsstadium zeigen sich Verkalkungen (Pfeilspitzen), Deformitäten und Verplumpungen der Kelche (Pfeile).

Nierentuberkulose

4–8% der immunkompetenten und 20% der immunsupprimierten Patienten mit einer Lungentuberkulose etwickeln 10–20 Jahre nach der pulmonalen Erstinfektion eine Nierenbeteiligung. Die Urogenitaltuberkulose ist die häufigste extrapulmonale Form der Erkrankung. Die Tuberkelbakterien erreichen die Nieren auf hämatogenem Weg, bilden intrarenale Granulome und können noch nach 5–20 Jahren reaktiviert werden.

Bei der Darstellung der Kelchveränderungen war das Urogramm in der Vergangenheit der einfachen CT-Untersuchung überlegen und diagnostisch oft richtungsweisend. Mit der Multidetektor-CT haben sich die Verhältnisse geändert, da es mit dieser Technik durch mehrphasische Untersuchungen möglich ist, neben den Parenchymveränderungen auch das Hohlraumsystem und Begleitbefunde darzustellen.

CT-Morphologie

Die CT-morphologischen Befunde der Tuberkulose sind sehr variabel und meist unspezifisch.

Bei der *produktiven Verlaufsform* entwickeln sich multiple hypodense miliare Tuberkel in der Nierenrinde, die folgenlos abheilen und disseminierte punktförmige Verkalkungen hinterlassen.

Bei der *ulzerokavernösen Form* stehen die Parenchymdestruktion und die Deformierung des NBKS im Vordergrund. Kelchstrikturen führen zu Hydrokalizes. Abszessformationen sind möglich (Abb. 18.40). In Nekrosezonen bilden sich u.U. ausgedehnte fleckige oder eierschalenförmige Verkalkungen (vgl. Abb. 18.15 c). Mit Fortschreiten der Erkrankung kommt es zur Parenchymatrophie und Pyonephrose aufgrund von Ureterstrikturen.

Das *Endstadium* einer nicht adäquat behandelten Urotuberkulose ist die komplett verkalkte Schrumpfniere (Kittniere/Mörtelniere).

Xanthogranulomatöse Pyelonephritis

Die xanthogranulomatöse Pyelonephritis ist eine seltene chronisch destruierende Entzündung von Mark und Rinde, meist auf dem Boden einer intrarenalen Harnabflussstörung, die bevorzugt Frauen im mittleren Alter betrifft. Die entzündlichen Areale sind mit charakteristischen Xanthomzellen (lipidbeladene Histiozyten) durchsetzt. Die Veränderungen sind fast immer einseitig. Aufgabe der Computertomographie ist einerseits die Abgrenzung von Tumoren, andererseits die Beurteilung der Ausdehnung des Prozesses ins perirenale Gewebe.

CT-Morphologie

Die xanthogranulomatöse Pyelonephritis betrifft meist die ganze Niere; seltener ist die fokale xanthogranulomatöse Pyelonephritis. Trotz einer u.U. erheblichen Vergrößerung der Niere bleibt die äußere Form der betroffenen Niere charakteristischerweise erhalten (Abb. 18.41, vgl. Tab. 18.12). In etwa 70% finden sich Nierenbeckenkonkremente (häufig geweihförmig), Kelchsteine oder Nierenparenchymverkalkungen. Das betroffene Parenchymareal weist

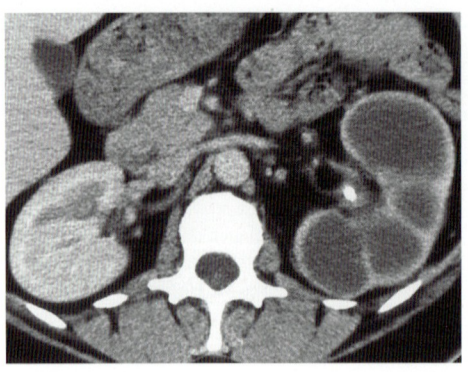

Abb. 18.41 Xanthogranulomatöse Pyelonephritis.
Hydronephrotische Vergrößerung der Niere und Konkrement im nicht dilatierten Nierenbecken.

multiple fokale Hypodensitäten (-15 bis 20 HE) auf, welche dilatierten, mit nekrotischem Material angefüllten Kelchen und Xanthomansammlungen entsprechen. Die Anordnung dieser hypodensen Herde kann rosettenartig wie bei einer Hydronephrose

imponieren. Das Nierenbecken ist wegen der Ummauerung durch entzündliches Gewebe meist schlecht abgrenzbar, in der Regel aber nicht gestaut. Die Unterscheidung zwischen entzündlich deformierten und vergrößerten Kelchen, Abszessen und Nekrosehöhlen ist CT-morphologisch nicht möglich.

Das perirenale Fettgewebe ist nahezu regelmäßig (90 %) in den entzündlichen Prozess einbezogen. Bei ausgedehnten Befunden kann die Beteiligung von Darmschlingen zu entzündlichen Konglomerattumoren und Fistelbildungen führen. Eine Thrombose von Nierenvenen oder V. cava ist möglich.

Differenzialdiagnose

Differenzialdiagnostisch müssen das Nierenzellkarzinom (Tumorverkalkungen, selten Konkremente), die Pyonephrose (Nierenbecken erweitert) und das Lymphom (höhere Dichte, selten Konkremente, meist bilateral) abgegrenzt werden.

Chronische Pyelonephritis

Die Diagnose beruht auf urographischen und klinischen Kriterien. Der Verdacht auf eine chronische Pyelonephritis stellt keine CT-Indikation dar.

CT-Morphologie

Das Nierenparenchym ist unregelmäßig verschmälert (Tab. 18.14). Die Kelche sind durch die Parenchymretraktion deformiert und manchmal bis zur Nierenkapsel hin ausgezogen (Abb. 18.42 a). Die Nierenfunktion ist eingeschränkt. Areale normalen Parenchyms stellen sich als Pseudotumoren dar, die sich aber durch ihre typische KM-Charakteristik

(kortikomedulläre Differenzierung) von Neoplasien meist problemlos differenzieren lassen (vgl. Abb. 18.**23**).

Tab. 18.14 ⋯⇒ DD kleine Niere

Entzündlich	chronische Pyelonephritis Glomerulonephritis tuberkulöse Mörtelniere
Vaskulär	Nierenarterienstenose Niereninfarkt Zustand nach Nierenrindennekrose
Andere	postobstruktive Atrophie Nephrosklerose chronische Uratnephropathie Oxalose Kollagenose

Abb. 18.42 Kleine Nieren.
a Chronische Pyelonephritis mit multiplen Narben.
b Chronische Glomerulonephritis mit Reduktion von Rinde und Mark.

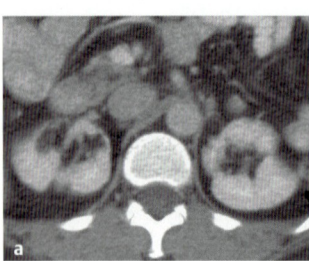
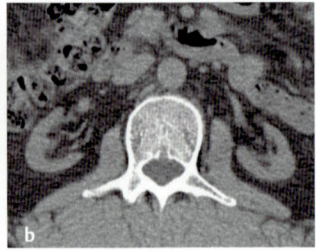

Chronische interstitielle Nephritis (Analgetikanephropathie)

Ursache der chronisch interstitiellen Nephritis ist in den meisten Fällen ein Analgetikaabusus (Aspirin, Phenazetine, nichtsteroidale Antirheumatika – Dosen von 1 g/Tag über 3 Jahre oder total 3 kg). Klinische Leitsymptome sind kolikartige Schmerzen (durch die Passage der wandgeschädigten Kelche) und chronisches Nierenversagen. Die Computertomographie ist nicht primär indiziert.

CT-Morphologie

Im Spätstadium zeigt die Computertomographie eine symmetrische Nierenvergrößerung mit Kelchverkalkungen in typischer Lokalisation (vgl. Abb. 18.**13 a**).

Differenzialdiagnose

Apikale Kelchverkalkungen finden sich auch bei einer diabetischen Nephropathie, der Tuberkulose, der Sichelzellanämie und bei Abflussbehinderungen durch chronische Infektion.

Glomerulonephritis

Eine terminale Niereninsuffizienz geht in etwa 30 % der Fälle auf eine Glomerulonephritis zurück. Die Computertomographie spielt in der Diagnostik der entzündlichen und immunologischen Veränderungen keine Rolle.

CT-Morphologie

Im akuten Stadium sind die Nieren normal oder leicht vergrößert und zeigen einen breiten Parenchymring mit reduzierter KM-Aufnahme.

Im chronischen Stadium ist der Parenchymring uniform verschmächtigt, wobei die Atrophien vor allem die Nierenrinde betreffen. Kelche und Papillen sind normal groß, die renalen Sinus und der Perirenalraum sind relativ erweitert (Abb. 18.**42 b**).

Vaskuläre Prozesse

Nierenarterienerkrankungen sind in Kapitel 24, S. 944, beschrieben.

Niereninfarkt

Akute Niereninfarkte entstehen meist durch thromboembolische Verschlüsse der Nierenarterie oder ihrer Seitenäste. Häufigste Emboliequellen sind das Herz (Vorhofflimmern, Mitralklappenfehler) oder ein Aortenaneurysma. Klinische Leitsymptome sind Hämaturie und plötzlicher Flankenschmerz. Thrombotisch bedingte Infarkte entstehen durch eine Arteriosklerose, eine Vaskulitis (Polyarteriitis nodosa), die Sichelzellanämie oder posttraumatisch.

Abb. 18.43   Niereninfarkt.
a Keilförmiger Perfusionsdefekt im axialen Schnitt.
b Oberflächenschattierte Rekonstruktion.

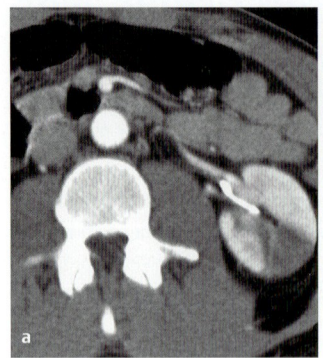
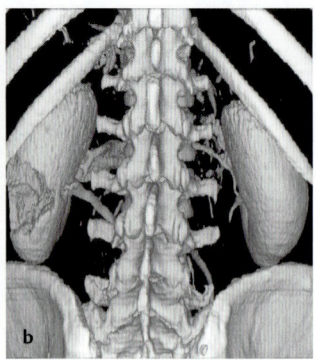

Der Niereninfarkt ist mittels Computertomographie eindeutig zu diagnostizieren. Wird eine akute Embolie vermutet, ist die DSA vorzuziehen, da sie zugleich eine Intervention ermöglicht.

CT-Morphologie

Infarktareale demarkieren sich im Kontrastscan als hypodense keilförmige Defekte (Abb. 18.**43**). Das subkapsuläre Parenchym wird durch Kapselkollateralen noch perfundiert und stellt sich als schmaler kontrastierter Saum dar („Cortical Rim Sign"). Septische Embolien können zur Abszedierung führen.

Spätfolgen sind Narben, Deformierungen der Rindenkontur und eine Schrumpfung des infarzierten Gewebes.

Nierenrindennekrose

Die Nierenrindennekrose ist seltene Ursache für ein akutes Nierenversagen. Sie kann im Rahmen einer Schwangerschaft, Sepsis oder eines Schocks auftreten. Durch intravasale Gerinnungsvorgänge werden Tubuli, Glomeruli und Bindegewebe nekrotisch. Eine Indikation zur Computertomographie besteht nicht.

CT-Morphologie

Im akuten Stadium ist die KM-Aufnahme auf die Medulla beschränkt (Abb. 18.**44**). Die hypodense Rinde ist von einem schmalen kontrastierten Randsaum umgeben. Bei vollständiger Nierenrindennekrose kommt es zu keiner Kontrastharnausscheidung mehr.

Nach etwa einem Monat kommt es zu Rindenverkalkungen (in 50%) und die Niere zeigt eine progrediente Atrophie.

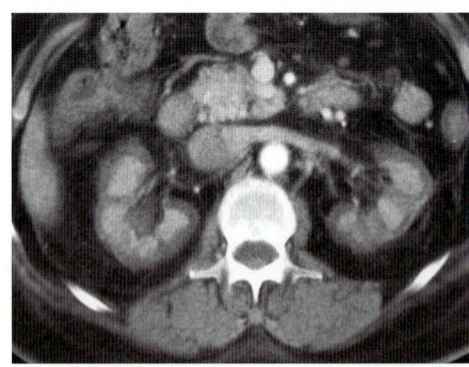

Abb. 18.44   Akute Rindennekrose.
KM aufnehmendes Nierenmark neben einer fehlenden Kontrastierung in der Rinde. Die subkapsuläre Perfusion ist durch die Kapselarterien erhalten.

Nierenvenenthrombose

Eine Nierenvenenthrombose kann durch Tumoren, Infektionen oder Stoffwechselstörungen bedingt sein. Mitunter ist sie einziger Hinweis auf ein bis dahin okkultes Nierenmalignom. Patienten mit einem nephrotischen Syndrom weisen in bis zu 33% eine Nierenvenenthrombose auf.

Die Nierenvenenthrombose kann im Computertomogramm bei adäquater Untersuchungstechnik (schnelle Bolusinjektion, Scan während der maximalen Gefäßkontrastierung) sicher dargestellt werden; sie stellt jedoch keine primäre CT-Indikation dar.

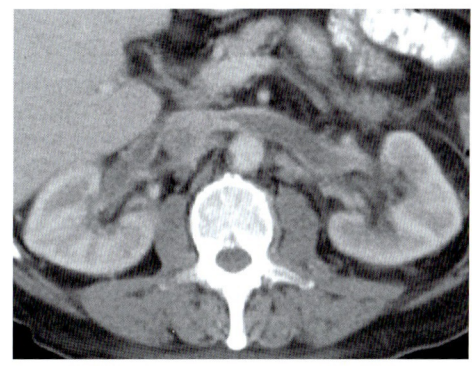

Abb. 18.45 **Bilaterale Nierenvenenthrombose.** Patient mit nephrotischem Syndrom.

CT-Morphologie

Bei vollständigem Verschluss ist die Nierenvene auf über 1,5 cm dilatiert. Nach Kontrastmittelinjektion zeigt sich ein Füllungsdefekt, die Kontrastierung der Vene fehlt oder ist im Vergleich zur Gegenseite reduziert (Abb. 18.**45**). Ein Dichteanstieg im Thrombus spricht für eine tumoröse Genese. Die als Kollateralgefäße fungierenden Gonadalvenen, Kapselvenen und periureteralen Venen sind dilatiert. Perfusionsstörungen des Nierenparenchyms sind nicht selten.

Trauma und postoperative Veränderungen

Nierentrauma

80% der Nierenverletzungen gehen auf stumpfe Traumen zurück. Häufigste Ursachen sind Autounfälle, Stürze oder Gewaltdelikte. Prinzipiell unterscheidet man zwischen Kontusionen (intrarenales Ödem), Hämatomen (subkapsulär oder parenchymal), Lazerationen (subkapsulärer Parenchymeinriss mit Blut- und/oder Urinaustritt) und Nierenrupturen (Parenchymeinriss mit Kapselverletzung). Subkapsuläre Hämatome werden in bis zu 15% nach einer Stoßwellenlithotrypsie und in bis zu 30% nach einer Nierenbiopsie angetroffen (Tab. 18.**15**). Sie werden konservativ behandelt.

Der Schweregrad der Verletzung wird nach dem Nierentrauma-Score der „American Association for the Surgery of Trauma" klassifiziert (Tab. 18.**16**). Diese Graduierung orientiert sich an den therapeutischen Konsequenzen und der Prognose. Grad-I- bis -III-Läsionen sind Kontusionen und Lazerationen (80%), die konservativ behandelt werden, Grad-V-Läsionen sind klare Operationsindikationen

Tab. 18.15 ⸱⸱⸱⫶ *Ursachen eines Nierenhämatoms*

Traumatische Ursachen
Stumpfes Bauchtrauma
Penetrierendes Trauma
Nierenpunktion
Lithotrypsie
Postoperativ

Nichttraumatische Ursachen
Tumoren
Koagulopathien
Nephritis
Tuberkulose
Nierenzysten (Zystenniere)
Hydronephrose
Panarteriitis nodosa
Arteriosklerose
Nierenarterienaneurysma

Tab. 18.16 ⋯➔ *AAST Nierentrauma-Score (Moore, 1989)*

Grad	Mechanismus	Beschreibung
I	Kontusion	Mikro- oder Makrohämaturie, Urographie normal
	Hämatom	subkapsulär, gering ausgeprägt, kein Parenchymriss
II	Hämatom	umschriebenes perirenales Hämatom auf renales Retroperitoneum begrenzt
	Lazeration	< 1 cm Parenchymtiefe in der Nierenrinde ohne Urinextravasat
III	Lazeration	> 1 cm Tiefe in der Nierenrinde, ohne Ruptur des Hohlraumsystems oder Urinextravasat
IV	Lazeration	Parenchymriss komplett durch die Nierenrinde, durch Mark und Hohlraumsystem
	vaskulär	Nierenarterien- oder Nierenvenenverletzung mit prolongierter Blutung
V	Lazeration	Parenchymriss komplett durch Rinde, Mark und Hohlraumsystem
	vaskulär	Abriss des Nierenhilus mit devaskularisierter Niere
jeweils ein Grad höher bei multiplen Verletzungen am selben Organ		

Abb. 18.46   **Nierentrauma.**

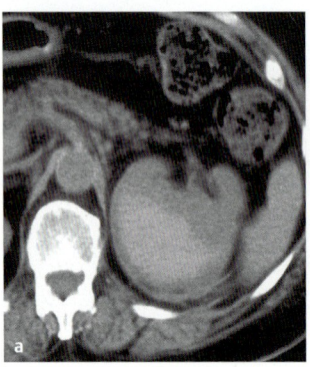 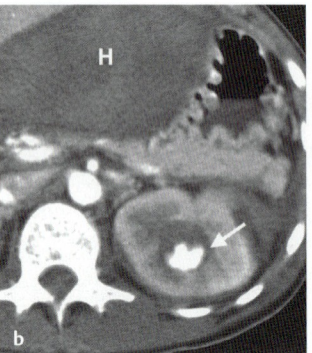 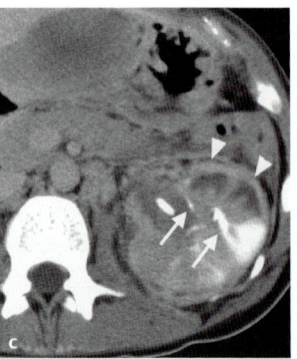

a Nierenkontusion mit sichelförmigem subkapsulärem Hämatom.
b Intrarenales Pseudoaneurysma (Pfeil) in einer rupturierten Niere, begleitendes Hämatom in der Leber (H).

c Hypodense Infarktareale (Pfeilsitzen) mit vermehrter KM-Retention im Parenchym und KM-Übertritt in Lymphgefäße (Pfeile).

(meist Nephrektomie). Bei Grad-IV-Läsionen ist die Strategie nicht einheitlich; sie können ggf. unter Einsatz interventionell radiologischer Verfahren konservativ behandelt werden.

Hämodynamisch stabile Patienten mit Mikrohämaturie werden konservativ behandelt und bedürfen in der Regel keiner zusätzlichen bildgebenden Diagnostik. Aufgabe der Computertomographie ist die Abklärung einer Makrohämaturie und die individuelle Therapieplanung. Besteht der Verdacht auf eine Gefäßverletzung (häufiger bei Kindern, typischerweise infolge eines Dezelerationstraumas) ist die Abklärung mittels DSA oder CTA indiziert. Der Nachweis oder Ausschluss von Verletzungen des Hohlraumsystems und der Ureteren erfordert Spätscans in der Ausscheidungsphase.

CT-Morphologie

Frische Blutungen stellen sich nativ als hyperdense Areale dar, die über mehr als 4 Wochen persistieren können. Leichte Verletzungen verursachen nur perirenale Hämatome ohne Beeinträchtigung der Nieren. Subkapsuläre Hämatome resultieren aus Nierenverletzungen bei erhaltener Kapsel. Große subkapsuläre Hämatome können zu einer Parenchymkompression mit sekundärer Hypertonie führen („Page Kidney").

Eine inhomoge reduzierte KM-Aufnahme des Nierenparenchyms nach Kontrastmittelinjektion ist Ausdruck einer Kontusion mit lokaler Perfusionsstörung durch Ödem oder diffuse Einblutung. Hämatome sind nativ iso- oder hyperdens zum Nierenparenchym und markieren sich besser nach Kontrastmittelinjektion (Abb. 18.**46 a**). Lazerationen und Rupturen werden von perirenalen Hämatomen variabler Größe begleitet, welche die Nieren weniger komprimieren als vielmehr verlagern.

Verletzungen von Nierenarterien führen zu segmentalen oder globalen Perfusionsausfällen (Intimaläsion mit konsekutiver arterieller Thrombose). Bei schweren Parenchymverletzungen ist die Ausbildung eines Aneurysma spurium möglich (Abb. 18.**46 b**). Der vollständige Abriss der Nierenarterie führt zur spontanen Kontraktion des Gefäßes und zum kompletten Infarkt (Abb. 18.**46 c**), während der Abriss der Vene ein ausgedehntes retroperitoneales Hämatom verursacht.

Verletzungen des Hohlraumsystems sind meist an lokalen Urinextravasaten erkennbar.

Postoperative Veränderungen

Frühe postoperative Komplikationen sind das Hämatom und der Abszess. Retroperitoneale Lufteinschlüsse können postoperativ länger als eine Woche persistieren.

CT-Morphologie

Nach rechtsseitiger Nephrektomie schieben sich die rechte Kolonflexur sowie das Duodenum nach dorsal in Richtung der Nephrektomiehöhle. Nach linksseitiger Nephrektomie ist das Nierenbett von Dünndarmschlingen und dem dorsal verlagerten Pankreasschwanz ausgefüllt. Wichtig ist eine ausreichende Darmkontrastierung, um eine Fehlinterpretation zu vermeiden. Eine Verdickung des ipsilateralen Psoasmuskels nach Nephrektomie ist tumorverdächtig.

Nach Nierenteilresektion findet sich eine verkleinerte vernarbte Niere. Nach Keilresektion oder Enukleation wird der kortikale Defekt durch retroperitoneales Fett ausgefüllt und ist mitunter kaum identifizierbar.

Nierentransplantation

Die wichtigsten postoperativen Komplikationen nach Nierentransplantation sind Lymphozelen, Hämatome, Urinome und Abszesse. Für die Diagnostik sind die Sonographie und Szintigraphie ausreichend. Die Computertomographie kommt bei widersprüchlichen Befunden zum Einsatz, kann aber eine akute Abstoßung oder Ciclosporin-induzierte Veränderungen nicht aufdecken. Spätkomplikationen der Nierentransplantation sind die chronische Abstoßung, Stenosen oder Thrombosen der Transplantatgefäße, Ureterstenosen und die lymphoproliferative Erkrankung nach Transplantation (PTLD) oder andere Malignome. Während die Sonographie Methode der Wahl zum Nachweis rejektionsbedingter Perfusionsstörungen ist, eignet sich die Computertomographie mehr zur Darstellung tumoröser Komplikationen. Für Gefäßuntersuchungen ist die MRA bei Patienten mit eingeschränkter Nierenfunktion vorzuziehen.

Die CT-Untersuchungstechnik hängt von der klinischen Fragestellung ab: Nativscans eignen sich zum Nachweis von Hämatomen, die CTA zum Nachweis von Stenosen der Transplantatarterie bei unklarem sonographischem Befund, Scans in der nephrographischen Phase zum Nachweis von Lymphozelen oder Abszessen und Spätscans in der Ausscheidungsphase ($>15\,$min) zum Nachweis von Urinomen oder Ureterstenosen.

CT-Morphologie

Dichtemessungen sind für die Differenzierung postoperativer Flüssigkeitsansammlungen hilfreich. Am häufigsten sind Lymphozelen, welche sehr groß werden können und wasseräquivalente Dichtewerte besitzen. Urinome sind durch den Übertritt von kontrastiertem Harn auf Spätaufnahmen charakterisiert. Ein Urinaustritt weist auf eine Anastomoseninsuffizienz oder eine ischämische Ureternekrose hin.

Eine postoperative Hydronephrose kann durch ein temporäres Ödem an der Ureterimplantationsstelle, eine externe Ureterkompression oder eine Obstruktion durch Blutkoagel bedingt sein. Zur Differenzierung zwischen einer Striktur und einer externen Ureterkompression stellt die CT-Urographie eine exzellente Alternative zum Ausscheidungsurogramm dar.

Die PTLD manifestiert sich als pathologische Lymphknotenvergrößerung beliebiger Lokalisation; sie kann sich auch als fokale Raumforderung im

Abb. 18.47 Veränderungen nach Transplantation.

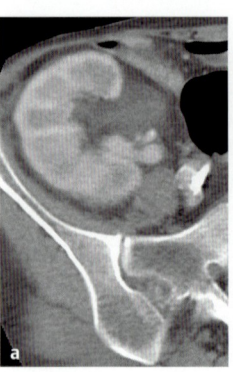
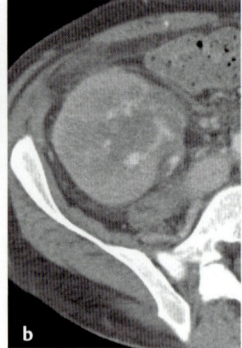
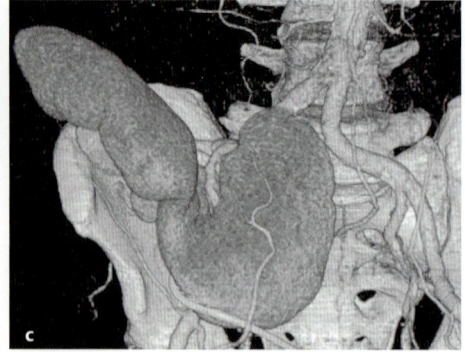

a Nierentransplantation mit konsekutivem Lymphom: unscharf begrenzte Gewebevermehrung um das Nierenbecken.

b Eine tumorartige Morphologie findet sich auch bei entzündlichem Gewebe im Rahmen der chronischen Abstoßung.

c Volumenrekonstruktion einer transplantierten Hufeisenniere.

Bereich der Transplantatniere darstellen (Abb. 18.**47** a). Eine chronische Abstoßung kann in ähnlicher Form als hiläre Raumforderung imponieren, die in diesem Fall allerdings aus entzündlichem Gewebe besteht (Abb. 18.**47** b).

Bei der CTA der Transplantatarterie(n) sollte wegen der oft komplexen anatomischen Verhältnisse (Patchplastik, multiple Nierenarterien) die erste Orientierung zunächst anhand einer Volumendarstellung erfolgen (Abb. 18.**47** c), ehe man zur Detailanalyse auf die axialen Schichten und multiplanare Reformationen zurückgreift.

19 Harnblase

C. Schaefer-Prokop

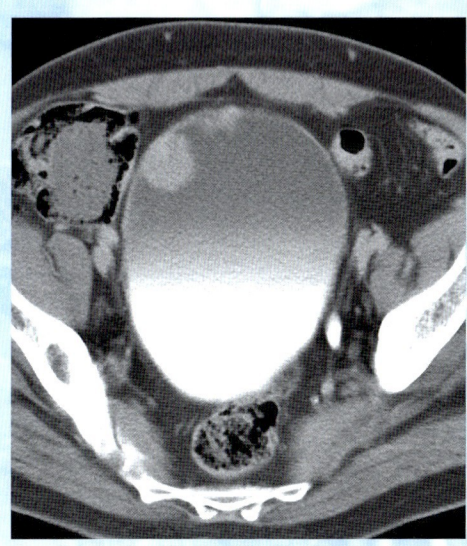

Primärdiagnostisches Verfahren für die Harnblase ist die Zystoskopie. Die Computertomographie kann zum Tumor-Staging eingesetzt werden, ist der MRT in der Differenzierung der Blasenwandschichten jedoch unterlegen. Insofern beschränken sich die CT-Indikationen vorwiegend auf die Abklärung postoperativer Komplikationen und auf die Nachsorge (Tab. 19.**1**).

Tab. 19.1 ⤏ *Indikationen zur CT der Harnblase*

Tumordiagnostik	Blasenkarzinom: fortgeschrittene Stadien
Tumornachsorge	nach Zystektomie: alle 6 Monate in den ersten 2 Jahren, dann einmal jährlich bei Rezidivverdacht
Postoperativ	Komplikationen: Blutung, Abszess, Urinom, Fistel

Anatomie

Die Harnblasenwand ist bei Prallfüllung etwa 2–3 mm dick. Bei inkompletter Füllung ist sie deutlich breiter, sollte aber 8 mm nicht überschreiten. Die beiden Ureteren münden im Hiatus uretericus am hinteren Blasenboden (Abb. 19.**1**). Der dazwischen gelegene Wandabschnitt wird als Torus interuretericus bezeichnet, welcher zugleich die kraniale Begrenzung des Trigonum vesicae darstellt – ein dreieckiges Feld am Harnblasengrund, das von den beiden Harnleiterostien und dem inneren Harnröhrenostium gebildet wird.

Die Harnblase wird vom perivesikalen Fettgewebe umgeben. Bei der Frau liegt sie dem Uterus und den Ovarien, beim Mann der Prostata am Blasenboden und im Bereich der kaudalen Hinterwand den Samenblasen an (Abb. 19.**2**). Prostata und Harnblase sind durch keine Fettlamelle getrennt. Links dorsokranial liegt das Sigma, weiter dorsal das Rektum. Die kraniale Hälfte der Blase ist von Peritoneum überzogen und liegt in unmittelbarer Nachbarschaft zu Dünndarmschlingen.

Abb. 19.1 **Schnittbildanatomie der Harnblase in Höhe der Ureterostien.**

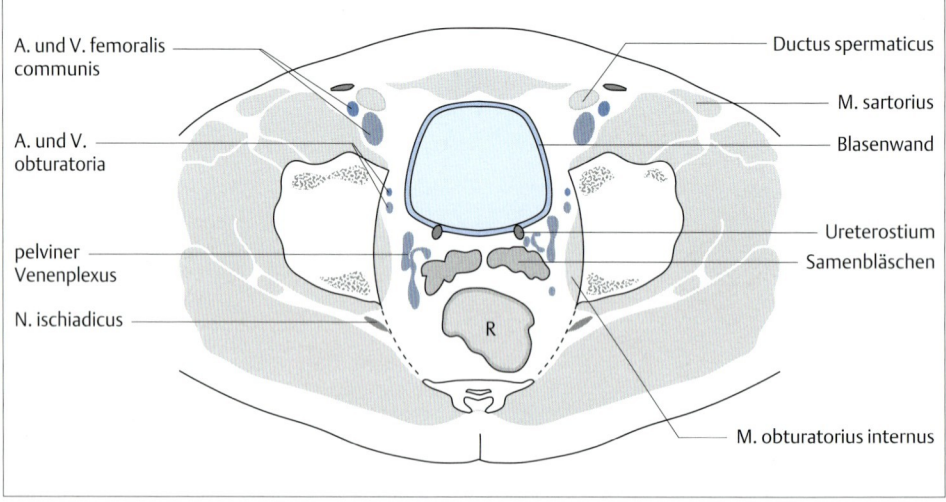

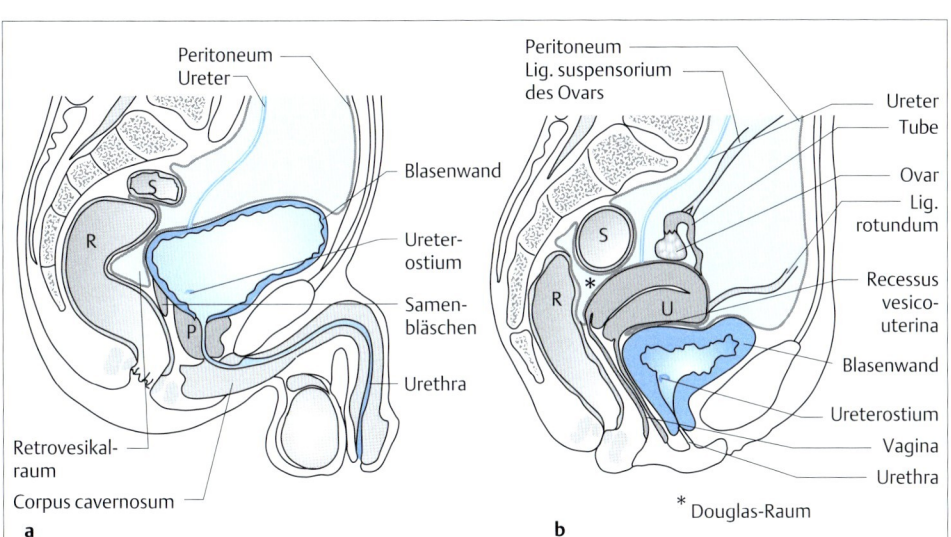

Abb. 19.2 **Sagittaler Schnitt durch das männliche (a) und weibliche (b) Becken.** Die Dicke der Blasenwand variiert mit der Blasenfüllung. S = Sigma, R = Rektum, U = Uterus.

Untersuchungstechnik

Darstellung und Beurteilbarkeit der Harnblase hängen wesentlich vom Füllungszustand ab. Die Aufweitung erleichtert die Beurteilung von Blasenwand und Lumen. Die Grenze zwischen Uterus und Blasenhinterwand wird gleichzeitig von einer horizontalen in eine mehr vertikale Ebene relativ zum axialen Schnitt aufgerichtet.

Patientenvorbereitung

Sofern kein Blasenkatheter liegt, sollte vor der Untersuchung auf ausreichende Flüssigkeitszufuhr geachtet werden. Die Gabe von 1000–1500 ml eines oralen Kontrastmittels über 60–90 min vor der Untersuchung garantiert sowohl eine ausreichende Blasenfüllung als auch optimale Kontrastierung der angrenzenden Darmschlingen, was für die Tumordiagnostik bzw. die Nachsorge nach Tumortherapie von besonderer Bedeutung ist.

Ein liegender Blasenkatheter sollte 30 min vor der Untersuchung geblockt werden. Falls erforderlich, ist eine zusätzliche Füllung über den Katheter mit Wasser oder verdünntem Kontrastmittel (1:10 bis 1:20) möglich. Bei Kontrolluntersuchungen sollte immer auf eine äquivalente Blasenfüllung geachtet werden.

Scantechnik

In Tab. 19.**2** sind geeignete Scanprotokolle zusammengestellt.

Zur Vermeidung von Partialvolumeneffekten, welche die Beurteilung des Blasendachs und Blasenbodens erschweren, sollte die Schichtdicke 5 mm nicht überschreiten. Für eine optimale, detailliertere Darstellung sind Dünnschichtprotokolle mit einer Kollimation ≤ 2 mm erforderlich (Spiral-CT, Mehrzeilen-CT).

Aus dem primären Datensatz sollten überlappende Schichten mit einer Schichtdicke von etwa 2 mm mit einem Rekonstruktionsintervall (Inkrement)

Tab. 19.2 ⋯⟶ *Empfohlene Untersuchungsparameter*

Allgemein						
Orales KM	1000 – 1500 ml, 60 min vor Untersuchung					
Blasenfüllung	300 – 400 ml 0,9 %ige Kochsalzlösung oder 300 – 400 ml Kontrastmittel 1 ÷ 10 bis 1 ÷ 20 verdünnt					
Lagerung	Rückenlage mit Elevation der Arme					
Scanbereich	Becken:		gesamtes knöchernes Becken			
	Blase:		kleines Becken (Iliosakralfuge bis Unterrand Sitzbein)			
Atemphase	Inspiration					
Fensterung	Nativ-CT:		W/L=300/40			
	KM-CT:		W/L=400/60			
	CT-Zystographie:		W/L=1500/300			

	Scannertyp (Schichten pro Rotation)					
Scanparameter	**1** SC/TF/RI	**4** SC [a]	**16** SC [a]	**64** SC [a]	**axial** SW/RI	**MPR** [b] SW/RI
Trauma	5/8/4 ↓	2 – 2,5 ↓	1 – 1,5 ↓	1 – 1,25 ↓	5/4	4/3 cor
Tumorstaging	3/5/3 ↓	1 – 1,25 ↓	0,5 – 0,75 ↓	0,5 – 0,625 ↓	5/4	4/3 cor, 5/4 sag
CT-Zystographie	2/4/1,5 ↓	1 – 1,25 ↓	0,5 – 0,75 ↓	0,5 – 0,625 ↓	5/4	4/3 cor, 4/4 sag
Kontrastinjektion [c]	**V/F/D**	**V+N/F/D**	**V+N/F/D**	**V+N/F/D**	**Bemerkungen**	
Standard	120/2/70	120+50/3/70	120+50/4/50A	120+50/4/60A	Trigger: Aorta (L1/2)	
Tumorstaging	120/4/40	120+50/4/20A	120+50/5/20A	120+50/5/20A		
Ausscheidungsphase	Startdelay > 30 min					

SC = Schichtkollimation (mm), TF = Tischvorschub (mm/Rotation), RI = Rekonstruktionsinkrement (mm), ↑↓ = Scanrichtung
SW = effektive Schichtdicke (mm), MPR = multiplanare Reformation, axial = axiale Schichtung, cor = coronar,
V = KM-Volumen (ml), N = NaCl-Volumen (ml), F = Flussrate (ml/s), D = Startdelay (s). KM-Konzentration = 300 mg Jod/ml
[a] Pitch P = TF/(N × SC): ca. 1,5 (4 Schichten); 1,2 – 1,5 (16 Schichten); 0,9 – 1,2 (64 Schichten);
[b] MPR aus dem sekundären Rohdatensatz mit SW/RI = 1 – 1,5/0,7 oder 0,5 – 0,8/0,5; radiale Reformationen senkrecht zur Blasenwand verbessern das Tumor-Staging
[c] Bolustriggerung für MDCT, Startdelay nach Erreichen eines Kontrastanstiegs von 100 HE in der Triggerregion (A = Aorta)

von etwa der halben Schichtdicke rekonstruiert werden. Dieser sog. sekundäre Rohdatensatz ermöglicht qualitativ hochwertige multiplanare Reformationen, welche Voraussetzung für eine optimale Beurteilung von Blasendach und Blasenboden sowie der distalen Ureterabschnitte sind. Die rekonstruierten multiplanaren Reformationen sollten zur Verbesserung des Signal-zu-Rausch-Verhältnisses in coronaler Ebene eine Schichtdicke von 2 – 3 mm, in sagittaler Ebene von 4 – 5 mm haben.

Beim Tumor-Staging ist die Beurteilung der Harnblasenwand am besten bei voll entfalteter Harnblase anhand von Schichten möglich, die senkrecht zur Blasenwand eingestellt sind. Dazu sind radiale multiplanare Reformationen erforderlich, bei denen das Rotationszentrum so gewählt wird, dass die tumortragenden Wandanteile senkrecht angeschnitten werden (Abb. 19.**3**).

Zusätzliche Scans in Seitenlage bieten sich zur Differenzierung zwischen intraluminalen und muralen Füllungsdefekten an. Sie können auch zur Differenzierung der Tumorstadien T3a und T3b (Wandüberschreitung) hilfreich sein.

Abb. 19.3 **Positionierung einer radialen MPR der Blase.**
a Untersuchung eines exophytischen Blasentumors.
b Ergebnis der gekrümmten Schichten senkrecht zum Blasentumor in Höhe des infiltrierten distalen Ureters.

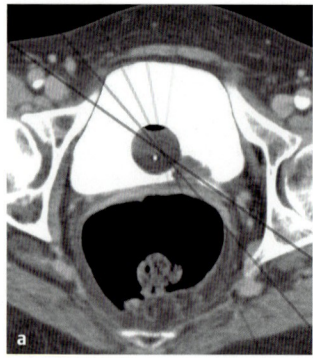
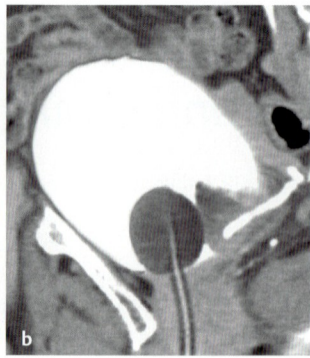

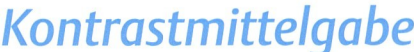

Kontrastmittelgabe

Nativscans sind bei dem Verdacht auf Wandverkalkungen oder intravesikale Hämorrhagien indiziert (vgl. Tab. 19.**3**).

Die intravenöse KM-Gabe ist für das Tumor-Staging essenziell, speziell zur Beurteilung der Blasenwand und der transmuralen Tumorausbreitung sowie zur Differenzierung von Lymphknoten und Gefäßen. Optimal ist die Parenchymphase (30–50 s p. i.) bei lediglich mit Wasser oder Uringefüllter Harnblase. Hohe Flussraten (4–5 ml/s) führen zu einer guten Kontrastierung der Harnblasenschleimhaut und der meisten malignen Läsionen. Sie sind damit ideal für das Tumor-Staging.

Das Lymphknoten-Staging kann zu diesem Zeitpunkt durch die noch unzureichende Kontrastierung der Beckenvenen, die erst 2–3 min p. i. ihr Maximum erreicht, limitiert sein.

Spätaufnahmen in der Ausscheidungsphase sind in der Regel nicht erforderlich. Sie führen zu einer Kontrastierung des Blasenlumens und können die Abgrenzung von Wandunregelmäßigkeiten und Tumoren verbessern. Der Kontrastharn schichtet sich aufgrund des höheren spezifischen Gewichtes zunächst in den abhängigen Partien der Harnblase ab (vgl. Abb. 19.**4**, 19.**5**, 19.**7 c**); eine homogene Kontrastierung des Lumens benötigt mehr Zeit. Um dies zu erreichen, sollte der Patient vor dem Scan in der Ausscheidungsphase etwa $^1/_2$ bis 1 Stunde sitzen und laufen.

Ein zu früher Scan kann Läsionen an der mitunter isodensen Grenzschicht zwischen kontrastiertem und nicht kontrastiertem Harn maskieren. Dieser Effekt tritt auch bei Untersuchungen des Abdomens, z. B. bei biphasischen Scans auf, bei denen zuerst die Leber, später dann das Restabdomen mit der Harnblase untersucht wird. Sofern die Harnblase von besonderem Interesse ist, sollte das gesamte Abdomen in kaudokranialer Richtung während der Parenchymphase (40–50 s Delay) und die Leber in der portalvenösen Phase untersucht werden.

CT-Zystographie

Die CT-Zystographie ist eine bevorzugte Technik bei Traumapatienten und speziell auf die Harnblase fokussierten Fragestellungen. Etwa 300–400 ml einer verdünnten KM-Lösung (1 : 10 bis 1 : 20) werden via Foley-Katheter in die Blase instilliert; danach wird der Katheter geblockt. Es erfolgt ein Scan in Dünnschichtkollimation, wie oben beschrieben. Mit dieser Technik können Leckagen bzw. Risse in der hinteren Urethra besser dargestellt werden als mit konventioneller CT-Untersuchungstechnik.

Alternativ bietet sich Luft als negatives KM insbesondere zur Darstellung kleiner Tumoren in Kombination mit der virtuellen Zystoskopie an.

Virtuelle Zystoskopie

Die virtuelle Zystoskopie erfordert eine ausreichende Füllung der Harnblase mit positivem oder negativem KM entweder via Foley-Katheter oder in der Spätphase nach i. v. KM-Injektion (30 oder besser 60 min p. i.). Dünnschichtkollimationen ermöglichen dann eine schattierte Oberflächendarstellung oder eine perspektivische Volumendarstellung (Volume-Rendering). Ein oberer Schwellenwert bzw. eine invertierte (zu höheren Dichtewerten abfallende) Opazitätskurve sind ähnlich wie bei der virtuellen Angioskopie für eine kontrastmittelgefüllte Harnblase einzustellen.

Luft als negatives KM hat den Vorteil, dass sich die Wandkonturen noch schärfer abbilden und zugleich die KM-Aufnahme der Blasenwand beurteilbar bleibt. Allerdings wird immer etwas Flüssigkeit in der Harnblase sein, so dass Scans in Rücken- und Bauchlage erforderlich sind. Mit dieser Technik lässt sich eine exzellente virtuelle zystoskopische Darstellung erzielen (vgl. Abb. 2.**49 a**).

Kontrastmittelverhalten

Die Bolusinjektion von KM liefert Informationen über die Perfusion des pathologischen Prozesses. In der Parenchymphase, etwa 30–50 s p. i., demarkiert sich der Tumor gegenüber dem wasseräquivalenten Blaseninhalt (Urin oder nach Wasserinstillation) hyperdens.

In der interstitiellen Phase (> 100 s p. i.) stellt sich der Tumor mit Ausnahme hämorrhagischer Anteile durch die verstärkte interstitielle KM-Diffusion über vermehrt durchlässige Tumorkapillaren homogen hyperdens dar. Da sich in dieser Phase meist bereits auch kontrastierter Urin in der Harnblase befindet, können kleinere Läsionen in den abhängigen Partien maskiert werden. Patienten mit vermuteten Läsionen an der Blasenhinterwand sollten deswegen zu diesem Zeitpunkt in Bauchlage untersucht werden.

Spätaufnahmen in der Ausscheidungsphase (ab 5 min p. i.) zeigen umgekehrte Verhältnisse mit hypodenser Markierung von Blasenwand- und intraluminalen Prozessen. „Jet-Effekte" entstehen durch den Einstrom kontrastierten Harns über die Ureterostien (Abb. 19.**4**). Schichtungsphänomene sind ein

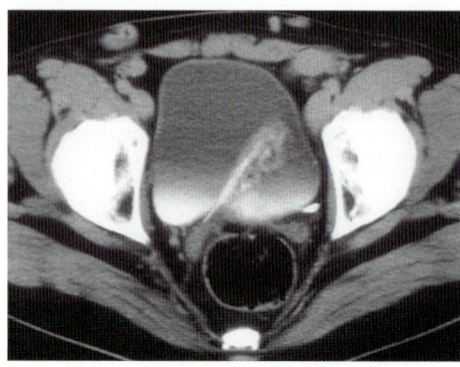

Abb. 19.4 **Jet-Effekt durch kontrastierten Urin.** Der Urin erreicht die Harnblase über den rechten Ureter.

häufiger Befund. Eine inverse Schichtung ist bei unzureichend hydrierten Patienten möglich; dabei findet sich stark konzentrierter, aber nicht kontrastierter Harn am Blasenboden, welcher von weniger konzentriertem, aber kontrastiertem Harn überschichtet wird.

Kongenitale Anomalien

Persistierender Urachus

Der Urachus, eine Verbindung zwischen Harnblase und embryonaler Enddarmanlage (= Allantois) obliteriert normalerweise nach der Geburt zum Lig. umbilicale medianum, welches sich zwischen Blasendach und Nabel erstreckt. Eine persistierender Urachus kann sich als Divertikel am Blasendach, als intraligamentäre Zyste oder als tubuläre Struktur manifestieren. Die maligne Transformation ist selten, wobei am häufigsten der intra- oder perivesikale Anteil betroffen ist (< 1 % der Blasentumoren, ca. 95 % Adenokarzinome). Dieser bei Männern (75–80 %) häufigere Tumor hat eine sehr schlechte Prognose, da die Diagnose bei fehlender klinischer Symptomatik erst spät gestellt wird.

CT-Morphologie

Das Computertomogramm zeigt eine zystische oder solide Struktur in der Mittellinie zwischen Blasendach und Nabel (Abb. 19.**5**). Verkalkungen sind möglich. Bei der Urachuszyste (66%) besteht keine Verbindung zur Blase, während das vesikourachale Divertikel (33%) eine Aussackung am vorderen oberen Pol der Blase darstellt.

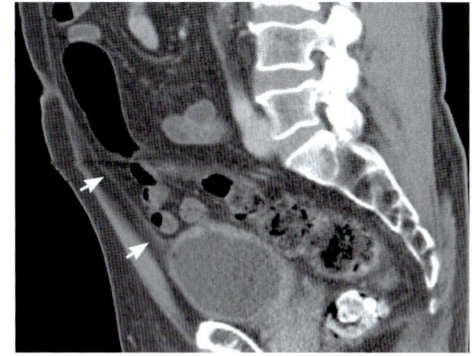

Abb. 19.5 **Urachusrest (Pfeile).**

Divertikel

Echte Divertikel stellen eine Aussackung aller Wandschichten im Bereich einer umschriebenen angeborenen Blasenwandschwäche dar. Häufiger sind Pseudodivertikel, bei denen lediglich die Blasenschleimhaut durch eine kongenitale Muskellücke prolabiert. Prädilektionsstellen sind der Hiatus uretericus, die Blasenseitenwand und die Gegend des Torus interuretericus.

CT-Morphologie

Blasendivertikel sind durch ihre im Vergleich zum Blasenlumen identische Dichte (CT-Werte) eindeutig zu identifizieren (Abb. 19.**6**). In einigen Fällen verkleben Adhäsionen den Divertikelhals, so dass kein KM eintreten kann. Blasendivertikel können Konkremente oder in seltenen Fällen auch Tumoren enthalten (5% der Blasenkarzinome).

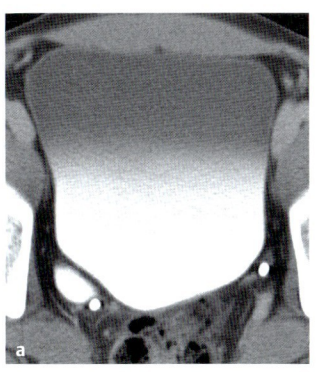 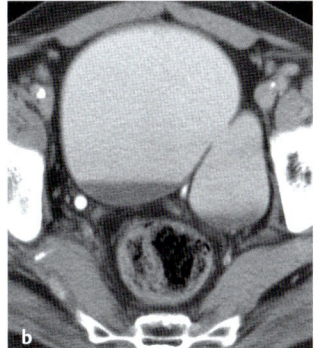 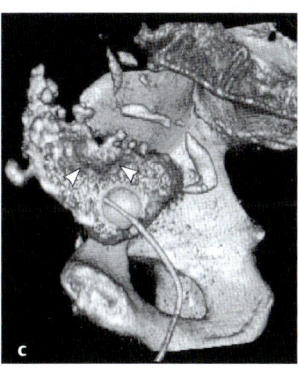

Abb. 19.6 **Blasendivertikel.**

a Rechtsseitiges periureterales Divertikel.
b Linksseitiges Blasendivertikel.

c 3D-Volumenrekonstruktion multipler Divertikel bei einem Blasenkarzinom (Pfeilspitzen) aus einem Spiral-CT-Datensatz.

Benigne generalisierte Blasenwandverdickung

Benigne generalisierte Blasenwandverdickungen sind Folge einer postvesikalen Obstruktion (Trabekelblase) oder Entzündung (s. unten), eines radiogenen Ödems oder Ausdruck chronisch fibrotischer Veränderungen (Tab. 19.**3**).

CT-Morphologie

Das Computertomogramm zeigt eine gleichmäßige Verdickung der Blasenwand ($<$ 8 mm) mit homogener Kontrastierung nach intravenöser Kontrastmittelgabe. Postvesikale Obstruktionen werden in der Regel durch eine Prostatahypertrophie verursacht.

Durch die Muskelhypertrophie erscheint die Blasenwand trabekuliert. Hypertrophierte Falten können einen Tumor simulieren – die virtuelle Zystoskopie erleichtert die Differenzierung gegenüber tumorösen Veränderungen. Nach einer Strahlentherapie ist das Blasenvolumen in der Regel reduziert und das perivesikale Fettgewebe fibrös-streifig verdichtet (Abb. 19.**7 a**). Nach einer transurethralen Resektion (TUR) kommt es durch Entzündung und Ödem zu mehr oder weniger ausgedehnten Blasenwandverdickungen, die von einem Tumor nicht zu unterscheiden sind (Abb. 19.**7 b**). Staging-Untersuchungen sollten deswegen stets vor einer TUR erfolgen.

Tab. 19.3 ┄┄▸ *Differenzialdiagnose von Verkalkungen, Formveränderungen und Wandverdickungen der Harnblase*

Blasenwandverkalkungen	**Fokale Verdickung der Blasenwand**
Blasentumor (Karzinom, Hämangiom)	**Benigne:**
Bilharziose	▪ nach transurethraler Resektion (TUR)
Tuberkulose	▪ fokale Entzündung
Echinokokkose	▪ Malakoplakie
Malakoplakie	▪ Trauma (Hämatom)
Amyloidose	▪ Papillom
Zytostatika-Zystitis	▪ Granulom
Inkrustierte Zystitis (Ablagerungen von Phosphatkristallen bei medikamentöser Alkalisierung des Urins)	▪ Endometriose
	Maligne:
	▪ Blasenkarzinom
	▪ Sarkom
Formveränderungen: benigne extravesikale Ursachen	**Generalisierte Verdickung der Blasenwand**
Angrenzende Darmschlinge	**Benigne:**
Retroperitonealfibrose	▪ inadäquate Distension
Beckenlipomatose	▪ Trabekel-/Balkenblase (postvesikale Obstruktion)
Hämatom	▪ neurogene Blase
Lymphozele	▪ Zystitis
Venöse Kollateralen	– akut, hämorrhagisch
Entzündung (Divertikulitis, Abszess)	– Tuberkulose, Bilharziose
	– nach Radiotherapie
	– nach Chemotherapie
Formveränderungen: maligne extravesikale Ursachen	**Maligne:**
Infiltration durch:	▪ Harnblasenkarzinom, Sarkom
▪ Rektumkarzinom	
▪ Uterus- oder Ovarialkarzinom	
▪ Tumoren der Prostata und Samenblasen	

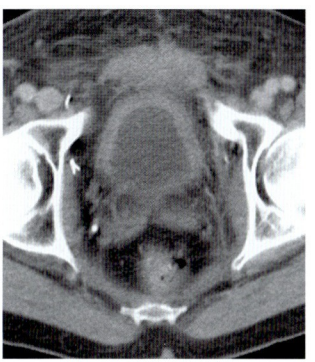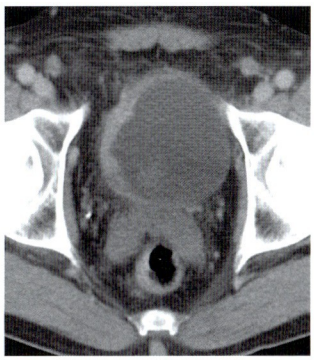

Abb. 19.7 Benigne Verdickung der Blasenwand.
a Radiogene Zystitis nach Radiatio eines Prostatakarzinoms. Die CT zeigt eine konzentrische Blasenwandverdickung und Streifenzeichnung des perivesikalen Fettgewebes.
b Asymmetrische Verdickung der rechtslateralen Blasenwand nach TUR. Solche Veränderungen persitieren über 6 Wochen und sind von einer Neoplasie nicht zu unterscheiden.

Harnblasentumoren

Hauptaufgaben der Computertomographie sind der Nachweis bzw. Ausschluss eines wandüberschreitenden Tumorwachstums (T3a versus T3b) und das Lymphknoten-Staging. Kontrastmitteluntersuchungen in Dünnschichttechnik bei hohen Flussraten optimieren die Darstellung einer Blasenwandinfiltration im Rahmen des T-Stagings (Abb. 19.**8**). Die Differenzierung der einzelnen Wandschichten der Harnblase ist im Computertomogramm allerdings nicht möglich. Für das lokale Tumor-Staging ist die kontrastmittelunterstützte MRT der Computertomographie überlegen.

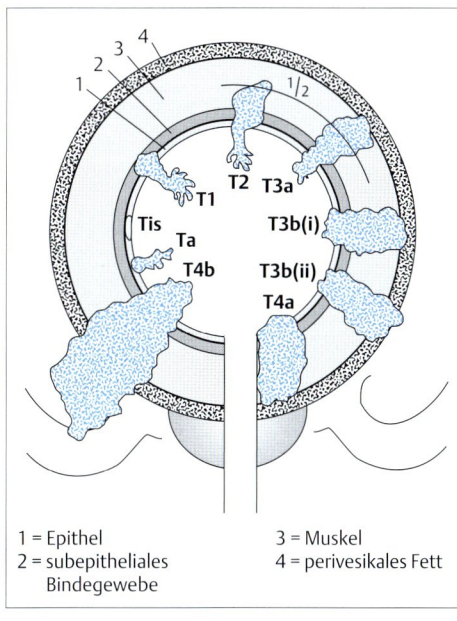

1 = Epithel
2 = subepitheliales Bindegewebe
3 = Muskel
4 = perivesikales Fett

Abb. 19.8 T-Staging des Blasenkarzinoms.
T4b-Tumoren infiltrieren das Becken oder die Bauchwand (nach Sobu LH et al. UICC TNM-Klassifikatin maligner Tumoren, 6. Aufl. New-York: J. Wiley & Sons, 2002).

Harnblasenkarzinom

95 % der Blasenkarzinome sind Urothelkarzinome (Übergangszellkarzinome). Häufigste Lokalisationen sind der Blasenboden und die laterale Wand (> 60%), der Balsenhals und das Trigonum (25%) und das Blasendach (5 – 10%). Männer sind häufiger betroffen als Frauen. Der Altersgipfel liegt zwischen der 5. und 8. Lebensdekade.

Das *papilläre Urothelkarzinom* wächst exophytisch und erst spät infiltrierend; es hat daher eine vergleichbar gute Prognose. 25 % der Urothelkarzinome sind bei Diagnosestellung bereits multiloku-

Abb. 19.9 Blasenkarzinome T1 und T3a.

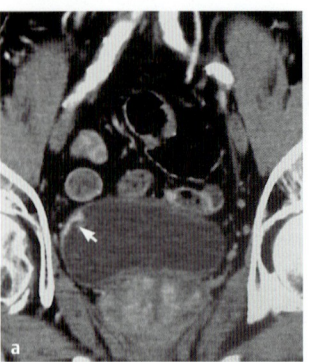 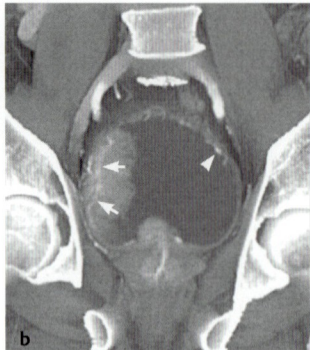 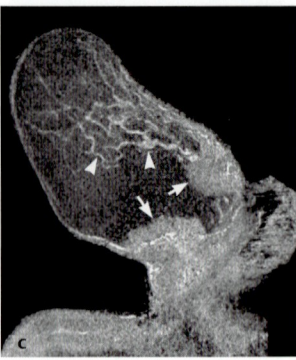

a T1-Tumor (Pfeil) entlang der Blaseninnenwand ohne Zeichen des transmuralen Wachstums (coronale MPR).

b Multifokaler Blasentumor mit Infiltration der äußeren Schichten der Blasenwand (T3a; Pfeile), aber ohne Infiltration des perivesikalen Gewebes. Dilatierte submuköse Venen (Pfeilspitze) simulieren weitere Tumormanifestationen (coronale Volumenrekonstruktion).

c Die Differenzierung zwischen den dilatierten submukösen Venen (Pfeilspitzen) und dem Tumor (Pfeile) wird durch die semitransparente Volumendarstellung erleichtert.

lär. Zu den Malignomen zählt auch das *benigne Papillom*, welches als Grad-I-Urothelkarzinom angesehen wird und sich in 25 % der Fälle multilokulär manifestiert.

Die *soliden Urothelkarzinome* wachsen endophytisch, infiltrieren frühzeitig und sind prognostisch ungünstig.

Die seltenen *Adenokarzinome* (< 1 %) gehen vom Urachusepithel aus oder entstehen auf dem Boden einer glandulären Zystitis (zystische Zystitis). Sie sind in 35 % am Blasendach oder der Blasenvorderwand lokalisiert und werden erst spät diagnostiziert.

Die *Plattenepithelkarzinome* (< 5 %) entwickeln sich auf dem Boden einer chronischen Zystitis oder einer Bilharziose; sie neigen zur Frühinfiltration und haben eine entsprechend schlechte Prognose.

Bei 15 % der Urothelkarzinome des oberen Harntraktes treten später Blasentumoren auf.

CT-Morphologie

Harnblasenkarzinome sind meist schon im Nativscan als unregelmäßige plaqueförmige Wandverdickung oder als sessile oder gestielte polypöse Raumforderung, die sich in das Blasenlumen projiziert, erkennbar. Tumorverkalkungen sind möglich. Tumoren im Bereich des Trigonum führen durch Ureterobstruktion häufig zur Hydronephrose.

Die virtuelle Zystoskopie ist hilfreich bei der Detektion plaqueförmiger Tumoren und bei der Differenzierung zwischen einem realen Tumor und hypertrophierten Trabekeln (Pseudotumoren). Voraussetzung ist eine ausreichende Aufweitung und Kontrastierung des Harnblasenlumens.

Im Nativscan unterscheidet sich der Tumor in seiner Dichte nicht von der Harnblasenwand. Nach Kontrastmittelgabe kommt es in der Parenchymphase (> 40 s) allerdings zu einer deutlichen Tumorkontrastierung. In dieser Phase sind intra- und extravesikale Tumoranteile in der Regel gut abgrenzbar (Abb. 19.9). Die Tumoren sind immer hyperdens zum nicht kontrastierten Harnblasenlumen. Die Oberflächenbeurteilung gelingt sowohl in der Parenchymphase (ohne KM im Blasenlumen) als auch in der Ausscheidungsphase (nach kompletter Lumenkontrastierung) am besten in Dünnschichttechnik bei gut gefüllter Blase. Die Wandinfiltration (T2 und höher) kann sich bei guter Harnblasenfüllung (Aufweitung) an einer lokalen Retraktion des betroffenen Wandabschnittes zu erkennen geben (Abb. 19.9b).

Die prognostisch wichtige Stadienzuordnung T1, T2 und T3a ist computertomographisch nicht möglich und wird durch transurethrale Resektion (TUR) vorgenommen (Tab. 19.4). Die Tiefeninfiltration der Blasenwand bestimmt das therapeutische Vorgehen: oberflächliche Tumoren (Ta–T1) werden transurethral resiziert, während infiltrative Tumoren (T2 und höher) der Zystektomie zugeführt werden. Nach einer TUR kommt es zu einer ödematös entzündlichen Wandverdickung, die bis zu 6 Wochen nachweisbar sein kann und im Computertomogramm nicht mit einem Tumorrest verwechselt werden darf.

Die Differenzierung zwischen einem T3a- und einem T3b-Tumor gelingt im Computertomogramm mit einer Zuverlässigkeit von >80% (Accuracy). Hauptkriterien des T3b-Stadiums (perivesikale Invasion) sind die Vorwölbung des Tumors über die Kontur der nicht betroffenen Wandabschnitte und eine streifige Zeichnungsvermehrung des perivesikalen Fettgewebes (Abb. 19.**9c**), wobei allerdings sowohl im CT wie im MRT die Differenzierung zwischen einer neoplastischen Infiltration und einer lediglich entzündlichen Begleitreaktion problematisch ist. Die Zuverlässigkeit der Computertomographie im Nachweis einer Infiltration des perivesikalen Gewebes und der Samenbläschen liegt bei 65–85%.

Eine Obliteration der die angrenzenden Organe separierenden Fettschichten zeigt ein T4-Stadium an. T2- und T3-Stadien (Wandinfiltration) führen zu Retraktionsphänomenen, die bei Prallfüllung am deutlichsten in Erscheinung treten (Abb. 19.**10b**). Uterus und Zervix sind selten beteiligt (Abb. 19.**10c**). Liegt eine Infiltration der Prostata vor, kann es anhand der Bildmorphologie allein u.U. schwierig oder unmöglich sein, den Ausgangspunkt des Tumors (Blase oder Prostata) festzulegen.

Das Lymphknoten-Staging basiert in erster Linie auf dem Größenkriterium. Lymphknoten mit einem Durchmesser >1,0 cm in der kurzen Achse gelten als metastasenverdächtig, sind jedoch computertomographisch nicht von entzündlich-reaktiven Lymphknoten gleicher Größe zu differenzieren. Zu-

Tab. 19.4 ···> *Staging des Harnblasenkarzinoms*

Ta	auf Mukosa begrenzt
T1	auf Lamina propria begrenzt
T2	Invasion der oberflächlichen Muskelschichten
T3a	Invasion der tiefen Muskelschichten
T3b	transmurale Invasion des perivesikalen Fettgewebes (fokale Lymphangiose)
T4a	Extension über Blasenboden oder Blasendach hinaus
T4b	Infiltration von Bauch- und Beckenwand
N1	solitärer Lymphknoten ≤2 cm
N2	solitärer Lymphknoten 2–5 cm, multiple Lymphknoten ≤2 cm
N3	Lymphknoten >5 cm
M1	Fernmetastasen

sätzliche Unterscheidungskriterien im Mehrzeilen-CT sind die Form und KM-Dynamik der Lymphknoten. Runde, moderat KM aufnehmende Lymphknoten müssen bereits unter der Schwelle von 1,0 cm als metastasenverdächtig angesehen werden (Abb. 19.**10c**). Bislang gibt es jedoch noch keine hinreichend verlässlichen Kriterien für die Dignitätsabschätzung. Die Zuverlässigkeit der Computertomographie im Nachweis von Lymphknotenmetastasen liegt zwischen 70 und 90% bei einer falsch negativen Rate von 20–40%. Der Lymphabstrom erfolgt initial über die ipsilateralen Lymphknoten der Obturatorgruppe und der mittleren Iliaca-externa-Gruppe, gefolgt von den Lymphknoten der Iliaca-interna-Gruppe, der Iliaca-communis-Gruppe und der präsakralen Lymphknoten.

Hämatogene Fernmetastasen finden sich in Leber, Lunge und Skelett.

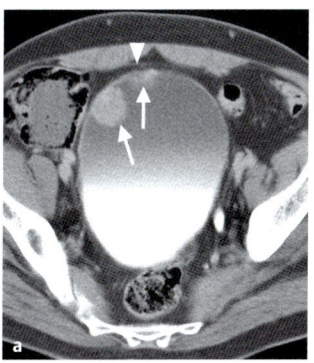 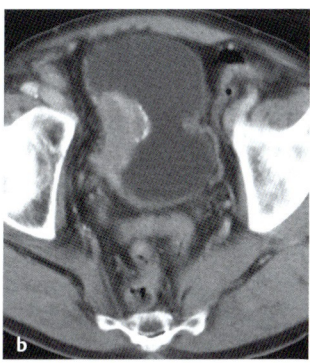 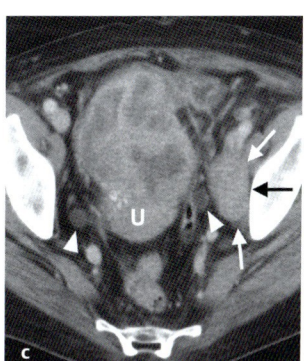

Abb. 19.10 **Blasenkarzinome T3b und T4.**

a Multifokaler polypoider Tumor mit beginnender Extension über die Blasenwand hinaus (Stadium T3b; Pfeilspitze u. Pfeile).

b Deutliche Retraktionseffekte bei Tumorausbreitung über die Blasenwand hinaus (T3b).

c Blasenkarzinom T4 mit Ausbreitung nach dorsal und Infiltration des Uterus. Große Metastase in den Obturator-Lymphknoten links, beide Ureteren sind obliteriert (Pfeilspitzen u. Pfeile).

Mesenchymale Tumoren

Mesenchymale Tumoren (Fibrome, Neurofibrome, Lipome, Hämangiome, Adenome, Leiomyome, Rhabdomyome, Phäochromozytome und ihre jeweils sarkomatöse Form) sind sehr selten und können je nach Lokalisation zu einer Obstruktion führen. Benigne Tumoren sind in der Regel klein, eine Hämaturie ist malignomverdächtig.

CT-Morphologie

Die CT-Morphologie mesenchymaler Tumoren ist von zwei Ausnahmen abgesehen unspezifisch. *Neurofibrome* sind nativ relativ hypodens (20–30 HE) und zeigen eine kräftige KM-Aufnahme. Asymmetrisch erweiterte Sakralforamina sind diagnostisch wegweisend. *Lipome* sind anhand ihrer negativen Dichtewerte identifizierbar.

Zwei Drittel der *Leiomyome* wachsen extravesikal und führen zu einer Verlagerung der Blasenwand. 15% aller Phäochromozytome liegen extraadrenal, 1–2% von ihnen in der Harnblasenwand, meist im Dach oder Trigonumbereich. Sie sind in 80% hypervaskularisiert. *Nephrogene Adenome* sind seltene benigne Tumoren, die sich typischerweise posttraumatisch oder postentzündlich (Latenzzeit 1–6 Jahre) bilden und als umschriebene Wandverdickung oder Raumforderung imponieren. *Hämangiome* zeigen häufig Verkalkungen in einem gut abgrenzbaren Tumor.

Rhabdomyosarkome sind Tumoren des Kindesalters. Sie machen 10% der Weichteiltumoren bei Kindern aus, sind durch ein frühes und sehr aggressives Wachstum charakterisiert und verursachen eine diffuse Verdickung der Harnblasenwand.

Computertomographisch ist es nicht sicher möglich, zwischen benignen und malignen mesenchymalen Tumoren zu unterscheiden. Als grobe Faustregel kann gelten, dass glatte wandständige Füllungsdefekte eher für Gutartigkeit sprechen, während ein unregelmäßig knolliges, teilweise ulzerierendes Wachstum auf Malignität hinweist. Relativ sichere Malignomkriterien sind lediglich die Infiltration und die Metastasierung.

Bei ausgedehnten Beckentumoren lässt sich der Ursprungsort (Prostata, Blase, Samenstrang, Testes, Uterus, Vagina, Beckenmuskulatur) häufig nicht mehr identifizieren.

Entzündliche Blasenerkrankungen

Zystitis

Die Zystitis ist eine klinisch laborchemische Diagnose und stellt keine CT-Indikation dar.

CT-Morphologie

Die *einfache akute Zystitis* kann computertomographisch völlig stumm sein. Eine gleichmäßige (ödematöse) Wandverdickung ist möglich. Nach Kontrastmittelgabe kann sich die entzündlich verdickte, hyperämische Schleimhaut als hyperdenser Streifen demarkieren.

Die *Bilharziose* (Schistosomiasis) verursacht eine unregelmäßige polypoide Blasenwandverdickung (> 8 mm) und eine asymmetrische Kontraktion der Vorderwand. Verkalkungen sind pathognomonisch. Nach einer Bilharziose-Infektion ist die Tumorinzidenz erhöht.

Die *Tuberkulose* verursacht ebenfalls eine unregelmäßige Schrumpfung der Harnblase mit häufigen Verkalkungen. Sie ist stets mit Veränderungen der Nieren und Ureteren vergesellschaftet.

Die *radiogene Zystitis* ist Folge einer Radiatio, eine *chemisch induzierte Zystitis* resultiert aus der lokalen Instillation von Chemotherapeutika sowie aus systemischer Therapie mit Zyklophosphamid durch schleimhautschädigende Abbauprodukte. Die Computertomographie zeigt eine unregelmäßig wandverdickte und insgesamt geschrumpfte Blase.

Die *Cystitis cystica* (Cystitis glandularis oder follicularis) stellt eine seltene proliferative Reaktion auf einen chronischen Reizzustand dar. Sie ist durch dünnwandige, 1–10 cm große wasserisodense Zysten charakterisiert und gilt als prämaligne Läsion mit erhöhter Inzidenz für ein Adenokarzinom.

Die *nekrotisierende granulomatöse Zystitis* ist ein seltener Befund im Rahmen eines Morbus Wegener, der mit einer unspezifischen Wandverdickung der Harnblase einhergeht.

Malakoplakie

Die Malakoplakie stellt eine seltene postinfektiöse, entzündlich granulomatöse Wandverdickung dar, die auf eine Antibiotikatherapie anspricht.

CT-Morphologie

Die Harnblase zeigt eine umschriebene, noduläre oder plaqueförmige Wandverdickung: Zentrale Nekrosen und Verkalkungen sind möglich. Computertomographisch ist das Bild nicht von einem Malignom zu unterscheiden.

Enterovesikale Fisteln

Enterovesikale Fisteln treten im Rahmen eines Morbus Crohn, einer Sigmadivertikulitis oder eines malignen Dickdarmprozesses auf.

CT-Morphologie

Enterovesikale Fisteln geben sich durch Gasansammlungen im Blasenlumen zu erkennen. Bei einer lokalen Blasenwandverdickung ist es aufgrund CT-morphologischer Kriterien allein nicht möglich, zwischen einem chronisch entzündlichen Prozess (entzündlicher Pseudotumor) und einem tumorös infiltrierenden Geschehen zu unterscheiden.

Trauma

Etwa 10 % der Patienten mit einem Beckentrauma erleiden auch eine Harnblasenverletzung. Die Verletzungsgefahr ist bei gefüllter Blase größer als bei entleerter. Die CT-Zystographie (in der Regel Bestandteil des Abdomen-CT) ist der konventionellen Zystographie im Nachweis nur geringer, auch retrovesikal gelegener Extravasate überlegen und liefert zusätzliche Informationen über Verletzungsfolgen an den extravesikalen Weichteilen. Eine Makrohämaturie, freie Flüssigkeit im Becken und schwere Beckenfrakturen sind häufig mit Blasenrupturen korreliert.

Die wichtigsten Verletzungsformen der Harnblase sind die Blasenkontusion sowie die intraperitoneale und die extraperitoneale Blasenruptur. Bei der *Harnblasenkontusion* liegt ein inkompletter Schleimhautriss mit lokalisiertem intramuralem Hämatom vor. Diese häufigste Form der Blasenverletzung wird konservativ behandelt.

Intraperitoneale Blasenrupturen machen 20 – 35 % aller Blasenverletzungen aus. Sie sind meist Folge einer Kompression der gefüllten Harnblase (typischerweise durch Sicherheitsgurte oder das Lenkrad nach langen Autofahrten) mit konsekutiv abruptem Druckanstieg. Typischerweise rupturiert das Blasendach. Die Verletzung bedarf einer sofortigen chirurgischen Versorgung.

Extraperitoneale Blasenrupturen sind häufiger (60 – 75 % der schweren Blasenverletzungen). Sie treten im Rahmen von penetrierenden Traumen oder von Beckenfrakturen (insbesondere Frakturen des vorderen Beckenrings) auf. Die Ruptur kann dabei direkt durch Knochenfragmente oder indirekt durch Zug- oder Scherkräfte erfolgen. Die Rupturlokalisation kann relativ weit von der Fraktur entfernt

Abb. 19.11 **Blasentraumata.**

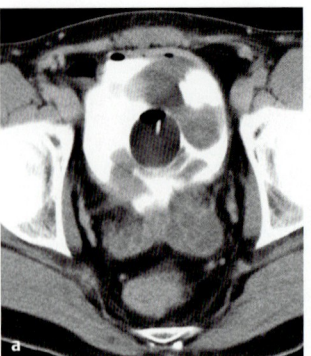 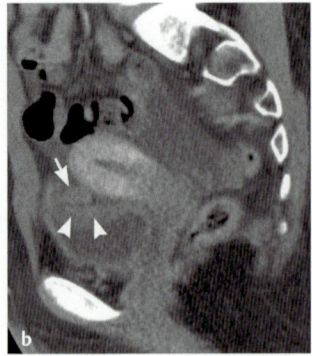 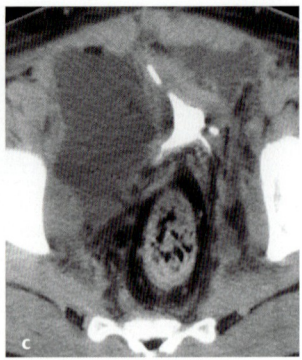

a Traumatische Blasentamponade mit scharf begrenzten Füllungsdefekten (Blutkoagel).

b Die sagittale Reformation zeigt die traumatische Blasenwandschädigung mit intramuralem (Pfeilspitzen)

und supravesikalem (Pfeil) Hämatom, was in der axialen Schicht nicht eindeutig zu erkennen war.

c Impression der KM-gefüllten Blase durch einen großen posttraumatischen Abszess.

sein. Bei etwa 5 % der Blasenverletzungen handelt es sich um kombinierte intra- und extraperitoneale Rupturen.

CT-Morphologie

Eine optimale CT-Untersuchung der Harnblase erfordert die Kontrastmittelinstillation über einen Blasenkatheter. Verletzungen des oberen Harntraktes sollten durch ein Ausscheidungsurogramm oder ein Kontrast-CT mit Ausscheidungsphase ausgeschlossen werden (Spätscans > 10 min nach i.v. Kontrastmittelgabe).

Blasenkontusionen zeigen fokale Dichteanhebungen in der Blasenwand (Abb. 19.11 b), die sich am besten nativ oder im frühen Kontrastscan bei voller, noch nicht kontrastierter Harnblase abgrenzen las-

sen. Intraluminale Einblutungen stellen sich in der frühen Phase hyperdens dar, in Spätscans als Aussparungen im Kontrastharn (Abb. 19.11 a). Bei einer *intraperitonealen Ruptur* findet sich KM entlang der parakolischen Rinne, zwischen den Dünndarmschlingen oder um andere abdominelle Organe. *Extraperitoneale Rupturen* können einfach oder komplex sein. Bei einfachen Rupturen beschränken sich die KM-Extravasate auf die perivesikale Region. Bei komplexen Rupturen mit Beteiligung der Faszien verteilt sich das KM bis in Skrotum, Penis und Perineum. Präveskial ausgetretener Harn kann nach kranial in die Bauchwand auslaufen oder die Peritonealhöhle umgeben und eine intraperitoneale Ruptur vortäuschen. Extravesikale Hämatome verursachen hyperdense Raumforderungen, welche die Blase imprimieren und verdrängen können.

Postoperative Veränderungen

Zystektomie, Zustand nach Harnblasenplastik

Aufgabe der Computertomographie in der postoperativen Phase nach radikaler Zystektomie mit Lymphadenektomie (in der Regel kombiniert mit Prostatektomie/Hysterektomie und Resektion der Samenblasen bzw. Ovarien) ist der Nachweis oder Ausschluss von Komplikationen wie Hämatomen,

Abszessen oder Urinomen, enterovesikalen oder vesikokutanen Fisteln (Tab. 19.**5** u. 19.**6**).

Beim klassischen Conduit werden die Ureteren in ein geeignetes isoliertes Darmsegment implantiert (Ileum, Colon transversum oder descendens), und der Urin wird über ein perkutanes Stoma in einen

Tab. 19.5 ⋯⋗ *Diagnostische Strategie bei verschiedenen chirurgischen Komplikationen*

Komplikation	Diagnostik
Postoperativ	
Anastomosenleck (Harnaustritt)	Zystographie, CT
Infektion, Abszess	CT
Blutung	CT
Ischämie	CT
Fistelbildung	Zystographie, CT
Ureterobstruktion	Zystographie, IVP, CT
Spätkomplikationen	
Reflux	Zystographie
Inkontinetia diurna oder nocturna	Zystographie
Infektion	Labor, CT
Ureterstriktur	IVP, CT
Konkrement	Zystographie, IVP, CT
Metabolische Azidose	Labor

externen Urinbeutel abgeleitet. Moderne Alternativen sind kontinenzerhaltende Verfahren, bei denen ein Darmsegment zu einer Neoblase umfunktioniert wird. Die verschiedenen Verfahren unterscheiden sich in der Auswahl des Darmsegmentes für die Blasenrekonstruktion, der Art des Antirefluxmechanismus und der Kontinenzerhaltung sowie der Urinelimination. Allen Modifikationen gemeinsam ist, dass aus Dünn- und/oder Dickdarmschlingen eine Ersatzblase („Neoblase") konstruiert wird, in welche die Ureteren implantiert werden. Bei erhaltenem funktionierendem externem urethralem Sphinktermuskel kann die Neoblase orthotop im Becken lokalisiert werden. Alternativ wird sie im rechten Unterbauch zur intermittierenden Katheterisierung mit kutanem Stoma implantiert (meist Nabelstoma). Da das computertomographische Bild wesentlich vom jeweiligen Operationsverfahren abhängt, sollte die Interpretation gemeinsam mit dem Operateur erfolgen.

Unmittelbar postoperative Komplikationen sind von Spätkomplikationen zu differenzieren. Die (Miktions-)Zystographie nach KM-Instillation und urodynamische Untersuchungen sind Methoden der Wahl zur Diagnostik eines ureteralen Refluxes, einer lnkontinenz oder einer schlechten Pouch-Füllung infolge eines zu hohen Druckes im Reservoir. An urinexponierten Metallclips können sich Konkremente entwickeln.

Tab. 19.6 ⋯⋗ *Operationstechniken (Auswahl)*

Orthotoper Blasenersatz (Harnableitung über Urethra)

Ileum-Neoblase (nach Hautmann)
Reservoir aus detubularisierten* Ileumschlingen

Studer-Blase
Reservoir aus detubularisierten* Ileumschlingen mit Implantation beider (verkürzter) Ureteren in eine hochgezogene Schlinge

Hemi-Kock-Pouch
Reservoir aus detubularisierten* Ileumschlingen mit Intussuszeption (Ileum-Nippel) als Anti-Reflux-Mechanismus

Orthotoper Mainz-Pouch I
Reservoir aus Zökum und terminalen Ileumschlingen (Ileozökal-Pouch)

Heterotoper Blasenersatz (Harnableitung über ein Stoma)

Mainz-Pouch I
Ileozökal-Pouch, meist mit Appendix-Nabel-Stoma

Kock-Pouch
Ileum-Pouch mit Kontinenz- und Anti-Reflux-Nippel, oft Nabelstoma

Indiana-Pouch
Ileozökal-Pouch

Harnleiter-Darm-Implantation (Harnableitung über Rektum)

Mainz-Pouch II
Implantation des Ureters in ein Reservoir aus Rektum und Sigma

* Detubularisation = Längsinzision des Darms und Vernähung zu einem Reservoir

CT-Morphologie

Die Pouch-Plastik stellt sich je nach Operationstechnik als flüssigkeitsgefüllte Struktur im rechten Unterbauch oder in orthotoper Position mittelständig im Becken dar (Abb. 19.**12**). Zur Differenzierung von Darmschlingen ist eine gute orale Darmkontrastierung notwendig.

Zum Nachweis von Konkrementen oder hyperdensen Flüssigkeitsansammlungen sollte zunächst eine Nativuntersuchung durchgeführt werden. Zur Überprüfung der supravesikalen ableitenden Harnwege, einschließlich der Uretereinmündung nach Reimplantation, sind Spätaufnahmen (> 10 min nach i.v. Kontrastmittelapplikation) indiziert. Bei Verdacht auf eine Fistel oder ein Urinleck ist die perkutane Kontrastmittelauffüllung des Pouch notwendig.

Abb. 19.12 **Zustand nach Zyst-**
ektomie.

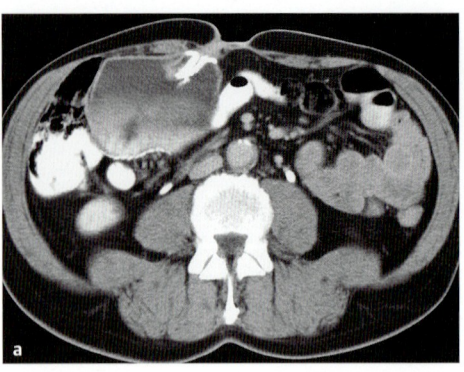

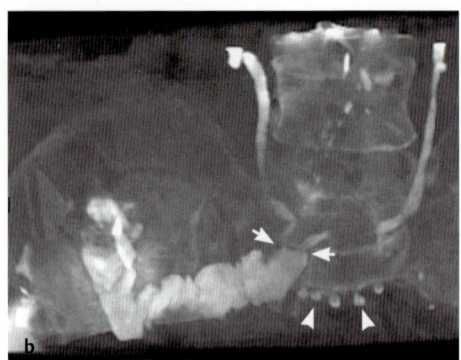

a Kock-Pouch im rechten Unterbauch mit Umbilikal-
stoma.

b Ileum-Conduit (VRT). Die Pfeile markieren die Anastomosen der Ureteren mit dem Conduit. KM-Reste in
Kolondivertikeln (Pfeilspitzen) nach biliärer KM-Ausscheidung infolge CT-Urogramm.

Intravesikale Gasansammlungen sind bei perkutaner Katheterisierung normal und dürfen nicht
als Abszess fehlgedeutet werden. Extravesikale Gas-
und Flüssigkeitsansammlungen dagegen sind immer pathologisch und verdächtig auf eine Blutung
(> 20 HE), ein Urinleck (< 20 HE, Kontrastmittelaustritt) oder eine Infektion mit Abszessbildung
(20 – 40 HE).

Rezidivdiagnostik

Die MRT ist der Computertomographie in der Differenzierung von Tumorrezidiven und postoperativen
Fibrosen überlegen, jedoch weniger spezifisch bei
der Differenzierung zwischen akuten Strahlenfol-
gen, Tumor, Entzündung oder Infektion. Zur Rezidivdiagnostik sollte die CT-Untersuchung Abdomen
und Becken bis einschließlich der Perinealregion
umfassen.

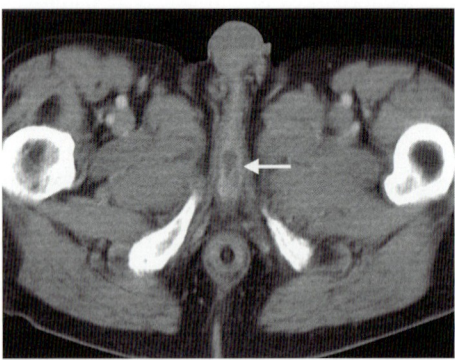

Abb. 19.13 **Urethrales Rezidiv eines Urothelkarzinoms**
(Pfeil).

CT-Morphologie

Im kleinen Becken ist die ausreichende Füllung der
Darmschlingen erforderlich, um Tumorrezidive
nicht mit Dünndarmkonvoluten zu verwechseln.
Ein postoperativ (> 3 Monate) neu auftretender,
Kontrastmittel aufnehmender Weichteilbefund im
Blasenbett ist rezidivverdächtig (Abb. 19.**13**). In
70% finden sich bei Nachweis eines lokalen Tumorrezidivs auch vergrößerte pelvine Lymphknoten.
Andererseits lassen sich bei mehr als 50% der Patienten postoperativ vergrößerte pelvine Lymphknoten nachweisen, die *nicht* mit einem Lokalrezidiv assoziiert sind. Entsprechend der Lymphdrainage der Harnblase sind vergrößerte paraaortale
retroperitoneale Lymphknoten auch mit vergrößerten Beckenlymphknoten verbunden. In seltenen
Fällen sind lokale Tumorrezidive im Beckenboden
beschrieben, die nur das Perineum oder die Vagina
infiltrieren und als isolierte Verdickung der anterioren Rektumwand oder der vorderen Vaginalwand
imponieren. Wie beim Rezidiv eines Rektumkarzinoms kann auch das Rezidiv eines Blasenkarzinoms
den knöchernen Beckenring direkt infiltrieren.

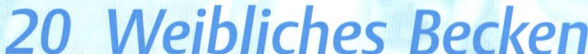

20 Weibliches Becken

K.-J. Lehmann, A. J. van der Molen, M. Keberle

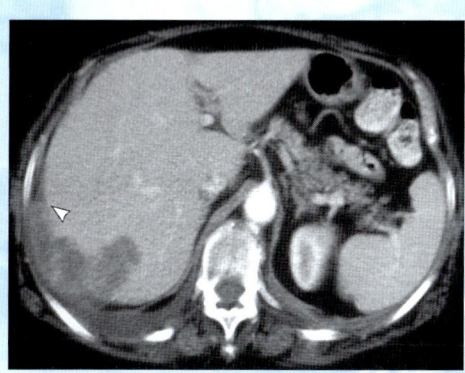

Die Computertomographie gehört bei den Erkrankungen des weiblichen Beckens nicht zu den Untersuchungsverfahren der ersten Wahl. Der Wandaufbau des Uterus, insbesondere das Endometrium und seine zyklusabhängigen Veränderungen, können mit der CT im Gegensatz zu Sonographie und MRT nicht dargestellt werden. Anderseits ist das Becken häufig Bestandteil einer abdominellen CT-Untersuchung, insofern ist die Kenntnis über normale und pathologische Strukturen essenziell. Ähnlich wie bei der MRT sind die multiplanaren Möglichkeiten der Spiral- und Multidetektor-CT (sagittale und coronale Schnitte) sehr hilfreich bei der Abgrenzung der Beckenorgane und sollten bei der Diagnostik pathologischer Strukturen immer eingesetzt werden.

Nach der gynäkologischen Untersuchung wird als erstes bildgebendes Verfahren die Sonographie, möglichst über eine Vaginalsonde, eingesetzt. Bei Erkrankungen der weiblichen Beckenorgane, z.B. beim Staging der Uterustumoren, wird die CT zunehmend durch die MRT verdrängt, wobei die Multidetektor-CT gegenwärtig wieder eine zunehmende Rolle bei weiter fortgeschrittenen Erkrankungen spielt. Am häufigsten wird das weibliche Becken computertomographisch im Rahmen anderer, nicht primär gynäkologischer orientierter Fragestellungen abgebildet (Tab. 20.1).

Tab. 20.1 ⤳ *Indikationen zur CT-Untersuchung des weiblichen Beckens*

Tumordiagnostik	Ovarialkarzinom	FIGO-Stadium II und höher
	Zervixkarzinom*	FIGO-Stadium II und höher
	Endometriumkarzinom*	FIGO-Stadium III und höher
Bestrahlungsplanung	bei fortgeschrittenen Tumorstadien (Zervix-, Korpus-, Vaginal-, Vulvakarzinom)*	
Tumornachsorge	fakultativ: Basisuntersuchung postoperativ Ovarialkarzinom, Zervixkarzinom ≥ T2, Endometriumkarzinom ≥ T3) bei Rezidivverdacht	
Abszessverdacht	bei sonographisch unklarem Befund	
Interventionell	Abszessdrainage	
Sonstige	sonographisch unklare Befunde*	

* Für diese Indikation ist die CT möglich, die MRT allerdings vorzuziehen

Anatomie

Der *Uterus* ist peritoneal bedeckt: anterior reicht die peritoneale Begrenzung über das Blasendach, posterior zieht sie nach kaudal zur Hinterwand der Fornix und bildet durch Wiederaufsteigen an der Vorderwand des Rektums den Douglas-Raum (Cul-de-sac).

Die *Vagina* ist eine weichteildichte, querovale Struktur ventral des Rektums und medial der Levatorschlinge (Abb. 20.1). Ohne Tamponmarkierung sind das Vaginallumen, das vordere und hintere Scheidengewölbe und die Abgrenzung zur Zervix meist nicht beurteilbar. Unter schneller KM-Injektion zeigt die vaginale Schleimhaut oft eine deutliche KM-Aufnahme und ist dann auch ohne Markierung sichtbar.

Die *Zervix* erscheint homogen weichteildicht, ist scharf vom umgebenden Fettgewebe abgrenzbar und geht nach kranial kontinuierlich in das *Corpus uteri* über (Abb. 20.1). Form, Größe und Lage des Uterus sind variabel; sie werden u.a. durch Lebensalter, Hormonstatus, Schwangerschaft und das Vorhandensein von Myomen beeinflusst, zusätzlich spielt auch der Füllungszustand der Blase eine Rolle. Transaxial geschnitten misst die Cervix uteri einer Frau im gebärfähigen Alter normalerweise nicht mehr als 3 cm, das Corpus uteri nicht mehr als 5 cm. Das Cavum uteri ist als hypodenser Bereich nur abgrenzbar, wenn sich darin Flüssigkeit befindet (z.B. perimenstruell). Auch wenn die Zervix von den angrenzenden Teilen der Vagina und des Uterus (selbst nach Markierung der Vagina) anhand der Dichte schlecht abgrenzbar ist, so lassen sich die Strukturen anhand ihrer Form differenzieren: Das Corpus uteri ist normalerweise leicht dreieckförmig, während die Zervix eher rund imponiert.

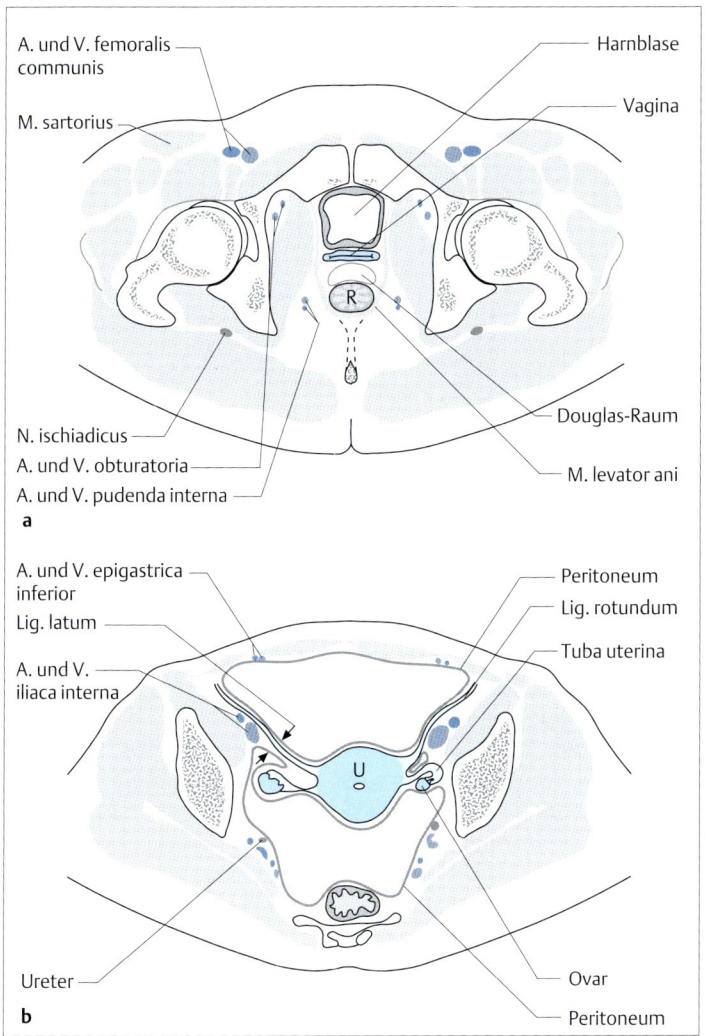

Abb. 20.1 **Uterus, Ovarien, Parametrien und Vagina.** Schnittbildanatomie.

Das *Lig. latum* wird von zwei peritonealen Blättern geformt und zieht breitflächig vom Uterus nach lateral zur Beckenwand. Die obere freie Begrenzung bilden die Tuba uterina medial und die Ligg. suspensoria der Ovarien lateral, die untere Begrenzung das Lig. cardinale (Abb. 20.**2**).

Das *Parametrium* ist ein breites Band extraperitonealen Bindegewebes, glatter Muskulatur und Fett, das zwischen den Blättern des Lig. latum vom Uterus zur lateralen Beckenwand zieht. Das Parametrium enthält die Tuben, die Ovarien und das Lig. cardinale. Zusätzlich führt es Gefäße und Nerven von Uterus und Ovar, Lymphgefäße und einen Teil des Ureters, der 2 cm lateral der Zervix durch das Parametrium zieht. Auch wenn das Band ohne Aszites nicht visualisierbar ist, so lässt sich seine Lage durch die anatomischen Strukturen abschätzen.

Die einzigen Strukturen, die im CT konstant darstellbar sind, entsprechen den Leitstrukturen des uterinen Bandapparates. Das fibromuskuläre *Lig. teres uteri* zieht vom lateralen Winkel des Uterus nach anterolateral und kaudal zum inneren Leistenring. Es erscheint im CT als weichteildichtes Band, das sich graduell von seiner breiten Basis am Uterus verjüngt (Abb. 20.**1**).

Das *Lig. cardinale* (laterales oder transversales zervikales Band, Mackenrodt-Band) zieht von Zervix und oberer Vagina nach lateral zum M. obturatorius internus (Abb. 20.**2**). Es formt die Basis des Lig. latum und ist nicht immer auf voller Länge abgrenzbar. Entlang seines superioren Anteils verläuft die A. uterina. Das Lig. cardinale bildet die Grenze zwischen den Parametrien und dem paravaginalen Gewebe (Paracolpos). Die anatomische Ausprägung

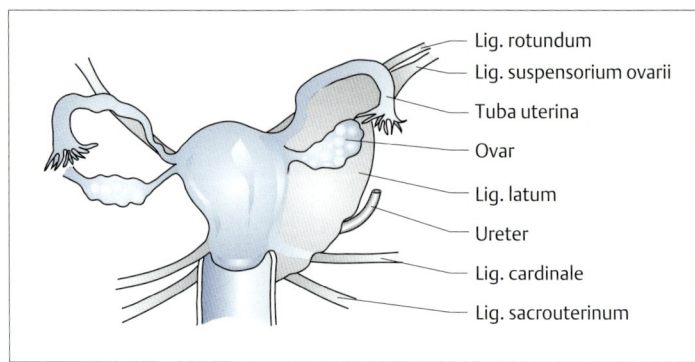

Lig. rotundum
Lig. suspensorium ovarii
Tuba uterina
Ovar
Lig. latum
Ureter
Lig. cardinale
Lig. sacrouterinum

des Bandes unterliegt bezüglich Dicke, Form und Kontur einer hohen Variabilität.

Das *Lig. sacrouterinum* zieht von der Zervix nach laterodorsal zum Os sacrum und umschließt das Rektum. Das *Lig. vesikouterale* verläuft lateral und ventral und umschließt die Hinterwand der Blase. Nach einer Radiatio stellen sich die uterinen Bänder häufig verdickt dar.

Die *Ovarien* sind bei der Standarduntersuchung im konventionellen CT nicht immer einzeln abgrenzbar, bei Multidetektor-Untersuchungen aber immer dargestellt. Sie liegen ventral des Ureters und lateral des Uterus in der Fossa ovarica. Der meist sichtbare Abgang der *Tuba uterina* und des Lig. ovarii proprium am Uteruswinkel stellt einen weiteren anatomischen Orientierungspunkt zur Identifikation des Ovars dar. Die Ovarien imponie-

ren manchmal homogen weichteildicht, häufiger ist allerdings ein Gemisch weichteildichten Stromas mit kleinen Zysten, die normalen Follikeln entsprechen. Die Größe der Follikel variiert mit dem Menstruationszyklus, unmittelbar vor der Ovulation messen sie mitunter mehr als 2,5 cm.

Die *Vasa uterina* ziehen von der A. bzw. V. iliaca interna zum Unterrand des Lig. latum, überkreuzen ventral den Ureter und bilden dann den uterovaginalen vaskulären Plexus, der sich nach KM-Injektion gut markiert. Die paarige A. ovarica (die direkt aus der Aorta entspringt) lässt sich nur in der arteriellen Phase am Multidetektor-CT identifizieren, die V. ovarica ist dagegen auch mit konventioneller Technik entlang des M. psoas lateral der Ureteren dargestellt, speziell wenn sie postpartal eine deutliche variköse Dilatation aufweist.

Untersuchungstechnik

Patientenvorbereitung

Eine gute Darmkontrastierung ist eine wichtige Voraussetzung für die Differenzierung der Darmschlingen von Beckentumoren oder Flüssigkeitsansammlungen. Die orale Kontrastmittelgabe von 1000–1500 ml jod- oder bariumhaltiger Lösung bewirkt auch eine gute Urinfüllung der Blase. Die Füllung der Blase verlagert die Dünndarmschlingen nach kranial und führt zu einer Aufrichtung des Uterus. Wichtig ist, dass die Patientin das KM kontinuierlich über einen Zeitraum von etwa 45 min trinkt. Wird der Scan zu früh gestartet, so sind die distalen Dünndarmschlingen häufig nicht ausreichend kontrastiert, wird das KM zu schnell getrunken, so ist es aus den proximalen Darmschlingen

schon wieder verschwunden. Eine komplette Distension der Darmschlingen ist nicht notwendig, da bereits eine geringe Menge intraluminalen KM den Darm identifiziert.

Bei der Multidetektortechnik bietet sich die Gabe negativen Kontrastmittels, wie Wasser oder Methylcellulose, an, um die vaskulären Strukturen besser darzustellen. Dies birgt allerdings das Risiko, dass die kaudal gelegenen Darmschlingen schlecht von Raumforderungen im Becken unterschieden werden können. Mittels Dünnschichtkollimation ist die Kontinuität der Darmschlingen in der Regel beurteilbar, so dass eine Differenzierung gegen pathologische Veränderungen auch bei suboptimaler Darmdistension möglich ist.

Zur optimalen Beurteilung der Beckenorgane ist eine moderate Blasenfüllung essenziell. Die Patientin sollte aufgefordert werden, 20 bis 30 min vor der Untersuchung zu urinieren. Vorteilhaft ist die Kontrastierung des Rektums (ca. 100 ml Kontrastmittel auf 5 – 10 % verdünnt). Eine zu starke rektale Füllung führt zur Kompression des perirektalen Fettgewebes und kann die Beurteilbarkeit erschweren.

Die peritoneale Instillation von 1000 – 2000 ml verdünnten (1 : 20) sterilen nichtionischen Kontrastmittels ist kein Standard, bietet sich aber zur optimierten Diagnostik bei Verdacht auf Rezidiv eines Ovarialkarzinoms an. Vor der intraperitonealen Chemotherapie kann auf diese Weise bestimmt werden, welche Räume der Peritonealhöhle durch das Chemotherapeutikum über den Intraperitonealkatheter erreicht werden.

Scantechnik

Für die selektive Darstellung der Genitale sollte eine dünne Kollimation gewählt werden (Tab. 20.**2**). Am 4-Zeiler reicht in der Regel eine 4×2,5-mm-Kollimation aus. Für optimierte Darstellungen einer lokalen Tumorinvasion sind 0,6 – 1,25 mm Kollimation zu empfehlen, um aus dem sekundären Rohdatensatz dickere axiale Schichten (3 – 7 mm, verbessertes Signal-zu-Rausch-Verhältnis) und coronale Reformationen von 2 – 4 mm bzw. sagittale von 3 – 6 mm zu erstellen. Die unterschiedlichen Schichtdicken leiten sich aus den speziellen Rauscheigenschaften der Beckenuntersuchung ab.

Die Rauschpegel im Becken sind anisotrop, da die Absorption mit dem Rotationswinkel der Röntgenröhre variiert: Bei der lateralen Projektion ist sie höher als bei der sagittalen. Das Rauschen imponiert dadurch auf den horizontalen Schichten nicht punktuell, sondern nadelförmig. Software-Filter, die Daten aus den hochabsorbierenden Ebenen mitteln (entweder „in-plane" oder entlang der z-Achse) verbessern die Bildqualität signifikant und erlauben auch eine gewisse Dosisreduktion. Sie sind am Einzelschicht-CT bereits verfügbar und werden jetzt auch in den Multidetektorsystemen installiert. Eine weitere technische Möglichkeit ist die adaptive Dosismodulation, welche die mAs-Einstellung kontinuierlich entsprechend der höheren Erfordernisse

der lateralen Projektion während der Röhrenrotation variiert. Dadurch wird eine bis zu 30%ige Dosisreduktion bei gleich bleibender Bildqualität erreicht.

Beim *primären Staging eines Malignoms* ist die Dosis allerdings nebensächlich, sie sollte auf jeden Fall hoch genug sein, um eine optimale Bildqualität zu erreichen. Speziell bei adipösen Patientinnen sind kV-Einstellungen von 140 und dickere Schichten (z. B. 4×2,5 mm am 4-Zeilen-Scanner) bei maximaler mAs mitunter notwendig. Niedrige Pitch-Faktoren (< 1) erlauben höhere mAs-Einstellungen bei adipösen Patienten. Am Einzeilen- und Dual-Slice-System verbessert eine 360°-LI-Interpolation mit einem Pitch von 1 (P* = 2 am Dualsystem) das Signal-zu-Rausch-Verhältnis deutlich (äquivalent einer mAs-Erhöhung um den Faktor 2) mit der Einschränkung eines 30% breiteren Schichtprofils.

Für alle Untersuchungen im Rahmen *benigner Erkrankungen* (z. B. Abszesse) sollte die Expositionsdosis so niedrig wie möglich gewählt werden. Am kleinen Becken bieten sich je nach Patientengröße 120 kV – 140 kV an. Sofern verfügbar, sollten automatische Dosismodulationsprogramme genutzt werden, um schlanke Patienten nicht übermäßig zu exponieren.

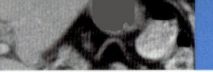

Tab. 20.2 ⋯⟩ *Empfohlene Untersuchungsparameter*

Allgemein						
Orales KM	1000–1500 ml positives KM, über 60–90 min vor Untersuchung gegeben					
Rektales KM	100 ml (optional)					
Vaginales KM	Insertion eines Tampons (optional)					
Lagerung	Rückenlage mit Armen über dem Kopf					
Scanbereich	Becken von Crista iliaca bis unterhalb der Sitzbeine					
Atemphase	Inspiration (flache Atmung ist auch möglich)					
Fensterung	KM-CT:	W/L = 400/70				
Scannertyp (Schichten pro Rotation)						
Scanparameter	**1** SC/TF/RI	**4** SC [a]	**16** SC [a]	**64** SC [a]	**axial** SW/RI	**MPR** [b] SW/RI
Abdomen (gesamt)						
Routine (benigne)	5/10/5 ↓	2–2,5 ↓	1–1,5 ↓	1–1,25 ↓	5/4	–
Tumorstaging	5/10/5 ↑	2–2,5 ↑	0,5–0,75 ↑	0,5–0,625 ↓	5/4	4/3 cor, 5/4 sag
Kleines Becken	3/5/2 ↓	1–1,25 ↓	0,5–0,75 ↓	0,5–0,625 ↓	5/4	4/3 cor, 5/4 sag
Kontrastinjektion [c]	**V/F/D**	**V+N/F/D**	**V+N/F/D**	**V+N/F/D**	**Bemerkungen**	
Abdomen (gesamt)						
Routine (benigne)	120/2/70	120+50/3/70	120+50/4/50A	120+50/4/60A	Trigger: Aorta (L1/2)	
Tumorstaging [d]	120/4/40	120+50/4/20A	120+50/5/20A	120+50/5/20A	Trigger: Aorta (L1/2)	
Kleines Becken						
Entzündungsdiagnostik	120/2/70	120+50/2/80	120+50/2/90	120+50/2/100		
Tumorstaging [d]	120/4/40	120+50/4/20A	120+50/5/20A	120+50/5/20A	Trigger: Aorta (L1/2)	

SC = Schichtkollimation (mm), TF = Tischvorschub (mm/Rotation), RI = Rekonstruktionsinkrement (mm), ↑↓ = Scanrichtung
SW = effektive Schichtdicke (mm), MPR = multiplanare Reformation, axial = axiale Schichtung, cor = coronal,
V = KM-Volumen (ml), N = NaCl-Volumen (ml), F = Flussrate (ml/s), D = Startdelay (s). KM-Konzentration = 300 mg Jod/ml
[a] Pitch P = TF/(N × SC): ca. 1,5 (4 Schichten); 1,2–1,5 (16 Schichten); 0,9–1,2 (64 Schichten);
[b] MPR aus dem sekundären Rohdatensatz mit SW/RI = 1–1,5/0,7 oder 0,5–0,8/0,5
[c] Bolustriggerung für MDCT, Startdelay nach Erreichen eines Kontrastanstiegs von 100 HE in der Triggerregion (A = Aorta)
[d] Die Ureteren können durch Injektion von 20–30 ml KM 3–5 min vor der Untersuchung kontrastiert werden

Kontrastmittelinjektion

Die Untersuchung der Beckenorgane erfolgt in der Regel nach i. v. Kontrastmittelinjektion. Eine Nativuntersuchung ist lediglich für die Frage nach frischen Blutungen indiziert. Am Einzelschicht- oder Multidetektorsystem sollte, sofern das gesamte Abdomen untersucht wird, die Scanrichtung kaudokranial erfolgen, da die beste Parenchymkontrastierung der Beckenorgane und Gefäße zu einem früheren Zeitpunkt erreicht ist (30–40 s p.i.) als die portalvenöse Phase der Leber (50–90 s p.i.). Die Beckenvenen sind allerdings später, gewöhnlich erst nach 90 s kontrastiert. Spätaufnahmen (3–5 min p.i.) bieten Vorteile in der Diagnostik von Stromainvasionen, Abszessen und Infiltrationen der Harnblase sowie der distalen Ureteren.

Fehlbildungen von Uterus und Vagina

Uterusanomalien (Inzidenz von 2–3% mit erhöhter Prävalenz bei infertilen Frauen und bei vermehrten Aborten) wie Uterus arcuatus, subseptus, bicornis oder didelphis können mit der CT mitunter visualisiert (Abb. 20.**3**), aber nicht ausreichend beurteilt werden. Für die präoperativ wichtige Differenzierung zwischen Uterus subseptus und Uterus bicornis hat sich die hochauflösende MRT bewährt. In der Kindheit und Pubertät erfolgt die Fehlbildungsdiagnostik sonographisch, nur komplexe Formen der gonadalen Intersexualität erfordern eine zusätzliche MRT. Die CT ist nicht indiziert.

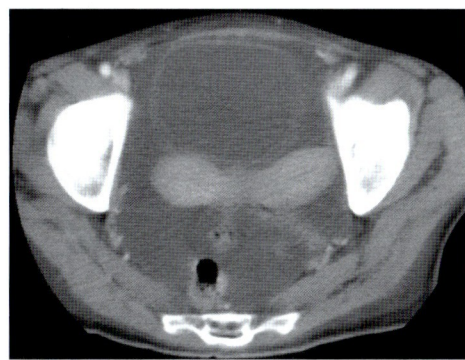

Abb. 20.3 **Uterus bicornis.**

Vorwiegend zystische Raumforderungen

Im Becken gibt es eine große Varianzbreite zystischer Raumforderungen (Tab. 20.**3**). Die meisten zystischen Prozesse sind den Ovarien zuzuordnen.

Im CT kann die Differenzierung der verschiedenen Entitäten schwierig sein (Tab. 20.**4**).

Tab. 20.3 ⋯⟶ *Differenzialdiagnostik zystischer Ovarialprozesse*

Benigne Läsion	
Naboth-Zyste	lokal in der Zervix
Retentionszyste (Follikel, Corpus luteum)	dünnwandig, scharf begrenzt, seröser Inhalt (<20 HE), Größe <6 cm
Ovarialzyste	wasseräquivalent (<20 HE), homogen, scharf begrenzt, keine Septierung
Polyzystische Ovarien (Stein-Leventhal)	mikrozystische Vergrößerung beider Ovarien, Virilisierung
Endometriumzyste (Schokoladenzyste)	glatte Grenzen, Einblutung (hyperdens) kann sehr groß werden
Dermoid (reifes Teratom)	fetthaltig (< -10 HE), kann Knochen oder Zähne enthalten
Benignes Zystadenom	
▪ serös	dünne Wand, glatte Grenzen, seröser Inhalt (<20 HE), oft größer 6 cm
▪ muzinös	nicht vom Zystadenokarzinom zu differenzieren
Hydrosalpinx	gewundene tubuläre Strukturen mit flüssigem Inhalt, leicht enhancende Wand
Tuboovarialabszess	Fieber, deutliches Rand-Enhancement
Maligne Läsion	
Ovarialkarzinom	Malignitätskriterien (Tab. 20.**4**)
Tumoren des Ovarialstromas	hormonaktiv, Kriterien der Malignität (Tab. 20.**4**) (Granulosazelltumor, Thekazelltumor u. a.)
Dysgerminom	junge Frauen, frühe Lymphknotenmetastasierung
Malignes Teratom	solider Tumor mit Komponenten aller 3 Keimblätter (Weichteile, Knochen, Fett), Infiltration von Nachbarorganen
Krukenberg-Tumor	Metastase eines gastrointestinalen Tumors (z. B. Magenkarzinom)

Tab. 20.4 ⋯⟩ *Dignitätskriterien zystischer Ovarialprozesse*

Potenziell benigne	Potenziell maligne
Homogenes Binnenmuster	Inhomogenes Binnenmuster, solide Strukturen
Unilateral	Bilateral
Scharfe Begrenzung	Unscharfe und lobulierte Begrenzung
Unilokulär	Multilokulär
Keine KM-Aufnahme	Inhomogenes Kontrastierung
Alter < 30 Jahre	Aszites, Peritonealkarzinose, Lymphadenopathie, Metastasen

Naboth-Zysten

Diese Zysten entstehen durch muzinöse Distension der endozervikalen Drüsen. Sie sind relativ häufig und erreichen Größen zwischen 2 und 4 cm. Eine Therapie ist nicht erforderlich.

CT-Morphologie

Es finden sich glatt begrenzte, gewöhnlich kleine Zysten in der Zervix ohne KM-Aufnahme.

Funktionelle Ovarialyzsten

Funktionelle Zysten sind im reproduktiven Alter sehr häufig. Man findet folliküläre, Corpus-luteum- und Corpus-albicans-Zysten. Eine Einblutung kann mitunter Schmerzen auslösen.

CT-Morphologie

Die Zysten sind typischerweise dünnwandig, hypodens und glatt begrenzt. Nach Blutung in eine Corpus-luteum-Zyste oder bei einer hämorrhagischen Zyste kann die Dichte höher sein (bis 50 HE). Dickere, gut vaskularisierte Randsäume sind pathognomonisch für Gelbkörper. Eine Differenzierung zwischen eingebluteten Zysten und Endometriomen ist generell nicht möglich. Solide Knötchen sind hochsuspekt auf ein malignes zystisches Neoplasma.

Thekaluteinzyste

Diese Zysten entwickeln sich typischerweise bei Patientinnen mit hohem β-HCG-Spiegel, so z. B. bei der Schwangerschaftsmole oder bei ovarieller Hyperstimulation (In-vitro Fertilisation). Die Zysten können bis zu 4 Monate nach einer Schwangerschaft persistieren.

CT-Morphologie

Die Ovarien sind vergrößert und ödematös. Bilateral zeigen sich große septierte Zysten ohne murale Knoten oder Wandverdickungen.

Polyzystisches Ovar (Stein-Leventhal-Syndrom)

Polyzystische Ovarien (Abb. 20.**4**) finden sich im Rahmen des Stein-Leventhal-Syndroms (Hirsutismus, Amenorrhö, Infertilität). Ursache sind Imbalancen der normalen zyklischen Veränderungen von FSH und LH mit chronisch stimulierten, aber nicht rupturierenden Follikeln und Hypertrophie des ovariellen Stromas. Häufig sind die betroffenen Frauen adipös.

CT-Morphologie

Es finden sich multiple uniforme, peripher gelegene Zysten in vergrößerten Ovarien. Das zentrale Stroma und die Rinde der Ovarien sind prominent, begleitend findet sich ein hypoplastischer Uterus. Die Erkrankung tritt immer bilateral auf. Gelegentlich sind die Zysten so klein, dass sie in der CT nicht erkennbar werden, die Ovarien imponieren dann als vergrößerte Weichteilstrukturen.

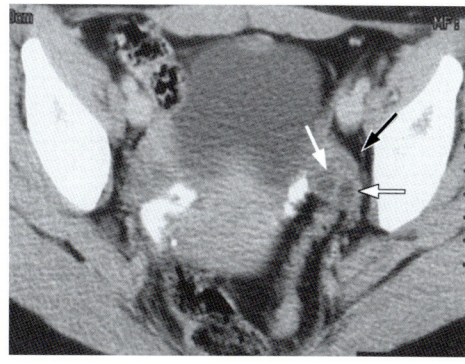

Abb. 20.4 **Polyzystische Ovarien beim Stein-Leventhal-Syndrom.**
Wegen vorausgegangener Adnektomie rechts ist der Befund nur links in typischer Weise als kleinzystisch vergrößertes Ovar dargestellt (Pfeile). Klinisch zeigte die Patientin eine deutliche Virilisierung.

Paraovarielle Zysten

Alle Arten der ovariellen Zysten können auch im Lig. latum (Parametrien) auftreten. Dies entspricht etwa 10% aller Raumforderungen des Ovars. CT-morphologisch ist die Differenzierung von einer echten ovariellen Zyste nicht möglich.

Endometriose

Bei der Endometriose findet sich funktionelles endometriales Gewebe außerhalb des Cavum uteri. Diese Erkrankung ist bei Frauen im gebärfähigen Alter häufig (etwa 15% der weiblichen Gesamtpopulation). Klinisch findet sich die typische Trias von Dysmenorrhö, Dyspareunie und Infertilität. Häufige Lokalisation sind die Ovarien, der Douglas-Raum, die Parametrien und die uterosakralen Bänder. Atypische Implantationsstellen finden sich gelegentlich im Gastrointestinaltrakt, im Harntrakt, im Thorax oder in kutanen Narben. Peritoneale Adhäsionen sind eine häufige Komplikation.

Endometriosezysten (Endometriome) sind die häufigste Manifestation. Sie können bis 15 cm groß werden und bluten oft ein (Schokoladenzyste), die angrenzenden Strukturen sind adhärent. Maligne Transformationen (Endometriumkarzinom) sind selten.

Während sich die Endometriumzysten gut darstellen lassen, sind die mitunter nur Millimeter großen nodulären Areale im kleinen Becken bildgebend kaum erkennbar. Beim Verdacht auf eine Endometriose sind transvaginaler Ultraschall und (fettsupprimierte) MRT vorzuziehen. Goldstandard ist nach wie vor die Laparoskopie, die eine Biopsie mit einschließt. Für die CT ergibt sich keine Indikation.

CT-Morphologie

Die Endometriome stellen sich als uni- oder multilokuläre zystische Raumforderung dar, deren Dichte zwischen hyperdens und wasserähnlich imponiert – mitunter finden sich sogar Gemische verschiedener Dichten (Abb. 20.5). Teilweise zeigt sich eine dicke, KM aufnehmende fibröse Kapsel um das Endometriom. Die Multiplizität und die unregelmäßige Kontur unterscheiden das Endometriom von einer einfachen hämorrhagischen Zyste des Ovars, die meist solitär und rund ist. Mitunter ist die Differenzierung allerdings schwierig, da sich in beiden Fällen Dichtegradienten innerhalb der Zyste finden können (Blutabbauprodukte). Die Endometriose kann auch als solider fibröser Nodulus im Peritoneum imponieren und so einen peritonealen Tumor simulieren.

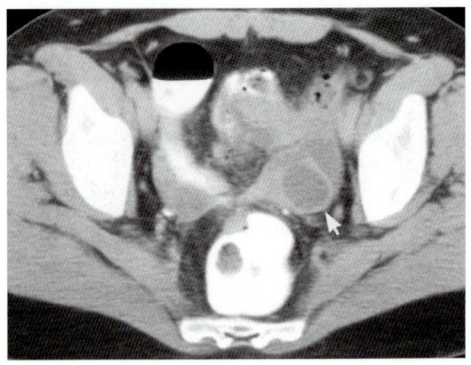

Abb. 20.5 **Endometriom.**
Erscheinungsbild einer dickwandigen Zyste in der linken Fossa ovarica (Pfeil).

Dermoidzyste

Die Dermoidzyste (reifes zystisches Teratom) ist der häufigste ovarielle Tumor in der Prämenopause. In 8 – 15 % treten die Dermoide bilateral auf und bilden Zysten mit variablen Anteilen von Fett (in über 90 % der Fälle), Kalk und Knochenstrukturen (< 50 %) oder Fett-Flüssigkeits-Spiegel (> 10 % der Patientinnen). Komplikationen sind eine Torsion, Ruptur oder die maligne Transformation.

CT-Morphologie

Die Dermoide sind in der Regel unilokuläre Zysten mit wandständigem Knoten (Dermoidzapfen, Rokitanski-Knoten). Die Zyste ist typischerweise mit hypodenser öliger Flüssigkeit aus Keratin und Talg gefüllt (Abb. 20.6). Andere Bestandteile, wie Fett, Haare, Zähne oder sogar Knochen, finden sich in variabler Häufigkeit. Die Zysten können septiert sein oder Sedimente abgeschilferten Gewebes enthalten. Im wandständigen Knoten finden sich mitunter Verkalkungen. Die meisten reifen zystischen Teratome enthalten relativ wenig Weichteilkomponenten; große (> 10 cm) Läsionen mit unregelmäßigen Weichteilanteilen sind suspekt auf eine maligne Transformation (unreifes Teratom).

Abb. 20.6 **Dermoidzyste („reifes Teratom") rechts.**
Ovarialtumor mit fettäquivalenten Dichten neben soliden Anteilen. Aszites im Douglas-Raum (Pfeile).

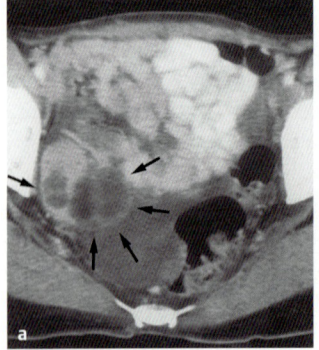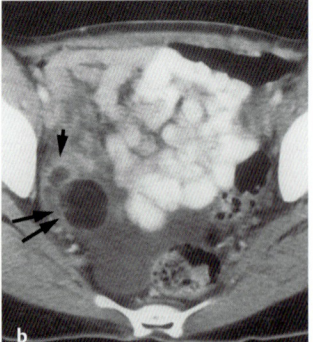

Zystadenom

Zystadenome bilden 10% aller benignen ovariellen Tumoren. *Seröse Zystadenome* sind bei Patientinnen zwischen 20 und 50 Jahren häufig und zu 20% bilateral. Seröse Tumoren sind meist unilokulär und mit seröser Flüssigkeit gefüllt (Abb. 20.**7**). *Muzinöse Zystadenome* finden sich eher jenseits des 40. Lebensjahres und sind nur zu 5% bilateral. Diese Läsionen sind häufiger multilokulär, schleimgefüllt und mitunter sehr groß.

CT-Morphologie

In Abhängigkeit vom Inhalt liegt die Dichte der Zysten zwischen der von Wasser und Weichteilen. Die Zystenwand und interne Septen sind hinsichtlich Dicke und Form variabel – die Dicke sollte jedoch nicht über 3 mm liegen. Maligne Zystadenokarzinome können im CT nicht eindeutig von den benignen Zystadenomen differenziert werden.

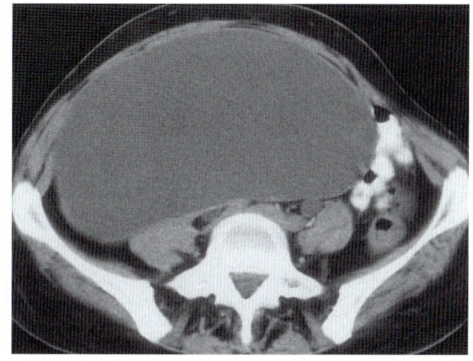

Abb. 20.7 **Seröses Zystadenom (Ovarialkystom).** Zystische Raumforderung mit wasseräquivalenter Dichte, glatter Begrenzung und ohne Septen.

Hydrosalpinx

Die Okklusion des Fimbrienendes der Tube führt zu einer Hydrosalpinx. Die Tube kann mit seröser Flüssigkeit (Hydrosalpinx), Blut (Hämatosalpinx) oder Pus (Pyosalpinx) gefüllt sein. Ursache sind meist entzündliche Erkrankungen im Becken, manchmal gehen auch Adhäsionen, eine Endometriose oder eine Neoplasie voraus.

CT-Morphologie

Die CT zeigt eine ringförmige oder gewundene zystische Struktur. In Abhängigkeit vom Inhalt der Tube ist die Dichte variabel, generell liegt sie jedoch unterhalb der Muskeldichte. Nach KM zeigt sich eine Kontrastierung der dünnen Tubenwand.

Ovarialkarzinom

Das Ovarialkarzinom ist in den USA die fünfthäufigste krebsbedingte Todesursache bei Frauen und hat die höchste Mortalitätsrate bei gynäkologischen Malignomen, da mehr als zwei Drittel erst im metastasierenden Stadium erkannt werden.

Fast alle malignen Ovarialtumoren haben zystische und solide Anteile. Histologisch sind 85–90% epitheloide Tumoren (seröse, Schleim bildende, endometroide und Clearzell-Adenokarzinome). Die übrigen sind maligne Keimzelltumoren (Dysgerminom, Teratom), Tumoren der endodermalen Sinus (Granulosazelltumor) und Sarkome. Die Untergruppe der Borderline-Tumoren hat eine günstigere Prognose. Die Metastasierung erfolgt früh in das Peritoneum, hämatogen über die V. ovarica in die Leber und lymphogen in die Becken- und paraaortalen Lymphknoten.

Diagnostische Mittel der Wahl sind klinische Untersuchung und transvaginaler Ultraschall. Eine chirurgische Intervention ist immer indiziert, da selbst bei fortgeschrittenen Stadien die Patientinnen von einer Resektion oder Tumorreduktion profitieren. Das Staging des Ovarialkarzinoms (Tab. 20.**5**) wird entsprechend vorgenommen, die Prognose hängt von den operativen Befunden und zytohistologischen Ergebnissen ab.

CT und MRT sind in der präoperativen Diagnostik fortgeschrittener (Stadium III–IV) Karzinome

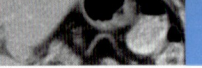

Tab. 20.5 ⋯⇢ *TNM- und FIGO-Klassifikation der Ovarialkarzinome (UICC 1997)*

TNM	FIGO	Definition
T1	**I**	Tumor auf Ovarien begrenzt
T1a	IA	Tumor auf ein Ovar begrenzt; Kapsel intakt; kein Tumorgewebe an der Oberfläche des Ovars; keine malignen Zellen im Aszites/in der Lavage
T1b	IB	Tumor auf beide Ovarien begrenzt; Kapsel intakt; kein Tumorgewebe an der Oberfläche des Ovars; keine malignen Zellen im Aszites/in der Lavage
T1c	IC	Tumor auf ein oder beide Ovarien begrenzt mit einer zusätzlichen Eigenschaft: Kapselruptur oder Tumorgewebe an der Oberfläche des Ovars oder maligne Zellen im Aszites/in der Lavage
T2	**II**	Tumor betrifft ein oder beide Ovarien mit Beckenausbreitung
T2a	IIA	Extension und/oder Absiedelung am Uterus und/oder den Tuben; keine malignen Zellen im Aszites
T2b	IIB	Ausbreitung in andere Beckengewebe; keine malignen Zellen im Aszites/in der Lavage
T2c	IIC	T2a oder T2b mit malignen Zellen im Aszites/in der Lavage
T3	**III**	Tumor an einem oder beiden Ovarien mit gesicherten Mikrometastasen am Peritoneum außerhalb des Beckens (und/oder Lymphknotenmetastasen = N1)
T3a	IIIA	peritoneale Mikrometastasen außerhalb des Beckens
T3b	IIIB	peritoneale Makrometastasen bis max. 2 cm Durchmesser
T3c	IIIC	peritoneale Metastasen > 2 cm (und/oder regionale Lymphknotenmetastasen = N1)
N1	**IIIC**	regionale Lymphknotenmetastasen (A. iliaca interna, A. iliaca communis, A. iliaca externa, lateral sakral, paraaortal, inguinal)
M1	**IV**	Fernmetastasen (außer Peritoneal- und Leberkapselmetastasen)

gleichwertig und dienen der Planung der Tumorresektion oder -reduktion. Aufgabe der Untersuchungen ist vor allem der Nachweis von peritonealen, Knochen- oder Lebermetastasen. Die Genauigkeit variiert je nach Methode (zwischen 60 und 90 %) und der Erfahrung der Untersucher. Die CT ist breiter verfügbar, einfacher zu handhaben, billiger und weniger anfällig gegen Bewegungsartefakte. Die MRT hat Vorteile in der Charakterisierung ovarieller Tumoren und zeigt maligne Lymphknoteninfiltrationen und Skelettmetastasen früher.

Im Rahmen der Nachsorge sollte 6 Wochen nach Operation eine Basisuntersuchung erfolgen. Weitere Untersuchungen sind dann in Abhängigkeit vom klinischen und therapeutischen Prozedere indiziert oder wenn Labor (CA 125) oder Sonographie eine erneute Tumoraktivität anzeigen. Eine Zweitlaparotomie kann so in vielen Fällen vermieden werden.

CT-Morphologie

Allein anhand der CT-Morphologie ist die Einordnung der Dignität häufig schwierig (Abb. 20.**8**). Maligne Herde sind meist größer als 4 cm, es finden sich papilläre Projektionen, Wand und Septen sind

Abb. 20.8 **Wahrscheinlichkeit des Vorliegens eines malignen Ovarialtumors in Abhängigkeit von seiner Makromorphologie** (nach Schiller 1985).

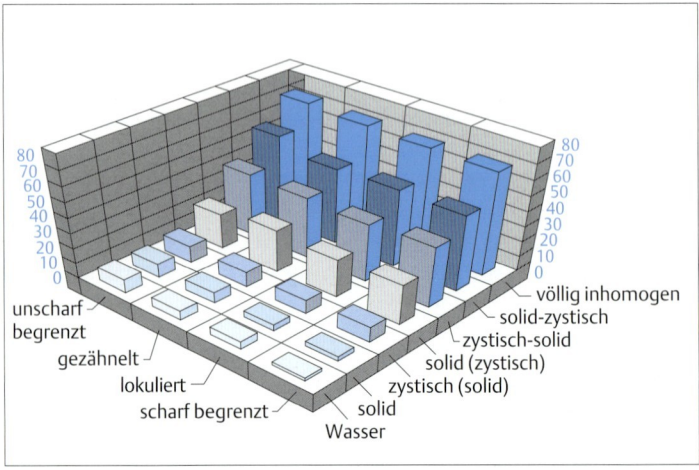

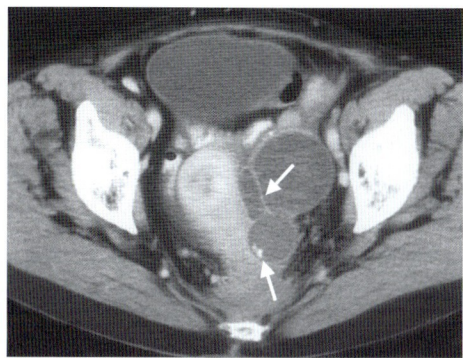

Abb. 20.9 **Zystadenokarzinom.**
Multizystischer, zum Teil septierter Ovarialtumor mit inhomogener Dichte und eingelagerten Verkalkungen (Pfeile). Zustand nach Proktektomie wegen eines Kolonkarzinoms.

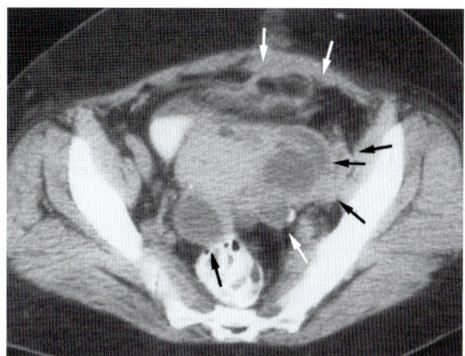

Abb. 20.10 **Ovarialkarzinom.**
Multizystischer, unscharf abgegrenzter Tumor mit inhomogenem Binnenmuster. Peritonealkarzinose (Pfeile).

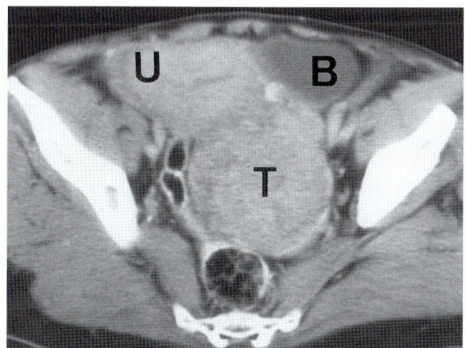

Abb. 20.11 **Endokrin aktiver Thekazelltumor.**
Hypervaskularisierte, inhomogene, scharf vom anliegenden Fett abgegrenzte Raumforderung.
U = Uterus, B = Blase, T = Tumor.

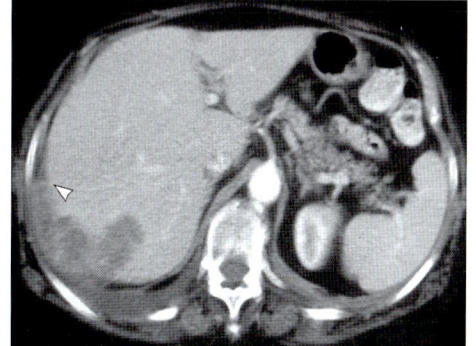

Abb. 20.12 **Peritonealkarzinose eines Ovarialkarzinoms mit Leberinfiltration.**
Beachte den spitzen Winkel (Pfeil) an der Grenze zwischen Leber und fokaler Läsion, der den extrahepatischen Ursprung anzeigt.

dicker als 3 mm, oder es finden sich eine gemischt zystisch-solide Raumforderung, ein lobulierter Tumor oder Tumorgefäße in kontrastverstärkten Untersuchungen (Tab. 20.**4**, Abb. 20.**9** – 20.**11**).

Zeichen der Tumorausbreitung in das Becken sind Distorsionen der Uteruskontur, unregelmäßige Gewebsgrenzen zwischen Tumor und Uterus, Verlust der Weichteilgrenzen zwischen Tumor und Sigma, Kolon oder Blase, der Einschluss oder die direkte Invasion des Sigmas, ein Abstand von der Beckenwand < 3 cm oder vom Tumor eingeschlossene bzw. verlagerte Beckengefäße.

Bevorzugte Lokalisationen der peritonealen Aussaat sind der Douglas-Raum, das infundibulopelvine Band, Omentum, parakolische Rinne und die Unterfläche des rechten Zwerchfells. Andere Stellen

sind Leberoberfläche, Leberpforte, der Morrison-Raum und das Darmgekröse. Die Tumorimplantate stellen sich als noduläre Verdickung und als Kontrastierung der peritonealen Oberfläche dar (vgl. Kapitel 16), fakultativ findet sich Aszites in der Peritonealhöhle oder in der Bursa omentalis. Frühstadien können in der CT nicht erfasst werden, fortgeschrittene Stadien sind durch eine retikulonoduläre Infiltration des Mesenteriums und Omentums charakterisiert („omental cake"). Verkalkungen finden sich häufig in Metastasen seröser Adenokarzinome, während Schleim bildende Karzinome ein Pseudomyxoma peritonei entwickeln.

Lymphknoten (LK) > 1 cm in der kurzen Achse sind suspekt. Involviert sind die LK der Iliaca-externa-, Iliaca-interna- und Iliaca-communis-Gruppe

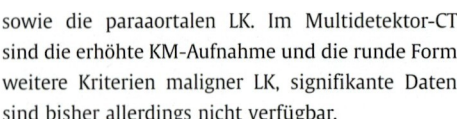
sowie die paraaortalen LK. Im Multidetektor-CT sind die erhöhte KM-Aufnahme und die runde Form weitere Kriterien maligner LK, signifikante Daten sind bisher allerdings nicht verfügbar.

Hämatogene Fernmetastasen finden sich in der Leber, Lunge, den Nebennieren, im Pankreas, in Milz, Knochen und in den Nieren. Die meisten Leberparenchymläsionen resultieren aus einem Übergreifen einer peritonealen Aussaat (Abb. 20.**12**) und sind nicht hämatogener Natur (wichtig für das Staging). Hinsichtlich der morphologischen Kriterien vgl. Kapitel 7 (S. 214).

Tubenkarzinom

Tumoren der Tuba uterina sind selten, die meisten malignen Tumoren sind Adenokarzinome. Sie betreffen meist Frauen jenseits des 65. Lebensjahres und äußern sich klinisch in abnormen Blutungen, Sekretionen oder Schmerzen. Die Tumoren werden klinisch oder radiologisch diagnostiziert. Die Ausbreitung erfolgt rasch in die Peritonealhöhle und die Beckenlymphknoten, das Staging erfolgt anhand der TNM- oder FIGO-Klassifikation. Die Prognose ist schlecht und korreliert mit der Tumorgröße und dem Stadium.

CT-Morphologie

Häufigster Befund ist eine solide Raumforderung in der Fossa ovarica mit KM-Aufnahme. Meist finden sich ein Aszites und Hydrometra. Eine Hydrosalpinx ist nicht immer gegeben.

Dignität zystischer Ovarialprozesse

Speziell bei komplexen ovariellen Befunden ist eine Einordnung der Dignität allein anhand CT-morphologischer Befunde nicht möglich (Abb. 20.**8**). Jugendliches Alter deutet eher auf Benignität, da lediglich 3% aller ovariellen Raumforderungen bei Frauen unter 30 Jahren maligne sind.

Mit relativer Sicherheit kann eine Läsion als benigne gelten, wenn sie unilateral und unilokulär, glatt begrenzt und homogen ist (unabhängig von der Densität) und keine KM-Aufnahme zeigt (Abb. 20.**6**). Je mehr solide Strukturen sich finden und je inhomogener die Formation, desto höher ist die Wahrscheinlichkeit eines Malignoms (Abb. 20.**8** – 20.**11**). Klassische Kriterien der Malignität, wie lobulierte Kontur und unscharfe Grenzen, sind von untergeordneter Bedeutung. Assoziierte Befunde, wie peritoneale Aussaat, Aszites, Lymphadenopathie oder Parenchymmetastasen, sind primär malignitätsverdächtig.

Sofern Sonographie und CT keinen sicheren Anhalt für Malignität ergeben (Tab. 20.**4**), sind sonographische Verlaufskontrollen ausreichend. Im Zweifelsfall oder bei Malignitätskriterien ist eine definitive Diagnose mittels Laparoskopie anzustreben.

Solide Tumoren

Solide benigne und maligne Tumoren des weiblichen Beckens finden sich häufiger im Uterus als in den Adnexen. Sofern sie in Routineuntersuchungen des Abdomens nachgewiesen werden, kann die CT bestimmte morphologische Kriterien zu ihrer Einordnung beitragen. Die Diagnosestellung erfolgt jedoch in der Regel mittels Ultraschall oder MRT.

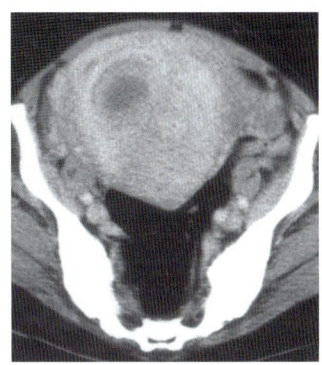

Uterusmyom

Leiomyome des Uterus sind benigne Tumoren der glatten Muskulatur und stellen die häufigste Neoplasie des Uterus dar (20–30% der Frauen in der Prämenopause). Da das Wachstum der Myome von der Östrogensekretion abhängt, werden sie im Erwachsenenalter diagnostiziert und verkleinern sich tendenziell in der Menopause. Bei Vergrößerung und/oder Degeneration können sich klinische Symptome einstellen (Dysmenorrhö, Menorrhagie, Verdrängung angrenzender Organe, Infertilität). Torsionen der subserösen Raumforderung und sarkomatöse Transformationen sind seltene Komplikationen.

Die Myome werden durch die klinische Untersuchung, transvaginalen Ultraschall oder MRT diagnostiziert. Die CT ist nicht indiziert, häufig sind die Myome aber Zufallsbefunde. Die Therapie erfolgt mittels Hysterektomie oder Embolisation der Aa. uterinae.

Abb. 20.14 **Exzessiv vergrößerter Uterus myomatosus.**
Inhomogenes Binnenmuster aufgrund multipler, zum Teil zentral nekrotischer (hypodenser) Myome. Die CT kann ein Malignom nicht sicher ausschließen, im Operationspräparat ergab sich kein Hinweis auf ein Malignom.

CT-Morphologie

Myome kommen submukös, intramural oder subserös vor. Der Uterus ist vergrößert und lobuliert, es finden sich fokale Verdickungen der Myometrien oder Deformitäten des Cavum uteri (Abb. 20.**13**). Gestielte Tumoren können im Bereich der Adnexe, in der Beckenhöhle oder anterior der Aortenbifurkation liegen. Speziell mit der Multidetektor-CT sind multiplanare oder gekrümmte Reformationen für die Ausbreitungsdiagnostik hilfreich. Die Läsionen sind meist rund und scharf begrenzt.

Im kontrastverstärkten Scan können die Myome hypo-, iso- oder hyperdens zum angrenzenden Uterus sein (Abb. 20.**14** u. 20.**15**). In der Frühphase nach KM-Injektion sind die Myome tendenziell hyperdens und in Spätphasen hypodens (Abb. 20.**15**).

Kleine Läsionen sind homogen, größere meist deutlich inhomogen. Hypodense Areale sind Folge hyaliner oder zystischer Degeneration, von Nekrosen oder Infektionen, während hyperdense Einschlüsse für Einblutungen sprechen (Abb. 20.**14**). Schollige dystrophe Verkalkungen finden sich in 10% und sind im CT ein spezifischer Befund.

Nach Embolisation der A. uterina kann die CT KM-Retentionen im Myom unmittelbar nach dem Eingriff demonstrieren. Zentrale Nekrosen imponieren zystisch. Die Differenzierung von Therapieeffekten gegenüber degenerativen Veränderungen kann insbesondere bei multiplen Läsionen schwierig sein.

Subseröse oder gestielte Myome können einem Ovarialtumor ähneln.

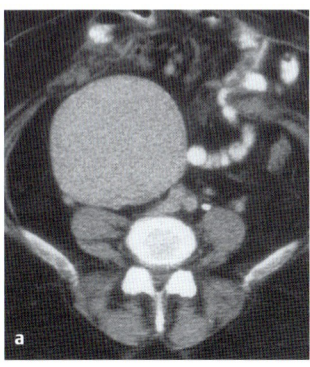
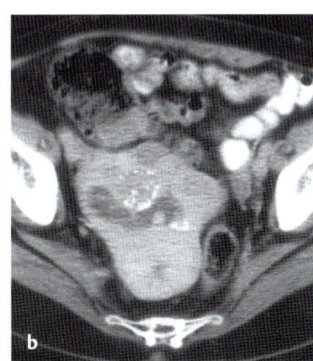

Abb. 20.13 **Erscheinungsformen des Uterus myomatosus.**
a Vergrößerter Uterus mit homogenem Binnenmuster.
b Verkalkungen und zentrale Nekrosen.

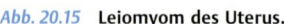

Abb. 20.15 **Leiomyom des Uterus.**
a Hyperdens in der arteriellen Phase nach KM-Injektion.
b Hypodens in der venösen Phase nach KM-Injektion.

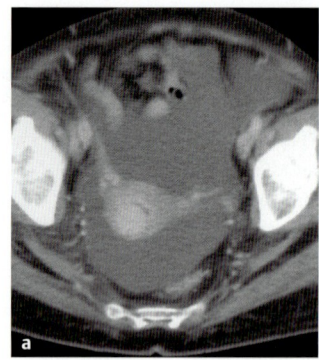 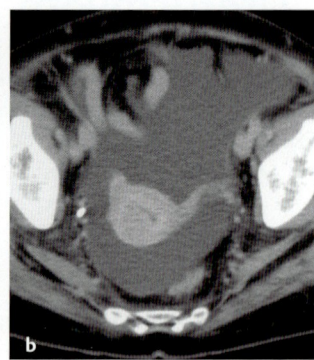

Fibrom und Thekom

Dies sind die häufigsten Ovarialtumoren und stellen Derivate der Stromazellen dar. Sie sind rein fibroblastisch (Fibrom) oder lipidbeladen (Thekom), in der Regel aber kombiniert (Fibrothekom). Thekome finden sich peri- und postmenopausal und häufig in Begleitung von Endometriumkarzinomen. Fibrome sind asymptomatische Läsionen in der Prämenopause.

CT-Morphologie

Die CT-Befunde von Fibromen und Thekomen sind ähnlich: Es zeigt sich eine weichteildichte Strukturvermehrung, gelegentlich mit Verkalkungen. Die KM-Aufnahme ist verschwindend gering, eine Differenzierung zwischen gestielten Fibromen und einem Brenner-Tumor ist häufig schwierig.

Brenner-Tumor

Brenner-Tumoren sind seltene fibröse Tumoren der Ovarien und finden sich meist bei Patientinnen jenseits des 40. Lebensjahres. Der Tumor kann solide, zystisch oder gemischt imponieren. In der Regel ist die Läsion benigne, maligne Formen werden beschrieben.

CT-Morphologie

Die CT zeigt eine scharf begrenzte, unilaterale, solide oder gemischt zystisch-solide Raumforderung. Die zystischen Anteile sind häufig polylokulär. Extensive amorphe Verkalkungen der soliden Anteile sind charakteristisch für den Tumor. Nach KM-Injektion findet sich eine geringe Kontrastierung.

Torsion des Ovars

Torsionen des Ovars kommen häufig vor der Pubertät oder während der Schwangerschaft vor, eine gewisse Prädilektion besteht bei Ovarialtumoren (Dermoid). Akute Torsionen äußern sich klinisch mit kolikartigen Unterbauchschmerzen. Subakute Torsionen sind klinisch schwer zu diagnostizieren, da sie nur unspezifische und unklare Symptome hervorrufen. Der venöse Abstrom ist zuerst beeinträchtigt, was zur Vergrößerung des Ovars mit Ödem führt. Die Abschnürung der arteriellen Versorgung nach zunehmender Verdrehung führt zum hämorrhagischen Infarkt.

CT-Morphologie

Es findet sich eine solide Raumforderung, der Uterus ist zur betroffenen Seite verschoben. Die angrenzenden Blutgefäße sind gestaut, neben freier Flüssigkeit ist auch eine Obliteration der angrenzenden Fettlamellen gegeben. Nach KM-Injektion fehlt die Kontrastierung.

Zervixkarzinom

Zervixkarzinome sind die dritthäufigsten Maligno- me der weiblichen Genitale. Die Inzidenz liegt bei 16 auf 100.000 Frauen, der Altersgipfel zwischen dem 35. und 40. sowie zwischen dem 60. und 65. Lebensjahr. Klinisch finden sich intermenstruel- le oder postmenopausale Blutungen. Risikofaktoren sind frühzeitiger Verkehr und Infektionen mit Papil- lomaviren. Die Früherkennung mit PAP-Abstrichen hat die Mortalität deutlich gesenkt. Bei jungen Frauen sind die Karzinome meist sehr aggressiv.

Histologisch sind 80–90% Plattenepithelkarzino- me, die restlichen sind Adenokarzinome, adeno- squamöse Karzinome oder Schleim bildende mali- gne Adenome – Letztere sind aggressiver. Die Tu- morausbreitung erfolgt direkt in Vagina, Corpus uteri sowie in die Beckenlymphknoten. Die paraa- ortalen und inguinalen LK sind bei Einbeziehung der Beckenwand oder der unteren Vagina involviert. Hämatogene Metastasen in Leber und Lunge finden sich erst in fortgeschrittenen Stadien.

Prognostisch ungünstig sind Zervixkarzinome bei jungen Frauen, Nichtplattenepithel-Tumoren, Läsionen > 4 cm, Stromainvasionen > 5 mm und ei- ne maligne Lymphadenopathie. Das Lymphknoten- Staging ist nicht in der FIGO-Klassifikation enthal- ten. Etwa 5% der Karzinome im Stadium IA-2 und

30–40% im Stadium IB gehen bereits mit Metasta- sen in den Beckenlymphknoten einher. Im Zweifels- fall ist eine explorative Laparotomie zum Staging notwendig (die Rolle der MRT mit USPIO-KM wird derzeit noch erforscht).

Zervixkarzinome werden klinisch durch die gy- näkologische Untersuchung und endozervikale Kü- rettage diagnostiziert. Die Stadieneinteilung erfolgt nach TNM oder FIGO (Tab. 20.**6**). Bei fortgeschritte- neren Stadien wird die bimanuelle Untersuchung unsicher, das Fehl-Staging erhöht sich von 15–20% im Stadium I auf über 60% im Stadium II. Trans- vaginaler Ultraschall, CT und MRT sind in der Be- stimmung der Tiefenausdehnung der Tumoren ge- nauer. Die MRT bietet gegenüber Sonographie und CT gewisse Vorteile, mit Einführung der Multidetek- tor-CT wird sich jedoch in Zukunft auch die Sicher- heit in der CT verbessern.

Aufgaben der präoperativen Bildgebung früher Stadien sind die Indikationsstellung zur Operation und das genaue Staging, dazu gehören vor allem der Ausschluss von Metastasen und die Darstellung ei- ner Parametrieninfiltration. Tumoren im Stadium I und IIA werden mittels Hysterektomie mit oder oh- ne Lymphadenektomie therapiert, Tumoren im Sta- dium IIB und höher sind primär Kandidaten für eine

Tab. 20.6 ⋯⋗ *TNM- und FIGO-Klassifikation der Zervixkarzinome (UICC 1997)*

TNM	FIGO	Definition
Tis	**0**	Carcinoma in situ
T1	**I**	Tumor auf Uterus begrenzt
T1a	IA	invasives Karzinom, mikroskopisch bestätigt
T1a1	IA-1	Stromainvasion < 3 mm Tiefe und < 7 mm horizontale Ausbreitung
T1a2	IA-2	Stromainvasion 3–5 mm Tiefe, < 7 mm horizontale Ausbreitung
T1b	IB	klinisch erkennbare auf Zervix begrenzte Läsion oder mikroskopische Läsion größer als T1a2 oder IA-2
T1b1	IB-1	klinisch erkennbare Läsion < 4 cm
T1b2	IB-2	klinisch erkennbare Läsion > 4 cm
T2	**II**	Tumorausbreitung über Zervix hinaus ohne Beteiligung der Beckenwand oder des distalen Drittels der Vagina
T2a	IIA	ohne Parametrienbeteiligung
T2b	IIB	mit Parametrienbeteiligung
T3	**III**	Tumor erreicht die Beckenwand und/oder das distale Drittel der Vagina und/oder Hydronephrose oder stumme Niere
T3a	IIIA	Tumor erreicht das distale Drittel der Vagina, aber nicht die Beckenwand
T3b	IIIB	Tumor erreicht Beckenwand und/oder Hydronephrose oder stumme Niere
T4	**IVA**	Tumor erreicht die Schleimhaut von Harnblase oder Rektum und/oder breitet sich über das Becken hinaus aus
N1		regionale Lymphknotenmetastasen (parazervikal, parametran, A. iliaca interna, A. iliaca externa, A. iliaca communis, präsakral, lateral sakral)
M1	**IVB**	Fernmetastasen

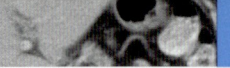

Abb. 20.16 **Zervixkarzinom (VRT sagittal und coronal, 4 × 2,5/15).**

a Obstruktion (Pfeil) der Zervix und konsekutive Sekretretention im Uterus (Hydrometra, Pfeilspitze).

b Vergrößertes linkes Ovar aufgrund einer Mammakarzinommetastase (Pfeil).

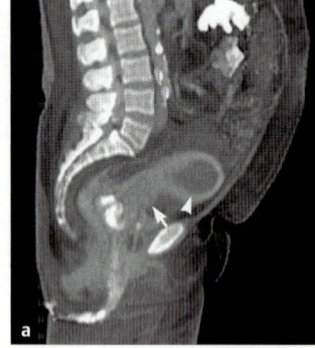
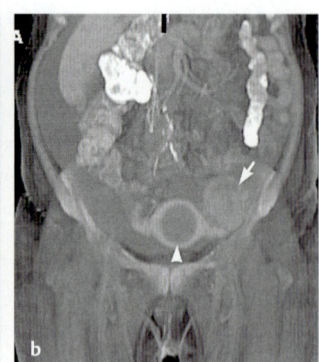

Abb. 20.17 **Invasives Zervixkarzinom.**

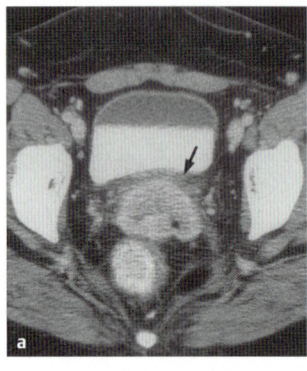
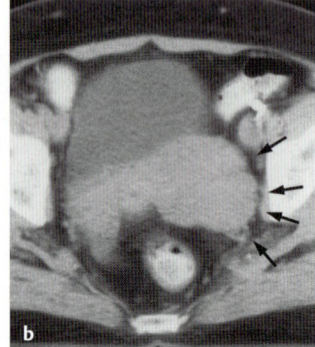
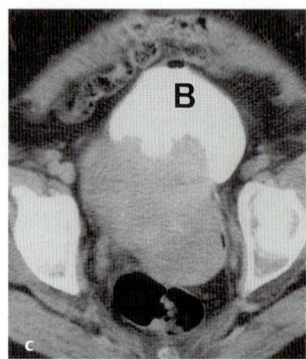

a Stadium IIB: streifige bilaterale Infiltration der Parametrien ohne Ausdehnung in die Beckenwand.

b Stadium IIIB: Infiltration der linken Parametra und obliterierte Fettgrenze zur Beckenwand (Pfeile).

c Stadium IV: Infiltration der Harnblase (B).

Radiotherapie. In klinisch fortgeschritteneren Stadien beeinflusst die Bildgebung die Genauigkeit des Stagings und damit die Therapieentscheidung. Schließlich dient die CT auch der Therapieplanung vor einer Radiatio.

CT-Morphologie

Zervixtumoren sind relativ hypovaskularisiert und bilden eine hypodense Raumforderung oder exzentrische Verdickung der Zervix im kontrastverstärkten CT. Der Uterus kann vergrößert und flüssigkeitsgefüllt sein, sofern der Tumor das Ostium verlegt (Abb. 20.**16**). Die Infiltration der Vagina äußert sich in einer fokalen Wandverdickung.

Die CT-Kriterien einer Parametrienbeteiligung sind (Abb. 20.**17**):

- akzentuierte parametrane Weichteilindurationen oder exzentrische Strukturvermehrungen,
- Obliteration der periureteralen Fettlamellen,

- unregelmäßige und unscharfe Demarkierung der lateralen Zervixgrenze.

Eine perifokale entzündlich-ödematöse Reaktion, z. B. nach invasiver Diagnostik, kann zur Fehlinterpretation einer Parametrienbeteiligung führen. Auch die parauterinen Gefäße und das normale runde Lig. cardinale oder Lig. sacrouterinum sollten nicht als Tumorinvasion interpretiert werden.

Die Ausbreitung in die Beckenwand äußert sich in einer Obliteration der Fettlamellen zum M. obturatorius internus oder piriformis (Abb. 20.**17 b**). Bei einer assoziierten Hydronephrose liegt bereits ein Stadium IIIB vor, auch wenn noch 2–3 mm Fett zwischen Tumor und Beckenwand gegeben sind. Infiltrationen von Nachbarorganen (Blase, Rektum) werden durch Verlust der begrenzenden Fettlamellen oder durch direkten Einbruch des Tumors angezeigt (symmetrische Wandverdickungen, noduläre Induration oder intraluminaler Tumor, Abb. 20.**17 c**).

Beckenlymphknoten mit einem Durchmesser der kurzen Achse von 1 cm und mehr sind suspekt. Jüngere Studien definieren eine Gesamttreffsicherheit von 77–90%, wobei falsch negative Resultate vor allem in Mikrometastasen in Lymphknoten < 1 cm begründet sind. Die kugelige Kontur der Lymphknoten lässt sich am besten mit der Multidetektor-CT

erfassen und ist mit einer erhöhten malignen Inzidenz verbunden. Veränderungen an den inguinalen oder paraaortalen LK definieren ein Stadium IV.

Endometriumkarzinom

Das Endometriumkarzinom (Korpuskarzinom) ist das häufigste Karzinom des weiblichen Urogenitaltraktes mit einer Inzidenz von 28 auf 100.000 Frauen. Die meisten Patientinnen sind zwischen 55 und 65 Jahren alt und beklagen postmenopausale oder intermenstruelle Blutungen. Risikofaktoren sind Adipositas, Diabetes mellitus, Nulliparia und Östrogentherapien (z.B. Tamoxifen).

Histologisch finden sich in 80–90% Adenokarzinome, die zwischen hoch differenziert und anaplastisch eingestuft werden. Weitere Formen sind adenosquamöse, papilläre, seröse oder Clearzell-Karzinome. Die Ausbreitung erfolgt direkt, lymphogen, peritoneal oder hämatogen. Eine paraaortale Lymphadenopathie findet sich auch ohne Beteiligung der Becken-LK, eine Peritonealkarzinose lediglich bei den papillären und Clearzell-Formen. Die Lunge ist hämatogen am häufigsten involviert.

Die Prognose hängt vom histologischen Differenzierungsgrad, der Tiefe der Myometriuminvasion und dem Stadium ab. Die Wahrscheinlichkeit von Becken- und paraaortalen Lymphknotenmetastasen

steigt mit der Tiefe der Gewebsinfiltration. Ist die äußere Hälfte des Myometriums involviert, so findet sich eine LK-Beteiligung in über 40%, wobei zunächst die paraaortalen und parakavalen LK betroffen sind. In 10% der Fälle ist die proximale Vagina infiltriert.

Die Operabilität der Endometriumkarzinome hängt vom Grad der Parametrienbeteiligung ab. Ähnlich wie bei den Zervixkarzinomen bedeutet eine Infiltration der Beckenwand Inoperabilität, derartige Tumoren werden primär der Radiotherapie zugeführt.

Die Diagnose erfolgt mittels bimanueller gynäkologischer Untersuchung und fraktionierter endozervikaler und endometraner Kürettage. Das definitive Staging erfolgt intraoperativ (abdominelle Hysterektomie; zusätzliche Salpingo-Oophorektomie und Lymphadenektomie in fortgeschritteneren Stadien) anhand der TNM- oder FIGO-Klassifikation (Tab. 20.7). Ein präoperatives radiologisches Staging ist den Patientinnen vorbehalten, bei denen die klinische Untersuchung problematisch ist (begleiten-

Tab. 20.7 ⤍ *TNM- und FIGO-Klassifikation der Endometriumkarzinome (UICC 1997)*

TNM	FIGO	Definition
Tis	**0**	Carcinoma in situ
T1	**I**	Tumor auf Corpus uteri begrenzt
T1a	IA	Tumor auf das Endometrium begrenzt
T1b	IB	Tumor erreicht bis maximal die Hälfte des Myometriums
T1c	IC	Tumor erreicht mehr als die Hälfte des Myometriums
T2	**II**	Tumor erreicht die Zervix, aber kein extrauterines Wachstum
T2a	IIA	nur Beteiligung der endozervikalen Drüsen
T2b	IIB	Stromainvasion der Zervix
T3/N1	**III**	lokale und/oder regionale Ausbreitung wie folgt:
T3a	IIIA	Tumor erreicht Serosa und/oder Adnexe (direkt oder metastatisch) und/oder maligne Zellen in Aszites/Lavage
T3b	IIIB	Vaginainfiltration (direkt oder metastatisch)
N1	**IIIC**	LK-Metastasen im Becken (A. iliaca interna, A. iliaca externa, A. iliaca communis, parametran, sakral) und/oder paraaortal
T4	**IVA**	Tumor infiltriert Blasenschleimhaut und/oder Darmschleimhaut
M1	**IVB**	Fernmetastasen (außer Metastasen in der Vagina, Serosa des Beckens oder Adnexe – inklusive Metastasen in den intraabdominellen LK außer paraaortal oder inguinal

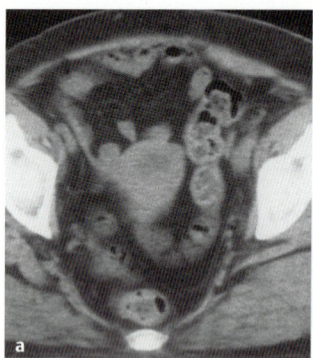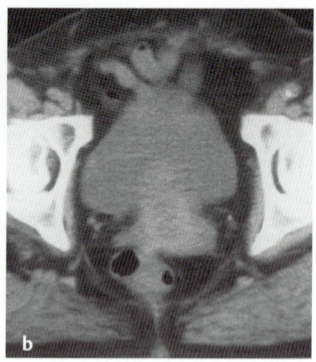

Abb. 20.18 **Korpuskarzinom.** Infiltration der Zervix und beginnende Organüberschreitung (FIGO III).

de Myome, Adenomyomatose) oder bei denen fortgeschrittene Stadien histologisch aggressiver Tumoren bestehen. Normalerweise werden der transvaginale Ultraschall, die Sonohysterographie oder die hoch auflösende kontrastverstärkte MRT eingesetzt. Die CT kann eine extrauterine Tumorausdehnung darstellen, allerdings ist das Staging der Myometriuminvasion im Vergleich zur MRT wesentlich ungenauer. Insofern ist die CT hauptsächlich zur Planung der Radiotherapie heranzuziehen.

CT-Morphologie

Im kontrastverstärkten CT zeigt sich der Tumor als hypodense Raumforderung innerhalb des dilatierten Cavum uteri oder in der Uteruswand. Der Uterus kann insgesamt vergrößert sein, die Beurteilung der Myometriuminvasion ist computertomographisch ungenau.

Die Infiltration des Tumors in die Zervix äußert sich in Form einer Verbreiterung der Zervix auf > 3,5 cm mit hypodenser, inhomogener Strukturvermehrung im fibromuskulären Stroma. Sofern die Zervix okkludiert ist, findet sich eine begleitende Erweiterung des Uteruskavums (Hydrometra, Hämatometra oder Pyometra) (vgl. Abb. 20.16).

Die extrauterine Ausdehnung lässt sich an einer retikulonodulären Infiltration des umliegenden Weichteilgewebes mit unscharfer Kontur des Uterus ablesen (Abb. 20.18). Eine Invasion der Parametrien bis zur Beckenwand führt häufig zur Hydronephrose. Begleitende Strukturvermehrungen an den Ovarien entsprechen Metastasen oder einem Thekom. Bei Ausdehnung in die Beckenwand werden die begrenzenden Fettlamellen zum M. obturatorius internus und piriformis obliteriert. Infiltrationen von Nachbarorganen (Blase, Rektum) werden durch Verlust der begrenzenden Fettlamellen oder durch direkten Einbruch des Tumors angezeigt.

Paraaortale und Beckenlymphknoten mit einem Durchmesser > 1 cm sind suspekt auf Malignität.

> Hervorzuheben ist, dass zuerst die paraaortalen und parakavalen LK infiltriert sind, erst später die Becken-LK.

Rezidive von Uterusmalignomen

Wichtigste Kriterien einer Rezidivinzidenz sind Stadium und Ausdehnung des Tumors zum Zeitpunkt der Erstdiagnose. Ein weiterer wichtiger Punkt ist die histologische Klassifikation. Die frühzeitige Erstdiagnose mit adäquater Therapie (gynäkologische Totaloperation, Radiatio) ist Grundvoraussetzung einer Rezidivprophylaxe.

Beim *Zervixkarzinom* entwickeln 32–35 % der Patientinnen in den ersten 2 Jahren ein Rezidiv. Vaginalstumpf, Beckenwand und Lymphknoten sind

Prädilektionsstellen. Durch den intensiven Einsatz der Radiotherapie im Beckenbereich kommt es tendenziell zu mehr Rezidiven außerhalb des Beckens. Die CT hat in der Rezidivdiagnostik eine Treffsicherheit von 90 % (im Vergleich zur nur moderaten Sicherheit im primären Staging).

Beim *Endometriumkarzinom* ist die Rezidivquote an das initiale Tumorstadium gekoppelt und liegt zwischen 10 und 75 %. Der Ort des Rezidivs ist von der Therapieform abhängig, nach Operation finden sich mehr Rezidive im Becken als nach Radiotherapie. Extrapelvine Manifestationsorte sind das Peritoneum, die Leber und die Lunge. Die Therapieerfolge sind schlechter als in der Initialbehandlung und erfordern ein sehr aggressives Vorgehen.

Die CT ist häufig Methode der Wahl in der Rezidivdiagnostik, da sie breit verfügbar ist, schnell das gesamte Abdomen abdeckt, eine hohe Ortsauflösung bietet und gleichzeitig die Biopsie suspekter Läsionen ermöglicht. Die Differenzierung zwischen Tumorrezidiv und Strahlenfibrose ist allerdings eingeschränkt – hier bietet die bessere Weichteilbeurteilung in der MRT Vorteile. Letztlich ist die MRT aber teurer und die Verfügbarkeit für die abdominelle Diagnostik ist limitiert. Die Rolle der PET im postoperativen Staging wird noch überprüft.

Für die Nachsorge sollte eine Basisuntersuchung (CT oder MRT) 6 – 8 Wochen nach Therapie erfolgen. Weitere Kontrollen sind dann von suspekten klinischen oder sonographischen Befunden abhängig zu machen bzw. dienen der Therapieüberwachung nach Radiatio (Downstaging). Speziell bei der MRT sollte ein Intervall von 8 Monaten nach Radiotherapie eingehalten werden, um zwischen ödematös-entzündlicher Reaktion und Tumorrezidiv unterscheiden zu können.

CT-Morphologie

Die CT stützt sich mehr auf morphologische Kriterien und weniger auf das Kontrastmittelverhalten. Die strukturellen Veränderungen des Rezidivs ähneln denen des Primärtumors.

Beim *Zervixkarzinom* findet sich ein Rezidiv in Form einer soliden Raumforderung ohne Nekrosen (Vaginalstumpf, Abb. 20.**19**) mit begleitender Hydrometra oder Hydronephrose. Rezidive an der la-

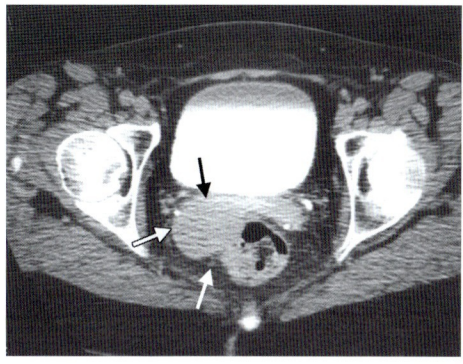

Abb. 20.19 **Scheidenstumpfrezidiv.**
Rezidiv eines Leiomyosarkoms nach Hysterektomie (Pfeile).

teralen Beckenwand imponieren als unregelmäßige Strukturvermehrungen in Höhe des Uterus oder der Vagina oder als Ovarialtumor, häufig mit begleitender Ureterobstruktion. Die Veränderungen an den Parametrien nach Radiatio sind computertomographisch kaum von einem Rezidiv an Rektum oder Harnblase zu differenzieren (Abb. 20.**20**). Extrapelvine Rezidive finden sich in Form einer Lymphadenopathie, hypovaskularisierter Leberläsionen, peritonealer oder omentaler Absiedelungen, Darmveränderungen oder Obliterationen, Lungenherden oder Knochenläsionen an Wirbelsäule und Becken.

Das Rezidiv eines *Endometriumkarzinoms* bildet in der Regel eine Raumforderung im Becken oder eine Becken- oder retroperitoneale Lymphadenopathie. Relativ häufig ist eine Peritonealkarzinose mit Aszites. Die Inzidenz von Fernmetastasen hängt vom histologischen Grad des Primärtumors ab, diese finden sich gewöhnlich im Mesenterium und in der Leber.

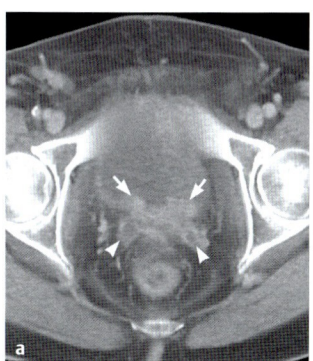 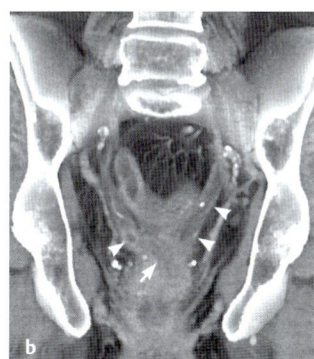

Abb. 20.20 **Rezidiv eines Zervixkarzinoms.**
Infiltration der Blase (Pfeile) und Obstruktion beider Ureteren (Pfeilspitzen). Axiale (**a**) und coronale (**b**) VRT (4×1/6).

Trophoblasttumoren

Die Trophoblastenerkrankungen umfassen Erkrankungen, wie die Blasenmole, invasive Mole und das Chorionkarzinom. Das *Chorionkarzinom* ist ein seltenes Malignom, das bei einer von 300.000 Schwangerschaften diagnostiziert wird. Mehr als 50 % entstehen aus hydatiformen Schwangerschaftsmolen. Es finden sich Gefäßinfiltrationen, Blutungen und Nekrosen. Lokale Invasivität und Fernmetastasen in Lunge, Leber und Gehirn sind nicht ungewöhnlich. Therapie der Wahl ist eine Methotrexat-Chemotherapie.

Diagnose und Verlaufskontrolle erfolgen klinisch und anhand der β-HCG-Bestimmungen. Die Einteilung erfolgt anhand der TNM- oder FIGO-Klassifikation. Zur Differenzialdiagnostik und Bestimmung der Myometriuminvasion sind Sonographie und MRT am besten geeignet, die CT spielt nur eine limitierte Rolle bei der Diagnostik von regionalen und Fernmetastasen.

CT-Morphologie

Die CT kann eine unregelmäßige, exzentrische hypodense Strukturvermehrung im Myometrium oder Endometrium aufzeigen. Oft ist der Uterus deutlich

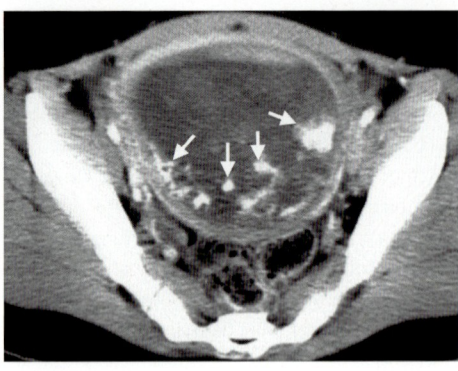

Abb. 20.21 **Blasenmole.** Typische Hypervaskularisation der Trophoblastzotten (Pfeile).

vergrößert. Nach KM-Injektion kontrastieren sich die trophoblastischen villösen Strukturen (Abb. 20.**21**). Die Uterusgefäße sind deutlich vergrößert. Eine Differenzierung der verschiedenen Trophoblastentumoren ist computertomographisch nicht möglich. Mittels Thorax- oder multiphasischer Leberuntersuchungen lassen sich entsprechende Metastasen nachweisen.

Andere primäre Malignome

Primäre *Lymphome* der Ovarien ohne Knochenmarks- oder Lymphknotenbeteiligung sind extrem selten.

Sarkome der Genitale bilden eine heterogene Gruppe seltener Raumforderungen (2 – 3 % der genitalen Malignome). Klinisch führend sind wiederum abnorme vaginale Blutungen. Die Diagnosestellung erfolgt chirurgisch und histologisch. Wichtigste Läsionen sind die Leiomyosarkome des Uterus und der Ovarien (schnelles Wachstum im Vergleich zu den benignen Myomen), endometrane Stromatumoren und mesodermale Mischtumoren (z.B. Müller-Mischtumor). Sarkome haben keine charakteristischen morphologischen Kriterien außer ihrem schnellen Wachstum.

Vaginalkarzinome sind selten und betreffen Frauen zwischen dem 60. und 70. Lebensjahr. Fast alle

Tumoren sind Plattenepithelkarzinome, Prädilektionsstelle ist die obere hintere Vagina. Das sehr seltene Clearzell-Karzinom der Vagina wird durch vorausgegangene Diethylstilbestrol-Exposition (DES) des Uterus begünstigt. Die Ausbreitung des Tumors erfolgt direkt oder entlang der Beckenlymphknoten. Die MRT ist primäres diagnostisches Mittel der Wahl, die CT hat ihre Bedeutung in fortgeschritteneren Stadien oder bei Patientinnen mit Kontraindikationen zur MRT (Abb. 20.**22**).

Vulvakarzinome sind ebenfalls recht seltene Läsionen bei älteren Patientinnen. Klinisch finden sich palpable Raumforderungen, Schmerz, Blutung oder Pruritus. In der Regel handelt es sich um Plattenepithelkarzinome, die Behandlung erfolgt chirurgisch oder mittels Laserablation. Die MRT ist bildgebende Methode der Wahl.

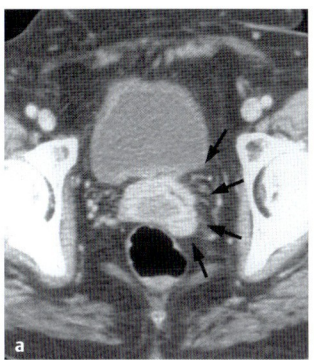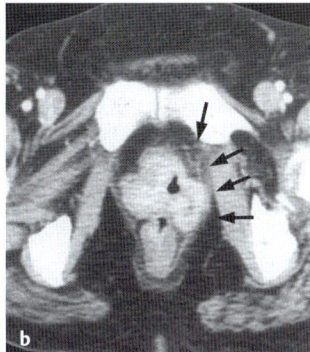

Abb. 20.22 **Invasives Vaginal-karzinom.**
Die keulenartige Auftreibung der Vagina und ihre links unscharfen Grenzen (Pfeile) sprechen für eine extravaginale Tumorausbreitung.

Metastasen

Metastasen in den *Ovarien* machen 10% der ovariellen Malignome aus und finden sich sowohl uni- als auch bilateral. Häufigste Primaria sind Karzinome des Gastrointestinaltraktes, des Pankreas, der Mammae, der Endometrien und das Melanom. Bilaterale Metastasen des Siegelringkarzinoms des Magens heißen Krukenberg-Tumor und haben eine schlechte Prognose. Die Erscheinungsform der Ovarial-

metastasen kann vorwiegend solide oder zystisch sein.

Beim *malignen Lymphom* sind die Ovarien in 30% beteiligt. Die Tumoren sind gewöhnlich groß und bilateral und meist vom Non-Hodgkin-Typ.

Häufiger als Primärtumoren finden sich an der *Vagina* Metastasen von Kolon-, Blasen-, Renalzellkarzinomen oder eines Melanoms.

Entzündungen und vaskuläre Erkrankungen

Entzündungen des Beckens

Entzündliche Erkrankungen des Beckens sind eine häufige Entität bei sexuell aktiven Frauen und mitunter Ursache einer sekundären Infertilität. Ein erhöhtes Risiko besteht bei intrauterinen Kontrazeptiva. Häufigste Erreger einer aufsteigenden Infektion sind Chlamydia trachomatis und Neisseria gonorrhoeae. Eine derart ausgelöste Salpingitis kann mitunter durch perihepatische Flüssigkeitsansammlungen kompliziert werden (Fitz-Hugh-Curtis-Syndrom). Ein Tuboovarialabszess ist Folge einer generalisierten Entzündung mit Flüssigkeitsretention in der Tube.

Die Diagnostik der Entzündungen erfolgt mittels gynäkologischer, laborchemischer und bakteriologischer Untersuchung. Mit der ergänzenden Sonographie können Adnexitis und Endomyometritis sowie mögliche Komplikationen wie Pyosalpinx, Tuboovarialabszess, Douglas-Abszess, Hydronephrose und freie intraperitoneale Flüssigkeit nachgewiesen werden. CT-Indikationen bestehen bei Verdacht auf Komplikationen entzündlicher Erkrankungen und in unklaren Fällen nach vorangegangener Sonographie.

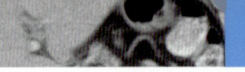

Abszess

Tuboovarial- und Douglas-Abszesse stellen schwere Komplikationen einer Adnexitis oder Endomyometritis dar. Toboovarialabszesse treten uni- und/oder bilateral auf. Die Ovarien sind nicht zwingend vergrößert, eine typische Abszesskonfiguration ist aber immer gegeben.

CT-Morphologie

Beim Tuboovarialabszess finden sich flüssigkeitsgefüllte tubuläre Strukturen im Bereich der Adnexe (Hydrosalpinx) oder multilokuläre Zysten mit unscharfen Grenzen. Ein periovarielles Ödem (akut) oder eine entzündliche Infiltration (chronisch) sind häufig erkennbar. Die Mesosalpinx ist oft verlagert und die Kontur des angrenzenden Uterus induriert. Nach KM-Injektion zeigt die Abszesswand eine kräftige Kontrastierung.

Ein Douglas-Abszess äußert sich meist in Form einer Flüssigkeitsansammlung mit enhancendem

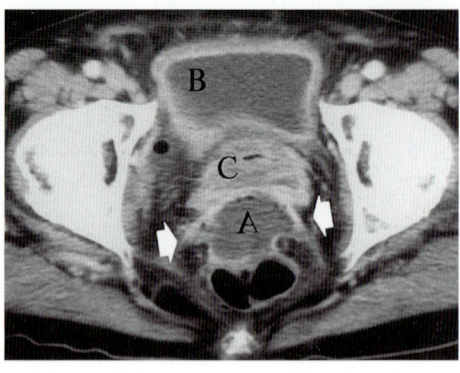

Abb. 20.23   Florider Douglas-Abszess.
Deutliches Rand-Enhancement nach Kontrastmittelinjektion (Pfeile). Gasansammlung nahe der rechten Beckenwand. A = Abszess, B = Blase, C = Corpus uteri.

Randsaum. Die angrenzenden Bänder und Faszien sind entzündlich verdickt (Abb. 20.**23**).

Endomyometritis und Pyometra

Die Endomyometritis tritt besonders postpartal und nach Kürettagen auf. Es finden sich entzündliche Infiltrate und kleine Abszesse in der Uteruswand. Liegt eitriges Sekret im Cavum uteri vor, so spricht man von einer Pyometra. Sonographie und MRT sind der CT überlegen.

> Endometriumkarzinome sind eine häufige Ursache einer Pyometra bei alten Frauen.

CT-Morphologie

Bei der *Endomyometritis* werden der Uterus in der CT inhomogen und die Grenze zum Cavum uteri unscharf dargestellt. Nach KM-Injektion kann sich das Entzündungsareal in dem postpartal stärker durchbluteten Uterus hypodens demarkieren (Abb. 20.**24**). Auch größere Einblutungen und Plazentareste können im Cavum uteri abgrenzbar sein.

Eine *Pyometra* stellt sich als intrauterine Flüssigkeitsretention mit hypodensen, jedoch nicht wasseräquivalenten Dichtewerten dar (Abb. 20.**25**).

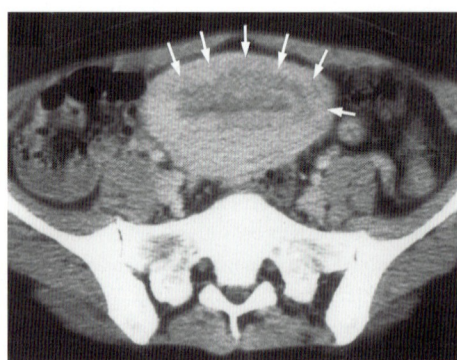

Abb. 20.24   Postpartale Endometritis (10. Tag).
Im postpartal aufgelockerten und vergrößerten Uterus markiert sich die Entzündung hypodens (Pfeile).

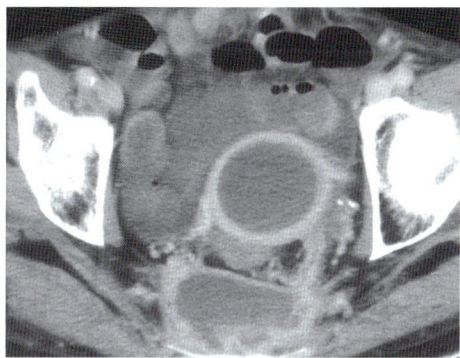

Abb. 20.25 **Pyometra und präsakraler Abszess nach Proktektomie.**
Das Cavum uteri ist aufgetrieben und flüssigkeitsgefüllt, das Myometrium ausgedünnt.

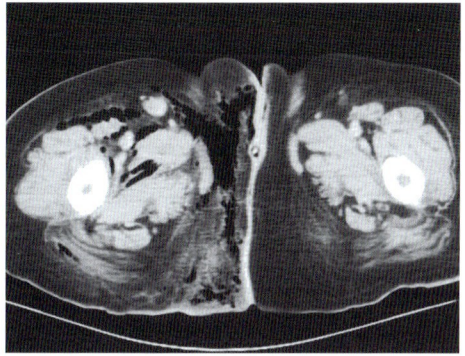

Abb. 20.26 **Fournier-Gangrän.**
Phlegmonöse Ausbreitung der Gaseinschlüsse im Rahmen der nekrotisierenden Fasziitis.

Fournier-Gangrän

Die nekrotisierende Fasziitis ist eine seltene, sich foudroyant ausbreitende aerob-anaerobe Mischinfektion. Als Sonderform gilt die Fournier-Gangrän (nekrotisierende Fasziitis der Vulva), deren Ausgangsort im Anogenitalbereich liegt (oft Bartholini-Drüsen). Die CT ist die diagnostische Methode der Wahl zur Bestimmung der Tiefenausdehnung.

CT-Morphologie

Es finden sich ausgedehnte Gaseinschlüsse und streifige Verdichtungen in den perinealen Weichteilen mit phlegmonöser Ausbreitung entlang der Faszien (Abb. 20.**26**). Differenzialdiagnostisch müssen Gasbrand (Gaseinschlüsse), Erysipel (keine Gaseinschlüsse), Pyoderma gangraenosum und eine synergistische nekrotisierende Phlegmone abgegrenzt werden.

Therapeutisch ist die sofortige radikale Nekrektomie erforderlich.

Septische Ovarialvenenthrombose

Eine septische Ovarialvenenthrombose tritt fast ausschließlich postpartal auf. Sie wird primär sonographisch oder mittels MR-Angiographie diagnostiziert.

Andere Ursachen der Thrombose sind selten; Beckenentzündungen, Thrombosen nach Abort oder nach ausgedehnten Resektionen mit Lymphadenektomie werden beschrieben. Die Venen können auch im Rahmen einer systemischen Koagulopathie obliterieren.

CT-Morphologie

Der Hauptstamm der Ovarialvene, der dem M. psoas lateral des Ureters unmittelbar aufliegt, kann in der CT nach i. v. Kontrastierung beurteilt werden. Die thrombosierte Ovarialvene stellt sich aufgetrieben und zentral hypodens mit KM-Aufnahme der Wand dar. Postpartal ist in 90 % die rechte Vene betroffen.

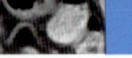

Abb. 20.27 **Gestaute Becken-venen.**
a Gestaute Venen periuterin (Pfeile)
b Mit Abstrom in die dilatierte linke V. ovarica (Pfeil).

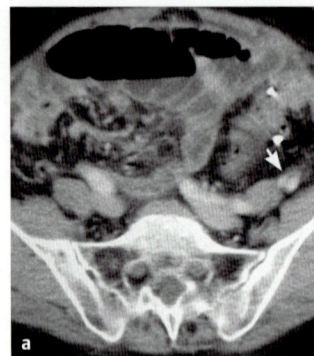
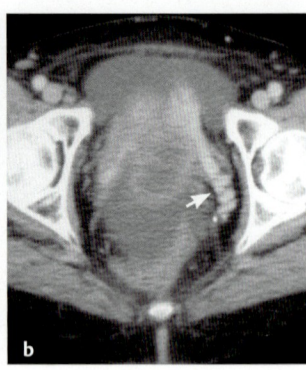

Beckenvarizen

Beckenvarizen betreffen vor allem Multiparia und sind Ursache chronischer dumpfer Schmerzen, die sich bei körperlicher Aktivität verstärken. Diagnostisches Mittel der Wahl ist die farbkodierte Dopplersonographie. Die Therapie erfolgt durch Katheterembolisation.

CT-Morphologie

Die Befunde werden inzidental im Rahmen anderer Indikationen gesehen: Die gonadalen Venen oder Venen des Lig. latum oder der ovariellen Plexus sind deutlich dilatiert (Abb. 20.**27**).

CT in der Schwangerschaft

Die Niedrig-Dosis-CT wurde für die geburtshilfliche Pelvimetrie wiederentdeckt. Sofern sie allerdings in der Frühschwangerschaft vorgenommen werden soll und der Uterus im Strahlenbereich liegt, muss die Dosis an den Fetus angepasst werden. Der volumenbezogene Dosisindex ($CTDI_{Vol}$) stellt eine grobe Abschätzung der Strahlenexposition des Uterus dar und wird dem Radiologen an modernen CT-Systemen angezeigt oder wird aus kVp, mAs, Pitch und Schichtkollimation anhand der Protokolle der Geräteabnahme oder von Routinekontrollen errechnet.

Strahlenassoziierte Schäden am Fetus durch Exposition des graviden Uterus sind körperliche Veränderungen, mentale Retardierung oder eine erhöhte Inzidenz für kindliche Karzinome. Bei Organdosen unter 200 mSv besteht im Vergleich zum natürlichen Risiko keine erhöhte Inzidenz für Fehlbildungen. Für mentale Retardierungen liegt die Grenze bei 1000 mSv, sofern die Exposition außerhalb des Zeitraums 8. bis 15. Schwangerschaftswoche erfolgte. Während dieser kritischen Phase der Hirnent-

wicklung konnte bereits ab einer Dosis von 500 mSv eine leicht höhere Inzidenz der mentalen Retardierung festgestellt werden. Das Risiko für kindliche Tumorerkrankungen überschreitet das natürliche Risiko bereits bei 10 mSv, bei 50 mSv liegt das absolute Risiko bei 0,7 %.

Mit adäquater Technik kann die Expositionsdosis für den Uterus bei einer diagnostischen CT gut unter 20 mSv ($CTDI_{Vol} = 20$ mGy) gehalten werden. Selbst bei multiphasischen Untersuchungen liegt die Organdosis nie über 100 mSv. Trotzdem sollte nach akzidenteller Exposition des graviden Uterus ein Dreistufenplan greifen:

- Ist die geschätzte Dosis ($CTDI_{Vol}$) unter 100 mSv, so liegt kein signifikant erhöhtes Risiko für fetale Anomalien oder mentale Retardierung im Vergleich zur natürlichen Strahlenexposition vor (Stufe 1). Weitere Dosiskalkulationen sind nicht notwendig, die Schwangerschaft muss nicht abgebrochen werden.

- Liegt die geschätzte Dosis über 100 mSv, so sind weitere spezifische Berechnungen für die Dosiskalkulation nach *standardisierten* geräte- und patientenbezogenen *Daten* erforderlich (Stufe 2).
- Liegt die Dosis über 200 mSv, so muss die Dosis noch einmal anhand individueller geräte- und patientenspezifischer *Messwerte* errechnet werden (Stufe 3).

Als Resultat ergibt sich ein individuelles Risiko für den Fetus, so dass in bestimmten Fällen eine Interruptio diskutiert werden muss.

21 Männliches Becken

A. J. van der Molen, K.-J. Lehmann, M. Keberle

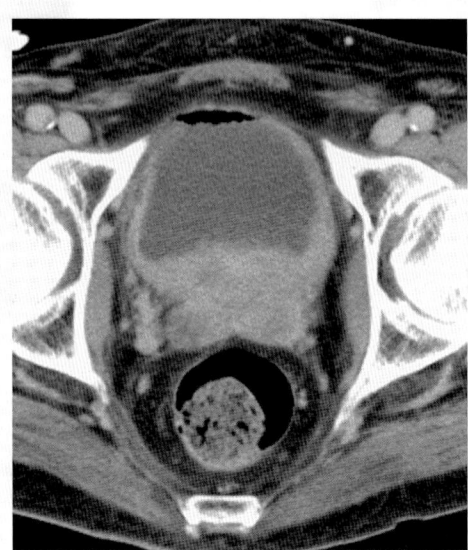

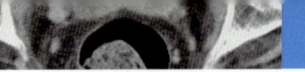

Erkrankungen des Samenstranges, des Hodens, des Nebenhodens und des Penis werden primär sonographisch untersucht. Indikationen zur CT des männlichen Beckens ergeben sich lediglich beim Lymphknotenstaging oder wenn ein organüberschreitendes Wachstum von Tumoren der Prostata oder der Samenbläschen vermutet wird. Diagnostischer Schlüssel im Frühstadium des Prostatakarzinoms sind Labor, transrektale Sonographie, Feinnadelbiopsie und MRT, Letztere bevorzugt mit Endo-rektalspule oder Phased-Array-Beckenspule. Die CT kann nicht zwischen normalem, hyperplastischem und kanzerogenem Drüsengewebe differenzieren. Insofern verbleiben als Indikation das Lymphknotenstaging, der Nachweis einer extrakapsulären Tumorausbreitung und die Nachsorge von Prostata- und Hodentumoren. Charakteristische Befunde des männlichen Beckens, speziell der Prostata, sind häufig Zufallsbefunde bei Beckenuntersuchungen mittels CT (Tab. 21.1).

Tab. 21.1 ⋯▶ *Indikationen zur CT-Untersuchung des männlichen Beckens*

Tumordiagnostik	Hodenkarzinom	essenziell für Lymphknotenstaging (Abdomen) und Metastasenausschluss (Lunge, Leber)
	Prostatakarzinom	Operationsplanung in fortgeschrittenen Stadien* Staging bei Risikopatienten
Bestrahlungsplanung	Prostatakarzinom, Seminom	
Tumornachsorge	Hodenkarzinom	regelmäßige Nachsorge (initial 3-monatige Intervalle)
	Prostatakarzinom	Rezidivverdacht; 6-monatige Nachkontrollen sind nur bei PSA-negativen Tumoren notwendig

* Für diese Indikation ist die CT möglich, die MRT allerdings vorzuziehen

Anatomie

Prostata

Die Prostata hat die Form eines umgedrehten Kegels mit der Basis am Harnblasenboden und der Spitze im Beckenboden (Abb. 21.1). Normalerweise misst das Organ 4,0–4,5 × 3,0–4,0 × 2,5–3,0 cm und ist von einer fibrösen Kapsel umschlossen, die einen Ausläufer der Beckenbodenfaszie darstellt. Anatomisch besteht die Prostata aus 5 Lappen: einem anterioren, einem mittleren, einem posterioren und 2 Seitenlappen. Diese Lappeneinteilung ist inzwischen durch die zonale Anatomie der Prostata ersetzt worden: Der äußere Anteil wird durch das fibromuskuläre Stroma gebildet und entspricht der Prostatakapsel. Die innere Drüse besteht aus dem periurethralen Drüsengewebe und einer Übergangszone, die anterior im Zentrum liegt und die proximale Urethra umkleidet. Die äußere Drüse besteht aus der zentralen und peripheren Zone, wobei die tunnelförmige zentrale Zone an der Basis liegt und die Ductus ejaculatorii enthält, die periphere Zone den Rest der Drüse dorsal, lateral und am Apex bildet (Abb. 21.1 c) und die distale prostatische Urethra umkleidet. Mittels MRT ist die zonale Anatomie durch den unterschiedlichen Wassergehalt der peripheren und zentralen Zone gut differenzierbar. Die kontrastverstärkte CT erreicht dies auch in einem gewissen Maße, wobei die periphere Zone relativ hypodens zu den übrigen Arealen imponiert.

Die paarigen neurovaskulären Bündel finden sich posterolateral bei 5 und 7 Uhr und bilden Leitschienen beim Staging des Prostatakarzinoms. Die Denonvillier-Faszie liegt zwischen der Hinterwand der Prostata und der vorderen Rektumwand. Die lateralen Grenzen werden durch den M. obturatorius internus kranial sowie durch die Crura des M. levator ani kaudal gebildet. Die periprostatischen venösen Plexus (Santorini) bestehen aus multiplen unregelmäßigen und unterschiedlich kalibrierten Gefäßen. Die Urethra verläuft zentral durch die Prostata und bildet im Bereich des zwischen Prostataspitze und Blasenhals gelegenen Colliculus einen spitzen Winkel. Die Ductus ejaculatorii erreichen die Drüse kranial und münden im Bereich des Colliculus seminalis in die Urethra.

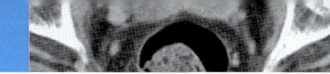

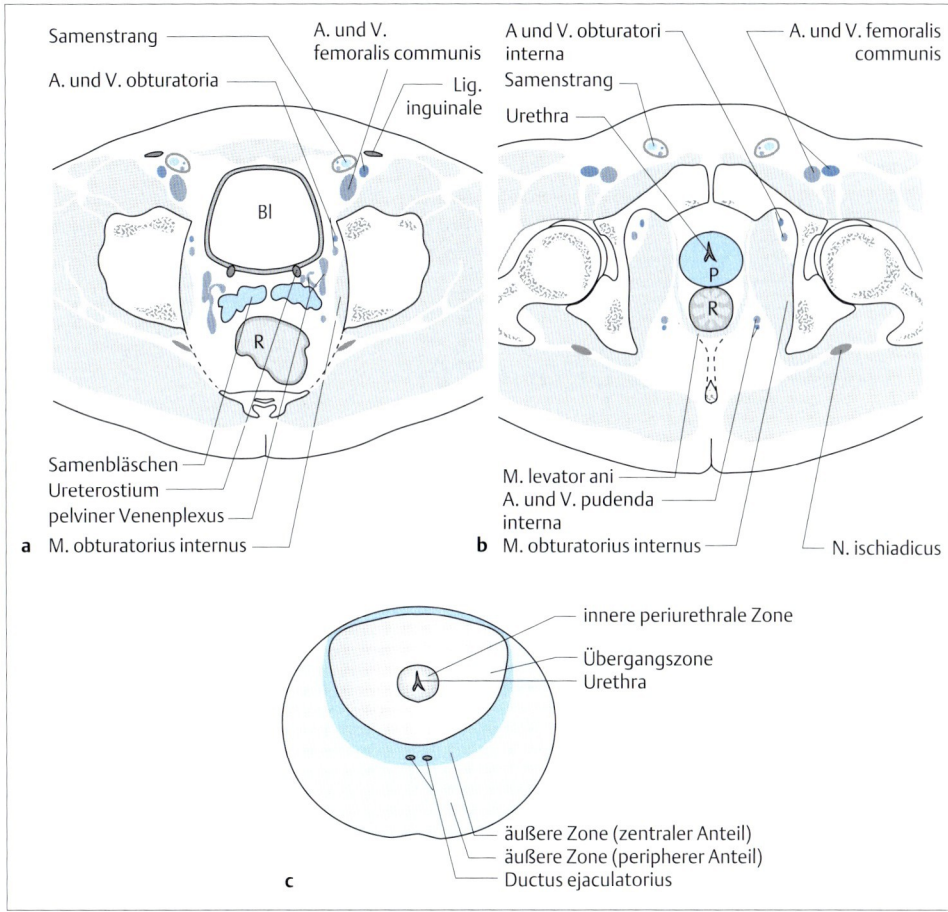

Abb. 21.1 **Anatomie der Prostata.**
a, b Schnittbildanatomie des männlichen Beckens.
c Zonale Anatomie der Prostata bei benigner Prostatahyperplasie.

Samenblasen

Die paarigen und gewöhnlich symmetrischen Samenblasen liegen posterosuperior der Prostata und bilden schräg orientierte tubuläre Konvolute zwischen Hinterwand der Harnblase und Rektum (Abb. 21.**1**). Unilaterale Hypo- oder Aplasien sind extrem selten. Die Größe der Samenblasen ist altersabhängig, die maximale Ausdehnung wird in der 5. und 6. Lebensdekade erreicht. Normalerweise messen sie $4,5 - 5,5 \times 2,0$ cm, ultraschallbasierte Studien definieren ein mittleres Volumen von 8,5 cm³. Symmetrisch „vergrößerte" Samenbläschen sind in der Regel auf eine Flüssigkeitsretention zurückzufüh-

ren, was ohne pathologischen Wert ist. Der Ausführungsgang der Samenblase mündet im ampullären Segment des Ductus deferens.

Die Samenblasen werden lateral von zahlreichen kleinen Gefäßen der periprostatischen venösen Plexus flankiert. Verkalkungen in diesem Bereich entsprechen somit meist Phlebolithen. Der Winkel zwischen Harnblase und Samenblase wird beiderseits durch Fettgewebe ausgefüllt, durch das der Ureter in Richtung Trigonum der Harnblase zieht. Eine Obliteration dieser Fettlamelle spricht für eine Tumorinvasion.

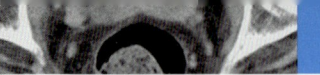

Samenstrang

Der Ductus deferens setzt sich aus der Cauda des Nebenhodens fort und aszendiert durch den Leistenkanal, verläuft im Becken an der Beckenwand und zieht dann nach mediokaudal in den superomedialen Anteil der Samenblase. Nach der Vereinigung mit dem Ausführungsgang der Samenblase wird er Ductus ejaculatorius genannt, zieht durch die Prostata und mündet am Colliculus seminalis. Der Samenstrang lässt sich computertomographisch ab dem Leistenband gut als weichteildichte Struktur mit einem ovalären Fettmantel und umgebender Faszie abgrenzen (Abb. 21.1). Er enthält variable Anteile von Fett und Gefäßen sowie den Ductus deferens.

Hoden und Nebenhoden

Die Hoden sollten in der Regel nicht im Scanvolumen des CT liegen und zusätzlich durch Hodenkapseln vor der Strahlenexposition geschützt sein (cave: Artefakte, sofern im Scanvolumen). Im CT-Bild imponieren die Hoden als homogene ovoide Weichteilstrukturen mit dichter fibröser Kapsel, der Tunica albuginea. Durch die konvergierenden fibrösen Septen bildet diese dorsal das Mediastinum testis. Die Hodenkanälchen (Tubuli seminiferi) bilden ein tubuläres Netzwerk (Rete testis), das im Sinne einer Normvariante dilatiert sein kann. Die normalen inneren Strukturen des Hodens haben eine identische Weichteildichte und sind daher im CT nicht differenzierbar. Die durchschnittliche Größe liegt bei $3,8 \times 3,2 \times 2,5$ cm.

Die Nebenhoden lassen sich im CT schlecht identifizieren. Sie liegen dorsal der Hoden und bestehen aus Kaput, Korpus und Kauda. Im Bereich des posteroinferioren Anteils der Hoden erreichen sie den Ductus deferens. Oberhalb der Nebenhoden umschließen die venösen Plexus pampiniformes die A. testicularis. Eine 1–2 mm breite Flüssigkeitsscheide separiert den Nebenhoden von der Tunica vaginalis und der Skrotalwand.

Untersuchungstechnik

Patientenvorbereitung

Eine gute Darmkontrastierung verbessert die Differenzierung zwischen (kollabierten) Darmschlingen und Lymphknoten. Die orale Kontrastmittelgabe von 1–1,5 l jod- oder bariumhaltiger Lösung bewirkt gleichzeitig eine Füllung der Blase mit Anheben der Dünndarmschlingen. Vorteilhaft ist eine Markierung des Rektums mit ca. 100 ml eines auf 5–10 % verdünnten Kontrastmittels. Eine zu starke rektale Füllung bewirkt die Kompression des pararektalen Fettgewebes und kann die Beurteilung erschweren.

Bei der Multidetektortechnik wird negatives KM (Wasser, Methylcellulose) bevorzugt. Dies bietet den Vorteil, dass es Gefäßdarstellungen oder Volumenrekonstruktionen ermöglicht.

Tab. 21.2 ┈▶ *Empfohlene Untersuchungsparameter*

Allgemein						
Orales KM	1000–1500 ml positives KM, über 60 min vor Untersuchung gegeben					
Rektales KM	optional: 100 ml (Prostatakarzinom) optional: 500 ml (Hodenkarzinom)					
Lagerung	Rückenlage mit Armen über dem Kopf					
Scanbereich	Becken: Crista iliaca bis Sitzbein					
	Retroperitoneum: vom Zwerchfell bis zum Sitzbein					
Atemphase	Inspiration					
Fensterung	Nativ-CT: KM-CT: Knochen (Prostatakarzinom):	W/L=400/40 W/L=400/60 W/L=1500/500				

Scannertyp (Schichten pro Rotation)						
Scanparameter	**1** **SC/TF/RI**	**4** **SC [a]**	**16** **SC [a]**	**64** **SC [a]**	**axial** **SW/RI**	**MPR [b]** **SW/RI**
Screening (Lymphknoten)	5/10/5 ↓	2–2,5 ↓	1–1,5 ↓	1–1,25 ↓	5/4	–
Kleines Becken (Tumorstaging)	3/5/3 ↓	1–1,25 ↓	0,5–0,75 ↓	0,5–0,625 ↓	5/4	4/3 cor, 4/4 sag

Kontrastinjektion [c]	**V/F/D**	**V+N/F/D**	**V+N/F/D**	**V+N/F/D**	**Bemerkungen**	
Screening	120/2/70	100+50/2/65	100+50/2/75	100+50/2/80		
Tumorstaging [d]	120/4/40	120+50/4/20A	120+50/5/20A	120+50/5/20A	Trigger: Aorta (L1/2)	

SC=Schichtkollimation (mm), TF=Tischvorschub (mm/Rotation), RI=Rekonstruktionsinkrement (mm), ↑↓=Scanrichtung
SW=effektive Schichtdicke (mm), MPR=multiplanare Reformation, axial=axiale Schichtung, cor=coronal,
V=KM-Volumen (ml), N=NaCl-Volumen (ml), F=Flussrate (ml/s), D=Startdelay (s). KM-Konzentration=300 mg Jod/ml
[a] Pitch P=TF/(N×SC): ca. 1,5 (4 Schichten); 1,2–1,5 (16 Schichten); 0,9–1,2 (64 Schichten);
[b] MPR aus dem sekundären Rohdatensatz mit SW/RI=1–1,5/0,7 oder 0,5–0,8/0,5
[c] Bolustriggerung für MDCT, Startdelay nach Erreichen eines Kontrastanstiegs von 100 HE in der Triggerregion (A=Aorta)
[d] Die Ureteren können durch Injektion von 20–30 ml KM 3–5 min vor der Untersuchung kontrastiert werden

Scantechnik

Die Diagnostik extrakapsulärer oder extravesikulärer Tumoren leidet meist unter Partialvolumeneffekten. Damit bedarf die Untersuchung der Prostata und Samenblasen einer adäquat dünnen Kollimation mittels Spiral- oder Multidetektor-CT (Tab. 21.2). Die Tumorabgrenzung wird durch multiplanare Reformationen in coronaler und sagittaler Ebene erleichtert.

Aufgrund der hohen Inzidenz von Knochenmetastasen sollte beim Staging des Prostatakarzinoms die Untersuchungsregion immer auch im Knochenfenster beurteilt werden.

Kontrastmittelinjektion

Eine i.v. Kontrastmittelgabe ist nicht obligat, erleichtert jedoch die Abgrenzung der Gefäße gegenüber Raumforderungen oder Lymphknoten. Die zonale Anatomie der Prostata ist nach KM-Injektion visualisierbar, allerdings ist die diagnostische Wertigkeit nur untergeordnet. Mit höheren Injektionsgeschwindigkeiten und einem Startdelay von 30 s erscheint die zonale Anatomie am deutlichsten. Gleichzeitig verbessern die hohen Flussraten auch die Kontrastierung der Harnblasenwand, was eine eventuelle tumoröse Infiltration klarer markiert. Prostatakarzinome und die meisten Hodentumoren metastasieren nicht in die Leber, insofern ist kein leberassoziiertes KM-Protokoll notwendig.

Die Kontrastierung der Ureteren ist besonders bei Harnstau hilfreich. In den meisten Fällen werden für eine optimale Ureterkontrastierung 20–30 ml KM 5–30 min vor der Untersuchung i.v.

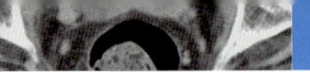

appliziert (das Delay hängt vom Grad der Obstruktion ab). Werden höhere KM-Mengen injiziert, so können bei Prallfüllung der Harnblase mit kontrastiertem Harn Prostata und Samenblasen durch die

Aufhärtungsartefakte überlagert werden (vgl. Abb. 7.**31**), des Weiteren ist auch auf Bewegungsartefakte zu achten, die durch den verstärkten Harndrang ausgelöst werden.

Kongenitale Fehlbildungen

Hodenektopie

Die Hodenektopie ist relativ selten. Der Hoden verlässt die Bahn des normalen Deszensus und gelangt in eine abnorme Position (meist inguinal, seltener femoral oder in der kontralateralen Skrotalhöhle).

CT-Morphologie

Im genannten Bereich findet sich eine ovoide Weichteilstruktur. Inguinal liegt diese oberflächlich und lateral des äußeren Leistenrings.

Kryptorchismus

Beim Kryptorchismus deszendiert der Hoden unvollständig und bleibt auf dem Weg des normalen Deszensus liegen (72 % im Leistenkanal, 20 % präskrotal und 8 % im Abdomen). Die Inzidenz liegt bei den Jungen über 1 Jahr um 0,5–0,8 %, die rechte Seite ist bevorzugt betroffen, bilateral besteht ein Maldeszensus bei einem Drittel. Der Kryptorchismus beeinträchtigt die normale Spermienproduktion und weist eine höhere Inzidenz von Hodentumoren auf, bevorzugt Seminomen (etwa 1 von 20 abdominellen und 1 von 80 inguinalen Testes). Sonographie und MRT sind die bildgebenden Methoden der Wahl, die CT bietet sich zur Lokalisationsdiagnostik vor allem intraabdominell an. Bei unklarem bildgebendem Befund ist eine Laparoskopie indiziert.

CT-Morphologie

Ein maldeszendierter Hoden imponiert als ovoide Struktur in typischer Lokalisation entlang des Ureters oder Samenstranges und ist in der Regel kleiner als ein normal gelegener (verminderte Durchblutung). Generell ist es einfacher, den Hoden im Bereich des Leistenkanals und des unteren Beckens aufzuspüren als im oberen Becken oder unteren Abdomen, wo Gefäße, Darmschlingen und Lymphknoten zu Verwechslungen führen können.

Extraskrotale Testes haben aufgrund ischämischer Veränderungen mitunter eine inhomogene Weichteildichte (sensitiver in der MRT darstellbar). Große maldeszendierte Hoden (> 2 cm) und fokale hypodense Areale sind suspekt auf eine maligne Transformation.

Benigne Läsionen

Benigne Läsionen von Hoden und Prostata sind keine CT-Indikation, stellen jedoch häufige Zufallsbefunde dar. MRT und Sonographie sind der CT in der Differenzierung intra- und extratestikulärer Läsionen sowie liquider von soliden Prozessen überlegen.

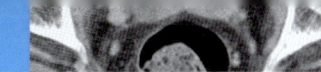

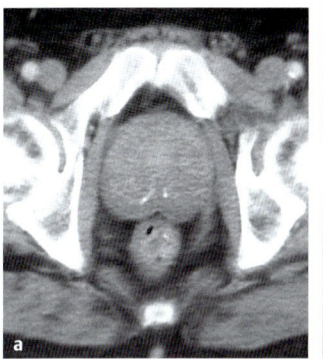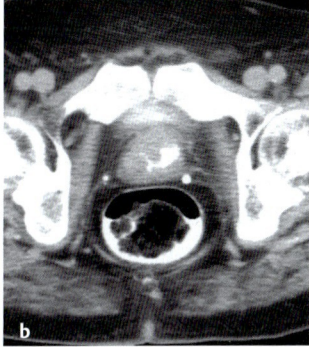

Abb. 21.2 **Prostataverkalkungen.**
a Verkalkung im Ductus ejaculatorius bei benigner Prostatahyperplasie.
b Nachkontrolle eines Patienten nach TUR mit Nachweis maligner Zellen. Die CT zeigt schollige, typisch benigne Verkalkungen der Prostata neben Phlebolithen.

Verkalkungen

Verkalkungen im Bereich des männlichen Genitale sind häufige Zufallsbefunde.

CT-Morphologie

Verkalkungen in Samenstrang, Samenbläschen oder Prostata sind auf degenerative oder entzündliche Veränderungen zurückzuführen (Tab. 21.**3**). Kleine Verkalkungen der Prostata (bis Traubenkerngröße) werden in der Regel durch unspezifische Steinbildungen im Prostatasekret verursacht, die einen harmlosen Nebenbefund darstellen (Abb. 21.**2 a**). Grobschollige Verkalkungen sind entzündlicher Natur oder treten bei der benignen Prostathypertrophie und nach transurethraler Resektion (TUR) auf (Abb. 21.**2 b**). Verkalkungen der Samenblasen finden sich im Rahmen des Diabetes mellitus oder nach Tuberkulose. Selten bilden sich bei Nierensteinpatienten Konkremente variabler Größe in den Sa-

Tab. 21.3 ⋯⋙ *Verkalkungen in den männlichen Beckenorganen*

Samenstrang	Diabetes degenerative Veränderungen Tuberkulose, Lues, unspezifische Infektionen
Samenblasen	Tuberkulose Gonorrhö Schistosomiasis
Prostata	verkaltes Sekret nach TUR Tuberkulose

menbläschen. Kleine Verkalkungen lateral der Prostata entsprechen meist Phlebolithen im periprostatischen Venenplexus (Abb. 21.**2 b**). Eine sog. Mikrolithiasis (winzige Verkalkungen) der Hoden stellt eine Prädisposition für maligne Erkrankungen dar. Verkalkungen der Nebenhoden finden sich bei 3 % der männlichen Bevölkerung.

Benigne Prostatahyperplasie

Die benigne Prostatahyperplasie ist ein häufiger Zufallsbefund bei älteren Männern und äußert sich in einer Vergrößerung der zentralen Drüsenanteile. Die glandulären und interstitiellen Komponenten in der Übergangszone sind proliferiert, häufig finden sich auch Verkalkungen („Prostatasteine"). Fokale Veränderungen sind nodulär oder adenomyomatös. Das Stadium der Erkrankung richtet sich nach den klinischen Symptomen und nicht nach der Größe des Organs oder dem Grad der Blasenbo-

denimpression. Die Prostatahyperplasie ist keine unmittelbare Indikation zur Diagnostik mittels CT.

CT-Morphologie

Die benigne Prostatahypertrophie äußert sich in einer Organvergrößerung (Transversaldurchmesser > 5 cm), die von einem Adenom nicht zu differenzieren ist. Das periphere typischerweise nicht hyperplastische Gewebe markiert sich als hypodense

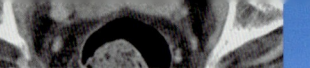

Abb. 21.3 **Prostatahyperplasie.**

a Die Übergangszone erscheint hyperdens nach KM-Injektion im Gegensatz zu den hypodensen lateralen und peripheren Anteilen.

b Ein hypervaskularisierter Fokus (Pfeil) bei normal großer Drüse und unauffälligen PSA-Werten. Die CT-Morphologie ist hochsuspekt auf ein Malignom, eine Biopsie sollte erfolgen.

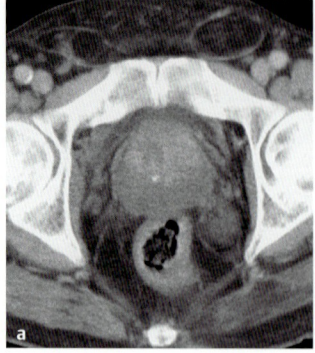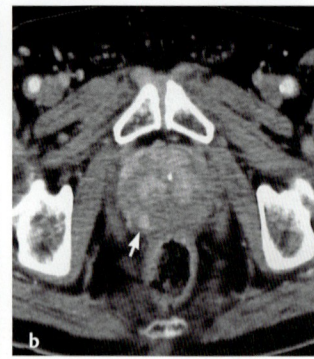

Zone nach KM-Injektion (Abb. 21.3 a). Bei höheren Injektionsgeschwindigkeiten können sich hypo- oder hyperdense Knötchen finden (Abb. 21.3 b). Bis dato gibt es dafür kein histologisches Korrelat. Bei deutlicher Hypertrophie zeigt sich eine Impression des Blasenbodens, die zu subvesikalen Obstruktionen führen kann. Äußerlich ist die Drüse glatt begrenzt und vom Fettgewebe und M. levator ani klar abgrenzbar.

Zystische Prostataläsionen

Zystische Veränderungen der Prostata finden sich gelegentlich als Zufallsbefund im CT. Häufig sind diese kongenital und werden sonographisch oder – nach Notwendigkeit – bioptisch abgeklärt.

Utrikuluszysten sind Dilatationen des Utrikulus und finden sich häufig im Zusammenhang mit anderen Anomalien des Urogenitalsystems. Sie sind 8–10 mm lang und münden posterior in die Urethra. *Zysten des Müller-Ganges* sind Relikte des Müller-Gangsystems und zeigen keine Begleitanomalien. Klinisch finden sich Harnretentionen, Infektionen oder Harnkonkremente. Häufig zeigt sich ein Zapfen zum Colliculus, der mit einer höheren Karzinominzidenz einhergeht. *Zysten des Ductus ejaculatorius* sind selten. Sie sind kongenital oder postentzündliche Folge einer Obstruktion. *Zysten des Ductus deferens* sind ebenfalls selten und liegen meist im Bereich der Ampulle (Tab. 21.4).

Tab. 21.4 ⸺⊳ *Zystische Läsionen der Prostata*

Kongenital	
Utrikuluszyste	gewöhnlich < 10 mm, mittig in der zentralen Zone der Prostata; Kommunikation mit der Urethra; andere Anomalien der Genitale; Hypospadie, Kryptorchismus
Zyste des Müller-Ganges	groß, häufig über Prostata hinausreichend; Mittellinie, kann verkalken; 3. oder 4. Lebensdekade; Zapfen zum Colliculus
Zyste des Ductus ejaculatorius	paramedian; selten; kann Verkalkungen enthalten; Dilatation der ipsilateralen Samenbläschen
Zyste des Ductus deferens	paramedian; sehr selten; Ampullenregion; Dilatation des ipsilateralen Samenbläschens
Erworben	
Retentionszyste	1–2 cm, ubiquitär, 5.–6. Lebensdekade
Prostataabszess	Fieber, unregelmäßige Form, Septierungen; 5.–6. Lebensdekade
Parasitäre Zyste	Echinokokkose oder Schistosomiasis (sehr selten)
Zystische Degeneration	kleine Zysten in einer benignen Prostatahyperplasie
Karzinom mit zystischen Komponenten	transmurale Ausbreitung; Stadium T2 oder kleinere Läsionen sind von der benignen Prostatahyperplasie nicht differenzierbar
Postoperativ	nach TUR oder Adenomenukleation

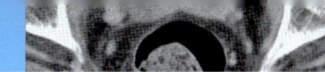

CT-Morphologie

Utrikuluszysten liegen in der Mittellinie und sind meist tränenförmig. Zysten des Müller-Ganges liegen in der Mittellinie retrovesikal und sind meist größer als die Utrikuluszysten, manchmal zeigen sich Verkalkungen oder Konkremente. Zysten des Ductus ejaculatorius und Ductus deferens liegen paramedian. Die CT ist in der Differenzierung dieser Prostataläsionen generell zu ungenau (Abb. 21.**4**).

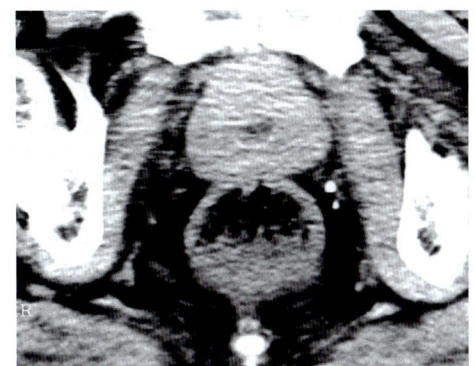

Abb. 21.4 **CT-Kontrolle nach Enukleation eines Adenoms.**
Die CT zeigt die hypodense Zone des ehemaligen Adenoms.

Hodenzysten

Hodenzysten sind selten und in der Regel solitär, treten idiopathisch, nach Entzündung oder posttraumatisch auf. Im Mittel messen sie 5–7 mm, liegen meist im Bereich der Rete testis und kommen mit assoziierten Zysten im Nebenhoden vor. 10–20% liegen peripher in der Tunica albuginea. *Tubuläre Ektasien der Rete testis* sind häufige Befunde bei älteren Männern und in der Regel bilateral, damit im Zusammenhang stehen Spermatozelen oder Veränderungen am Nebenhoden. *Epidermoide* sind sehr seltene zystische Läsionen im Hoden, die zu 1% neoplastisch werden. Die Differenzierung von anderen Keimzelltumoren ist in der Regel nicht möglich, weshalb Epidermoide grundsätzlich reseziert werden.

CT-Morphologie

Es finden sich einfache, liquide, glatt begrenzte Zysten im Hodenparenchym oder in der Peripherie ohne KM-Aufnahme. Bei der tubulären Ektasie sind die Tubuli in der Mediastinalregion dilatiert. Epidermoide sind definierte zystoide Raumforderungen mit variabler Densität.

Hydrozele

Hydrozelen sind Flüssigkeitsansammlungen innerhalb der Tunica vaginalis testis, die kongenital oder erworben vorkommen. Letztere sind idiopathischer Natur oder treten nach Trauma, Radiatio und Entzündung auf. Seltener finden sich Hydrozelen im Samenstrang.

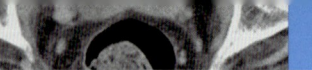

CT-Morphologie

Hydrozelen stellen sich als flüssigkeitsäquivalente Raumforderungen variabler Größe um die Hoden dar (Abb. 21.**5**). Gelegentlich zeigen sich feine Septen. Eine erhöhte Dichte der Flüssigkeit zeigt Komplikationen wie Entzündung oder Blutung an.

> Hydrozelen können die Erstmanifestation eines Hodenkarzinoms darstellen.

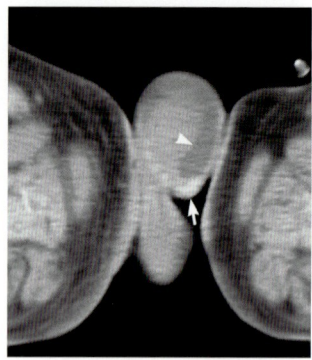

Abb. 21.5 **Zufallsbefund einer Hydrozele (Pfeilspitze) und dilatierter Venen einer Varikozele (Pfeil).** Der Patient wurde bei dem Verdacht einer Lungenembolie und einer tiefen Thrombose untersucht.

Nebenhodenzyste und Spermatozele

Nebenhodenzysten sind Dilatationen der Tubuli, können multipel und ubiquitär im Nebenhoden auftreten mit Größen zwischen wenigen Millimetern und mehreren Zentimetern. *Spermatozelen* sind Retentionszysten am Caput epididymidis und imponieren mitunter gekammert. Meist sind die Läsionen kleiner als 1 cm und relativ prall. Beide Entitäten können bilateral auftreten und werden palpatorisch diagnostiziert.

CT-Morphologie

Nebenhodenzysten imponieren als definierte zystische Strukturen ohne KM-Aufnahme, bevorzugt im Bereich des Caput epididymidis. Die Dichte ist abhängig vom Inhalt, meist liegt sie über der von Spermatozelen. CT-morphologisch ist eine Nebenhodenzyste nicht von einer Spermatozele zu differenzieren.

Varikozele

Varikozelen entsprechen dilatierten und elongierten Venen des Plexus pampiniformis und der V. spermatica interna. Sie entstehen idiopathisch oder durch Insuffizienz der Venenklappen. Die Erkrankung findet sich bei 10% der gesunden und 50% der subfertilen Männer, mitunter sogar bilateral. Da die linke V. spermatica in die linke Nierenvene mündet, treten Varikozelen immer linksseitig auf. Die Diagnose erfolgt palpatorisch und mit farbkodierter Dopplersonographie. Im CT sind Varikozelen Zufallsbefunde.

CT-Morphologie

Varikozelen imponieren als weichteildichtes intraskrotales Konvolut, gewöhnlich in Nachbarschaft des Samenstranges. Die Dichte entspricht der von Blut (bzw. anderen Venen), entsprechend ist die Diagnose am besten im kontrastverstärkten Scan zu stellen (vgl. Abb. 21.**5**).

> Bei einer rechtsseitigen Varikozele sollte ein obliterierender Tumor im Bereich der V. spermatica (gewöhnlich Nierentumor) ausgeschlossen werden.

Vergrößerte Samenblasen

Die Größe der Samenblasen kann stark variieren. Symmetrisch „vergrößerte" Samenblasen werden meist durch eine Flüssigkeitsretention verursacht, die ohne pathologischen Wert ist. Größere Retentionszysten der Samenblasen sind selten und am besten mittels MRT mit endorektaler Spule abzuklären. Differenzialdiagnostisch ist die maligne Infiltration der Samenblasen abzugrenzen, die am häufigsten von einem Prostatakarzinom ausgeht.

CT-Morphologie

Die vergrößerten Samenblasen erscheinen aufgrund einer Flüssigkeitsretention inhomogen, oft mit nodulärer Begrenzung durch kleine Retentionszysten.

Letztere weisen nur bei größerem Durchmesser (Partialvolumeneffekte!) flüssigkeitsäquivalente CT-Werte auf. Der Winkel zwischen Harn- und Samenblase ist nicht verstrichen.

Die maligne Infiltration der Samenblasen führt typischerweise zu einem Verstreichen des Winkels zwischen Harn- und Samenblase. Die Tumorinvasion imponiert mehr homogen und weichteildicht ähnlich der Prostata. Das Volumen der Samenblasen kann zur Bestimmung der Ausdehnung eines organüberschreitenden Prostatakarzinoms herangezogen werden. Ein Gesamtvolumen $< 15\,cm^3$ bei symmetrischen Samenblasen senkt die Wahrscheinlichkeit für eine Organüberschreitung des Prostatakarzinoms auf 20%.

Benigne Skrotaltumoren

Der *andenomatoide Tumor* ist die häufigste extratestikuläre Neoplasie. Sie findet sich im Bereich des Nebenhodens oder Samenstranges bei Patienten zwischen dem 25. und 50. Lebensjahr. Die Tumoren können rund und scharf begrenzt oder plaqueförmig und unscharf imponieren. *Lipome* finden sich gelegentlich im Samenstrang und sind durch ihre charakteristisch geringe Dichte leicht identifizier-

bar. *Fibröse Pseudotumoren* sind seltene Läsionen der Tunica albuginea, Tunica vaginalis oder der Nebenhoden. Sie erscheinen als lobulierte Weichteilvermehrung oder zirkuläre Verdickung der Tunica. Die meisten entstehen sekundär nach Entzündung oder Trauma, in 50% findet sich eine begleitende Hydrozele.

Maligne Tumoren

In der Primärdiagnostik der Hoden- und Prostatakarzinome besitzt die CT keine Bedeutung, da sie nicht zwischen benignen und malignen Läsionen differenzieren kann. Indikationen ergeben sich für das N- und M-Staging von Tumoren der Hoden, des Skrotums, des Samenstranges und des Neben-

hodens sowie für die lokale Ausbreitungsdiagnostik bei fortgeschrittenen Prostatakarzinomen. Die Diagnostik von Fernmetastasen im Abdomen oder Thoraxraum erfolgt häufiger mittels CT als mittels MRT.

Hodenkarzinom

Hodentumoren bilden bis zu 5% aller Tumoren des Urogenitaltraktes und haben eine Inzidenz von 12 auf 100.000 Männer. Der Altersgipfel der Nichtseminome liegt zwischen dem 15. und 25. Lebens-

jahr, der von Seminomen zwischen dem 25. und 35. Lebensjahr. Es finden sich allerdings auch Tumoren bei Kindern zwischen 5 und 10 Jahren. Klinisch bestehen vergrößerte Testes oder eine schmerzlose palpable Raumforderung. Eine enge Verbindung besteht zum Kryptorchismus: 10% aller Hodentumoren entstehen auf der Basis eines Maldeszensus.

Histologisch sind 95% Keimzelltumoren und werden in Seminome (40%) und Nichtseminome (60%) unterteilt; zu Letzteren zählen die Embryonalzellkarzinome (20%), Teratome/Teratokarzinome (20%), Mischzelltumoren (20%) und die seltenen Choriokarzinome. Die restlichen 5% sind testikuläre Stromatumoren, wie Sertoli-Zell-, Leydig-Zell- oder mesenchymale Tumoren.

Die Tumorausbreitung erfolgt auf direktem Weg, lymphogen oder hämatogen. Keimzelltumoren metastasieren in einer vorhersehbaren Art und Weise zunächst in die intraaortokavalen und paraaortalen Lymphknoten im Bereich des Nierenhilus und dann absteigend bis zur Aortenbifurkation. Generell sind die ipsilateralen (80–85%) oder ipsi- und kontralateralen (15–20%) LK involviert. Primäre kontralaterale Metastasen sind bei Tumoren des rechten Hodens selten, treten bei denen des linken Hodens nie auf. Der Befall der Becken-LK spricht für eine Infiltration des Nebenhodens und Samenstranges, inguinale Lymphome treten erst nach Infiltration der Skrotalhülle oder nach Operation am Skrotum oder in der Leiste auf. Fernmetastasen finden sich in Leber und Lunge, besonders früh im Rahmen eines Choriokarzinoms.

Die Diagnose erfolgt palpatorisch, laborchemisch (LDH, AFP, β-HCG) und sonographisch (farbkodierter Doppler). Die MRT empfiehlt sich in unklaren Fällen. Die histologische Einordnung und das T-Staging im Rahmen der TNM-Klassifikation (Tab. 21.**5**, Tumormarker inklusive) erfolgen am Operationspräparat, das Lymphknotenstaging und der Nachweis von Fernmetastasen sind Aufgabe der CT. Weitere CT-Indikationen sind die Nachkontrolle und die Bestrahlungsplanung.

Die Prognose hängt vom Staging und der histologischen Klassifizierung ab (Tab. 21.**6**). Von Vorteil für das Therapiekonzept und die Verlaufskontrolle haben sich auch prognostische Risikoprofile erwiesen, wie die der „International Germ Cell Cancer Collaborative Group" (IGCCCG) (Tab. 21.**7**). Primäre Therapie des Seminoms ist die Orchiektomie. In Abhängigkeit vom Stadium und vom Verlauf erfolgt eine postoperative Radiatio der Lymphknoten und/ oder Chemotherapie. Bei den Nichtseminomen wird die initiale Orchiektomie in Risikofällen durch eine nerverhaltende retroperitoneale Lymphadenektomie komplettiert. Eine ergänzende Chemotherapie ist bei fortgeschritteneren Tumorstadien indiziert. Ausgedehnte Lymphome bedürfen nach Radio-

---

Tab. 21.5 ⤍ *TNM-Staging von Keimzelltumoren der Hoden (UICC 1997)*

Primärtumor – T-Staging erfolgt nach radikaler Orchiektomie (pT) – ansonsten gilt Tx

pTx	Primärtumor unklar oder kein Zustand nach Orchiektomie
pT0	kein Hinweis auf einen Primärtumor (z.B. Narbengewebe im Hoden)
pTis	Carcinoma in situ (intratubulärer Keimzelltumor)
pT1	Tumor auf Hoden und Nebenhoden begrenzt, keine hämatogene/lymphatische Aussaat, Tumor kann die Tunica albuginea, aber nicht die Tunica vaginalis infiltrieren
pT2	Tumor auf Hoden und Nebenhoden begrenzt, mit hämatogener/lymphatischer Aussaat, Tumor kann die Tunica albuginea und die Tunica vaginalis infiltrieren
pT3	Tumor infiltriert den Samenstrang ohne/mit vaskulärer/lymphatischer Aussaat
pT4	Tumor infiltriert das Skrotum ohne/mit vaskulärer/ lymphatischer Aussaat

Regionale Lymphknoten

N1	Lymphknotenmetastase <2 cm oder mehrere LK <2 cm im größten Durchmesser (paraaortal, präaortal, retroaortal, interaortokaval, präkaval, entlang der V. spermatica)
N2	Lymphknotenmetastase zwischen 2 und 5 cm oder multiple LK zwischen 2 und 5 cm im maximalen Durchmesser
N3	Lymphknotenmetastase >5 cm

Fernmetastasen

M1	nichtregionale Lymphknotenmetastasen (z.B. supraklavikulär) oder Lungenmetastasen
M2	extrapulmonale viszerale Metastasen (Knochen, Leber, Gehirn)

Tumormarker im Serum

S1	LDH <1,5fach erhöht, AFP <1000 ng/ml, βHCG <5000 mIU/ml
S2	LDH 1,5- bis 10fach erhöht, AFP 1000–10.000 ng/ml, βHCG 5000–50.000 mIU/ml
S3	LDH >10fach erhöht, AFP >10.000 ng/ml, βHCG >50.000 mIU/ml

Becken- und Leistenlymphknoten gelten nach skrotaler oder inguinaler Operation als regional

---

und Chemotherapie mitunter einer zusätzlichen Lymphknotendissektion. Die Nachkontrolle besteht in einer engmaschigen Bestimmung der Tumormarker und CT-Diagnostik.

CT-Morphologie

Der Primärtumor wird in seltenen Fällen computertomographisch diagnostiziert. Liegen die Testes in situ und im Scanbereich, so imponiert ein Seminom als homogene, hypodense, mitunter lobulierte Raumforderung. Der Tumor ist hypovaskularisiert im Vergleich zum gesunden Gewebe und kann

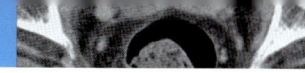

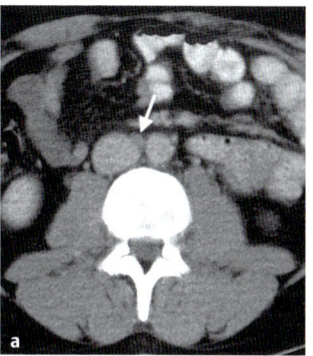
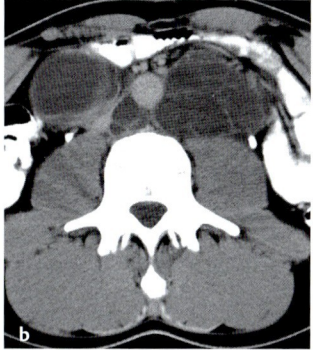

Abb. 21.6 **Metastasierende Hodentumoren.**

a Initiale Metastase eines linksseitigen Choriokarzinoms. Die CT zeigt einen kleinen paraaortalen Lymphknoten, der histologisch Metastasen enthielt (Pfeil).

b Metastasen eines Teratokarzinoms in Form ausgedehnter Konglomerate mit zentraler zystischer Kolliquation.

Tab. 21.6 ⋯⋙ *TNMS-Klassifikation (UICC 1997)*

Stadium	T	N	M	S
IA	T1	N0	M0	S0
IB	T2 – 4	N0	M0	S0
IS	jedes T	N0	M0	jedes S
IIA	jedes T	N1	M0	S0 – 1
IIB	jedes T	N2	M0	S0 – 1
IIC	jedes T	N3	M0	S0 – 1
IIIA	jedes T	jedes N	M1	S0 – 1
IIIB	jedes T	jedes N	M1	S2
IIIC	jedes T	jedes N	M1	S3

Tab. 21.7 ⋯⋙ *IGCCCG: prognostische Klassifikation von Keimzelltumoren (1997)*

Prognose	Seminom	Nichtseminom
Gut	jede Primärlokalisation Lungenmetastasen jedes LDH, AFP und HCG	testikulärer/retroperitonealer Primärtumor Lungenmetastasen AFP < 1000 ng/ml LDH < 1,5fach erhöht HCG < 5000 mIU/ml
Intermediär	jede Primärlokalisation Fernmetastasen außerhalb der Lunge jedes LDH, AFP und HCG	testikulärer/retroperitonealer Primärtumor Lungenmetastasen AFP 1000 – 10.000 ng/ml LDH 1,5- bis 10fach erhöht HCG 5000 – 50.000 mIU/ml
Schlecht	–	mediastinaler Primärtumor Fernmetastasen außerhalb der Lunge AFP > 10.000 ng/ml HCG > 50.000 mIU/ml LDH > 10fach erhöht

zentrale Nekrosen enthalten. Nichtseminome sind inhomogener, unscharf begrenzt und zeigen häufiger Nekrosen oder Einblutungen

Paraaortale Lymphknoten mit einem Durchmesser in der kurzen Achse > 10 mm sind metastasenverdächtig. Die maligne Natur des Seminoms ist in der Regel unschwer durch die ausgeprägten Lymphknotenproliferationen erkennbar. Bei Nichtseminomen ist jeder paraaortal leicht vergrößerte Lymphknoten, selbst unter 4 mm, suspekt (Abb. 21.**6 a**). Teratome bilden meist zentral zystisch degenerierte Lymphknotenmetastasen (Abb. 21.**6 b**).

> Nach Therapie gelten beim Seminom residuale Lymphknoten bis 2 cm als avital, sofern sie keine Größenänderung im Verlauf aufweisen.

Die CT dient darüber hinaus dem Nachweis von Lungenmetastasen. Mit Ausnahme verkalkter Herde ist jeder pulmonale Rundherd, unabhängig von seiner Größe, metastasenverdächtig.

Hodenlymphom und Metastasen

Bei Patienten über 50 Jahren sind Lymphome oder Metastasen in den Hoden häufiger als testikuläre Primärtumoren. Das *Hodenlymphom* kann sowohl eine primäre extranodale Erkrankung als auch einen Teil der Systemerkrankung darstellen. Es ist das häufigste Hodenmalignom in dieser Altersgruppe und tritt im Falle undifferenzierter Formen gern bilateral auf. Eine leukämische Beteiligung kann erstes Zeichen einer extramedullären Erkrankung sein. *Metastasen* sind die zweithäufigsten Hoden-

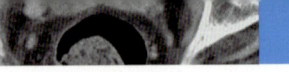

malignome bei älteren Patienten. Geläufige Primärtumoren sind Lungen-, Nieren-, Prostata- und gastrointestinale Karzinome sowie das Melanom. Die CT dient in der Regel nicht der primären Diagnose.

CT-Morphologie

Sofern dargestellt, imponieren Hodenlymphome als fokale uni- oder bilaterale Hypodensitäten in einem vergrößerten hypodensen Hoden. Metastasen zeigen sich in der Regel als multiple hypodense, solide Knoten bilateral in vergrößerten Hoden.

Prostatakarzinom

Das Prostatakarzinom ist das häufigste Malignom beim Mann mit einer Inzidenz von 30–90 auf 100.000. Die Inzidenz nimmt mit dem Alter zu, die meisten Patienten sind zwischen 65 und 75 Jahre alt. Risikofaktoren sind familiäre Prädisposition, Rauchen und weitere Umweltfaktoren. Afroamerikaner haben ein deutlich höheres Risiko. Ein Screening bei Männern über 50 (USA) hat zu einer deutlichen Zunahme der entdeckten Karzinome mit entsprechend geringerer Morbidität bei mehr auf das Organ beschränkten Läsionen geführt. Das Verfahren ist aufgrund der sehr unterschiedlichen biologischen Aggressivität des Tumors noch in der Diskussion: 75% aller Männer über 80 haben Karzinomherde in der Prostata, aber nur 20% der Männer entwickeln ein klinisch signifikantes Prostatakarzinom in ihrem Leben.

Mehr als 95% der Läsionen sind Adenokarzinome, die im Bereich der peripheren (75%), Übergangs- (15%) oder zentralen Zone (10%) entstehen. Die restlichen 5% bilden eine Sammlung epithelialer Tumoren (z.B. Plattenepithel-, endometroide oder Siegelringkarzinome) und nichtepithelialer (z.B. Karzinosarkom, Rhabdomyosarkom) Tumoren. Die histologische Spezifität wird anhand der Gleason-Score von 2–10 graduiert, orientiert sich dabei an der Aggressivität und ist richtungweisend für die Therapie. Der Tumor ist häufig multifokal und breitet sich direkt in die neurovaskulären Bündel oder Samenbläschen, entlang der Lymphbahnen in die periprostatischen oder Beckenlymphknoten und hämatogen in Knochen, Lunge und Leber aus.

Die Diagnostik und das Staging des Prostatakarzinoms stützen sich auf die rektale Palpation und die Labordiagnostik (PSA im Serum). Das Staging erfolgt nach dem TNM-Schema oder der Klassifikation der American Urological Association (AUA-Whitmore-Jewett, Tab. 21.8). Rektal palpable Läsio-

Tab. 21.8 ⤑ *TNM und AUA (modifiziert nach Whitmore-Jewett): Staging des Adenokarzinoms der Prostata (UICC 1997)*

TNM	AUA	Beschreibung
T0	–	kein Hinweis auf einen Primärtumor
Tis		Carcinoma in situ (intraepitheliale Prostataneoplasie)
T1		klinisch inapparenter Tumor, nicht palpabel oder visualisierbar mittels Bildgebung
T1a	A1	Zufallsbefund in <5% des Resektates
T1b	A2	Zufallsbefund in >5% des Resektates
T1c	B0	Tumor durch Nadelbiopsie gesichert (erhöhtes PSA)
T2		Tumor auf Prostata begrenzt
T2a	B1	Tumor befällt einen Lappen
T2b	B2	Tumor infiltriert beide Lappen
T3		Kapselüberschreitung
T3a	C2	extrakapsuläre Ausbreitung (uni- oder bilateral)
T3b	C3	Infiltration der Samenblasen
T4		Tumor ist fixiert oder infiltriert Strukturen außerhalb der Samenblasen: Blasenhals, externer Sphinkter, Rektum, Levator ani, Beckenwand
N1	D1	regionale Lymphknotenmetastasen (periprostatisch, A. iliaca interna, A. iliaca externa, Obturator)
M1	D2	Fernmetastasen (nichtregionale LK, Knochen, Lunge, Leber, Gehirn)

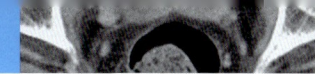

nen und pathologische PSA-Werte ($> 2,6 – 4,0$ ng/ ml) erfordern eine transrektale Sonographie (farbkodierter Doppler) mit sonographiegestützter Biopsie (6 – 10). Die Risikoanalyse anhand des klinischen Stadiums, die Anzahl der positiven Biopsien, Gleason-Score und PSA-Werte (mit PSA-Densität, % freies PSA und komplexes PSA) bestimmen das Krankheitsstadium und damit das therapeutische und metaphylaktische Vorgehen (z.B. Partin-Tabelle).

Die Prognose basiert auf dem Tumorgrading und dem Stadium zur Zeit der Erstdiagnose. Eine definitive Therapie ist bei Patienten, die eine Lebenserwartung unter 10 Jahren haben, nicht erforderlich. Mikroskopische niedriggradig maligne Läsionen werden engmaschig überwacht, während Läsionen mit höherer Metastasierungstendenz einem Restaging vor weiterer Therapie zugeführt werden sollten. Eine radikale Prostatektomie oder interstitielle Brachytherapie mit radioaktiven Implantaten ist bei nicht organüberschreitenden Tumoren indiziert. Im Stadium T3 und höher ist eine primäre chirurgische Therapie nicht mehr möglich, die Patienten werden der Radiotherapie zugeführt, ggf. mit ergänzender antiandrogener Hormontherapie (Tab. 21.**9**).

Aufgaben der Bildgebung sind die Abschätzung des klinischen Risikos und die Therapieplanung. Beim lokalen Staging ergänzt die transrektale Sonographie die rektale Palpation und dient der Volumetrie und Biopsieführung. Die endorektale MRT ist wahrscheinlich die beste Technik zum lokalen Staging (Treffsicherheit von 75 – 90 %) und bei Patienten mit dem Risiko einer extraprostatischen Ausbreitung auch kosteneffizient: Sie dient dann sowohl der lokalen Ausbreitungsdiagnostik als auch dem Lymphknotenstaging und der Therapieplanung. Die MR-Spektroskopie bietet zusätzliche Informationen und wird die Spezifität in naher Zukunft verbessern. Neuere Verfahren, wie die USPIO-MRT, Radioimmunszintigraphie (ProstaScint) und PET sind derzeit noch in der Erprobung. Die CT spielt beim lokalen Staging keine Rolle. Ihre Aufgabe ist die Ausbreitungsdiagnostik in benachbarte

Tab. 21.9 ⤍ *Behandlungsstrategie in Abhängigkeit vom Stadium (Yu, 2000)*

Stadium	Mögliche Therapie
T1, Gleason 2 – 4	engmaschige Kontrolle
T1, Gleason 5 – 10	Prostatektomie, Radiotherapie
T2a, geringes/ intermediäres Risiko	Prostatektomie, Radiotherapie
T2a, hohes Risiko	Prostatektomie oder Radiatio
T2b	Prostatektomie oder Radiatio
T3 – 4	Radiotherapie oder antihormonell
N1 – 4	Radiotherapie und antihormonell
M1	palliative Radiotherapie, antihormonell

Organe und der Ausschluss von Organ- oder Lymphknotenmetastasen bei Risikopatienten. Die Spiral- oder Multidetektor-CT verbessert die lokale Ausbreitungsdiagnostik in geringem Maße, was für eine suffiziente Diagnose allerdings immer noch nicht ausreicht. Vor geplanter radikaler Prostatektomie ist das Lymphknotenstaging zur Planung der Lymphadenektomie essenziell (Tab. 21.**10**).

CT-Morphologie

Die CT kann einen auf das Organ begrenzten Tumor, speziell in den tiefen Zonen, nicht darstellen (Abb. 21.**7 a**). Periphere Tumoren zeigen nach KM-Injektion mitunter eine fokale oder diffuse KM-Aufnahme.

Die Infiltration der Samenbläschen führt typischerweise zu einer Obliteration des Winkels zwischen Harnblase und Samenblase, einer einseitigen Hypertrophie oder einer Dichtemehrung der Samenblase, sofern das normale sekretorische Gewebe durch Tumorzellen ausgefüllt ist (Abb. 21.**7 c**). Die fehlende Darstellung der Fettlamelle zwischen Samen- und Harnblase ist suspekt auf eine Infiltration der Harnblasenwand (Abb. 21.**7 c**). Unregelmäßigkeiten des periprostatischen Fetts, kombiniert mit schlecht erkennbaren Organgrenzen, zeigt eine Penetration der Prostatakapsel an

Tab. 21.10 ⤍ *Risikoklassifizierung und diagnostisches Prozedere beim Prostatakarzinom (Yu 2000)*

Kategorie	Beschreibung	Diagnostisches Prozedere
Geringes Risiko	Gleason 2 – 4 und PSA < 10 ng/ml, klinisch T1 – 2	keine zusätzliche Bildgebung
Intermediäres Risiko	Gleason 2 – 4 und PSA 10 – 20 ng/ml, klinisch T1 – 2	MRT, zusätzliche pelvine Lymphadenektomie bei T2-Tumoren
Hohes Risiko	Gleason 8 – 10 und PSA > 20 ng/ml, klinisch T3 – 4	Knochenszintigraphie, CT, Immunszintigraphie; falls negativ weiteres Prozedere wie bei intermediärem Risiko

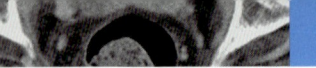

Abb. 21.7 **Prostatakarzinom.**

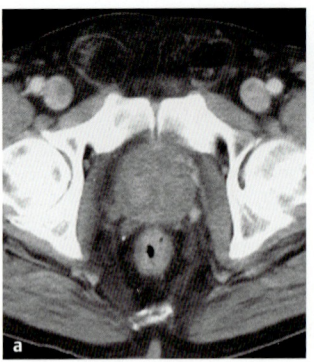
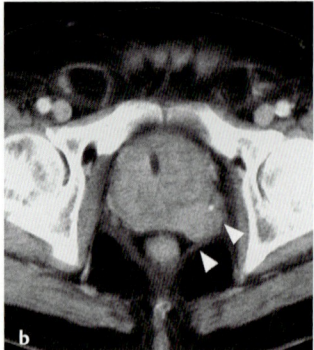
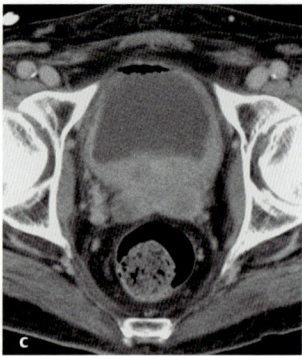

a Tumor ist auf die Prostata begrenzt.
b Linkseitige extrakapsuläre Ausbreitung (Blasenkatheter in situ; Pfeilspitzen).

c Infiltration der Blase durch einen plaqueförmigen Tumor. Komplette Infiltration der linken (Weichteildichte) und partielle Infiltration der rechten Samenblase.

(Abb. 21.7 b). Die Untersuchung des Apex der Prostata wird durch die Schambeine beeinträchtigt, eine gewisse Verbesserung kann mit Dünnschichtkollimationen und coronalen oder sagittalen Reformationen erreicht werden.

> Nach Biopsie können sich perifokale entzündliche Reaktionen finden.

Lymphknoten mit einem Durchmesser in der kurzen Achse > 10 mm sind metastasenverdächtig. Die Sensitivität der CT liegt generell unter 75 %, die Spezifität zwischen 75 und 98 %. Die TNM-Klassifikation fordert ein Staging nach Lymphadenektomie mit histologischer Befundsicherung. Die CT-gestützte

Feinnadelaspiration ist eine kostengünstige Alternative mit hoher Spezifität (> 95 %). Häufig sind die Obturator-, Iliaca-interna- und Iliaca-externa-Gruppe sowie die präsakralen Lymphknotengruppen betroffen. Die Iliaca-communis-, paraaortalen oder mediastinalen LK sind erst in fortgeschritteneren Stadien involviert.

Aufgrund der hohen Inzidenz von Skelettmetastasen beim Prostatakarzinom ist eine Durchsicht der CT-Daten im Knochenfenster essenziell. Knochenmetastasen sind typischerweise osteoblastisch (80 %) mit unregelmäßigen Dichteerhöhungen im Skelett. Einige Metastasen sind auch leicht lytisch (5 %) oder gemischt osteoblastisch und -lytisch (15 %).

Entzündungen

Die Diagnostik der Entzündungen der männlichen Beckenorgane erfolgt mittels klinischer, laborchemischer, bakteriologischer und sonographischer Untersuchung. In unklaren Fällen kann die MRT eingesetzt werden. Entzündliche Erkrankungen des Hodens werden prinzipiell nicht mittels CT untersucht.

Prostatitis

Die Prostatitis ist ein häufiges Problem bei Männern unter 50 Jahren. Die *akute Prostatitis* wird retrograd durch Escherichia coli, Klebsiellen, Proteus oder Pseudomonas-Spezies ausgelöst, klinisch finden sich Fieber, Probleme beim Urinieren und Schmerzen. Eine Abszedierung ist selten und setzt eher einen Diabetes mellitus, eine chronische Dialyse oder eine Immunsuppression voraus. Die *chronische*

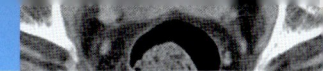

Prostatitis hat bakterielle oder entzündliche Ursachen und zeigt unspezifische Symptome. In allen Fällen kann eine Beteiligung der Samenblasen gegeben sein. Die klinische Diagnose stützt sich auf die rektale Untersuchung, Bakterienkultur oder Biopsie. Eine transrektale Sonographie bietet sich im Rahmen der Diagnostik und Therapie eines Prostataabszesses an. Die CT liefert bei der akuten oder chronischen Prostatitis keine Zusatzinformationen, kann aber als Führungsinstrument bei der Therapie eines Abszesses dienen.

CT-Morphologie

De *akute Prostatitis* ist nicht sicher von einer normalen Prostata oder einer benignen Prostatahyperplasie zu unterscheiden. Sie zeigt meist eine symmetrische Organschwellung, deren Dichte nicht wesentlich von der Dichte normalen oder adenomatösen Prostatagewebes abweicht. Bei der *chronischen Prostatitis* findet sich, bedingt durch Narben und Fibrosen, in der Regel eine kleine Prostata. Einschmelzungen oder Abszedierungen demarkieren sich nach Kontrastmittelgabe als hypodense Areale, gelegentlich mit Rand-Enhancement. Der *Abszess* kann durch den Beckenboden bis an die Peniswurzel reichen.

Tuberkulose

Die Urogenitaltuberkulose kann ihren Ausgangsort auch in der Prostata haben (granulomatöse Prostatitis) und dann zur Blase und zu den Samenblasen auf- oder zum Nebenhoden absteigen.

CT-Morphologie

Bei der granulomatösen Prostatitis finden sich fokale Hypodensitäten in der äußeren Drüse. Begleitende retroperitoneale Abszesse sind nicht ungewöhnlich. Die ausgeheilte Urogenitaltuberkulose kann in Prostata und Samenblasen größere Bezirke amorpher Verkalkungen hinterlassen.

Fournier-Gangrän

Die Fournier-Gangrän gehört zu der Gruppe der nekrotisierenden Fasziitiden. Beim Mann geht sie meist vom Skrotum aus und kann sich foudroyant in das Perineum, in die Perianalregion, in die Bauchwand und auf den Penis ausbreiten. Differenzialdiagnostisch ist an ein Erysipel, eine Gasgangrän, ein Pyoderma gangraenosum und an eine synergistische nekrotisierende Phlegmone zu denken. Therapeutisch ist die sofortige radikale Nekrektomie erforderlich. Die CT ist zur Beurteilung der Entzündungsausdehnung die Methode der Wahl.

CT-Morphologie

Es finden sich ausgedehnte Gaseinschlüsse in den Weichteilen und streifige Verdichtungen des subkutanen Gewebes durch eine gangränöse Ausbreitung der Entzündung.

Postoperative Veränderungen

Unmittelbar nach *Orchiektomie* ist die Seitenlokalisation des Tumors in den Staging-Untersuchungen an streifigen Verdichtungen, Luft- oder Flüssigkeitseinschlüssen in den inguinalen Weichteilen erkennbar. Nach 2–4 Wochen ist kein Restbefund mehr nachweisbar.

Nach *Prostatektomie* liegt die Blase typischerweise retropubisch, die Levatorschlinge lässt sich

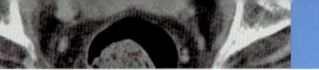

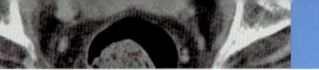

Abb. 21.8 **Postoperative Veränderungen.**

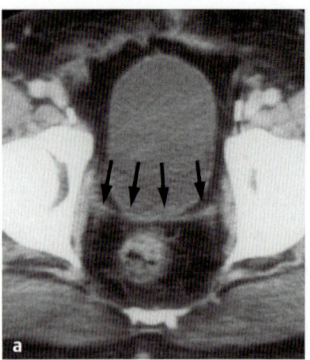
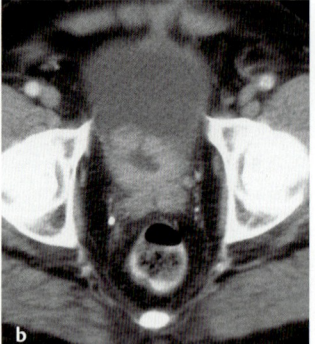
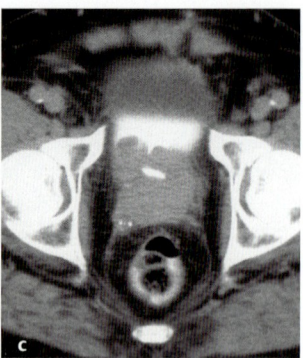

a Die CT nach radikaler Prostatektomie zeigt ein schmales Band von Narbengewebe, das mit den Samenblasen verwechselt werden kann (Pfeile).

b Nach Prostatektomie imponiert der Defekt in der Prostata wie ein Tumor oder eine Zyste.

c In der exkretorischen Phase füllt sich die Zyste mit kontrastiertem Urin.

gut abgrenzen. Moderate narbige Veränderungen zwischen Blase und Rektum sind regelmäßig auf CT-Kontrollen nach radikaler Prostatektomie erkennbar. Sie können normale Samenblasen imitieren und Tumorrezidive vortäuschen, insofern ist die Sensitivität der CT für ein Tumorrezidiv gering (Abb. 21.8 a).

Nach Adenomenukleation oder transurethraler Resektion (TUR) kann eine hypodense Zone im Resektionsbereich (Defektzone) nachweisbar sein (Abb. 21.8 b u. c). Grobschollige Verkalkungen sind möglich (Abb. 21.2 b).

Nach Lymphadenektomie finden sich Operationsclips entlang der großen retroperitonealen Gefäße. Lymphozelen imponieren im CT als scharf begrenzte, homogene, wasseräquivalente Raumforderungen und liegen häufig extraperitoneal entlang der Beckenwand. Sie finden sich als typisch hypo-

dense Pseudoknoten auch entlang der Gefäße und ähneln dann nekrotischen Lymphknoten. Die Diagnose erfolgt anhand der chemischen Analyse der aspirierten Flüssigkeit.

Die Kenntnis von postradiogenen Veränderungen im Becken ist wichtig für den Rezidivausschluss. Das Ausmaß der radiogenen Schäden hängt von der applizierten Dosis und dem bestrahlten Gewebsvolumen ab. Akute Strahlenreaktionen sind interstitielle Ödeme und Stauungen (erhöhte endotheliale Permeabilität), chronische Schäden sind Ischämien, Strikturen und Fibrosen. Die perirektale Faszie und die Blasenwand sind symmetrisch verdickt, der Präsakralraum ist gewöhnlich erweitert. Diese Veränderungen sind 12 Wochen nach Therapie meist stabil. In seltenen Fällen entwickeln sich enterovesikale Fisteln.

22 Lymphatisches System

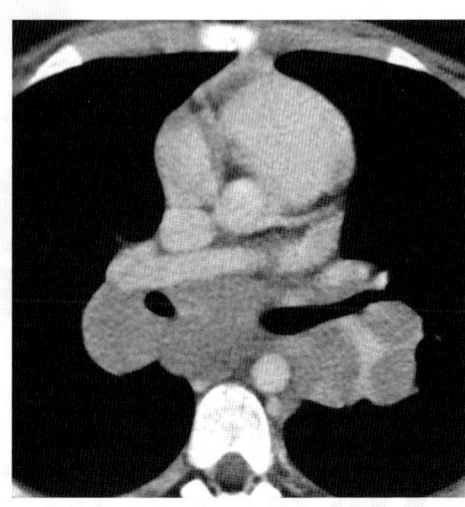

A. J. van der Molen, C. Schaefer-Prokop,
A. Leppert

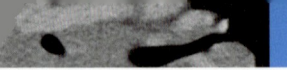

Die Schnittbilddiagnostik hat die konventionelle Lymphographie in der Lymphknotendiagnostik weitestgehend ersetzt (Tab. 22.**1**). Die diagnostische Beurteilung der Lymphknoten im Schnittbildbereich basiert in erster Linie auf ihrer Größe und weniger auf anderen morphologischen Kriterien. In unklaren Fällen muss die Diagnostik durch eine Biopsie ergänzt werden. Eine explorative Laparotomie oder Mediastinoskopie ist nur noch ausnahmsweise erforderlich.

Die hohe Bildqualität und Reproduzierbarkeit macht die Computertomographie zum primären diagnostischen Verfahren bei der Lymphknotendiagnostik des Brust- und Bauchraumes. Die zervikalen, axillären und inguinalen Lymphknoten sind zwar ebenfalls darstellbar, allerdings wird hier der (farbkodierten Doppler-)Sonographie der Vorzug gegeben, da sie zusätzliche morphologische Kriterien zur Dignitätsbestimmung erfasst und kostengünstiger ist.

Tab. 22.1 ⋯⋗ *Indikationen zum Lymphknoten-Staging im CT*

CT-Indikation	Untersuchungsregion
Kopf-Hals-Tumor	Hals[a], Thorax[b]
Bronchialkarzinom	Thorax (nur NSCLC)
Ösophaguskarzinom	Thorax, Oberbauch
Nierenzellkarzinom	Oberbauch
Gynäkologische Tumoren	Abdomen
Prostatakarzinom	Abdomen
Hodentumoren	Abdomen
Keimzelltumoren	Abdomen
Malignes Melanom	Hals[a, b], Thorax, Abdomen
Morbus Hodgkin	Hals[a, b], Thorax
NHL	Abdomen

[a] besser Sonographie
[b] Indikation abhängig von der Lokalisation
NSCLC = nichtkleinzelliges Bronchialkarzinom

Anatomie

Normale Lymphknoten haben eine ellipsoide Form. Die Ausrichtung ihrer Längsachse orientiert sich in der Regel an der benachbarten anatomischen Struktur, der sie folgen (meist Gefäße). Das Verhältnis von (maximalem) Längsdurchmesser zu (minimalem) Transversaldurchmesser, der L/T-Quotient, beträgt normalerweise = 2. Da die meisten Gefäße und mit ihnen die Lymphknoten senkrecht zur Schichtebene verlaufen, ist die Längsausdehnung der Lymphknoten in der Regel nicht dargestellt, insofern ermöglicht das axiale Schnittbild keine Bestimmung des L/T-Quotienten. In den meisten Regionen liegt der Querdurchmesser normaler Lymphknoten unter 1 cm. Zur Bestimmung des Längsdurchmessers und zur Berechnung des L/T-Quotienten sind Sekundärreformationen auf der Basis dünner, überlappender Schichten erforderlich. Für Kontrolluntersuchungen ist es von Vorteil, dass die kurze Achse des Lymphknotens, die mit dem axialen Schnittbild erfasst wird, besser mit dem Volumen korreliert. Dadurch sind eine gute Reproduzierbarkeit und eine weitgehende Unabhängigkeit von der Schnittführung gewährleistet.

Die native Dichte von Lymphknoten entspricht der Dichte anderer Weichteile. Im Lymphknotenhilus findet sich mitunter etwas Fettgewebe. Nach KM-Injektion zeigen normale Lymphknoten eine mäßige homogene Kontrastierung.

Zervikale Lymphknoten

Etwa 300 der 800 Lymphknoten des Körpers liegen im Halsbereich. Die gebräuchlichsten Klassifikationen sind die der „Union Internationale Contre le Cancer" (UICC, 1997), des „American Joint Committee on Cancer" (AJCC, 1997) und der „American Academy of Otolaryngeology-Head Neck Surgery (AAO-HNS, 1991, überarbeitet 1998) (Tab. 22.**2**). Auf der Basis dieser Klassifikationen wurde kürzlich eine bildbasierte Klassifikation durch die HNO-ärztlichen und radiologischen Fachgesellschaften etabliert (1999/2000). Diese Klassifikationen haben sich in Studien bewährt und sind in Tab. 22.**3** und Abb. 22.**1** zusammengefasst.

Der jugulodigastrische Lymphknoten des Kieferwinkels gehört zu der oberen jugularen Gruppe (Level II) und ist meist größer als die anderen zervikalen Lymphknoten. Die jugulare Lymphknotenkette
(Level II–IV) erhält Zuflüsse von nahezu allen anderen Lymphknotenstationen des Nasopharynx, des
Mundbodens und der Gesichtsregion. Im Ergebnis
ist eine Hypertrophie des jugularen Lymphknotens
ebenso häufig wie unspezifisch.

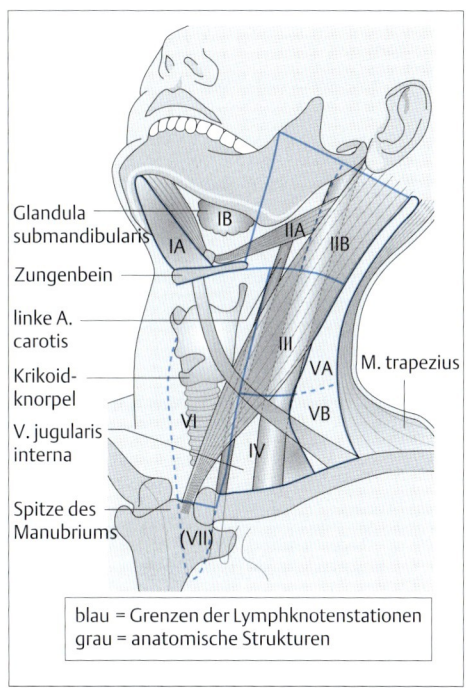

blau = Grenzen der Lymphknotenstationen
grau = anatomische Strukturen

Abb. 22.1 **Lymphknoten in der Kopf-Hals-Region.**
Die bezeichneten Kompartimente sind in Tab. 22.**2** und
Tab. 22.**3** definiert.

Tab. 22.2 ⋯⇨ *Zervikale Lymphknotenstationen (UICC und AAO-HNS) und Tumorlokalisation*

UICC-Klassifikation	AAO-HNS (1998)	Häufige Primärtumorlokalisation
1. Submentale Lymphknoten	Level IA*	Mundhöhle, Unterlippe, Zunge
2. Submandibuläre Lymphknoten	Level IB	Orbita, Glandula submandibularis, Mundhöhle, Lippen, Zähne, Zunge, vorderer Nasenraum
3. Kraniale jugulare Lymphknoten	Level IIA/B	Tonsillen, hintere Mundhöhle, Oropharynx, supraglottischer Larynx
4. Mediale jugulare Lymphknoten	Level III	glottischer und subglottischer Larynx, Hypopharynx
5. Kaudale jugulare Lymphknoten	Level IVA/B	subglottischer Larynx, Schilddrüse, zervikaler und mittlerer Ösophagus, Mamma, Lunge, Magen
6. Dorsale zervikale Lymphknoten	Level VA/B	Nasopharynx, Halskutis, okzipitale Kopfhaut, fortgeschrittene Kopf-Hals-Tumoren
7. Supraklavikuläre Lymphknoten	–	obere Thoraxwand, Oberbauch, fortgeschrittene Kopf-Hals-Tumoren
8. Prälaryngeale und paratracheale Lymphknoten	Level VI	subglottischer Larynx, Hypopharynx, Schilddrüse, zervikaler Ösophagus
9. Retropharyngeale Lymphknoten	–	hinterer Nasenraum, NNH, Nasopharynx, Oropharynx, zervikaler Ösophagus
10. Parotislymphknoten	–	frontoparietale Kopfhaut, Gesicht, Augenlider, Parotis, äußeres Ohr
11. Bukkale Lymphknoten	–	Gesicht, Parotis, Nase, Augenlider
12. Retroaurikuläre und okzipitale Lymphknoten	–	parietale und okzipitale Kopfhaut

* Der Begriff „Level" ist hier mit Region gleichzusetzen (*Level* bezeichnet häufig auch die Eindringtiefe von Tumoren, die hier
nicht gemeint ist)

Tab. 22.3 ⋯⊁ *Bildbasierte Klassifikation zervikaler Lymphknoten (Som, 1999; 2000) (beachte die Ähnlichkeiten zur AAO-HNS-Klassifikation)*

Region (Level)	Lymphknotengruppe	Definition/Beschreibung
I	**submentale und submandibuläre Lymphknoten**	oberhalb des Zungenbeins, unterhalb des M. mylohyoideus und vor dem Hinterrand der Glandula submandibularis
IA	submentale Lymphknoten	zwischen den medialen Rändern der anterioren Muskelbäuche des M. digastricus
IB	submandibuläre Lymphknoten	posterolateral der anterioren Muskelbäuche des M. digastricus
II	**kraniojuguläre Lymphknoten** (kraniale tiefe zervikale Lymphknoten)	von der Schädelbasis bis zum Unterrand des Hyoids, dorsal der Glandula submandibularis und ventral des M. sternocleidomastoideus (Hinterrand)
IIA	kraniale tiefe jugulare Lymphknoten	um die V. jugularis interna gruppierte Lymphknoten (bei posteriorer Lage von der V. jugularis interna nicht zu trennen)
IIB	obere spinal akzessorische Lymphknoten	dorsal der V. jugularis interna (durch eine Fettgewebsschicht von der Vene getrennt)
III	**mediojuguläre Lymphknoten** (tiefe zervikale Lymphknoten)	zwischen dem Unterrand des Hyoids kranial und dem Unterrand des Krikoids kaudal, ventral des M. sternocleidomastoideus (Hinterrand)
IV	**kaudojuguläre Lymphknoten** (tiefe zervikale Lymphknoten**)**	lateral der Karotiden zwischen dem Unterrand des Krikoids kranial und der Klavikula kaudal, ventral einer Linie zwischen dem Hinterrand des M. sternocleidomastoideus und dem posterolateralen Rand des M. scalenus anterior
V	**Lymphknoten des posterioren Dreiecks** (dorsale zervikale Lymphknoten)	dorsal des M. sternocleidomastoideus (Hinterrand) zwischen der Schädelbasis kranial und der Klavikula kaudal, dorsal einer Linie zwischen dem Hinterrand des M. sternocleidomastoideus und dem posterolateralen Rand des M. scalenus anterior; ventral des Trapeziusvorderrandes
VA	obere dorsale zervikale (obere Level-V-)Lymphknoten	zwischen der Schädelbasis kranial und dem Unterrand des Krikoids kaudal
VB	untere dorsale zervikale (untere Level-V-)Lymphknoten	zwischen dem Unterrand des Krikoids kranial bis Höhe der Klavikula kaudal
VI	**Lymphknoten des anterioren Kompartments** (viszerale Lymphknoten)	zwischen den Karotiden vom Unterrand des Krikoids bis zum Oberrand des Manubrium sterni
VII	**obere mediastinale Lymphknoten**	zwischen den Karotiden, kaudal des Manubriumoberrandes bis in Höhe der V. brachiocephalica
SC	**supraklavikuläre Lymphknoten**	in Höhe oder unterhalb der Klavikulaebene, beidseits lateral der Karotiden, oberhalb und medial der Rippen
RP	**retropharyngeale Lymphknoten**	2 cm unterhalb der Schädelbasis und medial der A. carotis interna

Die Parotis- und oberflächlichen Lymphknoten werden nach ihrer anatomischen Lokalisation bezeichnet

Thorakale Lymphknoten

Die thorakalen Lymphknoten werden üblicherweise in die viszerale und die parietale Gruppe unterteilt. Die viszerale Gruppe umfasst die intrapulmonalen und mediastinalen Lymphknoten, welche primär die Lungen und mediastinalen Strukturen drainieren. Die parietale Gruppe umfasst die Mammaria-, die parakardialen und interkostalen Lymphknoten und drainiert die Brustwand. Die meisten parietalen Lymphknoten sind computertomographisch nicht sichtbar. Die axillären Lymphknoten drainieren den Arm, die laterale Brustwand und die lateralen und zentralen Anteile der Mamma. Entsprechend ihrer Lage zum M. pectoralis minor unterscheidet man drei Gruppen (medial, in Höhe und lateral des Muskels).

Die intrathorakalen (viszeralen) Lymphknoten werden üblicherweise zu Lymphknotengruppen oder -stationen zusammengefasst. Ihre Zahl beträgt

Tab. 22.4 ⋯⇥ *AJCC/UICC-Klassifikation mediastinaler und pulmonaler Lymphknoten (Mountain, 1997)*

Station	Beschreibung	Lage/anatomische Landmarken/Anmerkung
N2-Lymphknoten		alle N2-Lymphknoten liegen innerhalb der mediastinalen Pleuragrenzen
1 R/L	hohe (kranialste) mediastinale Lymphknoten	kranial der Kreuzung von V. brachiocephalica (Oberrand) und Trachea
2 R/L	obere paratracheale Lymphknoten	kranial einer Tangente an den Oberrand des Aortenbogens
3 A	prävaskuläre Lymphknoten	in der Mittellinie gelegene Lymphknoten werden als ipsilateral gewertet
3 P	retrotracheale Lymphknoten	in der Mittellinie gelegene Lymphknoten werden als ipsilateral gewertet
4 R	rechtsseitige untere paratracheale Lymphknoten	rechts der Mittellinie und medial der Pleura mediastinalis – zwischen dem Oberrand des Aortenbogens kranial und dem Abgang des ROL-Bronchus kaudal
4 L	linksseitige untere paratracheale Lymphknoten	links der Mittellinie und medial der Pleura mediastinalis – zwischen dem Oberrand des Aortenbogens kranial und dem Abgang des LOL-Bronchus kaudal (medial des Lig. arteriosum)
5	subaortale Lymphknoten (aortopulmonales Fenster)	lateral der Aorta oder der linken Pulmonalarterie – proximal der ersten Aufzweigung der linken Pulmonalarterie
6	paraaortale Lymphknoten	ventral und lateral der Aorta ascendens und des Aortenbogens oder des Truncus brachiocephalicus
7	subkarinale Lymphknoten	kaudal der Karina, jedoch nicht in Nachbarschaft zu den intrapulmonalen Unterlappenarterien oder -bronchien
8	paraösophageale Lymphknoten	entlang des Ösophagus, links oder rechts der Mittellinie (ausgenommen die subkarinalen Lymphknoten)
9 R/L	Lymphknoten des Lig. pulmonale	Lymphknoten im Lig. pulmonale – einschließlich der Lymphknoten entlang der inferioren Pulmonalvene
N1-Lymphknoten		alle N1-Lymphknoten liegen lateral der mediastinalen und innerhalb der viszeralen Pleura
10 R/L	Hiluslymphknoten	unmittelbar lateral der Pleura mediastinalis, rechts entlang des Bronchus intermedius
11 R/L	interlobäre Lymphknoten	zwischen den Lappenbronchien
12 R/L	lobäre Lymphknoten	den distalen Lappenbronchien benachbart
13 R/L	segmentale Lymphknoten	den Segmentbronchien benachbart
14 R/L	subsegmentale Lymphknoten	den Subsegmentbronchien benachbart

ROL = rechter Oberlappen; LOL = linker Oberlappen

Tab. 22.5 ⋯⇥ *Größengrenzwerte normaler mediastinaler Lymphknoten (nach der ATS 1985 node map; [Glazer 1985] für die AJCC/UICC-1996-Klassifikation angepasst)*

Station	Beschreibung	Normale Größe
2 R/L	obere paratracheale Lymphknoten	≤ 7 mm
4 R/L	untere paratracheale Lymphknoten	≤ 10 mm
5	subaortale Lymphknoten	≤ 9 mm
6	paraaortale Lymphknoten	≤ 8 mm
7	subkarinale Lymphknoten	≤ 11 mm
8 R	R paraösophageale Lymphknoten	≤ 10 mm
8 L	L paraösophageale Lymphknoten	≤ 7 mm
10 R	R Hiluslymphknoten	≤ 10 mm
10 L	L Hiluslymphknoten	≤ 7 mm

durchschnittlich 65. Zwei Klassifikationen sind gebräuchlich: das „American-Thoracic-Society-Mapping"-Schema (ATS-Schema) und die Klassifikation des „American Joint Committee on Cancer" (AJCC). 1996 wurden diese beiden Schemata vereinheitlicht, die neue Klassifikation ist sowohl an das AJCC als auch die UICC (TNM) angelehnt (Tab. 22.**4** u. 22.**5**, Abb. 22.**2**).

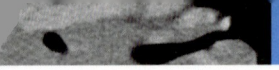
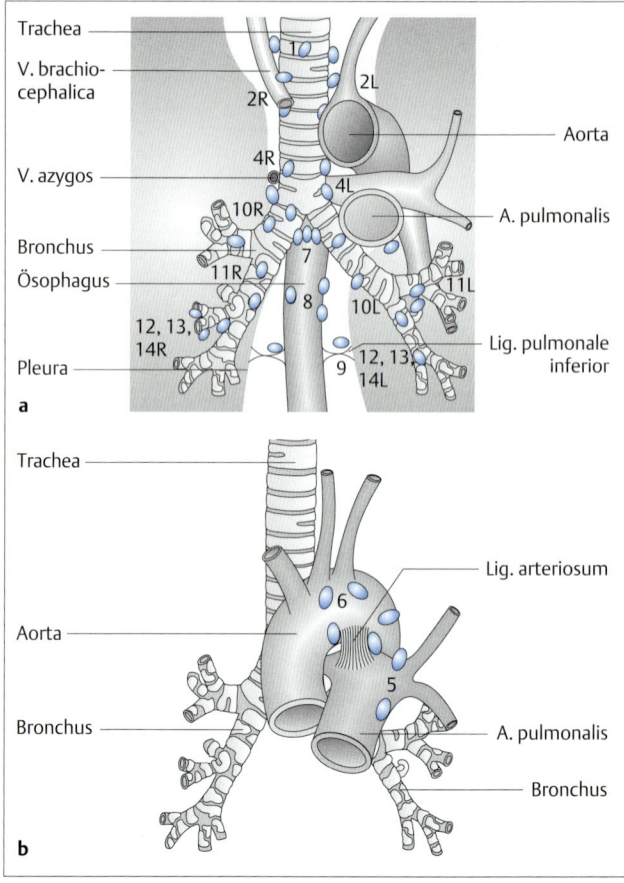

Abb. 22.2 Lymphknoten im Mediastinum (AJCC-UICC 1996).
Die nummerierten Lymphknoten/Lymphknotenstationen sind in Tab. 22.**4** definiert.

Lymphknoten des Oberbauches

Im Bereich von Abdomen und Becken finden sich bis zu 230 Lymphknoten. Die wichtigsten Gruppen im Oberbauch sind die perigastrischen, perilienalen, periportalen, hepatoduodenalen, retrokruralen, paraaortalen/parakavalen und mesenterialen Lymphknoten. Der Magen wird über die perigastrischen (gastrohepatischen) Lymphknoten drainiert, Pankreas, Gallengang und Duodenum über die peripankreatischen, hepatoduodenalen und periduodenalen Lymphknoten. Diese kleinen Lymphknoten kommen computertomographisch normalerweise nicht zur Darstellung, es sei denn die Untersuchung wird in Dünnschichttechnik durchgeführt. Das Omentum minus ist ein wichtiger Verbindungsweg zwischen den Lymphknoten des Magens und tiefer gelegenen Lymphknoten, welche Leber und Gallenwege drainieren. Diese omentalen Lymphknoten liegen im Lig. hepatoduodenale; der Lymphknoten des Foramen Winslowii ist häufig in pathologische Prozesse involviert und im Computertomogramm unmittelbar dorsal der Pfortader leicht zu lokalisieren.

Die hepatischen Lymphknoten liegen in unmittelbarer Nachbarschaft zur A. hepatica in der Leberpforte. Die Leber wird darüber hinaus über Lymphknoten des Lig. hepatoduodenale, der Mammaria-interna-Kette (Abb. 22.**3**) sowie über Lymphknoten der vorderen und hinteren Abdominalwand drainiert.

Die paraaortalen zöliakalen Lymphknoten sind die zentrale Lymphknotenstation für die Oberbauchorgane. Diese Lymphknoten nehmen auch Lymphe vom distalen Ösophagus auf. Die retrokruralen Lymphknoten verbinden die hinteren mediastinalen Lymphknoten mit den paraaortalen/parakavalen.

Tab. 22.6 ⋯⋯⃗ *Lymphknotenstationen im Abdomen (Größengrenzwerte nach Dorfman et al., 1991)*

Lymphknotenstation	Primärtumor/Rezidiv	Normal
Retrokrural	Lunge, Mesotheliom, Lymphom	≤ 6 mm
Gatrohepatisches und gastrolienales Ligament	Magen (kleine Kurvatur), distaler Ösophagus, Lymphom, Pankreas, Melanom, Kolon, Mamma	≤ 8 mm
Leberpforte	Gallenblase, Gallengänge, Leber, Magen, Pankreas, Kolon, Lunge, Mamma	≤ 7 mm
Pankreatikoduodenal	Lymphom, Pankreaskopf, Kolon, Magen, Lunge, Mamma	≤ 10 mm
Milzhilus	Lymphom, Leukämie, Dünndarm, Ovarien, Colon ascendens und transversum	≤ 10 mm
Paraaortokaval und retroperitoneal	Lymphom, Nieren, Ovarien, Testes, Zervix, Prostata	≤ 11 mm
Hoch präaortal und zöliakal	alle abdominellen Tumoren, distaler Ösophagus	≤ 10 mm
Mesenterium	Dünndarm, Dickdarm, Lymphom	≤ 10 mm

Die mesenterialen Lymphknoten, welche den Darm drainieren, sind in vier Stationen gestaffelt. Normalerweise sind die ersten drei Stationen im Computertomogramm nicht erkennbar. Lymphknoten entlang der A. mesenterica superior und inferior bilden die terminale Lymphknotenstation für Dünn- und Dickdarm (Tab. 22.**6**).

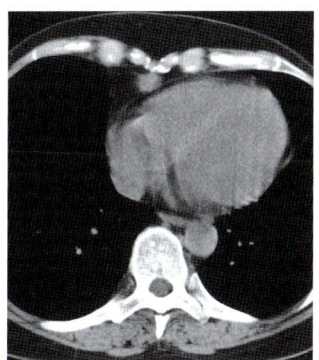

Abb. 22.3 **Vergrößerter parakardialer Lymphknoten (A.-thoracica-interna-Kette).**
Die vorderen perikapsulären Parenchymabschnitte der Leber werden ebenfalls durch diese Lymphknotengruppe drainiert, insofern ist diese Region bei Lebertumoren sorgfältig zu beurteilen.

Lumbale retroperitoneale und Beckenlymphknoten

Die lumbalen retroperitonealen Lymphknoten bestehen aus fünf Gruppen: den parakavalen, präkavalen, paraaortalen, präaortalen und interaortokavalen Lymphknoten (Abb. 22.**4**). Die parakavalen und paraaortalen Lymphknoten, welche die unteren Extremitäten drainieren, sind zugleich primäre Lymphabflussstation für Nieren, Nebennieren, Ovarien und Testes (in Höhe Nierengefäßabgänge). Sie fungieren darüber hinaus als Relay-Station für Lymphe aus dem Corpus uteri und den Tuben.

Die Beckenlymphknoten gliedern sich in die Iliaca-externa-, Iliaca-interna- und Iliaca-communis-Gruppe, wobei jede Gruppe wieder in mehrere Ketten unterteilt ist. Die mediale Kette der Iliaca-externa-Gruppe (Obturator-Lymphknoten) ist von besonderer Bedeutung beim Nachweis einer lymphogenen Metastasierung des Prostata-, Blasen- und Zervixkarzinoms, da sie die erste Lymphknotenstation für Tumoren dieser Organe ist (Tab. 22.**7**). Die Obturator-Lymphknoten liegen etwa 2–3 cm oberhalb des Azetabulums nahe der Beckenwand.

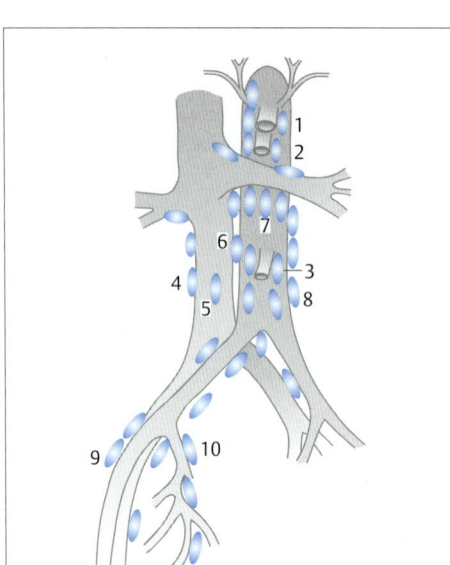

Abb. 22.4 **Lymphknoten im Retroperitoneum.**
1 zöliakale Lymphknoten; 2 + 3 mesenteriale Lymphknoten; 4 parakavale Lymphknoten; 5 präkavale Lymphknoten; 6 interaortokavale Lymphknoten; 7 präaortale
Lymphknoten; 8 paraaortale Lymphknoten; 9 Iliaca-ex-
terna-Lymphknoten; 10 Iliaca-interna-Lymphknoten.

Tab. 22.7 ⋯> *Lymphknotenstationen im Becken*
(Größengrenzwerte nach Vinnicombe et al., 1995)

Lymphknoten	Primärtumor	Normal
Inguinal	Vulva, Penis, distale Vagina, distales Rektum, Anus	≤ 10 mm
Iliaca-communis-Gruppe	Rektum, Prostata	≤ 9 mm
Iliaca-externa-Gruppe	Blase, Prostata, proximale Vagina, Uterus, Ovarien	≤ 10 mm
Iliaca-interna-Gruppe	alle Beckenorgane	≤ 7 mm
Obturator-Gruppe	Prostata, Blase, Zervix	≤ 8 mm
Paraaortal und parakaval	Ovar, Testes	≤ 11 mm

Untersuchungstechnik

Die Computertomographie der Lymphknotenstationen ist integraler Bestandteil des Tumor-Stagings.
In den meisten Fällen richtet sich das Untersuchungsprotokoll nach dem Primärorgan (z. B.
Bronchialkarzinom).

Vorbereitung

Zur Abgrenzung von Lymphknoten gegenüber
Darmschlingen, insbesondere in der Beckenregion,
ist bei der Einzeilen-CT eine ausreichende Darmkontrastierung essenziell. Der Patient sollte wenigstens 60 min vor der Untersuchung beginnen, Kontrastmittel zu trinken, um eine gute Kontrastierung
auch der Ileumschlingen zu gewährleisten.

Bei der Multidetektor-CT ist es meist günstiger,
negatives Kontrastmittel einzusetzen, da dann
Darmwandprozesse und Gefäße besser beurteilt
werden können.

Bei gleichzeitiger Untersuchung von Hals und
Thorax mit einer Kontrastinjektion können Streifenartefakte vermieden werden, wenn entweder ein
Arm über dem Kopf gelagert wird (Nachteil: Asymmetrie der Axillaregion) oder beide Arme so auf
dem Bauch platziert werden, dass die Ellbogen ventral des Abdomens zu liegen kommen. Hierfür ist es
sinnvoll, ein dünnes Brett zwischen die Arme und
den Bauch des Patienten zu schieben, um zu verhindern, dass die Ellbogen seitlich abrutschen und
dadurch Artefakte verursachen.

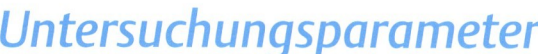

Untersuchungsparameter

Die Dignitätsabschätzung, d. h. die Differenzierung zwischen normalen und metastasenverdächtigen Lymphknoten lässt sich mit einer dünnen Kollimation deutlich verbessern. Für die klinische Routine im Rahmen eines Lymphom-Stagings oder einer Therapiekontrolle sind Schichtkollimationen bis zu 2,5 mm jedoch meist völlig ausreichend. Wird ein Lymphknoten-Staging im Rahmen des T-Stagings des Primärtumors durchgeführt, so richten sich die Scan- und Rekonstruktionsparameter nach dem Primärtumor.

Ein guter Kompromiss für die klinische Routine am 4-Zeiler ist eine Kollimation von 2,5 mm. Auch 3,75 mm sind noch vertretbar, aber dann leidet die Qualität coronaler MPR, falls eine genauere morphologische Analyse erforderlich werden sollte. Bei 8- und 16-Zeilern empfiehlt sich eine Kollimation von 1,25 – 2 mm; bei 64-Zeilen-Scannern ist eine 1,0- bis 1,25-mm-Kollimation zu empfehlen.

Werden Hals und Thorax oder Thorax und Abdomen innerhalb eines Scans untersucht, ist – sofern verfügbar – eine Dosismodulation (xy- und z-Modulation) einzusetzen, um die Bildqualität zu verbessern und eine zu hohe oder zu geringe Strahlendosis zu vermeiden. Wird der Scanbereich in einzelne Regionen (z. B. Hals, Thorax, Oberbauch, Becken) aufgespalten, so sollte eine gewisse Überlappung der Scanregionen eingeplant werden (1 – 2 cm), um Abtastlücken bei inkonstanter Inspirationstiefe zu vermeiden.

Bildanalyse und diagnostische Auswertung erfolgen bei allen Multidetektorprotokollen anhand rekonstruierter axialer Schnittbilder mit einer Dicke von 4 – 5 mm. Falls erforderlich, können 3 – 5 mm dicke sagittale und coronale Reformationen die morphologische Analyse suspekter Lymphknoten verbessern.

Kontrastmittelinjektion

Sofern ausreichend mediastinales und abdominelles Fettgewebe vorhanden ist, lassen sich Thorax und Abdomen vielfach auch nativ untersuchen. Allerdings sind Parenchymläsionen auf diese Weise nicht gut erfassbar und große Lymphommassen in ihrer Ausdehnung unvollständig beurteilbar. Für den Thorax war ein Nativscan ein gängiges Vorgehen, mit zunehmender Genauigkeit der Untersuchungstechnik wird allerdings derzeit fast immer Kontrastmittel injiziert.

Sofern nur ein Lymphknoten-Staging gefordert ist (Morbus Hodgkin, NHL, Hodentumor), reichen relativ geringe KM-Mengen aus (Tab. 22.**8**), da bereits eine mäßige Gefäßkontrastierung die Differenzierung zwischen Gefäßen und Lymphknoten erleichtert.

Hierbei ist auf ein ausreichendes Startdelay zu achten, wobei Kompromisse eingegangen werden müssen, da die optimale Parenchymkontrastierung für die verschiedenen Organe zu unterschiedlichen Zeiten erfolgt. Für die Oberbauchdarstellung eignet sich ein Startdelay, das der Parenchymphase der Nieren entspricht. Ist eine ausreichende Kontrastierung der V. cava und ihrer Zuflüsse gewünscht, muss das Startdelay weiter erhöht werden (Tab. 22.**8**).

Wird das Abdomen zusammen mit dem Thorax oder sogar dem Hals untersucht, sind Kontrastmittelmenge und Startdelay primär auf die abdominellen Organe abzustimmen. Die kurze Scandauer der Multidetektor-Scanner erlaubt hierbei eine kurzzeitige Unterbrechung des Scans oberhalb der Leber und unterhalb der Niere, um Hals und Thorax (20 – 40 s p.i.), den Oberbauch (etwa 80 s p.i.) und das Becken (> 120 s p.i.) in ihrem jeweils optimalen Zeitfenster zu untersuchen. Will man nur einen Scan durchführen und auf eine Aufspaltung des Scanbereichs verzichten, so ist der beste Kompromiss ein Startdelay, das so gewählt wird, dass die Leber in einer spätportalen Phase erfasst wird.

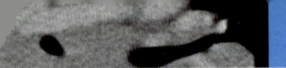

Tab. 22.8 ⋯⟶ *Empfohlene Untersuchungsparameter*

Allgemein						
Orales KM	1000–1500 ml, über 60–90 min vor Untersuchung (Abdomen)					
Lagerung	Rückenlage mit Elevation der Arme (Thorax, Abdomen, Becken, Hals + Thorax)					
	Rückenlage mit anliegenden Armen (Hals)					
	Retroperitoneum: vom Zwerchfell bis zum Sitzbein					
Atemphase	Inspiration					
Fensterung	Nativ-CT:	W/L=350/40				
	KM-CT:	W/L=400/60 (Hals 300/60)				

Scannertyp (Schichten pro Rotation)						
Scanparameter	**1** SC/TF/RI	**4** SC [a]	**16** SC [a]	**64** SC [a]	**axial** SW/RI	**MPR** [b] SW/RI
Hals	3/5/2 ↓	1–1,25 ↓	0,5–0,75 ↓	0,5–0,625 ↓	4/3	3/3 cor
Thorax	5/10/5 ↑	2–2,5 ↑	0,5–0,75 ↑	0,5–0,625 ↓	5/4	4/4 cor
Abdomen (inkl. Becken)[c]	7/12/6 ↓	2–2,5 ↓	1–1,5 ↓	1–1,25 ↓	5/4	4/4 cor
Hals und Thorax[d]	5/10/5 ↑	2–2,5 ↑	0,5–0,75 ↑	0,5–0,625 ↓	4/3, 5/4	3/3, 4/4 cor
Thorax und Abdomen[c]	7/12/6 ↓	2–2,5 ↓	0,5–0,75 ↓	0,5–0,625 ↓	5/4	4/4 cor
Hals bis Abdomen[c,d]	–	2–2,5 ↓	1–1,5 ↓	0,5–0,625 ↓	4/3, 5/4	3/3, 4/4 cor
Kontrastinjektion[e]	**V/F/D**	**V+N/F/D**	**V+N/F/D**	**V+N/F/D**	**Bemerkungen**	
Hals	70+50/2/20	70+50/2/15A	50+30/2/15A	50+30/3/10A	Trigger: Aortenbogen	
Thorax	70+50/2/20	70+50/2/25A	50+30/2/15A	50+30/3/10A	Trigger: Aorta descendens	
Abdomen (inkl. Becken)	120/2/70	100+50/2/65	100+50/2/75	100+50/2/80		
Hals und Thorax	70+50/2/20	70+50/2/20A	50+30/2/10A	50+30/3/10A	Trigger: Aorta descendens	
Thorax und Abdomen	120/2/50	100+50/2/50	100+50/2/50	100+50/2/60		
Hals bis Abdomen	–	100+50/2/45	100+50/2/45	100+50/2/55		

SC = Schichtkollimation (mm), TF = Tischvorschub (mm/Rotation), RI = Rekonstruktionsinkrement (mm), ↑↓ = Scanrichtung
SW = effektive Schichtdicke (mm), MPR = multiplanare Reformation, axial = axiale Schichtung, cor = coronal,
V = KM-Volumen (ml), N = NaCl-Volumen (ml), F = Flussrate (ml/s), D = Startdelay (s). KM-Konzentration = 300 mg Jod/ml
[a] Pitch P = TF/(N × SC): ca. 1,5 (4 Schichten); 1,2–1,5 (16 Schichten); 0,9–1,2 (64 Schichten);
[b] MPR aus dem sekundären Rohdatensatz mit SW/RI = 1–1,5/0,7 oder 0,5–0,8/0,5; selten notwendig
[c] erwäge Unterbrechung des Scans unterhalb der Niere für 30 s (bessere Kontrastierung der Beckengefäße)
[d] ein Arm angelegt und den anderen über den Kopf vermindert Artefakte bei kombinierter Hals-Thorax-CT
[e] Bolustriggerung für MDCT, Startdelay nach Erreichen eines Kontrastanstiegs von 100 HE in der Triggerregion (A = Aorta)

Malignitätskriterien

Die Interpretation morphologischer Veränderungen der Lymphknoten im Computertomogramm unterliegt zwar keinen definierten Kriterien, das Zusammenspiel von Größe, Form, Gruppierung und (fehlender) Kontrastierung lässt jedoch Rückschlüsse auf die Grunderkrankung zu.

Hals

Bei der Untersuchung der Halsweichteile sind zwei klinische Erscheinungsbilder zu unterscheiden: Patienten mit palpablen Lymphknoten (N+) und Patienten ohne palpable Lymphknoten (N0). N0-Patienten werden – sofern das Risiko okkulter Metastasen in Abhängigkeit vom Primärtumor über 20% liegt – häufig einer elektiven Neck Dissection unterzogen. Bei dieser Patientengruppe kann die Computertomographie die Frequenz an Dissektionen potenziell vermindern und der Therapieplanung dienen. Bei Patienten mit positivem Tastbefund hingegen beeinflusst der computertomographische

Nachweis zusätzlicher Lymphknotenmetastasen in Abhängigkeit von deren Höhen- und Seitenlokalisation Art und Ausmaß der Neck Dissection und adjuvanter Therapiemaßnahmen.

Obgleich die Computertomographie über viele Jahre zum Lymphknoten-Staging eingesetzt wird, sind Methoden und Malignitätskriterien nicht einheitlich. Während die Sensitivität bei positivem Tastbefund mit 80–90% angegeben wird, fällt sie bei negativem Tastbefund auf 40–60% ab.

Größe: Das Größenkriterium schwankt nach Literaturangaben in weiten Grenzen zwischen 5 und 30 mm, wobei in den Studien häufig N0- und N+-Patienten eingeschlossen sind. Die Größe spielt vor allem bei kleinen Lymphknoten eine Rolle, bei denen andere morphologische Kriterien kaum verwertbar sind. Aufgrund der Erfahrungen hat sich der kurze axiale Durchmesser (der *Querdurchmesser*) als am besten geeigneter Messparameter etabliert. Dieser Durchmesser ist besser reproduzierbar als der maximale *Längsdurchmesser*, der auf axialen Schichten stark vom Winkel der Lymphknotenachse zur Scanebene abhängt. Als oberer Grenzwert für normale Lymphknoten wird vielfach ein Querdurchmesser von 10 mm genommen (11 mm für den jugulodigastrischen Lymphknoten, 8 mm für die retropharyngealen Lymphknoten). Bei diesem Wert ist die Sensitivität allerdings relativ gering. Eine bessere Relation zwischen Sensitivität und Spezifität wird bei Reduktion der Maximalgröße auf 8 mm (9 mm jugulodigastrischer Lymphknoten) – speziell bei positivem Tastbefund – erreicht. Bei klinisch vermutetem N0-Stadium kommt es auf eine hohe Sensitivität an und die Schwelle sollte auf 6 mm (7 mm für den jugulodigastrischen Lymphknoten) herabgesetzt werden – die Sensitivität liegt dann bei 80%, die Spezifität bei 60%.

Form: Benigne Lymphknoten sind in der Regel oval oder flach. Runde Lymphknoten und ein L/T-Quotient von < 2 sind malignomverdächtig. Mittels der Spiral- und Multidetektor-CT kann ein Quotient aus longitudinalem und transversalem Durchmesser berechnet werden, ein L/T-Quotient < 2 ist verdächtig auf Malignität. Vergrößerte Lymphknoten mit unscharfen Grenzen und Obliteration der angrenzenden Fettschichten sind suspekt auf ein kapselüberschreitendes Metastasenwachstum, was zugleich ein prognostisch ungünstiges Zeichen ist. Allerdings ist dieses Kriterium zur Beurteilung kleiner Lymphknoten und nach vorausgegangener Entzündung oder Radiotherapie nicht brauchbar. Generell ist auch zu berücksichtigen, dass mit der Bildgebung nur die makroskopische, nicht aber die mikroskopische Ausbreitung erfasst werden kann.

Gruppierung: Unabhängig vom Größenkriterium ist die Gruppierung von 3 oder mehr grenzwertig großen Lymphknoten (8–10 mm) im Lymphabstromgebiet des Tumors metastasenverdächtig. Wird das Größenkriterium herabgesetzt, sind diese Kriterien entsprechend anzupassen. Die korrekte Interpretation derartiger Befunde ist an eine genaue Kenntnis der Lymphabstromgebiete gebunden (vgl. Kapitel 8).

Nekrose: Ein Ring-Enhancement mit zentraler Hypodensität ist meist Ausdruck einer Tumorinfiltration oder Nekrose. Der Befund ist zwar malignomspezifisch, findet sich allerdings meist erst in relativ großen Lymphknoten und nur selten bei kleinen Lymphknotenmetastasen (klinisch N0-Patienten ohne palpable Lymphknoten). Eine fehlende Nekrose schließt einen metastatischen Befall keinesfalls aus; manchmal ist auch die Abgrenzung von Artefakten, Abszessen oder anatomischen Varianten schwierig.

Mediastinum

Das Staging des Bronchialkarzinoms erfolgt überwiegend nichtinvasiv. Sensitivität und Spezifität der Computertomographie beim Nachweis mediastinaler Lymphknotenmetastasen sind limitiert (60–63% bzw. 77–80%). Mittels ^{18}FDG-PET lässt sich die Sensitivität auf 79–93%, die Spezifität auf 91–94% steigern. Zur Diagnosesicherung werden oft zusätzlich invasive Verfahren wie die zervikale oder parasternale Mediastinoskopie oder die videoassistierte Thoraxchirurgie (VATS) eingesetzt.

Größe: Verlässlichstes Kriterium für die Größenbeurteilung mediastinaler Lymphknoten ist, wie am Hals, der kleinste axiale Durchmesser. Als oberer Grenzwert für normale Lymphknoten gelten 10 mm bzw. 15 mm für die subkarinalen und unteren paratrachealen Lymphknoten. In Anlehnung an das ATS-

Schema wurden Mitte der 80er-Jahre differenziertere Größenkriterien aufgestellt (s. Tab. 22.5); diese haben sich aber nicht durchgesetzt und wurden nicht in die neuere Klassifikation von 1996 übernommen. Ein Grund dafür dürfte sein, dass die nichtinvasive Bildgebung zunehmend der Selektion biopsiepflichtiger Lymphknoten in Hinblick auf ein korrektes Staging dient. Normale intrapulmonale und hiläre Lymphknoten messen zwischen 3 und 5 mm, normale axilläre Lymphknoten können bis zu 15 mm groß sein.

Form: Bei bronchopulmonalen Lymphknoten ist die Beurteilung der Lymphknotenform für die Dignitätsaussage von Bedeutung und kann die Treffsicherheit der Metastasendiagnostik deutlich verbessern. Eine Konvexität des Lymphknoten zum Lungenparenchym hin spricht für Malignität (PPV 95%), eine konkave oder plane Begrenzung für Benignität (NPV 95%).

Für andere Kriterien gelten dieselben Regeln wie für die Halsregion beschrieben.

Abdomen und Becken

Die Sensitivität der Computertomographie beim Nachweis von Lymphknotenmetastasen im Abdomen ist wie in den anderen Regionen limitiert. Genauere Angaben finden sich in den entsprechenden Kapiteln. Grundsätzlich kommen dieselben Beurteilungskriterien zur Anwendung, wobei das Größenkriterium für das Abdomen das wichtigste ist.

Größe: Der kurze axiale Durchmesser ist am einfachsten reproduzierbar. 10 mm gelten für das Abdomen in der Regel als oberer Normgrenzwert. Für die Beckenregion wird häufig ein Durchmesser bis 12 mm noch als normal angesehen. In der Literatur finden sich z. T. differenziertere Grenzwerte bezogen auf bestimmte Lymphknotenstationen bzw. Metastasierungswege (s. Tab. 22.6 u. 22.7). Das Größenkriterium stellt jedoch immer einen Kompromiss zwischen Sensitivität und Spezifität dar. Bei Nichtseminomen des Hodens ist selbst bei einem Schwellenwert von 10 mm nur von einer Sensitivität um 50% auszugehen (Abb. 22.5).

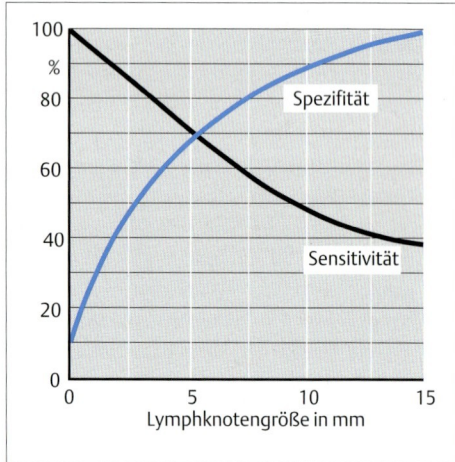

Abb. 22.5 **Sensitivität und Spezifität des Lymphknoten-Stagings hängen vom gewählten Schwellenwert ab.**
Bei nicht seminomatösen Hodentumoren liegt die Spezifität für einen Schwellenwert von 10 mm bei 88%, die Sensitivität dagegen bei nur 48%.

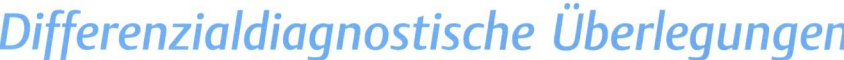

Differenzialdiagnostische Überlegungen

Eine fehlende Rückbildung vergrößerter Lymphknoten nach Radio- oder Chemotherapie bedeutet nicht zwingend ein Therapieversagen. Speziell bei den Seminomen können die Lymphknoten noch eine residuale Größe von bis zu 2 cm aufweisen, ohne dass sie vitale Tumorzellen enthalten.

Nach einer konventionellen Lymphographie lässt sich das Größenkriterium für zumindest 24 – 48 h nicht anwenden, da die kontrastierten Lymphknoten durch das KM reaktiv geschwollen sind. Nach 3 – 4 Monaten haben die Lymphknoten wieder ihre ursprüngliche Größe erreicht.

Eine fettige Infiltration von Lymphknoten findet sich bei der Fibrolipomatose oder nach Entzündung. Sie kann zu einer kortikomedullären Differenzierung des Lymphknotens mit zentraler Hypodensität führen; im Extremfall stellt sich der Lymphknoten nur noch als schmale nierenförmige Sichel dar (Abb. 22.**6**). Lymphknotenverkalkungen finden sich in der Regel bei benignen Erkrankungen (Tuberkulose, Sarkoidose, Silikose) und nur ausnahmsweise bei Malignomen wie dem Osteosarkom oder einem Schilddrüsenkarzinom nach Radiojodtherapie. Zentrale Kolliquationsnekrosen kommen bei Metastasen nach Radiatio und Chemotherapie vor, aber auch bei benignen Erkrankungen wie der Tuberkulose oder Staphylokokkeninfektion.

Normale Lymphknoten, reaktiv hyperplastische Lymphknoten, Lymphome und zahlreiche Lymphknotenmetastasen zeigen eine mäßig homogene Kontrastierung nach intravenöser Kontrastmittelgabe. Eine inhomogene Kontrastierung kommt bei Metastasen und der Amyloidose vor. Partiell nekrotische oder zystisch umgewandelte Lymphknotenmetastasen finden sich häufig bei Tumoren der Kopf-Hals-Region. Auch wenn ein derartiger Befund ein recht zuverlässiges Malignomkriterium ist, ist er bei kleinen Metastasen nur selten anzutreffen und nicht immer von einem Artefakt oder einer anatomischen Variante zu differenzieren. Ein peripheres Rand-Enhancement ist typisch für die Tuberkulose und für Metastasen eines Plattenepithelkarzinoms. Tuberkulöse Lymphknoten weisen dabei meist einen breiteren Randsaum (> 20% des Lymphknotendurchmessers) auf als Metastasen.

Klinische Informationen sind bei der Befundinterpretation immer zu berücksichtigen. So sind beispielsweise Lymphknotenschwellungen im Rahmen einer Diarrhö mit Darmwandverdickung eher entzündlicher als neoplastischer Genese (Tab. 22.**9**).

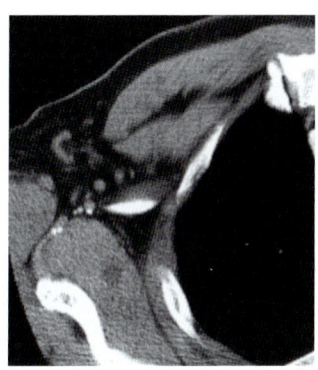

Abb. 22.6 Fibrolipomatöse Degeneration eines axillären Lymphknotens mit typischer Nierenform.
Der Kortex wird klar vom hypodensen fettigen Zentrum abgegrenzt (= fettinfiltrierte Medulla).

Tab. 22.9 ⋯⋗ *Lymphknotenveränderungen; Richtlinien zur Differenzialdiagnose*

Form	
Länglich (L/T ≥ 2)	normale Lymphknoten, Frühstadium pathologischen Befalls
Rund (L/T < 2)	Entzündung, Metastase, Lymphom
CT-Dichte	
Fettige Infiltration	fibrolipomatöse Degeneration, postentzündliche Veränderungen
Verkalkung	Tuberkulose, Histoplasmose, Sarkoidose, Silikose, Amyloidose, Metastasen eines osteogenen Tumors, Zustand nach Radio- oder Chemotherapie
Einschmelzung/ Nekrose	Tuberkulose, Staphylokokkeninfektion, Metastase, Zustand nach Radio- oder Chemotherapie
Stark erhöhte Dichte	Zustand nach Lymphographie
Kontrastmittelanreicherung	
Homogen	normale Lymphknoten, Entzündung, Lymphom, hypervaskularisierte Metastase (Schilddrüsen-, kleinzelliges Bronchial-, Nierenzellkarzinom, Karzinoid)
Peripher	Metastase eines Plattenepithelkarzinoms, Tuberkulose
Inhomogen	Metastase, Amyloidose

Fehlermöglichkeiten

Lymphknoten müssen von anderen anatomischen Strukturen abgegrenzt werden, die sich im axialen Schnittbild ebenfalls rund oder ovalär darstellen. Mit der Spiral-CT ist die Differenzierung zwischen tubulären Strukturen und kettenförmig angeordneten Lymphknoten durch überlappende Schichten und Sekundärreformationen meist unproblematisch.

Vor allem im oberen Mediastinum und in Nähe der Aorta können nichtkontrastierte atypisch verlaufende Gefäße Lymphknoten simulieren (Tab. 22.**10** u. Abb. 22.**7**). Bei ausreichender Gefäßkontrastierung ist die Differenzierung meist einfach. Allerdings zeigen auch einige Lymphknoten (entzündliche und maligne) eine signifikante Kontrastierung, besonders bei relativ langem Startdelay nach KM-Injektion. Bei zu frühem Start sind die infrarenalen Venen oft noch nicht kontrastiert und können ebenfalls zu Fehlinterpretationen führen. Die interaktive Betrachtung des Schnittbilddatensatzes im Cine-Mode (mit oder ohne multiplanare Reformation) erlaubt auch hier die zuverlässige Differenzierung zwischen einem Lymphknoten (noduläre Struktur) und einem Gefäß (tubuläre Struktur).

Muskelgewebe und Lymphknoten haben im Computertomogramm identische Dichten. Der M. scalenus und M. sartorius können im axialen Schnittbild Lymphknoten vortäuschen, sind jedoch durch ihre anatomische Lage in der Regel eindeutig identifizierbar. Auch die Zwerchfellschenkel können als paravertebrale Lymphknoten fehlinterpretiert werden, insbesondere dann wenn sie sehr kräftig sind und weit nach kaudal reichen (Abb. 22.**8**). Auch hier lösen der Cine-Mode und multiplanare Reformationen das Problem.

Tab. 22.10 ⤍ *Vergrößerte Lymphknoten: Fehlermöglichkeiten/Fallstricke*

Hals
M. scalenus
M. digastricus
Glandula submandibularis
Thorax
Atypischer Gefäßabgang aus dem Aortenbogen
Kinking des Truncus brachiocephalicus
Linke obere Hohlvene
Linke obere Pulmonalvene
Aberrierende Pulmonalvene
V. azygos
Oberer Perikardrezessus
M. pectoralis minor
Abdomen
Verdickter Zwerchfellschenkel
Cisterna chyli
Venöse Kollateralen im Milz- oder Nierenhilus
Lumbalvenen
Aortenbifurkation, Iliakalvenenzusammenfluss
Dünndarmschlingen
Becken
Kolondivertikel
Appendix
M. sartorius
Ovarien

Die Cisterna chyli kann als vergrößerter retrokruraler Lymphknoten fehlgedeutet werden. Sie kann im Querschnitt bis zu 2 cm messen und eine Länge von 1–8 cm aufweisen. Aufgrund der tubulären Struktur, der typischen Lokalisation rechts paraaortal in Höhe BWK12–LWK2 und der flüssigkeitsäquivalenten Dichte ist die Differenzierung meist unproblematisch.

Abb. 22.7 **Bei fehlender Kontrastierung kann ein paraaortales Blutgefäß einen Lymphknoten vortäuschen** (Pfeil). Hier geschieht dies durch eine retroaortal kreuzende linke Nierenvene. Die tubuläre Struktur der Läsion kann im Cine-Mode beurteilt werden.

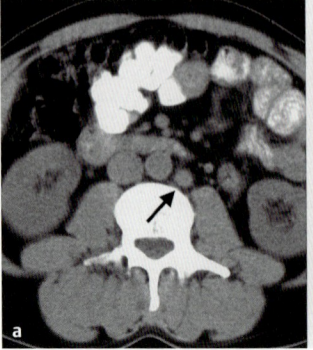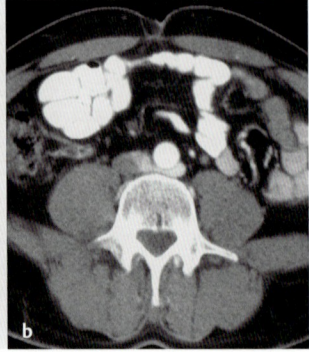

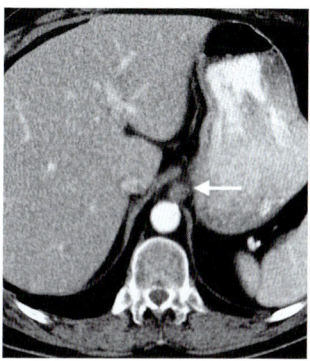

Abb. 22.8 **Knotig verdickter Zwerchfellschenkel (Crus diaphragmatis).**
Dieser kann leicht als vergrößerter Lymphknoten fehlgedeutet werden.

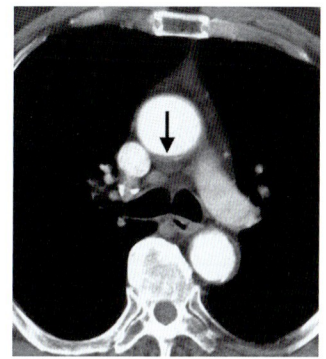

Abb. 22.9 **Perikardumschlagfalte.**
Bei 50% der Patienten imponiert die kraniale Perikardumschlagfalte als elliptische Struktur unmittelbar hinter der Aorta ascendens in Höhe der linken A. pulmonalis. Die geringere Dichte unterscheidet diesen Befund vom mehr dorsal gelegenen Azygos-Lymphknoten.

Eine weitere Fehlerquelle ist der obere perikardiale Rezessus (Abb. 22.**9**), der bei 50% aller Patienten unmittelbar hinter der Aorta ascendens in Höhe der A. pulmonalis liegt. Unterscheidungskriterium ist die breitbasige Verbindung zur Aorta („bowler hat").

Bei unzureichender Darmkontrastierung können Darmanteile wie die Appendix, kollabierte Darmschlingen oder kleine intestinale Divertikel Lymphknoten vortäuschen. Die Appendix ist meist als tubuläre Struktur darstellbar, Divertikel lassen sich allerdings nur bei eindeutiger Beziehung zur Darmwand als solche identifizieren.

Benigne Lymphknotenerkrankungen

Das Spektrum der gutartigen Lymphknotenerkrankungen reicht von entzündlichen und granulomatösen Prozessen bis zu Speicherkrankheiten. Die Computertomographie kann nicht immer zwischen einer entzündlichen Lymphadenopathie und einer Metastasierung differenzieren.

Tuberkulose

Die häufigste Organmanifestation der Tuberkulose (Lungentuberkulose) geht mit vergrößerten Lymphknoten meist im Mediastinum, speziell paratracheal und tracheobronchial, einher. Bei generalisierter Infektion bzw. Streuung können sich vergrößerte Lymphknoten ubiquitär im Körper befinden. Ziel der Computertomographie ist neben der pulmonalen Diagnostik die Ausbreitungsbestimmung der Lymphadenopathie. Bei Patienten mit unklarem pulmonalem Rundherd kann ein verkalkter mediastinaler Lymphknoten zur Diagnosefindung beitragen (alter tuberkulöser Herd).

CT-Morphologie

Eine unilaterale hiläre Lymphadenopathie findet sich bei 80%, eine bilaterale bei 20% der Patienten. Die bilaterale Ausbreitung ist gewöhnlich asymmetrisch.

Bei einer aktiven Tuberkulose neigen die tuberkulösen Lymphknoten zur Ausbildung größerer Konglomerate. Kolliquationsnekrosen mit konsekutiv zentraler Hypodensität sind häufig. Bei 90% der Lymphknoten findet sich ein Rand-Enhancement. Das breitere Rand-Enhancement (>20% des Lymphknotendurchmessers) unterscheidet die tuberkulösen Lymphome von Lymphknotenmetastasen eines Plattenepithelkarzinoms.

Chronische Lymphknotenveränderungen zeigen flockige oder kompakte Verkalkungen.

Histoplasmose

Die Histoplasmose ist eine in Zentralnordamerika endemische (Ohio und Mississippi) Pilzerkrankung. Eine hohe Prävalenz besteht auch in Mittel- und Südamerika. Die akute und subakute pulmonale Form kann mit einer mediastinalen oder hilären Lymphadenopathie einhergehen; disseminierte Lymphknotenschwellungen werden auch bei immunkompromittierten Patienten beobachtet (AIDS). Spätmanifestationen sind mediastinale Granulome, Histoplasmome und eine granulomatöse (fibrosierende) Mediastinitis.

CT-Morphologie

Es finden sich unspezifische mediastinale Lymphknotenschwellungen oder paratracheale/subkarinale Raumforderungen mit zentralen Nekrosen. Große Lymphknoten können popkornartige Verkalkungen enthalten. Targetartige Läsionen mit zentralen Verkalkungen sind pathognomonisch für die akute Form. Die Kontrastierung ist oft inhomogen. Die mediastinalen Granulome imponieren als inhomogene, lobulierte Raumforderungen mit dicker Kapsel und unregelmäßigen Septen.

Andere entzündliche Erkrankungen

Vergrößerte Lymphknoten finden sich an der Eintrittspforte des Erregers oder im Lymphabstromgebiet der Entzündung. Aufgabe der Computertomographie ist es, diese gewöhnlich kleinen Lymphknoten gegen tuberkulöse oder metastatische Lymphknoten abzugrenzen.

CT-Morphologie

Es gibt keine typischen morphologischen Kriterien zur Differenzierung der verschiedenen viralen, bakteriellen, mykotischen oder parasitären Erkrankungen. Bakterielle Pneumonien verursachen in der Regel keine mediastinale Lymphadenopathie, während Virus-, Mykoplasmen- oder Pilzpneumonien häufig mit einer bihilären Lymphknotenschwellung einhergehen. Mykoplasmen- und Pneumocystis-carinii-Infektionen zeigen häufig auffällige Verkalkungen in den vergrößerten mediastinalen Lymphknoten.

Auch andere, nichtinfektiöse entzündliche Erkrankungen wie der Morbus Crohn und operative Eingriffe (z.B. Thorakotomie) können zu mediastinalen Lymphknotenvergrößerungen führen. Auch bei einer Herzinsuffizienz sind Lymphknotenschwellungen möglich.

Entzündlich veränderte Lymphknoten zeigen nach KM-Injektion gewöhnlich eine homogene Kontrastierung. Zentrale Einschmelzungen, z.B. im Rahmen einer Staphylokokkeninfektion, können zu zentralen Hypodensitäten mit Rand-Enhancement führen.

Zystische Fibrose

Bei der zystischen Fibrose finden sich in bis zu 50% ausgedehnte mediastinale und hiläre Lymphknotenvergrößerungen, die nicht mit einem Lymphom verwechselt werden dürfen. In fast allen Fällen ist diese Adenopathie chronisch progressiv.

Sarkoidose

Aufgabe der Computertomographie bei der Sarkoidose ist es, neben der Abklärung pulmonaler Veränderungen die befallenen Lymphknoten von anderen Formen der Lymphadenopathie zu differenzieren.

CT-Morphologie

Das Computertomogramm zeigt eine hiläre und mediastinale Lymphadenopathie mit paratrachealer und paraaortaler Akzentuierung. Im Heilungsstadium entwickeln sich schollige Verkalkungen. Die symmetrische hiläre Lymphadenopathie ist pathognomonisch und unterscheidet die Sarkoidose von der Tuberkulose, die meist eine einseitige oder asymmetrische hiläre Lymphknotenbeteiligung zeigt. Sind nur die mediastinalen Lymphknoten betroffen und die Lungen unbeteiligt, so kann die Differenzierung von einem Lymphom schwierig sein. An ein Lymphom muss auch bei Konglomerattumoren gedacht werden. Bei progredientem oder chronischem Verlauf einer Sarkoidose finden sich in einem hohen Prozentsatz (75%) auch abdominelle Lymphknotenvergrößerungen. Die Kontrastierung der Lymphknoten ist uncharakteristisch.

Silikose

Aufgabe der Computertomographie bei einer Silikose ist es, silikoseassoziierte Veränderungen von anderen Lymphadenopathien zu differenzieren.

CT-Morphologie

Im Computertomogramm finden sich vergrößerte hiläre und mediastinale Lymphknoten mit typischen eierschalenartigen Verkalkungen.

Die Kontrastierung ist uncharakteristisch. Die Diagnose stützt sich auf die Anamnese und die typischen Lungenveränderungen. Differenzialdiagnostisch sind andere Pneumokoniosen abzugrenzen. Bei der Asbestose beispielsweise finden sich zwar ebenfalls mediastinale Lymphknotenvergrößerungen, allerdings ohne eierschalenartige Verkalkungen.

Amyloidose

Die Amyloidose ist eine seltene Systemerkrankung, die durch Amyloidablagerungen im Extrazellulärraum gekennzeichnet ist. Sie manifestiert sich meist zwischen dem 55. und 60. Lebensjahr. Männer sind bevorzugt betroffen. Man unterscheidet zwischen einer primären und einer sekundären Form: Letztere findet sich im Rahmen des Plasmozytoms, der rheumatoiden Arthritis, der Tuberkulose und des Mittelmeerfiebers. Das Computertomogramm zeigt in allen Organsystemen ein breites Befundspektrum.

CT-Morphologie

Bei 20% der Patienten findet sich eine Lymphadenopathie mit Lymphknotenschwellungen und gesprenkelten Verkalkungen. Vorzugsweise sind die mediastinalen und paraaortalen abdominellen Lymphknotenstationen betroffen. Die Lymphknoten zeigen meist eine inhomogene Kontrastierung. Differenzialdiagnostisch sind die Sarkoidose, Silikose, therapierte Lymphome und granulomatöse Erkrankungen abzugrenzen.

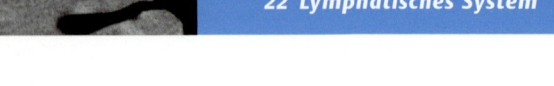
Malignes Lymphom

Die Computertomographie hat sich als bildgebendes Verfahren der Wahl beim Nachweis, Staging und für die Verlaufskontrolle des Morbus Hodgkin und des Non-Hodgkin-Lymphoms (NHL) etabliert. Auch wenn die CT-Morphologie von Hodgkin- und Non-Hodgkin-Lymphom identisch ist, so unterscheiden sich die Erkrankungen in ihrer Topologie deutlich. Das NHL ist tendenziell generalisierter, während der Morbus Hodgkin mehr lokal auftritt. Die wichtigsten Differenzierungskriterien sind in Tab. 22.**11** zusammengefasst.

Tab. 22.11 ⤳ *Unterscheidungskriterien zwischen Morbus Hodgkin (HD) und Non-Hodgkin-Lymphom (NHL)*

Befall	HD	NHL
Mediastinum	85 %	<50 %
Lungenparenchym	15 %	5 %
Paraaortale Lymphknoten	25 %	50 %
Mesenteriale Lymphknoten	5 %	50 %
Leber	10 %	15 %
▪ diffus	+	+
▪ nodulär	–	+
Leberbeteiligung mit Hepatomegalie	<30 %	60 %
Milz	<40 %	>40 %
Gastrointestinaltrakt	–	+
Nieren	–	+
Nebennieren	–	+

– = weniger häufig; + = häufiger

Tab. 22.12 ⤳ *Staging des Morbus Hodgkin (Ann-Arbor-Klassifikation)*

Stadium I	Befall einer Lymphknotenregion
Stadium IE	lokalisierter Befall eines extralymphatischen Organs oder Region
Stadium II	Befall von zwei oder mehr Lymphknotenregionen auf einer Seite des Zwerchfells
Stadium IIE	lokalisierter Befall eines extralymphatischen Organs oder Region und Lymphknotenbefall
Stadium III	Befall von Lymphknotenregionen auf beiden Seiten des Zwerchfells
Stadium IIIE	zusätzlich Befall eines extralymphatischen Organs oder Region
Stadium IIIS	zusätzlich Milzbefall
Stadium IV	diffuser Organbefall mit/ohne Lymphknotenbeteiligung

Alle Stadien werden darüber hinaus nach dem Fehlen (**A**) oder dem Vorliegen (**B**) von klinischen Symptomen (Fieber, Nachtschweiß, Juckreiz, Gewichtsverlust) klassifiziert.

Das Staging des Morbus Hodgkin basiert auf der Zahl der involvierten Lymphknotenstationen, ihrer Lokalisation in Relation zum Zwerchfell und der Beteiligung von Milz und extralymphatischen Organen (Tab. 22.**12**). Das Staging des NHL erfolgt ähnlich, wobei zusätzlich zwischen einem primär nodalen und einem primär extranodalen Befall unterschieden wird.

Derzeit wird das NHL anhand der 1999 etablierten WHO-Klassifikation eingeteilt, die von wenigen Ausnahmen abgesehen mit der REAL-Klassifikation (1994 zur Vereinheitlichung der europäischen und amerikanischen Klassifikation erstellt) übereinstimmt. Es wurde auch der Versuch unternommen, die CT-morphologischen Kriterien zur Beurteilung des therapeutischen Ansprechens zu standardisieren (Tab. 22.**13**); dieser Ansatz nutzt allerdings statt des kurzen axialen den Längsdurchmesser der Lymphknoten.

Tab. 22.13 ⤳ *Response-Kriterien für das maligne Lymphom (Cheson, 1999)*

Komplette Remission (CR)

Komplette Rückbildung der klinischen und radiologischen Krankheitssymptome
Rückbildung aller Lymphknoten auf normale Größe (die Größenangaben beziehen sich jeweils auf den größten Querdurchmesser):
▪ Lymphknoten 1,1 – 1,5 cm vor Therapie auf ≤ 1 cm
▪ Lymphknoten > 1,5 cm vor Therapie auf ≤ 1,5 cm
Rückbildung einer Hepatosplenomegalie
Komplette Rückbildung fokaler Läsionen in Leber, Milz oder anderen Organen
Normalisierung der Knochenmarkveränderungen

Komplette Remission/unbestätigt (CRU)

Gleiche Kriterien wie CR, aber:
75 %ige Rückbildung des Volumens
(Summe der Produkte der größten Durchmesser = SPD)
Unbestimmter Knochenmarkbefund

Partielle Remission (PR)

50 %ige Regression der SPD der 6 größten (dominanten) LK
Keine weitere Lymphknotenvergrößerung, keine neue Region
Regression oder Konstanz der Leber- und Milzherde
Knochenmarkbefund ohne Bedeutung

Stabile Erkrankung (SD)

Gleiche Kriterien wie oben, aber geringere Regression
Keine neuen Läsionen

Progressive Erkrankung (PD, Non-Responder)

Neue Herde
50 %ige Zunahme des Durchmessers von Lymphknoten über 1 cm

Lymphknotenbeteiligung

Vergrößerte Lymphknoten sind die häufigste Manifestation eines Lymphoms im Computertomogramm. Jede Lymphknotenstation des Körpers kann betroffen sein.

CT-Morphologie

Die befallenen Lymphknoten sind unabhängig von ihrer Lokalisation annähernd muskelisodens und stellen sich meist homogen dar. Nekrosen werden gelegentlich beobachtet, beim Morbus Hodgkin häufiger als beim NHL; sie kommen aber auch nach Radiatio oder Chemotherapie vor. Verkalkungen sind bei unbehandelten Lymphknoten selten, nach Radiotherapie häufiger.

Die Lymphome sind oft bilateral, größer als 2 cm, lobuliert und neigen zur Ausbildung von Konglomerattumoren (Abb. 22.**10**). Die Kontrastierung ist meist nur gering (Abb. 22.**10**). Lediglich einige Subtypen des NHL können eine kräftigere Kontrastierung aufweisen. Hauptlokalisationen im Thorax sind die vorderen mediastinalen, die paratrachealen und bronchopulmonalen (hilären) Lymphknoten. Die Lymphknoten entlang der A. thoracica interna und die parakardialen Lymphknoten bedürfen spezieller Aufmerksamkeit, da sie trotz häufiger Beteiligung gern übersehen werden. Hinter vergrößerten parakardialen Lymphknoten verbirgt sich in 40% der Fälle ein Lymphom. Die mesenteriale Lymphknotenbeteiligung kann zu einer bilateralen Ummauerung der Mesenterialgefäße führen (Sandwich-Zeichen, Abb. 22.**11**).

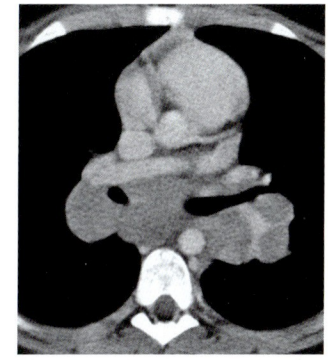

Abb. 22.10 **Retrokardiale Lymphknotenkonglomerate mit Ummauerung der Trachea und der Hauptbronchien beim NHL.**
Geringe homogene Kontrastierung nach KM-Injektion.

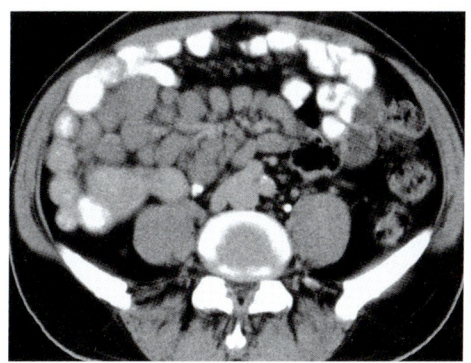

Abb. 22.11 **Bilaterale mesenteriale Lymphadenopathie beim NHL.**
Die konfluierenden Lymphome können die mesenterialen Gefäße umschließen („Sandwich-Zeichen").

Organbeteiligung

Primäre Lymphome der inneren Organe sind selten, meist handelt es sich dabei um NHL-Varianten. Häufiger als die primäre ist die sekundäre Organbeteiligung, welche zugleich ein fortgeschrittenes oder generalisiertes Krankheitsstadium anzeigt. Eine Leberbeteiligung beispielsweise findet sich zum Zeitpunkt der Erstdiagnose bei 15% der Patienten, während sie bei Autopsien in 60% der Fälle angetroffen wird. Die Inzidenz einer Organbeteiligung ist auch bei immunsupprimierten Patienten höher, insbesondere nach Organtransplantation.

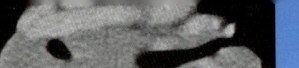

CT-Morphologie

Die Hauptkriterien einer Organbeteiligung sind in Tab. 22.**14** zusammengefasst. Weitere Details finden sich in den jeweiligen Organkapiteln.

Tab. 22.14 ⋯⟩ *Kriterien der Organbeteiligung beim malignen Lymphom*

Disproportionale Organvergrößerung
Hypovaskularisierte Läsion
Interstitielle Kontrastierung in Spätscans
Unscharfe Ränder
Diffuse Infiltration des Nachbargewebes
Lymphknotenbeteiligung unabhängig vom typischen Drainageweg
Beteiligung mehrerer Organe

23 Herz

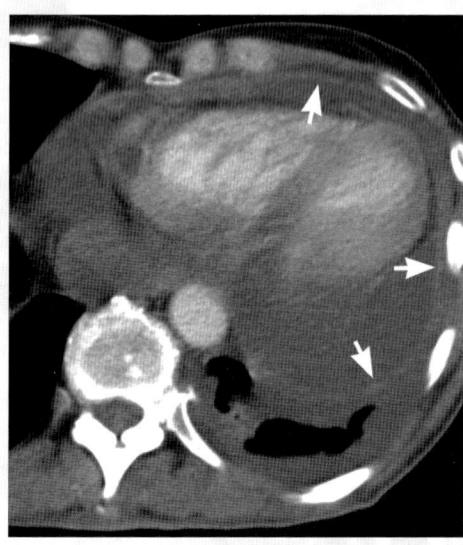

M. Prokop, A. J. van der Molen

Bereits in der Standard-Thorax-CT lässt sich eine Reihe pathologischer Befunde am Herz darstellen. Die EKG-Triggerung und das EKG-Gating am Multidetektorsystem erlauben eine artefaktfreie Darstellung der kardialen Strukturen und sogar der Koronarien. Noch vor wenigen Jahren galt die CT als ungeeignet für die kardiale Diagnostik, mit Einführung der Multidetektorsysteme wird sie nun zu einer ernst zu nehmenden Konkurrenz für Echokardiographie und MRT.

Die Elektronenstrahl-CT (EBCT, synonym: Ultrafast-CT, UFCT) wurde in den 80er Jahren speziell für kardiale Anwendungen entwickelt, aber nur für das Calcium-Scoring der Koronarien allgemein akzeptiert. Die EBCT galt als einzige Methode, die unabhängig von der Herzbewegung in der Lage ist, artefaktfreie Bilder zu liefern, allerdings stand dem ein hoher technischer Aufwand gegenüber. Die Multidetektor-CT hat trotz ihrer noch kurzen Geschichte eine weit höhere Akzeptanz erfahren, als die EBCT je erreichen konnte, bedingt durch die hohe Ortsauflösung und die universelle Einsetzbarkeit der Geräte. Prinzipiell stellt die EBCT jedoch eine gute und dosiseffiziente Technik der kardialen Bildgebung dar.

Die Standard-Spiral- und Multidetektor-CT decken zahlreiche morphologische und funktionelle Befunde auf, die mehr und mehr in die Beurteilung der Thoraxuntersuchung einfließen. Die CT-Angiographie ist eine etablierte Methode zur Darstellung der großen Gefäße und vieler kongenitaler Anomalien, hat allerdings Einschränkungen bei der Beurteilung der Herzkammern. Letztere erfordert eine EKG-Triggerung, um die Herzbewegung „einzufrieren". Sowohl EBCT als auch die Multidetektor-CT verfügen über dosiseffiziente Techniken der EKG-Triggerung, die eine morphologische Untersuchung des Herzens und ein Calcium-Scoring der Koronarien erlauben. Erst mit 64-Zeilen-Scannern und Dual-Source-Scannern können Ortsauflösung und Scanzeit gleichzeitig optimiert werden. Die Beurteilung der Koronargefäße mittels CTA erfordert eine EKG-getriggerte EBCT oder eine Multidetektor-CT mit EKG-Gating, wobei Letztere mit einem Oversampling von Daten außerhalb des Zeitintervalls und das Scanbereichs arbeitet und damit einen höheren Dosisbedarf hat. Der daraus resultierende vierdimensionale Datensatz erlaubt auch eine Beurteilung der Herzbewegung und damit von funktionellen Parametern (Tab. 23.**1**).

Die Koronarangiographie ist nach wie vor Goldstandard in der Beurteilung der Koronargefäße und für Druckmessungen bei Klappen- und kongenita-

Tab. 23.1 ⇢ *Kardio-CT: Applikationen und mögliche Indikationen*

Kardiale Begleitbefunde im Thorax-CT
Verkalkungen • Koronarien • Klappen und Klappenringe • Myokard • Perikard Veränderungen der Herzkammern • Dilatation • Ausdünnung des Myokards • alte Narben/Infarkte • Aneurysmen • Thromben in den Vorhöfen oder Ventrikeln • Tumoren • Funktionsveränderungen • Hypermotilität • verminderte rechtsventrikuläre Funktion
Calcium-Scoring
Abschätzung des kardialen Risikos bei asymptomatischen Patienten Ausschluss KHK bei atypischem Thoraxschmerz
CTA der Koronarien
Verdacht auf aberrante Koronarien Ausschluss signifikante KHK Atypischer Thoraxschmerz Verdacht auf Myokardinfakt ohne ST-Hebung (Non-STEMI) Durchgängigkeit proximaler Stents Patienten nach koronarem Bypass
CT des Herzens
Kongenitale Herzerkrankungen • Erwachsene vor Operation • Schrittmacherträger Darstellung der pulmonalen Venen vor Elektroablation bei Atriumfibrillieren Darstellung der kardialen Venen vor Resynchronisationstherapie (venöser Schirttmacher) Herztumoren Kardiale Thromben
Keine primären Indikationen der Kardio-CT (Indikation nur zusammen mit CTA der Koronarien)
Funktion • Ejektionsfraktion, Herzzeitvolumen • regionale Wandbeweglichkeit Perfusion Klappenerkrankung Späte Myokardkontrastierung (Late Enhancement) • Vitalität nach Infarkt, Stent oder PTA

KHK = koronare Herzkrankheit

len Herzerkrankungen. Häufig wird sie in Kombination mit interventionellen Verfahren eingesetzt. Funktionelle morphologische Parameter (Wandbewegung, Auswurffraktion) sind damit gut zu erfassen, weniger genaue Informationen erhält man über die Vitalität und Perfusion des Myokards. Die Echokardiographie als nichtinvasive Methode wird derzeit in der Diagnostik zahlreicher Herzerkrankungen eingesetzt (Septumdefekte, Herzklappenerkrankungen, Herzrhythmusstörungen). Die funktionelle Beurteilung erfolgt bevorzugt mittels Thallium-Szintigraphie (SPECT) oder PET. Räumliche Details, eine dreidimensionale Orientierung und Flussmessungen sind mit der MRT hervorragend zu realisieren, darüber hinaus hat sich die Methode in der Diagnostik kongenitaler Herzerkrankungen etabliert. Eine Beurteilung von Herzklappenerkrankungen ist möglich, allerdings deutlich aufwändiger als mit der Echokardiographie. Erfolg versprechend sind die ersten Ergebnisse zu Untersuchungen von Bewegungsstörungen der Herzwand, Perfusionsmessungen und Koronarographien mittels MRT. Gegenwärtig erscheint die CTA der MRT lediglich in der Koronardiagnostik überlegen, allerdings unterliegt die Kardio-CT einer rasanten Weiterentwicklung.

Anatomie

Die normale Schnittbildanatomie der Herzkammern ist in Abb. 23.1 dargestellt. Die Standardebenen sind der Vierkammerblick, kurze und lange Achse und Einstellungen des rechten und linken ventrikulären Auswurftraktes. Derartige Schnitte werden aus einem EKG-synchronisierten 3D-Datensatz entsprechend den Ebenen in Abb. 23.2 reformatiert.

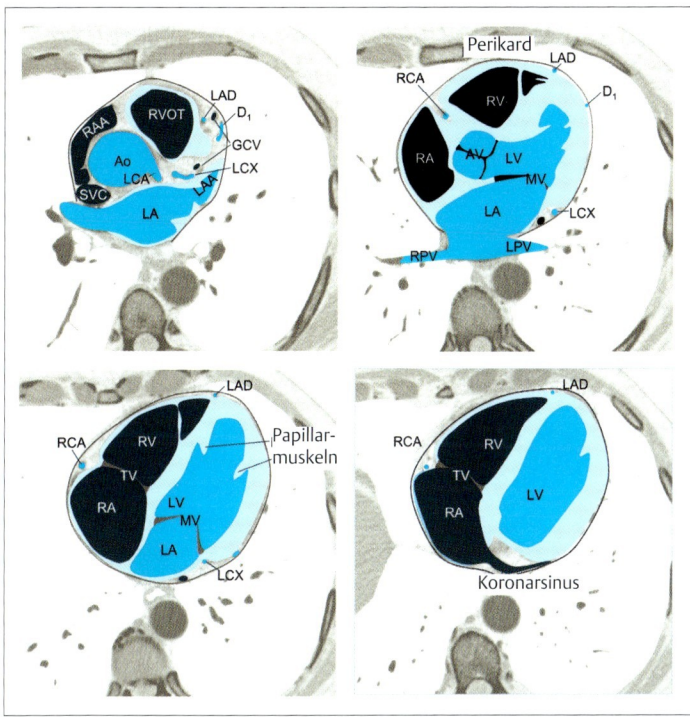

Abb. 23.1 **Schnittbildanatomie des Herzens.**

Ao   Aorta
AV   Aortenklappe
D1   erster diagonaler Koronarast
GCV   V. cordis magna
LA   linker Vorhof
LAA   linkes Herzohr
LAD   Ramus interventricularis anterior
LCA   linke Koronararterie
LCX   Ramus circumflexus links
LPV   linke V. pulmonalis
LV   linker Ventrikel
MV   Mitralklappe
RA   rechter Vorhof
RAA   rechtes Herzohr
RCA   rechte Koronararterie
RPV   rechte V. pulmonalis
TV   Trikuspidalklappe.

Abb. 23.2 **Erstellen der Standardschnitte.**

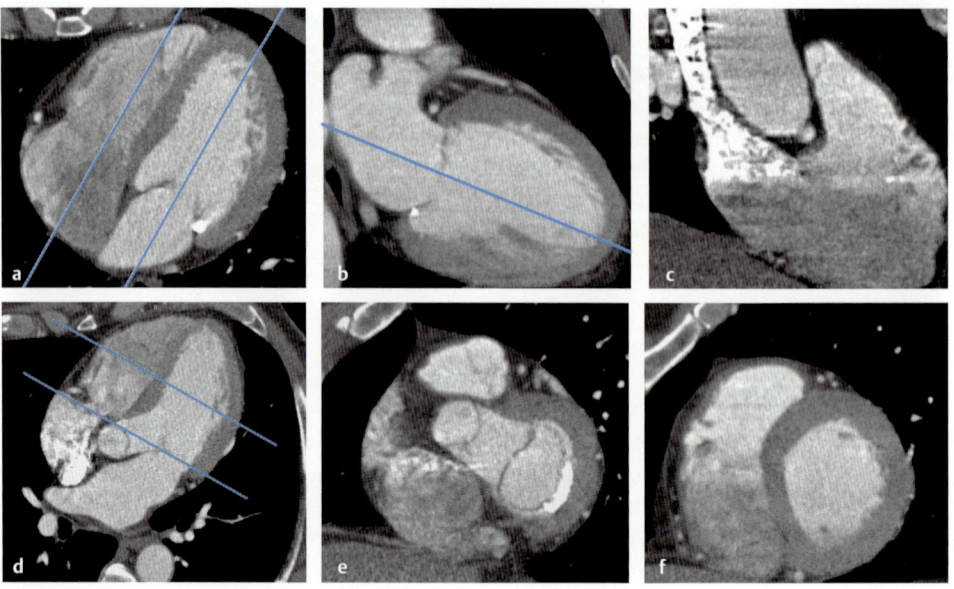

Anhand des transaxialen Schnitts im Niveau der Mitral-klappe (**a**) wird die lange Achse im linken (**b**) und rechten (**c**) Ventrikel bestimmt. Eine schräge Schicht entlang der Herzachse führt zum sog. Vierkammmerblick (**d**). Die Schichten senkrecht dazu entsprechen den kurzen Achsen (**e, f**). Nebenbefund: Verkalkung des posterioren Mitral-segels.

Segmentanatomie des Herzens

Da morphologische und funktionelle Herzkammern nicht immer identisch sind, ist die segmentale Beurteilung essenziell für die Diagnostik von kongenitalen Herzfehlern. Dies erfordert eine genaue Identifikation des Vorhofsitus, der Ventrikelmorphologie, der großen Arterien und der atrioventrikulären bzw. ventrikuloarteriellen Verbindungen.

Vorhofsitus

Der morphologische rechte Vorhof hat im Gegensatz zum linken Vorhof einen Anschluss an die V. cava inferior und steht über eine breite Verbindung mit dem größeren dreieckförmigen rechten Herzohr in Verbindung.

Beim normalen Situs solitus liegt der morphologische rechte Vorhof auf der rechten, der linke Vorhof auf der linken Seite. Die komplette Spiegelung dieser Situation entspricht dem Situs inversus der Vorhöfe. Der Eingeweidesitus entspricht in der Regel dem der Vorhöfe (viszeroatrialer Situs). Der eparterielle (kranial der A. pulmonalis) kurze Hauptbronchus, Leber und V. cava inferior liegen rechts, der hyparterielle (unterhalb der A. pulmona-lis) lange Hauptbronchus, Magen, Milz und Bauch-aorta liegen links. Wie bei den Vorhöfen wird eine komplette Umkehr dieses Situs als viszeraler Situs inversus bezeichnet.

Beim Situs ambiguus sind Vorhof- und/oder viszerale Lage unklar oder nicht definiert. Dies ist bei einer Symmetrie der Hauptbronchien und Pulmonalarterien der Fall und kann als bilaterale „Links-seitigkeit" (linke Isomerie) oder „Rechtsseitigkeit" (rechte Isomerie) auftreten. Der Situs der Bronchien entspricht in der Regel dem der Vorhöfe und kann in unklaren Fällen wegweisend sein. Die linke Isomerie geht mit einer Polysplenie, die rechte mit einer Asplenie einher. Eine Isomerie der Vorhöfe ist in der Regel Teil einer komplexen kardialen Fehlbildung.

Ventrikelmorphologie

Morphologische Charakteristika des rechten Ventrikels sind: ein myokardiales Infundibulum zwischen der Pulmonal- und Trikuspidalklappe einschließlich der Trabeculae septomarginales (sog. Moderator-band) und eine gröbere Trabekulation an der Septumoberfläche. Der linke Ventrikel liegt zwischen der Mitral- und Aortenklappe – das septale Segel der atrioventrikulären Klappe ist dabei weiter kranial angeheftet – und hat zwei kräftige Papillarmuskeln.

Die Begriffe Levokardie und Dextrokardie (vgl. Abb. 23.**41**) leiten sich aus dem Verlauf der interventrikulären Achse ab mit Darstellung der Herzspitze auf der linken bzw. rechten Seite.

Große Arterien

Die großen Arterien definieren sich durch ihre Verästelung (Pulmonalarterien) und einen Bogen (Aorta). Normalerweise liegt der Truncus pulmonalis links anterior der Aorta im axialen Schnitt. Bei einer Transposition liegt die Aorta ventral, je nach Lagebeziehung zwischen Aorten- und Pulmonalklappe findet sich eine Rechts- oder Linkstransposition.

Atrioventrikuläre Verbindungen

Es gibt konkordante und diskordante Verbindungen zwischen den Vorhöfen und Herzkammern. Konkordanz bezeichnet die Verbindung des rechten (linken) Vorhofes mit dem rechten (linken) Ventrikel, Diskordanz den gekreuzten Zusammenfluss. Des Weiteren werden normale, rotierte („criss-crossing"), reitende („overriding-straddling") AV-Verbindungen, ein singulärer Ventrikel („double-inlet") oder eine fehlende unilaterale AV-Verbindung (AV-Atresie) unterschieden.

Ventrikuloarterielle Verbindungen

Die ventrikuloarteriellen Verbindungen werden ebenfalls in konkordant und diskordant unterteilt. Konkordanz bezeichnet die Verbindung des anatomischen rechten Ventrikels mit der A. pulmonalis und die des linken Ventrikels mit der Aorta.

Herzkammern

Das Herz hat normalerweise eine ovale Form (Abb. 23.**1**). Die Hinterwand wird vom linken Vorhof, der rechte Rand vom rechten Vorhof gebildet, der rechte Ventrikel liegt ventral, der linke bildet zwischen linkem Vorhof und rechtem Ventrikel den Hauptanteil der linken Herzbegrenzung. Die Oberflächenanatomie lässt sich am besten in volumenrekonstruierten Bildern beurteilen (Abb. 23.**3**).

Der *rechte Vorhof* (rechtes Atrium, RA) ist ein tubulärer Raum mit Ausweitung im Niveau der Tri-kuspidalklappe und verbindet in gerader Linie die V. cava superior und die V. cava inferior. Das dreieckige rechte Herzohr (RAA) hat eine breite Verbindung zum Vorhof und bedeckt einen Teil des rechten Ventrikels.

Der *rechte Ventrikel* (RV) liegt ventral unmittelbar hinter dem Sternum, wobei die Distanz zum Sternum durch interponiertes Lungengewebe oder perikardiales Fett variiert. Der unmittelbare Kontakt zum Sternum kann eine Sternotomie komplizieren.

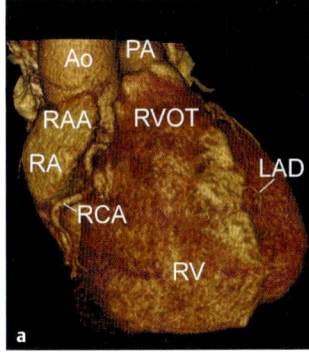 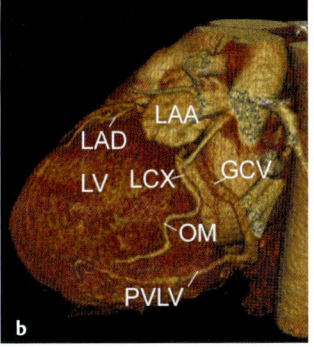 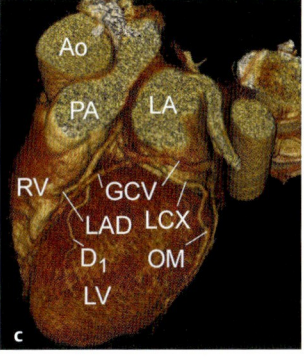

Abb. 23.3 **Volumenrekonstruierte Bilder des Herzens entsprechend den Standardebenen einer Koronarangiographie.**

a 30° ROA.
b Lateral.

c 45° LAO mit 30° kraniokaudaler Angulation.
Abkürzungen s. Abb. 23.**1**, 23.**4** und 23.**5**.

Im Vergleich zum linken Ventrikel ist die Trabekulation des rechten deutlich akzentuierter, was in der Diagnostik kongenitaler Anomalien ein wichtiges Unterscheidungskriterium darstellt. Die normale Wanddicke liegt anterior bei 5 mm oder weniger. Zu den Flügeln der Trikuspidalklappe ziehen 3 Papillarmuskeln (medial, anterior, posterior). Das bandförmige muskuläre Moderatorband (Trabecula septomarginalis) überkreuzt die Spitze des rechten Ventrikels von der Vorderwand bis zum Septum.

Die *rechtsventrikuläre Ausstrombahn* (RVAB, RVOT) hat eine kaudokraniale Orientierung und eine meist dickere Wand als der Rest des rechten Ventrikels (durch bandförmige Muskelsepten, das parietale Band und supraventrikuläre Zügel). Die RVAB zieht nach posterior und endet an der Pulmonalklappe.

Der *linke Vorhof* (linkes Atrium, LA) liegt dorsal vor der Wirbelsäule. Der Abstand zum Wirbel variiert mit dem sagittalen Durchmesser des Thoraxraums und der Herzgröße. Der Ösophagus tritt mit dem linken Vorhof unmittelbar in Kontakt. Eine Vergrößerung des linken Vorhofs führt zur Einengung des Retrokardialraums, einer Verlagerung des Ösophagus nach rechts und einer Aufspreizung der Tracheabifurkation. Normalerweise finden sich an beiden Seiten je zwei Ostien der Lungenvenen, die das Blut von den Oberlappen und Segment 6 bzw. von den Unterlappen und Mittellappen/Lingula zum Herz führen. Variationen dieses pulmonalvenösen Einstroms sind für die Kardioversion beim Vorhofflimmern von Relevanz.

Das *tubuläre linke Herzohr* (LAA) hat nur ein enges Ostium zum Vorhof, verläuft anterior nach links und überdeckt die proximalen Anteile der linken Koronararterie. Aufgrund dieser Überlagerung muss das Herzohr regelmäßig zur 3D-Darstellung der linken Koronararterie segmentiert werden. Ähnlich wie beim rechten Herzohr ist die Kontur leicht lobuliert mit scharfer nach anterior gerichteter Spitze.

Das *Ventrikelseptum* ist in der Diastole zwischen 6 und 12 mm dick und verläuft schräg abwärts zur vorderen Thoraxwand. Der *linke Ventrikel* folgt diesem Verlauf. Die normale Myokardstärke beträgt im Bereich der Hinterwand 6–12 mm. Mit Ausnahme des Ansatzes der beiden Papillarmuskeln (anterior und posterior) zeigt die Ventrikelwand eine relativ gleichmäßige Dicke. Die linksventrikuläre Ausstrombahn liegt im Zentrum des Herzens in unmittelbarer Nachbarschaft zum linken und rechten Vorhof sowie rechten Ventrikel. Im transaxialen Schnitt imponiert die Aorta dadurch als zentral gelegene Struktur, die von LA, LV, RA, RVAB und rechtem Herzohr umkleidet wird.

Die vier *Herzklappen* bestehen aus einem fibrösen stabilisierenden Ring und aus 2–3 Klappensegeln bzw. -taschen. Die Segel der Mitral- und Trikuspidalklappen sind über die Chordae tendineae an die Papillarmuskeln angeheftet. Aorten- und Pulmonalklappe bestehen aus nestförmigen Taschen, deren Konvexität der ventrikulären Ausstrombahn zugerichtet ist. Eine Verdickung des Klappenrings führt konsekutiv zur Insuffizienz, Adhäsionen und Verkalkungen der Klappentaschen zur Stenose.

Die Aortenklappe liegt normalerweise in der transaxialen Schichtebene, so dass die Klappentaschen axial angeschnitten werden. Mitral- und Trikuspidalklappe liegen senkrecht zum axialen Schnitt und werden dadurch tangential getroffen. Die Pulmonalklappe liegt sternumnah, unmittelbar oberhalb der Aortenklappe und wird in der transaxialen Schicht schräg längs angeschnitten. Die optimale Darstellung der Klappen erfordert Schichten parallel und senkrecht zur Klappenebene.

Die Messung der Herzgröße ist im Standard-CT mit Zurückhaltung vorzunehmen, da eine genaue Differenzierung von Systole und Diastole nicht möglich ist und die Herzachse im axialen Schnittbild nicht optimal reproduziert wird. Größenmessungen erfordern Schnitte durch die kurze und lange Herzachse, ähnlich der in Abb. 23.2 (vgl. auch Abb. 23.14) vorgestellten Technik. Die Herzgröße lässt sich anhand der Bewegungsartefakte diastolisch an der breitesten und systolisch an der engsten Kontur abschätzen. Die Normalwerte sind aus der Echokardiographie abgeleitet (Tab. 23.2).

> Die diastolischen Messungen sind relativ unabhängig von der Scandauer, systolische Messungen überschätzen dagegen mit Abnahme der zeitlichen Auflösung systematisch die Herzgröße.

Tab. 23.2 ⋯→ *Normale enddiastolische Herzmaße (nach der Echokardiographie)*

Aortenwurzel	20–37 mm
Linker Vorhof	15–40 mm
Rechter Ventrikel	< 30 mm
Ventrikelseptum (IVS)	6–12 mm
Linke Ventrikelhinterwand (LVPW)	6–12 mm
Verhältnis IVS : LVPW	< 1,3
Linker Ventrikel	39–56 mm

Koronargefäße

Die rechte A. coronaria (RCA) entspringt unmittelbar oberhalb der Aortenklappe ventral aus der Aorta. Sie verläuft proximal in der atrioventrikulären Rinne zwischen rechtem Ventrikel und Vorhof, gibt dort mehrere Versorgungsäste für die rechte Ventrikelwand ab, zieht dann fast rechtwinklig zur Herzbasis und endet in 80% im Ramus interventricularis posterior direkt unterhalb des Septums. Kleine proximale Äste der RCA versorgen den Sinus- und AV-Knoten.

Die Abgang der linken A. coronaria findet sich etwa 2 cm kranial der RCA an der Aortenhinterwand. Sie teilt sich in den Ramus interventricularis anterior (LAD) und den Ramus circumflexus (LCX). Die LAD verläuft oberhalb des interventrikulären Septums und gibt einige diagonale Äste zur Versorgung der linken Ventrikelwand und septale Äste für die Versorgung des Septums ab. Der LCX verläuft in der linken atrioventrikulären Rinne und teilt sich mehr stumpfwinklig in die marginalen und posterolateralen Äste, welche die Hinterwand des LV versorgen. In 20% hat der LCX eine Verbindung zum Ramus interventricularis posterior an der Herzbasis. In 10% entsteht der Ramus interventricularis posterior sowohl aus der rechten als auch aus der linken Koronararterie.

Die Koronararterien werden nach der American Heart Association (1975) in 15 Hauptsegmente untergliedert (Abb. 23.**4**), die auch der Beschreibung koronarer Herzerkrankungen dient. Die koronare Anatomie unterliegt zahlreichen Varianten, die wichtigste ist die A. coronaria intermedia, die als großer Ast im Bereich der Bifurkation der LCA entsteht (vgl. Abb. 23.**37**).

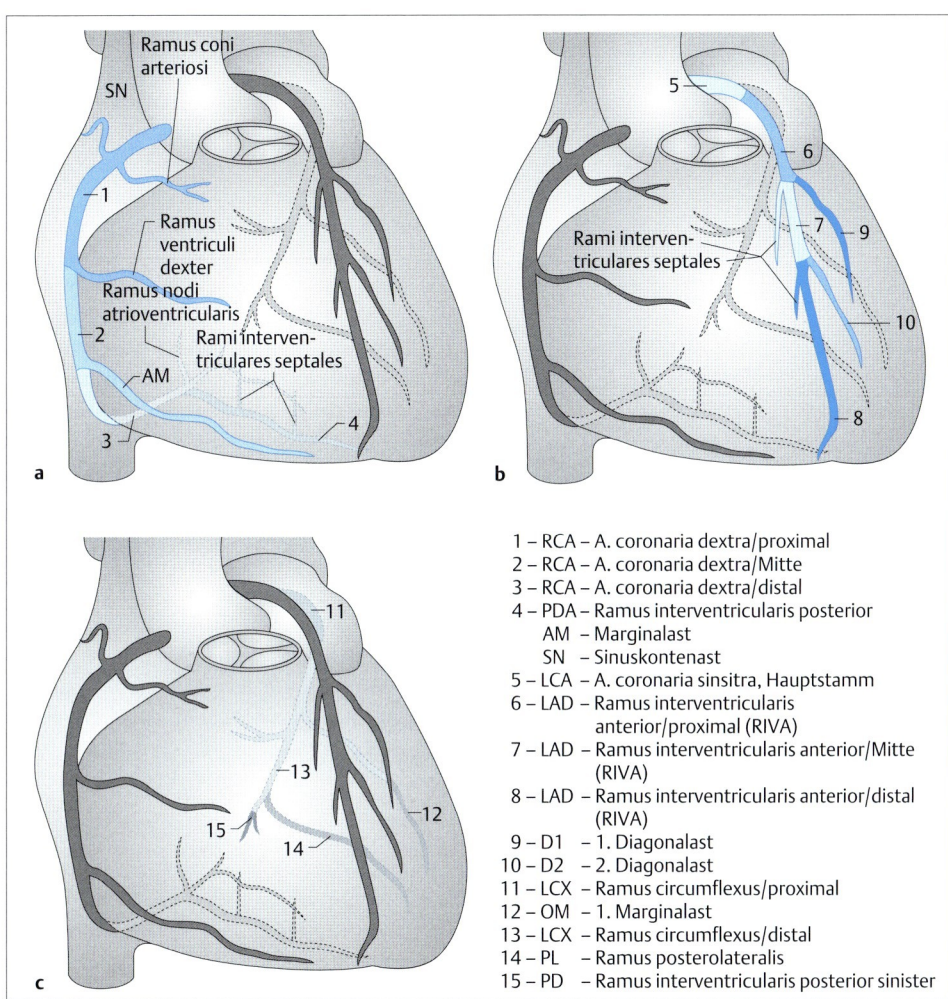

Abb. 23.4 **Segmentanatomie der wichtigsten Koronararterien (AHH, 1975).**

1 – RCA – A. coronaria dextra/proximal
2 – RCA – A. coronaria dextra/Mitte
3 – RCA – A. coronaria dextra/distal
4 – PDA – Ramus interventricularis posterior
    AM – Marginalast
    SN – Sinuskontenast
5 – LCA – A. coronaria sinsitra, Hauptstamm
6 – LAD – Ramus interventricularis
    anterior/proximal (RIVA)
7 – LAD – Ramus interventricularis anterior/Mitte
    (RIVA)
8 – LAD – Ramus interventricularis anterior/distal
    (RIVA)
9 – D1 – 1. Diagonalast
10 – D2 – 2. Diagonalast
11 – LCX – Ramus circumflexus/proximal
12 – OM – 1. Marginalast
13 – LCX – Ramus circumflexus/distal
14 – PL – Ramus posterolateralis
15 – PD – Ramus interventricularis posterior sinister

Abb. 23.5 **Gefäßterritorien des Herzens (Basisanatomie).**

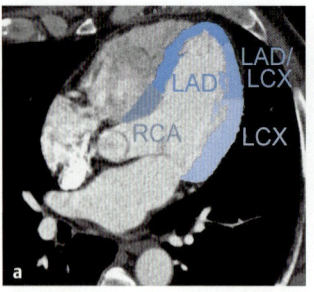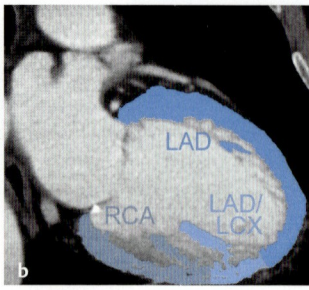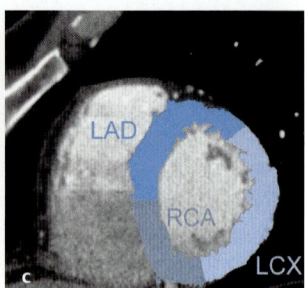

Varianten betreffen hauptsächlich die Grenzen zwischen LCX und RCA (rechts- oder linksdominate Versorgung) und die Grenzen zwischen LAD und LCX.

GCV – V. cordis magna
PVLV – posteriore Vene des linken Ventrikels
MCV – V. cardiaca media
SCV – kleine Herzvene
RMV – rechte Marginalvene

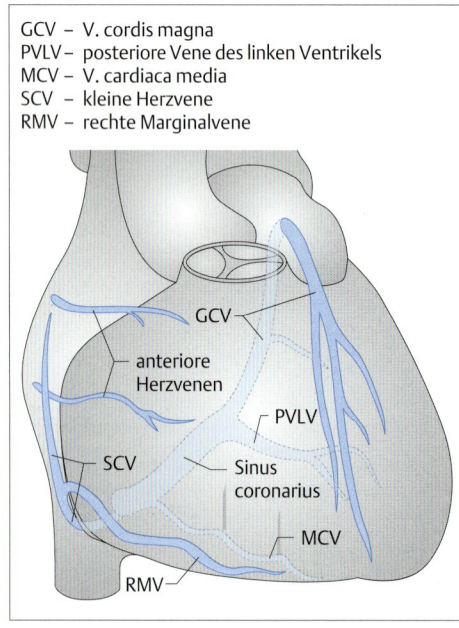

Abb. 23.6 **Anatomie der Koronarvenen.**

Die gebräuchlichsten anatomischen Gefäßterritorien sind in Abb. 23.**5** zusammengefasst. Herzspitze und obere Septumanteile werden durch die LAD versorgt, der LCX perfundiert die laterobasalen Abschnitte des linken Ventrikels, die RCA die Hinterwand, die basalen Septumabschnitte und die poste-

rioren Anteile der Herzbasis. Beim rechtsdominanten Versorgungstyp übernimmt die RCA Teile des LCX-Territoriums, während beim linksdomianten Versorgungstyp der LCX Teile des posteroinferioren Herzens mit versorgt. Die Vorderwand des rechten Ventrikels wird hauptsächlich von der RCA versorgt, kleinere Äste der LAD können allerdings ebenfalls relevant sein.

Die Koronarvenen (Abb. 23.**6**) verlaufen parallel zu den Koronararterien und münden im Bereich des Sinus coronarius 2–3 cm oberhalb des Zwerchfells über eine kleine Klappe in die V. cava inferior. Die Breite des Sinus coronarius beträgt zwischen 5 und 10 mm, er liegt an der hinteren Herzbasis in einer Rinne zwischen LA und LV. Die rechten Koronarvenen verlaufen in der rechten interventrikulären Rinne gemeinsam mit der posterioren interventrikulären Vene (mittlere Koronarvene) zum Sinus coronarius. Letztere liegt parallel zum Ramus interventricularis posterior. Die linke anteriore interventrikuläre Vene verläuft parallel zur LAD, drainiert in die linke Koronarvene (große Herzvene), die wiederum in der linken interventrikulären Rinne gemeinsam mit der posterioren Vene des linken Ventrikels den Sinus coronarius erreicht. Anteriore Koronarvenen finden sich entlang der Oberfläche des rechten Ventrikels und drainieren direkt in den rechten Vorhof. Eine aberrierende linke V. cava superior verbindet sich unmittelbar am Einfluss in den Sinus coronarius mit der linken Koronarvene.

Perikard

Das Perikard ist in CT-Dünnschichten als 0,8–2 mm dicke Linie erkennbar. Es umschließt das Herz, den Truncus pulmonalis und den Hauptanteil der Aorta descendens. Das viszerale Perikard ist durch epikar-

diales, im Bereich der Koronargefäße deutlich akzentuiertes Fettgewebe vom Herzen separiert. Viszerales und parietales Perikard verbinden sich an der Herzbasis und sind im CT nur durch Luft oder

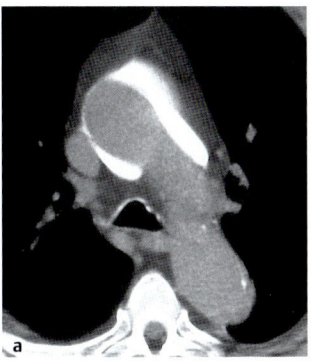
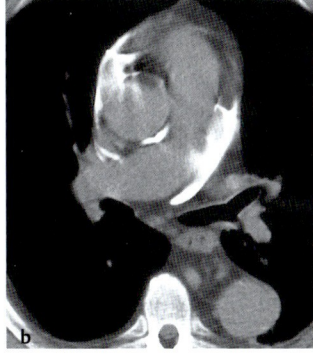
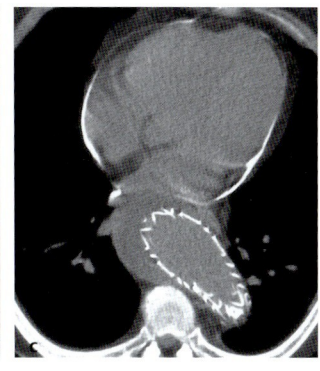

Abb. 23.7 **Kontrastmittelgefüllter perikardialer Raum nach Perforation des rechten Vorhofes nach Aortenstent.**

Gefüllt sind der perikardiale Rezessus ventral des Aortenbogens (**a**) und dorsal der Aorta descendens bzw. lateral des Truncus pulmonalis (**b**). Daneben kleine Mengen von perikardialer Flüssigkeit lateral des rechten Vorhofs und um die Ventrikel (**c**).

Flüssigkeit im perikardialen Raum zu differenzieren.

Normalerweise findet sich nur im oberen perikardialen Rezessus dorsal der Aorta ascendens unmittelbar proximal des Aortenbogens eine geringe Flüssigkeitsmenge. Diese bildet eine typische tränenartige Densität und sollte nicht mit einem mediastinalen Lymphknoten verwechselt werden (vgl. Abb. 22.**9**). Geringe Flüssigkeitsansammlungen unterhalb des aortopulmonalen Fensters und ventral des linken Ventrikels sind ebenfalls nicht pathologisch (Abb. 23.**7**). Diese Flüssigkeitsverteilungen ändern sich mit Lage des Patienten, z.B. bei Längsachsendarstellung durch Tischneigung beim EBCT. Flüssigkeitsmengen über 50 ml gelten als Perikarderguss.

Untersuchungstechnik

Die Herzbewegungen sind schnell und komplex und verursachen dadurch erhebliche Artefakte im CT. Die Untersuchung des Herzens ist allerdings auch bei gewissen residualen Artefakten noch ausreichend möglich. In Abhängigkeit von der Fragestellung kann ein virtuelles Einfrieren der Herzbewegung erforderlich sein.

Grundprinzipien

Für eine scharfe Abbildung der Herzstrukturen müssen die zur Bildrekonstruktion genutzten Daten aus einer Phase minimaler oder fehlender Herzbewegung vorliegen. Dies erfordert eine Reduzierung der Akquisitionszeit und die Sicherung einer nur minimalen Bewegung in der Phase der Datenakquisition. Ersteres gelingt durch eine verkürzte Rotationszeit des Röntgenstrahls, Einsatz mehrerer Röntgenröhren (Dual Source), Halbrekonstruktionen oder verschiedene EKG-Gating-Techniken mit Multisektor-Rekonstruktion. Die Herzbewegung ist meist in der Mitdiastole (vor Beginn der atrialen Kontraktion) und endsystolisch (am Ende der Kontraktionsphase) am geringsten.

Zeitliche Auflösung

Die Dauer der Systole und Diastole ist in unterschiedlicher Weise von der Herzfrequenz abhängig. Die Dauer der Systole vermindert sich in einer fast linearen Weise, die der Diastole hyperbolisch mit verkürztem RR-Intervall und erhöhter Herzfrequenz (vgl. Abb. 1.**39 b**). Aus diesem Grund gelingt eine mitt-diastolische Darstellung nur bei Herzfrequenzen ≤ 70/min optimal. Für Frequenzen von 90 und höher ist die Diastole nicht mehr geeignet, hier bietet sich die End-Systole an. Grundsätzlich hängt die optimale Untersuchungsphase immer vom Zeitfenster der Datenakquisition (Zeitauflösung) ab.

Darüber hinaus bewegt sich das Herz in einer komplexen dreidimensionalen Weise mit konzentrischen Kontraktionen der Ventrikel zum Septum, Verkürzung der langen Herzachse und Rotation der Ventrikelwand durch leicht spiralförmige Muskelkontraktionen. Während in den kranialen Anteilen des Septums (Region der LAD) relativ geringe Bewegungen zu beobachten sind, verändert die rechte atrioventrikuläre Rinne ihre Position deutlich. Interindividuelle Unterschiede leiten sich aus der Anatomie, dem Trainingszustand und zugrunde liegenden Erkrankungen ab.

Die Bewegung der Koronarien wurde anhand von EBCT-Studien ermittelt: Die mittlere Bewegung schwankt zwischen 22 ± 4 mm/s für die LAD über 28 ± 15 mm/s für den LCX bis 70 ± 22 mm/s für die RCA – die Spitzenwerte liegen bei der RCA über 250 mm/s und werden während der frühen Systole, frühen Diastole oder bei der Vorhofkontraktion erreicht. Diese Geschwindigkeiten hängen eng mit der Herzfrequenz und dem Herzzyklus zusammen, insofern sind die interindividuellen Unterschiede

sehr groß. Dies erklärt die erschwerte Darstellung der RCA, welche nur mit ausreichend kurzem Akquisitionsfenster suffizient möglich ist. Die geringste Durchschnittsgeschwindigkeit findet sich bei 40–50% des Herzzyklus zum Zeitpunkt der endsystolischen isovolumetrischen Relaxation. Ein weiteres Zeitfenster findet sich bei 80% des RR-Intervalls, in der Diastole kurz vor der Vorhofkontraktion (Abb. 23.**8**). Mit längerer Akquisitionszeit verändert sich das optimale Zeitfenster. Meist ist dann die Diastole die beste Phase zur Untersuchung.

Könnte die gesamte Diastole zur Datenakquisition genutzt werden, so ließe sich eine niedrigere Grenze für die zeitliche Auflösung (Obergrenze der Dauer der Datenakquisition) anhand der Diastolenlänge einstellen (vgl. Abb. 1.**39 b**). Leider ist nicht die gesamte Diastole nutzbar: Die Phase der Vorhofkontraktion muss insbesondere für die Darstellung der RCA ausgeklammert werden, was eine Minderung der zeitlichen Auflösung erfordert. Bei einer Herzfrequenz von 80/min (750 ms RR-Intervall) liegt die minimale zeitliche Auflösung meist deutlich unter 150 ms. Bei einer Frequenz von 60/min sind 250 ms noch ausreichend, bei 50/min 300 ms. Aber auch bei geringer Herzfrequenz verbessert sich die Bildqualität mit der Reduktion des Akquisitionsfensters.

Durch die respiratorische Arrhythmie kann sich die Herzfrequenz während der Datenakquisition und KM-Injektion deutlich verändern. Bei (Vorhof-)Arrhythmie sind die besten Ergebnisse bei end-systolischem Zeitfenster gegeben; die Bildqualität ist aber stark schwankend.

Abb. 23.8 Bewegung der Koronarien.
Mittelwerte für die Bewegung der großen Koronarsegmente in Abhängigkeit vom Zeitfenster der Datenakquisition während des Herzzyklus (nach Achenbach, 2000).

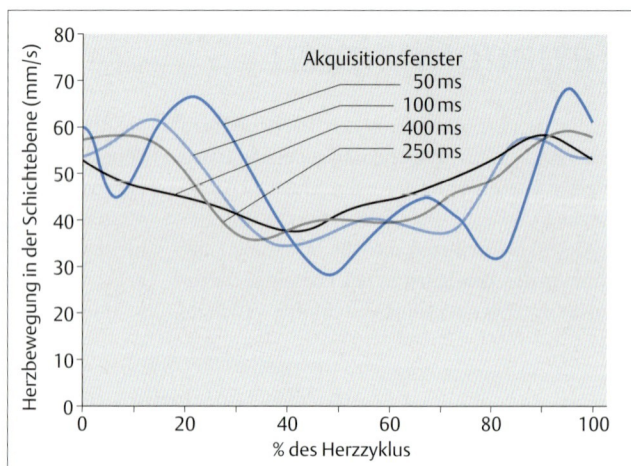

Noch komplexer wird die Situation, wenn man berücksichtigt, dass sich das Herz während der diastolischen Füllung weitet und gegen Ende der diastolischen Füllung (vor der atrialen Kontraktion) relativ bewegungsarm ist. Bei einer hohen Herzfrequenz ist eine derartige „Pause" nicht mehr gegeben, da der Zeitraum der Diastole gerade noch ausreicht, das Herz zu füllen, mitunter kann die Füllung bei sehr hohen Frequenzen sogar unvollständig sein. Dagegen ist die Phase der isometrischen Kontraktion in der Frühsystole und besonders der isovolumetrischen Relaxation in der Endsystole relativ konstant und unabhängig von der Herzfrequenz, sodass sich diese Phasen bei höheren Frequenzen eher für eine Datenakquisition anbieten. Diese endsystolische Phase findet sich bei etwa 40% des RR-Intervalls (30% bei geringeren Herzfrequenzen). Bei Einsatz eines Dualparameter-Herzgatings wird die stärkere Verkürzung der Diastole bei hohen Herzfrequenzen kompensiert, was die Wahl des Akquisitionsfensters vereinfacht.

In Abhängigkeit von der Gerätegeneration und der benötigten Ortsauflösung bzw. des Signal-zu-Rausch-Verhältnisses erlaubt die EBCT eine zeitliche

Auflösung von 30–100 ms. Derzeitige 16- und 64-Zeilen-Systeme mit einer Rotationsgeschwindigkeit von 0,33 s–0,42 s ermöglichen eine Auflösung von 50–210 ms – je nach Herzfrequenz, Pitch, Rotationsgeschwindigkeit und Möglichkeiten der Segmentrekonstruktion.

Folgende Richtlinien sind zu beachten:

- Für die Datenakquisition an 16- und 64-Zeilen-Scannern sind geringe Herzfrequenzen (< 70/min) zu bevorzugen, ggf. unter Einsatz von Betablockern.
- Eine Zeitauflösung (Akquisitionsfenster) < 150 ms verbessert die Darstellung der Herzklappen und der kleinen Koronararterien.
- Die optimalen Trigger-Delays hängen von der Herzfrequenz und dem Zeitfenster der Akquisition ab (mit signifikanten interindividuellen Unterschieden).
- Für kurze Akquisitionsfenster (< 150 ms) liefert die Triggerung bei 30–50% oder 70–80% des Herzzyklus die besten Ergebnisse.
- Bei längeren Akquisitionsfenstern (> 200 ms) schwanken die optimalen Trigger-Delays bei geringen Herzfrequenzen zwischen 30 und 80%.

Untersuchungsbereich und Scandauer

Die Herzdarstellung sollte in einer Atemphase erfolgen. Der Scanbereich hängt von der Fragestellung ab (Tab. 23.**3**), enthält Herz und supraaortale Gefäße bei Patienten mit kongenitalen Herzerkrankungen oder kann bei der Koronardarstellung auf die Herzregion inklusive der Koronarostien fokussiert werden (12–14 cm). Bei Koronardarstellungen kann eine Testschicht am Oberrand des Untersuchungsbereichs erwogen werden, um sicherzustellen, dass die Koronarien komplett abgebildet sind.

Die Herzuntersuchung erfolgt in einer Inspirationsphase. Prinzipiell sollte die Atemanhaltephase nicht mehr als 30 s betragen. Am 4-Zeiler wird beim

EKG-Gating jedoch 30–40 s benötigt, was kardiale Untersuchungen erschwert. Für die CTA der Koronarien ist daher ein 4-Zeiler nicht zu empfehlen. Bei 16- und 64-Zeilern hängt die Scandauer von der effektiven Rotationsgeschwindigkeit, der Gesamtdetektorbreite und vom gewählten Pitch ab. Der Pitch wird grob an die Herzfrequenz angepasst (typischerweise P ≈ 0,2), um Schwankungen während des Scans auffangen zu können. Für die meisten Scanner geschieht dies automatisch. Die resultierende Scandauer liegt um 20 s für 16-Zeiler und zwischen 5 und 12 s für 64-Zeiler. Bei Dual-Source-Scannern nimmt die Scandauer nur ab, wenn ein

Tab. 23.3 ⋯⋙ *Scanbereich in Abhängigkeit von der Indikation*

Indikation	Anatomischer Bereich	Länge
Kongenitale Herzerkrankung	3 cm über Lungenspitze bis Herzbasis	20–25 cm*
Durchgängigkeit eines koronaren Bypasses	2 cm über Aortenbogen bis Herzbasis	15–20 cm
Koronare Herzkrankheit	(1 cm unter) Tracheabifurkation bis Herzbasis	12–14 cm
Unklarer Thoraxschmerz (kardiopulmonale CTA)	(2 cm unter) Lungenspitze bis Herzbasis	17–22 cm

*beim Erwachsenen

höherer Pitch bei höherer Herzfrequenz gewählt wird. Stets ist jedoch eine ausreichende Instruktion des Patienten wesentlich, da Atemartefakte selbst bei schnellen Scannern nicht kompensiert werden

können. Um ein Valsalva-Manöver zu vermeiden, sollten die Patienten normal tief einatmen und nicht pressen.

Aufnahmetechniken

Elektronenstrahl-Computertomographie (EBCT)

Die Elektronenstrahl-Computertomographie (syn. Electron Beam Tomography, EBT, Ultrafast-CT, UFCT) besitzt keine rotierende Röntgenröhre, stattdessen trifft ein Elektronenstrahl auf ein ringförmiges Wolfram-Target, wodurch „vor Ort" ein Röntgenstrahl entsteht. Diese elektronische Ablenkung erlaubt Rotationsgeschwindigkeiten im Millisekundenbereich. Grob gesagt entspricht das EBCT einer riesigen Röntgenröhre.

Es wurden verschiedene Scannergeometrien entwickelt, praktisch durchgesetzt hat sich jedoch nur das GE-Imatron. Der Elektronenstrahl wird am „Kopf" des Scanners mit 130 kV erzeugt und elektromagnetisch in einer Vakuumkammer durch vier parallele Wolfram-Targets abgelenkt, die semizirkulär um den Patienten angeordnet sind (A, B, C und D) (Abb. 23.**9**). Das System lässt sich für einen Target-Ring auf eine Rotationsgeschwindigkeit von 50–100 ms programmieren (bzw. 30–60 ms bei den neuesten Scannern). Um erneut den gleichen Target-Ring abzutasten oder zum nächsten zu springen, werden zusätzliche 8 ms (bei 50 ms) oder 16 ms (bei 100 ms) benötigt. Bei Auftreffen auf dem Target entsteht ein Fächerstrahl mit einem Öffnungswinkel von 30°.

Auf der gegenüber liegenden Seite des Targets sind 2 parallele halbkreisförmige (240°) Detektorringe angeordnet mit jeweils 1878 Detektorelementen. Für die Hochauflösung wird nur der zweite Ring verwendet. Der Fokus ist ellipsoid und ziemlich groß.

Der Elektronenstrahl hat eine konstante Stromstärke von 630 mA, so dass die applizierte Dosis immer proportional zur Scanzeit ist. Bei der kürzesten Scanzeit pro Schicht von 50 ms ist die applizierbare Dosis mit 31,5 mAs gering und das Bildrauschen entsprechend hoch. Diese Technik wird nur für funktionelle Untersuchungen eingesetzt. Bei 100 ms ist die Bildqualität für das Calcium-Scoring und die koronare CTA (63 mAs) bei den meisten Patienten ausreichend.

Die Gantry lässt sich nicht angulieren, dafür ist die Patientenliege sowohl seitwärts als auch nach oben und unten kippbar. Dadurch lassen sich kurze und lange Herzachse einstellen.

Abb. 23.9 Prinzip der Elektronenstrahl-CT (EBCT). Ein Elektronenstrahl wird in einem großen Vakuumkanal beschleunigt und an Magnetspulen in Richtung der halbkreisförmigen Wolfram-Targets umgelenkt. Der Röntgenstrahl rotiert nur 210° unterhalb des Patienten.

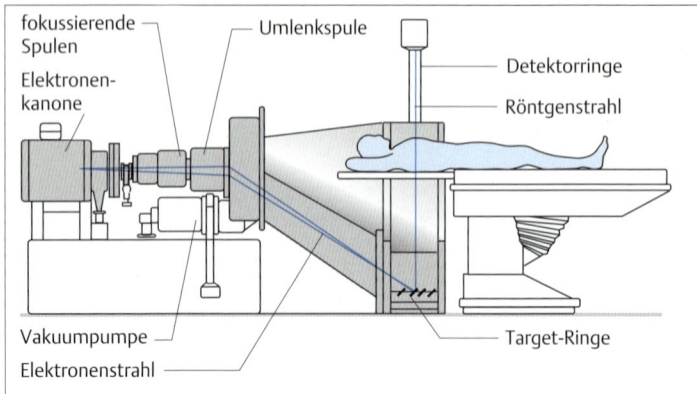

fokussierende Spulen
Elektronenkanone
Umlenkspule
Detektorringe
Röntgenstrahl
Vakuumpumpe
Elektronenstrahl
Target-Ringe

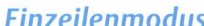

Einzeilenmodus

Beim „Single Slice Mode" funktioniert das EBCT wie ein normaler konventioneller Scanner. Bei einer Umlaufzeit von 100 ms wird nur ein einzelner Target-Ring (C) angesteuert. Wird die Anzahl der Umläufe erhöht (z. B. 17), erhöht sich die Expositionszeit und damit die Patientendosis zu einem ausreichenden Signal-zu-Rausch-Verhältnis. Die Kollimation ist zwischen 1,5, 3 und 6 mm einstellbar, wobei nur der hochauflösende Detektor genutzt wird. Für die meisten kardialen Anwendungen empfiehlt sich ein 3-mm-Einzeilenmodus mit 100 ms. Die 3-mm-Kollimation ist auch am dosiseffizientesten. 1,5 und 6 mm nutzen eine nachgeschaltete Kollimation, welche die Expositionsdosis fast verdoppelt. Der Einzeilenmodus gestattet 2 Akquisitionsarten ähnlich der sequenziellen oder spiralen Untersuchung eines herkömmlichen CT.

Das Step-Volume-Scanning (SVS) ist eine inkrementale Schichtführung, die sich mit der EKG-Triggerung kombinieren lässt. Während einer voreingestellten Phase des Herzzyklus (Teil des RR-Intervalls oder feste Zeit nach der R-Zacke) erfolgt eine 100-ms-Rotation. Nach Tischvorschub zur nächsten definierten Schicht wird der Scan im nächsten Herzzyklus wiederholt. Zur Darstellung des gesamten Herzens (etwa 12 cm) werden 40 Schichten und damit 40 Herzzyklen benötigt. Entsprechend ist die Untersuchung bei höheren Herzfrequenzen schneller (30 s bei einem Puls von 80, 40 s bei einem Puls von 60). Die neueren Modelle erlauben die Akquisition von 3 Schichten pro Tischposition in einem RR-Intervall. Diese dreiphasige Elektronenstrahl-Angiographie wurde für die optimierte Darstellung der Koronarien bei Patienten mit Arrhythmien entwickelt.

Beim kontinuierlichen Volume-Scanning (CVS) verläuft die Datenakquisition ähnlich wie bei einer Spiral-CT bei kontinuierlichem Tischvorschub. Im Gegensatz zur konventionellen Spirale ist der Tischvorschub pro Akquisition aber sehr klein, und es erfolgt keine z-Interpolation. Aufgrund der fehlenden EKG-Synchronisation eignet sich dieser Modus nicht für die kardiale Bildgebung.

Multidetektormodus

Beim „Multi Slice Mode" rotiert der Elektronenstrahl sequenziell von Target-Ring A bis D in jeweils 50 ms mit einem Delay zwischen den Ringen von jeweils 8 ms. Da auch beide Detektorringe zugeschaltet sind, werden während jeder Rotation zwei 8 mm breite Schichten simultan erfasst. Aufgrund des Abstands zwischen den Target-Ringen entsteht eine Lücke von 4 mm zwischen den konsekutiven Rotationen (Bildpaaren). Dieser Multidetektormodus erfasst so ein Volumen von 8 cm mit 8 Schichten quasi simultan (bei einer Akquisitionszeit von insgesamt 224 ms) ohne jegliche Bewegung des Patienten durch den Scanner. Aufgrund des erhöhten Bildrauschens bei 50 mA/31,5 mAs und der geringen Zahl von Projektionen wird bei diesem Modus nur eine Matrix von 256^2 oder 320^2 verwendet (die Detektorelemente werden beim Auslesen zusammengeschaltet, um das Signal-zu-Rausch-Verhältnis zu verbessern). Gegenwärtige Scanner erlauben ein Maximum von 128 Bildern (= 16 Zyklen mit jeweils 8 Bildern).

Der *Flow-Modus* ist eine Variante des Multidetektormodus, bei dem die gleiche Region sequenziell bei jedem oder jedem zweiten Herzschlag (Triggerung an der R-Zacke) wiederholt untersucht wird. Dadurch lassen sich der Fluss des KM-Bolus und Strömungsveränderungen analysieren (z. B. Rechts-links-Shunts) sowie die myokardiale Perfusion messen.

Beim *Cine-Modus* wird eine einzelne Zielregion wiederholt mit 50 ms Rotation und einem Delay von 8 ms untersucht. Dadurch entstehen mehrere Bilder während eines Herzzyklus. Werden beide Detektoren eingeschaltet, so erhält man zwei 8-mm-Schichten simultan. Nach Abschluss eines Herzzyklus oder einer vorbestimmten Anzahl von Scans wird die nächste Zielregion erfasst. Dies ermöglicht bis zu 17 Schichten (oder Bildpaare) pro Sekunde. Die Triggerung erfolgt auf der R-Zacke (0 % RR-Intervall) des EKG. Um die Längsachse des Herzens darzustellen, muss der Untersuchungstisch gekippt werden. Zur optimalen Visualisierung der Herzkammern erfolgt der Scan während der Plateauphase der Kontrastierung. Ergebnis ist ein zeitlich aufgelöstes (4 D)Scanvolumen von 8 cm Länge ohne Patientenbewegung und mit mindestens 4 Herzzyklen. Dieser Modus eignet sich besonders für funktionell-morphologische Beurteilungen (Herzzeitvolumen, Ejektionsfraktion).

Flow- und Cine-Modus lassen sich auch mit nur einem Target (C) und 2 Detektoren durchführen. Dies wird zur Bestimmung der Zirkulationszeit (Testbolus) im Flow-Modus genutzt. Der Cine-Modus mit Hochauflösung dient der Optimierung des Zeitregimes im RR-Intervall für die nachfolgende koronare CTA.

Einzeilen- und Multidetektor-CT

Untersuchung ohne Gating

Die Spiral-CT-Untersuchung ohne EKG-Synchronisation (wie beim Standard-Thorax-CT) erlaubt eine scharfe Abbildung des Herzens in der Tischposition, bei der die meisten Projektionsdaten in einer Diastole gewonnen werden. Diese Möglichkeit hängt naturgemäß von der Herzfrequenz und der Rotationsgeschwindigkeit des Scanners ab.

Beim *Einzeilen-Spiral-CT* werden die Daten von zwei 360°-Rotationen zu einer 360°LI-Interpolation, und von einer Rotation plus Fächerwinkel zu einer 180°LI-Rohdateninterpolation gemittelt. Daraus folgt, dass die totale Akquisitionszeit am 1-s-Scanner bei der 360°LI bei 2 s und bei der 180°LI etwa bei 1,15 s liegt. Insofern enthält jede Schicht eines Einzeilenscanners mehr als einen Herzschlag und kann damit das Herz nie scharf darstellen. Diese Aussage ist insofern etwas zu relativieren, als die Rohdateninterpolation Projektionen gemäß ihres Abstandes (räumlich, damit indirekt auch zeitlich) von der rekonstruierten Schicht wichtet. Mit beiden Interpolationsalgorithmen werden 75 % der für die Rekonstruktion genutzten Daten in 50 % des Zeitfensters akquiriert. Aus diesem Grund kann man relativ gute Bilder bei Tischpositionen erhalten, die dem Zeitpunkt der Diastole entsprechen (diastolengewichtete Bilder), solange die Herzfrequenz des Patienten niedrig genug ist (Puls < 60, vgl. Abb. 1.**39 b**).

Die Pulsationen führen zu Zähnelungen entlang der z-Achse im reformatierten Bild (*kymographischer Effekt*) (Abb. 23.**10**, vgl. auch Abb. 7.**34**), was einen Indikator der örtlichen Wandbewegung darstellt. Die Frequenz der Zähnelungen hängt von der Scangeschwindigkeit (Tischvorschub TF/Rotationszeit RT) und der Herzfrequenz (F) ab. Schnellere Geschwindigkeiten spreizen die Zähnelungen über einen längeren Bereich und können den kymographischen Effekt auch komplett überdecken. Dies ist bei dickeren Schichten, höheren Pitch-Faktoren und besonders bei 16- und 64-Zeilen-Scannern der Fall. Bei einem 64-Zeilen-Scanner mit einer Kollimation von 0,625 mm und einem Pitch von 1,25 werden bis zu 12,5 cm/s abgedeckt, sodass das Herz in 1–2 Herzzyklen abgebildet wird. Das relativ artefaktfreie Volumen aus der Diastole reicht über mehrere Zentimeter ebenso wie das artefaktreiche Volumen aus der mittleren Systole. Wird keine EKG-Synchonisation eingesetzt, so ist es dem Zufall überlassen, welche Herzregionen artefaktfrei und welche arte-

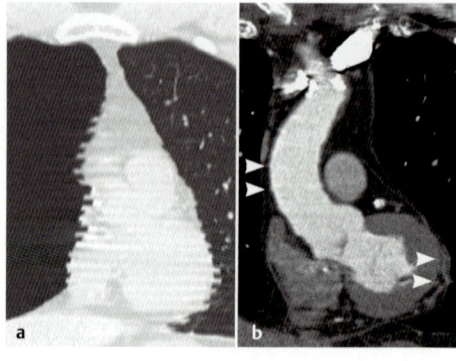

Abb. 23.10 **Nicht-EKG-synchronisierter Herzscan.** Herzbewegungen bei einem nicht-EKG-synchronisierten Herzscan führen zu kymographischen Effekten, die der lokalen Pulsation in der Schichtebene entsprechen. Beide Akquisitionen erfolgten mit 4 × 1 mm Kollimation und 6 mm Tischvorschub.
a Rechtsseitiger Spannungspneumothorax.
b Bradykardie und hypertrophische Kardiomyopathie.

faktüberlagert dargestellt werden. Pulsationseffekte in der Systole sind nur mit schnellerer Rotation zu reduzieren.

Ein hoher *Pitch* hat den Vorteil, die Zähnelungen zu strecken, was sie auf volumenrekonstruierten Bildern weniger störend erscheinen lässt. Gleichzeitig können verschiedene Herzstrukturen diastolisch aber nur in einigen Schichten abgebildet sein oder – falls systolisch gescant – völlig fehlen. Ist eine EKG-Triggerung oder ein EKG-Gating nicht verfügbar, so muss der Pitch in adäquater Weise reduziert werden, um genügend diastolisch gewichtete Bilder für die Beurteilung der Herzmorphologie zu gewinnen.

Die Rekonstruktion dickerer Schichten aus einem Multidetektor-Rohdatensatz mittelt die Projektionen über mehr als einen Herzzyklus, so dass Bilder mit relativ glatter äußerer Kontur, aber deutlichen Überlagerungen der inneren Herzstrukturen entstehen. Diese Technik ist für die Herzbeurteilung nicht EKG-synchronisierter Multidetektoruntersuchungen nicht zu empfehlen.

Prospektive EKG-Triggerung

Die prospektive EKG-Triggerung wird für sequenzielle Akquisitionen von mehreren simultanen Schichten – entsprechend der Zahl der Detektorreihen – gewählt. Bei der prospektiven Triggerung beginnt die Abtastung in einer Phase geringer Herzbewegung. Die zeitliche Auflösung liegt beim EBCT um 100 ms und bei Multidetektor-Scannern zwischen ca. 90 ms (Dual-Source-CT) und > 250 ms (4-Zeilen-Scanner).

Am Einzeilen- und Multidetektor-CT wird die zeitliche Auflösung durch eine Teilscan-Rekonstruktion optimiert (vgl. Kapitel 1, S. 44) welche Daten einer halben Röhrenrotation zuzüglich des Öffnungswinkels des Röntgenstrahls nutzt. Da der Öffnungswinkel im Bereich der zentralen Anteile des Untersuchungsabschnitts gering ist, führt die Umsetzung der Daten für den zentralen Scanbereich zu einer Scandauer, die nur gering über 50 % der Rotationszeit liegt, für die peripheren Abschnitte zu einer Scandauer von 60–70 % der Rotationszeit. Die Teilscanrekonstruktion wird von den verschiedenen Herstellern unterschiedlich realisiert, sodass auch deutliche Differenzen in der zeitlichen Auflösung bestehen.

Die prospektive Triggerung erfolgt EKG-abhängig anhand eines durch den Anwender eingestellten Zeitraums innerhalb eines RR-Intervalls. Sie wird immer durch die R-Zacke ausgelöst, nutzt aber die Informationen der vorausgegangenen Herzzyklen für die Auswahl des Trigger-Delays. Dieser Trigger kann vom Anwender als Prozentanteil (relativ, gewöhnlich zwischen 40 und 80 %) des RR-Intervalls oder als feste Zeit (absolutes Delay) nach der letzten oder vor der nächsten R-Zacke eingestellt werden (Abb. 23.**11**). Veränderungen der Herzfrequenz erschweren das prospektive Triggern, da die Position der nächsten R-Zacke nur anhand des vorausgegangenen RR-Intervalls geschätzt wird.

Aufgrund der kürzeren Scanzeiten bei der EBCT liegt der Trigger im Vergleich zum Spiral-CT etwas später, gewöhnlich bei 70–80 % des RR-Intervalls, kann aber bei höheren Frequenzen auch bei 40 % eingestellt sein. An Multidetektorsystemen hat sich ein Trigger von 70–80 % des RR-Intervalls für gerin-

ge Herzfrequenzen etabliert. Bei höheren Frequenzen sollten 30–50 % eingestellt werden.

Bei der EBCT wird während jeder Herzaktion eine Einzelschicht akquiriert und der Tisch zwischen den konsekutiven Scans bewegt. Generell wird eine 3-mm-Kollimation eingesetzt, wodurch das Herz nach 30–40 s untersucht ist. Bei der Multidetektor-CT wird jeweils möglichst die gesamte Detektorbreite genutzt (4 × 2,5–3 mm, 16 × 1–2 mm, 32 × 0,6 mm, 64 × 0,5–0,625 mm), allerdings wird bei den meisten Herzfrequenzen ein zusätzliches RR-Intervall für den Tischvorschub benötigt. Bei 4-Zeilern (10–12 mm Detektorbreite) werden somit etwa 24 Herzzyklen benötigt, bei 16-Zeilern 8–12 Herzzyklen (16–32 mm Detektorbreite) und bei 64-Zeilern 6–8 Herzzyklen (32–40 mm Detektorbreite). Die Siemens 64-Slice- und Dual-Source-Scanner benötigen bei 32 × 0,6 mm Kollimation (19,2 mm Breite) 12–14 Herzschläge für die Datenakquisition.

Nahezu bewegungsfreie Herzbilder gelingen unterhalb einer Herzfrequenz von unter 60/min. Betablocker reduzieren die Herzfrequenz, verlängern die Dauer der Diastole und verbessern damit die Bildqualität. Bis zu einer Frequenz von 80 sind die Artefakte noch ausreichend gering, um ein Calcium-Scoring zu ermöglichen, insofern ist die Gabe von Betablockern bei derartigen Indikationen selten erforderlich. Die Expositionszeit sollte nicht mehr als 15–30 % des RR-Intervalls betragen (Tab. 23.**4**).

Die prospektive EKG-Triggerung wird bei der EBCT für das Calcium-Scoring und für die CT-Koronarangiographie eingesetzt. Am Multidetektor-CT wird die prospektive EKG-Triggerung vornehmlich zum Calcium-Scoring eingesetzt, hat aber auch bei der Untersuchung der Herzmorphologie, z. B. bei kongenitalen Herzerkrankungen, bei Aneurysmen, Thromben oder Tumoren Bedeutung. Vorzug der Triggerung gegenüber dem Gating ist die geringere Dosis, da alle akquirierten Daten zur Bildrekons-

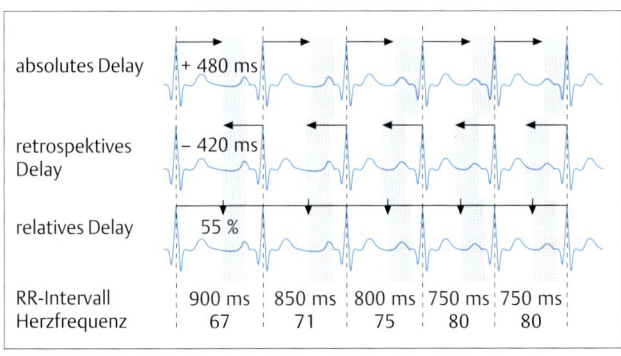

Abb. 23.11 **Arten der EKG-Triggerung und des Gating.**
Effekt der veränderten Herzfrequenz auf das Akquisitionsfenster. Beachte, dass hier das Delay den Beginn der Datenakquisition angibt. Bei einigen Herstellern definiert das Delay die Mitte des Datenakquisitionsfensters.

Tab. 23.4 ⤑ *Minimale zeitliche Auflösung als Funktion der Herzfrequenz (cave: interindividuelle Variabilität)*

Herzfrequenz (/min)	Zeitliche Auflösung (ms)	Herzphase
40	400	Mitt-Diastole
50	300	Mitt-Diastole
60	250	Mitt-Diastole
70	200	Mitt-Diastole, End-Systole
80	150	End-Systole, Mitt-Diastole
90	120	End-Systole, (Mitt-Diastole)
100	100	End-Systole
120	80	End-Systole

Tab. 23.5 ⤑ *Patientenauswahl für die CTA der Koronarien*

Absolute Kontraindikationen
<ul><li>unkooperativer Patient</li><li>Unfähigkeit, den Atem während der Untersuchung anzuhalten</li></ul>

Relative Kontraindikationen
<ul><li>schwere Kontrastallergie</li><li>Niereninsuffizienz</li><li>sehr junge Patienten</li><li>Atriumfibrillieren</li><li>schwere, häufige Extrasystolen</li><li>Kontraindikationen für Betablocker</li><li>Kontraindikationen für Nitroglycerin</li><li>Schrittmacher und implantierbare Defibrillatoren</li><li>Adipositas permagna (Body Mass Index > 40)</li></ul>

truktion verwendet werden. Die besten Ergebnisse erhält man mit Dual-Source-Scannern.

Retrospektives EKG-Gating

Beim retrospektiven EKG-Gating wird eine kontinuierliche Spiralabtastung simultan mit dem EKG akquiriert (vgl. Abb. 1.**39**). Um ausreichend viele Projektionsdaten für jeden Herzzyklus zu erhalten, wird eine hohe Überlappung mit einem geringen Pitch-Faktor (P = 0,15 – 0,4) eingestellt. Der Pitch kann an die Pulsfrequenz angepasst werden – je höher die Frequenz, desto höher der Pitch (Tab. 23.**5**). Der maximale Pitch lässt sich wie folgt errechnen, wird aber meist automatisch vom Scanner berücksichtigt:

$$P < (N-1) \times RT/(T_{RR} \times m \times N).$$

T_{RR} = maximales RR-Intervall; N = Anzahle der Detektorreihen; m = Anzahl der Sektoren für die Multisektor-Rekonstruktion (m ≤ N)

Der Anwender kann pro- oder retrospektiv ein Fenster im RR-Intervall des EKG wählen, in dem die Daten für die Bildrekonstruktion herangezogen werden (Abb. 23.**11**). Dieses Gating kann entweder in einem relativen Verfahren (Zeitfenster in Abhängigkeit vom Herzzyklus) oder absolut (Zeitverzögerung fixiert nach der vorausgegangenen R-Zacke oder vor dem nächsten R-Peak) vorgenommen werden.

Neuere Techniken (z. B. von Philips) nutzen das *Dualparameter-Herz-Gating*, welches berücksichtigt, dass die geringste Herzbewegung mit der Herzfrequenz in einer komplexeren Art zusammenhängt, als es die fixierte Triggerung berücksichtigt.

Dadurch fließen Herzfrequenz, Trigger-Latenz, Compliance und Zeitfenster (effektive Untersuchungszeit) ein und garantieren eine konstante Herzphase bei jedem Bild. Das Programm kann dadurch besser auf die frequenzabhängigen Veränderungen reagieren und ist weniger empfindlich gegenüber Arrhythmien. Frequenzveränderungen finden sich z. B. unmittelbar nach Kontrastmittelinjektion.

Beim retrospektiven EKG-Gating werden Einzelsektor- und Multisektor-Rekonstruktionen unterschieden, die Daten einer oder mehrerer Herzaktionen berücksichtigen. Die Multisektor-Rekonstruktion ergibt die höchste Zeitauflösung (das theoretische Minimum liegt bei 65 ms für 4 Sektoren und einer Rotationszeit von 0,5 s), benötigt aber die höchste Dosis. Prinzipiell erreicht die Multisektor-Rekonstruktion eine höhere zeitliche Auflösung als die EBCT. Alle Techniken ermöglichen überlappende Schichten und damit 3D-Rekonstruktionen des Herzens. Für detailliertere Beschreibungen der Rekonstruktionstechniken vgl. Kapitel 1 (S. 46).

Für eine lückenlose Datenakquisiton muss der Pitch-Faktor niedrig genug gewählt werden. Bei einer Multisektor-Rekonstruktion liegt der Pitch um 0,2. Die Multisektor-Rekonstruktion funktioniert nur dann, wenn zu jeder Herzaktion unterschiedliche Daten akquiriert werden. Bei ungünstigen Herzfrequenzen sind Herzaktion und Datenakquisition (Rotationszeit) synchronisiert: bei jeder Rotation werden identische Daten gesammelt (vgl. Abb. 1.**39 b**). Aus diesem Grund bieten einige Hersteller die Möglichkeit, die Rotationszeit an die Herzfrequenz anzupassen. Grundproblem ist aber, dass sich die Herzfrequenz unter KM-Injektion ändern kann. Darüber hinaus erhöht die Multisektor-Rekonstruktion die Strahlendosis und ist empfindlicher gegenüber Arrhythmien und Frequenzänderungen, da immer Daten aufeinander folgender Herzaktionen zur Bildrekonstruktion verwendet werden. Betablocker sollten daher – so möglich –

immer zur Stabilisierung der Herzfrequenz gegeben werden, um mit Multisektor-Rekonstruktion neu gute Ergebnisse zu erhalten. Die Adaptation der Rotationszeit ist ein weiteres wichtiges Hilfsmittel.

Prämedikation

Alle Medikamente, die die Herzfrequenz erhöhen, sollten vermieden werden: Geläufigste sind dabei Koffein und seine Derivate, enthalten in verschiedenen Getränken und Medikamentenzubereitungen, z.B. gegen Kopfschmerzen. Atropin sollte ebenfalls nicht gegeben werden (Tab. 23.**6**).

Betablocker sind für die Stabilisierung und Reduktion der Herzfrequenz gut geeignet. Die meisten Patienten haben eine Herzfrequenz von 80/min, was für die 0,5-s-Multidetektor-Scanner und Dualsektor-Rekonstruktionen besonders ungeeignet ist (vgl. Abb. 1.**39 b**). In der Mehrzahl der Fälle ist daher eine Untersuchung ohne Prämedikation und ohne Anpassung der Rotationszeit nicht sinnvoll. Nach Ausschluss von Kontraindikationen sollten Betablocker bei einer Frequenz über 60/min gegeben werden, zur koronaren CTA auch bei geringeren Frequenzen, da die KM-Injektion konsekutiv zu einer Veränderung der Herzfrequenz führt. Ziel ist eine Frequenz von < 60/min. Mit der EBCT, Dual-Source- oder 64-Zeilen-Scannern mit Multisektor-Rekonstruktionen sind gute Bildergebnisse auch bis zu einer Frequenz von 90/min möglich, sodass eine Betablockade hier seltener notwendig wird.

Viele kardiologische Patienten stehen aufgrund der Grunderkrankung bereits zum Zeitpunkt der Untersuchung unter Betablockern. Die Gabe von Betablockern ist – abgesehen von den Kontraindikationen in Tab. 23.6 – relativ sicher. Im Zweifelsfall sollte der behandelnde Kardiologe konsultiert werden.

Nach oraler Gabe erreichen die Betablocker ihre Spitzenkonzentration im Blut nach 30–90 min. Im Alternativ kann ein relativ kurzzeitig wirkendes

Medikament (z.B. Metroprololtartrat) auf dem Untersuchungstisch langsam injiziert werden (Tab. 23.**6**): Die Wirkung setzt prompt ein und lässt bereits nach wenigen Minuten nach. Bei Infusion von Esmolol zur Betablockade ist eine Überwachung der vitalen Funktionen einschließlich EKG und Blutdruck zur Prophylaxe einer Überdosierung nötig.

Die Gabe von 3 Hüben Nitroglycerin sublingual führt aufgrund der Koronardilatation zur verbesserten Darstellung distaler Gefäße.

Tab. 23.6 ⋯⟩ *Patientenvorbereitung*

Vor der Untersuchung meiden
Coffein Atropin Theophyllin (i.v.), Buscopan (i.v.)
Kontraindikationen für Betablocker
Unerklärte Tachykardie Schwere obstruktive Atemerkrankung AV-Block ohne Schrittmacher Schwere Hypotension Schwere Klappenerkrankungen Dekompensierte Herzinsuffizienz Bekannte Intoleranz gegen Betablocker
Betablocker
• Patienteninformation • Metoprololtartrat 50–100 mg oral, 30–90 min vor Untersuchung *oder* • Metoprololtartrat 5 mg i.v., 5 min vor dem Scan; schrittweise auf bis zu 20 mg erhöhen bis ausreichend niedrige Herzfrequenz (< 65) erreicht • falls i.v. Betablocker nicht erfolgreich, zusätzliche orale Gabe (50–100 mg) erwägen (30 min vor Scan)
Im Scannerraum
• Scanvorgang erklären • Atemanhalten üben (ca. 5–10 s länger als benötigt; guter Atemstillstand ist absolut notwendig) • Valsalva-Manöver vemeiden (nicht zu tief einatmen lassen, nicht pressen) • Nitroglycerin 800 µg sublingual (3 Hübe) ca. 1–2 min vor CTA

Kontrastmittelinjektion

Für die Darstellung der Herzstruktur ist eine homogene Kontrastierung der Herzkammern erforderlich; die Koronarographie erfordert eine maximale Kontrastierung der Koronarien. Diese Indikationen sind nicht immer identisch, da sich oft eine zeitlich abweichende Kontrastierung der rechten und der linken Herzkammer findet.

Koronare CTA

Die CTA der Koronarien erfordert eine kräftige arterielle Kontrastierung zur Darstellung der kleinen Gefäße. Der hohe intravasale Kontrast ist besonders wichtig bei adipösen Patienten oder bei hohem Bildrauschen. Partialvolumeneffekte dickerer Schichten (3 mm mit einigen EBCT, 1,5–2 mm bei Multidetektor-Systemen) können durch höheren Gefäßkontrast partiell ausgeglichen werden.

Eine monophasische KM-Injektion ergibt einen graduellen Dichteanstieg während des Scans, sodass kleine periphere Koronargefäße bei kraniokaudaler Scanrichtung besser kontrastiert werden. Dieser Vorteil tritt aufgrund der kurzen Scandauer bei 64-Zeilern in den Hintergrund. Bei geeignetem Timing kann bei diesen schnellen Scannern ein komplettes „Auswaschen" des KM aus dem rechten Ventrikel erreicht werden. Dies ergibt allerdings Probleme mit automatischen Herzfunktionsanalyse-Programmen. Für eine gute Kontrastierung des rechten Ventrikel ist daher eine biphasische Injektion besser geeignet. Für optimale Ergebnisse sollte die KM-Injektion an die Scandauer und das Gewicht des Patienten angepasst werden (s. unten).

Das KM-Timing erfolgt entweder anhand der Bolus-Triggerung oder mittels Testbolus. Für die Bolus-Triggerung sollte die ROI in die Aorta ascendens gelegt werden. Bei einer Triggerschwelle von 50 HE ergibt sich, je nach Scandauer ein Startdelay von 5–8 s. Manche Autoren bevorzugen einen Testbolus von 10–15 ml KM bei 4 ml/s. Wir empfehlen das Startdelay um 20% länger als die Zeit zum Aortenpeak zu wählen – dies kompensiert einen etwaigen langsameren Dichteanstieg bei reduziertem Herzzeitvolumen.

Da es eine gewisse Zeit benötigt, um einen hohen Gefäßkontrast aufzubauen, ist besonders bei kurzen Scanzeiten eine Erhöhung des Startdelays bei Bolustriggerung in der Aorta ascendens von 5 s auf 8 s sinnvoll. Als Faustregel gilt: Injektionsdauer ≈ Scandauer TI + 5 s. Zusammen mit der Flussrate F berechnet sich dann das benötigte KM-Volumen V zur Kontrastierung der Koronarien und des linken Ventrikels wie folgt:

$$V = (TI + 5\,s) \times F$$

Um eine Restkontrastierung des rechten Ventrikels zu sichern, ist es sinnvoll, eine zweite KM-Phase (Dauer etwa 10 s) unmittelbar anzuschließen, wobei hierfür der Jod-Flux (die pro Zeit injizierte Jodmenge) auf etwa 40% reduziert werden sollte, um Hochkontrastartefakte zu vermeiden. Dies kann durch Reduktion der Flussrate erfolgen oder durch Reduktion der KM-Konzentration durch gleichzeitige Injektion von KM und NaCl-Lösung über einen Doppelkopfinjektor oder ein Rollerpumpensystem. Letztere Optionen sind vorzuziehen, da sie die KM-Ausbeute verbessern.

Die Anpassung der KM-Injektion an das Gewicht des Patienten gelingt mithilfe des Jod-Fluxes: Wir empfehlen eine Gewichtseinteilung in drei Gruppen (< 70 kg, 70–85 kg, > 85 kg), wobei der Jod-Flux von 1,2–1,4 g/s über 1,5–1,8 g/s auf 1,9–2,2 g/s erhöht wird. Der Jod-Flux berechnet sich aus Flussrate F × Jodkonzentration C. Somit kann entweder eine höhere Jodkonzentration (z. B. 350–400 mg/ml) eingesetzt oder eine höhere Flussrate gewählt werden. Bei 300 mg/ml Jodkonzentration entsprechen 1,5–1,8 g/s somit einer Flussrate von 5–6 ml/s; bei 400 mg/ml wären das 3,75–4,5 ml/s. Die höher konzentrierten KM sind aber visköser und müssen daher vorgewärmt (38 °C) werden. Sie bedürfen stets eines Kochsalzbolus zur Ausschwemmung von KM-Retentionen in den Injektionsvenen am Ende der Untersuchung. Bei biphasischer Injektion sollte stets eine gleichzeitige Injektion von KM und NaCl für die zweite Phase gewählt werden, um die Injektionsvenen auszuspülen.

Bei unbeeinträchtigter Nierenfunktion sollte die maximale KM-Menge nicht über 2,5 ml/kg Körpergewicht liegen (0,75 mg Jod/kg Körpergewicht). Eine ausreichende Hydratation des Patienten am Tag der Untersuchung verringert die Komplikationsrate und ist darum stets zu empfehlen, sofern keine Kontraindikationen (schwere Herzinsuffizienz) vorliegen.

Herzuntersuchung

Die Darstellung der kardialen Morphologie erfordert im Vergleich zur CTA eine geringere, aber gleichmäßigere Kontrastierung. Die monophasische KM-Injektion ist dafür nicht geeignet, da sie zu einem graduellen zeitlichen Dichteanstieg intravaskulär führt, der nach dem Maximum rasch wieder abfällt. Dieser Effekt tritt zu unterschiedlichen Zeiten am linken und rechten Herzen auf, so dass eine homogene Kontrastierung aller Kammern schwierig bis unmöglich wird. Zusätzlich kommt es zu einer progredienten myokardialen Kontrastierung, was den Kontrast zwischen Herzwand und Lumen weiter mindert.

Biphasische Injektionsprotokolle lösen dieses Problem. Zur Minderung der Hochkontrastartefakte im rechten Vorhof sollte das KM in der zweiten Injektionsphase bei gleich bleibender Injektionsgeschwindigkeit verdünnt werden. Das ist bei Einkammerinjektoren problematisch, bei Zweikammerinjektoren durch die simultane Injektion von Kochsalz und KM unkompliziert.

Um eine Kontrastierung des rechten Herzens zu erreichen, muss die Injektionszeit – je nach Herzzeitvolumen – um die Transitzeit des rechten Herzens von etwa 5 – 15 s verlängert werden.

Da das Herzzeitvolumen schlecht abzuschätzen ist, empfehlen wir eine Verlängerung der Injektionszeit um 10 – 15 s über die Scanzeit hinaus. Die erste Phase der Injektion sollte 10 – 15 s dauern, wobei eine Injektionsgeschwindigkeit von 2,5 – 3 ml/s ausreicht. Die Dauer der zweiten Phase errechnet sich aus der Injektionszeit, der Fluss liegt bei 1,5 – 2 ml/s. Ein abschließender Kochsalzbolus ist vorteilhaft, aufgrund der langsamen Injektion aber nicht zwingend erforderlich.

Untersuchungsmethoden

Herzuntersuchung

Falls die Untersuchung der kardialen Morphologie auch die Ventrikel betrifft, ist eine EKG-Synchronisation erforderlich. Derzeit gibt es keine generellen Empfehlungen für das Trigger-Intervall, 50 % des RR-Intervalls haben sich bei der Multidetektor-CT und 70 – 80 % bei der EBCT bewährt (Puls 70/min).

Für die Aorta, Pulmonalarterien und Pulmonalvenen ist eine EKG-Synchronisation nicht erforderlich. Die Einzeilen- oder Multidetektor-CT liefert hier konstant gute Ergebnisse und benötigt im Vergleich zum EKG-Gating auch weniger Dosis (vgl. Tab. 23.**7**).

Die EKG-getriggerte EBCT oder Multidetektor-CT ist die Methode der Wahl zur Untersuchung der Herzkammern sowie bei der Frage nach Herzaneurysmen, kardialen Thromben und kongenitalen Herzerkrankungen.

Koronares Calcium-Scoring

Da die CT Verkalkungen sehr früh nachweisen kann, wurden eine Vielzahl von Techniken zum Nachweis und zur Quantifizierung koronarer Verkalkungen etabliert, die von unsynchronisierten Einzeilen-Spiral-Untersuchungen über Multidetektor-CT mit EKG-Gating oder EKG-Triggerung bis zum EKG-getriggerten EBCT reichen.

Die klassische Technik des Calcium-Scorings ist die *EBCT* mit Einzeilenmodus, 100 ms Scandauer und 3 mm Kollimation. Die Datenakquisition erfolgt

sequenziell zu jeder Herzaktion mit einer Triggerung bei 40 – 80 % des RR-Intervalls. Standard waren früher 80 %, in jüngster Zeit haben sich allerdings 40 % als besser reproduzierbar herausgestellt. Die Bildrekonstruktion erfolgt mit einer 512^2-Matrix an einem FOV von 220 – 260 mm.

Die *Einzeilen-Spiral-CT* ohne EKG-Synchronisation kann Koronarverkalkungen meist erkennen, allerdings ist die Reproduzierbarkeit besonders in Regionen mit Bewegungsartefakten gering. Die unsynchronisierte Dual-Slice-CT hat sich für das Calcium-Scoring ebenfalls etabliert, allerdings sind die Probleme die gleichen wie beim Einzeilensystem. Die empfohlenen Parameter sind Tab. 23.**7** zu entnehmen.

Bei der *Multidetektor-CT* ist die EKG-Triggerung Standard der Calciumquantifizierung. Die Untersuchung sollte mitt-diastolisch (Mitte des Akquisitionsfensters um 75 % des RR-Intervalls) erfolgen, sofern die Herzfrequenz unter 70/min liegt. Betablocker sind in der Regel nicht erforderlich, allenfalls zur besseren Reproduzierbarkeit.

Die Genauigkeit nimmt mit retrospektivem EKG-Gating am Multidetektor-CT weiter zu. Dabei sind sogar Niedrigdosiseinstellungen realisierbar, allerdings ist die Gesamtdosis immer noch höher als bei EKG-Triggerung (um den Faktor 2 – 3). Der koronare Calcium-Score korreliert bei einem Schwellenwert von 130 HE gut mit dem EBCT, allerdings finden sich bei niedrigeren Scores Differenzen in der Abschätzung des individuellen Risikos.

Tab. 23.7 ⋯⇢ *Empfohlene Untersuchungsprotokolle für ein Kardio-CT*

Allgemein	
Patientenauswahl	keine Kardio-CT bei schweren Arrhythmien oder Extrasystolien keine Kardio-CT bei Unfähigkeit den Atem anzuhalten bei jungen Patienten und Kinder MRT erwägen (Strahlenexposition)
Vorbereitung	Coffein und Atropin vermeiden ausreichende Hydratation (oral oder i.v.) für CTA Betablocker für CTA bei Puls >60/min Nitroglycerin 800 µg sublingual (3 Hübe); ca. 1–2 min vor CTA
Orales KM	nicht erforderlich
Lagerung	Rückenlage mit Elevation der Arme
Scanbereich	so kurz wie möglich, in Abhängigkeit von der Fragestellung (Tab. 23.**3**)
Field of View	standardisiert, 20–25 cm
Atemphase	Inspiration
Fensterung	Calcium-Scoring W/L=400/40 CTA W/L=500/150 (ggf. anpassen)

Scannertyp (Schichten pro Rotation)							
Scanparameter	**EBCT** SC/TF	**4** SC[a]	**SW/RI**	**16** SC[a]	**SW/RI**	**64/Dual** Source SC[a]	**SW/RI**
Calcium-Scoring							
Prospektive EKG-Triggerung [b]	3/3 ↓	2,5–3↓	2,5–3/2,5–3	1–1,5↓	2,5–3/2,5–3	0,5–0,625↓	2,5–3/2,5–3
Retrospektives EKG-Gating [c]	–	2,5–3↓	2,5–3/2,5–3	1–1,5↓	2,5–3/2,5–3	0,5–0,625↓	2,5–3/2,5–3
CTA der Koronarien							
Prospektive EKG-Triggerung [b]	3/2 ↓	–	–	1–1,5↓	1–1,5/1–1,5	0,5–0,625↓	0,5–0,625/ 0,5–0,625
Retrospektives EKG-Gating [c]	–	1–2↓	1.25–2/0.6	0,5–0,75↓	0,6–1/0,5	0,5–0,625↓	0,6–1/0,5
Kardiopulmonale CTA							
Retrospektives EKG-Gating [c]	–	–	–	1–1,5↓	1,25–2/0,6	0,5–0,625↓	0,8–1,5/0,6

Kontrastmittelinjektion[d]	Scan- dauer	monophasisch V+N/F/D		biphasisch $V_1+V_2 : N_2/F/D$[e]	Bemerkungen
CTA der Koronarien	5 s	70+50/5/8A		70+20:30/5/8A	Trigger: Aorta ascendens
	10 s	90+50/5/8A		90+20:30/5/8A	Trigger: Aorta ascendens
	20 s	125+50/5/5A		–	Trigger: Aorta ascendens
	40 s	150+50/4/5A		–	Trigger: Aorta ascendens
Kardiopulmonale CTA	20 s	150+50/5/5A		100+40:60/5/5A	Trigger: Aorta ascendens
	30 s	150+50/4/5A		120+30:50/4/5A	Trigger: Aorta ascendens

SC = Schichtkollimation (mm), TF = Tischvorschub (mm/Rotation), RI = Rekonstruktionsinkrement (mm), ↑↓ = Scanrichtung,
SW = effektive Schichtdicke (mm), MPR = multiplanare Reformation, axial = axiale Schichtung, cor = coronal,
V = KM-Volumen (ml), N = NaCl-Volumen (ml), F = Flussrate (ml/s), D = Startdelay (s). KM-Konzentration = 300 mg Jod/ml
[a] Pitch P = TF/(N×SC): um 0,2 (wird meist automatisch durch den Scanner vorgeschlagen: 0,15 für niedrige bis 0,4
   für hohe Herzfrequenz)
[b] Sequenzielle Scans, mitt-diastolisches Scanintervall (um 70% des RR-Intervalls), niedrige Herzfrequenz wichtig
[c] Spiralscans; ECG-Dosismodulation ist bei stabiler niedriger Herzfrequenz zu empfehlen
[d] Bolustriggerung, Startdelay nach Erreichen eines Kontrastanstiegs von 100 HE in der Triggerregion (A = Aorta)
[e] Biphasische Injektion: auf unverdünntes KM folgt verdünntes KM (KM:NaCl = 20:30 bis 40:40);
   zusätzlich 50 ml NaCl-Bolus mit 5 ml/s optional

Das Calcium wird gemäß dem Agatston-Score berechnet oder als totale koronare Calciummasse angegeben. Traditionell wird beim Agatston-Score ein Schwellenwert von 130 HE zur Koronarkalkmessung definiert, jedes verkalkte Areal (>1 mm² oder 1–3 Pixel) wird mittels eines Faktors, der sich aus der maximalen Dichte der Region ableitet, gewichtet; die Summe aller dieser Areale bildet dann die totale Menge koronaren Kalks (vgl. Abb. 23.**34**). Die

Risikoklassifizierung nach dem Agatston-Score ist in Tab. 23.**11** (S. 846) zusammengefasst. Neuere Techniken definieren das Volumen der Koronarverkalkungen bzw. die totale koronare Calciummasse (abgeleitet vom Plaquevolumen und der mittleren Dichte). Die Calciummasse kann individuell anhand eines Calciumhydroxyapatit-Phantoms, das im Scanbereich unter den Patienten platziert wird, kalibriert werden. Diese Methode bietet die beste Reproduzierbarkeit und ist gleichzeitig weniger gegen Partialvolumeneffekte anfällig als andere Calciummessungen.

In der klinischen Praxis werden verschiedene automatisierte Programme zur Calciummessung eingesetzt. Der Anwender identifiziert potenzielle Plaques, weist sie den verschiedenen Abschnitten des Koronargefäßsystems zu und generiert eine ROI zur automatischen Messung. Generell gilt ein Schwellenwert von 130 HE. Eine Schwelle von 90 HE benötigt deutlich höhere Scandosis.

CT-Koronarangiographie

Die CTA der Koronarien bleibt anspruchsvoll.

Mit dem EBCT wird unter EKG-Triggerung bei 40–80% des RR-Intervalls (abhängig von der Herzfrequenz) das gesamte Herz mit einer überlappenden Schichtfolge von 3 mm mit einem Tischvorschub von 2 mm untersucht. Dabei kommt der 100-ms-Einzeilen-Modus zum Einsatz. Wichtig ist eine gute Mitarbeit des Patienten, der für 40–50 Herzschläge den Atem anhalten muss. Sofern lediglich die Hauptäste der Koronarien mit höherer Ortsauflösung untersucht werden sollen, empfiehlt sich eine 1,5-mm-Kollimation mit 1,5 mm Tischvorschub und 80% RR-Intervall. Diese Technik deckt zwei Drittel des Herzvolumens in 40–50 Schichten ab und bietet sich gerade bei adipösen Patienten an.

Für arrhythmische Patienten wurde die triphasische Elektronenstrahl-Angiographie entwickelt. Diese Technik erlaubt die Akquisition von 3 Schichten während jeder Herzaktion (minimale Zeitdifferenz von 58 ms zwischen den Herzphasen).

Bei der Multidetektor-CT ist das retrospektive Gating erforderlich. Beste Resultat werden mit der Multisektor-Rekonstruktion erzielt, was für den Patienten allerdings auch eine höhere Strahlenexposition bedeutet. In Abhängigkeit vom Scanner wird eine Kollimation von 0,5–1,25 mm mit einem Pitch zwischen 0,2 und 0,4 verwendet. Die optimale Einstellung des EKG-Gating hängt von der Pulsfrequenz ab. Bei einer Frequenz unter 60/min kann ein mitt-diastolisches Gating (70–80%) mit entsprechender EKG-Dosismodulation verbunden werden. Finden sich Bewegungen, so müssen weitere Bilder mit anderem Intervall rekonstruiert werden. Bei Frequenzen über 65/min ist eine Multisektor-Rekonstruktion oder der Einsatz von Dual-Source-Scannern erforderlich. Die Bildrekonstruktion erfolgt mit 50% Überlappung relativ zur effektiven Schichtdicke bei einem FOV = 200–250 mm für optimale 3D-Rekonstruktionen.

Es konnte gezeigt werden, dass die linke und rechte Koronararterie zu verschiedenen Zeitintervallen optimal darstellbar sind (40–50% für die RCA, 50–60% für die LAD und 60–70% für LCX bei 250 ms am 4-Zeilen-Scanner). Mit höheren Herzfrequenzen lässt sich deshalb die Rekonstruktion mehrerer Datensätze nicht vermeiden. Eine prozentuale Einstellung der Rekonstruktion ist nicht immer optimal: Einige Autoren empfehlen ein absolutes Reverse-Setting von 550 ms für RCA und 450 ms für proximale LAD und LCX. Neuer Techniken verfügen über duale Parametereinstellungen, die eine optimale Rekonstruktionsphase an die Herzfrequenz anpassen (z.B. HeartBeat-RT, Philips). Solche Techniken verbessern die Herzdarstellung selbst bei einer moderaten Arrhythmie.

Bildbearbeitung

Der Nachweis von Stenosen ist an axialen Schichten oft problematisch, daher wurden verschiedene Rekonstruktionstechniken zur Vereinfachung der Gefäßbeurteilung entwickelt. Der erste Schritt ist die Auswahl des Datensatzes mit den geringsten Bewegungsartefakten im interessierenden Gefäßsegment. Bei entsprechend niedriger Herzfrequenz reicht dazu in der Regel ein Datensatz aus.

Eine gute Beurteilung gelingt anhand *gekrümmter Rekonstruktionen* (CPR) entlang des Gefäßsegmentes (Abb. 23.12), die in zwei senkrecht zueinander stehenden Schichten berechnet werden sollten, um die Stenosen zu quantifizieren. Bei geringen Ar-

tefakten lässt sich der Vorgang mit dem sog. Vessel-Tracking automatisieren, da die manuelle Nachzeichnung der Gefäße immer recht zeitraubend ist.

Alternativ können 5–15 mm breite MIP überlappend alle 2,5 mm rekonstruiert werden. Eine der konventionellen Koronarangiographie ähnliche Orientierung erreicht man durch die Rekonstruktion von 3 Datensätzen: 30° RAO, 45° LAO und 45° LAO mit 30° kraniokaudaler Kippung (Abb. 23.13). Tab. 23.8 gibt einen Überblick darüber, welches Gefäß in welcher Projektion am besten beurteilbar ist. Allerdings sollte man immer bedenken, dass die Standardansichten der Koronarangiographie häufig

Abb. 23.12 **CPR der Koronarien.**

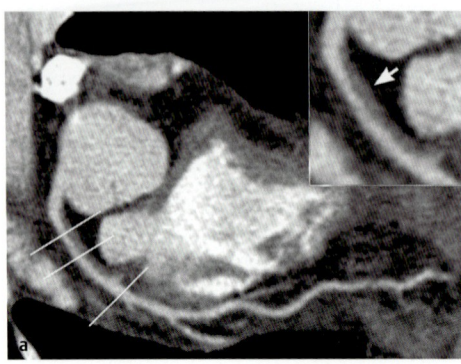
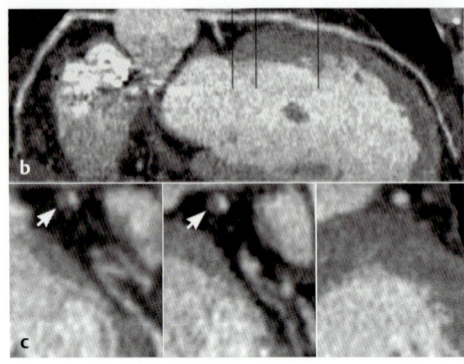

Die CPR der Koronarien verbessert die Quantifizierung einer Stenose. Vergleich einer longitudinalen Schicht der LAD parallel zur Herzoberfläche (**a**), senkrecht zur Herzoberfläche (**b**) und 3 transversaler Schichten senkrecht zur Gefäßachse (**c**). Die exzentrische Läsion ist in **a** gut zu sehen, in **b** durch ihren exzentrischen Charakter nicht erkennbar (besser transversal). Die Schichten sind in **a** eingezeichnet.

Abb. 23.13 **Dünnschicht-MIP.** Optimierte Projektionswinkel einer Dünnschicht-MIP in Anlehnung an die Koronarangiographie. Die Schichten werden am transaxialen Schnittbild geplant (vgl. Abb. 23.**2**).

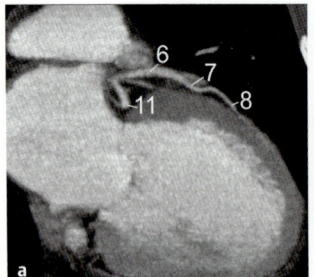
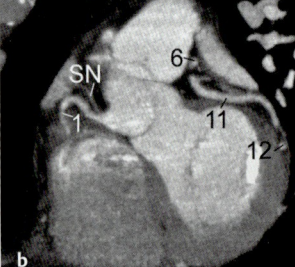
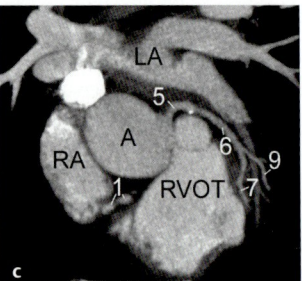

a 30° RAO.
b 45° LAO.

c 45° LAO mit 30° kraniokaudaler Angulation. Die Nummerierung der Gefäße entspricht Abb. 23.**4**.

an die individuelle Anatomie angepasst werden, so dass eine 1 : 1-Umsetzung nur bei Kenntnis der präzisen angiographischen Angulation möglich ist.

Volumenrekonstruktionen (VRT) dienen der Darstellung der äußeren Kontur der Herzkammern und großen Gefäße und des anatomischen Verlaufs der Koronarien. Die Zuordnung der Koronarseitenäste ist anhand der VRT in der Regel einfacher als am Schnittbild oder anhand einer MIP (vgl. Abb. 23.**3**). Einige Hersteller bieten eine selektive Darstellung des Herzens unter Ausschluss der Thoraxwand und der Pulmonalgefäße an, sogar eine selektive Koronargefäßdarstellung ist möglich.

Die *virtuelle Angioskopie* der Koronarien ist für den Kliniker anfangs beeindruckend, hat für die Praxis jedoch nur untergeordnete Bedeutung (z. B. Beurteilung komplexer Verästelungen oder von Aneurysmen). Darüber hinaus blühen die verkalkten Plaques im angioskopischen Bild regelrecht auf und erscheinen größer als normal.

Tab. 23.8 ⤳ *Empfohlene Projektionswinkel für verschiedene koronare Segmente (Becker et al., 2001)*

	30° RAO	45° LAO	45° LAO – 30° CC
Anatomische Region	interventrikuläre Rinne	atrioventrikuläre Rinne	lange Achse
Orientierung	entlang LAD	zwischen RCA und LCX	lange Achse
Segmente senkrecht zur Schicht	RCA (1, 3) LCX (11)	PDA (4) LCA (5) LAD (6–8)	RCA (2) LCX (13)
Segmente in der Schicht	RCA (2) PDA (4) LCA (5) LAD (6–8) LCX (13)	RCA (1–3) LCX (11) OM (12)	RCA (1, 3) PDA (4) LCA (5) LAD (6–10) LCX (11) OM (12)

LAD = Ramus interventricularis anterior (6–10); LCA = linke Koronararterie (5); LCX = Ramus circumflexus links (11, 13), OM = Marginaläste (12); PDA = Ramus interventricularis posterior (4); RCA = rechte Koronararterie (1–3)

Beurteilung der Herzfunktion

Die Beurteilung der Herzfunktion bedarf zweier Datensätze: aus End-Systole und End-Diastole. Die diastolischen Bilder werden bei 0% des RR-Intervalls (abhängig von der zeitlichen Auflösung der gewählten Technik) rekonstruiert, die endsystolischen Bilder bei 30–50% des RR-Intervalls. Eine Detailanalyse der Herzbewegung erfordert die Rekonstruktion mehrerer Datensätze während eines RR-Intervalls in Schritten von 5–10%.

Zur Analyse der kardialen Funktionsparameter wurden von allen Herstellern (semi)automatische Software-Lösungen entwickelt. Die wichtigsten Funktionsparameter sind in Tab. 23.9 aufgeführt. Dabei ist zu berücksichtigen, dass die meisten Nor-

malwerte aus der MRT abgeleitet wurden. Da die zeitliche Auflösung der Cine-MRT besser ist als die der Multidetektor-CT, können Abweichungen auftreten, wenn die endokardiale Kontur im CT schlecht zu erfassen ist oder bei schnelleren Herzbewegungen unscharf wird. Mit Multisektor-Rekonstruktion und durch Dual-Source-Scanner ist dies viel seltener geworden. Steht keine dezidierte Software zur Verfügung, so ist die einfachere Flächen-Längen-Methode anzuwenden, die den Schnitt in der kurzen Achse in Höhe der Papillarmuskeln (etwa die Mitte zwischen Herzspitze und Mitralklappe) zur Bestimmung der Fläche des Ventrikellumens bzw. des kurzen und langen Durch-

Tab. 23.9 ⤳ *Überblick über die wichtigsten Funktionsparameter, basierend auf der kurzen Achse*

Parameter	Definition	Normalwert[a]	
Ventrikelvolumen V (ml)[b]	$\Sigma\ (A_{endo} - A_{pap}) \times RI$	$RV_{ES}\ 54 \pm 21$ $RV_{ED}\ 138 \pm 40$	$LV_{ES}\ 40 \pm 14$ $LV_{ED}\ 121 \pm 34$
Myokardvolumen MV (ml)[b]	$\Sigma\ (A_{epi} - A_{endo} + A_{pap}) \times RI$	$RV\ 44 \pm 10$	$LV\ 150 \pm 37^{c}$
Myokardmasse (g)	$1{,}055 \times MV$	$RV\ 46 \pm 11$	$LV\ 158 \pm 39^{c}$
Schlagvolumen SV (ml)	$V_{ED} - V_{ES}$	$RV\ 84 \pm 24$	$LV\ 82 \pm 23$
Ejektionsfraktion EF (%)	$(V_{ED} - V_{ES})\ /\ V_{ED}$	$RV\ 61 \pm 7$	$LV\ 67 \pm 5$
Regionale Wandbewegung	$CL_{ED} - CL_{ES}$		
Regionale Wandverdickung	$(WT_{ES} - WT_{ED})\ /\ WT_{ED}$		
Regurgitationsvolumen	$SV_{LV} - SV_{RV}$		

RV = rechter Ventrikel; LV = linker Ventrikel; ES = endsystolische Messung; ED = enddiastolische Messung; RI = Rekonstruktionsintervall für MPR (Kurzachsenblick) über den gesamten Ventrikel
A_{endo} = Fläche innerhalb der Endokardkontur; A_{epi} = Fläche innerhalb der Epikardkontur; A_{pap} = Fläche der Papillarmuskeln
CL = Mittellinie zwischen endo- und epikardialer Kontur
WT = regionale Wanddicke, gemessen zwischen endo- und epikardialer Kontur senkrecht zur CL
[a] MRT-Daten von Loren, J, Cardiovasc Magn Reson, 1999
[b] Abgeleitet nach der Simpson'schen Regel; die Konturen sollten an der Arbeitsstation bestimmt werden (quantitative Software)
[c] einschließlich des Ventrikelseptums

Abb. 23.14 **Messung der Herz-durchmesser.**

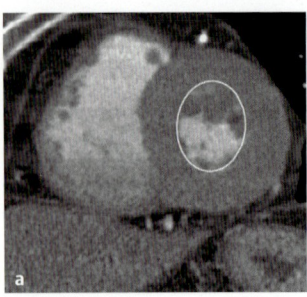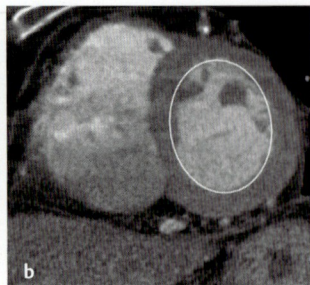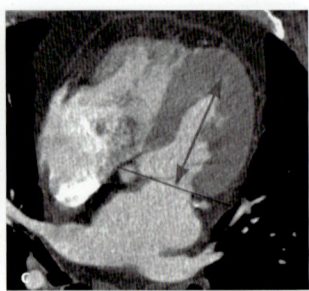

Einfache Funktionsparameter lassen sich an der kurzen Achse in Systole (**a**) und Diastole (**b**) durch Messung des Ventrikeldurchmessers ableiten. Die Längsdurchmesser werden anhand der langen Achse im Vierkammerblick bestimmt (**c**).

messers a und b nutzt (Abb. 23.**14**). Die Einstellung in der langen Achse dient der Messung der Ventrikellänge c von der Herzspitze bis zum Mitralklappenring. Eine grobe Berechnung des Ventrikellumens ergibt sich aus der Formel:

$$V = (a \times b \times c)/2$$

Zur Bestimmung der Funktionsparameter werden Daten der systolischen (30–50% RR-Intervall) und diastolischen Bilder (0% RR-Intervall) verglichen.

Dosis

Die Dosisdiskussion wurde kontrovers zwischen den Herstellern von EBCT und Multidetektor-CT geführt. Das Thema ist komplex, da die Anwender die Dosis beliebig verändern können und die Hersteller die Dosisempfehlungen in den letzten Jahren mehrfach verändert haben. Dabei ist dem Dosisbedarf auch immer die Bildqualität gegenüberzustellen. Viele der in letzter Zeit veröffentlichten Studien müssen mit Zurückhaltung interpretiert werden. Folgende Aspekte sind allerdings belegt (Tab. 23.**10**):

Die EBCT nutzt nur 210° der Strahlenrotation unterhalb des Patienten (vgl. Abb. 23.**9**), so dass die direkte Exposition der Mammae vermieden werden kann. Bei einem identischen Dosisindex (CTDI) ist die Exposition der Mammae bei der EBCT niedriger als bei der Multidetektor-CT. Die Berechnung der effektiven Dosis bei Frauen und Männern konnte keinen Unterschied zwischen EBCT und Multidetektor-CT bestätigen. Techniken zur Reduktion der anterioren Strahlendosis während der Röhrenrotation beim Multidetektor-CT (außerhalb kardialer Anwendungen) werden diskutiert, sind derzeit jedoch noch nicht verfügbar.

Ältere EBCT-Systeme mit Xenon-Detektoren haben eine um 30% niedrigere Quanteneffizienz im Vergleich zu den Feststoffdetektoren der Multidetektor-Scanner; Letztere sind jetzt aber auch in den EBCT verfügbar. Bei 1,5-mm-Kollimationen nutzen die EBCT-Geräte eine nachgeschaltete Kollimation, was die Dosis im Vergleich zur 3-mm-Kollimation verdoppelt.

Die EKG-getriggerten Untersuchungen der EBCT oder sequenzieller Multidetektor-CT nutzen alle Projektionsdaten für die Bildrekonstruktion und sind daher bezüglich des Dosisbedarfs identisch. Das unterschiedliche Bildrauschen ist auf Differenzen in der Detektoreffizienz, geometrischen Effizienz und dem Faltungskern zurückzuführen. Hochauflösende Faltungskerne produzieren bekanntermaßen ein höheres Bildrauschen (vgl. Abb. 5.**11**).

Dünnere Schichten erhöhen das Bildrauschen bei gegebener Dosis. Will man dies kompensieren, so sind Rauschunterdrückungstechniken (digitale Bildfilter) oder eine Dosiserhöhung erforderlich. Bei Übergang von 1-mm-Schichten beim 16-Zeiler auf 0,6-mm-Schichten beim 64-Slice-Scanner von Siemens spiegelte sich dies in einer Erhöhung der publizierten Expositionsparameter von 450 mAs auf 600–900 mAs wider. Für eine vollständige Kompensation wäre selbst eine Dosiserhöhung um den Faktor 2,8 [= $(1/0{,}6)^2$] nötig gewesen. Aus diesem Grund wird das Bildrauschen der eigentlich limitierende Faktor für eine weitere Verbesserung der koronaren CTA. Verbesserungen sind durch neue Nachbearbeitungsfilter, bessere Detektorelektronik,

Tab. 23.10 ···⟩ *Exemplarische Werte für Strahlenexposition bei der Kardio-CT. Beispielhaft sind Daten für 12 cm Länge (Herzuntersuchungen) und 20 cm Scanlänge (kardiopulmonale CT) wiedergegeben. Die Werte können durch die variable Einstellung (kV, mAs, Scanlänge, Scannertyp) erheblich differieren.*

Technik	EKG-Synchronisation	SC	kVp	mAs$_{eff}$	CTDI$_{Vol}$	E
Calcium-Scoring						
EBT	prospektive Triggerung	3/3	130	63		1,0
4-Zeilen-CT	prospektive Triggerung	4×2,5	120	36	2,9	0,6
	retrospektives Gating	4×2,5	120	133	10,6	2,2
16-Zeilen-CT	prospektive Triggerung	16×1,5	120	36	2,4	0,5
	retrospektives Gating	16×1,5	120	133	8,9	1,9
64-Zeilen-CT	prospektive Triggerung	32×1,25	120	36	2,2	0,4
	retrospektives Gating	64×0,625	120	133	8,0	1,6
CTA Koronarien						
EBT	prospektive Triggerung	3/2	130	63		1,5
4-Zeilen-CT	retrospektives Gating	4×1	120	300	29	6,1
16-Zeilen-CT	retrospektives Gating	16×0,75	120	400	32	6,4
64-Zeilen-CT	retrospektives Gating	64×0,625	120	600	36	7,2
Kardiopulmonale CTA						
16-Zeilen-CT	retrospektives Gating	16×1,5	120	200	16	5,3
64-Zeilen-CT	retrospektives Gating	64×0,625	120	300	18	6

SC = Schichtkollimation (mm); mAs$_{eff}$ = mAs/P; CTDI$_{Vol}$ = Volumen-CT-Dosisindex (mGy); E = effektive Dosis (mSv) für Männer; Dosis ist bei Frauen 20 % höher anzusetzen
mAs und kVp-Einstellungen bei Philips-System (CTDI-Werte aus www.impactscan.org), bei Adipositas sind höhere Dosen nötig. Dosisreduktion durch adaptive Röhrenmodulation um 20 – 60 %, je nach Herzfrequenz und Modulationstechnik.
Bei schlanken Patienten ist durch eine kVp-Reduktion einer weitere Dosisersparnis möglich. Unter diesen Bedingungen sollte die totale Ca-Masse statt des Agatston-Scores bestimmt werden, da die Plaques dichter erscheinen.

EKG-Dosismodulation und idealerweise den Einsatz einer EKG-Triggerung anstelle eines EKG-Gating zu erwarten. Dies bedarf jedoch neuer Scannergenerationen, die auch bei Triggerung beste Bildresultate garantieren.

Das elektronische Rauschen ist eine weitere Limitierung für dünne Schichten bei retrospektivem Gating oder niedriger Dosis. Die Unterschiede zwischen den verschiedenen Herstellern und Systemen sind dabei gravierend. Generell leiden 16- und 64-Zeilen-Scanner durch ihre verbesserte Detektorelektronik weniger unter elektronischem Rauschen.

Die Multidetektor-CT mit EKG-Gating nutzt die kontinuierliche Datenakquisition und wählt retrospektiv die Daten für eine Bildrekonstruktion aus. Je höher die zeitliche Auflösung relativ zum RR-Intervall und zur Herzfrequenz, desto mehr Projektionsdaten werden aus der Bildrekonstruktion ausgeschlossen und desto geringer ist die „zeitliche Dosiseffizienz". Bei einem Zeitfenster von 250 ms und einer Herzfrequenz von 60/min (1000 ms RR-Intervall) werden 25 % der Daten genutzt, bei 83 ms (Dual-Source-CT) sind dies sogar nur 8,3 %. Damit beträgt die Dosis das Vielfache einer vergleichbaren

EKG-getriggerten Multidetektor-CT oder EBCT. Generell gilt: Je besser die zeitliche Auflösung (d.h. je kürzer das Akquisitionsfenster), desto niedriger die zeitliche Dosiseffizienz. Ohne EKG-Dosismodulation wäre so die Dosis am Dual-Source-Scanner (oder einem 64-Zeiler mit Multisektor-Rekonstruktion und gleicher Zeitauflösung) 12-mal höher als bei einer ungegateten CTA. Vorteil der Technik ist dagegen die höhere zeitliche Auflösung und die Möglichkeit der Rekonstruktion von Bildern aus mehreren Phasen eines Herzzyklus.

Techniken der EKG-Dosismodulation (Abb. 23.**15**) nutzen das retrospektive Gating, vermindern aber die mA während der Systole. So wird die Dosis reduziert; die Möglichkeit einer retrospektiven Anpassung des Rekonstruktionsfensters bleibt allerdings erhalten. Für funktionelle Auswertungen können noch stets systolische Bilder minderer Qualität erzeugt werden. Bei Dual-Source-Scannern ist die Technik Standard, um exorbitant hohe Doswere zu vermeiden. Ab etwa einer Herzfrequenz von 70/min sollte die Dosis mitt-diastolisch und endsystolisch 100 % entsprechen.

Abb. 23.15 **Dosisreduktion beim Kardio-CT.**
Die EKG-Dosismodulation verringert die mAs-Einstellung in der nicht zur Bildgebung benötigten (systolischen) Herzphase. Das Zeitintervall ΔT_N, in dem der Röhrenstrom bei 100 % liegt, wird größer gewählt als das Zeitfenster zur Rekonstruktion, um nachträgliche Korrekturen zu ermöglichen.
Da ΔT_N unabhängig von der Herzfrequenz ist, vermindert sich der Effekt der Dosisreduktion bei höheren Herzfrequenzen.

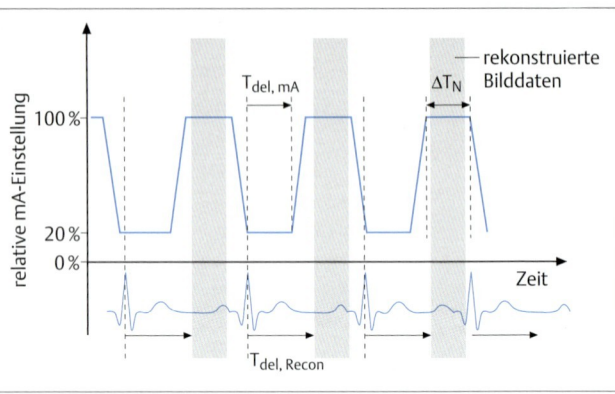

Einige Hersteller (z.B. Toshiba) nutzen dagegen bereits die Reduktion des Scan-Field-of-View im Zentrum der Gantry – bei entsprechender Positionierung des Patienten lässt sich so die Dosis für Brustwand und Mammae reduzieren.

Artefakte

Pulsationsartefakte

Durch die Pulsation entstehen Inkongruenzen während der Datenakquisition, die bei geringer Ausprägung die Konturen verwaschen erscheinen lassen, bei stärkerer Ausprägung zu einer deutlichen Verzerrung, Doppelkonturen und fehlender Detaildarstellung führen. Größere Strukturen wie Herz, Aorta und Pulmonalarterien sind trotz der Pulsationseffekte noch ausreichend beurteilbar, eine detaillierte Analyse der inneren Strukturen (Endokard, Papillarmuskeln oder Herzklappen) und der Koronararterien ist jedoch nicht mehr möglich.

Starke Pulsationen könne selbst die Beurteilung der Aortenwurzel und des Aortenbogens behindern (speziell die Region des Ductus arteriosus). Diese Aortenpulsationen sind vor allem bei Kindern durch die noch höhere Elastizität der Aorta ausgeprägt, insofern sollten in solchen Fällen alternative Techniken, wie MRA oder EKG-getriggerte CT erwogen werden.

Die Pulsationsartefakte können zur Abschätzung der Bewegung von Herz oder großen Gefäßen genutzt werden (vgl. Abb. 23.**10**).

Im Bereich der Koronarien sind die Pulsationen am hinderlichsten. Mit retrospektivem Gating lässt sich eine gute Bildqualität erreichen. Allerdings ist bei 4-Zeilen-Scannern bei vielen Patienten die Darstellung einer oder mehrerer Koronarien (meist der RCA) nicht möglich. Bei 16-Zeilen-Scannern lassen sich proximale und mittlere Koronarsegmente, bei 64-Zeilen-Scannern auch distale Segmente darstellen, allerdings gibt es stets Patienten, bei denen Pulsationsartefakte die Bildqualität einschränken. Diese Zahl nimmt von 16-Zeilen- bis zu Dual-Source-Scannern kontinuierlich ab.

Arrhythmie

Bei Arrhythmie ist eine gewisse Kompensation mit retrospektivem Gating möglich, Extrasystolen führen allerdings zu einer inkompletten oder abnormen Herzkontraktion, deren Bilddaten nicht synchronisierbar sind. Pseudostenosen der Koronarien oder die fehlende Darstellung einer sonst im Scanvolumen sichtbaren Stenose sind Folgen von Arrhythmien (Abb. 23.**16a**).

Patienten mit schweren ventrikulären Arrhythmien eignen sich nicht zur EKG-Synchronisation. Die CT kann die Herzmorphologie noch ausreichend auflösen, eine Koronardarstellung ist jedoch meist nicht mehr möglich. Eine koronare CTA sollte bei solchen Patienten nicht versucht werden.

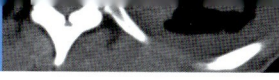

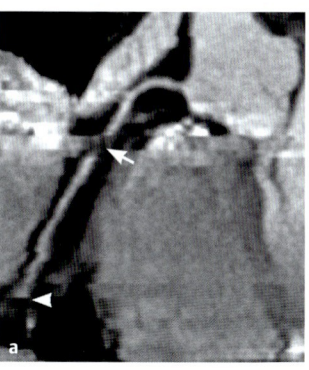
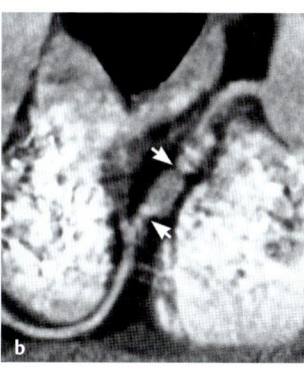
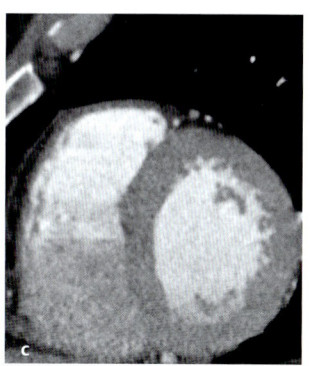

Abb. 23.16 **Artefakte.**

a Eine Arrhythmie simuliert Stenosen oder Gefäßunterbrechungen (Pfeil). Fehlende Darstellung der distalen RCA durch Veratmung (Pfeilspitze).
b Hochkontrastartefakte simulieren Unregelmäßigkeiten dieser ektatischen RCA.

c Am Ende des Scans verringert sich die Dichtevarianz durch KM-Aufnahme des Myokards und Verlust der Kontrastierung im rechten Ventrikel.

Atemartefakte

Artefakte durch Atembewegungen sind das zweithäufigste Problem bei der EKG-synchronisierten EBCT oder Multidetektor-CT. Da die Scandauer zwischen 6 und 50 s liegt, müssen die Patienten entsprechend instruiert werden, um ein Atmen während der kritischen Scanphasen zu vermeiden. Für größere Scanabschnitte, z.B. nach Bypassoperation, ist bei langsamen Scannern eine kaudokraniale Scanrichtung vorzuziehen, wodurch zuerst das Herz und später das obere Mediastinum untersucht werden (das weniger anfällig gegen Atembewegungen ist).

Atemartefakte simulieren in Abhängigkeit von der Amplitude der Bewegung Gefäßabbrüche, Stenosen oder Aneurysmen. Diese respiratorischen Artefakte sind einfach zu erkennen an Undulationen an der Hautgrenze, der Brustwand oder Herzkontur, die immer an der gleichen Tischposition auftreten.

Hochkontrastartefakte

Streifenartefakte durch hochkontrastiertes KM führen zu ausgeprägten streifigen Überlagerungen der RCA, der Vorhöfe und des rechten Ventrikels (Abb. 23.**16 b**). Derartige Streifenartefakte können sogar Intimaeinrisse in der Aorta ascendens vortäuschen (vgl. Abb. 24.**5**). Im rechten Vorhof mischt sich unkontrastiertes Blut aus der V. cava inferior mit hochkontrastiertem Blut aus der V. cava superior. Dadurch verschlechtert sich die Darstellung

des Vorhofseptums und der Trikuspidalklappe, ein Vorhofthrombus kann unter diesen Bedingungen übersehen werden.

Hochkontrastartefakte bilden mitunter den diagnostischen Schlüssel für Rechts-links-Shunts, z.B. bei Patienten mit einem Vorhofseptumdefekt (ASD; vgl. Abb. 23.**21**).

Verdünntes KM vermindert diese Artefakte, höhere KM-Konzentrationen (> 350 mg/ml Jod) und höhere Injektionsgeschwindigkeiten vermehren sie entsprechend.

Inhomogener Kontrast

Besonders bei langsameren Scannern ergaben sich Probleme durch unterschiedliche Kontrastierung innerhalb der Herzkammern. Zusätzlich fand sich eine sukzessive KM-Aufnahme des Myokards, was die Dichtedifferenz zwischen Herzwand und -lumen minderte (Abb. 13.**16 c**) und damit die 3D-Darstellung oder eine Volumenmessung beeinträchtigte.

Bei schnellen Scannern sind diese Probleme weniger deutlich, allerdings kann eine inhomogene Kontrastierung des rechten Ventrikels Probleme verursachen und die Beurteilung der RCA und der Trikuspitalklappe beeinträchtigen. Biphasische KM-Protokolle können hier (partiell) Abhilfe schaffen.

Partialvolumeneffekte

Partialvolumeneffekte sind besonders problematisch im Bereich kleiner Strukturen, z.B. der peripheren Koronarien. Mit einer effektiven Schichtdicke von 3 mm (EBCT oder EKG-getriggerte Multidetektor-CT) sind die proximalen Koronarien gut darstellbar, periphere Details sind jedoch nicht mehr zu erkennen.

Auch der Nachweis und die Quantifizierung von Koronarkalk werden durch Partialvolumeneffekte beeinflusst. Da der Agatston-Score auf der 3 mm dicken EBCT-Schicht aufbaut, müssen auch die anderen Techniken mit dieser Schichtdicke arbeiten, um vergleichbare Ergebnisse zu erzielen.

Das Aufblühen („Blooming") der Koronarverkalkungen und die mangelnde Darstellung weicher Plaques sind bei dickeren Schichten störend. Die Untersuchung von Koronarstents ist nur mit Schichtdicken möglich, die deutlich unterhalb des Stentdurchmessers liegen, insofern bleibt der Einsatz der CTA zur Untersuchung distaler Stents selbst mit modernen Scannern problematisch.

Bildrauschen

Das Bildrauschen ist der limitierende Faktor für die Verbesserung der Ortsauflösung (dünnere Schichten, härterer Faltungskern) bei der CTA. Bei adipösen Patienten kann das Bildrauschen selbst bei maximaler Dosis so hoch werden, dass keine ausreichende Beurteilung der Koronarien möglich wird.

Das Bildrauschen führt zu deutlich höheren Schwankungen der CT-Werte, insofern liegen bei einem Calcium-Scoring mehr Pixel über dem Schwellenwert von 130 HE und werden als Koronarkalk fehlgedeutet (vgl. Abb. 23.**35**). Mittelwertfilter mit 2 – 4 Pixeln Breite verringern die falsch positive Rate, reduzieren allerdings auch die Sensitivität für kleine Verkalkungen.

Bei einer koronaren CTA behindert das Rauschen die Untersuchung kleiner Gefäße und simuliert Wandunregelmäßigkeiten durch grenzwertige Dichtevarianzen der Pixel.

Überprojektionen

Die Koronarvenen sind bei kraniokaudaler Scanrichtung und adäquatem Zeitregime der KM-Injektion geringer kontrastiert als die Koronararterien. Sofern sich allerdings Koronararterien und -venen gleichmäßig kontrastieren und der Verlauf der Arterien durch Pulsationseffekte nicht genau nachvollzogen werden kann, sind Verwechslungen möglich. Hauptsächlich betrifft das den linken Ramus circumflexus, der parallel zur linken Koronarvene verläuft, sowie die diagonalen und marginalen Äste, die ähnlich wie die schrägen Ventrikelvenen verlaufen.

Das linke Herzohr projiziert sich fast immer über die linke Koronararterie und die proximalen Abschnitte der LAD und des LCX. Die RCA verläuft in der rechten atrioventrikulären Rinne und kann durch die Kammerstrukturen überlagert sein. Das Zwerchfell überlagert die Herzbasis, das Sternum die Vorderwand. Vor einer 3D-Darstellung ist daher ein adäquates Editieren dieser Strukturen notwendig. Derzeit stehen automatisierte Techniken zum Trennen der Herzkontur von der Brustwand zur Verfügung, Techniken zur Entfernung der Ventrikel und selektiven Darstellung der Koronarien sind in der Erprobung. Alternativ bietet sich die Dünnschicht-MIP zur Koronardarstellung an (vgl. Tab. 23.**8**, Abb. 23.**13**).

Kongenitale Herzerkrankungen

Kongenitale Herzerkrankungen mit Veränderungen an den großen Gefäßen sind mit der Standard-CT suffizient beurteilbar, allerdings ist diese Abschätzung nur relativ grob und eine Quantifizierung selten möglich. Eine hervorragende Herzdarstellung gelingt mit der EKG-synchronisierten Multidetektor-CT. Aufgrund der Strahlenexposition sollte jedoch bei jungen Patienten alternativ eine prospektive Triggerung erwogen werden (besonders bei 64-Zeilern oder Dual-Source-Scannern). Primär werden Echokardiographie und MRT genutzt; Indikationen zur CT ergeben sich bei Schrittmachern (oder anderen Kontraindikationen zur MRT) und bei Erwachsenen mit kongenitalen Herzerkrankungen.

Ventrikelseptumdefekt

Ventrikelseptumdefekte (VSD) sind die häufigste kongenitale Herzerkrankung (30%). Die meisten bestehen isoliert, 20% finden sich in Assoziation mit anderen Fehlbildungen. In Abhängigkeit von Größe und Lokalisation des Defektes verschließen sich die meisten VSD spontan während der ersten 5 Lebensjahre. Die funktionellen Probleme hängen vom Ausmaß des Links-rechts-Shunts ab, schwerste Form ist das Eisenmenger-Syndrom mit ausgeprägter pulmonaler Hypertonie und Shunt-Inversion.

Die CT ist nicht Methode der Wahl zum Nachweis und zur Quantifizierung eines VSD, vielmehr ist dieser ein assoziierter Befund bei anderen Fragestellungen.

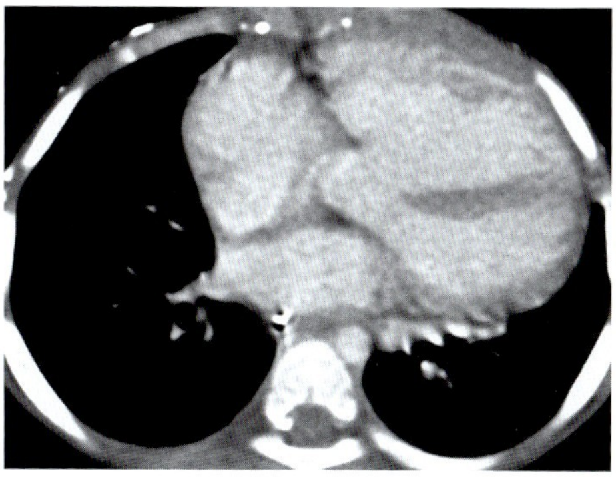

Abb. 23.17 **Ventrikelseptumdefekt.**
Ventrikelseptumdefekt vom AV-Kanal-Typ bei einem einjährigen Kind mit D-TGA (Niedrigdosisscan: 80 kV, 0,6 mGy).

CT-Morphologie

Häufigste Form ist der *membranöse VSD* (> 75%) im Bereich des membranösen Septums unmittelbar unterhalb der rechten und posterioren Tasche der Aortenklappe. Er lässt sich am besten in der kurzen Achse als Defekt am posterokranialen Septum darstellen.

Der *konale VSD* (5–10%) liegt unmittelbar unterhalb der Pulmonalklappe und der Kommissur zwischen rechter und linker Klappentasche der Aorta. Die rechte Tasche kann dabei sogar in den Defekt dislozieren, was zur Aorteninsuffizienz führt.

Ein *muskulärer VSD* liegt innerhalb des septalen Myokards. Oft finden sich multiple Defekte, die sich bis zum 5. Lebensjahr vollständig verschließen. Derartige Defekte sind in der CT selten dargestellt.

Der Defekt des *atrioventrikulären Kanals* (AV-Kanal-VSD, endokardiale Malazie, posteriorer VSD) liegt unmittelbar neben der Mitralklappe und ist am besten im axialen Schnitt darstellbar. Er tritt selten isoliert auf und findet sich daher häufig bei CT-Untersuchungen anderer kongenitaler Herzerkrankungen (Abb. 23.**17**).

Vorhofseptumdefekt

Vorhofseptumdefekte (ASD) sind die häufigste kardiale Anomalie beim Erwachsenen und werden aufgrund ihres blanden Verlaufs oft erst spät diagnostiziert. Frauen sind 4-mal häufiger betroffen als Männer.

Während der normalen embryonalen Entwicklung bildet ein dünnes fibröses Septum primum die linke Hälfte des späteren Vorhofseptums, das eine physiologische Öffnung (Ostium secundum) an seinem Oberrand aufweist. Die rechte Hälfte wird durch ein muskuläres Septum secundum gebildet, das in seinem Zentrum einen großen physiologischen Defekt, das Foramen ovale, besitzt (Abb. 23.**18**). Die klappenartige Öffnung zwischen diesen Lamellen schließt sich nach der Geburt mit zunehmendem Druck im linken Vorhof, wodurch sich das fibröse Septum primum über das Foramen ovale legt. Bei den meisten Individuen ist das Foramen ovale komplett verschlossen, bei etwa 25% bleibt es jedoch durchgängig und erlaubt einen Rechts-links-Shunt bei erhöhtem Druck im rechten Vorhof. Dies ist auch die Ursache paradoxer Embolien nach akuter Lungenembolie.

Der häufige *Ostium-secundum-Defekt* (> 60%) entsteht durch Fensterung oder inkomplette Obliteration des Foramen ovale durch das Septum primum. Begleitend finden sich mitunter Stenosen der Pulmonalklappe, Trikuspidalatresien, eine Linksherzhypoplasie oder ein unterbrochener Aortenbogen.

Der *Ostium-primum-ASD* (30%) ist ein persistierender atrioventrikulärer endokardialer Defekt und liegt kaudal und ventral des Foramen ovale. Beglei-

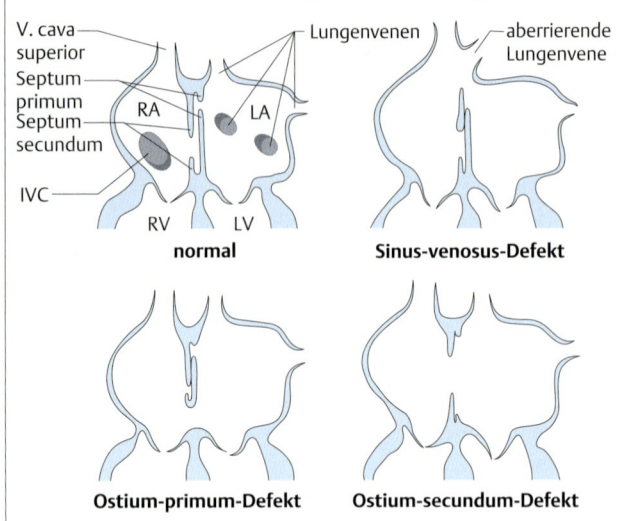

Abb. 23.18 **Embryonale Entwicklung des Vorhofseptums.**
Ein dünnes fibröses Septum primum bildet sich auf der linken Seite des späteren Septums und weist am Oberrand eine physiologische Öffnung auf (Ostium secundum). Rechts bildet sich ein muskuläres Septum secundum mit großem physiologischem Defekt im Zentrum (Foramen ovale) (modifiziert nach Dähnert, 2000).

Abb. 23.19 **Paradoxe Aortenkontrastierung bei offenem Foramen ovale.**
CTA im Rahmen einer Lungenembolieabklärung.
a, b Die Frühkontrastierung in der Aorta (**a**) fällt nach einigen Sekunden wieder ab (**b**). Beachte die noch fehlende Kontrastierung in der Pulmonalarterie in der Frühphase (Pfeil) aufgrund der KM-Passage durch den Rechts-links-Shunt.
c Exzellente Darstellung des membranösen ASD bei bekanntem offenem Foramen ovale. Solange der Druck im linken Vorhof über dem des rechten liegt, stellt sich die Öffnung nicht dar.

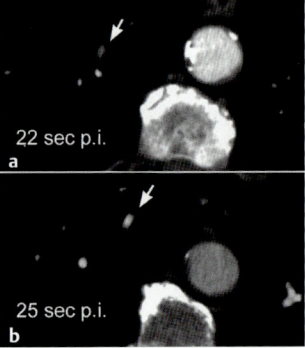
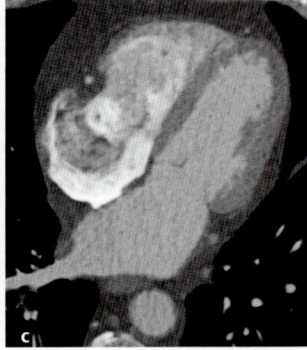

tend finden sich häufig ein posteriorer VSD, eine Mitralinsuffizienz und ein anteriorer Faszikelblock.

Der *Sinus-venosus-ASD* ist ein Defekt unmittelbar am Einfluss der V. cava superior. In 90% findet sich ein aberrierender Rückfluss der rechten pulmonalen Oberlappenvene.

Die extreme Form des ASD ist der *gemeinsame Vorhof* mit großem Defekt des Septum primum und secundum. Es zeigt sich meist nur ein schmaler zapfenförmiger Septumrest am Vorhofdach nahe der V. cava superior.

Das *Lutembacher-Syndrom* ist die seltene Kombination des ASD mit einer Mitralstenose. Das Ausmaß des Links-rechts-Shunts hängt dabei von der Breite des ASD, der relativen Anpassung der Ventrikel und dem relativen Widerstand im pulmonalen und systemischen Kreislauf ab. Es kommt zu einer diastolischen Überladung des rechten Ventrikels und einem 3- bis 6fach erhöhten pulmonalen Blut-

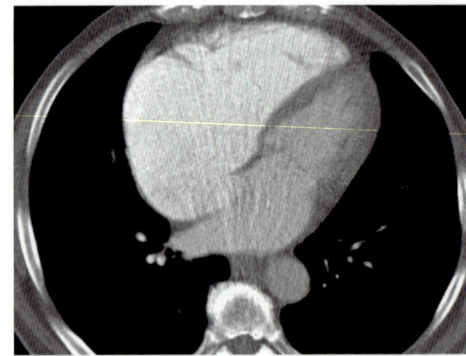

Abb. 23.20 **Vorhofseptumdefekt.**
Großer ASD (Ostium-secundum-Defekt) bei klinischem Verdacht auf eine chronische Lungenembolie. Erhöhtes Rauschen und Ringartefakte bei Niedrigdosisuntersuchung (2,4 mGy).

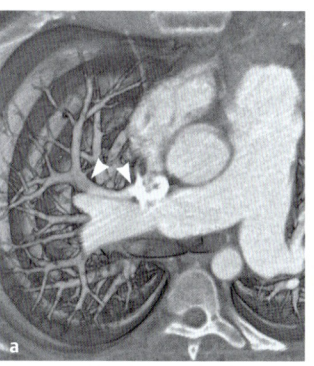
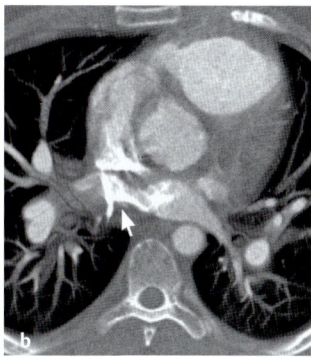
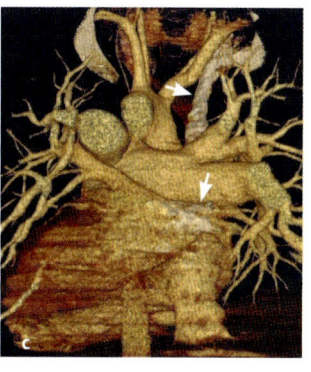

Abb. 23.21 **Sinus-venosus-Defekt.**

a Sinus-venosus-Defekt mit zusätzlich aberrierendem pulmonalvenösem Rückstrom aus dem rechten Oberlappen, der den rechten Vorhof im Bereich des kleinen Defekts erreicht (Pfeilspitzen).

b, c Jet-Phänomen (Pfeil) durch Einstrom hochkontrastierten Blutes in den linken Vorhof.

fluss mit konsekutiver Shuntumkehr im Sinne des *Eisenmenger-Syndroms.*

Wie beim VSD dient die CT nicht der Quantifizierung des ASD. Der ASD stellt eher einen assoziierten Befund im Rahmen der Untersuchung anderer Herzerkrankungen dar. Die CT kann den aberrierenden pulmonalvenösen Rückfluss beim Sinus-venosus-ASD gut zur Darstellung bringen.

CT-Morphologie

Ein offenes Foramen ovale ist dann zu vermuten, wenn die Aortenkontrastierung simultan oder früher als die pulmonalarterielle Kontrastierung eintritt (Testbolus). Die Aortenkontrastierung nimmt nach einem initialen Peak wieder ab (Abb. 23.**19**). Dieser Peak resultiert aus der plötzlichen Druckerhöhung im rechten Vorhof und einem temporären Rechts-links-Shunt zu Beginn der KM-Injektion. Danach folgt die reguläre Aortenkontrastierung.

Die direkte Darstellung des offenen Foramen ovale ist im CT nicht möglich (Abb. 23.**19 c**). Ein Os-

tium-secundum-Defekt liegt zentral im Vorhofseptum und ist daher am besten im axialen Schnitt erkennbar (Abb. 23.2**0**). Der Ostium-primum-Defekt ist im axialen Schnitt am Unterrand des Septums ebenfalls gut visualisierbar. Durch den Links-rechts-Shunt kommt das injizierte (konzentrierte) KM bei einem großen Defekt nur im linken Vorhof an. Rechter Ventrikel, zentrale und periphere Pulmonalarterien sind durch den erhöhten Blutfluss deutlich dilatiert. Schichten des Ventrikelseptums zeigen eine paradoxe Septumbewegung (EKG-Gating oder konsekutiv nicht-EKG-synchronisiert).

Der Sinus-venosus-ASD findet sich hoch im Vorhofseptum nahe der Mündung der V. cava und ist häufig mit einer abnormen Verbindung der rechten pulmonalen Oberlappenvene mit der V. cava oder dem rechten Vorhof assoziiert (Abb. 23.21 **a**). Bei dieser Form des ASD kann das KM aus der V. cava inferior jetförmig in den linken Vorhof strömen, was sich sowohl in der axialen Schicht als auch in der Volumenrekonstruktion demonstrieren lässt (Abb. 23.**21 b, c**). Die Überlastung des rechten Ventrikels ist eher geringer.

Offener Ductus arteriosus (Botalli)

Der Ductus arteriosus verläuft vom Truncus pulmonalis zur Aorta unmittelbar distal des Abgangs der linken A. subclavia. Der Ductus verschließt sich normalerweise unmittelbar nach der Geburt durch den plötzlich ventilationsbedingt erhöhten Sauerstoffpartialdruck. Der fehlende Verschluss kann isoliert auftreten oder in Verbindung mit anderen Anoma-

lien (Coarctatio aortae, VSD, Pulmonalstenose, Aortenstenose).

Die CT kann einen offenen Ductus arteriosus zur Darstellung bringen, kann Shuntvolumen und -druck jedoch nicht quantifizieren. Der Befund ist häufig bei Patienten zu sehen, die wegen einer Aortenisthmusstenose untersucht werden.

CT-Morphologie

Die CT zeigt eine Verbindung zwischen der proximalen Aorta descendens und dem Truncus pulmonalis oder der linken A. pulmonalis. Durch die starken Pulsationseffekte ist der Gang im Einzeilen-CT kaum darstellbar. Mit der Multidetektor-Technik sind die Artefakte stärker verteilt, so dass selbst ein kleiner offener Ductus nachweisbar ist (Abb. 23.**22**). Speziell bei Patienten, die unter der Fragestellung einer Aortenisthmusstenose untersucht werden, sollte man nach einem offenen Ductus Botalli suchen. Weitere persistierende Ductus finden sich in Kombination mit Dilatationen der A. pulmonalis, der Aorta ascendens und des Aortenbogens. Bei älteren Patienten kann der offene Ductus arteriosus verkalken.

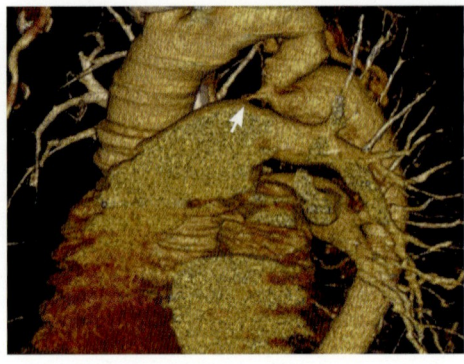

Abb. 23.22 **Kleiner offener Ductus arteriosus bei Aortenisthmusstenose.**

Aortenisthmusstenose

Diese Fehlbildung wird detailliert in Kapitel 24 (S. 916) diskutiert. Begleitende Herzveränderungen sind bei der Coarctatio aortae selten, bei der tubulären Hypoplasie dagegen häufig.

Transposition der großen Arterien (TGA)

Dieser Terminus beschreibt eine Gruppe von Malformationen, die durch eine anormale Verbindung der Herzkammern mit den großen Gefäßen charakterisiert ist.

Bei einer kompletten Transposition (D-TGA) entspringt die Aorta aus dem rechten und die A. pulmonalis aus dem linken Ventrikel. Die Position der Vorhöfe, Ventrikel und Klappen ist normal. Daraus entstehen zwei komplett separierte Kreisläufe, die zur Lebenserhaltung mehrere Kommunikationen aufweisen. Es finden sich ein offenes Foramen ovale, ein offener Ductus arteriosus, VSD oder andere komplexe kardiale Anomalien.

Die Vergrößerung der interatrialen Kommunikation führt zu einer besseren Durchmischung systemischen und pulmonalvenösen Blutes. Dies geschieht chirurgisch durch die Blalock-Hanlon-Plastik oder mittels Ballondilatation im Rahmen einer Herzkatheteruntersuchung (Rashkind-Verfahren). Die Korrektur erfolgt durch eine Vorhofumlagerung, die den systemischen venösen Rückfluss zum linken Ventrikel und den pulmonalvenösen Rückstrom zum rechten Ventrikel führt (Operation nach Senning und Mustard). Bei Patienten mit einem VSD und einer Pulmonalisstenose erfolgt die korrigierende Austauschoperation (Rastelli) mit Transposition der Aorta auf ihre korrekte anatomische Posi-

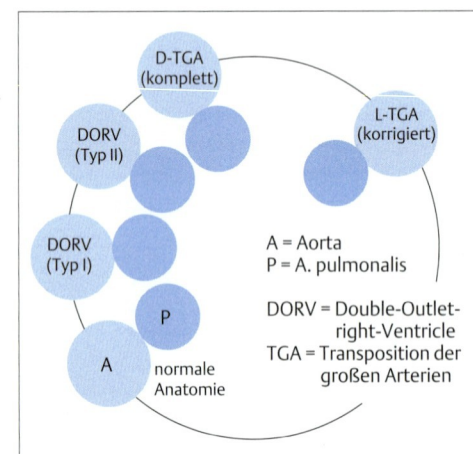

Abb. 23.23 **Formen der TGA.**
Schematische Darstellung der Aortenlage im Verhältnis zum Truncus pulmonalis bei den verschiedenen Formen der TGA (modifiziert nach Dähnert, 2000).

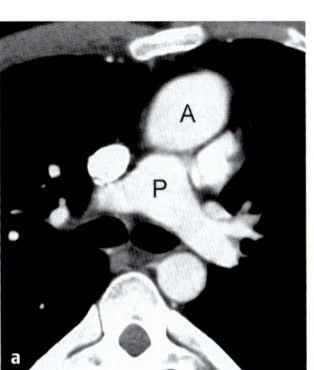
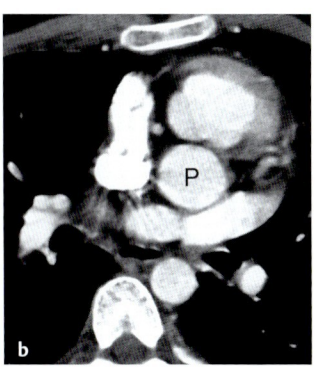
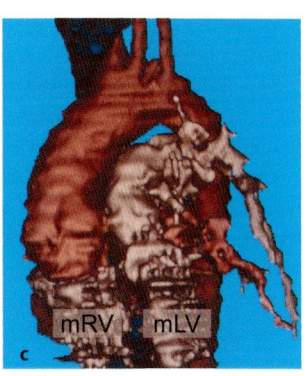

Abb. 23.24 **Transposition der großen Arterien (TGA).**

a, b Bei der D-TGA geht die Aorta aus dem morphologischen rechten (mRV) und die A. pulmonalis aus dem morphologischen linken (mLV) Ventrikel ab.

c Typische 3D-Rekonstruktion aus einem Einzeilen-Spiral-CT (3/5/2).

tion über der Aortenklappe. Die Pulmonalisklappe wird reseziert und gegen eine extrakardiale Prothese ausgetauscht, die die Pulmonalarterie und -klappe ersetzt.

Bei der korrekten Transposition (L-TGA) sind die morphologischen Ventrikel einschließlich der zugehörigen atrioventrikulären Klappen vertauscht. Begleitend finden sich häufig ein membranöser VSD, eine Pulmonalstenose und Dextrokardie.

Beim Double Outlet Right Ventricle (DORV) entspringen Aorta und A. pulmonalis größtenteils aus dem rechten Ventrikel, die Aorta reitet auf einem VSD.

Die CT spielt bei erwachsenen Schrittmacherträgern eine Rolle, daneben gelegentlich für die nichtinvasive Detektion von chirurgischen Komplikationen (Stenose der Vorhofumlagerung).

CT-Morphologie

Die typischen Lagebeziehungen der Aorta und des Truncus pulmonalis sind in Abb. 23.**23** dargestellt.

Bei der D-TGA liegt die Aorta anterior (und rechts) des Truncus (Abb. 23.**24**). Der rechte Ventrikel weist eine normale Trabekulierung auf, ist aber deutlich hypertrophiert und wandverdickt. Nach der Vorhofumlagerung kann sich eine Stenose des systemischen venösen Einstroms zur Mitralklappe hin finden (vgl. Abb. 23.**57**). Um Hochkontrastartefakte zu vermeiden, empfiehlt es sich bei dieser Indikation das KM zu verdünnen.

Bei der L-TGA findet sich die Aorta in der normalen Position des Truncus pulmonalis und umgekehrt. Die Aorta hat Anschluss an den rechten Ventrikel, der dorsal die Region des dort normalerweise liegenden linken Ventrikels ausfüllt. Der rechte Ventrikel ist hypertrophiert und kräftig trabekuliert. Der morphologische linke Ventrikel liegt ventral und ist mit dem Truncus pulmonalis verbunden.

In Abhängigkeit von der Lagebeziehung von Aorta und Truncus werden verschiedene Formen des DORV differenziert (Abb. 23.**23**). Der assoziierte VSD ist im axialen Schnitt gut zu erkennen.

Klappenanomalien

Eine valvuläre Aortenstenose findet sich bei 4% der Kinder mit kongenitalen Herzerkrankungen. Die meisten Kinder sind asymptomatisch, allerdings schließen fehlende Symptome eine Obstruktion nicht aus. Häufige Begleitbefunde sind eine konzentrische linksventrikuläre Hypertrophie, Dilatation des linken Vorhofs und eine poststenotische Dilatation der Aorta ascendens.

Die häufigste Form der subaortalen Stenose ist die idiopathische Hypertrophie, auch als hypertrophische Kardiomyopathie bekannt. Es findet sich ein membranöses Diaphragma oder ein fibröser

Ring um die linksventrikuläre Ausstrombahn unmittelbar an der Basis der Aortenklappe.

Supravalvuläre Aortenstenosen sind lokalisierte oder diffuse Einengungen der Aorta ascendens unmittelbar oberhalb der Koronarostien im Bereich des Sinus Valsalvae. Im Gegensatz zu anderen Aortenstenosen sind hier die Koronararterien ebenfalls von der Druckerhöhung betroffen und entsprechend dilatiert und elongiert. Adhäsionen an den freien Rändern der Klappentaschen auf der Stenoseseite können den koronorarteriellen Einstrom beeinträchtigen.

Die valvuläre Pulmonalisstenose findet sich in der Regel im Kindesalter und verursacht eine Dilatation des Truncus pulmonalis und der linken A. pulmonalis.

Subvalvuläre Pulmonalisstenosen liegen infundibulär (Fallot-Tetralogie) oder subinfundibulär, ver-

ursacht durch hypertrophierte abnorme Muskelbündel (gewöhnlich in Verbindung mit einem VSD).

Supravalvuläre Pulmonalisstenosen resultieren aus einer Verengung des Truncus pulmonalis, der Pulmonalisbifurkation oder der weiter distal gelegenen Arterien. Sie finden sich bei vielen komplexen Herzfehlern wie dem Williams-Beuren-Syndrom, dem Ehlers-Danlos-Syndrom oder bei der Röteln-Embryopathie.

Die CT ist bei kongenitalen Klappenerkrankungen, außer im Rahmen peripherer pulmonaler Stenosen, nicht indiziert.

CT-Morphologie

Siehe S. 851 f.

Fallot-Tetralogie

Die Fallot-Tetralogie besteht aus einer Obstruktion der rechtsventrikulären Ausstrombahn (gewöhnlich infundibuläre Pulmonalstenose), einer rechtsventrikulären Hypertrophie, einem VSD und einer reitenden Aorta (über dem Ventrikelseptum). Begleitend finden sich manchmal eine bikuspidale Pulmonalisklappe, eine Stenose der linken A. pulmonalis, ein rechts gelegener Aortenbogen, Anomalien der Koronarien und des Thoraxskeletts. In Kombination mit einem ASD spricht man von der Fallot-Pentalogie. Die Fallot-Trilogie vereint eine Pulmonalisstenose mit einer rechtsventrikulären Hypertrophie und einem offenen Foramen ovale.

Palliative Therapieformen sind: Blalock-Taussig-Shunt (Verbindung einer A. subclavia mit der ipsilateralen A. pulmonalis); Operation nach Pott (Anastomose zwischen linker A. pulmonalis und Aorta descendens); Operation nach Waterston-Coo-

ley (Anastomose der rechten A. pulmonalis mit der Aorta ascendens). Eine definitive Therapie besteht in der Korrektur des VSD und der Resektion des obliterierenden Gewebes im RVAB.

Die CT hat bei Schrittmacherträgern eine Indikation, liefert ansonsten aber keine signifikanten funktionellen Informationen.

CT-Morphologie

Der VSD mit der reitenden Aorta ist am besten in semicoronalen Reformationen senkrecht zum Ventrikelseptum erkennbar. Die infundibuläre Pulmonalisstenose ist in der gleichen Ebene gut zu sehen. Für eine gute Bildqualität sollte eine EKG-Triggerung (für niedrige Dosis) oder EKG-Gating (für optimale Qualität) verwendet werden.

Ebstein-Anomalie

Diese seltene Anomalie besteht in einer abnormen Trikuspidalklappe. Teile des septalen und posterioren Segels sind tiefer als normal an der Ventrikel-

wand angeheftet (Atrialisation des RV-Einstroms). Die Klappe ist insuffizient, das Foramen ovale offen und der rechte Ventrikel hypoplastisch.

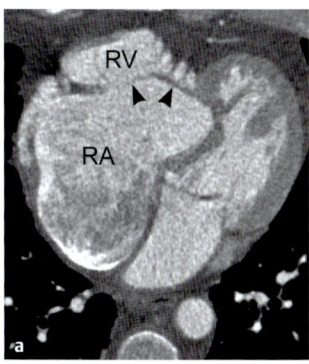 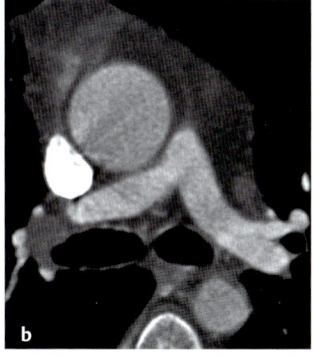

Abb. 23.25 Ebstein-Anomalie.

a Typische Atrialisation des rechten Ventrikels durch distale Insertion der Trikuspidalklappe, massive Dilatation des rechten Vorhofs und Vorwölbung des Vorhofseptums.

b Verengte Pulmonalarterien. Durch die beeinträchtigte rechtsventrikuläre Funktion fand sich ein KM-Rückfluss in die Lebervenen.

CT-Morphologie

Es findet sich ein extrem weiter rechter Vorhof, der teilweise in die oberen Abschnitte des rechten Ventrikels ragt. Durch die Trikuspidalinsuffizienz sind V. cava superior und inferior erweitert, das kubital injizierte KM erreicht retrograd die V. cava inferior und die Lebervenen. Der funktionelle rechte Ventrikel ist klein und nach kaudal verlagert (Abb. 23.**25**).

Komplexe Anomalien

Komplexe Anomalien bestehen aus Kombinationen der oben beschriebenen Veränderungen und sind häufig Bestandteil anderer kongenitaler Erkrankungen.

CT-Morphologie

Die Beurteilung der komplexen Anomalien basiert auf der Segmentanatomie des Herzens (vgl. S. 806). Die morphologischen und funktionellen Herzkammern müssen nicht identisch sein. Levokardie und Dextrokardie (vgl. Abb. 23.**41**) sind durch die Herzachse definiert. Die morphologische rechte Kammer ist durch ihre Trabekulation und die längere Ausstrombahn gekennzeichnet. Der rechte Vorhof definiert sich durch seine Verbindung zur V. cava. Mittels der bronchialen Anatomie lässt sich eine linke oder rechte Isomerie beschreiben, da der bronchiale Situs fast immer dem Vorhofsitus entspricht.

Komplexe Anomalien der großen Gefäße sind z.B.: kompletter anomaler pulmonalvenöser Rückstrom, Truncus arteriosus, Pulmonalatresie, Pulmonalvenenatresie, hypoplastisches Linksherzsyndrom und Unterbrechungen des Aortenbogens.

Die Spannbreite der atrioventrikulären Anomalien ist groß: konkordante und diskonkordante Anomalien, unilaterale AV-Atresien, Double Inlet Single Ventricle, anormal ausgerichtete, überkreuzende oder reitende große Gefäße.

Ventrikuloarterielle Anomalien sind Transpositionen, Atresien und reitende Gefäße (über einem VSD). Eine Atresie der A. pulmonalis bedingt eine dilatierte (gewöhnlich bronchiale) systemische Versorgung der Lunge. Eine begleitende Klappeninsuffizienz ist klinisch relevant, im CT aber schlecht darzustellen.

Erworbene Myokarderkrankungen

Klappenerkrankungen, Kardiomyopathien und die koronare Herzkrankheit gehen mit den bekannten Veränderungen der Herzkammern einher. Die CT ist nicht primäres diagnostisches Instrumentarium, erhält jedoch zunehmende Bedeutung bei der Einstufung verschiedener Entitäten.

Kardiomyopathie

Die dilatative Kardiomyopathie ist Folge einer koronaren Herzkrankheit, Myokarditis, endokardialen Fibroelastose, von Stoffwechselerkrankungen (Glykogenose, Mukolipidose, Mukopolysaccharidose) oder einer Muskeldystrophie und findet sich darüber hinaus bei Kindern von diabetischen Müttern.

Die hypertrophische obstruktive Kardiomyopathie (HOCM) beruht vorwiegend auf einer autosomal dominanten Vererbung und weist eine idiopathische hypertrophe subaortale Stenose (IHHS) und eine asymmetrische Septumhypertrophie (ASH) auf, seltener eine konzentrische diffuse, apikale oder midventrikuläre Hypertrophie.

Die restriktive Kardiomyopathie wird durch Ablagerungen von Amyloid oder Glykogen ausgelöst oder ist Folge einer Hämochromatose. Manchmal liegt ihr auch eine konstriktive Perikarditis zugrunde.

Untersuchungsmethode der Wahl ist die Echokardiographie.

CT-Morphologie

Die dilatative Kardiomyopathie ist durch eine globale Herzvergrößerung gekennzeichnet, allerdings geht die mäßige Vergrößerung des linken Vorhofs nicht mit einer Vergrößerung des linken Herzohrs einher. Die Herzaktion ist hypokinetisch mit entsprechend reduzierten Pulsationsartefakten auf axialen oder nicht-EKG-synchronisierten MPR (Abb. 23.**26 a**). Die Ventrikelwand ist nicht verdickt.

Bei der hypertrophen obstruktiven Kardiomyopathie ist die Größe des Ventrikellumens normal bis verkleinert, dafür findet sich eine deutliche Verdickung der Wände (Abb. 23.**26 b**). IHSS und ASH zeigen sich als deutlich asymmetrische Verdickungen des Ventrikelseptums im Vergleich zur freien linken Kammerwand.

Eine amyloid- oder glykogenbedingte restriktive Kardiomyopathie zeichnet sich durch eine linksventrikuläre Wandverdickung mit reduzierter linksventrikulärer systolischer und diastolischer Funktion

Abb. 23.26 **Kardiomyopathie.**

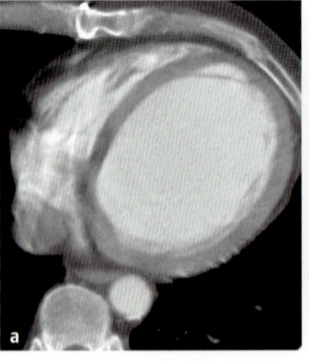 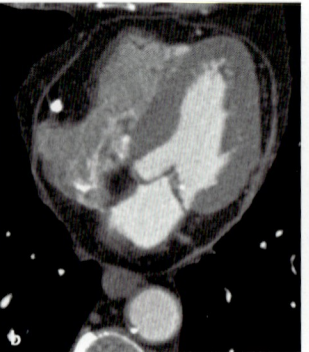 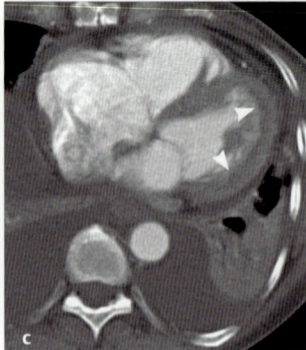

a Dilatative Kardiomyopathie mit Herzvergrößerung und Ausdünnung der Ventrikelwände.
b Hypertrophische Kardiomyopathie mit deutlicher Verdickung der linken Ventrikelwand in der Diastole.

c Restriktive Kardiomyopathie bei Amyloidose. Die subendokardiale Ventrikelwand wirkt hypodens (Pfeilspitzen), das Myokard ist verdickt.

aus (Abb. 23.**26 c**). Bei der Amyloidose kommt es zur Stauungslunge, mitunter finden sich auch Amyloidablagerungen in der Lunge (fleckige Infiltrate).

Verdicktes (> 2 mm) und teilweise exzessiv verkalktes Perikard sind Zeichen der konstriktiven Perikarditis.

Ischämische Herzerkrankung

Kardiovaskuläre Erkrankungen sind die häufigste Todesursache in der westlichen Welt. Klassische Risikofaktoren sind Alter, Geschlecht (männlich), Hypercholesterinämie, erhöhtes LDL, verminderte HDL-Cholesterin-Spiegel, hoher systolischer Blutdruck, antihypertensive Therapie, Zigarettenrauchen und Diabetes. Neuere unabhängige Risikofaktoren sind erhöhtes Fibrinogen, erhöhter Faktor VIIc, erhöhtes Homocystein, CRP und PAI-1. Diese Faktoren können einer Risikoabschätzung dienen. Die klassischen Risikofaktoren sind Grundlage des weiteren prophylaktisch-therapeutischen Vorgehens (Diät, Statin-Therapie, weitere Untersuchungen etc.).

Neu aufgetretene Angina pectoris, Myokardinfarkt und plötzlicher Herztod stellen die Spannbreite der akuten ischämischen Herzerkrankung dar, wobei die beiden Letzteren die häufigsten Verlaufsformen sind. Nach der Literatur hatte die Mehrzahl dieser Patienten (> 50%) keine signifikante Koronarstenose vor dem akuten Ereignis, was die Notwendigkeit einer Früherkennung von Risikogruppen und eines adäquaten Sreenings unterstreicht.

Die chronisch ischämische Herzkrankheit führt zu Veränderungen in der myokardialen Perfusion, Funktion und letztlich auch der myokardialen Morphologie. Nach akutem Infarkt finden sich Verdünnungen der Herzwand, Aneurysmen, Narben sowie verschiedene Formen myokardialer Dyskinesien. Die ischämische Kardiomyopathie ist das Resultat rezidivierender akuter oder chronischer Ischämien.

Initiale Untersuchungsmethoden von Patienten mit erhöhtem Risiko oder symptomatischen Herzerkrankungen sind EKG, Ergometrie und (Dobutamin-)Thallium-Szintigraphie oder MRT. Die CT spielt in der Diagnostik der koronaren Syndrome keine Rolle, hat lediglich Indikationen beim Ausschluss extrakardialer Ursachen atypischer Angina-pectoris-Anfälle. Eine gewisse Risikoklassifizierung gelingt anhand des Calcium-Scoring (s. S. 844), bislang ist allerdings nicht erwiesen, inwieweit diese Methode unabhängig von den klassischen Risikofaktoren eine positive Vorhersage hat. Bei der chronischen Ischämie kann die CT Narben, Wandverdünnungen, Dyskinesien und Aneurysmen darstellen. Solche Befunde finden sich durchaus zufällig im Rahmen von Thoraxuntersuchungen aus anderer Indikation (ohne EKG-Triggerung). Erste Resultate liegen über Perfusionsstudien des Myokards mittels CT vor, gegenüber den szintigraphischen Verfahren und der MRT spielen diese jedoch noch eine untergeordnete Rolle.

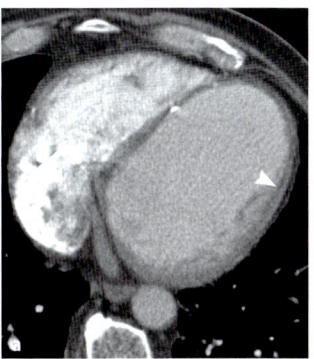
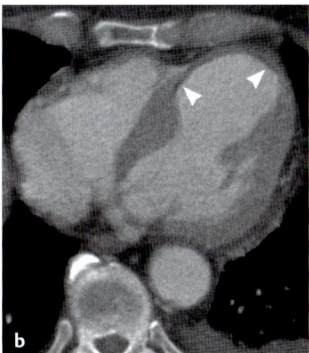
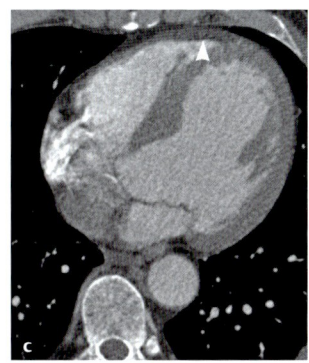

Abb. 23.27 **Ischämische Narben.**
Z. n. nach transmuralem Infarkt mit Ausdünnung der Ventrikelwand und subendokardialer Hypodensität nach KM-Injektion.

a Massive Ausdünnung des Ventrikelseptums und des Apex (transmurale Narbe) nach Infarkt der LAD. Die Narbe dehnt sich subendokardial in die Versorgungsgebiete der LAD und LCX aus (Pfeil).

b Transmurale Narbe im Territorium der LAD mit persistierender subendokardialer Hypodensität.

c Subendokardiale Narbe an der Vorderwand des rechten Ventrikels.

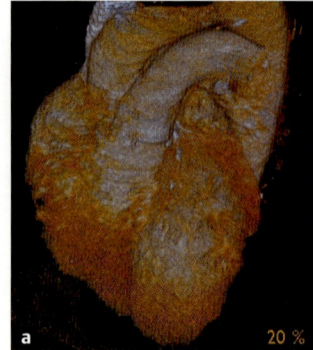
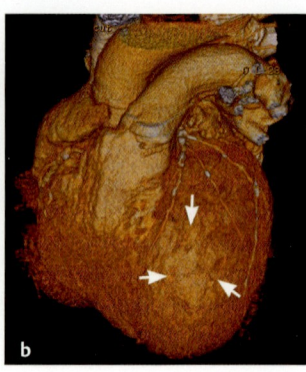

Abb. 23.28 **Hypokinesie der linken Ventrikelvorderwand.** Das systolische (**a**) und diastolische (**b**) volumenrekonstruierte 3D-Bild demonstrieren die Hypokinesie der linken Ventrikelvorderwand. Die Ausdünnung des betroffenen Myokards imponiert als helle Region in beiden Bildern. Die Bilder wurden bei 20 % und 10 % des RR-Intervalls rekonstruiert.

CT-Morphologie

Beim akuten Infarkt kommt es zur Ischämie, konsekutiver Myokardschädigung und schließlich zur Narbe. Spätscans (10 – 40 min) nach KM-Injektion zeigen eine gewisse Hyperdensität im geschädigten Gewebe aufgrund der interstitiellen Rückdiffusion von KM.

Subendokardiale Narben können sich in Form hypodenser Areale im Endokard der Ventrikel darstellen (Abb. 23.**27**). Subendokardiale, häufiger aber transmurale Infarkte führen zu einer fokalen Ausdünnung der Ventrikel (Abb. 23.**26 b**) mit gestörter Wandbewegung. Schließlich können sich auch Aneurysmen und Thromben bilden (Abb. 23.**29**).

Die verschiedenen Myokardanteile können definierten vaskulären Territorien zugeordnet werden (vgl. Abb. 23.**5**), allerdings besteht bezüglich der Herzbasis immer eine gewisse Unsicherheit, da rechte, linke oder auch beide Koronararterien zum Ramus interventricularis posterior (PDA) beitragen können. Grundsätzlich versorgt die LAD die vordere linke Ventrikelwand einschließlich des oberen Septums, das Dach des linken Ventrikels, den Apex und den anterioren Papillarmuskel. Die rechte Koronararterie versorgt das rechte Herz und bei der Mehrzahl der Patienten (via PDA) die untere linke Ventrikelwand und die unteren Anteile des Septums.

Störungen der Wandbewegung können durch funktionelle Analysen nach EKG-Gating in verschiedenen Herzphasen bildlich dargestellt werden; akinetische Wandsegmente zeigen keine Bewegung, hypokinetische Segmente weisen eine reduzierte Bewegung, dyskinetische Segmente eine paradoxe systolische Expansion auf; die Asynchronie beschreibt einen gestörten zeitlichen Ablauf der Kontraktion. Auf einer VRT erscheinen dünne Wandabschnitte sowohl systolisch als auch diastolisch transparenter und heller (Abb. 23.**28**).

Herzaneurysma

Kongenitale Aneurysmen des linken Ventrikels sind selten und finden sich vornehmlich bei farbigen Erwachsenen. Die submitrale Form führt zu einer Vorwölbung der linken mittleren und oberen Herzgrenze, der subaortale Typ ist dagegen eher klein und kaum darstellbar, oder er führt zu einer deutlichen kardialen Hypertrophie aufgrund der Aorteninsuffizienz. Das Risiko einer Ruptur ist in der Regel niedrig.

Erworbene Aneurysmen des linken Ventrikels sind Folge eines transmuralen Infarkts oder – seltener – einer Chagas-Krankheit. Echte Aneurysmen beziehen alle Wandschichten ein, das Herz ist in diesem Bereich nicht kontraktil und dyskinetisch. Falsche Aneurysmen (Pseudoaneurysmen) entstehen aus einer Ruptur des linken Ventrikels, die durch Blätter des viszeralen und parietalen Perikards (nach Perikarditis) oder extrakardiales Gewebe verklebt wird. Ätiologisch liegt meist ein transmuraler Infarkt oder ein Trauma zugrunde, die Natur des Pseudoaneurysmas impliziert ein hohes Risiko von Spätrupturen.

Echokardiographie und Angiographie sind die primären Untersuchungsmodalitäten, eine Multidetektor-CT mit EKG-Gating ist jedoch gleichwertig.

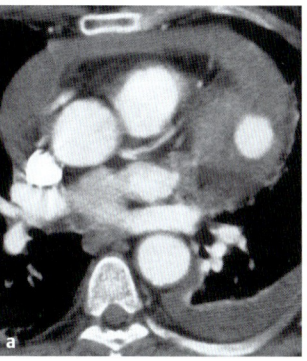
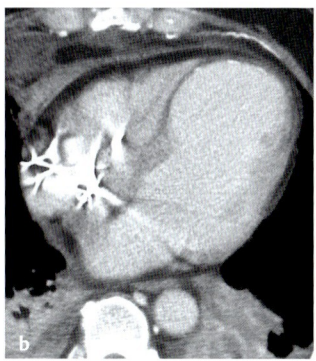
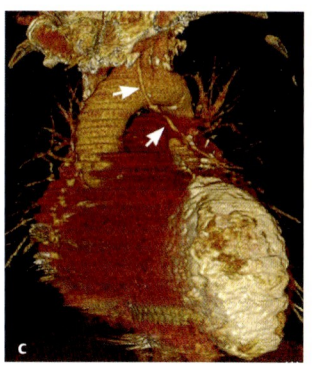

Abb. 23.29 **Herzaneurysma.**

a Aneurysma am oberen Teil des linken Ventrikels mit Perikarderguss.

b Ischämische Kardiomyopathie mit Aneurysma an der Herspitze.

c Ausgedehnte Verkalkungen eines linksventrikulären Aneurysmas (4×1/6). Mammaria-interna-Plastik (Pfeil) und verminderte Pulsation des Ventrikels im Aneurysmabereich.

CT-Morphologie

Ein echtes Aneurysma verursacht meist nur eine geringe Vorwölbung der Herzkontur, allerdings zeigt sich immer eine deutliche lokale Verdünnung des Myokards im Vergleich zu den Nachbarregionen (Abb. 23.29). Nach EKG-Gating zeigen systolisch rekonstruierte Scans eine charakteristische paradoxe Expansion. Selten findet sich ein verkalkter Randsaum in der fibrösen Wand. Stets besteht eine breite Kommunikation mit der Herzkammer (Aneurysmahals).

Ein kardiales Pseudoaneurysma kann kugelig imponieren, wobei der Eintritt meist kleiner als der Durchmesser der Läsion ist. Typischerweise liegen die Herde an der posterolateralen/diaphragmalen Wand des linken Ventrikels. Durch die verzögerte Füllung kann die KM-Aufnahme von der des Ventrikellumens abweichen.

Kardiale Thromben

Kardiale Thromben formieren sich im Bereich myokardialer Verletzungen nach Infarkt (seltener aufgrund von Tumoren) und in Regionen reduzierten oder turbulenten Blutstroms. Letzterer kann Folge einer Mitral- oder Trikuspidalstenose (oder anderer Klappenerkrankungen) sein, weshalb die Thromben dann eher in den Vorhöfen und den Herzohren zu finden sind. Thromben bilden sich auch in Regionen reduzierter Wandbewegung und können so die innere Oberfläche eines Aneurysmas auskleiden.

Kardiale Thromben haben stellen ein Risiko für periphere Embolien dar sowohl im systemischen (aus dem linken Herzen) als auch im pulmonalen (rechtes Herz) Kreislauf. Tritt eine periphere Embolie auf, so sollte stets nach einer Quelle im Herz oder in der Aorta und nach einem offenen Foramen ovale (paradoxe Embolie) geforscht werden.

Die Echokardiographie ist Untersuchungsmodalität der Wahl. Die CT hat Vorteile beim Nachweis von Thromben, die durch die transösophageale Echokardiographie nicht erreicht werden können.

CT-Morphologie

Kardiale Thromben bilden häufig breite wandadhärente hypodense Strukturen, die sich am besten nach KM-Injektion markieren. Lokalisation sind die Ventrikel oder Regionen (alter) Infarkte oder ventrikulärer Aneurysmen. Ältere Thromben können partiell verkalken (Abb. 23.30a). Verkalkungen finden sich darüber hinaus in Narbenregionen, besonders endokardial.

Einige Thromben können sich ablösen und imponieren dann als tumorartiger intraventrikulärer Füllungsdefekt (Abb. 23.30b). Im Gegensatz zu echten Tumoren (vgl. Abb. 23.44b) nehmen Thromben selbst auf Spätaufnahmen kein KM auf.

Abb. 23.30 **Thromben im Ventrikel.**

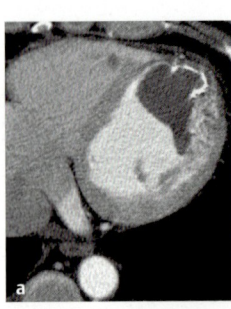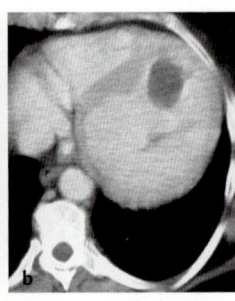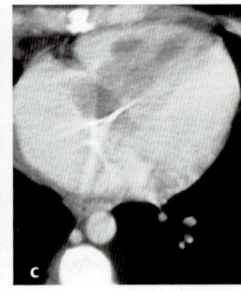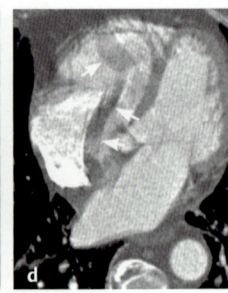

a Wandadhärente Thromben finden sich häufig in der Infarktregion.
b Ein rundlicher Thrombus im linken Ventrikel kann eine periphere Embolie auslösen.

c Dieser große raumfordernd imponierende Thrombus im rechten Ventrikel wurde zufällig im Rahmen einer Abdomenuntersuchung entdeckt. Das Myokard ist in der portalvenösen Phase fast isodens zum Ventrikellumen.
d Großer Embolus im rechten Vorhof mit Ausdehnung in den rechten Ventrikel und in den Truncus pulmonalis.

Abb. 23.31 **Vorhofthromben.**

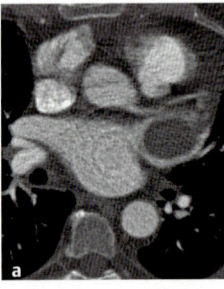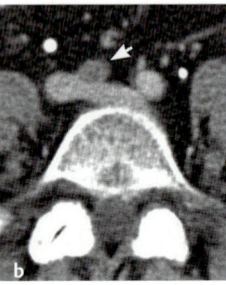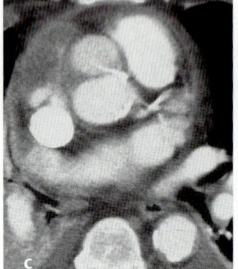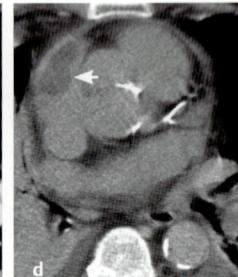

a Thrombus im linken Herzohr (Niedrigdosis-Multidetektor-CT der Lungengefäße (2,2 mGy).
b Im korrespondierenden CT-Phlebogramm findet sich ein Verschluss der linken A. iliaca communis.

c, d Der Thrombus im rechten Herzohr ist in der arteriellen (**c**) Phase schlecht zu sehen, im Spätscan (**d**) aber gut abgrenzbar. Patient mit Anastomosenleck (Pfeilspitze) nach Aortenoperation.

Wandadhärente Thromben sind in den Vorhöfen weniger häufig. Thrombotisches Material kann sich in den Herzohren sammeln, speziell in einem infolge einer Mitralstenose dilatierten linken Vorhof (Abb. 23.**31**). In der Folge können Infarkte zerebral oder an inneren Organen sowie Verschlüsse peripherer Gefäße stattfinden (Abb. 23.**31 b**).

Arrhythmogene rechtsventrikuläre Dysplasie

Die arrhythmogene rechtsventrikuläre Kardiomyopathie oder Dysplasie kann zu lebensbedrohlichen ventrikulären Rhythmusstörungen führen. Ätiopathogenetisch wird eine genetische Prädisposition mit fettiger Infiltration des rechtsventrikulären Myokards angenommen, die zu einer deutlichen Reizleitungsstörung und arrhythmogenen Zonen führt (Linksschenkelblock). Typische Lokalisationen sind die Ventrikelspitze, die rechtsventrikuläre Ausstrombahn und der Bereich unterhalb der Trikuspidalklappe. Diese Dysfunktion führt zu verschiedenartigen Ventrikelerweiterungen und Dysfunktionen mit Reduktion des Herzzeitvolumens.

CT-Morphologie

Am rechten Ventrikel finden sich reichlich fettiges Gewebe mit entsprechend verminderter Dichte, eine Dilatation des rechten Ventrikels mit prominenter Trabekulation und eine Ausdünnung der freien Wand (Abb. 23.**32**). Bei guter Bildqualität können sich in fortgeschrittenen Fällen intramyokardiale Fettablagerungen zeigen. Funktionelle Untersuchungen demonstrieren die dys- oder akinetischen Areale mit diastolischer Extension.

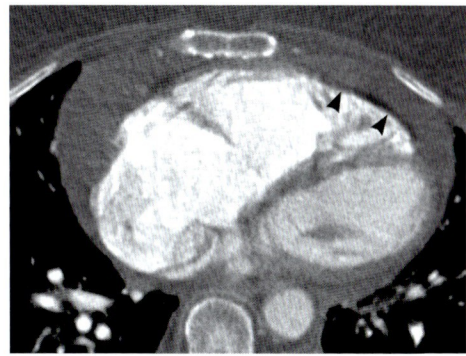

Abb. 23.32 **Arrhythmogene rechtsventrikuläre Dysplasie** mit fettiger Infiltration der rechten Ventrikelwand (Pfeilspitzen) und Myokarderguss.

Koronararterien

Kongenitale Anomalien

Eine anormale linke Koronararterie aus dem Truncus pulmonalis kann postnatal zum Herzinfarkt oder – sofern eine ausreichende Kollateralisation durch die rechte Koronararterie existiert – zu einer Flussumkehr in der LCA führen. Bei ausgedehnten Kollateralen findet sich ein Links-rechts-Shunt mit Volumenüberlastung des Herzens.

Koronararterien aus einem gemeinsamen Truncus verlaufen zwischen Aorta und rechtem Vorhof oder zwischen Aorta und pulmonaler Ausstrombahn. Derartige Gefäße sind bei einer medianen Sternotomie verletzungsgefährdet. Die EKG-synchronisierte CT (EBCT oder Multidetektor-CT) spielt in den Fällen eine Rolle, wo die konventionelle Angiographie den genauen Verlauf nicht bestimmen kann.

Eine koronararterielle Fistel stellt eine abnorme Verbindung einer Koronararterie mit anderen Herzstrukturen dar. Am häufigsten (> 90 %) drainiert die Fistel in das rechte Herz (Ventrikel, Vorhof, Truncus pulmonalis, Sinus coronarius oder V. cava superior). Dementsprechend entsteht ein Links-rechts-Shunt, der bei signifikanter Größe zur Kardiomegalie führt. Die CT demonstriert die genaue Lokalisation, die Koronarangiographie bleibt jedoch Methode der Wahl.

Muskelbrücken sind häufig und finden sich meist in der LAD, können jedoch auch an allen übrigen Koronarien vorkommen. Sie können ein charakteristisches systolisches „Melken" im Koronarangiogramm mit Kompression und Stenose des betroffenen Gefäßes verursachen.

CT-Morphologie

Die CTA demonstriert einen dilatierten Koronarhauptast mit anormalen Verbindungen. Eine aus der rechten A. coronaria abgehende linke Koronararterie kann entweder nach links zwischen pulmonaler Ausstrombahn und Aorta verlaufen, um dort die typische LAD und den LCX zu bilden (Abb. 23.**33**), oder sie zieht zwischen rechtem Herzohr und Aorta zunächst zum LXC und bildet dann die LAD. Ähnliche Anomalien sind möglich, wenn die rechte Koronararterie aus dem linken Ostium abgeht. Des Weiteren gibt es auch separate Ostien für die LAD und den LCX.

Koronararterielle Fisteln lassen sich im EKG-synchronisierten CT darstellen. Sie bilden gewundene dilatierte Gefäße, die im axialen Schnitt leicht nachzuweisen sind. Wichtig ist der Nachweis der Mündung. Volumenrekonstruierte Bilder geben einen guten anatomischen Überblick.

Eine Muskelbrücke stellt sich als kurzstreckige weichteildichte Ummantelung einer Koronararterie dar (Myokardmuskel). Der intramuskuläre Verlauf des Gefäßes kann durch MPR senkrecht zur Muskelbrücke überprüft werden. Meist ist die proximale LAD betroffen. Stehen systolische Bilder ausreichender Qualität zur Verfügung, so kann man gelegentlich eine Lumenminderung des Gefäßes nachweisen. Meist jedoch sind Muskelbrücken nur oberflächlich, nicht systolisch stenosierend und daher nicht therapeutisch relevant. Bei Beschreibung der Muskelbrücke sollten Länge und Tiefe (Breite der Brücke) angegeben werden.

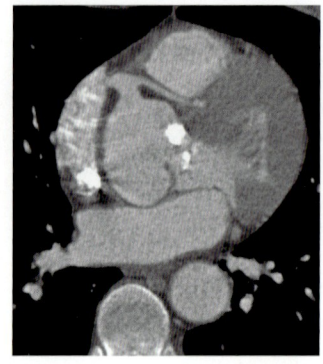

Abb. 23.33 Gemeinsamer Truncus der Koronararterien.
Ein gemeinsamer Truncus der rechten und linken Koronararterie verläuft zwischen Aorta und rechtsventrikulärer Ausstrombahn.

Calcium-Scoring

Verkalkungen der Arterienwand sind Bestandteil einer Arteriosklerose und fehlen in normalen Gefäßen. Calcium in der Koronarwand ist ein bekannter Indikator der Koronarsklerose. Die EBCT hat die Sensitivität radiologischer Methoden zur Frühentdeckung koronarer Verkalkungen deutlich verbessert und wurde daher sowohl im Screening asymptomatischer als auch symptomatischer Patienten eingesetzt, um das Vorhandensein und Risiko einer koronaren Herzerkrankung abzuschätzen. Die Diskussion über die klinische Relevanz der EBCT und ihren positiven Vorhersagewert für akute kardiovaskuläre Ereignisse ist noch nicht abgeschlossen. Inzwischen sind derartige Messungen auch mit der Spiral-, Dual- oder Multidetektor-Spiral-CT möglich.

Atheromatöse Ablagerungen finden sich bereits in geringer Menge bei Jugendlichen und jungen Erwachsenen und nehmen im Alter entsprechend zu. Bei einigen Patienten zeigen sich bereits im 2. und 3. Lebensjahrzehnt Verkalkungen an den Koronarien, dies ist allerdings kein unvermeidbarer Alterungsprozess. Man nimmt an, dass sich Calciumhydoxyapatit in arteriosklerotischen Gefäßen ablagert ähnlich wie bei einem aktiven Knochen bildenden oder abbauenden Prozess. Die Calciummenge in den Koronarien ist eng mit der Plaquebelastung korreliert, insofern stellt der Kalk nur die Spitze des Eisbergs dar. Durchschnittlich sind nur 20% der gesamten Plaquemenge verkalkt, es finden sich aber auch Patienten ganz ohne Kalkablagerungen, die jedoch deutlich vulnerable ablösungsgefährdete Plaques aufweisen.

Abb. 23.34 Agatston-Score.
Jeder Plaque wird in eine Region of Interest (ROI) eingeschlossen. Der Calcium-Score bestimmt sich aus der Summe aller Pixel innerhalb der ROI > 130 HE multipliziert mit einem Wichtungsfaktor entsprechend der maximalen Densität des Plaques. Der Agatston-Score ist die Summe aller individuellen Scores.

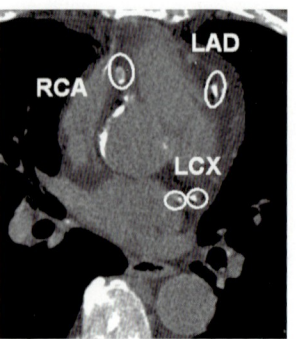

Agatston-Score

$$Ag = \sum_{ROI_i} Area_i \times C_i$$

Cofactors C_i:
$C_i = 0$ if $CT_{i,max} < 130$ HU
$C_i = 1$ if $CT_{i,max} = 130...199$ HU
$C_i = 2$ if $CT_{i,max} = 200...299$ HU
$C_i = 3$ if $CT_{i,max} = 300...399$ HU
$C_i = 4$ if $CT_{i,max} \geq 400$ HU

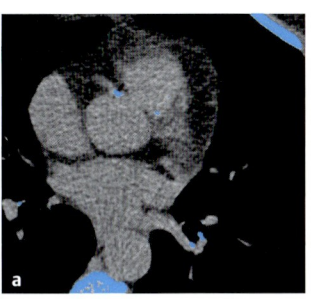
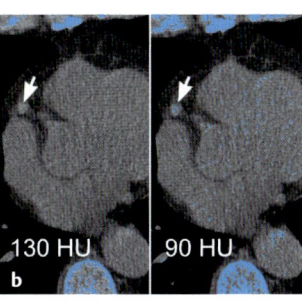
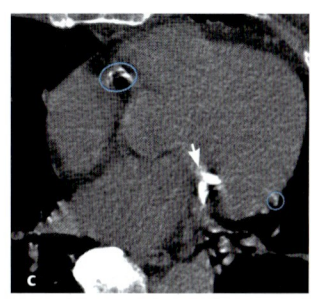

Abb. 23.35 **Artefakte beim Calcium-Scoring.**

a Wandverkalkungen der Aorta und am Ostium der Koronararterien müssen ausgeschlossen werden.

b Das Bildrauschen bei adipösen Patienten ist besonders dann hinderlich, wenn der Schwellenwert von 130 auf 90 HE herabgesetzt wird.

c Pulsationsartefakte führen zu einem „Aufblühen" des Plaques, sollten jedoch immer in die ROI eingeschlossen werden, um die Reproduzierbarkeit zu garantieren. Verkalkung im Bereich der Mitralklappe (Pfeil).

Agatston-Score

Traditionell wird der Agatston-Score zur Quantifizierung der Verkalkung herangezogen. Er basiert auf der Schicht-für-Schicht-Analyse der EBCT bei einem Schwellenwert von 130 HE, der als ausreichend für die Differenzierung zwischen Kalk und Pixelrauschen gilt. Dieser Schwellenwert leitet sich ab aus der EBCT-Technologie der 80er Jahre und liegt zwei Standardabweichungen über der Dichte von Blut. Ein (herstellerspezifisches) Pixelfilter oder Mittelwertfilter (1–4 Pixel oder 2 mm²) eliminiert einzelne hochkontrastige rauschabhängige Pixel. Mit der derzeitigen Software werden die messbaren Plaques anhand des Schnittbildes ermittelt (Abb. 23.**34**). Auf jeder Schicht platziert der Anwender eine ROI um eine Gruppe von Plaques im Verlauf der Arterie, das Programm berechnet die Fläche innerhalb der Schicht und multipliziert diese mit einem Wichtungsfaktor, der sich aus dem höchsten Dichtewert innerhalb der ROI ableitet (Abb. 23.**34**). Die Summe aller Messungen ergibt den totalen Calcium-(Agatston-) Score.

Artefakte

Verkalkungen der Aortenwurzel und der Koronarostien sollten nicht gemessen werden (Abb. 23.**35 a**). Eine Verkalkung der Mitralklappe ist nicht mit einer Verkalkung des LCX zu verwechseln (Abb. 23.**35 c**).

Bewegungsartefakte sollten bei der Beurteilung der ROI berücksichtigt werden, um eine Reproduzierbarkeit zu gewährleisten (Abb. 23.**35 c**).

Beim EBCT ist das Bildrauschen limitierend. Bei der Spiral-CT führt ein geringerer Schwellenwert von 90 HE zu einer höheren Treffsicherheit (höhere Sensitivität für Kalk auf Kosten einer geringeren Spezifität), die Technik ist bis dato jedoch nicht etabliert und funktioniert nur bei schlanken Patienten (Abb. 23.**35 b**). Bei einer Schwelle von 130 HE ist die Reproduzierbarkeit im Gegensatz zu 90 HE am Einzel-(und Dual-)Schicht-CT exzellent.

Calcium-Volumen und Calciummasse

Durch Callister (1998) wurde ein Calcium-Volumen-Score (CVS) eingeführt, der die Reproduzierbarkeit des Agatston-Scores noch weiter verbessern soll. Dieser nutzt eine Interpolation der benachbarten Schichten und definiert das Volumen der verkalkten Plaques. Dieser CVS konnte erfolgreich die Regression verkalkter Plaques unter Therapie mit HMG-CoA-Reduktase-Inhibitoren demonstrieren.

Der Begriff totale koronare Calciummasse („massscore") nutzt Volumen- und Dichteinformationen und wird anhand eines Hydroxyapatit-Dichtephantoms (ähnlich wie bei der Knochendichtemessung) zur Berechnung der aktuellen Masse verkalkter Plaques kalibriert. Der Einfluss technischer Faktoren, wie Schichtdicke und Partialvolumeneffekte, ist geringer, die Reproduzierbarkeit dadurch höher.

Neue Workstations bieten sowohl den traditionellen Agatston-Score als auch neuere Volumenmessungen (CVS, koronare Calciummasse) unabhängig von der Gerätetechnologie an. Diese korrigieren Unterschiede in der Schichtdicke und Untersuchungstechnik und gestatten somit einen deutlich besseren Vergleich der Messergebnisse.

Vergleich der CT-Technik

Mit zunehmender Akzeptanz der Spiral- und Multidetektortechnik erhitzt sich die Diskussion über die geeignetste CT-Technik von neuem. Zwischen den verschiedenen CT-Techniken ist die Korrelation in der Regel exzellent, egal ob eine EKG-Synchronisation erfolgte oder nicht. Die meisten Differenzen ergeben sich bei Patienten mit niedrigen Calcium-Scores, was bei Kontrolluntersuchungen zu berücksichtigen ist.

Bewegungsartefakte sind bis zu einem gewissen Grad zu akzeptieren, erweisen sich jedoch als störend bei Kontrolluntersuchungen von Calcium-Scores (Abb. 23.35 c), vor allem wenn ein dezidierter Vergleich gewünscht ist. Die EBCT hat mit 100 ms die höchste zeitliche Auflösung. Die der Ein- und Dual-Slice-Geräte liegt um 500 ms. Mit Multidetektor-Systemen werden unter prospektiver EKG-Triggerung 200–320 ms erreicht und mit Dual-Source-Scannern selbst 90 ms. Durch retrospektives EKG-Gating lässt sich die Zeitauflösung noch weiter reduzieren.

Das Bildrauschen verschlechtert die Darstellung und Quantifizierung kleiner koronarer Calciummengen (Abb. 23.35 b) und reduziert damit die Vergleichbarkeit solcher Messungen. Die EBCT nutzt eine feste Einstellung von 63 mAs, was eine relativ niedrige Strahlenbelastung sichert, bei adipösen Patienten jedoch auf Grenzen trifft. Die anderen CT-Systeme können die mA-Einstellungen an die klinischen Erfordernisse anpassen, die Strahlenexposition ist bei schlanken Patienten trotz niedriger Rauschpegel nicht höher als bei der EBCT. Letztere löst das Problem durch wiederholte Untersuchungen und Mittelung der Ergebnisse bei dementsprechend erhöhter Dosis.

Die EBCT nutzt sequenzielle 3 mm dicke Schichten. Dies kann unter Nutzung des Agatston-Scores die Vergleichbarkeit von Messungen in Folgeuntersuchungen beeinträchtigen, sofern die verkalkten Plaques nicht in identischer Weise geschnitten werden. Plaquevolumen (CVS) und Calciummasse sind eine einfacher reproduzierbare Methode, insbesondere wenn überlappende Schichten an einer Spiral-CT erstellt werden.

Die Dosis einer EBCT-Untersuchung ist relativ gering. Andere CT-Systeme können dies bei dezidierter Einstellung der Scanparameter aber auch erreichen. Nur beim retrospektiven Gating ist die Dosis hoch (vgl. auch S. 827).

Die Verfügbarkeit der Spiral- und Multidetektor-CT ist deutlich flächendeckender, die Kosten der Geräte sind im Verhältnis zur EBCT gering.

Für eine maximale Reproduzierbarkeit der Messungen ist eine identische Technik Voraussetzung (Scanner, Akquisitionstechnik, kVp, Faltungskern, FOV, Filter und Rückprojektion, Kalibrierung).

Dateninterpretation

Die Prävalenz von Verkalkungen nimmt mit dem Alter zu. Die Interpretation der Calcium-Scores basiert entweder auf dem absoluten Wert (Tab. 23.11) oder dem Score relativ zur Standardpopulation (männlich oder weiblich) (Abb. 23.36).

Tab. 23.11 ⋯⟩ *Richtlinien für die Interpretation des Agatston-Calcium-Scores bei asymptomatischen Patienten (Rumberger, 1999)*

Ca-Score	Plaque-Besatz	Wahrscheinlichkeit einer KHK	Kardiovaskuläres Risiko	Empfehlung
0	keine Plaques	sehr gering	sehr gering	abwarten
1–10	minimale Plaques	sehr unwahrscheinlich	gering	primäre Prävention einer KHK diskutieren
11–100	moderate Plaques	gering oder minimal Stenosen möglich	moderat	allgemeines Risikomanagement
101–400	moderate Plaques	KHK wahrscheinlich	deutlich	spezielles Risikomanagement
>400	ausgedehnte Plaques	hohe Wahrscheinlichkeit signifikanter Stenosen	hoch	aggressives Riskomanagement

KHK = koronare Herzkrankheit
Totales Calcium (mass score) entspricht ungefähr Ca-Score × 0,83

Trotz kontroverser Diskussion hat sich der folgende Konsens über die Jahre herauskristallisiert (American Heart Association, Report 1996):

- Eine negative EBCT macht das Vorhandensein atheromatöser Plaques sehr unwahrscheinlich.
- Negative Ergebnisse finden sich bei der Mehrzahl der Patienten mit normalem Koronarangiogramm.
- Negative Ergebnisse sind bei einer signifikanten obstruktiven Erkrankung unwahrscheinlich.
- Negative Ergebnisse (Ca-Score = 0) sind Zeichen eines geringen Risikos für kardiovaskuläre Erkrankungen in den nächsten 2–5 Jahren.
- Hohe Ca-Scores sind Zeichen eines mäßigen bis hohen Risikos für ein akutes kardiovaskuläres Ereignis in den nächsten 2–5 Jahren.
- Eine positive EBCT ist mit einem koronaren atheromatösen Plaque gleichzusetzen.
- Je höher die Ca-Menge, desto höher ist die Inzidenz einer koronaren Herzkrankheit, das Verhältnis ist jedoch nicht 1 : 1 umzusetzen.
- Die totale Ca-Menge korreliert am besten mit der totalen Menge an atheromatösen Plaques, die echte Plaquebelastung wird aber regelmäßig unterschätzt.

Folgende Themen sind derzeit noch in der Diskussion:

Ob eine ausgeprägte Verkalkung mehr stabile Plaques (und damit ein geringeres Risiko für ein Akutereignis) anzeigt oder Ausdruck eines zunehmenden Risikos kardiovaskulärer Erkrankungen darstellt, ist derzeit noch nicht eindeutig geklärt. Einige Studien berichteten, dass ausgeprägte Verkalkungen mehr bei Patienten mit stabiler Angina pectoris bestehen als bei instabilen Anginen und akuten Infarkten. Andere und jüngere Studien fanden eine jährliche Rate akuter Infarkte oder eines plötzlichen Herztodes bei 25% der Patienten mit extrem hohen Calcium-Scores (> 1000). Ein Score > 100 gilt demnach als positiver Vorhersagewert für ein akutes kardiovaskuläres Ereignis (Angina, Infarkt, PTCA/Operation) in den nächsten 2–5 Jahren.

Auch wenn ein Score von 0 einen hohen Voraussagewert für (fast) normale angiographische Verhältnisse hat, so kann er sog. vulnerable Plaques, besonders bei jungen Risikopatienten, nicht ausschließen. Bis zu 7% der Patienten mit einem akuten kardiovaskulären Ereignis hatten einen Score von 0. Dies entspricht den angiographischen Daten bei Patienten, die zufällig einer Angiographie vor dem kardiovaskulären Ereignis zugeführt wurden: In dieser Gruppe hatten 60% keine signifikante (> 50%) koronararterielle Stenose.

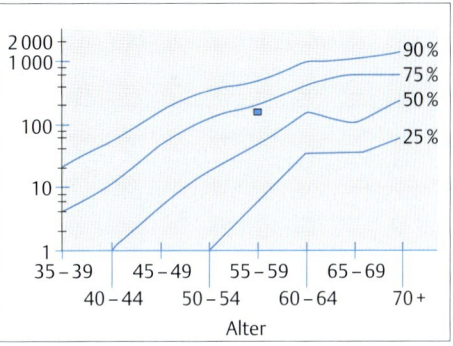

Abb. 23.36 **Normalwerte der Calcium-Scores** bei asymptomatischen Männern (Rumberger, 1996).

Indikationen

Für die Indikationen eines Calcium-Scoring besteht ein gewisser Konsens. Ein generelles Screening asymptomatischer Patienten ist nicht zu empfehlen. Von den asymptomatischen Patienten mit Risikofaktoren (vgl. ischämische Herzerkrankung, S. 839) sollten diejenigen dem Calcium-Scoring zugeführt werden, die von einem weiteren aggressiven Risikomanagement oder engmaschigen Verlaufskontrollen profitieren könnten. Neuere Studien konnten zeigen, dass der Calcium-Score einen unabhängigen zusätzlichen Risikofaktor darstellt, der das konventionelle Risikoprofil (z. B. Framingham-Score) modifiziert. Dies bedeutet, dass Patienten mit einem hohen Calcium-Score ein deutlich höheres Risiko für koronare Ereignisse (Infarkt, Tod) besitzen, als vom konventionellen Score vorhergesagt. Umgekehrt wird das koronare Risiko vermindert, wenn der Score niedrig ist (Agatston-Score unter 10). Das Calcium-Scoring ist somit z. B. bei asymptomatischen Patienten indiziert, wenn das Standard-Risikoprofil kein suffizientes Therapiekonzept zulässt (intermediäres Risiko, Alter). Sehr große Studien (CARDIA, MESA) versuchen derzeit zu evaluieren, welche zusätzliche Messungen den positiven Vorhersagewert des traditionellen Risikomodells verbessern.

In der Diagnostik der koronaren Herzkrankheit symptomatischer Patienten ergab eine große Meta-Analyse (ACC/AHA Konsensus) eine Gesamtsensitivität von 91–92% und Spezifität von 49–51% im Nachweis signifikanter Stenosen mit einer prädikativen Genauigkeit der EBCT von 70% im Vergleich zur Angiografie. Gegenüber etablierten Untersuchungsmethoden wie Belastungs-EKG, Stress-Echokardiographie oder Perfusionsszintigraphie, beginnt sich aufgrund neuerer Studien das Calcium-

Scoring einen eigenen Platz im diagnostischen Gefüge zu erobern. So konnte z.B. bei Patienten mit atypischem Brustschmerz und bislang unauffälligen Befunden das Calcium-Scoring diejenigen Patienten selektieren, die höchstwahrscheinlich nicht an einer koronaren Herzkrankheit leiden.

Das Calcium-Scoring hat sich bei der Beurteilung von Progress oder Regress der koronaren Herzkrankheit bewährt, dabei ist allerdings eine hohe Reproduzierbarkeit der Ergebnisse Voraussetzung (vgl. S. 882). Volumen- (CVS) und Massebestimmungen sind dem klassischen Agatston-Score vorzuziehen.

Des Weiteren ist eine zuverlässige Differenzierung einer ischämischen von einer nichtischämischen Kardiomyopathie anhand der Calciumwerte möglich.

Kosteneffizienz

Der Versuch einer Kostenabschätzung ist relativ schwierig. Eine Modellkalkulation nach Rumberger et al. (1999) zeigte, dass die EBCT eine gewisse Kosteneffizienz gegenüber Angiographie, Belastungstests, Stressechographie, Stress-Thallium-Szintigraphie und spezifischen Zusatztests hat. Die initiale Quantifizierung des koronaren Calciums mittels EBCT ist zunächst ein nichtinvasives kostengünstiges Verfahren bei ambulanten Patienten mit moderater Prävalenz einer koronaren Herzkrankheit (70%). Die Koronarangiographie ist dagegen initiale und dadurch nachweislich kostengünstige Methode bei Patienten mit hoher Prävalenz (> 70%).

Die Daten sind nach Meinung der Expertenkommission der ACC/AHA unzureichend zur Rechtfertigung eines flächendeckenden Sreenings. Weitere Kostenanalysen sind daher notwendig.

Koronararterienstenose

Die Koronararterienstenose ist Ursache einer koronaren Ischämie, allerdings gibt es eine Reihe von Fällen, bei denen in einem Koronarangiogram vor einem akuten Ereignis keine signifikante Stenose nachgewiesen werden konnte. Eine fehlende Stenose schließt daher einen hohen Plaquebesatz nicht aus, insbesondere auch sog. vulnerable Plaques. Die Korrelation hochgradiger Stenosen mit einem akuten kardialen Ereignis ist relativ gering. Solche Stenosen führen eher zu Symptomen einer chronischen kardialen Ischämie und werden durch PTCA, Stentimplantation oder chirurgische Revaskularisierungen therapiert.

In Abhängigkeit von Gefäßgröße und Scannertyp hat die koronare CTA eine Sensitivität von 60–98% für den Nachweis signifikanter Stenosen; die Treffsicherheit ist höher bei den proximalen weitlumigen Koronarästen als bei den distalen kleinen Gefäßen. Durch 64-Zeiler und Dual-Source-Scanner hat sich diese Nachweisrate weiter verbessert. Somit bietet sich die CTA als nichtinvasives Verfahren an zum Ausschluss einer koronaren Herzkrankheit bei Patienten mit geringer bis moderater Prävalenz (asymptomatische Patienten mit hohen kardiovaskulären Risiken und unspezifischen Untersuchungsergebnissen, Patienten mit unklaren Thoraxschmerzen). Derzeit ist die CTA nicht zur Untersuchung von Patienten mit bekannter koronarer Herzkrankheit, typischer Angina pectoris oder vorangegangener myokardialer Ischämie unter Belastung geeignet, da die hohe Prävalenz koronaren Kalks die Einschätzung des Stenosegrades im CT verfälscht.

CT-Morphologie

Eine präzise Graduierung der Koronarstenose ist im CT durch den geringen Durchmesser der Gefäße und Pulsationseffekte nicht möglich. Insofern sollte folgende Einteilung verwendet werden:

0   0%: normal,
I   1–49%: nichtobstruktive Erkrankung,
II   50–74%: signifikante Stenose,
III 75–99%: hochgradige Stenose,
IV 100%: Verschluss.

Die verdächtigen Areale sollten in 2 Ebenen dargestellt sein (Abb. 23.**37**). Der Grad der Stenose wird dann klassifiziert und einem Gefäßterritorium zugeordnet (vgl. Abb. 23.**4**). Darüber hinaus ist eine Beschreibung der Stenoseart in Bezug auf die Plaque-Zusammensetzung zu empfehlen (s. unten). Das „Blooming" der Verkalkungen kann durch breite Fenstereinstellungen etwas reduziert werden. Ausgeprägte Verkalkungen finden sich meist in Umbauzonen und verursachen erst in späten und schweren Stadien der Arteriosklerose signifikante Stenosen. Solche Regionen sind mit den derzeitigen Methoden der CTA nur unzureichend beurteilbar.

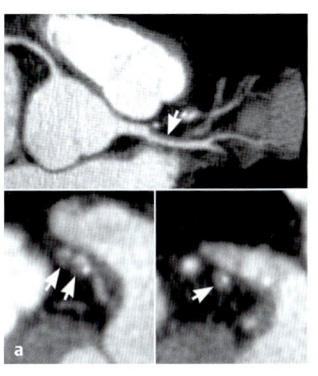

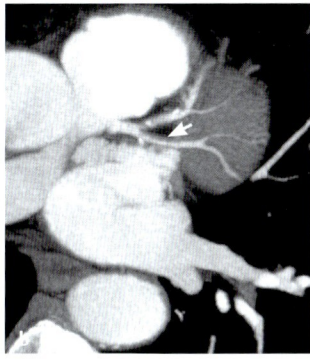

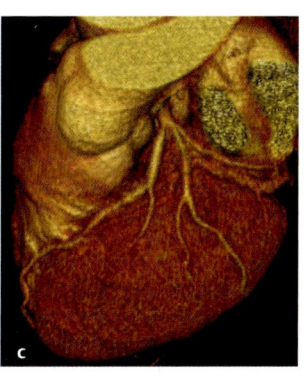

a CPR, 8 × 1,25/2,5 und transversaler Schnitt in Höhe der Stenose.
b Schräge Dünnschicht-MIP.

c Volumenrekonstruktion. Die Stenose war durch einen weichen Plaque ausgelöst und führte 3 Monate später zu einem massiven linksventrikulären Infarkt.

Regionen mit Bewegungsartefakten sollten aus der Beurteilung ausgeschlossen werden (vgl. Abb. 23.**16**). Mittels retrospektiven Gatings und der Rekonstruktion zusätzlicher Datensätze sind diese im Einzelfall zu rekonstruieren.

Plaque-Morphologie

Die normale Arterienwand misst etwa 0,1 mm und ist in der CTA nicht darstellbar. Einen Überblick über die verschiedenen Plaque-Formen bietet Tab. 23.**12**.

Verkalkte oder harte Plaques haben eine Dichte weit über der fibrösen Gewebes (> 90 HE). Verkalkte Knoten stellen sich als kleine punktuelle Kalkherde innerhalb von Weichteilgewebe dar (Abb. 23.**38 a, b**). Sie sind selten Ursache einer akuten Koronarembolie und werden als Atherome betrachtet, die nicht rupturieren, sondern langsam verkalken. Ausgedehnte koronare Verkalkungen ohne unverkalkte Plaques bilden selten signifikante Stenosen.

Fibrös-kalzifizierende Plaques bestehen aus längeren Segmente unregelmäßiger Verkalkungen und dichtem fibrösem Gewebes (um 90 HE). Sie werden als Folge einer Plaqueruptur mit konsekutivem Umbau, Vernarbung und Stenose betrachtet. Die dadurch verursachten Gefäßeinengungen sind in der CTA mitunter schlecht definierbar (Abb. 23.**38 c**), da der „Aufblüheffekt" der Verkalkungen einen höheren Stenosegrad simuliert (verminderte Ortsauflösung).

Weiche Plaques sind nicht verkalkt und bestehen aus Präatheromen, Atheromen, Fibroatheromen oder sind fibröse Plaques. Präatherome sind dünne wandadhärente Lamellen mit einer Dicke unter 1 mm, und sind in der CTA selten darstellbar. Atherome enthalten einen größeren Lipidkern (Cholesterol) und imponieren im CT hypodens mit Dichte-

Tab. 23.12 ⤑ *Plaque-Morphologie (Stary, 1995; Becker, 2001)*

Plaque	AHA-Klassifikation	Verkalkung	Nicht verkalkte Anteile	Form	Remodelling
Atherom	IV	keine	ca. 50 HE	scharf begrenzt	positiv
Atherom mit fibröser Kappe	V	möglich	ca. 70 HE	scharf begrenzt	positiv/negativ
Thrombus	VI	möglich	ca. 40 HE	unregelmäßig	hochgradige Stenose oder Verschluss
Fibrokalzifizierter Plaque	VII	große Verkalkungen	ca. 100 HE oder fehlend	unregelmäßig	Stenose
Verkalkter Nodus	VII–VIII	kleine Noduli oder Verkalkungen entlang der Gefäßwand	ca. 100 HE oder fehlend	unregelmäßig	positiv
Fibröse Läsion	VIII	nein	ca. 100 HE	unregemäßig	positiv/negativ

AHA I–III sind im CT nicht erkennbar

Abb. 23.38 **Verkalkte Koro-
narplaques (4 × 1/1,5).**

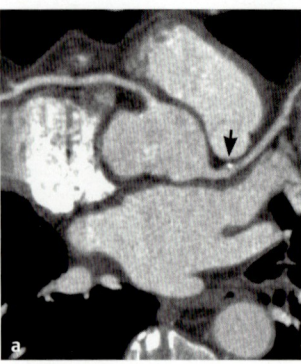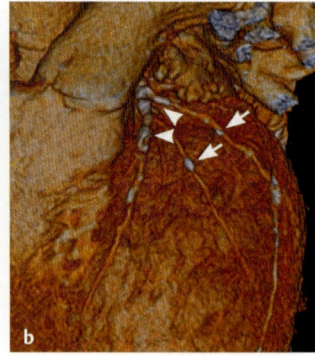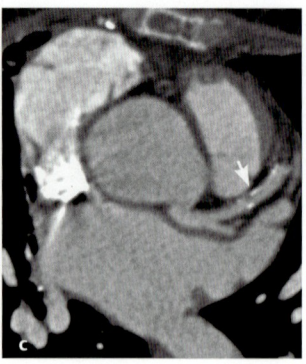

Kleine runde verkalkte Knötchen (**a, b**) führen selten zu
Stenosen (Pfeile). Größere, oft zirkuläre und langstre-
ckigere Verkalkungen mit Weichteilanteilen entsprechen
fibrös-kalzifizierten Plaques (Pfeilspitze) und verursachen
häufig Stenosen (**b, c**). Die Beurteilung bedarf einer
breiten Fenstereinstellung.

Abb. 23.39 **Koronare Thromben.**
Hypodense intraluminale
Füllungsdefekte entsprechen
koronaren Thromben und
gehen immer mit einer hochgradigen Stenose oder einem
Verschluss einher.

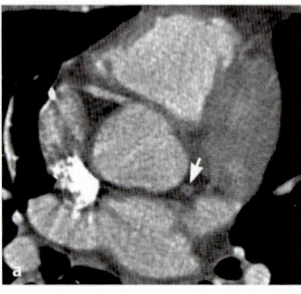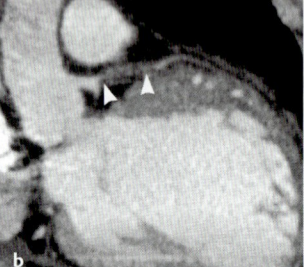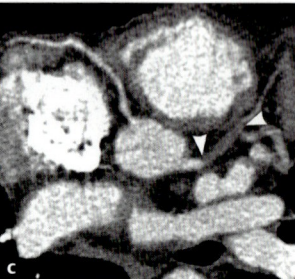

a Die Gefäßwand zeigt sich als hyperdenser Ring.

b, c Verschluss eines Segmentes der LAD, longitudinale
(**b**) und horizontale (**c**) CPR.

werten < 50 HE. Die CT kann die fibröse Kappe
nicht vom lipoiden Kern differenzieren. Die Atherome sind wandständig, fokal, langstreckig oder bilden unregelmäßige Wandverdickungen (vgl.
Abb. 23.**37**). Umbauzonen lassen das Lumen unauffällig ohne signifikanten Plaquebesatz erscheinen,
andererseits finden sich auch signifikante Stenosen
durch atheromatöse Plaques, selbst bei Patienten
mit einem Calcium-Score von 0. Fibröse Plaques
sind dichter mit CT-Werten um 90 HE und bilden
in der Regel deutliche Stenosen. Fibroatherome imponieren intermediär mit einer Dichte zwischen 50
und 90 HE.

Von *koronaren Thromben* ist dann auszugehen,
wenn das Gefäß ein dunkles Zentrum mit hellem
Randsaum zeigt (Abb. 23.**39**). Dieses Erscheinungsbild ist in der Regel mit einer hochgradigen Stenose
oder einem Gefäßverschluss verbunden. Die Dichte
des Embolus verändert sich mit seinem Alter und
entspricht den unterschiedlichen Formen weicher
Plaques.

Koronares Aneurysma und Dissektion

Aneurysmen der Koronararterien finden sich im
Rahmen zahlreicher Systemerkrankungen wie Ehlers-Danlos-Syndrom, Marfan-Syndrom, SLE, Pan-
arteriitis nodosa, Takayasu-Arteriitis, Kawasaki-
Syndrom oder bei der generalisierten fibromuskulären Dysplasie. Darüber hinaus treten sie im Rahmen von Pilzinfektionen, der Arteriosklerose oder
posttraumatisch auf. Es findet sich eine fokale Dilatation des Koronargefäßes mit Wandverkalkungen,
Thromben, Stenosen oder sogar einem Verschluss.
Die CTA ist anderen bildgebenden Verfahren überlegen (mit Ausnahme des intravaskulären Ultra-
schalls), da sie nicht nur das Lumen darstellt, son-

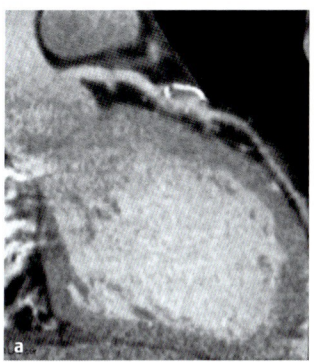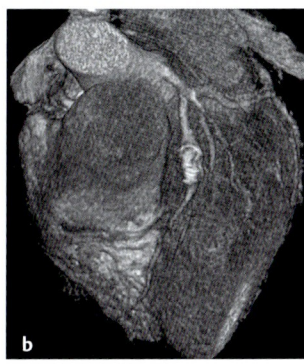

Abb. 23.40 Aneurysma der LAD bei Ehlers-Danlos-Syndrom. Lokalisation und Verkalkungen sind am besten in der VRT (**b**) erkennbar, während der thrombosierte Abschnitt eindrucksvoller in der CPR (**a**) imponiert.

dern auch die Verkalkungen und Thromben innerhalb des Aneurysmas (Abb. 23.**40**).

Die Dissektion einer Koronararterie ist eine seltene Komplikation der Aortendissektion Typ A durch retrograde Intimaablösung durch das Koronarostium. Fokale Dissektionen finden sich nach Interventionen oder postoperativ.

Klappenerkrankungen

Eine *Aorteninsuffizienz* entsteht im Rahmen intrinischer Klappenerkrankungen (kongenitale Bikuspidalklappe, rheumatoide Arthritis, myxomatöse Klappe des Marfan-Syndroms, Brüche oder Lecks an Klappenprothesen), durch Dilatation des Klappenrings (Aortenaneurysma, Dissektion, Lues, rheumatoide Arthritis, Marfan-Syndrom) oder durch Riss der Klappe.

Eine *Aortenstenose* ist Folge einer kongenitalen supravalvulären, subvalvulären oder valvulären Stenose (häufig Bikuspidalklappe), einer rheumatischen Entzündung (meist immer in Kombination mit der Mitralklappe) oder einer senilen Klappenverkalkung.

Die *Mitralstenose* findet sich bevorzugt bei Frauen (8:1) im Rahmen der rheumatoiden Arthritis. Selten wird sie durch einen obstruierenden Tumor ausgelöst. Häufiges Begleitsymptom ist ein Vorhofflimmern. Konsekutive Thromben im linken Herzohr können zu einer systemischen Embolie führen.

Die *Mitralinsuffizienz* des Erwachsenen wird durch einen Klappenprolaps, die rheumatoide Arthritis oder Dysfunktionen bzw. Rupturen der Papillarmuskeln ausgelöst. Selten liegt ein Vorhofmyxom, ein gespaltenes Klappensegel bei Endokarddefekten oder ein stark verkalkter Anulus (bei alten Frauen) zugrunde.

Die *Pulmonalstenose* steht häufig im Zusammenhang mit kongenitalen Anomalien, findet sich aber auch isoliert. Erworbene Stenosen oder Insuffizienzen sind selten.

Die *Trikuspidalinsuffizienz* ist meist Folge einer rechtsventrikulären Dilatation mit erhöhtem Kammerdruck bei Obstruktion oder pulmonaler Hypertonie. Selten wird sie durch eine bakterielle Endokarditis bei Drogenabhängigen oder durch eine Ruptur des Papillarmuskels ausgelöst.

Die *Trikuspidalstenose* ist meist auf eine rheumatoide Erkrankung zurückzuführen und mit einer Mitralstenose kombiniert. Selten sind Tumoren im rechten Vorhof (Myxom, Karzinoid) oder ein SLE Auslöser.

Die Klappenerkrankungen werden primär mit der Echokardiographie und Angiographie zur Druckmessung diagnostiziert. Die MRT gewinnt zunehmend an Bedeutung. Die Standard-CT kann indirekte Zeichen einer Klappenerkrankung darstellen. EKG-synchronisierte Techniken haben einen gewissen Vorteil durch die direkte Darstellung der Klappensegel oder -taschen.

Tab. 23.13 ⤳ *Indirekte Zeichen (kompensierter) Klappenerkrankungen*

	RA	RV	PA	LA	LV	Ao
Aorteninsuffizienz	–	–	–	↑	↑↑	–/↑
Aortenstenose	–	–	–	–	–/H	↑
Pulmonalinsuffizienz	↑	↑↑	–	–	–	–
Pulmonalstenose	↑	H	↑↑	–	–	–
Mitralinsuffizienz	–	–	–	↑↑	↑	–
Mitralstenose	↑	↑	↑	↑↑	–	–
Trikuspidalinsuffizienz	↑↑	↑	–	–	–	–
Trikuspidalstenose	↑↑	–	–	–	–	–

RA = rechter Vorhof; RV = rechter Ventrikel; PA = A. pulmonalis; LA = linker Vorhof; LV = linker Ventrikel; Ao = Aorta
↑ = Dilatation; ↑↑ = deutliche Dilatation; H = Hypertrophie

CT-Morphologie

Die indirekten Zeichen einer Klappenerkrankung sind in Tab. 23.**13** zusammengefasst. Verkalkungen der Klappen müssen von Verkalkungen des Klappenrings differenziert werden.

Die *Aorteninsuffizienz* führt zu einer Vergrößerung des linken Ventrikels ohne Wandverdickung, einer großen Amplitude der Ventrikelaktion, einer erhöhten Ejektionsfraktion und Pulsation der gesamten Aorta (gut in der nicht synchronisierten MPR erkennbar). Bei intrinischen Klappenerkrankungen ist die Aorta selbst unauffällig. Bei Dilatationen des Klappenrings (z. B. Marfan-Syndrom) lässt sich die Aorteninsuffizienz indirekt durch eine Erweiterung der Aortenwurzel > 5 cm (Wahrscheinlichkeit > 80 %) oder > 6 cm (immer) nachweisen. In solchen Fällen ist die gesamte Aorta vergrößert, verkalkt und elongiert.

Bei der *Aortenstenose* finden sich meist eine poststenotische Dilatation der Aorta ascendens und ein dickwandiger linker Ventrikel (konzentrische linksventrikuläre Hypertrophie), der sowohl normal als auch vergrößert sein kann. Im kompensierten Stadium zeigt sich die hyperdynamische Kontraktion des LV. Verkalkungen der Aortenklappe sind ein wichtiger Hinweis auf die Stenose bei Erwachsenen > 30 Jahren und zeigen einen Druckgradienten über 50 mmHg an (Abb. 23.**41**). Häufig ist auch der Klappenring verkalkt. Die verminderte Fläche der Aortenklappe (< 0,8 cm²) lässt sich nur nach EKG-Gating visualisieren.

Die *subvalvuläre Aortenstenose* besteht entweder aus einer 1–2 mm dünnen membranösen Stenose (Typ I), einer dicken kragenförmigen Stenose (Typ II), einer unregelmäßigen fibromuskulären Stenose (Typ III) oder einer ausgeprägten Verdickung der oberen Anteile des Ventrikelseptums mit tunnelförmiger Einengung der linksventrikulären Ausstrombahn (subaortale Tunnelstenose, Typ IV). Für die Darstellung im CT ist ein EKG-Gating wichtig: Die subvalvuläre Stenose ist entweder eine fixierte anatomische Enge – wie oben beschrieben – bedingt oder wird funktionell während der Systole durch eine asymmetrische Septumhypertrophie, idiopathische hypertrophische subaortale Stenose oder

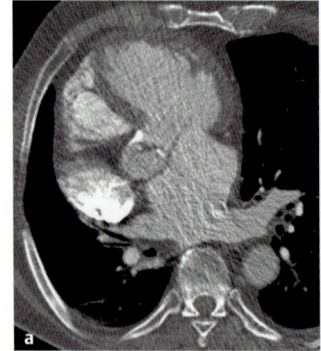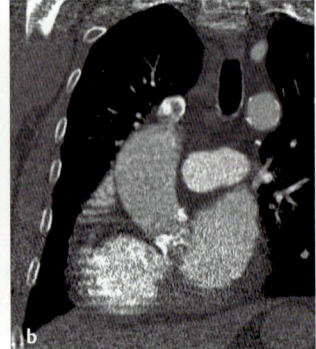

Abb. 23.41 **Aortenklappenstenose.**
Dextrokardie (**a**) und kalzifizierte Stenose der Aortenklappe (**b**). Niedrigdosisuntersuchung mit 80 kV (4×1 mm, CTDI_vol < 3 mGy).

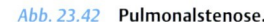

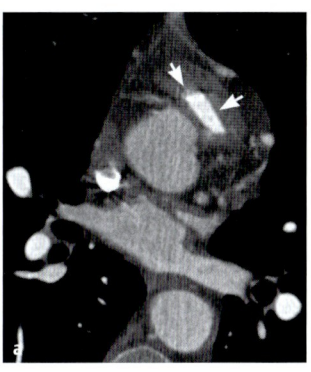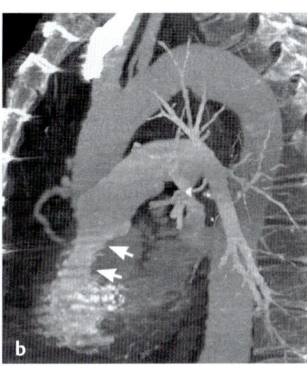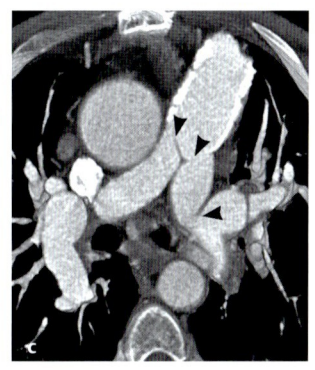

Abb. 23.42 **Pulmonalstenose.**

a, b Subvalvuläre Pulmomalstenose mit Verengung der pulmonalen Ausstrombahn im axialen Schnitt (**a**) und in der lateralen MIP (**b**).

c Supravalvuläre Pulmonalstenose (Pfeilspitzen) bei TGA nach Rastelli-Operation mit aortalem Homograft und (verkalktem) pulmonalen Allograft.

hypertrophe obstruktive Kardiomyopathie ausgelöst. Diese funktionellen Entitäten sind durch normal große bis kleine Ventrikel gekennzeichnet mit asymmetrisch verdicktem Ventrikelseptum, das breiter als die freie Ventrikelwand imponiert.

Supravalvuläre Aortenstenosen können durch eine Einengung unmittelbar oberhalb des Aortensinus, eine fibröse Membran oberhalb des Sinus Valsalvae oder eine diffuse tubuläre Hypoplasie der Aorta ascendens und ihrer Äste bedingt sein. Der Aortendurchmesser liegt unter 20 mm im stenotischen Segment. Assoziiert können sich eine periphere Pulmonalstenose, eine subvalvuläre oder valvuläre Aortenstenose, ein Williams-Beuren- oder Marfan-Syndrom finden. Durch die Druckerhöhung in den Koronarien erscheinen diese dilatiert und elongiert und leiden an frühen arteriosklerotischen Veränderungen.

Bei einer *valvulären Pulmonalstenose* sind Truncus pulmonalis und linke A. pulmonalis dilatiert.

Die *subvalvuläre Pulmonalstenose* lässt sich im axialen Schnittbild, besser aber in lateralen oder coronalen Dünnschicht-MIP oder -MPR demonstrieren (Abb. 23.**42a, b**). Infundibulärer und subinfundibulärer Typ stehen immer im Zusammenhang mit einem VSD.

Supravalvuläre Pulmonalstenosen können jeden Abschnitt der Pulmonalarterien betreffen. Die Hauptäste sind im axialen Schnittbild unschwer darstellbar, periphere Lungengefäße bedürfen einer Dünnschicht-MIP zum sicheren Ausschluss einer Stenose (Abb. 23.**42c**). Die Stenose kann als lange tubuläre Einengung oder lokalisiert mit poststenotischer Dilatation imponieren.

Mitralklappenstenosen sind meist an den Verkalkungen der Klappensegel erkennbar. Verkalkungen des Klappenrings sind dagegen nicht prädikativ und stellen eine normale Alterserscheinung dar. Die Darstellung der verdickten und partiell verklebten Klappensegel ist mit EKG-Gating im CT möglich, die Echokardiographie ist aber besser geeignet. Der linke Vorhof ist deutlich dilatiert (> 5 cm erhöht das Risiko eines Vorhofflimmerns mit Thrombusbildung), die Vorhofwand verdickt und der Ösophagus nach rechts verlagert. Auch das linke Herzohr kann vergrößert sein (es sei denn, es findet sich ein retraktiler Thrombus). Im weiteren Verlauf dilatiert der rechte Ventrikel, die Trikuspidalinsuffizienz führt zur pulmonalen Hypertension und die zentralen bis peripheren Lungengefäße dilatieren. Im dekomponierten Stadium findet sich ein interstitielles und alveoläres Lungenödem.

Die *Mitralinsuffizienz* führt zur simultanen Erweiterung des linken Vorhofs und Ventrikels. Die CT kann die Größe der Herzkammern quantifizieren und mittels EKG-Gating die linksventrikuläre Ejektionsfraktion bestimmen. Der verkalkte Klappenring ist gut erkennbar, eine Darstellung der verkalkten Klappensegel ist jedoch selbst nach EKG-Gating recht schwierig.

Die *Trikuspidalstenose* führt zu einer deutlichen Erweiterung des rechten Vorhofs bei normalem rechtem Ventrikel. Durch die begleitende Mitralstenose ist meist auch der linke Vorhof vergrößert.

Die *Trikuspidalinsuffizienz* führt zu einer Erweiterung des rechten Vorhofs und Ventrikels. Eine sekundäre Trikuspidalinsuffizienz ist zu vermuten, wenn der Klappenring über 5 cm erweitert ist. Die

Trikuspidalklappenerkrankungen gehen immer mit einer Erweiterung der V. cava superior und inferior einher. Das kubital injizierte KM kann retrograd in die V. cava inferior und sogar die Lebervenen gelangen (Abb. 23.**43**, vgl. auch Abb. 23.**25c**).

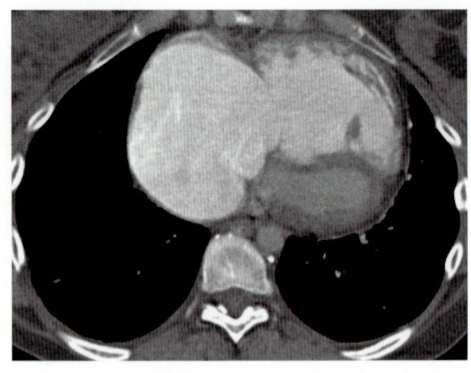

Abb. 23.43 Trikuspidalinsuffizienz.
Sekundäre Trikuspidalinsuffizienz durch Weitung des Trikuspidalrings bei chronischer thrombembolischer pulmonaler Hypertonie und Dilatation des rechten Ventrikels.

Herztumoren

Primärtumoren des Herzens sind selten und machen im Autopsiegut 0,6% aus, die meisten (> 70%) sind benigne. Metastasen sind 40-mal häufiger als Primärtumoren. Selbst bei benignen Tumoren führen die Veränderungen im Blutfluss, Embolien und Arrhythmien zu einer signifikanten Morbidität.

Untersuchungsmodalität der Wahl ist primär die Echokardiographie. Sofern der Ultraschall suspekte Befunde zeigt, sollte eine MRT erfolgen. Die meisten im CT entdeckten Herztumoren stellen Zufallsbefunde im Rahmen eines Tumorstagings dar. In jüngster Zeit gewinnt die CT mit retrospektivem EKG-Gating zunehmend an Bedeutung, da sie auch die Beurteilung von Verkalkungen und Fett erlaubt.

Benigne Tumoren

Im Herz können sich verschiedene benigne Tumoren finden: Myxome, Fibrome, Lipome, Lymphangiome, Paragangliome und papilläre Fibroelastome. Papilläre Tumoren sind im axialen Schnittbild meist nicht visualisierbar.

Myxom

Myxome sind die häufigsten primären Herztumoren (50% aller Fälle) und finden sich vor allem bei erwachsenen Frauen. Sie kommen isoliert oder im Rahmen des autosomal dominant vererbten Carney-Komplexes (Myxome, hyperpigmentierte Hautläsionen, extrakardiale Neoplasien) bei jüngeren Patienten multipel (< 10%) vor. Die Klinik ist unspezifisch: reduzierter Allgemeinzustand, Gewichtsverlust, Arthralgien, daneben Zeichen der hämodynamischen Obstruktion oder Embolisation von Tumorthromben im ZNS oder in der Peripherie.

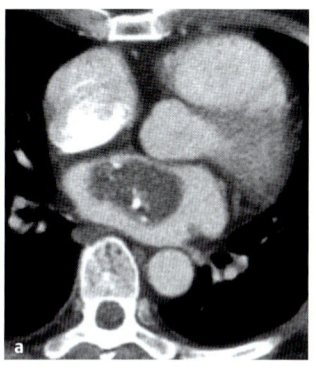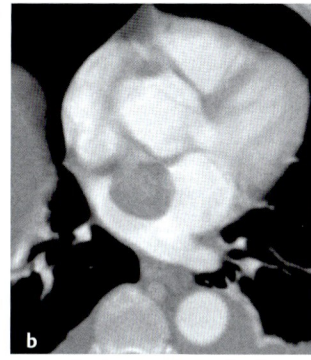

Abb. 23.44 **Myxom des linken Vorhofs.**
a EBCT einer verkalkten Läsion.
b Spiral-CT eines zufällig entdeckten Tumors, ausgehend vom Vorhofseptum.

CT-Morphologie

Häufigste Lokalisation ist das Vorhofseptum (Fossa ovalis, 80 %), eher links als rechts (Abb. 23.**44**). Häufig ist der Tumor gestielt und kann durch die Klappen prolabieren. Nativ imponiert er inhomogen hypodens und teilweise verkalkt. Nach KM-Injektion zeit sich eine inhomogene kräftige KM-Aufnahme.

Andere benigne Tumoren

Alle anderen benignen Tumoren sind selten. *Fibrome* finden sich vor allem bei Kindern und verursachen Arrhythmien. Eine erhöhte Inzidenz ist beim Gorlin-Syndrom gegeben (nävoides Basalzellkarzinom). *Lipome* treten in allen Altersgruppen auf, sind meist asymptomatisch oder verursachen selten Arrhythmien. Die Tumoren entstehen im Endo- oder Perikard, liegen intrakavitär oder perikardial. *Paragangliome* können hormonaktiv oder inaktiv sein, finden sich mitunter bei jungen Erwachsenen mit Hypertonie und Hyperkatecholaminämie. Sie entstehen in den kardialen Paraganglien und liegen meist im linken Vorhof. Bildgebende Modalität ist primär die MIBG-Szintigraphie, häufig finden sich im Rahmen dieser Untersuchung noch weitere extraadrenale Tumoren. *Lymphangiome* sind extrem selten und treten im Kindesalter auf. Klinische Zeichen sind Palpitationen und Arrhythmien, meist finden sich auch Lymphangiome in anderen Körperregionen.

CT-Morphologie

Zum Nachweis ist eine ausreichende Kontrastierung der Herzkammern erforderlich. Meist lässt sich der Tumor in der Parenchymphase (40–90 s nach KM-Start) klar vom normalen Myokard abgrenzen.

Fibrome imponieren als homogene, klar begrenzte oder infiltrative Raumforderung mit dystrophen Verkalkungen. Eine geringe bis fehlende KM-Aufnahme ist die Regel. *Lipome* liegen der Herzwand breitbasig entweder intrakardial oder perikardial an und sind durch ihre charakteristisch geringe Dichte unschwer zu identifizieren. *Paragangliome* sind gewöhnlich große, umschrieben und inhomogen und kräftig KM aufnehmende Tumoren (vgl. Abb. 10.**10**) mit breiter Basis an der Vorhofwand. Bis dato gibt es noch keine Beschreibungen des kardialen Lymphangioms in der Literatur.

Maligne Herztumoren

Nur 25 % der primären Herztumoren sind maligne. Gewöhnlich handelt es sich um Sarkome (Angiosarkome, undifferenzierte Sarkome, Rhabdomyosarkome, Leiomyosarkome, Osteosarkome).

Angiosarkome sind die am häufigsten beschriebene Form (35–40 % der Fälle). Sie betreffen Patienten jeden Alters, die meisten zeigen sich bei Männern mittleren Alters. Die Prognose ist schlecht, da der Tumor für lange Zeit asymptomatisch bleibt und erst in fortgeschrittenem Stadium diagnostiziert wird. In Abhängigkeit von seiner Lokalisation kann der Tumor eine Rechtsherzinsuffizienz oder -tamponade auslösen.

Leiomyosarkome treten im 4. Lebensjahrzehnt auf, liegen vor allem im linken Ventrikel und haben eine kardiale Insuffizienz zur Folge. Diese Tumoren können sich auch in den Pulmonalarterien, an der Pulmonalklappe und den Pulmonalvenen finden und erreichen dann sekundär das Herz. *Rhabdomyosarkome* werden in infantile und adulte Formen differenziert. Bei Kindern stellen sie das häufigste Malignom im Herz dar und verursachen verschiedene klinische Symptome. *Primäre Osteosarkome* entstehen bevorzugt im linken Vorhof und sind meist sehr aggressiv. Das *Liposarkom* ist extrem selten.

Undifferenzierte Sarkome sind Malignome ohne spezifische histologische Befunde und einer variablen Prävalenz. Sie verursachen durch die bevorzugte Lokalisation im linken Vorhof häufig eine Lungenstauung und befallen die Herzklappen.

CT-Morphologie

Angiosarkome sind zum Zeitpunkt der Diagnose meist sehr groß und liegen bevorzugt im rechten Vorhof mit Ausdehnung bis in das Perikard. Zwei Erscheinungsformen werden unterschieden: eine definierte inhomogene Raumforderung mit Protrusion in den rechten Vorhof und eine infiltrative Läsion entlang des Perikards. Letztere kann den gesamten perikardialen Raum obliterieren, die Tumorabschilferungen erscheinen im CT wie ein Perikarderguss oder eine Perikardverdickung. Inhomogenitäten sind meist auf Einblutungen oder Nekrosen zurückzuführen, meist zeigt sich auch ein echter Perikarderguss. Die Angiosarkome sind gut vaskularisiert und zeigen daher eine kräftige KM-Aufnahme.

Undifferenzierte Sarkome sind große unregelmäßige intrakavitäre Läsionen geringer Dichte. Meist liegen sie im linken Vorhof. Eine Infiltration führt zu unregelmäßigen Verdickungen des Myokards.

Rhabdomyosarkome sind scharf oder unregelmäßig begrenzte Tumoren mit zentralen Nekrosen. Häufig treten sie multipel, vor allem auch im Bereich der Klappen auf. Im Gegensatz zum Angiosarkom ist die perikardiale Infiltration mehr nodulärer und weniger flächiger Natur.

Leiomyosarkome entstehen an der Hinterwand des linken Vorhofs und können die Mitralklappe infiltrieren. Sie bilden lobulierte, unregelmäßige hypodense Raumforderungen.

Osteosarkome zeigen unterschiedliche stippchenartige bis kräftig schollige Verkalkungen. Sofern sich keine Verkalkungen finden, können sie mit den ebenfalls bevorzugt im linken Vorhof lokalisierten *Myxomen* verwechselt werden.

Liposarkome finden sich ubiquitär im Herzen mit unterschiedlich ausgeprägter perikardialer Beteiligung. Der Tumor ist gewöhnlich groß und lobuliert und zeigt kaum nachweisbare Fettanteile.

Alle Sarkome wachsen infiltrativ und können das Perikard, das Vorhofseptum oder die großen Lungengefäße erfassen. Die KM-Aufnahme ist unterschiedlich und häufig inhomogen.

Lymphom

Primäre Lymphome müssen von der häufigeren kardialen Absiedelung eines Non-Hodgkin-Lymphoms (meist das aggressive B-Zell-Lymphom, höhere Inzidenz bei immunsupprimierten Patienten) differenziert werden.

CT-Morphologie

Verdickungen des Perikards mit Perikarderguss können die einzigen Befunde sein. Morphologisch werden verschiedene Formen beschrieben, die von polypoiden umschriebenen Tumoren bis zu mehr infiltrativen Läsionen reichen (Abb. 23.**45**). Dichte und KM-Kinetik sind ebenfalls variabel.

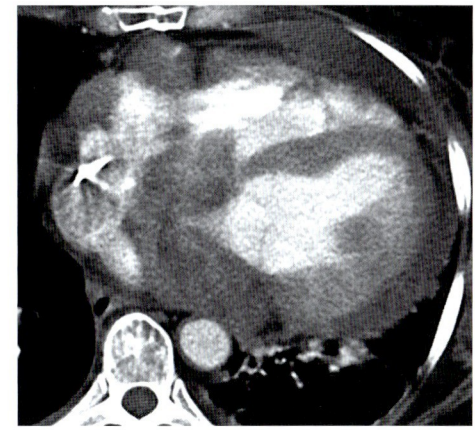

Abb. 23.45 **Herzlymphom mit perikardialer Beteiligung.**

Metastasen

Metastasen sind 25- bis 40-mal häufiger als primäre maligne Tumoren des Herzens. Die Metastasierung in das Herz ist ein relativ spätes Stadium des Tumorleidens und zeigt eine schlechte Prognose an.

Häufigste Primärtumoren sind Bronchialkarzinom, Mammakarzinom, Melanom, Morbus Hodgkin und das Non-Hodgkin-Lymphom. Das Herz wird meist durch die retrograde lymphatische Ausbreitung in das Epikard erreicht. Die hämatogene Aussaat oder der direkte Tumoreinbruch sind seltener. Herzmetastasen finden sich recht häufig beim Melanom. Nierenzellkarzinome erreichen in 4–10% der Fälle die V. cava inferior; der Tumorthrombus kann dann bis in den rechten Vorhof reichen (Level-4-Thrombus).

CT-Morphologie

Beim Bronchial- und Mammakarzinom können sich kleine Knötchen in den Herzkammern finden, die meisten Läsionen liegen allerdings perikardial und wachsen nur gelegentlich nach intraperikardial (Abb. 23.**46**). Ein maligner Perikarderguss ist häufig. Im Rahmen des metastasierenden Melanoms zeigen sich multiple Läsionen im Myokard. Ein Mesotheliom infiltriert vornehmlich das Perikard und selten das Myokard.

Der Perikarderguss ist kein sicheres Zeichen einer perikardialen Metastasierung, da er auch nach Radiatio, nach medikamentöser Perikarditis, Infektion oder idiopathisch auftreten kann.

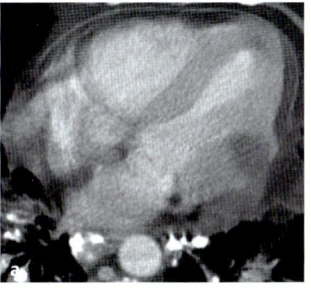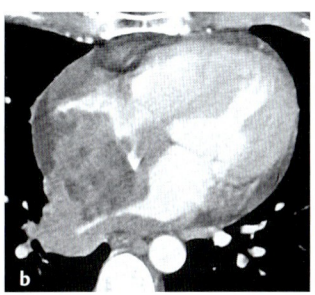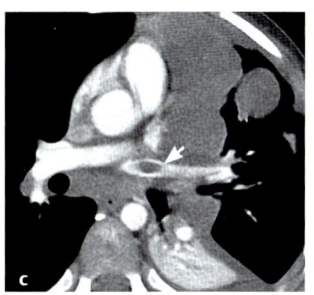

Abb. 23.46 **Metastasen.**

a Metastasen eines großzelligen Bronchialkarzinoms im Ventrikel.
b Metastase eines Mammakarzinoms am Vorhofseptum mit Infiltration der Lungenvenen.
c Infiltration der linken oberen Pulmonalvenen durch die mediastinale Metastase eines Weichteilsarkoms.

Perikarderkrankungen

Auch wenn perikardiale Erkrankungen im CT gut darstellbar sind, so bleibt nach wie vor die Echokardiographie diagnostisches Mittel der Wahl. Aufgabe der CT ist das Tumorstaging in komplexen Situationen.

Perikarderguss

Der Perikarderguss ist definiert als eine perikardiale Flüssigkeitsmenge ≥ 50 ml. Die wichtigsten Differenzialdiagnosen sind in Tab. 23.**14** zusammengefasst. Durch den Erguss kann die Pulsation vermindert sein, im Extremfall führt der Erguss zur Tamponade.

Die Herzbeuteltamponade resultiert aus Flüssigkeitsansammlungen im perikardialen Raum, welche die Herzkammern komprimieren, so dass eine systolische Entfaltung nicht mehr möglich ist.

CT-Morphologie

Die CT kann sensitiv perikardiale Flüssigkeit speziell anterior des rechten und posterior des linken Ventrikels erfassen. Kleine Flüssigkeitsansammlungen neben normalen Regionen (< 5 mm Breite) sind nicht pathologisch und werden erst signifikant, wenn sie des Herz umschließen. Die Dichtemessung der Flüssigkeit kann auf die Ätiologie hinweisen (Abb. 23.**47**, Tab. 23.**14**). Messfehler durch Pulsationsartefakte sollten sorgfältig vermieden werden.

Indirekte Zeichen einer Herzbeuteltamponade sind verminderte Pulsationsartefakte in der Aorta

Tab. 23.14 ⋯⋙ *Differenzialdiagnose des Perikardergusses*

Lymphatische Flüssigkeit (< 10 HE, auch negative HE)*
Kongenital
Obstruktion des Lymphabflusses (Hilus, V. cava)
Tumor
Kardiochirurgie

Seröse Flüssigkeit (0 – 18 HE)*
Herzinsuffizienz
Hypoalbuminämie
Radiotherapie

Exsudat, fibrinöser Erguss (> 18 HE)*
Infektion: Virus, Tuberkulose, pyogen
Chronische > akute Urämie, Hämodialyse
Rheumatoide Arthritis, akutes rheumatisches Fieber, SLE

Hämorrhagischer Erguss (> 30 HE)*
Akuter Myokardinfarkt
Ruptur der Aorta ascendens (Dissektion, Aneurysma)
Ruptur des Truncus pulmonalis
Trauma (stumpf, spitz)
Koagulopathie, Antikoagulanzien
Herzchirurgie, Katheterismus
Tumoren
Chemotherapie

* Zwischen den HE-Werten existiert keine scharfe Grenze; cave: pulsationsbedingte Messfehler

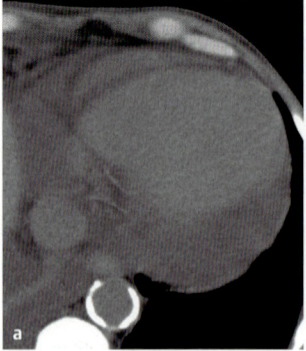
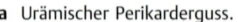
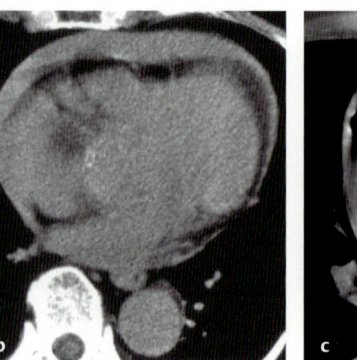
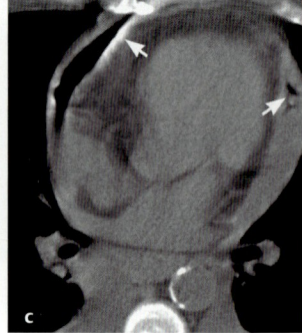

Abb. 23.47 **Perikarderguss.**

a Urämischer Perikarderguss.
b Hämorrhagischer Perikarderguss mit beginnender Tamponade.
c Iatrogene ösophagoperikardiale Fistel nach Ösophagoskopie. Kontrastmittel und Luft im Perikardspalt nach i. v. Injektion von KM.

ascendens (vermindertes Herzzeitvolumen) und eine Erweiterung der V. cava (verminderte Füllung des rechten Herzens). Die Herzgröße kann schnell zunehmen. Bilder nach EKG-Gating demonstrieren den systolischen Kollaps des rechten Ventrikels und den zyklischen Kollaps beider Vorhöfe.

Perikarditis

Eine akute Perikarditis kann durch die Tuberkulose, Virusinfektionen (Coxsackie B), chronisches Nierenversagen, die rheumatoide Arthritis oder eine Radiotherapie des Mediastinums ausgelöst werden.

Die Pericarditis constrictiva kann Folge einer akuten Perikarditis sein und ist durch eine fibröse Verdickung des Perikards mit konsekutiver Restriktion der Herzbewegung und verminderter Füllung der Herzkammern gekennzeichnet. Sie findet sich vorwiegend bei Männern (3 : 1). Eine konzentrisch neoplastische Infiltration des Perikards führt zu ähnlichen Symptomen.

Die CT kann die Morphologie des Perikards bei einer Pericarditis constrictiva exzellent darstellen und dient präoperativ der Planung einer perikardialen Fenestration oder Perikardektomie.

CT-Morphologie

Ein verdicktes Perikard mit KM-Aufnahme und Perikarderguss kennzeichnet eine aktive Perikarditis (Abb. 23.**48**). Adhäsionen zwischen viszeralem und parietalem Perikard können nicht direkt visualisiert werden, sekundäre Hinweise sind unregelmäßige Verteilungsmuster der perikardialen Flüssigkeit.

Bei der Pericarditis constrictiva ist das Perikard auf 2 mm und mehr verdickt, oft finden sich lineare oder plaqueförmige Verkalkungen, die sich in der Rehgel über den rechten Ventrikel, die hintere Oberfläche des linken Ventrikels und in der atrioventrikulären Rinne ausdehnen. Mittels 3D-Rekonstruktion lassen sich präoperativ die Regionen ausgedehnter Verkalkungen eindrucksvoll darstellen (Abb. 23.**49 a, b**).

Sekundäre Zeichen sind die Erweiterung der V. cava superior und inferior sowie ein Reflux von KM in die Lebervenen und den Sinus coronarius. Der rechte Ventrikel wirkt abgeflacht, das Ventrikelseptum wölbt sich zur linken Seite. Pleuraerguss und Aszites sind Zeichen der Dekompensation.

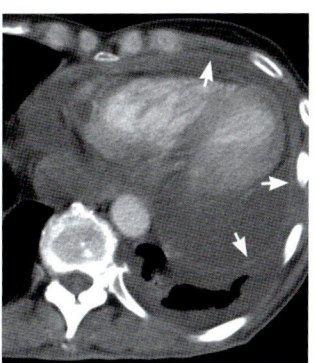

Abb. 23.48 **Perikarditis.**
Infektiöse Perikarditis mit perikardialem Empyem und Kontrastierung des Perikards.

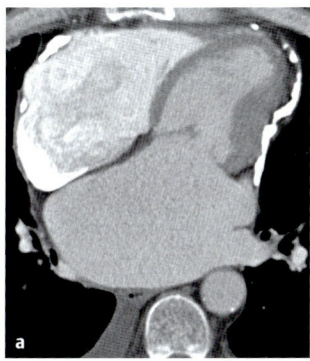 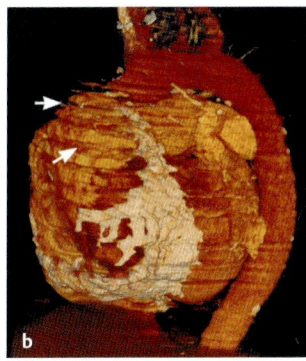

Abb. 23.49 **Pericarditis constrictiva.**
Zustand nach Fenestration des Perikards ventral des rechten Ventrikels. Residuale Perikardverkalkungen dorsal des linken Ventrikels (**a**) und an der Herzbasis (**b**). Deutliche Dilatation der Vorhöfe und erhöhte Pulsation der pulmonalen Ausstrombahn.

Perikardtumoren

Benigne Perikardtumoren sind Teratome, Leiomyome, Hämangiome und Lipome. Maligne Tumoren sind Mesotheliome, Sarkome, Metastasen eines Lungen- oder Mammakarzinoms, Lymphoms, der Leukämie oder eines Melanoms. Metastasen oder direkte Tumorinvasionen aus Nachbarorganen sind wesentlich häufiger als Primärtumoren.

Die CT kann die Ausdehnung des benignen Tumors oder die mediastinale Ausbreitung des Malignoms exzellent darstellen, Echokardiographie und MRT lassen die myokardiale Infiltration aber besser erkennen.

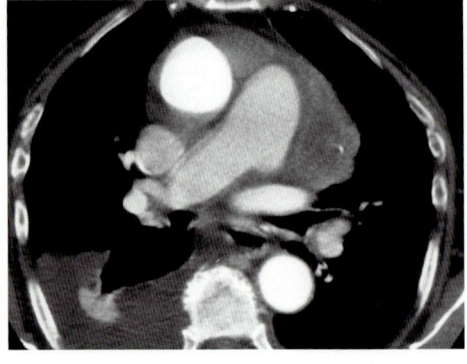

Abb. 23.50 **Perikardiales Sarkom mit Infiltration des linken Herzohrs.**

CT-Morphologie

Die CT demonstriert eine Raumforderung im Perikard (Abb. 23.**50**). Ein Perikarderguss kommt eher im Rahmen maligner Erkrankungen vor, dann meist hämorrhagisch (> 30 HE). Dünnschichtdarstellungen und EKG-Triggerung verbessern die Abgrenzung der Läsion zu den Herzkammern. Eine intakte epikardiale Fettlamelle macht die Myokardbeteiligung sehr unwahrscheinlich. Maligne Perikardtumoren führen häufig zum Einschluss und zur Stenosierung der Koronarien (vgl. Abb. 10.**10**).

Perikardzysten

Perikardzysten bilden eine perikardiale Raumforderung, meist im rechten oder linken Sinus phrenicocostalis. Im Bereich des Mediastinums sind sie selten (vgl. Kapitel 10, Mediastinum, S. 409).

CT-Morphologie

Die CT demonstriert eine glatte runde oder ovale Raumforderung in typischer Lokalisation mit bis zu 8 cm Durchmessern und einer Dichte zwischen 20 und 40 HE (gelegentlich auch höher).

Perikarddefekte

Perikarddefekte entstehen durch eine fehlerhafte embryonale Entwicklung und gehen meist mit bronchogenen Zysten, Zwerchfellhernien, Sequestrationen oder Herzfehlern einher (VSD, offener Ductus arteriosus, Mitralstenose). Kleine foraminale Defekte werden von kompletten Aplasien großer Perikardabschnitte differenziert (bilateral, linksseitig oder diaphragmale perikardiale Aplasie). Erworbene Defekte finden sich meist nach chirurgischen Eingriffen am Herz oder Perikard (Perikardektomie).

Perikarddefekte sind meist asymptomatisch, manchmal finden sich ein unspezifischer intermittierender Thoraxschmerz, kardiale Symptome oder ein lageabhängiges Unbehagen. Große foraminale Defekte bedürfen der chirurgischen Korrektur, da linkes Herzohr, linker Vorhof oder linker Ventrikel hernieren können. Die CT stellt sowohl das Perikard als auch die sekundären Veränderungen durch Herniation kardialer Strukturen dar.

CT-Morphologie

Kleine foraminale Defekte zeigen außer eventuell kleinen Unterbrechungen der perikardialen Linie im axialen Schnitt keine Auffälligkeiten. Bei mittleren Defekten kann sich eine lokale Vorwölbung der rechtsventrikulären Ausstrombahn, des Truncus pulmonalis oder des linken Herzohrs finden. Große Defekte können sich in Form ausgedehnter Hernien von Herz- oder Lungenanteilen darstellen, z.B. durch Eintauchen von Lungengewebe zwischen Aortenbogen und Truncus pulmonalis. Die diaphragmale perikardiale Aplasie kann zu einer Interposition von Lungengewebe zwischen Herz und linkem Zwerchfell führen. Fehlt das vordere Perikard, so nimmt der Abstand zwischen Sternum und Herz in Rückenlage zu (fehlendes sternoperikardiales Band). Ein komplett fehlendes Perikard ist durch die Lävoposition des Herzens gekennzeichnet. Im Rahmen eines Pneumothorax kann ein Perikarddefekt auch ein Pneumoperikard erzeugen.

Trauma

Penetrierende Traumen

Penetrierende Herzverletzungen haben eine hohe Mortalität, nur 20% der Patienten erreichen das Krankenhaus lebend. Die klinischen Symptome können recht unspezifisch sein und von hämodynamisch stabilen Zuständen bis zu schwerem Schock und Herzstillstand reichen. Der Nachweis eines Perikardergusses ist immer suspekt auf eine spitze Verletzung, die klassischen Zeichen einer Herzbeuteltamponade (Beck-Trias: gedämpfte Herztöne, Hypotonus und erweiterte Halsvenen; Kussmaul-Zeichen: Anschwellen der Jugularvenen bei Inspiration) fehlen in der Regel.

Häufigste Ursachen sind spitze oder Schussverletzungen. Die anterior gelegenen Ventrikel sind am häufigsten, der linke Vorhof ist selten betroffen. Spitze Verletzungen durchdringen Perikard und Myokard, die sich schnell wieder schließen, die späteren Effekte der Herzbeuteltamponade führen jedoch zu schweren Funktionsstörungen. Bei adäquater Therapie liegt die Überlebensrate bei 60–65%. Schussverletzungen verursachen ausgedehnte myokardiale und perikardiale Wunden mit meist großen linksthorakalen Blutungen. Die Überlebenswahrscheinlichkeit liegt nur bei 10–15%.

Die Diagnose erfolgt meist sonographisch als Teil der posttraumatischen Untersuchung. Die CT ist eine gute Alternative bei kreislaufstabilen Patenten, hat darüber hinaus den Vorteil der Abklärung posttraumatischer Veränderungen am Thorax und Abdomen sowie der Darstellung des Eindringweges des Messers oder Projektils. Instabile Patienten sollten direkt der Thorakotomie zugeführt werden mit intensiver Hydrierung und Herzmuskelnaht.

CT-Morphologie

Die CT kann Flüssigkeitsmengen im Perikard ab 25–50 ml nachweisen, die gewöhnlich anterior des rechten Ventrikels liegen. Zeichen einer Herzbeuteltamponade (vgl. S. 858) sind auszuschließen. Mitunter findet sich ein linksseitiger Hämatothorax. Abnorme KM-Austritte in das Perikard sind direkte Zeichen der Verletzung.

Stumpfe Traumen

Stumpfe Herztraumen entstehen durch direkten Schlag oder Dezelerationen, z.B. im Rahmen eines Motorradunfalls. Meist ist auch eine Sternumverletzung vorhanden. *Herzkontusionen* sind häufig, klinisch jedoch selten manifest. Die seltenen traumatischen Infarkte entstehen durch Verletzungen der Koronarien (Dissektion, Thrombose, Ablösung von Plaques). Derzeit gibt es keine CT-Indikation beim Verdacht auf Herzkontusion.

Perikardrisse sind ebenfalls selten und betreffen meist die pleuroperikardialen oder diaphragmalen Abschnitte. Dabei können isolierte Risse auftreten oder größere Anteile des Herzens hernieren. Durch die Dislokation des Herzens entsteht die Gefahr einer Inkarzeration des Myokards oder Strangulation einer Koronararterie. Dies ist im CT mitunter erkennbar.

Bei einer *myokardialen Rissverletzung* im Rahmen eines stumpfen Traumas liegt die initiale Mortalität bei 80%. 0,2–2,0% der Patienten, die nach stumpfem Trauma das Krankenhaus erreichen, zeigen Risse im Myokard. Die frühe Diagnosestellung und operative Therapie kann die Überlebensrate auf 50–80% verbessern. Die Ruptur kann ubiquitär am Herzen einschließlich der Herzohren auftreten, bevorzugte Lokalisation ist aber der rechte Vorhof. Im Thoraxübersichtsbild finden sich meist ein verbreiterter Mediastinalschatten und ein linksseitiger Pleuraerguss. Die Diagnose erfolgt in der Regel durch die transösophageale Echokardiographie. Eine Thorax-CT wird bei diesen Patienten zum Ausschluss von Verletzungen der mediastinalen Gefäße durchgeführt, der zufällige Nachweis einer Myokardruptur kann lebensrettend sein. Letztlich sind die Befunde aber diskret und werden häufig übersehen, sofern der Radiologe nicht explizit danach sucht.

CT-Morphologie

Kardiale Kontusionen oder Infarkte zeigen kaum morphologische Korrelate im CT. Bei einer Perikardruptur kann die rupturierte Stelle als Konturunterbrechung nachweisbar sein, manchmal findet sich ein Pneumoperikard, eine Dislokation des Herzens oder ein leeres Perikard.

Der Myokardriss hat ein Hämatoperikard mit fakultativer Tamponade und Mediastinalblutung zur Folge. Direkte Zeihen sind fokale Areale anormaler Kontrastierung oder (diskrete) KM-Austritte in das Perikard. Ein (gewöhnlich linkseitiger) Hämatothorax west auf die Verletzung des Perikards und der Pleura hin.

Postoperative und postinterventionelle Veränderungen

Für die Abklärung lokaler Komplikationen im Mediastinum und nach Sternotomie ist die CT Methode der Wahl. Komplikationen am Herzen sind in Abhängigkeit von der klinischen Fragestellung primär mit Echokardiographie, Angiographie oder MRT zu klären.

Die CT stellt eine minimalinvasive Alternative zur Kontrolle eines aortokoronaren Bypasses dar, allerdings ist die Bypass-Stenose nach wie vor ein diagnostisches Problem. Klappenveränderungen und Septumdefekte stellen primär keine CT-Indikation dar; die CT kann aber zum Einsatz kommen zum Follow-up nach komplexen chirurgischen Korrekturen oder Implantation eines Schrittmachers bzw. bei unklaren sonographischen Befunden.

Normale postoperative Befunde

Retrosternale Flüssigkeitsansammlungen, kleine Hämatome oder Lufteinschlüsse sind in den ersten 3 Wochen nach Thorakotomie und Operation am Herzen oder an den großen Gefäßen normal, bilden sich dann sukzessive zurück. Häufig ist es allein anhand einer einzigen Untersuchung schwer, normale von pathologischen Befunden zu differenzieren. Pleuraergüsse, Minderbelüftungen der posterobasalen Lungen und Atelektasen sind häufig adäquate postoperative Befunde.

Ein Perikarderguss ist dagegen nicht normal. Nach medianer Sternotomie sollte die Osteotomielinie nicht erkennbar sein, fokale Verdichtungen oder eine diskrete Dislokation sind aber normal.

Aortokoronarer venöser Bypass, Mammaria-interna-Plastik

Aortokoronare venöse Bypässe (ACVB) werden in der Regel am mittleren Drittel der Aorta ascendens angeschlossen, es gibt aber auch tiefere oder höhere Anastomosen (z.B. Truncus brachiocephalicus), Bypässe der linken Koronararterie werden über den Truncus pulmonalis geführt.

Mammaria-interna-Plastiken nutzen die linke (LIMA) oder rechte (RIMA) A. mammaria interna. Die Untersuchung ist durch die zahlreichen Clips, die die Seitenäste verschließen, relativ schwierig.

Aufgabe der CT ist der Nachweis eines Blutflusses durch das Transplantat. Eine EKG-Synchronisation ist in der Regel nicht notwendig. Eine Stenose des ACVB ist im CT schwer nachzuweisen, selbst unter Nutzung der EBCT oder des retrospektiven Gating.

CT-Morphologie

Bei einem Durchmesser zwischen 3 und 7 mm ist der ACVB im CT in der Regel darstellbar (Abb. 23.**51**). Eine fehlende Kontrastierung des Bypasses nach KM-Injektion zeigt seinen Verschluss an, ein stenosierter Bypass ist allerdings meist kom-plett kontrastiert. Stenosen finden sich am häufigsten im Bereich der Anastomose. Die Stenose am aortalen Anschluss kann oft sogar ohne EKG-Synchronisation gut dargestellt werden, die distale Anastomose erfordert allerdings EKG-Triggerung oder -Gating. Der relativ lange Scanbereich von etwa 20 cm ist selbst mit der EBCT problematisch abzudecken, eine Multidetektor-CT mit 4 Zeilen erfordert entweder schnelle Gating-Techniken (P = 0,75) oder dickere Schichten (4×2,5 – 3) mit entsprechend limitierter Ortsauflösung. Die besten Ergebnisse sind mit 16- und 64-Zeilen-Scannern (Kollimation von 0,625 – 1,25 mm) zu erzielen.

Mit der Zeit entstehen an der Bypass-Wand Verkalkungen, die keine hämodynamische Relevanz haben. Ein 1 – 5 mm schmales, weichteildichtes Band ohne KM-Aufnahme im Verlauf des Bypasses spricht für chronische Okklusion (Abb. 23.**51**).

Nach LIMA- oder RIMA-Bypass ist die Durchgängigkeit meist nachweisbar, das Lumen ist aber oft sehr schmal (1 – 4 mm). Bis dato ist der Nachweis einer Stenose im CT nicht möglich. Präoperative Bilder demonstrieren die Anatomie der A. mammaria interna (Abb. 23.**52**).

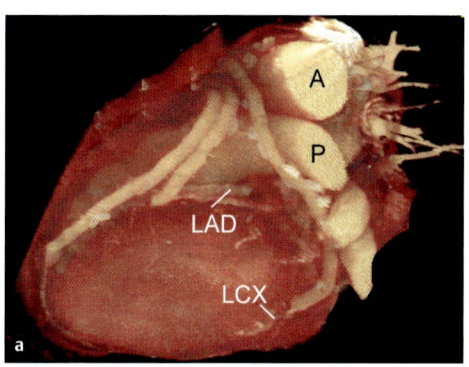

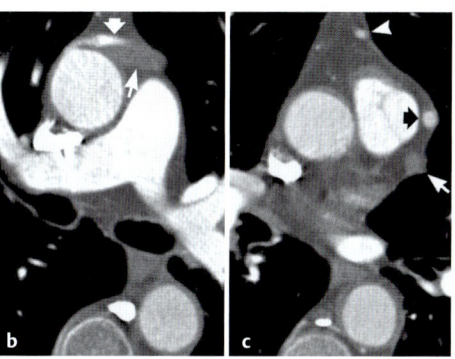

Abb. 23.51 **Aortokoronarer venöser Bypass (ACVB).**

a Volumenrekonstruktion der normalen postoperativen Anatomie mit Gefäßplastiken aus der Aorta ascendens zur distalen LAD, dem D1-Segment und dem distalen LCX.

b, c Chronische Okklusion eines ACVB zum LCX (Pfeil) und durchgängiger LIMA-Bypass zum ersten Diagonalast (Pfeilspitzen), ACVB zur LAD (breiter Pfeil).

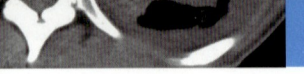
Abb. 23.52 **LIMA und RIMA.**

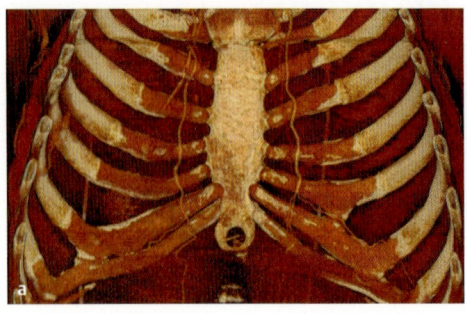

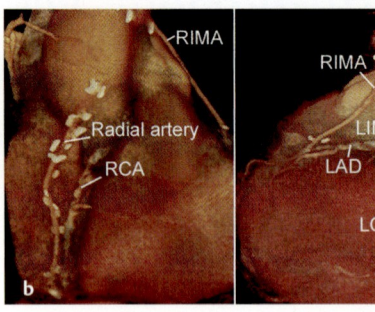

a Volumenrekonstruktion der vorderen Brustwand mit LIMA und RIMA.

b LIMA- und RIMA-Bypass und Transplantat der A. radialis bei multiplen Koronarstenosen (16 × 0,75/3,6).

Koronare Stents

Koronare Stents werden häufig zur Behandlung einer Koronarstenose oder nach Komplikationen einer PTCA eingesetzt. Das Risiko einer Restenose oder Okklusion ist bei den meisten Stents relativ hoch.

Die CTA hat eine limitierte Ortsauflösung von Stents in kleineren mehr distal gelegenen Gefäßen, für die proximalen größeren Gefäße sind die diagnostischen Möglichkeiten aber ausreichend. Perfusionsstudien mit der EBCT erbrachten viel versprechende Ergebnisse. Derzeit sind die Indikationen für die CT noch recht eingeschränkt.

CT-Morphologie

Die Lokalisation des Stents ist mit einer EKG-synchronisierten CT unschwer möglich. Für die morphologische Beurteilung des Stents sind dagegen Dünnschichtprotokolle unabdingbar, dennoch machen Aufhärtungsartefakte die Beurteilung des Lumens schwierig. Die morphologische Analyse basiert auf MPR und CPR longitudinal und transversal; eine breite Fenstereinstellung vermindert Artefakte (Abb. 23.**53**).

Mehrschicht-Flussuntersuchungen der EBCT können durch den Nachweis einer Malperfusion der entsprechenden Region indirekte Hinweise auf eine Stentobstruktion liefern.

Abb. 23.53 **Koronarer Stent nahe des RCA-Ostiums bei verkalkter Stenose.**
Axiale (**a**), longitudinale (**b**) und senkrechte (**c**) MPR. Es lassen sich nur größere Stents der proximalen Arterienabschnitte untersuchen (16 × 0,75/3,4).

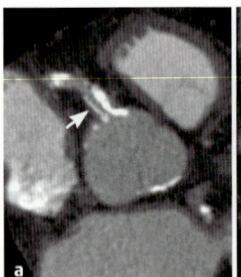
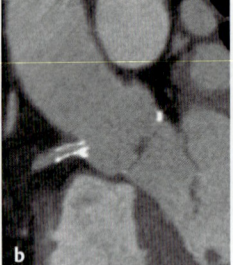
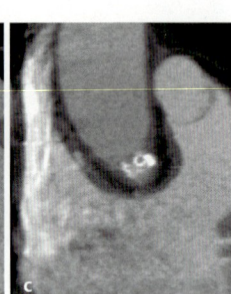

Katheterablation arrhythmogener Areale

Die Katheterablation arrhythmogener Areale erfolgt am linken Vorhof bei Patienten mit schwerem Vorhofflimmern. Eine schleifenförmige Elektrokoagulationssonde wird dafür am Ostium der Lungenvene platziert, was die Reizleitung zwischen den Pulmonalvenen und Vorhöfen unterbricht. Die Anatomie der pulmonalen Venenostien ist sehr variabel; die Angiographie erlaubt nur Projektionsbilder mit ungenügenden Informationen über den sagittalen Venendurchmesser, was dieses Verfahren sehr zeitraubend und risikoreich gestaltet, eine Überkoagulation führt konsekutiv zu einer Stenose oder sogar Okklusion der Lungenvene.

Mittels einer Niedrigdosis-CT lassen sich ausreichende Informationen über die Anatomie des linken Vorhofs und der Lungenvenen gewinnen. Ein EKG-Gating sollte aufgrund der erhöhten Strahlenbelastung nicht zum Einsatz kommen. Auch eine Triggerung ist nicht unbedingt vonnöten, da sich die Bewegungsartefakte in dem meisten Fällen in Grenzen halten. Eine KM-Injektion ist hilfreich jedoch nicht unbedingt erforderlich; sie kann z. B. in Kombination mit einer niedrigen kV-Einstellung vorgenommen werden.

CT-Morphologie

Die venöse Anatomie ist anhand eines volumenrekonstruierten Bildes nach Entfernung der Aorta optimal beurteilbar (Abb. 23.**54 a**), die Abschätzung der erforderlichen Größe einer Koagulationsschlinge erfolgt anhand multiplanarer Reformationen durch die Ostien der Lungenvenen.

Kontrolluntersuchungen demonstrieren die Stenosen oder Verschlüsse der betroffenen Lungenvenen. Durch die segmentale venöse Stauung finden sich auch erhöhte Dichten im Lungenparenchym und verschiedene Graduierungen interstitiellen Ödems. Bei chronischen Okklusionen treten Verkalkungen (Abb. 23.**54 b**) und Kollateralgefäße über andere Segmente oder sogar an der Brustwand auf (Abb. 23.**54 c**).

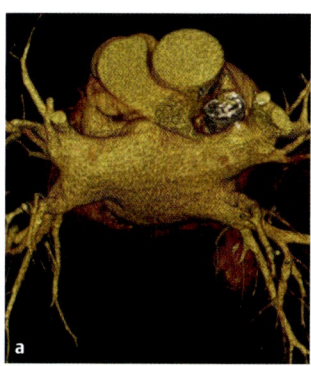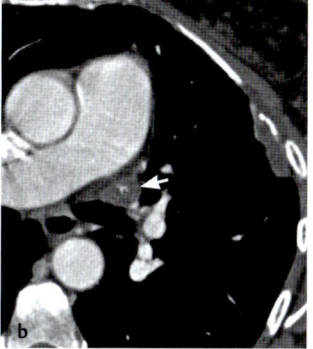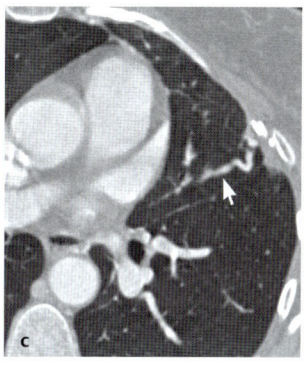

Abb. 23.54 **Ablation arrhythmogenen Gewebes am Pulmonalvenenostium.**

a Die Darstellung der pulmonalvenösen Anatomie gelingt mit einer Niedrigdosis-Mehrzeilen-CT (4×1/6, 2,2 mGy).

b Kontrolluntersuchung mit Verschluss der linken Oberlappenvene.

c Pleuropulmonale venöse Anastomosen bei demselben Patienten (Pfeil).

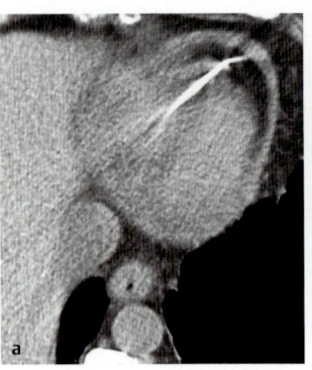 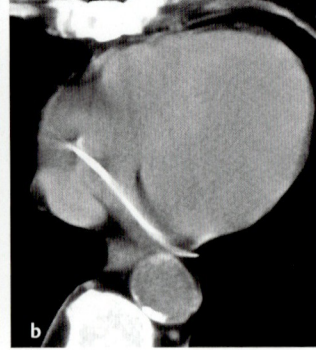 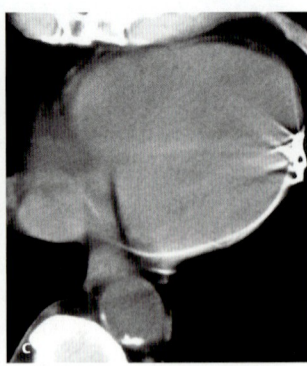

Abb. 23.55 **Herzschritt-macher.**

a Perforation einer rechtsventrikulären Schrittmacher-sonde in das epikardiale Fettgewebe.

b, c Fehlerhafte Lage einer Sonde, die bereits im Thoraxübersichtsbild aufgefallen war: Die Sonde erreicht den Sinus coronarius (**b**) und endet in der posterioren Vene des linken Ventrikels (**c**).

Schrittmacher

Die CT dient der Darstellung der komplexen kardialen Anatomie vor Schrittmacherimplantation. Die Penetration der Schrittmachersonde durch das Myokard ist bei unklarem konventionellem Bild im CT ebenso einfach nachzuweisen (Abb. 23.**55 a**) wie die Fehlplatzierung der Sonde (Abb. 23.**55 b**). Dislozierte Katheter oder Fragmente im Pulmonalkreislauf lassen sich präzise lokalisieren.

Klappenersatz

Metallhaltige Klappen verursachen im CT deutliche Artefakte. Perivalvuläre Lecks oder endokarditische Klappenveränderungen sind nur in seltenen Fällen diagnostizierbar (Abb. 23.**56 a**). Gewöhnlich sind dies Zufallsbefunde bei CT-Untersuchungen mit anderen Indikationen. Methoden der Wahl sind Echokardiographie und Angiographie.

Nachweis und Abschätzung eines Anastomosenlecks nach Klappenersatz sind im CT dagegen gut möglich (Abb. 23.**56 b**).

Abb. 23.56 **Komplikationen eines Aortenklappenersatzes.**
a Paravalvuläres Leck.
b Anastomosenleck mit Pseudo-aneurysma.

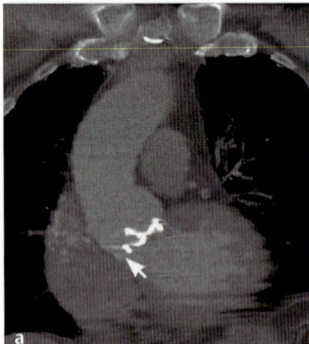 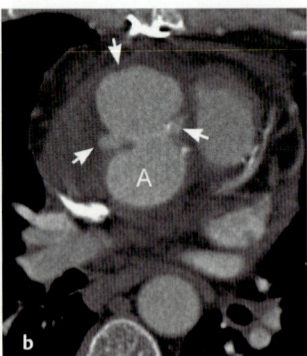

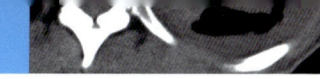

Kongenitale Herzerkrankungen

Nach chirurgisch rekonstruierten kongenitalen Herzfehlern sind Langzeitüberwachungen notwendig, die in der Regel echokardiographisch erfolgen. In vielen, vor allem komplexen Fällen bietet sich eine zusätzliche MRT an (Transposition der großen Gefäße, Klappenatresien, gemeinsame Ventrikel, Fallot-Tetralogie, Aortenisthmusstenose, doppelter Aortenbogen etc.). Meistens ist auch die CT in der Lage, die postoperativen Problemstellungen, Anato-

mie und Morphologie der Gefäße aufzulösen (Tab. 23.**15**, Abb. 23.**57** u. 23.**58**), allerdings ist die Bildqualität durch die Pulsationsartefakte eingeschränkt, zudem stellt die Strahlenbelastung bei der langjährigen und engmaschigen Kontrolle eine nicht zu unterschätzende Rolle. Insofern ist die CT nur nach Schrittmacherimplantation und im Notfall indiziert.

Tab. 23.15 ⤑ *Komplexe Herzfehler; chirurgisches Vorgehen und diagnostische Aspekte*

Operationstechnik	Ziel	Prozedere	Diagnostische Aspekte
Vorhofumkehr nach Mustard und Senning	Umkehr des Blutflusses im Vorhofbereich palliativ bei kompletter Transposition der großen Gefäße	durch einen intraatrialen Flicken („Baffle") werden VCS und VCI mit dem subpulmonalen Ventrikel (mLV) verbunden, das linksventrikuläre Blut wird dem systemischen Ventrikel (mRV) zugeleitet	Stenosen der Cava-Anastomosen mit dem systemvenösen Vorhof oder an der Anastomose der Pulmonalvenen mit dem pulmonalvenösen Vorhof
Operation nach Fontan	Trennung der pulmonalen und systemischen Zirkulation bei Patienten mit funktionellen Monoventrikeln (z. B. echter Monoventrikel, Trikuspidalatresie etc.)	Anastomose zwischen V. cava superior/inferior oder rechtem Vorhof und den Pulmonalarterien	Anastomosenstenose Vorhofthromben
Blalock-Taussig-Shunt	Erhöhung des pulmonalen Blutflusses (z. B. bei Fallot-Tetralogie oder Pulmonalatresie	Anastomose zwischen A. subclavia und ipsilateraler A. pulmonalis oder künstlicher Shunt zwischen A. pulmonalis und subclavia	Durchgängigkeit des Shunts, periphere pulmonalarterielle Stenose (Anastomosenregion)
Therapie der Aortenisthmusstenose	Bypass oder Entfernung des stenosierten Abschnittes	multiple Möglichkeiten: Patch-Graft, Resektion mit End-zu-End-Anastomose, extrakardialer Bypass	Ausschluss eines Aneurysmas in der Aorta ascendens oder im Op-Gebiet, Ausschluss Stenosenrezidiv, Durchgängigkeit des Bypasses
Rastelli-Operation	Bypass oder Entfernung einer Pulmonalstenose, z. B. TGA mit VSD und (sub)pulmonaler Stenose	beinhaltet den Einbau eines intrakardialen Conduits (z. B. autologe Plastik) zwischen subpulmonalem Ventrikel und A. pulmonalis	Stenose des Conduits

mRV = morphologischer rechter Ventrikel; mLV = morphologischer linker Ventrikel; VSD = Ventrikelseptumdefekt; TGA = Transposition der großen Gefäße

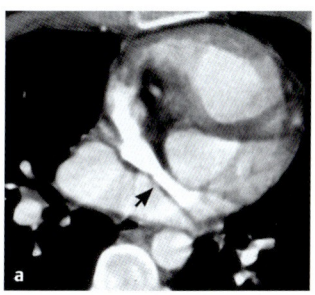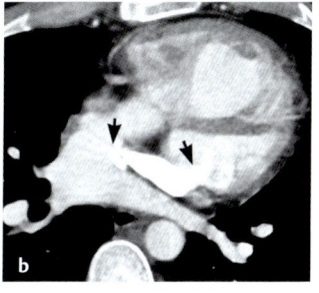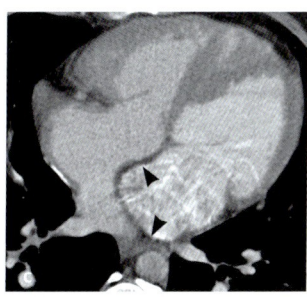

Ein Vorhofimplantat (Pfeilspitzen in **c**) leitet das Blut aus der systemischen Zirkulation in den morphologischen linken (subpulmonalen) Ventrikel und aus den Pulmonal-

venen in den morphologischen rechten (subaortalen) Ventrikel. Eine Stenose des Implantats (**a, b**) ist eine typische Komplikation.

Abb. 23.57 **Korrektur einer D-TGA nach Mustard und Senning.**

Abb. 23.58 **Arterielle Austauschoperation zur Korrektur einer Transposition der großen Gefäße.**

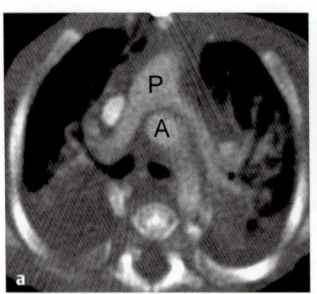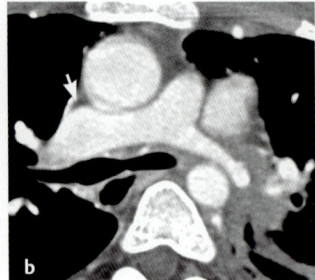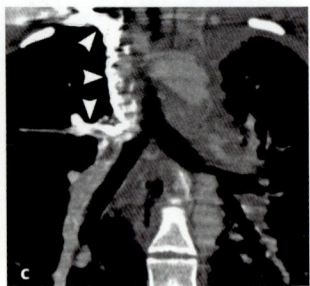

a Der Truncus pulmionalis liegt ungewöhnlich weit ventral, die Trennung der rechts- und linksseitigen Zirkulation war erfolgreich (Niedrigdosisscan bei einem 1-jährigen Kind, 0,6 mGy).

b, c Bei einer Operation nach Fontan wird die V. cava superior mit der rechten Pulmonalarterie anastomosiert unter Umgehung des rechten Ventrikels. Fehlende Kontrastierung der VCS (**b**) und hochkontrastiertes Blut im rechten Pulmonalkreislauf (**c**).

Herztransplantation

Die Herztransplantation ist eine inzwischen etablierte Therapie einer fortgeschrittenen Kardiomyopathie oder koronaren Herzkrankheit. Die Verbesserung der Immunsuppression und Frühdiagnose von Abstoßungsreaktionen haben die Überlebensrate um 60–80% erhöht.

Bei einer orthotopen Transplantation wird das Patientenherz entfernt und das Spenderherz an die Vorhofreste, Aorta und Pulmonalarterien angeschlossen. Eine heterotope Transplantation erfolgt sehr selten, dabei wird das Spenderherz in den rechten Hemithorax eingepflanzt und mit dem Empfänger so verbunden, dass das Spenderherz den systemischen Kreislauf, das alte Herz den pulmonalen Kreislauf übernimmt.

Komplikationen sind häufig auf das chirurgische Vorgehen zurückzuführen. Nichtchirurgische Komplikationen sind Infektionen mit fakultativem Empyem oder Mediastinitis, akute Abstoßungen, akzelerierte Arteriosklerosen des Transplantats, Leukenzephalopathien und die lymphoproliferative Erkrankung (PTLD). Die CT kann diese Komplikationen unschwer nachweisen (vgl. auch Kapitel 10, Mediastinum).

CT-Morphologie

Normale Befunde einer orthotopen Transplantation sind ein hochstehender Truncus pulmonalis und eine große Distanz zwischen der V. cava superior des Empfängers und der Aorta ascendens des Spenders. Es finden sich Kalibersprünge zwischen der Spender- und Empfängeraorta sowie taillenartige Einschnürungen an den Vorhofanastomosen (Abb. 23.**59**). Der Rest der V. cava superior des Spenders liegt medial des Empfängerstumpfes und der Spenderaorta. Bei einer heterotopen Transplantation findet sich eine Rechtsherzhypertrophie mit Anastomosen zwischen beiden Vorhöfen sowie der Aorta und den Pulmonalarterien.

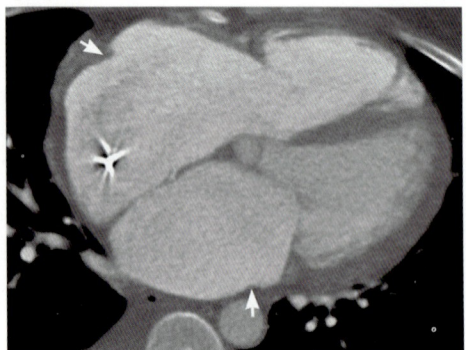

Abb. 23.59 **Typische Konfiguration der linken und rechten Vorhofanastomose nach Herztransplantation.** Dilatation des rechten Vorhofs mit sekundärer Trikuspidalinsuffizienz.

Sternumdehiszenz

Eine Sternumdehiszenz besteht, wenn nach medianer Sternotomie eine Lücke von mindestens 2 mm verbleibt. Folgen sind Instabilitäten und Infektionen, die klinisch diagnostiziert werden. Die CT kann die Veränderung leicht darstellen.

CT-Morphologie

Die Sternumdehiszenz lässt sich am besten an gekrümmten Rekonstruktionen im Sternumverlauf demonstrieren. Es finden sich Gasansammlungen oder liquide prä- oder retrosternale Einschlüsse mit peripherer KM-Aufnahme (Abszesse). Wird eine Sternumfistel vermutet, so sollte verdünntes (1 : 10) KM in den Fisteltrakt instilliert werden, um die ossäre Beteiligung und die KM-Extravasate in den Retrosternalraum zu demonstrieren. Diese Befunde sind am besten in sagittalen Reformationen darstellbar.

Mechanische Zirkulation, Kunstherz

Im Endstadium der Herzinsuffizienz werden vor Transplantation verschiedene Formen der externen Kreislaufunterstützung eingesetzt. Dazu gehören intraaortale Ballonpumpen, mechanische Schlauchsysteme mit Verbindung des Herzens zu einer externen Pumpe oder komplett implantierte Systeme (künstliches Herz).

Aufgabe der CT ist die Diagnostik von Komplikationen wie Pseudoaneurysmen, Perforation, Hämatom oder Infektion (Abb. 23.**60**). Ein EKG-Gating ist selten erforderlich.

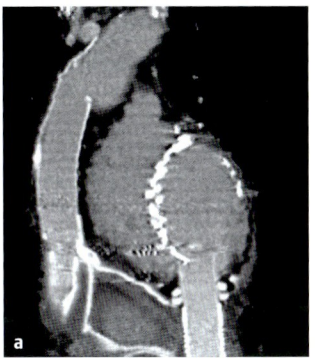 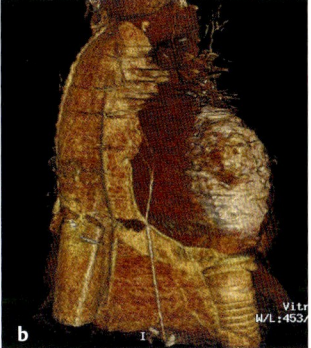 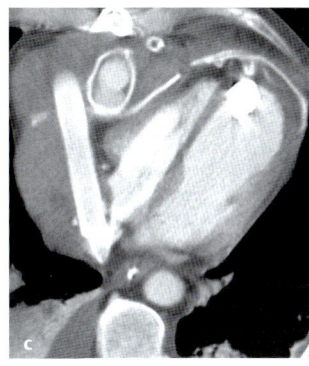

a Die Verbindung zu den Vorhöfen und Ventrikeln ist am besten in der MPR erkennbar.

b Die VRT gestattet einen guten Überblick über den Verlauf des Teflonimplantates um die Herzkammern.
c Mediastinalhämatom im axialen Schnittbild.

Abb. 23.60 **Kunstherz-implantat.** Gleicher Patienten wie auf Abb. 23.**29** c.

24 Gefäße

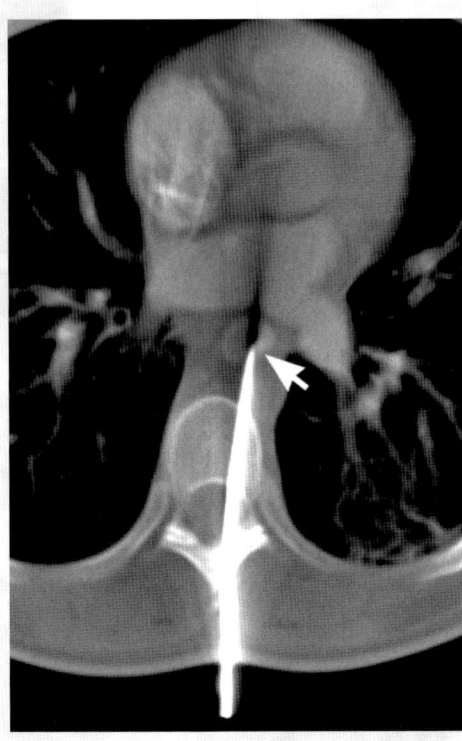

M. Prokop, C. Engelke

Die CT-Angiographie (CTA) hat die Gefäßdarstellung revolutioniert. Mittels einer Einzeilen-CTA können Gefäße ab einem Durchmesser von 0,5 mm dargestellt und ab 1,5 mm diagnostisch beurteilt werden. Die Akquisition eines dreidimensionalen Datenvolumens ermöglicht die Erstellung angiographieähnlicher Bilder, welche die anatomische Orientierung vereinfachen.

Mit der Einführung der Multidetektor-CT wurde eine nahezu isotrope Bildgebung möglich mit diagnostischer Darstellung auch kleinerer Gefäße. Die Multidetektortechnik macht die CTA technisch einfacher und robust: Die Scandauer ist reduziert, die Methode ist weniger anfällig gegen Bewegungsartefakte und die Menge benötigten Kontrastmittels lässt sich für die meisten Indikationen auf ein Minimum von 40–70 ml reduzieren.

Die Vorteile der CTA gegenüber der DSA bestehen in der geringeren Invasivität, den geringeren Kosten, minimierter Strahlenexposition und besserer Toleranz durch den Patienten. Darüber hinaus erlaubt die CTA neben der Beurteilung des Lumens auch die der Gefäßwand sowie eine multiplanare Darstellung der Gefäßanatomie in jedem gewünschten Blickwinkel mit nur einer Datenakquisition. Mit der CTA sind Projektionsrichtungen möglich (z. B. kaudokranial), welche die DSA nicht erreicht. Insofern hat die CTA die intraarterielle DSA als diagnostische Modalität bei vielen Indikationen verdrängt, limitierend ist nach wie vor die geringere Ortsauflösung im Bereich peripherer kleiner Gefäße im Vergleich zur DSA (Tab. 24.1).

Die farbkodierte Dopplersonographie ist der CTA in den Regionen vorzuziehen, die sonographisch gut erreicht werden können, oder wenn Flussmessungen erforderlich werden. Vorteil der Sonographie ist daneben auch die Untersuchungsmöglichkeit am Patientenbett. Die kontrastverstärkte Magnetresonanz-Angiographie (MRA) bietet ähnlich gute Gefäßdarstellungen wie die CTA, die Ortsauflösung ist bei der Multidetektor-CT allerdings besser. Bei jungen Patienten ist die fehlende Strahlenbelastung der MRA – gerade bei Screening-Untersuchungen

oder Kontrollen – von Vorteil. Die Methode ist auch bei Nierenerkrankungen vorzuziehen, da sie weniger nephrotoxisches KM benötigt. Dynamische MRA-Untersuchungen bieten nur in wenigen Fällen zusätzliche therapierelevante Informationen. Flussmessungen im Rahmen der MRT dienen vor allem der Therapieentscheidung. Bei akut lebensbedrohlichen Zuständen, wie einer Aortenaneurysmaruptur oder einer Lungenembolie, ist die CTA Methode der Wahl, da sie schneller und einfacher durchzuführen ist, der Patient besser überwacht werden kann und die Mitarbeit den Patienten weniger fordert.

Tab. 24.1 Indikationen zur Gefäßdarstellung mittels CT

CT-Angiographie (CTA)	
Aorta	alle Läsionen, welche die Aorta oder ihre Wand betreffen: Anomalien des Aortenbogens, Aortenisthmusstenose, Aneurysmen, Dissektionen, Stenosen, Okklusionen, Arteriitis, Trauma
Nierenarterien	Verdacht auf Stenose, Vorbereitung zur PTA, Vorbereitung von Lebendspendern
Leberarterien	präoperative Gefäßanatomie; Nachweis von Stenosen oder Verschlüssen nach Lebertransplantation
Mesenterialarterien	chronische Ischämie, akute Ischämie (Multidetektor-CTA), Aneurysmen
A. carotis	Verdacht auf Stenose, Aneurysmen, Dissektionen
Periphere Gefäße	periphere arterielle Verschlusskrankheit bei Nichtdiabetikern
A. pulmonalis	Lungenembolie, AV-Malformation, Arteriitis, chronische thromb-embolische pulmonale Hypertension, kongenitale Anomalien
V. cava, Pfortader	Ausschluss Thrombose, Tumorinvasion (unklare sonographische Befunde)
Postoperativ	Komplikationen: Blutung, Infektion, Bypass-Thrombose, Anastomosenaneurysma

Anatomie

Die Anatomie des Gefäßsystems ist von angiographischen Untersuchungen her vertraut. Die Schnittbildanatomie erlaubt jedoch, Gefäße bis zu ihrem Zielorgan zu verfolgen und in Beziehung zu ihren Umgebungsstrukturen zu setzen. Eine Übersicht über die normalen Gefäßkaliber gibt Tab. 24.**2**.

Tab. 24.2 ···⟩ *Normaldurchmesser großer Gefäße*

Truncus pulmonalis	22 – 35 mm
Rechte A. pulmonalis	20 – 23 mm
Linke A. pulmonalis	18 – 21 mm
Lungenvenen	14 – 16 mm
Aortenwurzel	30 – 38 mm
Distale Aorta ascendens	28 – 36 mm
Proximale Aorta descendens	24 – 28 mm
Distale Aorta descendens	22 – 26 mm
Suprarenale abdominelle Aorta	20 – 25 mm
Infrarenale abdominelle Aorta	18 – 23 mm
Truncus coeliacus	5 – 10 mm
A. mesenterica superior	5 – 10 mm
Nierenarterien	5 – 9 mm
V. cava inferior	22 – 28 mm

Pulmonalgefäße

Der Truncus pulmonalis teilt sich Y-förmig in linke und rechte Pulmonalarterie. Der Durchmesser des Truncus pulmonalis sollte den der Aorta ascendens nicht überschreiten, die Durchmesser der Pulmonalarterien sollten unterhalb des Querschnitts der Aorta descendens liegen. Die Pulmonalarterien verjüngen sich gleichmäßig in Richtung Peripherie. Die Segmentarterien teilen sich sukzessive in je zwei Subsegmentarterien – einzige Ausnahme bildet das Segment 6, aus dem drei Subsegmentarterien entstehen. Es existieren allerdings vielfältige Varianten dieses Teilungsmusters mit bis zu 4 Ästen und gelegentlich auch schmalen Einzelästen aus einer Segmentarterie.

Beidseits verlaufen je zwei Pulmonalvenen, die in den linken Vorhof drainieren. Die Oberlappenvenen liegen in ihren zentralen Abschnitten unmittelbar ventral der Pulmonalarterien, die Unterlappenvenen verlaufen medial der Arterien (Abb. 24.**1**). Die vielfältigen Varianten der Pulmonalvenen sind bei der Planung von Elektroablationen von Bedeutung, da der Durchmesser der venösen Gefäße individuell variiert und aberrierende Gefäße in der retrograden Angiographie schlecht darstellbar sind. Wenn die das Segment 6 drainierende Vene dorsal des Oberlappenbronchus und Bronchus intermedius verläuft, kann sie im Nativscan einen pathologischen bronchopulmonalen Lymphknoten simulieren. Diese Vene erreicht den linken Vorhof direkt von kranial.

Intrapulmonal verlaufen die Pulmonalarterien parallel zu den Bronchien, wodurch sie von den Pulmonalvenen differenziert werden können.

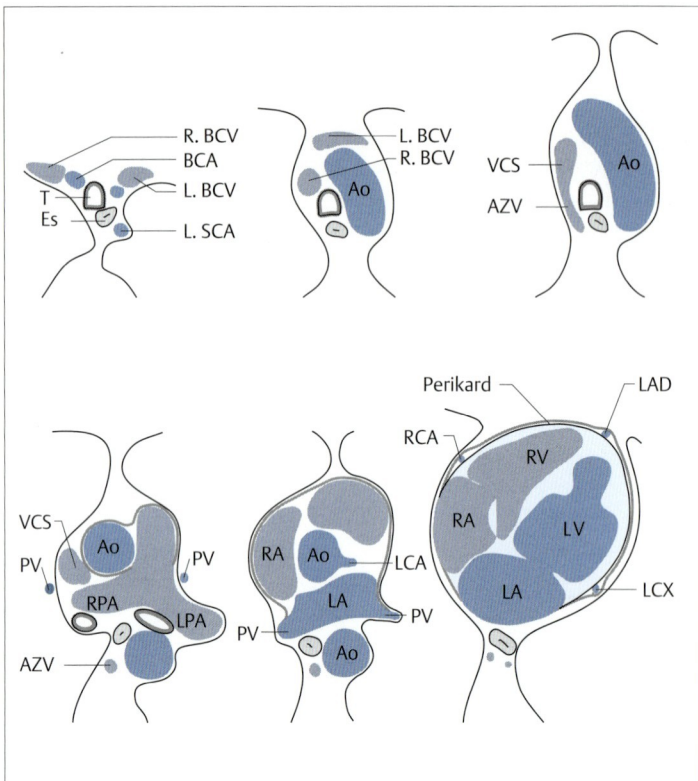

Abb. 24.1 **Schnittbild-anatomie der Mediastinal-gefäße.**

BCA/BCV	A. und V. brachiocephalica
SCA	A. subclavia
Ao	Aorta
RA/LA	rechter/linker Vorhof
RVOT	rechtsventrikulärer Ausflusstrakt
RV/LV	rechter/linker Ventrikel
RCA/LCA	rechte/linke Koronararterie
LCX	Ramus circumflexus
LAD	Ramus inter-ventricularis anterior
Es	Ösophagus
T	Trachea
AZV	V. azygos
PV	V. pulmonalis

Aorta

Die *Aortenwurzel* (Bulbus aortae) ist ellipsoid erweitert und enthält – den Klappentaschen entsprechend – drei Ausbuchtungen (Sinus aortae). Die Pulsation führt zu charakteristischen halbmondförmigen Doppelkonturen oder Dichteunterschieden in der Aorta ascendens, die nicht mit einer Aortendissektion verwechselt werden dürfen (vgl. Abb. 24.**5**).

Der *Aortenbogen* bezeichnet in der Regel den Abschnitt vom Ursprung des Truncus brachiocephalicus bis nach dem Abgang der A. subclavia sinistra. Eine elongierte Aorta bei älteren Patienten oder Aneurysmen der Aorta descendens verlagern den Aortenbogen nach ventral. Die Scheitelkrümmung der Aorta thoracica entspricht in diesen Fällen nicht dem Aortenbogen, sondern der proximalen Aorta descendens („Aortenbuckel" oder „aortic hump", vgl. Abb. 24.**46**).

Die *Aorta descendens* besitzt einen deutlich kleineren Durchmesser als die *Aorta ascendens* und ist bis zum Zwerchfell relativ konstant oder verjüngt sich nur minimal. Die *Aorta abdominalis* beginnt distal des Hiatus aorticus und verjüngt sich leicht vom Abgang der infradiaphragmalen Arterien bis zu ihrer Bifurkation.

Seitenäste der Aorta

Der *Truncus brachiocephalicus* ist der erste supraaortale Ast, gefolgt von der linken A. carotis communis und der linken A. subclavia (Abb. 24.**1** u. 24.**2a**). Die zahlreichen Varianten werden später auf S. 915 und 936 beschrieben. Die linke A. subclavia entspringt dabei gewöhnlich am Scheitelpunkt der Aorta. Die *A. subclavia* verläuft beidseits zunächst nach kranial, um außerhalb der Thoraxaper-

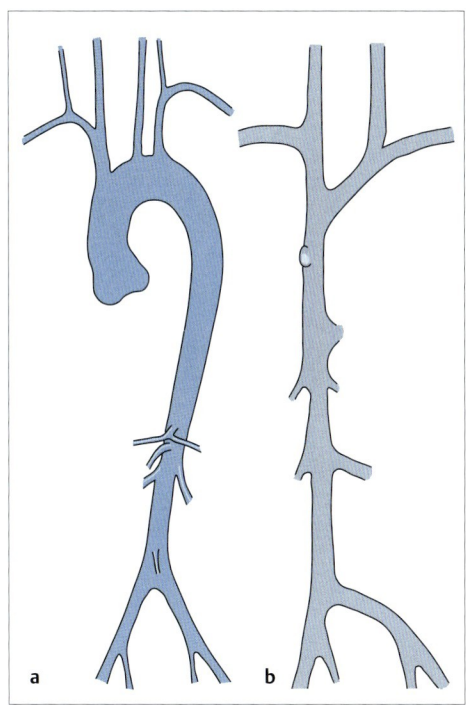

Abb. 24.2 Aorta und venöses System.
Schematische Darstellung von Aorta (**a**) und venösem System (**b**) in Thorax und Abdomen.

tur wieder nach kaudal in Richtung Axilla umzukehren. Die *A. axillaris* bildet ihre weitere Fortsetzung nach kaudal parallel zur Vene, wobei ihre Position etwas von der Armstellung abhängt. Am Scheitelpunkt der A. subclavia entspringt die A. vertebralis.

Geht die linke A. subclavia distal des Aortenscheitels ab, so kann das auf eine Aortenisthmusstenose oder andere Anomalien hinweisen. Die Aa. subclaviae haben eine relativ große Varianzbreite: Die wichtigste ist eine aberrierende rechte A. subclavia, die als letzter Ast aus der Aorta entspringt und dorsal von Trachea und Ösophagus nach rechts zieht (A. lusoria, vgl. Abb. 24.**41**). Die *Karotiden* teilen sich in Höhe des 2.–4. LWK. Bei älteren Patienten ist ein geschlängelter Verlauf der supraaortalen Arterien nicht ungewöhnlich.

Die proximalen Abschnitte der Bronchialarterien, Interkostalarterien, lumbalen Arterien und kleinen aortalen Äste sind selbst mit der Einzeilen-Spiral-CT gut erkennbar (Planung von Interventionen). Mit der Multidetektortechnik sind diese Gefäße bis weit in die Peripherie abzugrenzen, die Darstellung der Bronchialarterien distal der Hauptbronchien gelingt allerdings selten. Eine Dilatation der *Bronchialarte-*

rien (> 2 mm) ist bei der pulmonalen Hypertension oder anderen Zuständen mit abnormer Kollateralisation über die Lungen gegeben. Die *A. spinalis anterior* ist lediglich nach ausreichender intravenöser KM-Applikation in Dünnschicht darstellbar, die DSA ist daher nach wie vor Standard in der Diagnostik der Spinalarterien. Die phrenischen und supraphrenischen Arterien sind mit der Multidetektor-CT in der Regel gut zu erkennen, ebenso die *A. testicularis bzw. ovarica* parallel zu den Ureteren, sofern ausreichend KM injiziert wurde. Letztere gehen gewöhnlich unmittelbar von der Aorta ab, anatomische Varianten mit Abgängen aus der linken bzw. rechten A. renalis sind zur Vorbereitung von Lebendnierenspenden bedeutsam.

Truncus coeliacus und *A. mesenterica superior* sind in der Einzelzeilen- und Multidetektor-CT unschwer als einzelne Gefäße erkennbar. Die Aufzweigung des Truncus in die Milz- und Leberarterie zeigt eine typische schwalbenschwanzartige Konfiguration. Unmittelbar an der Teilungsstelle zieht die A. gastrica sinistra nach kranial. Ein absteigender präaortaler Verlauf des Truncus ist nicht selten mit einer querovalen Stenose vergesellschaftet, die durch unmittelbar ventral gelegene Anteile des Diaphragmas verursacht wird (vgl. Abb. 24.**80**). Anatomische Varianten der Oberbaucharterien finden sich bei etwa 50 % der Patienten (vgl. S. 942). Die verschiedenen Äste der A. mesenterica superior und des Truncus coeliacus lassen sich mit der Multidetektortechnik relativ detailliert beurteilen (Abb. 24.**3**).

Die *Nierenarterien* entspringen im Regelfall knapp kaudal des Ursprungs der A. mesenterica superior in Höhe des 1. und 2. LWK. In ca. 20 % besteht eine renale Mehrgefäßversorgung. Die *A. mesenterica inferior* entspringt ventral oder links anterolateral aus der Aorta in Höhe des 3. oder 4. LWK. Die *Aortenbifurkation* liegt etwa in Höhe des Intervertebralraumes LWK 4/5. Geschlängelt verlaufende Iliakalarterien können im axialen Schnittbild mehrfach angeschnitten sein. Die verschiedenen Iliaca-interna-Äste kommen am besten in 3D-Darstellungen zum Vorschein, wobei sehr kleine Äste wie die A. uterina oder pudenda zu schmal sind zum Nachweis morphologischer Veränderungen. Die Gefäße von Armen und Beinen sind gut mittels volumenrekonstruierter Bilder, wie Maximum-Intensity-Projektionen (MIP) nach virtueller Knochenentfernung darstellbar. Die dadurch DSA-ähnlich erscheinende Morphologie ist für die diagnostische Beurteilung durchaus verwertbar.

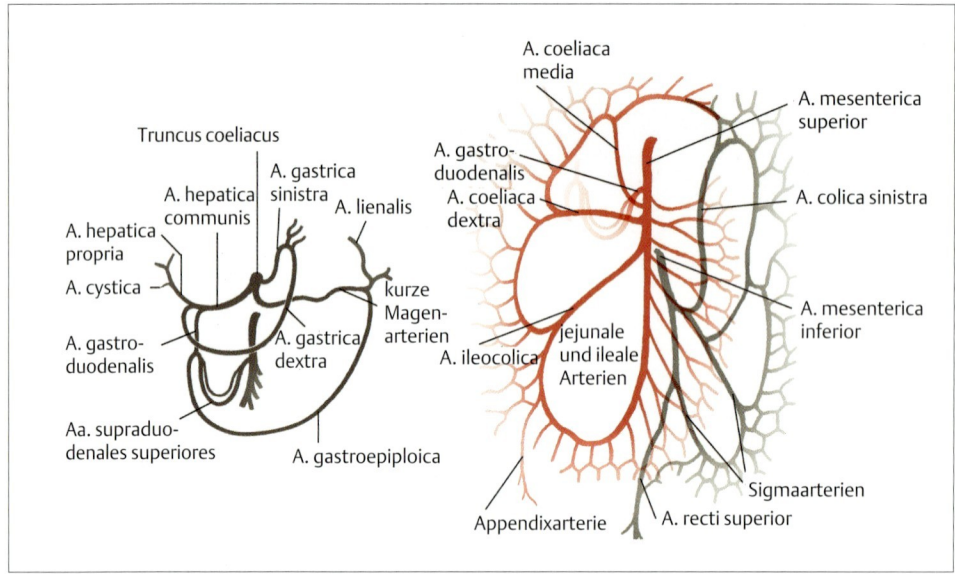

Abb. 24.3 Normalanatomie der zöliakalen und mesenterialen Arterien.

Körpervenen

Die rechte V. jugularis, V. brachiocephalica dextra und die V. cava superior (VCS) bilden eine Achse senkrecht zur Scanebene (Abb. 24.**2 b**). Die V. brachiocephalica sinistra zieht ventral über den Aortenbogen in die V. cava. Eine retroaortale Variante darf nicht mit Lymphknoten verwechselt werden.

Das *Azygos-/Hemiazygos-System* bildet einen Kollateralweg bei Verschluss der V. cava inferior. Der Durchmesser der beidseits der Aorta gelegenen Venen kann stark schwanken, jedoch sind Kaliberänderungen auf benachbarten Schichten harmonisch (Differenzialdiagnose: paraösophageale Lymphknoten). Es finden sich meist ausgedehnte Verbindungen zu den spinalen venösen Plexus und kleine Äste zur (linken) Nierenvene. Die Mündung der V. azygos in die VCS liegt oberhalb des rechten Hauptbronchus. Bei einem Lobus venae azygos findet sich ein charakteristischer Verlauf der Vene durch den rechten Oberlappen. Die Interkostalvenen Th1 bis Th4 drainieren in die rechte und linke obere Interkostalvene, die selbst wiederum rechts in die V. azygos, links in die V. hemiazygos oder – den Aortenbogen überkreuzend – in die linke V. brachiocephalica mündet (sog. „Aortennippel" im Thoraxübersichtsbild). Im Niveau des Abdomens verzweigen sich V. azygos und V. hemiazygos in ein Netzwerk lumbaler und spinaler Venen.

Die *V. cava inferior* (VCI) zieht annähernd zentral durch das rechte Hemidiaphragma. Im intrahepatischen Verlauf wird sie durch rechten Leberlappen und Lobus caudatus triangulär bis lanzettartig verformt. Neben den drei Hauptlebervenen (rechte/mittlere/linke Lebervene) gibt es eine Vielzahl akzessorischer Venen, von denen eine zwischen den Lebersegmenten 5 und 6 direkt in die VCI mündende Vene bei atypischer Leberresektion von Bedeutung sein kann. Die Venen des Lobus caudatus sind klein und münden direkt in die VCI (dies erklärt die Hypertrophie des Lobus caudatus beim Budd-Chiari-Syndrom).

Die *Nierenvenen* münden etwa in Höhe des 1. LWK in die VCI, wobei die linke Nierenvene die Aorta ventral überkreuzt. Eine retroaortale linke Nierenvene zieht schräg nach kaudal und tritt in bis zu 2,5% allein, in bis zu 9% dupliziert als prä- und retroaortale Nierenvene auf. Aufgrund der frühen Kontrastierung der Nierenvenen kann es im Mündungsbereich in die VCI zu Pseudothrombus-Artefakten kommen. In frühen Scanphasen findet sich ein starker Kontrastabfall kaudal der Nierenvenen. Von der linken Nierenvene ziehen kleine Kollateralen zum lumbalen Venensystem und via adrenale Venen zum Splanchnikussystem. Die Darstellung dieser Kollateralen ist bei einem Verschluss der VCI oder der portalen Hypertension signifikant.

Die Konfluens der *Beckenvenen* liegt knapp kaudal der Aortenbifurkation. Die linke Beckenvene unterkreuzt die Iliakalarterien und besitzt in diesem

Bereich einen stark längsovalen Querschnitt. Im Becken verlaufen die Venen immer dorsal der Arterien. Die anatomische Kenntnis der Bifurkationsregion ist wichtig für das Lymphknotenstaging, da die Beckenvenen beim zu frühen Start des Scans noch nicht kontrastiert sind und pathologische Lymphknoten in Spätphasen Kontrastmittel aufgenommen haben können. Die für das Tumorstaging häufig genutzten Scans in der portalvenösen Phase können Pseudothrombus-Artefakte in der venösen Bifurkation aufweisen. Ursache ist die zeitlich unterschiedliche Kontrastierung der die proximalen und distalen Beckenabschnitte und untere Extremität drainierenden Venen: Die V. iliaca interna und V. profunda femoris kontrastieren sich früher als die V. iliaca externa oder V. femoralis superficialis.

Portalvenensystem

Die *V. portae* entsteht aus der Konfluens der V. mesenterica superior und V. lienalis. Die V. portae teilt sich im Leberhilus in einen rechten und linken Hauptast (vgl. Abb. 11.**1**). Die linke Portalvene biegt in ihrem Endabschnitt kurzstreckig in dorsoventrale Richtung um und definiert in diesem Bereich die Grenze zwischen dem lateralen linken Leberlappen (Segmente 2/3) und Segment 4. Die rechte Portalvene wiederum spaltet sich in einen anterioren Ast, der die Lebersegmente 5 und 8, und einen posterioren Ast, der die Segmente 6 und 7 perfundiert. Vielfältige Varianten, insbesondere der Aufteilung der rechtsseitigen Portaläste, sind möglich. Einige dieser Varianten, wie die Trifurkation der V. portae oder ein aus dem anterioren Ast der rechten Pfortader abgehendes linkes Segment sind von chirurgischer Bedeutung.

Die *V. mesenterica inferior* verläuft im kleinen Becken und Unterbauch parallel zur A. mesenterica inferior, zieht dann ventral der linken Nierenvene nach kranial, um mehrere Zentimeter proximal des Venenkonfluens in die V. lienalis zu münden. Es gibt eine Reihe von Kollateralen zur systemischen Zirkulation: gastroösophageale und anorektale Venen, paraumbilikale Venen und retroperitoneale Venen (Leberkapsel, Ductus choledochus, Lig. splenorenale, Omentum und Abdomenwand, mesenterikoovariell). Der Durchmesser der Pfortader sollte 13 mm, der von V. mesenterica superior und V. lienalis 10 mm nicht überschreiten (außer bei portaler Hypertension).

Untersuchungstechnik

Die CTA basiert auf einer Spiraltechnik mit dünnen Schichten und optimalem Timing der KM-Injektion.

Um am Einzeilen-CT eine bestmögliche Auflösung in der z-Achse zu erreichen, sollten alle Scanparameter auf die minimal mögliche effektive Schichtdicke abgestimmt sein. Mit der Multidetektor-CT und ihrer nahezu isotropen Bildgebung ist die Auflösung in der z-Achse kein Problem mehr, hier wird eher das bei dünner Kollimation verringerte Detektorsignal und das resultierende Signal-zu-Rausch-Verhältnis zum Problem. In Abhängigkeit von der Scanlänge und dem Umfang des Patienten reicht eine Schichtdicke von 1–3 mm aus. Engere Schichten sind technisch möglich, bei Körperanwendungen aufgrund der hohen Dosen aber zu vermeiden. Grundsätzlich wird die Technik der CTA mit Multidetektorsystemen einfacher und robust.

Das Kontrastmittelprotokoll sollte für einen genügend hohen Kontrast und eine ausreichend lange Kontrastierung individuell angepasst werden (vgl. Abb. 24.**6** und 24.**7**). Das Vorgehen ergibt sich wie folgt (Empfehlungen für die Untersuchungsprotokolle sind in Tab. 24.**3** zusammengefasst):

- (Diskontinuierlicher) Nativscan bei Blutungsverdacht oder intramuralem Hämatom.
- Festlegung der Scanlänge anhand des Topogramms und ggf. orientierende Nativschnitte (niedrige Dosis).
- Testbolus zur Bestimmung des Startdelays D. Auf den Testbolus kann verzichtet werden, wenn eine automatische Bolustriggerung verfügbar ist,

d.h. der Scan automatisch nach Anfluten des KM startet.

- Festlegung der Scanparameter in Abhängigkeit von Scanlänge und Scandauer.
- Festlegung des Kontrastmittelprotokolls in Abhängigkeit vom Körpergewicht des Patienten

(< 2,5 mg Jod/kg Körpergewicht) und unter Berücksichtigung von Nierenfunktionsstörungen.

- Bildauswertung interaktiv an der Workstation, Rekonstruktion von Maximum-Intensity-Projektionen (MIP), Oberflächenschattierungen (SSD) oder Volumenrekonstruktionen (VRT).

Tab. 24.3 ⋯▷ *Empfohlene Untersuchungsparameter*

Allgemein						
Vorbereitung	nicht erforderlich					
Orales KM	nicht erforderlich oder negatives KM (Wasser oder Mannitlösung)					
Lagerung	Rückenlage mit Elevation der Arme (Standard) Karotis: Arme parallel zum Körper					
Scanbereich	so kurz wie möglich, in Abhängigkeit von der Fragestellung					
Atemphase	Inspiration (Standard) flache Atmung (dyspnoische Patienten oder schlechte Compliance)					
Fensterung	Nativ-CT	W/L=400/40				
	CTA	W/L=500/150 (ggf. anpassen)				

	Scannertyp (Schichten pro Rotation)					
Scanparameter	**1** SC/TF/RI	**4** SC[a]	**16** SC[a]	**64** SC[a]	**axial** SW/RI	**MPR[b]** SW/RI
Nativ	5/10–30↓[c]	2–2,5↓	1,25–2↓	1–1,25↓	5–7,5/5	–
Pulmonalgefäße, Standard	3/5/2↑	1–1,25↑	0,75–1,25↑	0,5–0,625↑	1–1,25/0,7	–
Pulmonalgefäße, Dyspnoe	3/5/2↑	2–2,5↑	1–2↑	0,5–0,625↑	1–3/1–2	–
Thorakale Aorta	3/3↑	2–2,5↑	1–1,5↑	0,5–0,625↑	4/3	3/3 parasag
Abdominelle Aorta	3/5/2↓	2–2,5↓	1–1,5↓	0,5–0,625↓	4/3	3/3 cor
Thorakoabdominelle Aorta	3/5/2↓	2–2,5↓	1–1,5↓	0,5–0,625↓	4/3	3/3
A. carotis	5/10/3↓	1–1,25↓	0,5–1,25↑	0,5–0,625↑	3/3	2/2 CPR
Nierenarterien, Stenose	1/3/1↓[d]	1–1,25↓	0,5–1,25↓	0,5–0,625↓	2/2	2/2 CPR
Nierenarterien, Spender	3/5/2↓	1–1,25↓	0,5–1,25↓	0,5–0,625↓	3/3	3/3 cor
Leberarterien	2/3/1↓	1–1,25↓	0,5–1,25↓	0,5–0,625↓	3/3	3/3 cor
Mesenterialarterien	3/5/2↓	1–1,25↓	0,5–1,25↓	0,5–0,625↓	3/3	3/3 cor
Untere Extremität	3/5/2↓	2–2,5↓	0,5–1,25↓	0,5–0,625↓	3/3	2/2 CPR
Venen der unteren Extremität	5/20–15/10↑	2–2,5↑	1–1,5↑	1–1,25↑	5/5	–
Pfortader	3/5/2↓	2–2,5↓	1–1,5↓	0,5–0,625↓	4/3	3/3 cor
V. cava superior	3/5/2↓	1–1,25↑	1–1,5↑	0,5–0,625↑	4/3	3/3 cor
V. cava inferior	5/8/2↓	2–2,5↓	1–1,5↓	0,5–0,625↓	4/3	3/3 cor

Kontrastinjektion[d]	**Scandauer**	**monophasisch** V+N/F/D		**biphasisch** V_1/F_1+V_2/F_2/D[e]	
Arterielle CTA	5 s	70+50/6/10A		–	
	10 s	70+50/6/8A		–	
	20 s	100+50/5/5A		50/5+30/3/8A	
	30 s	150+50/5/5A		50/5+60/3/5A	
	40 s	150+50/4/5A		50/5+90/3/5A	

Tab. 24.3 ⸱⸱⸱➔ *Fortsetzung*

Kontrastmittelinjektion[d]	Scandauer	monophasisch	biphasisch
Pulmonale CTA [f]	5 s	40+20/4/5P	–
	10 s	60+40/4/5P	–
	20 s	80+50/4/5P	40/4+30/3/5P
	30 s	120+50/3/20	40/4+60/3/5P
Portalvenöse CTA		120+60/5/30A	–
CT-Phlebographie			
direkte Kontrastierung		60:90/5/15 [g]	–
indirekte Kontrastierung (Thorax, Abdomen)		120+60/2/150	–
indirekte Kontrastierung (Beine bei Lungenembolie)		–/–/3 min [h]	

SC = Schichtkollimation (mm), TF = Tischvorschub (mm/Rotation), RI = Rekonstruktionsinkrement (mm), ↑↓ = Scanrichtung
SW = effektive Schichtdicke (mm), MPR = multiplanare Reformation, axial = axiale Schichtung, cor = coronal,
V = KM-Volumen (ml), N = NaCl-Volumen (ml), F = Flussrate (ml/s), D = Startdelay (s). KM-Konzentration = 300 mg Jod/ml
[a] Pitch P = TF/(N × SC): ca. 1,5 (4 Schichten); 1,2 – 1,5 (16 Schichten); 0,9 – 1,2 (64 Schichten);
[b] MPR aus dem sekundären Rohdatensatz mit SW/RI = 1 – 1,5/0,7 oder 0,5 – 0,8/0,5; MIP/VRT für Übersichtsdarstellung;
  bei Stenoseverdacht in axialen Schichten CPR, MIP oder VRT
[c] sequenzielle CT
[d] Bolustriggerung, Startdelay nach Erreichen eines Kontrastanstiegs von 100 HE in der Triggerregion (A = Aorta,
  P = A. pulmonalis)
[e] Biphasische Injektion: 50 ml KM mit 5 ml/s, gefolgt von 30 – 90 ml KM mit 3 ml/s; zusätzlich 30 ml NaCl-Bolus mit
  3 ml/s optional
[f] wähle niedrigere Röhrenspannung (80 – 100 kV, abhängig von Patientendurchmesser und Scanner)
[g] Verdünnung 60 ml KM : 90 ml Kochsalzlösung
[h] Scan in Kombination mit den Pulmonalgefäßen, Startdelay 3 min p.i.

Patientenvorbereitung

Der Patient sollte für einige Stunden nüchtern sein, ansonsten sind keine speziellen Vorbereitungen (außer bei eingeschränkter Nierenfunktion oder anderen relativen Kontraindikationen zur KM-Appli-kation, vgl. Kapitel 3, S. 93) nötig. Es sollte kein positives KM oral gegeben werden, besonders dann, wenn die CTA Bestandteil einer komplexen Untersuchung (z.B. der Leber) ist.

Aufnahmetechnik

Nativscan

Nativuntersuchungen sind nur bei Verdacht auf Blutungen oder intramurale Hämatome einer Aortendissektion indiziert, mitunter ist die Nativdarstellung auch bei der Aortitis hilfreich. Ansonsten erbringen die Nativscans keine zusätzlichen Informationen zu den kontrastverstärkten Bildern der CT-Angiographie. Bei langstreckigen Veränderungen reichen diskontinuierliche Schichten mit dem 1-Zeilen-Scanner (z.B. 5-mm-Schichten alle 20 mm) oder niedrig dosierte dicke Schichten am Multidetektor-CT (z.B. 4 × 5 mm Detektorkonfiguration, 7 – 10 mm Schichtdicke) aus.

Selten ist der Nativscan zur Bestimmung des Untersuchungsbereichs erforderlich. Am Einzeilen-Scanner erfordern lange Scanabschnitte dickere Kollimationen mit verminderter Ortsauflösung oder längere Scanzeiten mit entsprechend erhöhter KM-Menge und der Gefahr von Bewegungsartefakten, so dass es z.B. durchaus sinnvoll ist, vorab zu bestimmen, ob ein Aortenaneurysma sowohl im Thoraxraum als auch im Abdomen besteht oder ob die CTA einer dieser Regionen ausreicht.

Tab. 24.4 ⋯⇢ *Untersuchungsbereich für verschiedene vaskuläre Strukturen*

	Einzeilen-CT	Multidetektor-CT
Karotiden	Schädelbasis bis Jugulum (12 cm)	Vortex oder 2 cm oberhalb Schädelbasis bis Aortenbogen
Pulmonalarterien	Zwerchfell bis Aortenbogen	gesamter Thorax Zwerchfell bis Aortenbogen (bei Dyspnoe)
Thorakale Aorta	unterhab Aortenwurzel bis oberhalb Aortenbogen (einschließlich Truncus brachiocephalicus)	gesamter Thorax
Abdominelle Aorta	oberhalb Truncus coeliacus bis Iliakabifurkation oder Leiste	oberhalb Truncus coeliacus (BWK 10/11) bis Leiste

Scanlänge

Am Multidetektor-CT ist die Scanlänge kein limitierender Faktor, bei der Einzeilen-CTA beeinflusst sie jedoch die Ortsauflösung. Grundsätzlich erlaubt die Einschränkung des Scanbereichs eine dünnere Schichtkollimation und bessere Ortsauflösung mit geringeren Bewegungsartefakten, geringerer KM-Menge und reduzierter Dosis. Für die meisten Gefäße lässt sich die kraniokaudale Ausdehnung des Scans am Übersichtstopogramm ablesen (Tab. 24.4).

Scandauer und Atemanhaltemanöver

Die CT-Angiographie erfolgt in einem einzigen Atemanhaltemanöver. Generell sollte die Dauer nicht über 30 s liegen. Es ist mitunter hilfreich, den Patienten vor dem Scan aufzufordern, moderat zu hyperventilieren. Natürlich ist die ausreichende Information und Instruktion des Patienten über die Wichtigkeit des Atemanhaltens während der CTA Grundvoraussetzung. Im Zweifelsfall sollte vorab ein Atemanhaltetest durchgeführt und die Bauchbewegung beobachtet werden. Besonders ausgeprägte Artefakte entstehen, wenn der Patient das Zwerchfell während der Atemanhaltephase entspannt oder es am Ende des Scans zu unwillkürlichen Bauchbewegungen kommt. Die Bilder während der Testbolusserie sind ein guter Indikator für die Mitarbeit des Patienten.

Kann der Patient die Luft nicht lange genug anhalten, so ist die Scandauer zu reduzieren. Dies ist bei den meisten Notfallindikationen der Fall, verschlechtert aber die Auflösung kleinerer Gefäße durch die notwendigerweise dickere Schichtkollimation. Ein Atemanhaltemanöver ist nicht zu erzwingen. Wenn es gar nicht anders geht, sollte der Patient während des Scans flach atmen, die daraus resultierenden moderaten Bewegungsartefakte sind meist tolerabel (häufig der Fall bei der Fragestellung nach Lungenembolie).

Bei einer Einzeilen-CTA darf die Scandauer durchaus bei 40–60 s liegen, wenn zuerst die bewegungsanfälligen Regionen untersucht werden (z. B. Oberbauch). Nach 30 s sollte der Patient für die Darstellung der weniger sensiblen Regionen vorsichtig und flach weiteratmen. Dieses Vorgehen empfiehlt sich bei Dünnschichtkollimationen der Bauchaorta und Nierenarterien.

Am Multidetektorsystem lässt sich die Scandauer für die meisten Indikationen ausreichend reduzieren. Die Mitarbeit des Patienten ist dadurch aber nicht weniger gefordert, plötzliche oder unerwartete Atemkommandos können zu signifikanten Artefakten am Beginn oder Ende der Untersuchung führen.

Scanparameter

Einzeilensystem

Bei den meisten Gefäßuntersuchungen sind Standardparameter ausreichend. Die in Tab. 24.**3** für ein Einzeilensystem mit 1 s Röhrenrotation zusammengestellten Parameter produzieren eine Scandauer von bis zu 50 s. Da die verschiedenen Technologien die Auflösung in der z-Achse und die maximale Scanlänge substanziell beeinflussen, ist immer eine Anpassung an das verfügbare System erforderlich (Tab. 24.**5**). Bei sehr adipösen Patienten reichen die maximalen mAs-Einstellungen mitunter nicht aus, so dass dickere Schichtkollimationen zum Erhalt des Signal-zu-Rausch-Verhältnisses notwendig werden.

Wie in Kapitel 4 (S. 122) aufgeführt, sollte die Schichtkollimation so eng wie möglich und der Pitch im Bereich von 2 gehalten werden. In ausgewählten Fällen ist ein Pitch von 3 möglich (A. carotis oder Lungenarterien mit 1 mm Schichtdicke). Ein 180° Interpolationsalgorithmus und weiche Faltungskerne verbessern die Auflösung in der z-Achse und vermindern das Rauschen.

Für optimale MPR oder 3D-Reformationen sollten die Bilder überlappt rekonstruiert werden (Rekonstruktionsinkrement RI = Schichtdicke SD/2) (Abb. 24.**4**).

2-Zeilen-System

Mit dem 2-Zeilen-System ist die Auflösung in der z-Achse deutlich besser im Vergleich zum Einzeiler. Prinzipiell lässt sich die Kollimation halbieren ohne die Scanlänge zu verändern, meist ist es jedoch ratsamer, die Scanlänge zu kürzen und die Kollimation nur moderat zu mindern (Tab. 24.**3** u. 24.**5**). Dies reduziert Atemartefakte und spart Kontrastmittel.

Ein Pitch von 2 oder gering weniger (P* = 4) ist für die meisten Indikationen mit einem 180° Interpolationsalgorithmus ausreichend. Nur bei sehr adipösen Patienten muss der Pitch mitunter auf 1 herabgesetzt (P* = 2) und die 360° Interpolation verwendet werden, um den Rauschpegel zu mindern. Unter diesen Bedingungen sollten die gleichen Kollimationen wie am Einzeiler verwendet werden. Die Abdeckung in der z-Achse ist beim Pitch von 2 identisch mit der eines Einzeilers, allerdings ist das Signal-zu-Rausch-Verhältnis bei gleicher mAs deutlich besser.

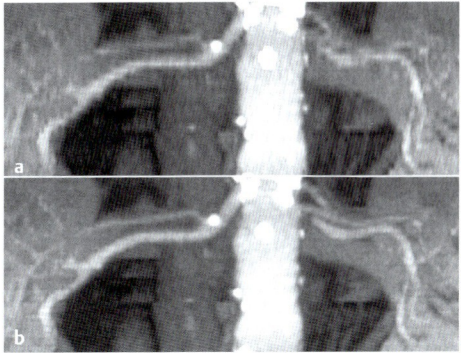

Abb. 24.4 **Einfluss der überlappenden Bildrekonstruktion auf die Qualität der CTA von Nierenarterien.**
Beachte die kleinen z. T. stenosierten Nierenarterien links.
a SC/TF/RI = 2/2/2.
b SC/TF/RI = 2/1/2.

Tab. 24.5 ⋯⋗ *Einfluss der Gerätetechnologie auf Scanlänge, Scandauer und Auflösung in z-Richtung am Beispiel der CTA der thorakalen Aorta*

Detektoren	RT	Interpolation	SC (mm)	TF (mm)	Pitch P	SW (mm)	L (cm)	TI (s)
1	1 s	360 ° LI	10	10	1	12,8	24	25
1	1 s	180 ° LI	5	10	2	6,4	24	24
1	1 s	180 ° LI	4	8	2	5,1	24	30
1	0,75 s	180 ° LI	3	6	2	3,8	24	30
2	1 s	180 ° LI	2	8	2	2,6	24	30
4	0,5 s	180 ° MLI	1	6	1,5	1,3	30	20
16	0,42 s	Kegelstrahl	0,75	15	1,25	1,0	30	8
64	0,4 s	Kegelstrahl	0,5	35	1,1	0,6	30	4

RT = Rotationszeit, SC = Schichtkollimation, TF = Tischvorschub, SW = Schichtdicke (FWHM), L = Scanlänge, TI = Scandauer

Multidetektorsystem

Am 4-Zeilen-Scanner ist die Anzahl der Scanprotokolle übersichtlich. Nur bei sehr adipösen Patienten muss eine Kollimation von 2,5 mm eingestellt werden. In der Regel werden an Hals, Thorax und Abdomen volumetrische Scans mit einer Kollimation von 4 × 1 mm oder 4 × 1,25 mm erstellt (Tab. 24.**3**). Dies ist besonders zur Darstellung kleiner Gefäße, wie aortaler Seitenäste oder peripherer Lungenarterien, von Vorteil.

Zur Darstellung der Aorta (Thorax, Abdomen oder thorakoabdominal) erlaubt eine schnelle Spirale mit 4 × 2,5 mm (4 × 2 mm bei Toshiba) eine deutliche Reduktion der Scandauer und Ersparnis von KM bei ausreichender Bildgebung. Lediglich bei symptomatischen Patienten oder der Aortendissektion verbessert der Volumenscan die Darstellung der kleinen abdominellen Seitenäste der Aorta, wobei zur gesamten Darstellung der Bauchaorta bei 4 × 1 – 1,25 mm 40 – 50 s selbst bei 4-Zeilen-Scannern mit 0,5 s Rotation notwendig sind.

Der Volumenscan ist bei 8- und 16-Zeilen-Scannern mit Kollimationen von 8 × 1 – 1,25 mm oder 16 × 0,5 – 1,25 mm möglich, wobei sich die Scandauer auf ein Viertel reduziert (für detailliertere Informationen vgl. Kapitel 4 und Tab. 4.**6**). Eine schnelle Spirale mit 8 × 2,5 mm Kollimation und einem Tischvorschub von 26 mm erlaubt die Darstellung des Thorax oder Abdomens in 4 – 8 s, eine Kollimation von 16 × 1,5 mm mit 36 mm Tischvorschub benötigt 3 – 6 s, und bei einer Kollimation von 16 × 2 mm mit 44 mm Tischvorschub sind nur 2 – 5 s erforderlich. Derart ultraschnelle Untersuchungen eignen sich vor allem bei schwerer Dyspnoe und reduzieren das benötigte KM-Volumen, allerdings muss das Zeitregime der KM-Injektion diffiziler betrachtet werden.

Dyspnoische Patienten mit dem Verdacht einer Lungenembolie sollten rasch untersucht werden. Eine 4 × 2,5-mm-Kollimation deckt die zentralen Abschnitte des pulmonalarteriellen Systems von der unteren Hälfte des Zwerchfells bis zum Scheitel des Aortenbogens in 5 s ab. Allgemein sind jedoch nahezu isotrope Bilder für die Lungengefäße zu bevorzugen. Ein gutes Atemanhaltemanöver ist dafür nötig, im Ausnahmefall auch flache Atmung. Die gegenwärtigen 8- und 16-Zeilen-Systeme bedürfen keiner Modifikation ihrer Scanparameter in solchen Situationen.

In Abhängigkeit von der Rotationszeit der Röntgenröhre sind die peripheren Gefäße an modernen 4-Zeilen-Scannern in 40 – 64 s darstellbar (Bauchaorta und untere Extremität = 120 cm). Bei einer Rotationszeit von 0,5 s wird eine nahezu isotrope Bildgebung in 75 – 80 s möglich (N × SC/TF = 4 × 1/8 oder 4 × 1,25/7,5). Die Kontrastierung der Gefäße stellt trotz der langen Scandauer kein Problem dar, da sich die Bolusgeometrie auf dem Weg in die Peripherie weitet. Allerdings ist bei langer Scandauer auch mit einer zunehmenden venösen Überlagerung zu rechnen. Mit 8- und 16-Zeilen-Scannern lässt sich die Scandauer selbst bei höherer Ortsauflösung vierteln. Sofern allerdings zu schnell untersucht wird, kann der Bolus überholt werden, so dass die peripheren Gefäße noch nicht ausreichend kontrastiert sind. Aus diesem Grund empfiehlt es sich manchmal, den Pitch herabzusetzen, um eine Scandauer von 20 – 30 s zu garantieren.

CT-Perfusionsmessung (CTP)

Die Perfusionsmessung ist am CT derzeit nur für das Cerebrum etabliert (s. S. 939), Applikationen für andere Körperabschnitte sind jedoch bereits verfügbar.

Während der Bolusinjektion von KM werden mehrere rasch aufeinander folgende Scans erstellt. Alle Schichten zusammen ergeben eine Zeit-Dichte-Kurve für jedes Pixel im interessierenden Organ. Aus diesem Grund darf das Organ während des Scans keinerlei (Atem-)Bewegung zeigen. Aus der Kurve werden dann verschiedene Perfusionsparameter abgeleitet.

Die Perfusion hängt von der Geschwindigkeit des Blutflusses sowohl durch die großen Sammelgefäße als auch die kapillären Netze ab. Die Perfusionsanalyse geht von einem „First-Pass-Effekt" aus, der voraussetzt, dass KM nicht in das untersuchte Gewebe diffundiert, dort absorbiert oder metabolisiert wird.

Eine einfache Kontrastkurve mit Darstellung des regionalen Blutflusses (RBF) ist zunächst am wenigsten fehleranfällig. Diese unterliegt dem Fick-Prinzip: Die Dichteänderung (C) in einer ROI ist proportional dem Blutfluss mal der Konzentrationsdifferenz des KM in der versorgenden Arterie (C_a) und drainierenden Vene (C_v):

$$dC(t)/dt = RBF \times [C_a(t) - C_v(t)]$$

Am besten funktioniert dieses Modell mit einem Deltaimpuls, d.h. einer suffizienten KM-Menge (50 ml), die in einer möglichst kurzen Zeit anflutet (z.B. über einen 14-G-Katheter mit einer Injektionsgeschwindigkeit von 8–10 ml/s). Da die absolute Konzentration des KM in der Arterie unbekannt ist, kann nur ein relativer Wert für den RBF bestimmt werden. Die Zeit bis zur Spitzenkontrastierung (TTP) ist einfach zu messen.

Dekonvolutionsmodelle berechnen sowohl qualitative als auch quantitative Daten und erlauben geringere Injektionsgeschwindigkeiten (50 ml mit 4–5 ml/s). Sie nutzen die Zeit-Dichte-Kurve der versorgenden Arterie (die naturgemäß im Untersuchungsvolumen abgebildet sein muss) als Input-Funktion zur Dekonvolution der Gewebs-Dichte-Kurve und Bestimmung der Transitzeit (MTT). Das regionale Blutvolumen (RBV) entspricht der Fläche unter der Gewebsdichte-Kurve. Der RBF berechnet sich gemäß RBF = RBV/MTT.

Für beide Techniken verbessert eine 80-kV-Einstellung den Kontrast und verringert die Dosis. Am Gehirn beträgt die Scandauer 45–50 s.

Dosisbedarf

Bei optimaler Gefäßkontrastierung sind höhere Rauschpegel im Vergleich zum Standard CT akzeptabel, da meist breitere Fenstereinstellungen gewählt werden. Gleichzeitig verringert aber die Rekonstruktion dickerer Schichten die Ortsauflösung und damit die Darstellung kleiner Gefäße durch Partialvolumeneffekte. Insofern muss immer ein Kompromiss zwischen Dosisreduktion, Bildrauschen und Gefäßkontrast eingegangen werden. Generell sind für eine nahezu isotrope Bildgebung höhere Strahlungsdosen erforderlich. Beim „Standardpatienten" reicht ein $CTDI_{Vol}$ von 5–6 mGy am Thorax und von 8–15 mGy am Abdomen. Adipöse Patienten mit größerem Umfang bedürfen einer deutlich höheren Exposition.

Am Thorax und bei schlanken Patienten kann durch die Absenkung der kV-Einstellung eine Dosisreduktion erreicht werden, da der Gefäßkontrast bei niedrigerer Strahlungsenergie zunimmt. Bei einer CTA der Pulmonalarterien z.B. erhöht sich die Gefäßdichte bei 100 kV im Vergleich zu 140 kV um

80–100 HE bei identischen Injektionsparametern, der $CTDI_{Vol}$ am Thorax beträgt dann nur noch etwa 60 % des Wertes bei 140 kV, d.h. z.B. 3–4 mGy. Die resultierende effektive Dosis liegt dann bei 1,5–2 mSv. Eine 80-kV-Einstellung bietet sich bei sehr schlanken Patienten und Kindern an. Bei normalen oder adipösen Patienten müssen in solchen Fällen allerdings die mAs unverhältnismäßig erhöht werden, um noch eine ausreichende Durchdringung zu gewährleisten, und sind daher zu vermeiden. Die abdominellen Untersuchungen bedürfen generell einer höheren Dosis. Die kV-Reduktion (auf 90–100 kV) macht hier nur bei sehr schlanken Patienten und Kindern Sinn.

Adaptive Dosismodulationen und z-Achsen-Modulationen sind exzellente Techniken, die eine weitere Dosisreduktion um 10–30 % ermöglichen, und sollten daher so oft wie möglich eingesetzt werden. Für eine identische Bildqualität benötigen 16- bis 64-Zeilen-Scanner 20–30 % weniger Dosis als ein 4-Zeilen-Scanner.

Kontrastmittelinjektion

Die KM-Applikation ist bei der CTA entscheidend für die Bildqualität, wobei es speziell bei Multidetektoranwendungen durch das reduzierte KM-Volumen der besonderen Optimierung bedarf. Ziel ist die komplette Kontrastierung des Gefäßes im gesamten Untersuchungsabschnitt mit möglichst geringer Artefaktüberlagerung. Generell sind zur

Darstellung kleiner Gefäße oder von Gefäßverläufen in der Schichtebene sowie bei höheren Schichtdicken größere KM-Mengen zur ausreichenden Kontrastierung erforderlich.

Bei Untersuchungen, die auf große Gefäße fokussieren (Aorta, Stammvenen des Körpers), oder bei der Darstellung von Gefäßen, die senkrecht zur Scanebene verlaufen (Karotis, Becken und untere Extremität), reicht eine moderate Kontrastierung von etwas über 150 HE. KM-Volumen und Injektionsgeschwindigkeit spielen eine weniger entscheidende Rolle. Letztlich erlaubt aber eine gute Gefäßkontrastierung immer auch eine gewisse Dosisreduktion.

Bei der Frage nach einer Lungenembolie und bei Untersuchungen der Oberbauchgefäße gewinnt die Ortsauflösung mehr an Bedeutung. Gefäße, die parallel zur Scanebene verlaufen, sind darüber hinaus anfälliger gegen Partialvolumeneffekte. Insofern ist in solchen Fällen eine optimale Kontrastierung sehr wichtig. Ähnliche Anforderungen gelten für 3D-Rekonstruktionen, geeignete Untersuchungsprotokolle sind in Tab. 24.**3** zusammengefasst.

Lagerung und venöser Zugang

Bei kubitalem Zugang sollte eine ausreichend weite Kanüle (= 18 G) Verwendung finden, um hohe Injektionsgeschwindigkeiten zu gewährleisten. Der entsprechende Arm sollte gut gestreckt sein und fest aufliegen, um ein Abknicken der Kanüle oder Venenkompressionen zu vermeiden. Für die thorakale CTA ist bevorzugt von rechts kubital zu injizieren, da die rechte V. brachiocephalica fast parallel zur Körperachse verläuft und so weniger Streifenartefakte entstehen.

Empfehlenswert ist bei rechtskubitalem Zugang die Lagerung des rechten Armes am Körper und des linken Armes über dem Kopf. Dadurch werden Kompressionseffekte auf die V. brachiocephalica durch benachbarte Rippen vermieden.

Für Injektionsgeschwindigkeiten über 2 ml/s sind zentrale Venenkatheter in der Regel nicht geeignet, Ausnahmen bilden lediglich die weitlumigen Katheter zur Hämodialyse oder Hämofiltration. Im Zweifelsfall sollten immer die Herstellerhinweise bezüglich maximal möglicher Drücke beachtet werden.

Kontrastmittelvolumen und Injektionsgeschwindigkeit

Ziel der KM-Injektion ist eine ausreichend lange Phase der Gefäßkontrastierung zur Datenakquisition. Die Kontrastierung des arteriellen Gefäßsystems resultiert aus dem Einstrom kubital injizierten Kontrastmittels über den pulmonalen Kreislauf in die Aorta. Insofern nimmt die Gefäßkontrastierung ab, sobald die Injektion abgebrochen wird. Des Weiteren spielen auch Verdünnungseffekte eine Rolle: Patienten mit hohem Herzzeitvolumen zeigen durch die rasche Verdünnung eine deutlich geringere Gefäßkontrastierung als Patienten mit reduzierter Herzleistung, z.B. im Rahmen eines Schocks oder einer Aorteninsuffizienz. Rezirkulationseffekte führen zu einem kontinuierlichen Ansteigen des KM-Plateaus bis zu einer Maximalkontrastierung am Ende des Scans.

Für die meisten Indikationen reicht ein monophasisches Injektionsprotokoll: Injektionsvolumen V, die Injektionsgeschwindigkeit F und das Startdelay D werden der klinischen Fragestellung und Scandauer angepasst (Abb. 24.**5** u. Tab. 24.**3**). Durch einen nachfolgenden Kochsalzbolus lässt sch das KM effektiver nutzen. Biphasische Injektionen oder eine exponentielle Verringerung der Injektionsgeschwindigkeit führen zu einer homogeneren Kontrastierung. Mittels mathematischer Modelle oder einer Testbolusinjektion lässt sich ein definierter Dichteanstieg unabhängig vom Herzzeitvolumen erreichen (s. unten, individuelle Anpassung der KM-Injektion). Für die meisten Standardapplikationen gelten folgende Regeln:

- Ein größeres KM-Volumen verlängert die Dauer der Kontrastierung.
- Durch Rezirkulationseffekte (monophasische Injektion) steigt das „KM-Plateau" im Verlauf der KM-Injektion an.
- Insofern verbessern größere Volumina auch die Kontrastierung.
- Die Maximalkontrastierung ist unmittelbar am Ende der „Plateauphase" erreicht.
- Die Gefäßkontrastierung wird mit zunehmender Jodzufuhr pro Sekunde intensiver.
- Dies lässt sich entweder durch höhere Injektionsgeschwindigkeiten oder stärker konzentriertes KM erreichen.
- Höhere Injektionsgeschwindigkeiten verkürzen die „Plateauphase".
- Die Injektionsgeschwindigkeit sollte bei allen Indikationen, für die ein guter Gefäßkontrast erforderlich ist, 3 ml/s, besser 4 – 5 ml/s betragen.

- Höhere KM-Konzentrationen erhöhen die Viskosität. Das KM sollte vorgewärmt werden (38°C Inkubator).
- Bei höheren KM-Konzentrationen kann sich die Plateauphase verkürzen, wenn kein Kochsalzbolus zum „Auswaschen" des hochviskösen Kontrastmittels aus den peripheren Gefäßen verwendet wird.
- Als Faustregel sollte das KM-Volumen V gleich der Scandauer (s) [+ 5 s] × Flussrate F (ml/s) sein.
- Für eine kürzer Scandauer (= 10 s, Multidetektor-CT) werden höhere Volumina, höhere Injektionsgeschwindigkeiten oder höhere Konzentrationen und ein Kochsalzbolus benötigt.

Für kurze Scanzeiten (unter 15 s) sollte das Startdelay auf 8 s erhöht und die Injektionsdauer um 5 s verlängert werden. Dies erfordert ein um $F \times 5\,s$ höheres KM-Volumen.

Das Risiko eines KM-Extravasates lässt sich verringern durch eine Druckkontrolle am Injektor, der dabei sofort abgeschaltet wird, wenn sich der Druckverlauf plötzlich ändert.

Kochsalzbolus

Das injizierte KM lässt sich besser ausnutzen, wenn unmittelbar nach der KM-Injektion ein Kochsalzbolus mit gleicher Injektionsgeschwindigkeit nachgeschaltet wird. Dadurch wird das restliche KM aus den peripheren Venen schneller „ausgewaschen", was die Plateauphase verlängert. Daneben lassen sich Streifeneffekte des einströmenden Kontrastmittels mildern und der Dichteanstieg in den Gefäßen bei höheren Injektionsgeschwindigkeiten kann verbessert werden. Dies ist besonders bei nur kleinen Injektionsmengen wichtig und daher bei kurzen Multidetektoruntersuchungen essenziell. Als Nebeneffekt reduziert der Kochsalzbolus Hochkontrastartefakte an der V. brachiocephalica oder V. cava, sofern der Scan in kaudokranialer Richtung erfolgt (vgl. Abb. 24.**13**).

An einem Einkammerinjektor muss eine Schichtung hergestellt werden (vgl. Kapitel 3, S. 106). Am schnellsten funktioniert dies bei nach unten gerichteter Spritze: Zuerst wird Kochsalz aufgezogen, danach langsam das KM. Es entsteht zwar keine scharfe Flüssigkeitsgrenze, die Mischzone bleibt jedoch relativ schmal. Diese Prozedur muss vor der nächsten Injektion wiederholt werden.

Die derzeit auf dem Markt befindlichen Doppelkammerinjektoren erleichtern dieses Verfahren wesentlich: Zwischen den Untersuchungen ist keine erneute Füllung notwendig, das Nachfüllen gestaltet sich einfacher. Zusätzlich sind damit multiphasische Injektionsprotokolle möglich. Die KM-Injektion lässt sich weiter optimieren, wenn vor dem KM ein kleiner Kochsalzbolus gespritzt wird: Dies öffnet die punktierte Vene und füllt kleine Kollateralgefäße mit Kochsalz, so dass der Dichteanstieg homogener verläuft.

Derzeit besteht keine Einigkeit über die Menge der zu injizierenden Kochsalzlösung. Aufgrund unserer klinischen Erfahrungen empfehlen wir 40–60 ml. Bei klar definiertem Startdelay muss jede Kochsalzmenge, die im Schlauchsystem verblieben ist, mit berücksichtigt werden. Bei einer Bolustriggerung stellt das kein Problem dar, kann aber bei Testbolusmethoden das Ergebnis beeinflussen.

Startdelay

Speziell bei Notfallpatienten mit vermindertem Herzzeitvolumen ist ein adäquates Zeitregime der KM-Injektion entweder durch Bolustriggerung oder Testbolus essenziell. Ansonsten ist – auch wenn ein korrektes Zeitregime die Qualität der CTA signifikant beeinflusst und Fehler dadurch vermieden werden – eine individuelle Adaptation nicht immer zwingend notwendig.

Testbolusinjektion

10–20 ml eines KM-Testbolus werden schnell per Hand oder über den Injektor (4–5 ml/s) gegeben. Nach einem Delay von 8–12 s werden im Referenzgebiet unmittelbar im Startbereich der Untersuchung mehrere Niedrigdosisscans im 1- bis 2-Sekunden-Abstand (je nach erwartetem Startdelay) gefahren. Eine Einstellung von 80 oder 100 kV ver-

Tab. 24.6 ⤑ Testbolus und Bolustriggerung

Testbolus	
Referenzregion	Aorta descendens, Höhe Pulmonalisbifurkation (Thorax) Aorta, Höhe L1/L2 (Abdomen)
KM-Injektion	V/F/D = 10/5/8 – 12
Scanprotokoll	5 mm Schichtdicke, minimale Dosis, Scans alle 1 – 4 s, Dauer der Sequenz 50 s, Scanfolge nach KM-Ankunft abbrechen
Startdelay	berechnet aus dem Zeitintervall Δt vom Start der Injektion bis zur maximalen Kontrastierung der Struktur $D = \Delta t \times 1{,}2$[a]
Bolustriggerung	
Referenzregion	Aorta descendens, Höhe Pulmonalisbifurkation (Thorax) Aorta, Höhe L1/L2 (Abdomen)
KM-Injektion	keine extra Testinjektion, Injektion entsprechend Tab. 24.**3**
Scanprotokoll	Schichtdicke identisch zur Spirale, minimale Dosis, Scans alle 1 – 2 s
Startdelay	Scan beginnt 5 – 10 s[a] nach Dichteanstieg um 100 HE[a]

[a] 5 s für lange Scandauer (20 – 30 s), 8 – 10 s für kurze Scandauer (5 – 10 s)

mindert dabei die Dosis und verbessert die Kontrastierung bei diesen Testscans.

Der Zeitabstand Δt zwischen dem Beginn der KM-Injektion und dem Scan mit maximaler Kontrastierung innerhalb einer interessierenden Region (z.B. Aorta) entspricht dem Startdelay. Da für die CTA selbst allerdings höhere KM-Mengen gespritzt werden, empfiehlt es sich erfahrungsgemäß, diesen Zeitraum um 10 – 20% zu verlängern (Tab. 24.**6**).

Bolustriggerung

Die Bolustriggerung (syn. Bolus-Tracking) ist im Vergleich zum Testbolus die elegantere Methode, da in diesem Fall der KM-Bolus selbst den Start des Scans bestimmt. Derartige Lösungen sind an den meisten modernen Scannern verfügbar: In einer adäquaten Tischposition (Triggerregion) wird ein dosisreduzierter Scan erstellt, eine Trigger-ROI definiert das Gefäß, in dem die Kontrastierung gemessen werden soll. Sobald ein ausreichender Dichteanstieg erreicht ist (visuell oder durch Festlegen eines Schwellenwertes), fährt der Tisch zum Startpunkt und der Scan beginnt.

Einige Systeme bieten eine kontinuierliche fluoroskopische Kontrolle des Dichteanstiegs an. Aufgrund der relativ hohen Dosis sollte ein derartiges Verfahren vermieden und durch Monitorscans alle 1 – 2 s ersetzt werden. Zusätzlich ist ein geräteabhängiges Delay zwischen dem Erreichen des Schwellenwert und dem Start der Spirale einzukalkulieren, so dass es mitunter sinnvoll ist, die Schwelle relativ niedrig anzusetzen oder die Triggerregion oberhalb des Scanbereichs zu definieren. Zum Beispiel ist es nicht unüblich, die Triggerregion für eine Thoraxuntersuchung in die Aorta ascendens oder für eine CTA des Abdomens in die Aorta descendens zu legen. Des Weiteren ist eine Zeit für die Patienteninstruktion (Atemkommando) einzukalkulieren, so dass der Zeitraum zwischen Erreichen des Schwellenwertes und Beginn der Spiralakquisition nicht zu kurz sein darf (4 – 5 s).

Bei den schnellen 8- und 16-Zeilen-Scannern ist die Scandauer derart kurz, dass zum Erreichen der relativen Spitzenkontrastierung eine relative Zeitverzögerung eingebaut werden muss. Insofern ist entweder grundsätzlich ein höherer Schwellenwert oder ein längeres Startdelay nach Erreichen des Schwellenwertes anzusetzen (Abb. 24.**5**).

An einigen Systemen ist die Korrektur der ROI während der Monitorscans möglich. Wenn sich die Platzierung der ROI als schwierig erweist, sollte der Scan visuell gestartet werden, sobald das KM die Zielregion erreicht.

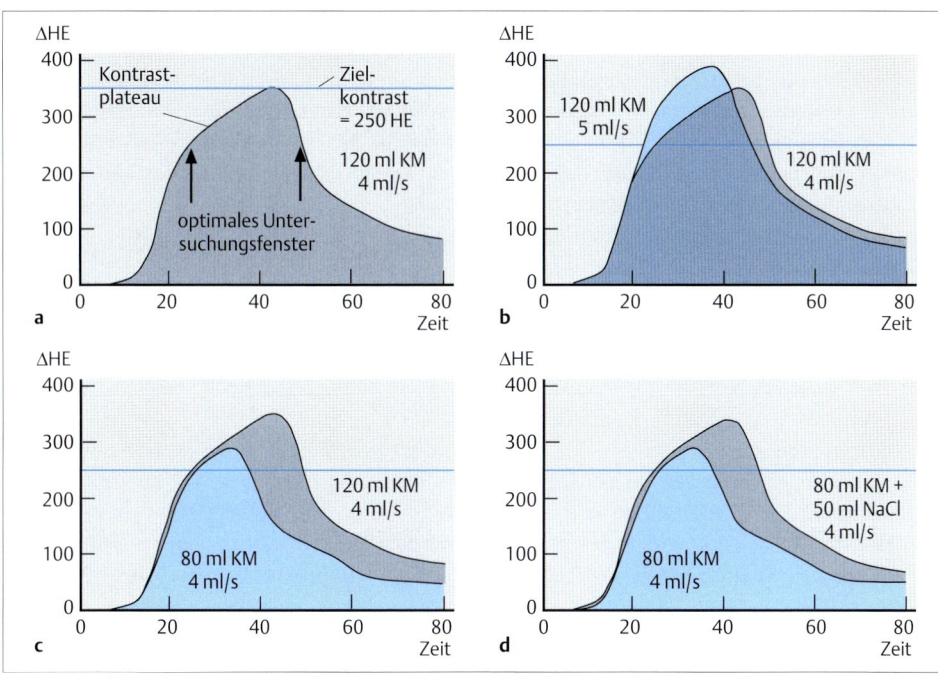

Abb. 24.5 **Effekt des KM-Injektionsprotokolls auf die Gefäßkontrastierung** (simulierte Daten, vgl. auch Abb. 3.**3**).

a Mit monophasischer Injektion nimmt die Kontrastierung durch die Rezirkulationseffekte im Zeitverlauf zu. Die optimale Zeitspanne für den Scan (Zeitfenster) entspricht dem Dichteanstieg über dem vorgewählten Minimalwert.

b Mit schnellerer Injektionsgeschwindigkeit erhöht sich die Maximalkontrastierung, das Zeitfenster ist aber verkürzt.

c Mit reduziertem KM-Volumen (z. B. bei kurzer Scandauer an 16-Zeilen-Scannern) wird nur eine kurzzeitige Maximalkontrastierung erreicht, die geringer ist als bei Verwendung größerer Volumina.

d Ein nachgeschalteter Kochsalzbolus hat den gleichen Effekt wie die Erhöhung des KM-Volumens.

Venendarstellung

Die Venendarstellung erfolgt entweder durch direkte Kontrastierung oder während der Rezirkulationsphase. In beiden Fällen ist die Bestimmung eines individuellen Startdelays nicht notwendig.

Bei einer direkten Darstellung sollte das KM 1 : 5 verdünnt werden, um Hochkontrastartefakte zu vermeiden. Ein Startdelay von 10 s ist in solchen Fällen meist ausreichend (vgl. Abb. 24.**89**).

In der Rezirkulationsphase besteht ein relatives Gleichgewicht zwischen der venösen und der arteriellen Kontrastierung. Das optimale Startdelay liegt für die V. cava superior bei 40 – 60 s, für die V. cava inferior bei 100 s und für die untere Extremität bei 120 s. Letzteres ist wichtig bei der Kombination einer pulmonalen CTA mit einer peripheren Venendarstellung (CT-Phlebographie). In diesem speziellen Fall sollte nach Abschluss der Lungendarstellung eine Pause von 2 – 3 min eingelegt werden. Der nachfolgende venöse Scan startet dann von der Peripherie nach zentral bis zum Abdomen (vgl. Abb. 24.**87 d**).

Individuelle Anpassung der Kontrastmittelinjektion

Idealerweise produziert die KM-Injektion eine definierte und konstant hohe Kontrastierung im gesamten Verlauf der Datenakquisition. Gegenwärtig gibt es zwei Verfahren, die diesem Ziel recht nahe kommen (vgl. auch Kapitel 3, S. 109). Statt einer monophasischen Injektion variieren beide Methoden die Injektionsgeschwindigkeit zeitabhängig und reproduzieren damit die gewünschte Dichtekurve („Bolus-Shaping-Technik").

Mathematisches Modell

Das mathematische Modell basiert auf komplexen pharmakologischen Parametern zur Bestimmung des Injektionsvolumens und der Injektionsgeschwindigkeit unter Berücksichtigung individueller Patientendaten (Geschlecht, Körpergewicht und Körpergröße) und verschiedener physiologischer Parameter, wie Herzzeitvolumen oder Organperfusion. Dadurch wird der Dichteanstieg zeitabhängig für jedes Kontrastmittelvolumen und jede Injektionsgeschwindigkeit kalkuliert. Darüber hinaus erlaubt die Technik die Abschätzung der benötigten KM-Menge, um ein gewünschtes Kontrastierungsplateau zu erreichen.

Die Kalkulationen zeigen, dass ein individuell angepasstes Kontrastierungsplateau nur durch einen exponentiellen Abfall der Injektionsgeschwindigkeit zu erreichen ist (Abb. 24.**6 b**). Daneben wird deutlich, dass die maximale Kontrastierung nicht linear mit der Injektionsgeschwindigkeit zunimmt, sondern der Dichteanstieg durch Sättigungseffekte im limitierten Blutvolumen immer geringer wird.

Diese Technik ist derzeit noch nicht in die kommerziell vertriebenen Systeme integriert und basiert immer noch auf einigen Annahmen, z.B. bezüglich des Herzzeitvolumens, das interindividuell unterschiedlich ist. Hauptsächlicher Vorteil ist derzeit die Abschätzung des notwendigen KM-Volumens.

Testbolustechnik

Diese Technik setzt voraus, dass der Körper auf das injizierte KM in linearer Weise reagiert. Die Testbolusinjektion führt zu einer patientenadaptierten Dichtekurve als Funktion der Kontrastmittelinjektion, die sowohl Effekte des „First-Pass" als auch der Rezirkulation berücksichtigt. Daraus lässt sich der individuelle Effekt einer definierten KM-Injektion berechnen. Umgekehrt kann auch die Flussrate für eine definierte Kontrastierungskurve kalkuliert werden (Abb. 24.**6 c**).

Technisch wird derzeit ein 16-ml-KM-Bolus mit einem nachfolgenden 40-ml-Kochsalzbolus inji-

Abb. 24.6 **Effekt der Bolus-Shaping-Technik auf die KM-Verteilung.**

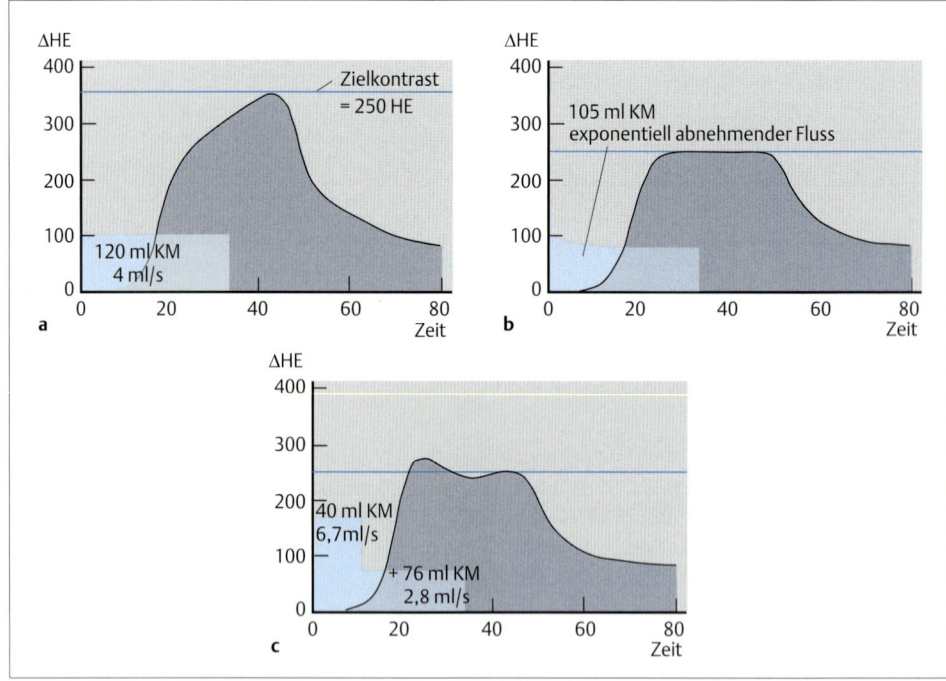

a Die monophasische Injektion mit konstanter Geschwindigkeit führt zu einer zunehmenden arteriellen Kontrastierung.
b Ein patientenadaptierter exponentiell abnehmender Fluss führt zu einem echten Kontrastierungsplateau.
c Die individualisierte biphasische Injektion verbessert die Homogenität der Kontrastierung im Vergleich zu monophasischen Injektionen und kann an den meisten Injektorsystemen eingestellt werden.

ziert. Anhand der Aorta oder eines anderen interessierenden Gefäßes wird die Zeit-Dichte-Kurve berechnet, die dann als Basis für die individuelle Patientenfunktion dient. Erforderlicher Dichteanstieg (z. B. 250 HE) und Plateaudauer werden dem Rechner vorgegeben, woraufhin dieser anhand der Patientenfunktion ein biphasisches Injektionsprotokoll kalkuliert, das dem gewünschten Ergebnis am nächsten kommt. In den meisten Fällen resultiert zunächst eine kleinere Menge KM mit hoher Injektionsgeschwindigkeit und nachfolgend ein größeres KM-Volumen mit geringerem Fluss.

Derartige Techniken ermöglichen eine homogenere Kontrastierung über die Zeitdauer des Scans als die standardmäßig verwendeten monophasischen Injektionsprotokolle. Derzeit weicht der erreichte Dichteanstieg allerdings noch um bis zu 50 HE vom kalkulierten Wert ab – dies dürfte sich dadurch erklären, dass die Annahme eines linearen Zusammenhangs aufgrund des oben erwähnten Sättigungseffektes nicht ganz richtig ist und ein Teil des Testbolus in den kleinen Venen „versackt".

Wenn derartige individualisierte Techniken nicht verfügbar sind, so ist eine biphasische Injektion immer von Vorteil. Als Faustregel gilt, dass zunächst etwa 50 – 60 ml mit einer Geschwindigkeit von 5 – 6 ml/s injiziert werden sollten, gefolgt von einem zweiten Volumen mit 3 – 3,5 ml/s, das an die Scandauer anzupassen ist (einschließlich der 10 s aus der ersten Phase, vgl. Tab. 24.**3**).

Kontrastmittelapplikation bei Patienten mit eingeschränkter Nierenfunktion

Am Einzeilensystem liegt die KM-Menge selten unter 100 ml, sondern meist bei 150 ml und mehr. Bekanntermaßen ist das jodhaltige KM potenziell nephrotoxisch und setzt eine ausreichende Hydrierung des Patienten voraus (vgl. Kapitel 3). Sofern andere Modalitäten, wie MRA oder Sonographie, für die aktuelle Indikation gleichwertig verfügbar sind, sollte bei Patienten mit kompensierter Niereninsuffizienz keine CTA erfolgen. Ist die CT unumgänglich, muss der Patient dezidiert vorbereitet werden.

Ein Multidetektor-CT benötigt bei geeigneter Wahl der Scanparameter zur Darstellung des Thorax oder Abdomens unter 12 s, für die zentralen Lungen- oder Nierengefäße unter 6 s. Dementsprechend kann die KM-Menge deutlich reduziert werden – meist reichen 40 – 70 ml aus (vgl. Tab. 24.**3**). Gut hydrierte Patienten tolerieren derartige KM-Mengen in der Regel problemlos.

Gadolinium (MR-Kontrastmittel) ist eine Alternative bei Patienten mit schweren allergiformen Reaktionen auf jodhaltiges KM, sofern eine MRT oder Sonographie nicht adäquat durchführbar ist. Der Dichteanstieg ist bei gleicher Injektionsgeschwindigkeit jedoch deutlich geringer (vergleichbar mit einer Konzentration von 100 – 150 mg/ml Jod). Die Gesamtmenge von Gadolinium kann für eine CTA unangemessen hoch sein, sodass gadoliniumhaltige KM bei gleicher Kontrastierung wie jodhaltige KM deutlich nephrotoxischer sind. Sie sind daher bei eingeschränkter Nierenfunktion nicht zu empfehlen.

Befundung und Dokumentation

In Abhängigkeit von der klinischen Fragestellung erfolgt die Befundung der CTA an axialen Schichten (Aortendissektion, Lungenembolie) oder an verschiedenen 3D-Berechnungen (Aortenaneurysma, Anomalien der Lungengefäße). Die verschiedenen Bildbearbeitungstechniken werden in Kapitel 2 besprochen.

Axiale Schichten

Die große Zahl axialer Schichten (80 – 400 bei der Einzeilen-CTA, 150 – 1500 bei der Multidetektor-CTA) erfordert eine Befundung im interaktiven Cine-Mode, wobei die Arbeitsplattform in der Lage sein sollte, den Datensatz schnell vor und zurück zu durchlaufen. Die „Scroll"-Geschwindigkeit sollte sich dabei individuell anpassen lassen, z. B. um kleinere Details langsamer durchlaufen zu können, kleine Gefäße, welche die Scanebene mehrfach kreuzen, zu erfassen oder Gefäßwand bzw. -lumen genauer zu beurteilen. Derzeit bieten nicht alle Arbeitsplattformen diese Möglichkeiten oder versagen bei größeren Datenmengen.

Multiplanare und gekrümmte Reformationen

Pathologische Befunde sollten immer in zwei Ebenen dargestellt werden, da viele Läsionen, wie Stenosen, Aneurysmen oder Verletzungen, exzentrisch liegen. Die interaktive multiplanare Reformation (MPR) ist dafür am besten geeignet, wobei wiederum die Bearbeitungsgeschwindigkeit bei großen Datenmengen den limitierenden Faktor bildet. Darüber hinaus sollte bei Veränderung der Schichtebene kein Verlust an Ortsauflösung eintreten. Longitudinale Schichten demonstrieren Länge und Form einer Läsion, Schichten senkrecht zum Gefäßdurchmesser lassen eine bessere Beurteilung des Lumens mit Quantifizierung der Stenose oder eines Aneurysmas zu.

Gekrümmte planare Reformationen (CPR) entlang des Gefäßverlaufes sind weit eindrucksvoller als die standardisierten MPR (Abb. 24.**7**). Um diese Möglichkeit effektiv zu nutzen und auch komplexere Gefäße darzustellen, muss es möglich sein, während der Zeichnung der Reformationsachse interaktiv durch den Datensatz zu wandern und falsch eingelegte Orientierungspunkte interaktiv zu korrigieren. Eine schnelle Darstellung des Resultats führt naturgemäß zu höherer Präzision und Zeitersparnis. Grundsätzlich empfiehlt es sich, für standardisierte Untersuchungen, wie z. B. der Nierenarterien, den/die MTA entsprechend zu schulen, um mehr Zeit zur Befundung zur Verfügung zu haben und weniger mit der Technik beschäftigt zu sein. Allerdings ist immer auf Pseudostenosen durch schlecht zentrierte Rekonstruktionen zu ach-

ten. Die CPR ist für die Untersuchung von Stents oder Arterien mit starken Wandverkalkungen wichtig – dies gilt besonders für die A. carotis und andere periphere Gefäße bei Diabetes oder (sekundärem) Hyperparathyreoidismus (vgl. Abb. 24.**15**).

Derzeit sind sog. „Vessel-Tracking"-Lösungen verfügbar, die das Zentrum eines Gefäßes halbautomatisch definieren und damit die CPR beschleunigen (vgl. Abb. 2.**44**). In den meisten Fällen ist nur die Eingabe eines Start- und Zielpunktes sowie fakultativ einzelner Zwischenschritte nötig, anhand derer die Software das Gefäß nachzeichnet. Dadurch werden eine interaktive Beurteilung der Gefäßwandveränderungen (weiche versus harte Plaques, Aneurysmen), Längenmessungen und die Darstellung der Beziehungen zu Nachbarstrukturen (z. B. Pankreaskarzinom) möglich. Mitunter ist auch die Rotation einer Rekonstruktion um eine definierte Mittellinie zur Beurteilung von Wandveränderungen hilfreich (Abb. 24.**7 a, b**). Die Streckung des Gefäßes vereinfacht eine Längenmessung, allerdings wird die Anatomie damit unübersichtlich. Schichten senkrecht zur Mittellinie des Gefäßes sind für die Graduierung einer Stenose oder anderer Wandveränderungen sinnvoll (Abb. 24.**7**). Derzeit sind bereits Software-Werkzeuge verfügbar, die den Durchmesser des kontrastierten Lumens automatisch berechnen und das Ausmaß der maximalen Stenosierung oder Dilatation anzeigen. Im Bereich der Aorta funktioniert das unproblematisch, Fehler entstehen bei kleineren Gefäßen durch Bildrauschen (speziell bei adipösen Patienten), durch kreuzende oder abgehende Gefäße (Fehler bei der Bestimmung der Gefäßwand) oder bei verminderter Ortsauflösung (zu dicke Schicht).

Dickere CPR sind bei adipösen Patienten und exzentrischen Stenosen indiziert. Liegt die Dicke der CPR über dem Gefäßdurchmesser, so entstehen die gleichen Effekte wie bei einer konventionellen Angiographie oder DSA: Die lokale Dichte des Gefäßes nimmt mit seiner Breite ab. Da dieser Effekt selbst

Abb. 24.7 Gekrümmte Rekonstruktion entlang der Nierenarterien.

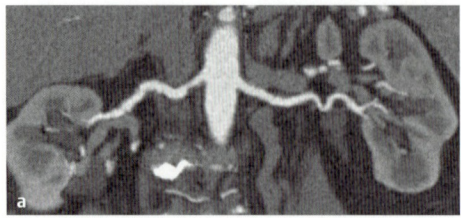

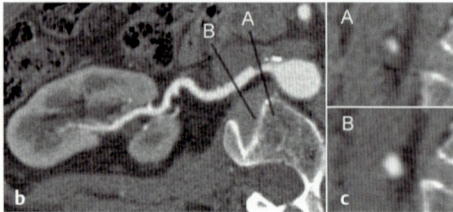

a Anteroposteriore Ebene.
b Kraniokaudale Ebene.

c Schnitte senkrecht zur Gefäßachse im Bereich einer exzentrischen Stenose.

bei exzentrischen Stenosen auftritt, sind diese relativ einfach zu erfassen (vgl. Abb. 2.**15**). Unregelmäßigkeiten des Gefäßlumens sind mit dieser Technik auch dann erkennbar, wenn es nicht senkrecht geschnitten wurde. Letzter und nicht unwesentlicher Effekt ist die Reduktion des Bildrauschens.

Maximum-Intensity-Projektion

Die Maximum-Intensity-Projektion (MIP) ist ein exzellentes Werkzeug zum Erzeugen angiographieähnlicher Bilder (vgl. Kapitel 2). Der Kontrast zwischen Gefäß und Hintergrund wird optimiert, dadurch sind periphere Äste wesentlich besser abgrenzbar als mit anderen 3D-Techniken. Wichtigste Voraussetzung vor der Bildberechnung ist die Eliminierung aller überlagernden kontrastreichen Strukturen, wie anderer Gefäße, des Skeletts oder kontrastierter Darmschlingen (Abb. 24.**9**).

Die MIP eignet sich zur Darstellung einfacher Gefäßanatomien mit relativ geringen Überlappungen (z. B. vgl. Abb. 2.**12**). Der Hauptnachteil der MIP – Vorder- und Hintergrund nicht unterscheiden zu können – spielt in solchen Fällen keine Rolle. Ein dreidimensionaler Eindruck entsteht durch Rekonstruktion der MIP aus verschiedenen Bildebenen, die im Cine-Mode abgespielt werden. Hauptindikationen sind die Darstellung der retroperitonealen Gefäße (Aorta und Nierenarterien), der mesenterialen Arterien (nach Editieren der Aorta, vgl. Abb. 24.**74 a**), der Aorta thoracica (Editieren der Pulmonalarterien), der Karotiden (seitengetrennte Darstellung, vgl. Abb. 24.**69 a**) und der peripheren Arterien (außer bei massiven Verkalkungen). Die MIP eignet sich weniger zur Übersichtsdarstellung der abdominellen Gefäße, der Lungenarterien (außer bei fokussierter MIP), komplexer Veränderungen des Aortenbogens oder für Gefäßmissbildungen.

Ist das Projektionsvolumen zu groß, nimmt die Hintergrunddichte zu. Kontrastierte Organe können kleine Gefäße überlagern, vor allem das Bildrauschen beeinträchtigt die Beurteilbarkeit kleiner Arterien. Aus diesem Grund sollte für kleine Arterien eine Dünnschicht-MIP (fokussierte MIP) erstellt werden (Abb. 24.**8**). In den meisten Fällen entfällt dadurch das Editieren der angrenzenden Skelettanteile. Gekrümmte Dünnschicht-MIP gestatten einen hervorragenden Überblick über Gefäßverzweigungen, z. B. im Nierenhilus, und sind der CPR in solchen Fällen vorzuziehen (Abb. 24.**9**).

Verkalkungen sind auf der MIP deutlich dargestellt, insofern hat die Technik auch in der Vorbereitung von Interventionen oder gefäßchirurgischen Maßnahmen Bedeutung. Andererseits kann die Überlagerung des Kalks die Quantifizierung einer Gefäßstenose unmöglich machen. In solchen Fällen sollte der Originaldatensatz zu einer CPR umgerechnet werden (vgl. Abb. 24.**82 b**).

Das Editieren ist ein komplexer und Zeit raubender Prozess, der die Anwendung der MIP zur Übersichtsdarstellung in der klinischen Praxis behindert. Derzeit gibt es bereits Software-Lösungen, die das Editieren halbautomatisch übernehmen. Die Programme brauchen meist nur einen Bezugspunkt in der zu entfernenden und mitunter einen zweiten in der zu erhaltenden Struktur. Ungewünschte Bereiche werden dadurch automatisch entfernt, meist sind danach nur noch geringe Korrekturen notwendig (vgl. Abb. 2.**43**). Als besonders nützlich haben sich diese Programme am Thorax, Abdomen und im Bereich der Extremitäten erwiesen.

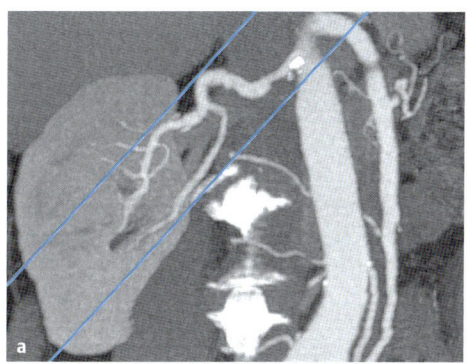
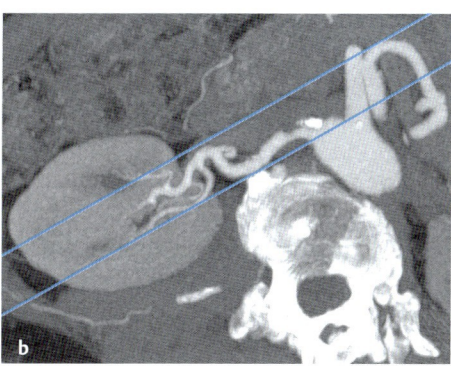

Abb. 24.8 **Schräge Dünnschicht-MIP parallel zu den Nierenarterien benötigen keine Segmentation der Knochen.**
Die Dicke kann a.p. etwas schmaler sein (10 mm) (**a**) als kaudokranial (20 mm) (**b**).

Abb. 24.9 **Darstellung der Nierenarterien.**

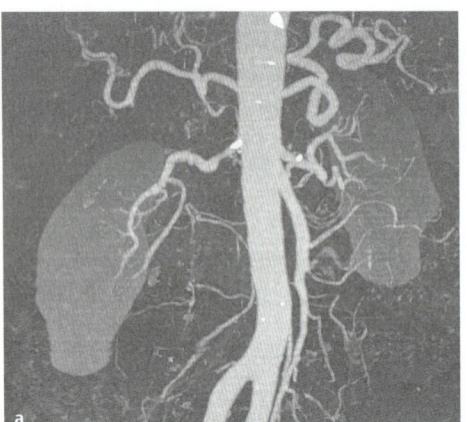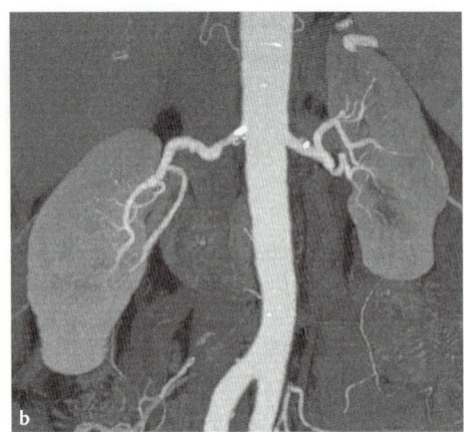

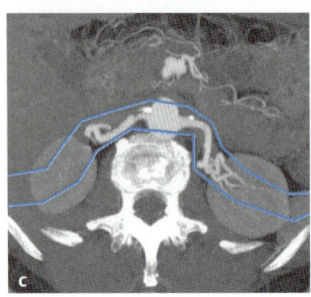

a Nach Segmentation der Knochen liegen immer noch mesenteriale Gefäße über den a.p. projizierten Nierenarterien.
b Die beste Darstellung der Nierenarterien gelingt mit gekrümmten Dünnschicht-MIP.
c Die Lage dieser MIP wird durch eine kaudokraniale, in die Ebene zwischen Aorta und Wirbelsäule angulierte MIP bestimmt.

Oberflächendarstellung

Oberflächendarstellungen (SSD) gestatten einen komplexen dreidimensionalen Überblick, z.B. über die Aorta und die abdominellen Gefäße. Sie werden in der präoperativen Diagnostik, z.B. thorakaler Aneurysmen (ohne langstreckige Thromben), der Aortenisthmusstenose oder anderer Aortenanomalien eingesetzt und dienen auch der Verlaufskontrolle nach Bypass-Operation.

Die SSD bedarf eines hohen Gefäßkontrasts. In der Regel ist vor der Rekonstruktion kein aufwändiges Editieren notwendig – der Einsatz der meisten Werkzeuge, wie Schneiden oder halbautomatische Knochenentfernung, ist unmittelbar am rekonstruierten 3D-Objekt möglich. Als Faustregel für die optimale Darstellung von Gefäßen, die in oder durch die Schicht laufen, gilt ein Gefäßdurchmesser von 1,5 × Schichtkollimation. Die Einstellung des optimalen Schwellenwerts hängt von mehreren Faktoren ab, grundsätzlich sollte die Einstellung bei 40–50% des Kontrasts zwischen Gefäß und Umgebung liegen.

Pseudostenosen oder -verschlüsse sind häufige Artefakte bei der SSD. Hauptsächlich sind diese auf Partialvolumeneffekte kleiner, in der Schichtebene gelegener Gefäße zurückzuführen. Mit Erhöhung des Schwellenwerts verschwinden kleine Gefäße,

und es imponieren mehr Pseudostenosen und -verschlüsse, andererseits kann ein zu niedriger Schwellenwert zur Unterschätzung der Stenose (vgl. Abb. 2.21) und zu bandartigen Verzerrungen kleiner Gefäße in Scanrichtung führen (Abb. 24.10). Verkalkungen überdecken die Stenose; um diese vom Ge-

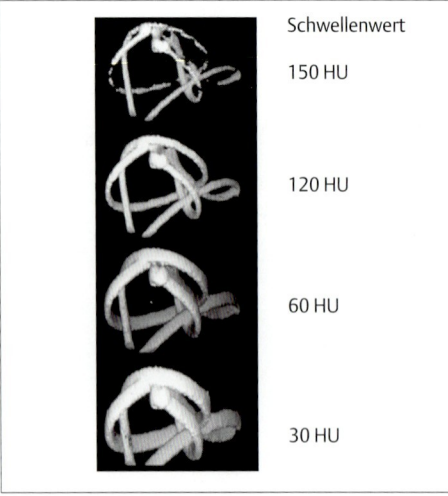

	Schwellenwert
	150 HU
	120 HU
	60 HU
	30 HU

Abb. 24.10 **Effekt des Schwellenwerts an Oberflächenschattierungen (SSD).**
Darstellung anhand eines KM-gefüllten Infusionsschlauchs.

fäßlumen abzugrenzen, kann mittels verschiedener Schwellenwerte und Einfärbungen versucht werden, eine Differenzierung zu erreichen. Allerdings ist dies wenig exakt, insbesondere auch durch die „Aufblüheffekte" dichter Verkalkungen, die diese größer erscheinen lassen und Stenosen maskieren. Das Bildrauschen verursacht sog. „fliegende Pixel": Diese sind die Hauptursache der suboptimalen Bildqualität einer SSD von Dünnschichtkollimationen der Multidetektor-CT. Die Volumenrekonstruktion ist in solchen Fällen vorzuziehen.

Volumen-Rendering

Die Volumenrekonstruktion ist insbesondere bei der Multidetektor-CT standardisierter Bestandteil der CTA. Im Vergleich zur Oberflächenschattierung ist sie weniger von Schwellenwerteffekten abhängig und kann verkalkte Plaques und das Gefäßlumen verschiedenfarbig darstellen. Sie vereint die 3D-Informationen einer MIP mit Dichteinformationen und ist weniger aufwändig zu editieren. Die MIP hat noch gewisse Vorteile bei der Darstellung sehr kleiner peripherer Gefäße.

Zur Differenzierung verschiedener Strukturen (wie Arterien und Venen, vgl. Abb. 2.**31**) lässt sich eine vordefinierte Farbskala verwenden. Derartige Färbungen können auch dichtabhängig vorgenommen werden, was insbesondere zur Visualisierung des pulmonalen Parenchyms oder der Nieren sinnvoll ist (vgl. Abb. 2.**38 a**). Das Editieren der Knochen und anderer überlagernder Strukturen verbessert die Detailauflösung (vgl. Abb. 2.**43**), ist meist jedoch nicht zwingend notwendig. Ein Dünnschicht-Rendering ist mitunter bei fokussierten Darstellungen hilfreich und kommt ohne Editieren aus.

Virtuelle Angioskopie

Die virtuelle Angioskopie funktioniert in gleicher Weise wie alle anderen virtuellen Endoskopietechniken – mit der Ausnahme, dass die hochkontrastigen Strukturen (Gefäße) transparent berechnet werden. Am einfachsten geschieht dies mit Volumenrekonstruktionen und adäquat platzierten Trapezoiden für Weichteile (100% Opazität unter 100–150 HE, 0% oberhalb 100–200 HE) und für Kalk und Metallstents (0% Opazität bis zu den maximalen Dichten in den kontrastierten Gefäßen, 100% Opazität für 200–400 HE höhere Werte).

Die virtuelle Angioskopie leidet meist unter rauschabhängigen Gefäßunregelmäßigkeiten (vgl. Abb. 24.**60**). Nicht selten gestaltet sich auch die Opazitätseinstellung, insbesondere bei kleinen Gefäßen, schwierig. Gefäße mit direktem Kontakt zum untersuchten Gefäß überblenden und bilden Pseudobrücken. Letztlich ist der Informationsgewinn der virtuellen Angioskopie im Vergleich zu den konventionellen 2D- und 3D-Techniken zu vernachlässigen. In seltenen Fällen ist die Beurteilung von Stentimplantaten durch bessere Darstellung von Gefäßabgängen optimierbar. Meist ist aber die Volumenrekonstruktion mit den Opazitätseinstellungen der virtuellen Angioskopie sinnvoller (Schnitt durch das Gefäß senkrecht oder parallel zum Lumen).

Dokumentation

Aufgrund der großen Anzahl von Schichten ist eine Dokumentation aller durch die Spiral-CT generierten Bilder auf Film nicht sinnvoll. Mit der zunehmenden Akzeptanz von PACS-Lösungen stellt sich die Frage der Bilddokumentation nicht mehr, und es werden nur noch die pathologischen Befunde auf Film oder Papier gedruckt. Steht kein PACS zur Verfügung, muss eine Dokumentation auf Hard-Copy erfolgen. An Einzeilensystemen hat sich die Dokumentation jedes 2.–4. Bildes auf Film bewährt (4–8 mm Schichtabstand), am Multidetektor-CT wäre die Dokumentation dicker nachgerechneter Schichten (5–10 mm) zu überlegen. In jedem Fall sind die befundrelevanten 3D-Bilder (MIP, SSD oder VRT) zusammen mit der CPR des interessierenden Gefäßes dem Überweiser für die weitere Therapie zugänglich zu machen.

Artefakte

Artefakte können durch Bewegung (Pulsation, Atmung), die Wahl der Scanparameter, die Kontrastmittelinjektion oder die Bilddarstellung (MIP, 3D) verursacht werden. Die Kenntnis ihrer Morphologie ist zur Differenzierung von pathologischen Veränderungen notwendig.

Pulsationsartefakte

Artefakte treten auf, wenn Pulsationen zu Änderungen des Durchmessers, der Konfiguration oder der Lage einer kontrastierten Struktur führen. Das Ergebnis sind Doppelkonturen, Streifenartefakte, gezackte Konturen in z-Richtung und Dichteanhebungen oder -minderungen.

Pulsationsartefakte verändern den Durchmesser oder die Konfiguration von Herz, Aorta ascendens und Aortenbogen. Doppelkonturen der Aorta täuschen multiple Lumina mit unterschiedlicher Kontrastierung vor (Abb. 24.11 **a**, **b**). Die Beurteilbarkeit der Aortenwurzel und des Bogens ist bei starker Pulsation deutlich eingeschränkt. Besonders bei jungen Patienten ist die Indikation zur CTA der thorakalen Aorta aufgrund der hohen Gefäßelastizität daher mit Zurückhaltung zu stellen.

Pulsationsbedingte Lageänderungen finden sich bei der abdominellen Aorta, den Nierenarterien und vor allem bei Transplantatnieren (Abb. 24.11 **c**).

Die Gefäßkontur ist gezähnelt, Pulsationen in kraniokaudaler Richtung können bei horizontal in der Schichtebene liegenden Gefäßen und schnellem Tischvorschub eine Stenose vortäuschen.

Am Multidetektor-CT dient das EKG-Gating der Reduktion von Pulsationsartefakten (siehe Kap. 23). Schnelle Scans (16- bis 64-Zeiler) mit entsprechend raschem Tischvorschub spreizen die Artefakte über eine längere Strecke in z-Richtung auf, wodurch diese in 3D-Rekonstruktionen weniger störend ins Gewicht fallen (Abb. 24.12).

Atemartefakte

Artefakte durch Atembewegungen während des Spiralscans können je nach Bewegungsrichtung und Amplitude Gefäßdiskontinuitäten, Stenosen oder Aneurysmen vortäuschen. Atemartefakte sind an Stufen oder Wellen an der Hautkontur oder an atemverschieblichen Organen leicht erkennbar (vgl. Abb. 24.11 **c**). Artifizielle Gefäßveränderungen finden sich exakt auf gleicher Tischposition.

Entscheidend für die Vermeidung dieser Artefakte sind eine optimale Patienteninstruktion und ein Training des Atemanhaltemanövers.

Abb. 24.11 **Pulsationen der Aorta.**

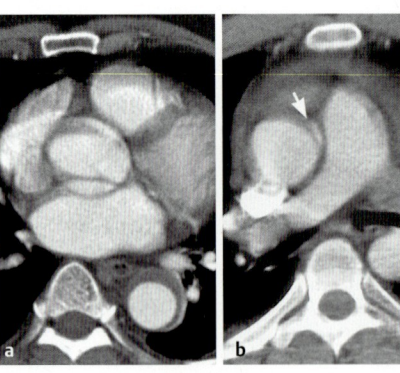

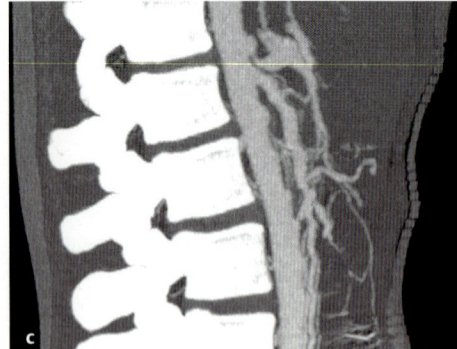

a, **b** Pulsationen der Aorta ascendens führen zu charakteristischen Doppelkonturen der Gefäßwand (**a**), die eine Dissektion vortäuschen (**b**).

c Lageänderungen während der Pulsation führen zu typischen Zähnelungen selbst an Multidetektor-CT-Daten einer Abdomenuntersuchung. Beachte die Wellung der Bauchwand durch flache Atmung, die keinen Einfluss auf die Darstellung der mesenterialen Gefäße hat.

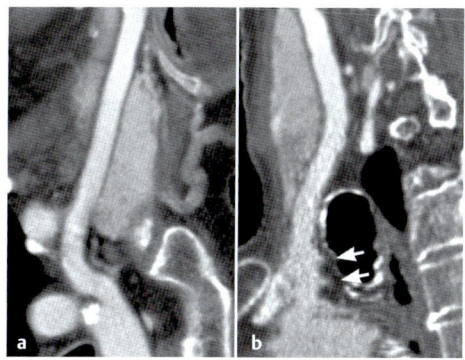

Abb. 24.12 Pulsationen in der z-Achse.
Die Pulsationen in der z-Achse werden mit 16-Zeilern gestreckt (16 × 1,5/36) (**a**) und sind damit weniger störend als beim 4-Zeiler (4 × 1/6) (**b**).

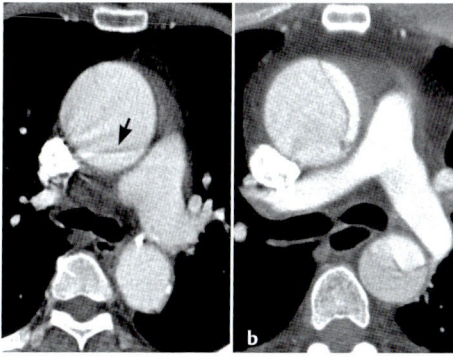

Abb. 24.13 Hochkontrastartefakte.
a Hochkontrastartefakte der VCS simulieren eine Aortendissektion.
b Derartige Artefakte lassen sich durch einen nachgeschalteten Kochsalzbolus und kaudokraniale Scanrichtung reduzieren.

Hochkontrastartefakte

Hochkonzentriertes Kontrastmittel in der V. brachiocephalica sinistra kann zu einer aufhärtungsbedingten Auslöschung von Strukturen führen, die in Verlaufsrichtung der Venen liegen. Streifenartefakte durch hoch konzentriertes Kontrastmittel in der V. cava superior täuschen eine Dissektionsmembran in der Aorta ascendens vor (Abb. 24.**13**) und beeinträchtigen die Qualität von 3D-Oberflächenrekonstruktionen. Bei Untersuchungen der Karotiden oder der thorakalen Gefäße muss daher versucht werden, diese Artefakte durch einen nachgeschalteten Kochsalzbolus und eine Scanrichtung, die diese Venen erst am Ende der Untersuchung erfasst, zu vermeiden.

Zahnmetall führt zu ähnlichen Artefakten, insbesondere im Bereich der Karotisbifurkation (vgl. Abb. 24.**69**). Da diese Artefakte meist weiter ventral entstehen, sind sie in der Regel weniger störend als Hochkontrastartefakte eines Gefäßes. Eine gewisse Reduktion erreicht man mit adäquater Lagerung, so dass die Zahnleiste parallel zur Scanebene verläuft.

Flussartefakte

Die unterschiedliche Kontrastierung von Gefäßterritorien leitet sich aus der unterschiedlichen Fließgeschwindigkeit des Blutes, der Gefäßlänge, aus dem Gefäßwiderstand (arterielle Phase) und aus der Transitzeit durch verschiedene Gewebe (venöse Phase) ab. Die Mischung gut kontrastierten und

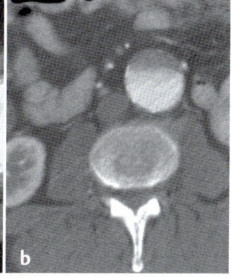

Abb. 24.14 Sedimentation von Kontrastmittel.
Kontrastmittel ist schwerer als Blut und kann bei langsamem Blutfluss sedimentieren.
a A. femoralis superficialis.
b Bauchaortenaneurysma.

nicht kontrastierten Blutes kann Thromben simulieren, wobei dieser Effekt vor allem im Bereich venöser Zusammenflüsse auftritt (vgl. Abb. 7.**39**) und im Bereich der Pulmonalarterien von Bedeutung ist (vgl. Abb. 24.**24 a, b**).

In Gefäßen mit extrem langsamem Blutfluss kann zu einer Unterschichtung des KM kommen (Abb. 24.**14**).

Partialvolumeneffekte

Kleine, in der Scanebene verlaufende Gefäße unterliegen starken Partialvolumeneffekten (vgl. Abb. 2.**21**) besonders dann, wenn für einen langen Scanbereich eine breite Schichtkollimation gewählt werden muss. Auf den axialen Schichten verlieren kleine Gefäße dann stark an Kontrast und können bei geringer Gefäßkontrastierung auf MIP- und 3D-Oberflächendarstellungen nicht mehr erkannt werden. Verlaufen kleine Gefäße dagegen senkrecht zur Scanebene, so sind sie gut abgrenzbar und besitzen einen deutlich höheren Kontrast. Allerdings muss beachtet werden, dass segmentale Stenosen dieser Gefäße aufgrund von Partialvolumeneffekten ebenfalls leicht übersehen werden können. Partialvolumeneffekte betreffen häufig die pulmonalen, renalen und mesenterialen Gefäße bei Einzeilen-Spiral-Akquisitionen. An den Multidetektorsystemen sind diese Artefakte geringer ausgeprägt, entstehen in der Regel erst bei schnellen Spiralen mit entsprechend dickeren Kollimationen.

Spiralartefakte

Der Prozess der Rohdateninterpolation einer Spiralakquisition kann Undulationen der Kontur selbst stationärer Gefäße hervorrufen. In der klinischen Praxis sind diese Artefakte weniger von Bedeutung, behindern allerdings automatische Auswerteverfahren (Gefäßdurchmesser, Stenosequantifizierung). Mit höherem Pitch nehmen die Artefakte sowohl am Einzeilen- als auch am Multidetektor-CT zu.

Verkalkungen und Gefäßstents

Metallstents und Verkalkungen haben eine signifikant höhere Densität als die kontrastierten Gefäße. Aufgrund der limitierten Ortsauflösung einer CT verursachen sowohl in der Schichtebene liegende als auch durch die Ebene hindurch ziehende Verkalkungen und Stents Aufhärtungen mit einem „Halo" intermediärer Dichte. Dieser „Blooming-Effekt" kann zu einer Überschätzung von Stenosen oder Verkalkungen führen, die Stentränder scheinen bei Standardfenstereinstellungen das Gefäß zu verschließen (Abb. 24.**15 a**). Bedingt durch die Partialvolumeneffekte des Gefäßes, hängt dies nicht nur von der Dichte des Stents oder der Verkalkung ab, sondern auch von der räumlichen Orientierung des Gefäßes in Bezug auf die Scanebene (parallel oder senkrecht). Durch eine adäquat abgestimmte enge Fenstereinstellung lässt sich das Problem teilweise lösen, allerdings muss das Fenster für jedes verkalkte Segment neu justiert werden. Einfacher ist die visuelle Beurteilung des Gefäßes bei sehr breitem Fenster, bei dem Stents oder Plaques nicht komplett weiß imponieren (Abb. 24.**15 b**, vgl. auch Abb. 7.**30 c, d**).

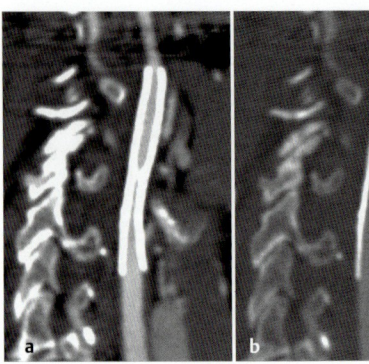

Abb. 24.15 „Blooming-Effekt".
a Bei Standardfenstereinstellung unterschätzt der „Blooming-Effekt" von Metallstents das wahre Gefäßlumen (550/150). Ähnliche Effekte finden sich bei wandständigen Verkalkungen.
b Ein weiteres Fenster bietet ein realistischeres Bild (1500/500).

3D-Rekonstruktion

Wie bereits beschrieben, finden sich bei 3D-Rekonstruktionen spezielle Artefakte, die in Tab. 24.**7** zusammengestellt sind. Für detailliertere Ausführungen s. Kapitel 2 und 7.

Tab. 24.7 ⋯> *Artefakte der CTA bei verschiedenen 2D-und 3D-Techniken*

MPR
• nur kleines Segment dargestellt, kann eine Stenose vortäuschen

CPR
• vorgetäuschte Stenose durch schlechte Zentrierung

MIP
• erhöhte Hintergrunddichte bei zu großem VOI • Verkalkungen überlagern Gefäßlumen • keine Vordergrund-Hintergrund-Differenzierung • exzentrische Stenosen erscheinen normal

SSD
• keine Differenzierung zwischen Lumen und verkalkten Plaques • Ausmaß der Stenose abhängig vom Schwellenwert

VRT
• Rauschen überlagert Pathologie

Lungengefäße

Hauptindikation der CTA von Lungengefäßen ist der Ausschluss einer Lungenembolie, die diagnostische Wertigkeit der CT liegt dabei über der einer Perfusions- und Ventilationsszintigraphie. Mit Multidetektortechnik lassen sich sogar periphere Gefäße bis zur 6.–8. Ordnung darstellen. Darüber hinaus ist die CTA hervorragend zur Darstellung kongenitaler Anomalien, arteriovenöser Malformationen und einer chronischen Lungenembolie als Ursache der pulmonalen Hypertonie geeignet. Gegenwärtig ist die CTA die Untersuchungsmethode der Wahl bei der Diagnostik von Lungengefäßen.

Kongenitale Fehlbildungen der Lungenarterien

Kongenitale Fehlbildungen der Lungenarterien sollten – wann immer möglich – mit der MRA untersucht werden. Sofern eine CT unumgänglich ist, sind Niedrigdosistechniken zu bevorzugen (effektive Dosis < 1–2 mSv). Die CTA wird mitunter aufgrund ihrer kürzeren Scandauer bevorzugt, was bei Säuglingen und Kleinkindern einer geringeren Sedation bedarf. Darüber hinaus wird ein exzellenter dreidimensionaler Überblick über das gesamte pulmonale Gefäßsystem, die Lungen, das Mediastinum und die Brustwand möglich.

Kongenitale Aneurysmen finden sich meist in den zentralen Abschnitten der Lungenarterien. Häufig treten sie in Kombination mit anderen Fehlbildungen des Herz-Kreislauf-Systems auf. Ein gängiger Mechanismus ist die Aneurysmaentwicklung durch permanente Dilatation distal einer Pulmonalklappenstenose.

Die *Koarktation* der A. pulmonalis beschreibt Verengungen variabler Zahl, Ausdehnung und anatomischer Verteilung. Begleitende Pulmonalatresien und Herzfehler sind häufig. Ätiologisch am wichtigsten sind die Rötelnembryopathie, das Ehlers-Danlos-Syndrom und das Williams-Beuren-Syndrom.

Die *proximale Unterbrechung des Pulmonalishauptstamms* entspricht der Okklusion einer Pulmonalarterie, die distal wieder rekanalisiert ist oder bis weit in die Peripherie verschlossen bleiben kann. Dies muss gegen eine fehlende bzw. aplastische Lungenarterie differenziert werden, bei der sich keine Gefäßstruktur findet und das Mediastinum zur hypoplastischen Lunge verlagert ist. Die pulmonale Blutversorgung wird durch bronchiale oder interkostale Kollateralen, aberrierende Arterien aus der Aorta ascendens (rechts) oder descendens (links), der A. subclavia oder brachiocephalica und (selten) durch epidiaphragmale Kollateralen aufrechterhalten. Eine linksseitige Gefäßunterbrechung findet sich im Rahmen der Fallot-Tetralogie. Rechtsseitige Unterbrechungen gehen oft mit einem Links-rechts-Shunt oder pulmonaler Hypertension einher. Erwachsene Patienten der letztgenannten Gruppe zeigen meist ausgedehnte Kollateralen und Hämoptysen.

Der *abnorme Ursprung der linken A. pulmonalis* aus der rechten kann zu obstruktiven Effekten an der Trachea und am rechten Hauptbronchus durch einen „pulmonary Sling" führen. Die frühe Diagnosestellung und rechtzeitige chirurgische Korrektur ist prognostisch wichtig, da die peripheren Gefäße meist unterversorgt sind.

Eine *kongenitale systemische Blutversorgung* der Lunge findet sich bei Lungensequestrationen. Die Darstellung der Gefäßversorgung ist vor Chirurgie oder Embolisation essenziell. Mit der CTA können pulmonale und systemische Versorgung in einer Sitzung dargestellt werden, der venöse Rückstrom muss allerdings in einer zweiten Sitzung erfasst werden.

Erworbene systemarterielle Versorgungen der Lungen finden sich im Rahmen der Aspergillose, Tuberkulose oder anderer Infektionen, bei Neoplasien, auch Trauma oder Operation und bei chronischen arteriellen oder venösen Obstruktionen. Klinisch bestehen Hämoptysen und Bronchiektasen. Mittels CTA lassen sich bronchialarterielle Aneurysmen oder ein Rasmussen-Aneurysma im Rahmen der Tuberkulose ausschließen. Therapie signifikanter Hämoptysen ist die Embolisation unter DSA-Kontrolle.

CT-Morphologie

Die *kongenitalen Aneurysmen* imponieren typischerweise als fusiforme Erweiterung einer zentralen Lungenarterie (Truncus, linker oder – seltener – rechter Hauptstamm). Die Differenzierung von peripheren pulmonalarteriellen Aneurysmen ist normalerweise unproblematisch.

Bei der *Koarktation der Lungenarterie* findet sich eine fokale Striktur ohne Wandverdickung oder perivaskuläre Veränderungen im mediastinalen Fett. Begleitende kongenitale Herzfehler sind nicht selten.

Bei der *proximalen Unterbrechung eines Pulmonalishauptstamms* lässt sich das betroffene Gefäß entweder nicht identifizieren oder erscheint als schmales Band. Die distalen Äste können bei ausreichender Kollateralisation normal imponieren oder sind durch chronische Embolien verschlossen. Kollateralisationen über die Interkostalarterien bilden ausgedehnte angiomatöse Malformationen an der Pleura und können Hämoptysen induzieren. Die betroffene Lunge ist in der Regel hypoplastisch und zeigt kleine periphere Bullae (Abb. 24.**16**).

Die *pulmonary Sling* lässt sich bereits im transaxialen Schnittbild als atypisch verlaufende linke A. pulmonalis dorsal der Trachea identifizieren, die beste Darstellung gelingt naturgemäß mit 3D-Techniken (Abb. 24.**17**).

Bei einer *kongenitalen systemarteriellen Versorgung* der Lunge (pulmonale Sequestration) ent-

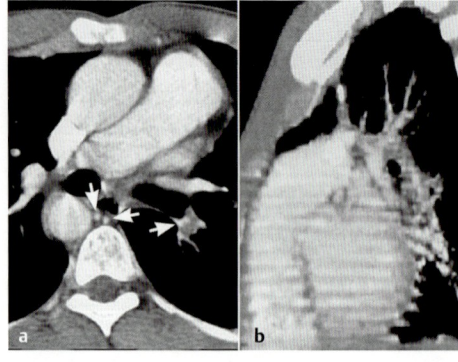

Abb. 24.16 **Proximaler Abbruch der A. pulmonalis (2×2,5/10).**
Kompletter Verschluss der Segmentarterie und ausgedehnte Kollateralisation durch Bronchialarterien (Pfeile).

springt die versorgende Arterie meist aus der inferioren thorakalen oder superioren abdominellen Aorta, seltener aus supraaortalen, Brustwand-, perikardiophrenischen oder abdominellen Seitenästen der Aorta (vgl. Abb. 9.**6**). Die aberrierende Arterie verläuft zum pathologischen Lungensegment, das bei der intralobären Sequestration in der Regel belüftet ist und venös direkt in den linken Vorhof drainiert. Extralobäre Sequestrationen sind in der Regel kollabiert und drainieren in die systemischen Venen.

Abb. 24.17 **Pulmonary Sling Syndrome.**
Die linke A. pulmonalis verläuft hinter der Trachea nach kontralateral und führt zu einer typischen Einengung von Trachea und Ösophagus (5/5/2, Spiral-CT der ersten Generation, 1992).
a Axiale Schicht.
b Oberflächenschattierung (SSD).

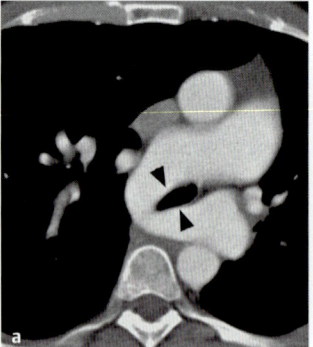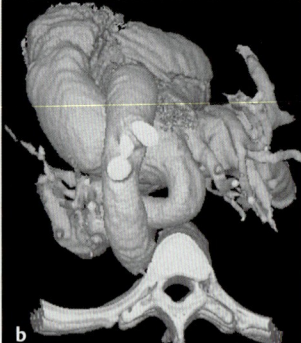

Kongenitale Fehlbildungen der Lungenvenen

Eine *unilaterale gemeinsame Lungenvene* mit typischem Anschluss an den linken Vorhof ist selten. Die im Thoraxbild ähnlich imponierenden Entitäten, wie pulmonale Varizen, venöse Aneurysmen, Tumoren des Lungenparenchyms, partiell anormaler pulmonalvenöser Rückstrom, das Scimitar-Syndrom oder arteriovenöse Malformationen, sind mittels CTA gut zu differenzieren. Eine isolierte gemeinsame Lungenvene bedarf keiner Therapie.

Der *partielle anormale pulmonalvenöse Rückstrom* (PAPVR) und das *Scimitar-Syndrom* sind anormale Verbindungen der Pulmonalvenen mit dem systemischen Kreislauf mit Links-rechts-Shunt. Häufig lassen sich okkulte pulmonalvenöse Anomalien bereits am Thoraxübersichtsbild definieren. CTA und MRA liefern qualitativ gleichwertige Bildergebnisse, Phasenkontrastmessungen am MRT bestimmen darüber hinaus zusätzliche funktionelle Parameter.

Die *kongenitale Pulmonalvenenstenose* ist bei unilokulärem Befall eines Pulmonalvenenostiums durchaus asymptomatisch. Ähnlich wie bei den Venen von Lungentransplantaten besteht die Gefahr einer retrograden Pulmonalvenenthrombose.

CT-Morphologie

Bei der *gemeinsamen Lungenvene* findet sich ein einziges kräftig gewundenes Gefäß, das die gesamte Lunge zum linken Vorhof drainiert.

Der *PAPVR* kann im Routine-CT dem Nachweis entgehen, bei gezielter Fragestellung sind die charakteristischen Befunde aber leicht erkennbar. Rechts drainiert das abnorme Gefäß direkt in die V. cava oder den rechten Vorhof, links mündet das Gefäß in eine aberrierende venöse Struktur, die lateral des Aortenbogens ähnlich einer linksseitigen V. cava superior verläuft und in die erweiterte linke V. brachiocephalica drainiert (vgl. Abb. 9.**7**). In seltenen Fällen kann dieses Gefäß auch medial des Aortenbogens verlaufen. Die Darstellung und Klassifizierung erfolgt an besten anhand volumenrekonstruierter Bilder (Abb. 24.**18**): Die übrigen normalen Venen sind darauf gut abgrenzbar, Aorta descendens und Wirbelsäule sollten editiert werden.

Die Identifizierung einer *Pulmonalvenenstenose* bedarf einer dezidierten Beurteilung des Venenlumens bis zum Ostium am linken Vorhof. Selbst signifikante Stenosen führen selten zu einer Stauung mit erweitertem Gefäß und interstitieller Flüssigkeitsretention. Iatrogen entstehen die Stenosen nach Elektroablation arrhythmogenen Gewebes (vgl. Abb. 23.**54 b**).

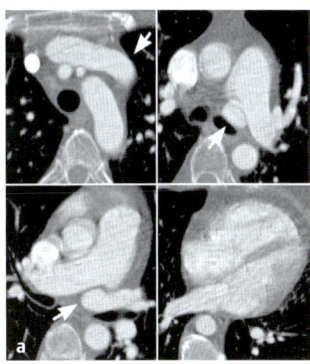
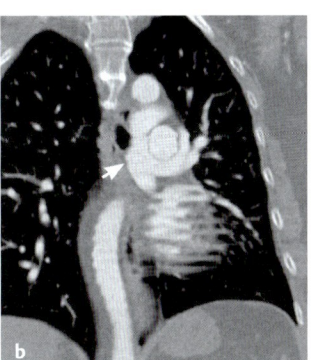
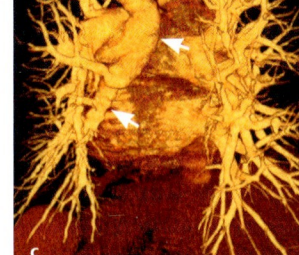

Abb. 24.18 Partieller anormaler pulmonalvenöser Rückstrom (PAPVR).
Die linke Lungenvene drainiert in eine apikale Mediastinalvene (Pfeile) die durch das aortopulmonale Fenster die linke V. brachiocephalica erreicht (4 × 1/8, 80 kV, CTDI < 3 mGy).

a Axiale Schichten.
b Coronale MPR.

c VRT nach Entfernung der Aorta descendens.

Lungenembolie

Akute Lungenembolie

Die akute pulmonale Embolie ist eine potenziell lebensbedrohliche Komplikation peripherer tiefer Thrombosen (TVT). Viele Patienten mit massiven Lungenembolien werden keiner Bildgebung unterzogen, da sie bereits vor der Diagnosestellung versterben oder nach klinischem Verdacht behandelt werden, wenn der Allgemeinzustand einen Transport nicht erlaubt. Zur Untersuchung sollten die Patienten ausreichend stabil sein. Aufgabe der Bildgebung sind Nachweis oder Ausschluss einer Lungenembolie und die Darstellung alternativer Befunde. Dies ist insofern von Bedeutung, als bei 60% der Patienten mit klinischem Verdacht keine Embolie nachgewiesen werden kann. Andererseits lässt sich eine tiefe Thrombose klinisch nicht ausschließen, da ein Drittel der Patienten mit TVT keine klinischen Symptome zeigt. Labortests, wie das D-Dimer, haben einen hohen negativen Voraussagewert (auch wenn sie eine Lungenembolie nicht komplett ausschließen können), sind allerdings recht unspezifisch, da sie auch bei verschiedenen anderen Erkrankungen des Gerinnungssystems ansprechen. Die Bildgebung spielt für die Therapieentscheidung bei diesen Patienten daher eine zentrale Rolle.

Das Röntgenübersichtsbild ist meist normal oder zeigt einen kleinen Erguss oder Streifenatelektasen. Lungeninfarkte sind selten und treten nur in 10–15% der Fälle auf. Direkte Zeichen einer Lungenembolie sind daher eher die Seltenheit. Andererseits lassen sich durch das Röntgenbild andere Erkrankungen, wie ein pneumonisches Infiltrat oder ein Pneumothorax, nachweisen, so dass es eine nicht unwesentliche Rolle für das weitere diagnostische Vorgehen spielt.

Bei instabilen Patienten erfolgt die Diagnose einer massiven Lungenembolie mittels transösophagealer Echokardiographie und Nachweis der akuten Rechtsherzbelastung. Bei stabilen Patienten spielt die Sonographie eine untergeordnete Rolle, da sie periphere Embolien nicht ausschließen kann.

Die Pulmonalisangiographie ist nach wie vor Goldstandard in der Diagnostik der akuten Lungenembolie. Als invasives Verfahren wird sie bei unklarem klinischem Bild jedoch nur selten eingesetzt. Tierversuche haben gezeigt, dass die Sensitivität und Spezifität der Pulmonalisangiographie in der Diagnostik einer akuten Lungenembolie nicht höher ist als eine qualitativ hochwertige CTA. Insofern un-

terschätzen angiographiebasierte klinische Studien den Wert der CT.

In erster Linie wurde bei stabilen Patienten früher eine Ventilations- und Perfusionsszintigraphie durchgeführt. Große randomisierte Studien konnten zeigen, dass der positive und negative Voraussagewert der Szintigraphie mit 30–35% relativ gering ist, was auch mit modernen szintigraphischen Methoden kaum optimiert werden kann. Insofern stützt sich die Therapie meist auf klinische Befunde und weniger auf die Bildgebung. Bei selektierten Patienten, die vorher gesund und ohne Zeichen einer kardiovaskulären Erkrankung waren, bessert sich die Spezifität auf bis zu 80%. Da in solchen Fällen die Ventilation meist normal ist, reicht eine Perfusionsszintigraphie aus. Auf der anderen Seite ist die Spezifität bei vorbestehenden kardiovaskulären Grunderkrankungen oder Veränderungen im Thoraxübersichtsbild extrem niedrig. Diese Patientengruppe profitiert am meisten von Alternativen wie einer CTA.

Die kontrastmittelverstärkte MR-Angiographie wurde zur Diagnostik einer akuten Lungenembolie vorgeschlagen. Der Thrombus lässt sich nicht invasiv und ohne Strahlenbelastung darstellen. Nach den bislang noch kleinen Studien bestand eine hohe Treffsicherheit. Nachteile sind die schlechtere Überwachung (potenziell) instabiler Patienten, die hohe Empfindlichkeit gegen Veratmungen, ein Untersuchungsvolumen, das nicht den kompletten Thorax abdeckt und die fehlende diagnostische Aussage über Veränderungen des angrenzenden Lungenparenchyms.

Stabile Patienten mit dem Verdacht auf eine akute Lungenembolie werden daher zunächst der CT-Angiographie zugeführt. Bei unklarem Röntgenübersichtsbild oder vorbestehenden kardiovaskulären Erkrankungen ist sie die Methode der Wahl und kann die Szintigraphie ersetzen. Die Zahl unklarer CT-Befunde liegt unter 10%, für die Einzeilen-CT liegt die Spezifität bei etwa 80%, die Sensitivität variiert je nach Ausrichtung der Studie und Patientengut (Tab. 24.**8**). Falsch negative Befunde sind meist auf Atemartefakte und periphere Embolien zurückzuführen, die unterhalb der Auflösungsgrenze des CT-Systems liegen. Isolierte periphere Embolien sind allgemein selten (3–7%), häufiger bei Patienten mit unklarer Ventilations-/Perfusionsszinti-

Tab. 24.8 ⤏ *Ergebnisse der CTA für die Diagnostik der akuten Lungenembolie*

Autor	Detektor-zeilen	n	Sensi-tivität	Spezi-fität
Goodman 1995	1	20*	63 %	89 %
Remy-Jardin 1996	1	75	91 %	78 %
van Rossum 1996	1	142	87 %	95 %
van Rossum 1998	1	123	75 %	90 %
ESTIPEP 1998	1	401	88 %	94 %
Kim 1999	1	110	92 %	96 %
ANTELOPE 1999	1	617	69 %	84 %
Qanadli 2000	2	157	90 %	94 %
Choche 2003	4	94	96 %	98 %

* alle Patienten mit intermediärer Wahrscheinlichkeit für PE in der Ventilations-Perfusions-Szintigraphie

graphie (30 %). Ihre klinische Relevanz ist allerdings unklar. Mittels Multidetektor-CT und 1-mm-Kollimation lässt sich die Nachweisrate auch peripher gelegener Emboli deutlich verbessern (vgl. Abb. 24.**20**).

Größter Vorteil der CTA ist die Darstellung anderer pulmonaler Befunde im Rahmen der Emboliediagnostik (30 % der Patienten unter dieser Fragestellung). Thrombotisches Material lässt sich ebenso visualisieren wie quantifizieren, Zeichen der Rechtsherzüberlastung sind darstellbar.

Technisch ist die Untersuchung nach wie vor anspruchsvoll: Atemartefakte sind grundsätzlich zu vermeiden, dyspnoische Patienten sollten eher flach atmen, statt ein Atemanhaltemanöver zu probieren. Die besten Bildergebnisse werden allerdings nur bei Atemstillstand erzielt. Ausreichende Patientenvorbereitung und ggf. zusätzliche Sauerstoffgaben können die Dauer des Atemanhaltens durchaus verlängern. Mittels einer Mehrschichtkollimation von 4×2–2,5 mm oder $16 \times 0,75$–1,25 mm sind fokussierte Darstellungen des zentralen pulmonalarteriellen Systems (2 cm unterhalb Truncus bis Aortenbogen) in 5 s möglich. Naturgemäß nimmt die Treffsicherheit mit Erweiterung der Scanregion auf den gesamten Thoraxraum zu. Eine Dosisreduktion auf unter 2 mSv lässt sich durch Eingrenzen des Scanbereichs und niedrige kV-Einstellungen (100 kV, schlanke Patienten 80 kV) erreichen. Mit derartigen Protokollen liegt die Strahlenbelastung schwangerer Frauen deutlich unter der einer Ventilations-/ Perfusionsszintigraphie. Niedrigere kV-Einstellungen verbessern den Kontrast in kleinen Arterien, erhöhen allerdings den Rauschpegel. Mit dünnerer Schichtkollimation (3 mm für 1 s-Einzeilen-CT, 1–2 mm für Dual- und Multidetektor-CT) nehmen die Zahl der beurteilbaren Subsegmentarterien und damit die diagnostische Treffsicherheit der CTA zu.

Zusätzlich ergibt sich die Möglichkeit einer kombinierten Venendiagnostik des Abdomens und der unteren Extremität (CT-Phlebographie). Der Scan wird 3 min nach Abschluss der pulmonalen CTA unter Nutzung des bereits applizierten KM gestartet (Cave: > 100 ml KM nötig). Damit sind periphere Thromben mit hoher Sicherheit nachweisbar (identisch zur Sonographie). Vorzugsweise sollte eine Niedrigdosisuntersuchung mit dickeren Kollimationen und niedriger CTDI-Einstellung erfolgen. Ein diskontinuierlicher Scan von 4–5 mm alle 2 cm ist akzeptabel (z. B. 4×1–1,25 mm Kollimation auf 4–5 mm rekonstruiert). Klinisch hat sich das Verfahren jedoch noch nicht durchgesetzt, da lediglich 3 % der Patienten die unter dem Verdacht einer Lungenembolie untersucht wurden, eine isolierte tiefe Thrombose ohne Lungenembolie aufwiesen. Insofern sollte diese Ausweitung der Strahlenbelastung auf die Patienten eingegrenzt werden, bei denen sich therapeutische Konsequenzen ergeben würden. Grundsätzlich ist für die peripheren Venen die farbkodierte Dopplersonographie zu bevorzugen.

CT-Morphologie

Direkte Zeichen der Lungenembolie sind Füllungsdefekte und eine fehlende Gefäßkontrastierung. Akute Emboli werden entweder im Bereich der pulmonalen Bifurkationen (reitender Embolus) oder in der Lungenperipherie erfasst. Reitende Emboli finden sich nicht nur an den zentralen Bifurkationen (Abb. 24.**19 a**), sondern auch im segmentalen und subsegmentalen Bereich (Abb. 24.**19 b**). Lange Emboli aus den peripheren Venen können mehr als eine Arterie erfassen, in großen Gefäßen verklumpen oder in Form zahlreicher Fragmente multiple kleine Emboli in peripheren Segmenten bilden (Abb. 24.**19 c**). Der Durchmesser des Embolus korreliert mit seinem Entstehungsort und damit auch mit dem Bereich des Gefäßverschlusses.

Periphere Emboli verschließen die betroffenen Gefäße partiell oder komplett. Der Nachweis gelingt besser anhand von Dünnschicht-MIP, da längere Abschnitte der peripheren Gefäße dargestellt sind und die Grenzen der KM-Aufnahme besser erfasst werden (Abb. 24.**19 d**). Dies erfordert dünne Kollimationen und einen ausreichenden Gefäßkontrast, vorzugsweise am Multidetektor-CT (Abb. 24.**20**).

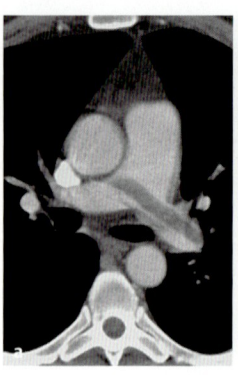 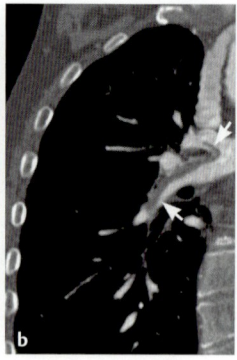 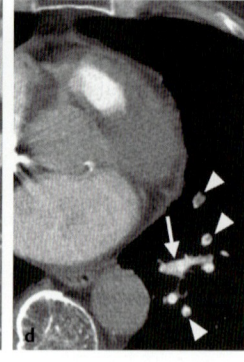 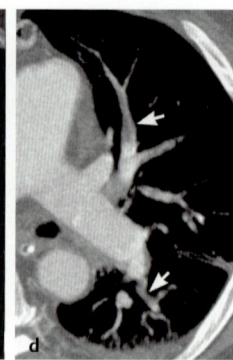

Abb. 24.19 **Akute Lungen-embolie.**

a Großer reitender Thrombus im Bereich der Pulmonalisbifurkation.
b Embolus in der rechten Lungenarterie (80 kV, CTDI < 3 mGy, 4 × 1/8).

c Segmentale Embolie in der linken Unterlappenarterie (3/5/2).
d Peripherer Embolus mit distalem Gefäßverschluss (Dünnschicht-MIP, 1/3/1).

Der *komplette Verschluss* eines Gefäßes durch einen Embolus ist möglich, allerdings ist eine periphere Restperfusion häufiger. In diesen Residuallumina können sekundäre Thrombosen auftreten, die zu einer Verdickung peripherer Arterien führen. In solchen Fällen findet sich eine *Mosaikperfusion* mit reduzierter Dichte des betroffenen Segmentes, die auch sekundär durch hochgradige Verschlüsse und konsekutive Vasokonstriktion auftritt (Euler-Liljestrand-Effekt) (Abb. 24.**21 b**, vgl. auch Abb. 24.**28**). Diese Mosaikperfusion lässt sich besser in der pulmonalen Parenchymphase 30 s nach KM-Injektion bzw. 5 – 15 s nach Kontrastierung der Pulmonalarterien nachweisen. Die Farbkodierung macht derartige Areale eindrucksvoller sichtbar (Abb. 24.**21 b**).

Nach einigen Tagen wird der Thrombus in der Regel wandadhäsiv (Abb. 24.**21 a**). Eine frühe segmentale Vasokonstriktion distal der Embolie kann in der chronischen Phase als segmentale oder subsegmentale vaskuläre Asymmetrie persistieren (vgl. Abb. 24.**28**).

Die arterielle Versorgung des embolisierten Abschnitts wird sofort durch die Bronchialarterien

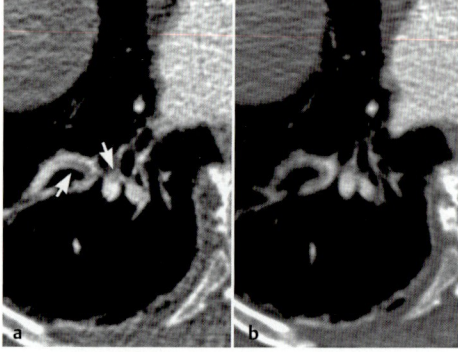

Abb. 24.20 **Periphere Lungenembolie.**
Niedrigdosis-CTA (80 kV, CTDI < 3 mGy, 4 × 1/6) Rekonstruktion auf 1,5 mm (**a**) und 3 mm (**b**) Schichtdicke. Der Embolus reitet auf der Subsegmentbifurkation und lässt sich in der dünneren Schicht besser von Partialvolumenartefakten trennen.

übernommen. Lungeninfarkte, die als Komplikation neben der Embolie auch bei anderen Gefäßerkrankungen auftreten, können erst Stunden nach dem akuten Ereignis auftreten, wenn die bronchiale Kol-

Abb. 24.21 **Ältere Thromben.**
a Ältere Thromben sind wandadhärent und zeigen Zeichen der Resorption (hier: 3 Wochen alt, 4 × 1/6).
b Die Mosaikperfusion lässt sich am farbkodierten volumenrekonstruierten Bild eindrucksvoll darstellen. Die dunkleren Abschnitte zeigen die verminderte Dichte und damit reduzierte Perfusion.

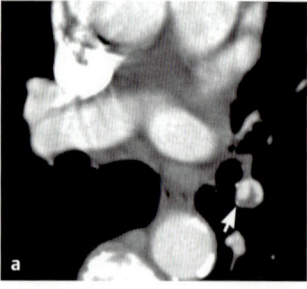 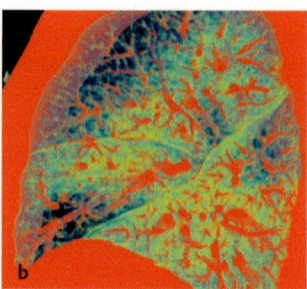

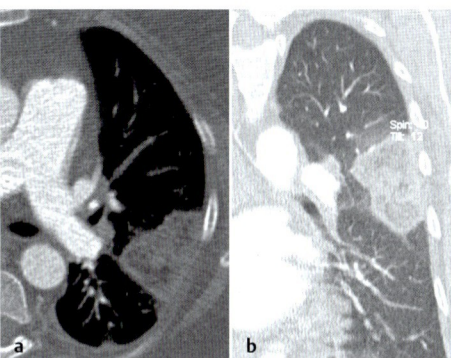

Abb. 24.22 Lungeninfarkt.
Lungeninfarkt mit keilförmiger Weichteilmasse mit Lufteinschlüssen und ohne KM-Aufnahme.
a Axiale Schicht.
b Coronale MPR (80 kV, CTDI < 3 mGy, 4 × 1/6).

Tab. 24.9 ⋯⋗ *Fehlerquellen der CTA bei der akuten*
Lungenembolie

Falsch positive Befunde
▪ Atemartefakte
▪ Pulsationsartefakte
▪ Partialvolumeneffekte
▪ unterschiedliche Kontrastierung der Gefäßterritorien
▪ Hiluslymphknoten
▪ unkontrastierte Pulmonalvenen

Falsch negative Befunde
▪ Atemartefakte
▪ Pulsationsartefakte
▪ Partialvolumeneffekte
▪ Hochkontrastartefakte
▪ schlechte Gefäßkontrastierung

lateralisation nicht mehr ausreicht (Abb. 24.**22**). Die
CT-Morphologie reflektiert das radiographische Erscheinungsbild: Milchglasartige Trübungen zeigen
die typisch keilförmige Infiltration an. Größere Infarkte können unterschiedlich große Lufteinschlüsse aufweisen. Regionale Minderbelüftungen mit
verminderter KM-Aufnahme sind hochverdächtig
auf einen Infarkt und treten bei bis zu 15 % der akuten Lungenembolien auf. Kavernen finden sich bei
septischen, selten bei einfachen Infarkten, gelegentlich begleitet ein Pneumothorax den Infarkt.

Artefakte und Fehlermöglichkeiten

Die häufigsten Ursachen falsch positiver und falsch
negativer Befunde einer CTA sind in Tab. 24.**9** zusammengestellt.

Hauptursache unverwertbarer Rekonstruktionen
einer pulmonalen CTA ist die *Veratmung.* Der at-
mungsbedingte plötzliche Dichteabfall im Gefäß
sollte nicht mit einem intraluminalen Füllungsdefekt verwechselt werden (Abb. 24.**23 a**). Im
Weichteilfenster sind die Atemartefakte nicht sofort
erkennbar, imponieren im Lungenfenster dafür ein-

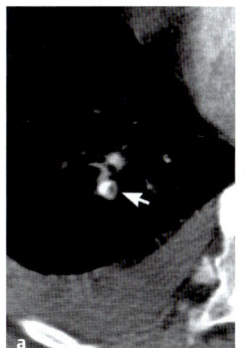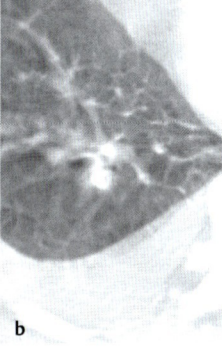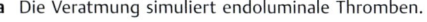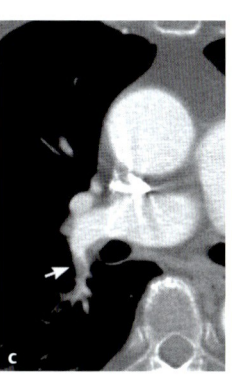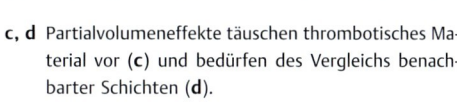

Abb. 24.23 **Artefakte.**

a Die Veratmung simuliert endoluminale Thromben.
b Die artefizielle Natur ist im Lungenfenster sichtbar.

c, d Partialvolumeneffekte täuschen thrombotisches Material vor (**c**) und bedürfen des Vergleichs benachbarter Schichten (**d**).

Abb. 24.24 **Unterschiedliche Kontrastierung.**

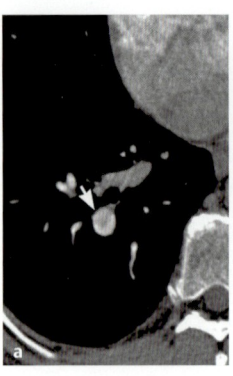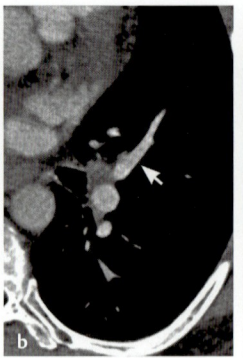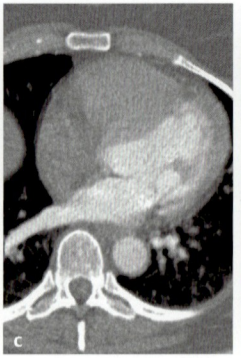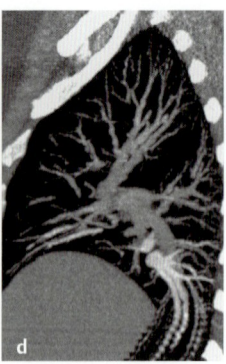

a Unterschiedliche Kontrastierung verschiedener pulmonaler Gefäßterritorien (Einstromeffekt) in der frühen Phase der pulmonalarteriellen Kontrastierung (4 × 1/6).

b Derartige Effekte simulieren intraluminale Thromben. Ein erhöhter intrathorakaler Druck verursacht eine Obstruktion des Einstroms und damit eine unzureichende Kontrastierung.

c, d Bei diesem Patienten führte ein unerfahrener Untersucher den Scan kaudokranial in Exspiration durch. Die initial gute Kontrastierung fiel ab, als der Patient versuchte Luft zu holen und ein Valsalva-Manöver durchführte. Eine Gefäßkontrastierung sieht man nur in der unteren Hälfte des Scans.

drucksvoll als Distorsion der anatomischen Strukturen (Abb. 24.**23 b**). Schräg verlaufende Gefäße können dadurch so viel Dichte verlieren, dass sie nicht mehr nachweisbar sind.

Pulsationen betreffen die Lingula und den linken Unterlappen und aggravieren Partialvolumeneffekte in schräg verlaufenden Gefäßen. Es finden sich Doppelkonturen, thrombusähnlich verminderte Dichten und Streifenzeichnungen. Falsch negative Befunde resultieren aus der inkonstanten Darstellung kleiner Gefäße in der Peripherie.

Durch *Partialvolumeneffekte* entsteht der Eindruck, dass die Gefäßkontrastierung zur Peripherie hin abnimmt. Gefäße mit horizontalem Verlauf sind anfälliger gegen solche Artefakte, die nicht als Thrombus fehlgedeutet werden sollten (Abb. 24.**23 c, d**). Im Zweifelsfall hilft der Vergleich mit der Dichte des Gefäßes weiter distal oder mit einem anderen mehr senkrecht zur Schichtebene verlaufenden Gefäß. Partialvolumeneffekt führen auch zur fehlenden Darstellung peripherer gelegener Arterien und sind daher Ursache falsch positiver Diagnosen. Die Treffsicherheit der CTA wird durch zu dicke Schichten signifikant gemindert, die Kollimation sollte daher nicht über 3 mm liegen.

Eine *schlechte Gefäßkontrastierung* verstärkt die schon genannten Artefakte, insbesondere Partialvolumen- und Atemartefakte, und kann die Untersuchung unverwertbar machen. Hauptursachen sind zu geringe Injektionsgeschwindigkeiten, ein schlechtes Zeitregime oder ein zu geringes KM-Volumen. Die Gefäßkontrastierung lässt sich durch hohe Injektionsgeschwindigkeiten (> 3 ml/s), niedrige kV-Einstellungen und einen nachgeschalteten Kochsalzbolus verbessern (vgl. Abb. 24.5).

Mitunter zeigt sich eine *unterschiedliche Kontrastierung* verschiedener Gefäßsegmente trotz identischer Tischposition. Ursache kann ein erhöhter oder verminderter Blutstrom durch periphere Lungenparenchymveränderungen sein, manchmal findet sich aber auch keine externe Ursache. Das Problem tritt besonders bei frühen Scans mit (schnellen) Multidetektorsystemen auf (Abb. 24.**24 a, b**). Sofern die Dichte des Gefäßes über der von Weichteilen liegt, ist die Abgrenzung gegen einen Thrombus einfach.

Die Beurteilung von Arterien im oder nahe des Mediastinums kann durch *Hochkontrastartefakte* des venös einströmenden KM erschwert sein. Diese Artefakte lassen sich durch eine kaudokraniale Scanrichtung und einen nachgeschalteten Kochsalzbolus mindern. KM-Retention in Kathetern, die in die Pulmonalarterie gelegt wurden (Swan-Ganz-Katheter), führen zu ausgeprägten Artefakten, die fast die gesamte Lungenhälfte nicht mehr beurteilbar machen.

Anatomische Strukturen wie Lymphknoten (Abb. 24.**25 a**) am Ursprung der Oberlappengefäße, entlang der Unterlappenarterie und am Beginn der segmentalen Verästelung können mit einem zentralen Embolus verwechselt werden. Im Zweifelsfall hilft eine coronale oder sagittale MPR. Isolierte wandadhärente Thromben sind in solcher Lage zudem untypisch bei der akuten Embolie. Bei kaudokranialer Scanrichtung kann die Kontrastierung in den Lungenvenen geringer sein als in den Arterien, was intraluminale Füllungsdefekte vortäuscht (Abb. 24.**25 b**). Von den Arterien sind die Venen durch ihre anatomische Lage (medial der Unterlappenarterien), ihrer Kontinuität zum linken Vorhof und durch den fehlenden Bezug zu den Bronchien abgrenzbar.

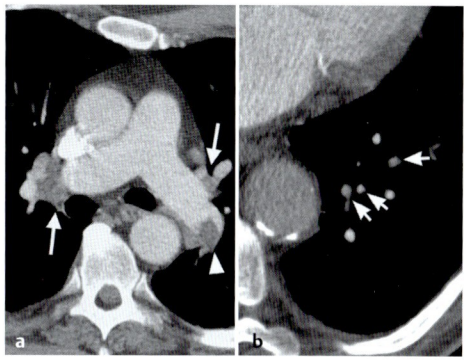

Abb. 24.25 **Anatomische Fehlerquellen.**
a Hiluslymphknoten nahe der Oberlappenvene simulieren einen zentralen Thrombus, sind aber durch ihre typische Lokalisation differenzierbar, im Zweifelsfall mittels MPR. Embolus im Abgang des linken Segment 6.
b Unkontrastierte Lungenvenen simulieren unkontrastierte Arterien und damit eine Embolie. Sie sind durch ihren typischen anatomischen Verlauf differenzierbar.

Chronisch thrombembolische pulmonale Hypertension

Die Resorption (60–65%) oder Rekanalisierung (25–30%) einer Lungenembolie benötigt 6 Wochen bis mehrere Monate. Etwa 15% der Patienten mit unvollständiger Rückbildung der Thromben entwickeln eine sekundäre pulmonale Hypertension – Voraussetzung ist ein ausreichend großes hypoperfundiertes Areal nach Okklusion oder sekundärer Vasokonstriktion.

Die klinische Diagnose ist aufgrund unspezifischer Symptome und Lungenfunktionstests schwierig. Nach fortschreitender Okklusion der pulmonalen Gefäßversorgung entwickelt sich durch Mediahypertrophie, Intimafibrose und Arterialisation der pulmonalen Arteriolen eine pulmonale Hypertonie. Diese geht meist mit einer konsekutiven Rechtsherzhypertrophie einher, die sich bis zu einer Trikuspidalinsuffizienz durch Dilatation des Klappenrings ausweiten kann.

Eine kausale Therapie ist mittels Thrombendarteriektomie möglich. Die CTA spielt bei der Differenzierung der verschiedenen Ursachen einer pulmonalen Hypertonie eine entscheidende Rolle und dient gleichzeitig dem therapierelevanten Nachweis thrombotischen Materials an den proximalen Lungenarterien. Die Einzeilen-CT wird in der Regel durch die Pulmonalisangiographie komplettiert, die Multidetektor-CT ist potenziell die einzig notwendige diagnostische Modalität bei dieser Patientengruppe.

CT-Morphologie

Der Nachweis intraluminalen thrombotischen Materials ist für die chronisch thrombembolische pulmonale Hypertension diagnostisch wegweisend. Die zentralen Pulmonalgefäße sind erweitert, während die peripheren Gefäße schmalere Lumina mit exzentrischen, unscharf begrenzten wandadhärenten Thromben zeigen (Abb. 24.**26 a**). Innerhalb des thrombotischen Materials können sich dystrophe Verkalkungen finden (Abb. 24.**26 b**). Periphere Stenosen während der Rekanalisation stellen sich am besten in volumenrekonstruierten Bildern oder Dünnschicht-MIP dar (Abb. 24.**27 a, b**). Reste des thrombotischen Materials bilden intraluminale Netze (Abb. 24.**27 c**). Chronisch alterierte Gefäße zeigen ein reduziertes Volumen mit typischer Mosaikperfusion.

Letztere ist ein typisches Symptom der chronischen Lungenembolie und durch eine reduzierte Lungendichte (Hypoperfusion, vasokonstriktorischer Effekt) und verminderte Gefäßdurchmesser gekennzeichnet (Abb. 24.**28**), selbst wenn sich ein intraluminaler Thrombus nicht nachweisen lässt. Andererseits schließt eine normale Lungendichte thrombotische Plaques in den proximalen Lungenarterien nicht aus. Die eigentlich normalen, aber im Vergleich dichter wirkenden Lungenabschnitte können als Infiltrate fehlgedeutet werden. Das Vertei-

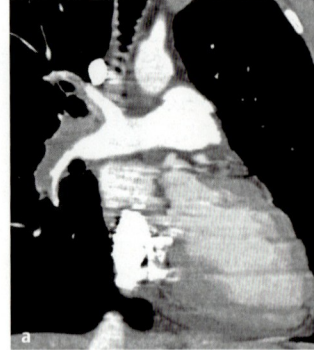
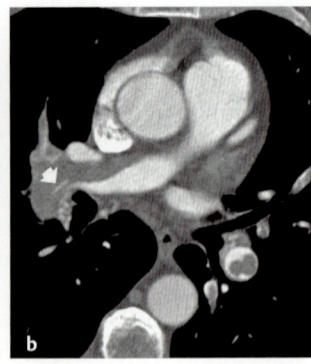

Abb. 24.26 Chronische thromb-embolische pulmonale Hypertension.

a Postthrombotisches Material an der Gefäßwand ist pathogno-monisch (80 kV, CTDI < 3 mGy, 4 × 1/6).

b Große Thromben können verkalken (breiter Pfeil). Beachte den Rezidivembolus in der linken Unterlappenarterie.

Abb. 24.27 Chronische thrombembolische pulmonale Hypertension (4 ×1/6).

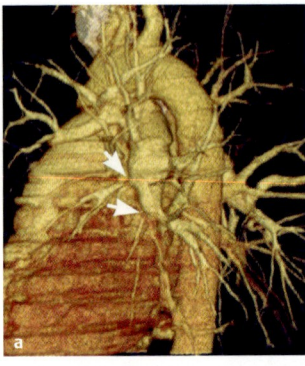
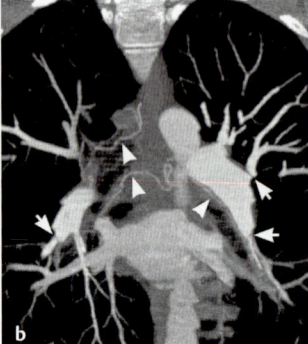
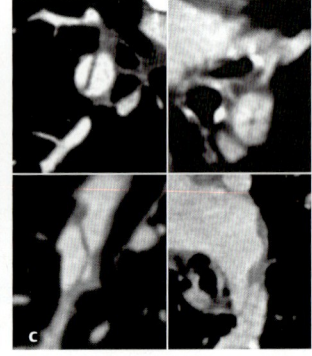

a, b Die peripheren Stenosen kommen am besten auf volumenrekonstruierten Bildern (**a**) oder auf Dünnschicht-MIP (**b**) zur Darstellung.

c Kleine fadenförmige Netze verbleiben nach Resorption des Thrombus in der Lungenarterie.

Abb. 24.28 Chronische thrombembolische pulmonale Hypertension.

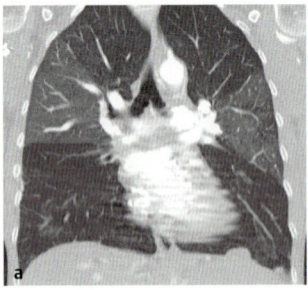
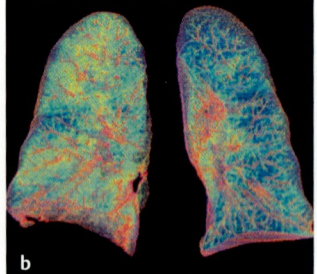
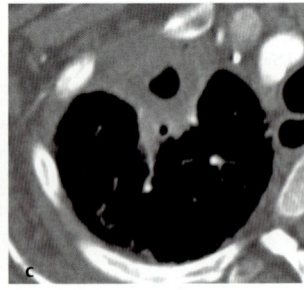

a Die Mosaikperfusion ist durch schmale Gefäße in den hypoperfundierten und breite Gefäße in den hyperperfundierten Lungenabschnitten gekennzeichnet.

b Die Perfusiondifferenzen lassen sich auf farbkodierten VRT eindrucksvoll demonstrieren (4 × 1/6).

c Alte Infarkte vernarben und schmelzen ein.

lungsmuster der Lungenperfusion lässt sich am eindrucksvollsten in farbkodierten Bildern darstellen.

Als Folge pulmonaler Infarkte finden sich Narben oder intrapulmonale Rundherde, die mitunter auch Kavernen aufweisen (Abb. 24.28 c). Plexiforme Läsionen sind selten (vgl. Abb. 24.34 b).

Bei der chronischen Lungenembolie kommt es häufig zu einer Hypertrophie der Bronchialarterien, die sich parallel zur verschlossenen Lungenarterie im Dünnschicht-CT nachweisen lassen (Abb. 24.29). Aneurysmen der Bronchialarterien und ausgedehnte Brustwand- oder infradiaphragmale Kollateralen sind bei der chronischen Lungenembolie selten.

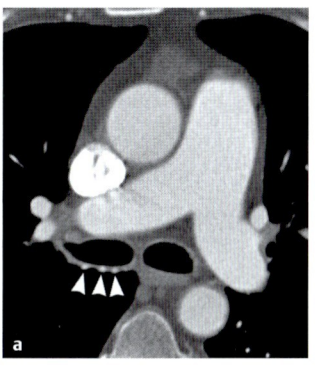
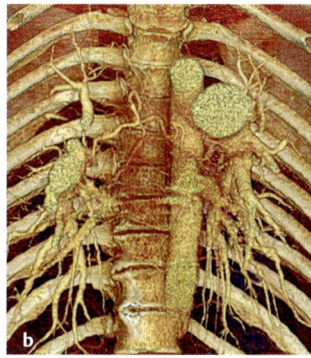

Abb. 24.29 **Dilatierte Bronchial-arterien.**
a Bei der chronischen pulmonalen Hypertension sind die Bronchial-arterien typischerweise dilatiert (4 × 1/6)
b Dies lässt sich auch an der VRT demonstrieren.

Differenzialdiagnose

In ausgeprägten Fällen einer primären pulmonalen Hypertension oder beim Eisenmenger-Syndrom können sich aufgrund des langsamen turbulenten Blutflusses wandadhärente Appositionsthromben in den massiv dilatierten zentralen Lungenarterien bilden (vgl. Abb. 24.**34 a**).

Eine moderate Mosaikperfusion findet sich auch bei anderen Formen der pulmonalen Hypertension, ist bei der chronischen Lungenembolie allerdings deutlich akzentuiert.

Lungenembolie anderer Ätiologie

Eine *Tumorembolie* der Lungenarterie findet sich im autoptischen Material bei 30% der Patienten mit Nierenzellkarzinomen, hepatozellulären Karzinomen, Chorion- oder Mammakarzinomen, Magen- und Prostatakarzinomen und beim malignen Melanom. Dise Embolien treten in der Regel in den kleinen und mittleren Gefäßen auf und führen nicht selten zu einem Lungeninfarkt. Tumorembolien in den zentralen Gefäßen sind häufig letal. Auch wenn die Lymphangiosis carcinomatosa eigentlich die häufigere sekundäre Tumorform ist, so sind Tumorembolien mitunter das einzige Zeichen einer metastatischen Aussaat.

Die *septische Embolie* ist in Kapitel 9, S. 339 behandelt.

Die CT weist hochsensitiv *Luft* in den brachiozephalen Venen, im Herz und in den Pulmonalarterien nach. Meist handelt es sich um die Folgen akzidenteller Injektionen kleinster Luftmengen während einer i.v. Injektion, wobei schon die Platzierung der Kanüle zu Lufteintritten führen kann. Mitunter findet sich Luft als Komplikation einer Operation, nach Ablösung einer Placenta praevia und nach verschiedenen gynäkologischen Eingriffen. Der fatale fibrinöse terminale Gefäßverschluss ist Folge einer Blutplättchenschädigung durch größere Luftmengen.

Talkum-, Cellulose- oder Stärkeembolien finden sich bei Drogenabhängigen nach Injektion von festen Drogenformen, die derartige Substanzen zur Streckung enthalten, oder nach Filterung durch Baumwolle. Die Embolisation der pulmonalen Arteriolen und Kapillaren führt zur Obstruktion und Thrombose mit intermittierender pulmonaler Hypertension oder letalem Ausgang.

Die *Quecksilberembolie* tritt akzidentell nach Venenpunktion mit quecksilberbeschichteten Kanülen oder im Rahmen einer suizidalen Handlung auf. Die Diagnose erfolgt meist anhand des Thoraxübersichtsbildes, so dass eine CT nicht notwendig wird.

Kathetermaterial oder andere *Fremdkörper* gelangen vereinzelt nach Therapie einer peripheren arteriovenösen Malformation oder nach Intervention in den Lungenkreislauf. Die CT-Angiographie dient der Lokalisation des Fremdkörpers.

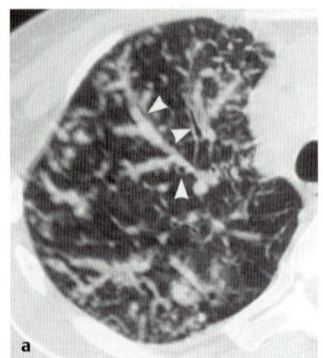
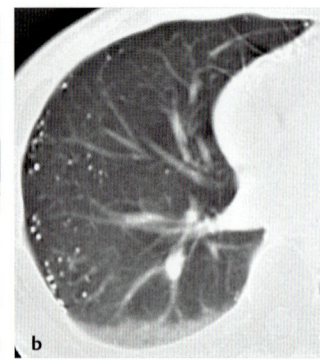

Abb. 24.30 **Lungenembolie anderer Ätiologie.**

a Tumoremboli können in seltenen Fällen ein intraluminales Wachstum mit polyzyklischer Verbreiterung der peripheren Lungenarterienäste zeigen. Beachte die normale Weite der Bronchien (Pfeilspitzen). Assoziierte Lymphangiosis carcinomatosa.

b Nach suizidaler Injektion von Quecksilber findet sich extrem hyperdenses Material in der Peripherie der Lungenarterien.

CT-Morphologie

Die CTA einer massiven *Tumorembolie* demonstriert eine unregelmäßig perlschnurartig dilatierte Vene mit Okklusion und – fakultativem – Lungeninfarkt (Abb. 24.**30 a**).

Intravaskuläres *Quecksilber* ist naturgemäß stark hyperdens und findet sich meist am Boden des rechten Ventrikels oder in den abhängigen peripheren Lungenarterien (Abb. 24.**30 b**).

Intravaskuläre *Luft* bildet kleine hypodense Bläschen, die sich meist in den kranialsten (anterioren) Anteilen der Pulmonalarterien oder der linken V. brachiocephalica zeigen (Abb. 24.**31 a**). Regelrechte Luftspiegel finden sich bei Luftmengen ab 1 ml (Abb. 24.**31 b**).

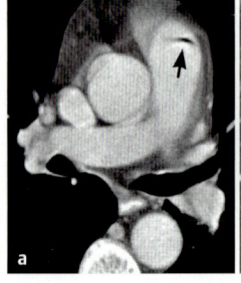
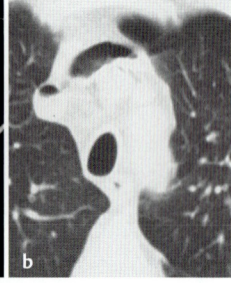

Abb. 24.31 **Intravaskuläre Luft.**

a Nach intravenöser Injektion sind kleine Luftmengen in der pulmonalen Ausstrombahn (Pfeil) oder der linken V. brachiocephalica normal.

b Mehr als 1 ml bilden einen Flüssigkeitsspiegel, hier in der linken V. brachiocephalica und der V. cava superior. Diese Befunde sind in der Regel symptomlos, außer beim Rechts-links-Shunt.

Thrombose der Lungenarterien

Die pulmonalarterielle Thrombose ist Folge eines kompletten Verschlusses einer zentralen oder peripheren Lungenarterie. Sie tritt als Komplikation einer kongenitalen pulmonalarteriellen Unterbrechung oder bei obliterierenden Wandprozessen, wie der Takayasu-Arteriitis oder dem pulmonalarteriellen Sarkom, auf. Meist ist sie jedoch Folge einer Embolie. Eine massive parasitäre Embolie ist dagegen selten. Bronchialkarzinome infiltrieren Lungenarterien oder -venen direkt, was zur Obstruktion mit konsekutiver Thrombose führt.

Die pulmonalarterielle Thrombose ohne arterielle Obstruktion oder Embolie kann in seltenen Fällen auch Komplikation einer Thrombophilie (z. B. Autoimmunerkrankung bei SLE), des nephrotischen Syndroms oder einer Pneumonie (Tuberkulose) sein. Die Prognose einer akuten Thrombose der Pulmonalishauptäste ist schlecht und häufig fatal.

CT-Morphologie

Im CT findet sich ein fehlender Dichteanstieg im betroffenen Gefäß mit Verengung seines Lumens im chronischen Stadium. Je nach Kollateralisation durch Bronchialarterien sind die peripheren Äste durchgängig oder verschlossen.

Bei einer akuten Lungenembolie fehlt der Dichteanstieg mitunter auch in den peripheren Ästen des betroffenen Segmentes. Während im chronischen Stadium die Lumeneinengung im Lungenfenster sichtbar wird, basiert der Nachweis einer akuten Embolie auf Dünnschichtkollimation der Multidetektor-CT. Die CTA demonstriert das Bronchialkarzinom (vgl. Abb. 9.**16 c**), das pulmonale Sarkom (vgl. Abb. 24.**40**), die Takayasu-Arteriitis (vgl. Abb. 24.**39**) oder die kongenitale Gefäßunterbrechung (vgl. Abb. 24.**16**) als Ursache der Thrombose.

Thrombose der Lungenvenen

Die Thrombose der Lungenvenen ist Resultat einer Obstruktion, einer Anastomosenstenose nach Operation oder einer Tumorinvasion. Nach Lungentransplantation ist sie Zeichen einer akuten oder chronischen Abstoßung.

CT-Morphologie

Der Dichteanstieg im betroffenen Gefäß ist meist mit Zeichen der pulmonalen Flüssigkeitsretention und des Ödems verbunden (Abb. 24.**32**). Im akuten Stadium findet sich ein interstitielles oder sogar alveoläres Ödem mit zentrilobulären Verdichtungen oder Infiltraten. Im chronischen Stadium entwickeln sich Kollateralen (vgl. Abb. 23.**54 c**).

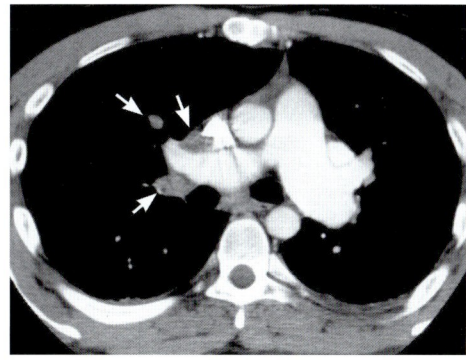

Abb. 24.32 Lungenvenenthrombose.
Lungenvenenthrombose nach versuchter Rekonstruktion eines aberrierenden pulmonalvenösen Rückstroms aus dem rechten Oberlappen (Pfeil, gleicher Patient wie in Abb. 9.**7**). Die Korrektur der linken Lungenvene war erfolgreich.

Pulmonale Hypertension

Die pulmonale Hypertension wird durch eine Reihe von Erkrankungen ausgelöst (Tab. 24.**10**). Die CTA eignet sich insbesondere zur Diagnostik der chronischen Lungenembolie und Vorbereitung der Thrombendarteriektomie. Sowohl CTA als auch das HRCT dienen der Differenzierung der verschiedenen Entitäten.

Die Diagnose einer *primären pulmonalen Hypertension* wird gestellt durch klinischen und radiologischen Ausschluss aller anderen Ätiologien.

Die *plexogene Arteriopathie* ist eine Veränderung kleiner und mittlerer Lungenarterien und stellt eine Reaktion auf die schwere chronische pulmonale Hypertension dar. Die Gefäßläsionen bilden keine Verbindungen oder Shunts zu den Lungenvenen. Die Erkrankung ist im CT mitunter darstellbar.

CT-Morphologie

Unabhängig von der zugrunde liegenden Pathologie sind radiologische Leitsymptome der pulmonalen Hypertension:

- Dilatation der zentralen Lungenarterien,
- signifikanter Kalibersprung zu den peripheren Lungenarterien und
- Rechtsherzhypertrophie (Abb. 24.**33**).

Die Korrelation des Gefäßdurchmessers in der CTA mit dem Ausmaß der Hypertension ist nicht linear.

Tab. 24.10 ⤑ *Differenzialdiagnose bei chronischer pulmonalarterieller Hypertonie*

Wandadhärentes Material
- chronisch thrombembolische pulmonale Hypertonie
- schwere pulmonale Hypertonie (Appositionsthromben)
- Sarkom der A. pulmonalis

Intraluminale Verkalkung
- chronisch thrombembolische pulmonale Hypertonie
- schwere pulmonale Hypertonie über lange Zeit
- Eisenmenger-Syndrom
- idiopathische infantile Arterienverkalkungen

Erweiterte zentrale und periphere Gefäße
- erhöhter pulmonaler Blutfluss, Links-rechts-Shunt

Erweiterte Lungenvenen, interstitielles oder alveoläres Ödem
- Mitralstenose
- mediastinale Fibrose oder Raumforderung
- Stenose der Lungenvenen
- Thrombose der Lungenvenen

Periphere pulmonale AV-Shunts
- hepatopulmonales Syndrom
- chronische pulmonale Bilharziose

Diffus oder fokal verminderte Lungendichte
- chronisch obstruktive Lungenerkrankung
- Lungenemphysem
- Kavernen bei granulomatösen Infektionen
- Vaskulitis

Zeichen der interstitiellen Lungenerkrankung oder einer granulomatösen Infektion
- interstitielle Fibrose
- Sarkoidose
- granulomatöse Infektion
- Vaskulitis
- alveoläre kapilläre Dysplasie
- pulmonale kapilläre Hämangiomatose
- Venenverschlusskrankheit

Abb. 24.33 **Pulmonale Hypertension.**

a Massive Dilatation, Verdickung und Trabekulation des rechten Ventrikels.

b Deutliche Vergrößerung der zentralen Pulmonalarterien mit Kalibersprung zur Peripherie (Dünnschicht-MIP).

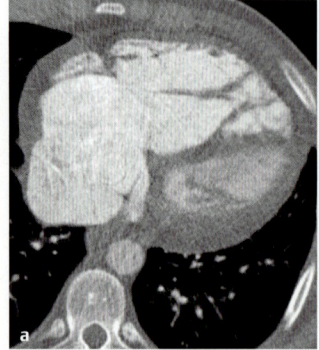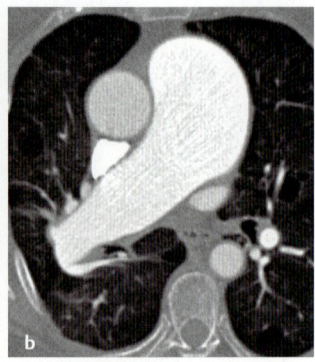

Abb. 24.34 **Primäre pulmonale Hypertension.**

a Die primäre pulmonale Hypertension führt zur massiven Dilatation der zentralen Lungenarterien mit Appositionsthromben (4 × 1/6).

b In der Peripherie des Lungengefäßsystems zeigen sich kleine gekrümmte Gefäße, die einer plexogenen Arteriopathie entsprechen (1/3/1).

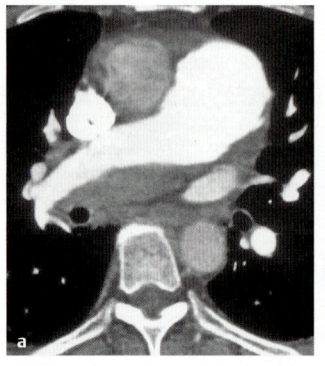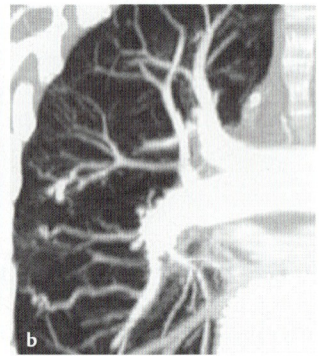

Ein Durchmesser des Pulmonalishauptastes von mehr als 29 mm hat einen positiven Vorhersagewert von 95 %. Ist der distale Truncus pulmonalis weiter als die Aorta, so liegt dieser Wert bei 90 %. Die distalen Gefäße können groß, normal oder volumenreduziert sein.

Eine massive Erweiterung der zentralen Lungenarterien findet sich bei der *primären pulmonalen Hypertension*. Der turbulente Blutfluss fördert die Bildung von Appositionsthromben, die von einer chronischen Lungenembolie kaum differenzierbar sind (Abb. 24.**34 a**). Die Mosaikperfusion ist bei der primären Hypertension aber meist weniger ausgeprägt.

Bei den *sekundären Formen* der pulmonalen Hypertension liefern CTA und HRCT meist die wichtigsten Informationen über die zugrunde liegende Ätiologie. In Tab. 24.**10** sind die wesentlichsten Kriterien der Differenzialdiagnose der primären und sekundären pulmonalen Hypertonie zusammengefasst.

Die *plexiforme Arteriopathie* ist durch kleine, gewundene periphere Arterien ohne Zeichen eines AV-Shunts gekennzeichnet (im Gegensatz zu den primären arteriovenösen Malformationen) (Abb. 24.**34 b**).

Arteriovenöse Shunts

Pulmonale arteriovenöse Malformationen (pAVM) finden sich gehäuft im Rahmen des Morbus Osler-Weber-Rendu. Viele dieser AVM werden im Erwachsenenalter zufällig diagnostiziert. Die Patienten sind in der Regel symptomlos und zeigen im Röntgenbild einen unklaren Rundherd oder abnorme Gefäße. Unbehandelte oder okkulte AVM können langsam wachsen, das sich konsekutiv erhöhende Shuntvolumen birgt das Risiko einer Lungenblutung, eines Infarkts oder einer Ruptur der AVM in sich. Die CTA hat im Screening der AVM eine Sensitivität von 95 %. CTA und volumenrekonstruierte Bilder dienen der Planung einer transarteriellen Embolisation, wobei die CTA besonders hilfreich bei der Darstellung mehrerer zuführender Arterien ist. Die Indikation zur Embolisation besteht ab einem Durchmesser des versorgenden Gefäßes von 3 mm.

Diffuse pulmonale arteriovenöse Shunts treten in der Schwangerschaft, beim Morbus Osler-Weber-Rendu, bei komplexen Herzfehlern, der Unterbrechung der proximalen Pulmonalarterien, bei der Polysplenie, Lebererkrankungen und der Bilharziose auf. Die Patienten leiden unter einer schweren Hypoxämie und berichten häufig über abgelaufene systemische Embolien mit neurologischen Komplikationen. Eine Spontanheilung nach der Schwangerschaft ist nicht ungewöhnlich. Vor der Embolisation größerer Kommunikationen sollte eine DSA zur Charakterisierung der Morphologie und des Strömungsvolumens erfolgen. Die kontrastverstärkte Echokardiographie und die Mikrosphären-Szintigraphie liefern Informationen über das Shuntvolumen in Ruhe und unter Belastung. Die Rolle der CTA ist bis dato nicht definiert.

Pulmonale Hypoxämie und fortgeschrittene Leberveränderungen sind Zeichen des *hepatopulmonalen Syndroms* mit Ausbildung von arteriovenösen Mikroshunts und Spider-Naevi. Die Patienten leiden unter einer graduellen orthostatischen Hypoxämie und Dyspnoe.

CT-Morphologie

Bereits im Nativscan lassen sich die pulmonalen Malformationen in Form kleiner gewundener Arterien und großer drainierender Venen nachweisen

(Abb. 24.**35 a**, vgl. Abb. 9.**38**). Direkt im Bereich des AV-Shunts finden sich häufig Aneurysmen. Die pulmonalen AVM zeigen einen Dichteanstieg parallel zu den Lungenarterien, komplexe AVM besitzen mehr als eine versorgende Arterie oder drainierende Vene und sind am besten mit SSD oder VRT darzustellen.

Multiple AVM sind nicht ungewöhnlich. Volumenrekonstruierte Bilder nach Editieren der Thoraxwand helfen beim Nachweis der zahlreichen kleinen Herde (Abb. 24.**35 a**). Im Cine-Mode oder anhand multiplanarer Reformationen lassen sich die unproportional großen Gefäße in der Lungenperipherie oder Gefäße mit ausgeprägter Elongation besser identifizieren. Der Nachweis eines AV-Shunts in dieser Region sichert die Diagnose der AVM.

Shunts zwischen den Bronchialarterien und Pulmonalvenen sind eine seltene Ursache pulmonaler Blutungen. Derartige Befunde sind, wenn überhaupt, nur mittels Dünnschichtkollimation einer Multidetektor-CT mit VRT darstellbar.

Blutungen imponieren je nach Ausmaß als fleckige milchglasartige Trübungen oder große Atelektasen.

Makroskopische diffuse arteriovenöse Shunts imponieren als massiv dilatierte Venen mitunter in Verbindung mit Konglomeraten kleiner netzartig dilatierter Arterien in der Lungenperipherie (Abb. 24.**35 b**).

Beim *hepatopulmonalen Syndrom* finden sich unterlappenakzentuiert arkadenförmige, dilatierte subpleurale Gefäße (Abb. 24.**35 c**). Negative Befunde einer CTA oder HRCT schließen AV-Shunts oder ein hepatopulmonales Syndrom nicht aus.

Abb. 24.35 **Arteriovenöse Shunts.**

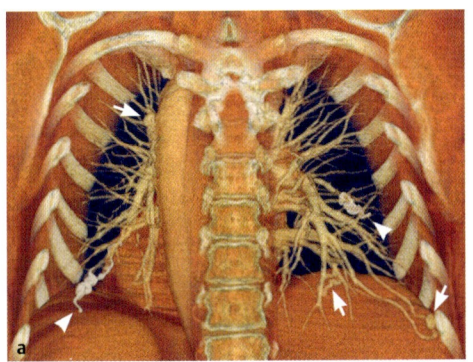
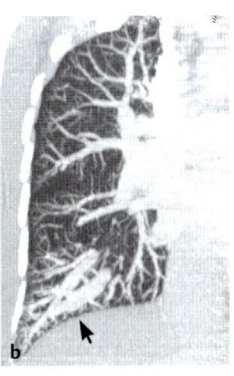
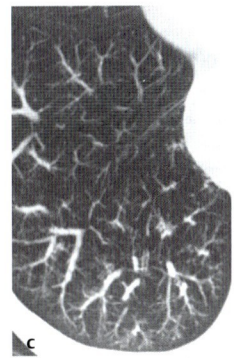

a Pulmonale arteriovenöse Malformationen (Pfeile) bei Morbus Osler. Einige AVM wurden embolisiert (Pfeilspitzen). VRT nach Elimination der hinteren Brustwand.

b Makroskopisch diffuse arteriovenöse Shunts bei einer jungen vorher gesunden Schwangeren (80 kV, CTDI = 0,6 mGy, 4 × 1/8, Dünnschicht-MIP).

c Hepatopulmonales Syndrom mit multiplen kleinen peripheren Shunts bei chronischem Leberschaden (2/4/2, Dünnschicht-MIP).

Pulmonale Aneurysmen

Kongenitale Aneurysmen finden sich typischerweise an den zentralen Lungenarterien und in Kombination mit anderen Anomalien des kardiovaskulären Systems. Ursache sind meist systolische Druckerhöhungen bei einer Pulmonalklappenstenose.

Infektionen sind ein wichtiger ätiologischer Faktor in der Entstehung peripherer pulmonaler Pseudoaneurysmen, z. B. Aspergillose, Tuberkulose (Rasmussen-Aneurysma) und Lues. Mittels CT gesicherte Befunde sollten einer baldigen Therapie zugeführt werden, da Rupturen eine infauste Prognose haben.

Vaskulitische pulmonalarterielle Aneurysmen entstehen im Rahmen der Riesenzellarteriitis, der Polyarteriitis nodosa, dem Behçet-Syndrom und dem Hughes-Stovin-Syndrom. Die aneurysmainduzierten peripheren Thrombosen können Rupturen der Aneurysmen oder Lungeninfarkte hervorrufen.

Die *aneurysmatische Lungenerkrankung* ist eine bekannte Komplikation der zystischen Medianekrose und des Marfan-Syndroms.

Aneurysmen der Bronchialarterien entstehen idiopathisch oder auf der Basis einer Aplasie der Lungenarterien, des Ehlers-Danlos-Syndroms, nach Traumen, Infektion, Silikose und Vaskulitiden (Behçet-Syndrom, Hughes-Stovin-Syndrom, Polyarteriitis nodosa).

Iatrogene Aneurysmen, z. B. nach Einlage eines Swan-Ganz-Katheters, sind rupturgefährdet und bedürfen ebenfalls einer baldigen Therapie (Embolisation).

Postoperative Aneurysmen bilden sich aus Anastomosenlecks oder nach suboptimaler Korrektur von kongenitalen Malformationen der pulmonalen Ausstrombahn und bedürfen einer sofortigen Intervention.

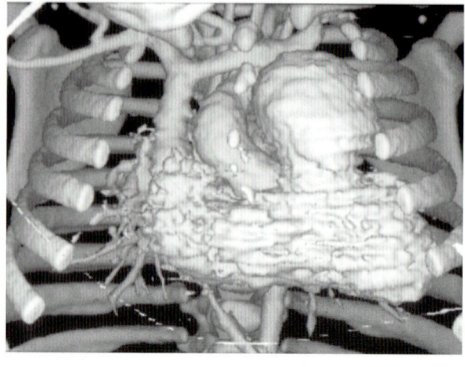

Abb. 24.36 **Pulmonalarterielles Aneurysma.** Großes pulmonalarterielles Aneurysma bei einem 3-jährigen Patienten mit Double-Outlet des rechten Ventrikels (DORV) (2/4/2, SSD).

CT-Morphologie

Beim *kongenitalen Aneurysma* findet sich eine fusiforme Dilatation der zentralen Lungenarterien (Abb. 24.**36**), mitunter in Kombination mit einer peripheren Lungenarterienstenose. Im Rahmen der Pulmonalklappenstenose finden sich die Aneurysmen im vordersten Anteil des Truncus pulmonalis.

Infektiöse Pseudoaneurysmen zeigen sich innerhalb entzündlicher Atelektasen (Abb. 24.**37**). Sie gewinnen schnell an Größe und haben nach Rückbildung der Pneumonie eine ausgeprägte Tendenz zur Ruptur. Eine massive Blutung kann ebenfalls Atelektasen bilden, aber in der Peripherie solcher Infiltrate finden sich meist weitere Blutungszeichen (zentrilobuläre oder geometrische milchglasartige Trübungen), und der Patient leidet unter Hämoptysen.

Abb. 24.37 **Pulmonale Pseudoaneurysmen.**

a Infiziertes Pseudoaneurysma, das nach Rückbildung einer Pneumonie rupturierte. Konsekutive Lungenatelektase.

b Multiple pulmonale Pseudoaneurysmen entwickelten sich mehrere Wochen nach einer katheterinduzierten Septikämie.

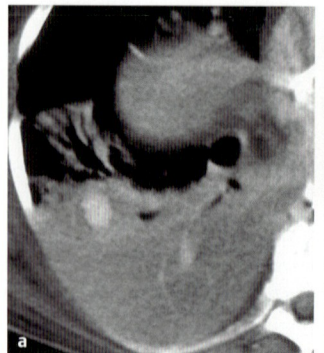
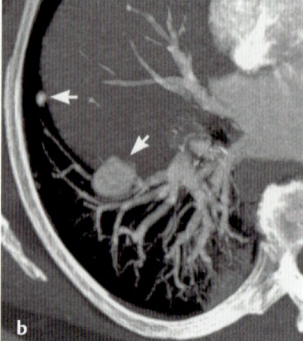

Andere Ursachen peripherer pulmonaler Aneurysmen sind schwer zu differenzieren. *Thrombosierte Aneurysmen* finden sich bei Vaskulitiden, die dann zu Komplikationen in Form peripherer Embolien oder zu Lungeninfarkten führen. *Kleine periphere Aneurysmen* imponieren im Dünnschicht-CT als kleine KM aufnehmende Rundherde.

Aneurysmen im mediastinalen Bereich der *Bronchialarterien* sind sie in der Regel gut abgrenzbar (Abb. 24.**38**), in der Peripherie ist die Differenzierung von pulmonalarterielle Aneurysmen nicht möglich.

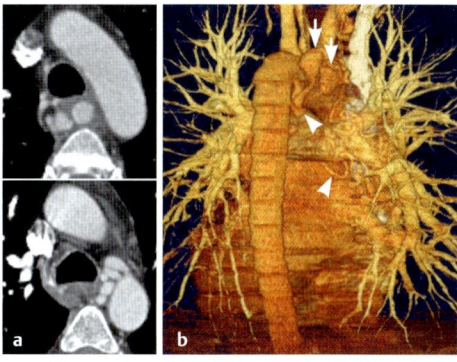

Abb. 24.38 **Multiple Aneurysmen der Bronchialarterien** im Rahmen eines Ehlers-Danlos-Syndroms (4 × 1/6).

Vaskulitis

Das zentrale pulmonalarterielle System kann im Rahmen einer *Takayasu-Arteriitis* und einer *granulomatösen Arteriitis* (= temporäre oder Riesenzellarteriitis) betroffen sein. Im akuten Stadium finden sich entzündliche Wandverdickungen, im chronischen glatt begrenzte fibröse Gefäßeinengungen oder Verschlüsse mit distalen arteriellen Thrombosen und fakultativen Lungeninfarkten. Die CTA kann nicht nur die Lumen- sonder auch die Wandveränderungen exzellent darstellen. Niedrigdosistechniken sind in der Regel ausreichend.

Daneben betreffen auch verschiedene andere Vaskulitiden die mittleren und kleinen Lungengefäße (Polyarteriitis nodosa, mikroskopische Polyangiitis, Morbus Wegener, Churg-Strauss-Syndrom, SLE). Die Diagnose erfolgt meist mit der HRCT (vgl. Kapitel 9, S. 351).

CT-Morphologie

Die Takayasu-Arteriitis und die granulomatöse Arteriitis sind morphologisch nicht differenzierbar. Eine Wandverdickung der Arterie zeigt die entzündliche Aktivität an und kann nach immunsuppressiver Therapie verschwinden. Durch die Stenosen entstehen periphere Perfusionsasymmetrien (Abb. 24.**39 a**) mit Ausdünnung der peripheren Gefäße, was mittels Dünnschicht-MIP oder VRT gut darstellbar ist. In fortgeschritteneren Stadien finden sich arterielle Thrombosen (Abb. 24.**39 b, c**). Lineare oder keilförmige periphere Atelektasen mit fehlender Kontrastierung zeigen den pulmonalen Infarkt an. Im Rahmen der granulomatösen Arteriitis entstehen mitunter rupturgefährdete Aneurysmen.

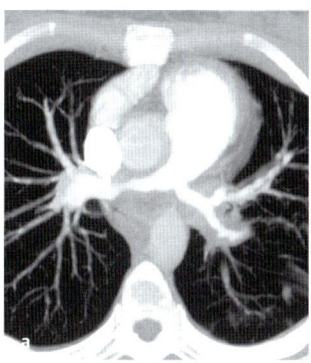 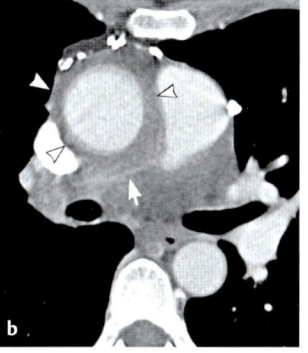 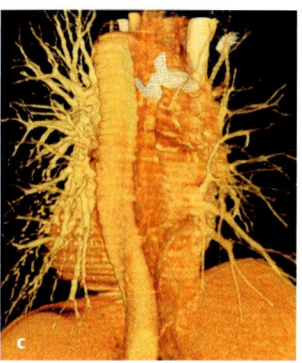

Abb. 24.39 **Takayasu-Arteriitis der Lungenarterien.**

a Einengung und Verdickung der Arterienwand auf einer Dünnschicht-MIP (2/4/2).
b Ausgeprägteres Krankheitsstadium mit bandförmigen Stenosen einer Lungenarterie (4 × 1/6).
c Verminderte Lungengefäßzeichnung in der VRT.

913

Abb. 24.40 **Angiosarkom der rechten Lungenarterie (4 × 1/6).**

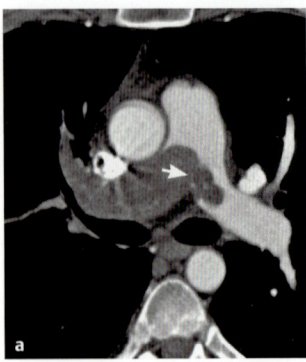
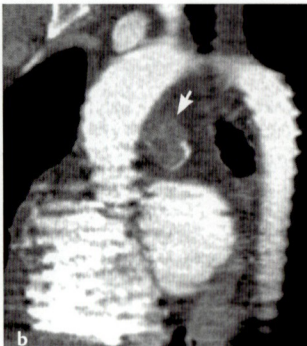
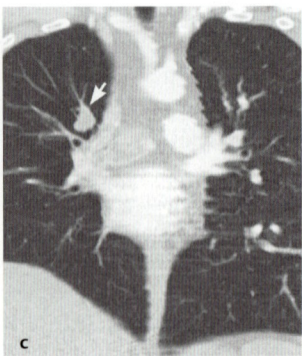

a Die rechte Lungenarterie wird komplett durch KM-aufnehmendes Gewebe verschlossen. Hypodenser Appositionsthrombus in der linken Lungenarterie (Pfeil).

b Tumorrezidiv nach Thrombarteriektomie mit Mediastinalbeteiligung im sagittalen Schnitt.
c Hämatogene Aussaat in den rechten Unterlappen.

Neoplasien

Primäre Malignome

Leiomyosarkome und Angiosarkome der Lungenarterien entstehen generell in den zentralen Lungengefäßen, häufig in unmittelbarer Nachbarschaft zur Pulmonalklappe. Der Tumor kann sich in die kontralaterale Lungenarterie oder in den rechten Ventrikel ausbreiten. Sekundäre thrombembolische Episoden führen zu klinischen Symptomen. Die intra- und extraluminalen Tumorkomponenten sind sowohl in der CT als auch der MRT exzellent darstellbar.

CT-Morphologie

Die *Sarkome* der Pulmonalarterien imponieren als intraluminale Raumforderungen, die sich von Thromben durch ihre KM-Aufnahme unterscheiden (Abb. 24.**40 a**). Der Tumor kann lokal die Lunge oder das Mediastinum infiltrieren (Abb. 24.**40 b**). In 50% der Fälle breitet sich das Sarkom zentrifugal in die Peripherie aus. Komplikationen sind periphere Embolien oder hämatogene Lungenmetastasen (Abb. 24.**40 c**), wobei die Differenzierung eines metastatischen Tumorembolus von einem peripheren Primärtumor meist nur anhand der emboliebedingten Dilatation der Arterie möglich ist.

Tumorinvasion

Die Tumorinfiltration der Lungenarterien im Rahmen eines fortgeschrittenen Bronchialkarzinoms oder einer metastatischen Erkrankung stellt in der CT ein Problem dar, da die Wandinvasion nicht immer eindeutig zu definieren ist. Intravaskulärer oder transösophagealer Ultraschall sind in solchen Fällen der CT vorzuziehen.

Die Lungenvenen sind weit häufiger infiltriert, wodurch das Risiko einer systemischen Metastasierung zunimmt. In fortgeschrittenen Fällen findet sich eine Obstruktion der segmentalen Drainage, die durch retrograde Thrombosen kompliziert wird.

CT-Morphologie

Extrinsische Kompressionen der Pulmonalarterien finden sich häufig in fortgeschrittenen Stadien des Bronchialkarzinoms oder anderer Malignome im Bereich des Mediastinums oder der Hili. Der zirkuläre Einschluss der Lungenarterie erhöht die Wahrscheinlichkeit einer Wandinfiltration.

Der Einbruch in die Lungenvenen kann mit der CTA direkt in Form eines intraluminalen Füllungsdefektes oder eines Gefäßverschlusses zur Darstellung gebracht werden. Zeichen der venösen Obstruktion mit segmentalem oder lobärem Ödem und veränderter Hämodynamik weisen auf eine sekundäre pulmonalvenöse Thrombose hin, die sich in der CTA als fehlender Dichteanstieg in den Venen manifestiert (vgl. Abb. 23.**46 c**).

Aorta

Bei jungen Patienten ist die Indikation zur CTA der thorakalen Aorta mit Zurückhaltung zu stellen, da Pulsationsartefakte die Bildqualität erheblich beeinträchtigen können. Insbesondere bei Kindern sollte alternativ auf die MRT zurückgegriffen werden, die Niedrigdosis-CT stellt in bestimmten Fällen eine Alternative dar. Im Abdomen ist die Multidetektor-CT der MRA durch ihre höhere Ortsauflösung und die Möglichkeit der Darstellung des gesamten Abdomens in einem Untersuchungsgang überlegen. In sämtlichen aortalen Notfallsituationen ist die CTA Methode der Wahl.

Anatomische Varianten

Bei dem seltenen *doppelten Aortenbogen* sind Trachea und Ösophagus ringförmig umschlossen. Häufig ist einer der Bögen kleiner oder kann sogar nur als strangförmiges Rudiment angelegt sein. Als Folge treten Dysphagie, Stridor oder rezidivierende Pneumonien auf, asymptomatische Fälle (Zufallsbefunde) kommen vor.

Ein *rechter Aortenbogen* tritt mit einer Häufigkeit von ca. 1–2 % auf. Die supraaortalen Äste entspringen in umgekehrter Reihenfolge: A. carotis communis sinistra, A. carotis communis dextra, A. subclavia dextra und A. subclavia sinistra. Die linke A. subclavia verläuft dorsal von Trachea und Ösophagus und kann Symptome analog zur A. lusoria, einer aberrierenden A. subclavia dextra, hervorrufen. Bleibt in der Embryonalphase der distale Anteil des linken Aortenbogens noch erhalten, so findet sich am Abgang der linken A. subclavia ein Aortendivertikel (Kommerell-Divertikel).

Die *A. lusoria* (A. subclavia dextra als letzter Ast des Aortenbogens) verläuft zu etwa 80 % retroösophageal und kann Dysphagien hervorrufen.

Sehr selten ist die *angeborene Hypoplasie der Aorta* (Williams-Beuren-Syndrom), die häufig in Kombination mit einer supravalvulären Aortenstenose oder Stenose der großen Gefäße (A. carotis, Truncus brachiocephalicus, Nierenarterien) bzw. der Pulmonalklappe auftritt.

Aufgabe der CTA ist die Korrelation der klinischen Symptome mit der speziellen Gefäßanomalie. Nur präoperativ werden 3D-Rekonstruktionen und entsprechend aufwändige Kontrastmittelapplikationen benötigt. Die wichtigsten Alternativen sind die MRT (Symptomabklärung) und die Gd-MRA (3D-Rekonstruktion). Bei jungen Patienten sollte ihnen der Vorzug gegeben werden.

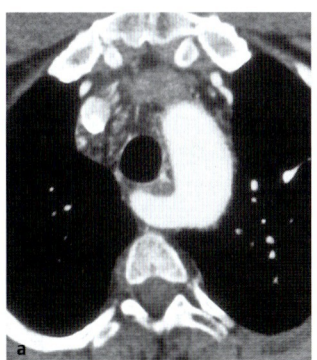 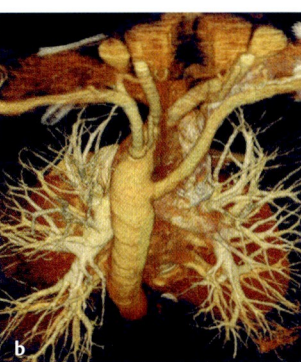

Abb. 24.41 **A. lusoria.**
a Aberrierende rechte A. subclavia (A. lusoria) mit typischem Muster im axialen Bild.
b Die anatomischen Beziehungen werden in der VRT eindrucksvoll demonstriert.

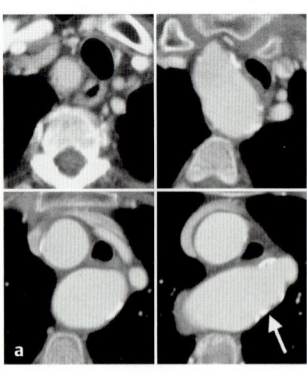
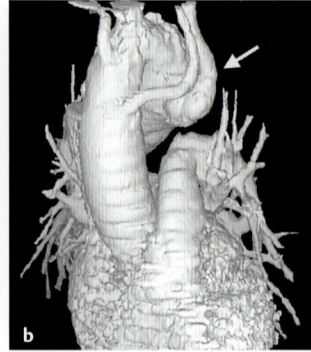
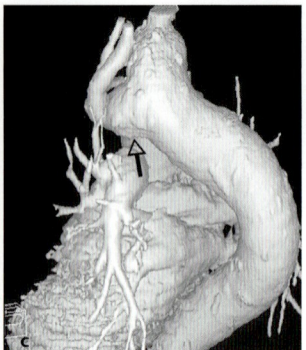

Rechter Aortenbogen, retroösophageale linke A. subclavia (Spiegelbild der A. lusoria) und begleitende Dilatation der A. subclavia an ihrem Abgang aus der Aorta (3/5/2, SSD).

CT-Morphologie

Aortenbogenvarianten sind nach Kontrastmittelgabe gut diagnostizierbar. Ein weit dorsal gelegener Abgang der A. subclavia (in Kontinuität der Aorta descendens) weist auf eine Anomalie, z. B. eine Aortenisthmusstenose oder eine A. lusoria, hin (Abb. 24.**41**). Die retroösophageal verlaufende Arterie ist oft bereits nativ erkennbar und kann nach Kontrastmittelgabe eindeutig vom Ösophagus differenziert werden.

Das *Aortendivertikel* imponiert als umschriebene, asymmetrische aneurysmaartige Erweiterung des distalen Aortenbogens (Abb. 24.**42**). Eine Aortenhypoplasie ist zu vermuten, wenn beim Erwachsenen der Durchmesser der Aorta descendens oder abdominalis weniger als 1 cm beträgt.

3D-Rekonstruktionen sind optimal für die Beurteilung der komplexen Anatomie. Wenn möglich, sollte versucht werden, anatomische Marker, wie die Wirbelsäule, im Datensatz zu belassen.

Aortenisthmusstenose

Die Aortenisthmusstenose oder Koarktation der Aorta ist eine kongenitale Fehlbildung mit ungünstiger Spontanprognose und mittlerer Lebenserwartung von 35 Jahren. Die tubuläre Hypoplasie (infantiler präduktaler Typ) betrifft ein langes Aortensegment distal des Abgangs des Truncus brachiocephalicus und kann im Bereich der Aorta descendens proximal des Lig. arteriosum zu einer hochgradigen Stenose führen. Die Diagnosestellung erfolgt in der frühen Kindheit, die CTA dient daher meist der Kontrolle nach chirurgischer Korrektur. MRT und kontrastverstärkte MRA sind aufgrund der fehlenden Strahlenbelastung vorzuziehen.

Die lokalisierte Koarktation (Erwachsenentyp) bildet eine Stenose in Höhe oder distal des Lig. arteriosum. Sie wird erst relativ spät, meist zufällig, diagnostiziert. Begleitende kardiale Fehlbildungen sind ungewöhnlich. Die CTA stellt die komplexen Verhältnisse der Kollateralgefäße ebenso exzellent dar wie die MRA.

CT-Morphologie

Eine weit dorsal, in Verlängerung der Aorta descendens entspringende linke A. subclavia liegt in mehr als 70 % vor und kann auf eine *Aortenisthmusstenose* hinweisen (Abb. 24.**43** u. Abb. 24.**44**). Weitere Zeichen sind vergrößerte Interkostalarterien und kräftige Aa. mammariae. Beim Aortenbogenverschluss finden sich Konvolute dilatierter Kollateralen um die Verschlusszone. Die Kollateralisation lässt sich am besten in volumenrekonstruierten Bildern zur Darstellung bringen (Abb. 24.**43 b**), ihre Lokalisation ist präoperativ von Bedeutung.

Bei der *tubulären Hypoplasie* findet sich eine Hypoplasie des Aortenbogens (gewöhnlich zwischen dem Abgang der linken A. carotis und linken A. subclavia) oder der Aorta descendens. Die *lokalisierte Koarktation* zeigt nur eine umschriebene, häufig septale Stenose in Höhe oder distal des Lig. arteriosum (Abb. 24.**43 a**) mit häufig poststenotischer Di-

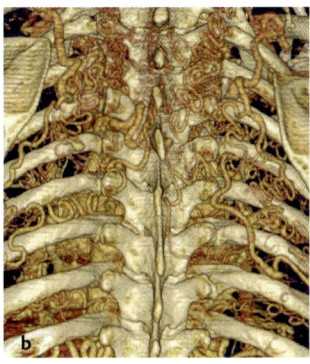
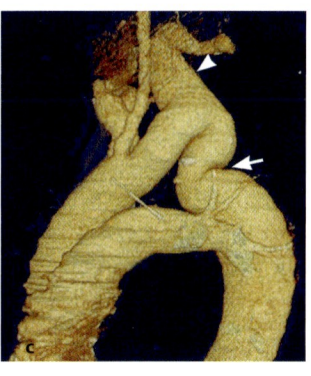

Abb. 24.43 **Aortenisthmus-stenose.**

a Lokalisierte Form mit hochgradiger Stenose der Aorta descendens und kräftigen Kollateralen (4 × 1/6, VRT).

b Ausgeprägte interkostale Kollateralen (4 × 1/6, VRT).
c Pseudokoarktation (Pfeil) mit Ektasie der linken A. subclavia (Pfeilspitzen).

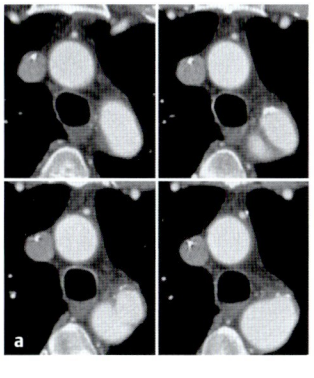
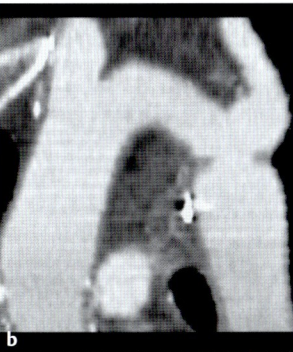
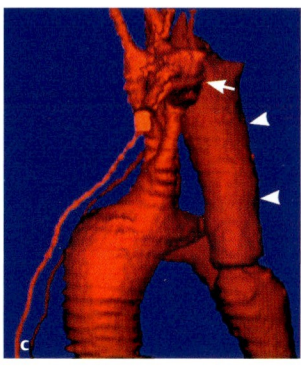

Abb. 24.44 **Operation einer Aortenisthmusstenose.**

a, b Die membranöse Rezidivstenose nach Patch-Plastik (3/5/2) ähnelt im axialen Bild einer Dissektion (**a**) und kann besser auf der SSD (**b**) beurteilt werden.

c Aneurysma der A. subclavia nach Überbrückung der Stenose durch eine Aortenplastik (3/5/2). Beachte die tubuläre Dilatation der linken A. subclavia (Pfeilspitzen).

latation. Longitudinale oder 3D-Reformationen sind für die exakte Darstellung der septalen Stenose essenziell (Abb. 24.**44 a, b**). Die *Pseudokoarktation* ist eine Elongation der Aorta mit Kinking in Höhe des Lig. arteriosum.

Nach chirurgischer Korrektur müssen aneurysmatische Komplikationen oder einer Restenose abgeklärt werden. Kleine sakkiforme Aneurysmen sind eher rupturgefährdet als fusiforme. Die Darstellung erfolgt bevorzugt mit 3D-Reformationen.

Besondere Beachtung sollten auch etwaige begleitende Aneurysmen der *supraaortalen Äste* finden (Abb. 24.**44 c**). Aneurysmen der Aorta ascendens finden sich bei älteren Patienten.

Aortenaneurysma

Die häufigste Ursache des Aortenaneurysmas ist die Arteriosklerose (80%) mit arteriellem Hypertonus, gefolgt von Traumen (bis zu 20%). Seltene Ursachen sind die Lues, Mykosen, die Aortitis (Takayasu, granulomatöse Arteriitis, andere entzündliche Erkrankungen), die zystische Medianekrose (Marfan-Syndrom, Ehlers-Danlos-Syndrom) und kongenitale Anomalien. Die Aortenklappenstenose kann eine poststenotische Dilatation der Aorta ascendens verursachen.

Man unterscheidet *echte Aneurysmen,* bei denen die gesamte Arterienwand vorgewölbt ist, von *fal-*

schen Aneurysmen, bei denen eine durch Adventitia, Koagel und perivaskuläres Bindegewebe gedeckte Wandläsion besteht. Morphologisch unterscheidet man fusiforme (zirkumferenzielle) und sakkiforme (sackförmige) Aneurysmen. Der kritische Durchmesser eines fusiformen Aneurysmas, ab dem die elektive Operation indiziert ist, beträgt in der Regel 5 cm im Bereich der Aorta descendens und abdominalis, 5,5–6 cm im Bereich der Aorta ascendens. Bei sakkiformen Aneurysmen wird die Operationsindikation vom individuellen Befund abhängig gemacht und kann bereits bei kleineren Aneurysmen gegeben sein. Die endoluminale Therapie mit Stents ist eine zunehmend bevorzugte Alternative bei ausgewählten Patienten (vgl. Tab. 24.**18** u. 24.**19**, S. 967).

Mit dem Alter nehmen die *arteriosklerotischen Aneurysmen* an Häufigkeit zu; diese finden sich meist im Bereich der Aorta descendens oder infrarenal. Ausgedehnte Befunde können die gesamte thorakoabdominelle Aorta betreffen. Die meisten sind fusiform, nur etwa 20 % sind sakkiform. Die Aneurysmaruptur hat eine fatale Prognose, die meisten Patienten versterben aber an anderen arteriosklerotisch bedingten Erkrankungen.

Penetrierende Ulzera sind Folge ulzerierender atheromatöser Plaques, die sich nach Intimadestruktionen bilden. Konsekutiv entstehen sakkiforme Aneurysmen, die stark rupturgefährdet sind oder sich zu einer Aortendissektion weiterentwickeln.

Mykotische Aneurysmen entstehen entweder kontinuierlich durch Einbruch von Infektionen aus Nachbargeweben oder infolge einer Septikämie. Wichtigste Keime sind Staphylococcus aureus und Salmonellen. Prädispositionen bestehen bei der bakteriellen Endokarditis, Drogenabusus, bei immunsupprimierten Patienten, schwerer Arteriosklerose und nach Aortenverletzungen infolge Trauma, Operation oder Katheterismus. Meist ist die Aorta ascendens betroffen, es finden sich aber auch Herde an den viszeralen, kranialen und Extremitätenarterien. Die Erkrankung hat unbehandelt eine infauste Prognose.

Syphilitische Aneurysmen entstehen bei unbehandelten Patienten nach einer Inkubationszeit von 10–15 Jahren. Die syphilitische Periaortitis und Mesaortitis begünstigt Aneurysmabildungen im Bereich der Aorta ascendens und am Aortenbogen.

Inflammatorische Aneurysmen lassen sich anhand des perianeurysmatischen Entzündungsgewebes und Fibrosen ähnlich einer Retroperitonealfibrose differenzieren, Erreger finden sich nicht.

Die *Mediadegeneration* beim Marfan- oder Ehlers-Danlos-Syndrom ist die häufigste Ursache der Aneurysmaentwicklung an der Aorta ascendens. Im späteren Verlauf können sich Aneurysmen im gesamten Verlauf der Aorta und auch an peripheren Arterien finden. Das Risiko einer Aortendissektion ist signifikant erhöht.

Traumatische Pseudoaneurysmen bilden sich nach überstandener traumatischer Aortenruptur. Dies ist die häufigste Aneurysmaform junger Patienten, die Läsionen können wachsen und Jahre nach dem akuten Ereignis rupturieren.

Thorakale Aneurysmen zeigen sich im Röntgenübersichtsbild als breite Verschattung oder werden durch klinische Symptome auffällig (Kompression von Ösophagus, N. recurrens [Heiserkeit], V. cava, Pulmonalarterien, Trachea, Hauptbronchien). 25 % der Patienten klagen über Schmerzen im Sternumbereich, zwischen den Schulterblättern oder im Rücken. Die thorakalen Aneurysmen treten oft gemeinsam mit abdominellen Aneurysmen und einer koronaren Herzerkrankung auf. Die Ruptur ist im Thoraxbereich weit dramatischer als abdominell, da die Blutung in vergleichsweise kleine Gewebsräume erfolgt. Sie wird jedoch hochgradig lebensbedrohend, wenn sie nach intrapleural durchbricht.

Abdominelle Aortenaneurysmen (AAA) finden sich im hohen Alter oder bei schwerer Arteriosklerose. Sie liegen meist infrarenal und lassen sich dadurch gut mit Stents therapieren (Voraussetzungen vgl. Tab. 24.**20**). Die Ausdehnung in den Bereich der Nierenarterienostien oder weiter nach kranial erfordert die chirurgische Therapie und Reimplantation der abgehenden Äste in das Implantat. AAA breiten sich auch nach distal in die Beckenarterien aus, begleitende Aneurysmen der viszeralen, renalen, iliakalen (A. iliaca communis, externa, interna) und femoralen Arterien sind nicht ungewöhnlich. Komplizierend können sich Stenosen der A. mesenterica superior oder des Truncus coeliacus oder Verschlüsse der A. mesenterica inferior und Lumbalarterien (meist durch einen wandständigen Thrombus) einstellen. Das Risiko einer Ruptur steigt mit der Größe des Aneurysmas. Abdominelle Aneurysmen sind mit entzündlichem oder fibrösem Gewebe umkleidet, das ähnlich wie ein Morbus Ormond die Ureteren komprimiert.

Bildgebende Methoden der Wahl bei der Darstellung des thorakalen oder abdominellen Aneurysmas sind CTA und Gd-MRA. Die arterielle DSA ist nur dann erforderlich, wenn zusätzliche Informationen über die Koronarien oder die zerebralen, spinalen oder peripheren Arterien benötigt werden. Die CTA ist nicht zur Diagnostik einer Aortenklappeninsuffizienz geeignet.

CT-Morphologie

Im Allgemeinen gibt es keine festgelegten Schwellenwerte, da der Durchmesser der Aorta mit dem Alter zunimmt. Abdominell spricht man von einem fusiformen Aneurysma in der Regel ab einem Querdurchmesser von 3–4 cm oder, wenn der Gefäßabschnitt im Vergleich zu den anderen Aortensegmenten mindestens doppelt so breit erscheint. Im Thoraxbereich gilt ein Durchmesser von 5 cm an der Aorta ascendens und von 4 cm an der Aorta descendens als aneurysmatische Dilatation. Bei der Messung des Durchmessers werden eventuelle Wandverkalkungen und murale Thrombusauflagerungen mit einbezogen. Die Messung muss immer senkrecht zum Aortenverlauf erfolgen, so dass multiplanare Reformationen eher heranzuziehen sind als die transaxialen Schichten (Abb. 24.**45**). Ist keine MPR verfügbar, so ist der kurze Durchmesser zu verwenden. Pulsationsartefakte können vor allem bei jüngeren Patienten die Messung an der Aorta ascendens erschweren.

Da die Indikation zur chirurgischen Therapie eines sakkiformen Aneurysmas nicht nur allein anhand der Größenkriterien gestellt wird, sind zusätzliche longitudinale CPR oder 3D-Rekonstruktionen präoperativ erforderlich (Abb. 24.**45 c**). Die dreidimensionale Darstellung ist für die Operationsplanung wichtig, die CPR eher für die Wahl eines geeigneten Stentimplantats (vgl. Abb. 24.**96**). Die Volumenrekonstruktion stellt simultan Gefäßlumen, Verkalkungen und Thromben dar (Abb. 24.**47 b**). Sind wichtige Gefäßostien betroffen, so kompliziert dies das chirurgische Vorgehen. Insofern ist es wichtig, die Beziehung der supraaortalen Gefäße zum Aortenbogen (Abb. 24.**46 b**) oder der viszeralen Arterien zum Bauchaortenaneurysma (Abb. 24.**47 a**) zweifelsfrei darzustellen.

Der langsame oder turbulente Blutfluss kann zu einer inhomogenen Lumenkontrastierung nach KM-Injektion führen. Wandadhärente Thromben können in 3D-Rekonstruktionen ein schmaleres Lumen des Aneurysmas vortäuschen, sofern die Aneurysmawand nicht verkalkt ist (Abb. 24.**47 a**). Auch der Thrombus selbst kann partiell verkalken, Konturunregelmäßigkeiten und Exulzerationen weisen dabei auf das erhöhte Risiko einer Thrombusablösung mit konsekutiver Embolie hin (cave: Katheterangiographie). Hyperdense Lamellen innerhalb eines sonst hypodensen Thrombus sprechen für eine frische Thrombusbildung im Rahmen des Aneurysmawachstums (vgl. Abb. 24.**49 b**).

Die wichtigsten durch eine CTA zu klärenden Fragen sind in Tab. 24.**11** zusammengefasst. Zusätzlich zu den therapierelevanten räumlichen Beziehungen sollten auch eventuelle Komplikationen, wie (gedeckte) Rupturen oder Kompressionen der mediastinalen oder abdominellen Strukturen, dargestellt sein. Fisteln in die angrenzenden Organe stellen schwere Komplikationen dar, sind aber selten. Aortopulmonale Fisteln führen zu Lungenblutungen mit ausgedehnten Atelektasen, aortoenterale Fisteln haben hyperdense Koagel im Darmlumen (meist im Dünndarm, am besten allerdings im Kolon zu erkennen) und direkte Blutungen in die angrenzenden Darmabschnitte – meist in die Pars transversa duodeni – zur Folge.

Begleitende Gefäßerkrankungen sind abzuklären: Daher müssen die großen abgehenden Arterien nach Stenosen oder Aneurysmen abgesucht werden

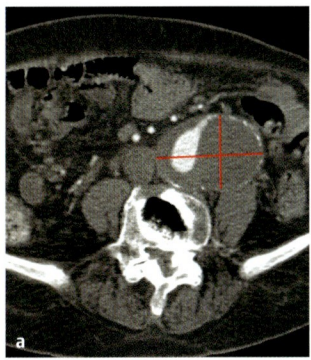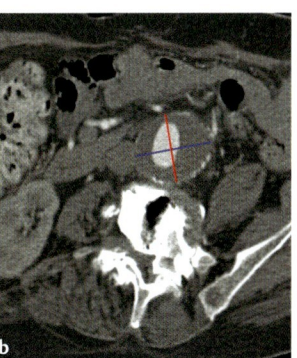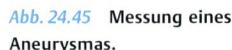

Abb. 24.45 **Messung eines Aneurysmas.**

a Im axialen Schnitt ist der kurze Durchmesser eher repräsentativ als der lange.

b, c Die korrekte Messung erfordert eine Schicht senkrecht zur Mittellinie des Aneurysmas (**b**) oder gekrümmte Reformationen durch die Mittellinie für die Längsausdehnung (**c**). Die Schichtebenen von **a** und **b** sind in **c** eingezeichnet.

Abb. 24.46 Thorakales Aortenaneurysma.

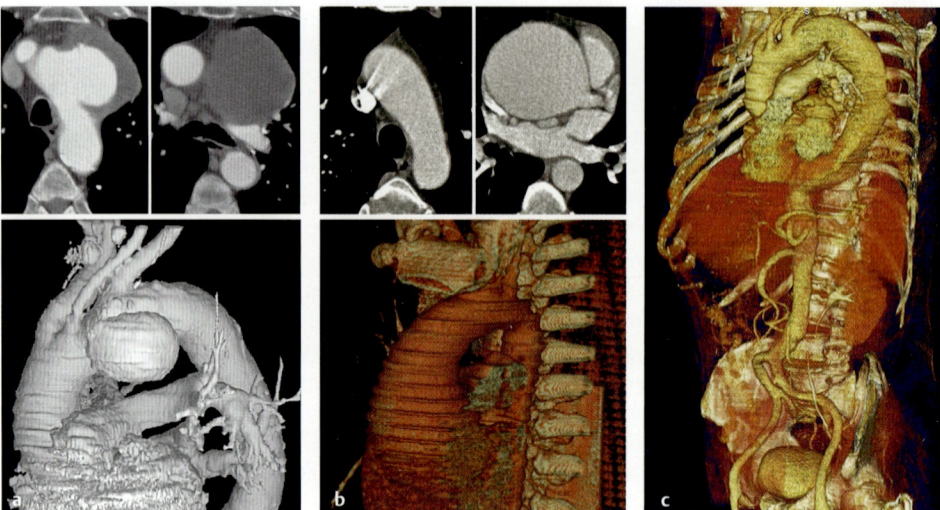

a Ausgedehntes partiell thrombosiertes sakkiformes Aneurysma des Aortenbogens mit Verlagerung der Lungengefäße. Beachte die Beziehung zu den supra-aortalen Arterien (3/5/2).

b Typisches Aneurysma der proximalen Aorta ascendens bei Marfan-Syndrom (4 × 2,5/15).
c Großes Aneurysma der Aorta descendens mit Kinking und Aortenbuckel (4 × 2,5/15).

Abb. 24.47 Abdominelles Aortenaneurysma.
a Die Oberflächenschattierung demonstriert nur das perfundierte Lumen. Bilaterale Nierenarterienstenose (3/5/2).
b Die VRT demonstriert die Weichteilanteile und das perfundierte Lumen. Thrombosierte Aneurysmaanteile nach Operation (3/5/2). Das Aneurysmarezidiv resultiert aus einem Anastomosenleck in das alte Aneurysma.

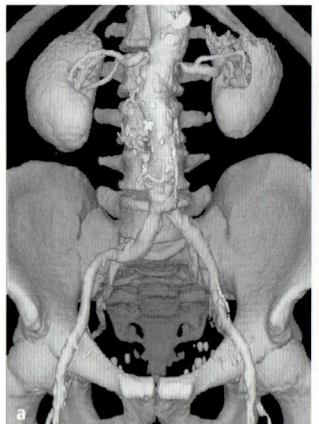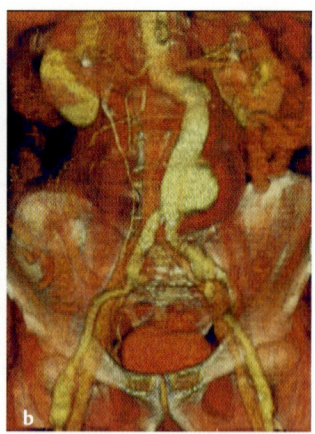

Tab. 24.11 ⤳ *Checkliste für das Aortenaneurysma*

Thorakal	Abdominell
▪ Durchmesser	▪ Durchmesser
▪ Zeichen der Ruptur	▪ Zeichen der Ruptur (gedeckte Ruptur nicht ungewöhnlich)
▪ Einbeziehung von Aortenwurzel und -bogen	▪ penetrierendes Ulkus
▪ Längsausdehnung bis zum Zwerchfell	▪ entzündliches Aneurysma (perianeurysmatische Fibrose)
▪ Elongation: Kinking, Aortenbuckel	▪ Länge
▪ Kompression von V. cava, Ösophagus, Trachea und zentralen Bronchien	▪ Abstand des Aneurysmas zum Abgang der Nierenarterien (proximaler Hals?)
▪ aortobronchopulmonale Fistel	▪ Einbeziehung oder Stenose der Viszeralarterien
	▪ Einbeziehung der Aortenbifurkation und der Beckenarterien
	▪ retroaortale linke Nierenvene

(Abb. 24.**47 a**). 25% der betroffenen Patienten besitzen eine akzessorische Nierenarterie. Verschlüsse der A. mesenterica inferior sind nicht ungewöhnlich und werden über die Riolan-Anastomose kollateralisiert. Stenosen der A. mesenterica superior und des Truncus coeliacus können nach Operation und fehlender Reimplantation einer durchgängigen A. mesenterica inferior zu Ischämien des linken Hemikolon führen, sofern keine ausreichende Kollateralisation vorliegt. Die Beteiligung der Iliakalarterien (Aneurysmen, Stenosen) ist wichtig für die Implantatauswahl (tubuläre oder Y-Prothese).

Nach längerer arterieller Hypertension im Rahmen der Arteriosklerose kommt es zu einer deutlichen *Elongation der Aorta*. Durch die Elongation der Aorta descendens wird der Aortenbogen nach ventral verschoben und bildet einen Aortenbuckel (Abb. 24.**46 ;c**). Dieser Buckel sollte nicht mit dem Aortenbogen verwechselt werden, da die Operation eines Aneurysmas am Bogen weit komplizierter ist als an der Aorta descendens. Elongationen der distalen Aorta unmittelbar oberhalb des Zwerchfelldurchtritts können mit einem massiven Kinking einhergehen, ähnliche Verhältnisse finden sich auch im oberen Abdomen. Alle diese Regionen sind prädisponiert für die Ausbildung fusiformer Aneurysmen, die nicht selten an mehreren Segmenten der Aorta entstehen.

Die *Ätiologie* des Aneurysmas lässt sich manchmal aus seiner Lokalisation und Morphologie abschätzen. Aneurysmen der Aorta ascendens sind meist degenerativ bedingt (z. B. Marfan-Syndrom) (Abb. 24.**46 a**) oder haben eine mykotische oder syphilitische Ätiologie. Bei jungen Patienten sind Aneurysmen der Aorta descendens oft posttraumatisch, bei älteren in der Regel arteriosklerotisch bedingt. Penetrierende Aortenulzera bilden exzentrische Aneurysmen ubiquitär an der Aorta, wobei Aorta descendens bzw. die abdominelle Aorta am meisten betroffen sind (vgl. Abb. 24.**57**). Penetrierende Ulzera sind dann anzunehmen, wenn das Aneurysma überhängende Kanten oder eine fokale Dissektion aufweist.

Traumatische Pseudoaneurysmen entstehen typischerweise in der Konkavität des Aortenbogens distal des Abgangs der linken A. subclavia und wölben sich nach ventral vor. Wird ein solches Aneurysma nachgewiesen, so sollte nach Traumen in der Anamnese gefahndet werden. Die Läsionen sind häufig verkalkt und enthalten Thromben. Im axialen Schnitt kann der Befund eine Aortendissektion vortäuschen (Abb. 24.**48 a**).

Syphilitische Aneurysmen betreffen bevorzugt die Aorta ascendens und den Aortenbogen, seltener den Sinus Valsalvae oder die Pulmonalarterien. Meist bilden sich sakkiforme Aneurysmen an der Aorta

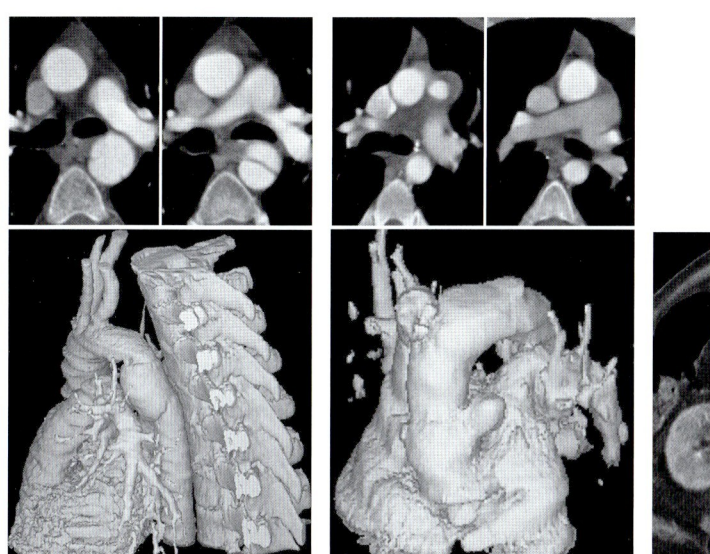

Abb. 24.48 **Aortenaneurysmen.**

a Traumatisches Pseudoaneurysma der Aorta descendens in typischer Lokalisation (3/5/2).
b Mykotisches Aneurysma der Aorta descendens an der Aortennaht eines Herztransplantats (3/5/2).

c Inflammatorisches abdominelles Aortenaneurysma mit einem Ring periaortalen entzündlichen Gewebes.

ascendens, fusiforme Läsionen sind seltener, wobei kombinierte Formen sakkiformer Aneurysmen, die aus einem fusiformen heraustreten, durchaus nicht ungewöhnlich sind. Die Aneurysmawand ist meist stark verkalkt.

Sakkiforme Aneurysmen der Aorta ascendens sind charakteristisch für die *mykotische Ätiologie* (Abb. 24.**48 b**). In der akuten Entzündungsphase wachsen die Aneurysmen relativ schnell und bilden einen unterbrochenen Kalkring. Als Begleitreaktion können mediastinale Lymphknotenvergrößerungen und selten Gaseinschlüsse im periaortalen Gewebe auftreten. Abszesse oder Osteomyelitiden in der Nachbarschaft der Aorta komplizieren den Verlauf.

Inflammatorische Aneurysmen treten im Bereich der abdominellen Aorta auf. Die Aortenwand ist verdickt, die perianeurysmale Fibrose breitet sich im Retroperitoneum aus und kann benachbarte Or-

gane einschließen. Das perfundierte Lumen wird von drei charakteristischen Schichten umsäumt: wandständiger Thrombus, Aortenwand mit Verkalkung und perianeurysmatische Weichteilproliferationen. Letztere zeigen nach KM-Injektion mitunter eine schwache arterielle Kontrastierung (Abb. 24.**48 c**). Einige zusätzliche Spätscans in der interstitiellen Phase (> 90 s) zeigen die Kontrastmittelaufnahme am besten. Sekundärfolgen sind ein Aufstau des Ureters oder eine Einbeziehung von Darmschlingen.

Die aneurysmatische Dilatation des Aortenlumens bei der chronischen *Aortendissektion* indiziert die chirurgische Therapie (vgl. Abb. 24.**59**). Die Thrombosierung eines Lumens täuscht ein einfaches Aneurysma mit breitem thrombotischem Randsaum vor.

Aortenruptur

Die typische Komplikation des Aortenaneurysmas ist die Ruptur, die sich als Sickerblutung aus Rissen in der Aortenwand definiert. Die Ruptur ist umso wahrscheinlicher, je größer der Querdurchmesser des Aneurysmas ist. Abdominell steigt das Risiko von 10 % bei Aneurysmen < 4 cm auf 60 % bei Aneurysmen > 10 cm. Eine elektive Operation ist ab einem Durchmesser von 4–5 cm im Bereich der Aorta descendens und Aorta abdominalis, und von 5–6 cm an der Aorta ascendens indiziert. Bei sakkiformen Aneurysmen ist das Rupturrisiko höher, daher existiert keine absolute Richtgröße für die Therapieentscheidung. Die postoperative Mortalität steigt bei rupturierten Aneurysmen signifikant an.

Thorakale Aneurysmen rupturieren in das Mediastinum, die Pleurahöhle oder das Perikard. Insofern sind die Verläufe hier wesentlich dramatischer als im Abdomen. Die *abdominellen Aneurysmen* rupturieren gewöhnlich in das Retroperitoneum, in dem sich dann Blutansammlungen unterschiedlichen Ausmaßes finden. Wenn das Peritoneum reißt, läuft das Blut in die freie Bauchhöhle aus, was häufig eine letale Komplikation darstellt. Selten rupturiert das Aneurysma in den Gastrointestinaltrakt mit ausgeprägten Darmblutungen (aortoduodenale Fisteln); eine Ruptur in die V. cava führt zur schnellen kardialen Dekompensation.

Die CT ist bei Aortenrupturen indiziert, wenn der sonographische Befund nicht dringend eine sofortige chirurgische Intervention fordert.

Für die Operationsplanung sollte ein Nativscan mit nachfolgender kontrastmittelverstärkter Untersuchung beim kreislaufstabilen Patienten erfolgen. Im Abdomen bestimmt die CTA, ob eine Bifurkationsprothese notwendig wird oder die Nierenarterien reimplantiert werden müssen. Thorakal ist die Nachbarschaftsbeziehung zu den supraaortalen Arterien von Bedeutung. Nach KM-Gabe sollte die Untersuchung so schnell wie möglich abgeschlossen werden, um die Operation nicht unnötig zu verzögern. Im Einzelfall sind höhere Startdelays aber nicht zu vermeiden, insbesondere wenn die Zirkulationszeit beim Schock verlängert ist (bis 60 s). Sobald eindeutig ist, dass die Gefäßkontrastierung für die CTA ausreicht, sollte der Patient vom Untersuchungstisch genommen werden. Die Rekonstruktionszeit lässt sich durch lückenhafte Rekonstruktion der wichtigsten Befunde verkürzen. Später sollte ein überlappender sekundärer Rohdatensatz erstellt werden, um 3D-Darstellungen zur präziseren Operationsplanung zu ermöglichen.

CT-Morphologie

Eine drohende Ruptur lässt sich anhand intramuraler Hämatome oder eines sichelförmigen hyperdensen Rings koagulierten Blutes um die Aortenwand im Nativscan ablesen. Hyperdense Anteile in einem vorgeformten hypodensen Thrombus zeigen eine

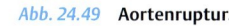

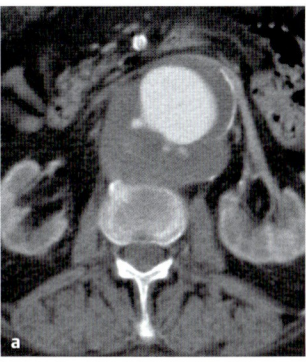
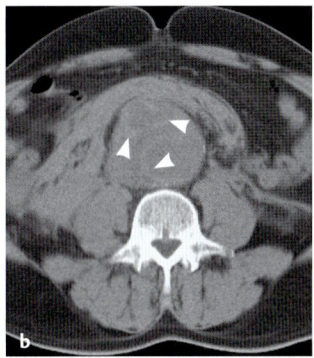
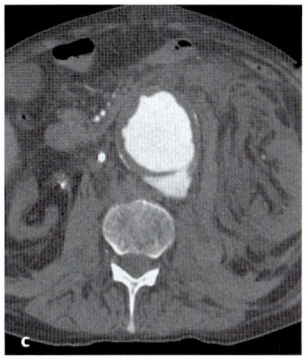

Abb. 24.49 **Aortenruptur.**

a Gedeckte Ruptur mit unterbrochener Wandverkalkung und lokalisiertem thrombosiertem Pseudoaneurysma.

b Nativscan eines retroperitoneal rupturierten Bauchaortenaneurysmas. Die hyperdensen Anteile im wandständigen Thrombus entsprechen frischem thrombotischem Material (Pfeilspitzen).

c Retroaortales KM-Extravasat bei akuter Ruptur.

frische Thrombusformation an und damit das Wachstum des Aneurysmas (Abb. 24.**49 b**). Darüber hinaus sind kegelförmige Protrusionen des perfundierten Lumens in die thrombosierten Wandabschnitte verdächtig auf eine drohende Ruptur. Zarte Streifenzeichnungen um das Aneurysma zeigen bereits kleine Blutungen an und sind Vorzeichen der Ruptur.

Gedeckte Rupturen finden sich meist im Bereich der *abdominellen Aorta* und sind durch lokale Blutungen und die Bildung von Pseudoaneurysmen gekennzeichnet (Abb. 24.**49 a**). Manchmal findet man im Bereich des Pseudoaneurysmas eine Unterbrechung der Wandverkalkung.

Die *aktive Blutung* wird durch das KM-Extravasat angezeigt (Abb. 24.**49 c**).

Rupturen der thorakalen Aorta äußern sich in hyperdensen Streifenzeichnungen im Mediastinum oder einem hämorrhagischen Pleura- oder Perikarderguss (Abb. 24.**50**). In Abhängigkeit von der Blutkonzentration kann die Dichte der Flüssigkeit durchaus über 30 HE liegen. Im Fall der Perikardeinblutung (Abb. 24.**50 a**) besteht das Risiko der Herzbeuteltamponade. Trotz der Dramatik der Situation sollte die CT-Untersuchung – wann immer beim kreislaufstabilen Patienten möglich – KM-verstärkt erfolgen, da sich Dissektionen im Nativscan nicht abzeichnen und der Intimaeinriss eine Modifikation des chirurgischen Vorgehens verlangt. Blutungen der Aorta ascendens können via perivaskuläres Bindegewebe der Pulmonalarterien in das pulmonale Interstitium sickern (vgl. Abb. 24.**55 b**).

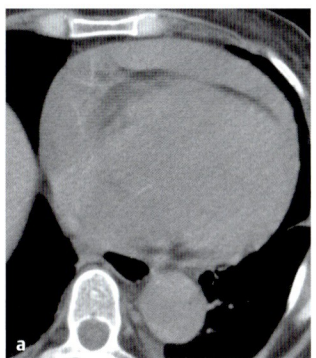
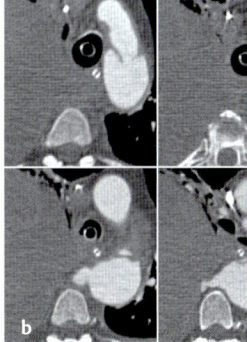
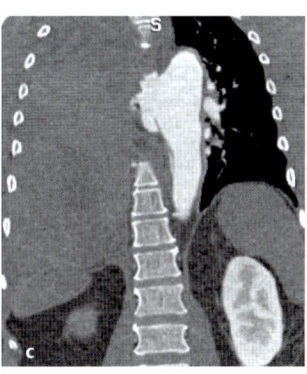

Abb. 24.50 **Hämorrhagische Ergüsse nach Aortenruptur.**

a Hämorrhagischer Perikarderguss mit einer muskelähnlichen Dichte.

b Hämorrhagischer Pleuraerguss mit Dichten zwischen 40 und 50 HE nach rupturierter Typ-B-Dissektion.

c Coronale Reformationen (4 × 1/6).

Zeichen einer *Perforation der abdominellen Aorta* sind im Nativ-CT hyperdense oder streifige Verdichtungen des retroperitonealen Fettgewebes um die Aorta (Abb. 24.**49 b, c**). Die Gefäßkonturen sind dadurch häufig maskiert. Freie Flüssigkeit im Peritoneum ist selten, jedoch Zeichen einer sehr instabilen Situation, da die Ruptur dann nicht mehr durch Peritoneum gedeckt ist. Die akute Blutung muss nicht hyperdens sein, sondern kann auch isodens zur Muskulatur imponieren, wenn sich die zellulären Bestandteile nicht vom Blutserum lösen. Nach Gabe von Plasmaexpandern und entsprechend niedrigem Hämatokrit kann die Blutung sogar hypodens erscheinen.

Tab. 24.12 ⋯⟩ *Zeichen der Aortenperforation*

Intrathorakal
▪ hämorrhagischer Pleuraerguss
▪ streifige mediastinale Hyperdensitäten nahe der Aorta
▪ Perikarderguss (cave: Herzbeuteltamponade)
▪ Mediastinalhämatom
Intraabdominell
▪ Streifenzeichnung des periaortalen Bindegewebes
▪ paraaortales Hämatom
▪ hyperdenser Aszites

Werden hei einem symptomatischen Patienten Rupturhinweise entdeckt, so muss eine sofortige Operation erwogen werden (Tab. 24.**12**).

Traumatische Aortenverletzung

Vgl. „Trauma", S. 958.

Aortendissektion

Akute Aortendissektion

Unter einer Aortendissektion versteht man die Separation von Intima und Adventitia. Primär entsteht ein Intimaeinriss, durch den das strömende Blut die Media erreicht und die Gefäßwand teilt. Die Aortendissektion hat eine Inzidenz von etwa 3 : 1000. Die Prognose wird entscheidend von der Lokalisation des primären Intimarisses bzw. der Ausdehnung der Membran beeinflusst. Bei Beteiligung der Aorta ascendens besteht akute Lebensgefahr durch drohende Aortenklappeninsuffizienz oder Perforation in das Perikard mit Herzbeuteltamponade. Als Risikofaktoren gelten arterielle Hypertonie bei allgemeiner Arteriosklerose (über 60% der Fälle), das Marfan-Syndrom (15%), Aneurysmen, Trauma, Klappenerkrankungen, die idiopathische Medianekrose sowie das Ehlers-Danlos-Syndrom.

Die *Einteilung* erfolgt heute meistens nach dem Stanford-Schema (Abb. 24.**51**), bei dem in Hinblick auf das therapeutische Prozedere Dissektionen mit Beteiligung der Aorta ascendens (Typ A) von Dissektionen der Aorta descendens (Typ B) unterschieden werden. Unbehandelte Typ-A-Dissektionen haben eine Mortalität von 1% pro Stunde und bedürfen daher einer unmittelbaren chirurgischen Intervention. Auch die ältere Klassifikation von DeBakey

hat noch Sinn, da operationstechnisch und damit prognostisch günstigere Dissektionen, die nur die Aorta ascendens betreffen (DeBakey Typ II), von Dissektionen unterschieden werden, die über den Aortenbogen hinausreichen (DeBakey Typ I). Die akute Typ-B-Dissektion (DeBakey Typ III) hat eine günstigere Prognose und wird meist konservativ behandelt.

Die Patienten berichten über einen hartnäckigen stechenden und reißenden Thoraxschmerz, der primär ventral bei der Typ-A-Dissektion und dorsal beim Typ B auftritt. Mit zunehmender Dissektion zieht der Schmerz zwischen die Schulterblätter, nach lumbal oder in den Kopf-Hals-Bereich. Sekundäre Symptome leiten sich von *Komplikationen* ab: Die akute Aortenklappensinsuffizienz und der hämodynamische Schock reduzieren das Herzzeitvolumen, Blutungen in Pleura oder Perikard (Herzbeuteltamponade) enden häufig fatal und bedürfen einer sofortigen chirurgischen Intervention. Das falsche Lumen kann dilatieren und das wahre Lumen im Bereich der Gefäßostien komprimieren. Kompressionen oder Okklusionen der Aortenäste am Hals, Abdomen und Becken führen zu zerebralen oder mesenterialen Ischämien oder einer akuten

Claudicatio. Rupturen in den rechten Ventrikel, den linken Vorhof, die V. cava superior oder die Lungenarterien sind seltene fatale Komplikationen. Rupturen und Sickerungen in das Mediastinum sind dagegen häufiger (vgl. Abb. 24.**56**). Kompressionen oder Okklusionen der Koronarabgänge führen zum Myokardinfarkt. Da die Wand des falschen Lumens sehr dünn ist, kann es zu chirurgisch relevanten Aneurysmen kommen.

Die CTA ist bei der Dissektion technisch anspruchsvoll. Das Herzzeitvolumen ist reduziert, so dass die Ankunft des KM in der Aorta über 60 s benötigen kann. Ein adäquates Timing der KM-Injektion (Testbolus oder Bolustriggerung) ist daher wesentlich. Wird eine Beteiligung der Aortenäste vermutet, so sollte eine dünne Kollimation eingesetzt werden – dies ist an Multidetektorsystemen unproblematisch, am Einzeiler kann die Ortsauflösung im Bereich der Ostien jedoch problematisch sein, wenn Thorax und Abdomen gleichzeitig untersucht werden. Insofern sind in solchen Situationen zwei separate Scans zu empfehlen.

Die CTA hat die DSA in der Diagnostik der Aortendissektion und ihrer Komplikationen komplett verdrängt. Die transösophageale Echokardiographie hat nur noch am Patientenbett im Rahmen der akuten Dissektion eine Indikation. Bei chronischen Dissektionen ist die MRA eine gute Alternative, im aku-

ten Stadium aufgrund der problematischen Patientenüberwachung allerdings weniger indiziert.

CT-Morphologie

Das Nativ-CT demonstriert das intramurale Hämatom, mediastinale Blutungen, den hämorrhagischen Pleura- oder Perikarderguss sowie Verkalkungen im Aortenlumen. In Tab. 24.**13** sind die wichtigsten Fragen zusammengestellt, die es mit der Bildgebung zu beantworten gilt.

Zuerst muss die Dissektionsmembran nachgewiesen werden. In der Aorta ascendens pulsiert die dünne Intimamembran sehr stark und kann dadurch im gleichen axialen Schnitt in verschiedenen

Tab. 24.13 ⋯⋗ *Checkliste der Aortendissektion*

- Stanford Typ A oder B
- Zeichen der Ruptur
- Wandeinblutung
- Thrombose des falschen oder wahren Lumens
- Kompression des falschen oder wahren Lumens
- Aortenklappeninsuffizienz
- Einbeziehung aortaler Seitenäste
- Stenose, Kompression oder Verschluss von Aortenästen (inklusive der Koronarien)
- gestörte Perfusion der Bauchorgane
- Lokalisation des Intimarisses (Entry, Re-Entry)

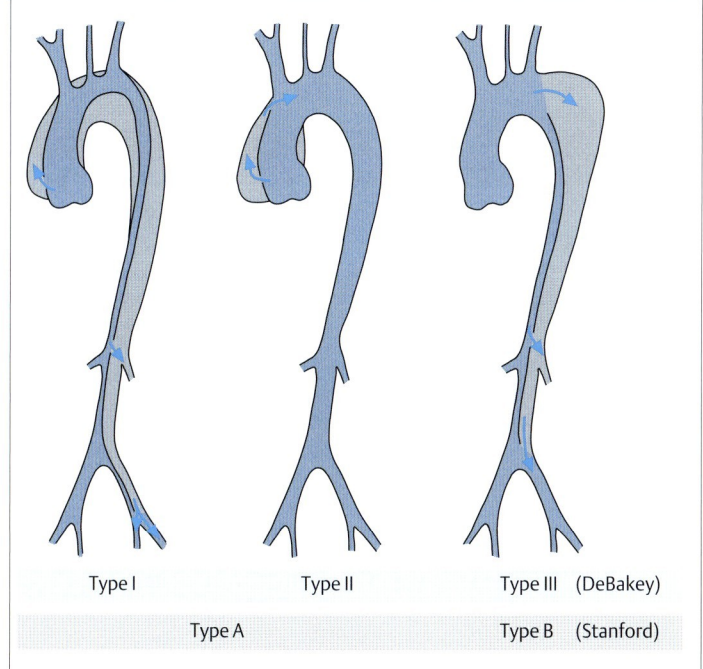

Abb. 24.51 **Klassifikation der Aortenaneurysmen nach Stanford und DeBakey.**

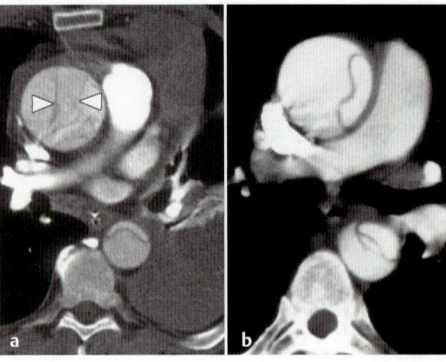

Abb. 24.52 Pulsationseffekte bei einer akuten Typ-A-Dissektion.

a Die sich schnell bewegende Membran in der Aorta ascendens bildet mehrere Konturen und erschwert die Identifikation des Intimarisses.

b Pulsationen an der Aorta descendens führen zu Doppelkonturen der Intimamembran.

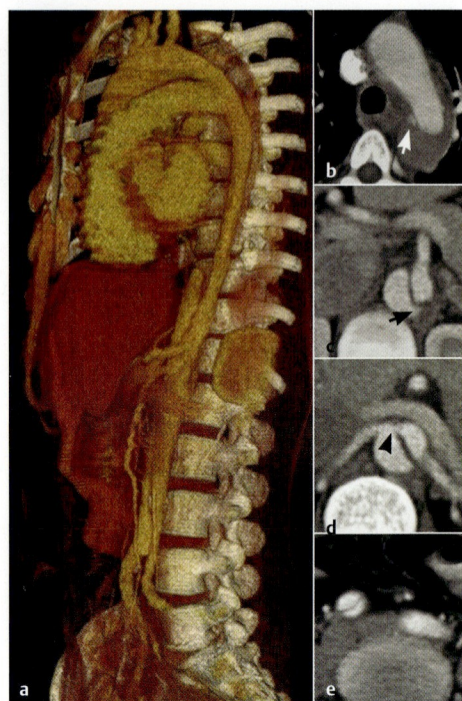

Abb. 24.53 Typ-B-Dissektion.
a VRT einer Typ-B-Dissektion.
b Thrombose im falschen Lumen mit geringer Perfusion (Pfeil).
c Das „Beak-Sign" identifiziert das falsche Lumen (Pfeil).
d Die Ablösung der Membran von einem Gefäßostium hinterlässt eine Lücke (Pfeilspitze) im Bereich des Nierenarterienabgangs aus dem falschen Lumen.
e Die Dissektion reicht bis in die linke A. iliaca communis.

Positionen nachweisbar sein. Derartige frische Intima-Flaps sind im Bereich der Aortenwurzel schwer nachzuweisen, im Bereich der distalen Aorta ascendens und descendens aber problemlos als Doppelkontur erkennbar (Abb. 24.**52 a**, **b**). Nach ausreichender KM-Gabe ist die Darstellung der Intimamembran in der Regel möglich. Die Sensitivität und Spezifität der CT liegt dabei bei 95 % (eine adäquate Untersuchungstechnik vorausgesetzt).

Der primäre Eintritt (Entry) ist bei der Typ-A-Dissektion meist gut erkennbar, die Abschätzung der Größe ist aber durch die Pulsationsartefakte schwierig. Am Multidetektorsystem lassen sich diese Pulsationen durch EKG-Gating unterdrücken. Das Intimaleck liegt typischerweise an der rechten Vorderwand der Aorta ascendens, wo das Blut aus der Aortenklappe auf die Aortenwand trifft. Der primäre Intimaeintritt einer Typ-B-Dissektion liegt häufig unmittelbar distal des Abgangs der A. subclavia sinistra an der Aorta descendens. Die Dissektion schreitet antegrad nach distal fort und endet in einer sog. Re-Entry. Retrograde Dissektionen sind seltener; sie können den Aortenbogen oder die proximale Aorta descendens, z. B. von einem weiter distal gelegeneren Entry im Bereich der abdominellen Aorta, erreichen.

Falsches und wahres Lumen verlaufen spiralförmig zueinander entlang der Aortenachse (Abb. 24.**53**). Bei der Typ-A-Dissektion liegt das wahre Lumen posterior in der Aorta ascendens, zieht spiralförmig aufwärts, um die supraaortalen Äste zu versorgen, und gelangt dann in eine ante-riore Position im Bereich der proximalen abdominellen Aorta, wo es gewöhnlich Truncus coeliacus und die Mesenterialgefäße versorgt. In Höhe der Nierenarterien ist das wahre Lumen meist nach rechts ausgerichtet, die linke Niere wird häufig teilweise vom falschen Lumen perfundiert. Die interindividuellen Varianten sind sehr vielfältig, so dass wahres und falsches Lumen nie allein anhand ihrer Position definiert werden sollten.

Das distale Re-Entry liegt abdominell häufig im Bereich der linken A. iliaca communis (80 %). Neben diesem Haupt-Re-Entry gibt es durchaus noch weitere kleinere Öffnungen in der Membran im Bereich von Gefäßabgängen (Abb. 24.**53 d**). Verkalkungen der gesamten Wand können die Lamellen verkleben, so dass die typische Morphologie der Dissektion nicht erkennbar ist (Abb. 24.**54 a**).

Aortendissektionen an untypischen Stellen sind ätiologisch manchmal auf ein penetrierendes Ulkus

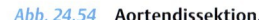

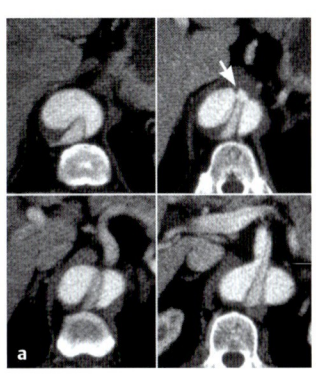 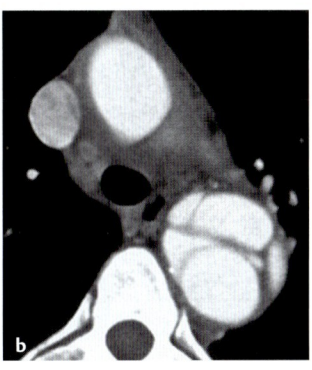 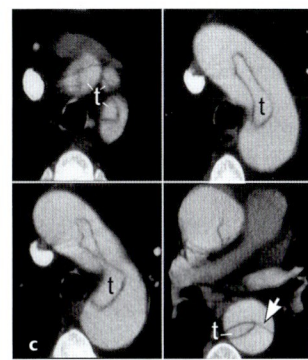

Abb. 24.54 **Aortendissektion.**

a Verkalkungen der Aortenwand imponieren wie Verklebungen (Pfeil) und führen zu einer atypischen Konfiguration der Dissektionsmembran. Hoher Kontrast im falschen Lumen bei dieser Spätaufnahme im Rahmen einer Thoraxuntersuchung.

b Multiple Kanäle können sich beim Marfan-Syndrom ausbilden.

c Aortale „Spinnenfäden" (Pfeil) sind Gewebssträge der Media, die das falsche Lumen markieren. Komplette Ablösung der Intima von der Aortenwand (t = wahres Lumen).

der Aorta zurückzuführen. Derartige Dissektionen sind zunächst lokalisiert, können sich im Zeitverlauf aber auch ante- oder retrograd ausbreiten und erhebliche Ausmaße annehmen.

Verfolgt man die Lumina vom Beginn der Dissektion in der Aorta ascendens (Typ A) oder die Kontinuität der normalen Aorta (Typ B), so lassen sich falsches und wahres Lumen meist sicher differenzieren. In seltenen Fällen ist die Intimamembran in der Aorta ascendens komplett zerstört oder es finden sich mehrere Kanäle (Abb. 24.**54 b**). Folgende Zeichen helfen bei der Differenzierung der Lumina:

- Durch den langsameren Blutsrom ist der Querschnitt des falschen Lumens meist breiter.
- In 80 % der Fälle wird das wahre Lumen komprimiert.
- Das falsche Lumen hat eine höhere Affinität zur Thrombosierung (vgl. Abb. 24.**64 a**).
- Der langsamere Strom führt im falschen Lumen zu einer späteren Kontrastierung zu Beginn des Scans (Abb. 24.**53 b**) und einer entsprechend prolongierten Kontrastierung am Ende (Abb. 24.**54 a**).
- Das falsche Lumen kann an der Verbindung zwischen Intimamembran und Aortenwand einen spitzen Winkel bilden (Abb. 24.**53 c**).
- Wenn sich im Bereich des Aortenbogens ein Lumen um das andere legt, so ist das innere Lumen meist das wahre.
- Die Außenwand des falschen Lumens ist dünner als die des wahren.
- Im falschen Lumen können sich netzförmige fibroelastische Bänder ausspannen (Abb. 24.**54 c**).
- Da arteriosklerotische Verkalkungen primär in der Intima entstehen, zeigen eine verkalkte Außenwand und die exzentrisch verkalkte Membran das wahre Lumen an (im Falle einer akuten Dissektion).

Die CTA kann Komplikationen, wie Ruptur, Blutung, Aneurysmen oder Malperfusionen der Aortenäste, zweifelsfrei darstellen. Die Aortenklappeninsuffizienz kann zwar nicht direkt dargestellt werden, aber eine Ektasie des Klappenrings gilt als indirektes Zeichen. Die Sonographie ist in solchen Fällen Untersuchungsmodalität der Wahl. Eine Einbeziehung der Koronarien ist ohne EKG-Gating ebenfalls schwierig nachzuweisen.

Die meist thorakale Perforation bildet in der Regel einen linksseitigen hämorrhagischen Pleuraerguss mit streifigen Verdichtungen oder Hämatome im Mediastinum. Ein hämorrhagischer Perikarderguss mit Dichten über 20 HE (vgl. Abb. 24.**50 a**) ist dringend verdächtig auf eine Perforation der Aorta in die Perikardhöhle mit entsprechender Inzidenz zur Herzbeuteltamponade. Flüssigkeit mit muskeläquivalenten Dichtewerten zeigt eine frische noch nicht koagulierte Blutung an (vgl. Abb. 24.**50 b**). Entlang des Bindegewebes um die Lungenarterien kann die Blutung das pulmonale Interstitium erreichen (Abb. 24.**55**).

Durch die Destabilisierung der Aortenwand kommt es relativ rasch zur Ausbildung von Aneurysmen. Aorta ascendens und descendens sind in den meisten Fällen betroffen und elongieren im Laufe der Zeit. Prinzipiell gelten die gleichen Größenkriterien wie bei den echten arteriosklerotischen Aneurysmen.

Exzessive Pulsationsartefakte oder inadäquate Kontrastmittelprotokolle können falsch positive oder falsch negative Befunde hervorrufen (vgl. Abb. 24.**13**). Das thrombosierte falsche Lumen sollte nicht mit einem wandständigen Thrombus ver-

Abb. 24.55 **Aortenperforation.**
Mediastinalblutung entlang der
pulmonalarteriellen Bindegewebssepten (Pfeil) (**a**) mit Ausdehnung in
das pulmonale Interstitium (**b**).
Intramurales Hämatom (Pfeilspitzen) in der Aorta ascendens und
descendens.

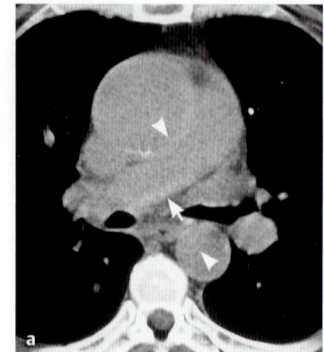
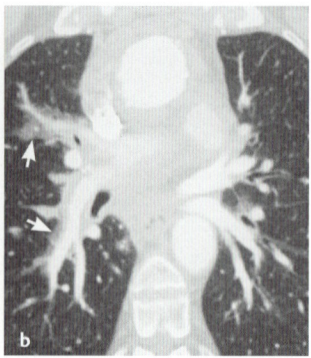

wechselt werden, auch können die Taschen der Aortenklappe oder der Sinus Valsalvae eine Dissektionsmembran vortäuschen. Prinzipiell ist die Differenzierung anhand des Bildvergleichs an Nachbarschichten einfach. Pulsationen bilden symmetrische

oder einseitige Artefakte an der Aorta, entstehen
zudem in einer regelmäßigen Art und Weise in Abhängigkeit von der Herzfrequenz und dem Tischvorschub.

Intramurales Hämatom

Intramurale Hämatome werden auf subintimale
Blutungen aus rupturierten Vasa vasorum der Aorta
ohne Einriss der Intima zurückgeführt. Ähnliche Befunde können sich bei lokalisierten Intimarissen
finden, die ein kleines „Entry" ohne „Re-Entry" bilden, wobei das intramurale Blut im Zeitverlauf ko-
aguliert. Beide Entitäten sind CT-morphologisch
nicht differenzierbar.

Die intramuralen Hämatome werden analog zur
Typ-A- und Typ-B-Dissektion klassifiziert. Auch
wenn es bei beiden Formen zu einer Spontanheilung kommen kann, so ist die Prognose einer Typ-

A-Blutung ungünstiger: In 80% kommt es zu einer
offenen Dissektion mit Ruptur oder Herzbeuteltamponade. Andererseits heilen 80% der Typ-B-Häma-
tome spontan aus und werden konservativ therapiert.

CT-Morphologie

Nativ sind die sichelförmigen Hyperdensitäten in
der Aortenwand am besten abgrenzbar
(Abb. 24.**56 a**), im KM-verstärkten Scan sind sie

Abb. 24.56 **Intramurales
Hämatom.**

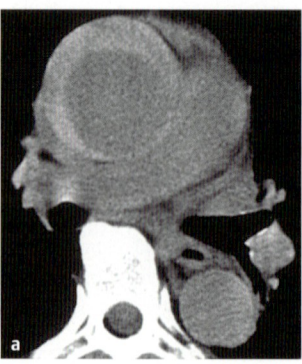
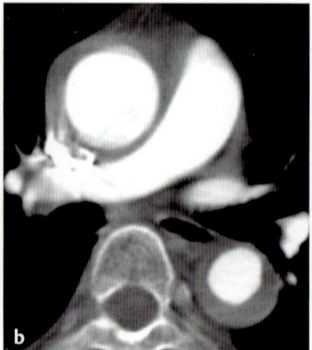
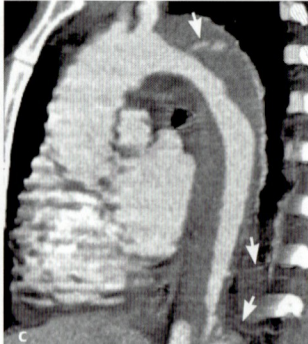

a Intramurales Hämatom mit hyperdensem Ring in der
Aortenwand.
b Nach KM-Injektion ist das Hämatom schlechter nachweisbar.

c Kleine perfundierte Mündungen der Interkostalarterien im thrombosierten falschen Lumen.

meist überdeckt (Abb. 24.**56 b**). Die CTA demonstriert manchmal ein kleines Entry und Re-Entry ohne typischen Dissektionskanal (Abb. 24.**56 c**). Bei anhaltender Blutung nimmt die Wanddicke der Aorta zu und es kommt zur Kompression des wahren Lumens.

Penetrierendes arteriosklerotisches Ulkus

Penetrierende arteriosklerotische Ulzera gelten seit 1986 als eigenständige Entität: Es handelt sich um ulzerierende Plaques, welche die innere elastische Membran penetrieren und Hämatome in der Media ausbilden. Die Morphologie ähnelt manchmal einer fokalen chronischen Dissektion. Die meisten Patienten leiden unter einer Hypertonie, sind ansonsten asymptomatisch oder berichten über unspezifische akute Thorax- oder Bauchschmerzen. Die Ulzera können sich in Längsrichtung ausbreiten, ähneln dann morphologisch offenen oder thrombosierten Dissektionen oder führen zu sakkiformen Aneurysmen. Diese Pseudoaneurysmen finden sich bei 25 % der Patienten; die Inzidenz einer Aortenruptur liegt in solchen Fällen bei 8 %. Weitere Komplikationen sind periphere Embolien.

Differenzialdiagnostisch sind echte Dissektionen, unregelmäßig thrombosierte echte Aneurysmen und intramurale Hämatome abzugrenzen. Da die therapeutischen Konsequenzen unterschiedlich sind (chirurgisches Interponat oder endovaskulärer Stent), ist die Differenzierung von intramuralen Hämatomen und echten Dissektionen entscheidend. Vorzüge der CTA gegenüber der DSA bestehen in der direkten Darstellung der thrombosierten Aneurysmaanteile, von Verkalkungen, der Gefäßwand und des Gefäßlumens. Werden die Patienten nicht sofort operiert, ist in den ersten Monaten eine engmaschige Verlaufskontrolle angezeigt.

CT-Morphologie

Die Charakteristika eines penetrierenden arteriosklerotischen Ulkus überlappen sich mit denen eines intramuralen Hämatoms und der Dissektion. Typischerweise findet sich bei der fokalen Form zunächst nur ein lokalisiertes Hämatom in der Aortenwand, bevorzugt im Bereich der mittleren und distalen thorakalen Aorta descendens. Weitere Zeichen sind ein assoziierter (auch multiple) ulzerierender Plaque mit fakultativen Verkalkungen, eine umschriebene Verdickung der Aortenwand oder eine KM-Aufnahme der Wand mit Aussparung der Region unmittelbar distal der linken A. subclavia.

Die konsekutiven Aneurysmen müssen von echten sakkiformen Aneurysmen differenziert werden (Abb. 24.**57 a**). Verkalkungen der Aneurysmaaußenwand sprechen für ein echtes Aneurysma.

Fokale Dissektionen in untypischer Lokalisation (außerhalb der Aorta ascendens oder der proximalen Aorta descendens) sprechen ursächlich für ein penetrierendes Ulkus (Abb. 24.**57**). Sie können sowohl langstreckig sein als auch nur wenige Zentimeter erfassen, eine ausgedehnte retrograde Dissektion bis in die linke A. subclavia ist nicht ungewöhnlich, die Einbeziehung der aortalen Seitenäste ist allerdings erst bei sehr fortgeschrittenen Stadien gegeben. Diese Form ist – sofern keine Langzeitverläufe vorliegen, die den graduellen Progress beweisen – nicht von einer klassischen Typ-B-Dissektion differenzierbar.

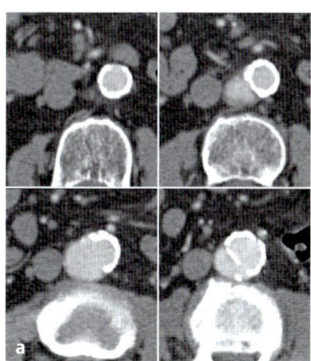 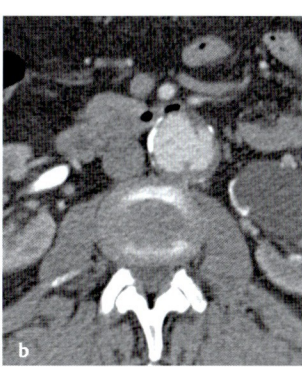

Abb. 24.57 **Penetrierendes Ulkus.** Der Befund stellt sich als Pseudoaneurysma (**a**) oder als eine fokale Dissektion (**b**) dar.

Chronische Dissektion

Unter einer chronischen Dissektion versteht man einen Verlauf über mehr als 2 Wochen. Die meisten untherapierten Dissektionen gehören dem Typ B an, in seltenen Fällen überstehen Patienten auch eine akute Typ-A-Dissektion ohne Therapie. Chronische Typ-A-Dissektionen finden sich meist nach chirurgischer Therapie der Aorta ascendens. Hauptsächliche Komplikationen sind Perfusionsstörungen der aortalen Seitenäste und progrediente Aneurysmen, selten kommt es zu einem zweiten Akutereignis mit Ausdehnung eines bereits existenten oder Formation eines zweiten Dissektionslumens.

CT-Morphologie

Die Neointima der chronischen Dissektion führt zu einer Verdickung der Dissektionsmembran und der äußeren Wand des falschen Lumens. Die Pulsationseffekte sind weniger störend als bei der akuten Dissektion, wodurch sich Dissektionsmembran und Intimaeinrisse besser abgrenzen lassen (Abb. 24.58 a). Selbst eine kleine Entry oder Re-Entry ist problemlos zu erfassen. Wandadhärente Thromben akkumulieren sowohl im falschen als auch im wahren Lumen (Abb. 24.58 b), Wandverkalkungen können auch im falschen Lumen entstehen. Besondere Beachtung ist dem Aortendurchmesser zu widmen, da sich Aneurysmen über große Anteile der Aorta erstrecken können (Abb. 24.59). Im Verlauf der Dis-

Abb. 24.58 **Chronische Aortendissektion.**

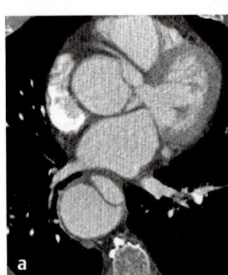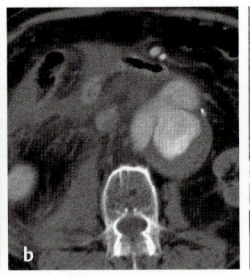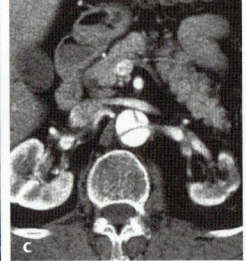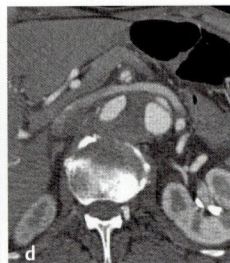

a Die Dicke der Intimamembran nimmt mit der Chronifizierung zu.

b Thromben lagern sich an der Wand des wahren und falschen Lumens ab. Beachte die Ruptur dieses Bauchaortenaneurysmas bei chronischer Typ-B-Dissektion.

c Chronische Ischämie der Niere bei intraaortaler Kompression des Nierenarterienostiums durch die Intimamembran.

d Multiple Kanäle innerhalb der Aorta. Beachte die Beteiligung der A. mesenterica superior.

Abb. 24.59 **Chronische Typ-B-Dissektion.**

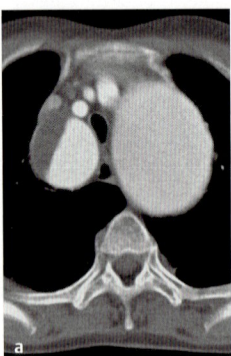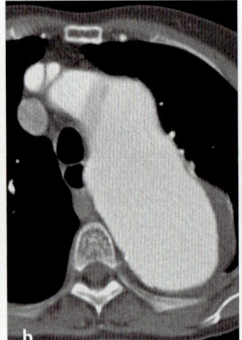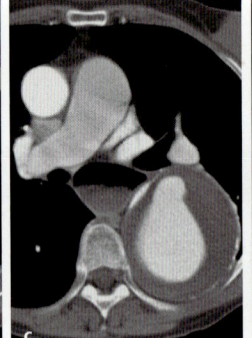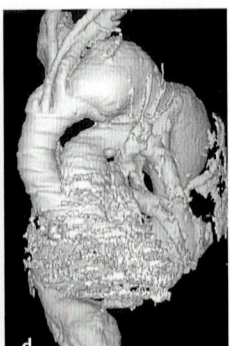

a, b Dilatation der gesamten Aorta descendens und Ausbildung eines Aortenbuckels (3/5/2).

c Thrombus im falschen Lumen mit Kompression des wahren Lumens (Pfeil).

d Aortenbuckel auf einer SSD.

sektion können sich große Aneurysmen zeigen, wobei die Dissektionsmembran im Niveau des Aneurysmas häufig nicht erkennbar ist (Abb. 24.**60**). Indirekte oder direkte Kompressionen der organversorgenden Aortenäste führen zu chronischen Ischämien (Abb. 24.**58 c**).

Akute Dissektionen am Rand einer chronischen Dissektionsmembran bilden wieder die typischen dünnen Intimamembranen mit rascher Pulsation.

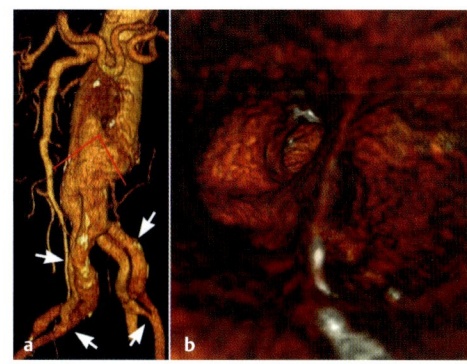

Abb. 24.60 **Chronische Typ-B-Dissektion.**
a Entstehung eines Bauchaortenaneurysmas, die Intimamembran kann nicht dargestellt werden. Es findet sich ein doppellumiges Gefäß proximal und distal des Aneurysmas.
b Die virtuelle Angioskopie demonstriert den Beginn des Intimaeinrisses distal des Aneurysmas und eine Verkalkung der Membran.

Malperfusion

Malperfusionen sind schwere Komplikationen einer akuten oder chronischen Dissektion, alle Äste einschließlich der Koronarien können betroffen sein. Der Grad der Malperfusion hängt sowohl von morphologischen als auch hämodynamischen Faktoren ab: Eine Dysbalance zwischen Strömungsgeschwindigkeit, Einstrom und Ausstrom aus dem falschen Lumen kann ebenso zu Fehlversorgungen der betroffenen Organe führen wie die Kompression eines Lumens oder eines Arterienostiums durch die Intimamembran (Abb. 24.**61**).

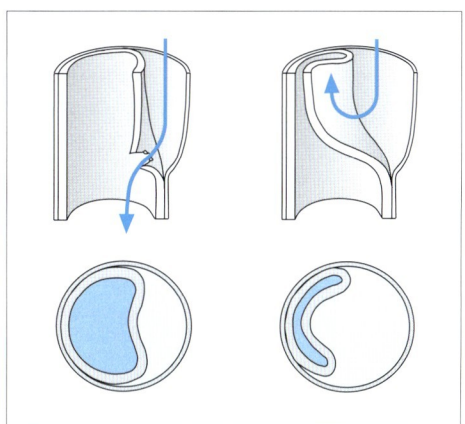

Abb. 24.61 **Seitenastperfusion bei der Aortendissektion.**
a Normale Situation mit distaler Re-Entry.
b Fehlende oder unzureichende Re-Entry mit Bulging des falschen Lumens und Kompression des wahren Lumens (nach Borst, 1995).

CT-Morphologie

Die schwersten Komplikationen sind die Thrombose des wahren Lumens durch Kompression und Verschluss der Ausstrombahn und die Thrombose des falschen Lumens mit Kompression des wahren Lumens (Abb. 24.**62 a**). Mitunter erscheint trotz hochgradiger Obstruktion des Blutstroms die CT-Morphologie harmlos, sofern sich alle Lumina als kontrastiert und perfundiert erweisen. In solchen Fällen zeigen sich eher sekundäre Veränderungen in Form einer seitendifferenten Perfusion der Nieren oder deutlicher Minderperfusion anderer Organe.

Wenn sich die Intimamembran nicht vom Ostium eines Gefäßastes getrennt hat, ist die Organperfusion noch durch das wahre Lumen gewährleistet, auch wenn das Ostium an der Seite des falschen Lumens liegt (vgl. Abb. 24.**58 c** und 24.**94 a**). In solchen Situationen kann die röhrenartige Dissektionsmembran stenosiert sein. Löst sich die Membran vom Ostium, kann sie zurückfallen und das abgehende Gefäß verschließen bzw. eine Thrombose auslösen. Erstreckt sich eine Dissektionsmembran in das Gefäßostium, so ist dies im Fall eines distalen Re-Entry harmlos, bei vergrößertem sackförmigem falschem Lumen kommt es aber mitunter zu distalen Stenosen (Abb. 24.**61**). Derartige Situationen werden bei unpräziser Befundung gern übersehen, die CPR eines Multidetektordatensatzes ist in solchen Fällen sehr hilfreich. Die Einbeziehung eines oder mehrerer viszeraler Äste verursacht, insbesondere bei vorbestehenden Stenosen, signifikante Perfusionsstörungen des Gastrointestinaltraktes (Abb. 24.**63**)

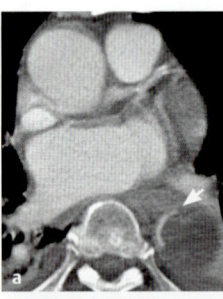
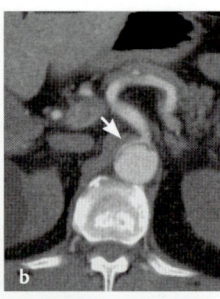
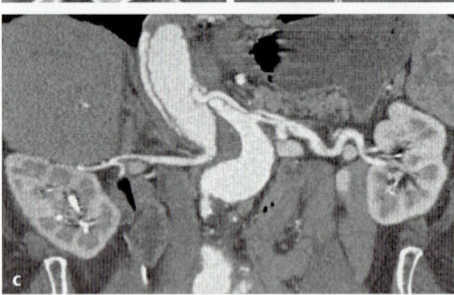

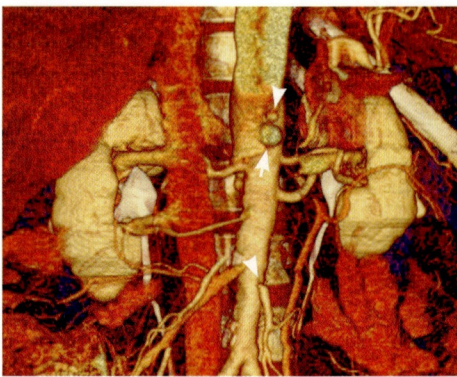

Abb. 24.63 **Akute Typ-B-Dissektion mit hochgradiger Stenose des Truncus coeliacus (Pfeilspitze).**
Die Intimamembran reicht bis in die A. mesenterica superior hinein (Pfeil) und es besteht eine Stenose der A. mesenterica inferior (Pfeilspitze) (4 × 1/6, VRT).

Abb. 24.62 **Komplikationen der Aortendissektion.**
a Thrombose des falschen Lumens mit massiver Kompression des wahren Lumens.
b Hochgradige Kompression des wahren Lumens durch das dilatierte falsche Lumen, beachte die Malperfusion der Nieren, zudem besteht die Gefahr von Perfusionsausfällen in anderen Organen.
c Einbeziehung eines Seitenastes mit Ausdehnung der Intimamembran in die Nierenarterie.

Aortenstenose und -verschluss

Aortenstenosen sind bei älteren Patienten Folge einer schweren Arteriosklerose. Bei jüngeren Patienten liegen kongenitale Hypoplasien (z. B. supravalvuläre Aortenstenose beim Williams-Beuren-Syndrom) oder ein mitt-aortales Syndrom (ätiologisch unklarer Prozess mit fibromuskulärer Hyperplasie) vor.

Das *Leriche-Syndrom* bezeichnet den akuten Verschluss der Aortenbifurkation durch eine Thrombose im Bereich einer vorbestehenden arteriosklerotischen Stenose oder – selten – durch eine akute Embolie. Von besonderer Bedeutung ist die Beurteilung des Sitzes des thrombotischen Materials in Bezug zu den Nierenarterien, um einerseits Stenose oder Verschluss der Nierenarterien nachzuweisen, andererseits die Therapieoptionen abzuwägen (Bifurkationsplastik).

Langstreckige verkalkte Plaques oder andere *Wandveränderungen* im Rahmen der Arteriosklerose oder die Lagebeziehungen beim mitt-aortalen Syndrom sind mit der CTA exzellent darstellbar. Das Leriche-Syndrom ist in der CTA ebenfalls gut zu erfassen, die Diagnostik einer Nierenarterienstenose oder der Einbeziehung anderer peripherer Gefäße bedarf jedoch der Multidetektortechnik. Die MRT bietet eine gewisse Alternative, allerdings ist die Darstellung multipler Aortenabschnitte und peripherer Gefäße mit der kontrastmittelverstärkten MRA nur an modernen Systemen möglich.

CT-Morphologie

Die Differenzierung harter und weicher Plaques im Rahmen der Arteriosklerose ist mittels CTA problemlos möglich. Bei ausgeprägten Aortenverkalkungen ist eine weite Fenstereinstellung erforderlich. Die Beurteilung der Längsausdehnung einer Stenose gelingt am besten anhand einer gekrümmten Reformation, eine MIP ist dafür weniger geeignet.

Beim mitt-aortalen Syndrom ist die mittlere Aorta abdominalis lumenreduziert, mitunter ist sie nicht weiter als die A. mesenterica superior. Nieren- und Mesenterialgefäße sind häufig involviert. Hypoplasien anderer Aortenabschnitte zeigen sich beim Williams-Beuren-Syndrom. Sofern die mesenterialen Gefäße betroffen sind – wobei die Stenosen meist in den proximalen Segmenten liegen – finden sich ausgedehnte Kollateralisationen mit Hypertrophie der Riolan-Anastomose (Abb. 24.**64**). Entzündliche Veränderungen des angrenzenden Gewebes liegen nicht vor. Volumenrekonstruktionen sind den transaxialen Schichten vorzuziehen.

Die terminale Okklusion des akuten Leriche-Syndroms liegt meist unmittelbar oberhalb der Aortenbifurkation (Abb. 24.**65 a**). Im chronischen Stadium füllt sich die Aorta bis zum Niveau der Nierenarterien mit Koageln (Abb. 24.**65 b, c**). Thrombotische und embolische Verschlüsse lassen sich durch den Nachweis des intraluminalen Embolus differenzieren (partiell okkludierender Füllungsdefekt), zudem ist die Embolie in der Regel mit einer geringer ausgeprägten Arteriosklerose kombiniert.

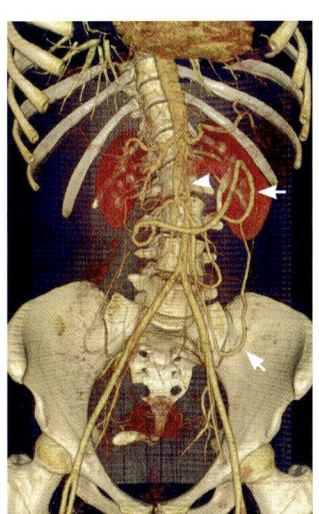
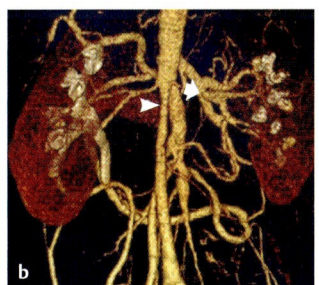
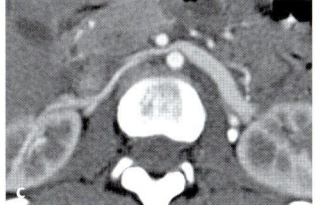

Abb. 24.64 **Mitt-aortales Syndrom.**

a 15-jähriges Mädchen mit Stenose der A. mesenterica superior und großer Riolan-Anastomose (Niedrigdosisscan, 80 kVp, 2,8 mGy, 4 × 1/6, VRT).

b Posterior-anterior zeigen sich die hochgradige Stenose der linken Nierenarterie, der reduzierte Aortendurchmesser und der Verschluss der rechten Nierenarterie.

c Die axialen Schichten zeigen den nur geringen Größenunterschied zwischen der Mesenterialarterie und der Aorta bei einem anderen Patienten.

Abb. 24.65 **Leriche-Syndrom.**

a Akutes Leriche-Syndrom mit embolischer Okklusion der Aortenbifurkation (5/8/2).

b Chronisches Leriche-Syndrom mit kompletter Thrombosierung des Aortenlumens bis zu den Nierenarterien (4 × 1/6, VRT). Verschluss der linken Nierenarterie und ausgedehnte Kollateralen zur A. femoralis superficialis.

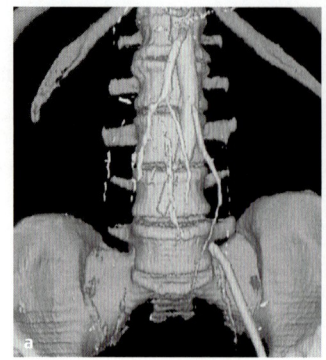
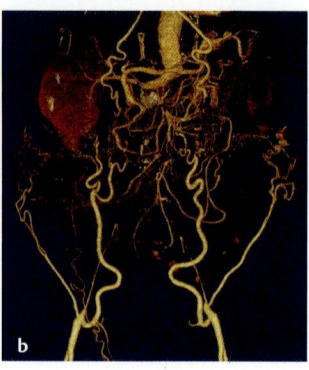

Aortitis/Arteriitis

Die *Takayasu-Arteriitis* ist eine seltene Erkrankung, die zu einer progressiven Obstruktion der aortalen Seitenäste führt. Im akuten entzündlichen Stadium hat die granulomatöse Wandinfiltration der Gefäße unspezifische klinische Zeichen wie Fieber, Gewichtsverlust, Myalgien und Arthralgien zur Folge. Im chronischen fibrösen Stadium kommt es zur Konstriktion der Gefäßwände mit Stenosen und Verschlüssen (fehlender Puls) oder Aneurysmen. Die Takayasu-Arteriitis wird entsprechend ihrer Lokalisation in 4 Subtypen unterteilt (Tab. 24.**14**).

Bei klinischem Verdacht sollte die CTA vor der DSA erfolgen, da die CT entzündliche Wandveränderungen bereits im Initialstadium der Erkrankung aufdeckt.

Die *granulomatöse (temporale, Riesenzell-) Arteriitis* ist eine granulomatöse Vaskulitis, die ubiquitär im Körper vorkommen kann, bevorzugt aber die supraaortalen Gefäße, insbesondere die A. temporalis betrifft. Der Altersgipfel liegt jenseits des 50. Lebensjahrs, häufig findet sich eine assoziierte Polymyalgia rheumatica der Schultern und Hüften. Im Gegensatz zur Takayasu-Arteriitis dauert das akute Stadium nur 1–3 Wochen, die Patienten klagen über grippeähnliche Symptome und Kopfschmerzen. Leitsymptom ist eine hohe Blutsenkung (> 40 mm/h). Die Literatur berichtet über begleitende Aneurysmen der Pulmonalarterien und Dilatationen der Aortenwurzel mit Klappeninsuffizienz.

Die *syphilitische Aortitis* tritt nach einer Inkubationszeit von 10–15 Jahren im Stadium III der Lues auf. Charakteristika sind eine Periaortitis und Mesaortitis mit Prädisposition zu Aneurysmen, vorwiegend der Aorta ascendens und des Aortenbogens. Die sekundäre Intimaschädigung führt zu einer akzelerierten kalzifizierenden Arteriosklerose.

Tab. 24.14 ⤑ *Klassifikation der Takayasu-Arteriitis*

Typ I	Aortenbogen und supraaortale Arterien
Typ II	Aorta descendens, Bauchaorta, abdominelle Äste
Typ III	Kombination von Typ I und II
Typ IV	Pulmonalarterien (+ Aorta + Äste)

CT-Morphologie

Die *akute Takayasu-Arteriitis* kennzeichnet sich durch verdickte Gefäßwände. Bereits nativ erscheint die Gefäßwand hypodens und nimmt schon in der arteriellen Phase, besonders aber in Spätphasen, kräftig KM auf (als Unterscheidungsmerkmal zu arteriosklerotischen Wandverdickungen). Entzündliche Wandveränderungen können sich sogar bei unauffälliger DSA finden (Abb. 24.**66 a**).

Prädilektionsstellen sind die Aorta, die Lungenarterien, die linke A. subclavia (Abb. 24.**66 b**), die linke A. carotis communis und der Truncus brachiocephalicus im Thoraxraum, abdominell der Truncus coeliacus, die A. mesenterica superior und die Nierenarterien. Selten sind kleine Arterien befallen. Typische Befunde sind proximale Stenosen der supraaortalen Gefäße, die sowohl lang und glatt begrenzt als auch kurz und unregelmäßig imponieren können. Unbeteiligte Abschnitte („skip-lesion") sind nicht ungewöhnlich. Im chronischen Stadium finden sich ausgedehnte Kollateralen, fusiforme Aortenektasien und Aneurysmen.

Die *granulomatöse Arteriitis* kann morphologisch nicht vom Takayasu-Syndrom differenziert werden, wegweisend ist eher das Verteilungsmuster

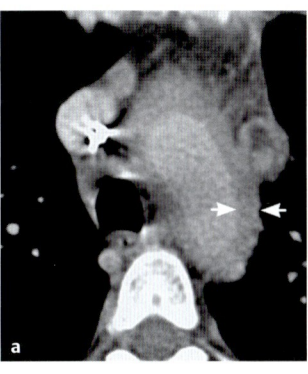
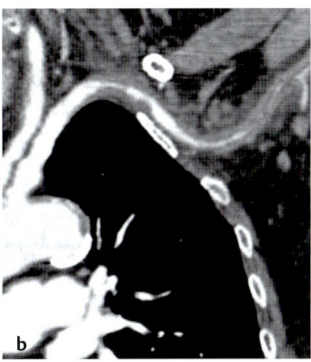
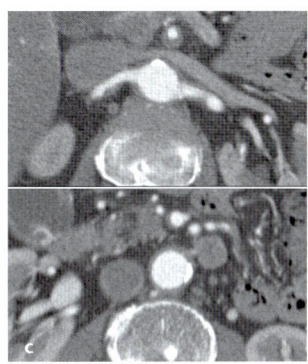

Abb. 24.66 **Aortitis und Arteriitis.**

a Takayasu-Aortitis mit signifikanter Wandverdickung bei einem Patienten, der angiographisch unauffällig erschien.

b Takayasu-Arteriitis mit hochgradiger Stenose und Wandverdickung der A. subclavia (4 × 1/6).

c Granulomatöse Arteriitis der A. mesenterica superior und ihrer Seitenäste (4 × 1/6).

(Abb. 24.**66 c**). Sie tritt gewöhnlich bilateral, symmetrisch und ohne arteriosklerotische Veränderungen im Bereich der Gefäßeinengungen auf. Die A. carotis communis ist in der Regel nicht involviert.

Die *syphilitische Arteriitis* führt ebenfalls zu aortalen Wandverdickungen mit KM-Aufnahme. Im Spätstadium finden sich charakteristische dünne bleistiftartige Verkalkungen der aortalen Intima, die allerdings von arteriosklerotischen Verkalkungen überlagert sein können. Aneurysmen sind meist sakkiform und liegen im Bereich der Aorta ascendens und am Aortenbogen, seltener im Bereich des Sinus Valsalvae oder an den Pulmonalarterien.

Die *Polyarteriitis nodosa* ist durch kleine sakkiforme Aneurysmen von 1–5 mm Größe charakterisiert, die sich manchmal mittels Dünnschicht-CTA nachweisen lassen. In der früharteriellen Phase finden sich Aneurysmen in den intrarenalen und intrahepatischen Gefäßen vor der eigentlichen Parenchymkontrastierung (nur mit Multidetektortechnik möglich). Aneurysmen an den mesenterialen Seitenästen lassen sich bevorzugt bei (mäßig) adipösen Patienten darstellen. Die typischen luminalen Unregelmäßigkeiten und Stenosen sind mit der CTA schwer nachzuweisen. In den Nieren finden sich manchmal multiple kortikale Infarkte.

Neoplasien

Aortentumoren sind eine Rarität. Histologische handelt es sich meist um mesenchymale Tumoren wie Leiomyosarkome, Angiosarkome oder maligne fibröse Histiozytome.

CT-Morphologie

Sofern das Tumorwachstum auf die Aortenwand beschränkt ist, finden sich initial meist nur proximale Verschlüsse der abgehenden Arterien. Noduläre weichteildichte Wandveränderungen mit Ausdehnung in das angrenzende Bindegewebe sind meist richtungweisend.

Differenzialdiagnostisch sind die retroperitoneale Fibrose (Morbus Ormond), entzündliche Aneurysmen und die Aortitis abzugrenzen, die alle wesentlich häufiger vorkommen als Sarkome.

Supraaortale Arterien

Mit der Einzeilen-CT ist der Scanbereich limitiert, fokale Erkrankungen wie Stenosen der Karotisbifurkation oder das Thoracic-Outlet-Syndrom sind aber problemlos diagnostizierbar. Vorteil der Multidetektor-CT ist vor allem die Abdeckung größerer Scanbereiche, z.B. vom Aortenbogen bis zur intrakraniellen Zirkulation, was auch die Diagnostik von kaskadenartigen Stenosen erlaubt.

Anatomische Varianten

Die anatomischen Varianten der supraaortalen Gefäße sind auf S. 915 beschrieben. Der retroösophageale Verlauf der linken oder rechten A. subclavia führt zur Dysphagia lusoria. Die Kenntnis eines direkten Abgangs der A. vertebralis aus dem Aortenbogen ist für interventionelle Maßnahmen ebenso wichtig wie die einer anormal hohen oder niedrigen Karotisbifurkation oder eines Coilings bzw. Kinkings der Karotis.

CT-Morphologie

Die aberrierende A. subclavia oder andere Varianten sind durch schichtweise Analyse des Gefäßverlaufes in Richtung Hals oder Axilla einfach zu diagnostizieren. In vielen Fällen ist die typische Gefäßkonfiguration bereits nativ zu erkennen (vgl. Abb. 24.**41**).

Die Karotisbifurkation liegt im Bereich HWK 2–4. Abnorm hohe oder niedrige Bifurkationen sind mit gekrümmten Reformationen oder Dünnschicht-MIP einfach darstellbar und wichtig für präoperative Planungen. Unter einem Kinking versteht man die Elongation der Karotis mit enger Krümmung (Abb. 24.**67 a**), unter einem Coiling die massive Elongation des Gefäßes mit Schlingenbildung (gewöhnlich im distalen extrakraniellen Verlauf). Das Kinking der A. vertebralis kann durch Pulsationen Knochenerosionen verursachen (Abb. 24.**67 b**). Derartige Befunde werden im transaxialen Schnittbild häufig übersehen. Bei diesen Patienten besteht durchaus eine erhöhte Gefahr für Gefäßverletzungen im Rahmen chiropraktischer Manipulationen.

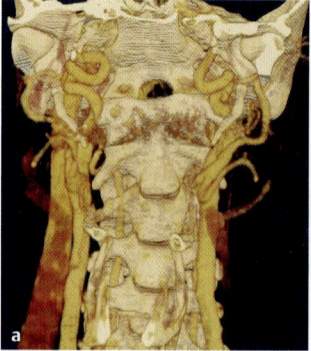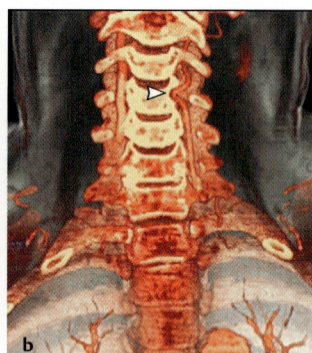

Abb. 24.67 **Coiling und Kinking.**
a Bilaterales Coiling der A. carotis (4 × 1/6, VRT).
b Knochenerosion durch Kinking der A. vertebralis (4 × 1/6, VRT).

Karotisstenose

Die Stenose der A. carotis ist eine häufige Komplikation der Arteriosklerose; höhergradige Stenosen sind häufig Ursache von Schlaganfällen. Anhand groß angelegter Studien (NASCET, ECST) konnte nachgewiesen werden, dass symptomatische Patienten mit Karotisstenosen von der Endarteriektomie profitieren. Auch asymptomatische Patienten gewinnen durch die Chirurgie: Die ACAS-Untersuchung (1995) fand eine Reduktion der Schlaganfallrate auf 1% nach Operation im Vergleich zu 2% unter medikamentöser Therapie; ihr Einfluss auf das klinische Vorgehen ist allerdings geringer als der der NASCET-Studie.

Am häufigsten ist die Region der Karotisbifurkation von Stenosen betroffen. Das Schlaganfallrisiko steigt bei ulzerierenden Plaques, die Emboli bilden können. Die Größe des Hirninfarktes hängt von der Kollateralisation ab, die gestört sein kann, wenn Abschnitte des Circulus Willisii hypoplastisch oder stenosiert sind.

Sowohl Einzeilen- als auch Multidetektor-CT sind zur präoperativen Darstellung der Stenosen im Bereich der Karotisbifurkation geeignet, die proximalen und intrakraniellen Abschnitte sind allerdings nur mit Multidetektortechnik adäquat zu untersuchen. Die CTA steht somit in unmittelbarer Konkurrenz zur MRA und farbkodierten Dopplersonographie als nichtinvasive Methode zur Gefäßdarstellung.

CT-Morphologie

Da die Karotiden senkrecht zur Schichtebene verlaufen, ist eine Maximalkontrastierung des Gefäßlumens in der Regel nicht notwendig. Die interaktive Durchsicht der axialen Schichten ist immer noch Grundbestandteil der Befundung, da kalzifizierte Plaques die MIP oder SSD signifikant verfälschen können. Dünnschicht-MIP und gekrümmte Reformationen mit 3–10 mm Dicke eignen sich am besten für die Dokumentation (vgl. Abb. 24.**69**). Die Quantifikation der Stenose sollte anhand gekrümmter und darauf senkrecht stehender Reformationen in der Achse des Gefäßes erfolgen. Derartige CPR sind besonders im intraossären Verlauf der Karotiden wichtig, wo alle anderen bildgebenden Modalitäten an Grenzen stoßen. Wichtig ist die exakt mittige Positionierung der Rekonstruktionsebene der CPR, da exzentrische Rekonstruktionen Stenosen vortäuschen. Die semiautomatischen Modalitäten

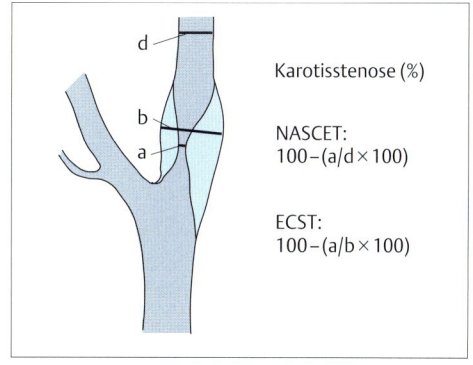

Abb. 24.68 **Stenosenquantifizierung.**
Quantifikation der Karotisstenose nach NASCET- und ECST-Kriterien.

Karotisstenose (%)

NASCET:
$100 - (a/d \times 100)$

ECST:
$100 - (a/b \times 100)$

(„Vessel-Tracking") sind in solchen Fällen hilfreich, versagen allerdings im Bereich des Felsenbeins.

Die *Stenosequantifizierung* basiert auf den (angiographischen) NASCET-Kriterien, die den Durchmesser eines normalen distaleren Abschnittes der A. carotis als Referenz nutzen (Abb. 24.**68**). Der Schwellenwert zwischen signifikanter und nichtsignifikanter Stenose liegt bei 70%, neuere Studien (Cochrane-Studie, 2000) besagen, dass bereits Patienten mit 50% Stenosierung von einer Endarteriektomie profitieren. Die ECST-Kriterien basieren auf sonographischen Befunden und nutzen den Gesamtdurchmesser des Karotislumens (einschließlich aller Plaques) im Bereich der Stenose als Referenz für die Berechnung des Stenosegrades (Abb. 24.**68**). Der Schwellenwert liegt hier bei 70%.

Die *fibromuskuläre Dysplasie* der A. carotis ist eine seltene Erkrankung jüngerer Patienten und durch perlschnurartige Stenosen oder kleine aneurysmatische Erweiterungen der Gefäße charakterisiert.

Die CT-Dichte ist ein guter Indikator für die Plaque-Zusammensetzung (Abb. 24.**69 a**): Fettreiche Plaques haben die geringste Dichte (unter 50 HE), fibröse Plaques liegen zwischen 50 und 150 HE, verkalkte Plaques haben Dichten über 150 HE, häufig auch mehr als 1000 HE. Kleine Plaques sind jedoch gegen Partialvolumeneffekte anfällig. Ulzerationen bilden Konturunregelmäßigkeiten an der Oberfläche weicher Plaques (Abb. 24.**69 b**). Verkalkungen erschweren die Befundung des Stenosegrades, wenn nicht axiale Schichten oder gekrümmte Reformationen mit breiter Fenstereinstellung genutzt werden. Begleitende Aneurysmen der Karoti-

Abb. 24.69 Stenose der
A. carotis interna.

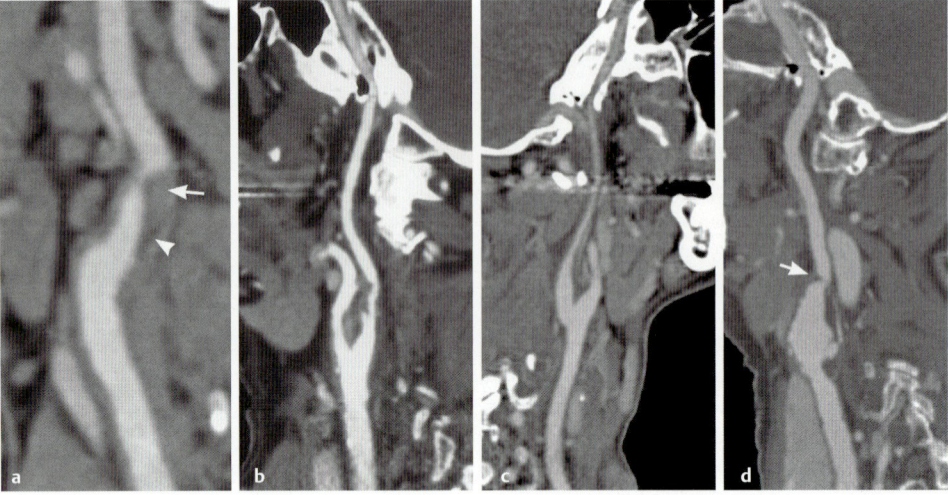

a Die Dichte der Plaques beschreibt ihre Zusammensetzung. In diesem Fall finden sich hypodense lipidreiche Plaques (< 50 HE) und dichtere fibröse Regionen (50–90 HE).
b Hochgradige Karotisstenose mit ulzeriertem Plaque (4 × 1/6, CPR).

c Lange subtotale Stenose der A. carotis interna mit Einbeziehung ihres Verlaufs im Felsenbein.
d Dünnschicht-MIP eines Aneurysmas und einer Stenose der A. carotis interna.

Abb. 24.70 Befunde außerhalb der Karotisbifurkation.

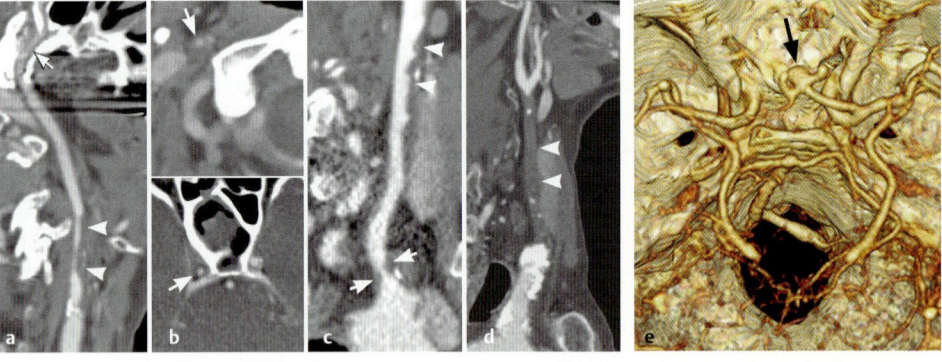

a Tandem-Stenose der Bifurkation (Pfeilspitzen) und des Felsenbeinsegments der A. carotis interna (Pfeile).
b Korrespondierende axiale Schicht.
c Stenose im Abgang der linken A. carotis.

d Verschluss der proximalen rechten A. carotis communis.
e Zufallsbefund eines intrakraniellen Aneurysmas und einer Hypoplasie des A1-Segments der linken A. cerebri anterior (Pfeil).

den (Abb. 24.**69 d**) erhöhen das Schlaganfallrisiko durch Ausschwemmen thrombotischen Materials aus dem Aneurysma.

Wichtig ist es, nicht nur die Region der Bifurkation, sondern auch die distaleren Abschnitte einschließlich der Felsenbeinsegmente zu untersuchen, da gerade Letztere der Sonographie nicht zugänglich sind (Abb. 24.**70**). Dasselbe gilt für Stenosen unmittelbar am Abgang der A. carotis communis.

Von Tandem-Stenosen spricht man, wenn zusätzliche Verengungen außerhalb der Bifurkation vorhanden sind, die sowohl proximal im Bereich des Abgangs aus der Aorta als auch distal im intrakraniellen Verlauf liegen können (Abb. 24.**70**). Begleitende intrakranielle Veränderungen sind Stenosen oder Aneurysmen oder Hypoplasien der großen zerebralen Arterien (vgl. Abb. 24.**70 e**).

Spontane Karotisdissektion

Dissektionen der A. carotis interna finden sich bei jüngeren Patienten und bilden bei ihnen eine Hauptursache von Schlaganfällen (5–20%). Etwa 70% betreffen die zervikalen und Felsenbeinabschnitte des Gefäßes, 20% nur die zervikalen Anteile.

Spontane (nichttraumatische) Dissektionen können nach banalen Belastungen, wie schneller Kopfdrehung oder sportlicher Aktivität, auftreten. Die Pathogenese ist unklar, diskutiert werden vorbestehende Erkrankungen wie Hypertonus, fibromuskuläre Dysplasie (15–20% der Fälle), zystische Medianekrose, Ehlers-Danlos-Syndrom.

Klinisch finden sich Kopf- oder Nackenschmerzen, Rötung, Horner-Syndrom oder fokale neurologische Defizite. Der Schlaganfall tritt meist erst nach Tagen oder Woche auf, sofern die Dissektion extrakranial verbleibt. Häufige Lokalisation ist die A. carotis interna wenige Zentimeter distal der Bifurkation. Bei 85% der Patienten mit geringer klinischer Symptomatik ist die Antikoagulation effektiv, nur 5% erleiden einen schweren Apoplex. Therapierefraktäre Fälle bedürfen der chirurgischen Intervention, z.B. in Form eines extra-intrakraniellen Bypasses.

Die Dissektion der A. *vertebralis* ist nur halb so häufig wie die der Karotis. Sie tritt weniger im mittleren Halsabschnitt auf, wo die Gefäße durch die Querfortsätze geschützt sind, sondern meist im Bereich HWK 1–2 (zwei Drittel der Fälle). In 20% finden sich weitere asymptomatische Dissektionen an anderen Arterien.

CT-Morphologie

Die Karotisdissektion imponiert als langes, glatt begrenztes stenotisches Segment mit intrakranieller Ausbreitung („String-Zeichen", vgl. Abb. 24.**91**). Das falsche Lumen ist gewöhnlich thrombosiert und bildet eine halbmondförmige Hyperdensität. Um das intramurale Hämatom findet sich ein dünner Rand kräftig KM aufnehmender Vasa vasorum. Bei perfundiertem falschem Lumen ist die Diagnose mittels CTA einfach. Eine kausale fibromuskuläre Dysplasie zeigt sich in Form zahlreicher fokaler Stenosen oder aneurysmatischer Erweiterungen.

Ähnliche Befunde finden sich bei der Vertebralisdissektion, in diesen Fällen ist allerdings die Ortsauflösung limitierend.

Diagnostik beim Apoplex

Der Schlaganfall ist die dritthäufigste Todesursache in den meisten Industrieländern. In 75% der Fälle ist die akute Ischämie die Ursache, die übrigen 25% entfallen zu gleichen Teilen auf akute Hirninfarkte und Blutungen.

Die neuen Therapieverfahren mit früher fibrinolytischer Therapie beim ischämischen Apoplex bedürfen einer schnellen definitiven Diagnose. Dazu dienen SPECT, PET, Xenon-CT oder MRT; schnell und am häufigsten verfügbar ist die CT nach folgendem Muster:

1. Nativ-CT,
2. Perfusions-CT (CTP) des Zerebrums,
3. CTA der A. carotis einschließlich der großen intrazerebralen Arterien.

Nativ werden Blutung und manifeste Infarkte ausgeschlossen. Die Perfusions-CT erlaubt die Differenzierung zwischen infarzierten und hypoperfundierten Arealen (Penumbra), die durch die Fibrinolyse wieder perfundiert werden können. Die CTA stellt die möglichen Ursachen der Ischämie wie hochgradige Stenosen, ulzerierte Plaques oder (partiell thrombosierte) Aneurysmen dar. Zusätzlich indiziert der Nachweis eines verschlossenen intrakraniellen Gefäßes die intraarterielle Thrombolyse. Nach normalem Perfusions-CT sind alternative Diagnosen, wie transitorische Ischämien (TIA), Migräne oder Orthostase zu favorisieren. Die CT ist somit wichtiger Bestandteil des Behandlungskonzepts eines akuten Schlaganfalls (3–6 h nach ersten Symptomen).

CT-Morphologie

Hyperdensitäten im Nativscan zeigen die Blutung oder den hämorrhagischen Hirninfarkt an. In diesen Fällen ist eine weitere Diagnostik nicht notwendig, da sich die Fibrinolyse verbietet. Klassische Zeichen eines Infarkts sind die umschriebene Hypodensität mit Dichten unterhalb normalen Hirnparenchyms,

939

Abb. 24.71 **Perfusionsbildge-bung beim Apoplex.**

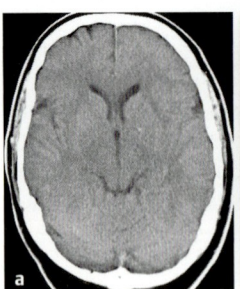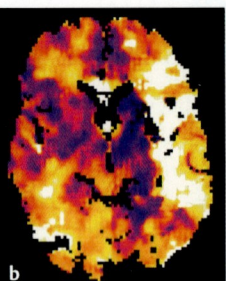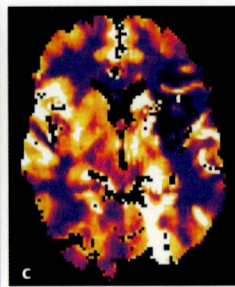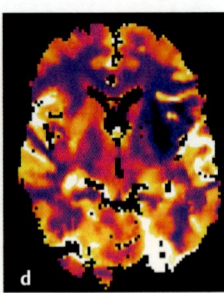

a Normaler Nativscan 2 h nach dem Akutereignis.
b Die Transitzeit (MTT) zeigt die betroffene Region.

c, d Der zerebrale Blutfluss (CBF) demonstriert die korrespondierende hypoperfundierte Zone (**c**), die größer als die Region mit reduziertem Blutvolumen ist (**d**). Dementsprechend ist das Risiko einer permanenten Ischämie erhöht.

der Verlust der Differenzierung zwischen grauer und weißer Substanz oder eine fokal vermehrte Gyrierung – auch in solchen Fällen ist eine Thrombolyse nicht indiziert.

Normale oder annähernd normale Nativbefunde stellen die Indikation zur Perfusionsbildgebung dar. Die Dynamik der KM-Aufnahme wird an einem repräsentativen Hirnabschnitt gemessen. Dieser liegt unmittelbar oberhalb des Orbitadachs und enthält Teile des Anterior-, Media- und Posterior-Stromgebiets und die Stammganglien. Die Schichtdicke sollte so breit wie möglich gewählt werden (10 mm für das Einzeilen-CT, 2 × 10 oder 4 × 8 mm am Multidetektor-CT). Automatische Programme für die Perfusionsmessung bestimmen das regionale zerebrale Blutvolumen (CBV), den zerebralen Blutfluss (CBF), die Transitzeit (MTT) und die Zeit bis zur Spitzenkontrastierung (Time-to-Peak, TTP).

Der normale CBF liegt bei 50–60 ml/100 mg Gewebe/min. Beim Neugeborenen ist der CBF reduziert, nimmt in der frühen Kindheit zu, erreicht um das 7. Lebensjahr den Spitzenwert und nimmt dann bis zum normalen Erwachsenenwert in der Pubertät wieder ab. Werte unter 20 ml/100 g/min zeigen eine Fehlperfusion an. Ein Hirntod ist bei Werten unter 10–12 mg/100 g/min anzunehmen. SPECT-Daten konnten zeigen, dass das Blutungsrisiko unter Thrombolyse in jenen ischämischen Regionen signifikant steigt, deren CBF unter 35% des normalen zerebralen Blutflusses liegt.

Fehlen Blutvolumen und Blutfluss, so ist der Infarkt manifest, sind die Werte reduziert, so wird ein insuffizienter Kollateralkreislauf angezeigt, was einen Infarkt zur Folge haben kann. Regionen mit fast normalem CBV, aber reduziertem CBF finden sich in kollateral versorgten Regionen (Penumbra), die von der Fibrinolyse in der Regel profitieren (Abb. 24.71). Ähnliches zeigt sich allerdings auch bei Patienten mit chronischer zerebraler Ischämie, wobei weniger der Blutfluss als vielmehr die Ankunftszeit verzögert ist. Der CBV ist ein guter Indikator für die finale minimale Infarktgröße, CBF und MTT überschätzen den Infarkt in der Regel.

Findet sich ein verschlossenes intrazerebrales Gefäß (im axialen Bild oder in der Dünnschicht-MIP), so ist die intraarterielle Thrombolyse indiziert, sofern das akute Ereignis weniger als 6 h zurückliegt (Abb. 24.71). Die Untersuchung des extrakraniellen Kreislaufs ist oben beschrieben.

Thoracic-Outlet-Syndrom

Das Thoracic-Outlet-Syndrom beschreibt eine Kompression von Nerven, Venen oder Arterien in ihrem Verlauf vom Thorax zum Arm. Häufigste kongenitale Ursache ist eine verbreiterte oder abnorme Insertion der Skalenusmuskulatur (Skalenus-Syndrom), gefolgt von der Halsrippe (nur 5–10% der Patienten sind symptomatisch), einem ungewöhnlich geraden Verlauf der 1. Rippe mit Verengung des Kostoklavikularraums und ein M. scalenus minimus, der vom Proc. transversus HWK 7 zwischen Plexus brachialis und A. subclavia zur 1. Rippe zieht. Erworbene Ursachen sind supraklavikuläre Raumforderungen, Lymphknoten, Schlüsselbeinfrakturen mit ausgeprägter Kallusbildung oder muskuläre Kompressionen der Arterien im Pectoralis-minor-Kanal.

Die Patienten berichten über Schmerzen in Unterarm und Hand bei Elevation des Armes, auch Parästhesien der Hand sind sehr häufig. Eine Hyperabduktion führt manchmal zum Verlust des Radialispulses. Bei 40% der Patienten zeigt sich ein Raynaud-Phänomen.

Die Region der Kompression ist mit der CTA besser darzustellen als mit der DSA. Für die effektive Diagnostik sollte ein Scan sowohl in Neutralstellung als auch in Funktion erfolgen, wobei möglichst die Bewegung ausgeführt werden sollte, welche die meisten Symptome verursacht. Am erfolgreichsten ist meist das Adson-Manöver, mit dem die Kompression durch den M. scalenus anterior nachgewiesen werden kann: Der Patient holt bei gestrecktem Hals tief Luft, dann wird der Kopf zur ipsilateralen und kontralateralen Seite gedreht. Das kostoklavikuläre Manöver weist die Kompression zwischen Klavikula und 1. Rippe nach: Es wird ein militärischer Gruß simuliert mit um 90° angehobenem Arm und nach hinten gedrückter Schulter. Das Hyperabduktionsmanöver testet die Kompression zwischen Humeruskopf und M. pectoralis minor: Der Arm wird aus der Neutralposition 180° über den Kopf gehoben.

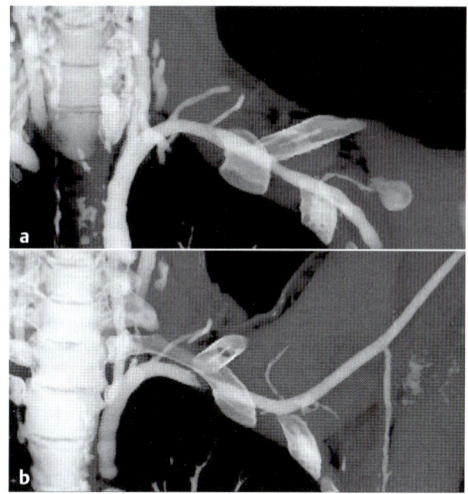

Abb. 24.72 **Thoracic-Outlet-Syndrom.**
Bewegungsabhängige Kompression der A. subclavia
(4 × 1/6).

CT-Morphologie

Bei der adäquaten Bewegung demonstriert die CTA die fokale Stenose oder Okklusion der A. subclavia (Abb. 24.**72**). Es sollte nach wandständigen Throm-

ben, die einen Risikofaktor für periphere Embolien darstellen, nach poststenotischen Dilatationen, Aneurysmen, venösen Verschlüssen oder venösen Thrombosen gefahndet werden.

Der Verschluss der V. subclavia ist meist ein Zufallsbefund bei der intravenösen KM-Injektion und durch einen kräftigen Einstrom hochkontrastierten Blutes in die Hals- und Thoraxwandkollateralen gekennzeichnet, während das venöse Lumen zwischen Klavikula und Rippe deutlich verengt oder verschlossen ist.

Abdominelle und periphere Arterien

Die adäquate Darstellung der abdominellen Seitenäste gelingt nur mit einer Dünnschicht-CTA. Damit ist das Untersuchungsvolumen am Einzeilen-CT limitiert. Die Multidetektor-CT erlaubt eine exzellente Darstellung mit nahezu isotroper Auflösung und damit die Darstellung des gesamten Thorax oder Abdomens in einem Atemanhaltemanöver. Die diagnostische DSA der aortalen Seitenäste kann durch die CTA komplett ersetzt werden, MRA und farbkodierte Dopplersonographie sind naturgemäß mögliche Alternativen.

Anatomische Varianten

Anatomische Varianten sind Zufallsbefunde beim Abdomen-CT. Bedeutung erlangen sie bei klinischen Symptomen oder im Rahmen der Planung chirurgischer bzw. interventioneller Eingriffe.

Anatomische Varianten der arteriellen Leberversorgung finden sich bei 50% der Patienten und stellen Zufallsbefunde bei einer arteriellen Leber-CT dar. Sofern Leberteilresektionen oder interventionelle Maßnahmen geplant sind, müssen diese Befunde eingehend beschrieben werden. Im Bereich der A. mesenterica superior sind andere Varianten als der gemeinsame Abgang mit dem Truncus coeliacus extrem selten.

Das Syndrom der A. mesenterica superior stellt eine Kompression des Duodenums durch das Gefäß bei asthenischen Patienten dar. Das Nussknackersyndrom bezeichnet die Kompression der linken Nierenvene und kann bei schlanken Patienten Symptome einer schmerzlosen Hämaturie auslösen.

CT-Morphologie

Varianten der Arterien des Oberbauches werden im Rahmen der biphasischen Untersuchung im arteriellen Scan nachgewiesen. Folgende Varianten der *arteriellen Leberversorgung* sind von Relevanz:

- Äste des Truncus coeliacus gehen isoliert aus der Aorta ab (Abb. 24.**73 a**).
- Ein Gefäß dorsal der Pfortader (Abb. 24.**73 b**) entspricht einer akzessorischen rechten Leberarterie, einer atypisch verlaufenden A. hepatica dextra oder propria. Die genaue Identifizierung erfolgt schichtweise anhand des Gefäßverlaufs bis zu seinem Abgang (aus der A. mesenterica superior, der Aorta oder direkt aus dem Truncus).

- Ein Gefäß zwischen linkem Leberlappen und Lobus caudatus oberhalb der Leberpforte entspricht einer atypischen oder akzessorischen linken Leberarterie, die direkt von der A. gastrica sinistra abgeht (Abb. 24.**73 c**).
- Eine akzessorische rechte Leberarterie kann direkt aus der A. gastroduodenalis abgehen und bildet ein zweites Gefäß direkt unterhalb der rechten Leberarterie. Solche Gefäße werden leicht übersehen und erfordern Dünnschichtkollimationen und Dünnschicht-MIP (1–2 cm) parallel zur A. hepatica propria.

Einen guten Überblick über die wichtigsten Befunde bietet eine coronale MIP mit 5–6 cm Dicke, die unmittelbar ventral der Aorta platziert und so gekippt wird, dass sie die zölikalen und mesenterialen Äste selektiv darstellt (Abb. 24.**74**). Volumenrekonstruktionen sind eine gute Alternative und erlauben die semitransparente Darstellung des umliegenden Gewebes.

Atypische Gefäßversorgungen sind insbesondere bei Lebendspendern zu beachten. Entscheidend für die Auswahl geeigneter Lebendspender sind insbesondere mehrere Arterien des rechten oder linken Leberlappens oder des Segmentes 6. Letzteres kann sowohl aus der linken wie aus der rechten oder auch aus einer isolierten Arterie, die direkt

Abb. 24.73 **Anatomische Varianten der Leberarterien.**

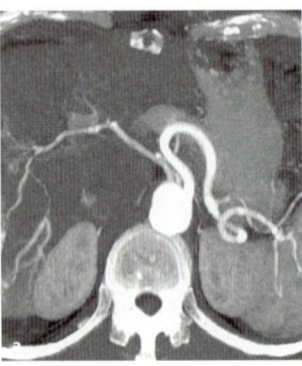 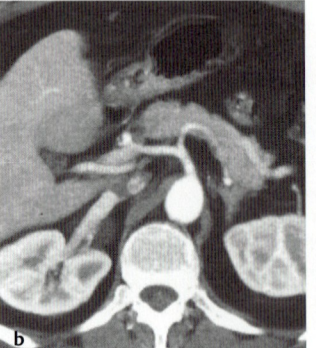 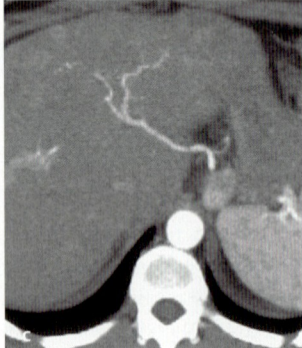

a Alle 3 Äste des Truncus coeliacus gehen aus der Aorta hervor.

b Typischer retroportaler Kurs einer akzessorischen rechten Leberarterie (hier aus der A. mesenterica superior).

c Akzessorische linke Leberarterie aus der A. gastrica sinistra.

aus der Bifurkation (Trifurkation) abgeht, versorgt werden. Aufgrund der limitierten Ortsauflösung der CTA sind solche Varianten nur mit hohen Injektionsgeschwindigkeiten und Dünnschichtkollimation darstellbar.

Akzessorische Nierenarterien finden sich bei 25% der Normalbevölkerung. Gewöhnlich ist ein Gefäß auf jeder Seite dominant, daneben können sich multiple kleine Arterien finden, die sogar oberhalb der A. mesenterica superior (extrem selten) oder aus den Beckengefäßen (1% der Fälle) abgehen können. Die Hauptarterie erreicht die Niere im Hilusbereich, Polarterien ziehen direkt in das Nierenparenchym. Solche Varianten müssen bei der interventionellen Dilatation der Nierenarterien und der Vorbereitung von Lebendspendern berücksichtigt werden. Die *gonadalen Arterien* gehen meist unmittelbar unterhalb der Nierenarterien aus der Aorta ab, können aber auch direkt aus der Nierenarterie entspringen (rechts häufiger). Die frühe Teilung einer normalen Arterie oder multiple abnorme Arterien oder Venen erschweren die Präparation bei der Lebendspende erheblich.

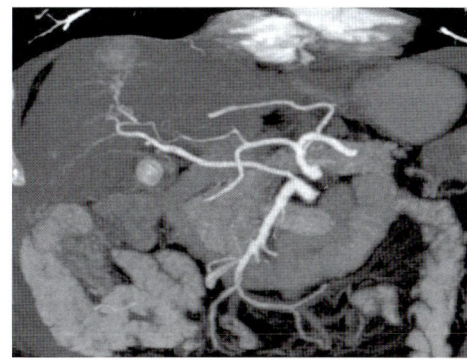

Abb. 24.74 **Anatomische Varianten der Leberarterien.** Die Dünnschicht-MIP demonstriert eine rechte A. hepatica aus der A. mesenterica superior und eine akzessorische linke Leberarterie aus de A. gastrica sinistra.

Bei schlanken (und jungen) Patienten kann das Duodenum oder die linke Nierenvene zwischen Aorta und A. mesenterica superior komprimiert werden (Syndrom der A. mesenterica superior oder Nussknackersyndrom, s. oben).

Nierenlebendspende

Der Bedarf an Transplantatnieren wächst rapide, so dass die Lebendspende immer mehr zum Thema wird. Fortschritte in der chirurgischen Technik erlauben jetzt minimal invasive Verfahren mit geringer Morbidität und nur kurzem stationärem Aufenthalt der Spender. Da der Überblick über den Operationssitus in solchen Fällen eingeschränkt ist, wird die präzise präoperative Planung essenziell, um Komplikationen durch Gefäßvarianten zu vermeiden.

Die CT ist derzeit diagnostische Methode der Wahl bei der Untersuchung der Lebendspender, die MRT wird in Zukunft eine zunehmende Rolle spielen. Aufgaben der CT sind der Ausschluss vorbestehender Nierenerkrankungen und die exakte Darstellung der vaskulären Anatomie. Damit entscheidet sich, welche Niere mit welcher Methode entnommen wird.

CT-Morphologie

Die Untersuchung besteht aus einem Nativscan zum Ausschluss von Konkrementen und Verkalkungen, einer arteriellen Phase zur Darstellung der arteriellen (und venösen) Anatomie, einer Parenchymphase zum Ausschluss von Parenchymerkrankungen oder Tumoren und einer exkretorischen Phase zur Beurteilung des Nierenbeckens und Ureterverlaufs. Nativ- und nephrographischer Scan können mit geringer Dosis und dickerer Kollimation als die CTA gefahren werden, Letztere sollte allerdings in höchstmöglicher Auflösung erfolgen.

Die wichtigsten Kriterien sind in Tab. 24.15 zusammengestellt. Wichtig ist vor allem der Ausschluss von Parenchymerkrankungen, Tumoren, Zysten und Konkrementen. Die CTA beschreibt die arterielle und venöse Anatomie einschließlich aller

Abb. 24.75 Wichtige Befunde bei der Vorbereitung eines Nieren-lebendspenders.
a Eine kleine Polarterie erreicht das Parenchym direkt.
b Retroaortale linke Nierenvene mit Aufzweigung vor Erreichen der VCI.

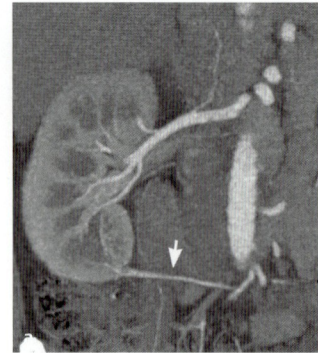 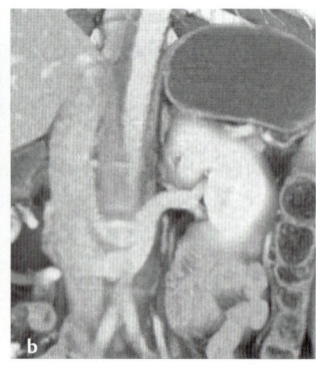

potenziell komplizierenden Varianten. Dabei sind die extrarenale Aufzweigung der Gefäße (Länge des Hauptsegments) sowie Abstand und Länge der akzessorischen Gefäße relativ zum Hauptgefäß zu beschreiben. Zu unterscheiden sind ferner Gefäße, die in den Nierenhilus einmünden, und sog. Polarterien, die direkt das Parenchym erreichen (Abb. 24.75 a). Die Darstellung von Gonaden- und Nebennierenarterien, die direkt aus der Nierenarterie abgehen, bedarf einer hohen Ortsauflösung. Darüber hinaus müssen Erkrankungen der Nierenarterien wie Stenosen, fibromuskuläre Dysplasien oder Aneurysmen ausgeschlossen werden.

Im venösen Bereich müssen die Zahl der in die Nierenvene drainierenden Lumbalvenen (häufig links der Fall) und die Nebennierenvenen dokumentiert werden (Abb. 24.75 b). Die Kenntnis über Lokalisation, Größe und potenzielle Duplikaturen der Gonadenvenen erleichtert das chirurgische Vorgehen und verringert das Risiko postoperativer Blutungen.

Tab. 24.15 ⋯⇢ *Checkliste für Nierenlebendspender*

Nierenarterien
■ akzessorische Arterien
■ Nierenarterienstenose oder Aneurysma
■ frühe Aufzweigung
■ atypischer Verlauf
■ Gonadenarterien

Nierenvenen
■ akzessorische Venen
■ frühe Aufzweigung
■ retroaortale/zirkumaortale linke Nierenvene
■ gonadale und lumbale Venen

Nierenparenchym
■ atypische Lage, kongenitale Anomalien (z.B. Hufeisenniere)
■ Asymmetrie
■ Zeichen chronischer Parenchymschädigungen
■ Tumoren

Sammelsystem
■ Nierenkonkremente, Verkalkungen
■ Ureteranomalien
■ Tumoren

Nierenarterienstenose

Die Nierenarterienstenose ist eine eher seltene Ursache der arteriellen Hypertonie (etwa 5 %). Da sie aber potenziell therapiert werden kann, ist ihr früher Nachweis wichtig. Klinische Symptome treten bereits im jugendlichen Alter auf: schwere Hypertonie und hypertensive Krisen, Störungen des Tagesrhythmus, schneller Blutdruckanstieg innerhalb von Monaten, Progress der Hypertonie nach erfolgreicher medikamentöser Therapie und ein Anstieg der Retentionsparameter infolge von ACE-Hemmern.

Häufigste Ursache der Nierenarterienstenose ist die *Arteriosklerose* (65–70 %). Die Angioplastie galt bislang als Therapie der Wahl bei derart hypertonen Patienten, neuere niederländische Studien konnten allerdings eine gleiche Effektivität einer optimalen medikamentösen Therapie nachweisen. Derzeit besteht auch noch keine Einigkeit über die Effekte der Angioplastie oder Stenteinlage auf die Nierenfunktion. Insofern leitet sich die Aufgabe der Bildgebung (CTA, MRA, Sonographie) aus dem interventionellen oder konservativen Therapiekonzept ab.

Zweithäufigste Ursache der Nierenarterienstenose ist die *fibromuskuläre Dysplasie* (25 %). Sie befällt jüngere Patienten und bevorzugt Frauen (3 : 1). Effektivste Therapie ist die Angioplastie. Tab. 24.16

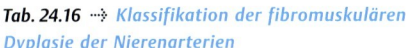
Tab. 24.16 ⋯▶ *Klassifikation der fibromuskulären Dyplasie der Nierenarterien*

1. Intimale Fibroplasie (1–2 %)
zirkuläres Band, poststenotische Dilatation, Haupt- und Segmentarterien, oft bilateral, Kinder und junge Erwachsene

2. Mediale Fibroplasie (60–70 %)
perlschnurartig = alternierende Stenosen und Aneurysmen, mittlere und distale Nierenarterien und Äste

3. Mediahyperplasie (5–15 %)
lange glatte tubuläre Einengung, Hauptarterie und Äste

4. Perimediale Fibroplasie (20 %)
lange unregelmäßige Stenosen, keine Aneurysmen (Weite ≤ normales Segment), distaler Hauptast

5. Mediadissektion (5–19 %)
falsches Lumen in der Media, Aneurysmen, Hauptarterie und Äste

6. Fibroplasie der Adventitia (<1 %)
lange segmentale Stenose durch periarterielle Proliferationen des fibrolipomatösen Gewebes, Hauptarterie und große Äste

gibt einen Überblick über die 6 wichtigsten Formen, von denen die Mediafibroplasie die häufigste darstellt (60–70 %).

Die *Sensitivität und Spezifität* der CTA im Nachweis signifikanter Stenosen liegen bei 90 %. Für die fibromuskuläre Dysplasie beträgt die Sensitivität am Einzeiler nur ca. 75–80 %. Aufgrund der geringen Prävalenz der Nierenarterienstenose sollte die CTA nicht zum Screening aller Hypertoniker genutzt werden. Bei starkem klinischem Verdacht ist zunächst die arterielle DSA vorzuziehen, da sie unmittelbar mit der Therapie (Stent, Angioplastie) kombiniert werden kann. Die CTA dient in solchen Fällen mitunter der Interventionsplanung in Hinblick auf die Charakterisierung und Lokalisation der Stenose. Bei Patienten mit geringem bis moderatem klinischem Verdacht auf renale Hypertonie ist die CTA eine effektive Screening-Methode. Durch ihren hohen positiven Voraussagewert (über 95 %) schließt eine unauffällige CTA die Nierenarterienstenose aus und macht weitere Untersuchungen überflüssig.

Alternative Methoden sind die kontrastmittelverstärkte MRA und die farbkodierte Duplex-Doppler-Sonographie. Beide Methoden liefern ähnlich gute Ergebnisse und können die CTA ersetzen. Die Sonographie hängt allerdings unmittelbar von der Erfahrung des Untersuchers und vom Patienten ab (Adipositas, Darmgas), insofern ist die diagnostische Aussage bei ungünstigen Bedingungen limitiert. Die Szintigraphie unter ACE-Hemmern bietet zu-

sätzliche funktionelle Aussagen, ist bei bilateralen Erkrankungen allerdings eingeschränkt verwertbar.

CT-Morphologie

Indirekte Zeichen sind bereits nativ erkennbar. Differenzen in der Größe (rechte Niere 2 cm kleiner als linke oder linke Niere 1,5 cm kleiner als rechte), Rindenbreite (in der kortikomedullären Phase), Dichtezunahme nach KM und Zeit bis zur Ausscheidung weisen auf eine unilaterale signifikante Nierenarterienstenose hin.

Die effektive Interpretation der CTA basiert primär auf 3D-Rekonstruktionen wie VRT oder gekrümmte Dünnschicht-MIP (Abb. 24.76 u. 24.77, vgl. auch Abb. 24.11). Die VRT ist besser für die Hauptäste, die MIP eher für die kleinen intrarenalen Äste geeignet. Um exzentrische Plaques nicht zu übersehen, sollten sowohl anteroposteriore als auch kraniokaudale Ansichten berechnet werden. Optimale Darstellungen nutzen multiple 3D-Bilder, die in 10° Abstand um eine horizontale und vertikale Achse rekonstruiert werden. Jeder suspekte Befund sollte am transaxialen Bild nachvollzogen werden – entweder in Form einer Cine-Befundung oder anhand gekrümmter planarer Reformationen durch das interessierende Gefäß (vgl. Abb. 24.7). Transaxiale Schichten sind immer bei Verkalkungen mit heranzuziehen, dabei sollten breite Fenstereinstellungen Verwendung finden, um den Stenosegrad nicht zu überschätzen. Werden die axialen Schichten ignoriert und nur die MIP zur Befundung herangezogen, sinkt die Treffsicherheit der CTA auf 80–90 %.

Aufgrund der Partialvolumeneffekte ist die exakte *Abschätzung des Stenosegrads* schwierig. Die CTA nutzt daher eine 5-stufige Graduierung:

- keine Stenose: Grad 0 (< 30 %),
- nichtsignifikante Stenose: Grad I (30–50 %),
- moderate Stenose: Grad II (50–70 %),
- hochgradige Stenose: Grad III (70 – < 100 %),
- Verschluss: Grad IV.

Nur in seltenen Fällen verschätzt sich die CTA um mehr als einen Grad. Die poststenotische Dilatation ist ein sicheres Zeichen einer signifikanten (hochgradigen) Stenose (Abb. 24.76 a). Kollateralgefäße zeigen ebenfalls eine hochgradige (länger bestehende) Stenose oder Okklusion an. Typischerweise findet sich auch bei Verschluss der Nierenarterie eine Kontrastierung distal des Verschlusses durch die KM-Aufnahme aller arteriellen Strukturen über die Länge des Scans.

Abb. 24.76 Einzeilen-CTA bei Nierenarterienstenose (2/3/1).

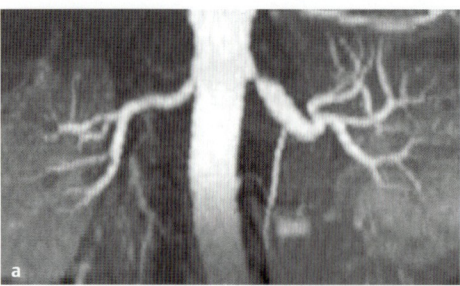
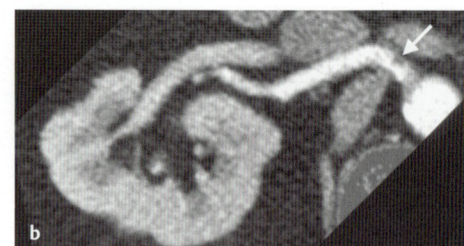
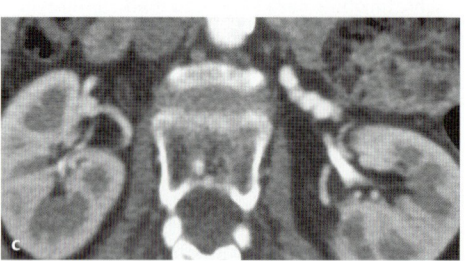
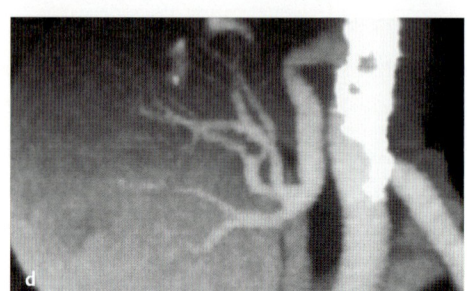

a Hochgradige Stenose der linken Nierenarterie. Die weit bis in die Peripherie abgrenzbaren Gefäße zeigen den chronischen Nierenparenchymschaden an.

b Exzentrische weiche Plaque in der rechten Nierenarterie, die angiographisch nicht darstellbar war.

c Axiale MPR einer fibromuskulären Dysplasie.

d Stenosierendes Kinking der Nierenarterie nach Nierentransplantation.

Mit der *Multidetektor-CT* wurde eine etwas präzisere Quantifikation in 10%-Schritten möglich. Automatische Verfahren der Gefäßanalyse können die Stenosen quantifizieren, allerdings sollte das Ergebnis immer anhand von Schichten senkrecht zum Gefäßverlauf überprüft werden, um Überlagerungsphänomene durch Bildrauschen oder benachbarte Venen auszuschließen.

Verkalkte Plaques sind von weichen Plaques entlang des Gefäßes zu differenzieren (Abb. 24.**76 b**). Grundsätzlich sollte jedes Gefäß in 2 Ebenen dargestellt werden, um exzentrische Stenosen nicht zu übersehen (Abb. 24.**76 b**). Die Differenzierung einer Ostium- von einer Truncus-Stenose ist für die Planung der Intervention von Relevanz, diese gelingt mit der CTA besser als mit der DSA. Die Ostium-Stenose imponiert manchmal nur als dünnes hypodenses Band im Verlauf der Aortenwand, das einer aortalen Plaque entspricht, die sich über das Ostium legt. Die Truncus-Stenose liegt distal des Ostiums innerhalb der Nierenarterie.

Die *fibromuskuläre Dysplasie* imponiert als unifokale Stenose im mittleren oder distalen Drittel der Nierenarterie (Abb. 24.**77 a**), als multifokale perlschnurartige Stenose (Abb. 24.**76 c**) oder als Aneurysma. Die rechte Nierenarterie ist meistens beteiligt, bilaterale Erkrankungen sieht man in zwei Dritteln der Fälle. Charakteristischerweise wird das proximale Drittel der Nierenarterie ausgespart (95%). Nur sehr selten sind die intrarenalen Äste ohne begleitende Erkrankung des extrarenalen Abschnitts der A. renalis betroffen. Diese Variante ist selbst mit der Multidetektortechnik kaum nachweisbar. Die Dünnschichtkollimation ist für derartige Fragestellungen essenziell, die transaxialen Schichten sind dabei wertvoller als verschiedene 3D-Berechnungen (insbesondere eine MIP).

Periphere Stenosen sind schwer nachzuweisen, es sei denn, es findet sich noch ein guter Kontrast zwischen Nierengefäß und Parenchym. Dies ist bei der Einzeilen-CT selten der Fall (lange Scandauer), mit der Multidetektor-CT lassen sich solche Phasen gut darstellen. Dünnschicht-MIP oder dickere MPR (5 – 10 mm) sind die Methode der Wahl zur Beurteilung dieser Gefäße. Wichtig ist, Pulsationseffekte oder Bildrauschen nicht mit Gefäßstenosen zu verwechseln.

Artefakte haben eine Reihe von Ursachen, die wichtigsten sind Partialvolumeneffekte (zu breite Kollimation), eine ungenügende Kontrastierung (schlechtes Zeitregime, langsame Injektion), Überprojektion von Nierenvenen (zu langes Startdelay) oder die Darstellungstechnik (s. oben, S. 894). Durch schlechte Atem-Compliance können Stenosen oder

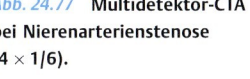

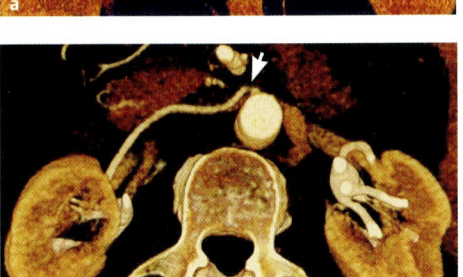

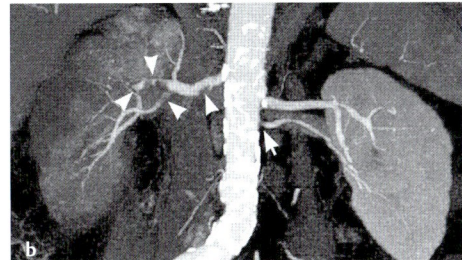

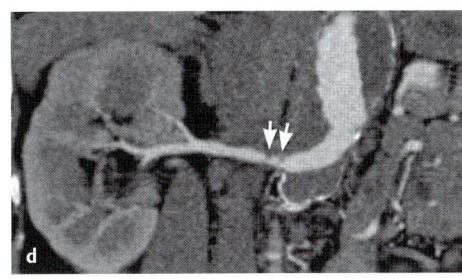

Abb. 24.77 **Multidetektor-CTA bei Nierenarterienstenose (4 × 1/6).**

a Fibromuskuläre Dysplasie mit Stenose und Aneurysma bei einer jungen Frau.

b Multiple renale Emboli (Pfeilspitzen) und trunkale Stenose der akzessorischen Nierenarterie (Pfeil).

c Anteriorer Abgang einer stenosierten akzessorischen Arterie, die angiographisch bei der 15° LAO-Projektion normal erschien.

d Zwei stenosierende weiche Plaques (Pfeile) in der verbliebenen Nierenarterie bei chronischem Leriche-Syndrom.

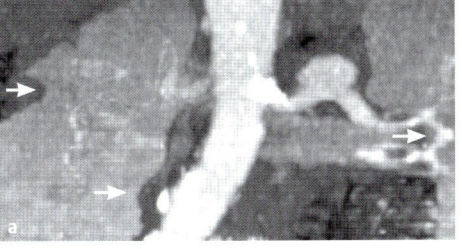

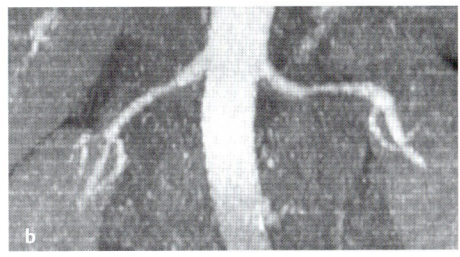

Abb. 24.78 **Atemartefakte.**

Ein artefizielles Nierenarterienaneurysma entsteht bei Atmung während des Scans durch „Dilatation" in der z-Achse (anteroposteriore MIP) (**a**), kommt aber in der Schichtebene (**b**) nicht zur Darstellung. Stenosen können durch Exspiration während des Scans vorgetäuscht werden.

Aneurysmen an MPR oder 3D-Rekonstruktionen simuliert werden (Abb. 24.**78**). Derartige Artefakte lassen sich anhand der Nierenkontur im Bereich der vermeintlichen Pathologie erkennen.

Die Vorzüge der CTA gegenüber der arteriellen DSA bestehen in der möglichen Quantifizierung exzentrischer Stenosen (außer es wurde eine 3D-Rotationsangiographie durchgeführt), in der Differenzierung zwischen harten und weichen Plaques und zwischen einer Ostium- und Truncus-Stenose. Insofern dient die CTA der Therapieentscheidung (Angioplastie bzw. PTA versus primärer Stent bei harten Plaques bzw. Ostium-Stenosen). Da die CTA den un-

mittelbaren Abgang der Nierenarterie aus der Aorta zweifelsfrei darstellt, sind Ostium-Stenosen besser erkennbar – angiographisch können diese durch die Überprojektion der Aorta oder die Fehleinlage des selektiven Katheters distal der Stenose übersehen werden. Mittels CTA ist nicht nur der Gefäßstatus präinterventionell diagnostizierbar, es lassen sich auch Varianten wie akzessorische Gefäße oder ungewöhnliche anteriore oder posteriore Abgänge der Nierenarterien demonstrieren (Abb. 24.**77** c). Die Darstellung intrarenaler Stenosen ist dagegen limitiert, zumindest lassen sich therapierbare Stenosen vor PTA adäquat nachweisen.

Zöliakale und mesenteriale Stenosen

Unter der *Angina abdominalis* versteht man postprandiale Schmerzzustände 15–20 min nach dem Essen. Man nimmt an, dass der Magen dabei dem Darm Blut entzieht (Steel-Effekt). Eine solche intermittierende mesenteriale Ischämie wird durch ausgeprägte Stenosen der Viszeralarterien ohne ausreichende Kollateralen verursacht. Die Patienten haben eine Nahrungsaversion, verlieren an Gewicht und entwickeln Malabsorptionssyndrome oder Darmstrikturen.

Die Stenose des *Truncus coeliacus* ist meist ein Zufallsbefund und wird in der Regel durch ein Lig. transversum verursacht, dass sich zwischen linkem und rechtem Zwerchfellschenkel unmittelbar unterhalb des Zwerchfelldurchtritts der Aorta ausspannt. Diese Stenose wird typischerweise in Inspiration akzentuiert und ist symptomlos. Beziehungen zu einer höheren Pankreatitisinzidenz oder Komplikationen im Rahmen der Lebertransplantation werden diskutiert.

Stenosen der *A. mesenterica superior oder inferior* sind häufige Zufallsbefunde bei schwerer Arteriosklerose. Sie sind symptomlos, solange ein ausreichender Kollateralkreislauf zwischen A. mesenterica superior und inferior via Riolan-Anastomose oder zwischen der A. mesenterica superior und dem Truncus coeliacus über gastroduodenale Gefäße besteht.

Die CTA kann die proximalen Stenosen und assoziierten Kollateralen exzellent darstellen. Periphere Stenosen sind erst mit Einführung der Multidetektorsysteme ein Thema. Da die CTA Gefäßverkalkungen sicher nachweisen kann, ist sie vor chirurgischen Revaskularisationen einer chronischen mesenterialen Ischämie unverzichtbar. Für die Darmkontrastierung sollte immer negatives KM verwendet werden.

CT-Morphologie

Bei der *Angina abdominalis* liegt eine kombinierte Stenose von mindestens 2 oder 3 versorgenden Gefäßen vor (Truncus coeliacus, A. mesenterica superior oder inferior). Seltener finden sich sukzessive proximale und periphere Stenosen. Für die Darstellung des Truncus und der A. mesenterica superior sind laterale MIP oder VRT (die Breite des VOI umfasst lediglich die Aorta) am besten geeignet (Abb. 24.79 a u. 24.80 b). Für den anatomischen Überblick eignen sich coronale MIP 3–6 cm parallel und ventral der Aorta (vgl. Abb. 24.74). Volumenrekonstruktionen sind eine gute Alternative (Abb. 24.79 c) zur Darstellung peripherer Stenosen oder der Riolan-Anastomose. Dilatierte Kollateralen ha-

Abb. 24.79 **Chronische mesenteriale Ischämie.**

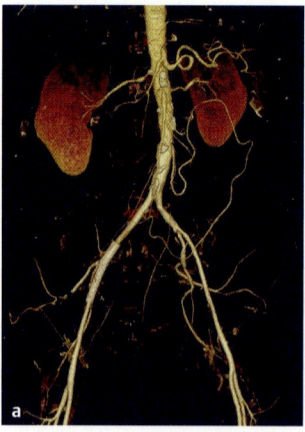 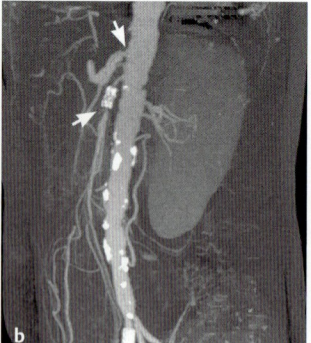 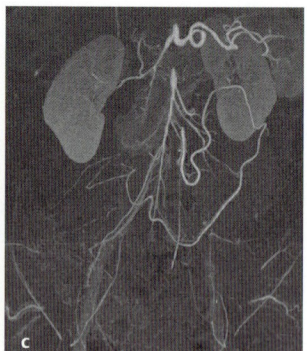

a Stenose des Truncus coeliacus und Verschluss der A. mesenterica superior. Kollateralisation über die Riolan-Anastomose (4 × 1/6, VRT).

b Die Stenosen sind auf der lateralen VRT problemlos erkennbar. Verschlossener Stent in der A. mesenterica superior.

c Die mesenterialen Gefäße lassen sich am besten anhand einer MIP nach Elimination der Aorta beurteilen.

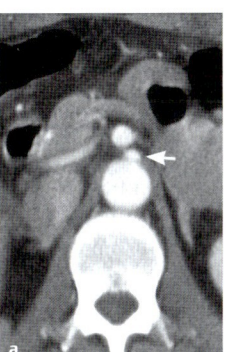 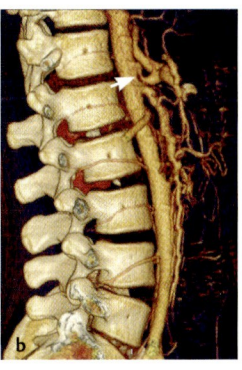 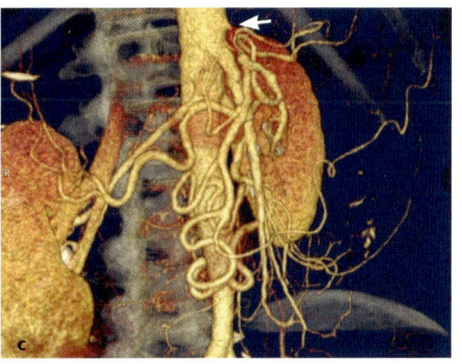

Abb. 24.80 **Truncus coeliacus.**

a, b Stenose des Truncus coeliacus durch ein diaphrag-males Band mit typischer ellipsoider Distorsion im proximalen Abschnitt (**a**) und U-förmigem Verlauf in der lateralen VRT (**b**).

c Verschluss des Truncus coeliacus bei einem asympto-matischen Patienten (4 × 1/6, VRT).

ben ein typisches Muster in axialen Schichten (Abb. 24.**79 b**).

Bei der Stenose des *Truncus coeliacus* zieht die diaphragmale Schlinge den Truncus coeliacus un-mittelbar nach Abgang aus der Aorta gerade nach kaudal, wobei das Gefäß im Querschnitt oval und nicht rund imponiert. Anterior-posterior wirkt der Truncus normal kalibriert, in der lateralen Projekti-on ist er jedoch deutlich verengt.

Akuter Mesenterialinfarkt

Die akute mesenteriale Ischämie ist ein lebens-bedrohliches Ereignis infolge einer Embolie, einer Thrombose arteriosklerotisch stenosierter Gefäß-segmente, einer Aortendissektion, Vaskulitis, nach direktem Trauma, intravaskulärer Koagulation, schockbedingter Hypoperfusion, Hypovolämie oder Endotoxinen. Die venöse Ischämie wird durch Thrombosen der Mesenterialvenen, meist bei jun-gen Patienten nach Operation, verursacht. Die Strangulation der Mesenterialwurzel beim Volvulus und andere Ursachen wurden bereits in Kapitel 15 „Gastrointestinaltrakt" diskutiert.

Die mesenteriale Angiographie gilt nach wie vor als Goldstandard, durch die verbesserte Ortsauflö-sung der modernen CT-Systeme wird allerdings die CTA mehr und mehr zur Alternative bei vielen Pa-tienten (abgesehen von Einzeilensystemen, die nicht ausreichend gut in der Lage sind, periphere Läsionen darzustellen).

CT-Morphologie

Nativ lässt sich der intravaskuläre Thrombus unmit-telbar nachweisen. Mittels CTA werden die Höhe der Obstruktion und die Restperfusion distal des Verschlusses erkennbar (Abb. 24.**81**). Voraussetzung ist eine gute Mitarbeit des Patienten ohne Atemar-tefakte. Im Rahmen einer Vasokonstriktion sind die arteriellen Gefäße extrem schmal, so dass selbst die proximalen Anteile der mesenterialen Arterien und des Truncus coeliacus einbezogen sind.

Begleitend finden sich ödematöse Verdickungen der Darmwand, eine verminderte Darmkontrastie-rung im Vergleich zu anderen Segmenten, Gas-

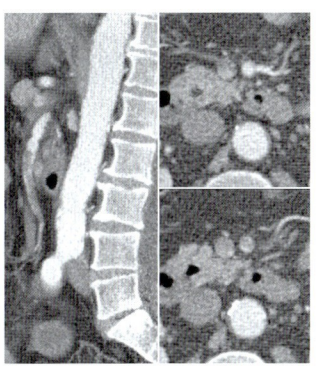

Abb. 24.81 **Akute mesenteriale Ischämie.**
Frischer Embolus in der A. mesenterica superior (Pfeil-spitzen).

ansammlungen in der Darmwand (Pneumatosis, vgl. Abb. 15.**35**) oder in den mesenterialen oder Poratalvenen als Zeichen des manifesten Infarkts. Im betroffenen Bereich zeigt sich mitunter Aszites. Fokale oder diffuse Dilatationen des Darms sind unspezifische Zeichen.

Die Einbeziehung der viszeralen Gefäße bei der Aortendissektion ist ebenfalls lebensbedrohlich. Ursachen sind die Kompression des wahren Lumens durch das dilatierte falsche Lumen oder eine Ausdehnung der Dissektionsmembran in die A. mesenterica superior. Im Ergebnis finden sich globale oder segmentale Malperfusionen mit konsekutivem Mesenterialinfarkt (vgl. Abb. 24.**62** u. 24.**63**).

Periphere arterielle Verschlusskrankheit

Die Einzeilen-CTA kann isolierte Befunde im Bereich der Beckengefäße in jenen Fällen auflösen (infizierte Prothesen, Aneurysmen etc.), in denen die farbkodierte Duplex-Doppler-Sonographie versagt und die arterielle DSA kontraindiziert ist (femoraler Zugang wegen Gefäßprothese nicht möglich). Mit der Multidetektor-CT lässt sich der Untersuchungsbereich in guter Ortsauflösung von der Aorta abdo-

Abb. 24.82 Periphere CTA mit muliplen Stenosen und segmentalen Verschlüssen der peripheren Gefäße.

a Die MIP gibt den besten Überblick.

b Anhand der CPR lassen sich die Stenosen besonders im Bereich verkalkter Plaques beurteilen. Die CPR wurde nach halbautomatischem „Vessel-Tracking" der großen Gefäße erstellt. Alle Gefäße lassen sich mit dieser Software simultan abbilden (Prototyp, Fleischmann 2002).

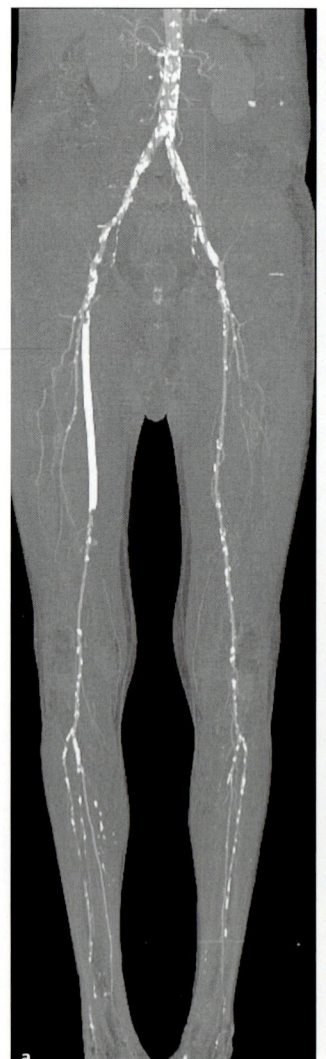
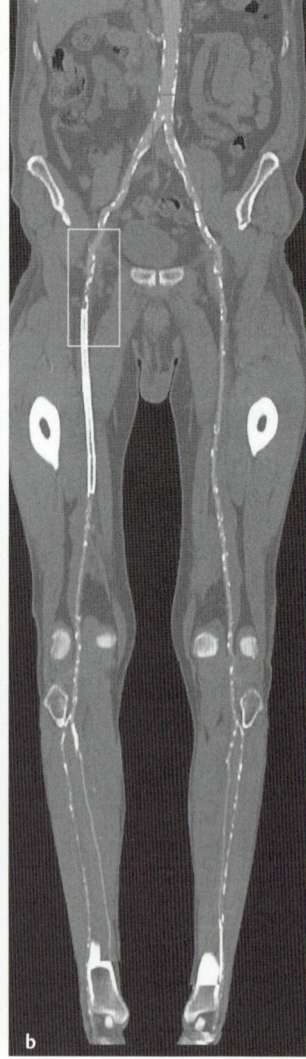

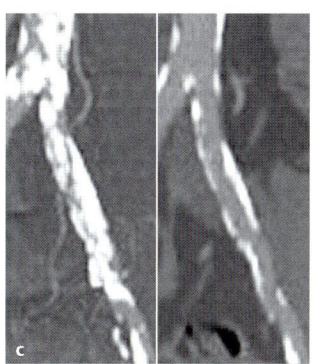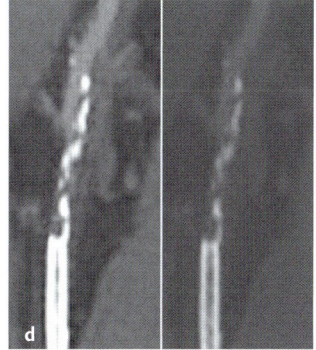

Abb. 24.82 **Fortsetzung**

c Der Kalk projiziert sich in der MIP (linkes Bild) über das Gefäßlumen, das sich in solchen Fällen besser auf der CPR abbildet.

d Das Stentlumen ist mit der CPR schlecht beurteilbar, auch bei weiter Fenstereinstellung (rechtes Bild). Eine Stentokklusion lässt sich aus dem Verschluss der darüber liegenden A. femoralis superficialis ableiten.

minalis bis zum Fuß ausdehnen. Selbst eine 1-mm-Kollimation wird bei tolerabler Scandauer möglich. Die Untersuchungsgeschwindigkeit ist an 4-Zeilen-Scannern unproblematisch, an 16-Zeilen-Scannern wird sie vor allem dann zum Thema, wenn das KM durch unilaterale Obstruktionen asymmetrisch einströmt.

Die Ortsauflösung einer CTA mit 1 mm Kollimation ist besser als die einer MRA. Allerdings ist die Nachbearbeitung der Bilder relativ zeitraubend, so dass sich das Verfahren in der klinischen Praxis noch nicht durchgesetzt hat. Patienten mit massiven Verkalkungen, z.B. Diabetiker oder Patienten unter Hämodialyse, sind für die periphere CTA schlecht geeignet. Moderne automatisierte Techniken der Knocheneliminierung und des „Vessel-Tracking" vereinfachen die Bildverarbeitung deutlich, so dass das Verfahren als mögliche Alternative zur MRA oder DSA gilt.

CT-Morphologie

Die CTA basiert auf MIP und gekrümmten Reformationen (Abb. 24.**82**). Die interaktive Beurteilung der axialen Schichten setzt schnelle Arbeitsplattformen voraus, da in Abhängigkeit von der Scantechnik 800–1200 Bilder verarbeitet werden müssen. Harte und weiche Plaques, Aneurysmen und Verkalkungen lassen sich gut differenzieren. Die CPR ist vor allem dann von Bedeutung, wenn die Wandverkalkungen das Lumen, z.B. auf einer MIP, überdecken. Zur Beurteilung des Lumens verkalkter Gefäßabschnitte ist eine breite Fenstereinstellung erforderlich (vgl. Abb. 24.**15**).

Aneurysmen

Aneurysmen der aortalen Seitenäste werden meist zufällig im Rahmen einer CTA oder während der arteriellen Phase einer Oberbauchuntersuchung entdeckt. Sie finden sich gehäuft bei Arteriosklerose, bei Aortenaneurysmen (A. lienalis) oder der Aortenisthmusstenose (A. subclavia). Nierenarterienaneurysmen sind in der Regel kongenital und gehen mit Stenosen einher.

Pseudoaneurysmen bilden sich nach penetrierenden Traumen, Operationen oder infolge einer Pankreatitis (A. mesenterica superior, A. lienalis, A. gastroduodenalis und deren Seitenäste).

Aufgabe der CT ist die Therapieplanung (Operation versus interventionelle Radiologie) inklusive des Zugangswegs.

CT-Morphologie

Sakkiforme Aneurysmen ausreichender Größe sind im CT einfach beurteilbar. Kleine Aneurysmen oder fusiforme Dilatationen im Bereich multipler Gefäßkreuzungen (z.B. Oberbauch) können leicht übersehen werden und erfordern volumenrekonstruierte Bilder eines Multidetektordatensatzes. Die Aneurysmen können verkalken, thrombosieren oder auch Kompressionseffekte ausüben.

Wird ein Nierenarterienaneurysma nachgewiesen, so sollte nach Verbindungen zu den intrarenalen Seitenästen und einer assoziierten Stenose gefahndet werden, die meist intrarenal liegt (Abb. 24.**83 a**). Die MIP eignet sich vorzüglich zur

Abb. 24.83 Nierenarterien-aneurysmen.

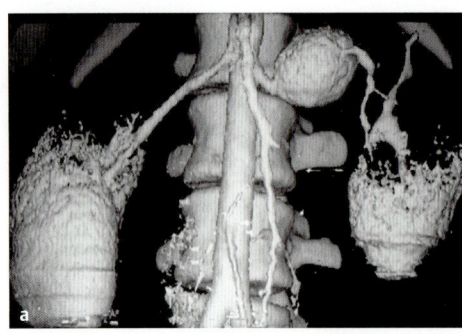

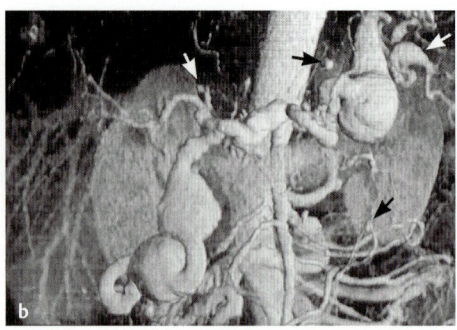

a Großes stenosierendes Nierenarterienaneurysma (Pfeil, 2/3/1, SSD).

b Multiple mykotische Aneurysmen (2/3/1, VRT). Die Läsionen finden sich im Bereich zahlreicher abdomineller Gefäße und entwickelten sich im Rahmen einer mykotischen Sepsis innerhalb von 3 Wochen.

Darstellung einfacher Aneurysmen; je komplexer die Anatomie, desto höher sind die Anforderungen an die 3D-Rekonstruktion (Abb. 24.**83 b**). Die selektive Subtraktion der Aorta gestattet eine subtile 3D-Analyse der versorgenden und drainierenden Gefäße eines Aneurysmas (vgl. Abb. 2.**32**).

Venöses System

Die Beurteilung des venösen Systems ist in der portalvenösen oder späten Phase nach KM-Injektion möglich. Vielfach ergeben sich Zufallsbefunde im Rahmen einer aus anderen Indikationen durchgeführten CT-Untersuchung. Sekundäre fokussierte Schnitte helfen bei der optimalen Beurteilung der venösen Anatomie.

Anatomische Varianten

Eine Asymmetrie der Vv. jugulares ist normal.

Eine *persistierende linke obere Hohlvene* findet sich bei 0,3% aller Patienten. In der Mehrzahl der Fälle ist die rechte obere Hohlvene ebenfalls vorhanden. Sehr selten ist eine linke obere Lungenvene, die in eine linke obere Hohlvene drainiert.

In bis zu 3% besteht eine *Doppelung der V. cava inferior* (VCI), meist im infrarenalen Anteil. Die akzessorische linke untere Hohlvene drainiert in die linke Nierenvene.

Die seltene *Azygos-Kontinuität* (Inzidenz < 1%) basiert auf der Aplasie eines Segments der VCI. Bei Aplasie des hepatischen Segments drainieren die Lebervenen direkt in den rechten Vorhof. V. azygos und V. hemiazygos nehmen das Blut aus den iliakalen und renalen Venen auf.

Eine *retroaortale linke Nierenvene* findet sich als isoliertes Gefäß bei 2% der Normalbevölkerung und als akzessorisches Gefäß bei bis zu 8%. Die *zirkumaortale linke Nierenvene* bildet einen venösen Kragen um die Aorta (< 2%).

Varianten der intrahepatischen *Aufzweigung der Pfortader* sind die Regel, so dass die Klassifikation nach Couinaud (vgl. Abb. 11.**1**) lediglich eine grobe Orientierung bietet. Vor Leberteilresektion kann jedoch eine genaue anatomische Beurteilung sinnvoll sein. Kongenitale Anomalien der Pfortader sind kongenitale Agenesien der V. portae oder ihrer Hauptäste, eine gedoppelte Pfortader oder eine präpankreatische Pfortader, die in der Regel mit anderen kongenitalen Malformationen und einem Situs inversus einhergeht.

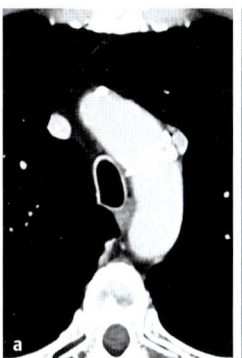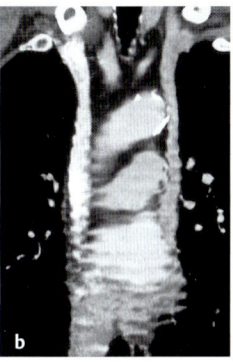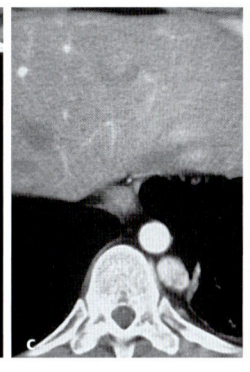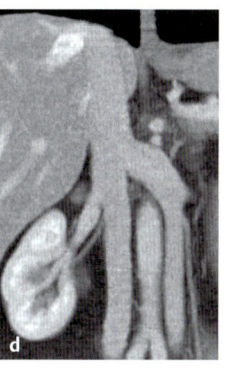

Abb. 24.84 **Anatomische Varianten des venösen Systems.**

a, b Persistierende linke V. cava superior.

c, d Azygos-Kontinuität mit dilatierter V. azygos und fehlendem intrahepatischem Segment der V. cava inferior. Duplikation der infrarenalen VCI (4 × 1/6, coronale MPR) (**d**).

Anatomische Varianten sind in der Regel Zufallsbefunde. Ihre Kenntnis ist wichtig, da sie pathologische Lymphknoten vortäuschen können. Bei einer Aplasie der infrarenalen V. cava können die venösen Kollateralen eine mediastinale Raumforderung simulieren. Aufgabe der CT ist die eindeutige Klärung.

CT-Morphologie

Die *persistierende linke obere Hohlvene* stellt sich als ovaläre Struktur dar, die je nach Ort der Kontrastmittelinjektion und Scanphase entweder stark oder kaum kontrastiert sein kann. Sie liegt links des Aortenbogens, ventral des linken Pulmonalishauptstamms und drainiert in den Sinus coronarius. Eine Verwechselung mit Lymphknoten ist möglich, kann aber durch schichtweise Analyse des Gefäßverlaufs vermieden werden (Abb. 24.**84 a, b**).

Die Vielzahl der venösen *Varianten im Abdomen* kann durch die schichtweise Verfolgung der V. cava (oder ihres Ersatzes) nach kranial zum Herzen oder nach kaudal in das Becken differenziert werden. Bei Doppelung der infrarenalen V. cava aszendieren die Venen beiderseits der Aorta, die linksseitige Vene endet in Höhe des Nierenhilus (Abb. 24.**84 d**). Eine linksseitige V. cava inferior erreicht ebenfalls die linke Nierenvene. Die retroaortale linke Nierenvene (vgl. Abb. 24.**75c**) kommt entweder isoliert, in Kombination mit einer normalen linken Nierenvene oder zusammen mit anderen Varianten der VCI vor.

Viele retroaortale Nierenvenen verlaufen zunächst nach kaudal, unterkreuzen dann die Aorta und münden dann in die VCI. Nativ sind sie daher leicht mit Lymphknoten zu verwechseln. Multiple oder geteilte Nierenvenen sind nicht selten und spielen bei der Lebendspende eine Rolle. Eine zirkumaortale linke Nierenvene bildet in Höhe des Nierenhilus einen venösen Kragen um die Aorta.

Bei der *Azygos-Kontinuität* sind Teile der V. cava inferior nicht abgrenzbar. Meist ist das hepatische Segment betroffen (Abb. 24.**84c**). Die Vv. azygos und hemiazygos sind im abdominellen, vor allem aber im thorakalen Abschnitt stark erweitert, mit teilweise größerem Durchmesser als die Aorta. Die Anomalie simuliert Ösophagusvarizen. Die paravertebralen und spinalen Venenplexus sind dilatiert.

Unter den *portalen Varianten* sind die Trifurkation der Portalvene (Abb. 24.**85 a**), der Abgang des anterioren rechten Portalastes aus dem linken Pfortaderhauptstamm und der Abgang des rechten posterioren Astes direkt aus der Pfortader am wichtigsten. Die beiden Letzteren können chirurgische Komplikationen durch Fehleinschätzungen bei der Hiluspräparation auslösen.

Kongenitale Anomalien der Portalvenen müssen von erworbenen Veränderungen durch Atrophie der Leberlappen differenziert werden. Bei der erworbenen Form findet sich häufig ein schmaler Rest der Pfortader im atrophierten Segment (Abb. 24.**85**), bei der kongenitalen Form fehlt er komplett.

Abb. 24.85 **Pfortadervarianten.**
a Trifurkation der Pfortader.
b Hypotrophierter linker Leberlappen mit kleinem linkem Portalvenenhauptast.

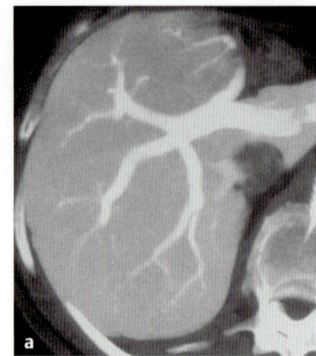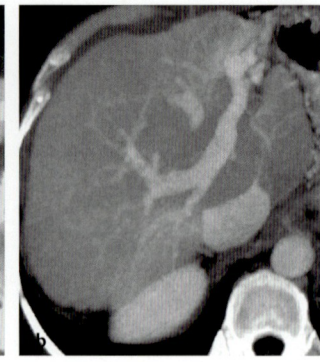

Thrombose großer Venen

Venöse Thrombosen sind häufige Nebenbefunde in der CT. Primäre CT-Indikationen ergeben sich, wenn eine sonographische oder phlebographische Untersuchung kein ausreichendes Ergebnis brachte (z.B. für die Ausdehnungsbestimmung eines Cavathrombus). CT und MRT erbringen ähnliche Ergebnisse. Für den Thrombusnachweis im kleinen Becken besteht eine leichte Überlegenheit der MRT.

CT-Morphologie

Frische venöse Thromben sind nativ hyperdens und werden mit zunehmendem Alter und Organisationsgrad hypodens (Abb. 24.86 a). Nach Kontrastmittelgabe stellen sie sich als Füllungsdefekt dar, der wandständig oder zentral in der Vene liegen kann (Abb. 24.87). Frische Thromben weiten das Gefäßlumen bis zu einer Maximalgrenze auf, erst dann ist das Lumen komplett verschlossen. In den kontrastverstärkten Scans imponiert das Zentrum der frischen Thromben dichter als die Peripherie, mitunter findet sich eine Kontrastierung der Venenwand (Abb. 24.87 d). Eine KM-Aufnahme des Thrombus ist suspekt auf eine Tumorinfiltration oder einen Tumorthrombus (vgl. Abb. 11.31).

Altert der Thrombus, so rekanalisiert sich das Gefäß und zeigt persistierende wandadhärente (hypodense) Thromben, oder es bleibt verschlossen und schrumpft nach Langzeitokklusion zu einem fibrösen Band (Abb. 24.86 b). Kollateralen sind Ausdruck eines älteren Geschehens mit venöser Stenose und können varikös oder aneurysmatisch dilatieren.

Einstromphänomene durch Mischung von bereits kontrastiertem mit unkontrastiertem Blut si-

Abb. 24.86 **Thrombosen großer Venen.**

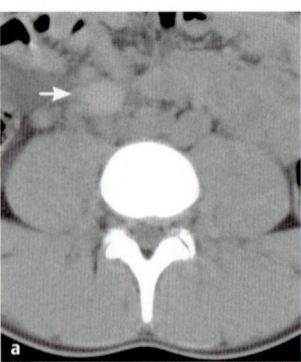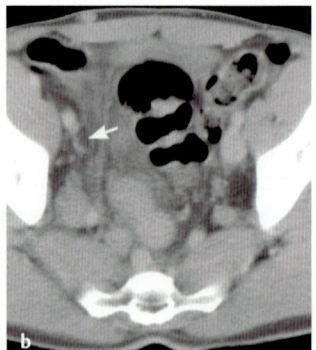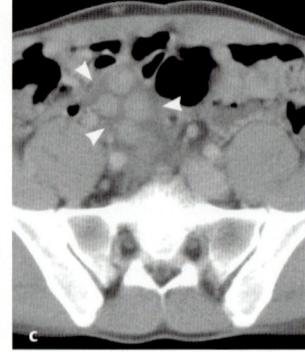

a Junger Patient mit chronischem Verschluss der rechten V. iliaca, Fieber und rechtsseitigen Unterbauchschmerzen. Frische hyperdense Thromben in den dilatierten Varizen (Pfeil).

b Die verschlossene Beckenvene zeigt eine fibröse Transformation (Pfeil).
c Ödematöse Streifenzeichnung um die betroffenen varikösen Kollateralen (Pfeilspitzen).

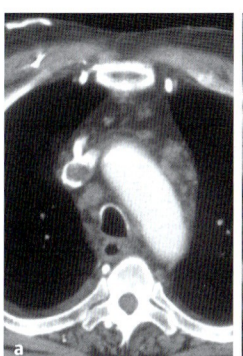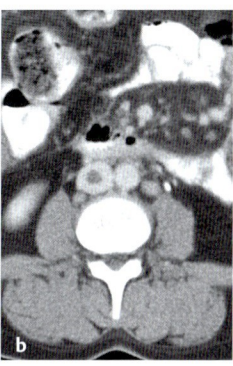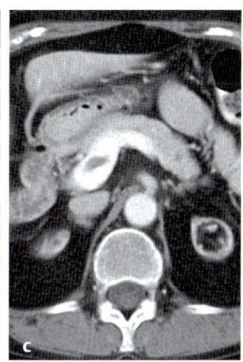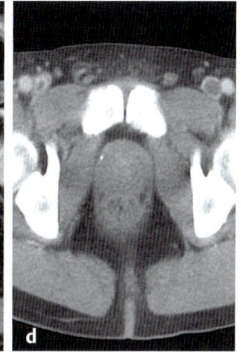

mulieren einen Füllungsdefekt, ähnlich wie ihn ein intraluminaler Thrombus verursacht (vgl. Abb. 7.**39**). Typische *Pseudothrombusartefakte* finden sich in der suprarenalen VCI, der proximalen V. mesenterica superior, im Pfortaderhauptstamm und seltener auch in der V. iliaca communis sowie der V. femoralis communis. Das Problem lässt sich durch ein ausreichendes Delay vor Start der Spirale vermeiden.

Die *Thrombophlebitis* ähnelt der venösen Thrombose, zusätzlich finden sich ödematöse Streifenzeichnungen des umliegenden Gewebes (Abb. 24.**86 c**). Selten zeigen sich Gaseinschlüsse nach Infektion mit Gas bildenden Erregern.

Tiefe Venenthrombose

Die tiefe Venenthrombose (TVT) ist die Hauptursache der Lungenembolie. Die CT-Phlebographie spielt nur als Teil der Abklärung einer Lungenembolie eine Rolle. Die Interpretation genügt den oben genannten Kriterien (Abb. 24.**87 d**). Bezüglich Sensitivität und Spezifität gleicht die CT der Sonographie. Bei jungen Patienten ist die Strahlenexposition, speziell der Gonaden, zu berücksichtigen, die je nach Untersuchungstechnik zwischen 3 und 20 mGy liegt.

Portale Hypertension

Die portale Hypertension führt zu einer Dilatation der portalen und viszeralen Gefäße, wobei diese bei ausreichender Kollateralisation auch fehlen kann. In seltenen Fällen findet sich eine Erweiterung des Portalvenensystems ohne Hypertension. Aus diesem Grund sollte man immer nach Kollateralzirkulationen oder Begleitbefunden suchen (vgl. auch Kapitel 11, S. 488).

Kollateralen zwischen den viszeralen und systemischen Venen finden sich in verschiedenen Ebenen. Die Verbindung zwischen protektivem und resorptivem Epithel an Ösophagus und Anus bildet die erste Gruppe von Kollateralen. Paraumbilikale Venen drainieren portalvenöses Blut direkt in die subkutanen Venen. Verschiedene Wege findet man peritoneal und retroperitoneal mit Einbeziehung der Genitalvenen, Kollateralen zwischen mesenterialen und Lumbalvenen oder Venen der Bauchwand, im Bereich der Zwerchfellvenen und sogar in Narben nach vorausgegangener Operation. Schließlich besteht die Möglichkeit eines natürlichen Shunts zwischen der V. lienalis, Magenvenen und der linken V. renalis. Solche Shunts sind groß genug, um den portalen Druck wieder auf normale Werte zu senken, mitunter sogar bis zu einem reduzierten portalvenösen Strom innerhalb der Leber. Große portosystemische Shunts führen durch die Ausschwemmung von Darmorganismen zu Septikämien und zur Enzephalopathie.

CT-Morphologie

Direktes morphologisches Zeichen einer portalen Hypertension ist eine Dilatation der Pfortader (> 13 mm), der V. lienalis (> 10 mm) und der V. mesenterica superior (Abb. 24.**88 a**).

Nativ können die Varizen mit unkontrastierten Darmschlingen, vergrößerten Nebennieren oder anderen Raumforderungen verwechselt werden. Die Varizen sind manchmal breiter als die Aorta (vgl. Abb. 10.**13**). Nach KM-Injektion identifizieren sich die Varizen durch ihre Kontrastierung zweifelsfrei, allerdings kann bei zu frühem Scan noch keine ausreichende Kontrastierung der viszeralen Venen gegeben sein.

Ösophagusvarizen sind die häufigste Komplikation der portalen Hypertension. Sie bilden eine Kollateralisation zwischen den viszeralen Venen via Magenfundus und Ösophagusschleimhaut zum Azygos-Venensystem. Der anteriore Ast der V. gastrica sinistra drainiert in Venen der Ösophaguswand, die zu einer Verdickung des Ösophagus und kräftiger Kontrastierung der zentralen Anteile nahe des Ösophaguslumens führen. Die posterioren Äste drainieren über tubulär dilatierte paraösophageale Venen in das Azygos-System (vgl. Abb. 10.**13**). Über im CT nicht darstellbare perforierende Venen gibt es Verbindungen zu den Ösophagusvenen. *Paraösophageale Varizen* können der Sklerosierungstherapie entgehen und sind so Ursache eines schnellen Rezidivs von Ösophagusvarizen. Große paraösophageale Varizen bilden mediastinale Raumforderungen oder venöse Aneurysmen (vgl. Abb. 10.**13**). Kardiophrenische Kollateralen sind in der Regel recht schmal (< 3 mm). Verfolgt man die Ösophagusve-

nen nach kaudal zum Abdomen, so findet man die Kollateralen am Magen (in der Regel V. coronaria oder kurze Magenvenen, vgl. Abb. 11.**52**).

Anorektale Varizen bilden die Verbindung der V. mesenterica inferior und der Rektumvenen zur V. iliaca interna. Rektale Varizen sind im CT schlecht darstellbar, pararektale Varizen dagegen gut. Im Resultat erweitert sich die V. mesenterica inferior oder die V. iliaca interna. Kollateralen zwischen beiden Gefäßen bilden *Kolonvarizen,* die allerdings seltener auftreten als anorektale Varizen.

Kollateralen im Verlauf der postnatal obliterierten Nabelvene führen zur Erweiterung einer oder mehrerer *Umbilikalvenen.* Letztere drainieren die Leber direkt über die proximalen Abschnitte des linken Portalvenenhauptstamms und bilden Kollateralen zu den superfiziellen oberen und unteren epigastrischen Venen (Abb. 24.**88 b**). Kollateralen zwischen Thoraxwand und Leiste formen das sog. *Caput medusae.* Paraumbilikale Varizen finden sich häufig bei intra- oder posthepatischen Obstruktionen des portalen Blutflusses, wie z. B. der Leberzirrhose oder dem chronischen Budd-Chiari-Syndrom. Große subkutane Varizen sind nicht selten und können eine Laparotomie komplizieren.

Kollateralen zwischen den Viszeralvenen und dem Retroperitoneum bzw. der Bauchwand bilden sich in Form von Verbindungen zwischen der Leberkapsel und dem Zwerchfell, innerhalb des Lig. splenorenale, zwischen Omentum und Bauchwandvenen, Lumbalvenen oder Venen innerhalb von Narben nach Laparotomie. Manchmal finden sich Anastomosen sogar parakaval oder zu den Pulmonalvenen. Bei Frauen kann sich eine Verbindung zwischen mesenterialen Venen und der V. ovarica bil-

Abb. 24.88 **Portale Hypertension.**

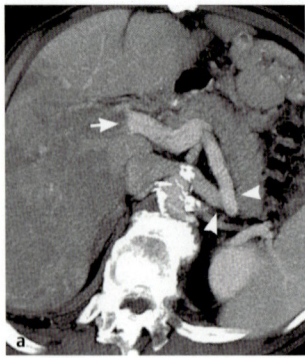
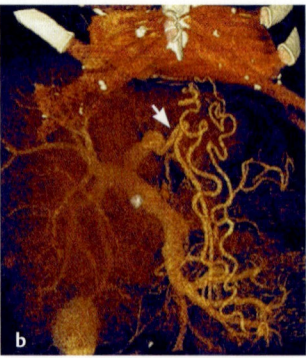

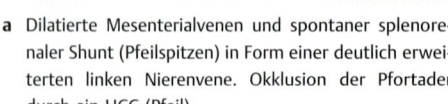

a Dilatierte Mesenterialvenen und spontaner splenorenaler Shunt (Pfeilspitzen) in Form einer deutlich erweiterten linken Nierenvene. Okklusion der Pfortader durch ein HCC (Pfeil).

b Dünnschicht-MIP paraumbilikaler Kollateralen (4 × 1/6).

c VRT gastroepiploischer Kollateralen nach Okklusion der Milzvene durch ein Pankreaskarzinom (3/5/2).

den. Kollateralen um den Ductus choledochus können bei einer laparoskopischen Cholezystektomie zu lebensbedrohlichen Blutungen führen.

Fokale Verschlüsse der Viszeralvenen entstehen bei Tumoren oder nach Thrombose und formen lokale portale Hypertensionen mit Kollateralen (Abb. 24.**88 c**).

Der *spontane splenorenale Shunt* ist nach lang anhaltender portaler Hypertension ein relativ häufiger Befund. Er bildet sich zwischen dem Portalvenensystem und der linken Nierenvene entweder direkt über die V. lienalis oder über diaphragmale, pankreatische, links adrenale oder gastrische Venen aus. Typischer CT-Befund ist eine dilatierte linke V. renalis. Bei einigen Patienten kann sich eine kurze Verbindung zwischen der Milzvene und der linken Nierenvene zeigen (Abb. 24.**88 a**), bei anderen finden sich ausgedehnte gewundene Kollateralen im Oberbauch, die im transaxialen Bild schlecht zuzuordnen sind. In solchen Fällen ist der Cine-Mode oder MIP hilfreich.

Neoplasien

Leiomyosarkome der Venen sind selten, allerdings häufiger als im arteriellen System. Meist bilden sie im Bereich der VCS oder VCI gut perfundierte, obstruierende Raumforderungen. Aufgabe der CT ist der Nachweis der Raumforderung und ihrer Lagebeziehung zu Nachbarstrukturen vor Operation.

Häufiger sind externe Kompressionen der großen Venen durch retroperitoneale oder mediastinale Raumforderungen, die direkte Infiltration der Venen oder das intravaskuläre Tumorwachstum. Kompressionen von außen finden sich beim Lymphom, Bronchialkarzinom, Leber-, Nebennieren- und Nierentumoren. Direkte Infiltrationen der V. cava sind beim Bronchialkarzinom und bei großen retroperitonealen Raumforderungen häufig. Indirektes Einwachsen in die VCI ist mitunter beim Nierenzellkarzinom (via Nierenvenen) oder beim hepatozellulären Karzinom (via Lebervenen) zu sehen. Die CT benötigt ein langes Startdelay, stellt dann die Pathologie aber exzellent dar.

Wichtigste Kollateralen der VCI und VCS sind das Azygos-System, die paraspinalen venösen Plexus, die Venen der vorderen Brustwand, die mediastinalen Venen, selten die Leber- und Viszeralvenen. Der Fluss in der V. azygos kann sich bei einer Obstruktion im Bereich des Einflusses in die VCS umkehren Die Kollateralen sind im CT gut zu erkennen.

CT-Morphologie

Der Verdacht auf ein venöses *Leiomyosarkom* entsteht bei einem großen Tumor in ungewöhnlicher Lokalisation entlang der VCS oder VCI. Die Läsion enthält zahlreiche kleine und mittelgroße Tumorgefäße (Abb. 24.**89 a**). Infiltrationen in angrenzende

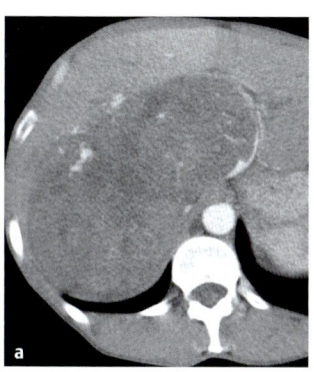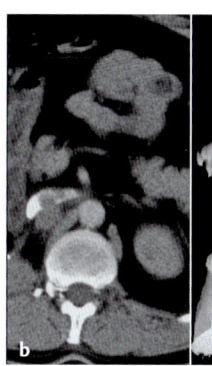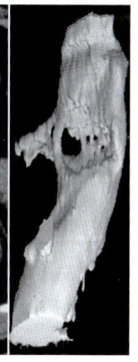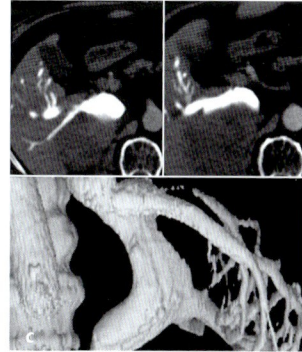

Abb. 24.89 Tumor in der V. cava inferior.

a Sarkom der VCI mit kräftiger arterieller Gefäßversorgung (4 × 1/6). Die Differenzierung von einem Nebennierentumor ist schwierig.
b Einbruch eines Nierenzellkarzinoms (Rezidiv) in die VCI (direkte femorale KM-Injektion).
c Intrahepatische Kollateralen via akzessorische rechte inferiore Lebervene nach Kompression der intrahepatischen VCI durch ein Nebennierenkarzinomrezidiv (direkte femorale KM-Injektion, 3/5/2).

Organe finden sich direkt via drainierende Venen. Manchmal zeigen sich sekundäre Zeichen einer Cava-Obstruktion mit zahlreichen Kollateralen.

Externe Kompressionen führen zu einer schlitzförmigen Konfiguration der V. cava. Der Tumor ist im Vergleich zum kontrastierten Lumen scharf begrenzt (Abb. 24.**89 c**). Eine Infiltration der V. cava liegt dann vor, wenn sich intrakavale Tumormassen oder unregelmäßige bzw. noduläre Grenzen zwischen Tumor und Gefäßlumen finden (Abb. 24.**89 b**). Die Wahrscheinlichkeit der Infiltration wächst mit der Breite des zirkulären Kontakts zwischen Tumor und Vene. Weniger als 90° machen die Infiltration unwahrscheinlich, mehr als 270° sehr wahrscheinlich – dazwischen liegt eine Grauzone. *Indirekte Infiltrationen* finden sich bei Ausbreitung eines Renalzellkarzinoms via Nierenvene oder durch das Vorwachsen eines hepatozellulären Karzinoms über die Lebervenen in die VCI. Der Tumor

kann dabei bis in den linken Vorhof gelangen. Tumorthromben sind von Appositionsthromben durch ihre Inhomogenität und die KM-Aufnahme differenzierbar (vgl. Abb. 11.**31** u. 18.**29**).

Nach Verschluss der VCS bilden sich *Kollateralen* via Azygos-Venen, Venen der vorderen Brustwand, Mediastinalvenen (perikardiophrenische Venen) und Venen der hinteren Brustwand, die über die Interkostalvenen die V. azygos erreichen. Verbindungen zur VCI finden sich entlang der Zwerchfellvenen und Nierenvenen, die Verbindungen zu den paraspinalen Plexus haben. Selten zeigt sich eine Kommunikation an der vorderen Brustwand über paraumbilikale Venen mit dem linken Portalvenenhauptast (vgl. Abb. 11.**50 a**). Kollateralen der VCI finden sich meist paraspinal und zum Azygos-System. Selten zeigen sich Verbindungen via viszerale Venen oder via akzessorische Lebervenen (Abb. 24.**89 c**).

Trauma

Pulmonalgefäße

Die Ruptur der zentralen Pulmonalgefäße mit Mediastinalblutung ist häufig schon letal, bevor der Patient das Krankenhaus erreicht, insofern beschränkt sich die CT auf einige wenige Situationen. Weniger schwere Traumen führen zu Pseudoaneurysmen und peripheren Thrombembolien. Die traumatische Dissektion der A. pulmonalis ist extrem selten.

Die CTA ist lediglich bei kreislaufstabilen Patienten indiziert, kann dann die Diagnose sichern und den besten Zugangsweg durch den traumatisierten Thorax weisen. Zusätzlich lassen sich begleitende Aortenverletzungen ausschließen.

CT-Morphologie

Ähnlich wie bei einer Aortenverletzung zeigt das KM-Extravasat die aktive Blutung an (vgl. Abb. 10.**30**). Pseudoaneurysmen bilden sich im Bereich der Wandschädigung, wobei periphere Aneurysmen < 1,5 cm innerhalb der begleitenden Lungenkontusion schlecht abgrenzbar sind. Rupturen führen zu Lungenblutungen.

> Begleitschäden der thorakalen Aorta und – speziell bei Kindern – der supraaortalen Gefäße sollten sorgfältig ausgeschlossen werden.

Aorta

Akute traumatische Aortenschäden finden sich bei 3 von 1000 Patienten nach stumpfem Thoraxtrauma. 10–20% erreichen die stationäre Therapie, unbehandelt sterben 90% dieser Patienten in den ers-

ten 4 Monaten. Die Überlebenschancen liegen nach Notfalltherapie zwischen 60 und 70%.

Traumatische Aortenrisse entstehen durch eine plötzliche horizontale Dezeleration (Motorrad-

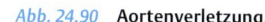

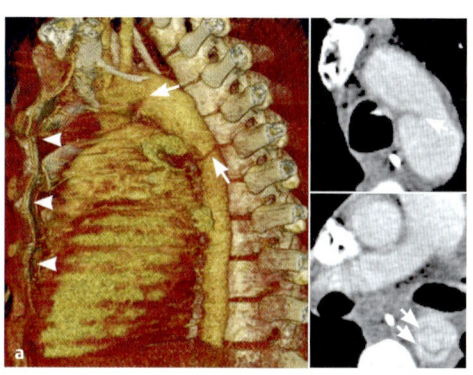

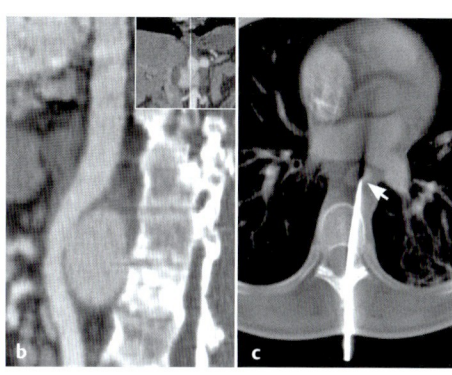

Abb. 24.90 **Aortenverletzung.**

a Traumatischer Aortenriss in typischer Lokalisation an der proximalen Aorta descendens mit Intimaruptur.
b Schussverletzung der Bauchaorta mit Pseudoaneurysma. Begleitende Wirbelverletzung (3/5/2).

c Seltener Fall einer penetrierenden Messerverletzung der Aorta descendens mit nur minimalem Hämatom.

unfall). In 90% findet sich die Schädigung im Bereich des Aortenisthmus bzw. Lig. arteriosum. Verletzungen des Aortenbogens mit Einbeziehung der brachiozephalen Arterien, der Aorta ascendens unmittelbar distal der Klappe oder der Aorta descendens sind weit weniger geläufig. Verletzungen der Bauchaorta entstehen in der Regle durch direkte penetrierende Traumen (Abb. 24.**90 c**).

Beim *kompletten Riss* verblutet der Patient vor Erreichen des Krankenhauses. *Inkomplette Risse* der Intima und Media führen zu Pseudoaneurysmen, die durch die Adventitia, periaortales Bindegewebe und Blutkoagel gedeckt werden. Etwa 50% dieser Pseudoaneurysmen rupturieren innerhalb der ersten 24 h.

Bei klinischem und radiologischem Verdacht auf eine Aortenverletzung hat die CTA die Angiographie als primäres diagnostisches Instrument verdrängt.

CT-Morphologie

Die mediastinale Blutung ist bereits nativ erkennbar, ein assoziierter Aortenriss lässt sich mittels CTA aber nur in 20% der Fälle nachweisen – bei den meisten anderen Patienten handelt es sich um Blutungen durch Frakturen oder Verletzungen der kleinen Arterien und Venen.

Für den Nachweis eines *Aortenrisses* hat die CTA eine hohe Sensitivität und Spezifität. Häufig findet sich ein Pseudoaneurysma in typischer Lokalisation an der Aorta ascendens mit nach anterior und links orientiertem Aneurysmasack (Abb. 24.**90 a**, vgl. auch Abb. 24.**48 a**). Weitere mögliche Lokalisationen sind der Aortenbogen, die Aorta ascendens unmittelbar distal der Aortenklappe oder die Aorta descendens. Häufig zeigen sich membranartige Protrusionen von Wandabschnitten (Intimaeinriss) in das Aortenlumen am proximalen oder distalen Ende der Verletzung. Eine posttraumatische antegrad fortschreitende Aortendissektion ist extrem selten.

Direkte *penetrierende Traumen* haben ein ähnliches Erscheinungsbild, finden sich aber ubiquitär an der Aorta (Abb. 24.**90 b**). Die meisten Patienten werden aufgrund der massiven Blutungen nicht im CT untersucht, abdominell können Pseudoaneurysmen auf retroperitoneale Verletzungen hinweisen. Assoziierte Organverletzungen im Bereich des Verletzungskanals müssen ausgeschlossen werden (Abb. 24.**90 c**).

Halsgefäße

Traumatische Veränderungen entstehen nach stumpfem oder spitzem Trauma. Stumpfe Traumen finden sich häufig im Rahmen von Motorradunfällen, weniger häufig nach Sturz, direktem Schlag oder Strangulation. Als Resultat bilden sich Dissektionen oder Thrombosen. Häufiger entstehen vaskuläre Schäden durch Stich- oder Schussverletzungen. Penetrierende Karotistraumen bei Kindern sind häufig Folge einer Mundverletzung durch Sturz mit im Mund befindlichem Fremdkörper. Für derartige Fälle wird die Halsregion in 3 Unterabschnitte gegliedert, die im CT exakt definierbar sind:

- Zone I unterhalb des Ringknorpels,
- Zone II zwischen Krikoid und Kieferwinkel,
- Zone III oberhalb des Kieferwinkels.

Die meisten penetrierenden Verletzungen führen entweder zum Gefäßverschluss oder zu Pseudoaneurysmen, Dissektionen sind seltener.

Die meisten Dissektionen entstehen durch schwere Akzelerations- bzw. Dezelerationskräfte: Eine Hyperextension mit Rotation streckt die A. carotis über die Massae laterales des 1. und 2. HWK, eine plötzliche Hyperflexion komprimiert die Vene zwischen Kieferwinkel und Wirbelsäule. Bei 50% der Patienten ist die Karotisdissektion unmittelbar nach dem Trauma klinisch stumm und wird erst nach 12–24 h manifest. Sie unterscheidet sich von der nichttraumatischen Dissektion dadurch, dass die A. carotis communis häufiger mit betroffen ist, die Patienten öfter eine zerebrale Ischämie erleiden, die Dissektion oft zum Gefäßverschluss führt und die Therapie schlechter anschlägt.

Stumpfe Traumen der *A. vertebralis* können ebenfalls eine Dissektion hervorrufen. Häufige Lokalisationen sind er Bereich HWK 1/2, HWK 6 und der kraniozervikale Übergang. Die Patienten sind meist asymptomatisch und entwickeln selten eine zerebrale Ischämie oder einen Apoplex. Penetrierende Traumen entstehen durch Frakturen der Querfortsätze oder Facetten-Luxationen. Begleitend finden sich Myelon- und Nervenverletzungen. Sofern der Fremdkörper den Verlauf des Gefäßes nicht kreuzt, ist eine Verletzung unwahrscheinlich.

Die farbkodierte Duplex-Doppler-Sonographie wird bei stumpfen und spitzen Traumen der A. carotis gewöhnlich als erste Untersuchungsmethode eingesetzt, Verletzungen der Zone I und III lassen sich dadurch allerdings nicht erfassen. Der gesamte

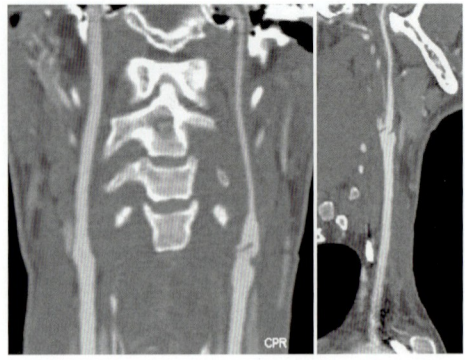

Abb. 24.91 **Karotisverletzung nach Motorradunfall.** Fokaler Gefäßeinriss und Karotisdissektion. Der Intimaeinriss führte zu einem großen Mediainfarkt.

Verlauf der A. carotis und vertebralis kann dagegen mit der Multidetektor-CT dargestellt werden, wobei gleichzeitig Verletzungen des umliegenden Gewebes und der Wirbel erfasst werden. Der Weg eines eingedrungenen Fremdkörpers kann präzise dargestellt werden.

CT-Morphologie

Das Bild der traumatischen Dissektionen gleicht dem nichttraumatischer (s. oben, S. 939). Pseudoaneurysmen imponieren unterschiedlich als unregelmäßige Gefäßkontur, fokale Dilatation mit fakultativer perifokaler Blutung oder als aktives Extravasat. Intimaeinrisse können intermittierende zerebrale Perfusionsstörungen auslösen (Abb. 24.**91**). Eine fehlende Kontrastierung zeigt den Gefäßverschluss an, proximal kann die Dissektion eine Gefäßeinengung bilden. Wichtig für die Diagnosestellung ist der Seitenvergleich.

Arterielle Blutung

Arterienverletzungen außerhalb der Halsweichteile bilden große Hämatome, die sich in angrenzende Kompartimente ausbreiten. Die komplette Ruptur oder der Intimaeinriss führen zum Gefäßverschluss. Folgeschäden sind Pseudoaneurysmen oder arteriovenöse Shunts nach simultaner Verletzung von Arterien und Venen. Letzteres findet sich manchmal nach einer Angiokardiographie mit gleichzeitigem arteriellem und venösem Zugang in der Leiste.

Die CTA ersetzt die DSA sukzessive, da neben der Gefäßverletzung auch das Hämatom und Begleitverletzungen des Skeletts oder der inneren Organe dargestellt werden. Bei kontinuierlichen Blutungen ist die DSA mit konsekutiver Embolisation die Methode der Wahl.

CT-Morphologie

Im Gegensatz zu venösen Blutungen ist die arterielle Blutung meist massiv und bildet eine konvexe Kontur. Die Blutungsquelle ist innerhalb des Hämatoms mitunter schwer auszumachen, kleine Areale kräftig kontrastierten Blutes außerhalb des Gefäßes weisen sekundär darauf hin. Wird ein zweiter Scan in der venösen Phase angeschlossen, z.B. um assoziierte Verletzungen der Bauchorgane auszuschließen, so wächst dieses Areal in der Regel.

Venenverletzungen

Venöse Verletzungen werden erst dann klinisch bedeutsam, wenn sie in eine Körperhöhle bluten oder der venöse Fluss infolge der Kompression zum Stehen kommt (Thrombosegefahr).

CT-Morphologie

Die Blutungen venöser Verletzungen sind weniger ausgedehnt und bilden meist streifige Infiltrate im angrenzenden Bindegewebe. Die betroffene Vene kann komprimiert oder thrombosiert sein. Aktive Extravasate sind im CT in der Regel nicht nachweisbar, da die Blutung durch das Hämatom komprimiert wird und damit spontan zum Stehen kommt.

Postoperative Veränderungen

Aufgabe der CT ist der Nachweis postoperativer oder postinterventioneller Komplikationen. Einzige Ausnahme ist das Herz, wo in erster Linie die Echokardiographie, Angiokardiographie und MRT eingesetzt werden.

Normale postoperative Befunde

Unmittelbar postoperativ finden sich streifige Zeichnungsvermehrungen im Fettgewebe, Gaseinschlüsse, kleine Hämatome und Serome entlang des Zugangswegs. Luftansammlungen sollten in den ersten 3 – 4 Wochen verschwinden, Hämatome 2 – 3 Monate postoperativ. Da auch normale Hämatome einen kleinen KM aufnehmenden Ring von Granulationsgewebe bilden, ist die Differenzierung gegen ein infiziertes Hämatom im CT unmöglich.

Prothesenmaterial wie Dacron oder Gore-Tex ist iso- oder hyperdens zu den Weichteilen des Körpers. Insofern ist eine Aortenprothese nativ mitunter schwer abgrenzbar. Teflon, das zur Stabilisierung und Ummantelung von Anastomosen genutzt wird, ist durch seine Hyperdensität leicht auszumachen. Gefäßprothesen nehmen im Körper in der Regel einen geraden Verlauf ein, geringe Angulationen zwischen zwei Prothesensegmenten oder im Verlauf einer Prothese sind normal, vorausgesetzt es findet sich keine Reduktion ihres Lumens (Abb. 24.**92 a**).

Venöse Bypässe haben einen Durchmesser zwischen 4 und 7 mm, daher finden sich im Anastomosenbereich zu kleinen Gefäßen manchmal deutliche Kalibersprünge (Abb. 24.**92 b**). Ähnliche Effekte sind bei den synthetischen Bypässen der Viszeralgefäße zu finden; Patch-Grafts nehmen mit der Zeit leicht an Größe zu.

Aortenschienen (z.B. bei der Aortendissektion oder bei multiplen Aneurysmen) werden meist so anastomosiert, dass ihr jeweiliges Ende frei in das Aortenlumen ragt, die eigentliche Naht liegt einige Zentimeter weiter proximal. Dadurch lässt sich ein weiter distal gelegenes Prothesensegment ohne Öffnung der Anastomosennaht anschließen (Abb. 24.**92 c**).

Abb. 24.92 **Gefäßplastiken.**

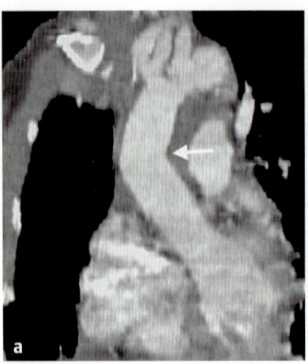
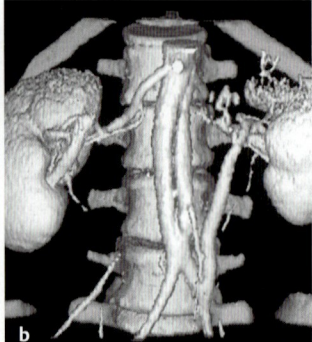
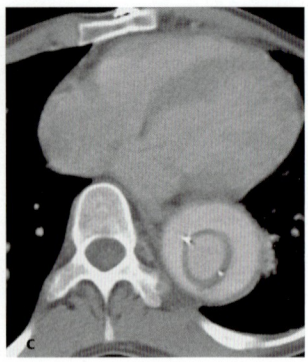

a Der Ersatz des proximalen Aortenbogens und der Aorta descendens bildet eine typische Angulation im Bereich der Anastomose (3/5/2).

b Iliakorenaler Bypass nach iatrogener Dissektion infolge erfolgloser Nieren-PTA (3/5/2). Kaliberdifferenz zwischen Implantat und Nierenarterie.

c Freies Ende des Aortenimplantats im Aortenlumen („Elefantenfuß"). Dies ermöglicht einen einfacheren Zugang zur proximalen Anastomose bei eventuellen späteren Korrekturen.

Fehlplatzierung von Kathetern

Ein fehlplatzierter Katheter ist im CT zweifelsfrei darstellbar, wobei neben dem Kathetermaterial auch das umliegende Gewebe beurteilbar ist. In der Regel wird der Katheterverlauf vom Eintritt in den Körper bis zu seiner Spitze beurteilt. Wichtigste Indikationen sind die Position im falschen Gefäß, Perforationen in die umliegenden Weichteile und Hämatome.

Zentrale Venenkatheter können in verschiedenen Seitenästen oder in einer Arterie liegen, in die Weichteile des Halses, das Mediastinum oder den Pleuraspalt perforieren. Ein konsekutiver Pneumothorax, Hämatome oder (Infusions-)Flüssigkeit im Pleura- oder Perikardspalt sollten ausgeschlossen werden. Wichtige Befunde sind weiterhin Thrombosen des katheterisierten Gefäßes, Appositionsthromben an der Katheterspitze oder entlang des Katheters, die seine Entfernung komplizieren. Ein regelrecht platzierter zentraler Venenkatheter sollte im Bereich der distalen V. cava superior enden. Bei Elevation der Arme über den Kopf kann die Katheterspitze nach kaudal gleiten, sofern ein kubitaler Zugang gewählt wurde.

Arterielle Katheter oder intraaortale Ballonpumpen können zu Perforationen (mit Blutung und potenzieller Stenose), Thrombose, Dissektion oder zum Verschluss des betroffenen Gefäßes führen.

Anastomosenkomplikationen

Die *Nahtdehiszenz* führt zu einer Reihe von Komplikationen (Tab. 24.17). Typische Langzeitkomplikationen sind Pseudoaneurysmen nach gedeckten Rupturen (Abb. 24.93 a). Ort und Ausmaß der Leckage sind in 3D-Reformationen gut darstellbar, multiplanaren Reformationen sollte bei Thromboseverdacht der Vorzug gegeben werden.

Wird das native Gefäß um die Endoprothese genäht, so kann es bei insuffizienter Naht zu einer Perfusion zwischen Gefäßschlauch und Implantat kommen (Abb. 24.93 b). Gewöhnlich wird nur ein Teil dieses Raumes perfundiert, während der Rest thrombosiert. Derartige periprothetische Blutungen können das Implantat komprimieren oder in eine freie Perforation übergehen.

Extravasate bilden lokale Hämatome oder bluten in das Mediastinum oder das Retroperitoneum. Schwere Komplikationen sind Blutungen in den Pleura- oder Perikardspalt (Gefahr der Herzbeuteltamponade) und das Hämatoperitoneum.

Tab. 24.17 ⟶ *Komplikationen von Gefäßimplantaten und Bypässen*

Akutes Anastomosenleck	Chronisches Anastomosenleck
• Pseudoaneurysma • Perigraft-Perfusion • gedeckte Perforation • Nahtinsuffizienz mit Blutung	• lokales Hämatom • retroperitoneales oder mediastinales Hämatom • Herzbeuteltamponade • hämorrhagischer Pleuraerguss • Hämoperitoneum
Infektion	**Malperfusion**
• infizierte Prothese • Abszess • mykotisches Aneurysma • Fistelung (Trachea, Darm)	• Dissektion (durch Katheterismus) • Gefäßverschluss (Thrombose) • Stenose (Anastomose) • Organinfarkt (speziell Zerebrum, Nieren und Darm)

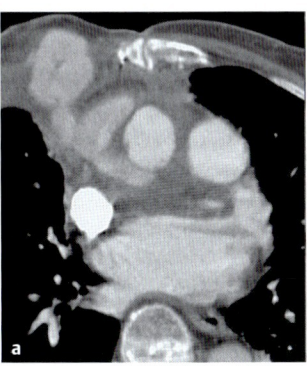 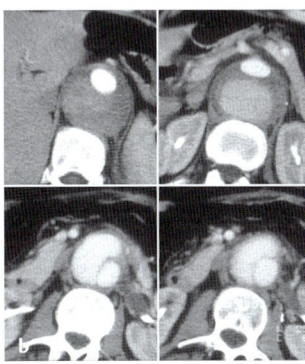 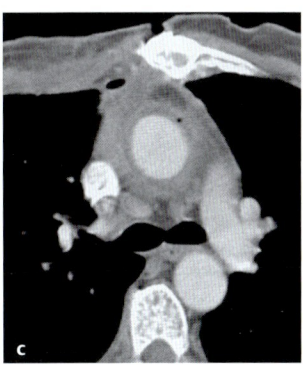

Abb. 24.93 **Komplikationen der Aortenplastik.**

a Anastomosendehiszenz mit falschem Aneurysma in der Brustwand nach Plastik der Aorta ascendens.

b Perigraft-Perfusion durch ein distales Anastomosenleck nach thorakoabdomineller Aortenplastik. Das in die umliegende native Aorta austretende Blut verursacht eine Kompression (3/5/2).

c Infizierte Plastik nach Versorgung der Aorta ascendens. Beachte die kleinen Gasblasen im Bereich der Infektion.

Arterielle Dissektion

Iatrogene Dissektionen der Aorta oder großen Arterien entstehen nach arterieller Angiographie, Angioplastie bzw. Herzchirurgie, nach Einlage von Ballonpumpen, Monitorkathetern oder Stents (vgl. Abb. 24.**92 b** und 24.**98 a**).

Es finden sich die typischen Zeichen der Dissektion mit einem Re-Entry, das häufig im Bereich der großen abdominellen Aortenäste oder der Aorta descendens liegt. Sekundäre Komplikationen entstehen durch Perfusionsdefizite oder Infarkte nach Thrombosen oder Lumenkompression.

Stenosen und Verschlüsse

Stenosen finden sich oft im Bereich der Gefäßnaht und sind primärer (zu straffe Naht) oder sekundärer (Fibrose, Thrombose) Natur. Gefäßverschlüsse sind schwere Komplikationen, die zu entsprechenden Perfusionsausfällen im Versorgungsgebiet führen. Die Anastomosen sind dafür prädisponiert, sei es durch Koagulopathien, veränderten distalen Ausstrom oder proximalen Einsstrom oder durch eine verminderte Strömungsgeschwindigkeit im relativ weiten Bypass im Verhältnis zum engeren distalen Gefäß.

Die CTA kann Stenosen und Okklusionen effizient nachweisen (vgl. Abb. 24.**98 b**), lässt aber keine Aussage über Funktionsparameter, wie Ein- oder Ausstrom, zu. Die Läsionen sind am besten im transaxialen Schnitt und in gekrümmten Reformationen entlang des Gefäßverlaufs beurteilbar.

Infizierte Prothesen

Klinische Zeichen von *Katheterinfektionen* sind Fieber, Schüttelfrost und Leukozytose, lokal finden sich eine Schwellung der Leiste und häufig auch eine spontane Entleerung putriden Materials. Aortoenterale Fisteln können akut, chronisch oder als okkulte gastrointestinale Blutung mit Sepsis auftreten. Im unmittelbar postoperativen Zeitraum kann mittels CT nicht zwischen normalen postoperativen Veränderungen und einer Infektion differenziert werden, die Einordnung derartiger Befunde erfolgt meist im klinischen Kontext.

Zeichen *infizierter Prothesen* sind KM aufnehmende Flüssigkeitsansammlungen um das Fremdmaterial, Gasblasen oder eine diffuse periphere Kontrastierung (Abb. 24.**93 c**). Ein Abstand von 5 mm zwischen Endoprothese und Gefäßschlauch über die 7. postoperative Woche hinaus ist suspekt auf eine Infektion.

Ektope Gasansammlungen können Fisteln zwischen Darm und Prothesenmaterial oder eine Superinfektion mit Gas bildenden Bakterien anzeigen. Im Rahmen einer aortoenteralen Fistel finden sich fokale Darmwandverdickungen.

Angiographische Interventionen: Patientenauswahl, Verlaufskontrolle

Die CTA ist das Standardverfahren für die Auswahl von Patienten zur endovaskulären Aortentherapie, aber auch bei anderen interventionellen Verfahren hilfreich, da sie nicht nur Informationen über das Gefäßlumen, sondern auch über die Gefäßwand und (unverzerrte) dreidimensionale Lagebeziehungen der Gefäßstrukturen untereinander vermittelt. Die CT eignet sich darüber hinaus zur minimal invasiven Verlaufskontrolle nach Gefäßinterventionen, speziell nach Aortenstents, oder zum Ausschluss von Komplikationen nach Angioplastie. Bei jüngeren Patienten und Langzeitkontrollen sollte aus Gründen der Strahlenbelastung auf die MRA ausgewichen werden. Die farbkodierte Duplex-Doppler-Sonographie ist in den ihr zugänglichen Körperregionen primäres diagnostisches Instrument.

Planung angiographischer Interventionen

Die CTA wird selten zur Planung einer Intervention eingesetzt. Wichtigste Ausnahmen sind Aortenstents (s. unten) und die dreidimensionale Abklärung komplexer Aneurysmen (vgl. Abb. 2.**32**). Eine primär diagnostisch durchgeführte CTA liefert bereits zahlreiche Informationen für das geplante interventionelle Vorgehen (primäre Stentimplantation vs. PTA; Distorsion der Pfortaderanatomie bei Leberzirrhose vor TIPS; Embolisation von Tumoren, Malformationen oder Aneurysmen).

Bei technisch adäquater Untersuchung (keine Atemartefakte, ausreichende Kontrastierung) schließt die unauffällige CTA signifikante Stenosen oder Aneurysmen aus. Weiche Plaques lassen sich von *verkalkten Plaques* differenzieren, die für eine Ballondilatation weniger geeignet sind und zu Komplikationen, wie fokale Dissektionen oder Rupturen, prädestinieren. Daher ist in solchen Fällen der primäre Stent vorzuziehen.

Ulzerierte Plaques im Bereich der Intervention oder entlang des Zugangs erhöhen das Risiko einer Embolie. Wiederum ist der primäre Stent bei der ulzerierten Stenose (im Bereich der Karotiden mit protektiven Filtern) Therapie der Wahl (vgl. Abb. 24.**69**).

Ungewöhnliche anatomische Verhältnisse machen eine Intervention sehr zeitraubend. Mittels CTA lassen sich Abgang, Winkel und Verlauf atypischer Gefäße darstellen (z. B. akzessorische Nierenarterie, vorderer Abgang der Nierenarterie, paralleler Abgang beider Nierenarterien in einer Höhe, vgl. Abb. 24.**77 d**). Daraus leitet sich die Katheterwahl für die selektive Angiographie ab. Akzessorische oder atypisch verlaufende Leberarterien komplizieren die arterielle Embolisation von Leberherden. Eine aus der A. gastrica sinistra abgehende akzessorische linke Leberarterie kann auf einer normalen Angiographie nicht dargestellt sein, in der arteriellen Phase einer biphasischen Leber-CT sind solche Befunde jedoch nicht zu übersehen (vgl. Abb. 24.**73** u. 24.**74**).

Vor der *Embolisation* eines (Pseudo-)Aneurysmas oder einer AV-Malformation lassen sich versorgendes und drainierendes Gefäß mittels CTA hinreichend darstellen (vgl. Abb. 24.**35**). In solchen Fällen eignen sich besonders Dünnschicht-MIP oder Volumenrekonstruktionen nach selektiver Entfernung überlagernder Gefäße.

Auch der operative *Zugangsweg* wird mitunter durch die CTA bestimmt (femoral, axillär, brachial), wenn sich Stenosen oder ein ausgeprägtes Kinking der zur Katheterisierung vorgesehenen Arterie finden.

Verlaufskontrolle nach Angiographien

Hämatome, Pseudoaneurysmen oder arteriovenöse Shunts im Bereich des femoralen Zugangs sind mittels farbkodierter Duplex-Doppler-Sonographie zweifelsfrei darstellbar und stellen keine CTA-Indikation dar. Die CT dient eher dem Ausschluss akuter Komplikationen nach Angiographie, sofern keine Zeichen einer Nierenfunktionsstörung vorliegen (dann Sonographie oder MRA bevorzugen).

Ein postinterventioneller Hämatokritabfall ist verdächtig auf ein intraabdominelles Hämatom, das sich häufig durch Blutungen unter das Leistenband in den Bereich des Psoas, ins Retroperitoneum oder in die vordere Bauchwand (Verletzung der inferioren epigastrischen Gefäße) entwickelt. Des Weiteren ist die Region der Intervention nach Perforationen oder einer aktiven Blutung abzusuchen. Die Hämatomsuche selbst erfordert keine KM-Injektion, dagegen aber andere vaskuläre Komplikationen, wie aktive Paravasate, Dissektionen, Stenosen, Emboli oder Gefäßverschlüsse. Im letzten Fall sind zusätzliche Organschäden auszuschließen. Nach arterieller Embolisation lassen sich dislozierte endovaskuläre Spiralen oder Lipiodol-haltiges Embolisationsmaterial außerhalb der Zielregion nachweisen.

Position und Durchgängigkeit von *Stents* sind mit der CTA gut diagnostizierbar (Abb. 24.**94**). Für präzise Ergebnisse empfiehlt sich eine Dünnschichtkollimation, vorzugsweise mittels Multidetektor-CT. Indirekte Zeichen eines durchgängigen Stents sind gleichmäßige Kontrastierungen des Gefäßlumens proximal und distal des Stents. Verschlüsse des Stents führen je nach Kollateralisation zur Thrombose des distalen Gefäßabschnitts. Stenosen innerhalb des Stents lassen sich am besten an gekrümmten Rekonstruktionen im Gefäßverlauf und einer zweiten senkrecht dazu rekonstruierten Ebene nachweisen. Die Lumeneinengung ist bei Bildung einer Neointima meist konzentrisch, bei Thrombusablagerungen exzentrisch. Nitinol-Stents haben eine geringere Dichte als Stahlstents und bilden daher weniger Artefakte. An Strecker-Tantal- und Passager-Stents sind solche „Aufblüheffekte" besonders hinderlich: Der Stent erscheint größer als er ist und das Lumen komprimiert. Ein gewisser Ausgleich lässt sich durch breite Fenstereinstellungen erreichen.

Pseudoaneurysmen können sich im Bereich des vaskulären Zugangs, entlang des Katheterwegs oder im Zielgebiet der Intervention finden. Restenosen, Dislokationen von Metallstents oder Aneurysmarezidive an Stent-Grafts sind weitere chronische Komplikationen. Verschiebt sich der Stent, so entfaltet sich das Aneurysma wieder oder es kommt zu distalen Stenosen. Chronische Dissektionen entstehen nach Gefäßverletzungen (vgl. Abb. 24.**98 a**), speziell in den Beckengefäßen bei stark geschlängeltem Verlauf. Diese können lokal persistieren oder sich bis in die Bauchaorta ausbreiten.

Abb. 24.94 **Nierenarterien-
stents.**

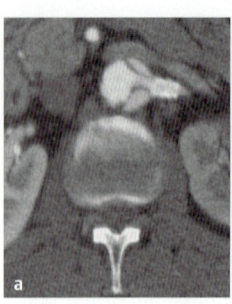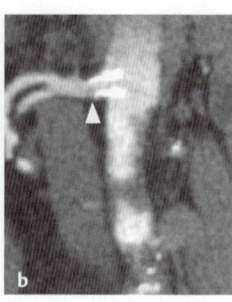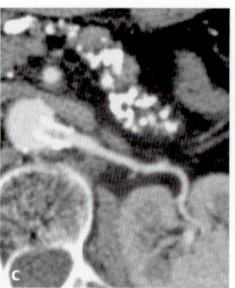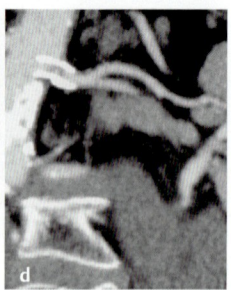

a Nach einer Aortendissektion wurde zum Erhalt der
Perfusion ein Stent in die linke Nierenarterie eingelegt
(2/3/1).

b Malperfusion des Stents. Das proximale Stentende
projiziert sich regelrecht in das Aortenlumen, eine
weiche Plaque am distalen Ende stenosiert die Arterie
(2/3/1).

c, d Intimahyperplasie in einem Nierenarterienstent
(4×1/6). Für die Beurteilung ist ein weites Fenster
erforderlich.

Planung einer endovaskulären Aortentherapie

Aortenstentprothesen werden zur minimal invasiven Therapie von abdominellen Aortenaneurysmen,
thorakalen Aortenaneurysmen, penetrierenden Aortenulzera und der Typ-B-Dissektion eingesetzt. Die
Prothesen bestehen aus Stents, die mit einer äußeren Kunststoffhülle abgedichtet sind. Dadurch wird
das Aneurysma oder das falsche Dissektionslumen
von der Perfusion ausgeschlossen und thrombosiert. In einfachen Fällen reicht ein einfacher tubulärer Stent, in komplizierteren Situationen muss der
Stent mitunter durch einen zweiten verlängert oder
ein Bifurkationsstent zur Therapie der Iliakalarterien implantiert werden.

Die CT spielt eine wichtige Rolle in der präinterventionellen Planung und in der postinterventionel-
len Kontrolle. Die Kriterien unterscheiden sich im
Thorax- und Bauchraum deutlich.

Thorakale Aorta

Die Indikationen zur Stentimplantation in die thorakale Aorta nehmen ständig zu. Die meisten Indikationen sind die gleichen wie für die chirurgische
Therapie, da die Morbidität durch die Stentimplantation jedoch gering ist, können auch inoperable
Patienten therapiert werden. Eindrucksvolle Ergebnisse lassen sich bei penetrierenden Ulzera oder
sakkiformen Aneurysmen erzielen, die mittels Stent
komplett ausgeschlossen werden können. Längere
aneurysmatische Abschnitte der Aorta descendens
lassen sich ebenfalls therapieren, meist ist dann jedoch mehr als ein Stent erforderlich. Die Therapie
einer Typ-B-Dissektion erfolgt durch Einlage des
Stents über der proximalen Entry. Indikationen
hierfür bestehen bei Malperfusionen der Seitenäste,
Kompression des wahren Lumens, fortschreitender
aneurysmatischer Dilatation oder distaler Ausweitung der Dissektion. Kontraindikationen sind infizierte Aneurysmen oder infizierte chirurgische Implantate, Aneurysmen im Bereich des Aortenbogens
oder am Abgang des Truncus coeliacus, eine Typ-
A-Dissektion und die manifeste Aortenruptur.

Die Voraussetzungen für die Stentimplantation
sollten mittels CTA abgeklärt werden (Tab. 24.**18**):
Die proximale und die distale Verankerungszone
sollten mindestens 1,5 cm betragen und dem
Durchmesser des Stents entsprechen. Gewöhnlich
liegt die proximale Verankerung distal der linken
A. subclavia, ein Überstenten dieses Gefäßes ist
nach seinem chirurgischen Anschluss an die linke
A. carotis möglich oder bei ausreichender Kollateralisation und retrogradem Fluss in der linken A. vertebralis (vgl. Abb. 24.**97 a**). Die Erweiterung der
„normalen" Gefäßsegmente („Reverse-Tapering")
proximal und distal des Aneurysmahalses sollte
nicht über 0,3 – 0,4 cm pro cm Länge betragen, da
dies die Reibung des Implantats signifikant beein-

flusst und zu einer Migration des Stents führen kann (Abb. 24.**95 a**).

Vorsicht ist bei großen sakkiformen Aneurysmen mit weitem Hals (Aortenwanddefekt) und einer kurzen proximalen Verankerungszone geboten. In solchen Situationen kann der Blutstrom die Stentseitenwand in den Aneurysmahals vorwölben. Durch das minimale Gleiten wird die proximale Fixation unzureichend und es kommt zu einem Typ-I-Endoleck (vgl. Abb. 24.**99 a**). Ähnliche Mechanismen werden für Stentwanderungen in der distalen Aorta bei großen fusiformen Aneurysmen verantwortlich gemacht.

Die Wahl der Implantatlänge ist unwesentlich, sofern das distale Drittel der Aorta kranial des Zwerchfells normal weit ist. Um die gewünschte Länge zu erhalten, können auch multiple Stents eingesetzt werden. Die Einlage in die äußere Kontur eines torquierten Aneurysmas sollte vermieden werden, da dies zu Ablösungen von Teilen des Implantats mit einem sekundären Typ-III-Endoleck (Tab. 24.**19**) führen kann. Wird ein längeres Segment der Aorta descendens abgedeckt, steigt das Risiko einer Paraplegie durch den Ausschluss der A. spinalis anterior. Das Ostium dieses Gefäßes lässt sich in der CTA schwer nachweisen. In selektiven Fällen kann sogar der Truncus coeliacus ohne wesentliche Folgen abgedeckt werden, allerdings ist ein solches Vorgehen nicht generell zu empfehlen.

Abdominelle Aorta

Die Aortenstents wurden zuerst in der abdominellen Aorta eingesetzt, so dass derzeit schon reichliche Erfahrungen vorliegen. Mittels CTA werden die potenziellen Kandidaten für einen Aortenstent ausgewählt und Länge bzw. Weite des Stents ermittelt.

Voraussetzung für die Stenteinlage ist einmal eine ausreichende proximale Verankerung ohne Be-

einträchtigung der Nierenarterien und andererseits die Gewährleistung eines adäquaten Blutstroms für die untere Extremität (eine A. iliaca interna sollte immer erhalten bleiben). Dies erfordert eine komplett infrarenale Lokalisation des Aneurysmas, ein

Tab. 24.18 ⸱⸱⸱⸱⸱⸱➔ *Checkliste für thorakale Aortenstents*

Präinterventionell: Auswahlkriterien

- Aneurysma oder Dissektion liegt ausschließlich in der Aorta descendens
- es steht ein Segment von mindestens 10–15 mm proximal und distal zur Verankerung zur Verfügung
- minimaler Aortendurchmesser unter 30–35 mm (in Abhängigkeit vom System)
- Truncus coeliacus unbeteiligt
- keine Infektion oder aortoenterale Fistel
- keine schwere (zirkuläre) Arteriosklerose der proximalen Verankerungszone
- keine Abwinklung (Kinking) der proximalen Verankerungszone >60°
- das Kinking des Zugangswegs lässt sich mit dem Einführsystem ausgleichen

Komplexität des Eingriffes, Größenverhältnisse

- die Dissektion oder das Aneurysma reicht über den Abgang der linken A. subclavia
- Dokumentation einer unauffälligen A. vertebralis und rechten A. subclavia bei Patienten, bei denen die Abdeckung der linken A. subclavia erwogen wird
- wandständige Thromben
- Gefäßverkalkungen

Auswahl der Stentgröße

- Breite des Stents: Durchmesser des engsten Segments an der proximalen und distalen Aorta descendens (Verankerung)
- proximaler und distaler Durchmesser der proximalen und distalen Verankerungsstelle
- Länge der proximalen Verankerungszone zwischen dem distalsten supraaortalen Ostium und dem proximalen Aneurysmahals
- Stentlänge: totale Länge des dilatierten Segments plus je 10–15 mm für proximale und distale Verankerung

Postinterventionelle Kontrolle

- Durchmesser des Aneurysmas
- Endoleak? Typ? zuführendes Gefäß?
- Perfusion der aortalen Seitenäste?
- Fraktur des Stentmaterials

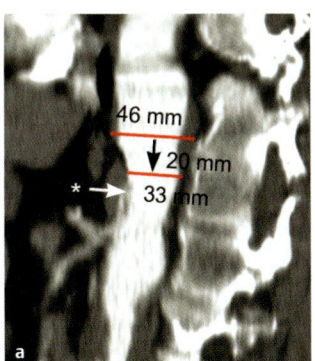
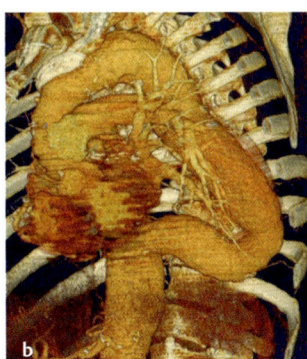

Abb. 24.95 **Endovaskuläre Aortentherapie.**

a Folgedilatation („Reverse-Tapering") eines arteriosklerotischen Aneurysmas der Aorta descendens. Unmittelbar oberhalb des Truncus coeliacus (*) findet sich eine schnelle Zunahme des Aortendurchmessers, wodurch die distale Verankerungszone eines Stents potenziell instabil wird.

b Ein signifikantes Kinking der Aorta descendens macht bei einem anderen Patienten die Stentimplantation unmöglich (4×2,5/15).

Tab. 24.19 ⋯⇢ *Checkliste für abdominelle Aortenstents*

Präinterventionell: Auswahlkriterien

- Aneurysma liegt komplett infrarenal
- mehr als 15 mm der infrarenalen Aorta zeigen einen normalen Durchmesser (Verankerung)
- minimaler Aortendurchmesser geringer als 25–30 mm (abhängig vom System)
- Iliakabifurkation auf einer Seite frei (nicht zwingend)
- keine Infektion oder aortoenterale Fistel
- keine schwere (zirkuläre) Arteriosklerose der proximalen Verankerungszone
- keine Abwinklung (Kinking) der proximalen Verankerungszone >60°
- das Kinking des Zugangswegs lässt sich mit dem Einführsystem ausgleichen

Komplexität des Eingriffes, Größenverhältnisse

- Einbeziehung der Iliakalarterien (Stenose oder Aneurysma
- Nierenarterienstenose
- akzessorische Nierenarterie
- Stenosen der zöliakalen und mesenterialen Gefäße
- wandständige Thromben
- Verkalkungen

Auswahl der Stentgröße

- Breite des Stents: Durchmesser des engsten infrarenalen Aortensegments
- Länge des Stents: totale Länge des dilatierten Segments plus jeweils 15 mm proximal und distal
- Weite der Y-Extension: Weite der A. iliaca communis

Postinterventionelle Kontrolle

- Durchmesser des Aneurysmas
- Endoleak? Typ? zuführendes Gefäß?
- Perfusion der aortalen Seitenäste?
- Fraktur des Stentmaterials

---

ausreichend langes (10–15 mm) infrarenales Aortensegment mit normalem Durchmesser (< 25 mm oder größer, je nach Stent) und zumindest auf einer Seite eine Iliakabifurkation normalen Kalibers. Die Erweiterung der proximalen Verankerungszone sollte nicht über 0,3–0,4 cm pro cm Länge liegen, da dies die Stentverankerung signifikant beeinflusst und zur distalen Migration mit Aneurysmarezidiv führen kann.

Die individuelle Auswahl des Stents erfolgt anhand der erforderlichen Weite am proximalen Ende, seiner Länge und – falls erforderlich – anhand der Länge im Iliakabereich. Die Messungen erfolgen an senkrecht zur Gefäßachse (für den Durchmesser) und an parallel zum Gefäß (für die Länge des Aneurysmas) erstellten Rekonstruktionen. Die Standardmessungen sollten z. B. die Parameter der EVAR-Studie (Abb. 24.**96**) enthalten.

Abb. 24.96 **Aortenstent.** Standardmessungen vor einer Stentversorgung der Bauchaorta (Europäische Multizenter-Studie, EVAR).

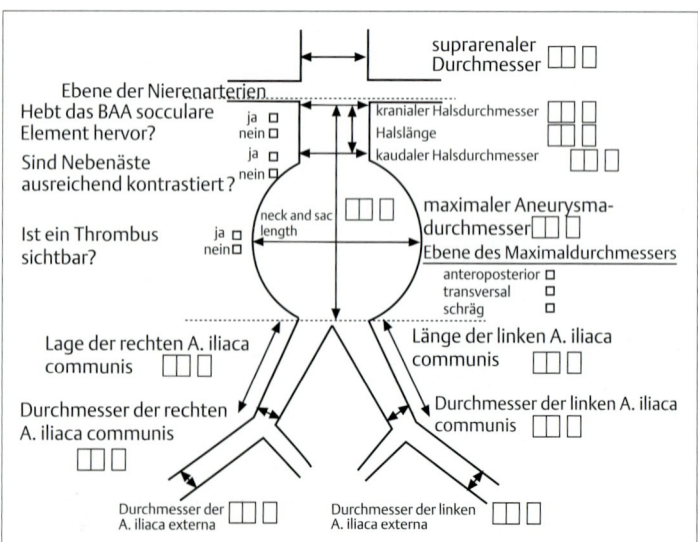

Zu beachten ist, dass Stents in sehr langen perfundierten Aneurysmen tendenziell an die Hinterwand des Aneurysmas gedrückt werden, sofern die distale Fixation stabil ist. Die im Zentrum des Aneurysmas (der Gefäßachse) bestimmte Länge erscheint dadurch zu groß. Umgekehrt erscheint bei instabiler distaler Verankerung die Achse zu kurz, da sich der Stent an die Vorderwand anlegt.

Abdominelle und iliakale Arterien

Die A. mesenterica inferior wird durch den Stent in der Regel verschlossen. Vorbestehende Stenosen der A. mesenterica superior oder des Truncus coeliacus erhöhen dadurch das Risiko einer abdominellen Ischämie und sollten vor Stenteinlage abgeklärt werden. Stenosen der Nierenarterien können eine Hypertonie auslösen und sind daher vor oder nach endovaskulärer Therapie der Aorta zu behandeln (PTA oder Stent).

Einige Einrichtungen sehen in „prominenten" lumbalen oder inferioren mesenterialen Arterien eine Indikation zur prophylaktischen Embolisation, da deren Gefäßabgänge nach intraluminalem Stent der Aorta nicht mehr ereicht werden können.

Sind Beckenarterien beteiligt, so kann die Ausweitung des Stents in die A. iliaca externa notwendig werden, was eine Größenbestimmung der A. iliaca interna und externa erfordert. Vor Abdeckung der A. iliaca interna müssen die Kollateralversorgung über die A. mesenterica inferior, die Gefäßterritorien des Beckens und der A. profunda femoris abgeklärt und etwaige Stenosen ausgeschlossen werden.

Zugangsgefäße

Die linke A. subclavia wird in der Regel für einen diagnostischen Katheter genutzt. Sofern die CTA Stenosen oder Verschlüsse ihres aortalen Abganges darstellt, sollte der kontralaterale Zugang gewählt werden.

Die femoralen und iliakalen Arterien werden hauptsächlich für den arteriellen Zugang verwendet: Messungen ihres Durchmessers und der Ausschluss signifikanter Stenosen sind daher obligat. Die derzeitigen Schleusensysteme messen zwischen 22 und 24 F (7,3 – 8,0 mm). Die Weite der iliakalen Arterien ist besonders bei schlanken Patienten (Ostasiaten) von Bedeutung, um ggf. ein iliakales Conduit für die Stentkatheter einzulegen. Starke Schlängelungen der Gefäße erhöhen das Risiko der Perforation und Dissektion (vgl. Abb. 24.**98 a**), so dass die Seite mit der geringeren Krümmung zum Zugang genutzt werden sollte. In ausgeprägten Fällen kann der endovaskuläre Zugang unmöglich sein. Krümmungsmessungen sind an einigen CT-Systemen automatisch möglich.

Verlaufskontrolle nach Aortenstent

Die CTA ist die bevorzugte Methode der Verlaufskontrolle nach endovaskulärer Aortentherapie. Sie hat eine höhere Sensitivität für Endolecks als die Doppler-Sonographie und ist im Gegensatz zur MRA nicht für Metallartefakte des Stentmaterials anfällig. Endolecks können im typischen arteriellen Scan übersehen werden und bedürfen daher einer Spätphase. Derzeit besteht noch kein Konsens über die Kontrollintervalle, einige Einrichtungen führen Kontrollen nach 3, 6, 12, 18 und 24 Monaten nach Implantation durch, danach jährlich (Abb. 24.**97**). Unter derartigen Bedingungen sollte die MRA als Langzeitalternative erwogen werden.

Nach erfolgreicher Stenteinlage können sich die Veränderungen in der Gefäßwand oder im umliegenden Fettgewebe rückbilden (z. B. Streifenzeichnungen nach gedeckter Perforation). Sogar die periaortalen Reaktionen eines entzündlichen Aneurysmas können verschwinden.

Brüche des Stentmaterials sind einfacherweise im Röntgenbild zu diagnostizieren, die Multidetektor-CT kann solche Veränderungen in MIP oder VRT demonstrieren. *Stenosen* des Stentlumens kommen vor allem bei aortoiliakalen Stents im Bereich der Stentverbindungen vor. *Dissektionen* des Zugangsgefäßes während der Stenteinlage gehen gewöhnlich mit einer ausgeprägten Torsion des Gefäßes einher (Abb. 24.**98 a**). *Thrombosen* sind meist Folge mechanischer Obstruktionen (Abb. 24.**98 b**), entweder durch den Stent selbst oder durch Dislokation von Hüllmaterial. In großen Aneurysmen kann sich der Stent der Vorderwand des Aortenlumens anlegen (Abb. 24.**98 c**), speziell wenn die distale Verankerung nicht stabil ist. Dadurch entstehen massi-

Abb. 24.97 **Stentversorgung der Aorta.**

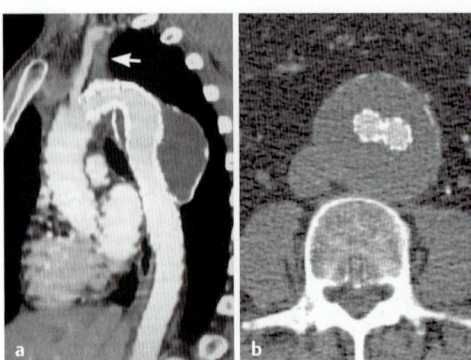

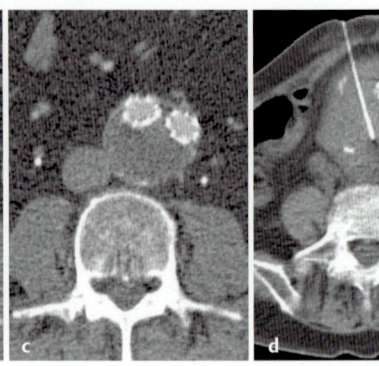

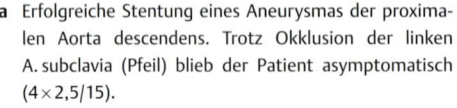

a Erfolgreiche Stentung eines Aneurysmas der proximalen Aorta descendens. Trotz Okklusion der linken A. subclavia (Pfeil) blieb der Patient asymptomatisch (4 × 2,5/15).

b, c Bauchaortenaneurysma 3 (**b**) und 18 (**c**) Monate nach Stenteinlage.

d Druckmessung durch Direktpunktion des Aneurysmasacks bei Endoleck und Aneurysmawachstum.

Abb. 24.98 **Komplikationen nach Stenteinlage.**

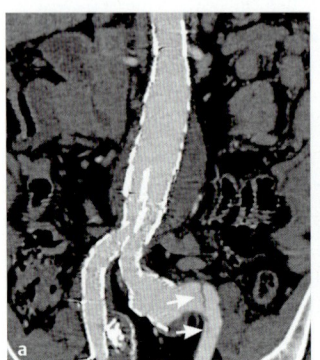

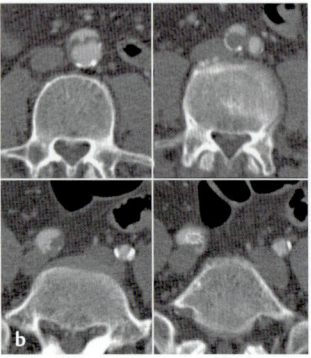

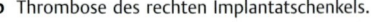

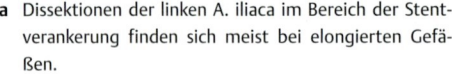

a Dissektionen der linken A. iliaca im Bereich der Stentverankerung finden sich meist bei elongierten Gefäßen.

b Thrombose des rechten Implantatschenkels.

c Ventralverlagerung des Stents bei einem großen Bauchaortenaneurysma. Dadurch besteht die Gefahr eines Typ-III-Endolecks.

ve Typ-I-Endolecks mit der Gefahr einer Aneurysmaruptur.

Der *Aneurysmadurchmesser* wird in der Verlaufskontrolle stets gemessen und sollte nicht größer werden (cave: reproduzierbare Messung). In seltenen Fällen geht die Reduktion des Aneurysmadurchmessers mit einer Größen- und damit Volumenzunahme einher, was für eine spätere Ruptur prädisponiert. Erfolgreich therapierte Aneurysmen oder Dissektionen sollten komplett thrombosieren und im Verlauf von Monaten oder Jahren schrumpfen (Abb. 24.**97 b, c**). Bei Wachstum sollte immer nach Endolecks gefahndet werden, die dann interventionell therapierbar sind. Wird trotz Größenzunahme (Endotension) kein Leck entdeckt, so ist eine okkulte Leckage zu vermuten. Die KM-ver-

stärkte MRA ist in solchen Fällen sensitiver, da sie auch kleinste KM-Mengen im Aneurysmasack darstellt.

Als Ursache der Residualperfusion der Aneurysmen oder einer Dissektion werden *4 Typen von Endolecks* differenziert (Tab. 24.**20** u. Abb. 24.**99**). Frühe technische Mängel oder Stentmigrationen verursachen Typ-I-Endolecks an der proximalen oder distalen Verankerung. Fehlverbindungen zwischen den einzelnen Stentmodulen mit Lückenbildung zwischen zwei Segmenten führen zu Typ-III-Endolecks (Abb. 24.**98 d**). Derartige Leckagen finden sich in großen fusiformen oder sakkiformen Aneurysmen, wenn der Stent in das Aneurysma verschoben wird und sich damit aus der Verbindung löst. Beide genannte Formen bedürfen einer sofortigen Intervention. Persistierende Ausstromgefäße der Aneurysmen sind die Ursache für Typ-II-Endolecks (Abb. 24.**99 b**). Typische Vertreter sind die lumbalen Gefäße, die A. mesenterica inferior oder akzessorische Nierenvenen, die durch eine Stenteinlage nicht verdeckt wurden. Die CTA dient in solchen Fällen der Planung einer Reintervention, wenn die Leckage über längere Zeit persistiert. Geringe Restperfusionen ohne erkennbare Ursache können sich unmittelbar nach der Stenteinlage finden und gelten als frühe („physiologische") Porosität des Implantats. Derartige Typ-IV-Endolecks verschwinden nach 4–6 Wochen.

Tab. 24.20 ⋯⋙ *Typen des Endoleaks nach Stentimplantation (nach Veith, 2002)*

Typ	Beschreibung	Therapie
Typ I	**Leck in der Verankerungszone**	immer
▪ IA	proximales Ende des Stent-Grafts	
▪ IB	distales Ende des Stent-Grafts	
▪ IC	iliakaler Okkluder	
Typ II	**Leck durch Seitenäste** (ohne Verbindung zur Verankerungszone)	manchmal
▪ IIA	einfach, Pendelfluss über einen offenen Seitenast	
▪ IIB	komplex oder Durchfluss durch 2 oder mehr offene Seitenäste	
Typ III	**Graft-Defekt**	immer
▪ IIIA	Leck oder Diskonnektion im Bereich von Verbindungsstellen	
▪ IIIB	Leck im Stentüberzug: klein ($<$ 2 mm) oder groß ($\geq$ 2 mm)	
Typ IV	**Graft-Porosität** (innerhalb von 30 Tagen nach Platzierung)	selten
Endotension	**erhöhter Druck im Aneurysmasack**	immer
▪ Typ A	ohne Endoleak	
▪ Typ B	mit verschlossenem Endoleak	
▪ Typ C	mit Endoleak Typ I oder III	
▪ Typ D	mit Endoleak Typ II	

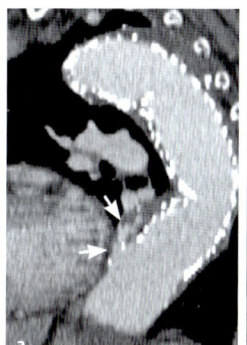 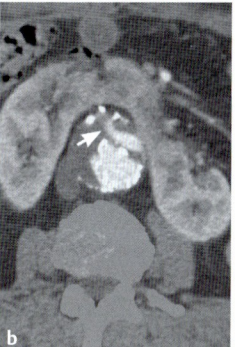 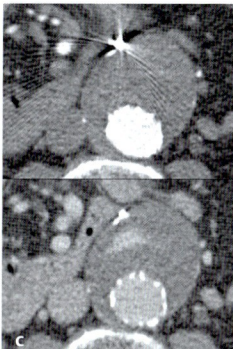 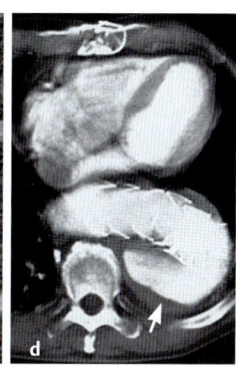

Abb. 24.99 **Endolecks nach Stentimplantation.**

a Typ-I-Endoleck an der distalen Verankerungszone.
b Typ-II-Endoleck durch nicht verschlossene A. mesenterica inferior bei Hufeisenniere.
c Typ-II-Endoleck, das während der CTA (oben) nicht erkennbar war, sondern erst in Spätscans 3 min nach der CTA.

d Typ-III-Endoleck nach Diskontinuität zweier Stentimplantate innerhalb eines stark elongierten Bauchaortenaneurysmas.

25 Bewegungsapparat

C. Schaefer-Prokop, M. Galanski,
A. J. van der Molen

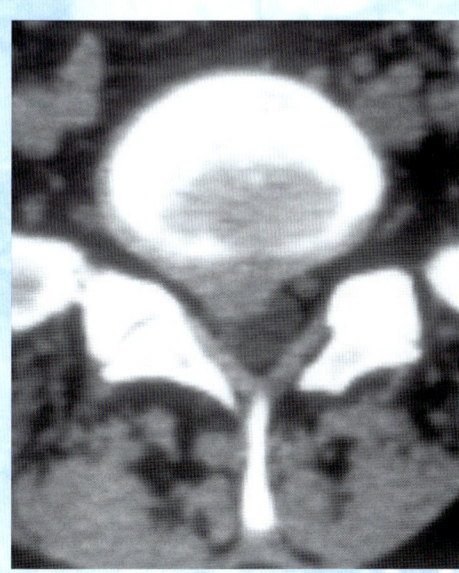

Die bildgebende Diagnostik des Bewegungsapparates basierte in erster Linie auf Projektionsradiographie und MRT. In den letzten Jahren hat sich die (Multidetektor-)Computertomographie zur Methode der Wahl zur detaillierten Beurteilung von Skelettverletzungen entwickelt. Multiplanare Reformationen und 3D-Rekonstruktionen haben die Diagnostik von komplexen Frakturen und Frakturen mit Gelenkbeteiligung revolutioniert. Insbesondere bei polytraumatisierten Patienten steht nun die CT an erster Stelle der diagnostischen Maßnahmen und wird idealerweise so rasch wie möglich nach Ankunft im Krankenhaus durchgeführt. Weitere Indikationen sind die verzögerte Frakturheilung, ausgewählte Knochentumoren, Infektionen, Interventionen und im Einzelfall auch die Quantifizierung von Rotationsfehlstellungen im Rahmen von Korrektureingriffen (Tab. 25.**1**).

Die MRT ist Methode der Wahl zur spinalen und Bandscheibendiagnostik, wenngleich im Bereich der LWS nach wie vor noch viele CT-Untersuchungen durchgeführt werden aufgrund der besseren Beurteilungsmöglichkeit der knöchernen Strukturen.

Die quantitative CT (QCT) der Wirbelsäule ist noch stets eines der besten unter den vielen Verfahren zur Osteodensitometrie. Durch unkritische Anwendung in Misskredit geraten, liefert sie wertvolle Informationen in der Diagnostik und Verlaufskontrolle der Osteoporose.

Tab. 25.1 ⋯⋗ *Indikationen zur Computertomographie des Bewegungsapparates*

Trauma
Polytrauma Komplexe Frakturen Frakturen in komplexen anatomischen Gebieten Frakturausschluss bei unklarem Röntgenbild Präoperative Planung und postoperative Nachsorge Pseudarthrose Osteonekrose
Bandscheibenerkrankungen
Bandscheibenvorfall (LWS) Foraminale Stenose (LWS)
Gelenkerkrankungen
Schulterinstabilität (Arthro-CT)
Weitere
Alle Indikationen der konventionellen Tomographie Quantitative CT Rotationsfehlstellungen
CT als zweitrangiges bildgebendes Verfahren
HWS und BWS bei degenerativen Erkrankungen (primär MRT) Knochentumoren (primär Röntgen, MRT) Weichteiltumoren (primär MRT, Ultraschall) Arthritis, Arthrose (primär Röntgen, MRT, Ultraschall)

Anatomie

Im Vordergrund der Computertomographie des Bewegungsapparates steht die Beurteilung des Knochens. Für die Darstellung der Weichteile sind die MRT und Sonographie besser geeignet. Knochen ist durch Kalksalze – insbesondere Hydroxylapatit $[Ca_{10}(PO_4)_6(OH)_2]$ – sehr röntgendicht und setzt sich kontrastreich von umliegenden Weichteilstrukturen ab. Aufgrund der im Vergleich zu Wasser höheren effektiven Ordnungszahl von Kalksalzen sind die CT-Werte des Knochenminerals stark von der Röhrenspannung und Vorfilterung abhängig. Die Kompakta der langen Röhrenknochen kann CT-Werte von über 3000 HE erreichen, während die CT-Werte der Spongiosa stark vom Kalksalzgehalt und dem Anteil an Fettmark abhängen. Die Knochendichte nimmt mit zunehmendem Lebensalter ab.

Bei starker Osteoporose und Markraumverfettung können sogar negative Werte auftreten. Das Computertomogramm stellt ein Summationsbild aller innerhalb der Schicht gelegenen Spongiosabälkchen dar. Fissuren sind daher in der Spongiosa deutlich schlechter nachweisbar als in der Kortikalis. Die Spongiosa, die im Vergleich zur Kompakta nur 20% des knöchernen Skelettes ausmacht, ist aufgrund ihrer großen Oberfläche besonders für Stoffwechselstörungen anfällig. Eine Reduktion des Kalksalzgehaltes ist mittels Osteodensitometrie (quantitative CT, QCT) in der Spongiosa von Wirbelkörpern, Schenkelhals oder distalem Radius quantifizierbar.

Das Knochenmark, das bei Neugeborenen in allen Knochen noch aus rotem, Blut bildendem Mark besteht, wird im Laufe der Entwicklung größtenteils in gelbes Fettmark umgewandelt. Beim Erwachsenen findet sich nur noch in den Epiphysen einiger Röhrenknochen sowie in kurzen und platten Knochen Blut bildendes Mark (z. B. Sternum, Beckenkamm). Eine weichteildichte Formation im Markraum ist bei Erwachsenen pathologisch (Tab. 25.**2**). Dagegen kann bei hohem Knochenmineralgehalt die dichte Spongiosastruktur Partialvolumeneffekte hervorrufen, welche den Nachweis einer zellulären Infiltration des Markraums unmöglich machen. Aus diesem Grund ist die Markraumdiagnostik eine Domäne der MRT.

Gefäßkanäle, persistierende Apophysen oder Knochenkerne des wachsenden Skeletts dürfen nicht mit Frakturen verwechselt werden. Randsklerosierungen bzw. der fehlende Nachweis von Begleitbefunden wie Hämatom oder Gelenkerguss machen eine Fraktur unwahrscheinlich.

Das Periost bildet sowohl in der Wachstumsphase als auch bei Verletzungen des Knochens die Matrix für neues Knochengewebe. In der Computertomographie stellt sich das Periost nur dar, wenn es verdickt (reparative Vorgänge) oder angehoben ist (Hämatom, Tumor).

Muskulatur besitzt CT-Werte um 50 HE. Bei Muskelatrophie und Verfettung nimmt das zwischen den Muskelbündeln gelegene Fettgewebe zu. Eine Dichteabsenkung der Muskulatur ist deswegen fast

immer pathologisch und auf eine Langzeitimmobilisation, neuromuskuläre Erkrankungen oder Stoffwechselstörungen zurückzuführen. Die Poliomyelitis erzeugt ein recht typisches Bild mit deutlich reduzierter, fettgewebsähnlicher Dichte des Muskels bei erhaltenem Muskelvolumen.

Gelenkknorpel, Bänder, Menisken und Pfannenlippen an Gelenken besitzen eine nur geringgradig höhere Dichte als Muskelgewebe (70–90 HE). Sie sind außer in der Arthro-CT mit intraartikulärer Kontrastmittelinstillation computertomographisch schlecht beurteilbar. Die Gelenke sind in unterschiedlichem Ausmaß von Fettgewebe umschlossen, das sowohl als Puffer bei Bewegungen dient (Ellenbogen), als auch an der Begrenzung des Gelenkraumes beteiligt sein kann (Kniegelenk). Nur dieses peri- und intraartikuläre Fett sorgt im Computertomogramm für einen ausreichenden Nativkontrast zu den umgebenden Weichteilen.

Tab. 25.2 ⋯⋗ *Weichteildichte Spongiosa*

Physiologisch (Kinder, Jugendliche)
Chronischer Blutverlust
Gestörte Hämatopoese
Hämatologische Erkrankungen (Leukämie, Lymphom)
Speicherkrankheiten
Tumorinvasion (Metastasen, Knochentumoren)

Wirbelsäule

Die Wirbelsäule setzt sich normalerweise aus 7 Hals-, 12 Brust- und 5 Lendenwirbeln zusammen. Übergangsanomalien, speziell lumbosakral sind häufig. Die Differenzierung ist anhand lateraler Übersichtsradiogramme meist schwierig, so dass die genaue Identifikation des zu scannenden Niveaus anhand der Röntgenbilder erfolgen muss. Für thorakolumbale Wirbelfrakturen wird die CT-basierte Klassifikation in eine vordere, mittlere und hintere Wirbelsäule nach Denis genutzt (Tab. 25.**3**).

Tab. 25.3 ⋯⋗ *Drei-Säulen-Modell der Wirbelsäule (Denis, 1983)*

	Anatomische Komponenten	Optimale Darstellung im CT
Vordere Säule	anteriore $^2/_3$ des Wirbelkörpers anteriore $^2/_3$ des Anulus fibrosus vorderes Längsband	sagittale und coronale Reformationen
Zentrale Säule	Wirbelkörperhinterwand und Bogenwurzel hinterer Teil des Anulus fibrosus hinteres Längsband	axiale Schichten sagittale Reformationen
Hintere Säule	dorsale Anteile des Wirbelbogens und Facettengelenke Ligg. flava supra- und interspinale Bänder	axiale Schichten sagittale und coronale Reformationen

Halswirbelsäule

Atlas und Axis unterscheiden sich in ihrem Bau von den übrigen Halswirbeln. Der Atlas besitzt keinen Wirbelkörper und besteht aus einem Ring mit einem anterioren Tuberkel, an dem das vordere Längsband inseriert. Die kräftigen Massae laterales bilden die gelenkige Verbindung zum Occiput und zum Axis. In der Mittellinie ist eine Rotationsbewegung zwischen vorderem Atlasbogen und dem Dens axis möglich. Der Dens wird dabei durch das Lig. transversum in seiner Position fixiert. Der normale Abstand zwischen Dens und vorderem Atlasbogen beträgt bei Erwachsenen <3 mm, bei Kindern <5 mm. Der Axis besteht aus einem großen Wirbelkörper, der kranial mit dem Dens verschmolzen ist. Fusionsstörungen führen zum sog. Os odontoideum. Die Massae laterales bilden kranial das axial orientierte Atlantoaxialgelenk und kaudal die coronal orientierte Gelenkfacette zum 3. HWK. Durch die transversalen Foramina des 1. bis 6. Halswirbels verlaufen die A. und V. vertebralis.

Der 3. bis 7. Halswirbel haben einen gemeinsamen embryonalen Ursprung und dementsprechend eine identische Morphologie. Wie alle anderen Wirbel bestehen sie aus einem zentralen Wirbelkörper, der durch kurze Pedikel mit den Gelenkfortsätzen verbunden ist. Von C3 bis C7 werden die Wirbelkörper größer. Der beidseits lateral gelegene Processus uncinatus bildet das Unkovertebralgelenk, das ventromedial des Neuroforamens liegt. Die Gelenkfortsätze bilden die Gelenkfacetten: im axialen Schnittbild gehört die vordere Facette zum oberen Gelenkfortsatz des unteren (kaudalen) Wirbels, die posteriore Facette zum unteren Gelenkfortsatz des oberen (kranial gelegenen) Wirbels (Abb. 25.**1**). Im Bereich der HWS sind die Facettengelenke coronal orientiert. Die untere Facette geht in den hinteren Wirbelbogen und den Dornfortsatz über. Die Neuroforamina sind in einem Winkel von 45° zur Sagittalebene ausgerichtet und enthalten die 8 zervikalen Spinalwurzelpaare. Die einzelnen Wurzelpaare verlaufen jeweils kranial der gleichnamigen Bogenwurzel bzw. des gleichnamigen Wirbelkörpers.

Brustwirbelsäule

Die Brustwirbelkörper sind größer als die Halswirbelkörper und besitzen einen kräftigen Querfortsatz, der die gelenkige Verbindung mit den Rippen bildet. Am Lateralrand des Wirbels findet sich eine zweite Gelenkfläche für die Rippenköpfchen. Die Pedikel liegen am kranioposterioren Rand der Wirbelkörper, die Neuroforamina öffnen sich nach lateral. Die aus dem Spinalkanal austretenden Nervenwurzeln verlaufen jeweils kaudal der gleichnamigen Bogenwurzel. Ähnlich der Halswirbelsäule sind auch hier die Gelenkfacetten coronal orientiert. Posteromedial ziehen die Wirbelbögen von den Querfortsätzen nach dorsal zu den Dornfortsätzen.

Lendenwirbelsäule und Kreuzbein

Aufgrund der Übergangsvarianten findet man zwischen 4 und 6 freie Lendenwirbel. Die Wirbelkörper sind die kräftigsten der gesamten Wirbelsäule und besitzen große Pedikel am kraniodorsalen Rand. Die Neuroforamina sind nach lateral orientiert, die austretenden Nervenwurzeln entsprechen dem jeweils kranialen Wirbel. Die Massae laterales bilden die Wirbelbogengelenke. Die Zwischenwirbelgelenkspalten weisen kaudalwärts eine zunehmend sagittale Ausrichtung auf, mit Ausnahme des lumbosakralen Überganges, wo das Gelenk bzw. der Gelenkspalt wieder coronal orientiert ist. Die Wirbelbögen sind flach und überlappen sich im Gegensatz zur BWS nicht. Die nach lateral ausgerichteten Querfortsätze besitzen einen Processus costarius für die Muskelanheftung.

Das Sakrum wird aus 5 fusionierten Wirbeln gebildet. Zwischenwirbelräume fehlen oder sind nur rudimentär angelegt. Das Kreuzbein verläuft schräg coronal, erreicht bei manchen Patienten aber eine fast horizontale Ausrichtung (Sacrum acutum). An der dorsalen Fläche finden sich drei Knochenleisten (Cristae). Die vier paarigen Neuroforamina liegen lateral der Crista sacralis intermedia.

Nervenwurzeln, Ligamente, Bandscheiben

Im lateralen Rezessus des Spinalkanals verlaufen die *Nervenwurzeln* bis zum Austritt aus den Neuroforamina in den Wurzeltaschen und sind durch eine epidurale Fettschicht vom übrigen Duralsack getrennt (Abb. 25.**1 a**). Selten können zwei aufeinander folgende Nervenwurzeln gemeinsam in einem Neuroforamen austreten (conjoined nerve roots). In diesem Fall ist die Wurzeltasche größer und plumper als normal (Differenzialdiagnose: Wurzeltaschenzyste = Tarlov-Zyste, vgl. Abb. 25.**51 b**) und füllt den lateralen Rezessus auf Kosten des epiduralen Fettsaums nahezu vollständig aus.

Die *Spinalnerven* verlaufen in den kranialen Anteilen der Neuroforamina, wo diese ihren maximalen Durchmesser haben. Dies lässt sich am besten in parasagittalen Schnittebenen senkrecht zum Wurzelverlauf darstellen. Die Neuroforamina werden kranial und kaudal durch die Bogenwurzeln, dorsal durch die Interartikularportion des Wirbelbogens und ventral durch den Wirbelkörper begrenzt.

Eine Vielzahl von *Bändern* stabilisiert die Wirbelsäule. Das vordere Längsband verläuft ventral der Wirbelkörper und ist für die Stabilisierung nach Frakturen von besonderer Bedeutung. Das hintere Längsband zieht über die Wirbelkörperhinterfläche, bildet die vordere Begrenzung des Spinalkanals und stellt zugleich eine gewisse Barriere für Bandscheibenveränderungen dar. Laterodorsal werden jeweils zwei Wirbel durch die Ligg. flava zusammengehalten, welche im Rahmen degenerativer Hypertrophien von Bedeutung sind. Weitere Bänder sind im transaxialen Schnittbild meist nicht darstellbar.

Die lumbalen *Bandscheiben* (70–30 HE) haben eine Höhe von 5–13 mm. Der Zwischenwirbelraum L5/S1 ist physiologischerweise am niedrigsten. Die Bandscheibe besteht aus einem zentralen, etwas dorsal exzentrisch gelegenen weichen Kern (Nucleus pulposus) aus Kollagenfibrillen und gallertigem Mukoprotein sowie dem zirkulären Faserring (Anulus fibrosus), welcher ventral und dorsal am Längsband fixiert ist.

Im Transversalschnitt sind die Bandscheiben nierenförmig mit dorsaler Konkavität (Abb. 25.1 b). Eine flache hintere Begrenzung bei LWK 4/5 und leicht konvexe Kontur bei LWK 5/SWK 1 ist physiologisch. Thorakal und zervikal werden die Bandscheiben zunehmend dünner und queroval. Durch den Partialvolumeneffekt der Grund- und Deckplatten ist die Darstellung dieser Regionen in der Standard-CT oft unzureichend, bei Dünnschichtkollimation wird die Beurteilung einfacher. Im Bereich der HWS und BWS lässt sich mit einer Kollimation von 0,5 mm eine exzellente Bildqualität erzielen, die Dosis ist dabei allerdings u. U. recht hoch (geräteabhängig). Sagittale Rekonstruktionen ermöglichen eine der MRT vergleichbare Projektion bei zugleich höherer Ortsauflösung. Schräg parasagittale Rekonstruktionen durch die Neuroforamina bilden die Nervenwurzeln (Wurzeltaschen) hervorragend ab. Im Gegensatz zur MRT kann die Schnittebene

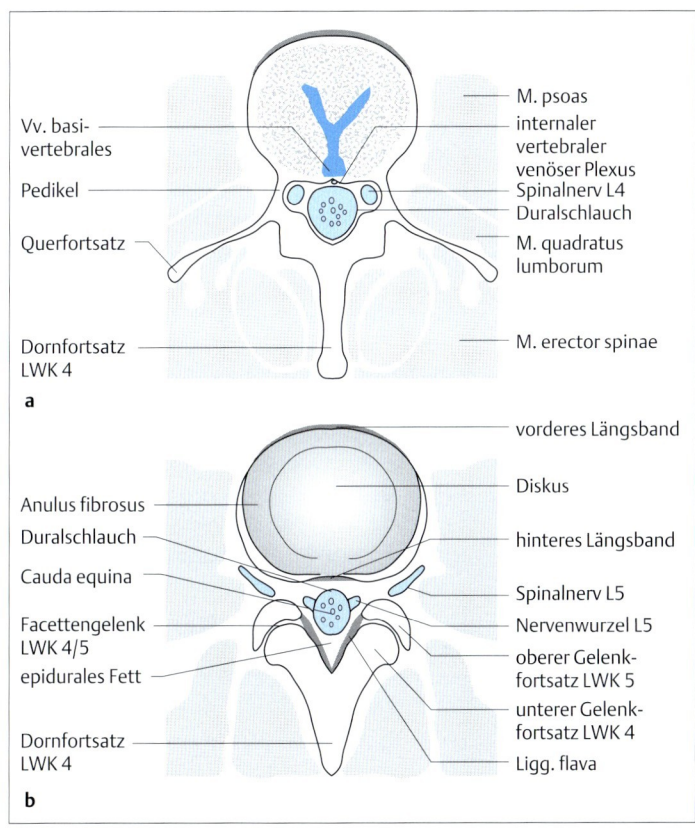

Abb. 25.1 **Schematische Schnittbildanatomie.**
a Durch den 4. Lendenwirbel.
b Durch den Zwischenwirbelraum L 4/5.

M. psoas
internaler vertebraler venöser Plexus
Spinalnerv L4
Duralschlauch
M. quadratus lumborum

M. erector spinae

Vv. basivertebrales
Pedikel
Querfortsatz
Dornfortsatz LWK 4

a

vorderes Längsband

Diskus

hinteres Längsband

Spinalnerv L5
Nervenwurzel L5
oberer Gelenkfortsatz LWK 5
unterer Gelenkfortsatz LWK 4
Ligg. flava

Anulus fibrosus
Duralschlauch
Cauda equina
Facettengelenk LWK 4/5
epidurales Fett
Dornfortsatz LWK 4

b

auch noch nach der Datenakquisition individuell an die gegebenen anatomischen Verhältnisse angepasst werden.

An der Wirbelkörperhinterkante liegt der basivertebrale Venenkanal, der nach anterolateral Y-förmig in die transvertebralen Venen übergehen kann (Abb. 25.**1 a**).

Große Wurzeltaschen oder Wurzelzysten (isodens zum Duralsack) dürfen nicht mit Bandscheibenvorfällen (hyperdens zum Duralsack) verwechselt werden (vgl. Abb. 25.**51 b**). Ebenso wenig dürfen die intraspinalen Venenplexus an der Wirbelkörperhinterkante für Bandscheibengewebe gehalten werden. Sie haben nativ eine muskeläquivalente Dichte, eine meist mehr rechteckige Form und lassen sich entlang der Wirbelkörperhinterkante bis zur V. basivertebralis verfolgen (Abb. 25.**1 a**).

Obere Extremität

Schulter und Oberarm

In Höhe des Processus coracoideus ist der *Humeruskopf* auf axialen Schichten glatt begrenzt und rund. Weiter kaudal, am Kapselansatz knapp oberhalb des Collum anatomicum, findet sich dorsal eine gelegentlich leicht konkave Abflachung. Ventral auf gleicher Höhe liegt der zwischen Tuberculum majus und minus gelegene Sulcus intertubercularis. Form und Tiefenausdehnung des Sulcus sind variabel. Bei Innenrotation liegt der Sulcus anteromedial, bei Außenrotation anterolateral.

Die *glenoidale Gelenkfläche* hat eine deutliche physiologische Anteversion. Der knorpelige Gelenküberzug des Glenoids läuft in das Labrum gleonidale aus. Am ventralen und dorsalen Ansatz des Labrum glenoidale kann im Arthro-CT u. U. eine kleine Einkerbung nachweisbar sein, die nicht als Einriss fehlgedeutet werden darf. Auf axialen Schnitten haben die ventralen und dorsalen Labrumanteile eine trianguläre Konfiguration, wobei der ventrale Labrumanteil spitzwinklig ist, während der dorsale Labrumanteil breitbasig, fast abgerundet imponiert (große anatomische Variationsbreite).

Der ventrale Kapselansatz reicht unterschiedlich weit bis zum Skapulahals (Abb. 25.**2**). Dorsal und kaudal setzt die Gelenkkapsel direkt am Labrum bzw. an der Verbindung zwischen Labrum und Knochen an. Der Kapselansatz am Humerus liegt zwischen Collum anatomicum und chirurgicum, so dass im Arthro-CT außer um die lange Bizepssehne normalerweise kein Kontrastmittel distal des Collum anatomicum nachweisbar ist. Kranial bildet die Gelenkkapsel den Recessus subscapularis, der von der Sehne des M. subscapularis durchzogen wird. Kaudal bildet sie den Recessus axillaris. Die Bursa subacromialis und die gelegentlich mit ihr kommunizierende Bursa subdeltoidea haben normalerweise keine Verbindung zum Gelenkbinnenraum.

Die Humerusdiaphyse zeigt die Protuberanz des Deltoideusansatzes. Im Querschnitt ist der Humerus relativ rund, nur die mediale Seite ist leicht abgeflacht. Hier ist die Spongiosa manchmal vergröbert und aufgelockert. Distal flacht sich der Humerus ab und bildet den medialen und lateralen Epikondylus und die Gelenkflächen des Ellenbogens aus (Trochlea und Capitulum). Unmittelbar kranial nimmt die Fossa olecrani bei vollständiger Streckung des Armes das Olecranon auf.

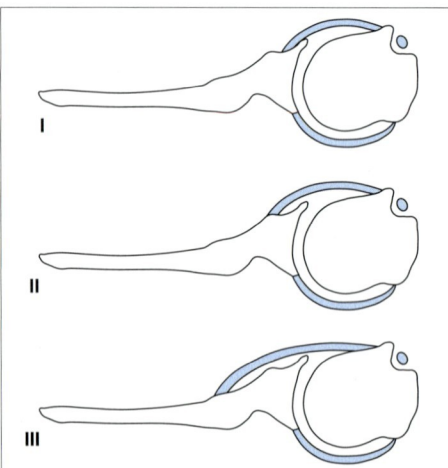

Abb. 25.2 **Variabler Ansatz der Schultergelenkskapsel (CT-Arthrographie).**
Beim Typ I liegt die Insertion am oder in der Nähe zum Labrum, bei Typ II und III mehr medial am Skapulahals. Typ III gilt als prädisponierend für die anteriore Schulterinstabilität.

Ellenbogen und Unterarm

Die Ulna bildet am Ellenbogen eine tiefe Inzisur, die mit der Trochlea des Humerus artikuliert und ventral zum Processus coronoideus hin ausläuft. Die Incisura trochlearis weist zentral eine mehr oder weniger deutliche Einkerbung auf, die nicht mit einer Fraktur zu verwechseln ist. Das Radiusköpfchen ist leicht konkav ausgeformt und artikuliert mit dem Capitulum humeri. Der Radiushals verjüngt sich bis zur posteromedialen Tuberositas des Bizepsansatzes. Am medialen und lateralen Epikondylus entspringen die Flexoren und Extensoren des Unterarmes und der Hand.

Bei supiniertem Unterarm (anatomische Stellung) liegen Radius- und Ulnadiaphyse annähernd parallel und erlauben eine gute Beurteilung des proximalen Radioulnargelenkes. Eine Pronation sollte bei der Untersuchung nach Möglichkeit vermieden werden. Diaphysär lässt sich im axialen Schnittbild die Membrana interossea zwischen den triangulären Knochenquerschnitten darstellen. Der Radius verbreitert sich distal in alle Richtungen und bildet die Gelenkfläche für den Karpus. Die Ulna wird rundlicher und endet im Processus styloideus.

Handgelenk

Das Handgelenk ist ein komplexes dreidimensionales Gelenk. Zur genauen Beurteilung sind in der Regel sagittale, coronale und anatomisch angepasste schräge Rekonstruktionen erforderlich. Am distalen Radioulnargelenk liegt das konvex ausgeformte distale Ulnaende in der gleichnamigen konkaven Inzisur des Radius. Diese Konstellation sollte bei Pro- und Supination erhalten bleiben. An der dorsalen Oberfläche des *Radius* findet sich das Lister-Tuberkel, welches die Extensorensehnen separiert. Lateral endet der Radius im dreieckigen Processus styloideus, dessen dorsaler Aspekt eine leicht volare Abkippung der Radiusgelenkfläche bildet.

Die distale Radiusgelenkfläche bildet für das Os lunatum und das Os scaphoideum jeweils eine grubenförmige Absenkung aus. Das distale Ulnaende artikuliert über eine komplexe Struktur von Ligamenten und einem fibrokartilaginären Diskus (triangulärer fibrokartilaginärer Komplex) mit der proximalen Karpalreihe. Der Karpus setzt sich aus zwei Reihen artikulierender Handwurzelknochen zusammen. Im Sagittalschnitt bilden die Längsachsen von Radius, Lunatum und Kapitatum im Normalfall eine gerade Linie. In der axialen Schicht ist der Hamulus mediovolar charakteristisch prominent und bildet mit dem volar gelegenen Pisiforme den Karpaltunnel.

Becken und untere Extremität

Becken

Das Beckenskelett setzt sich aus dem Os sacrum und den beiden Beckenhälften zusammen, die über die *Sakroiliakalgelenke* (SIG) verbunden sind. Die Beckenhälften bestehen jeweils aus dem Darmbein, dem Sitzbein und dem Schambein und bilden anterior die Synchondrose der Symphyse. Das SIG hat einen synovialen (anteroinferiores Drittel) und einen umgekehrt V-förmigen ligamentären Anteil (posterosuperiore zwei Drittel). Die Darstellung erfolgt vorzugsweise schräg axial und coronal.

Das *Azetabulum* wird kranial vom Os ilium, dorsokaudal vom Os ischii und ventrokaudal vom Os pubis gebildet. Im axialen Schnitt können zwei schräg konkave Gelenkfacetten und eine zentrale Fossa unterschieden werden. Funktionell wird der periazetabuläre Anteil des Beckens in einen vorderen und hinteren Pfeiler unterteilt, welche die Kraft von den SIG über das Azetabulum auf die

Femurköpfe übertragen (Abb. 25.**3**). Diese Anordnung ist am leichtesten auf axialen Schichten in Höhe des Azetabulumdachs sowie in Höhe der Fo-

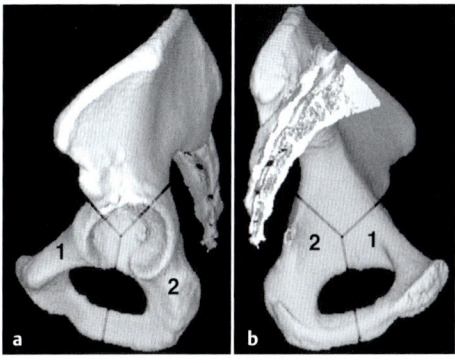

Abb. 25.3 **3D-Rekonstruktion des Hemipelvis.**
Vorderer Pfeiler = 1, hinterer Pfeiler = 2.
a Darstellung des Azetabulums.
b Darstellung der quadrilateralen Platte.

vea capitis femoris beurteilbar. Frakturverläufe und intraartikuläre Fragmente sind oft in sagittalen und coronalen Reformationen gut darstellbar, 3D-Rekonstruktionen (mit fakultativer virtueller Exartikulation) eignen sich in besonderem Maße zur Frakturklassifikation und zur Operationsplanung.

Hüfte und Oberschenkel

Im *Hüftkopf* erkennt man im axialen Bild in Höhe der Fovea capitis femoris eine zentrale sternförmige Figur, die den Verlauf der Trajektorien widerspiegelt (Asterisk-Zeichen). Auf coronalen Reformationen kommen die Trajektorien im Längsschnitt zur Darstellung (vgl. Abb. 25.**31 a**). Am Übergang vom Trochanter zum Schenkelhals findet sich eine trabekel- bzw. trajektorienarme Zone (Ward-Dreieck), welche besonders frakturgefährdet ist. Trochanter major und minor bilden eine laterale und ventromediale Knochenprotuberanz.

Der *Femurschaft* hat einen ovalären Querschnitt, der proximal posteromedial und distal lateral abgeflacht ist. Die dorsal gelegene Linea aspera bildet den Ansatz der Adduktoren und den Ursprung des M. vastus lateralis und medialis. Nach distal wird das Femur schmaler und bildet den medialen und lateralen Kondylus aus, welche durch die Fossa intercondylaris getrennt sind.

Knie und Unterschenkel

Die Femurkondylen artikulieren mit dem Tibiaplateau. Die Patella liegt im anterioren femoralen Gleitlager. Posterolateral der Tibia bildet das Fibulaköpfchen eine gelenkige Verbindung; Tibia und Fibula sind durch die Membrana interossea miteinander verbunden. Bänder und Menisken sind hyperdense Strukturen, welche im Computertomogramm ohne intraartikuläre KM-Applikation kaum beurteilbar sind (vgl. Abb. 25.**36**).

Sprunggelenk und Fuß

Tibia und Fibula bilden am Sprunggelenk ein Scharnier, in das die Talusrolle eingebettet ist. Kaudal artikuliert der Talus mit dem Kalkaneus, ventral mit dem Os naviculare. Das Subtalargelenk besteht aus drei Kompartimenten, dem anterioren, posterioren und mittleren. Das mittlere bildet die Gelenkverbindung des Taluskopfes mit dem Sustentaculum tali des Kalkaneus. Lateral davon befindet sich der kegelförmige Sinus tarsi, der Fett und Bänder enthält. Das *Chopart-Gelenk* folgt einer Linie zwischen Talus und Kalkaneus einerseits, dem Kuboid und Navikulare andererseits. Die Tarsometatarsalgelenke bilden das *Lisfranc-Gelenk*.

Die anatomisch komplex aufgebaute Fußwurzel mit ihren Gelenken lässt sich projektionsradiographisch oft nur unzureichend beurteilen. Für eine detaillierte Analyse ist die Computertomographie unverzichtbar. Dünnschichtkollimationen erlauben qualitativ hochwertige, nahezu isotrope Schichten in jeder gewünschten Ebene. Diese Sekundärkonstruktionen können problemlos an jeden Gelenkraum adaptiert werden, so dass jedes Gelenk in 2 Ebenen darstellbar ist (Tab. 25.**4**).

Tab. 25.4 ⋯⋗ *Untersuchung der Tarsalgelenke in verschiedenen Ebenen*

Axiale Schicht
Kalkaneokuboidalgelenk
Talonavikulargelenk
Metatarsus und Vorfuß (Lisfranc-Gelenk)

Coronale Schicht
Sprunggelenk
Vorderes und hinteres Subtalargelenk mit Sustentakulum
Lateraler und medialer Malleolus
Peroneussehne, Großzehenbeugesehne

Sagittale Schicht
Sprunggelenk
Subtalargelenk (Kompressionsfraktur, Tuber-Gelenk-Winkel)
Kalkaneokuboidalgelenk
Talonavikulargelenk
Lisfranc-Gelenk

Untersuchungstechnik

Grundlagen

Eine optimale Untersuchung des Skelettsystems im Rahmen orthopädischer oder traumatologischer Fragestellungen erfordert dünne, an die Scanregion angepasste Schichten (Tab. 25.**5** u. 25.**6**). Spiralakquisitionen mit Dünnschichtkollimation erlauben qualitativ hochwertige multiplanare Reformationen der interessierenden Region in mehreren Ebenen. Die kurzen Scanzeiten vermindern Bewegungsartefakte.

Der Patient sollte bequem und möglichst *schmerzfrei gelagert* werden. Dabei sind die Erfordernisse der Immobilisation zu berücksichtigen. Der Scan körperstammnaher Gelenke erfolgt in der Regel mit transaxialen Schichten. Periphere Gelenke wie Hand und Fuß können auch in nicht transaxialer Schnittführung gescannt werden. Eine Fixation mit Bändern, Decken o. Ä. verhindert unwillkürliche Bewegungen während des Scans. Gipsverbände

Tab. 25.5 ⋯⋙ *Empfohlene Protokolle für die CT-Untersuchung des Bewegungsapparates*

Allgemein				
Lagerung	Rückenlage mit Elevation der Arme bzw. bequeme und schmerzfreie Lagerung			
	spinale CT und QCT	Knieflexion (Polster)		
	HWS	Arme am Körper angelegt; ggf. Arme nach unten ziehen		
	Schulter	den kontralateralen Arm über den Kopf, Untersuchungsbereich möglichst in Gantry-Mitte		
	Arthro-CT der Schulter	Arm am Körper angelegt Scans in Innen- und Außenrotation		
	Hand und Ellenbogen	Bauchlage besser, Arm über dem Kopf Scanregion in Gantry-Mitte		
	Fuß und Knie	Scanregion in Gantry-Mitte		
Untersuchungsbereich	Wirbelsäule	betroffenes und benachbarte Segmente		
	Becken	nur Azetabulum oder komplettes Becken		
	Gelenke	Hauptfragmente, wenn möglich komplette Fraktur		
Atemphase	flache Atmung Sternum: Inspiration			
Fensterung	Knochen	W/L=2000/400 (W nach Bedarf erhöhen)		
	bei Osteoporose	W/L=1500/200 (W nach Bedarf vermindern)		
	Weichteile (nativ)	W/L=300/30		
	Weichteile (Kontrast)	W/L=400/60		

Scanparameter	SDCT SC/TF/RI	MDCT SC	Pitch P^a	Anmerkung
Wirbelsäule				
HWS	1–2/3–4/1	0,5–1,25	>1	Pitch ≤1 bei kurzem Scanbereich
nur HWK 1 und 2	1/2/0,7	0,5–0,75	<1	Hals in das Isozentrum der Gantry platzieren
BWS	2/3–4/1	0,5–1,25	>1	Pitch <1 bei kurzem Scanbereich
LWS	2/3–4/1	0,6–1,5	>1	Pitch <1 bei kurzem Scanbereich
Bandscheibenvorfall	2/3–4/1	0,6–1,5	<1	höhere Dosis und dickere Schichten bei Adipositas
Becken/Schulter				
Becken/Azetabulum	2/4/1,5	0,6–1,25	>1	schlanke Patienten
	3/4/2	1,25–2,5	>1	adipöse Patienten
Schulter/Arthro-CT	2–3/3–5/2	0,6–1,5	<1	Dosismodulation, adaptiver Filter
	3/3/1,5	1,25–2,5	<1	adipöse Patienten
Extremitäten				
Ellenbogen	1/2/1	0,5–1,25	<1	MPR orthogonal zu den anatomischen Strukturen
Handgelenk/Hand	0,5/1/0,5	0,5–0,625	<1	(ultra)hochauflösender Faltungskern

Tab. 25.5 ⋯⟶ *Fortsetzung*

Scanparameter	SDCT SC/TF/RI	MDCT SC	Pitch P[a]	Anmerkung
Knie	1//2–3/1	0,5–1,25	<1	höherer Pitch bei längerem Scanbereich
Fuß	0,5–1/1–2/0,5–1	0,5–0,625	<1	(ultra)hochauflösender Faltungskern
Lange Knochen	3/5–6/2	0,5–1,25	>1	Einschluss des angrenzenden Gelenks
Polytrauma				
Schädel + HWS	2/4/1,5	0,5–1,25	>1	Dosismodulation, adaptiver Filter
untere HWS	3/4–5/1,5	1,25–2,5	<1	separate Scans bei adipösen Patienten
Thorax und Abdomen	5/10/5	0,5–1,5	>1	Dosismodulation
		1,25–2,5	<1	adipöse Patienten
Andere				
Tumoren	2–5/4–8/2–4	0,5–1,25	>1	SC abhängig vom Scanbereich
Weichteilinfektionen	5/10/5	1–1,5	>1	dünnere SC bei kurzem Scanbereich
Torsionsmessung	5/10/5	1,25–2,5	>1	proximales und distales Gelenk; Niedrigdosisscan
Quantitative CT	8–10/–	1,25–2,5	–	einzelne Niedrigdosisscans durch LWK 1–3, abhängig von Herstellerangaben

Kontrastmittelinjektion	> 30 s Scandauer V/F/D	15–30 s Scandauer V + N/F/D	<15 s Scandauer V + N/F/DX[b]
Polytrauma	100/3/60	120 + 50/3/25A	120 + 50/3/35A
Abszess/DD Prolaps/Narbe	120/2/80	120 + 50/2/90	120 + 50/2/100
Tumor-Staging	120/4/40	120 + 50/5/15A	120 + 50/5/20A

SC = Schichtkollimation (mm), TF = Tischvorschub (mm/Rotation), RI = Rekonstruktionsinkrement mm), ↑↓ = Scanrichtung, KM = Kontrastmittel, Konzentration 300 mg/ml Jod
V = Kontrastmittelvolumen (ml), N = Volumen Kochsalzlösung (ml), F = Flussrate (ml/s), D = Startdelay, X = Trigger-Region
[a] Pitch P = TF/(N × SC), kann bei 64-Zeilern stets < 1 gewählt werden
[b] Bolustriggerung: 20A = Startdelay 20 s nach Erreichen von 50 HE Kontrastanstieg in der Aorta

müssen nicht zwingend entfernt werden, allerdings ist die mAs-Einstellung den Erfordernissen dichter Verbände anzupassen.

In Abhängigkeit von der Körperregion und dem Untersuchungsbereich sollten am Einzeiler die Kollimation zwischen 1 und 3 mm und ein Pitch von 1,5 oder höher eingestellt sein. Ein Pitch von 3 bietet sich bei 1-mm-Kollimationen von Knie oder HWS an. Die Auflösung in der z-Achse ist bei diesen Scanparametern im Vergleich zu dickeren Kollimationen deutlich besser, allerdings finden sich auch vermehrt Stufenartefakte. Insofern ist ein derart hoher Pitch nur bei größeren Scanbereichen zu empfehlen, die mit niedrigem Pitch nicht abgedeckt werden können.

An den *Multidetektorsystemen* wird meist eine Kollimation von 0,6–1,5 mm verwendet. In Ausnahmefällen, vor allem bei adipösen Patienten, reichen auch dickere Schichten von 2–3 mm zur Darstellung der Schulter, des Beckenskeletts, der Hüftgelenke oder der LWS. Für eine höchstmögliche Auflösung an HWS, Sprunggelenk, Knie, Ellenbogen oder Hand sollte die Kollimation stets auf 0,5–0,75 mm reduziert sein. Dadurch entsteht ein nahezu isotroper Datensatz, der qualitativ hochwertige multiplanare Reformationen in jeder gewünschten Ebene ermöglicht. Wichtig ist es, die interessierende Region möglichst ins Zentrum der Gantry zu positionieren, um Kegelstrahlartefakte zu vermeiden oder zumindest zu reduzieren. Dünne Kollimationen ($2 \times 0,5$–$0,625$ mm oder $4 \times 0,5$ mm) erfordern an 4-Zeilern höhere mAs-Werte und erhöhen damit die Strahlenexposition für den Patienten. Für 8- bis 64-Zeiler trifft dies nicht mehr zu, so dass hier ultradünne Schichten für alle Regionen mit geringer Absorption Standard sind. Der Bewegungsapparat ist einer der wenigen Anwendungsbereiche, für den geringe Pitch-Faktoren bei der MDCT vorteilhaft sind: Ein Pitch von 0,7–0,9 reduziert die Stufenartefakte bei Dünnschichtdarstellungen signifikant (vgl. Abb. 2.**9** und 4.**7**). Das Rekonstruktionsinkrement sollte in Hinblick auf optimale multiplanare und 3D-Reformationen bei 50–60% der Schichtkollimation liegen. Für einen schnellen Überblick, z. B. bei Polytraumen, kann zunächst ein nicht überlappender Datensatz mit 3–5 mm Dicke

Tab. 25.6 ⋯⇢ *Empfohlene MPR und 3D-Protokolle für die CT des Bewegungsapparates*

	Axial SD/RI	Coronal SD/RI	Sagittal SD/RI	3D	Anmerkung
Wirbelsäule					
HWS	1,5/1,5	–	1/1,5	VRT[a]	höherer Pitch bei längerem Scan
nur C1/C2	1/1	1/1,5	1/1,5	VRT[a]	Schnittebene an Atlas und Axis ausrichten
BWS	2/3	2/3	2/3	VRT[a]	coronale CPR nur bei Berstungsfrakturen
LWS	2/3	2/3	2/3	VRT[a]	coronale CPR parallel zum Spinalkanal
Diskushernie	3/3	–	3/3	–	axial parallel zum Zwischenwirbelraum
Becken/Schulter					
Becken/	3/3	2/3	3/3	VRT[a]	sagittal nur bei Sakrumfrakturen
Azetabulum	2/2	2/2	2/2	VRT[a]	3D-Darstellung der Beckenhälfte oder des Gelenks („exartikuliert")
Schulter	3/2	2/2	3/2	VRT[a]	schräg coronal parallel zur Skapula
CT-Arthrographie	2/2	2/2	3/2	–	sagittal für den Subakromialraum
Extremitäten					
Ellenbogen	1,5/2	1/1,5	1/1,5	VRT[a]	MPR angepasst an Anatomie (Lagerungsausgleich)
Handgelenk/Hand	0,5–1/1	0,5–1/1	0,5–1/1	VRT[a]	MPR angepasst an Anatomie
Knie	2/3	1,5/3	1,5/3	VRT[a]	axial parallel zum Tibiaplateau; 3D-„Gelenkexartikulation"
Fuß	0,5–1/1	0,5–1/1	0,5–1/1	VRT[a]	MPR angepasst an Anatomie
Lange Knochen	–	2/3	2/3	VRT[a]	longitudinale MPR mit angrenzendem Gelenk
Polytrauma					
HWS	1,5/1,5	1/1,5	1/1,5	VRT[a]	coronal nur für Atlas und Axis
Thorax + Abdomen	5/4		–		sofortige Durchsicht nach Organverletzungen
Wirbelsäule	2/3	–	2/3	VRT[a]	axiale Schichten nur für betroffenes Segment
Rippen u. Sternum	–	–	–	VRT	separate VRT für anteriore und posteriore Brustwand
Andere					
Tumoren	5/4	2/3	2/3	VRT[a]	MPR in Längsausdehnung

[a] 3D-Darstellung nur bei komplexen Frakturen notwendig, VRT besser als SSD
MPR erfordert zuvor die überlappende Rekonstruktion dünner Schichten („sekundärer Rohdatensatz")
Die Anzahl der MPR kann auf die betroffene Region fokussiert werden (auch für die axialen Schichten)

rekonstruiert werden, der dann auch zur Beurteilung der Weichteile genutzt werden kann. Es empfiehlt sich aber darüber hinaus die Erstellung eines „sekundären Rohdatensatzes" überlappender dünner Schichten mit anatomischen oder der Fragestellung angepassten Rekonstruktionen von 1–3 mm Dicke (axial, sagittal oder coronal).

Die Bildqualität der multiplanaren Reformationen lässt sich prinzipiell weiter verbessern durch eine Scanebene, die schräg zum interessierenden Gelenk gewählt wird. Der interessierende Gelenkabschnitt sollte schräg zur Schichtebene gelagert sein, 45° gelten als optimal.

Wenn nur die Darstellung des Knochens angestrebt wird, kann die Dosis bei schlanken Patienten signifikant reduziert werden, da ein weites Fenster (1000–2000 HE) den Rauscheindruck stark vermindert. Eine adaptive Dosismodulation ist im Bereich der Schulter und des Beckens zu empfehlen, eine z-Achsen-Modulation immer dann, wenn deutliche Unterschiede in der Absorption der Untersuchungsregion zu erwarten sind (Hals und Thorax oder Thorax und Abdomen). Adaptive Filter verbessern die Bildqualität in der Schulter- und Beckenregion.

Die Bildqualität axialer Schnitte und multiplanarer Reformationen (MPR) wird durch Einsatz eines hochauflösenden Faltungskerns verbessert, für 3D-Oberflächendarstellungen oder Volumenrekonstruktionen (VRT) ist dagegen der Standardkern sinnvoller, um das Bildrauschen gering zu halten. Vielfach wird besonders bei polytraumatisierten Patienten auf die Rekonstruktion mit einem separaten hochauflösenden Filter verzichtet. Im Bereich von Schulter und Becken empfiehlt sich aufgrund des relativ hohen Rauschpegels ein weniger harter Faltungskern zur Rekonstruktion der axialen Schichten und der MPR. Um die Ortsauflösung zu verbessern, sollte – sofern möglich – die interessierende Region mit einem kleineren Field-of-View untersucht oder bei großem FOV eine 1024^2-Matrix gewählt werden.

Multiplanare Reformationen werden problemadaptiert erstellt. Die meisten orthopädischen und chirurgischen Fragestellungen bedürfen einer Zwei-Ebenen-Darstellung (Tab. 25.**6**). Die Rekonstruktionen sind dabei den Gelenkachsen anzupassen und nicht nach der Tischposition auszurichten. Coronale gekrümmte Rekonstruktionen sind für die Darstellung des Spinalkanals, 3D-Darstellungen für die Befunddemonstration komplexer Frakturen und unübersichtlicher anatomischer Verhältnisse vorteilhaft. Derzeit sind die Volumenrekonstruktionen Methode der Wahl zur Darstellung des Bewegungsapparates, da sie übersichtlicher sind und diskrete Befunde besser visualisieren.

Liegen *Metallimplantate* im Untersuchungsbereich, sollte die Untersuchung mit höherer Röhrenspannung (140 kV), hoher mAs-Einstellung und in Dünnschichttechnik erfolgen. Die Absorption des Metalls ist bei höherer Spannung reduziert, was geringere Aufhärtungsartefakte zur Folge hat. Die dünnen Schichten vermindern Partialvolumeneffekte und damit die Streifenartefakte. Eine breite Gesamtkollimation sollte vermieden werden, da jede Projektion, die durch ein hochabsorbierendes Metallimplantat führt, zu Artefakten beiträgt. Aus diesem Grund kann es sinnvoll sein, bei 16- bis 64-Zeilen-Scannern die Schichtanzahl auf 4–8 zu reduzieren (z. B. $4 \times 0,625$ mm statt $64 \times 0,625$ mm). Die multiplanaren Reformationen sind in der Regel weniger artefaktanfällig als das Originalbild (vgl. Abb. 25.**67**). Artefakte sind bei Gold (Zähne) am ausgeprägtesten, bei Titan dagegen relativ gering (chirurgisch bevorzugtes Material). Soweit verfügbar, sollten spezielle Algorithmen für die *Metallartefaktkorrektur* verwendet werden (vgl. Abb. 25.**68**).

Spinale Computertomographie

Bei *traumatologischen* Fragestellungen sollte generell ein Spiralscan mit dünnen Schichten eingesetzt werden, um multiplanare Reformationen in hoher Qualität zu ermöglichen. Für die HWS empfehlen sich Schichtkollimationen von 0,5–1,25 mm, für die BWS von 0,5–1,25 mm und für die LWS von 0,6–1,5 mm. Für adipöse Patienten kann eine etwas breitere Kollimation gewählt werden. Die Untersuchungsregion ist normalerweise auf den interessierenden Bereich zu beschränken. Die Dünnschichtdarstellung langer Wirbelsäulensegmente ist mit der Multidetektor-CT kein Problem mehr. Bei polytraumatisierten Patienten kann der für Hals, Thorax und Abdomen akquirierte Datensatz zur Rekonstruktion des Skeletts und der Weichteile genutzt werden.

Die CT des *Spinalkanals und der Bandscheiben* erfordert eine relativ hohe Dosis und dünne Schichten. In der Standardtechnik wird die Gantry anhand des lateralen Übersichtsradiogramms parallel zum Intervertebralraum ausgerichtet; bei einigen Scannern führt dies allerdings zu Verzerrungen der multiplanaren Reformationen. Meist ist es einfacher, die Untersuchungsregion in einem Volumendatensatz zu erfassen. Dies hat den Vorteil, dass die Angulation problemlos an die anatomischen Gegebenheiten angepasst werden kann, selbst bei ausgeprägter Skoliose. Allerdings muss damit eine höhere Expositionsdosis in Kauf genommen werden.

Bei lumbalen radikulären Beschwerden werden sowohl das Bewegungssegment in Höhe des Austritts des verdächtigten Spinalnervs als auch das darüber gelegene Segment zur Beurteilung der intraspinal verlaufenden Nervenwurzel untersucht. Zervikal sollten neben dem verdächtigen Segment auch die beiden benachbarten Segmente mit untersucht werden. Die Darstellung eines Bewegungssegmentes reicht von der Unterkante des oberen Pedikels bis zur Oberkante des unteren Pedikels und schließt die Neuroforamina und die lateralen Rezessus ein. Ein Bandscheibenvorfall oder ein anderer Befund (z. B. Bandscheibensequester) muss in seiner gesamten Ausdehnung erfasst werden. Für die Beurteilung der zervikalen Bandscheiben ist u. U. die intravenöse KM-Applikation zur Abgrenzung der venösen Plexus erforderlich.

Die *Bildrekonstruktion* sollte in der HWS mit kleinem FOV (ca. 15–20 cm) für optimale Ortsauflösung erfolgen. Für BWS und LWS ist dies in der Regel nicht erforderlich und ein FOV, das den gesamten Körperquerschnitt erfasst, ist vielfach ausreichend. Dies hat den Vorteil, dass gleichzeitig Thorax- und Abdominalorgane mitbeurteilt werden können und Rekonstruktionszeit gespart wird. Bei Traumafragestellung wird vor allem bei der HWS mit hochauflösendem (Knochen-)Faltungskern gearbeitet; zusätzliche Rekonstruktionen im Standardkern ermöglichen die Beurteilung der paravertebralen Weichteile. Für BWS und LWS ist ein Standardkern in der Regel ausreichend. Um das Bildrauschen bei der Bandscheibendiagnostik zu reduzieren, empfiehlt sich ein Standard- oder glättender Kern. Zusätzliche hochauflösende Rekonstruktionen dienen der Beurteilung der Knochenstruktur und der Foramina. Wird die Untersuchung als Volumenscan durchgeführt (Spiral- oder Multidetektor-CT), sollten zusätzlich zu den axialen Schnittbildern immer auch sagittale und parasagittale Rekonstruktionen angefertigt werden. Hierbei kann durch Rekonstruktion von etwas dickeren Schichten (1–1,5 mm im Bereich der HWS und 2–3 mm im Bereich von BWS und LWS) das Bildrauschen deutlich reduziert werden.

In Höhe des zervikothorakalen Überganges fällt das Bildrauschen durch den Schultergürtel stark ins Gewicht. Adaptive Dosismodulationen und neuere 3D-Interpolationsfilter für die Bildrekonstruktion (adaptive Filterung) verbessern die Bildqualität erheblich und sparen Dosis. Für die adaptive Dosismodulation sollte die maximale mAs-Einstellung um den Faktor 1,5–2 heraufgesetzt werden (in Abhängigkeit von den Herstellerempfehlungen), um während der lateralen Projektion eine ausreichende Dosis verfügbar zu haben. Dies ist nicht nötig, sofern eine zusätzliche z-Modulation der Dosis eingesetzt wird, bei der die Dosis im Schulterbereich erhöht und im Hals herabgesetzt wird. Die Programme reduzieren die Dosis in a.-p. Projektion aufgrund der geringeren Absorption mitunter um einen Faktor > 10 (vgl. Abb. 5.**7**). Ist die Dosismodulation nicht verfügbar, so stellt die MRT die bessere Alternative dar.

Skelettdiagnostik

Obere Extremität

Der Scanbereich für die *Schulter* sollte die Region oberhalb des Akromions bis einige Zentimeter unterhalb des Glenoids oder bis zur Skapulaspitze abdecken. Um Bewegungen zu vermeiden, sollte der Unterarm mit Gurten oder kleinen Sandsäcken fixiert werden. Wenn möglich, ist die adaptive Dosismodulation einzusetzen (s. oben). Die Rekonstruktion von 2–3 mm dicken Schichten aus dem sekundären Rohdatensatz reduziert das Bildrauschen. Durch Wahl der geeigneten MPR lassen sich anatomisch angepasste angulierte Schnittbilder analog der MRT erstellen. Die Lagerung in Abduktion und Außenrotation verbessert die Darstellung des anteroinferioren Labrums bei der CT-Arthrographie.

Der *Ellenbogen* kann bei dem Körper anliegendem Arm untersucht werden. Vorteilhafter ist allerdings die Lagerung über dem Kopf mit leichter Flexion (geringere Dosis, bessere Bildqualität). Dabei sollte der Arm wegen der unbequemen Lagerung fixiert werden. Da das Ellenbogengelenk in dieser Position nicht achsengerecht zur Gantry liegt, ist es erforderlich, einen überlappenden nahezu isotropen Datensatz zu akquirieren, um mittels MPR anatomiegerechte Schnittbilder rekonstruieren zu können.

Ähnliches gilt für *Handgelenk und Hand.* Qualitativ hochwertige MPR einer Multidetektoruntersuchung machen mühselige und unbequeme Einstellungen überflüssig. Direkte coronale oder sagittale Scans mit über dem Kopf gelagertem Arm sind problemlos möglich, erfordern allerdings eine adäquate Fixation. Auf spezielle Positionierungen kann zurückgegriffen werden, wenn die multiplanaren Reformationen bei in Neutralstellung positionierter Hand die klinische Fragestellung nicht ausreichend beantworten. Skaphoidfrakturen sind am besten in der Längsachse (Handgelenk schräg mit Ulnardeviation) beurteilbar, der Skaphoid-Trapezium-Trapezoid-Komplex lässt sich am besten in der STT-Projektion darstellen (schräg mit 45° Überpronation und Ulnardeviation, Abb. 25.**4**). Für eine detaillierte Beurteilung des distalen Radioulnargelenkes empfiehlt sich die Darstellung beider Handgelenke im Seitenvergleich.

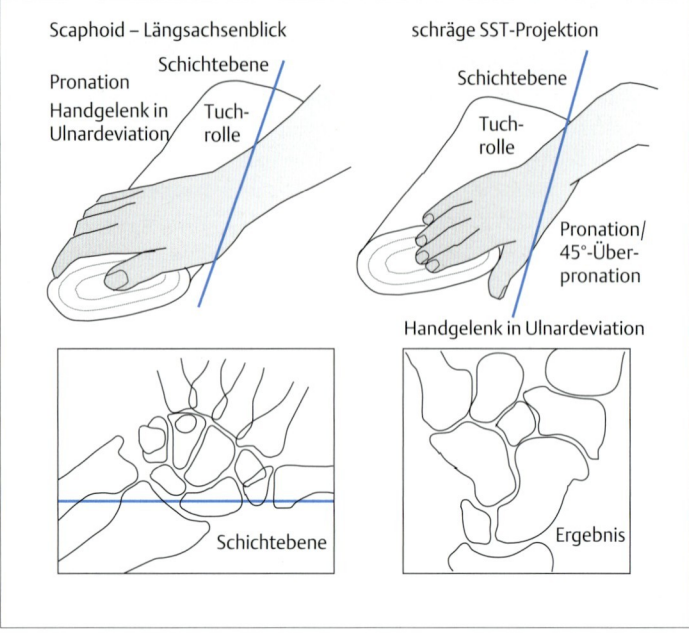

Abb. 25.4 **Positionierung der Hand** für eine Scanebene parallel zur Längsachse des Skaphoids und die schräge Scapho-trapezio-trapezoid-(STT-)Projektion (Stewart, 1992). Bei der MDCT können diese Ebenen sekundär aus dem 3D-Datensatz berechnet werden.

Becken und untere Extremität

Komplexe Traumen des *Beckenskeletts* erfordern häufig die Darstellung beider Darmbeinschaufeln einschließlich des Azetabulums. Mittels Einzeilen-Spiral-CT erhält man mit einem Dünnschichtprotokoll (SC/TF/RI = 2/4/1,5) gute Resultate; der Scan benötigt zur Untersuchung des gesamten Beckens allerdings 50 s. Bei älteren Scannern empfiehlt es sich deswegen, den Untersuchungsbereich aufzuteilen (vorzugsweise oberhalb des Azetabulums). Mit der Multidetektor-CT kann das gesamte Beckenskelett in einem Untersuchungsgang in weniger als 20 s aufgenommen werden. Bei 4- oder 8-Zeilen-Scannern ist eine Kollimation von 2–2,5 mm in der Regel ausreichend und bei adipösen Patienten zu bevorzugen. Optimale Ergebnisse erzielt man mit 4- bis 64-Zeilen-Scannern und einer Kollimation von 1–1,5 mm.

Für die Beurteilung und Klassifizierung von *Azetabulum- und Sakrumfrakturen* sind neben den axialen Schichten sagittale und coronale Reformationen erforderlich. Vereinfachen lässt sich dies durch 3D-Darstellungen (SSD, VRT). Bei komplexen Beckenfrakturen ist die Berechnung von 3D-Reformationen in radiologischen Standardprojektionen (Ala-, Obturator-, Inlet- und Outlet-Projektion, p.-a., a.-p. und laterale Ansicht) grundsätzlich zu empfehlen. Die virtuelle Exartikulation des Femurkopfes gestattet einen exzellenten Überblick über Azetabulumfrakturen (vgl. Abb. 25.**29**).

Auch die Analyse der komplexen anatomischen Verhältnisse von *Sprunggelenk und Fuß,* speziell Talus und Kalkaneus, profitiert von einem hoch auflösenden isotropen Volumendatensatz (Multidetektor-CT) (vgl. Tab. 25.**4**).

Für die Diagnostik komplexer *Knietraumen* sind orthogonale MPR in 3 Ebenen bei einer Schichtkollimation von 0,5–1,25 mm erforderlich. Am Knie und Rückfuß verbessern Volumenrekonstruktionen den anatomischen Überblick und erleichtern die Operationsplanung. Die virtuelle Exartikulation von Femur- oder Tibiakopf ist mit den modernen Segmentationstechniken leicht möglich und wird von den Chirurgen gut angenommen.

Polytrauma

Die Computertomographie spielt eine zunehmend wichtigere Rolle in der Diagnostik polytraumatisierter Patienten. Mit Einführung der Spiral- und Multidetektortechnik wird sie mehr und mehr zum Screening-Instrument bei Polytraumen mit hohem Risikopotenzial. Voraussetzung ist eine adäquat ausgestattete und gut organisierte Notfalleinheit mit enger Kooperation zwischen Radiologen und Chirurgen. Klare diagnostische und therapeutische Algorithmen, welche sich an der individuellen Ausgangssituation orientieren (definierte Einschlusskriterien), können das Behandlungsergebnis und die Prognose des Verletzten entscheidend verbessern. Die Untersuchungsprotokolle sind dabei aufgrund der unterschiedlichen Rahmenbedingungen und aufgrund der Tatsache, dass derzeit keine ausreichenden wissenschaftlichen Grundlagen für alle möglichen Situationen vorliegen von Institut zu Institut unterschiedlich. Da der Faktor „Zeit" bei der Behandlung Polytraumatisierter eine entscheidende Rolle spielt, hängen die Untersuchungsprotokolle wesentlich von der verfügbaren Gerätetechnologie ab. Bei älteren Scannern beschränkt sich das Untersuchungsregime meist auf spezifische Fragestellungen wie HWS- oder thorakoabdominelle Verletzungen. Moderne Multidetektorgeräte mit kurzer Röhrenrotationszeit (= 16- bis 64-Zeiler) sind dagegen in der Lage, den Patienten von Kopf bis Fuß mit 1,25–2 mm dünnen Schichten in etwa 25 s zu untersuchen. Ein derartiges Vorgehen macht konventionelle Aufnahmen weitgehend überflüssig und wird zur bevorzugten Modalität unmittelbar nach Stabilisierung des Patienten. Eine longitudinale Dosismodulation ist dabei essenziell, um eine unnötige Strahlenexposition zu vermeiden.

Patienten mit Schädel-Hirn-Trauma (SHT) sollten unmittelbar nach Stabilisierung der Vitalfunktionen der CT-Diagnostik zugeführt werden. Werden Thorax- oder Abdomenverletzungen zusätzlich vermutet, so kann bereits das Übersichtsradiogramm Hinweise auf lebensbedrohliche Situationen geben (Tubusdislokation, Pneumothorax, freie intraabdominelle Luft). Ein zusätzliches laterales Übersichtsradiogramm gestattet einen groben Überblick über die Wirbelsäule.

Beim SHT sollte sich an das primäre kraniale Computertomogramm die Untersuchung der HWS anschließen, wenn ein entsprechendes Risikopotenzial gegeben ist (Kriterien in Tab. 25.**7**). Die Treffsicherheit der Computertomographie beim Frakturausschluss liegt nach Literaturangaben deutlich

Tab. 25.7 ⇢ *Klinische Entscheidungskriterien für den primären Einsatz der Computertomographie bei HWS-Verletzungen (Hanson, 2000)*

Unfallmechanismus
Verkehrsunfall mit hoher Geschwindigkeit (55 km/h, kombinierter Aufprall) Verkehrsunfall mit Tod eines Unfallbeteiligten Fall aus großer Höhe (>3 m)
Klinische Parameter
Signifikantes SHT oder intrakranielle Blutung im CT HWS-Verletzung mit neurologischer Symptomatik Becken- oder multiple Extremitätenverletzungen Jedes andere Risikokriterium >5 %

über 90 % (Sensitivität der konventionellen Projektionsradiographie etwa 80 %). Die obere HWS vom Okziput bis zur Schulter sollte zunächst bei 120 kV mit geringerer Dosis und dünnen Schichten untersucht werden, gefolgt von einem Scan der unteren HWS durch die Schultern bis BWK 4 mit höherer Dosis und 140 kV. Bei schlanken Patienten lässt sich durchgehend das Protokoll der oberen HWS verwenden, bei adipösen Patienten empfiehlt sich eine breitere Schichtkollimation. Bei automatischer Dosismodulation kann der Scan in einem Durchgang erfolgen.

Die Thorax- und Abdomenuntersuchung von Traumapatienten wird am besten mit einem 5/10/5-Protokoll am Einzeilenscanner oder mit 0,6–1,5 mm Kollimation mit der Multidetektor-CT durchgeführt. Kontrastverstärkte Scans verbessern den Nachweis von intraabdominellen Hämatomen, die im Nativscan isodens zur Leber sein können (vgl. Abb. 16.**9**). Sie ermöglichen auch den Nachweis von Aortenverletzungen, aktiven Blutungen und Parenchymverletzungen (Leber, Milz, Nieren). Hämatome imponieren im Kontrastscan relativ hypodens, mittels Dichtemessungen sind sie jedoch eindeutig identifizierbar. Insofern ist bei Traumafragestellungen eine vorherige Nativuntersuchung nicht zwingend erforderlich: Parenchymverletzungen sind mit einem portalvenösen Injektionsprotokoll 100/3/60 ausreichend zu beurteilen, Aortenverletzungen und aktive Blutungen hingegen erfordern (zusätzlich) eine Untersuchung in der arteriellen Phase. Für Multidetektorscanner empfiehlt sich ein Protokoll, bei dem noch ausreichend arterielle Kontrastierung sichtbar, aber bereits Parenchymkontrastierung anwesend ist. Hierfür können 120 ml Kontrastmittel mit einer relativ niedrigen Flussrate (3 ml/s) injiziert werden und das Timing des Scans an die Scandauer angepasst werden. In Abhängigkeit von den klinischen, radiographischen und sonographischen Befunden kann das Untersuchungsprotokoll verkürzt und auf das Abdomen oder den Thorax beschränkt werden.

Der Radiologe sollte bei der Bildrekonstruktion anwesend sein und diese überwachen, um lebensbedrohliche Komplikationen (Blutungen, Organschäden, Pneumothorax) und schwerwiegende Verletzungen (auch am Stammskelett) sofort zu erkennen und ggf. ergänzende Scans (z. B. Spätscans, Dünnschichtdarstellungen o. Ä.) zu veranlassen. Unter derartigen Bedingungen beträgt die Raumzeit des Patienten weniger als 10 min. Strahlendurchlässige Notfallliegen erleichtern das Umlagern des Patienten, vermindern das Lagerungsrisiko und beschleunigen den Untersuchungsgang.

Mit der Multidetektortechnik lassen sich Thorax und Abdomen auch mit dünner Schichtkollimation untersuchen. Atemanhaltemanöver sind nicht zwingend erforderlich. Eine longitudinale Dosismodulation ist von Vorteil, die maximale mAs-Zahl sollte allerdings hoch genug gewählt werden, um Schulter und Becken ausreichend abzubilden. Bei ausreichender Dosisleistung der Röhre kann die gesamte Untersuchung in nicht mehr als 60 s abgeschlossen werden. Bei Dünnschichttechnik (dünne Schichtkollimation) kann der Patient unmittelbar nach der Untersuchung vom Lagerungstisch genommen werden, da alle notwendigen Informationen aus dem Rohdatensatz gewonnen werden können (vgl. Tab. 1.**8**).

Um einen raschen Überblick über die Verletzungen und insbesondere über etwaige lebensbedrohliche Zustände zu erhalten, sollten zunächst dickere Schichten (5 – 7,5 mm) mit identischem Inkrement rekonstruiert werden. Erst danach wird ein sekundärer Rohdatensatz aus dünnen überlappenden Schichten generiert, welcher als Grundlage für die Berechnung multiplanarer und dreidimensionaler Reformationen dient (vgl. Abb. 25.**16** u. 25.**25**). Sagittale MPR sind für den Nachweis von Wirbelsäulenverletzungen geeignet, speziell von Verletzungen der mittleren Säule bzw. der Wirbelkörperhinterkante. Volumenrekonstruktionen eignen sich zum Nachweis von Rippen- und Sternumfrakturen (vgl. Abb. 25.**24**) und geben einen exzellenten Überblick über den Frakturtyp und die Hauptfragmente bei Beckenfrakturen (vgl. Abb. 25.**30**). Zusätzliche Röntgenaufnahmen sind damit überflüssig.

CT-Arthrographie

Mit der MRT sind die Indikationen für eine CT-Arthrographie deutlich zurückgegangen. Häufigste Indikation im Bereich der Schulter ist die Beurteilung von Labrum glenoidale und Gelenkkapsel bei Patienten mit Schulterinstabilität. Die Untersuchung wird als Doppelkontrast-Arthrographie durchgeführt. Nach Punktion des Schultergelenks im kaudalen Drittel von ventral werden 2 – 3 ml KM (300 mg J/ml) und 12 – 15 ml Luft injiziert. Isoosmolare nichtionische Kontrastmittel sind zu bevorzugen, da der osmotische Effekt und damit die Verdünnung geringer ist und das KM langsamer resorbiert wird.

Unmittelbar im Anschluss an die Doppelkontrastinjektion erfolgt die Computertomographie in Innen- und Außenrotation des betroffenen Arms. Alternativ kann der Patient in einer 45° schrägen Bauchlage untersucht werden, was eine homogene Verteilung der Luft in die anterioren und posterioren Kapselräume gewährleisten soll.

Für die CT-Arthrographie des Knie- und Hüftgelenkes dürfte nach den Erfahrungen der MRT ein moderater Zug am Fuß hilfreich sein, um die Beurteilung des Labrum acetabulare und des Knorpels zu verbessern.

Torsions-(Drehfehler-)Messung

Die Computertomographie ist eine standardisierte und zuverlässige Methode zur Bestimmung der Torsionsfehlstellung der langen Röhrenknochen (sog. Drehfehlerbestimmung) (Abb. 25.**5**). Bei zunehmendem Einsatz intramedullärer osteosynthetischer Versorgung langer Röhrenknochen (Marknagelung) kommt der Torsionsmessung nach Versorgung oder vor Korrekturosteotomie zunehmende Bedeutung zu.

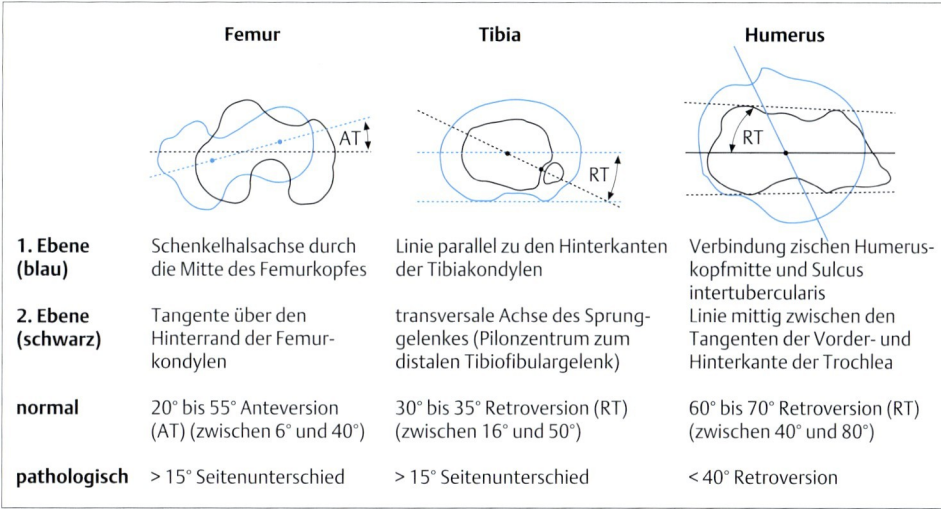

Abb. 25.5 **Computertomographische Torsionswinkelmessung.**

	Femur	Tibia	Humerus
1. Ebene (blau)	Schenkelhalsachse durch die Mitte des Femurkopfes	Linie parallel zu den Hinterkanten der Tibiakondylen	Verbindung zischen Humeruskopfmitte und Sulcus intertubercularis
2. Ebene (schwarz)	Tangente über den Hinterrand der Femurkondylen	transversale Achse des Sprunggelenkes (Pilonzentrum zum distalen Tibiofibulargelenk)	Linie mittig zwischen den Tangenten der Vorder- und Hinterkante der Trochlea
normal	20° bis 55° Anteversion (AT) (zwischen 6° und 40°)	30° bis 35° Retroversion (RT) (zwischen 16° und 50°)	60° bis 70° Retroversion (RT) (zwischen 40° und 80°)
pathologisch	> 15° Seitenunterschied	> 15° Seitenunterschied	< 40° Retroversion

Die Torsionsmessung erfordert die Darstellung des proximalen und distalen gelenkbildenden Endes eines Röhrenknochens. Einige kontinuierliche 8- bis 10-mm-Schichten oder kurze Spiralen durch das proximale und distale Ende des Knochens reichen in der Regel aus. Der Dosisbedarf ist gering ($CTD_{vol} < 2$ mGy).

In komplexeren Fällen kann eine Niedrigdosisspirale über den gesamten Knochen gefahren werden, so dass anhand multiplanarer oder 3D-Reformationen Dislokationen und Achsabweichungen unmittelbar beurteilbar sind.

Beim Scan ist darauf zu achten, dass die Längsachse des interessierenden Röhrenknochens senkrecht zur Scanebene ausgerichtet ist. Die Winkelmessung erfolgt im Seitenvergleich, da eine hohe inter- wie intraindividuelle Variationsbreite besteht. Die in der Literatur angegebenen Mittelwerte sind lediglich Richtwerte, die z.B. für den Oberschenkel eine Standardabweichung von bis zu ± 20 % haben. Als pathologisch wird an der unteren Extremität eine Seitendifferenz von > 15 % angesehen.

Quantitative CT (QCT)

Zur Bestimmung der Knochendichte wird jeweils eine axiale Schicht (8–10 mm) durch die Mitte des 1., 2. und 3. LWK gelegt (Abb. 25.**6 a**). Die mittleren CT-Werte der Wirbelspongiosa werden durch Vergleich mit einem Eichphantom mit bekanntem Mineralgehalt kalibriert (Abb. 25.**6 b**). Als Eichmaterialien kommen Calciumhydroxylapatit und K_2HPO_4 zum Einsatz. Bei der Lagerung des Patienten auf dem Eichphantom ist darauf zu achten, dass der Luftspalt zwischen Phantom und Patient möglichst gering ist, um Messwertverfälschungen zu vermeiden (zum Ausgleich der Lendenlordose sollten die Hüftgelenke gebeugt und die Knie unterpolstert sein). Zur Vermeidung von Messfehlern sind die Herstellerangaben genau zu befolgen.

Derzeit rückt die kontinuierliche Datenakquisition der Spiral- und Multidetektor-CT mehr in den Vordergrund. Diese Technik hat mehrere Vorteile: Der gesamte Wirbelkörper wird untersucht, die Messungen sind besser reproduzierbar und lokale Änderungen der Spongiosaarchitektur lassen sich erfassen. Dadurch wird eine Analyse der Trabekelarchitektur zur individuellen Abschätzung des Frakturrisikos möglich.

Zur Dosisreduktion sollte die QCT mit möglichst geringer kV-Zahl und mAs erfolgen. Bei Volumenmessungen ist die Dosis naturgemäß höher als bei der konventionellen QCT.

Die CT-Werte nehmen linear mit steigendem Kalksalzgehalt zu und erlauben damit die Abschätzung der Knochendichte. Nullpunkt der Messskala ist Wasser. Dadurch entsteht ein gewisser Fehler, da die Wirbelkörperspongiosa unterschiedliche Weichteilkomponenten enthält, die nicht wasser-

Abb. 25.6 **Quantitative CT (QCT).**
Die Scans durch LWK 1 bis 3 und die Positionierung der ROI erfolgen halbautomatisch. Für die Kalibrierung wurde in diesem Fall ein Calciumhydroxyl-apatit-Phantom verwendet (Siemens).

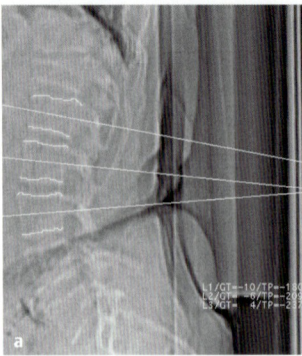

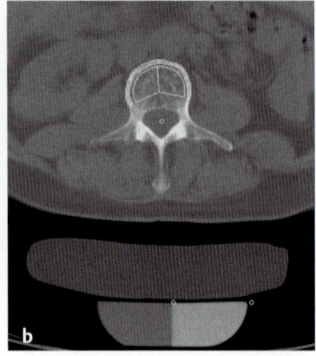

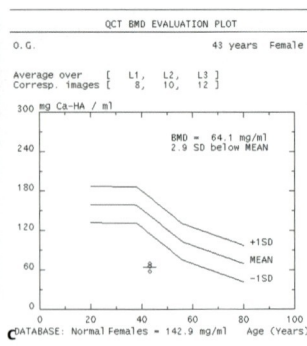

a Laterales Topogramm der LWS.
b Axiale Schicht durch LWK 3.

c Graphik/Report der Dichtemessung.

äquivalent sind (Fett, hämatopoetisches Mark und Weichteilkomponente der Knochenmatrix). Der im QCT gemessene Kalksalzgehalt wird daher durch Fettmark nach unten und durch Blut bildendes Mark nach oben verfälscht. Aufgrund der Kalibrierung sind die Messwerte für den Kalksalzgehalt kaum kV-abhängig, allerdings sind die Dichtewerte von Fett kV-abhängig, so dass Knochenmarksveränderungen den gemessenen Knochenmineralsalzgehalt verfälschen.

Der fettinduzierte Fehler in der standardmäßig durchgeführten Single-Energy-QCT (SEQCT) kann mittels Dual-Energy-QCT (DEQCT) reduziert werden: Hierbei wird nicht mehr der CT-Wert kalibriert, sondern die Differenz der CT-Werte bei niedriger und hoher Röhrenspannung (vgl. letzter Abschnitt im Kapitel 4, S. 137). Dieses Verfahren bietet zwar theoretische Vorteile, wird aber aufgrund des größeren Aufwandes und der höheren Strahlenexposition kaum mehr durchgeführt.

- Die QCT ist nur dann zuverlässig, wenn die Scanebene sicher durch die Mitte des Wirbelkörpers gelegt werden kann. Bei ausgeprägter Skoliose, nach osteoporotischen Impressionsfrakturen oder Verdichtungsarealen ist die Untersuchung nicht sinnvoll.
- Die Schnittführung sowie die ROI zur Dichtebestimmung sollten wegen der Reproduzierbarkeit semiautomatisch festgelegt werden (Abb. 25.**6**).
- Eine Verlaufskontrolle ist nur mit standardisierter Technik und definierten Parametern wie Röhrenspannung, Filterung und Wahl der ROI möglich. Sie sollte möglichst am gleichen Scanner-Typ durchgeführt werden.
- Bei einem Wechsel des CT-Systems sollten die Messwerte zunächst gegeneinander abgeglichen werden, um eine korrekte Verlaufskontrolle zu gewährleisten.
- Die Indikation zur QCT besteht nur dann, wenn die Untersuchung auch therapeutische Konsequenzen hat.

Wirbelsäulenverletzungen

Die Computertomographie ist Methode der Wahl zur Klassifizierung und zur Abschätzung des Schweregrades von Wirbelsäulenverletzungen. Sie ist im Nachweis von Frakturlinien und Dislokationen wesentlich sensitiver als die Projektionsradiographie. Die Computertomographie ist vor allem geeignet, eine Unterschätzung des Verletzungsgrades zu vermeiden (z.B. Einbeziehung der Wirbelkörperhinterkante), die Stabilität zu beurteilen, das Vorgehen festzulegen und Befunde zu erheben, die sich dem radiographischen Nachweis leicht entziehen (z.B. Dislokation der Gelenkfortsätze oder von Fragmenten). Sie ist indiziert zur Operationsplanung bei vermuteter Instabilität oder Einengung des Spinalkanals. Verletzungen des Rückenmarks und des diskoligamentären Komplexes sind hingegen eine MRT-Indikation. Die MRT sollte vorzugsweise auch im Bereich der HWS eingesetzt werden.

CT-Morphologie

In Abhängigkeit vom Unfallmechanismus und der Hauptrichtung der Gewalteinwirkung werden verschiedene Wirbelfrakturen unterschieden (z. B. Flexion, Extension, Distraktion, Kompression, Rotation und Translation, Tab. 25.**8**). Aufgabe der Computertomographie ist die Beurteilung der Frakturstabilität und der Nachweis bzw. die Quantifizierung der Kompressionseffekte auf das Myelon und/oder die Spinalnerven.

Verletzungen der Wirbelsäule betreffen am häufigsten die HWS und den thorakolumbalen Übergang. Tab. 25.**9** und 25.**10** zeigen die AO-Klassifikation. In der HWS überwiegen Flexions- und Extensionsverletzungen, im thorakolumbalen Übergang Kompressionsverletzungen. Eine Sonderstellung nehmen Frakturen der oberen HWS ein (vgl. Abb. 25.**8** – 25.**11**).

Frakturen gehen oft mit einer prävertebralen Weichteilschwellung einher. In der sagittalen MPR der HWS messen die prävertebralen Weichteile beim Erwachsenen (Kind) in Höhe der Basis von HWK 3 maximal 7 mm (7 mm) und an der Basis von HWK 6 maximal 22 mm (14 mm).

Postoperativ ist auf die Wiederherstellung der Achsen, auf die Aufrichtung und das Alignement der Wirbelkörper sowie auf die Wiederherstellung bzw. eine residuale Einengung des Spinalkanals zu achten. Nach osteosynthetischer Versorgung und Einbringung von Knochenspänen oder Spongiosa können lmplantatbrüche oder -dislokationen, Wirbelkörpersinterungen, Spanverlagerungen, Spongiosaresorptionen oder entzündliche Veränderungen beurteilt werden. Mit zunehmender Frakturheilung kann es zu einer Remodelierung und Glättung der frakturierten Wirbelkonturen kommen.

Tab. 25.8 ⋯⋗ *Wirbelsäulenverletzungen in Abhängigkeit vom Verletzungsmechanismus*

Hyperflexionstrauma
Hyperflexionsstauchung (anteriore Subluxation)
Hyperflexionsluxation
Densfraktur
Keilfraktur
Chance-Fraktur
Bilaterale Facettenluxation
Flexions-Teardrop-Fraktur
Schipperfraktur (clay shoveler's fracture)
Hyperextensionstrauma
Hyperextensionsluxation
Isolierte Atlasbogenfraktur
Isolierte Bogenfraktur
Henkerfraktur (hangman's fracture)
Extensions-Teardrop-Fraktur
Kompressionstrauma
Berstungsfraktur
Jefferson-Fraktur
Rotationstrauma
Rotationssubluxation
Unilaterale Facettenluxation (+ Hyperflexion)
Pfeilerfraktur (+ Hyperextension)
Pedikulolaminäre Separation
Translationsverletzung
Fraktur des Processus uncinatus

Obere Halswirbelsäule

Kondylenfrakturen

Frakturen der Okzipitalkondylen sind selten und in der Regel Folge einer erheblichen Krafteinwirkung. Mit der Computertomographie werden sie häufiger als früher nachgewiesen und können genau lokalisiert werden (Abb. 25.**7**). Nach Anderson und Montesano werden 3 Formen unterschieden: Typ I sind Kompressionfrakturen durch axiale Krafteinwirkung; Typ II sind lineare okzipitale Frakturen, welche in die Kondylen auslaufen, Typ III sind instabile Abrissfrakturen durch Lateralbeugung und Rotation. Diese Frakturen gehen häufig mit Verletzungen der unteren Hirnnerven einher.

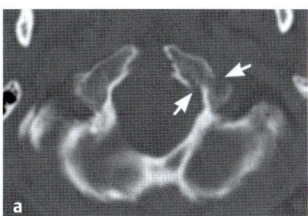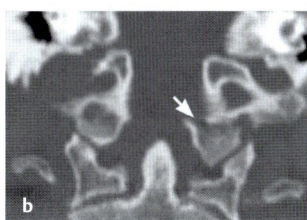

Abb. 25.7 Fraktur der Hinterhauptskondylen.
Die Fraktur ist im axialen Schnittbild zwar erkennbar (**a**), die räumliche Orientierung wird durch eine coronale Reformation jedoch deutlich erleichtert (**b**).

Abb. 25.8 **Messung der atlanto-axialen Rotation im axialen CT-Schnitt.**

a Rotationssubluxation im Rahmen eines Tortikollis.

b Die atlantoaxiale Rotationsfixation ist am besten im 3D-Übersichtsbild erkennbar.

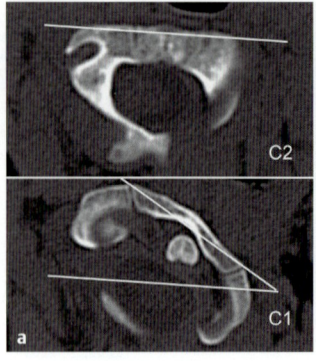
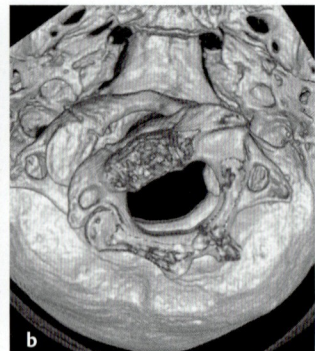

Subokzipitale Verletzungen (C0 – C1)

Die *atlantookzipitale Dissoziation* resultiert aus einer Distraktion und Zerreißung des okzipitozervikalen Bandapparates. Die Verletzung ist meist letal. Das Computertomogramm zeigt in der coronalen und sagittalen MPR den erweiterten Abstand zwischen Basion und Dens (> 12 mm sind pathologisch) und die begleitende Weichteilschwellung. Die *atlantoaxiale Rotationsdislokation* wird am häufigsten bei Kindern mit einem Torticollis spasti-

cus beobachtet; sie kann aber auch Traumafolge sein. Mit der Computertomographie lässt sich die Diagnose eindeutig stellen und der Rotationswinkel messen (Abb. 25.**8**). Es werden 4 Formen mit zunehmendem Schweregrad unterschieden: Typ II–IV gehen mit einer Ruptur des Lig. transversum und einer Verbreiterung der atlantodentalen Distanz einher.

C1-Frakturen

Atlasfrakturen machen 3 – 13 % aller HWS-Frakturen aus und werden in Abhängigkeit vom Frakturverlauf in 5 Subtypen gegliedert (Tab. 25.9). Die Jeffer-

son-Fraktur (Typ III) ist eine instabile Fraktur nach axialer Krafteinwirkung (Schlag auf den Kopf), die über den Schädel und die Okzipitalkondylen auf

Tab. 25.9 ···→ *Frakturen der oberen HWS*

Atlasfraktur		
Typ I	Fraktur des vorderen Bogens	meist mit Densfraktur
Typ II	Fraktur des hinteren Bogens	häufigste Fraktur
Typ III	Jefferson-Fraktur	instabile Fraktur bilateral symmetrische Fraktur des vorderen und hinteren Bogens (immer mit Ruptur des Lig. transversum)
Typ I	keine Fragmentdislokation	
Typ II	Ventralverschiebung und Angulation des vorderen Bogens	
Typ III	zusätzliche Verschiebung des hinteren Bogens nach ventral und kranial	
Typ IV	Fraktur der Massa lateralis	
Typ V	Fraktur des Proc. transversus	
Axisfraktur – Anderson/D'Alonzo		
Typ I	Fraktur der Densspitze (gewöhnlich stabil)	
Typ II	Fraktur durch die Densbasis (instabil)	
Typ III	Fraktur durch Densbasis und Axiskörper (stabil)	
Axisfraktur – Effendi		
Typ I	solitäre Fraktur des Axisbogens mit Dislokation < 3 mm (stabil)	
Typ II	Bogenfraktur mit Diskusruptur und Ventralverschiebung des 2. HWK > 4 mm und/oder Angulation > 11 ° (instabil)	
Typ III	Bogenfraktur mit Diskusruptur und Luxation der HWK 2/3 Gelenkfacetten (instabil)	

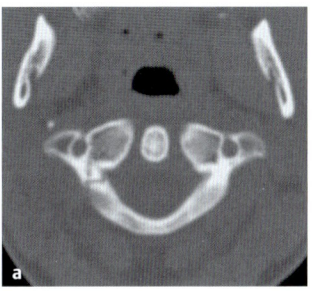
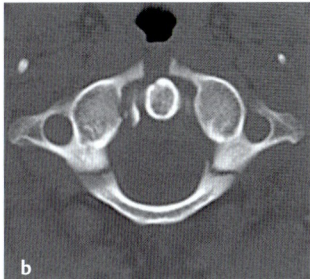

Abb. 25.9 Atlasfraktur.
a Isolierte rechtsseitige Fraktur des Atlasbogens.
b Jefferson Typ-I-Fraktur mit Begleitfraktur der Gelenkfacette

den Atlas übertragen wird. In mehr als 40% geht sie mit einer Fraktur des 2. HWK einher. Die coronale MPR zeigt am eindrucksvollsten die bilaterale Subluxation der Massae laterales über die Ränder des 2. HWK hinaus. Beträgt die Summe des Überhangs > 7 mm, so liegt definitiv eine Ruptur des Lig. transversum vor (Abb. 25.9). Sagittale Reformationen geben Auskunft darüber, ob nur der vordere Atlasbogen nach anterior disloziert und gekippt ist (Typ II) oder ob beide Bögen verschoben sind, was zu einer potenziell gefährlichen Einengung des Spinalkanals führen kann.

C2-Frakturen

Densfrakturen stellen 10–15% der HWS-Frakturen und entstehen entweder durch Hyperflexion (Ventralverschiebung des Dens und anteriore Subluxation von C1 und C2) oder seltener durch Hyperextension (Dorsalverschiebung des Dens und posteriore Subluxation von C1 und C2). Die Densfrakturen können nach Anderson und D'Alonzo in 3 Typen eingeteilt werden (Tab. 25.9); andere Autoren unterscheiden aufgrund der seltenen Typ-I-Frakturen lediglich zwischen hohen und tiefen Densfrakturen. Typ-I- und Typ-III-Frakturen nach der Anderson-Klassifikation sind stabil, Typ-II-Frakturen instabil (Abb. 25.10). Die quer durch die Densbasis verlaufende Typ-II-Fraktur ist am häufigsten. Aufgrund

der Dislokation von C1 gegenüber C2 kann es zu einer lebensbedrohlichen Medullakompression kommen (letal in 25–40%).

Die Fusion des Ossiculum terminale des Dens mit dem Axiskörper kann verzögert sein oder ganz ausbleiben, so dass ein sog. Os odontoideum resultiert. Dies sollte nicht als Densfraktur fehlgedeutet werden. Eine abgerundete glatte Kontur des Os odontoideum mit Hypertrophie des vorderen Atlasbogens ist suggestiv für eine anlagebedingte Fehlbildung und spricht gegen eine Fraktur. Ein großes Os odontoideum kann allerdings auch Folge einer pseudarthrotisch verheilten Densfraktur sein.

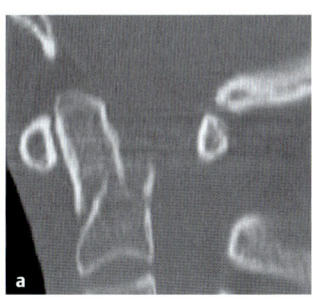
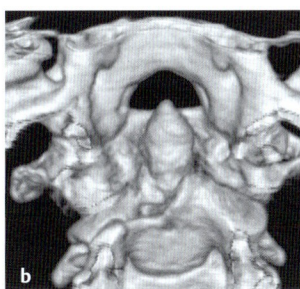

Abb. 25.10 Dislokation des Dens nach ventral bei einer Anderson Typ-II-Fraktur.
a Sagittale Reformation.
b Volumenrekonstruktion. Frakturkomponente auch am Wirbelkörper.

Abb. 25.11 **Hangman-Fraktur Typ II.**
Die leichte Rotation und ventrokaudale Dislokation des 2. HWK (instabil) ist besser auf den sagittalen Reformationen (**b, c**) als im axialen Schnittbild (**a**) erkennbar. Einbeziehung des Foramen intervertebrale rechts (**c**).

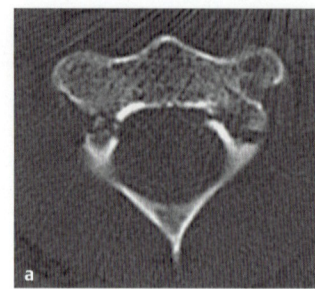
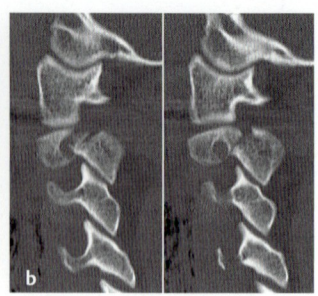

Die *„Hangman-Fraktur"* (Erhängungsfraktur, „hangman's fracture") oder traumatische Spondylolisthese (5–10%) ist definitionsgemäß eine bilaterale Pedikel- oder Bogenfraktur des Axis mit Ventralverschiebung des Wirbelkörpers und Angulation. Sie entsteht durch Hyperextension und Distraktion.

Die Frakturen werden nach Effendi in Abhängigkeit vom Subluxationsmuster in 3 Subtypen unterteilt (Tab. 25.**9**). Das Ausmaß der Subluxation zwischen HWK 2 und 3 lässt sich am besten auf sagittalen Reformationen beurteilen (Abb. 25.**11**).

Untere Halswirbelsäule (C3 – C7)

Frakturen von C3 bis C7

Teardrop Fractures („Tränentropfen"-Frakturen) sind meist Folge eines schweren Hyperflexionstraumas und betreffen in 70% der Fälle die untere HWS (C5 und C6). Die Frakturen sind extrem instabil und können zu einer Dorsalverschiebung des Wirbels durch Ruptur des vorderen Längsbandes führen. Die prävertebralen Weichteile sind in der Regel geschwollen und hämorrhagisch durchtränkt. Die Frakturen sollten nicht unterschätzt werden: Auch wenn sich im Übersichtsbild nur kleine Vorderkantenabrisse zeigen, finden sich im Schnittbild häufig mediosagittale Frakturen durch den ganzen Wirbelkörper. Die instabile Flexionsfraktur unterscheidet sich von der stabilen Extensionsfraktur in der Regel dadurch, dass die Höhe des Fragments kleiner als sein sagittaler Durchmesser ist.

Die sog. *Schipperfraktur* (Schaufelarbeiterfraktur, „clay shoveler's fracture") ist eine Dornfortsatzabrissfraktur von C6 und/oder C7 durch Dauerbelastung ohne Ligamentbeteiligung. Sie ist stabil und wird nur selten computertomographisch diagnostiziert.

Berstungsfrakturen der HWS entstehen durch axiale Gewalteinwirkung mit Impression von Bandscheibengewebe durch die geborstene Abschlussplatte in den Wirbelkörper (zentrale Diskusherniation). Die Stabilität hängt von der Beteiligung der Hinterkante ab. Hauptaufgaben der Computertomographie sind die Beurteilung des Wirbelkanals und der Nachweis von in den Spinalkanal dislozierten Fragmenten.

Gelenkfortsatzfrakturen

Gelenkfortsatzfrakturen sind zwar selten, können aber instabil sein und einer internen Fixation bedürfen. Die Computertomographie ist die diagnostische Methode der Wahl, bei Verdacht auf eine diskoligamentäre Begleitverletzung sollte allerdings die MRT zum Einsatz kommen.

Luxationen und Luxationsfrakturen sind meist Folge schwerer Flexionstraumen. Sie sind oft bilateral und infolge Ruptur des hinteren Bandapparates instabil. In der Regel sind die Ligg. flava, die interspinalen und supraspinalen Bänder betroffen. Der obere Wirbel ist nach ventral versetzt. Die unteren

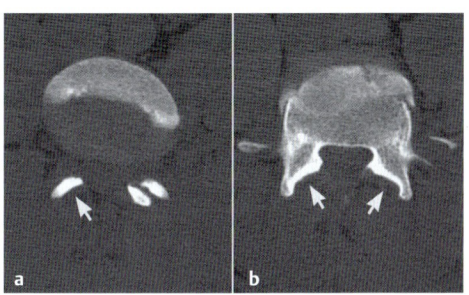

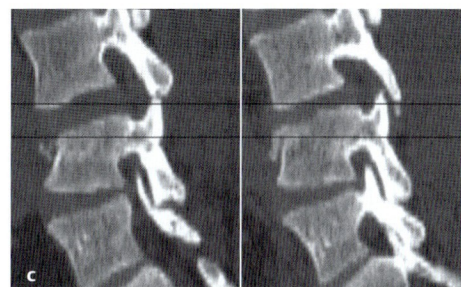

a, b Die leere Facette im axialen Schnitt.

c Reitendes Facettengelenk in der sagittalen MPR.
d Die Gegenseite im Vergleich.

Gelenkfortsätze des oberen Wirbels reiten auf den oberen Gelenkfortsätzen des unteren Wirbels oder liegen vor denselben (verhakte Luxation). Einseitige Luxationen (einseitig blockierte Facetten) führen zu einer Rotation des oberen Wirbels in eine leicht schräge Position (kombiniertes Flexions-Rotations-Trauma).

Sagittale Reformationen zeigen am besten die verhakten Gelenkfacetten, die Verschiebung des oberen Wirbels gegenüber dem unteren und die Deformierung bzw. Einengung des Intervertebralforamens (Abb. 25.**12**). Die axialen Schnittbilder zei-

gen die inverse Anordnung der Gelenkfacetten: Der Gelenkfortsatz des unteren Wirbels liegt nicht ventral, sondern dorsal des korrespondierenden Gelenkfortsatzes des darüber gelegenen Wirbels („nackte Facetten"). Die transaxiale Schicht normaler Facettengelenke zeigt immer nur zwei Knochenanschnitte; jedes zusätzliche Knochenelement ist suspekt auf eine Fraktur (triple image sign). Vier Fragmente zeigen eine unilaterale biartikuläre Fraktur an (quadruple image sign). Axiale und sagittale Schichten sind für die Beurteilung der Gelenkfrakturen und ihrer Dislokation essenziell.

Brust- und Lendenwirbelsäule

Brustwirbelsäule

Durch die stabilisierende Wirkung des Brustkorbes sind BWS-Frakturen selten und meist Folge schwerer Traumen. Der im Vergleich zum Myelonquerschnitt enge thorakale Spinalkanal bedingt häufig neurologische Symptome. Begünstigt durch die physiologische Kyphose der BWS sind Hyperflexions-Kompressions-Frakturen der häufigste Befund. Die starke Gewalteinwirkung, die zu solchen Frakturen notwendig ist, führt meist auch zu Begleit-

frakturen in anderer Lokalisation (andere Wirbel, Sternum, Rippen), die im Rahmen der Diagnostik nicht übersehen werden sollten.

Normvarianten können Frakturen vortäuschen: Die unteren Brustwirbelkörper sind normalerweise leicht keilförmig konfiguriert (Verhältnis Vorder- zu Hinterkante 0,8–0,9), schlanke Bogenwurzeln täuschen einen vergrößerten Pedikelabstand vor.

Thorakolumbaler Übergang und Lendenwirbelsäule

Der thorakolumbale Übergang (Th12–L2) ist durch seine gute Beweglichkeit ein Prädilektionsort für WS-Verletzungen (fehlende Stabilisierung durch den Brustkorb, Übergang von einer Kyphose zur Lordose). Hyperflexions- oder Kompressionsmecha-

nismen sind Hauptursache von thorakolumbalen Verletzungen (Abb. 25.**13** – 25.**15**). Die Kombination mit Kalkaneusfrakturen bei einem Fall oder Sprung aus großer Höhe ist nicht selten.

Frakturklassifikation

Die von Denis in den frühen 80er-Jahren eingeführte Drei-Säulen-Theorie unterscheidet eine vordere, eine mittlere und eine hintere osteoligamentäre Säule (vgl. Tab. 25.**3**). Die thorakolumbalen Frakturen wurden dabei in Kompressionfrakturen, Berstungsfrakturen, Verletzungen durch den Sicherheitsgurt und Luxationsfrakturen eingeteilt. Das Drei-Säulen-Modell wird den anatomischen und biomechanischen Gegebenheiten jedoch nicht in ausreichendem Maße gerecht und unterschätzt insbesondere die Weichteilverletzungen.

Neuere Konzepte wie die AO-Klassifikation gehen von zwei Säulen, einer druckfesten vorderen Säule aus Wirbelkörpern und Bandscheiben und einer zugfesten hinteren Säule, bestehend aus den dorsalen Wirbelelementen und den zugehörigen Ligamenten aus. Kompressionskräfte, die auf diese beiden Säulen wirken, führen zu Kompressions- und Berstungsfrakturen des Wirbelkörpers, Distraktionskräfte zu einer horizontalen Zerreißung und Rotationskräfte zu Torsionsdislokationen. Die AO-Klassifikation unterscheidet grundsätzlich 3 Verletzungstypen:

- A – Wirbelkörperkompressionsfrakturen,
- B – Distraktionsverletzungen mit Beteiligung der vorderen und hinteren Wirbelelemente,
- C – Rotationsverletzungen.

Jede Kategorie wird gemäß der AO-Systematik weiter in 3 Gruppen und nochmals in je 3 Untergruppen eingeteilt (Tab. 25.**10**).

Tab. 25.10 ⤳ *AO-Klassifikation der thorakolumbalen Wirbelfrakturen (Magerl et al., 1994)*

Wirbelkörperkompression/-impression	
A1	Impressionsfraktur
A2	Spaltfraktur
A3	Berstungsfraktur
Fraktur der vorderen und hinteren Wirbelelemente mit Distraktion	
B1	Flexionsdistraktion, vorwiegend ligamentär
B2	Flexionsdistraktion, vorwiegend ossär
B3	Hyperextensions-Schertrauma mit Zerreißung der Bandscheibe
Fraktur der vorderen und hinteren Wirbelelemente mit Rotation	
C1	Typ A mit Rotation
C2	Typ B mit Rotation
C3	Rotations-Schertrauma

Frakturstabilität

Die AO-Klassifikation berücksichtigt für die Einschätzung der Stabilität im Hinblick auf Biomechanik, neurologische Komplikationen und Langzeitergebnisse sowohl die ossären wie auch diskoligamentären Elemente. Insofern ist die MRT für die Einteilung nach der AO-Klassifikation besser geeignet.

In der CT-Diagnostik wird in der Routine vielfach noch das vereinfachte Drei-Säulen-Modell verwendet (Tab. 25.**11**). Multiplanare Reformationen sind zur Beurteilung des gesamten Ausmaßes der Wirbelsäulenverletzung essenziell (Abb. 25.**13** – 25.**15**). Die Verletzung der mittleren Säule ist meist kein isolierter Befund und somit Zeichen der Instabilität und Indikation zur operativen Stabilisierung.

Eine Fraktur des thorakolumbalen Überganges hat dann als instabil zu gelten, wenn

- der Hinterrand des Wirbelkörpers betroffen ist (mittlere Säule),
- eine posttraumatische Kyphose von mehr als 30° besteht,
- Begleitfrakturen von Rippen oder Sternum bestehen
- oder die Fraktur disloziert ist.

Tab. 25.11 ⤳ *Zeichen der Instabilität nach Wirbelsäulentrauma*

Vordere Säule (sagittale Reformation)
- WK-Höhenminderung > 50 %
- Angulation eine Wirbelkörpers von mehr als 10° in kranialer oder kaudaler Richtung im Vergleich mit dem Nachbarsegment
- Abriss des vorderen Längsbandes (teardrop sign)

Mittlere Säule (sagittale und coronale Reformation)
- Konturunregelmäßigkeit der Hinterkante (cave: basivertebrale Venen)
- Höhenminderung der Hinterkante
- Dislokation der WK-Hinterkante/-wand
- Asymmetrie oder Separation der Bogenwurzeln

Hintere Säule (sagittale und coronale Reformationen, zusätzlich Reformationen i. d. Ebene der Facettengelenke)
- Separation und Divergenz der Dornfortsätze
- Frakturen durch Bogenwurzeln, Wirbelbögen oder Facettengelenke
- Lateralverschiebung der Gelenkfortsätze
- Subluxation der Facettengelenke (Gelenkflächenüberlappung < 50 %)
- Dislokation der Facettengelenke mit oder ohne Verhakung

Das Denis-Modell ist für die HWS und obere BWS nur bedingt geeignet. An der zervikothorakalen Wirbelsäule ist von einer Instabilität auszugehen, wenn

- die horizontale Dislokation zwischen zwei benachbarten Wirbeln mehr als 3,5 mm beträgt und
- eine Abwinkelung von mehr als 11° zwischen zwei benachbarten Wirbeln/Bewegungssegmenten besteht.

Frakturarten

Keilförmige Kompressionfrakturen entstehen durch Hyperflexion und axiale Krafteinwirkung. Der vordere Wirbelkörperabschnitt wird komprimiert, der hintere Abschnitt und das hintere Längsband bleiben intakt. Wirbelkörperkompressionsfrakturen gelten als stabil. Bei nur geringer ventraler Kompression ist keine CT-Diagnostik erforderlich.

Berstungsfrakturen entstehen durch Hyperflexion und starke axiale Gewalteinwirkung und betreffen auch den hinteren Wirbelkörperabschnitt und das hintere Längsband. Bandscheibengewebe herniert in den frakturierten Wirbelkörper. Typischerweise ist ein posterosuperiores Fragment aus der Hinterwand ausgebrochen und in den Wirbelkanal verschoben, wodurch neurologische Symptome auftreten können. Oft finden sich Begleitfrakturen an den hinteren Wirbelelementen und Dislokationen der Gelenkfacetten. Bei Beteiligung der hinteren und/oder mittleren Säule gilt die Fraktur als instabil. Derartige Frakturen sind am thorakolumbalen Übergang am häufigsten (Abb. 25.**13**).

Die „*Chance*"-Fraktur (Sicherheitsgurtverletzung) ist eine Distraktionsverletzung mit horizontaler Zerreißung des Wirbelkörpers, des Wirbelbogens und des Dornfortsatzes (Abb. 25.**14**). Im klassischen

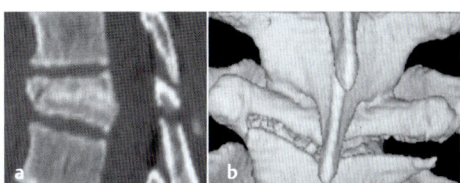
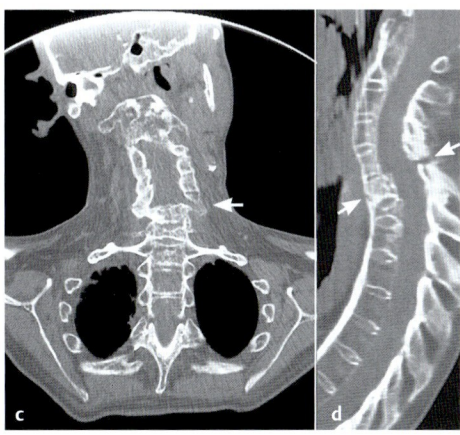

Abb. 25.14 **Chance-Fraktur und Flexions-Distraktions-Trauma.**

a, b Chance-Fraktur von Th11 (AO-Klassifikation B2). Die horizontale Frakturkomponente verläuft durch Wirbelkörper, Bogen und Dornfortsatz.

c, d Flexions-Distraktions-Trauma von C6 bei einem Patienten mit ankylosierender Spondylitis. Die nahezu coronale Orientierung der initial akquirierten Schichten ist Folge der ausgeprägten Ankylose und Kyphose.

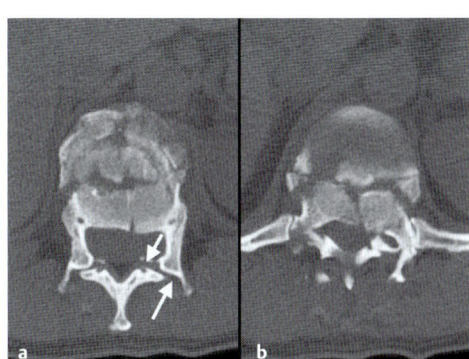

a Der Interpedikularabstand ist verbreitert, das linke Facettengelenk steht in Subluxation (Pfeile).

b Einengung des Spinalkanals und des lateralen Rezessus.

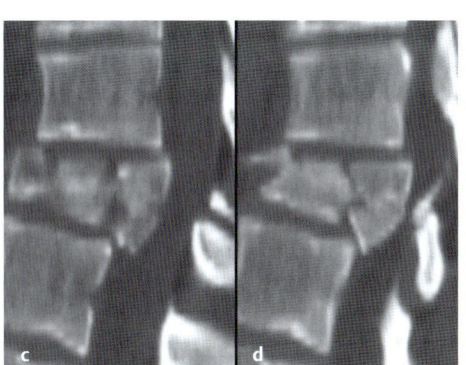

Abb. 25.13 **Instabile Berstungsfraktur von L1.**

c, d Die sagittalen Reformationen zeigen die Höhenminderung des Wirbelkörpers, die Einengung des Spinalkanals (**c**) und des linken Rezessus (**d**) sowie die Beteiligung von Dorn- und Gelenkfortsatz.

Abb. 25.15 **Torsions-Distraktions-Verletzung von Th11 (AO-Klassifikation C2).**

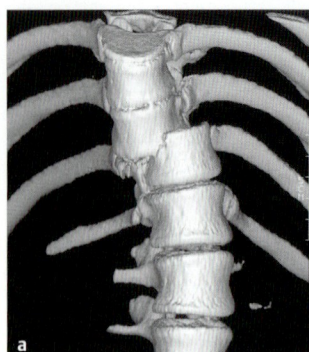 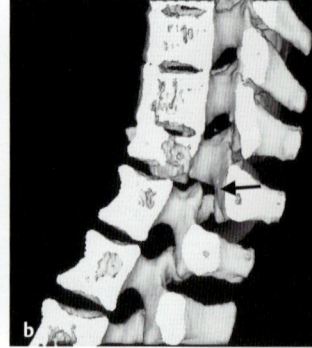 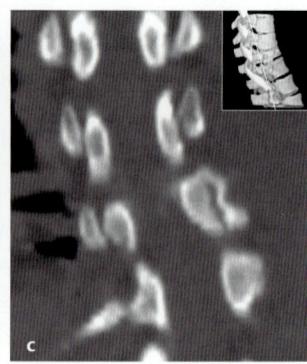

a Das 3D-Bild zeigt die Rotation und Impaktion von Th10 und 11.

b, c Die laterale Ansicht des Spinalkanals (**b**) und die coronale Reformation in der Ebene der Facettengelenke (**c**) zeigen die Dislokation der Gelenkfacetten ohne Einengung des Spinalkanals (keine neurologischen Symptome).

Fall sind die Bänder intakt. Häufigste Lokalisation ist die obere LWS. Es gibt eine Reihe Subtypen mit unterschiedlichem Ausmaß an Bandverletzungen, die dann als instabil gelten.

> Die Kombination eines Flexionstraumas mit einer oder mehreren zusätzlichen Krafteinwirkungen (Rotation, Distraktion, anteroposteriore oder posteroanteriore Scherkräfte) führt zu Luxationsfrakturen mit Beteiligung aller drei Säulen (Abb. 25.**15**). Derartige Frakturen sind instabil und gehen in der Regel mit Rückenmarksschädigungen und neurologischen Symptomen einher.

Maligne versus traumatische versus osteoporotische Fraktur

Die Differenzierung zwischen einer „benignen", durch ein Trauma oder eine Osteoporose bedingten Fraktur und einer „malignen" (metastatischen) Fraktur kann insbesondere bei älteren Patienten schwierig sein. Sagittale und coronale Reformationen helfen bei der Differenzierung (Abb. 25.**16**).

Bei *traumatischen Wirbelbrüchen* lassen sich meist eindeutige Frakturlinien nachweisen. Reine Kompressionsfrakturen sind allerdings nicht immer von osteoporotischen oder metastatischen Einbrüchen zu unterscheiden. Die traumatische Kompression zeigt typischerweise scharfe Winkel und Konturen im Gegensatz zu der mehr konkaven Form

Abb. 25.16 **Wirbelfrakturen.**

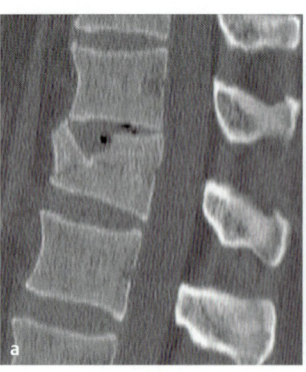 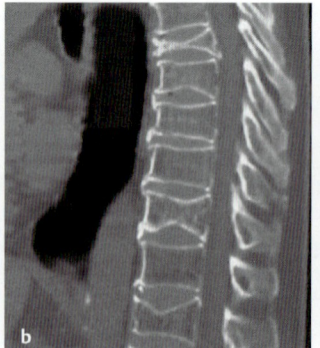 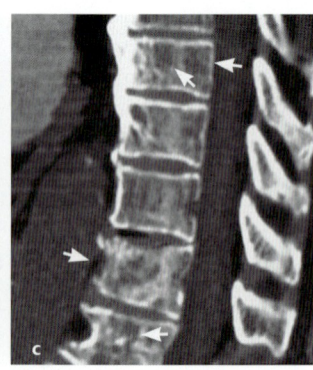

a Sagittale Reformation einer *traumatischen* Kompressionsfraktur mit spitzwinkliger Impression der Deckplatte.

b Schwere *Osteoporose* mit Grund- und Deckplatteneinbrüchen (Fischwirbel) und keilförmiger Wirbelkörperkompression. Intraspongiöser Bandscheibenprolaps mit Vakuumphänomen.

c *Metastatische* Knochendestruktion (Pfeil) mit keilförmigem Einbruch von LWK1.

einer osteoporotischen oder der irregulären und unscharfen Konturierung einer malignen Fraktur.

Bevorzugte Lokalisation *osteoporotischer Frakturen* ist der thorakolumbale Übergang. Die Wirbelkörper haben eine charakteristische Form (Keilwirbel, Fischwirbel) mit Beteiligung sowohl der Deck- als auch der Grundplatte. Häufig sind mehrere Wirbel betroffen. Ein Vakuumphänomen im Wirbelkörper ist möglich. Im subakuten und chronischen Stadium findet sich eine reaktive Sklerose. Die paraver-

tebralen Weichteile sind nicht oder nur gering ($<$ 1 cm) verbreitert.

Metastatische Wirbelfrakturen sind durch Dichte- und Strukturinhomogenitäten bis hin zu eindeutigen Destruktionen gekennzeichnet. Meist sind auch die hinteren Wirbelelemente in die Destruktion einbezogen. Solitäre Wirbelfrakturen in atypischer Lokalisation und ohne adäquates Trauma sind immer auf eine pathologische Fraktur verdächtig. Eine begleitende Weichteilkomponente ist fast die Regel.

Verletzungen von Schultergürtel und oberer Extremität

Schultergürtel und proximaler Humerus

Bei akutem Trauma des Schultergelenks ist eine CT-Indikation nur gegeben zur präoperativen Planung bei komplexen Frakturen des Humerus oder der Skapula, die mit der konventionellen Röntgendiagnostik nicht ausreichend zu klären sind. Die Computertomographie eignet sich auch zur Differenzierung zwischen Frakturen und Luxationen des Sternoklavikulargelenks.

Skapulafrakturen sind relativ selten (3–5% aller Schulterfrakturen). Sie sind meist Folge eines schweren Traumas und mit Rippen- und Klavikulafrakturen, Lungenkontusionen oder einem Pneumothorax kombiniert. Anatomisch werden Frakturen des Schulterblattes, des Skapulahalses und des Glenoids unterschieden. Mögliche Komplikationen sind Verletzungen von Gefäßen (Arterien) und Nerven (Plexus brachialis).

Frakturen des proximalen Humerus sind häufig und betreffen insbesondere ältere Patienten mit vorbestehender Osteoporose. Sie können als 2-, 3- oder 4-Fragment-Frakturen vorliegen. Da sie gewöhnlich konservativ funktionell behandelt werden, ist die Computertomographie nur bei jüngeren Patienten vor geplanter Osteosynthese indiziert. Typische Komplikationen sind die avaskuläre Nekrose, die Schultersteife und die Spätinstabilität.

CT-Morphologie

Unter den *Skapulafrakturen* sind diejenigen des Korpus und der Spina am häufigsten mit Thoraxverletzungen assoziiert. Die Frakturen des Schulterblattes verlaufen meist transversal oder sternförmig, diejenigen des Skapulahalses meist longitudinal. Die Stabilität ist nicht zuletzt von den Begleitverletzungen

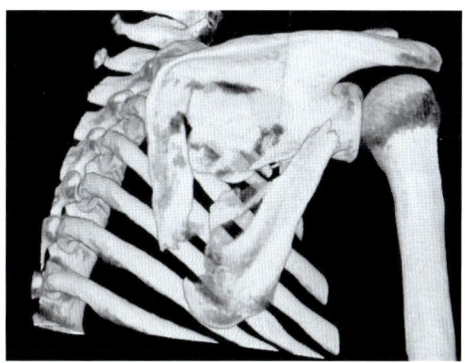

Abb. 25.17 **Komplexe Skapulafraktur ohne Glenoidbeteiligung (VRT).**
Aufgrund der dünnen Kortikalis erscheint der Humerushals transparent.

Abb. 25.18 **Klassifikation der Humerusfrakturen nach Neer** (modifiziert nach Greenspan, 2000)

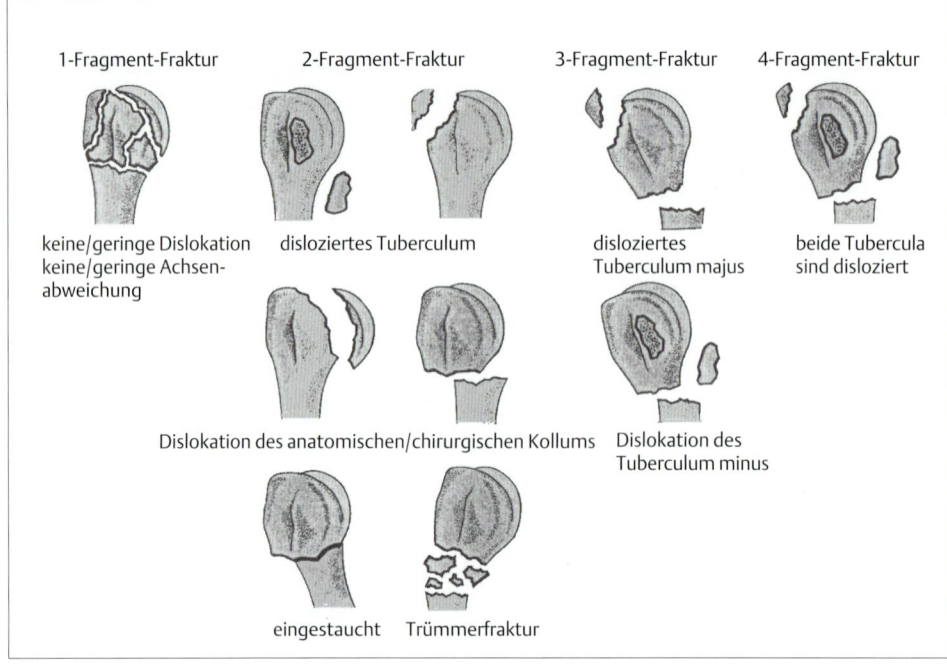

1-Fragment-Fraktur   2-Fragment-Fraktur   3-Fragment-Fraktur   4-Fragment-Fraktur

keine/geringe Dislokation keine/geringe Achsenabweichung

disloziertes Tuberculum

disloziertes Tuberculum majus

beide Tubercula sind disloziert

Dislokation des anatomischen/chirurgischen Kollums

Dislokation des Tuberculum minus

eingestaucht   Trümmerfraktur

der Klavikula und des Lig. acromioclaviculare abhängig. Instabile Frakturen erfordern die operative Versorgung. Die wichtigste Fragestellung bei Skapulafrakturen ist die nach einer Beteiligung des Glenoids; eine sorgfältige Suche nach intraartikulären Frakturlinien, Dislokationen und freien Gelenkkörpern ist deswegen obligat. Empfehlenswert sind multiplanare Reformationen senkrecht zur Gelenkfläche. Bei komplexen Frakturen erleichtern 3D-Darstellungen die anatomische Orientierung (Abb. 25.**17**).

Bei *Trümmerfrakturen des Humeruskopfes* müssen die Beteiligung der Gelenkfläche, die Lage der Fragmente zueinander, intraartikuläre Fragmente und die Tuberkula beurteilt werden. Bei der Frakturklassifikation nach Neer werden 4 anatomisch vorgegebene Hauptfragmente unterschieden: Humeruskopfgelenkfläche, Tuberculum majus, Tuberculum minus und Schaftfragment. Entscheidend für die Frakturklassifikation nach Neer (1-Fragment- bis 4-Fragment-Fraktur) ist dabei nicht die Zahl der Fragmente per se, sondern die Zahl der dislozierten Fragmente, wobei Dislokationen von > 1 cm und Achsabweichungen von > 45° in einer

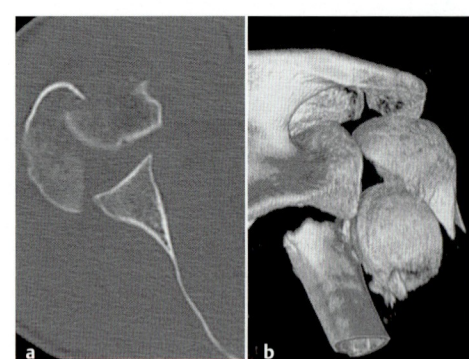

Abb. 25.19 **Stark dislozierte 3-Fragment-Fraktur des Humeruskopfes.**

Ebene entscheidungsrelevant sind (Abb. 25.**18**). Bei 4-Fragment-Frakturen findet sich häufig eine signifikante Subluxation des Gelenkflächenfragmentes. Zur Operationsplanung empfehlen sich multiplanare Reformationen in zwei Ebenen parallel zum Humerusschaft und 3D-Darstellungen (Abb. 25.**19**).

Schulterinstabilität

Die Schulter ist am häufigsten von allen großen Gelenken von *Luxationen* betroffen. Sie erfolgen in der Mehrzahl der Fälle nach subkorakoidal (96 %). Auslösender Mechanismus ist eine Kombination indirekter Kräfte mit Abduktion, Extension und Außenrotation. Zur Abklärung einer *chronischen Schulterinstabilität* (anteriore, posteriore, multiplanare) ist die CT-Arthrographie indiziert. Mit der Multidetektor-CT sind anatomisch angepasste multiplanare Projektionen analog der MRT möglich. Dennoch ist die MRT insbesondere in Form der MR-Arthrographie aufgrund der besseren Weichteildarstellung Methode der Wahl zur Diagnostik des Schultergelenks (Rotatorenmanschette, chronisches Impingement, Instabilität). Die Sonographie ist zwar eine exzellente Methode zur Beurteilung der Rotatorenmanschette, sie ist allerdings stark untersucherabhängig und an eine lange Erfahrung gebunden (50–100 arthroskopisch korrelierte Untersuchungen).

Sprengungen des Sternoklavikulargelenkes sind selten und radiographisch schwer nachzuweisen. Die Computertomographie ist diagnostische Methode der Wahl. Die Luxation erfolgt weitaus häufiger nach ventral als nach dorsal. Die Abgrenzung von Luxationen gegenüber Frakturen des sternalen Klavikulaköpfchens ist mit multiplanaren Reformationen unproblematisch. Bei einer posterioren Luxation müssen Verletzungen bzw. eine Beeinträchtigung des oberen Mediastinums ausgeschlossen werden. Letzteres bedarf der i. v. KM-Injektion zur Gefäßkontrastierung.

CT-Morphologie

Die *(rezidivierende) Schulterluxation* geht häufig mit einer Impressionsfraktur am posterolateralen, normalerweise glatt berandeten Humeruskopf einher (Hill-Sachs-Läsion).

> Die Hill-Sachs-Läsion findet sich in kranialen Schichten in Höhe des Processus coracoideus und sollte nicht mit der etwas weiter kaudal gelegenen physiologischen Abflachung des Humeruskopfes verwechselt werden.

Labrumläsionen werden in partielle Risse (Stadium I), komplette Risse ohne Dislokation (Stadium II), komplette dislozierte Abrisse (Stadium III) und dislozierte komplette Abrisse mit Kapselriss (Stadium IV) unterteilt. In Abhängigkeit vom Schweregrad der Verletzung imponieren Labrumrisse als fokale Kontrastmittelimbibierung (partieller Riss ohne Alteration der Außenkontur des Labrums), als kompletter KM-gefüllter Riss oder als kompletter Abriss mit schmalem und verkürztem Labrumrest und disloziertem Fragment (Abb. 25.**20**). Verletzungen des anteroinferioren Labrums werden je nachdem, ob sie mit oder ohne knöchernen Ausriss vorliegen als ossäre bzw. kartilaginäre *Bankart-Läsion* bezeichnet.

Verletzungen des anterioren und posterioren Labrums sind im axialen Schnittbild gut zu beurteilen. Läsionen des oberen und unteren Labrums sind schwieriger darzustellen (semicoronale MPR eines Dünnschichtdatensatzes). Der Nachweis und die Beurteilung Letzterer ist aber unbestritten eine Domäne der MRT. Läsionen des oberen Labrums, sog. *SLAP-Läsionen*, werden nach dem anteroposterioren Ausmaß der Verletzung, der Fragmentdislokation

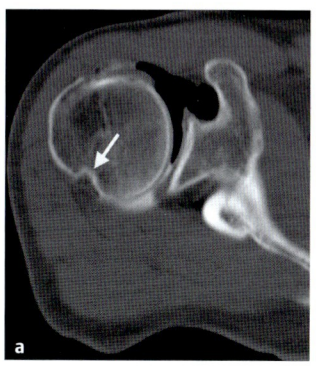 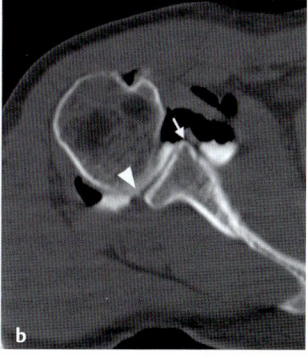

Abb. 25.20 CT-Arthrographie bei rezidivierender Schulterluxation.

a Das CT-Arthrogramm in Außenrotation zeigt eine Hill-Sachs--Läsion in typischer Lokalisation posterolateral am Humeruskopf (Pfeil).

b Bei Innenrotation ist eine Bankart-Läsion am vorderen Labrum erkennbar. Am hinteren Labrum findet sich eine normale Kerbe im Bereich der Anheftung an die Gelenkfläche (Pfeilspitze). Kapselinsertion Typ II.

und der Bizepssehnenbeteiligung klassifiziert. Durch Subklassifizierungen unterscheidet man inzwischen 9 verschiedene Formen (Tab. 25.**12**).

Der kleine sublabrale Rezessus zwischen Glenoid und anterosuperiorem Labrum sollte nicht als Labrumriss fehlgedeutet werden.

Der Ausriss der vorderen Kapselinsertion ist durch die große Variabilität des Kapselansatzes schwer zu diagnostizieren (vgl. Abb. 25.**2**). Die Untersuchung sollte in Außen- und Innenrotation erfolgen. Verletzungen des hinteren Kapselansatzes und Dislokationen der langen Bizepssehne sind einfacher zu erfassen. Die Kapselruptur imponiert als KM-Extravasat. Bei einer Rotatorenmanschettenruptur gelangt KM in die Bursa subacromialis. Die verletzungsbedingten KM-Ansammlungen bzw. -austritte müssen von iatrogenen, durch die Punktion bedingten KM-Ansammlungen differenziert werden.

Tab. 25.12 → **Klassifikation der SLAP-Läsionen der Schulter**

Originalklassifikation	
Typ I	ausgefranstes degeneriertes Labrum
Typ II	Ablösung der Bizepssehne mit/ohne Ausfaserung
Typ III	Korbhenkelriss des oberen Labrums
Typ IV	Korbhenkelriss des oberen Labrums bis in die Bizepssehne
Zusatzklassifikation	
Typ V	anteroinferiore Bankart-Läsion mit kranialer Ausdehnung in den Bizepsansatz
Typ VI	instabiler radiärer oder lappenförmiger Riss mit Separation des Bizepsankers
Typ VII	SLAP-Läsion mit Beteiligung des medialen glenohumeralen Ligamentes
Typ VIII	Riss des kranialen Labrums mit ausgedehntem Abriss des Labrumansatzes dorsalseitig
Typ IX	kompletter konzentrischer Abriss des Labrums vom Glenoidrand

Obere Extremität

Ellenbogen

6 % aller Extremitätenfrakturen und Luxationen betreffen den Ellenbogen. Distale Humerusfrakturen gehen beim Erwachsenen zu 90 % mit einer Gelenkbeteiligung einher, bei Kindern ist dies eher selten. Die Computertomographie ist hilfreich in der präoperativen Beurteilung bikondylärer intraartikulärer Frakturen (AO-Typ C), von T- oder Y-Frakturen der Kondylen sowie von komplexen Monteggia-Frakturen und Essex-Lopresti-Luxationsfrakturen.

In der Vergangenheit wurde die Computertomographie bei Verletzungen des Ellenbogengelenks nur selten eingesetzt, da eine achsengerechte Positionierung in der Gantry schwierig war. Mit Einführung der Multidetektor-CT hat sich dies grundlegend geändert: Dünnschichtdatensätze erlauben die Reformation in jeder beliebigen anatomisch angepassten Ebene (Abb. 25.**21**). Zum Nachweis freier Gelenkkörper oder einer Osteochondrose des Kapitulums (Morbus Panner) eignet sich die CT-Arthrographie (Doppelkontrasttechnik).

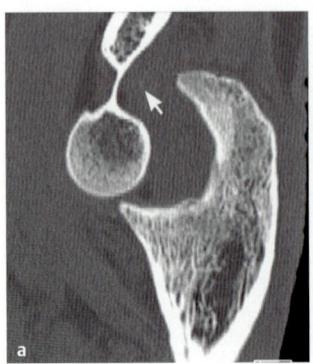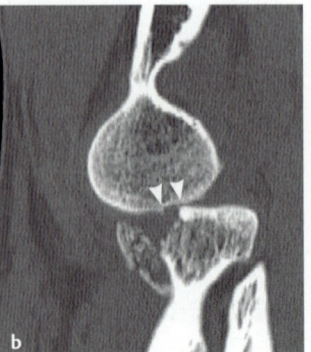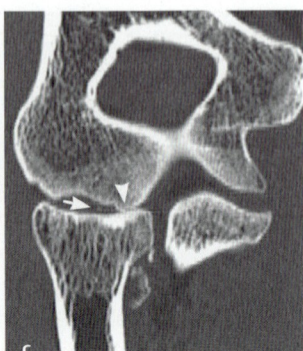

Abb. 25.21 **Luxationsfraktur des Ellenbogens mit Radiusköpfchenfraktur und kleinem intraartikulären Fragment** (Pfeile). Beachte den direkten Kontakt zwischen Trochlea und Radius sowie die Stufe in der trochlearen Gelenkfläche als Zeichen der Knorpelschädigung (Pfeilspitzen).

Handgelenk und Hand

Bei der Mehrzahl der extraartikulären Handgelenksfrakturen (Smith-, Colles-Fraktur) liefert die Computertomographie keine relevanten Zusatzinformationen. Hauptindikationen sind *intraartikuläre Frakturen,* wie die Barton- oder Reverse-Barton-Fraktur, die Hutchinson-Fraktur, distale Radius-Pilon-Frakturen und komplizierte Luxationsfrakturen (Essex-Lopresti-Fraktur). Verletzungen des distalen Radioulnargelenks lassen sich sehr gut nachweisen. Da die Lagerung einer frakturierten Hand in der Regel schwierig ist, sollte die Untersuchung mittels Spiral-CT in Dünnschichttechnik mit einer Kollimation von ≦ 1 mm durchgeführt werden, um bei annähernd isotroper Auflösung multiplanare Reformationen in diagnostischer Qualität erstellen zu können.

Verletzungen der *Handwurzel bzw. der Karpalia* stellen eine primäre CT-Indikation dar. In etwa 70% der Fälle ist das Skaphoid beteiligt. Komplette oder dehiszente Frakturen (> 1 mm) sind potenziell instabil und erfordern dann eine operative Therapie.

Weitere CT-Indikationen sind die Kontrolle der Frakturheilung (Skaphoid), postoperative Zustände und Rotationsfehlstellungen. Der Nachweis okkulter Frakturen ist heute eine MRT-Indikation.

CT-Morphologie

Distale intraartikuläre Radiusfrakturen vom Barton-Typ lassen sich am besten in sagittalen Reformationen beurteilen: Typisch für die Barton-Fraktur (Hyperextension) ist ein dorsales Fragment, für die umgekehrte Barton-Fraktur (Hyperflexion) das volare Fragment. Hutchinson- oder Chauffeur-Frakturen verlaufen schräg durch die Basis des Processus styloideus radii; zusätzliche epi-/metaphysäre Frakturlinien finden sich häufig. Pilonfrakturen sind T-förmige Trümmerfrakturen mit Beteiligung des Radiokarpalgelenks. In all diesen Fällen ist die Beurteilung der Radiusgelenkfläche wichtig (Abb. 25.**22**). Die Essex-Lopresti-Luxationsfraktur ist eine kombinierte Läsion aus Radiusköpfchen- und Radiushalsfraktur und Ruptur der Membrana interossea sowie Luxation im distalen Radioulnargelenk.

Für die Diagnostik der *Skaphoidfrakturen* empfehlen sich eine leichte Ulnardeviation der Hand und eine Schichtebenenrekonstruktion in der Längsachse des Skaphoids. Die Fraktur betrifft meist die Taille und verläuft schräg oder transversal. Hauptkomplikation ist die avaskuläre Nekrose des proximalen Fragments, die im Computertomo-

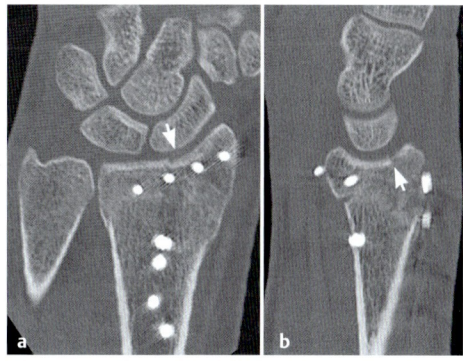

Abb. 25.22 **Persistierender Schmerzzustand nach Osteosynthese einer umgekehrten (reverse) Barton-Fraktur.**
a Kleines intraartikuläres Fragment (Pfeil) in der coronalen MPR.
b Kleine Stufe in der Gelenkfläche in der sagittalen MPR.

gramm mit einer Volumenminderung und erhöhten Dichte desselben einhergeht.

Die Computertomographie ist auch dann indiziert, wenn trotz unauffälligem Röntgenbild der klinische Verdacht auf eine Handwurzelverletzung besteht. Nichtdislozierte Frakturen (Abb. 25.**23**) des Lunatums, Hamatums (Hamulus) und des Trapezium-Trapezoid-Komplexes profitieren davon. Bei schweren Luxationsfrakturen mit Beteiligung mehrerer Karpalia nach einem Stauchungstrauma ist die Computertomographie zur Therapieplanung obligat.

An der Hand ist die Computertomographie zur Beurteilung der achsengerechten Fragmentstellung intraartikulärer Luxationsfrakturen an der Basis des ersten Metakarpale hilfreich (z. B. Bennett- oder Rolando-Fraktur).

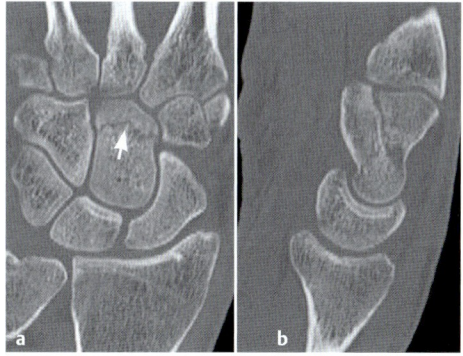

Abb. 25.23 **Schrägfraktur des Os capitatum.**
Im konventionellen Röntgenbild war dieser Befund nicht erkennbar.

Rippen und Sternum

Der Nachweis von Rippenfrakturen ist zunächst eine Aufgabe der konventionellen Röntgendiagnostik. Zur initialen Abklärung einer vermuteten Sternumverletzung eignet sich die Sonographie. Da beim Thorax-CT das Skelett immer mit abgebildet wird, ist die Kenntnis entsprechender Veränderungen jedoch von Nutzen.

CT-Morphologie

Ausgeheilte Rippenfrakturen sind ein häufiger Nebenbefund beim Thorax-CT. Sie stellen sich als umschriebene spindelförmige Verbreiterung und Sklerosierung der Rippe mit oder ohne Deformierung derselben dar. Nach Rippenresektion verbleibt häufig ein Periostrest, welcher im Sinne eines Regenerats unregelmäßig ossifizieren kann.

Frische Rippenfrakturen zeigen scharf begrenzte Frakturlinien. Sie werden leicht übersehen, insbesondere dann, wenn sie parallel zur Scanebene verlaufen und nicht oder nur wenig disloziert sind. Eine diagnostisch adäquate Darstellung ist an einen Volumenscan in Dünnschichttechnik gebunden. Die Volumendarstellung (VRT) gibt dann einen exzellenten Überblick über das Thoraxskelett und etwaige Rippenfrakturen (Abb. 25.**24**). Dasselbe ist mit dicken multiplanaren Reformationen (3 – 5 cm) in

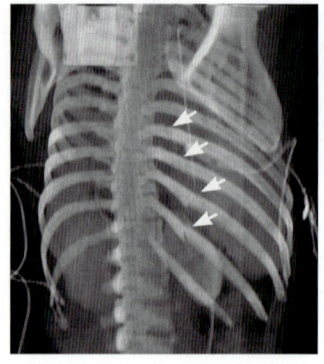

Abb. 25.24   Rippenfrakturen bei Polytrauma.
In der 3D-Rekonstruktion (VRT) sind sie einfach erkennbar.

coronaler Ebene für die vordere und hintere Brustwand, in sagittaler Ebene für die laterale Thoraxwand möglich.

Sternumfrakturen können in gleicher Weise mit Dünnschichttechnik untersucht werden. Für die Darstellung eignen sich am besten 3 – 10 mm dicke sagittale oder gekrümmte coronale Reformationen (parallel zum Corpus und Manubrium sterni) (Abb. 25.**25 a**). Für andere Sternumpathologien bietet sich die Volumenrekonstruktion an (Abb. 25.**25 b, c**).

Abb. 25.25   Pathologische Befunde am Sternum.

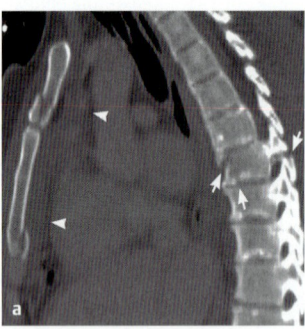 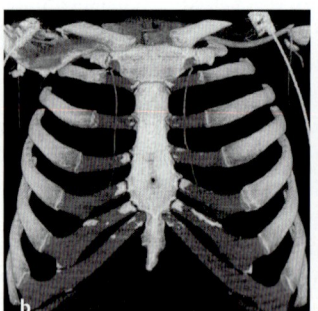 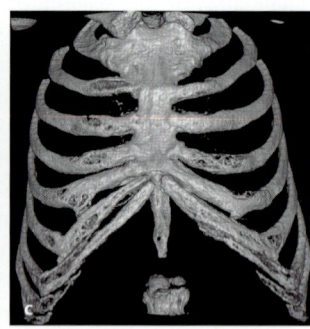

a   Die Sternumfraktur ist auf der sagittalen MPR am besten erkennbar. Retrosternales Hämatom (Pfeilspitzen) und begleitende Distraktionsfraktur der BWS (Pfeile).

b   Zufallsbefund eines sternalen Foramens (anatomische Variante), das bei einer Sternalpunktion von Bedeutung ist (VRT).

c   Komplette Ankylose der Kostosternalgelenke bei ankylosierender Spondylitis (VRT).

Verletzungen von Becken und unterer Extremität

Beckenskelett

Bei Verletzungen des Beckenskeletts wird grundsätzlich zwischen Beckenring- und Azetabulumfrakturen differenziert. Zur Diagnostik komplexer Verletzungen und zur Operationsplanung ist die Computertomographie vielfach unverzichtbar.

Beckenring

Die Rotationsstabilität des Beckens wird durch die Symphyse und die anterioren sakroiliakalen Bänder, die vertikale Stabilität durch die iliolumbalen und die posterioren sakroiliakalen Ligamente gewährleistet. Schwere Kompressionstraumen oder vertikale Scherkräfte sprengen den knöchernen Beckenring an zumindest zwei Stellen, nämlich am vorderen Beckenring (Sitzbein, Schambein) und am hinteren Beckenring (Sakrum, Iliosakralgelenke). Die relativ häufige isolierte Fraktur des vorderen Beckenringes stellt keine CT-Indikation dar.

Grundsätzlich werden drei Frakturmechanismen unterschieden: sagittale Kompression, laterale Kompression und vertikale Scherkräfte. Die gebräuchlichste Frakturklassifikation nach Tile differenziert Typ-A-Verletzungen (stabile Beckenverletzung), Typ-B-Verletzungen (Rotationsinstabilität bei erhaltener vertikaler Stabilität) und Typ-C-Verletzungen (kombinierte vertikale und Rotationsinstabilität) (Tab. 25.**13**). Die Einbeziehung des Azetabulums stellt immer eine C3-Verletzung dar.

Typische Begleitverletzungen von Beckenfrakturen sind Hämatome durch Verletzungen von Venen oder Ästen der A. iliaca, Verletzungen des Darmes und der unteren harnableitenden Wege (Blasenruptur, Urethraverletzung).

CT-Morphologie

Sagittale Kompressionsverletzungen führen zur Außenrotation der Beckenhälften bis hin zur sog. „Open-Book"-Deformität. Bei geringerer Gewalteinwirkung finden sich vertikale Frakturen durch das Foramen obturatum, ventrale Bandrupturen des Sakroiliakalgelenkes (SIG) und Rupturen des Lig. sacrotuberale und sacrospinale. Bei stärkerer Gewalteinwirkung kommt es zur Symphysensprengung und zur Diastase der Sakroiliakalgelenke infolge Ruptur des hinteren sakroiliakalen Bandapparates.

Laterale Kompressionsverletzungen führen zur Innenrotation der betroffenen Beckenhälfte mit coronaler Fraktur des Obturatorringes und zu Trümmerfrakturen des Sakrums und der Beckenschaufel. *Vertikale Gewalteinwirkungen* bedingen (vertikale) Frakturen des vorderen Beckenrings in Kombination

Tab. 25.13 ⤑ *Klassifikation der Beckenfrakturen (Tile, 1996)*

Frakturtyp/ Verletzungsmechanismus	Klassifikation	Merkmale	Stabilität
Keine Beckenringfraktur	Typ A1	Apophysenausriss	stabil
	Typ A2	stabile Ringfraktur	stabil
Sagittale Kompression	Typ B1	Außenrotation der Beckenhälfte(n) („open book"-Verletzung)	Rotationsinstabilität
Laterale Kompression	Typ B2	Innenrotation der betroffenen Beckenhälfte	Rotationsinstabilität
Vertikale Scherverletzung	Typ C	Kranialverschiebung der betroffenen Beckenhälfte	vertikale, posteriore und Rotationsinstabilität
Komplexer Verletzungsmechanismus	Komplex	variabel	variabel

mit Längsfrakturen des Sakrums oder einer Sprengung des SIG durch Bandruptur (Abb. 25.**26**). Die betroffene Beckenhälfte ist typischerweise nach kranial verschoben.

Eine Beteiligung der Neuroforamina und des Spinalkanals findet sich insbesondere bei Sakrumverletzungen (Abb. 25.**27**). Schräg coronale Reformationen, die der Neigung des Sakrums angepasst sind, sind für die Beurteilung des transforaminalen Frakturverlaufs hilfreich (Abb. 25.**27 a**). Sagittale Reformationen sind zur Diagnostik von Querfrakturen essenziell. 3D-Darstellungen vermitteln einen guten Überblick über das gesamte Ausmaß der Verletzung.

> Schwere instabile Beckenverletzungen (Typ C) finden sich häufig im Zusammenhang mit Querfortsatzfrakturen der unteren LWS.

Verletzungen der *Sakroilikalgelenke* werden in 4 Typen eingeteilt. Typ-I-Verletzungen sind Distorsionen. Im Computertomogramm können intraartikuläre Gaseinschlüsse ohne Gelenkspalterweiterung auf eine Distorsion des sakroiliakalen Bandapparates hinweisen. Da „Vakuumphänomene" auch im Rahmen degenerativer Veränderungen vorkommen, sollte der Befund aber nur dann als Traumafolge gewertet werden, wenn er ausgeprägt und einseitig ist. Typ-II-Verletzungen sind durch eine unilaterale Erweiterung des Gelenkspaltes als Ausdruck der SI-Gelenksprengung gekennzeichnet. Häufig sind die posterioren Ligamente intakt, während der vordere Kapselbandapparat gerissen ist (vgl. Abb. 25.**30**). Eine komplette unilaterale (Typ III) oder bilaterale

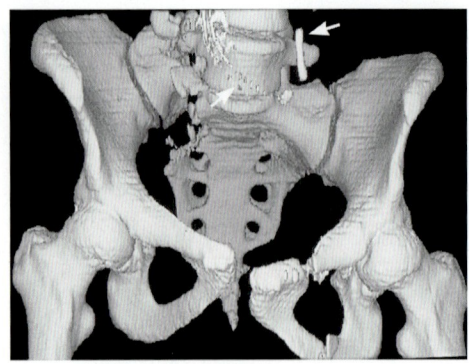

Abb. 25.26 **Vertikales Schertrauma des Beckens (Typ-C-Verletzung).**
Rechtsseitige transforaminale Fraktur, Symphysensprengung und linksseitige Beckenringfraktur (SSD). Niedrigdosisscan bei einer Schwangeren (drittes Trimenon). Beachte die Wirbelsäule und Femora des Fötus (Pfeile).

(Typ IV) sakroiliakale Dislokation, mit oder ohne Knochenbeteiligung, geht praktisch immer mit ausgedehnten Weichteil- und Plexusverletzungen einher. Frakturen des Sakrums oder Iliums können in das Sakroiliakalgelenk einstrahlen. Eine schwere sagittale Beckenkompression („Open-Book"-Verletzung) führt typischerweise zu einer kompletten knöchernen und/oder ligamentären Ruptur des hinteren Beckenrings mit vertikaler Instabilität (Typ-C-Verletzung).

> Das Ausmaß sakroiliakaler Verletzungen wird in der konventionellen Radiographie häufig unterschätzt und erfordert die CT-Diagnostik.

Abb. 25.27 **Intraforaminale Sakrumfraktur rechts.**
a Semicoronale Reformation entlang der Sakrumlängsachse.
b In der 3D-Rekonstruktion (SSD) wurde der vordere Beckenring partiell extrahiert, um das Sakrum frei zu projizieren.

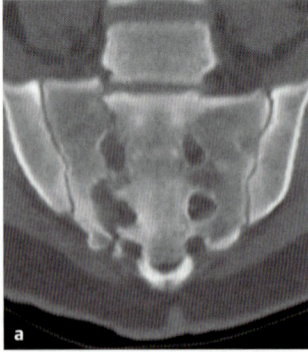
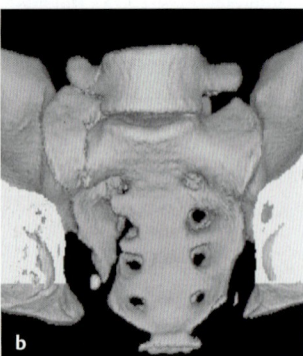

Azetabulum

Azetabulumfrakturen entstehen durch axiale oder laterale Krafteinwirkungen, die über den Femurkopf auf das Azetabulum übertragen werden. Die Computertomographie ist für eine korrekte Frakturklassifikation und für die Therapieplanung essenziell.

Die Azetabulumfrakturen werden üblicherweise unter anatomischen Gesichtspunkten klassifiziert. Die Einteilung nach Letournel und Judet unterscheidet 5 Grund- und 5 Kombinationsformen (Tab. 25.**14** u. 25.**15**). Die 5 häufigsten Frakturtypen (90%) sind die Zweipfeilerfraktur, die Querfraktur, die T-Fraktur, die Querfraktur mit Hinterwandbeteiligung und die reine Hinterwandfraktur (Abb. 25.**28**).

CT-Morphologie

Die Klassifikation der Azetabulumfrakturen allein anhand axialer Schnittbilder kann schwierig sein. Am besten geeignet sind 3D-Darstellungen mit Extraktion des Femurkopfes; sie gestatten einen direkten Einblick in die Fossa acetabuli, setzen allerdings eine entsprechende Software voraus. Einfacher und oftmals auch ausreichend ist ein Blick von medial auf die quadrilaterale Platte (Abb. 25.**29 a**). Diese Fläche entspricht der dem kleinen Becken zugewandten Seite des Os ilium in Höhe des Azetabulums. In dieser Ansicht lässt sich der Frakturverlauf im Azetabulum abschätzen, die anteriore und posteriore Wand sind allerdings nicht ausreichend beurteilbar. Die 3D-Abbildungen müssen immer mit den axialen Schnitten korreliert werden, um feine Frakturlinien nicht zu übersehen. Axiale Schichten durch das Azetabulumdach sind insofern wichtig, als Wandfrakturen schräg nach anterior oder posterior zum Femurkopf, transversale Frakturen sagittal

Tab. 25.14 ⋯⋙ *Klassifikation der Azetabulumfrakturen (nach Letournel und Judet): Grundformen*

Dorsale Pfannenrand-/wandfrakturen
- häufigste Fraktur
- jeder Abschnitt des hinteren Azetabulumrandes kann betroffen sein
- häufig Einstauchung des Azetabulumrandes mit Inkongruenz der Gelenkflächen
- häufig mit inkarzeriertem Kapselgewebe und intraartikulären Fragmenten assoziiert

Dorsale Pfeilerfrakturen
- die Fraktur zieht von der Incisura ischiadica durch das Azetabulumdach zum ischiopubischen Pfeiler
- die Fraktur bezieht die quadrilaterale Platte und damit den Pfannenboden ein

Ventrale Pfannenrand-/wandfrakturen
- selten
- die Fraktur verläuft ventral und kaudal durch die Fossa acetabuli

Ventrale Pfeilerfrakturen
- die Fraktur erstreckt sich vom iliakalen Segment des vorderen Pfeilers bis in den oberen Schambeinast
- je höher die Fraktur ansetzt, umso größer ist der beteiligte vordere Gelenkflächenanteil

Querfrakturen
- die Fraktur verläuft durch beide Pfeiler und teilt das Azetabulum in einen superioren und inferioren Anteil
- die Fraktur kann trans-, juxta- oder infratektal verlaufen

Tab. 25.15 ⋯⋙ *Klassifikation der Azetabulumfrakturen (nach Letournel und Judet): Kombinationsformen*

T-Frakturen
- Querfraktur mit vertikalem Ausläufer durch die Fossa acetabuli ins Foramen obturatum

Frakturen des dorsalen Pfeilers und Pfannenrandes
- die Fraktur entspricht einer hinteren Pfeilerfraktur mit zusätzlicher Aussprengung eines Randfragmentes
- das Randfragment ist häufig in die Glutealmuskulatur verschoben

Querfrakturen mit dorsaler Wandfraktur
- relativ häufiger Frakturtyp
- ähnlich der Querfraktur
- zusätzliche Aussprengung eines hinteren Wandfragmentes sehr variabler Größe
- das Azetabulumfragment kann juxta- oder infratektal liegen

Ventrale Pfeiler-/Wandfraktur mit dorsaler Hemiquerfraktur
- die Fraktur des vorderen Pfeilers liegt meist unterhalb der Spina iliaca anterior superior und verläuft durch das Azetabulum und den oberen Schambeinast
- seltener ist der Verlauf distal durch das Foramen obturatum
- die transversale Komponente zweigt in variabler Höhe von der vorderen Fraktur ab und teilt den hinteren Pfeiler

Zweipfeilerfrakturen
- komplexe Fraktur, bei der das Azetabulum komplett vom Sakroiliakalgelenk gelöst ist; vorderer und hinterer Pfeiler sind voneinander getrennt
- die Fraktur des dorsalen Pfeilers beginnt meist in der Incisura ischiadica major und zeigt häufig zusätzliche Frakturen der quadrilateralen Platte
- die vordere Fraktur verläuft oft durch die gesamte Beckenschaufel und zeigt häufig sekundäre Frakturlinien
- Azetabulum, quadrilaterale Platte und Obturatorring können Trümmerzonen zeigen
- der Femurkopf ist in der Regel zentral luxiert

Abb. 25.28 **Klassifikation der Azetabulumfrakturen, Ansicht von lateral (Azetabulum) und medial (quadrilaterale Platte).** Vgl. die tabellarisch aufgeführten Frakturtypen.

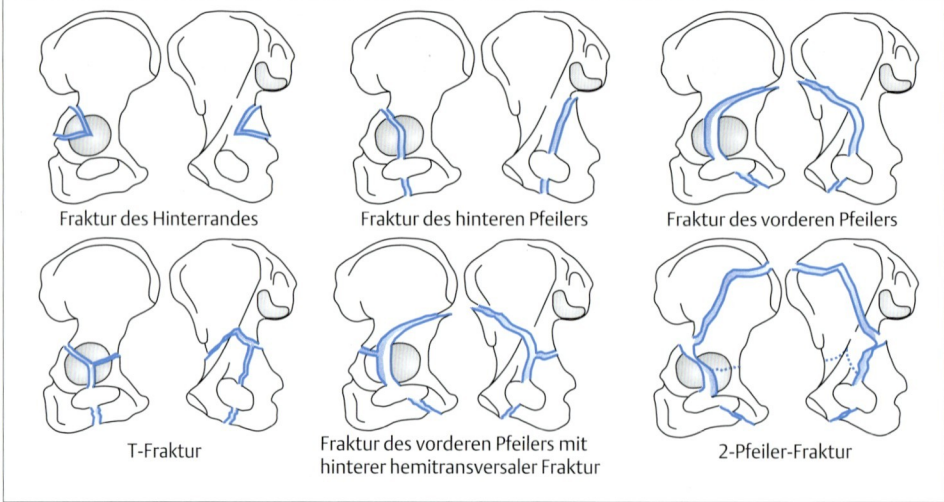

Fraktur des Hinterrandes   Fraktur des hinteren Pfeilers   Fraktur des vorderen Pfeilers

T-Fraktur   Fraktur des vorderen Pfeilers mit hinterer hemitransversaler Fraktur   2-Pfeiler-Fraktur

durch das Tektum und Pfeilerfrakturen coronal durch das Tektum verlaufen können.

Für die Therapieplanung sind multiplanare Reformationen und 3D-Darstellungen, welche das Beckenskelett in den gewohnten Spezialprojektionen zeigen, hilfreich (a.p.-Projektion, Ala- und Obturatorprojektion, Inlet- und Outlet-Projektion) (Abb. 25.**30**). Diese Projektionen zeigen die Druckaufnahmezone des Azetabulums (Pfannendomsegment = Matta-Bogen) in mehreren Ebenen (Abb. 25.**31**). Sofern keine Frakturlinien das Azetabulumdach kreuzen und sich keine Gelenkflächeninkongruenzen in diesem Abschnitt finden, kann ein konservatives Vorgehen erwogen werden. Zur Beurteilung komplexer Frakturen sind sagittale und coronale Reformationen unverzichtbar.

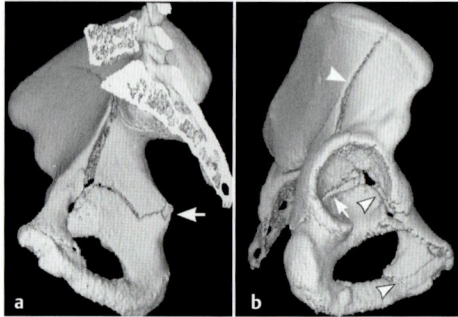

Abb. 25.29 **Vordere Pfeiler- und posteriore hemitransversale Fraktur (SSD).**
a Die Klassifikation ist auf der 3D-Rekonstruktion (SSD, mediale Ansicht) einfach möglich.
b Blick auf das Azetabulum nach Subtraktion des Femurkopfes.

Abb. 25.30 **Komplexe Beckenfraktur (sagittale Kompression – Open-Book-Verletzung).** Fraktur mit anteriorer Diastase des rechten Iliosakralgelenkes, Symphysensprengung, bilateraler Fraktur des vorderen Beckenringes und Zweipfeilerfraktur des Azetabulums (VRT).

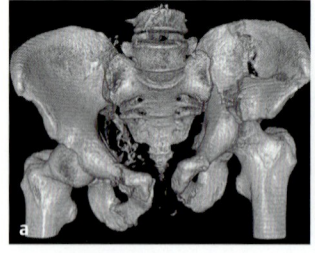
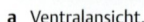
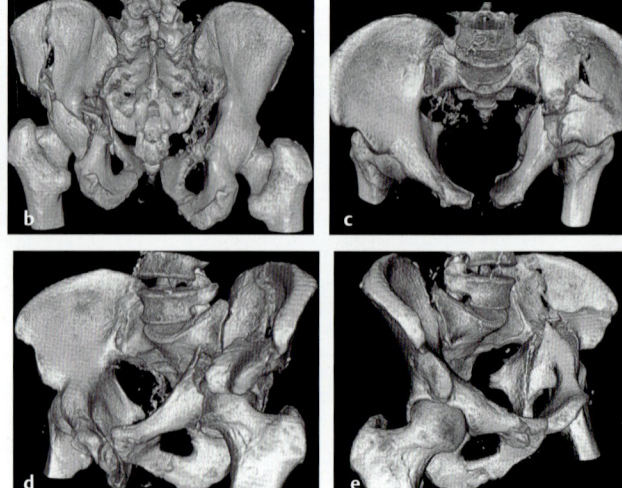

a Ventralansicht.
b Dorsalansicht.
c Inlet-View.
d Obturatorprojektion.
e Alaprojektion.

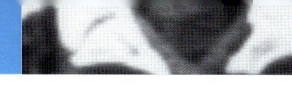

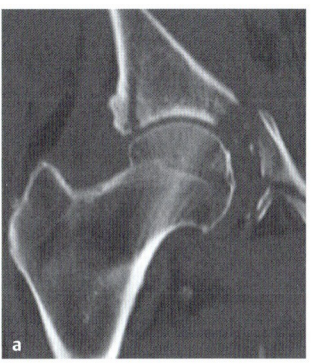

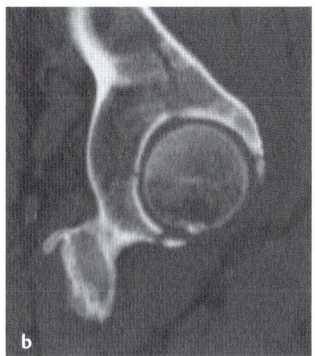

Abb. 25.31 **Beteiligung des Azetabulumdachs.**
Die MPR parallel (**a**) und senkrecht zum Schenkelhals (**b**) in Höhe des Azetabulums zeigt am besten die Beteiligung des Azetabulumdachs.

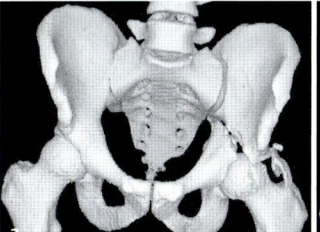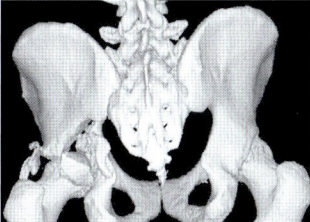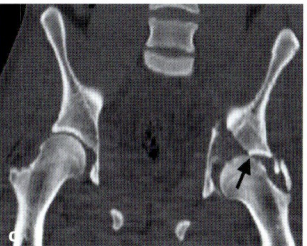

Abb. 25.32 **Kombinierte Querfraktur und posterolaterale Randfraktur des Azetabulums mit Subluxation des Femurkopfes.**

a, b Frakturtyp im 3D-Bild.

c Die coronale Reformation zeigt den unmittelbaren Kontakt zwischen Femur und Azetabulum als Ausdruck der schweren Knorpelschädigung.

Neben der Klassifikation der Fraktur muss auf die Stellung des Femurkopfes in der Gelenkpfanne, auf intraartikuläre Fragmente, Läsionen des Femurkopfes (Impressionsfrakturen) und begleitende Weichteilschäden geachtet werden. Eine direkte Kontaktzone zwischen knöchernem Femurkopf und einem Azetabulumfragment weist auf einen schweren Knorpelschaden hin und ist ein ungünstiges prognostisches Zeichen (Abb. 25.**32**).

Abrissfrakturen am Beckenskelett sind zwar keine primäre CT-Indikation, können aber Zufallsbefunde sein. Speziell die Apophysen sind bevorzugter Ort für akute oder chronische Avulsionsfrakturen. Häufigste Lokalisationen sind das Tuber ischiadicum (M. semimembranosus/semitendinosus), die Spina iliaca anterior superior (M. rectus femoris) und der Unterrand der Symphyse (Adduktorenmuskulatur).

Femurkopf

Schenkelhals- oder pertrochantäre Frakturen erfordern selten eine CT-Diagnostik. Für die adäquate Beurteilung sind dann MPR und 3D-Rekonstruktionen erforderlich. Zum Nachweis okkulter oder „schleichender" Schenkelhalsfrakturen ist die MRT sensitiver als die Computertomographie.

Luxationen des Hüftgelenks bedürfen einer erheblichen Gewalteinwirkung (Kraftverkehrsunfälle). Der luxierte Femurkopf muss so rasch wie möglich reponiert werden, um das Risiko einer Femurkopfnekrose zu minimieren. Häufig ist eine offene Reposition erforderlich, da intraartikuläre Fragmen-

te oder eingeschlagene Labrum- oder Kapselanteile einer erfolgreichen geschlossenen Reposition entgegenstehen.

Die *Pipkin-Fraktur* bezeichnet eine ventrokaudale Femurkopf-Kalotten-Fraktur nach dorsaler Luxation infolge axialer Krafteinwirkung bei gebeugtem Hüftgelenk (Knieanpralltrauma, „dashboard injury", Armaturenbrettverletzung). In vielen Fällen reponiert sich der Femurkopf spontan. Es werden 4 Formen unterschieden: Beim Typ I liegt die Kalottenfraktur kaudal der Fovea, d.h. außerhalb der Belastungszone (Abb. 25.**33**); beim Typ II kranial der Fovea und damit innerhalb der Belastungszone; Typ III ist die Kombination von Typ I oder II mit einer Schenkelhalsfraktur; Typ IV (am häufigsten) die Kombination der Kalottenfraktur mit einer Azetabulumfraktur (meist Aussprengung des dorsokranialen Azetabulumrandes).

Nach komplexen Gelenkrekonstruktionen kann die Computertomographie zur Beurteilung der Gelenkflächenkongruenz und Implantatlage sinnvoll sein. Dabei ist besonders auf Spalt- und Stufenbildungen in der Belastungszone ($<$ 2 mm für optimales Resultat) und auf eine etwaige intraartikuläre Implantatlage zu achten.

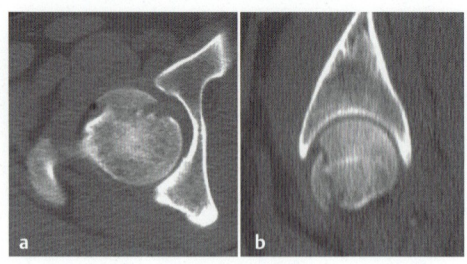

Abb. 25.33 **Femurkopffraktur Pipkin I.**

Untere Extremität

Knie

Der großzügige Einsatz der Computertomographie bei Knietraumen ist dadurch begründet und gerechtfertigt, dass das tatsächliche Ausmaß der Fraktur projektionsradiographisch leicht unterschätzt wird. Eine Impression des Tibiaplateaus wird radiographisch erst ab 5 mm sichtbar. Bei symptomatischen Patienten mit negativem Röntgenbefund und klinischem Verdacht auf eine Verletzung empfiehlt sich u. U. primär die MRT zum Nachweis oder Ausschluss einer Knochenkontusion („Bone-bruise") oder einer okkulten Fraktur.

Achsenfehlstellungen und Begleitverletzungen der Kniebinnenstrukturen (Kreuzbänder und Menisken) sind bei Kniegelenksverletzungen von größerer Bedeutung als die Inkongruenz der Gelenkflächen. Insofern ist die MRT diagnostische Methode der Wahl. Gute Ergebnisse sind aber auch mit der CT-Arthrographie (Monokontrast) in Dünnschichttechnik zu erzielen. Die Diagnostik komplexer Gelenkfrakturen des distalen Femurs und/oder des Tibiakopfes ist die Domäne der Spiral- bzw. Multidetektor-CT. Diese Technik erlaubt Reformationen in jeder gewünschten Ebene und 3D-Darstellungen des Tibiaplateaus.

Eine isolierte Verletzung des Femurs stellt in der Regel keine CT-Indikation dar. *Tibiakopffrakturen* können in Abhängigkeit vom Verletzungsmechanismus in Verrenkungsbrüche und Plateaubrüche unterteilt werden. Die Verrenkungsbrüche ihrerseits gliedern sich in Luxationsfrakturen und in Verletzungen der Kniebinnenstrukturen mit knöchernen Ausrissen oder Randimpressionen im Rahmen von Bandläsionen (Abb. 25.**34**). Tibiaplateaufrakturen sind Folge einer direkten oder indirekten horizontalen Gewalteinwirkung (Varus- oder Valgusstress), einer axialen Kompression oder eines kombinierten axialen und horizontalen Kraftvektors (typischer Unfallmechanismus: Stoßstangenverletzung, „Fender"-Fraktur). Bei Spiralfrakturen des Tibiaschaftes dient die Computertomographie der Rotationsmessung und Operationsplanung in komplizierten Fällen.

CT-Morphologie

Das distale Femur ist weit seltener betroffen als die proximale Tibia. Bei monokondylären Frakturen ist sowohl am Femur als auch an der Tibia meist der laterale Kondylus betroffen, und in der Mehrzahl der Fälle handelt es sich infolge des Stauchungsmechanismus um Impressionsfrakturen. Frakturen, die lediglich das mediale Tibiaplateau betreffen, sind gewöhnlich Folge eines Verdrehtraumas mit Beteiligung des Kapsel-Band-Apparates (Verrenkungsbruch). In diesen Fällen muss nach einer Begleitverletzung der Bänder und Menisken gefahndet werden, auch wenn der Skelettbefund minimal ist.

Bei Tibiaplateaufrakturen sind das Ausmaß der Impression und die Dislokation der Fragmente zu beurteilen. Eine Absenkung der Gelenkfläche von 2 – 3 mm gilt bereits als Operationsindikation. Coronale und sagittale Reformationen sind für die Operationsplanung essenziell (Abb. 25.**35**). Der Fraktur-

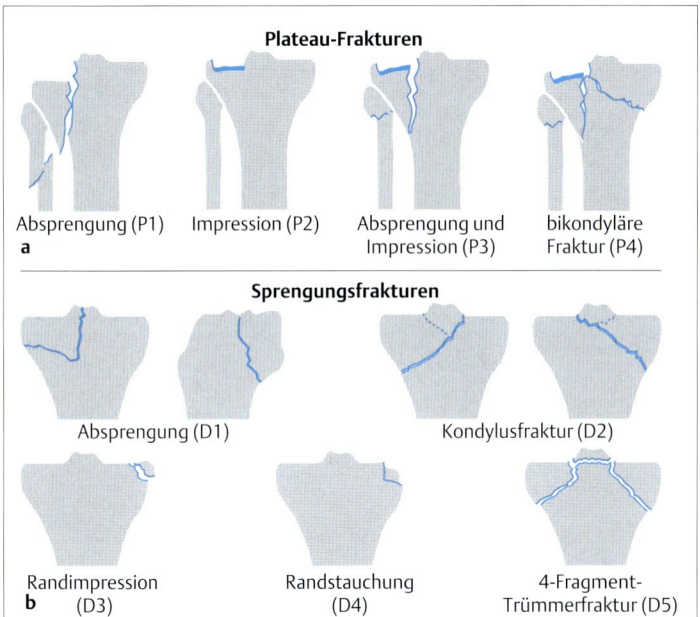

Abb. 25.34 **Klassifikation der Tibiakopffrakturen.**
a Plateaufrakturen.
b Luxationsfrakturen.

Plateau-Frakturen

Absprengung (P1) Impression (P2) Absprengung und Impression (P3) bikondyläre Fraktur (P4)

a

Sprengungsfrakturen

Absprengung (D1)   Kondylusfraktur (D2)

Randimpression (D3)   Randstauchung (D4)   4-Fragment-Trümmerfraktur (D5)

b

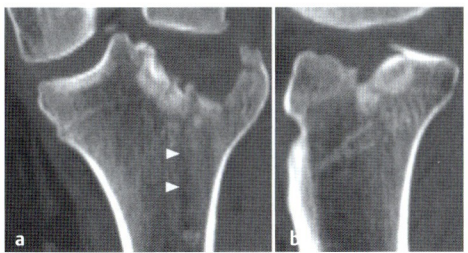

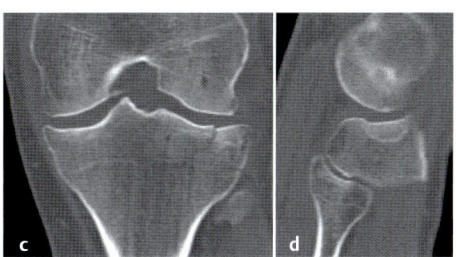

Abb. 25.35 **Tibiakopffrakturen.**

a, b Depressions-Spaltfraktur des Tibiakopfes (Typ P3) (MPR; SC/TF/RI = 1/2/1). Die Impression führt zu einer Zertrümmerung der lateralen Gelenkfläche. Der Längsspalt (Pfeilspitzen) ist nicht disloziert.

c, d Tibiaimpressionsfraktur (Typ P2). Beachte die verbesserte Ortsauflösung bei 2 × 0,5-mm-Kollimation (MPR).

verlauf im Plateau selbst ist am besten auf den primären axialen Schichten zu bestimmen. Bei knöchernen Bandausrissen (z. B. Eminentia intercondylaris) muss aufgrund der Lokalisation und unter Kenntnis der Klinik eine Zuordnung zum betroffenen Ligament erfolgen. Bei Luxationsfrakturen müssen der Frakturverlauf, die Beteiligung der Eminentia intercondylaris sowie die Anzahl und Lokalisation dislozierter Fragmente analysiert und beschrieben werden.

Das Lipohämarthros – indirektes Zeichen einer intraartikulären Fraktur – stellt sich auf axialen Schichten oder sagittalen Reformationen als Spiegelbildung zwischen dem abhängigen hyper- oder isodensen Blut und dem darüber geschichteten hypodensen Fett dar.

Diagnostische Methode der Wahl für Menisken, Bänder und Sehnen des Kniegelenks ist die MRT, wenngleich auch die CT-Arthrographie in Dünnschichttechnik exzellente Resultate liefert (Abb. 25.**36**).

Abb. 25.36 **CT-Arthrographie bei einem Patienten mit vorderer Kreuzbandplastik.** Beachte die hervorragende Darstellung des vorderen Kreuzbandes und den kleinen Riss am Außenmeniskus (Pfeil).

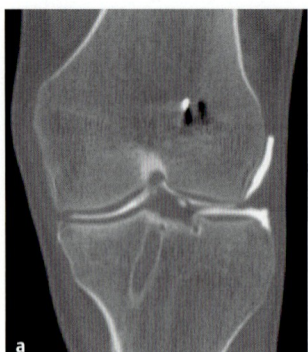
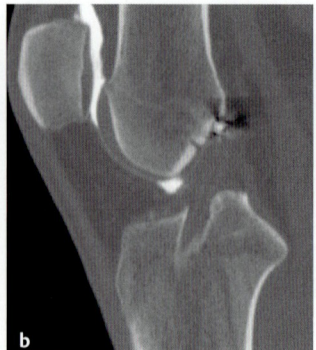
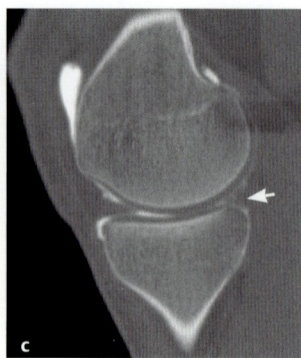

Sprunggelenk

Am Fußskelett kommt die Computertomographie vorrangig für die Diagnostik und Operationsplanung komplizierter Frakturen, insbesondere der Fußwurzel und des Mittelfußes, in Betracht.

Sprunggelenksfrakturen stellen abgesehen von Luxations- und Trümmerfrakturen keine CT-Indikation dar. Vorteile bietet die Computertomographie bei Übergangsfrakturen (Tillaux-Frakturen = anterolaterale Tibiaepiphysenfrakturen) und Pilon-tibial-Frakturen. Die Übergangsfrakturen sind eine typische Verletzung im Wachstumsalter bei noch unvollständigem Schluss der Epiphysenfuge (die Verknöcherung der distalen Tibiaepiphysenfuge erfolgt exzentrisch von medial nach dorsolateral). Eversionstraumen verursachen in dieser „Übergangsphase" eine sog. „Twoplane-Fraktur" (Epiphysenfraktur ohne Metaphysenbeteiligung, Salter-Harris-III-Variante), zusätzliche Biegekräfte durch Aussprengung eines metaphysären Keils eine „Triplane-Fraktur" (Epiphysenfraktur mit Metaphysenbeteiligung, Salter-Harris-IV-Variante).

Die Pilon-tibial-Fraktur ist ein intraartikulärer Trümmerbruch (5% aller Tibiafrakturen). Die Klassifikation wird unterschiedlich gehandhabt, nicht zuletzt hinsichtlich der Abgrenzung gegenüber Malleolarfrakturen; alle Klassifikationen berücksichtigen das Ausmaß der Gelenkflächenbeteiligung.

CT-Morphologie

Bei der *Twoplane-Fraktur* (Tillaux-Fraktur) findet sich eine vertikale epiphysäre Fraktur im lateralen Anteil des Sprunggelenks. Das laterale Fragment wird durch das intakte fibulotalare Band nach fibular disloziert. *Triplane-Frakturen* zeigen eine vertikale (sagittale) Fraktur durch die Epiphyse, eine transaxiale Fraktur durch die Epiphysenfuge und eine Schrägfraktur durch die Metaphyse. Dadurch wird ein inferolaterales Fragment vom intakten Tibiaschaft und medialen Malleolus getrennt (Abb. 25.**37**). Dabei werden zwei Formen unterschieden: Beim Typ 1 (2-Fragment-Fraktur) endet der Bruchspalt des Metaphysenfragmentes in der Epiphysenfuge, beim Typ 2 (3-Fragment-Fraktur) setzt sich der Bruchspalt des Metaphysenfragments

Abb. 25.37 **Triplane-Fraktur mit epiphysärer und epimetaphysärer Beteiligung.**

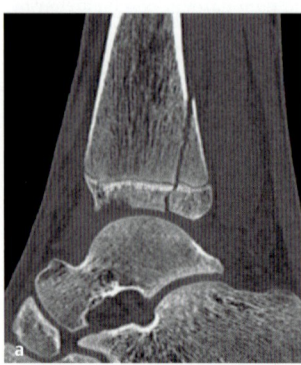
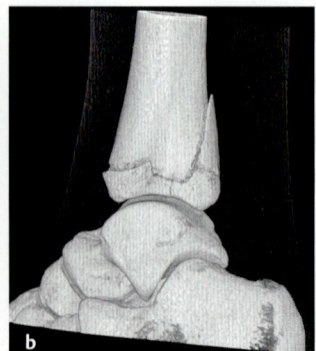
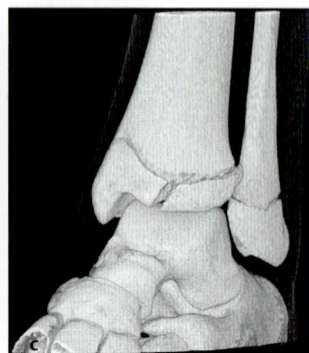

durch die Epiphyse – analog dem Volkmann-Dreieck beim Erwachsenen – direkt ins Gelenk fort.

Pilonfrakturen entstehen durch ein kombiniertes axiales und Torsionstrauma. Eine einfache Klassifikation unterscheidet 3 Typen. Beim Typ I findet sich eine nichtdislozierte Spaltung bis in die tibiotalare Gelenkfläche, Typ II zeigt eine mittelgradige Fragmentation und Inkongruenz der Gelenkfläche, Typ III eine Zertrümmerung mit weitgehend zerstörter Gelenkfläche. Letzteres führt zu Funktionseinschränkungen und sekundärer Arthrose.

Kalkaneus

Kalkaneusfrakturen machen 60 % aller Rückfußverletzungen aus. Sie entstehen durch axiale Stauchung bei Sturz aus großer Höhe oder im Zuge von Auffahrunfällen. Häufig finden sich Begleitverletzungen der thorakolumbalen Wirbelsäule und weitere Extremitätenfrakturen. Der Kalkaneus ist ein komplexes Skelettelement mit 6 Oberflächen und 4 Gelenkflächen zum Talus und zum Kuboid. Es existieren verschiedene Frakturklassifikationen (Beispiel in Abb. 25.**38**). Grundsätzlich unterscheidet man zwischen extra- und intraartikulären Frakturen.

Extraartikuläre Frakturen (25 %) sind oft Scherfrakturen. Sie betreffen den vorderen Abschnitt des Kalkaneus, das Sustentakulum oder den oberen Anteil des Tuber calcanei. Das Kalkaneokuboidalgelenk kann bei den Frakturen des Processus anterior betroffen sein, das wichtige Subtalargelenk ist jedoch unbeteiligt.

Intraartikuläre Kompressionsfrakturen sind weitaus häufiger (75 %) und beteiligen immer das Subtalargelenk. Durch Längsstauchung (vertikal einwirkender Kraftvektor) wird der Processus lateralis des Talus in den Gissan-Winkel des Kalkaneus getrieben, was zu einer primär schräg-coronalen Fraktur führt. Bei starker Gewalteinwirkung kommt es zu sekundären Frakturlinien in die posteriore Gelenkfacette, das Kalkaneokuboidalgelenk oder den Tuber calcanei mit Zertrümmerung.

Stressfrakturen kommen bei Läufern vor, aber auch bei älteren Patienten mit Osteoporose (Insuffizienzfraktur). Sie werden meist erst 10–14 Tage nach dem Ereignis klinisch manifest. Die Computertomographie ist zum Nachweis derartiger Frakturen bei unauffälligem oder fraglichem Röntgenbild geeignet.

Ziel der Operation ist die Wiederherstellung des Subtalargelenkes und die Rekonstruktion des Tuber-Gelenk-Winkels (Böhler-Winkel). Da das Sus-

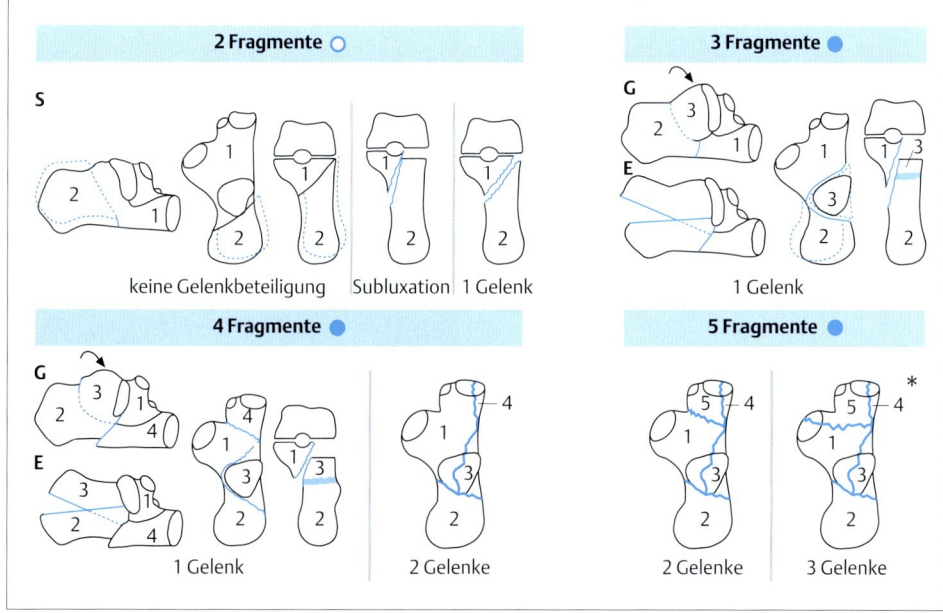

Abb. 25.38 **Klassifikation der Kalkaneusfrakturen nach Zwipp (1989), basierend auf der Anzahl der Fragmente und der Gelenkbeteiligung.** Die Hauptfragmente sind wie in Tab. 25.**16** nummeriert.
S = Scherfraktur,
G = Joint-Depression-Fraktur,
E = Tongue-Typ-Fraktur.
Auf dieser Klassifikation bauen verschiedene chirurgische Zugangswege auf:
○ = medialer Zugang,
● = bilateraler Zugang,
* = erweiterter lateraler Zugang.

tentakulumfragment in der Regel in seiner anatomischen Position verbleibt, dient es als Leitschiene für die operative Rekonstruktion („Schlüsselfragment"). Das Kalkaneokuboidalgelenk ist von geringerer Bedeutung. Die Operationsplanung erfordert die Identifikation der Hauptfragmente, die Beurteilung des hinteren Subtalargelenkes, des vorderen Subtalargelenkes (vordere und mittlere Facette) sowie des Kalkaneokuboidalgelenkes.

CT-Morphologie

Extraartikuläre Frakturen verlaufen in der Regel schräg und teilen den Kalkaneus in ein posterolaterales und ein anteromediales Fragment (Abb. 25.**39a**). Nichtdislozierte Frakturen imponieren manchmal nur als Verdichtungsband. Da diese Frakturen konservativ behandelt werden können, ist die Computertomographie nicht immer indiziert.

Bei den *intraartikulären Frakturen* trennt eine primäre, in das hintere Subtalargelenk auslaufende schräge Hauptfrakturlinie den Kalkaneus in zwei Hauptfragmente, ein anteromediales Sustentakulumfragment und ein posterolaterales Tuberfragment. Ein drittes Fragment mit dem Processus anterior kann vom anteromedialen Fragment abgesprengt sein. Sekundäre Frakturlinien verlaufen nach dorsal zum Subtalargelenk (Kalkaneusfraktur vom „Joint-Depression"-Typ, Abb. 25.**39b**) oder in den Tuber calcanei (Kalkaneusfraktur vom „Ton-

gue"-Typ, Abb. 25.**39c**) und teilen das posterolaterale Fragment in ein kraniales (mit der hinteren Gelenkfacette) und ein kaudales (mit dem Tuber calcanei).

Bei beiden Frakturformen kann die hintere Gelenkfacette mehrfach frakturiert sein; sie ist immer rotiert und in das Tuberfragment imprimiert. Die Verletzungen der hinteren Gelenkfläche sind oft ausgeprägt und lassen sich am besten auf coronalen Schnittbildern beurteilen (Abb. 25.**40a**). Bei der Tongue-Typ-Fraktur (Entenschnabelfraktur) ist der Tuber-Gelenk-Winkel (Böhler) trotz des relativ geringen Gelenkschadens durch Rotation des gelenktragenden Fragments gewöhnlich negativ. Die schwerwiegendere Joint-Depression-Fraktur andererseits geht mit einer ausgedehnten Gelenkzerstörung einher, wobei der Tuber-Gelenk-Winkel fast erhalten sein kann (Abb. 25.**39**).

Etwa die Hälfte der intraartikulären Kalkaneusfrakturen ist durch 4 Hauptfragmente gekennzeichnet, wovon das eine oder andere einer Trümmerfragmentzone entsprechen kann. Jeweils etwa 20% der Frakturen weisen 3 bzw. 5 Hauptfragmente auf. Das Schlüsselfragment für den Verbund zwischen Talus und Kalkaneus ist das Sustentakulumfragment, welches wegen des kräftigen medialen talokalkanearen Bandapparates meist in seiner Ausgangsposition verbleibt. In der Traumotologie hat sich die deskriptive Einteilung der Fersenbeinfrakturen bezüglich der Anzahl der Hauptfragmente und der Gelenkbeteiligung bewährt (Tab. 25.**16**).

Abb. 25.39 **Frakturformen am Kalkaneus.**

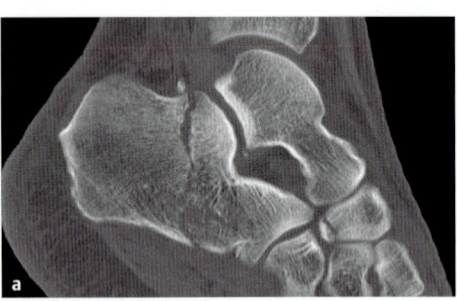
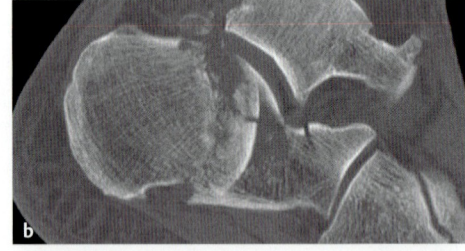
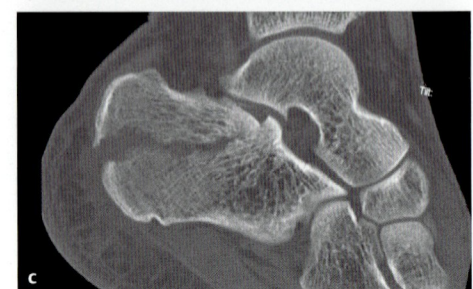

a Scherfraktur.
b Impressionsfraktur = Joint-Depression-Fraktur.
c Entenschnabel-Fraktur.

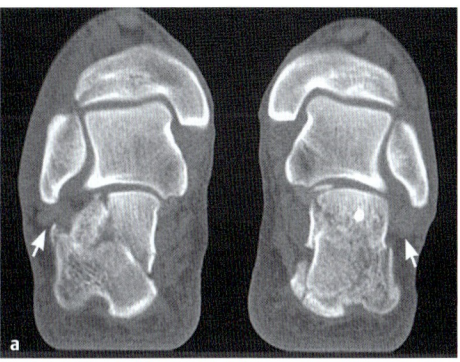

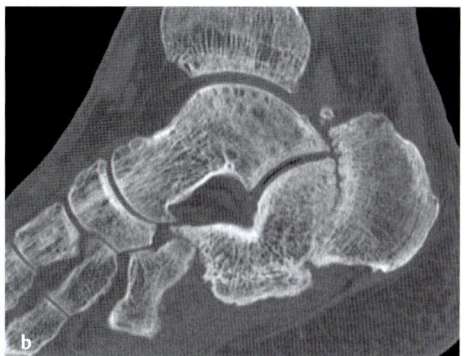

Abb. 25.40 **Kalkaneus-frakturen.**

a Bilaterale Impressionsfraktur mit lateraler Dislokation und Impingement der Peroneussehne (Pfeile).

b Stressfraktur des Kalkaneus mit typischer Sklerose und extraartikulärer Lokalisation bei Osteoporose.

Ein besonderes Augenmerk ist auf dislozierte Fragmente zu richten, da diese ein Impingement von Sehnen und anderen Begleitstrukturen auslösen können. Bei Kompressionsfrakturen des Kalkaneus kann es zur Ausbildung eines sog. lateralen Kalkaneusbuckels mit Impingement der Peroneussehnen kommen, bei stärkerer Deformierung auch zu einem ständigen Anstoßen der Fibulaspitze („abutment") (Abb. 25.**40 a**). Dies stellt eine schwere statische Störung dar. Medial können die Sehnen der langen Zehenbeuger unter dem Sustentakulum eingeklemmt sein. Posttraumatische Spornbildungen oder dicht unter der Haut gelegene Fragmente können erhebliche Schmerzen auslösen.

Stressfrakturen stellen sich als meist extraartikuläre vertikal oder schräg verlaufende Frakturlinien

Tab. 25.16 ⋯⟩ *Klassifikation der Kalkaneusfrakturen in Bezug auf die Hauptfragmente und Gelenkbeteiligung (in absteigender Häufigkeit)*

Hauptfragmente
1. Sustentakulumfragment
2. Tuberfragment
3. hinteres Facettenfragment
4. vorderes Facettenfragment
5. Fragment des Processus anterior

Gelenkbeteiligung
1. hintere Facette des Subtalargelenks
2. Kalkaneokuboidalgelenk
3. vordere und mittlere Facette des Subtalargelenks

dar; intraartikuläre Ausläufer sind möglich; eine diskrete bandförmige Sklerosierung ist häufig und charakteristisch (Abb. 25.**40 b**).

Talus

Talusfrakturen sind die zweithäufigste Verletzung des Tarsus. Sie machen aber nur 0,3 % aller Extremitätenfrakturen aus. Talushalsfrakturen (65 %) resultieren aus einer forcierten Dorsalflexion gegen die vordere Tibia (Fußbremsverletzung). Frakturen des Taluskörpers (25 %) umfassen transchondrale Frakturen der Talusrolle, Scherfrakturen, Trümmerfrakturen und Ausrisse des hinteren oder lateralen Prozessus. Die restlichen 10 % entfallen auf Frakturen des Taluskopfes; sie resultieren aus einer forcierten Plantar- oder Dorsalflexion und beteiligen das Talonavikulargelenk.

CT-Morphologie

Bei *Talushalsfrakturen* trennt eine coronale Frakturlinie den Taluskörper vom Processus anterior. Nach Hawkins werden drei Formen unterschieden:
- Typ I: nichtdislozierte Talushalsfraktur,
- Typ II: dislozierte Talushalsfraktur mit subtalarer Subluxation,
- Typ III: Fraktur mit Dislokation des Sprunggelenks und des Subtalargelenks.

Subtalare Luxationen erfolgen meist nach medial; zu einer größeren Instabilität führen allerdings die lateralen. Zusätzliche Frakturlinien können bis in das Talonavikulargelenk einstrahlen. Die Talushalsfrakturen gehen in einem hohen Prozentsatz mit einer ischämischen Nekrose einher, da die Haupt-

Abb. 25.41 Fraktur der Talus-rolle.

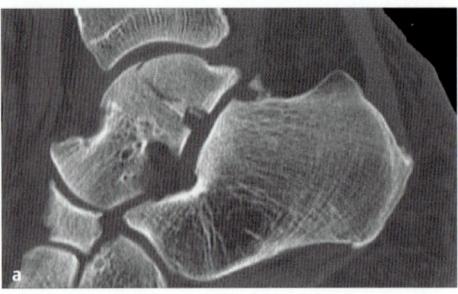

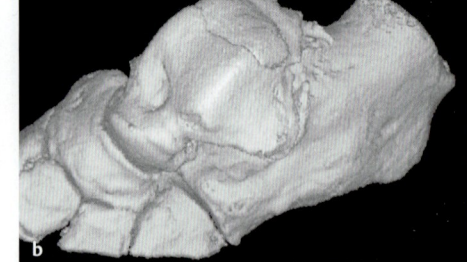

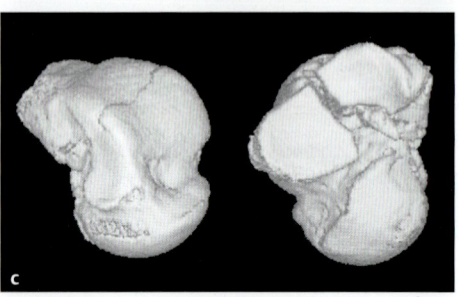

a Sagittale MPR.
b 3D-Oberflächendarstellung.
c 3D-Oberflächendarstellung nach Subtraktion der Tibia und Exartikulation des Talus.

Abb. 25.42 Übersehene trans-chondrale Abscherung (chip fracture) der distalen Tibia.

a Freies osteochondrales Fragment (Pfeilkopf) und korrespondieren-der Defekt an der lateralen Tibia-gelenkfläche (Pfeil).
b Die Größe des Defektes ist in der axialen Schicht am besten abzu-schätzen. Nebenbefund: ossäre Veränderungen nach fibulotalarer Bandplastik.

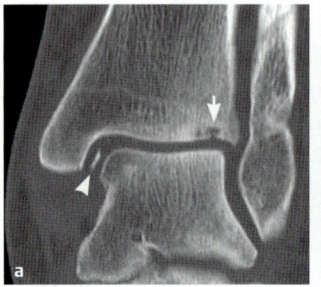

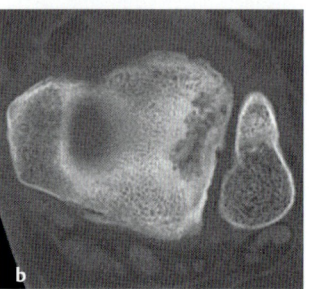

gefäße in Höhe des Halses in den Talus eintreten. Die Nekrosegefährdung nimmt mit dem Grad der Fragmentdislokation zu (Hawkins I < 10%, Hawkins III > 80%). Sekundärarthrosen sind ebenfalls häufig.

Frakturen der Talusrolle (Dom- und Schulterfrak-turen) sind seltener und werden auf Projektionsauf-nahmen leicht übersehen. Computertomographisch gelingt der Nachweis mit multiplanaren Reforma-tionen problemlos; 3D-Darstellungen des isolierten Talus nach Extraktion der Malleolengabel vermit-teln einen exzellenten Überblick über die Verlet-zung (Abb. 25.**41**). Läsionen der lateralen Talus-schulter entstehen durch forcierte Inversion und Dorsalflexion, Läsionen der medialen Talusschulter

durch Rotation in Plantarflexion. Abrisse des Pro-cessus posterior lassen sich meist nur computerto-mographisch nachweisen und betreffen oft auch das laterale Tuberkulum (Shepherd fracture). Zur Vermeidung chronischer Schmerzzustände ist u.U. die Fragmententfernung notwendig.

Osteochondrale Frakturen der Talusrolle ("flake"- oder "chip"-fractures) entstehen im Zusammen-hang mit Distorsionen (Abb. 25.42). Die Osteochon-drosis dissecans wird als chronische Stressfraktur betrachtet (wiederholte Mikrotraumen). Beide Lä-sionen sind am besten auf coronalen Rekonstruktio-nen sichtbar.

Mittelfuß

Luxationen sind die schwerste Verletzung des Mittelfußes. Sie können das *Chopart-Gelenk* oder das *Lisfranc-Gelenk* (Tarsometatarsalgelenk) betreffen und entstehen durch forcierte Plantarflexion des Fußes (Fallschirmspringer, Einklemmen des Fußes unter dem Bremspedal bei Auffahrunfällen). Die häufigeren Lisfranc-Luxationen werden in homolaterale und divergierende Formen eingeteilt. Bei der homolateralen Luxation sind die betroffenen Metatarsalia in eine Richtung verschoben, bei der divergierenden Luxation teils nach medial, teils nach lateral.

Die Computertomographie ist für die Analyse derart komplexer Verletzungen hervorragend geeignet und für die Operationsplanung essenziell. Dies gilt nicht nur für den Primäreingriff, sondern auch für die Beurteilung von Restdeformitäten und Gelenkdiskontinuitäten nach komplexen Traumen vor Sekundär- bzw. Korrektureingriffen (Abb. 25.**43**). Bevorzugte Darstellungsebenen für Sekundärreformationen sind: vorfußparallele axiale Schnitte, Sagittalschichten parallel zu den Metatarsalia und coronale Reformationen senkrecht zur Längsachse des Kalkaneus. Diese Bilder erlauben eine optimale Beurteilung aller Fußgelenke in zumindest 2 Ebenen.

CT-Morphologie

Die Lisfranc- (tarsometatarsale) Luxationsfraktur lässt sich am besten in schräg axialen Schichten

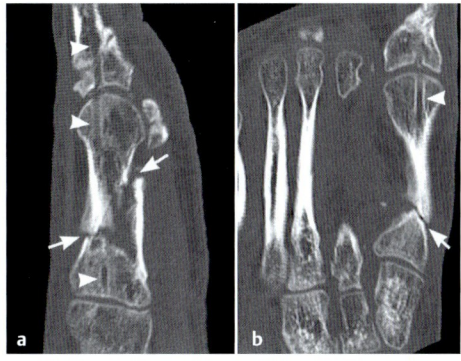

Abb. 25.43 Fraktur des Metatarsale I mit Pseudarthrose trotz chirurgischer Versorgung (Pfeile).

parallel zur Längsachse des Mittelfußes und coronalen Schichten senkrecht dazu beurteilen. Bei der häufigeren homolateralen Form sind die Metatarsalia II–V nach (dorso)lateral luxiert, während das Metatarsale I in der anatomischen Position über dem Os cuneiforme verbleibt. Bei der divergierenden Form ist das Metatarsale I zusätzlich nach medial luxiert. Klassischerweise findet sich ein Abriss an der Basis des Metatarsale II oder an der Spitze des Os cuneiforme mediale; häufiger finden sich allerdings multiple Aussprengungen an den Metatarsalbasen. Diese Luxationen können durch eine zusätzliche Kuboidfraktur kompliziert werden.

Stressfrakturen

Stressfrakturen können in *Ermüdungsfrakturen* (Überlastung normalen Knochens) und *Insuffizienzfrakturen* (verminderte Belastbarkeit des Knochens) eingeteilt werden. Ermüdungsfrakturen sind ein bekanntes Phänomen in der Sportmedizin; 80% entstehen durch Langlauf- oder Fitnesstraining. Stressfrakturen müssen gegen Stressreaktionen abgegrenzt werden, die keine kortikale Unterbrechung zeigen, sondern nur ein Knochenödem mit Umbauzonen. Insuffizienzfrakturen kommen bei Osteoporose (Steroidtherapie), nach Strahlentherapie und bei maligner Knocheninfiltration vor.

Häufige und typische Lokalisationen sind Sakrum, Femur, Tibia, Os naviculare und die Metatarsalia (Tab. 25.**17**). Während Stressreaktionen und

Tab. 25.17 ⋯❯ *Prädilektionsorte für Stress-/Ermüdungsfrakturen*

Hohes Risiko
Schenkelhals
Vorderer Tibiaschaft
Os naviculare pedis
Sesambeine

Intermediäres Risiko
Femurschaft
Malleolus medialis
Proximale Metaphyse des Metatarsale V

Geringes Risiko
Sakrum
Distale Fibula
Kalkaneus
Distale Metatarsalia II–V

Bandverletzungen am besten mittels MRT dargestellt werden, gelingt der Nachweis von Stressfrakturen sowohl mit der MRT wie der Computertomographie.

CT-Morphologie

Stressfrakturen des Sakrums stellen sich typischerweise als vertikal durch die Massa lateralis des Sakrums verlaufendes Skleroseband mit oder ohne begleitende Frakturlinie dar. Insuffizienzfrakturen zeigen das klassische H- oder Honda-Zeichen, nicht jedoch die sehr seltenen Ermüdungsfrakturen bei Sportlern. Insuffizienzfrakturen am vorderen Be-

ckenring (Schambeinäste) können zusätzlich vorliegen.

Stressfrakturen von Femur und Tibia sind häufig Folge sportlicher Überlastung. Sie betreffen Femurhals oder Diaphyse, das mediale Tibiaplateau, die Tibiadiaphyse und den medialen Malleolus. Am Schenkelhals liegen sie medial (Kompression) oder lateral (Tension). Am Fuß kommen Stressfrakturen des Os naviculare bei Leistungssportlern als Sagittalfrakturen im zentralen Drittel des Os naviculare vor. Die Computertomographie spielt eine wichtige Rolle im Monitoring der Behandlung, die bis zu 4 Monate in Anspruch nehmen kann. Stressfrakturen des Kalkaneus, Talus oder Kuboids sind seltener (vgl. Abb. 25.**40 b**). Marschfrakturen der Metatarsalia bedürfen in der Regel keiner CT-Diagnostik.

Bandscheibenvorfall und degenerative Wirbelsäulenveränderungen

Bandscheibenvorfall

Verletzungen der Bandscheiben und der diskovertebralen Verbindungen können durch ein akutes Trauma ausgelöst sein oder aber Folge durch Überlastung bedingter subklinischer Läsionen. In Abhän-

gigkeit von der Lokalisation werden anteriore, intravertebrale (ventrokaudale oder ventrokraniale) oder dorsale Diskushernien differenziert.

Terminologie

In Anlehnung an den jüngsten Konsens der NASS/ASSR/ASNR (Fardon und Milette, 2001) unterscheidet man zwischen „bulging" (Vorwölbung), „herniated disc" (Bandscheibenhernie) und „sequestration" (Bandscheibensequester) (Abb. 25.**44**). Der Terminus „Nucleus-pulposus-Hernie" ist ungenau und sollte vermieden werden.

Der Begriff *Bulging* ist für eine generalisierte Vorwölbung von Bandscheibengewebe über die Wirbelapophysen in einer Länge von > 50% der Zirkumferenz reserviert.

Diskushernien lassen sich in *Diskusprotrusionen* und *Diskusextrusionen* differenzieren. Eine Protru-

sion bedeutet ein Vordringen von Bandscheibengewebe in die inneren Schichten des Anulus fibrosus mit Vorwölbung der intakten Außenschicht des Anulus über die Kontur der Wirbelkörper hinaus. Die größte Distanz zwischen den Rändern des Bandscheibengewebes dorsal des Zwischenwirbelraumes ist geringer als der Abstand zwischen den Wirbelkörpergrenzflächen in der gleichen Ebene. Protrusionen können fokal (Basis < 25% der Diskuszirkumferenz) oder breitbasig (25–50% der Zirkumferenz) sein. Eine Extrusion bedeutet immer die Herniation von Bandscheibenmaterial (Nucleus pulposus) durch einen Riss im Faserring und oft (aber nicht immer) auch durch einen Riss im hinteren Längsband. Der vertikale Durchmesser des vorgewölbten Diskusgewebes ist größer als die Höhe des Zwischenwirbelraumes an der Basis der Extrusion (Abb. 25.**44**).

Als *Sequester* wird die von der betroffenen Bandscheibe separierte Hernie (Diskusextrusion) bezeichnet; sie ist nach kranial oder kaudal in den Spinalkanal disloziert (Abb. 25.**44**). Häufig ist das hintere Längsband zerstört; der Sequester kann aber auch subligamentär liegen. Die Abgrenzung von einer Hernie (Extrusion) erfordert den definitiven Nachweis der Diskontinuität, was nicht immer gelingt. Eine Migration von Bandscheibengewebe kann mit oder ohne Sequestration vorkommen. Je nach Lokalisation spricht man im axialen Schichtbild von zentraler, subartikulärer, foraminaler oder extraforaminaler Migration, in der sagittalen Ebene von einer diskalen, infrapedikulären, pedikulären und suprapedikulären Form.

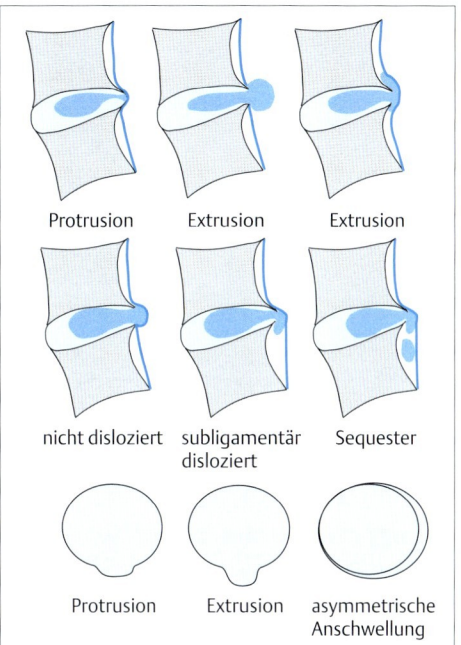

Abb. 25.44 **Terminologie für die Klassifizierung der Bandscheibenerkrankungen.**

Bandscheibendegeneration

Die altersbedingte Bandscheibendegeneration geht mit Flüssigkeitsverlust, Verschmälerung des Intervertebralraumes, Bulging, Rissen des Faserrings, Defekten und Sklerosierungen der Wirbelkörperabschlussplatten und Osteophytenbildungen einher. Die *Spondylosis deformans* ist ein normaler Alterungsprozess, der primär den Anulus fibrosus und die Randepiphysen betrifft. Typische Befunde sind eine Fibrose des Diskus, der in seiner Höhe erhalten ist, anteriore und laterale Osteophyten und – bei einer Minderzahl der Patienten – bogige Risse des Faserrings. Die *Osteochondrose* steht für eine pathologische Bandscheibendegeneration mit Beteiligung des Nucleus pulposus und der Wirbelkörperabschlussplatten. Typische Befunde sind die Verschmälerung des Bandscheibenraumes mit zentralem Vakuumphänomen, Bulging, Erosionen und Sklerosen der Wirbelkörperabschlussplatten, dorsale Osteophyten und ausgedehnte Faserringrisse (vgl. Abb. 25.**48 b**).

Bandscheibenhernie

Die MRT ist aufgrund ihrer besseren Weichteilauflösung der Computertomographie in der Bandscheibendiagnostik überlegen. Dies gilt insbesondere für die Hals- und Brustwirbelsäule. Im Lumbalbereich spielt die Computertomographie aber immer noch eine bedeutende Rolle; sie ist zudem in der Darstellung knöcherner Veränderungen überlegen.

Untersuchungen bei asymptomatischen Personen haben gezeigt, dass das Bulging und die Protrusion häufige Befunde mit geringer klinischer Relevanz sind. Extrusionen sind in diesem Kollektiv selten, Sequester nie vorhanden, so dass diese letztgenannten Befunde in der Regel als pathologisch und symptomatisch zu bewerten sind. Die Korrelation zwischen morphologischem Befund und klinischer Symptomatik ist oft schwierig, da die Schmerzen im Rücken lokalisiert sein oder in das Gesäß oder das Bein ausstrahlen können.

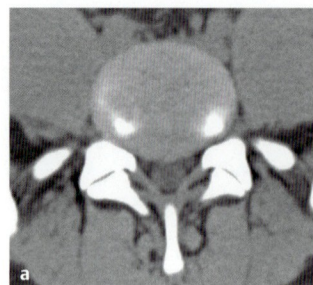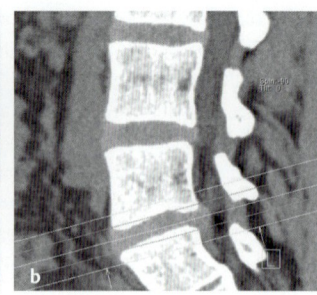

Abb. 25.45 **Diskusprotrusion.**
a Im bandscheibenparallelen axialen Schnittbild.
b In sagittaler MPR.

Häufigste Lokalisationen für Bandscheibenhernien sind die Bewegungssegmente L4/5 und L5/S1, weitaus seltener die obere LWS.

Das sog. *Postnukleotomie-Syndrom* („failed back surgery syndrome") findet sich bei 25 – 40 % der Patienten nach Bandscheibenoperation. Ursachen sind residuale oder rezidivierende Bandscheibenextrusionen oder hypertrophiertes Narbengewebe. Die Differenzierung erfolgt anhand morphologischer Kriterien und des Kontrastmittelverhaltens, welches im MRT sicherer zu beurteilen ist.

CT-Morphologie

Die *Bandscheibenprotrusion* stellt sich als glatt konturierte, breitbasige Vorwölbung in Höhe des Bandscheibenfaches mit Verdrängung des epiduralen Fettgewebes und möglicher Impression des Duralsacks dar. Eine laterale (foraminale) Diskusprotrusion kann sich in den unteren Anteil des Neuroforamens vorwölben, ohne den weiter kranial verlaufenden Spinalnerv zu komprimieren.

Die Protrusion geht gewöhnlich mit einer Verschmälerung des Zwischenwirbelraums einher und ist manchmal mit einem Vakuumphänomen als Ausdruck der Bandscheibendegeneration vergesellschaftet. Die Abgrenzung der Protrusion gegenüber einem Prolaps gelingt zuverlässig nur in der sagittalen Reformation und ist deswegen an einen Dünnschichtvolumendatensatz gebunden (Abb. 25.**45**).

Der *Prolaps* hat eine umschriebene konvexe, mehr gelappte Konfiguration mit raumforderndem Charakter. Klinisch relevante Diskushernien führen zu einer Verdrängung oder Kompression von Duralsack, Nervenwurzeln oder Spinalnerven (Abb. 25.**46**). Der Prolaps kann unterhalb des intakten hinteren Längsbandes liegen, häufiger jedoch penetriert er das in den lateralen Anteilen schwächere hintere Längsband und entwickelt sich nach dorsolateral. (Abb. 25.**46 a**, **b**; Abb. 25.**47 d**). Dorsomediane Hernien liegen meist subligamentär, die Computertomographie kann dabei allerdings nicht sicher zwischen sub- und transligamentären Hernien unterscheiden.

Der Diskusprolaps kann nach kaudal oder kranial umschlagen oder sich vollständig von der Bandscheibe trennen (sequestrieren). Die Einengung des Epiduralraumes sowie das Ausmaß der Kom-

Abb. 25.46 **Schematische Darstellung der häufigsten Arten von Bandscheibenvorfällen am Beispiel des Segmentes LWK 4/5.**

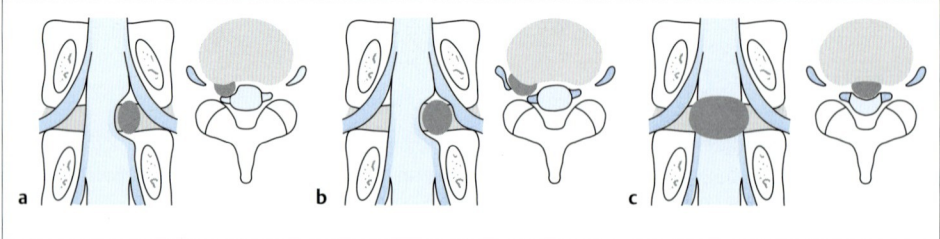

a Mediolateraler Prolaps: häufigste Form mit Kompression der Wurzeltasche (hier L5).
b Foraminaler Prolaps: Eine ausgedehnte Hernie komprimiert den Spinalnerv im Foramen (hier L4) sowie die spinale Wurzeltasche (hier L5). Die seltene rein laterale Hernie komprimiert nur den Spinalnerv.
c Medianer Prolaps: Klinisch finden sich Lumbalgien und wechselseitige Radikulopathien.

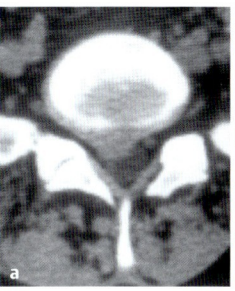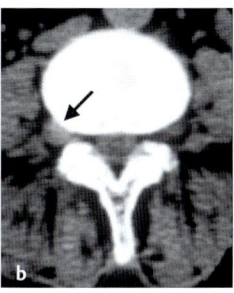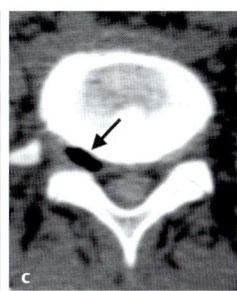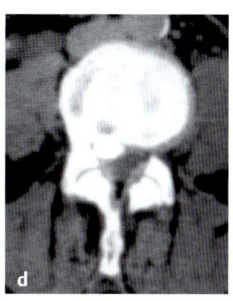

Abb. 25.47 **Bandscheiben-vorfall.**

a Typischer mediolateraler Prolaps mit Kompression der rechten S1-Wurzel (Bandscheibensegment LWK 5/ SWK 1).

b Lateraler Prolaps mit foraminaler Kompression der L4-Wurzel (Segment LWK 4/5).

c Foraminaler Prolaps rechtsseitig mit Vakuumphäno-men (Segment LWK 4/5).

d Verkalkter rechts-mediolateraler Prolaps (Segment LWK 3/4).

pression und/oder Verlagerung des Duralsacks und der Nervenwurzeln hängen von der Größe des Prolapses bzw. Sequesters ab. Die CT-Werte des Prolapses liegen über denen von Muskulatur, können aber in Abhängigkeit von Verkalkungen oder Vakuumphänomenen stark schwanken (Abb. 25.**47**).

Anteriore Diskushernien führen zu einer Abhebung des vorderen Längsbandes und induzieren sekundär die Ausbildung von Osteophyten. Sie haben in der Regel keine therapeutische Relevanz (Abb. 25.**48 a**).

Intraspongiöse Bandscheibenhernien entwickeln sich nach ventrokaudal oder ventrokranial. Letzteres ist häufiger und führt zum Bild des sog. Limbuswirbels. Die intraspongiöse Herniation von Bandscheibengewebe im Bereich der Insertion des Anulus fibrosus am Rand des Wirbelkörpers führt zur Abscherung eines kleinen dreieckförmigen Knochenfragments, welches nicht mit einer frischen Fraktur, einer infektiösen Spondylitis oder einer (persistierenden) Randapophyse verwechselt werden darf. Die reaktive Randsklerose des Defektes und die Höhenminderung des betreffenden Zwischenwirbelraumes sind diagnostisch führend, gelegentlich auch ein Vakuumphänomen.

Intraspongiöse Bandscheibenhernien werden auch als Schmorl-Knoten bezeichnet (Abb. 25.**48 a**). Sind mehr als 3 benachbarte Wirbel betroffen, so spricht man von einem Morbus Scheuermann; typische Begleitbefunde sind dabei wellenförmige Grund- und Deckplattenunregelmäßigkeiten, eine sagittale Elongation und keilförmige Deformierung der Wirbelkörper und eine vermehrte Brustkyphose (juvenile thorakale Kyphose). Diese Veränderungen lassen sich am besten in sagittalen Reformationen erfassen.

„Weicher" und „harter" Bandscheibenvorfall haben unterschiedliche therapeutische Konsequenzen; sie müssen deswegen differenziert werden. Ersterer besteht aus (akut oder subakut) prolabiertem, weichteiläquivalentem Bandscheibenmaterial, Letzterer zeigt sekundäre Verkalkungen und einen osteophytären Rand (Abb. 25.**47 d**, 25.**48 a**). Ein harter Prolaps impliziert einen chronischen Prozess, der offen lässt, ob die klinischen Symptome durch die osteophytären Anbauten, durch Bandscheibenmaterial oder beides ausgelöst werden.

Beim *Postnukleotomie-Syndrom* („failed back surgery syndrom") kommt es auf die Differenzierung zwischen einem Rest- oder Rezidivprolaps einer-

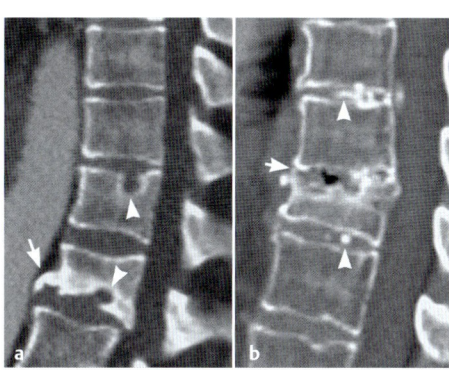

Abb. 25.48 **Osteophyten und Osteochondrose.**

a Ventraler Diskusprolaps mit Osteophytenbildung ohne therapeutische Relevanz. Kleine intraspongiöse Bandscheibenhernien (Schmorl-Knoten) im Rahmen eines Morbus Scheuermann.

b Osteochondrose mit schwerer Diskusdegeneration: Chondrokalzinose der Bandscheibe (Pfeilspitzen) und Vakuumphänomen im Bereich der erosiven Osteochondrose (Pfeil).

Abb. 25.49 **Postnukleotomie-Syndrom (failed back surgery syndrome).**
Partielle linksseitige Hemilaminektomie nach mikrochirurgischer Versorgung
eines massiven Bandscheibenvorfalls im Segment L3/4.
a Die leichte residuale linksseitige Protrusion ist hyperdens im Nativscan.
b Die KM-Aufnahme des Narbengewebes (Pfeil) lässt sich am besten in
Spätaufnahmen 5–10 min nach Injektion beurteilen.

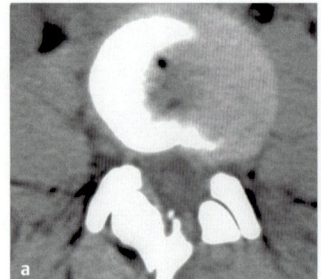
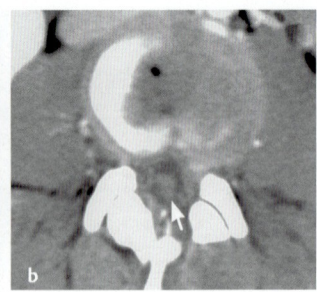

seits und epiduralem Narbengewebe andererseits
an. Sie erfolgt anhand morphologischer Kriterien
und des Kontrastmittelverhaltens. Residuales oder
rezidiviert auftretendes Bandscheibenmaterial hat
in der Regel die gleiche Dichte wie die korrespondierende Bandscheibe, zeigt eine lobuläre oder polypoide Konfiguration und eine direkte Verbindung
zum Bandscheibenraum. Fibröses Gewebe hat eine
sehr variable Form und unscharfe Grenzen. Es zeigt
insbesondere in den ersten 6 Monaten nach der
Operation eine signifikante, gelegentlich inhomogene KM-Aufnahme, welches in den ventralen epiduralen Anteilen oft betont ist. Bandscheibengewebe
andererseits zeigt in der Frühphase nach KM-Applikation (in den ersten 10 min p. i.) keine Kontrastierung; erst nach 30–40 min kommt es durch Diffusion zu einer diskreten Kontrastierung (Abb. 25.**49**).
Das günstigste Zeitfenster für die Differenzierung
liegt zwischen 5 und 10 min nach Kontrastmittelinjektion. Selten wird chronisch herniertes Material
sekundär vaskularisiert und zeigt dann ein Rand-
Enhancement.

Die Kenntnis der operativen und interventionellen Verfahren ist Voraussetzung für die Interpretation der postoperativen Befunde. Bei der *Lamin-
ektomie* werden Teile des Wirbelbogens und des Lig.
flavum reseziert. Bei der *Laminotomie* ist der Defekt
deutlich kleiner. Übliche Befunde in der frühen

postoperativen Phase sind Ödeme und Hämatome
mit vermehrter Dichte des paraspinalen Gewebes.
Spätfolgen sind Fibrosen unterschiedlichen Ausmaßes und – in Abhängigkeit vom operativen Vorgehen – Fettgewebsinterponate (Abb. 25.**49**). Unter
Diskektomie versteht man die vollständige Entfernung des Bandscheibengewebes nach Laminekto-
mie. Sie kann mit einer Fusionsoperation kombiniert werden (Knochenspanimplantation). Typische Spätfolgen nach Bandscheibenoperationen
sind degenerative Veränderungen der Facettengelenke infolge Höhenminderung des Bandscheiben-
raums und einer veränderten Biomechanik. Die degenerativen Veränderungen an den Zwischenwir-
belgelenken können zur Einengung des Spinalkanals führen (sekundäre Spinalkanalstenose). Seltene Komplikationen sind Pseudomeningozelen
(Herniation der Arachnoidea durch einen Durariss),
eine Arachnoiditis und Infektionen; sie stellen eine
MR-Indikation dar.

> Täuschungsmöglichkeiten: Intervertebrale Venen und
> hypertrophierte Ligg. flava (bei Patienten jenseits des
> 50. Lebensjahres häufig verkalkt) sollten nicht als
> Bandscheibenhernien fehlgedeutet werden.

Spinale Stenose

Häufigste Ursache einer Spinalkanalstenose sind
degenerative Veränderungen der Zwischenwirbel-
gelenke und des Bandapparates; sie führen zu einer
Einengung des lateralen Rezessus oder der Neuroforamina. Bei bilateralen Veränderungen resultiert
eine konzentrische Spinalkanalstenose. Die lordoti-
schen Abschnitte der HWS und LWS sind am häufigsten und die kaudalen Bewegungssegmente bevorzugt betroffen.

Prädisponierende Faktoren für eine spinale Stenose sind anlagebedingt kurze Bogenwurzeln und
Laminae, eine sagittale Ausrichtung der Facettengelenke und gemeinsam abgehende Nervenwurzeln.
Der Begriff *Spondylolisthese* steht für ein Wirbelgleiten infolge einer Spaltbildung bzw. eines Defektes in der Interartikularportion des Wirbelbogens
(Spondylolyse). Ein Wirbelgleiten kann auch Folge
degenerativer Veränderungen der Facettengelenke

sein *(Pseudospondylolisthese)*. Beide Entitäten gehen mit einer Ventralverschiebung des oberen kranialen Wirbels auf dem darunter gelegenen kaudalen Wirbel einher. Während bei der echten Spondylolisthese der Wirbelkanal kaum eingeengt wird, da der Wirbelbogen nicht an dem Gleitvorgang teilnimmt, kommt es bei der Pseudospondylolisthese zu einer Verformung und Einengung des Spinalkanals. Die Computertomographie ist Methode der Wahl zum Nachweis und zur Quantifizierung der spinalen Stenose.

CT-Morphologie

Die *Normalwerte* für den Durchmesser des lumbalen Spinalkanals zeigt Tab. 25.**18**. Der laterale Rezessus soll im Sagittaldurchmesser, gemessen zwischen der Wirbelkörperhinterkante und dem Vorderrand des oberen Gelenkfortsatzes, mehr als 5 mm betragen; ein Wert unter 2 mm ist definitiv pathologisch. Die lumbalen Neuroforamina haben normalerweise einen Vertikaldurchmesser von mindestens 5 mm, normale Ligg. flava sind 4–5 mm dick. Die kritische Grenze für die Spinalkanalstenose liegt bei einer Fläche von 0,75 cm².

Ursachen für eine spinale Enge sind *degenerative Veränderungen* der kleinen Wirbelgelenke (Spondylarthrose), hypertrophierte Ligg. flava, eine Bandscheibenprotrusion und Spondylophyten (Retrospondylose). Der Spinalkanal imponiert im axialen Schnitt kleeblattförmig. Zeichen der Spondylarthrose sind die Gelenkspaltverschmälerung mit subchondraler Sklerose, eine Hypertrophie der Gelenkfortsätze und des Kapselbandapparates sowie die Subluxation und ein Vakuumphänomen in den Zwischenwirbelgelenkspalten (Abb. 25.**50**). An der Halswirbelsäule kann die Einengung des Spinalkanals auch durch hypertrophe Unkovertebralgelenke (Unkarthrose) hervorgerufen werden.

Seltene Ursache für eine Einengung des lateralen Rezessus ist die *Synovialzyste* der Facettengelenke, bei der es sich um eine intraspinale extradurale Vorwölbung der Gelenkkapsel auf dem Boden einer Spondylarthrose handelt (meist zwischen L3 und S1). Die Dichte der Zyste kann stark variieren und von hypodens (nur flüssigkeitsgefüllt) bis hyperdens (partiell verkalkt) reichen. Diagnostisch wegweisend ist daher vor allem die Lage posterolateral im Spinalkanal in direkter Nachbarschaft zum Gelenkspalt (Abb. 25.**51**). In Zweifelsfällen kann eine kontrastverstärkte CT- oder MRT-Untersuchung die

Tab. 25.18 ⸱⸱⸳> *Normale Dimensionen des Spinalkanals im Knochenfenster (Ulrich, 1980)*

	Sagittaler Durchmesser	**Interpedikulärer Durchmesser**	**Querschnittsfläche**
L1	17 mm (14–25)	21 mm (17–30)	2,4 cm² (1,7–3,5)
L2	16 mm (13–28)	20 mm (15–28)	2,4 cm² (1,5–3,5)
L3	15 mm (13–27)	20 mm (16–30)	2,2 cm² (1,5–3,5)
L4	16 mm (13–27)	22 mm (17–35)	2,4 cm² (1,6–3,9)
L5	17 mm (12–32)	27 mm (19–40)	2,9 cm² (1,5–5,6)

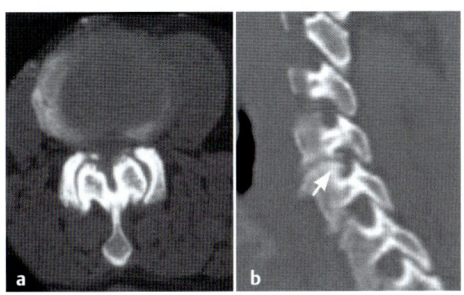
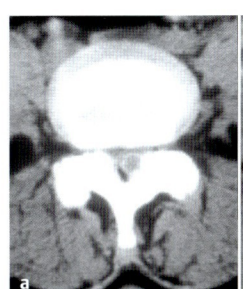
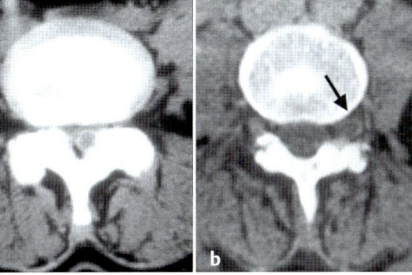

Abb. 25.50 **Spinale Stenose.**
a Lumbale Spinalkanalstenose durch bilateral kurze Pedikel, eine sagittale Orientierung der Facettengelenke mit Spondylarthrose und Hypertrophie der Ligg. flava sowie einer Diskusprotrusion.
b Stenose der zervikalen Neuroforamina, hauptsächlich durch eine Osteoarthropathie der Facettengelenke bedingt.

Abb. 25.51 **Zysten.**
a Synovialzyste des linken Facettengelenks L4/5.
b Wurzeltaschenzyste L3 links.

Abb. 25.52 **Spondylolyse.**
Bilaterale Spaltbildung in der Interartikularportion des Wirbelbogens.

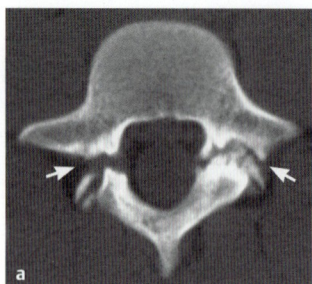
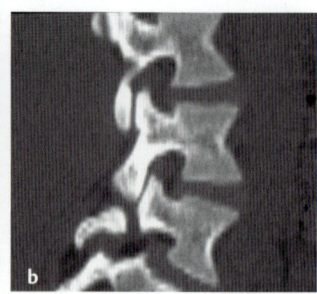

Diagnose durch den Nachweis einer typischen ringförmigen Kontrastmittelaufnahme der Synovia stützen.

Zu einer *Nervenkompression* im Neuroforamen kommt es erst dann, wenn der weitere kraniale Abschnitt des Intervertebralforamens eingeengt wird. Dies ist durch die oben genannten Veränderungen und durch posterolaterale Spondylophyten möglich. Die kraniokaudale Ausdehnung der Neuroforamina lässt sich am besten auf parasagittalen Schnittbildern beurteilen, die sich zugleich am besten für die Differenzialdiagnose foraminaler Engen eignen (Abb. 25.**50 b**).

Die *Pseudospondylolisthese* führt immer zu einer Einengung der Neuroforamina und des Spinalkanals, da der gesamte Wirbelkörper einschließlich der hinteren Wirbelelemente nach ventral gleitet und den Spinalkanal in Höhe des Gleitwirbels stufenförmig beengt. Im Gegensatz dazu ist bei der *echten Spondylolisthese* die Einengung des Spinalkanals und der Intervertebralkanäle nicht obligat: während Wirbelkörper, Pedikel und oberer Gelenkfortsatz nach ventral gleiten, verbleiben aufgrund des Defektes in der Interartikularportion des Wirbelbogens (Isthmus) die dorsalen Bogenanteile mit den unteren Gelenkfortsätzen und dem Dornfort-

satz in ihrer normalen Position. Die Stenose kann bei der Pseudospondylolisthese durch die Ventraldislokation des Wirbels oder durch osteoarthrotische Veränderungen bedingt sein, bei der Spondylolisthese mit Spaltbildung durch Bindegewebs- oder Knochenhypertrophie im Bereich des Defektes (Abb. 25.**52**).

Die Graduierung des Wirbelgleitens erfolgt nach Meyerding in 4 Stufen von jeweils 25% des Sagittaldurchmessers der Deckplatte des darunter gelegenen Wirbels (Grad I = 0–25%, Grad II = 25–50%, Grad III = 50–75% und Grad IV = 75–100% Ventralverschiebung).

> Täuschungsmöglichkeiten:
> - Die ossären Defekte und Hypertrophien der Spondylolyse dürfen nicht als Facettengelenke fehlgedeutet werden.
> - Bei einer Spondylolisthese darf das Bandscheibengewebe zwischen den Hinterkanten der benachbarten Wirbelkörperabschlussplatten (Pseudoprotrusion) nicht mit einer echten Protrusion oder Herniation verwechselt werden. Im Zweifelsfall klärt die sagittale Schnittebene die Verhältnisse (Sekundärreformation).

Infektionen und Entzündungen

Die MRT ist der Computertomographie bei der Diagnostik entzündlicher Prozesse in jeder Hinsicht überlegen (Ausdehnung und Aktivität des Prozesses, Begleitödem); dies trifft sowohl für die Arthritis

(einschließlich Sakroiliitis), wie für die Osteomyelitis, Spondylitis und Spondylodiszitis zu. Eine Ausnahme machen CT-gestützte Interventionen.

Infektiöse Arthritis

Die infektiöse Arthritis kann pyogen (bakteriell) oder nicht pyogen (Tuberkulose, Viren, Pilze) sein. Häufigste Erreger der pyogenen (septischen) Arthritis sind Staphylococcus aureus, Haemophilus influenzae, Klebsiella und Serratia. Die Infektion kann direkt durch penetrierende Wunden, per continuitatem über eine benachbarte Weichteilinfektion oder hämatogen erfolgen. Die Tuberkulose und andere Mykobakteriosen (z.B. Mycobacterium avium intracellulare) induzieren eine granulomatöse Synovialitis. Die septische Arthritis bedarf einer raschen therapeutischen Intervention, um schwere Folgeschäden zu vermeiden – besonders bei Kindern.

Die Computertomographie wird bei Gelenkinfektionen selten primär eingesetzt und kommt in der Regel erst sekundär als komplementärdiagnostisches Verfahren nach konventioneller Radiographie, Szintigraphie (Knochen- oder Leukozytenszintigraphie) oder der kontrastverstärkten MRT zum Einsatz.

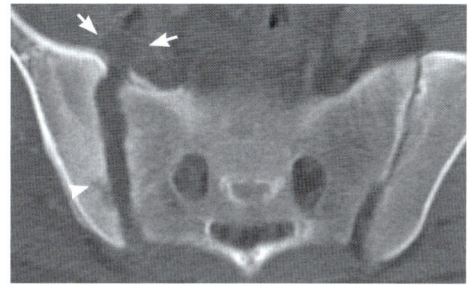

Abb. 25.53 **Septische Arthritis des Iliosakralgelenkes bei einem Drogenabhängigen.**
Unregelmäßige Gelenkkonturen mit kompletter Destruktion des subchondralen Knochens. Abszessformation (Pfeile), beginnende Osteomyelitis (Pfeilspitze) und Zeichen der Periostitis.

CT-Morphologie

Die septische Arthritis führt zu einer Destruktion der subchondralen Knochenlamelle, zu unscharfen Gelenkkonturen und bei fortschreitendem Prozess zu Knochenarrosionen bis hin zu schweren Destruktionen (Abb. 25.**53**, 25.**54 a**). Typische Begleitbefunde sind ein Gelenkerguss und Weichteilschwellungen. Gaseinschlüsse deuten auf Gas bildende Erreger hin (Klebsiella, Serratia).

Osteomyelitis

Die Osteitis und Osteomyelitis sind keine seltenen Befunde. Die Infektion kann wie bei der Arthritis auf direktem Wege im Rahmen eines Traumas oder einer Operation, durch benachbarte Weichteilinfektionen oder hämatogen erfolgen. Staphylokokkeninfektionen entstehen bei Kindern wie Erwachsenen meist hämatogen. Im Kindesalter stellt die Epiphyse eine natürliche Barriere dar.

Auch wenn die MRT diagnostische Methode der Wahl ist, kann die Computertomographie wertvolle Zusatzinformationen über Kortikalisdestruktionen, Periostreaktionen, Knochenneubildungen und Sequester liefern.

CT-Morphologie

Initiale Befunde der *akuten Osteomyelitis* sind Weichteilschwellungen, eine lokale Osteoporose und medulläre Resorption mit unscharfen Grenzen (Abb. 25.**53** u. 25.**54**). Im weiteren Verlauf kommt es zu kortikalen Aufhellungen und Periostreaktionen mit subperiostalen Abszessen und Knochenneubildungen. Dieser Verlauf findet sich vor allem bei Kindern; beim Erwachsenen kommt es eher zu kortikalen Destruktionen und Frakturen.

Bei der *chronischen Osteomyelitis* stehen reparative Veränderungen im Vordergrund (Abb. 25.**54 c**). Typische Befunde sind unregelmäßige Sklerosen um lytische Areale, solide Periostreaktionen, Brodie-Abszesse, kortikale Sequester und Fistelbildungen.

Abb. 25.54 **Osteomyelitis.**

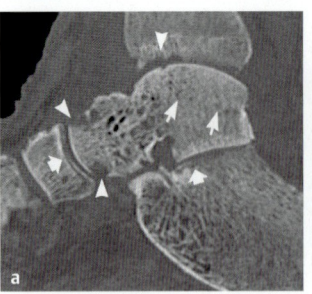
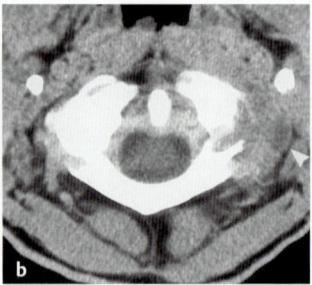
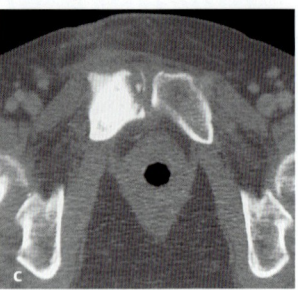

a Akute Osteomyelitis des Talus mit septischer Arthritis der benachbarten Gelenke. Knochenerosionen (Pfeilspitzen), subchondrale Osteoporose (breiter Pfeil) und diskrete Osteosklerose bei beginnender Talusnekrose (Pfeile).

b Tuberkulöse Osteomyelitis des Atlas mit Knochendestruktion und Abszedierung.

c Chronische Osteomyelitis mit Sklerosierung des rechten Schambeins.

Chronisch rezidivierende multifokale Osteomyelitis

Die seltene chronisch rezidivierende multifokale Osteomyelitis ist eine aseptische Osteomyelitis unklarer Ätiologie bei Kindern und Jugendlichen. Die Skelettbefunde können isoliert auftreten oder mit kutanen Symptomen assoziiert sein (Psoriasisarthritis, palmoplantare Pustulose, Akne conglobata). Überlappungen bestehen zur sklerosierenden Osteomyelitis Garré und zum SAPHO-Syndrom. Der Krankheitsverlauf ist chronisch rezidivierend und erstreckt sich über Jahre, manchmal über mehr als 15 Jahre.

CT-Morphologie

Computertomographisch finden sich singuläre oder multiple/multifokale metaphysäre Läsionen. Betroffen sind in erster Linie Tibia, Femur, Klavikula und Fibula. Die Herde sind osteolytisch, exzentrisch und werden von einer deutlichen Sklerose umgeben. Die periostale Knochenneubildung ist variabel.

Infektiöse Spondylitis und Spondylodiszitis

Die Spondylitis ist eine hämatogene Infektion, die in den ventralen Abschnitten der Wirbelkörperspongiosa beginnt, im weiteren Verlauf die Kortikalis durchbrechen und sich dann entlang der paravertebralen Bänder oder bei Penetration der Abschlussplatten in den Bandscheibenraum ausbreiten kann (Spondylodiszitis). Hauptlokalisation ist die LWS. Häufigste Erreger sind Staphylococcus aureus, Pseudomonas aeruginosa (Drogenabhängige), Streptokokken (Endokarditis), Haemophilus influenzae (Meningitis) und Mycobacterium tuberculosis.

CT-Morphologie

Im Frühstadium der Infektion zeigt der Bandscheibenraum eine Höhen- und Dichteminderung. Im Verlauf von 1–3 Wochen kommt es zu einer paravertebralen Weichteilschwellung und zu Osteolysen an den benachbarten Grund- und Deckplatten (Abb. 25.**55**). Selten zerstört der infektiöse Prozess einen einzelnen Wirbelkörper oder Teile des Wirbels ohne gleichzeitige Affektion des Diskus.

Unter effizienter antibiotischer Therapie bildet sich eine Spongiosasklerose aus, und die Spondylodiszitis kann unter Verlust des Bandscheibenrau-

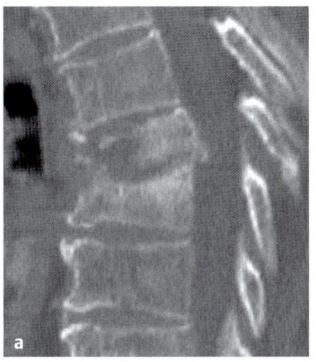
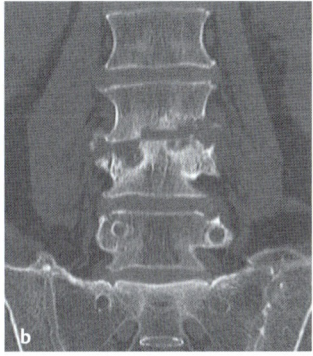

Abb. 25.55 **Spondylodiszitis.**
a Spondylodiszitis mit vollständiger Destruktion der benachbarten Wirbelkörperabschlussplatten von BWK 6 und 7.
b Postoperative Spondylodiszitis mit asymmetrischer Erosion und Sklerose. Beachte die Bohrlöcher nach Metallentfernung.

mes in einer Blockwirbelbildung ausheilen. Infektionen, die mit ausgedehnten Destruktionen einhergehen, führen zu Keilwirbeln mit Gibbusbildung (häufig bei der Tuberkulose). Paravertebrale Abszesse können sich entlang des Psoas bis unter das Leistenband ausbreiten (Senkungs- oder kalter Abszess).

Die spezifische *tuberkulöse Spondylitis* ist von einer unspezifischen nicht sicher zu differenzieren. Es gibt jedoch Befunde, die für eine Wirbelsäulentuberkulose sprechen, so die Beteiligung von mehr als zwei Wirbeln, die Aussparung der Intervertebralräume (Spondylitis), die Lokalisation im BWS-Bereich, die primäre Ausbreitung entlang des Längsbandes mit ausgedehnten paraspinalen Abszessen (die sich bis in den Epiduralraum erstrecken können), die Gibbusbildung und die Eburnisierung (diffuse Sklerose des Wirbelkörpers um ein osteolytisches Areal). Häufigste Komplikation der tuberkulösen Spondylitis ist die Kompression des Duralsacks und des Rückenmarks mit konsekutiver Paraplegie.

Sakroiliitis

Die MRT ist die wichtigste Modalität zum Nachweis einer Sakroiliitis. Sie gibt Auskunft über die entzündlichen Veränderungen und kann zwischen aktiver Entzündung (Synovitis, Markraumödem) und inaktivem Prozess (fettige Involution des Markraums im Rahmen einer Fibrose/Sklerose) differenzieren. Die Aussage der Computertomographie beschränkt sich auf die knöchernen Veränderungen.

lenken (Osteophyten, Ligament- und Kapselossifikationen) abgegrenzt werden. Bei der Iliitis condensans (Frauen mittleren Alters) findet sich eine mehr umschriebene, annähernd trianguläre Sklerose. Bei der septischen Sakroiliitis (serologisch Entzündungsparameter) stehen die Gelenkdestruktionen im Vordergrund (vgl. Abb. 25.**53**).

CT-Morphologie

Das Frühstadium der Sakroiliitis ist durch unregelmäßige Gelenkkonturen (intraartikuläre Knochenneubildung) und Mikrofrakturen der Spongiosa gekennzeichnet. Im weiteren Verlauf kommt es zu Erosionen, einer unregelmäßigen Gelenkspaltverschmälerung und subchondralen Sklerosen (Abb. 25.**56**). Endzustand und Spätfolge ist die partielle oder totale Ankylose.

Differenzialdiagnostisch müssen die (post-)entzündlichen Veränderungen der Sakroiliitis von degenerativen Veränderungen an den Sakroiliakalgelenken

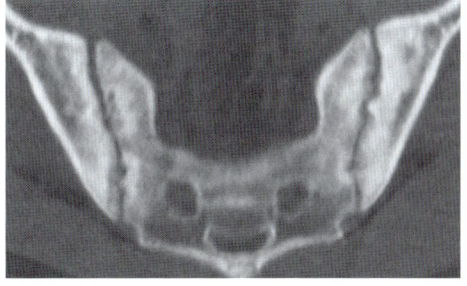

Abb. 25.56 **Sakroiliitis bei ankylosierender Spondylitis.**
Unregelmäßige Sklerosebänder und Erosionen an beiden Sakroiliakalgelenken.

Heterotope Ossifikationen (Myositis ossificans)

Heterotope Ossifikationen haben trotz unterschiedlicher Ätiologie ein ähnliches Erscheinungsbild. Die *primäre Form* (Myositis ossificans progressiva generalisata, Münchmeyer-Syndrom) ist sehr selten. *Sekundäre Formen* sind meist Folge eines Traumas, operativer Eingriffe (z.B. TEP), einer Immobilität nach Schädel-Hirn- oder Rückenmarkstrauma oder einer Langzeitbeatmung. Eine chirurgische Behandlung ist nur bei starker Einschränkung der Beweglichkeit oder Fehlstellung indiziert. Ziel der operativen Behandlung ist die komplette Resektion der heterotopen Ossifikationen. Die Operation sollte erst nach „Ausreifung" erfolgen (ca. 6 Monate nach dem Trauma, ca. 12–18 Monate nach SHT oder Langzeitbeatmung). Differenzialdiagnostisch muss an das paraossale Osteosarkom gedacht werden, welches jedoch meist mehr zentrale als periphere Ossifikationen aufweist.

CT-Morphologie

Aufgabe der präoperativen Computertomographie ist es, die peri- und/oder paraartikulären heterotopen Ossifikationen zu lokalisieren, ihre Lagebeziehung zu Muskeln, Gefäßen und Nerven zu beschreiben und den Grad der Ossifikation (Ausreifung) abzuschätzen. Im Frühstadium ist die Myositis oft hypodens zur umliegenden Muskulatur, um im weiteren Verlauf von peripher nach zentral zu verkalken und gleichzeitig an Größe zuzunehmen. Eine „Ausreifung" ist bei kompletter Verknöcherung der Läsion anzunehmen.

Nach Langzeitbeatmung oder SHT zeigen sich meist paraartikuläre Ossifikationen, nach direkten Traumen eher periartikuläre Ossifikationen im Bereich der Verletzung (Tab. 25.19). Die am häufigsten betroffenen Gelenkregionen sind Schulter, Ellenbogen, Hüfte und Knie. Zur Beurteilung der Ausdehnung und Lagebeziehung sind 3D-Rekonstruktionen hilfreich (Abb. 25.57).

Tab. 25.19 ⤳ *Häufige Lokalisationen heterotoper Ossifikationen*

Ellenbogen
• ubiquitär im Ellenbogenbereich nach Trauma, meist medial und lateral, oft mit Ligamentbeteiligung, ulnarseitig werden A. und N. ulnaris häufig von Knochenneubildungen eingeklemmt
• posteriore Ossifikationen finden sich am häufigsten nach Kopfverletzungen; die dorsale Ellenbogenpartie ist generell die häufigste Lokalisation für heterotope Ossifikationen nach schwerem Schädel-Hirn-Traum (SHT)

Schulter
• keine Prädilektionslokalisationen; häufig Beteiligung des Lig. coracoacromiale
• nach SHT häufig inferomedial des Glenohumeralgelenkes; Pseudogelenk ohne Ankylose

Hüfte
• Ossifikationen der Adduktoren nach Gelenkersatz oder Trauma; die Ossifikationen können wachsen und den Schenkelhals erreichen
• bei Patienten mit SHT: anteromediale (M. teres minor) oder anterolaterale (M. teres major) periartikuläre Ossifikationen oder inferomediale paraartikuläre Ossifikationen in Nachbarschaft zum M. teres minor

Knie
• keine spezifische Lokalisation; die Quadrizepssehne ist häufige Lokalisation posttraumatischer Ossifikationen; mediale Ossifikationen (ähnlich dem Stieda-Pelligrini-Schatten) finden sich nach SHT
• chirurgische Interventionen sind in der Regel nicht erforderlich

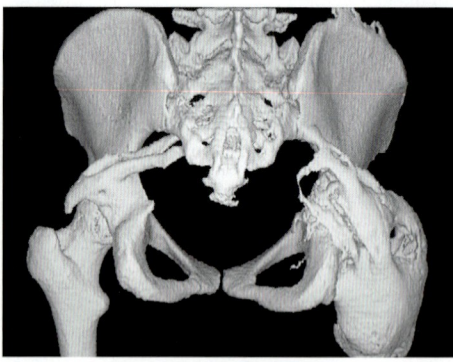

Abb. 25.57 **Ausgedehnte heterotope Ossifikationen entlang des linken Lig. sacrotuberale und um das rechte Hüftgelenk nach Langzeitbeatmung.**

Weichteilinfektionen

Weichteilinfektionen kommen vorwiegend im Rahmen von Gelenkinfektionen, einer Osteomyelitis oder beim Diabetes vor. Primäre Infektionen können sich als Abszess, Polymyositis, Phlegmone oder Fasziitis manifestieren. Abszesse entstehen hämatogen oder durch direkte Infektion über penetrierende Wunden. Meist geht der Infektion eine phlegmonöse Phase voraus, bevor sie sich abkapselt und einschmilzt. Die *Polymyositis* ist selten in gemäßigten Klimazonen, häufiger in tropischen Zonen und bei immunsupprimierten Patienten. Meist finden sich multiple kleine Abszesse an der unteren Extremität. Die Phlegmone ist eine oberflächliche Weich-

teilinfektion mit Verdickung der Haut, der Subkutis, des Fettgewebes und der Faszien. Die nekrotisierende Fasziitis ist eine seltene, rasch fortschreitende nekrotisierende Infektion der tiefen Faszien und der umschlossenen Muskulatur, die häufig zum septischen Schock führt.

Diagnostische Methode der Wahl bei Weichteilinfektionen an den Extremitäten sind die Sonographie und die MRT. Die Computertomographie ist hier primär nicht indiziert. Hauptindikation der Computertomographie sind Läsionen am Körperstamm (s. entsprechende Kapitel).

Bursitis

Die Bursitis ist keine primäre CT-Indikation. Als Zufallsbefund kann sie leicht mit einer zystischen Raumforderung verwechselt werden.

CT-Morphologie

Die Bursitis imponiert als flüssigkeitsäquivalente, zystische periartikuläre Struktur in einer für jedes Gelenk typischen Lokalisation. Die Bursitis iliopectinea ist medial und kranial des Hüftgelenks innerhalb des M. iliopsoas lokalisiert (Abb. 25.**58**). Die Differenzierung von einem Gelenkrezessus oder einer Synovialiszyste ist nur anhand ihrer Lokalisation und der fehlenden Kommunikation zum Gelenkraum möglich.

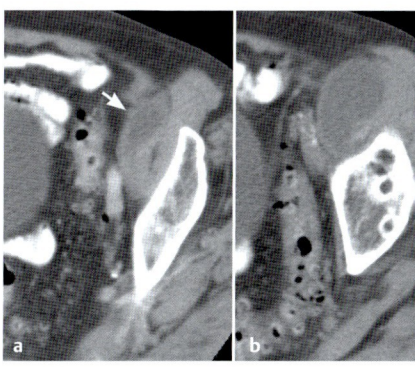

Abb. 25.58 **Bursitis iliopectinea.**
Flüssigkeitsäquivalente Formation im M. iliopsoas bei ausgeprägter Coxarthrose mit subchondralen Geröllzysten.

Knochen- und Weichteiltumoren

Primäre Knochentumoren sind selten. Die Diagnose basiert primär auf dem klinischen Befund und den Übersichtsaufnahmen. Die weiterführende Diagnostik erfolgt meist mittels Szintigraphie und MRT. Die Computertomographie spielt nur eine untergeordnete Rolle. Sie dient in erster Linie der Diagnostik knochenbildender Tumoren, von Knochendestruktionen, der Einschätzung der Stabilität bzw.

Frakturgefährdung und als Führungsinstrument bei perkutaner Ablationstherapie.

Skelettmetastasen sind beim Erwachsenen weitaus häufiger als primäre Knochentumoren. Hauptmanifestationsort ist das Achsenskelett aufgrund der ausgeprägten paravertebralen Venenplexus und der klappenlosen Venen in diesem Bereich (Schädelbasis, Wirbelsäule, Rippen, Becken). Da bei jeder CT-Untersuchung Skelettanteile mit erfasst sind, sollte immer auch die Durchsicht der Schnittbilder im Knochenfenster erfolgen, insbesondere dann, wenn klinisch Hinweise auf Knochenläsionen bestehen. Unklare Befunde können durch CT-gestützte Biopsien der zytologischen, histologischen oder mikrobiologischen Klärung zugeführt werden.

Primäre Knochentumoren

Für die Differenzialdiagnose primärer Knochentumoren sind nach wie vor die Röntgenaufnahmen entscheidend. Die Computertomographie ist indiziert, wenn Unklarheiten hinsichtlich des Vorliegens von Matrixverkalkungen oder -ossifikationen bestehen, wenn es um den Nachweis beginnender Arrosionen oder um die Beschreibung des Ausmaßes der Destruktionen geht. Die MRT ist diagnostische Methode der Wahl für die Bestimmung des Weichteilanteils und der Markrauminfiltration des Tumors.

Das Staging der Knochentumoren (nach Enneking) basiert auf dem histologischen Typ und Grading, der Tumorausdehnung und dem Metastasennachweis (Lunge oder Knochen). Grundsätzlich wird auch das Kompartimentverhalten unterschieden.

Kompartimentrespektierende Tumoren sind:
- auf das subkutane Fettgewebe begrenzte Weichteiltumoren,
- paraossale Läsionen, die weder Muskel noch Knochen infiltrieren,
- intraossäre Läsionen ohne Kortikalispenetration,
- Weichteiltumoren in einem Muskelkompartiment ohne Überschreitung der umgebenden Faszie.

Kompartimentüberschreitende Tumoren sind:
- alle Tumoren, welche die anatomischen Grenzen (Faszien, Kortikalis) überschreiten oder in verschiedenen Muskelkompartimenten liegen,
- alle Tumoren mit Nerven- oder Gefäßinfiltration,
- alle Tumoren mit Gelenkbeteiligung.

Darüber hinaus gibt es anatomische Regionen, welche kein geschlossenes Kompartiment darstellen: Mittel- und Rückfuß, Mittelhand, Fossa poplitea, Fossa femoralis und Axilla.

Die MRT ist Methode der Wahl zum Staging maligner und benigner Knochentumoren. Auch wenn die genaue Klassifizierung der Läsion MR-tomographisch nicht immer möglich ist (diese basiert auf dem radiographischen und histologischen Befund), so lassen sich in der Regel doch Tumor, Infarkt und Entzündung voneinander unterscheiden. Dynamische kontrastverstärkte Untersuchungen sind bei der Dignitätsabschätzung kartilaginärer Tumoren und für das Therapie-Monitoring (Chemotherapie) hilfreich.

Im Computertomogramm ist die Kompartimentzuordnung ebenfalls möglich. Matrixverkalkungen kommen optimal zur Darstellung und dienen der Differenzierung chondrogener von osteogenen Tumoren. Ebenfalls gut darstellbar sind die dünne Wandung aneurysmatischer Knochenzysten und die diffuse permeative Destruktion beim Ewing-Sarkom. Insofern finden sich im Einzelfall durchaus tumortypische Kriterien. Von entscheidender Bedeutung ist die Computertomographie für die Beurteilung der Knochenstabilität.

Enostom

Enostome oder Kompaktainseln sind häufige Zufallsbefunde ohne Krankheitswert. Sie können ubiquitär und in jedem Lebensalter auftreten.

CT-Morphologie

Enostome (Abb. 25.59) stellen sich als scharf begrenzte, meist in der Spongiosa liegende Skleroseherde dar (ubiquitäres Auftreten bei der Osteopoikilie). Sie sind rund oder ovalär geformt und liegen gewöhnlich in der Längsachse der Trabekulation. Eine Abgrenzung gegen osteoplastische Metastasen kann im Einzelfall schwierig oder unmöglich sein. Im MRT findet sich keine Kontrastmittelaufnahme, in der Szintigraphie keine Anreicherung.

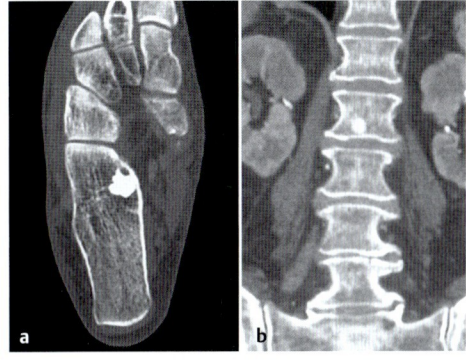

Abb. 25.59 **Enostom.**
a Enostom des Kalkaneus.
b Kompaktainsel im 2. LWK (gekrümmte coronale MPR). Die sehr dichten, homogenen und glatt begrenzten Skleroseherde sind typisch.

Osteoidosteom

Das Osteoidosteom manifestiert sich meist in der zweiten oder dritten Lebensdekade mit nächtlichen Schmerzen, die typischerweise auf Acetylsalicylsäure ansprechen. Hauptlokalisationen sind die Femur- und Tibiadiaphyse; Herde an der Hand oder am Fuß sind nicht selten. Das Osteoidosteom der Wirbelsäule (etwa 5 %) fällt klinisch durch eine schmerzhafte Skoliose auf; der Tumor liegt dabei in der Regel am Wirbelbogen und an der Konkavseite der Skoliose.

Therapie der Wahl ist die Operation; CT-gestützte Interventionen kommen zunehmend zum Einsatz. Über gute Ergebnisse wird nach Thermokoagulation, Laser- und Radiofrequenzablation berichtet (vgl. Kapitel 6, S. 192).

CT-Morphologie

Osteoidosteome sind durch einen kleinen, meist nur 0,5 – 1,5 cm großen Nidus aus vaskularisiertem Osteoid, umgeben von einer dichten reaktiven Randsklerose gekennzeichnet. In der Frühphase zeigt der Nidus eine kräftige KM-Anreicherung (eine KM-Applikation aus diagnostischen Gründen ist jedoch nicht zwingend erforderlich). Um den Nidus nicht zu übersehen, muss die Untersuchung in Dünnschichttechnik durchgeführt werden (1 – 3 mm). Zum Nachweis des hypodensen Nidus innerhalb der dichten Kortikalis langer Röhrenknochen ist eine weite Fenstereinstellung (4000 HE) erforderlich (Abb. 25.**60 a**).

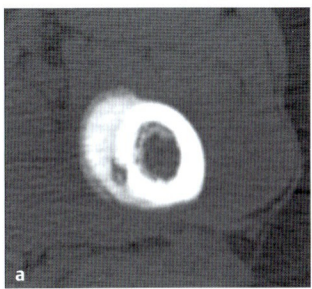 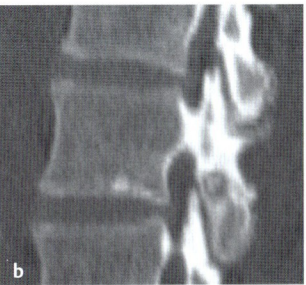 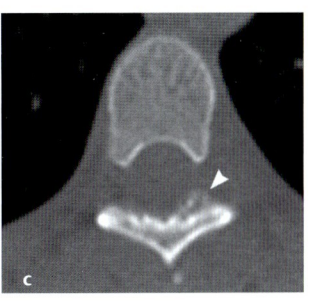

Abb. 25.60 **Osteoidosteom.**

a Osteoidosteom am Femurschaft (kortikaler Typ) mit zentralem Nidus, der von einem dichten Sklerosewall umgeben wird.
b Medulläres Osteoidosteom im Gelenkfortsatz des 2. Lendenwirbels mit verkalktem Nidus.

c Subperiostales Osteoidosteom am 6. Brustwirbel mit mäßiger Verkalkung des Nidus und nahezu ohne reaktive Sklerose.

Der häufigste *kortikale Typ* des Osteoidosteoms imponiert als dichte reaktive Sklerose um einen kortexständigen Nidus (Abb. 25.**60 a**). Manchmal sieht man mehr als einen Nidus (multifokales Osteoidosteom – sehr selten). Der *medulläre Typ* stellt sich als verkalkter Nidus mit einem Halo hypervaskularisierten Osteoidgewebes innerhalb des Markraumes dar (Abb. 25.**60 b**). Beim *subperiostalen Typ* ist der Nidus verkalkt; die reaktive Sklerose fehlt weitgehend und die Periostreaktion ist gering. Die periartikuläre Form des Osteoidosteoms zeigt, wenn überhaupt, nur eine minimale reaktive Sklerose (Abb. 25.**60 c**; vgl. auch Abb. 6.**13**).

Die wichtigsten Differenzialdiagnosen sind die sequestrierende Osteomyelitis und der Brodie-Abszess; die zentralen Hypodensitäten sind dabei oft größer und unregelmäßiger. Der Brodie-Abszess liegt nahe der Wachstumszone und zeigt meist einen geschlängelten Gang. Sowohl bei der Osteomyelitis wie beim Brodie-Abszess ist die Sklerose weniger homogen. An der Wirbelsäule kann das Osteoidosteom mit einer osteoplastischen Metastase verwechselt werden, der Nachweis des (verkalkten) Nidus ist pathognomonisch (Dünnschichttechnik!).

Chondrom, Osteochondrom und Chondrosarkom

Chondrome, Osteochondrome und Chondrosarkome sind kartilaginäre Tumoren. *Chondrome* können im Knochen liegen *(Enchondrome)* oder an der Oberfläche *(periostale Chondrome)*. Enchondrome finden sich meist in den Meta- und Diaphysen der kurzen Röhrenknochen der Hand (Phalangen und Metakarpalia). *Osteochondrome* (kartilaginäre Exostosen) dagegen entwickeln sich an der Außenkontur des Knochens, meist an den Metaphysen der langen Röhrenknochen, am häufigsten in der Nachbarschaft des Knie- und Schultergelenks. Schmerzen sind bei beiden Entitäten Ausdruck einer malignen Entartung (sekundäres Chondrosarkom).

Die *Enchondromatose* (Morbus Ollier) ist durch multiple Enchondrome charakterisiert, die streng auf eine Körperhälfte begrenzt sind und zu knotigen Schwellungen der Hand, des Unterarmes oder des Beines führen. Das Risiko einer malignen Entartung ist deutlich erhöht. Das Maffucci-Syndrom ist die Kombination einer Enchondromatose mit Weichteilhämangiomen.

Chondrosarkome treten am häufigsten im Bereich des Beckens und Femurs auf (40% aller Chondrosarkome). Man unterscheidet klassische (zentrale), juxtakortikale und mesenchymale Formen. Niedriggradige Formen lassen sich im Gegensatz zu den malignen High-Grade-Chondrosarkomen kaum von Enchondromen unterscheiden. Methode der Wahl zur Differenzierung ist die dynamische Kontrastmittel-MRT.

CT-Morphologie

Charakteristikum aller drei Tumorformen sind flockenartige, bogenförmige oder stippchenartige Matrixverkalkungen. *Enchondrome* zeigen meist popkornartige Verkalkungen; der Weichteilanteil kann den Markraum in seinem gesamten Querschnitt ausfüllen. Enchondrome der kurzen Knochen stellen sich in der Regel als osteolytische Läsionen dar. In den langen Röhrenknochen finden sich dagegen mehr oder weniger ausgedehnte Verkalkungen. Typisch sind bogenförmig undulierende, vom Markraum ausgehende Exkavationen der Kompakta (Ausdruck des lobulären Knorpelwachstums) (Abb. 25.**61 a**). Periostale Chondrome finden sich meist am proximalen Humerus und führen zu schmerzhaften Schwellungen mit flachen Erosionen der Kortikalis und soliden pfeilerartigen Knochenneubildungen. Die Chondrome der langen Röhrenknochen zeigen eine deutlich höhere Neigung zur malignen Entartung als die der kurzen Röhrenknochen.

Die *kartilaginäre Exostose* (Osteochondrom) weist an ihrer Basis eine typische Spongiosastruktur auf. Die Kortikalis des Osteochondroms und des Röhrenknochens gehen kontinuierlich ineinander über und die medullären Anteile der Läsion verschmelzen mit der Spongiosa des Wirtsknochens (Abb. 25.**61 b**). Die Knorpelkappe des Tumors zeigt typische Matrixossifikationen. Eine Größenzunahme der Knorpelkappe im Erwachsenenalter sowie eine Dicke der Knorpelkappe von über 2 cm mit unregelmäßiger Begrenzung sind verdächtig auf eine maligne Entartung, die allerdings selten ist ($< 1\%$). Häufiger sind Komplikationen durch eine

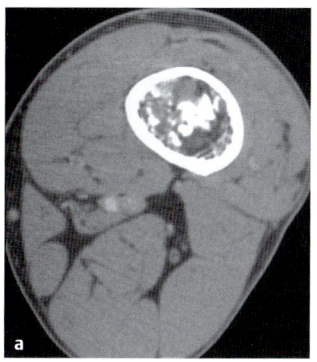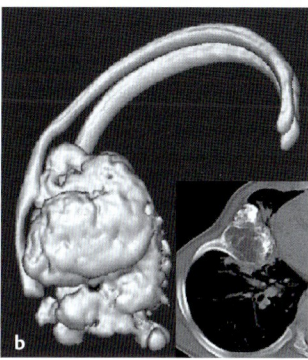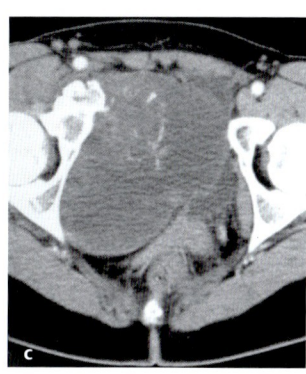

Abb. 25.61 **Enchondrom, Osteochondrom und Chondrosarkom.**

a Enchondrom in typischer intramedullärer Lokalisation mit popkornartigen Verkalkungen und scharfer Randbegrenzung.

b Osteochondrom der 6. Rippe mit breiter Basis und Thoraxdeformität.

c Destruierend wachsendes Chondrosarkom mit großer Weichteilkomponente und Matrixverkalkungen.

Kompression benachbarter Gefäße, Nerven oder Knochen. Multiple Osteochondrome finden sich beim Syndrom der multiplen kartilaginären Exostosen.

Niedrigmaligne *Chondrosarkome* wachsen expansiv exzentrisch und zeigen ausgeprägte Matrixverkalkungen, Kortexverdickungen und endostales Scalloping. Höhergradig maligne Formen wachsen konzentrisch, zeigen nur geringe Matrixverkalkungen, hingegen Nekrosen, Kortexdestruktionen und ausgedehnte Weichteilanteile (entdifferenziertes Chondrosarkom, mesenchymales Chondrosarkom, Abb. 25.**61 c**). Periostale Chondrosarkome weisen abgesehen von ihrer Lokalisation an der Knochenoberfläche ähnliche Befunde wie die zentralen Chondrosarkome auf und sind von periostalen Osteosarkomen kaum zu differenzieren.

Riesenzelltumor

Der Riesenzelltumor (Osteoklastom) ist etwa doppelt so häufig wie die aneurysmatische Knochenzyste und nach dem Hämangiom der zweithäufigste benigne Tumor an der Wirbelsäule. Etwa 60% der Riesenzelltumoren finden sich an den langen Röhrenknochen, fast immer am gelenkbildenden Ende (proximale Tibia, distales Femur, distaler Radius und proximaler Humerus). Eine maligne Entartung kommt in 5–10% der Fälle vor.

CT-Morphologie

Der Riesenzelltumor stellt sich als rein osteolytische Läsion ohne Randsklerose und ohne periostale Reaktion dar (vgl. Abb. 6.**8**). Die Kortikalis kann partiell arrodiert sein, so dass der Tumor trotz seiner benignen Histologie maligne imponiert. Die Dichtewerte liegen zwischen 20 und 70 HE. Septierungen sind selten. Charakteristisch ist das gut vaskularisierte Tumorgewebe mit deutlicher KM-Aufnahme (40–60 HE). Die genaue Ausdehnung des Weichteilanteils ist manchmal schlecht von einem reaktiven Ödem abzugrenzen; die MRT ist in dieser Hinsicht überlegen.

Die Therapie besteht in der ausgedehnten Resektion mit Implantation eines Allografts oder einer Endoprothese. Mit der Computertomographie lässt sich einerseits die Konsolidierung des Allografts in den normalen Knochen kontrollieren, andererseits lassen sich Rezidive bei der ausgeprägten Rezidivneigung frühzeitig nachweisen. Bei Tumorrezidiven muss insbesondere nach Radiotherapie an eine maligne Entartung gedacht werden.

Aneurysmatische Knochenzyste

Die aneurysmatische Kochenzyste ist eine benigne Läsion des jüngeren Menschen. 90% der Patienten sind unter 20 Jahre alt. Eine maligne Entartung ist nicht beschrieben. Häufigste Lokalisationen sind die Femur- und Tibiametaphyse und die hinteren Wirbelabschnitte (Querfortsatz, Dornfortsatz, Bogenwurzeln). Die aneurysmatische Knochenzyste kann eine primäre Läsion darstellen oder sich sekundär aus einer vorbestehenden Knochenläsion entwickeln (Chondroblastom, Osteoblastom, Riesenzelltumor, fibröse Dysplasie).

CT-Morphologie

Die aneurysmatische Knochenzyste stellt sich als expansiv raumfordernde Läsion mit Auftreibung des Knochens und Ausdünnung der Kortikalis dar. Wichtiges diagnostisches Kriterium ist die (abgesehen von möglichen „pathologischen" Frakturen) durchgehend intakte Kortikalis, was sich mit der Computertomographie sehr gut darstellen lässt. Gleiches gilt für die häufig vorhandenen Septierungen. Mitunter finden sich Spiegelbildungen in der Läsion. Weichteilanteile zeigen eine Dichte von 60–70 HE und sind gut vaskularisiert (entsprechende Kontrastierung nach KM-Injektion). Rezidive nach Resektion und Knochenersatz sind nicht ungewöhnlich.

Hämangiom

Das Hämangiom ist die häufigste benigne Läsion der Wirbelsäule und in der Regel ein Zufallsbefund. Die Inzidenz nimmt mit dem Alter zu. Knochenhämangiome kommen häufiger auch am Schädel (Kalotte), nur selten hingegen an den Extremitäten vor.

CT-Morphologie

Die Wirbelhämangiome zeigen im axialen Schnittbild eine typische Tüpfelung durch die quer angeschnittenen vergröberten, dabei rarefizierten Trabekel. Die von der Projektionsradiographie her bekannte grobsträhnige Struktur lässt sich in Sekundärreformationen gut nachvollziehen. Form und Größe des Wirbelkörpers sind in der Regel nicht verändert. Das Hämangiom kann herdförmig lokalisiert sein oder den ganzen Wirbelkörper ausfüllen (Abb. 25.**62**). Eine fettige Involution ist typisch.

Symptomatische Hämangiome zeigen oft eine deutliche KM-Aufnahme. Vor operativer Versorgung oder radiologischer Intervention (Embolisation) muss ein intraspinaler Anteil ausgeschlossen werden. In Röhrenknochen zeigen die Hämangiome ein radiär-trabekuläes, gitter- oder wabenartiges Muster.

Abb. 25.62 **Wirbelkörperhämangiome.**
a Typischer Befund einer BWS-Läsion mit grober rarefizierter vertikaler Trabekulation, die im axialen Schnittbild stippchenartig imponiert. Ausgeprägte fettige Infiltration der Spongiosa.
b Kleineres Wirbelkörperhämangion in der LWS (sagittale MPR).

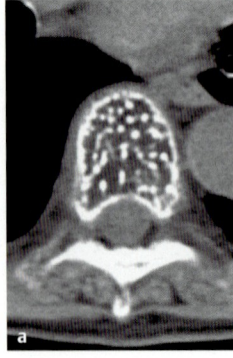
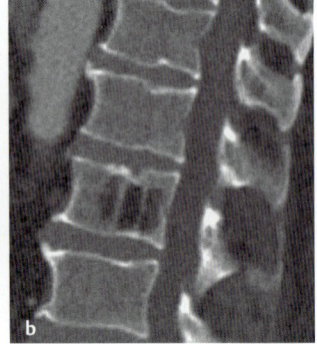

Fibröse Dysplasie

Die fibröse Dysplasie ist die häufigste benigne tumorähnliche Läsion des Knochens. Sie kann an jedem Knochen auftreten (mono- oder seltener polyostotisch). Asymptomatische Herde fallen meist zufällig im mittleren Lebensalter auf, symptomatische Formen werden bereits im Kindesalter diagnostiziert. Die monoostotische Form findet sich meist am Femur (besonders Schenkelhals), an der Tibia und an den Rippen. Polyostotische Formen sind in der Regel auf eine Körperhälfte beschränkt. Am häufigsten ist das Becken betroffen, gefolgt von den langen Röhrenknochen, der Schädelbasis, den Rippen und dem proximalen Femur. Eine maligne Entartung (sarkomatöse Transformation) ist extrem selten.

CT-Morphologie

Das morphologische Erscheinungsbild ist sehr variabel und reicht von nahezu rein lytischen bis zu sklerotischen Läsionen. Es hängt vom Verhältnis der ossären zur fibrösen Komponente ab. Läsionen mit überwiegend ossärem Charakter imponieren sklerotisch, während solche mit fibrösem Charakter transparenter sind und einen charakteristischen milchglasartigen Aspekt haben. Milchglasartige Läsionen haben eine Dichte von 70–150 HE. Die Kompakta kann sowohl vorgewölbt und verdünnt als auch kompensatorisch verdickt sein (Abb. 25.**63a**).

An der Schädelbasis kommt es zu einer meist homogenen, gut abgegrenzten Sklerosierung und Volumenzunahme des Knochens mit konsekutiver Einengung der betroffenen Foramina. Differenzialdiagnostisch muss das Meningeom abgegrenzt wer-

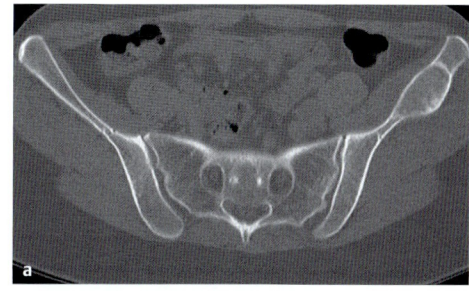
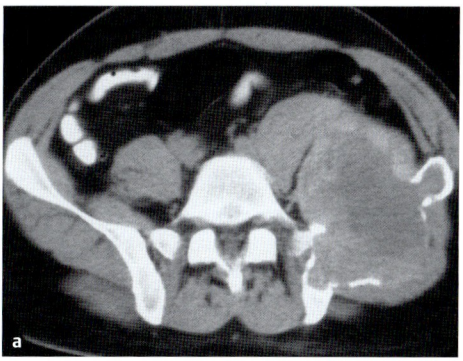

Abb. 25.63 *Fibröse Dysplasie und Pseudotumor.*
a Typischer milchglasartiger Aspekt bei fibröser Dysplasie der Beckenschaufel.
b Hämophiler Pseudotumor nach rezidivierender Blutung mit Knochendestruktion.

den, welches typischerweise ältere Menschen betrifft und eine Weichteilkomponente mit deutlicher Kontrastmittelanreicherung aufweist. Häufigste Komplikation der polyostotischen Form sind rezidivierende pathologische Frakturen mit konsekutiven Knochendeformierungen.

Pseudotumoren

Zahlreiche Pathologien können einen Knochentumor simulieren. Bei unklarem Röntgenbefund kann die Computertomographie insbesondere im Fall intraossärer Ganglien, brauner Tumoren (Hyperparathyreoidismus), zystischer Knocheninfarkte, der posttraumatischen Myositis ossificans, verschiedener entzündlicher Läsionen und des hämorrhagischen Pseudotumors (Hämophilie) zur Klärung beitragen (Abb. 25.**63b**).

Abb. 25.64 **Osteosarkom.**

a Teleangiektatische Läsion der proximalen Tibia mit Knochendestruktion und großer Weichteilkomponente.

b Osteosarkom des Sakrums.

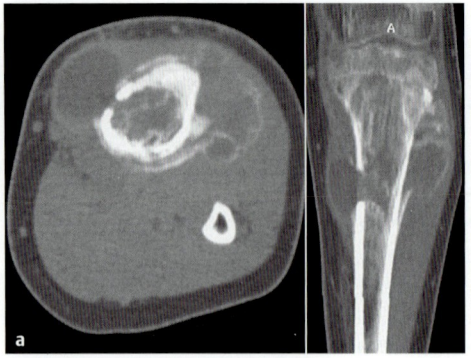
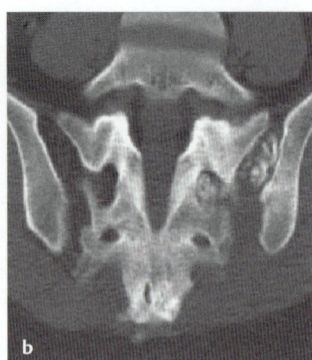

Osteosarkom

Das Osteosarkom ist nach dem Plasmozytom der zweithäufigste maligne primäre Knochentumor, bei Kindern und Jugendlichen der häufigste. Die 2. und die 3. Lebensdekade sind das typische Manifestationsalter; niedrigmaligne Formen finden sich auch jenseits des 30. Lebensjahres. Eine gewisse Prädilektion besteht für das männliche Geschlecht. Hauptlokalisationen sind Femur, Tibia und Humerus, die meisten Osteosarkome finden sich im Bereich des Kniegelenks. Histologisch werden osteoblastische, chondroblastische oder fibroblastische Sarkome unterschieden. Die teleangiektatische Variante ist durch große zystische Bluträume gekennzeichnet. Juxtakortikale Tumoren proliferieren außerhalb der Kortikalis. Die parossale Form ist meist weniger aggressiv.

Die MRT ist diagnostische Methode der Wahl für das lokale Tumor-Staging. Die Computertomographie dient in erster Linie dem N- und M-Staging.

CT-Morphologie

Die meisten Osteosarkome sind gemischt osteoplastisch-osteolytisch; der teleangiektatische Typ ist primär lytisch (Abb. 25.**64**). Die Tumoren sind meist unscharf begrenzt; niedrigmaligne Formen können relativ gut umschrieben sein. Periostale Reaktionen imponieren strahlenförmig („sunburst pattern") oder pfeilerartig (Codman-Dreiecke). Parossale Osteosarkome sitzen der Kortikalis auf und bilden lobulierte Tumoren aus.

Ewing-Sarkom

Das Ewing-Sarkom ist ein hochmaligner Tumor des Kindes- und Jugendlichenalters. Konventionelle Aufnahmen und die MRT sind die diagnostischen Methoden der Wahl bei diaphysären Tumoren. Die Computertomographie eignet sich zur Darstellung der Destruktionen an platten Knochen wie Rippen, Becken oder Skapula.

CT-Morphologie

Die Computertomographie zeigt unscharf begrenzte, diffus permeative oder mottenfraßänliche Knochendestruktionen mit unruhigen (aggressiven) periostalen Reaktionen und ausgedehnter Weichteilkomponente.

Skelettmetastasen

Knochenmetastasen sind die häufigste maligne Skelettläsion. Etwa 25 % aller Malignome führen zu Skelettmetastasen. Die Läsionen sind im kompakten Knochen leichter und früher zu erkennen als im spongiösen Knochen. Kortikale Läsionen (Kompakta) lassen sich am besten mit der Computertomographie darstellen. Beim Nachweis metastati-

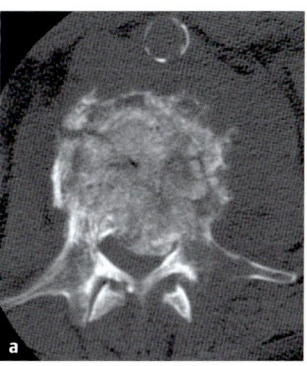
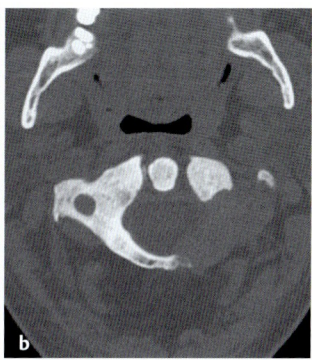
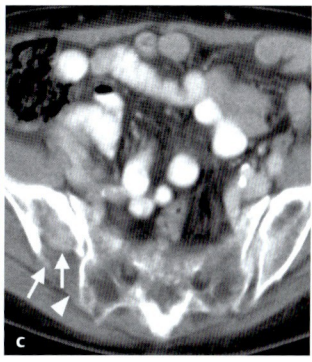

Abb. 25.65 **Metastasen.**

a Metastase eines Mammakarzinoms mit Destruktion und pathologischer Fraktur des 2. LWK, Kompression des Spinalkanals und deutlicher ventraler Weichteilkomponente.

b Diffuse osteoplastische Metastase eines Prostatakarzinoms. Linksseitig ausgedehnte Osteolyse des Atlasbogens mit drohender Verlagerung des Duralsacks.

c Beckenmetastase eines Schilddrüsenkarzinoms. Die Knochendestruktion ist ausgedehnter als das KM-aufnehmende Areal.

scher Läsionen in der Spongiosa und im Knochenmark ist die MRT eindeutig überlegen.

Skelettmetastasen können vorwiegend sklerotisch, lytisch oder gemischt osteolytisch-osteoplastisch sein (Abb. 25.**65**). Diese Differenzierung erlaubt zwar keine definitive Artdiagnose, kann aber zu einer Eingrenzung der Differenzialdiagnose bei unbekanntem Primärtumor hilfreich sein (Tab. 25.**20**).

Die Computertomographie ist der MRT in der Beurteilung der Stabilität des metastatisch befallenen Knochens überlegen. Als Faustregel gilt, dass ein Röhrenknochen dann instabil ist, wenn mehr als 50 % der Kortikalis bzw. der Zirkumferenz destruiert sind. Ein Wirbelkörper gilt dann als instabil, wenn die Hinterkante destruiert oder die Höhe reduziert ist bzw. wenn die MRT bei intakter Kortikalis die komplette Infiltration des spongiösen Knochens zeigt.

Nach Radiotherapie, Hormonbehandlung oder Chemotherapie kann eine primär osteolytische Läsion sekundär sklerosieren.

- An der Wirbelsäule ist nur der Wirbelkörper betroffen, das Bandscheibenfach wird im Gegensatz zu Entzündungen von Metastasen respektiert.
- Bei Destruktion der posterioren Anteile eines Wirbelkörpers ist auf eine Beteiligung des Spinalkanals zu achten (begleitender intraspinaler Weichteilanteil) (Abb. 25.**66**).
- Weniger als 10 % der Skelettmetastasen sind solitäre Läsionen.

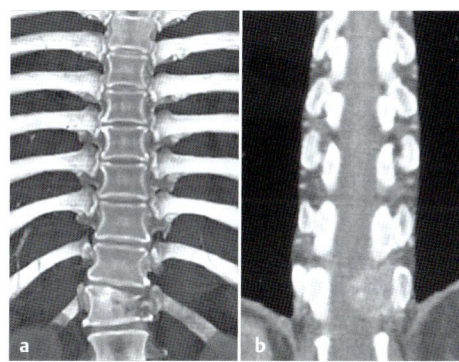

Abb. 25.66 **Großzelliges Lymphom.**
a Destruktion der hinteren Wirbelelemente.
b Spinale Infiltration.

Tab. 25.20 ⤍ *Inzidenz von Skelettmetastasen*

	Osteoplastisch (sklerotisch)	Osteolytisch	Gemischt (osteolytisch-osteoplastisch)
Mammakarzinom (30 %)	20 %	60 %	20 %
Prostatakarzinom (35 %)	75 %	10 %	15 %
Bronchialkarzinom (10 %)	5 %	75 %	20 %
Nierenzellkarzinom (25 %)	<1 %	90 %	10 %
Schilddrüsenkarzinom (8 %)	<1 %	55 %	45 %
Kolonkarzinom (1 – 2 %)	<1 %	95 %	5 %

Weichteiltumoren

Die meisten Weichteiltumoren stellen keine CT-Indikation dar. Diagnostische Methode der Wahl ist die MRT; an den Extremitäten kommt auch die Sonographie zum Einsatz. Diese beiden Modalitäten erlauben eine bessere Weichteildifferenzierung. Die Computertomographie bietet sich nur für die Diagnostik fettgewebshaltiger Tumoren an.

Lipom und Liposarkom

Lipome sind meist Zufallsbefunde ohne Krankheitswert. Das *Liposarkom* ist das zweithäufigste Weichteilmalignom. Liposarkome finden sich bevorzugt an den proximalen Abschnitten der unteren und oberen Extremität. Hochmaligne Formen haben einen signifikanten Weichteilanteil, hochdifferenzierte hingegen enthalten vorwiegend Fett und sind von atypischen Lipomen kaum zu differenzieren.

CT-Morphologie

Benigne Lipome stellen sich als homogene, glatt begrenzte Tumoren mit fettäquivalenten negativen CT-Werten dar. Sie verdrängen die benachbarten Strukturen. *Infiltrative Lipome* wachsen zwischen den Muskelfasern, behalten aber ihre homogene Fettgewebsdichte. Sie sind auf ein einzelnes Kompartiment beschränkt und in allen Schichten scharf begrenzt, auch wenn sie durch die separierenden Muskelfasern unregelmäßig strukturiert sind und unruhig wirken.

An ein *Liposarkom* sollte immer dann gedacht werden, wenn der Tumor weichteildichte Anteile enthält, tief in den Weichteilen lokalisiert ist, eine Größe von mehr als 5 cm aufweist oder umgebende Strukturen bzw. das benachbarte Kompartiment infiltriert (vgl. Abb. 16.**26**).

Postoperative Befunde und Komplikationen

Metallimplantate

Die Computertomographie wird zunehmend für Fragestellungen eingesetzt, die früher eine Domäne der konventionellen Tomographie waren. Sie kann Implantate exzellent lokalisieren und Pseudarthrosen oder andere Komplikationen nach osteosynthetischen Eingriffen hervorragend visualisieren.

Die Qualität der postoperativen CT-Aufnahmen wird durch die Streifenartefakte der Metallimplantate beeinträchtigt. Die Intensität der Aufhärtungsartefakte ist abhängig vom Material (Gold > Stahl > Titan), dem Volumen und der Lage der Metallimplantate. Am störendsten sind sie in der axialen Schicht, weniger in der MPR. Durch Verringerung der Schichtdicke, eine Anhebung der kV- und mAs-Werte und durch eine weite Fenstereinstellung (> 4000 HE) können die Artefakte bis zu einem gewissen Grad reduziert werden. Am effektivsten sind spezielle Suppressionsalgorithmen.

CT-Morphologie

Periartikuläre Fixationsschrauben sollten die subchondrale Grenzlamelle nicht penetrieren und in den Knorpel hineinragen. *Transpedikuläre Schrauben* sollten den Spinalkanal nicht tangieren. *Kortikalisschrauben* liegen lege artis im Kortikalisniveau.

Zur Beurteilung des Implantates selbst (Implantatbruch) sind eine extrem breite CT-Wert-Skala und weite Fenstereinstellungen erforderlich.

> Aufhärtungsartefakte (Streifenartefakte) und Photonenverlust können in der MPR Frakturlinien oder Gasansammlungen (Infektion) vortäuschen (Abb. 25.**67**). Die axialen Schnittbilder identifizieren diese „Frakturlinien" bzw. „Gasansammlungen" als Artefakte durch den Nachweis der direkten Kontinuität zum Implantat. Spezielle artefaktreduzierende Software kann die Streifenartefakte gut eliminieren (Abb. 25.**68**), allerdings erfordert dies einen hohen Rechenaufwand mit langer Bildrekonstruktionszeit.

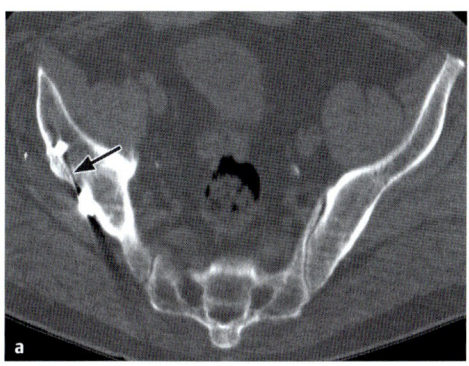

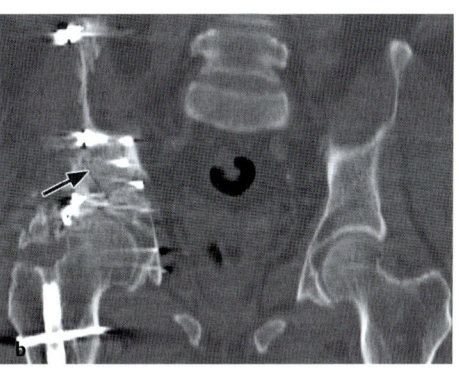

Abb. 25.67 **Osteosynthetisch versorgte Azetabulumfraktur.**

a Streifenartefakte zwischen den parallel liegenden Schrauben.

b Diese täuschen in der coronalen MPR eine Frakturlinie vor.

Abb. 25.68 **Artefakte durch Metallimplantate.**

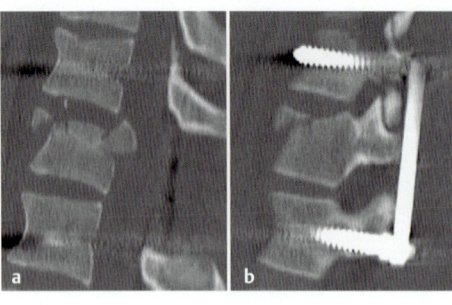

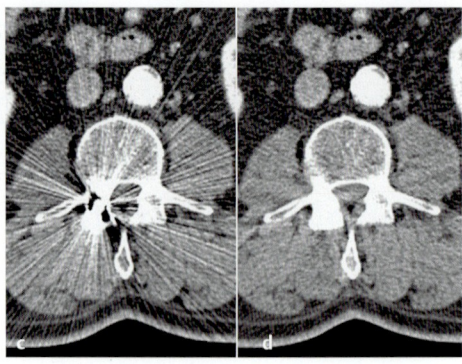

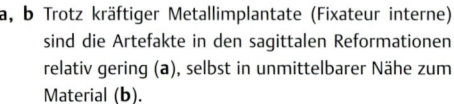

a, b Trotz kräftiger Metallimplantate (Fixateur interne) sind die Artefakte in den sagittalen Reformationen relativ gering (**a**), selbst in unmittelbarer Nähe zum Material (**b**).

c, d Geeignete Software zur Artefaktunterdrückung kann die durch Metallimplantate bedingten Streifenartefakte nahezu vollständig ausschalten (**c, d**), erfordert allerdings einen höheren Zeitaufwand für die Bildrekonstruktion.

Pseudarthrose und Arthrodese

Nach adäquater Behandlung sollten der Frakturspalt oder die Arthrodese in einem Zeitraum von 6–9 Monaten knöchern überbrückt und komplett konsolidiert sein. Sklerosen und residual einsehbare Spalten weisen auf eine Pseudarthrose hin. Häufigste Ursache ist eine unzureichende Stabilisierung der Fraktur mit Ausbildung einer *hypertrophen Pseudarthrose*. Eine unzureichende Blutversorgung oder metabolische Störungen können durch mangelhafte Knochenneubildung zu einer *atrophen Pseudarthrose* führen. Bei Infektsituationen droht eine *Infektpseudarthrose* mit Zeichen der Osteomyelitis. Primärdiagnostisches Verfahren ist in all diesen Fällen die Projektionsradiographie. Aufgaben der Computertomographie sind die genaue Darstellung und quantitative Beschreibung des Lokalbefundes (Fragmente, Fehlstellungen, Deformierungen). Reformationen senkrecht zur Pseudarthrose in zwei Ebenen sind für eine verlässliche Beurteilung der Frakturränder und des Pseudarthrosespaltes unverzichtbar.

Gips- oder Plastikverbände müssen für die CT-Untersuchung nicht entfernt werden.

CT-Morphologie

Der periostale und endostale Kallus bei der Fraktur- bzw. Arthrodesenheilung ist zunächst fibrös und damit weichteildicht. Im weiteren Heilungsverlauf kommt es zu einer zunehmenden Sklerosierung des Kallus und schließlich zur knöchernen Überbrückung. Der Frakturbereich zeigt eine Kortikalisverdickung unterschiedlichen Ausmaßes und eine Markraumsklerose (vgl. Abb. 25.**43**). Die CT-Befunde ähneln den konventionell radiographischen Befunden.

Die *hypertrophe Pseudarthrose* ist durch eine überschießende Knochenreaktion, Sklerosen und eine Verbreiterung der Frakturenden gekennzeichnet. Im Computertomogramm lassen sich manchmal kleine knöcherne Brücken nachweisen. Bei einer *atrophen Pseudarthrose* finden sich glatte, abgerundete Frakturränder mit deutlichem Residualspalt. Die Fragmentenden können sklerosiert sein. Die Computertomographie liefert selten zusätzliche Informationen zur konventionellen Radiographie.

Das Bild der *Infektpseudarthrose* hängt von der Entzündungsaktivität ab. Die *inaktive Osteomyelitis* ist durch eine solide Periostreaktion, eine unregelmäßige Kortikalisverdickung und reaktive Spongiosasklerose gekennzeichnet. Bei einer *aktiven Osteomyelitis* finden sich Weichteilschwellungen, Kortikalis- und Spongiosadestruktionen mit Knochenneubildung und Sequestration.

Osteonekrose

Die Osteonekrose (z. B. avaskuläre Hüftkopfnekrose) ist im Frühstadium (Stadium I) besser mit der MRT zu diagnostizieren (Tab. 25.**21**). Die Computertomographie kommt nur bei Kontraindikationen für eine MRT oder störende Metallimplantate zum Einsatz.

CT-Morphologie

Bei der Osteonekrose kann die Computertomographie früher als die Projektionsradiographie eine inhomogene Sklerosierung der betroffenen Knochenabschnitte (trabekuläre Mikrofrakturen mit reaktiver Kallusbildung) und subchondrale Impressionen der Gelenkfläche (Stadium III) nachweisen. Die trabekulären Mikrofrakturen und die subchondralen Impressionsfrakturen zeigen die mechanische Insuffizienz an. Sowohl die Computertomographie als auch die MRT sind für den Nachweis, die Lokalisation und Quantifizierung der Nekrose geeignet und dienen der Therapieplanung. Spätfolgen der Osteonekrose sind Zystenbildungen und Gelenkflächenfrakturen mit konsekutiver Deformierung.

Bei der *Femurkopfnekrose* zeigen die axialen Schnittbilder in Dünnschichttechnik Inhomogenitäten und verdichtete Trabekelareale (Asterix-Zeichen) als Ausdruck der Kallusbildung infolge der Mikrofrakturen. Das „crescent sign" (subchondrale/subkortikale Aufhellung und Sklerose) zeigt den drohenden Gelenkflächeneinbruch infolge der Osteonekrose an. Die konsekutiven Gelenkflächendeformitäten betreffen meist ein breites Segment des Femurkopfes. Sagittale und coronale Sekundärreformationen sind für den Nachweis und die Abschätzung der subchondralen Impressionen besser geeignet als die axialen Schnittbilder. Das Ausmaß der Gelenkflächenbeteiligung lässt sich anhand der Winkel im sagittalen und coronalen Schnittbild (Sekundärreformationen durch das Zentrum des Femurkopfes) nach folgender Formel abschätzen:

Nekroseareal (%)
$$= \text{sagittaler Winkel}/180 \times \text{coronaler Winkel}/180 \times 100\%$$

Weitere Prädilektionslokalisationen für Osteonekrosen neben dem Femurkopf sind der Humeruskopf, das Handgelenk (Skaphoid, Lunatum), die proximale Tibia, der mediale Femurkondylus, der Talus und die Metatarsalia (Abb. 25.**69**).

Tab. 25.21 ⋯⋙ *Grading der Osteonekrose*

0	Ischämie, keine Nekrose
I	Nekrose, Ödem
II	Nekrose
III	Fraktur
IV	Impressionsfraktur, Arthrose

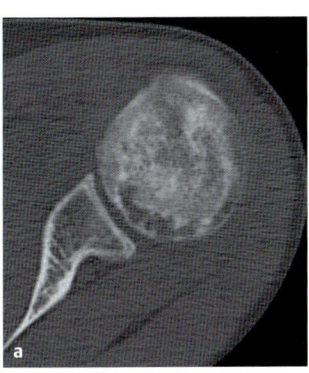 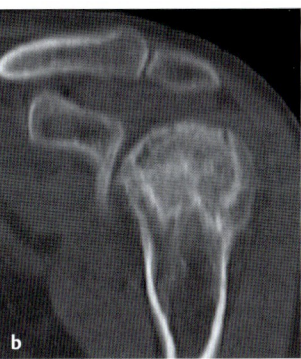 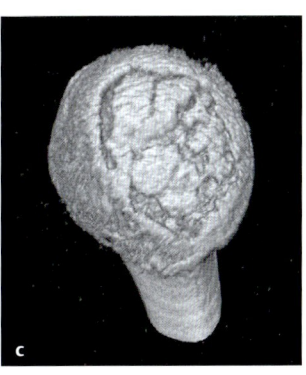

Abb. 25.69 **Osteonekrose des Humeruskopfes.**

a, b Mit typischer subkortikaler Aufhellung (crescent sign) (**a**) und „Sklerose" durch subchondrale Frakturen (**b**).

c In der Volumenrekonstruktion des segmentierten Humeruskopfes kann das Ausmaß der Osteonekrose unmittelbar visualisiert werden.

Sachverzeichnis

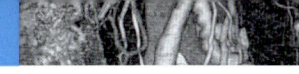

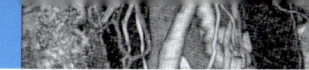

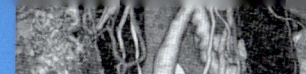

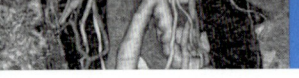

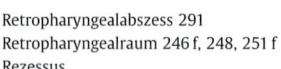

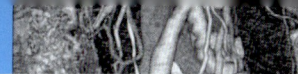

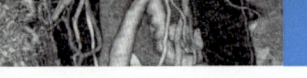

V

Vagina 738 f
Vaginalkarzinom 758 f
Vaginalmetastase 759
Vaginalstumpfkarzinomrezidiv 757
Varikozele 774
– rechtsseitige, Tumorausschluss 774
Varizen
– abdominelle 489
– anorektale 956
– Magen 596
– ösophageale s. Ösophagusvarizen
– paraösophageale 413, 489, 589 f, 956
– perilienale, Fehlinterpretation 224
Vaskulitis
– Blutung, pulmonale 345
– granulomatöse, nekrotisierende 351
– pulmonalarterielle Aneurysmen 912 f
– Pulmonalgefäßveränderungen 913
– Thrombose, pulmonalarterielle 913
Vasokonstriktion, pulmonale, bei Gefäßverschluss 902
Vena
– azygos 413, 420 f, 876, 953
– brachiocephalica, rechte 876
– cava 75, 223, 413, 492, 496, 854, 859,
 872 f, 876, 952 f, 957 f
– cystica, Drainage in intrahepatische
 Portalvenenäste 444, 487
– gastrica 444, 487
– hemiazygos 413, 876
– iliaca, Verschluss 954
– jugularis, rechte 876
– mesenterica superior 491, 544 f
– portae (s. auch Pfortader; s. auch
 Portalvene) 113, 435, 445, 491, 504,
 872, 952
– spermatica, tumorbedingte Obliteration 774
– subclavia, Verschluss 941
Vena-cava-superior-Syndrom 420 ff
Vena-portae-Trifurkation 435
Vene
– brachiozephale, Ruptur 427
– intervertebrale, Fehlinterpretation
 1022
– Tumorinvasion 216
Venen
– pankreatikoduodenale, asymmetrische Erweiterung 556
– periumbilikale, Drainage in den linken
 Portalvenenast 487
– transvertebrale 978
Venenanomalie, pulmonale 315
Venendarstellung
– direkte 887
– indirekte 887
Venenkanal, basivertebraler 978
Venenkatheter, zentraler, Fehlplatzierung
 962
Venenkompression, tumorbedingte 957 f
Venenleiomyosarkom 957
Venenplexus, pelviner 722, 766 f
Venenthrombose 900, 954 f
Venentumor 957 f
Venenverletzung 961
Venenzusammenfluss, Pseudothrombus-
 artefakt 231 f
Venolen, postsinusoidale, Verschluss 492

Venolobäres Syndrom 315
Veno-occlusive Disease, pulmonale 389
Venöses System 952 ff
Ventriculus laryngis 240
Ventrikel
– erweiterte 389
– linker 805, 807 f, 841
– Morphologie 806 f
– rechter 805 ff, 832 f, 842 f
Ventrikelseptumdefekt 831
Ventrikelthrombus 842
Ventrikelwand, Hypokinesie 840
Verdichtung
– alveoläre 376
– pulmonale 341 f, 350, 358, 365, 374 f
Verdickung, peribronchovaskuläre 365 f
Verkalkung 209 f
– extraureterale 692
– mediastinale 403
– perikardiale 429
Verletzung, subokzipitale 992
Verschlusskrankheit, arterielle, periphere
 950 f
Vertebroplastie, perkutane 197 f
Vessel-Tracking 937, 950
Vierkammerblick 805 f
VIPom 557
Virushepatitis 482
Virusinfektion, pulmonale 353, 356
– bei Immunsuppression 359 f
Viruspneumonie 356 f
Viszeralraum, zervikaler 246, 254
Viszeralvenenverschluss, fokaler 957
Volumenakquisition, isotrope, Multi-
 detektor-CT 40 f
Volumen-CT s. Multidetektor-CT
Volumendarstellung, interaktive, Multi-
 detektor-CT 41
Volumendarstellungstechnik 41, 52, 69 ff,
 137
– Anwendung 75 ff
– Aortenaneurysma 920
– Aortenbifurkationsokklusion 934
– Aortenisthmusstenose 916 f
– Artefakte 74 f
– Arteria lusoria 915
– Beckenfraktur, komplexe 1008
– Bewegungsapparatuntersuchung 983
– Bildbearbeitung, interaktive 72
– Bildrauschen 74 f
– CT-Angiographie 893
– Densdislokation 993
– Endoskopie, virtuelle 84 f
– Farbkodierung 71 f, 75
– Filmmodus 72
– Koronararteriendarstellung 824
– Lungengefäßstenose, periphere 906
– Matrixgröße 71 f
– MPR-ähnliche 73 f
– Opazität 74, 78
– Opazitätskurve 69 ff
– Ortsauflösung 71
– Prinzip 69 f
– pulmonale arteriovenöse Malforma-
 tionen 911
– Reflexivität 70
– Schichtdicke 133 f
– Subvolumina 85 f
– Truncus-coeliacus-Stenose 949
– – coeliacus-Verschluss 949

Volumen-Rendering-Technik s. Volu-
 mendarstellungstechnik
Volumetrie 213
Volvulus 619 f
Vorhof
– linker 805 f, 808
– rechter 805 f, 808, 837
Vorhofareal, arrhythmogenes, Katheter-
 ablation 865
Vorhofisometrie
– linke 806
– rechte 806
Vorhofmyxom 855
Vorhofseptumdefekt 831 ff
Vorhofseptumentwicklung, embryonale
 832
Vorhofsitus 806
Vorhofthrombus 842
Vorhofumkehr 867
Voxel 4 f, 52 f
VRT (Volumen-Rendering-Technik)
 s. Volumendarstellungstechnik
Vulva, Fournier-Gangrän 761
Vulvakarzinom 758

W

Waldeyer-Rachenring 239, 244
Wangenschleimhautkarzinom 273
Ward-Dreieck 980
Warthin-Tumor 283
Wasser als Kontrastmittel 96
Wegener-Granulomatose 317, 351
Weichteile 217
– prävertebrale 991
Weichteileinstellung, Thrombusdarstel-
 lung 76
Weichteilfenster 6
Weichteilinfektion 1029
Weichteiltumor 1038
– Biopsiealgorithmus 184
– Kontrastmittelverhalten 221
– maligner, Biopsie 183 f
Westcott-Nadel 175 f
Whipple, Morbus 615
Whipple-Operation 571
Wiedergabematrix 4 f
Williams-Beuren-Syndrom 915, 933
Wilms-Tumor s. Nephroblastom
Wilson, Morbus 482
Windpocken, Pneumonie 357
Wirbelberstungsfraktur 997
Wirbelfraktur 991
– AO-Klassifikation 996
– metastasenbedingte 998 f
– osteoporotische 998 f
– Stabilität 996 f
– thorakolumbale 996
– traumatische 998 f
– zervikothorakale, Instabilitätszeichen
 997
Wirbelfusionsoperation 1022
Wirbelgleiten 1022 ff
Wirbelhämangiom 1034
Wirbelkompressionsfraktur 997 f
Wirbelkompressionstrauma 991
Wirbelluxationsfraktur 998
Wirbellymphom 1037
Wirbelmetastase 1037

Wirbelosteoidosteom 1031
Wirbelsäule 974 ff, 977
– Drei-Säulen-Modell 975, 996
– Zwei-Säulen-Modell 996
Wirbelsäulenläsion, Biopsie 182 f
Wirbelsäulenverletzung 990 ff
– Instabilitätszeichen 996 f
– Verletzungsmechanismus 991
Wirbelsinterung, perkutane Vertebro-
 plastie 197 f
Wirbelspongiosa, CT-Wert, mittlerer 989
Wirbelzeichen, Darmstrangulation 619

X

Xerostomie 286

Y

Yersinien-Enteritis 607, 612

Z

Zähnelungsartefakt 57 f
Zahnfüllung, metallische 257
Zahnmetall, Hochkontrastartefakt 895
Zebrastreifenartefakt 233 f
Zeichen des doppelten Ganges 555
Zweispektrenmessung s. Dual-Energy-CT
Zenker-Divertikel 584
Zentralvenenkatheter 94
Zervikalraum
– hinterer 246 f, 255
– vorderer 246, 255
Zervikothorakaler Übergang 985
Zervix 738
– Endometriumkarzinominfiltration 756
Zervixkarzinom 753 ff
– Ausbreitung in die Beckenwand 754
– CT-Indikation 753
– FIGO-Klassifikation 753
– invasives 754
– Nachsorge 757
– Rezidiv 756 f
– TNM-Klassifikation 753
Zervixobstruktion, karzinombedingte
 754
z-Filterung 12, 31 f, 155
Zielorgan 116, 163
Zielregion, sekundäre 116
Zirkulation, mechanische 869
Zirrhose, biliäre
– primäre 480
– sekundäre 512 f
z-Springfokustechnologie 24 f
Zufallsbefund 201
Zungengrund im coronalen Schnittbild
 243
Zungengrundkarzinom 270 f
Zungenkarzinom 272 f
Zungenmitte im coronalen Schnittbild
 243
Zungenmuskeln, intrinsische 238
Zungenstruma 264
Zusammenfluss, venöser, Pseudothrom-
 bus-Artefakt 231 f
Zwei-Röhren-Technologie, Multide-
 tektor-CT 26